Diagnósticos de Enfermagem

Tradução:
Maria Elisabete Costa Moreira
Regina Machado Garcez

Revisão técnica:
Maria Augusta M. Soares
Mestre em Enfermagem pela Universidade Federal do Rio Grande do Sul (UFRGS).
Enfermeira do Hospital de Pronto Socorro de Porto Alegre (HPS).
Coordenadora do Programa de Residência Multiprofissional em Urgência
e Emergência (PRIMURGE) do IPA/HPS.

Valéria Giordani Araújo
Mestre em Educação pela Pontifícia Universidade Católica do Rio Grande do Sul (PUCRS).
Professora da Escola de Enfermagem da UFRGS.

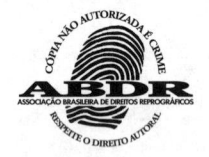

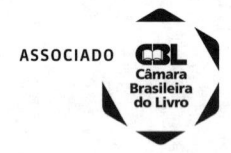

C294d   Carpenito, Lynda Juall.
         Diagnósticos de enfermagem : aplicação à prática clínica /
   Lynda Juall Carpenito ; tradução: Maria Elisabete Costa
   Moreira, Regina Machado Garcez ; revisão técnica: Maria
   Augusta M. Soares, Valéria Giordani Araújo. – 15. ed. –
   Porto Alegre: Artmed, 2019.
        xix, 1156 p. ; 28 cm.
      ISBN 978-85-8271-493-5

     1. Enfermagem. I. Título.

                                                          CDU 616-083

Catalogação na publicação: Karin Lorien Menoncin – CRB 10/2147.

Diagnósticos de Enfermagem

aplicação à prática clínica

15ª Edição

LYNDA JUALL CARPENITO,
RN, MSN, CRNP

Family Nurse Practitioner
ChesPenn Health Services
Chester, Pennsylvania
Nursing Consultant
Mullica Hill, New Jersey

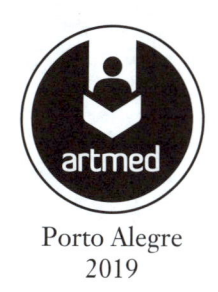

artmed

Porto Alegre
2019

Obra originalmente publicada sob o título *Nursing diagnosis*, 15th edition
ISBN 9781496338419

Published by arrangement with Lippincott Williams & Wilkins/Wolters Kluwer Health Inc. USA

Lippincott Williams & Wilkins/Wolters Kluwer Health did not participate in the translation of this title.

Indicações, reações colaterais e programação de dosagens estão precisas nesta obra, mas poderão sofrer mudanças com o tempo. Recomenda-se ao leitor sempre consultar a bula da medicação antes de sua administração. Os autores e editores não se responsabilizam por erros ou omissões ou quaisquer consequências advindas da aplicação de informação contida nesta obra.

Gerente editorial: *Letícia Bispo de Lima*

Colaboraram nesta edição:

Editora: *Simone de Fraga*

Preparação de originais: *Marquieli de Oliveira*

Leitura final: *Heloísa Stefan*

Arte sobre capa original: *Kaéle Finalizando Ideias*

Editoração: *Estúdio Castellani*

Reservados todos os direitos de publicação, em língua portuguesa, à
ARTMED EDITORA LTDA., uma empresa do GRUPO A EDUCAÇÃO S.A.
Av. Jerônimo de Ornelas, 670 – Santana
90040-340 Porto Alegre RS
Fone: (51) 3027-7000 Fax: (51) 3027-7070

Unidade São Paulo
Rua Doutor Cesário Mota Jr., 63 – Vila Buarque
01221-020 São Paulo SP
Fone: (11) 3221-9033

SAC 0800 703-3444 – www.grupoa.com.br

É proibida a duplicação ou reprodução deste volume, no todo ou em parte, sob quaisquer formas ou por quaisquer meios (eletrônico, mecânico, gravação, fotocópia, distribuição na Web e outros), sem permissão expressa da Editora.

IMPRESSO NO BRASIL
PRINTED IN BRAZIL

Aos Meus Anjos na Terra

No dia 17 de dezembro de 2015, minha mãe, Elizabeth Julia Juall, morreu aos 96 anos de idade, após uma vida plena e cheia de saúde. Prometi a ela uma morte tranquila em sua casa. Mantive essa promessa. Quando eu tinha 23 anos, minha mãe disse "independentemente da idade, jamais estamos prontos para perder nossa mãe". Ela estava certa.

Na 8ª edição deste livro, apresentei ao leitor os anjos que eu tinha na Terra. O dicionário define "anjo" como um "ser espiritual... um guardião ou espírito auxiliar... alguém que auxilia ou dá apoio". Os anjos na Terra podem ser amigos, pessoas estranhas, adultos ou crianças. Com muita frequência, esse anjo nem mesmo conhece os efeitos profundos do encontro angelical.

Esses anjos na Terra estão sempre aqui, permitindo-me ser imperfeita, sofrer e curar. São estes os meus anjos – Ginny, Donna, Heather, Maureen, Karen, Bob e meus colegas amorosos e maravilhosos da American Association of University Women. Meus anjos na Terra estão sempre comigo, sem medo da minha dor ou da minha raiva, ou de participarem de minhas alucinadas mudanças emocionais, com suas asas movimentando-se fortes ao vento. Obrigada, meus anjos na Terra, amigos e estranhos.

Correr Riscos

Por William Arthur Ward

Rir é correr o risco de parecer tolo,

Chorar é correr o risco de parecer sentimental,

Aproximar-se do outro é correr o risco de se envolver,

Expor os sentimentos é correr o risco de expor o verdadeiro eu,

Colocar as próprias ideias e sonhos diante de uma multidão é correr o risco de perdê-los.

Amar é correr o risco de não ser amado,

Viver é correr o risco de morrer,

Ter esperança é correr o risco de se desesperar,

Tentar é correr o risco de fracassar,

Mas riscos devem ser assumidos, porque o maior perigo à vida é nada arriscar.

Aquele que nada arrisca, nada faz, nada possui, nada é.

Talvez evite o sofrimento e a tristeza,

Mas não consegue aprender, sentir, mudar, crescer ou viver.

Aprisionado por sua servidão, é um escravo que perdeu toda a liberdade.

Só quem assume riscos é livre.

Autoras e Revisores

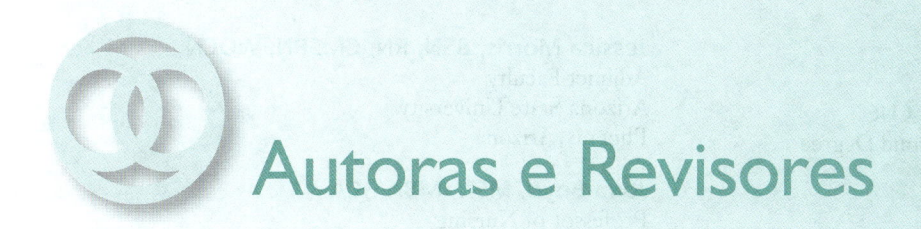

Autoras

Colleen Galambos, PhD, MSW, ACSW, LCSW, LCSW-C
Professor
University of Missouri
Cape Girardeau, Missouri
Síndrome do idoso frágil
Risco de síndrome do idoso frágil

Donna Zazworsky, MS, RN, CCM, FAAN
Vice President of Community Health & Continuum Care
Carondelet Health Network
Tucson, Arizona
Diagnóstico de enfermagem da comunidade

Gwen Gallegos, MSN, RN, FNP, CDE
Diabetes Educator
Nurse Practitioner Family Practice
Carondelet Diabetes Care Center
El Rio Community Health Center
Tucson, Arizona
Diagnósticos de enfermagem da comunidade

Heather Davis, BSN, IBCLC
Certified Lactation Consultant
Carondelet – St. Joseph's Hospital
Tucson, Arizona
Amamentação ineficaz

Jasmine Bhatti, MS, BSN
Clinical Nurse
Mayo Clinic
Phoenix, Arizona
Eliminação urinária prejudicada

Laura V. Polk, PhD, RN
Professor
College of Southern Maryland
La Plata, Maryland
Contaminação: comunidade

Leslie Neely, BSN, RN
Pediatric Clinician
Inspira Health System
Salem, New Jersey
Conteúdo de pediatria

Linda Garner, PhD, RN, APHN-BC
Assistant Professor
Southeast Missouri State University
Cape Girardeau, Missouri
Sentimento de impotência (autora principal)
Desesperança (segunda autora)

Michele Tanz, DNP, RN, APRN
Assistant Professor
Southeast Missouri State University
Cape Girardeau, Missouri
Desesperança (autora principal)
Sentimento de impotência (segunda autora)

Pauline M. Green, PhD, RN, CNE
Professor
Division of Nursing
Howard University
Washington, District of Columbia
Contaminação: comunidade

Ruth A. Wittmann-Price, PhD, RN, CNS, CNE, CHSE, ANEF
Dean
School of Health Science
Francis Marion University
Florence, South Carolina
Tomada de decisão emancipada prejudicada
Risco de tomada de decisão emancipada prejudicada
Disposição para tomada de decisão emancipada melhorada

Susan Bohnenkaup, MS, RN, ACNS-BC, CCM
Clinical Nurse Specialist
University Medical Center
Tucson, Arizona
Mucosa oral prejudicada

Teresa Wilson, MS, APRNC-OB, CNS-BC
Perinatal Clinical Nurse Specialist
Women's Care Services
Carondelet Health Network
St. Joseph's Hospital
Tucson, Arizona
Hiperbilirrubinemia
Dor no trabalho de parto

Virginia Arcangelo, PhD, RN, CRNP
Family Nurse Practitioner (aposentada)
Private Practice
Berlin, New Jersey
Risco de complicações de efeitos adversos da terapia medicamentosa

Revisores

Brittny Chabalowski, MSN, RN, CNE
Director of Upper Division and Second Degree Nursing
University of South Florida
Tampa, Florida

Cathryn S. Hatcher, MS, RN
Associate Professor
Reynolds Community College
Richmond, Virginia

Crystal O'Connell-Schauerte, MScN
Professor of Nursing
Program Coordinator
Algonquin College
Ottawa, Ontario, Canada

Damion K. Jenkins, MSN, RN
Nurse Educator
The Community College of Baltimore County
Baltimore, Maryland

Diane E. Featherston, MSN, ACNS-BC, WCC
Assistant Professor (aposentada)
College of Nursing
Wayne State University
Detroit, Michigan

Jackie L. Michael, PhD, APRN, WHNP-BC
Clinical Assistant Professor
The University of Texas at Arlington
Arlington, Texas

Jessica Morris, BSN, RN, CMSRN, WOCN
Adjunct Faculty
Arizona State University
Phoenix, Arizona

Joan Boyd, MSN, MBA/HCA
Professor of Nursing
Florida State College at Jacksonville
Jacksonville, Florida

Karla Wolsky, PhD, RN
Chair NESA BN Programs
Centre for Health and Wellness
Lethbridge, Alberta, Canada

Marci L. Dial, DNP, ARNP, NP-C, RN-BC, CHSE, LNC
Professor of Nursing
Valencia College
Orlando, Florida

Nancy Fleming, MAEd, RN, HBScN
Professor/Coordinator
Lakehead University/Confederation College
Thunder Bay, Ontario, Canada

Pamela K. Weinberg, MSN, RN, CNS
Nursing Instructor
Central Carolina Technical College
Sumter, South Carolina

Teri S. Hill, MSN, RN
Assistant Professor of Nursing
Mott Community College
Flint, Michigan

Agradecimentos

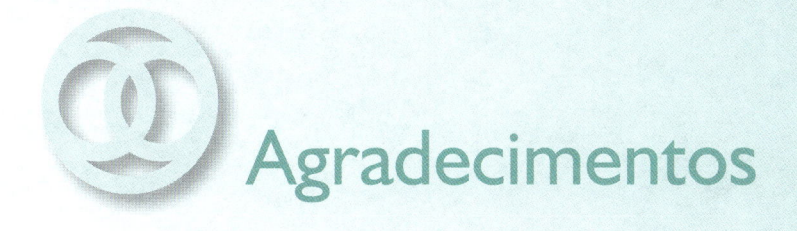

O apoio a este livro mantém-se nacional e internacionalmente. Ele foi traduzido para 13 idiomas.

Gostaria de agradecer ao grupo em Detroit (Jo Ann Maklebust, Mary Sieggreen e Linda Mondoux) pelo apoio moral enquanto eu escrevia a primeira edição. Rosalinda Alfaro-LeFevre reconheceu a necessidade deste livro em 1983 e me procurou para torná-lo realidade.

No âmbito pessoal, meu filho, Olen Juall Carpenito, e sua esposa, Heather, deram-me dois presentes especiais – meus netos, Olen Jr. e Aiden. Eles iluminam meu mundo.

Prefácio

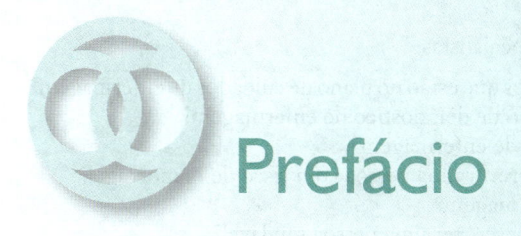

O atendimento de saúde e a profissão de enfermeiro estão constantemente mudando. Os hospitais continuam reduzindo seus quadros profissionais, ao mesmo tempo em que a gravidade dos pacientes aumenta. Muitos enfermeiros, e mesmo alguns professores, questionam a utilidade dos diagnósticos de enfermagem. Infelizmente, os diagnósticos ainda estão vinculados a um planejamento tradicional de cuidados. É hora de separar essas duas partes para que possam funcionar individualmente. Os diagnósticos de enfermagem definem a ciência e a arte da enfermagem. São tão importantes para os enfermeiros e para profissão de enfermeiro quanto os diagnósticos médicos são para os médicos. Eles servem para organizar o conhecimento na área da literatura, da pesquisa e da clínica. Não se deve subestimar a importância dessa classificação. Um profissional da saúde com conhecimentos em diagnósticos de enfermagem é capaz de estabelecer hipóteses explicativas para queixas de um paciente, como medo, ansiedade, impotência ou sofrimento espiritual. Sem esse conhecimento, assume-se que o paciente está simplesmente "irritado".

O planejamento de cuidados como é ensinado nas faculdades de enfermagem é um exercício acadêmico. Isso não está errado; todavia, à medida que o estudante progride no curso, esse plano acadêmico de cuidados precisa ser transformado em um produto clinicamente útil. Ou seja, simplesmente copiar o conteúdo de livros como este não aumenta o conhecimento de ninguém sobre diagnósticos de enfermagem e análise crítica. Os estudantes devem começar com um documento padronizado (informatizado ou impresso) e revisá-lo de acordo com cada paciente.

O diagnóstico de enfermagem tem que ser apresentado, do ponto de vista clínico, como útil. Enfermeiros com muito conhecimento de alguns diagnósticos de enfermagem devem ser consultados, da mesma forma que médicos consultam outros médicos especializados. As instituições de atendimento de saúde deveriam publicar uma lista de seus especialistas da enfermagem para consulta. Professores, administradores, enfermeiros da prática clínica e gestores devem fazer a sua parte. A mudança é imperativa. A enfermagem deve defender o direito de determinar sua necessidade de documentação, da mesma forma que a medicina tem feito. Se tudo continuar a funcionar da maneira habitual, a enfermagem que queremos (e de que os pacientes precisam) deixará de existir. A enfermagem continuará a ser definida pelo que fazemos e escrevemos e não pelo que sabemos.

Desde critérios investigativos a intervenções específicas, este livro se concentra na enfermagem: ele oferece uma descrição concisa e organizada da prática clínica de enfermagem projetada para comunicar uma enfermagem clínica criativa. Esta obra não tem o objetivo de substituir livros-texto de enfermagem, mas sim de oferecer a enfermeiros que trabalham em cenários variados as informações necessárias sem precisar de uma revisão demorada da literatura. Além de ajudar estudantes a transferirem seu conhecimento teórico para a prática clínica, ele também poderá ser utilizado por enfermeiros experientes para relembrar o que aprenderam anteriormente e para intervir naquelas situações clínicas que tenham sido ignoradas ou não identificadas. O fato é que a enfermagem precisa de um sistema de classificação para organizar suas funções e definir sua abrangência. A utilização desse sistema agilizaria as atividades de pesquisa e facilitaria a comunicação entre os enfermeiros, os consumidores e outros provedores de cuidados de saúde. Afinal, foram necessários mais de cem anos para a medicina desenvolver sua taxonomia. Nosso trabalho começou apenas em 1973. Assim, esperamos que o leitor seja estimulado a participar, em nível local, regional ou nacional, do uso e da elaboração desses diagnósticos.

Desde a publicação da 1ª edição, o uso de diagnósticos de enfermagem aumentou significamente nos Estados Unidos, no Canadá e em outros países. Há mais de 40 anos, a experiência com diagnósticos de enfermagem na prática varia da iniciação à completa integração. Com tamanha variedade em uso, surgem perguntas entre os menos experientes, como:

- Qual é o real significado do título de um diagnóstico?
- Que tipos de perguntas investigativas desencadearão diagnósticos de enfermagem?
- Como diferencio um diagnóstico do outro?
- Como individualizo um diagnóstico para cada pessoa?
- Como devo interferir depois de formular o enunciado diagnóstico?
- Como planejo os cuidados a partir dos diagnósticos de enfermagem?

Esses questionamentos diferem muito dos apresentados por especialistas:

- Os diagnósticos de enfermagem devem representar somente os que estão no plano de cuidados de enfermagem?
- Diagnósticos médicos podem ser incluídos em um enunciado de diagnóstico de enfermagem?
- Quais são as questões éticas relativas ao uso de diagnósticos de enfermagem?
- Que espécie de enunciado de problema devo redigir ao descrever uma pessoa com risco de hemorragia?
- Como posso utilizar com eficiência um diagnóstico de enfermagem?
- Que tipo de diagnóstico de enfermagem devo utilizar para descrever uma pessoa saudável?
- Preciso de diagnósticos de enfermagem para vias críticas?

Esta 15ª edição de *Diagnósticos de enfermagem: aplicação à prática clínica* pretende continuar a responder a esses questionamentos.

ORGANIZAÇÃO DA OBRA

Parte 1: O foco da enfermagem

A Parte 1 estabelece os fundamentos para que sejam entendidos os diagnósticos de enfermagem descritos na Parte 2. Inclui sete capítulos.

O Capítulo 1 aborda tópicos e controvérsias, investiga argumentos relativos à ética e às implicações culturais dos diagnósticos de enfermagem e discute as implicações de uma linguagem coerente para os enfermeiros como membros de uma equipe multidisciplinar.

O Capítulo 2 concentra-se na elaboração de um diagnóstico de enfermagem e no trabalho da NANDA International (NANDA-I). Este capítulo trata dos conceitos de diagnóstico de enfermagem, classificação e aspectos taxonômicos. Apresenta o processo de revisão analítica da NANDA-I e descreve a sua taxonomia, sempre em evolução. O capítulo ainda trata do uso de diagnósticos de enfermagem não aprovados pela NANDA-I, bem como a prática de dilemas associados aos diagnósticos de enfermagem.

O Capítulo 3 diferencia diagnósticos de problema, de risco e de possíveis diagnósticos de enfermagem. Apresenta também uma discussão de diagnósticos de bem-estar e de síndrome e orienta a redação de enunciados diagnósticos e a forma de evitar erros.

O Capítulo 4 descreve o modelo bifocal de prática clínica. O diagnóstico de enfermagem é feito e é apresentada a distinção do que ele é e do que não é. Este capítulo inclui uma discussão mais detalhada dos diagnósticos de enfermagem e dos problemas colaborativos, com sua relação com a investigação, as metas, as intervenções e a avaliação.

O Capítulo 5 descreve o processo de planejamento dos cuidados e discute os vários sistemas para que os cuidados sejam planejados. Os tópicos incluem identificação de prioridades, metas colaborativas *versus* metas individuais, gerenciamento de casos e compromissos da enfermagem. O capítulo diferencia intervenções de diagnósticos de enfermagem e problemas colaborativos. Esclarece a avaliação, diferencia avaliação do atendimento de enfermagem de avaliação da condição. Apresenta uma discussão de cuidados multidisciplinares, acompanhada de um sistema em três colunas de atendimento de enfermagem que pretende aumentar o uso clínico de planos de cuidados sem aumento da redação desses planos. Há exemplos de registros de enfermagem ao longo do capítulo.

O Capítulo 6 discute todos esses aspectos reunidos, ou seja, da investigação à avaliação. A dificuldade na identificação de problemas prioritários é abordada. São apresentados critérios de seleção de diagnósticos prioritários de enfermagem e problemas colaborativos.

Novo nesta edição, o Capítulo 7 delineia os cuidados no processo de transição a partir da instituição de atendimento de saúde. O envolvimento individual reconhece que os clientes (indivíduos) têm papel importante no próprio atendimento de saúde. São descritas estratégias de envolvimento de um indivíduo e das famílias no planejamento e na modelagem dos resultados do atendimento de saúde (p. ex., como reconciliar medicamentos e barreiras à adesão). É apresentado o uso de diagnósticos de enfermagem de alto risco para a abordagem de condições adquiridas nos hospitais, passíveis de prevenção.

Parte 2: Manual de diagnósticos de enfermagem

A Parte 2 é a essência deste livro, organizada em quatro seções:

- Seção 1: Diagnósticos de enfermagem individualizados
- Seção 2: Diagnósticos de enfermagem da família/do lar
- Seção 3: Diagnósticos de enfermagem da comunidade
- Seção 4: Diagnósticos de enfermagem de promoção da saúde

Cada seção inclui uma apresentação, a investigação da população específica, conceitos-chave, notas da autora e diagnósticos específicos para a população, os quais são abordados considerando os tópicos a seguir:

- Definição[1]
- Características definidoras ou fatores de risco
- Fatores relacionados
- Nota da autora
- Erros nos enunciados diagnósticos
- Conceitos-chave, que podem incluir:
  - Considerações gerais
  - Considerações maternas
  - Considerações pediátricas
  - Considerações geriátricas
  - Considerações transculturais
- Dicas da Carpenito

Notas da autora e *Erros nos enunciados diagnósticos* pretendem ajudar o enfermeiro a compreender o conceito por trás do diagnóstico, a diferenciar um diagnóstico do outro e a evitar erros diagnósticos. *Considerações maternas, pediátricas* e *geriátricas* para todos os diagnósticos relevantes oferecem informações adicionais pertinentes. *Considerações transculturais* são parte de uma luta para aumentar a sensibilidade do leitor à diversidade cultural, sem estereótipos. *Dicas da Carpenito* reúnem anotações da autora que enfatizam um determinado princípio dos cuidados, um elemento controverso, ou um desafio ético.

São apresentadas as *metas* de atendimento de cada indivíduo para o diagnóstico de enfermagem. Ao longo das *justificativas*, são dadas as *intervenções* relacionadas, que representam as atividades no domínio independente da enfermagem, originário das ciências físicas e aplicadas, da farmacologia, da nutrição, da saúde mental e das pesquisas de enfermagem. Quando for o caso, são incluídas intervenções e justificativas com foco materno, pediátrico e geriátrico. Na sequência, são apresentados um, ou mais de um, diagnóstico de enfermagem específico relacionado a situações clínicas conhecidas.

Cada diagnóstico de enfermagem inclui as categorias de resultados da Classificação dos resultados de enfermagem (NOC) e as principais categorias das intervenções da Classificação das intervenções de enfermagem (NIC) para auxiliar os que elaboram planos de cuidado eletrônicos. As metas, os indicadores e as intervenções foram realizados por esta autora e não pela NIC ou pela NOC.

Este livro objetiva contemplar ao leitor os achados mais recentes nas pesquisas e na literatura acerca do assunto. Os estudantes, com frequência, são orientados a não usar bibliografia com mais de cinco anos de publicação. Todavia, ocasionalmente, algum trabalho ou pesquisa original sobre um tópico permanece o melhor no assunto, mesmo 10 anos mais tarde. Quando, posteriormente, outro autor ou pesquisador usa o trabalho original, ocorre a substituição da antiga citação pela dele. Discordo dessa prática e considero que as duas citações devem estar listadas. Assim, ao longo deste livro, o leitor encontrará citações de várias datas, muitas delas com mais de cinco anos.

Parte 3: Manual de problemas colaborativos

A Parte 3 consiste em um manual de problemas colaborativos. Nela, cada um dos 8 problemas colaborativos genéricos é explicado utilizando os seguintes tópicos:

- Definição
- Nota da autora
- Critérios significativos de investigação diagnóstica/laboratorial

Discutidos considerando seus problemas genéricos, há 53 problemas colaborativos específicos, os quais cobrem:

- Definição
- Populações de alto risco
- Resultados colaborativos
- Intervenções e justificativas

Apêndices

Apêndice A: Diagnósticos de enfermagem agrupados por padrão funcional de saúde
Apêndice B: Levantamento de dados iniciais de enfermagem na admissão
Apêndice C: Estratégias para promover a participação de indivíduos/famílias para melhores resultados na saúde
Apêndice D: Ferramentas de avaliação de alto risco para condições adquiridas no hospital e que podem ser prevenidas

Lynda Juall Carpenito

---

[1] As definições originárias da NANDA-I, bem como as características e os fatores identificados com um asterisco verde, foram retirados do livro *Diagnósticos de Enfermagem: Definições e Classificação 2012-2014*. Copyright © 2012, 2009, 2007, 2003, 2001, 1998, 1996, 1994 by NANDA International. Usado em decorrência de acertos com a Blackwell Publishing Limited, uma empresa de John Wiley & Sons, Inc.

✦ N. do E. Notas de revisão técnica e adaptações ao longo do livro são utilizadas para atualizar o conteúdo conforme edições mais recentes da NANDA-I, quando necessário.

Sumário

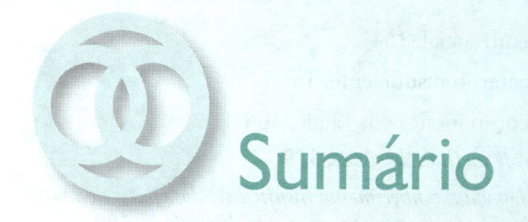

PARTE 1

O foco da enfermagem 1

Capítulo 1 Diagnósticos de enfermagem: questões e controvérsias, 2

Capítulo 2 Desenvolvimento dos diagnósticos de enfermagem, 7

Capítulo 3 Tipos e componentes dos diagnósticos de enfermagem, 10

Capítulo 4 Diagnóstico de enfermagem: o que é, o que não é, 18

Capítulo 5 Planejamento do cuidado com diagnósticos de enfermagem, 28

Capítulo 6 Onze etapas para unir todos os elementos com ou sem mapas conceituais, 47

Capítulo 7 Cuidados centrados no processo de transição (alta ou transferência) do indivíduo e da família, 54

PARTE 2

Manual de diagnósticos de enfermagem 61

SEÇÃO 1 DIAGNÓSTICOS DE ENFERMAGEM INDIVIDUALIZADOS

- Amamentação ineficaz, 62
- Amamentação interrompida, 69
- Ansiedade, 70
    Ansiedade relacionada à morte, 79
- Atividade de recreação deficiente, 85
- Atraso no crescimento e no desenvolvimento, 90
    Risco de desenvolvimento atrasado, 96
    Insuficiência da capacidade do adulto para melhorar, 96
- Autonegligência, 99
- Campo de energia perturbado, 100
- Capacidade adaptativa intracraniana diminuída, 103
- Comportamento de saúde propenso a risco, 104
- Comportamento desorganizado do lactente, 110
    Risco de comportamento desorganizado do lactente, 117
- Comunicação prejudicada, 117
    Comunicação verbal prejudicada, 125
    Relacionada à barreira linguística, 127
    Relacionada a efeitos de afasia de expressão ou de compreensão, 129
    Relacionada a efeitos de perda auditiva, 132
- Conflito de decisão, 134
    Disposição para tomada de decisão emancipada melhorada, 139
    Tomada de decisão emancipada prejudicada, 140
    Risco de tomada de decisão emancipada prejudicada, 145
- Conforto prejudicado, 146
    Dor aguda, 155
    Dor crônica, 168
    Síndrome da dor crônica, 174
    Dor no trabalho de parto, 179
    Náusea, 187
- Confusão aguda, 191
- Confusão crônica, 200
- Conhecimento deficiente, 209
- Constipação funcional crônica, 210
    Constipação percebida, 217
- Débito cardíaco diminuído, 219
- Desempenho de papel ineficaz, 219
- Desesperança, 220
- Diarreia, 228
- Disreflexia autonômica, 235
    Risco de disreflexia autonômica, 239
- Distúrbio do autoconceito, 239
    Baixa autoestima crônica, 247
    Risco de baixa autoestima crônica, 249

Baixa autoestima situacional, 250
Risco de baixa autoestima situacional, 253
Distúrbio na autoestima, 254
Distúrbio na imagem corporal, 256
Identidade pessoal perturbada, 260
Risco de identidade pessoal perturbada, 261

- Eliminação urinária prejudicada, 262
  Enurese maturacional, 268
  Incontinência urinária contínua, 272
  Incontinência urinária de esforço, 274
  Incontinência urinária de urgência, 277
  Incontinência urinária funcional, 280
  Incontinência urinária por transbordamento, 285
  Incontinência urinária reflexa, 287

- Enfrentamento ineficaz, 289
  Controle de impulsos ineficaz, 301
  Controle emocional instável, 304
  Enfrentamento defensivo, 307
  Negação ineficaz, 309
  Relacionada à capacidade prejudicada de aceitar as consequências do próprio comportamento, conforme evidenciado pela falta de reconhecimento de uma adicção (abuso/dependência de substâncias: jogo patológico, cleptomania, piromania, compra compulsiva, comportamento sexual compulsivo), 313
  Regulação do humor prejudicada, 316

- Envolvimento comprometido, 317
  Risco de envolvimento comprometido, 317
  Disposição para envolvimento melhorado, 317

- Estilo de vida sedentário, 317

- Estresse por mudança (síndrome), 321
  Risco de estresse por mudança (síndrome), 325
  Relacionado a mudanças associadas às transferências entre instituições de saúde ou admissão em instituições de cuidados de longo prazo, 327

- Fadiga, 331

- Falta de adesão, 338

- Icterícia neonatal), 339
  Risco de icterícia neonatal, 340

- Incontinência intestinal, 340

- Interação social prejudicada, 343

- Intolerância à atividade, 352
  Relacionada a conhecimento insuficiente das técnicas adaptativas necessárias secundário à doença pulmonar obstrutiva crônica (DPOC), 358
  Relacionada a conhecimento insuficiente das técnicas adaptativas necessárias secundário à função cardíaca prejudicada, 362

- Isolamento social, 364
- Leite materno insuficiente, 365
- Manutenção ineficaz da saúde, 366
  Controle ineficaz da saúde, 379
  Relacionada a conhecimento insuficiente dos efeitos do uso do tabaco e de recursos de autoajuda disponíveis, 389
- Medo, 394
- Memória prejudicada, 400
- Mobilidade física prejudicada, 403
  Capacidade de transferência prejudicada, 413
  Deambulação prejudicada, 414
  Levantar-se prejudicado, 415
  Mobilidade com cadeira de rodas prejudicada, 416
  Mobilidade no leito prejudicada, 417
  Sentar-se prejudicado, 418
- Motilidade gastrintestinal disfuncional, 418
  Risco de motilidade gastrintestinal disfuncional, 419
- Negligência unilateral, 420
- Nutrição desequilibrada, 425
  Deglutição prejudicada, 440
  Dentição prejudicada, 446
  Padrão ineficaz de alimentação do lactente, 446
  Relacionada à anorexia secundária a (especificar), 451
  Relacionada a dificuldade ou incapacidade de obter alimento, 453
- Obesidade, 456
  Sobrepeso, 463
  Risco de sobrepeso, 465
- Padrão de sexualidade ineficaz, 472
  Disfunção sexual, 486
  Relacionado a mudanças no pré-natal e pós-parto, 486
- Padrão de sono prejudicado, 490
  Insônia, 499
  Privação de sono, 500
- Perambulação, 500
- Perfusão tissular ineficaz, 503
  Perfusão tissular periférica ineficaz, 504
  Risco de perfusão tissular periférica ineficaz, 509
  Risco de disfunção neurovascular periférica, 510
  Risco de perfusão renal ineficaz, 510
  Risco de perfusão tissular cardíaca diminuída, 511
  Risco de perfusão tissular cerebral ineficaz, 512
  Risco de perfusão tissular gastrintestinal ineficaz, 513
- Pesar, 514
  Pesar antecipado, 525

Pesar complicado, 528
Risco de pesar complicado, 531
- Planejamento de atividade ineficaz, 531
  Risco de planejamento de atividade ineficaz, 532
- Processo de criação de filhos ineficaz, 533
  Risco de processo de criação de filhos ineficaz, 534
- Proteção ineficaz, 535
  Integridade da pele prejudicada, 536
  Risco de integridade da pele prejudicada, 537
  Integridade tissular prejudicada, 537
  Risco de integridade tissular prejudicada, 539
  Mucosa oral prejudicada, 539
  Relacionada à higiene oral inadequada ou à incapacidade para realizar a higiene oral, 544
  Risco de lesão na córnea, 548
  Risco de olho seco, 551
  Relacionada a efeitos de pressão, fricção, atrito e maceração, 554
  Risco de úlcera por pressão, 565
- Recuperação cirúrgica retardada, 571
  Risco de recuperação cirúrgica retardada, 571
- Relacionamento ineficaz, 575
  Risco de relacionamento ineficaz, 575
- Resiliência individual prejudicada, 576
- Resposta alérgica ao látex, 577
  Risco de resposta alérgica ao látex, 580
- Risco de autolesão, 581
  Automutilação, 587
  Risco de automutilação, 588
  Risco de suicídio, 590
- Risco de choque, 597
- Risco de desequilíbrio eletrolítico, 598
- Risco de desequilíbrio na temperatura corporal, 598
  Hipertermia, 602
  Hipotermia, 605
  Termorregulação ineficaz, 607
  Relacionada à transição do recém-nascido para o ambiente extrauterino, 608
- Risco de dignidade humana comprometida, 609
- Risco de função hepática prejudicada, 616
- Risco de função respiratória ineficaz, 616
  Desobstrução ineficaz de vias aéreas, 622
  Padrão respiratório ineficaz, 625
  Resposta disfuncional ao desmame ventilatório, 628
  Risco de resposta disfuncional ao desmame ventilatório, 635

  Troca de gases prejudicada, 637
  Ventilação espontânea prejudicada, 637
- Risco de glicemia instável, 638
- Risco de infecção, 639
- Risco de lesão, 651
  Relacionado à falta de atenção aos riscos ambientais, 660
  Relacionado à falta de atenção aos riscos ambientais secundária à idade maturacional, 666
  Relacionado à vertigem secundária à hipotensão ortostática, 668
  Risco de aspiração, 670
  Risco de envenenamento, 674
  Risco de lesão do trato urinário, 674
  Risco de lesão por posicionamento perioperatório, 676
  Risco de lesão térmica, 681
  Risco de quedas, 682
  Risco de sufocação, 688
  Risco de trauma, 688
- Risco de reação adversa a meio de contraste com iodo, 688
- Risco de resiliência comprometida, 693
- Risco de resposta alérgica, 693
- Risco de sangramento, 698
- Risco de síndrome da morte súbita do lactente, 698
- Risco de síndrome do desuso, 701
- Risco de solidão, 710
- Risco de transmissão de infecção, 716
  Relacionado à falta de conhecimento sobre a redução do risco de transmissão do HIV, 721
- Risco de trauma vascular, 724
  Relacionado à infusão de medicamentos vesicantes, 725
- Risco de violência direcionada a outros, 727
- Risco de violência direcionada a si mesmo, 736
- Risco de volume de líquidos desequilibrado, 736
- Sentimento de impotência, 737
  Risco de sentimento de impotência, 742
- Síndrome da interpretação ambiental prejudicada, 743
- Síndrome do déficit no autocuidado, 744
  Déficit no autocuidado instrumental, 750
  Déficit no autocuidado para alimentação, 752
  Déficit no autocuidado para banho, 755
  Déficit no autocuidado para higiene íntima, 757
  Déficit no autocuidado para vestir-se, 759
- Síndrome do idoso frágil, 762
  Risco de síndrome do idoso frágil, 765

- Síndrome pós-trauma, 769
    - *Risco de síndrome pós-trauma*, 776
    - *Síndrome do trauma de estupro (síndrome do trauma por abuso sexual)*, 776
- Sobrecarga de estresse, 786
- Sofrimento espiritual, 790
    - *Risco de sofrimento espiritual*, 802
    - *Religiosidade prejudicada*, 803
    - *Risco de religiosidade prejudicada*, 806
    - *Relacionado ao conflito entre crenças religiosas ou espirituais e o tratamento de saúde prescrito*, 807
- Sofrimento moral, 809
    - *Risco de sofrimento moral*, 815
- Tensão do papel de cuidador, 819
    - *Risco de tensão do papel de cuidador*, 826
- Tristeza crônica, 827
- Volume de líquidos deficiente, 832
- Volume de líquidos excessivo, 840

SEÇÃO 2 DIAGNÓSTICOS DE ENFERMAGEM DA FAMÍLIA/DO LAR

- Conflito no papel de pai/mãe, 856
    - *Relacionado a efeitos da doença e/ou hospitalização de filho*, 859
- Disposição para enfrentamento familiar melhorado, 860
- Disposição para paternidade ou maternidade melhorada, 860
- Disposição para processos familiares melhorados, 861
- Enfrentamento familiar comprometido, 862
- Enfrentamento familiar incapacitado, 865
    - *Relacionado a (especificar), conforme evidenciado por abuso/negligência infantil*, 867
    - *Relacionado a (especificar), conforme evidenciado por violência do parceiro*, 870
    - *Relacionado a estressores múltiplos associados a cuidados de idosos*, 873
- Manutenção do lar prejudicada, 876
- Paternidade ou maternidade prejudicada, 879
    - *Risco de vínculo prejudicado*, 883
- Processos familiares disfuncionais, 887
    - *Relacionados a efeitos do abuso de álcool*, 887
- Processos familiares interrompidos, 893

SEÇÃO 3 DIAGNÓSTICOS DE ENFERMAGEM DA COMUNIDADE

- Contaminação: Comunidade, 901
    - *Risco de contaminação: Comunidade*, 904
- Controle deficiente da saúde da comunidade, 904
- Disposição para enfrentamento melhorado da comunidade, 908
- Enfrentamento ineficaz da comunidade, 911
- Saúde deficiente da comunidade, 913

SEÇÃO 4 DIAGNÓSTICOS DE ENFERMAGEM DE PROMOÇÃO DA SAÚDE

- Disposição para amamentação melhorada, 917
- Disposição para autoconceito melhorado, 918
- Disposição para autocontrole da saúde melhorado, 919
- Disposição para bem-estar espiritual melhorado, 921
- Disposição para comportamento organizado melhorado do lactente, 922
- Disposição para comunicação melhorada, 925
- Disposição para conforto melhorado, 925
- Disposição para conhecimento melhorado (especificar), 926
- Disposição para controle da saúde melhorado, 926
- Disposição para eliminação urinária melhorada, 927
- Disposição para enfrentamento melhorado, 927
- Disposição para equilíbrio de líquidos melhorado, 929
- Disposição para esperança melhorada, 929
- Disposição para melhora do autocuidado, 930
- Disposição para nutrição melhorada, 930
- Disposição para poder melhorado, 931
- Disposição para processo de criação de filhos melhorado, 932
- Disposição para relacionamento melhorado, 933
- Disposição para religiosidade melhorada, 933
- Disposição para resiliência melhorada, 934
- Disposição para sono melhorado, 935
- Disposição para tomada de decisão emancipada melhorada, 935
- Disposição para tomada de decisão melhorada, 936

PARTE 3

Manual de problemas colaborativos. 939

- Risco de Complicações de Disfunção cardíaca/vascular, 940
    - *Risco de Complicações de Arritmia*, 941
    - *Risco de Complicações de Débito cardíaco diminuído*, 943

Sumário xix

Risco de Complicações de Edema pulmonar, 945

Risco de Complicações de Hipertensão intra-abdominal, 948

Risco de Complicações de Hipovolemia, 950

Risco de Complicações de Sangramento, 952

Risco de Complicações de Síndrome compartimental, 955

Risco de Complicações de Trombose venosa profunda, 958

- Risco de Complicações de Disfunção gastrintestinal/hepática/biliar, 963

    Risco de Complicações de Disfunção hepática, 964

    Risco de Complicações de Hiperbilirrubinemia, 967

    Risco de Complicações de Íleo paralítico, 973

    Risco de Complicações de Sangramento gastrintestinal (GI), 975

- Risco de Complicações de Disfunção metabólica/imunológica/hematopoiética, 978

    Risco de Complicações de Acidose metabólica ou respiratória, 979

    Risco de Complicações de Alcalose metabólica ou respiratória, 982

    Risco de Complicações de Balanço negativo de nitrogênio, 985

    Risco de Complicações de Crise vaso-oclusiva/falciforme, 987

    Risco de Complicações de Desequilíbrios eletrolíticos, 992

    Risco de Complicações de Hipo/Hiperglicemia, 1001

    Risco de Complicações de Infecções oportunistas, 1004

    Risco de Complicações de Reação alérgica, 1007

    Risco de Complicações de Síndrome da resposta inflamatória sistêmica (SRIS)/Sepse, 1010

    Risco de Complicações de Trombocitopenia, 1012

- Risco de Complicações de Disfunção musculoesquelética, 1014

    Risco de Complicações de Deslocamento da articulação, 1015

    Risco de Complicações de Fraturas patológicas, 1016

- Risco de Complicações de Disfunção neurológica/sensorial, 1018

    Risco de Complicações de Abstinência de álcool, 1019

    Risco de Complicações de Convulsões, 1022

    Risco de Complicações de Pressão intracraniana aumentada, 1024

- Risco de Complicações de Disfunção renal/urinária, 1029

    Risco de Complicações de Cálculos renais, 1030

    Risco de Complicações de Insuficiência/Falência renal, 1032

    Risco de Complicações de Retenção urinária aguda, 1037

- Risco de Complicações de Disfunção respiratória, 1039

    Risco de Complicações de Atelectasia, pneumonia, 1039

    Risco de Complicações de Hipoxemia, 1042

- Risco de Complicações de Efeitos adversos da terapia medicamentosa, 1044

    Risco de Complicações de Efeitos adversos da terapia ansiolítica, 1045

    Risco de Complicações de Efeitos adversos da terapia antiarrítmica, 1047

    Risco de Complicações de Efeitos adversos da terapia anticoagulante, 1049

    Risco de Complicações de Efeitos adversos da terapia anticonvulsivante, 1052

    Risco de Complicações de Efeitos adversos da terapia antidepressiva, 1054

    Risco de Complicações de Efeitos adversos da terapia anti-hipertensiva, 1057

    Risco de Complicações de Efeitos adversos da terapia antineoplásica, 1058

    Risco de Complicações de Efeitos adversos da terapia antipsicótica, 1060

    Risco de Complicações de Efeitos adversos da terapia com adrenocorticosteroides, 1063

    Risco de Complicações de Efeitos adversos da terapia com bloqueadores do canal de cálcio, 1066

    Risco de Complicações de Efeitos adversos da terapia com inibidores da enzima conversora da angiotensina e com bloqueador do receptor de angiotensina, 1068

    Risco de Complicações de Efeitos adversos da terapia com β-bloqueadores adrenérgicos, 1070

    Risco de Complicações de Efeitos adversos da terapia diurética, 1073

Apêndice A
Diagnósticos de enfermagem agrupados por padrão funcional de saúde, 1076

Apêndice B
Levantamento de dados iniciais de enfermagem na admissão, 1078

Apêndice C
Estratégias para promover a participação de indivíduos/famílias para melhores resultados na saúde, 1082

Apêndice D
Ferramentas de avaliação de alto risco para condições adquiridas no hospital e que podem ser prevenidas, 1088

Bibliografia, 1092

Índice, 1140

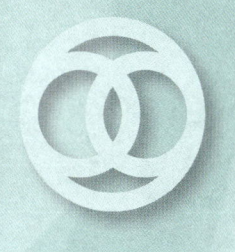

PARTE 1

O foco da enfermagem

INTRODUÇÃO

Basicamente, enfermagem significa prestar cuidados aos indivíduos (doentes ou saudáveis) com aquelas atividades que contribuem para a saúde ou sua recuperação (ou para uma morte tranquila), atividades estas realizadas sem auxílio quando há a força, o desejo ou os conhecimentos necessários. A enfermagem também ajuda as pessoas a realizarem a terapia prescrita e a se tornarem independentes assim que possível[1] *(Henderson & Nite, 1960).*

Todos estamos constantemente reagindo e interagindo com eventos externos, coisas e outras pessoas. Também reagimos ao que ocorre em nossa mente, nosso espírito e nosso corpo. Vivemos em um estado permanente de interações e reações.

Nossa *saúde* é um estado dinâmico, em contínua mudança, influenciado pelos padrões de interação passados e presentes. Trata-se do estado de bem-estar definido pelo indivíduo, e não mais pela presença ou ausência de doença biológica ou transtornos psicológicos.

- Quando procuramos aconselhamento ou atendimento de saúde, podemos optar por aceitá-lo ou não.
- Definimos nossa própria saúde.
- Somos responsáveis por nossa saúde.
- Fazemos escolhas – algumas saudáveis; outras, não.

As necessidades de saúde da sociedade mudaram nas últimas décadas. O mesmo deve ocorrer com a visão do enfermeiro a respeito dos consumidores dos cuidados de saúde, como indivíduos, famílias ou comunidades. Um *indivíduo* torna-se receptor de assistência não apenas quando um problema real ou potencial compromete sua saúde, mas também quando deseja ajuda para atingir um nível mais alto de saúde. O uso do termo *indivíduo*, em vez de *cliente* ou *paciente*, para identificar o consumidor do atendimento de saúde, sugere uma pessoa autônoma com liberdade de escolha na busca e na seleção da assistência. *Família* é o termo usado para descrever qualquer pessoa que sirva de sistema de apoio ao indivíduo. O termo *comunidade* é empregado para descrever sistemas de apoio e locais geográficos (p. ex., partes de uma cidade, bem como grupos, como os centros para pessoas idosas).

A definição de enfermagem antes mencionada, atualmente com mais de 50 anos, continua relevante nos dias de hoje. Os cuidados de enfermagem, como arte e como ciência, são necessários quando a força, o desejo ou os conhecimentos de alguém são insuficientes para que participe de atividades que contribuam para sua saúde, recuperação ou morte tranquila. Os enfermeiros permitem que os indivíduos, as famílias e as comunidades realizem as terapias que escolheram e que se tornem independentes da ajuda profissional assim que possível.

---

[1] Como indivíduos, somos participantes ativos que assumem a responsabilidade pelos próprios atos.

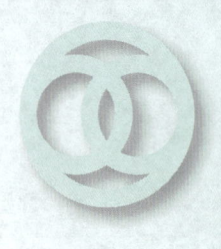

Capítulo 1
Diagnósticos de enfermagem: questões e controvérsias

Objetivos de aprendizagem

Após a leitura do capítulo, as perguntas a seguir devem ser respondidas:
- Por que não podemos empregar termos que sempre utilizamos?
- Por que os planos de cuidado do estudante diferem dos utilizados na prática?
- Se o diagnóstico de enfermagem é tão importante, por que não tem o uso intensificado por enfermeiros na prática assistencial?
- Enfermeiros com *expertise* ou especialistas em obstetrícia ou anestesiologia precisam dos diagnósticos de enfermagem na prática assistencial?
- Os diagnósticos de enfermagem podem de violar a confidencialidade?

Os diagnósticos de enfermagem despertam algumas emoções em quase todos os enfermeiros. As reações variam da apatia ao ânimo, da rejeição ao entusiasmo pela pesquisa científica. Embora os diagnósticos sejam um elemento aceito da prática de enfermagem profissional há mais de 40 anos, alguns enfermeiros ainda resistem ao seu uso. Este capítulo investiga algumas das razões mais citadas.

Por que não podemos empregar termos que sempre utilizamos?[*]

Que termos os enfermeiros sempre utilizaram? Diabete melito? Prematuridade? Pneumonia? Deficiência? Fibrose cística? Durante muitos anos, eles usaram somente diagnósticos médicos para descrever os problemas do indivíduo que tratavam. Pouco a pouco, no entanto, perceberam que os diagnósticos médicos não descreviam vários problemas do indivíduo com detalhes suficientes que permitissem a outros enfermeiros o fornecimento de cuidado contínuo a pessoas com necessidades especiais.

A verdade é que os enfermeiros sempre compartilharam uma linguagem comum para alguns problemas do indivíduo com outras profissões, como a medicina e a fisioterapia. Exemplos de termos dessa linguagem incluem *hipocalemia*, *choque hipovolêmico*, *hiperglicemia* e *aumento da pressão intracraniana*. Qualquer tentativa de renomear esses termos deve ser encarada como algo aventureiro e desnecessário. *Arritmias*, por exemplo, não devem ser chamadas de *débito cardíaco diminuído*, nem *hiperglicemia* deve receber o nome de *metabolismo alterado dos carboidratos*.

A autora deste livro acredita que os enfermeiros devem empregar a terminologia preestabelecida sempre que apropriado, seja um problema colaborativo (p. ex., *Risco de Complicações de Hiperglicemia*), seja um diagnóstico de enfermagem (p. ex., *Risco de úlcera por pressão*). A enfermagem deve continuar a utilizar os termos que comunicam, com clareza, a situação ou o problema de um indivíduo a outros enfermeiros e a outros profissionais.

Dito isso, examinaremos, agora, a linguagem específica dos enfermeiros. A enfermagem possuía uma linguagem comum ou um conjunto de títulos para os problemas do indivíduo que eram diagnosticados e tratados, além da linguagem compartilhada já discutida? Antes do aparecimento dos diagnósticos de enfermagem, de que forma os enfermeiros descreviam problemas do indivíduo, como:

- incapacidade de vestir-se;
- dificuldade para escolher entre opções de tratamento;
- risco de infecção;
- problemas de amamentação;
- estresse relativo aos cuidados de familiar doente;
- dilemas espirituais.

Algumas vezes, os enfermeiros usavam os termos supracitados. Com frequência, eles tinham muitas opções disponíveis para descrever um problema.

---

[*]N. de R.T. Nesta edição traduziremos, de forma a adaptar para a realidade brasileira, algumas definições que se referem às estruturas de graduações existentes para a enfermagem americana e que não existem no Brasil com o intuito de tornar mais compreensível a leitura para estudantes e profissionais de enfermagem. Nenhum dos termos compromete o conteúdo do livro.

Alguns enfermeiros, em especial os mais experientes, querem descrever os problemas do indivíduo da forma que desejam. Ainda que um desses profissionais consiga decifrar termos inconsistentes, de que maneira a enfermagem profissional pode ensinar sua ciência a seus estudantes quando cada instrutor, livro-texto e enfermeiro assistencial usa palavras diferentes para descrever a mesma situação? Analisemos a medicina: como os estudantes de medicina conseguiriam saber a diferença entre cirrose e câncer do fígado se "função hepática prejudicada" fosse usada para descrever as duas situações? A medicina conta com um sistema padronizado de classificação para ensinar sua ciência e comunicar os problemas do indivíduo a outras disciplinas. A enfermagem necessita do mesmo.

Embora os enfermeiros tradicionalmente possuíssem uma linguagem comum para determinados problemas, essa linguagem era incompleta para descrever todas as respostas diagnosticadas e tratadas por eles. Com a elaboração de diagnósticos de enfermagem, os enfermeiros descobrem novos problemas que afetam o indivíduo/família, problemas estes agora rotulados como diagnósticos de enfermagem, como *Tensão do papel de cuidador*, *Tristeza crônica*, *Enfrentamento familiar comprometido*, *Risco de dignidade humana comprometida*, que demandam intervenções profissionais de enfermagem. No caso de indivíduos/família, esses diagnósticos não são opcionais.

Por que os planos de cuidado do estudante diferem dos utilizados na prática?

Os estudantes costumam ouvir dos enfermeiros assistenciais que os planos de cuidados que escrevem ou digitam não são úteis na prática assistencial de enfermagem. É importante distinguir entre planos de cuidados de estudantes e planos de cuidados na prática.

Os alunos criam planos de cuidados para auxiliá-los a solucionar problemas e a priorizar e individualizar os cuidados a um indivíduo. Esses planos são orientações para um estudante que cuida de determinado indivíduo. A maioria desses planos é um cuidado padronizado ou esperado para determinado problema ou situação. Após atender um indivíduo, o estudante consegue, então, revisar o plano, acrescentando ou retirando elementos. À medida que o estudante evolui no programa, esses planos devem salientar intervenções adicionais necessárias em razão da situação daquele indivíduo com menos assistência básica e padronizada.

Esse tipo de plano de cuidados não é necessário na prática assistencial. O cuidado-padrão previsível deve ser conhecido por enfermeiros experientes de uma unidade. Por exemplo, quando um enfermeiro cirúrgico não conhece os cuidados necessários para uma pessoa após artroplastia de quadril, deve ter acesso ao Manual de Procedimentos Operacionais Padrão (POP) para a situação pós-operatória específica, em fonte impressa ou material *on-line*.

Dicas da Carpenito

O único momento em que um enfermeiro deve elaborar um plano de cuidados além dos cuidados que estão no Manual de POP a ser seguido por um colega ocorre diante da exigência de alertá-lo quanto a cuidados adicionais necessários. O sistema deve ser de uso fácil para estimular esses acréscimos.

Se o diagnóstico de enfermagem é tão importante, por que não tem o uso intensificado por enfermeiros na prática assistencial?

A maior parte dos programas de enfermagem identifica o processo de enfermagem e os diagnósticos de enfermagem como elementos fundamentais em seus currículos (Carpenito-Moyet, 2010).

Quando, entretanto, os enfermeiros eram estudantes, muito provavelmente passavam horas na sala de aula assistindo a palestras sobre diagnósticos e tratamentos médicos. Infelizmente e com muita frequência, havia pouca ou nenhuma discussão sobre diagnósticos de enfermagem. Os diagnósticos de enfermagem tornaram-se mais uma tarefa documental do que um conceito crítico a orientar levantamento de dados e intervenções.

Conclui-se, então, que os diagnósticos médicos orientam suas práticas após a formatura, ficando dos diagnósticos de enfermagem apenas uma lembrança desagradável. A maneira como os enfermeiros lidam com problemas médicos exige conhecimentos clínicos, mas diagnosticar um diagnóstico de enfermagem específico causador de sofrimento pessoal para um paciente ou uma família aperfeiçoa os conhecimentos daquele enfermeiro. (Carpenito-Moyet, 2010)

Os enfermeiros profissionais precisam compreender e tornar-se especialistas na fisiopatologia e no tratamento do diabete melito, do câncer e de acidentes vasculares encefálicos. Igualmente importante, porém, é que passem a ser especialistas no diagnóstico e no tratamento das *reações* ao diabete melito, ao câncer e aos acidentes vasculares encefálicos capazes de interferir no autocuidado, na dignidade humana e no funcionamento familiar. Somente quando de posse de conhecimentos específicos da ciência da enfermagem e da medicina é que o enfermeiro será visto como um profissional em si, e não como um assistente dos médicos.

Enfermeiros com *expertise* ou especialistas em obstetrícia ou anestesiologia precisam dos diagnósticos de enfermagem na prática assistencial?[1]

A *expertise* da enfermagem é assunto sempre debatido em arenas legislativas. Muitas comissões estaduais de enfermagem definiram, ou estão em processo de definir, o que significa *expertise* na enfermagem.

Dicas da Carpenito

Esta autora discorda da ideia de que enfermeiros assistenciais com *expertise* signifiquem o mesmo que enfermeiros especialistas, obstétricos ou anestesistas; é de opinião que enfermeiros assistenciais com *expertise* exercem um papel ampliado. O termo *expertise* costuma ser confundido com enfermagem especializada. A especialização em enfermagem não deve ser definida por um papel, mas pela profundidade dos conhecimentos do enfermeiro, independentemente do papel. Os enfermeiros especialistas possuem habilidades investigativas complexas e envolvem-se em decisões rápidas para oferecer cuidado apropriado e oportuno a situações complexas de saúde do indivíduo e da família. Os enfermeiros especialistas podem atuar nas instituições desempenhando papéis tradicionais. Alguns enfermeiros se concentram demais em se especializar em áreas médicas e não na enfermagem.

Os enfermeiros com *expertise*/enfermeiros especialistas em obstetrícia diagnosticam e tratam condições médicas agudas e crônicas em todas as idades e lidam com as famílias ao longo de todos os estágios da gestação, do trabalho de parto, do nascimento e do pós-parto. Além disso, esses profissionais levantam dados sobre os hábitos de saúde geral, os padrões de enfrentamento e a condição funcional da pessoa. Uma lista de problemas de um indivíduo atendido por um enfermeiro assistencial com *expertise* deve incluir diagnósticos médicos e de enfermagem.

Por exemplo, durante consulta, um homem de 52 anos queixa-se de dor nas costas, pressão arterial alta e também relata que teve "apagões" por abuso de álcool. Após conversar sobre o uso do álcool, fica determinado que ele bebe em excesso todos os dias depois do trabalho. Ele, entretanto, nega ter um problema. Sua lista de problemas incluiria:

- dor na porção inferior das costas, etiologia desconhecida;
- hipertensão (médico);
- alcoolismo crônico;
- negação ineficaz (enfermagem).

Os enfermeiros assistenciais com *expertise* demonstram sua prática especializada de enfermagem diagnosticando as respostas do indivíduo a situações variadas (p. ex., diagnósticos médicos, crises pessoais ou maturacionais, que são diagnósticos de enfermagem). Esse profissional investiga perguntas do tipo:

- De que forma a capacidade funcional do indivíduo se modificou desde o acidente vascular encefálico?
- De que forma mudou o sistema familiar, ou qual é sua vulnerabilidade devido a um recém-nascido doente que ficou vários meses hospitalizado?

A enfermagem tem muito a oferecer aos indivíduos e às famílias que convivem com uma doença crônica, como esclerose múltipla ou diabete. As queixas mais comuns dos indivíduos não envolvem o atendimento médico que recebem, mas se concentram na insatisfação com a forma de abordagem de seus outros problemas. Os enfermeiros estão na posição perfeita para tratar desses problemas e aumentar a satisfação do indivíduo com o atendimento de saúde.

Os enfermeiros especialistas, os enfermeiros anestesistas ou os obstétricos que não formulam ou tratam diagnósticos de enfermagem podem estar concentrados demais na medicina. Para a avaliação dessa prática, cabe a um enfermeiro assistencial com *expertise* perguntar-se: "Devo consultar colegas médicos em razão de problemas médicos complexos?" "Os médicos consultam-me a respeito de diagnósticos de enfermagem complexos?" Se a resposta for não, o enfermeiro precisa descobrir o motivo. O problema reside na atitude do médico? Ou o enfermeiro não está, de forma clara, demonstrando um diagnóstico ou o tratamento para os diagnósticos de enfermagem? Ou o enfermeiro não está praticando enfermagem?

Se os enfermeiros especialistas, os enfermeiros anestesistas e os obstétricos não exercerem sua prática como enfermeiros assistenciais com *expertise*, que diagnosticam e tratam diagnósticos clínicos selecionados utilizando protocolos e formulando e tratando diagnósticos de enfermagem, daqui a cinco anos ainda poderão estar lutando para definir seus papéis. Carpenito (1995) usa diagnósticos de enfermagem para distinguir entre enfermeiros especialistas, enfermeiros assistenciais com *expertise* e médicos no atendimento primário. A Figura 1.1 exemplifica essa relação.

O círculo à esquerda apresenta os conhecimentos específicos da enfermagem. Os conhecimentos específicos da enfermagem estão presentes nos enfermeiros, independentemente de serem profissionais assistenciais ou não. Os conhecimentos específicos compartilhados estão onde os enfermeiros assistenciais com *expertise* diferem de outros enfermeiros. Os enfermeiros com *expertise* diagnosticam e tratam problemas médicos, utilizando seus conhecimentos clínicos específicos.

---

[1] Carpenito, L. J. (1992, fevereiro). *Enfermeiros de prática licenciada são especialistas?* Trabalho apresentado no 11th Annual National Nursing Symposium, Advanced Practice Within a Restructured Health Care Environment, Los Angeles.

FIGURA 1.1 Domínios de especialização de enfermeiros assistenciais com *expertise* em atendimento primário e de médicos de atendimento primário. (© 1995, 2014 por Lynda Juall Carpenito.)

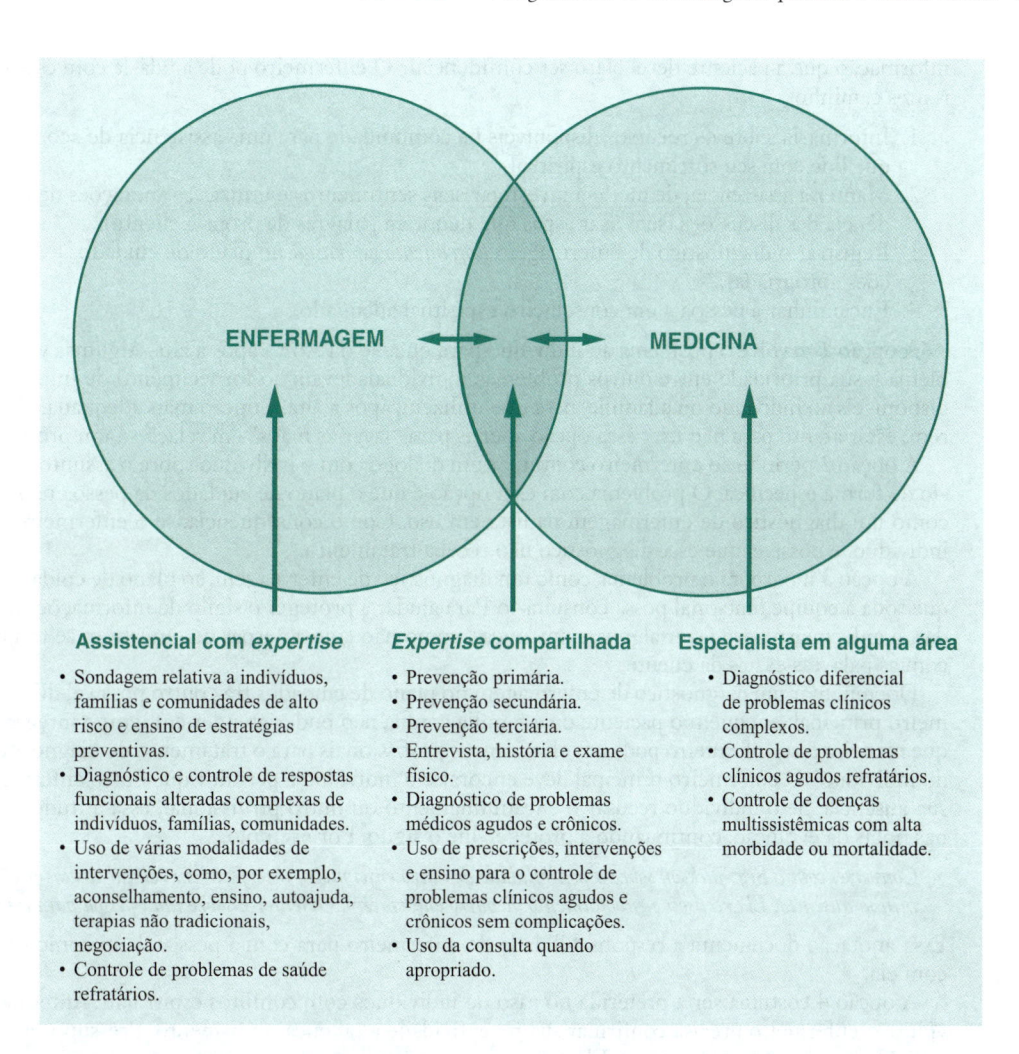

ENFERMAGEM ⟷ MEDICINA

Assistencial com *expertise*
- Sondagem relativa a indivíduos, famílias e comunidades de alto risco e ensino de estratégias preventivas.
- Diagnóstico e controle de respostas funcionais alteradas complexas de indivíduos, famílias, comunidades.
- Uso de várias modalidades de intervenções, como, por exemplo, aconselhamento, ensino, autoajuda, terapias não tradicionais, negociação.
- Controle de problemas de saúde refratários.

***Expertise* compartilhada**
- Prevenção primária.
- Prevenção secundária.
- Prevenção terciária.
- Entrevista, história e exame físico.
- Diagnóstico de problemas médicos agudos e crônicos.
- Uso de prescrições, intervenções e ensino para o controle de problemas clínicos agudos e crônicos sem complicações.
- Uso da consulta quando apropriado.

Especialista em alguma área
- Diagnóstico diferencial de problemas clínicos complexos.
- Controle de problemas clínicos agudos refratários.
- Controle de doenças multissistêmicas com alta morbidade ou mortalidade.

Os diagnósticos de enfermagem podem violar a confidencialidade?

Os enfermeiros e outros profissionais da saúde costumam participar das preocupações pessoais importantes dos indivíduos sob seus cuidados. Conforme o Código de Ética da American Nurses Association, "o enfermeiro salvaguarda o direito do indivíduo à privacidade, protegendo com prudência as informações de natureza confidencial". A obrigatoriedade profissional de aplicar o processo de enfermagem a todos os indivíduos, no entanto, coloca por vezes o enfermeiro em uma posição de conflito. Algumas informações registradas em enunciados investigativos e diagnósticos podem comprometer o direito individual à privacidade, à escolha ou ao sigilo. Os enfermeiros jamais devem usar os enunciados dos diagnósticos de enfermagem para influenciar outras pessoas a encararem ou tratarem um indivíduo, uma família ou um grupo de forma negativa. Eles precisam ter muita cautela para garantir que um diagnóstico de enfermagem não cause prejuízo!

É responsabilidade dos enfermeiros elaborar os diagnósticos de enfermagem e prescrever os tratamentos de enfermagem. Inerente ao processo diagnóstico e ao planejamento do cuidado está a responsabilidade de determinar a existência da permissão para redigir, tratar ou encaminhar o diagnóstico, se adequado.

Quando um indivíduo partilha informações ou emoções pessoais com o enfermeiro, essas informações automaticamente se tornam parte do prontuário ou do plano de cuidados do indivíduo? O enfermeiro tem duas obrigações básicas para com o indivíduo: (1) tratar dos diagnósticos de enfermagem que a ele se aplicam e (2) proteger-lhe o sigilo. O enfermeiro *não* é obrigado a transmitir todos os diagnósticos de enfermagem de um indivíduo a outros enfermeiros, desde que esse enfermeiro seja capaz de garantir que todos os diagnósticos serão tratados.

Analisemos este exemplo: a Sra. Jackson, 45 anos, é hospitalizada para tratar de um câncer no ovário. A certa altura, diz ao enfermeiro: "O Deus em que creio me causou essa doença, e eu O odeio por isso". Mais conversas confirmam que a Sra. Jackson está perturbada em razão de seus sentimentos e mudanças nas crenças anteriores. A partir desses dados investigados, o enfermeiro elabora o diagnóstico de enfermagem *Sofrimento espiritual* relacionado a conflito entre a ocorrência da doença e a fé religiosa. No entanto, o que o enfermeiro pode fazer com a informação que a paciente deixa claro ser confidencial? O enfermeiro pode ajudá-la com esse diagnóstico por diferentes caminhos.

1. Informá-la sobre os recursos disponíveis na comunidade para uma assistência de acompanhamento, de forma que lide com seu sofrimento espiritual.
2. Manter a assistência, de modo a investigar seus sentimentos e utilizar as anotações de enfermagem como evidência das discussões (sem usar aspas que denotem palavras da própria cliente).
3. Registrar o diagnóstico de enfermagem *Sofrimento espiritual* no plano de cuidados e desenvolver as intervenções apropriadas.
4. Encaminhar a pessoa a um conselheiro espiritual adequado.

A opção 1 devolve o problema ao indivíduo para que ele o resolva após a alta. Algumas vezes, a natureza do problema e sua prioridade entre outros problemas individuais levam ao fornecimento de informações sobre recursos disponíveis ao indivíduo ou à família, para que utilizem, após a alta, a opção mais adequada. O enfermeiro deve, porém, estar atento para não usar essa opção apenas para "lavar as mãos" em relação a um problema.

A opção 2 permite ao enfermeiro continuar um diálogo com o indivíduo sobre o assunto, sem, contudo, divulgá-lo de forma específica. O problema com essa opção é que o plano de cuidados da pessoa não reflete esse problema como um diagnóstico de enfermagem na lista em uso. Como consequência, se o enfermeiro não puder atender o indivíduo, é possível que esse diagnóstico não receba tratamento.

A opção 3 incorpora o problema, como um diagnóstico de enfermagem, ao plano de cuidados da pessoa, de modo que toda a equipe funcional possa consultá-lo Para ajudar a proteger o sigilo de informações muito pessoais reveladas, o enfermeiro deve fazer algumas mudanças, como não colocar aspas que mostram se tratar de uma declaração com as palavras exatas da cliente.

Documentar um diagnóstico de enfermagem no plano de cuidados traz outro possível dilema. E quando o enfermeiro principal, em quem o paciente ou a família confia, não puder atender em tempo integral ao diagnóstico? De que maneira esse enfermeiro pode envolver outros profissionais para o tratamento do diagnóstico sem violar o sigilo do indivíduo? O enfermeiro principal deve encorajar o indivíduo a permitir que outro enfermeiro interfira durante sua ausência. Se o indivíduo recusar o encaminhamento ou outro profissional, essa atitude deve ser documentada nas notas da evolução, continuando a proteger-lhe o sigilo. Por exemplo:

> *Conversei com a Sra. Jackson sobre a possibilidade de outro enfermeiro interferir em relação a suas preocupações espirituais em minha ausência. Ela recusou o envolvimento de outro enfermeiro. Orientei-a sobre uma pessoa para contato se mudar de ideia.*

Essa anotação documenta a responsabilidade do enfermeiro para com a pessoa, bem como seu comprometimento com ela.

A opção 4 costuma ser a preferida no caso de indivíduos com conflitos espirituais. Antes de encaminhar o indivíduo, o enfermeiro precisa confirmar sua receptividade a tal encaminhamento. Pressupô-la sem antes consultar o indivíduo pode causar problemas. Ele optou por compartilhar informações muito pessoais com determinado enfermeiro que, assim, está obrigado a auxiliá-lo com o problema. Se o enfermeiro achar que um líder religioso ou outro profissional traria benefício ao indivíduo, terá de levar-lhe essa opção. Eis um exemplo de diálogo:

> *Sra. Jackson, temos conversado sobre suas preocupações com a doença e como ela mudou suas crenças espirituais. Conheço uma pessoa que tem sido muito útil a pessoas com preocupações iguais às suas. Gostaria de convidá-la a visitá-la. O que acha disso?*

Uma conversa desse tipo deixa claro que essa é uma escolha da pessoa. Da mesma maneira que os enfermeiros são obrigados a informar os indivíduos e as famílias sobre os recursos disponíveis, as pessoas têm o direito de aceitá-los ou rejeitá-los.

RESUMO

Infelizmente, o diagnóstico de enfermagem foi entendido como não útil do ponto de vista clínico. O que não é clinicamente útil são os sistemas de documentação que os enfermeiros são obrigados a usar. Eles são repetitivos e muito exigentes.

O diagnóstico de enfermagem oferece ao enfermeiro a linguagem exata para descrever as reações não saudáveis da pessoa/família. O diagnóstico de enfermagem direciona os enfermeiros a se concentrarem nos problemas além do diagnóstico médico ou do procedimento óbvio. Portanto, quando alguém fica comprometido após um acidente vascular encefálico, o enfermeiro pode lidar com *Risco de tensão do papel de cuidador* com todos os membros da família de modo a prevenir o esgotamento do cuidador. Trata-se de um poderoso diagnóstico de enfermagem capaz de ter um impacto profundo na pessoa e nos membros da família.

Os enfermeiros profissionais têm de compreender a fisiopatologia dos diagnósticos médicos e as complicações e tratamentos associados. São eles que monitoram as reações individuais, detectam as primeiras mudanças na condição fisiológica e iniciam o tratamento e/ou a consulta adequada.

Conhecimentos amplos e específicos nas duas ciências são essenciais para o bem-estar dos pacientes, das famílias e das comunidades cujos cuidados foram confiados a um enfermeiro profissional.

Capítulo 2
Desenvolvimento dos diagnósticos de enfermagem

Objetivos de aprendizagem

Após a leitura do capítulo, as perguntas a seguir devem ser respondidas:
- Quais são os benefícios de uma linguagem de enfermagem uniforme?
- O que é um diagnóstico de enfermagem?
- O que é a NANDA-I?
- O que é a taxonomia da NANDA-I?
- Como os diagnósticos de enfermagem são aprovados para uso clínico?

Quais são os benefícios de uma linguagem de enfermagem uniforme?

Antes do aparecimento de uma classificação ou lista de diagnósticos de enfermagem, os enfermeiros utilizavam qualquer palavra desejada para descrever os problemas do indivíduo. Por exemplo, poderiam descrever um indivíduo recuperando-se de uma cirurgia como "a apendicectomia", outro indivíduo como "o diabético" e outro, ainda, como "indivíduo difícil". Sem dúvida, saber que uma pessoa tem diabete traz à mente problemas com o açúcar no sangue e risco de infecção; assim, o foco está nos problemas comuns ou nos fatores de risco resultantes dos diagnósticos médicos. Se o indivíduo com diabete ou cirurgia apresentasse outro problema que precisasse de atenção do enfermeiro, esse problema não seria diagnosticado. Antes de 1972, os enfermeiros careciam de termos para descrever problemas (exceto os diagnósticos médicos) e também não tinham perguntas investigativas para descobri-los.

A necessidade de uma linguagem comum e consistente para a medicina foi identificada há mais de 200 anos. Se os médicos escolhessem fazer uso de quaisquer palavras para descrever suas situações clínicas:

- Como se comunicariam entre si? E com os enfermeiros?
- Como organizariam as pesquisas?
- Como formariam novos médicos?
- Como melhorariam a qualidade se não fossem capazes de recuperar, de forma sistemática, os dados para determinar quais intervenções melhoraram a condição do indivíduo?

Exemplificando, antes da rotulação formal da síndrome da imunodeficiência adquirida (Aids), definir ou estudar a doença era difícil, por vezes, impossível. Com frequência, prontuários médicos de pessoas afetadas mostravam vários diagnósticos ou causas de morte, como sepse, hemorragia cerebral ou pneumonia, uma vez que o diagnóstico de Aids não existia. Todos os médicos no mundo utilizam os mesmos termos para os diagnósticos médicos. À medida que novos diagnósticos são descobertos, todos os médicos conseguem ter acesso a pesquisas que usam as mesmas palavras.

Dicas da Carpenito

Por definição, *diagnóstico* é o estudo criterioso e crítico de algo para determinar sua natureza. A pergunta não é *se* os enfermeiros podem diagnosticar, mas *o quê* eles podem diagnosticar.

O que é um diagnóstico de enfermagem?

Em 1953, o termo *diagnóstico de enfermagem* foi utilizado por Fry para descrever uma etapa necessária ao desenvolvimento de um plano de cuidados de enfermagem. Durante os 20 anos seguintes, referências aos diagnósticos de enfermagem apareceram esporadicamente na literatura.

Em 1973, a American Nurses Association (ANA) publicou os *Padrões da Prática*; em 1980, surgiu a *Declaração da Política Social*, que definia enfermagem como "o diagnóstico e o tratamento das respostas humanas a problemas de saúde reais ou potenciais". A maior parte das leis estaduais dos Estados Unidos sobre a prática da enfermagem descreve-a segundo a definição da ANA.

Em março de 1990, durante a 9ª Conferência da North American Nursing Diagnosis Association (NANDA), a Assembleia Geral aprovou uma definição oficial de diagnóstico de enfermagem (NANDA, 1990):

O diagnóstico de enfermagem é um julgamento clínico das respostas do indivíduo, da família ou da comunidade a problemas de saúde/processos de vida reais ou potenciais. O diagnóstico de enfermagem proporciona a base para a escolha das intervenções de enfermagem, de modo a alcançar os resultados pelos quais o enfermeiro é responsável.

Essa definição foi revisada, com a troca de "o enfermeiro é responsável" por "o enfermeiro tem responsabilidade", na Conferência Internacional da NANDA-I em Miami (novembro de 2009).

É importante também enfatizar que as respostas chamadas de diagnósticos de enfermagem podem se referir a uma doença e a acontecimentos da vida. Antes, os enfermeiros tinham o foco mais nas respostas a condições ou a tratamentos clínicos. Agora, eles diagnosticam e tratam as respostas a eventos da vida, como paternidade ou maternidade, pais idosos e fracasso escolar.

O que é a NANDA-I?

Em 1973, a primeira conferência sobre diagnósticos de enfermagem foi realizada para identificar o conhecimento de enfermagem e estabelecer um sistema de classificação compatível com a informática. Dessa conferência surgiu o National Group for the Classification of Nursing Diagnosis, composto por enfermeiros de diferentes regiões dos Estados Unidos e do Canadá, representando todos os elementos da profissão: prática, educação e pesquisa. Em 1982, foi estabelecida a North American Nursing Diagnosis Association (NANDA).

Em 2002, a organização recebeu a nova denominação de NANDA International (NANDA-I). Além de revisar e aceitar os diagnósticos de enfermagem para adição à lista, a NANDA-I também revisa os diagnósticos de enfermagem previamente aceitos. Desde a primeira conferência, os filiados da NANDA-I aumentam, oriundos de todos os continentes.

O periódico oficial da NANDA-I, o *Nursing Diagnosis*, foi publicado pela primeira vez em março de 1990. É atualmente denominado *International Journal of Nursing Terminologies and Classifications*. Esse periódico tem por objetivo promover o desenvolvimento, o aprimoramento e a aplicação dos diagnósticos de enfermagem e servir como um fórum para os aspectos pertinentes ao desenvolvimento e à classificação dos conhecimentos de enfermagem.

O que é a taxonomia da NANDA-I?

Uma *taxonomia* é um tipo de classificação; trata-se do estudo teórico de classificações sistemáticas, incluindo suas bases, seus princípios, seus procedimentos e suas regras. O trabalho do primeiro grupo teórico na terceira conferência norte-americana e, subsequentemente, do comitê taxonômico da NANDA produziu a estrutura conceitual inicial para o sistema de classificação diagnóstica. Essa estrutura foi denominada Taxonomia I de Enfermagem da NANDA, compreendendo nove padrões de respostas humanas. Em 2000, a NANDA-I aprovou uma nova Taxonomia II, a qual contém 13 domínios, 106 classes e 155 diagnósticos (NANDA-I, 2001).

A Tabela 2.1 mostra os 13 domínios e as definições associadas. O segundo nível, classes, pode ser útil como critérios de investigação. O terceiro nível, conceitos diagnósticos, inclui os rótulos dos diagnósticos de enfermagem, de grande utilidade para os profissionais. As mudanças na terminologia foram feitas por uma questão de coerência. Por exemplo, *Nutrição alterada* foi modificado para *Nutrição desequilibrada*. Um exemplo de domínio é:

Domínio 4	Atividade/Repouso	
Classe 1	Sono/Repouso	
Conceitos diagnósticos	00095	Insônia
	00096	Privação de sono
	000165	Disposição para sono melhorado
	000168	Padrão de sono prejudicado

Como os diagnósticos de enfermagem são aprovados para uso clínico?

Há os que acreditam que os diagnósticos de enfermagem sejam criação da NANDA-I. Costuma-se perguntar por que a NANDA-I não tem mais diagnósticos de enfermagem para pessoas com doenças mentais. Os diagnósticos de enfermagem não são elaborados pela NANDA-I.

Os diagnósticos de enfermagem aprovados pela NANDA-I só podem ser clinicamente relevantes quando enfermeiros clínicos estão envolvidos em sua elaboração. Se há carências de diagnósticos de enfermagem, a responsabilidade de envio recai sobre os enfermeiros clínicos.

CAPÍTULO 2 • Desenvolvimento dos diagnósticos de enfermagem

Tabela 2.1 DOMÍNIOS E DEFINIÇÕES DA TAXONOMIA II

Domínio 1	Promoção da saúde	Consciência do bem-estar ou normalidade da função e das estratégias usadas para manter o controle e favorecer esse bem-estar ou a normalidade da função
Domínio 2	Nutrição	Atividades de ingerir, assimilar e usar os nutrientes com a finalidade de manutenção e reparação do tecido e produção de energia
Domínio 3	Eliminação e troca	Secreção e excreção de dejetos do organismo
Domínio 4	Atividade/Repouso	Produção, conservação, gasto ou equilíbrio das fontes de energia
Domínio 5	Percepção/Cognição	Sistema humano de processamento de informação, que inclui atenção, orientação, sensação, percepção, cognição e comunicação
Domínio 6	Autopercepção	Consciência de si mesmo
Domínio 7	Papéis e relacionamentos	Conexões ou associações positivas ou negativas entre pessoas ou grupos de pessoas e os meios pelos quais essas conexões são demonstradas
Domínio 8	Sexualidade	Identidade sexual, função sexual e reprodução
Domínio 9	Enfrentamento/Tolerância ao estresse	Resolução dos eventos da vida/processos da vida
Domínio 10	Princípios da vida	Princípios subjacentes a conduta, pensamento e comportamento sobre atos, costumes ou instituições, vistos como verdadeiros ou tendo valor intrínseco
Domínio 11	Segurança/Proteção	Ausência de perigo, lesão física ou dano ao sistema imune, preservação contra perdas e conservação da segurança e da proteção
Domínio 12	Conforto	Sensação de bem-estar ou conforto mental, físico ou social
Domínio 13	Crescimento/Desenvolvimento	Progresso nas dimensões físicas, maturidade dos sistemas de órgãos adequados à idade e/ou evolução na concretização dos marcos do desenvolvimento

Fonte: NANDA International. (2012). *Diagnóstico de enfermagem: definições e classificação 2012-2014*. West Sussex, UK: Wiley-Blackwell.

O Diagnosis Development Committee (DDC) – Comitê de Desenvolvimento de Diagnósticos – da NANDA-I é responsável pela revisão analítica e a assistência a outras pessoas que desenvolvem e aperfeiçoam os diagnósticos propostos. Ele responde a materiais enviados por enfermeiros do mundo todo. Depois que o comitê determina que um diagnóstico enviado para análise atende aos critérios de definição para um diagnóstico de enfermagem e contém todos os elementos exigidos, o diagnóstico é liberado para revisão dos membros e sua aprovação. O envio pode se referir a novos diagnósticos de enfermagem ou a recomendações de revisões. Além disso, o DDC faz regularmente a crítica de diagnósticos de enfermagem já aceitos, revisando-os e, algumas vezes, deletando-os. O processo é contínuo, com o constante aperfeiçoamento do diagnóstico de enfermagem produzido. Há diagnósticos retirados, quando incompletos e quando as revisões não foram submetidas a aprovação.

RESUMO

Um sistema de classificação para os diagnósticos de enfermagem está em desenvolvimento contínuo nos últimos 30 anos. Durante esse período, a pergunta inicial "A enfermagem necessita realmente de um sistema de classificação?" foi substituída por "Como tal sistema pode ser desenvolvido, de maneira cientificamente confiável?" A ANA designou a NANDA-I como a organização oficial para o desenvolvimento desse sistema de classificação. Apesar dos problemas, por meio do esforço concentrado de excelentes enfermeiros, pesquisadores de enfermagem, outros profissionais e organizações da área, esse sistema em evolução reflete, cada vez mais, tanto a arte quanto a ciência da enfermagem.

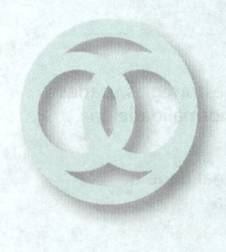

Capítulo 3
Tipos e componentes dos diagnósticos de enfermagem

Objetivos de aprendizagem

Após a leitura do capítulo, as perguntas a seguir devem ser respondidas:

- Quais são as diferenças entre diagnósticos de enfermagem de risco, diagnósticos com foco no problema e diagnósticos de enfermagem possíveis?
- O que é um diagnóstico de promoção da saúde?
- O que são diagnósticos de enfermagem de síndrome?
- Quando pode ser usado um diagnóstico de enfermagem que não pertença à NANDA-I?
- Quando deve ser usada etiologia desconhecida?
- Como podem ser evitados erros nos enunciados diagnósticos?

Este capítulo focalizará os tipos de diagnósticos de enfermagem e a forma de escrever seus enunciados. Existem cinco tipos de diagnósticos de enfermagem: com foco no problema, de risco, possíveis, de promoção da saúde e de síndrome.

Diagnósticos de enfermagem com foco no problema[1]

Um *diagnóstico de enfermagem com foco no problema* "descreve as reações humanas a condições de saúde/processos de vida que existem em um indivíduo, família ou comunidade. O diagnóstico é fundamentado por características definidoras (manifestações, sinais e sintomas) que se agregam em padrões de indicadores ou inferências relacionadas" (NANDA-I, 2009). Seus componentes são quatro: título, definição, características definidoras e fatores relacionados.

Título

O título deve ser claro, com termos concisos que transmitam o significado do diagnóstico.

Definição

A definição deve acrescentar clareza ao título diagnóstico. Deve, ainda, auxiliar a diferenciar um diagnóstico em particular de diagnósticos similares.

Características definidoras

Em um diagnóstico com foco no problema, as características definidoras são os sinais e os sintomas que, em conjunto, representam o diagnóstico de enfermagem. Feito um diagnóstico, as características definidoras podem ser separadas em maiores ou menores. A Tabela 3.1 representa as características definidoras maiores e menores para o diagnóstico feito, no caso, *Enfrentamento defensivo* (Norris & Kunes-Connell, 1987).

- *Maiores*: para diagnósticos pesquisados, pelo menos uma característica definidora deve estar presente em 80 a 100% do agrupamento.
- *Menores*: essas características fornecem evidências de apoio, mas podem não estar presentes.

A maioria das características definidoras listadas em um diagnóstico de enfermagem não está separada em maiores ou menores.

---

[1] A NANDA-I trocou o nome "diagnóstico real de enfermagem" por "diagnóstico de enfermagem com foco no problema" em 2013.

CAPÍTULO 3 • Tipos e componentes dos diagnósticos de enfermagem

Fatores relacionados

Nos diagnósticos de enfermagem com foco no problema, os fatores relacionados são fatores colaboradores que influenciaram a mudança no estado de saúde. Podem ser agrupados em quatro categorias:

1. ***Fisiopatológicos, biológicos ou psicológicos.*** Os exemplos incluem transporte de oxigênio comprometido e circulação comprometida. Circulação inadequada pode causar *Integridade da pele prejudicada*.

Tabela 3.1 ESCORES DE FREQUÊNCIA DAS CARACTERÍSTICAS DEFINIDORAS PARA ENFRENTAMENTO DEFENSIVO

Características definidoras	Escores de frequência (%)
Maiores (80-100%)	
Negação de problemas óbvios/fraquezas	88
Projeção de culpa/responsabilidade	87
Racionalização de fracassos	86
Hipersensibilidade a críticas leves	84
Menores (50-79%)	
Mania de grandeza	79
Atitude superior em relação aos outros	76
Dificuldade em estabelecer/manter relacionamentos	74
Riso hostil ou ridicularização dos outros	71
Dificuldade em testar as percepções em relação à realidade	62
Falta de persistência ou de participação no tratamento ou na terapia	56

Norris, J. e Kunes-Connell, M. (1987). Mudanças na autoestima: um estudo para confirmação clínica. Em A. McLane (Ed.), *Classification of nursing diagnoses: Proceedings of the seventh NANDA national conference*. St. Louis, MO: CV Mosby.

2. ***Relacionados ao tratamento***. Os exemplos incluem medicamentos, terapias, cirurgia e estudos diagnósticos. De modo específico, os medicamentos podem causar náusea, a radiação pode causar fadiga e cirurgias agendadas podem causar *Ansiedade*.
3. ***Situacionais***. Os exemplos incluem fatores do meio ambiente, domésticos, comunitários, institucionais, pessoais, de experiências de vida e de papéis. De forma específica, uma enchente em uma comunidade pode contribuir para *Risco de infecção*; divórcio pode causar *Pesar*; obesidade pode contribuir para *Intolerância à atividade*.
4. ***Maturacionais***. Os exemplos incluem influências relacionadas à idade, como na criança e no idoso. De forma específica, os idosos apresentam risco de *Isolamento social*; os bebês apresentam *Risco de lesão*; os adolescentes apresentam *Risco de transmissão de infecção*.

Dicas da Carpenito

Fatores relacionados ou fatores colaboradores são a segunda parte de um enunciado de diagnóstico de enfermagem. Alguns enunciados de diagnósticos de enfermagem da NANDA-I têm a etiologia no enunciado, como o caso de *Ansiedade relacionada à morte*, *Dor no trabalho de parto*. Dessa forma, ocorre um problema quando o profissional tenta escrever um enunciado diagnóstico como Dor no trabalho de parto relacionada ao parto.

Os diagnósticos de enfermagem com foco no problema são confirmados por sinais e sintomas (ou características definidoras). Alguns diagnósticos da NANDA-I representam sinais/sintomas que aparecem em outros diagnósticos de enfermagem. Exemplificando, *Autonegligência* pode ser associada a abuso de substância, pesar, depressão, confusão, ausência de moradia e influencia a socialização, os relacionamentos, etc.

Raiva é uma reação humana a múltiplas situações. Ela pode ser construtiva ou destrutiva. Pode ser encontrada nas características definidoras de muitos diagnósticos de enfermagem, como, por exemplo, *Risco de violência voltada aos outros, Processos familiares disfuncionais, Ansiedade, Confusão aguda*. Raiva deveria ser um diagnóstico de enfermagem ou seria clinicamente mais útil quando mais levantamentos de dados desencadeiam um diagnóstico de enfermagem mais específico?

EXERCÍCIO INTERATIVO 3.1 Para determinar a presença de um diagnóstico com foco no problema, pergunte: "São encontrados nesta pessoa os principais sinais e sintomas do diagnóstico?"

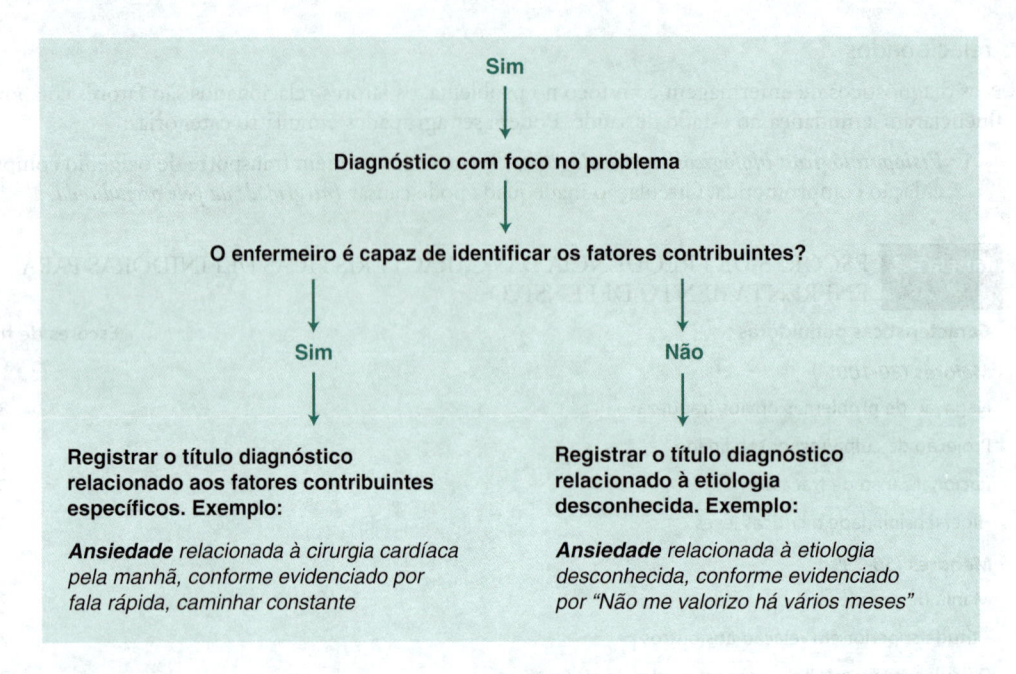

```
                           Sim
                            │
                            ▼
              Diagnóstico com foco no problema
                            │
                            ▼
       O enfermeiro é capaz de identificar os fatores contribuintes?
                    │                      │
                    ▼                      ▼
                   Sim                    Não
                    │                      │
                    ▼                      ▼
```

Registrar o título diagnóstico relacionado aos fatores contribuintes específicos. Exemplo:	Registrar o título diagnóstico relacionado à etiologia desconhecida. Exemplo:
Ansiedade relacionada à cirurgia cardíaca pela manhã, conforme evidenciado por fala rápida, caminhar constante	*Ansiedade* relacionada à etiologia desconhecida, conforme evidenciado por "Não me valorizo há vários meses"

Diagnósticos de enfermagem de risco e alto risco

A NANDA-I define um *diagnóstico de enfermagem de risco* como "as reações humanas a condições de saúde/processos de vida que podem ocorrer em um indivíduo, família ou comunidade vulnerável. Essas reações têm o apoio de fatores de risco que contribuem para aumento da vulnerabilidade" (NANDA-I, 2009).

O conceito "de risco" tem utilidade clínica. Os enfermeiros rotineiramente previnem problemas em pessoas em situações similares, como cirurgias ou partos que não sejam de alto risco. Por exemplo, todos os indivíduos em pós-operatório correm risco de infecção. Todas as mulheres em pós-parto apresentam risco de hemorragia. Há, assim, diagnósticos esperados ou previstos para todos os indivíduos que fizeram cirurgia, quimioterapia ou tiveram fratura de quadril.

▶ Dicas da Carpenito

Os enfermeiros não precisam incluir todos os diagnósticos de risco no plano de cuidados do paciente hospitalizado. Na verdade, é desnecessário que os enfermeiros (mas não os estudantes) escrevam textos sobre os mesmos cuidados previstos, repetidas vezes. Espera-se que os estudantes identifiquem os cuidados previstos até ficarem experientes com esse tipo de cuidado. Tal diagnóstico, em vez disso, é parte do Manual de Procedimentos Operacionais Padrão (ver Capítulo 6, que trata dos padrões).

Todas as pessoas internadas em hospitais apresentam *Risco de infecção* relacionado a aumento de microrganismos no ambiente, risco de transmissão de uma pessoa a outra e exames e terapias invasivos. O Quadro 3.1 traz um exemplo desse diagnóstico-padrão e de como ele é individualizado para se tornar um diagnóstico de alto risco. A ideia de alto risco é muito útil a pessoas com fatores de risco adicionais que as tornam mais vulneráveis à ocorrência de problemas. No hospital, ou em outras instituições de saúde, as pessoas devem ser investigadas se correrem alto risco de quedas, infecção ou retardo na transição. Indivíduos de alto risco precisam de medidas preventivas adicionais.

Quadro 3.1 REVISÃO DE UM DIAGNÓSTICO DE ENFERMAGEM EM UM PLANO DE CUIDADOS CIRÚRGICOS PADRÃO

Diagnóstico de enfermagem padrão
Risco de infecção relacionado a incisão e perda da barreira protetora da pele

Diagnóstico de enfermagem individualizado
Alto risco de infecção relacionado a incisão, perda da barreira protetora da pele e níveis elevados de glicose sanguínea, secundários a diabete melito

---

Título

Em um diagnóstico de enfermagem de risco, o termo *Risco de* antecede o título do diagnóstico, ou *Alto risco de*, quando for esse o conceito usado.

Definição

Assim como em um diagnóstico de enfermagem real, no de risco, a definição expressa um significado claro e preciso do diagnóstico.

Fatores de risco

Os fatores de risco para os diagnósticos de enfermagem de risco e alto risco representam as situações que aumentam a vulnerabilidade do indivíduo ou do grupo. Esses fatores diferenciam os indivíduos e os grupos de alto risco de todos os outros, na mesma população, que apresentem algum risco. A validação para apoiar um diagnóstico real são os sinais e os sintomas (p. ex., *Integridade da pele prejudicada relacionada à imobilidade secundária à dor, conforme evidenciado por lesão eritematosa sacral de 2 cm*). Em contrapartida, a validação para apoiar um diagnóstico de alto risco são os fatores de risco (p. ex., *Alto risco de integridade da pele prejudicada relacionado à imobilidade secundária à dor*). Inexistem evidências de úlceras por pressão a essa altura, embora haja fatores de risco.

Fatores relacionados

Os fatores relacionados para os diagnósticos de enfermagem de risco são os mesmos já explicados para os diagnósticos de enfermagem com foco no problema. Os componentes de um enunciado de diagnóstico de enfermagem de risco são discutidos posteriormente neste capítulo.

> **EXERCÍCIO INTERATIVO 3.2** Para determinar a presença de um diagnóstico de risco, pergunte: "São encontrados nesta pessoa os principais sinais e sintomas do diagnóstico?"

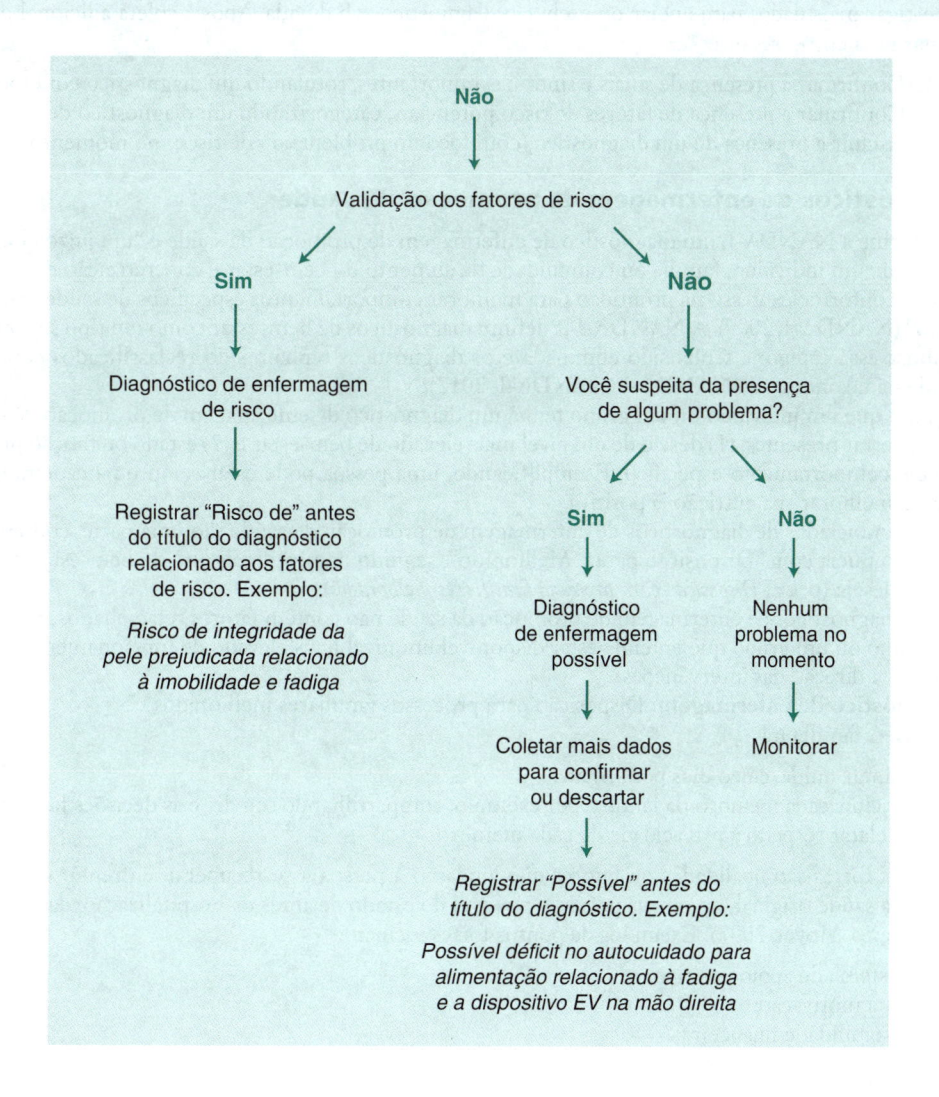

```
                            Não
                             ↓
                Validação dos fatores de risco
                    ↙               ↘
                  Sim               Não
                   ↓                 ↓
         Diagnóstico de      Você suspeita da presença
         enfermagem          de algum problema?
         de risco               ↙         ↘
           ↓                   Sim         Não
     Registrar "Risco de"       ↓           ↓
     antes do título do    Diagnóstico    Nenhum
     diagnóstico           de enfermagem  problema no
     relacionado aos       possível       momento
     fatores de risco.        ↓             ↓
     Exemplo:             Coletar mais    Monitorar
                          dados para
     Risco de integridade da   confirmar
     pele prejudicada          ou descartar
     relacionado à                ↓
     imobilidade e fadiga    Registrar "Possível" antes do
                             título do diagnóstico. Exemplo:

                             Possível déficit no autocuidado para
                             alimentação relacionado à fadiga
                             e a dispositivo EV na mão direita
```

Diagnósticos de enfermagem possíveis

Os *diagnósticos de enfermagem possíveis* são enunciados que descrevem um problema suspeito que exige dados adicionais. Infelizmente, muitos enfermeiros foram orientados a não demonstrar dúvida e hesitação. Nas tomadas científicas de decisão, uma abordagem "desconfiada" não sinaliza fraqueza ou indecisão, mas uma parte essencial do processo. O enfermeiro deve protelar um diagnóstico final até ter reunido e analisado todas as informações necessárias para chegar a uma conclusão científica correta. Os médicos demonstram dúvida com a declaração *excluir hipótese diagnóstica*. Os enfermeiros também deveriam adotar uma posição hesitante até a conclusão da coleta e da avaliação de dados, sendo capazes, então, de confirmar ou excluir.

Dicas da Carpenito

A NANDA-I não aborda os diagnósticos de enfermagem possíveis, porque não são assunto da classificação; são, no entanto, uma opção disponível para enfermeiros clínicos. Com um diagnóstico de enfermagem possível, o enfermeiro possui alguns dados para apoiar um diagnóstico com foco no problema ou de risco, embora os dados sejam insuficientes.

Os diagnósticos de enfermagem possíveis são enunciados com duas partes, consistindo em:

1. Diagnóstico de enfermagem possível.
2. Dados "relacionados a" que levam o enfermeiro a suspeitar de um diagnóstico.

Um exemplo seria *Possível autoconceito perturbado relacionado à perda recente de responsabilidades secundária à exacerbação de esclerose múltipla*.

Quando um enfermeiro registra um diagnóstico de enfermagem possível, os outros enfermeiros são alertados a investigar mais dados para apoiar ou excluir o diagnóstico sob dúvida. Após a coleta adicional de dados, é possível tomar uma entre três direções:

1. Confirmar a presença de sinais e sintomas importantes, rotulando um diagnóstico com foco no problema.
2. Confirmar a presença de fatores de risco potenciais, categorizando um diagnóstico de risco.
3. Excluir a presença de um diagnóstico (com foco no problema ou de risco) no momento.

Diagnósticos de enfermagem de promoção da saúde

Conforme a NANDA-I, um diagnóstico de enfermagem de promoção da saúde é "um juízo clínico da motivação e desejo de um indivíduo, família ou comunidade de aumento do bem-estar e concretização do potencial humano de saúde, conforme expresso na prontidão para melhorar comportamentos específicos de saúde, como nutrição e exercício" (NANDA-I, 2009). A NANDA-I já definiu diagnósticos de bem-estar como um tipo separado de diagnóstico, embora essa categoria tenha sido eliminada e os diagnósticos tenham sido reclassificados como de promoção da saúde na taxonomia da NANDA-I (NANDA-I, 2012).

Para que um indivíduo ou um grupo tenha um diagnóstico de enfermagem de promoção da saúde, dois indícios devem estar presentes: (1) desejo de um nível mais elevado de bem-estar e (2) estado ou função presente real relativo àquele comportamento específico. Exemplificando, uma pessoa pode estar sempre na cadeira de rodas ainda que queira melhorar sua nutrição já positiva.

Os enunciados de diagnósticos de enfermagem de promoção da saúde são uma parte, contendo apenas o título. O título inicia com "Disposição para... Melhorado", seguido do nível mais alto de bem-estar que o indivíduo ou o grupo deseja (p. ex., *Disposição para processos familiares melhorados*).

Os diagnósticos de enfermagem de promoção da saúde não contêm fatores relacionados. São inerentes a eles um indivíduo ou um grupo que entenda estar disponível um nível mais elevado de funcionamento. As metas relacionadas dão a direção das intervenções.

Diagnóstico de enfermagem: Disposição para processos familiares melhorados
Metas: A família irá

- Jantar unida, cinco dias por semana.
- Incluir cada membro da família, por exemplo, compartilhando seu dia e as decisões familiares.
- Relatar respeito à privacidade de cada membro.

"Pontos fortes são qualidades ou fatores que ajudarão a pessoa a se recuperar, enfrentar os estressores e evoluir para sua saúde original, ou o mais próximo possível do estado de antes da hospitalização, da doença ou da cirurgia" (Carpenito-Moyet, 2007). Exemplos de pontos fortes incluem:

- sistema de apoio positivo;
- alta motivação;
- estabilidade financeira;
- estado de alerta e boa memória;
- resiliência.

CAPÍTULO 3 • Tipos e componentes dos diagnósticos de enfermagem 15

Tabela 3.2 ENUNCIADOS RESULTANTES DA INVESTIGAÇÃO DE PADRÕES FUNCIONAIS DE SAÚDE E FUNCIONAMENTO POSITIVO ASSOCIADO

Padrão funcional da saúde	Enunciados de funcionamento positivo resultantes da investigação
1. Padrão de percepção da saúde-controle da saúde	1. Controle eficaz da saúde, percepção positiva da saúde
2. Padrão nutricional-metabólico	2. Padrão nutricional-metabólico eficaz
3. Padrão de eliminação	3. Padrão eficaz de eliminação
4. Padrão de atividade-exercício	4. Padrão eficaz de atividade-exercício
5. Padrão de sono-repouso	5. Padrão eficaz de sono-repouso
6. Padrão cognitivo-perceptivo	6. Padrão cognitivo-perceptivo positivo
7. Padrão de autopercepção	7. Padrão positivo de autopercepção
8. Padrão de papéis-relacionamento	8. Padrão positivo de papéis-relacionamento
9. Padrão de sexualidade-reprodução	9. Padrão positivo de sexualidade-reprodução
10. Padrão de enfrentamento-tolerância ao estresse	10. Padrão eficaz de enfrentamento-tolerância ao estresse
11. Padrão de valores-crenças	11. Padrão positivo de valores-crenças

Dicas da Carpenito

Pontos fortes são diferentes de diagnósticos de promoção da saúde. A Tabela 3.2 lista enunciados que descrevem pontos fortes para cada um dos 11 padrões funcionais de saúde. Quando o enfermeiro e o indivíduo concluem que há um funcionamento positivo em um padrão funcional de saúde, essa é uma conclusão resultante da investigação, mas não é, por si só, um diagnóstico de enfermagem. Esses dados são usados pelo enfermeiro; exemplificando, sólidas crenças religiosas para melhorar o enfrentamento em *Ansiedade relacionada à morte* no planejamento de intervenções para funcionamento alterado ou com risco de alteração.

Poderiam ser incorporados enunciados de funcionamento positivo resultantes da investigação a cada padrão funcional de saúde, no instrumento de investigação da admissão, como ilustrado no padrão de sono-repouso (Quadro 3.2).

Diagnósticos de enfermagem de síndrome

Os *diagnósticos de enfermagem de síndrome* representam uma evolução interessante nos diagnósticos de enfermagem. Eles compreendem um conjunto de diagnósticos de enfermagem com foco no problema ou de alto risco previstos em relação a determinado evento ou situação. Por exemplo, Carlson-Catalino (1998) utilizou um estudo exploratório qualitativo com mulheres espancadas, após a fase aguda, para identificar 24 diagnósticos de enfermagem em todos os sujeitos. Essa pesquisa apoia um diagnóstico de *Síndrome da mulher espancada*. Na medicina, as síndromes agrupam sinais e sintomas, e não diagnósticos. Na enfermagem, um grupo de sinais e sintomas representa um único diagnóstico de enfermagem, e não um diagnóstico de enfermagem de síndrome.

Os enfermeiros devem desenvolver diagnósticos de síndrome com cuidado. Também precisam conversar com as pessoas para determinar a presença de outros diagnósticos de enfermagem que indiquem a necessidade de intervenções indivíduo-enfermeiro. A vantagem clínica do diagnóstico de síndrome é alertar o enfermeiro para "uma condição clínica complexa que requer investigações e intervenções especializadas de enfermagem" (McCourt, 1991).

A síndrome do idoso frágil foi aceita como diagnóstico de enfermagem da NANDA-I em 2013. As características definidoras são outros diagnósticos de enfermagem, coerentes com o conceito de um diagnóstico de enfermagem de síndrome.

Enunciados diagnósticos

Os enunciados diagnósticos na enfermagem podem ter uma, duas ou três partes. Aqueles com uma parte contêm apenas o título diagnóstico, como nos diagnósticos de enfermagem de promoção da saúde e de síndrome. Os com duas partes contêm o título e os fatores que contribuíram ou poderiam contribuir para uma modificação no estado de saúde, como nos diagnósticos possíveis e de risco. Já os enunciados com três partes contêm o título, os fatores contribuintes e os sinais e sintomas do diagnóstico, como nos diagnósticos com foco no problema. O Quadro 3.3 traz os tipos de enunciados diagnósticos, com exemplos.

Quadro 3.2 PADRÃO DE SONO/REPOUSO

Hábitos: _____ 8 h _____ < 8 h __✓__ > 8 h _____ Sesta antes do almoço _____ Sesta após o almoço

Sente-se descansado após dormir __✓__ Sim _____ Não

Problemas: __✓__ Nenhum _____ Despertar muito cedo _____ Insônia _____ Pesadelos

☒ Padrão eficaz de sono-repouso

> **Quadro 3.3 TIPOS DE ENUNCIADOS DIAGNÓSTICOS**
>
> **Enunciados com uma parte**
> - Diagnósticos de enfermagem de promoção da saúde (p. ex., *Disposição para paternidade ou maternidade melhorada, Disposição para nutrição melhorada*).
> - Diagnósticos de enfermagem de síndrome (p. ex., *Risco de síndrome do desuso, Síndrome do trauma de estupro*).
>
> **Enunciados com duas partes**
> - Diagnósticos de enfermagem de risco (p. ex., *Risco de lesão relacionado à falta de atenção sobre os perigos*).
> - Diagnósticos de enfermagem possíveis (p. ex., *Possível distúrbio na imagem corporal relacionado a comportamentos pós-cirúrgicos de isolamento*).
>
> **Enunciados com três partes**
> - Diagnósticos de enfermagem com foco no problema (p. ex., *Integridade da pele prejudicada relacionada à imobilidade prolongada secundária à pelve fraturada, conforme evidenciado por lesão de 2 cm nas costas*).

Redação de enunciados diagnósticos

Os enunciados diagnósticos com três partes (diagnósticos de enfermagem com foco no problema) contêm os seguintes elementos:

Problema		Etiologia		Sintoma
Título diagnóstico	*relacionado a*	Fatores contribuintes	*conforme evidenciado por*	Sinais e sintomas

Nos enunciados de diagnósticos com duas e três partes, a expressão *relacionado a* reflete uma relação entre a primeira e a segunda partes da afirmação. Quanto mais específica for a segunda parte, mais específicas poderão ser as intervenções. Por exemplo, o diagnóstico *Falta de adesão*, formulado isoladamente, costuma remeter à implicação negativa de que o indivíduo não está cooperando. Contudo, quando o enfermeiro relaciona a falta de adesão com algum fator contribuinte, o diagnóstico pode transmitir uma mensagem muito diferente:

- *Falta de adesão relacionada a efeitos colaterais negativos de medicamentos (redução da libido, fadiga), conforme evidenciado por: "Interrompi o medicamento para pressão arterial".*
- *Falta de adesão relacionada à incapacidade de entender a necessidade de verificação semanal da pressão arterial, conforme evidenciado por: "Se estou ocupada, não respeito meus compromissos".*

Uso de "etiologia desconhecida" nos enunciados diagnósticos

Se as características definidoras de um diagnóstico de enfermagem estiverem presentes, mas os fatores etiológicos e contribuintes forem desconhecidos, o enunciado pode incluir a expressão *etiologia desconhecida* (p. ex., *Medo relacionado à etiologia desconhecida, conforme evidenciado por fala rápida, caminhar constante e "Estou preocupado"*). O uso da expressão *etiologia desconhecida* alerta o enfermeiro e os outros membros da equipe de enfermagem para a investigação de fatores contribuintes, uma vez que estes intervêm no problema atual.

Os diagnósticos de síndrome contêm os fatores relacionados ou a etiologia no enunciado. Síndrome do Estupro é causada por estupro, Síndrome do Desuso, por desuso; assim, são desnecessários fatores relacionados. À medida que diagnósticos mais específicos surgirem, não será mais necessário que o enfermeiro escreva *relacionado a* nos enunciados. Muitos diagnósticos futuros podem, ao contrário, ser enunciados com uma única parte, como *Incontinência urinária funcional* ou *Ansiedade relacionada à morte*.

Como evitar erros nos enunciados de diagnósticos

Como em qualquer outra habilidade, a redação de enunciados diagnósticos requer conhecimento e prática. Para aumentar sua exatidão e utilidade (e reduzir frustrações), vários erros comuns devem ser evitados. A Tabela 3.3 mostra exemplos de erros a serem evitados.

Os diagnósticos de enfermagem não devem ser escritos em termos de:

- indícios (p. ex., choro, nível de hemoglobina);
- metas (p. ex., deve realizar o cuidado da própria colostomia);
- necessidades do indivíduo (p. ex., necessita caminhar em cada turno; precisa expressar os medos);
- necessidades da enfermagem (p. ex., trocar curativo, verificar a pressão arterial).

Os enfermeiros devem evitar enunciados não recomendáveis do ponto de vista legal ou com juízos de valor, como:

- *Medo relacionado a frequentes espancamentos pelo marido;*
- *Enfrentamento familiar ineficaz relacionado a problemas contínuos causados pela sogra à nora;*
- *Risco de paternidade ou maternidade prejudicada relacionado a baixo QI da mãe.*

Tabela 3.3 EXEMPLOS DE ERROS A SEREM EVITADOS AO REDIGIR ENUNCIADOS DIAGNÓSTICOS	
Incorreto	Correto
Diagnósticos médicos	
Risco de infecção relacionado a diabete melito	Risco de infecção relacionado à atividade aumentada de microrganismos, com hiperglicemia
Tratamentos ou equipamento	
Nutrição desequilibrada relacionada à alimentação por sonda	Conforto prejudicado relacionado à irritação pelo uso de sonda para alimentação
Efeitos colaterais de medicamentos	
Risco de infecção relacionado à quimioterapia	Risco de infecção relacionado à redução de leucócitos secundária à quimioterapia
Exames diagnósticos	
Cateterismo cardíaco	Ansiedade relacionada a cateterismo cardíaco agendado
Situações	
Está morrendo	Sentimento de impotência relacionado a curso de doença terminal

Dicas da Carpenito

Um diagnóstico de enfermagem não deve ser relacionado a um diagnóstico médico, por exemplo, *Distúrbio do autoconceito relacionado à esclerose múltipla* ou *Ansiedade relacionada a infarto do miocárdio*. Se o uso de um diagnóstico médico acrescentar clareza ao diagnóstico, o enfermeiro pode vinculá-lo ao enunciado, usando a expressão *secundário a* (p. ex., *Distúrbio do Autoconceito relacionado a recentes perdas de responsabilidades dos papéis, secundárias à esclerose múltipla, conforme evidenciado por "Minha mãe vem todos os dias organizar minha casa"* ou *"Não posso mais me encarregar da minha casa"*).

EXERCÍCIO INTERATIVO 3.3 Examine os seguintes enunciados diagnósticos e determine se estão correta ou incorretamente elaborados.

1. Ansiedade relacionada à Aids.
2. Tristeza crônica relacionada a choro e episódios de incapacidade para dormir.
3. Risco de lesão relacionado à tontura, secundária à pressão alta.
4. Paternidade ou maternidade prejudicada relacionada a gritos frequentes com a criança.
5. Risco de constipação funcional relacionado a relatos de movimentos intestinais que ocorrem uma vez por semana.

RESUMO

A enfermagem é e continua sendo definida tanto pelo que não conhecemos quanto pelo que conhecemos. A falta de uma terminologia coerente ou o uso exclusivo de diagnósticos médicos contribui para essa representação errônea da enfermagem como profissão. Os diagnósticos de enfermagem oferecem uma terminologia que diferencia os conhecimentos peculiares à enfermagem dos de outros profissionais de atendimento de saúde.

Essa integração do diagnóstico de enfermagem à prática é um processo coletivo e pessoal. Coletivamente, a profissão de enfermeiro precisa criar um sistema de documentação que apresente os cuidados previstos (plano padronizado de cuidados) e lhe possibilite fazer acréscimos a esse plano, em vez de exigir que cada profissional selecione a todo momento o cuidado esperado.

É responsabilidade de todos os enfermeiros levantar dados de indivíduos/famílias relativos a problemas além dos delineados no plano padronizado de cuidados. Diagnosticar e intervir em diagnósticos de enfermagem, como *Pesar* ou *Tensão do papel de cuidador*, melhorarão o enfrentamento do indivíduo e da família. Coletiva e individualmente, essas lutas continuarão; no final, porém, a profissão de enfermagem e os indivíduos cuidados pelos enfermeiros serão beneficiados pelos diagnósticos de enfermagem.

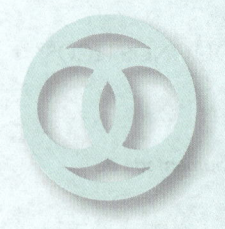

Capítulo 4

Diagnóstico de enfermagem: o que é, o que não é

Objetivos de aprendizagem

Após a leitura do capítulo, as perguntas a seguir devem ser respondidas:

- O que é o modelo bifocal de prática clínica?
- Qual é a diferença entre diagnósticos de enfermagem e problemas colaborativos?
- Como são enunciados os problemas colaborativos?
- Monitoramento é uma intervenção?

Conforme discutido no Capítulo 2, a definição oficial da NANDA-I para um diagnóstico de enfermagem diz o seguinte: "Um diagnóstico de enfermagem é um julgamento clínico sobre a resposta de um indivíduo, uma família ou uma comunidade a problemas de saúde ou processos de vida reais ou potenciais. O diagnóstico de enfermagem proporciona a base para a escolha das intervenções de enfermagem, de modo a alcançar os resultados pelos quais o enfermeiro tem responsabilidade" (NANDA-I, 2009). Contudo, o que fazer em relação às outras situações clínicas – aquelas não contempladas por diagnósticos de enfermagem – que necessitam de intervenções médicas e de enfermagem? Onde elas se situam no âmbito da prática de enfermagem? E as situações clínicas em que enfermeiros e médicos devem prescrever intervenções para a obtenção de resultados?

Colaboração com outras profissões

A prática da enfermagem exige três tipos diferentes de responsabilidades dos enfermeiros:

1. Investigar diagnósticos de enfermagem e confirmá-los, oferecendo intervenções para tratamento e avaliando a evolução.
2. Monitorar o surgimento de instabilidade fisiológica e cooperar com os médicos e enfermeiros assistenciais, que irão determinar o tratamento.
3. Consultar outros profissionais (fisioterapeutas, terapeutas ocupacionais, assistentes sociais, fisioterapeutas respiratórios, farmacêuticos) para aumentar os conhecimentos especializados dos enfermeiros no fornecimento do cuidado a cada pessoa.

Quando os enfermeiros colaboram com outras profissões, como a fisioterapia, a nutrição e o serviço social, podem oferecer recomendações para o controle de um problema. Essas recomendações podem ser feitas de maneira informal ao enfermeiro e acrescentadas ao plano de cuidados se o enfermeiro o desejar, ou ser prescritas pelo próprio profissional na folha de prescrição, conforme as políticas institucionais.

Dicas da Carpenito

Outras profissões não devem acrescentar intervenções ao plano de cuidados da enfermagem, a menos que se trate de um plano multidisciplinar. Essas intervenções em planos de cuidados multidisciplinares indicam a profissão que está prescrevendo e oferecendo o cuidado. Quando o plano de cuidados não é multidisciplinar e um fisioterapeuta faz recomendações para intervenções de enfermagem voltadas a um cliente, tanto o enfermeiro quanto o fisioterapeuta determinarão se as intervenções serão adicionadas ao plano. É a mesma situação de quando um médico solicita que um especialista examine uma pessoa. O especialista não costuma escrever prescrições para o indivíduo; em vez disso, comunica as recomendações no relatório da consulta.

Modelo bifocal de prática clínica

Em 1983, Carpenito apresentou um modelo de prática que descreve o foco clínico da enfermagem, além dos diagnósticos de enfermagem da NANDA-I. Esse *modelo bifocal de prática clínica* identifica as duas situações clínicas nas quais o enfermeiro intervém – uma como o principal profissional que prescreve e outra em que colabora com a medicina. Esse modelo não somente organiza o foco da prática de enfermagem, mas também ajuda a distinguir a enfermagem de outras profissões da área da saúde (Figura 4.1).

FIGURA 4.1
Domínios de conhecimentos especializados de enfermeiros e médicos.

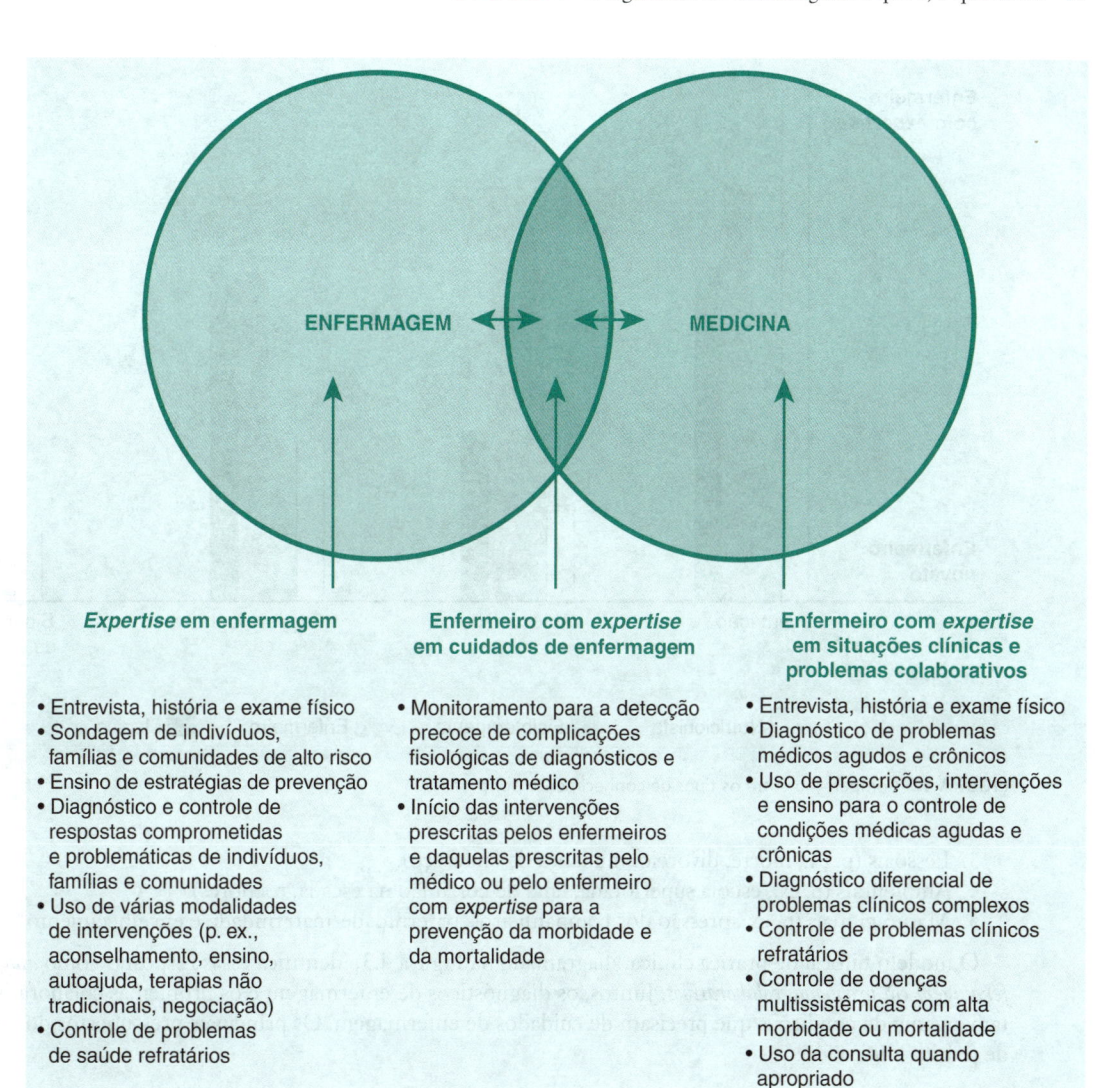

ENFERMAGEM ↔ ↔ **MEDICINA**

Expertise em enfermagem

- Entrevista, história e exame físico
- Sondagem de indivíduos, famílias e comunidades de alto risco
- Ensino de estratégias de prevenção
- Diagnóstico e controle de respostas comprometidas e problemáticas de indivíduos, famílias e comunidades
- Uso de várias modalidades de intervenções (p. ex., aconselhamento, ensino, autoajuda, terapias não tradicionais, negociação)
- Controle de problemas de saúde refratários

Enfermeiro com *expertise* em cuidados de enfermagem

- Monitoramento para a detecção precoce de complicações fisiológicas de diagnósticos e tratamento médico
- Início das intervenções prescritas pelos enfermeiros e daquelas prescritas pelo médico ou pelo enfermeiro com *expertise* para a prevenção da morbidade e da mortalidade

Enfermeiro com *expertise* em situações clínicas e problemas colaborativos

- Entrevista, história e exame físico
- Diagnóstico de problemas médicos agudos e crônicos
- Uso de prescrições, intervenções e ensino para o controle de condições médicas agudas e crônicas
- Diagnóstico diferencial de problemas clínicos complexos
- Controle de problemas clínicos refratários
- Controle de doenças multissistêmicas com alta morbidade ou mortalidade
- Uso da consulta quando apropriado

Dicas da Carpenito

Os problemas colaborativos são definidos, de forma específica, como fisiológicos; problemas com risco de ocorrer, ou que tenham ocorrido e exijam intervenções médicas e de enfermagem no tratamento. A colaboração com outras profissões (p. ex., fisioterapia, nutrição, terapia respiratória e uso de diagnósticos de enfermagem) foi discutida anteriormente.

O conhecimento teórico da enfermagem tem origem em várias disciplinas, incluindo a biologia, a medicina, a farmacologia, a nutrição e a fisioterapia. A enfermagem difere das outras profissões em relação ao amplo alcance do conhecimento. A Figura 4.2 mostra os vários tipos desse conhecimento em comparação com as demais profissões. Certamente, o nutricionista é mais especializado no campo da nutrição, e o farmacêutico, no da farmacologia terapêutica, em comparação com qualquer enfermeiro. No entanto, todo enfermeiro possui um conhecimento de nutrição e de farmacologia para interações individuais, apropriado à maior parte das situações clínicas. (Observe que, quando o conhecimento do enfermeiro é insuficiente, a prática de enfermagem recomenda consulta às profissões apropriadas.)

Nenhuma outra profissão tem essa ampla base de conhecimentos, o que pode explicar por que as tentativas anteriores de substituir a enfermagem por outras profissões se mostraram dispendiosas e, em última análise, malsucedidas. Por esse motivo, qualquer modelo funcional para a prática da enfermagem deve englobar todas as várias situações nas quais o enfermeiro intervém, ao mesmo tempo em que identifica as situações na enfermagem que devem ser enfrentadas por outros profissionais.

A enfermagem prescreve e trata as *respostas* dos indivíduos e grupos às situações. Essas situações podem ser organizadas em cinco categorias:

1. Fisiopatológicas (p. ex., infarto agudo do miocárdio, personalidade *borderline*, queimaduras).
2. Relacionadas ao tratamento (p. ex., terapia anticoagulante, diálise, arteriografia).

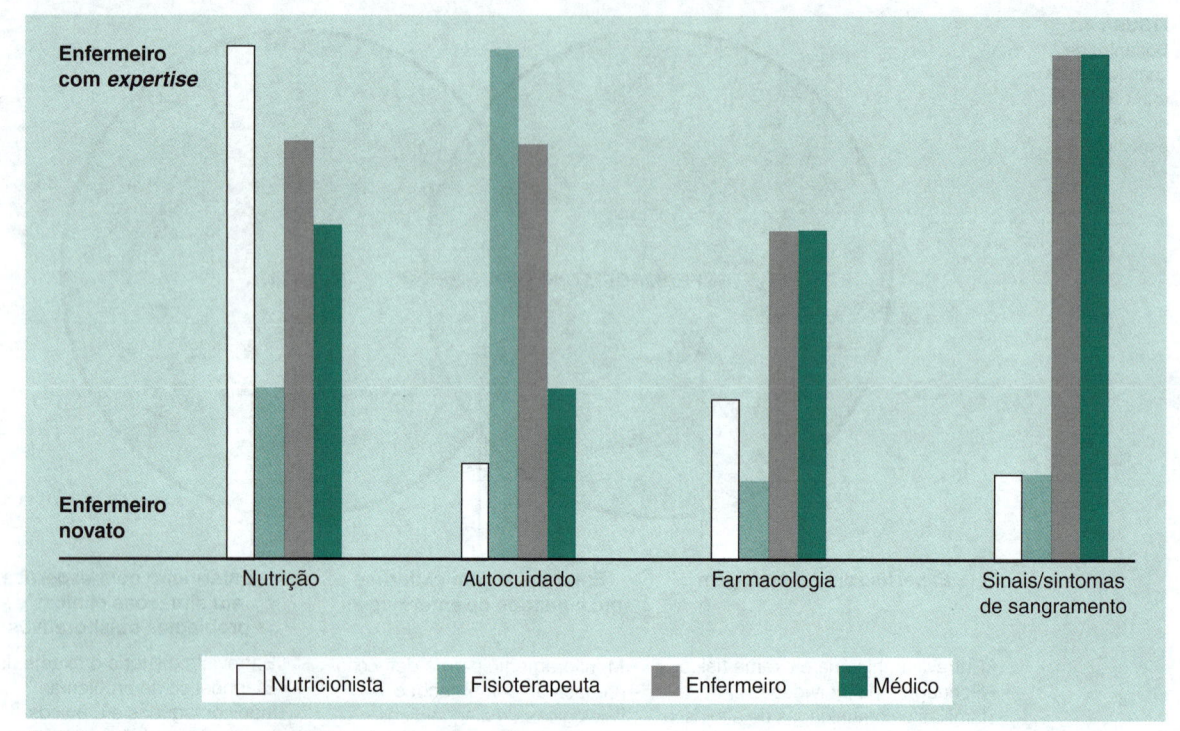

FIGURA 4.2 Comparação entre os tipos de conhecimento por profissão.

3. Pessoais (p. ex., morte, divórcio, mudança de endereço).
4. Ambientais (p. ex., escola superlotada, falta de corrimão na escada, roedores).
5. Maturacionais (p. ex., pressão dos companheiros, paternidade/maternidade e envelhecimento).

O modelo bifocal de prática clínica, diagramado na Figura 4.3, identifica essas respostas como *diagnósticos de enfermagem* ou *problemas colaborativos*. Juntos, os diagnósticos de enfermagem e os problemas colaborativos representam a gama de condições que precisam de cuidados de enfermagem. Os principais pressupostos do modelo bifocal de prática clínica são:

FIGURA 4.3 Modelo bifocal de enfermagem clínica. (© 1985 por Lynda Juall Carpenito.)

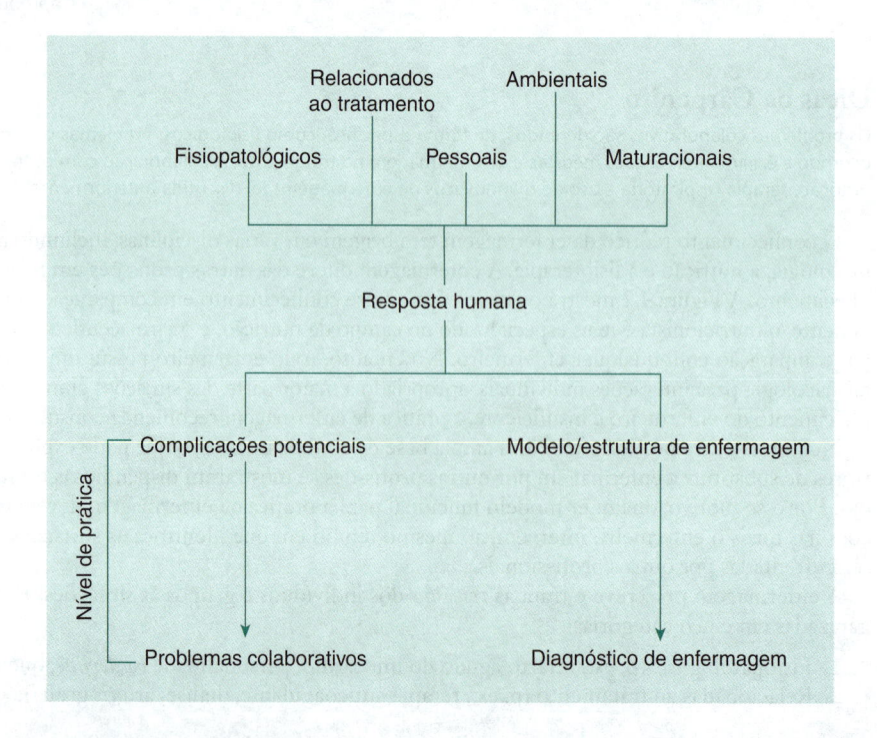

1. **Indivíduo**[1]
   - Tem o poder de autocura.
   - Inter-relaciona-se continuamente com o ambiente.
   - Toma decisões de saúde de acordo com as prioridades individuais.
   - É um todo unificado, buscando equilíbrio.
   - Tem valor e dignidade próprios.
   - É um especialista em sua própria saúde.
2. **Saúde**
   - É um estado dinâmico, em constante mudança.
   - É definida pelo indivíduo.
   - É uma manifestação de um excelente bem-estar físico, espiritual e psicossocial.
   - É responsabilidade do indivíduo e do sistema de cuidados da saúde.
3. **Ambiente**
   - Representa situações, pessoas e fatores externos que influenciam ou são influenciados pelo indivíduo.
   - Inclui os ambientes físico e ecológico, os eventos da vida e as modalidades de tratamento.
4. **Enfermagem**
   - É procurada pelo indivíduo quando a assistência é necessária para melhorar, restaurar ou manter a saúde ou para obter uma morte tranquila (Henderson & Nite, 1960).
   - Garante ao paciente que ele possui as informações necessárias para um consentimento informado.
   - Oferece apoio ao direito do paciente de recusar as recomendações.
   - Incentiva o indivíduo a assumir responsabilidade nas decisões e nas práticas para a própria cura.
   - Reduz ou elimina fatores capazes de causar, ou que realmente causem, comprometimento funcional, como, por exemplo, efeitos das doenças, problemas de relacionamento, barreiras à compreensão, questões financeiras.

Como compreender os problemas colaborativos

Carpenito (1999) define problemas colaborativos como:

> *Algumas complicações fisiológicas que os enfermeiros monitoram para detectar o surgimento da condição ou mudanças que nela ocorram. Os enfermeiros controlam os problemas colaborativos usando intervenções prescritas pelo médico e por eles próprios, a fim de minimizar as complicações dos eventos.*

A designação "algumas" esclarece que nem todas as complicações fisiológicas são problemas colaborativos. Se o enfermeiro puder evitar o início da complicação ou fornecer o tratamento primário para ela, haverá então um diagnóstico de enfermagem. Por exemplo:

Os enfermeiros conseguem prevenir	**Diagnóstico de enfermagem**
Úlceras por pressão	*Risco de úlcera por pressão*
Complicações da imobilidade	*Risco de síndrome do desuso*
Aspiração	*Risco de aspiração*
Os enfermeiros conseguem tratar	**Diagnóstico de enfermagem**
Úlceras por pressão em estágio I ou II✤	*Integridade da pele prejudicada*
Problemas de deglutição	*Deglutição prejudicada*
Tosse ineficaz	*Desobstrução ineficaz de vias aéreas*
Os enfermeiros não conseguem prevenir	**Problemas colaborativos**
Convulsões	*Risco de Complicações de Convulsões*
Sangramento	*Risco de Complicações de Sangramento*
Arritmias	*Risco de Complicações de Arritmia*

Prevenção *versus* detecção

Os enfermeiros conseguem evitar algumas complicações fisiológicas, como úlceras por pressão e infecção por vias invasivas. Prevenção é diferente de detecção. Os enfermeiros não previnem hemorragia ou convulsão; em vez disso, monitoram para detectar sua presença, evitando, assim, maior gravidade da complicação ou até mesmo morte. Os médicos não conseguem tratar os problemas colaborativos sem o conhecimento, a observação e o julgamento dos enfermeiros. No caso dos problemas colaborativos, os enfermeiros instituem prescrições, como alterações na

---

[1] O termo indivíduo pode se referir a um cliente, uma família, pessoas significativas, um grupo ou uma comunidade.

✤ N. de R.T. No Brasil, o Conselho Federal de Enfermagem (COFEN), permite que os enfermeiros tratem as úlceras por pressão em qualquer estágio desde que garantida a competência para tal, seja por ser especialista ou ter *expertise*.

posição, orientações ao indivíduo, ou protocolos específicos, além do monitoramento dos sinais e sintomas iniciais de deterioração fisiológica que demandem intervenções médicas.

Ao contrário dos diagnósticos médicos, os de enfermagem representam situações de responsabilidade principal dos enfermeiros, que diagnosticam o surgimento de alterações na condição e implementam intervenções para seu manejo. Em um problema colaborativo, o foco da enfermagem concentra-se em monitorar o surgimento ou alguma mudança nas complicações fisiológicas e em responder a quaisquer alterações com intervenções prescritas por médicos e por enfermeiros. O enfermeiro toma decisões independentes, tanto para os problemas colaborativos quanto para os diagnósticos de enfermagem. A diferença é que, para os diagnósticos de enfermagem, os enfermeiros prescrevem o tratamento definitivo para alcançar o resultado desejado e farão alterações nas intervenções de enfermagem quando necessário; para os problemas colaborativos, entretanto, a prescrição voltada ao tratamento definitivo vem de ambas as áreas, enfermagem e medicina.

Mesmo que um enfermeiro não possa evitar sangramento, a detecção precoce evitará uma hemorragia. Conclui-se que, quanto aos problemas colaborativos, os enfermeiros podem detectar o surgimento de um problema fisiológico, como sangramento urinário ou débito urinário diminuído. Conseguem também monitorar mudanças em um problema que já existia, como pressão arterial alta ou pneumonia.

Enunciados diagnósticos de problemas colaborativos

A 13ª edição deste livro mudou o título de todos os problemas colaborativos para *Risco de Complicações de* (*RC de*). Por exemplo:

- *RC de Falência renal*
- *RC de Úlcera péptica*
- *RC de Asma*

Esse título indica que o foco da enfermagem é a redução da gravidade de certos fatores ou eventos fisiológicos. Por exemplo, *RC de Hipertensão* alerta o enfermeiro de que o indivíduo está sofrendo de hipertensão ou apresenta alto risco de que ela ocorra. Em qualquer situação, o enfermeiro receberá um relatório do estado do problema colaborativo ou passará à avaliação da pressão arterial do indivíduo. Tentar usar terminologia diferente para distinguir se o paciente está de fato hipertenso ou apenas corre o risco de hipertensão não é necessário ou realista, considerada a condição oscilante da maior parte dos indivíduos. A seguir, um exemplo dessa diferença.

Situação:	Homem internado após infarto agudo do miocárdio com choque cardiogênico ↓	Homem internado após infarto agudo do miocárdio com ritmo sinusal normal ↓
Diagnóstico:	*RC de Choque cardiogênico* ↓	*RC de Choque cardiogênico* ↓
Foco da enfermagem:	Monitorar a condição e controlar episódios de choque cardiogênico	Monitorar surgimento e controlar episódios se necessário

Se o enfermeiro estiver controlando um conjunto ou grupo de complicações, os problemas colaborativos podem ser registrados juntos:

- *RC de Disfunção cardíaca*
- *RC de Inserção de marca-passo*

Também é possível que o enfermeiro formule o problema colaborativo para indicar uma causa específica, por exemplo, *Risco de Complicações de Hiperglicemia relacionado à terapia corticosteroide de longa duração*. Na maior parte dos casos, entretanto, tal vínculo é desnecessário.

▸▸ Dicas da Carpenito

Ao redigir enunciados de problemas colaborativos, o enfermeiro não deve omitir *Risco de Complicações de*. Trata-se do termo que determina a exigência de intervenções prescritas pelo enfermeiro para o tratamento. Sem ele, o problema colaborativo pode ser confundido com um diagnóstico médico, caso em que o envolvimento do enfermeiro se torna subordinado à medicina, profissão basicamente responsável pelo diagnóstico e tratamento de condições médicas.

Como diferenciar diagnósticos de enfermagem de problemas colaborativos

Tanto os problemas colaborativos quanto os diagnósticos de enfermagem envolvem todas as etapas do processo de enfermagem: investigação, diagnóstico, planejamento, implementação e avaliação. Todavia, cada um exige uma abordagem diferente por parte do enfermeiro.

Investigação e diagnóstico

Nos diagnósticos de enfermagem, a investigação envolve a coleta de dados para identificação de sinais e sintomas de diagnósticos de enfermagem com foco no problema ou de fatores de risco de diagnósticos de enfermagem de alto risco. A investigação de problemas colaborativos concentra-se na determinação da estabilidade fisiológica ou do risco de instabilidade. O enfermeiro identifica um problema colaborativo quando determinadas condições aumentam a vulnerabilidade do indivíduo à complicação ou quando o indivíduo apresenta a complicação.

Problemas colaborativos não são diagnósticos médicos, ainda que, por vezes, um diagnóstico médico, como pneumonia, possa ser um problema colaborativo, como em *Risco de Complicações de Pneumonia*. Uma pessoa com pneumonia tem um diagnóstico médico, ao passo que outra, com bronquite crônica, correria o risco de pneumonia pós-cirúrgica, como em *Risco de Complicações de Pneumonia*.

Os diagnósticos médicos não constituem enunciados de problemas úteis para os enfermeiros. Por exemplo, diabete melito não é o foco do problema. Em vez disso, usa-se hipoglicemia ou hiperglicemia. Algumas vezes, o diagnóstico médico e o problema colaborativo utilizam os mesmos termos, como convulsões ou hipercalemia. O que importa é: o enfermeiro é capaz de monitorar a condição? Ele monitora a hiperglicemia ou a hipoglicemia, e não o diabete melito.

Os problemas colaborativos costumam estar associados a uma patologia ou tratamento específico. Por exemplo, todos os indivíduos que fizeram cirurgias abdominais correm algum risco de problemas, como hemorragia e retenção urinária. Exige-se um conhecimento especializado de enfermagem, a fim de investigar o risco específico de um indivíduo para esses problemas e para identificá-los precocemente, prevenindo complicações e morte. A Tabela 4.1 exemplifica a diferença.

Uma condição, um tratamento ou um exame diagnóstico médico coloca o indivíduo em risco de complicação fisiológica?

- **Não** → Monitorar as funções fisiológicas básicas como o padrão. Por exemplo, função respiratória, débito urinário
- **Sim** → O enfermeiro consegue prevenir ou reduzir seu surgimento?
  - **Sim** → Dar o título de diagnóstico de risco
  - **Não** → Dar o título de problema colaborativo e monitorar o surgimento

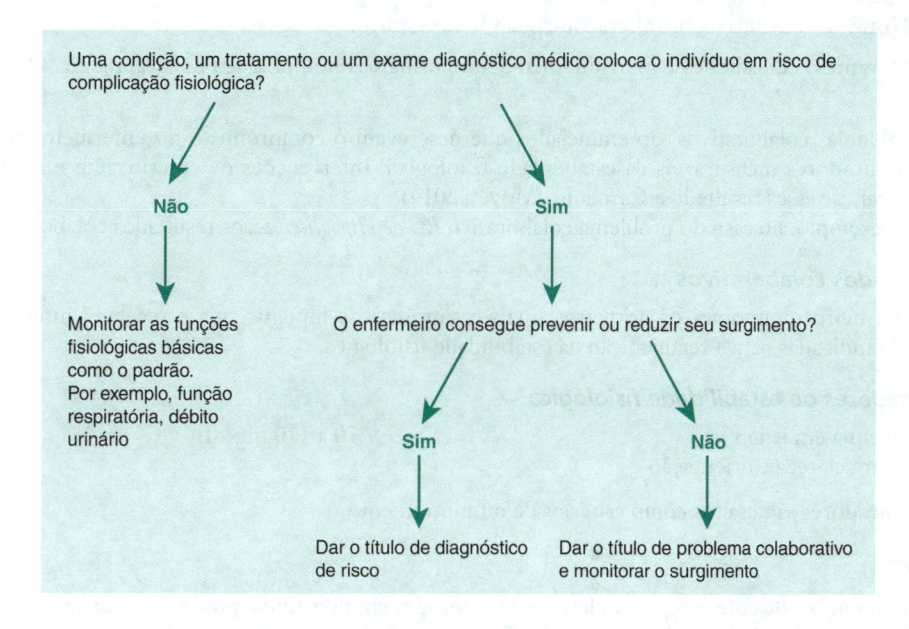

Tabela 4.1 — DIAGNÓSTICOS DE ENFERMAGEM E PROBLEMAS COLABORATIVOS

	Diagnósticos de enfermagem	Problemas colaborativos
Investigação	Requer coleta de dados de fatores de risco (diagnóstico de risco) ou sinais/sintomas de diagnósticos de enfermagem com foco no problema	Não há necessidade de investigação específica, uma vez que alguns problemas colaborativos serão abordados quando condições clínicas específicas e tratamentos ou exames diagnósticos colocarem o indivíduo em alto risco de ocorrência de uma complicação fisiológica
Foco das intervenções	Instituir intervenções de enfermagem para prevenir diagnóstico de enfermagem de risco. Instituir intervenções de enfermagem para reduzir ou eliminar um diagnóstico de enfermagem com foco no problema	Monitorar quanto à instabilidade fisiológica. Instituir intervenções de enfermagem para minimizar a gravidade da complicação. Consultar o médico quanto a prescrições médicas para o indivíduo

Dicas da Carpenito

Pela singularidade de cada indivíduo, a identificação de diagnósticos de enfermagem costuma ser mais difícil do que a de problemas colaborativos. Isso não significa, contudo, que os diagnósticos de enfermagem sejam mais importantes. Eles são tão somente diferentes.

Metas

Os diagnósticos de enfermagem e os problemas colaborativos têm diferentes implicações em relação às metas. Bulechek e McCloskey (1985) definem *metas* como "referenciais para a seleção de intervenções de enfermagem e critérios para a avaliação das intervenções de enfermagem". Elas dizem, ainda, que "deveriam existir vínculos lógicos e rapidamente identificáveis entre os diagnósticos e o plano de cuidados, e as atividades prescritas deveriam auxiliar ou capacitar o paciente a atingir o resultado esperado identificado". Assim, metas e intervenções podem ser essenciais para a diferenciação entre os diagnósticos de enfermagem e os problemas colaborativos tratados pelos enfermeiros.

> **EXERCÍCIO INTERATIVO 4.1** Você lê no plano de cuidados o seguinte:
>
> *Risco de volume de líquidos deficiente relacionado à perda de líquidos durante a cirurgia e possível hemorragia pós-operatória.*
> **Meta:** o indivíduo demonstrará pressão arterial e pulso nos limites normais, sem sangramento.
>   **Intervenções:**
> 1. Monitorar a infusão de soluções EV.
> 2. Monitorar os sinais vitais de hora em hora.
> 3. Examinar o curativo em relação a sinais e sintomas de sangramento.
> 4. Monitorar o débito urinário de hora em hora.
> 5. Notificar o médico sobre alterações, quando necessário.
>
> Durante o cuidado desse indivíduo, seu débito urinário diminui, e seu pulso aumenta. O que fazer?

Problemas colaborativos são enunciados que descrevem o compromisso do enfermeiro com esses problemas, com indicadores mensuráveis da estabilidade fisiológica. Intervenções de enfermagem e médicas são necessárias para alcançar esses resultados (Carpenito-Moyet, 2014).

Por exemplo, no caso do problema colaborativo *RC de Hipoglicemia*, os resultados colaborativos seriam:

Resultados colaborativos

O enfermeiro monitorará os primeiros sinais e sintomas de hipoglicemia e receberá intervenções colaborativas quando indicadas para a recuperação da estabilidade fisiológica.

Indicadores de estabilidade fisiológica

Glicemia em jejum   70 a 110 mg/dL
Mostra clareza e orientação

Os indicadores são usados como critérios de monitoramento.

Intervenções

As intervenções de enfermagem podem ser classificadas em dois tipos: prescritas pelo enfermeiro e prescritas pelo médico (*delegadas*). Independentemente do tipo, todas as intervenções de enfermagem exigem um bom julgamento pelo enfermeiro, pois ele é a pessoa com responsabilidade legal pela implementação apropriada.

Tanto para os diagnósticos de enfermagem quanto para os problemas colaborativos, o enfermeiro toma decisões independentes com respeito às intervenções de enfermagem. Entretanto, a natureza dessas decisões é diferente. Para os diagnósticos de enfermagem, ele prescreve, de modo independente, o tratamento primário para alcançar as metas. Diferentemente, nos problemas colaborativos, o enfermeiro consulta o médico e implementa as intervenções prescritas tanto pelo médico quanto pelo próprio enfermeiro.

O *tratamento primário* descreve as intervenções mais responsáveis pela obtenção de um resultado bem-sucedido. Contudo, essas não são as únicas intervenções utilizadas para tratar a condição diagnosticada. Por exemplo, as intervenções para um paciente com o diagnóstico de enfermagem *Mobilidade física prejudicada relacionada à dor incisional* podem incluir:

- Explicar a necessidade de movimentação e deambulação.
- Ensinar ao cliente como apoiar a incisão antes de tossir, respirar profundamente, sentar-se ereto ou virar-se no leito.
- Se houver medicação prescrita para o alívio da dor, quando ela for necessária, orientar o indivíduo a solicitar o medicamento tão logo a dor retorne.

- Avaliar se o alívio da dor é satisfatório; caso contrário, contatar o médico para aumentar a dosagem ou diminuir o intervalo entre as doses.
- Estabelecer os horários de atividades, banho e deambulação de modo que coincidam com momentos em que o indivíduo experimente seu nível mais alto de conforto.
- Discutir e negociar as metas de deambulação com o indivíduo.

Todas essas são intervenções prescritas por enfermeiros. Uma intervenção prescrita pelo médico para esse indivíduo poderia ser Oxicodona-5. Esse medicamento é importante para controlar a dor pós-operatória do indivíduo, mas não é considerado um tratamento primário por si só.

A diferença entre diagnóstico de enfermagem e problema colaborativo é mostrada a seguir.

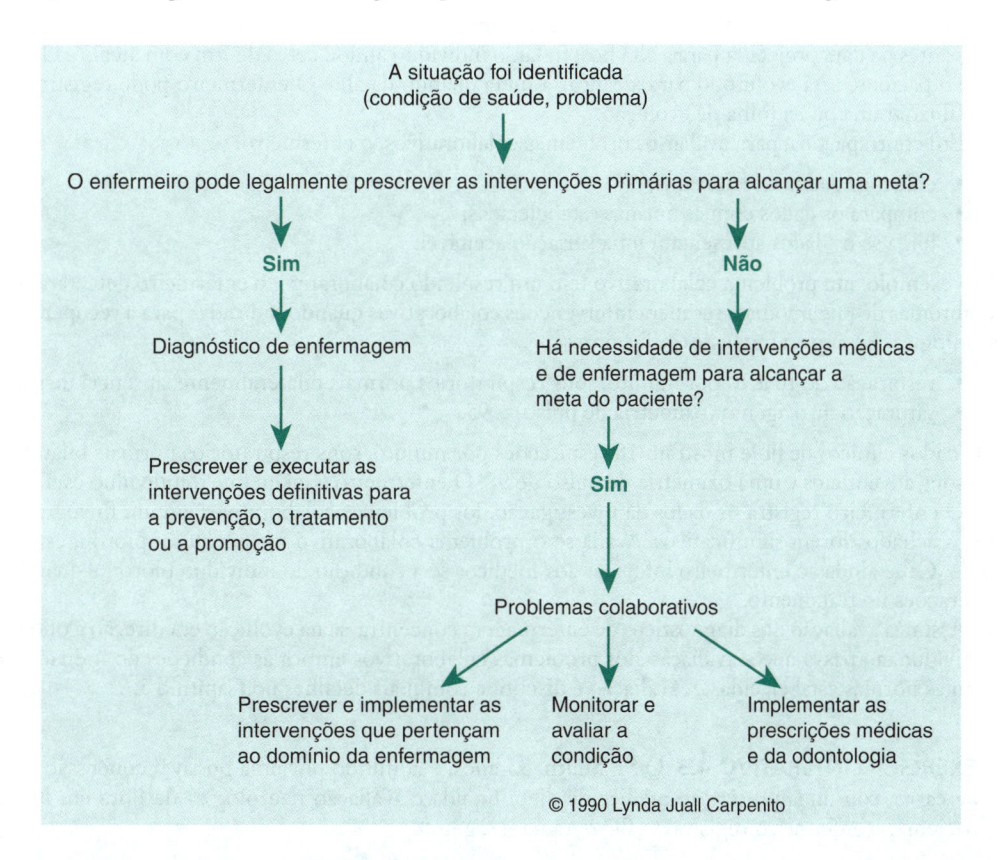

```
A situação foi identificada
(condição de saúde, problema)
        ↓
O enfermeiro pode legalmente prescrever as intervenções primárias para alcançar uma meta?
      ↓                                    ↓
     Sim                                  Não
      ↓                                    ↓
Diagnóstico de enfermagem         Há necessidade de intervenções médicas
      ↓                           e de enfermagem para alcançar a
Prescrever e executar as          meta do paciente?
intervenções definitivas para              ↓
a prevenção, o tratamento                 Sim
ou a promoção                              ↓
                                  Problemas colaborativos
                          ↓              ↓              ↓
                Prescrever e implementar  Monitorar e   Implementar as
                as intervenções que      avaliar a     prescrições médicas
                pertençam ao domínio     condição      e da odontologia
                da enfermagem
```
© 1990 Lynda Juall Carpenito

EXERCÍCIO INTERATIVO 4.2 Vá até a Parte 3, problema colaborativo *RC de Sangramento gastrintestinal*. Revise as intervenções e diga se são prescritas pelo enfermeiro ou pelo médico.

Monitoramento *versus* prevenção

Monitoramento é uma intervenção? As intervenções visam à melhora da condição de uma pessoa ou à prevenção de um problema. *Monitorar* envolve a constante coleta de dados selecionados para avaliar se a condição do indivíduo se modificou (melhorou, piorou, não melhorou ou permaneceu dentro de um limite normal). O monitoramento não melhora o estado de saúde de um indivíduo nem previne um problema; entretanto, proporciona informações necessárias para determinar *se* ou *quais tipos* de intervenções são requeridos. O monitoramento detecta problemas. Está associado a todos os tipos de diagnósticos de enfermagem e problemas colaborativos:

- Para o diagnóstico de enfermagem com foco no problema, monitorar as condições de melhora do indivíduo.
- Para o diagnóstico de enfermagem de risco, monitorar os sinais de aparecimento do problema no indivíduo.
- Para o diagnóstico de enfermagem de promoção da saúde, monitorar a participação do indivíduo nas mudanças no estilo de vida.
- Para os problemas colaborativos, monitorar o surgimento de um problema ou a mudança em um problema já existente.

Apesar de o monitoramento não ser qualificado como uma intervenção, é uma atividade. Por conveniência, o monitoramento é parte das intervenções para os diagnósticos apresentados nas Partes 2 e 3.

Avaliação

O enfermeiro avalia o estado e a evolução de um indivíduo de modo diferente para os diagnósticos de enfermagem e para os problemas colaborativos. Ao avaliar os diagnósticos de enfermagem, ele:

- investiga a condição da pessoa;
- compara essa resposta com as metas;
- conclui se o indivíduo está ou não progredindo em direção à obtenção dos resultados.

Por exemplo, uma pessoa tem a seguinte meta: "Andará cerca de 9 m, com auxílio, por volta do dia da alta". Dois dias antes da data projetada para a alta hospitalar, o indivíduo andou cerca de 7 m com auxílio. O enfermeiro conclui que o paciente está evoluindo para alcançar a meta quando da alta. O enfermeiro pode registrar essa avaliação em um fluxograma ou na folha de evolução.

Em contrapartida, para avaliar os problemas colaborativos, o enfermeiro:

- coleta os dados selecionados;
- compara os dados com as normas estabelecidas;
- julga se os dados apresentam uma variação aceitável.

Por exemplo, um problema colaborativo tem um resultado colaborativo: o enfermeiro detectará os primeiros sinais e sintomas de pneumonia e receberá intervenções colaborativas quando indicadas para a recuperação da estabilidade fisiológica. Essa meta tem estes indicadores:

- respiração de 16 a 20 por minuto, sons respiratórios normais bilateralmente, ausência de sons adventícios;
- saturação de oxigênio (oximetria de pulso) > 95.

Os dados clínicos de hoje mostram 18 respirações por minuto, sons respiratórios normais bilateralmente, ausência de sons adventícios e uma oximetria de pulso de 98. O enfermeiro conclui que o indivíduo está estável.

O enfermeiro registra os dados da investigação dos problemas colaborativos em um fluxograma ou na evolução se os achados forem significativos. Avalia se o problema colaborativo melhorou ou piorou, está estável ou inalterado. Cabe ainda ao enfermeiro informar aos médicos se a condição do indivíduo piorou e quando há indicação de alterações no tratamento.

Assim, a avaliação dos diagnósticos de enfermagem concentra-se na evolução em direção à obtenção das metas do indivíduo, ao passo que a avaliação dos problemas colaborativos enfoca as condições do indivíduo em comparação com as normas estabelecidas. A avaliação é discutida com mais detalhes no Capítulo 5.

EXERCÍCIO INTERATIVO 4.3 O Sr. Smith, 35 anos, é admitido por uma possível concussão após um acidente de carro, com uma prescrição médica de dieta líquida e avaliação neurológica de hora em hora. Ao admitir o paciente, o enfermeiro registra no fluxograma o seguinte:

- Orientado e consciente
- Pupilas com 6 mm, isofotorreagentes
- Pressão arterial 120/72, pulso 84, respiração 20, temperatura 37,2°C

Duas horas mais tarde, registra na folha de evolução o seguinte:

- Vômito
- Agitação
- Pupilas com 6 mm, isocóricas com resposta lenta a estímulo luminoso
- Pressão arterial 140/60, pulso 65, respiração 12, temperatura 37,2°C

Problema: possível pressão intracraniana aumentada (PIA)

Agora, faça as perguntas relativas a critérios:

- O enfermeiro pode prescrever legalmente as intervenções primárias para atingir a meta do paciente (que seria a reversão do aumento da pressão intracraniana)?
- São necessárias intervenções médicas e de enfermagem para atingir a meta?

EXERCÍCIO INTERATIVO 4.4 O Sr. Green, 45 anos, tem uma incisão de colecistectomia (10 dias de pós-operatório) que não está cicatrizando e apresenta drenagem de secreção purulenta contínua. O cuidado de enfermagem consiste em:

- Inspeção e limpeza da incisão e da área em torno, a cada 8 horas
- Aplicação de uma bolsa de drenagem
- Promoção de nutrição e hidratação ideais para melhorar a cicatrização

Problema: pele adjacente com risco de erosão

Agora, faça as perguntas relativas a critérios:

- O enfermeiro pode prescrever legalmente as intervenções definitivas para atingir a meta (que seria a manutenção da integridade do tecido circundante)?

RESUMO

Segundo Wallace e Ivey (1989), "Compreender quais são os diagnósticos de enfermagem mais eficazes e as situações em que o termo problema colaborativo é mais bem aplicado auxilia a agrupar a quantidade de dados que o enfermeiro deve levar em consideração". O modelo bifocal de prática clínica proporciona uma estrutura para essa compreensão. Ao fazer isso, distingue, com exclusividade, a enfermagem das outras profissões da área da saúde, enquanto propicia aos enfermeiros uma descrição lógica do foco da enfermagem clínica.

Capítulo 5
Planejamento do cuidado com diagnósticos de enfermagem

Objetivos de aprendizagem

Após a leitura do capítulo, as perguntas a seguir devem ser respondidas:

- O que são padrões funcionais de saúde?
- Como são identificados os diagnósticos de enfermagem prioritários?
- Qual é a diferença entre metas para diagnósticos de enfermagem e problemas colaborativos?
- Que diferenças existem na avaliação de diagnósticos de enfermagem e de problemas colaborativos?
- O que são planos de cuidados padronizados?

Considerando-se que os indivíduos exigem cuidados de enfermagem 7 dias por semana, nas 24 horas de cada dia, os enfermeiros devem confiar nos colegas e nos demais membros da equipe de enfermagem para ajudar os indivíduos a atingirem os resultados esperados dos cuidados. É claro que há necessidade de um sistema de comunicação. Por mais de 30 anos, esse sistema consistiu em planos de cuidados escritos manualmente ou em relatos verbais, sem muita utilidade de nenhum deles. Este capítulo aborda os vários métodos hoje usados pelos enfermeiros para comunicar o cuidado de um indivíduo para outros cuidadores.

Investigação: formatos de coleta de dados

A coleta de dados costuma ser de duas formas: dados básicos de enfermagem ou triagem avaliativa e investigação focalizada ou contínua. Cada um deles pode ser usado isoladamente ou em associação. Conforme discutido no Capítulo 4, o enfermeiro identifica, diagnostica e trata dois tipos de respostas: diagnósticos de enfermagem e problemas colaborativos. Cada um exige um enfoque investigativo diferente.

Investigação inicial, de dados básicos, ou triagem

Uma investigação inicial, de dados básicos, ou triagem envolve a coleta de um conjunto predeterminado de dados durante o contato inicial com o indivíduo (p. ex., na baixa hospitalar, na primeira visita domiciliar). Essa investigação serve como instrumento para "delimitar o universo de possibilidades" (Gordon, 1994). Nela, o enfermeiro interpreta os dados como significativos ou não significativos. Esse processo é abordado posteriormente neste capítulo.

O enfermeiro deve ter um instrumento investigativo que permita a investigação inicial sistemática e eficiente. O Apêndice B exemplifica um formulário investigativo, com opções de marcar ou circular, que pode ser parte de um prontuário médico eletrônico. Sempre é possível a complementação pelo enfermeiro com mais perguntas e comentários. Perguntas com final aberto são melhores para a investigação de algumas áreas funcionais, como medo ou ansiedade. Esses formulários impressos devem ser encarados pelo enfermeiro como guias, não como algo obrigatório. Antes de solicitar informações de um indivíduo, o enfermeiro deve se perguntar: "o que farei com os dados?" Se algumas informações forem inúteis ou irrelevantes para determinado indivíduo, sua coleta será desnecessária e potencialmente desgastante para o indivíduo. Por exemplo, perguntar a um doente terminal sobre o quanto ele fuma é desnecessário, a menos que se tenha uma meta específica. Quando um indivíduo nada poderá ingerir por via oral (NPO), perguntar sobre hábitos alimentares pode ser perda de tempo. Uma investigação desse tipo será indicada quando o indivíduo retomar a alimentação oral.

Se o indivíduo estiver muito estressado, o enfermeiro deverá coletar apenas os dados necessários, deixando para outra oportunidade a investigação de padrões funcionais.

Padrões funcionais de saúde

Conforme discutido anteriormente, a investigação realizada pelo enfermeiro concentra-se na coleta de dados para a conformação dos diagnósticos de enfermagem. O sistema de padrões funcionais de saúde de Gordon (1994) propicia um formato excelente e relevante para a coleta de dados de enfermagem, a fim de determinar o estado de saúde e o funcionamento de um indivíduo ou um grupo. Durante 20 anos, os padrões funcionais de saúde funcionaram para orientar o enfermeiro durante a investigação dos efeitos da doença e das deficiências a respeito das funções diárias de indivíduos e pessoas significativas para eles. Concluída a coleta de dados, enfermeiro e indivíduo podem determinar o funcionamento positivo, alterado ou o risco de funcionamento alterado. O funcionamento alterado é definido como aquele percebido pela pessoa (indivíduo ou grupo) como indesejável ou negativo. O Quadro 5.1 apresenta os padrões funcionais de saúde.

Quadro 5.1 PADRÕES FUNCIONAIS DE SAÚDE

1. **Padrão de percepção da saúde-controle da saúde**
   - Padrão percebido de saúde e bem-estar
   - Conhecimento do estilo de vida e da relação com a saúde
   - Conhecimento de práticas de prevenção da saúde
   - Adesão às prescrições médicas e de enfermagem
2. **Padrão nutricional-metabólico**
   - Padrão usual de ingestão de alimentos e líquidos
   - Tipos de alimentos e ingestão de líquidos
   - Peso real, perda ou ganho de peso
   - Apetite, preferências
3. **Padrão de eliminação**
   - Padrão de eliminação intestinal, alterações
   - Padrão de eliminação vesical, alterações
   - Problemas de controle
   - Uso de dispositivos auxiliares
   - Uso de medicamentos
4. **Padrão de atividade-exercício**
   - Padrão de exercício, atividade, lazer, recreação
   - Capacidade de realizar as atividades da vida diária (autocuidado, manutenção do lar, trabalho, alimentação, compras, cozinhar)
5. **Padrão de sono-repouso**
   - Padrões de sono, repouso
   - Percepção de qualidade, quantidade
6. **Padrão de cognitivo-perceptivo**
   - Visão, aprendizagem, gustação, tato, olfação
   - Adequação da linguagem
   - Memória
   - Capacidade para tomada de decisão, padrões
   - Queixas de desconforto
7. **Padrão de autopercepção-autoconceito**
   - Atitudes sobre si mesmo, sentido de valor
   - Percepção das capacidades
   - Padrões emocionais
   - Imagem corporal, identidade
8. **Padrões de papéis-relacionamento**
   - Padrões de relacionamentos
   - Responsabilidades do papel
   - Satisfação com relacionamentos e responsabilidades
9. **Padrão de sexualidade-reprodução**
   - História menstrual, reprodutiva
   - Satisfação com o relacionamento sexual, identidade sexual
   - Problemas pré ou pós-menopausa
   - Precisão quanto à educação sexual
10. **Padrões de enfrentamento-tolerância ao estresse**
    - Capacidade para controlar o estresse
    - Conhecimento da tolerância ao estresse
    - Redes de apoio
    - Número de eventos estressantes no último ano
11. **Padrão de valores-crenças**
    - Valores, metas, crenças
    - Práticas espirituais
    - Conflitos percebidos nos valores

Para um exemplo de investigação inicial, organizada conforme os padrões funcionais de saúde, ver o Apêndice A, que foi desenvolvido para auxiliar o enfermeiro a reunir dados subjetivos e objetivos. Havendo dúvidas sobre um padrão, o enfermeiro deve coletar mais dados sobre o diagnóstico, utilizando a investigação focalizada.

Ao coletar dados a partir dos padrões funcionais de saúde, o enfermeiro questiona, observa e avalia o indivíduo ou a família. Por exemplo, no Padrão Cognitivo-Perceptivo, o enfermeiro pergunta ao indivíduo se ele tem dificuldades de audição, observa se está usando aparelho auditivo e avalia se compreende a língua falada.

Exame físico

Além da avaliação dos padrões funcionais de saúde, o enfermeiro também coleta dados relacionados ao funcionamento dos sistemas corporais. O exame físico, a coleta de dados objetivos sobre o estado físico do indivíduo, inclui um exame da cabeça aos pés, concentrando-se nos sistemas corporais. As técnicas usadas incluem a inspeção, a palpação, a percussão e a ausculta.

O Apêndice B lista as áreas do levantamento de dados físicos em que os enfermeiros generalistas devem ser competentes. O exame físico realizado por enfermeiros deve ter um enfoque nítido de "enfermagem". Ao examinar sua filosofia e a definição de enfermagem, os enfermeiros devem tentar desenvolver *expertise* em áreas que aperfeiçoem suas práticas.

Deve-se ter em mente que a separação dos padrões funcionais de saúde do exame físico é feita unicamente com finalidade organizacional. Nenhuma estrutura útil de investigação de enfermagem pode restringir assim a coleta real de dados. Uma vez que os seres humanos são sistemas abertos, um problema em um padrão funcional de saúde influencia de forma invariável o funcionamento dos sistemas corporais ou o funcionamento em outro padrão funcional de saúde. A ansiedade pode influenciar o apetite; problemas para dormir podem aumentar dificuldades de enfrentamento.

Investigação focalizada

A investigação focalizada é a aquisição de dados selecionados ou específicos conforme determinação da condição da pessoa ou do enfermeiro, da família ou do indivíduo (Carpenito, 1986). O enfermeiro que levanta dados dos sinais vitais, do sítio cirúrgico, da função e dos ruídos intestinais, da hidratação, do conforto de um indivíduo em pós-operatório recente, por exemplo, está fazendo uma investigação focalizada. Essas investigações são contínuas durante a hospitalização.

> **EXERCÍCIO INTERATIVO 5.1** O Sr. Gene, 61 anos, está internado para uma cirurgia neurológica. Ele tem história de doença vascular periférica e doença de Parkinson. A investigação inicial pelo enfermeiro no padrão funcional de saúde Atividade-Exercício e conforme o exame físico da função musculoesquelética revela o seguinte:
>
> **PADRÃO DE ATIVIDADE-EXERCÍCIO**
> CAPACIDADE DE AUTOCUIDADO:
> 0 = Independente   1 = Equipamento auxiliar   2 = Auxílio de outras pessoas
> 3 = Auxílio de pessoas e equipamentos   4 = Dependente/incapaz
>
> | | 0 | 1 | 2 | 3 | 4 |
> |---|---|---|---|---|---|
> | Comer/Beber | ✓ | | | | |
> | Tomar banho | | | ✓ | | |
> | Vestir-se, arrumar-se | | | ✓ | | |
> | Usar o banheiro | | | ✓ | | |
> | Mover-se no leito | | | ✓ | | |
> | Transferir-se | | | ✓ | | |
> | Deambular | | ✓ | | | |
> | Subir escadas | ✓ | | | | |
> | Realizar compras | | | | | ✓ |
> | Cozinhar | | | | | ✓ |
> | Fazer a manutenção do lar | | | | | ✓ |
>
> EQUIPAMENTOS ____ Nenhum ____ Muletas ____ Cadeira sanitária junto ao leito _✓_ Andador _X_
> AUXILIARES: ____ Bengala ____ Tala/Colete ____ Cadeira de rodas ____ Outros ____
>
> **EXAME FÍSICO**
> MUSCULOESQUELÉTICO
> Amplitude de movimentos _✓_ Completa ____ Outras _____
> Equilíbrio e modo de andar: ____ Firme _✓_ Instável
> Preensão nas mãos _✓_ Igual _✓_ Forte ____ Fraqueza/Paralisia (____ Direita ____ Esquerda)
> Músculos das pernas: ____ Igual ____ Forte _✓_ Fraqueza/Paralisia (_✓_ Direita _X_ Esquerda)
> Examine os dados da investigação acima. Quais são significativos?

A investigação focalizada também pode ser feita durante a entrevista inicial pelo enfermeiro, quando os dados coletados sugerirem um possível problema que necessite ser confirmado ou descartado pelo enfermeiro. Por exemplo, durante a entrevista dos dados básicos, o indivíduo informa um problema de constipação ocasional. O enfermeiro coleta, então, dados adicionais (investigação focalizada) para confirmar um problema ou um diagnóstico de enfermagem de risco, ou descartar um problema de constipação.

Planejamento: o processo de planejamento do cuidado

Dicas da Carpenito

Os planos de cuidados têm uma função, que é a de comunicar ao enfermeiro que cuida de uma pessoa os cuidados necessários para atingir uma transição e resultados positivos. Quando uma pessoa passou por substituição total do quadril, esse cuidado pode ser predeterminado em um plano de cuidados informatizado ou em papel. Não há necessidade de o enfermeiro criar um chamado "plano individualizado de cuidados". Há, sim, necessidade de o enfermeiro determinar se todos os elementos no plano eletrônico de cuidados ou no plano em papel são relevantes ao indivíduo sendo atendido. Se a pessoa tem também diabete melito, deve ser acrescentado à lista de problemas *Risco de Complicações de Hipo/hiperglicemia*.

Nos dias atuais, os métodos usados para comunicar o cuidado do indivíduo entre os enfermeiros e outros cuidadores apresentam variações. Caminhos ou vias críticas, sistemas eletrônicos de saúde e planos de cuidados padronizados já impressos substituíram os planos escritos manualmente. Mais adiante, neste capítulo, são discutidos os tipos de sistemas de planejamento dos cuidados.

Caminhos críticos, planos eletrônicos de saúde e planos de cuidados padronizados já impressos refletem os diagnósticos esperados e as metas e intervenções associadas que costumam estar relacionadas a um problema médico ou cirúrgico do indivíduo. Esse tipo de sistema libera os enfermeiros da escrita repetitiva e desnecessária dos cuidados de rotina. Os cuidados descritos no plano de cuidados padronizado ou em um caminho crítico devem representar os cuidados responsáveis a que o indivíduo tem direito.

Antes de abordar o processo de planejamento do cuidado, o enfermeiro deve identificar o tipo e a duração dos cuidados necessários. Pessoas que recebem cuidado de enfermagem durante menos de 8 horas, como nos setores de emergência, nas cirurgias ambulatoriais ou em salas de recuperação, têm um diagnóstico médico específico ou precisam de determinado procedimento. Os cuidados de enfermagem são derivados de planos ou protocolos padronizados. Em locais de cuidados não críticos, como instituições de longa permanência, no cuidado domiciliar ou comunitário, ou unidades de reabilitação e vida assistida, os enfermeiros suplementarão os planos de cuidados padronizados com planos de cuidados individualizados. Quanto mais longo for o relacionamento com o cliente, mais dados estão disponíveis para individualizar o plano. Os planos de cuidados representam o planejamento do cuidado, e não o seu fornecimento. Essa fase de planejamento do processo de enfermagem tem três componentes:

1. estabelecimento de um conjunto prioritário de diagnósticos;
2. definição das metas do indivíduo e resusultados colaborativos;
3. prescrição das intervenções de enfermagem.

Estabelecimento de um conjunto prioritário de diagnósticos

Na realidade, o enfermeiro não tem como tratar de todos os diagnósticos de enfermagem e problemas colaborativos que podem ser aplicados a um indivíduo, família ou comunidade em um único encontro ou período da internação hospitalar. Ao identificar um conjunto prioritário – grupo de diagnósticos de enfermagem e problemas colaborativos que podem preceder outros –, o enfermeiro consegue orientar melhor os recursos para atingir as metas. É fundamental diferenciar os diagnósticos prioritários dos não prioritários.

- ***Diagnósticos prioritários*** são os diagnósticos de enfermagem ou os problemas colaborativos que, se não forem controlados no momento, impedirão a evolução rumo à obtenção de resultados ou afetarão negativamente o estado funcional.
- ***Diagnósticos não prioritários*** são os diagnósticos de enfermagem ou problemas colaborativos cujo tratamento pode ser retardado sem comprometimento do atual estado funcional.

Dicas da Carpenito

Numerar os diagnósticos em uma lista de problemas não indica prioridade; em vez disso, mostra a ordem em que o enfermeiro os colocou na lista. Designar prioridade absoluta a diagnósticos de enfermagem ou problemas colaborativos pode criar o falso pressuposto de que o número um, automaticamente, seja a primeira prioridade. Em um local de atendimento de saúde, as prioridades podem se alterar com rapidez, conforme as mudanças na condição do indivíduo. Por isso, o enfermeiro precisa perceber toda a lista de problemas como um conjunto de prioridades, com trocas periódicas na listagem delas.

Diagnósticos prioritários

Em um setor de atendimento a casos graves, o indivíduo é hospitalizado com um objetivo específico, como cirurgia ou outros tratamentos para doenças graves. Em uma situação assim, alguns diagnósticos de enfermagem ou problemas colaborativos que exigem intervenção de enfermagem específica podem ser encontrados no plano padronizado (eletrônico, em papel). Carpenito (1995) usa o termo *agrupamento de diagnósticos* para descrever tal grupo; esse conjunto pode aparecer em um caminho crítico ou plano de cuidados padronizado. Por exemplo, o Quadro 5.2 é um agrupamento de diagnósticos para uma pessoa com cirurgia abdominal.

Todos esses diagnósticos no grupo são prioritários. Em que situação outros diagnósticos (diferentes do agrupamento de diagnósticos) devem ser adicionados à lista de problemas ou ao plano de cuidados?

- Existem problemas colaborativos adicionais associados às condições médicas coexistentes que exijam monitoramento (p. ex., hipoglicemia)?
- Há outros diagnósticos de enfermagem que, se não controlados ou evitados agora, impedirão a recuperação ou afetarão o estado funcional do indivíduo (p. ex., *Alto risco de constipação*)?
- Quais os problemas percebidos pela pessoa como prioritários?

Os diagnósticos de enfermagem e/ou problemas colaborativos adicionais podem ser acrescentados a um plano eletrônico ou escrito de cuidados, no plano de problemas/cuidados.

Quadro 5.2 AGRUPAMENTO DE DIAGNÓSTICOS

Pré-operatório

Diagnósticos de enfermagem
- *Ansiedade/Medo relacionada(o) a experiência cirúrgica, perda de controle, resultado imprevisível e conhecimento insuficiente das rotinas pré-operatórias, exercícios e atividades pós-operatórios, bem como de mudanças e sensações pós-operatórias*

Pós-operatório

Problemas colaborativos
- *RC de Hemorragia*
- *RC de Hipovolemia/choque*
- *RC de Evisceração/deiscência*
- *RC de Íleo paralítico/adinâmico*
- *RC de Infecção (peritonite)*
- *RC de Retenção urinária*
- *RC de Tromboflebite*

Diagnósticos de enfermagem
- *Risco de padrão respiratório ineficaz relacionado à imobilidade secundária à condição pós-anestesia e à dor*
- *Risco de infecção relacionado a local de invasão de organismos secundário a cirurgia*
- *Dor aguda relacionada a secção cirúrgica de estruturas do corpo, flatulência e imobilidade*
- *Risco de nutrição desequilibrada: menos do que as necessidades corporais relacionado a aumento das exigências proteicas e vitamínicas para a cicatrização da ferida e ingestão diminuída secundária a dor, náusea, vômito e restrições dietéticas*
- *Risco de constipação relacionado a peristaltismo diminuído secundário à imobilidade e a efeitos da anestesia e dos opioides*
- *Intolerância à atividade relacionada à dor e à fraqueza secundárias à anestesia, hipóxia tissular e ingestão insuficiente de líquidos e nutrientes*
- *Risco de autocontrole ineficaz da saúde relacionado a conhecimento insuficiente de cuidados do sítio cirúrgico, restrições (dieta, atividade), medicamentos, sinais e sintomas de complicações e cuidados de acompanhamento*

EXERCÍCIO INTERATIVO 5.2 O Sr. Stanley, 76 anos, foi admitido para uma cirurgia gástrica de emergência, a fim de reparar uma úlcera hemorrágica. Ele também tem diabete melito e doença vascular periférica. Após concluir a investigação funcional, o enfermeiro identifica:

- Modo de andar comprometido
- Incontinência ocasional ao ir até o banheiro
- A esposa faz queixas sobre as muitas responsabilidades de cuidados e a falta de motivação do marido

Examine os dados acima e comece a formular diagnósticos de enfermagem e problemas colaborativos que necessitem de intervenções de enfermagem. Recorra às três questões anteriores para auxiliar na análise e determinar se o Sr. Stanley e sua família possuem outros diagnósticos que requeiram intervenções de enfermagem.

As prioridades do Sr. Stanley estão listadas (agrupamento de diagnósticos) a seguir.

Retirados do padrão de cuidados pós-operatórios (agrupamento de diagnósticos):

- *RC de Retenção urinária*
- *RC de Hemorragia*
- *RC de Hipovolemia/choque*
- *RC de Pneumonia (estase)*
- *RC de Peritonite*
- *RC de Tromboflebite*
- *RC de Íleo paralítico/adinâmico*
- *Risco de infecção relacionado à destruição da primeira linha de defesa contra invasão bacteriana*
- *Risco de função respiratória prejudicada relacionado a estado pós-anestésico, imobilidade pós-operatória e dor*
- *Mobilidade física prejudicada relacionada a dor, fraqueza secundária a anestesia, hipóxia do tecido e líquidos/nutrientes insuficientes*
- *Risco de nutrição desequilibrada: menos do que as necessidades corporais relacionado a aumento das exigências proteicas e vitamínicas para a cicatrização da ferida e ingestão diminuída secundária a dor, náusea, vômito e restrições dietéticas*
- *Risco de dignidade humana comprometida relacionado a múltiplos fatores associados à hospitalização (padrão para todas as pessoas hospitalizadas)*
- *Risco de autocontrole ineficaz da saúde relacionado a conhecimento insuficiente dos cuidados domiciliares, cuidados do sítio cirúrgico, sinais e sintomas de complicações, restrição a atividades e continuidade dos cuidados*

Retirado da história clínica de diabete melito:
- RC de Hipo/Hiperglicemia

Retirado da história clínica de doença vascular periférica e de relatos de imobilidade prolongada:
- *Alto risco de lesão relacionado a andar alterado e descondicionamento secundário a doença vascular periférica e motivação reduzida*

Retirado da investigação de enfermagem na admissão hospitalar:
- *Possível incontinência funcional relacionada a registros de incontinência ocasional ao dirigir-se ao banheiro. Encaminhar ao clínico geral para avaliação após a alta ou transferência.*
- *Alto risco de tensão do papel de cuidador (esposa) relacionado a múltiplas responsabilidades e deterioração progressiva do marido. Encaminhar a enfermeiro de cuidado domiciliar para avaliação após a alta ou transferência.*

Diagnósticos de enfermagem não prioritários

Diagnósticos não prioritários identificados são encaminhados para controle após a alta. Por exemplo, um indivíduo com quase 25 kg acima do peso, hospitalizado por infarto agudo do miocárdio, leva o enfermeiro a desejar explicar os efeitos da obesidade na função cardíaca e a encaminhá-lo para um programa de redução de peso após a alta. A documentação deve refletir o ensino e o encaminhamento; um diagnóstico de enfermagem relativo à redução do peso não precisa aparecer na lista de problemas.

É provável que o indivíduo tenha muitos outros diagnósticos de enfermagem não prioritários, mas importantes; contudo, em razão do tempo limitado de permanência, os recursos de enfermagem devem ser direcionados para os problemas que impedirão a evolução no momento. Os diagnósticos importantes podem ser discutidos com o indivíduo e a família, recomendando-se atenção futura (p. ex., encaminhamento a um serviço comunitário).

Definição das metas do indivíduo e resultados colaborativos

As metas do indivíduo (critérios de resultados) e os resultados colaborativos são padrões ou medidas usadas para avaliar a evolução (resultado) do indivíduo ou o desempenho (processo) do enfermeiro (Carpenito-Moyet, 2014). Segundo Alfaro (2014), as *metas* do indivíduo são enunciados que descrevem um comportamento mensurável dele, da família ou do grupo, denotando um estado favorável (modificado ou mantido), depois de prestado o cuidado de enfermagem. Os resultados colaborativos são enunciados que descrevem a responsabilidade do enfermeiro pelos problemas colaborativos, com indicadores mensuráveis da estabilidade fisiológica. Intervenções de enfermagem e médicas são necessárias para alcançar esses resultados (Carpenito-Moyet, 2014). Conforme discutido no Capítulo 4, os diagnósticos de enfermagem apresentam as metas do indivíduo, ao passo que os problemas colaborativos têm resultados colaborativos.

Algumas situações podem exigir o envolvimento de várias disciplinas. Por exemplo, para uma pessoa com ansiedade grave, o médico pode prescrever um medicamento ansiolítico, o terapeuta ocupacional pode proporcionar atividades recreacionais, e o enfermeiro pode instituir medidas não farmacológicas de redução da ansiedade, como exercícios de relaxamento. De acordo com Gordon (1994), "Dizer que um diagnóstico de enfermagem é um problema de saúde que o enfermeiro pode tratar não significa que outros profissionais não possam ser consultados. O elemento crítico é se as intervenções prescritas pelo enfermeiro podem atingir o resultado estabelecido com o indivíduo".

> **EXERCÍCIO INTERATIVO 5.3** Examine os resultados a seguir:
>
> A pessoa irá
>
> - Demonstrar sinais vitais estáveis
> - Apresentar eletrólitos dentro dos limites normais
> - Apresentar ritmo e frequência cardíacos dentro dos limites normais
> - Apresentar perda de sangue dentro dos limites aceitáveis após a cirurgia
>
> Durante o cuidado, o ritmo cardíaco do indivíduo revela anormalidade e o sítio cirúrgico apresenta hemorragia. O que fazer?
>
> - Alterar as intervenções de enfermagem
> - Revisar a meta
> - Mudar o diagnóstico
> - Chamar o médico para prescrição de novas intervenções

Como reavaliar a meta para diagnósticos de enfermagem

Dicas da Carpenito

Reavaliar as metas é um processo que costuma ser mais adequado no atendimento de longo prazo ou no atendimento domiciliar.

Se uma meta do indivíduo não for atingida, ou se a evolução em direção ao resultado esperado não for evidente, o enfermeiro deve reavaliar a possibilidade de alcançar a meta ou revisar o plano de cuidados de enfermagem, formulando as seguintes perguntas (Carpenito, 1999):

- O diagnóstico está correto?
- A meta foi estabelecida mutuamente? O indivíduo está participando?
- É necessário mais tempo para que o plano funcione?
- A meta precisa ser revisada?
- O plano precisa ser revisado?
- São necessárias intervenções prescritas pelo médico?

Metas para problemas colaborativos

Já foi dito que a identificação de metas do indivíduo para os problemas colaborativos é inapropriada e pode ter implicações erradas de responsabilização dos enfermeiros. Em vez disso, os problemas colaborativos envolvem resultados colaborativos de enfermagem que refletem a responsabilidade dos enfermeiros em situações que exigem intervenções prescritas pelos médicos e pelos enfermeiros. Essa responsabilidade inclui (1) monitoração do aparecimento de instabilidade fisiológica, (2) consulta às prescrições estabelecidas e aos protocolos, ou ao médico, para a obtenção de prescrições relativas às intervenções apropriadas, (3) realização de ações específicas para controlar e reduzir a gravidade de um evento ou uma situação e (4) avaliação das respostas do indivíduo.

As metas de enfermagem para problemas colaborativos podem ser redigidas como: "O enfermeiro controlará e minimizará o problema". A seguir, são apresentados exemplos de metas para problemas colaborativos.

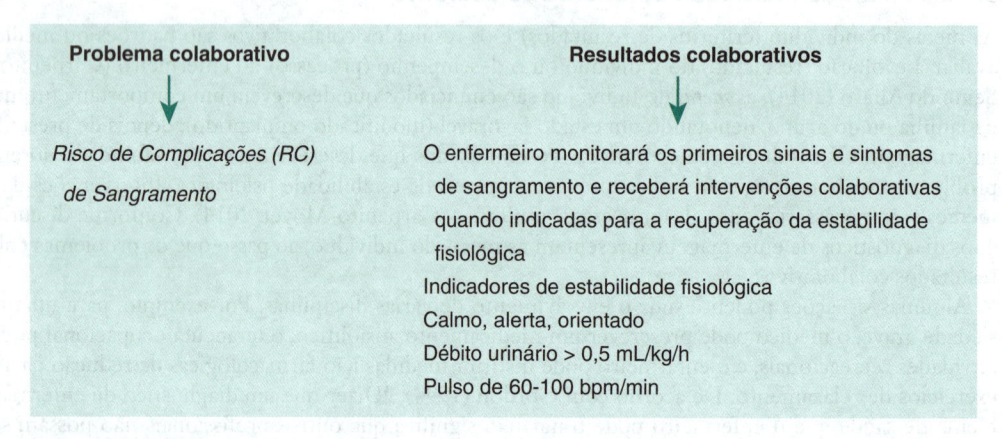

Problema colaborativo	Resultados colaborativos
Risco de Complicações (RC) de Sangramento	O enfermeiro monitorará os primeiros sinais e sintomas de sangramento e receberá intervenções colaborativas quando indicadas para a recuperação da estabilidade fisiológica
	Indicadores de estabilidade fisiológica
	Calmo, alerta, orientado
	Débito urinário > 0,5 mL/kg/h
	Pulso de 60-100 bpm/min

Metas para diagnósticos de enfermagem

As metas dos indivíduos podem representar a resolução prevista de um problema, a evidência de evolução em direção à resolução do problema, o progresso em direção à melhora do estado de saúde ou a manutenção constante de boa saúde ou do bom funcionamento. Essas metas são usadas pelos indivíduos e pelos enfermeiros a fim de direcionar as intervenções para a obtenção ou a manutenção das mudanças desejadas e a avaliação da eficácia e da validade das intervenções. Critérios de metas e de resultados podem ser formulados pelo enfermeiro para direcionar e medir resultados positivos ou evitar complicações. As metas (critérios dos resultados) visam ao direcionamento das intervenções para proporcionar ao indivíduo:

- Melhor estado de saúde pelo aumento do conforto (fisiológico, psicológico, social, espiritual) e das habilidades de enfrentamento (p. ex., o indivíduo discutirá a relação entre a atividade e a necessidade de carboidratos e caminhará sem ajuda até o final do corredor, quatro vezes por dia).
- Manutenção do nível ideal de saúde atual (p. ex., o indivíduo continuará a compartilhar seus medos).
- Níveis ideais de enfrentamento com as pessoas próximas (p. ex., a esposa relatará a intenção de discutir com o marido a preocupação com a volta ao trabalho).
- Adaptação ideal à piora do estado de saúde (p. ex., o indivíduo verificará o ambiente, visualmente, enquanto caminha, para evitar lesões).
- Adaptação ideal à enfermidade terminal (p. ex., o indivíduo compensará os períodos de anorexia e náusea).

- Colaboração e satisfação com os prestadores de cuidados de saúde (p. ex., o indivíduo fará perguntas sobre os cuidados com a colostomia).

De forma alternativa, as metas visam ao direcionamento das intervenções para prevenção de alterações negativas no indivíduo, como:

- Complicações (p. ex., o indivíduo não apresentará as complicações do repouso absoluto no leito, conforme evidenciado pela pele ainda intacta, pela amplitude total de movimentos, pela ausência de sensibilidade na panturrilha e pelos campos pulmonares limpos).
- Limitações físicas (p. ex., o indivíduo elevará o braço esquerdo sobre um travesseiro e exercitará os dedos com uma bola de esponja para reduzir o edema).
- Morte injustificada (p. ex., o bebê será colocado em um monitor de apneia durante a noite).

Componentes das metas para diagnósticos de enfermagem

As características essenciais das metas são:

- Longo prazo e/ou curto prazo.
- Comportamento mensurável.
- Específicas no conteúdo e no tempo.
- Atingíveis.

Uma *meta de longo prazo* é um objetivo que a pessoa espera atingir em semanas ou meses. Já uma *meta de curto prazo* é um objetivo que a pessoa espera alcançar em poucos dias ou como uma etapa na direção de uma meta de longo prazo. As metas de longo prazo são adequadas para todos os indivíduos em instituições de cuidados de longa duração e para alguns em unidades de reabilitação, saúde mental, enfermagem comunitária e serviços ambulatoriais. Para um indivíduo com um diagnóstico de enfermagem de *Risco de suicídio* (Varcarolis, 2011):

Meta de longo prazo	O indivíduo relatará desejo de viver.
Metas de curto prazo	O indivíduo discutirá sentimentos dolorosos.
	O indivíduo fará contrato de não suicídio com o enfermeiro quando terminar a primeira sessão.

O *comportamento mensurável* é expresso pelo uso de verbos mensuráveis, ou verbos que descrevam a ação exata do indivíduo que o enfermeiro espera ver evidenciada quando a meta for atingida. A ação ou o comportamento deve ser algo que possa ser validado por meio da visão ou da audição. (Os outros sentidos – tato, gustação e olfação – ocasionalmente também podem ser usados pelo enfermeiro para avaliar a obtenção das metas.) Se o verbo usado não descrever um resultado que possa ser visto ou ouvido (p. ex., o indivíduo *terá* menos ansiedade), o enfermeiro pode modificá-lo para outro mensurável (p. ex., o indivíduo *comunicará* menos ansiedade).

> **EXERCÍCIO INTERATIVO 5.4** Avalie as seguintes metas:
>
> O indivíduo irá
>
> - aceitar a morte da esposa
> - verbalizar os sinais e os sintomas de glicose sanguínea elevada
> - conhecer os sinais e os sintomas de glicose sanguínea baixa
> - administrar insulina corretamente
> - entender a importância da dieta com baixo teor de gordura
>
> Que metas podem ser avaliadas pela visão e audição?

A mensuração da meta atingida pode se tornar mais fácil se o enfermeiro:

- Usar a expressão *conforme evidenciado por* para apresentar uma evidência mensurável de redução de sinais e sintomas (p. ex., o indivíduo apresentará menos ansiedade, conforme evidenciado pela redução do andar de um lado para outro; o indivíduo demonstrará tolerância à atividade, conforme evidenciado pelo retorno da pulsação em repouso [76]. 3 minutos depois da atividade).
- Acrescentar a expressão *dentro dos limites normais* (p. ex., o indivíduo demonstrará cicatrização dentro dos limites normais).

Um estudante pode ser solicitado a definir "dentro dos limites normais". Por exemplo, a pessoa demonstrará uma cicatrização dentro dos limites normais, conforme evidenciado por margens da ferida intactas e aproximadas e por pouca ou nenhuma drenagem anormal. O processo das redação de metas mensuráveis está diagramado a seguir.

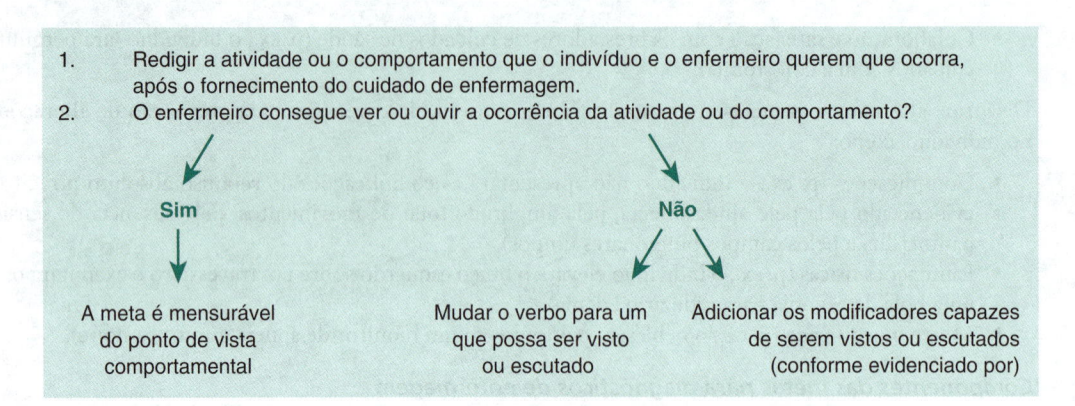

> 1. Redigir a atividade ou o comportamento que o indivíduo e o enfermeiro querem que ocorra, após o fornecimento do cuidado de enfermagem.
> 2. O enfermeiro consegue ver ou ouvir a ocorrência da atividade ou do comportamento?
>
> **Sim** → A meta é mensurável do ponto de vista comportamental
>
> **Não** → Mudar o verbo para um que possa ser visto ou escutado / Adicionar os modificadores capazes de serem vistos ou escutados (conforme evidenciado por)

As metas devem ser específicas *no conteúdo e no tempo*. Três elementos aumentam a especificidade de uma meta: (1) conteúdo, (2) modificadores e (3) prazo de obtenção. O *conteúdo* indica o que o indivíduo deve fazer, apresentar ou aprender (p. ex., beber, andar, tossir ou verbalizar). Os *modificadores* adicionam as preferências individuais à meta e são, em geral, adjetivos ou advérbios que explicam o quê, onde, quando e como. Os enfermeiros podem incluir o *prazo de obtenção* de uma meta usando uma das três opções a seguir.

- No momento da alta hospitalar (p. ex., o indivíduo relatará a intenção de discutir os medos em relação ao diagnóstico com a esposa, em casa).
- Contínua (p. ex., o indivíduo demonstrará constante integridade da pele).
- Na data (p. ex., o indivíduo andará até a metade do corredor com ajuda na sexta-feira pela manhã).

Finalmente, uma meta deve ser *atingível*, ou seja, o indivíduo deve ser capaz de atingi-la com base em sua idade, condição, estado mental e motivação.

Metas para diagnósticos de enfermagem possíveis

Não é apropriado que os enfermeiros formulem metas do indivíduo para os problemas colaborativos e para os diagnósticos de enfermagem possíveis, uma vez que estes não foram confirmados. Avalie o seguinte exemplo de diagnóstico de enfermagem possível e a meta associada:

- **Diagnóstico de enfermagem**: *Possível déficit no autocuidado para alimentação relacionado a dispositivo EV na mão direita.*
- **Meta**: o indivíduo se alimentará sozinho.

Diagnósticos de enfermagem possíveis só têm metas quando forem confirmados. Como o enfermeiro poderá redigir uma meta do indivíduo para um diagnóstico que ainda não foi confirmado ou descartado?

Prescrição das intervenções de enfermagem

Foi visto no Capítulo 4 que existem dois tipos de intervenções de enfermagem, as prescritas pelo enfermeiro e as prescritas pelo médico (delegadas). As *intervenções prescritas pelos enfermeiros* são formuladas por eles, para serem implementadas pelos próprios enfermeiros ou pelos demais membros da equipe de enfermagem. As *intervenções prescritas por médicos* (*delegadas*) são prescrições para os indivíduos, formuladas pelo médico, para serem implementadas pela equipe de enfermagem. As prescrições médicas não são prescrições para os enfermeiros, mas para as pessoas, implementadas pelos enfermeiros quando indicado.

Os dois tipos de intervenções exigem um julgamento independente por parte da enfermagem, porque legalmente o enfermeiro deve determinar se é apropriado o início da ação, seja ela independente ou delegada pelo médico. O Quadro 5.3 apresenta um exemplo de plano de cuidados de enfermagem com os dois tipos de intervenções.

É importante observar que os enfermeiros podem e devem consultar profissionais de outras profissões, como assistente social, nutricionista, fisioterapeuta, quando apropriado. No entanto, trata-se de algo apenas consultivo; se intervenções para os diagnósticos de enfermagem resultarem dessa consulta, o enfermeiro redigirá as prescrições no plano de cuidados de enfermagem para implementação por outros membros da equipe de enfermagem. Uma discussão sobre as demais profissões e sua participação nos planos de cuidados de enfermagem é apresentada mais adiante neste capítulo.

Bulechek e McCloskey (1989) definem as intervenções de enfermagem como "qualquer tratamento direto de cuidados que o enfermeiro realiza em benefício do indivíduo. Esses tratamentos incluem os iniciados pelos enfermeiros, resultantes de diagnósticos de enfermagem, os iniciados pelos médicos, resultantes de diagnósticos médicos, e a realização das funções diárias essenciais para o indivíduo que não possa fazê-las". A definição das autoras vincula todas as intervenções a diagnósticos de enfermagem. Esta autora vincula todas as intervenções de enfermagem a diagnósticos de enfermagem e a problemas colaborativos. A Figura 5.1 lista os seis tipos básicos de intervenções de enfermagem identificados por Bulechek e McCloskey (1989), com as modificações feitas por esta autora.

CAPÍTULO 5 • Planejamento do cuidado com diagnósticos de enfermagem

Quadro 5.3 INTERVENÇÕES PRESCRITAS PELO ENFERMEIRO E INTERVENÇÕES PRESCRITAS PELO MÉDICO (DELEGADAS)

Padrão de cuidado/Procedimentos operacionais padrão (POP)

RC de Pressão intracraniana aumentada

PE1. Monitorar os sinais e os sintomas de aumento da pressão intracraniana.
- Modificações na pulsação: frequência desacelerando para 60 ou menos; aumentando para 100 ou mais
- Alterações respiratórias: frequência desacelerando, com períodos maiores de apneia
- Pressão arterial em elevação ou pressão do pulso ampliada, com temperatura moderadamente elevada
- Temperatura em elevação
- Nível de resposta: modificação variável a partir da linha basal (alerta, letárgico, comatoso)
- Alterações das pupilas (tamanho, simetria, reação à luz, movimentos)
- Movimentos dos olhos ("olhos de boneca", nistagmo)
- Vômito
- Cefaleia: constante, aumentando de intensidade; agravada pelo movimento/posição em pé
- Mudanças sutis: agitação, respiração forçada, movimentos involuntários anormais e confusão mental
- Parestesia, paralisia

PE2. Evitar:
- Massagem na carótida
- Posição de pronação
- Flexão do pescoço
- Rotação extrema do pescoço
- Manobra de Valsalva
- Exercícios isométricos
- Estimulação digital (anal)

PE3. Manter posição da cabeça levemente elevada.
PE4. Evitar a troca rápida de posições.
PE5. Manter um ambiente quieto e calmo (iluminação suave).
PE6. Planejar atividades que reduzam interrupções.
PE7. Ingestão e eliminação; usar bomba de infusão para garantir a exatidão.
PE8. Consultar sobre emolientes fecais.
PM9. Manter a restrição de líquidos, conforme prescrição (pode ser restrita a 1.000 mL/dia, por alguns dias).
PM10. Administrar líquidos em uma frequência regular, conforme prescrição.
PM11. Administrar medicamentos (diuréticos osmóticos [p. ex., manitol] e corticosteroides [p. ex., dexametasona, metilprednisolona]).

PE, prescrita pela enfermagem; PM, prescrita pelo médico (delegada).

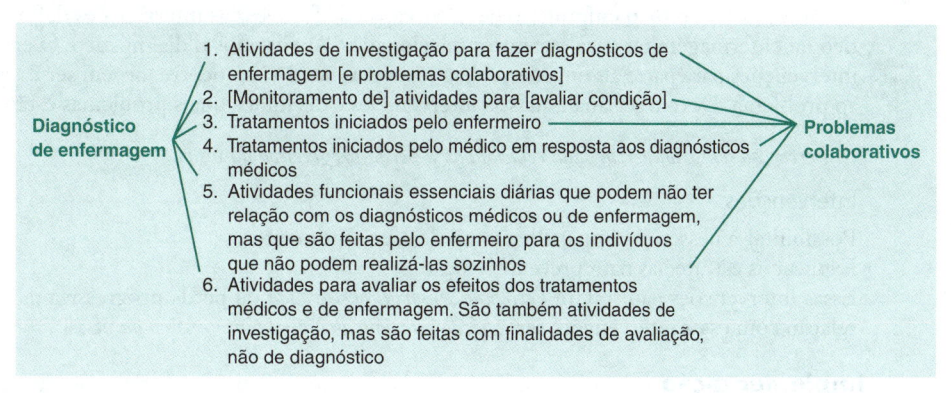

FIGURA 5.1 Relação das intervenções de enfermagem com os diagnósticos de enfermagem e com os problemas colaborativos. Os colchetes indicam modificações feitas por esta autora. (De Bulechek, G., & McCloskey, J. (1989). Intervenções de enfermagem: Tratamentos para diagnósticos de enfermagem potenciais. Em R. M. Carroll-Johnson (Ed), *Classification of nursing diagnoses: Proceedings of the eighth national conference*. Filadélfia, PA: J. B. Lippincott.)

Diagnóstico de enfermagem
1. Atividades de investigação para fazer diagnósticos de enfermagem [e problemas colaborativos]
2. [Monitoramento de] atividades para [avaliar condição]
3. Tratamentos iniciados pelo enfermeiro
4. Tratamentos iniciados pelo médico em resposta aos diagnósticos médicos
5. Atividades funcionais essenciais diárias que podem não ter relação com os diagnósticos médicos ou de enfermagem, mas que são feitas pelo enfermeiro para os indivíduos que não podem realizá-las sozinhos
6. Atividades para avaliar os efeitos dos tratamentos médicos e de enfermagem. São também atividades de investigação, mas são feitas com finalidades de avaliação, não de diagnóstico

Problemas colaborativos

Foco das intervenções de enfermagem

Conforme discutido no Capítulo 3, o principal foco das intervenções difere para os diagnósticos com foco no problema, de risco, possíveis e para os problemas colaborativos.

Para os *diagnósticos de enfermagem com foco no problema*, as intervenções buscam:

- reduzir ou eliminar os fatores contribuintes ou o diagnóstico;
- promover o bem-estar;
- monitorar e avaliar a condição.

Já nos *diagnósticos de enfermagem de risco*, as intervenções buscam:

- reduzir ou eliminar os fatores de risco;
- prevenir o problema;
- monitorar e avaliar a condição.

Nos *diagnósticos de enfermagem possíveis*, as intervenções buscam:

- coletar dados adicionais para rejeitar ou confirmar o diagnóstico.

Nos *problemas colaborativos*, as intervenções buscam:

- monitorar as mudanças na condição;
- controlar as alterações com intervenções prescritas pelo enfermeiro e pelo médico;
- avaliar as respostas.

Inerente à prevenção ou ao tratamento dos dois tipos de diagnósticos, seja de enfermagem e problemas colaborativos, situa-se o processo de educação continuada que os enfermeiros oferecem aos indivíduos e às famílias. O Apêndice C trata das estratégias de educação como o método *teach-back* e das adaptações aos indivíduos com pouca escolaridade.

Prescrições de enfermagem

Quando o enfermeiro acrescenta orientações a serem implementadas por outros enfermeiros ou pelos demais membros da equipe de enfermagem, elas consistem em:

- Data
- Verbo direcionador
- O quê, quando, com que frequência, por quanto tempo, onde
- Assinatura

E quando o enfermeiro não é capaz de tratar os fatores contribuintes?

Às vezes, as intervenções de enfermagem não conseguem reduzir ou eliminar os fatores relacionados do diagnóstico de enfermagem. A literatura determina que os enfermeiros direcionem as intervenções à redução ou à eliminação dos fatores etiológicos ou contribuintes. Especificamente, se o enfermeiro não for capaz de tratar esses fatores relacionados, o diagnóstico de enfermagem será entendido como incorreto, o que constitui um problema. À medida que os títulos de diagnósticos ficam mais específicos, os enfermeiros podem se deparar com diagnósticos com fatores relacionados que a enfermagem não consiga tratar. Veja, por exemplo, *Risco de infecção relacionado à sistema imune comprometido*. O enfermeiro não prescreve para casos de comprometimento do sistema imune, embora possa evitar infecção em alguns indivíduos com esse problema. Em certos casos, o título direciona as intervenções, e os fatores etiológicos ou relacionados não são envolvidos.

Para estar correto, o enfermeiro deve ser capaz de fornecer as intervenções definitivas para o título do diagnóstico de enfermagem ou para os fatores relacionados. Analisemos o diagnóstico. O enfermeiro não pode prescrever intervenções para parte alguma desse diagnóstico. Quando isso ocorre, devem ser escritas as intervenções indicadas ao problema. Devem ser analisadas as intervenções e decididos quais problemas estão tratando. Por exemplo:

Percepção sensorial perturbada relacionada à perda progressiva da visão.

Intervenções

Possibilitar à pessoa o compartilhamento de seus sentimentos.
Explicar as estratégias para prevenir lesões.
Essas intervenções não tratam *Percepção sensorial perturbada* ou perda progressiva da visão. O diagnóstico que teria relação com essas intervenções seria *Medo relacionado à perda progressiva da visão*.

Implementação

O componente de implementação do processo de enfermagem envolve a aplicação das habilidades que os enfermeiros precisam para implantar as intervenções de enfermagem. As habilidades e o conhecimento necessários para a implementação geralmente focalizam em:

- Realizar a atividade para o indivíduo ou auxiliá-lo com ela.
- Realizar a investigação de enfermagem para identificar novos problemas ou monitorar os problemas existentes.
- Ensinar o indivíduo e as pessoas próximas a adquirir novos conhecimentos em relação à sua própria saúde ou ao controle de um distúrbio.
- Auxiliar os indivíduos a tomarem decisões sobre o próprio cuidado de saúde.

- Consultar e recorrer a outros profissionais da saúde para obter orientações apropriadas.
- Proporcionar ações de tratamento específicas para remover, reduzir ou resolver os problemas de saúde.
- Auxiliar os indivíduos a realizarem eles próprios as atividades, ou ajudar as pessoas próximas.
- Auxiliar o indivíduo e as pessoas próximas a identificar os riscos ou os problemas e a investigar as opções disponíveis, por exemplo, encaminhamentos.

Dicas da Carpenito

Os enfermeiros não devem apenas possuir essas habilidades, mas também investigá-las, ensiná-las e avaliá-las em todos os membros da equipe de enfermagem sob sua responsabilidade. Frequentemente, o enfermeiro é responsável pelo planejamento, mas não é quem, na verdade, implementa o cuidado. Isso exige habilidades de controle, delegação, asserção, avaliação e conhecimento sobre as alterações.

Avaliação

A avaliação envolve três diferentes considerações:

1. Avaliação do estado do indivíduo.
2. Avaliação do progresso do indivíduo em relação à obtenção da meta.
3. Avaliação da condição do plano de cuidados e de sua atualização (estabelecimento de cuidados prolongados, como reabilitação, cuidados de longo prazo, cuidados domiciliares).

O enfermeiro é responsável pela avaliação rotineira do estado do indivíduo. Alguns indivíduos exigem avaliação diária; outros, como aqueles com problemas neurológicos, necessitam de avaliação contínua ou a cada hora. Deve-se abordar a avaliação de modo diferente para os diagnósticos de enfermagem e para os problemas colaborativos.

Avaliação dos diagnósticos de enfermagem

Os enfermeiros precisam das metas dos indivíduos (critérios de resultados) para avaliar um diagnóstico de enfermagem. Após a prestação de cuidados, o enfermeiro (1) investigará o estado do indivíduo, (2) comparará a resposta aos resultados e (3) concluirá se o indivíduo está ou não progredindo em relação à obtenção dos resultados. A Figura 5.2 e o exemplo a seguir ilustram esse processo de avaliação.

FIGURA 5.2 Processo de avaliação para um diagnóstico de enfermagem.

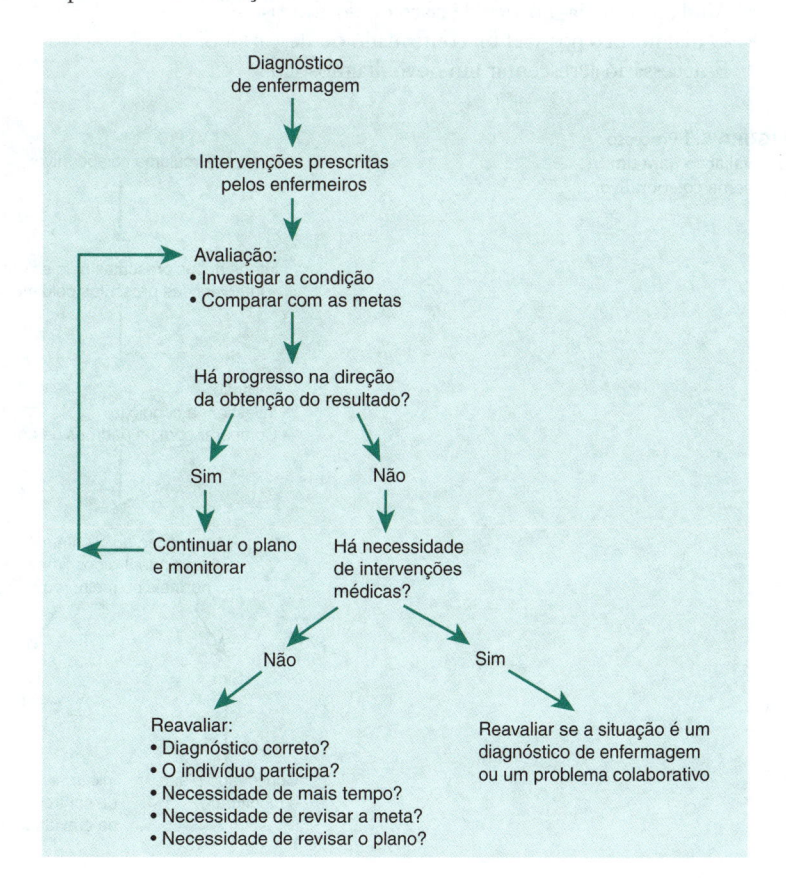

Se a meta for "O indivíduo caminhará sem auxílio a metade do comprimento do corredor", o enfermeiro observa a resposta às intervenções, perguntando: "Que distância o indivíduo percorreu?" e "Foi necessário auxílio?". Ele então compara a resposta do indivíduo, após as intervenções, às metas estabelecidas.

A resposta do indivíduo pode ser registrada em fluxogramas ou anotações da evolução. Os fluxogramas registram dados clínicos, como sinais vitais, condição da pele, qualquer efeito colateral e investigação de lesões. As evoluções registram as respostas específicas não apropriadas para os fluxogramas, como a resposta ao aconselhamento, a resposta dos membros da família ao indivíduo e qualquer reação incomum.

Avaliação dos problemas colaborativos

Uma vez que os problemas colaborativos têm resultados colaborativos, o enfermeiro os avalia de uma forma diferente da utilizada nos diagnósticos de enfermagem. Para os problemas colaborativos, o enfermeiro deverá (1) levantar dados sobre o estado fisiológico do indivíduo, (2) comparar os dados com os padrões de normalidade, (3) julgar se os dados estão dentro de variações aceitáveis e (4) concluir se a condição do indivíduo está estável, melhorou, não melhorou ou piorou. Ver Figura 5.3.

Por exemplo, em *Risco de Complicações de Hipertensão*, o enfermeiro verifica a pressão arterial e a compara à variação normal. Se estiver dentro do limite, conclui que o indivíduo apresenta pressão arterial normal. Se a pressão estiver fora da variação normal, verifica-se a leitura anterior do indivíduo. Se for uma alteração recente, ele consulta o médico ou o enfermeiro de prática avançada.

O enfermeiro pode registrar os dados da investigação para os problemas colaborativos em fluxogramas e usar os registros de evolução para os achados incomuns ou significativos, junto com a intervenção do enfermeiro à situação.

Avaliação do plano de cuidados no atendimento ampliado/de longo prazo

Esse tipo de avaliação depende das conclusões resultantes da avaliação da evolução ou das condições do indivíduo em locais de atendimento ampliado ou de longo prazo, por exemplo, instituição de cuidados de pacientes terminais, centros de reabilitação, atendimento domiciliar. Examinada a resposta do indivíduo, o enfermeiro faz as perguntas mostradas a seguir.

Diagnósticos de enfermagem
- Ainda existe o diagnóstico programado?
- Ainda há um diagnóstico de risco ou de alto risco?
- O diagnóstico possível foi confirmado ou descartado?
- É necessário acrescentar um novo diagnóstico?

FIGURA 5.3 Processo de avaliação para um problema colaborativo.

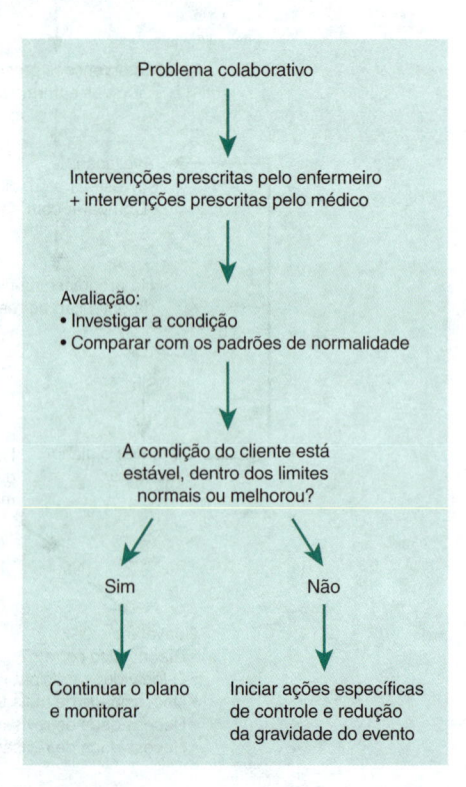

Metas

- Elas foram atingidas?
- Elas refletem o foco atual do cuidado?
- Podem ser acrescentados modificadores mais específicos?
- São aceitáveis para o indivíduo?

Intervenções

- Elas são aceitáveis para o indivíduo/pessoas próximas?
- Elas são específicas para o indivíduo?
- Proporcionam orientações claras para a equipe de enfermagem?

Problemas colaborativos

- É indicado o monitoramento constante?

Ao revisar os problemas e as intervenções em locais de atendimento de longo prazo, o enfermeiro registra uma das seguintes decisões na coluna da avaliação ou no registro de evolução, no horário estabelecido para a avaliação:

- *Mantido*: o diagnóstico ainda está presente, e as metas e as intervenções são apropriadas.
- *Revisado*: o diagnóstico ainda está presente, mas as metas ou as prescrições de enfermagem exigem revisão. As revisões são, então, registradas.
- *Descartado/Confirmado*: um diagnóstico possível foi confirmado ou rejeitado pela coleta de mais dados. São redigidas as metas e as prescrições de enfermagem.
- *Alcançado*: as metas foram atingidas, e aquela parte do plano de cuidados é desativada.
- *Reinstalado*: um diagnóstico que tinha sido resolvido retorna.

Revisões de menor importância podem ser feitas diariamente no plano de cuidados pelo enfermeiro assistencial ou encaminhadas para outro colega. Pode ser utilizado um marcador amarelo para assinalar as áreas desativadas. Visto que é possível ler através das marcas em amarelo, pode-se recorrer ao que já havia sido planejado. Além disso, as marcas não interferirão nas fotocópias. Exemplos de documentação da avaliação são apresentados posteriormente neste capítulo. Em sistemas informatizados, as alterações são acompanhadas e visíveis.

Planejamento de cuidados multidisciplinares

O cuidado de indivíduos, famílias ou grupos costuma ser proporcionado por profissionais de várias disciplinas. Uma boa coordenação desse atendimento é essencial para promover o uso ideal de recursos e evitar a duplicação. Devido ao conhecimento mais generalista e ao tempo dispensado aos indivíduos, os enfermeiros costumam estar na melhor posição para coordenar esse atendimento. O modelo de gerenciamento de caso dá seu aval a essa filosofia.

As instituições seguem vários passos para promover o planejamento multidisciplinar coordenado:

- Realização de reuniões clínicas regulares de planejamento multidisciplinar.
- Criação de listas de problemas multidisciplinares.
- Elaboração de planos de cuidados multidisciplinares.

Algumas dessas estratégias podem trazer problemas aos enfermeiros. Como discutido neste capítulo, os planos de cuidados servem de orientação para que a equipe de enfermagem ofereça cuidado ao indivíduo. As equipes de outras profissões – fisioterapia, serviço social, nutrição – deveriam fazer anotações nos planos de cuidados de enfermagem? Se a resposta for positiva, teriam de formular intervenções para os enfermeiros seguirem ou apenas intervenções específicas de suas profissões?

As intervenções prescritas pelo médico ou pelo enfermeiro de prática assistencial são transferidas do prontuário para os documentos apropriados conforme a política da instituição. Não é necessário inserir as intervenções prescritas pelo médico nos planos de cuidados de enfermagem.

O enfermeiro é responsável por cumprir ou garantir o cumprimento das intervenções prescritas pelos outros enfermeiros. Se houver discordância quanto ao plano de cuidados de um colega, devem ser feitas consultas e discussões quanto ao problema. Se isso for impossível, o enfermeiro em desacordo pode eliminar ou revisar as prescrições de enfermagem existentes. O bom senso profissional dita que esse enfermeiro deva fazer uma anotação para o outro, explicando a modificação, se houver probabilidade de algum problema.

As outras profissões deveriam acrescentar intervenções ao plano de cuidados de enfermagem para os demais enfermeiros?

Quando uma profissão, que não a enfermagem ou a medicina, tem sugestões sobre o controle de um diagnóstico de enfermagem, o enfermeiro deve considerar essas sugestões como conselhos especializados. O enfermeiro pode ou não incorporar esse conselho ao plano de cuidados de enfermagem. Essa situação é semelhante à do médico ou

> **Quadro 5.4 EXEMPLO DE UM PLANO DE CUIDADOS MULTIDISCIPLINAR PARA UM INDIVÍDUO APÓS ARTROPLASTIA TOTAL DO QUADRIL**
>
> **Diagnóstico de enfermagem:**
> *Mobilidade física prejudicada relacionada a dor, rigidez, fadiga, equipamento restritivo e prescrição de restrições de atividade.*
>
> **Meta:**
> O indivíduo aumentará a atividade até andar com andador por 15 min, duas vezes ao dia, e demonstrar posicionamento e técnicas de transferência adequados.
>
> **Intervenções:**
>
> | | |
> |---|---|
> | Fisioterapeuta | 1. Estabelecer um programa de exercícios elaborado de acordo com a capacidade do indivíduo. |
> | | 2. Implementar os exercícios a intervalos regulares. |
> | Fisioterapeuta/Enfermagem | 3. Ensinar a mecânica corporal e as técnicas de transferência. |
> | | 4. Encorajar a independência. |
> | Fisioterapeuta/Enfermagem | 5. Ensinar e supervisionar o uso de equipamentos auxiliares para a deambulação. |

enfermeiro com *expertise* consultado, que pode fazer recomendações, mas não redige prescrições médicas para o paciente de outro médico.

Quando um enfermeiro insere uma intervenção no plano de cuidados com base na sugestão de outra profissão, deve anotar o crédito para aquele profissional. Por exemplo:

> *Realizar com delicadeza exercícios passivos de amplitude de movimentos com os braços, após as refeições, das 20 às 21 horas, como sugerido por C. Levy, fisioterapeuta.*

Historicamente, os diagnósticos de enfermagem e os problemas colaborativos têm sido usados apenas pelos enfermeiros para descrever o foco do cuidado de enfermagem. Todavia, os diagnósticos de enfermagem e os problemas colaborativos podem também descrever o foco do cuidado de outras disciplinas da saúde, como a fisioterapia, o serviço social, a terapia ocupacional, a nutrição e a fonoaudiologia. Outras profissões podem acrescentar suas intervenções específicas a planos de cuidados padronizados, designando que são intervenções prescritas e oferecidas por elas (não pela enfermagem). Essas profissões também seriam encorajadas a revisar ou acrescentar intervenções sob seus cuidados. O Quadro 5.4 mostra um plano de cuidados multidisciplinar. Observe que nenhum dos diagnósticos de enfermagem ou problemas colaborativos têm intervenções prescritas por não enfermeiros.

Reuniões clínicas multidisciplinares constituem uma forma excelente de revisão e avaliação da condição e progresso do indivíduo, da família ou do grupo. Em instituições de atendimento prolongado, essas reuniões são exigidas para todos os pacientes que delas necessitarem.

Sistemas de planejamento de cuidados

Padrões de cuidado ou procedimentos operacionais padrão (POP) são diretrizes detalhadas, informatizadas ou sob forma de manuais que representam o cuidado previsto para situações específicas. Eles não orientam os enfermeiros a oferecerem intervenções médicas, porém fornecem um método eficiente de recuperação das intervenções gerais de enfermagem previstas para condições ou procedimentos médicos. Os padrões de cuidado ou POP identificam um conjunto de problemas (reais ou de risco) que ocorrem geralmente em determinada situação – um conjunto de diagnósticos. Um sistema de planejamento de cuidados que seja eficiente, profissional e útil abrange padrões de cuidado, listas de problemas do indivíduo e planos de cuidados padronizados, além de planos de cuidados POP adicionais.

Padronização

Como qualquer conceito ou sistema, os manuais de procedimentos padronizados apresentam vantagens e desvantagens. Suas vantagens incluem:

- Eliminar a necessidade de redigir as intervenções de enfermagem de rotina.
- Exemplificar os cuidados padronizados da unidade para os novos funcionários ou para o pessoal temporário.
- Orientar a equipe de enfermagem para necessidades selecionadas de documentação.
- Proporcionar os critérios para um programa de melhoria de qualidade e controle de recursos.
- Permitir ao enfermeiro passar mais tempo na prestação do cuidado do que no preenchimento de documentação.

As desvantagens são:

- Poder tomar o lugar de uma intervenção individualizada necessária.
- Poder encorajar os enfermeiros a se concentrarem nos problemas previsíveis, em vez de nos problemas adicionais.

Alguns enfermeiros vivenciaram essas desvantagens quando os planos padronizados de cuidados foram introduzidos em seus serviços clínicos. Nesses casos, a solução foi eliminar os manuais de procedimentos padronizados.

Auditorias posteriores de planos de cuidados revelaram que os enfermeiros estavam redigindo o que já estava contido no POP (p. ex., *mudar de posição/decúbito a cada 2 horas ou administrar o medicamento para o alívio da dor*).

Não se deve esquecer que os padrões de cuidados devem representar o cuidado pelo qual os enfermeiros são responsáveis, e não um nível ideal de cuidado. Como são irreais, os padrões ideais simplesmente frustram esses profissionais e os fazem responsáveis legais pelo cuidado que não conseguem oferecer.

Dicas da Carpenito

Os enfermeiros também foram educados para encarar a padronização como um cuidado medíocre e não profissional. *Os cuidados padronizados ou o Manual de Procedimentos Operacionais Padrão deveriam representar um atendimento de enfermagem responsável, previsto para certas situações.* Os enfermeiros deveriam considerar essas previsões como científicas. Quando surgirem problemas com o uso errado dos manuais de POP, a solução não será sua eliminação, mas a abordagem do mau uso que se fez deles.

Níveis de cuidado

Como discutido antes, o enfermeiro não pode ter a expectativa de abordar todos os problemas que um indivíduo apresenta – ou mesmo a maioria deles. Ao contrário, deve se concentrar nos problemas mais graves ou prioritários. Aqueles que não serão abordados na instituição pelo enfermeiro devem ser encaminhados ao indivíduo e à família para intervenções posteriores à alta. O encaminhamento a serviços comunitários, como programas para perda de peso ou abandono do cigarro, além de aconselhamento psicológico, pode ser indicado após a alta. Os enfermeiros devem criar padrões realistas, com base na gravidade do caso do indivíduo, no tempo de sua permanência e nos recursos disponíveis.

Um sistema de planejamento de cuidados pode ser estruturado em três etapas ou níveis de cuidado:

1. Nível I – manual de cuidados gerais padronizados ou POP.
2. Nível II – POP para um conjunto de diagnósticos ou um diagnóstico único.
3. Nível III – planos de cuidados POP adicionais.

Nível I – Manual de cuidados gerais padronizados/Manual de POP

Os cuidados padronizados do Nível I representam o atendimento geral previsto, exigido por todos ou pela maior parte dos indivíduos. Esses padrões contêm diagnósticos de enfermagem ou problemas colaborativos (o conjunto diagnóstico) aplicáveis à situação específica. O Quadro 5.5 apresenta um exemplo de um conjunto diagnóstico para os cuidados padronizados de uma unidade clínica geral. Cada unidade – ortopedia, oncologia, pediatria, cirurgia, recuperação pós-anestésica, neonatal, emergência, saúde mental, pós-parto e outras – deve ter um manual com cuidados padronizados.

Quadro 5.5 CONJUNTO DE DIAGNÓSTICOS GERAIS PARA ADULTOS HOSPITALIZADOS COM CONDIÇÕES CLÍNICAS

Problemas colaborativos
- *RC Cardiovasculares*
- *RC Respiratórias*

Diagnóstico de enfermagem
- *Ansiedade relacionada a ambiente desconhecido, rotinas, exames diagnósticos, tratamentos e perda de controle*
- *Risco de lesão relacionado a ambiente desconhecido e limitações físicas/mentais secundárias a condição, medicação, terapia e exames diagnósticos*
- *Risco de infecção relacionado a aumento de microrganismos no ambiente, risco de transmissão pessoa a pessoa e exames e terapias invasivos*
- *Déficit no autocuidado relacionado a dor, problemas sensoriais, cognitivos, de mobilidade, de resistência ou de motivação*
- *Risco de nutrição desequilibrada: menos do que as necessidades corporais relacionado à diminuição do apetite secundária a tratamentos, fadiga, ambiente, mudanças na dieta habitual e aumento das exigências proteicas e vitamínicas para a cura*
- *Risco de constipação relacionado a mudança da ingestão de líquidos/alimento, rotina e nível de atividade, efeitos da medicação e estresse emocional*
- *Padrão de sono prejudicado relacionado a ambiente desconhecido e ruidoso, mudanças nos rituais para dormir, estresse emocional e modificação no ritmo circadiano*
- *Risco de sofrimento espiritual relacionado a separação do sistema de apoio religioso, falta de privacidade ou a incapacidade de praticar ritos espirituais*
- *Processos familiares interrompidos relacionados a ruptura das rotinas, modificações nas responsabilidades dos papéis, fadiga associada a aumento da carga de trabalho e exigências das horas de visita*
- *Risco de dignidade humana comprometida relacionado a múltiplos fatores associados à hospitalização*
- *Risco de autocontrole da saúde relacionado à complexidade e a custo do regime terapêutico, déficits no autocuidado, barreiras à compreensão (p. ex., ansiedade, habilidades linguísticas, déficits cognitivos e conhecimento insuficiente de tratamentos), restrições (dieta, atividade), medicamentos, sinais e sintomas de complicações e cuidados do acompanhamento*

Os POP do Nível I podem ser colocados em cartazes separados e expostos em cada unidade, como uma referência para os enfermeiros. Como esses padrões se aplicam a todos os indivíduos, o enfermeiro não precisa redigir esses diagnósticos de enfermagem ou os problemas colaborativos no plano de cuidados de cada paciente. Em vez disso, a política institucional pode especificar que esses POP serão implementados para todos os indivíduos, quando houver indicação.

O conceito de alto risco não é útil no nível de unidades padronizadas. Nesse nível, todos, ou a maioria dos indivíduos, apresentam risco, mas não *alto* risco. Por exemplo, após uma cirurgia, todos os indivíduos apresentam risco de infecção, mas nem todos apresentam alto risco.

Para documentar os POP do Nível I, o enfermeiro deve usar anotações em fluxogramas, a não ser que sejam encontrados dados incomuns ou que ocorram incidentes significativos. Embora os POP não precisem fazer parte do prontuário do indivíduo, este deve especificar os que forem selecionados para o indivíduo. A lista de problemas, representando os diagnósticos de enfermagem e problemas colaborativos prioritários de cada pessoa, pode servir para essa finalidade.

Nível II – POP

Planos de cuidados previamente impressos, que representam o atendimento a ser prestado ao indivíduo, à família ou ao grupo, além dos padrões do Nível I, os POP de Nível II são suplementos ao manual de POP gerais. Assim, um indivíduo que baixou em uma unidade clínica receberá cuidados de enfermagem com base tanto nos POP do Nível I quanto nos do Nível II para a condição específica que o levou à hospitalização.

Os POP de Nível II contêm um conjunto de diagnósticos ou um diagnóstico de enfermagem único ou um problema colaborativo, como *Alto risco de integridade da pele prejudicada* ou *RC de Desequilíbrios hídricos/eletrolíticos*. O Quadro 5.6 apresenta um plano padronizado de cuidados de Nível II para o problema colaborativo *RC de Hipo/hiperglicemia*.

Um grupo de diagnósticos para POP do Nível II contém diagnósticos de enfermagem adicionais e problemas colaborativos com presença previsível e anterior devido a uma condição clínica, intervenção cirúrgica ou terapia. Como exemplo, é apresentada, a seguir, uma lista de problemas para um indivíduo, no dia posterior à cirurgia de artroplastia total do quadril, bem como a fonte do cuidado.

Quadro 5.6 PROCEDIMENTOS OPERACIONAIS PADRÃO DE NÍVEL II PARA RISCO DE COMPLICAÇÕES DE HIPO/HIPERGLICEMIA

RC de Hipo/hiperglicemia

Resultado colaborativo

O enfermeiro monitorará os primeiros sinais e sintomas de hipoglicemia e hiperglicemia e receberá intervenções colaborativas indicadas para a recuperação da estabilidade fisiológica.

Indicadores de estabilidade fisiológica:
Ausência de cetonas na urina
Glicemia em jejum 70-130 mg/dL
Mostra clareza e orientação
Pele quente e seca
O enfermeiro controlará e minimizará episódios de hipo ou hiperglicemia.

1. Monitorar o aparecimento de sinais e sintomas de hipoglicemia:
   - Glicemia abaixo de 70 mg/dL
   - Pele pálida, úmida e fria
   - Taquicardia, diaforese
   - Nervosismo/movimentos bruscos, irritabilidade
   - Cefaleia, fala arrastada
   - Descoordenação
   - Sonolência
   - Mudanças na visão
   - Fome, náusea, dor abdominal

2. Seguir protocolos quando indicado, por exemplo, escala deslizante de insulina da glicose concentrada (oral, EV)

3. Monitorar o aparecimento de sinais e sintomas de cetoacidose:
   - Glicemia superior a 300 mg/dL
   - Cetonemia plasmática positiva, hálito cetônico
   - Cefaleia, taquicardia
   - Respirações de Kussmaul, pressão arterial reduzida
   - Anorexia, náusea, vômito
   - Poliúria, polidipsia
   - Quando ocorrer cetoacidose, seguir protocolos, por exemplo, iniciar líquidos EV, insulina EV
   - Diante de episódio grave, monitorar sinais vitais, débito urinário, gravidade específica, cetonas, eletrólitos, glicemia a cada 30 minutos ou quando necessário
   - Documentar os achados sobre a glicemia e outros dados investigados no registro do fluxograma. Documentar eventos ou reações incomuns nas notas da evolução

CAPÍTULO 5 • Planejamento do cuidado com diagnósticos de enfermagem   45

RC de Deslocamento do quadril
RC de Comprometimento neurovascular
RC de Embolia (gordura, sangue)
Mobilidade física prejudicada
Alto risco de úlceras por pressão
Alto risco de quedas
Alto risco de autocontrole ineficaz da saúde

Lista de problemas do indivíduo
A partir do Nível II
Padrão – Cartaz 1
Substituição total do quadril

Se esse indivíduo também tiver diabete melito, será acrescentado o seguinte padrão de diagnóstico único à lista de problemas: *RC de Hipo/hiperglicemia*.

Após a equipe de enfermagem ser orientada quanto aos detalhes do POP, os diagnósticos nos POP de Nível I podem ser omitidos das listas de problemas ou dos planos de cuidados do indivíduo. A política da instituição indica se esses POP se aplicam a todos os indivíduos na unidade.

Nível III – Planos de cuidados POP adicionais

O plano de cuidados POP adicional lista as intervenções adicionais, além dos POP dos Níveis I e II, que um indivíduo específico exige. Essas intervenções específicas podem ser acrescentadas ao plano de cuidados padronizado ou podem estar associadas aos diagnósticos de enfermagem prioritários adicionais ou aos problemas colaborativos não incluídos no Manual de POP de Nível II ou de Nível I.

Para muitos clientes hospitalizados, o enfermeiro pode direcionar a responsabilidade do cuidado inicial usando o Manual com os POPs. As informações da investigação, obtidas durante as interações subsequentes enfermeiro-paciente, podem garantir acréscimos específicos ao plano de cuidados do indivíduo, assegurando a obtenção do resultado. O enfermeiro pode inserir ou eliminar um diagnóstico adicionado no manual de POP manuscrito ou via computador, com suas metas e intervenções aplicáveis.

A documentação da implementação não ocorre no plano de cuidados, mas nas folhas de registros, dependendo dos tipos de dados a serem registrados.

Dicas da Carpenito

A singularidade de cada indivíduo prevê que o enfermeiro sempre possa adicionar outros diagnósticos de enfermagem à lista de problemas de qualquer paciente. Considerando-se, porém, o breve tempo de internação de pessoas na instituição, o enfermeiro precisa determinar se os diagnósticos adicionais constituem uma prioridade. O Manual de Procedimentos Operacionais Padrão deve tratar a maior parte dos diagnósticos de enfermagem prioritários. É importante observar que o enfermeiro sempre individualizará as intervenções para os diagnósticos de enfermagem padronizados para cada indivíduo conforme a necessidade.

Lista de problemas/plano de cuidados

Conforme abordado anteriormente, a lista de problemas representa o conjunto de diagnósticos de enfermagem e problemas colaborativos prioritários que a equipe de enfermagem controlará para determinado indivíduo. Quando apropriado, o termo *diagnóstico* pode ser usado, em vez de *problema* (i.e., lista de diagnósticos/plano de cuidados), para comportar os diagnósticos de bem-estar.

A lista de problemas é um registro gráfico permanente que identifica tanto os diagnósticos de enfermagem quanto os problemas colaborativos, recebendo controle da enfermagem, além de ser a origem das intervenções: Manual de POP gerais ou adicionados. A Figura 5.4 traz um exemplo de lista de problemas de enfermagem/plano de cuidados para um indivíduo com história de diabete melito tipo 1, internado em uma unidade clínica para tratamento de uma pneumonia. Esse exemplo inclui o conjunto de diagnósticos prioritários do paciente, assim como as intervenções adicionais que o enfermeiro acrescentou ao diagnóstico *Dor aguda*.

Dicas da Carpenito

As listas de problemas são um excelente método para comunicar o foco específico da enfermagem para cada indivíduo. Com facilidade, são uma referência cruzada para um plano padronizado ou um plano individualizado adicional.

FIGURA 5.4 Exemplo de uma lista de problemas/plano de cuidados.

Lista de problemas de enfermagem/plano de cuidados

Diagnóstico de enfermagem/ Problema colaborativo	Situação	Padrão	Adendo	Notas de evolução		
Padrão da unidade médica	9/20 A	✔		9/21 P/LJC	9/22 P/Pw	9/23 P-GA
RC de Hipertermia	9/20			S/LJC	S/Pw	S-GA
RC de Hiper/hipoglicemia	9/20 A	✔				
Dor aguda	9/20 A	✔	✔			

CÓDIGO DA SITUAÇÃO: A = Ativo   R = Resolvido   D = Descartado
CÓDIGO DE AVALIAÇÃO: E = Estável, M = Melhorou, *P = Piorou, SA = Sem alteração, *NE = Não evoluiu
E = Em evolução

Revisado com o indivíduo/Família ___9/21 LJC___, _____, _____, (Data)

Adendo ao plano de cuidados

Diagn. enferm./ Probl. colab.	Metas do indivíduo/ Enfermagem	Data/ Iniciais	Intervenções
Dor aguda	—	9/23 LJC	1. Fazer massagem suave nas costas à tarde.
			2. Colocar coberta aos pés da cama para acesso fácil.

Iniciais/Assinatura
1. LJC Lynda J. Carpenito   3.   5.   7.
2. Pw Poti Wychoff   4. G. Arcangelo   6.   8.

RESUMO

A redação ou a escolha repetitivas de itens de cuidados rotineiros em um prontuário eletrônico do mesmo atendimento previsto como presente, devido a uma determinada condição clínica ou um procedimento cirúrgico, são mantidas nos dias atuais.

É perda de tempo do enfermeiro.
Consome tempo que seria mais bem utilizado com os indivíduos e suas famílias.
Impede os enfermeiros de redigirem planos individualizados, quando necessários.

Todas as unidades de enfermagem podem fornecer um Manual de Procedimentos Operacionais Padrão e ficar mais motivadas a individualizar esse cuidado após a eliminação dessa tarefa redacional desnecessária.

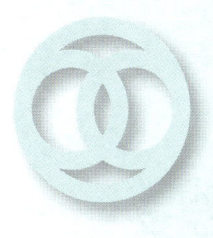

Capítulo 6
Onze etapas para unir todos os elementos com ou sem mapas conceituais

Objetivos de aprendizagem

Após a leitura do capítulo, as perguntas a seguir devem ser respondidas:

- O que é mapa conceitual?
- Como focalizar sua investigação para determinado indivíduo?
- Como escrever um plano de cuidados quando você não teve um encontro com o indivíduo?
- Que informações adicionais você deve acrescentar ao plano de cuidados?
- Após fornecer cuidados, como avaliar a evolução do indivíduo?

O que é mapa conceitual?

"Mapa conceitual é uma técnica que pode ajudá-lo a organizar dados para análise. Utiliza diagramas que demonstram a relação entre um conceito ou item de informação e outros conceitos ou itens de informação" (Carpenito-Moyet, 2007). Tem utilidade para estudantes e outros profissionais que ainda não conhecem o planejamento dos cuidados e os diagnósticos de enfermagem.

Os mapas conceituais podem ajudá-lo a:

- explicar relações entre dados;
- identificar pontos fortes e fatores de risco nos indivíduos;
- determinar se há dados suficientes de apoio a seu diagnóstico.

O mapa conceitual é composto de um círculo central com um anel de círculos externos conectados ao centro. Esse é um diagrama que você pode utilizar para mapear dados clínicos sobre seu paciente.

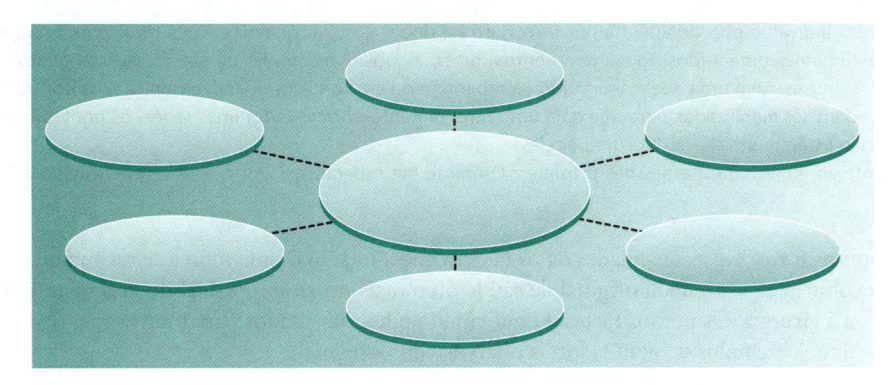

Exemplos de mapas conceituais para uma pessoa aparecem a seguir e nas próximas páginas. Os pontos fortes individuais são mapeados a seguir:

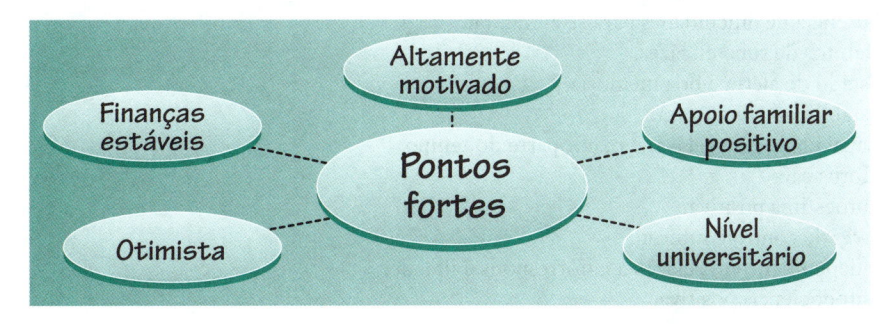

Seus fatores de risco estão mapeados a seguir:

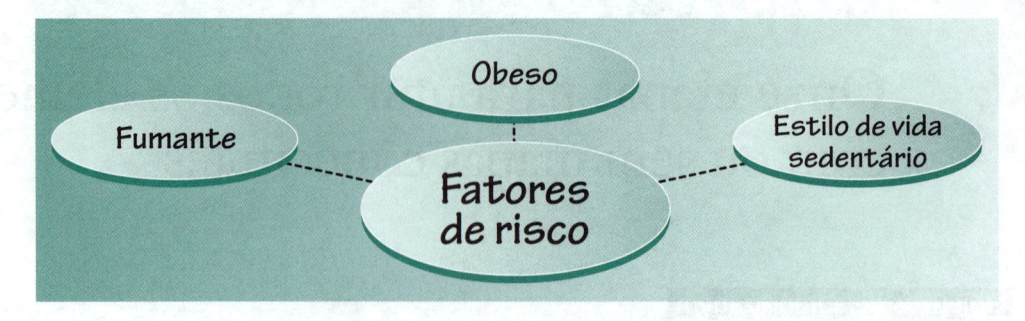

```
        Obeso
Fumante ---- Fatores ---- Estilo de vida
             de risco        sedentário
```

Ao longo das 11 etapas, você pode utilizar os mapas conceituais para ajudá-lo a organizar os dados.

Você aprendeu as cinco etapas no processo de enfermagem no Capítulo 5 e, dessa forma, tem os recursos para criar um plano de cuidados individualizado.

Etapa 1: Investigação

Plano provisório de investigação de riscos

Na admissão hospitalar, o indivíduo precisa ser investigado em relação à vulnerabilidade a infecções, úlceras por pressão, quedas e retardo na transição. Você deve usar as ferramentas de avaliação baseadas em evidências que se encontram no Apêndice D.

Se você tiver de escrever um plano de cuidados antes de entrevistar o indivíduo, vá à etapa 2. Se entrevistar o indivíduo antes de redigir o plano de cuidados, faça sua investigação utilizando o formulário recomendado pela universidade.

Concluída a investigação, você terá então de identificar:

- pontos fortes;
- fatores de risco;
- problemas em um ou mais entre os padrões funcionais de saúde.

❯❯ Dicas da Carpenito

Quando um indivíduo está doente, há um foco claro na doença, nos problemas e nos fatores de risco. Infelizmente, os pontos fortes costumam ser ignorados. Todos têm pontos fortes, alguns mais do que os outros. Nossos pontos fortes nos auxiliam em momentos difíceis. Com uma doença, um trauma repentino ou em condições em deterioração, os pontos fortes do indivíduo e da família podem ser mobilizados para que haja um enfrentamento eficiente. Algumas vezes, os pontos fortes dos indivíduos e das famílias não estão muito claros. Procure por eles!

Pergunte ao indivíduo ou a pessoas próximas: O que te lhe esperanças? Por que você quer melhorar? Quais são seus pontos fortes?

Os pontos fortes são as qualidades ou os fatores que ajudarão o indivíduo a se recuperar, a enfrentar os estressores e a evoluir para seu estado original de saúde ou o mais próximo possível do estado anterior à hospitalização, à doença ou à cirurgia. Os pontos fortes do indivíduo podem ser usados para motivá-lo a realizar algumas atividades difíceis. Alguns exemplos de pontos fortes estão listados a seguir:

- Estrutura espiritual positiva.
- Sistemas de apoio positivos.
- Capacidade para realizar o autocuidado.
- Ausência de dificuldades para se alimentar.
- Hábitos de sono eficazes.
- Estado de alerta e boa memória.
- Estabilidade financeira.
- Capacidade para relaxar a maior parte do tempo.
- Motivação.
- Autoestima positiva.
- *Locus* de controle interno.
- Independente em relação à autorresponsabilidade.
- Autoeficiência positiva.

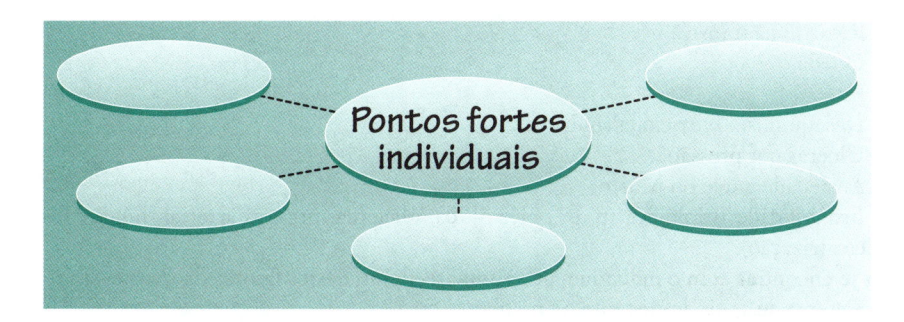

CAPÍTULO 6 • Onze etapas para unir todos os elementos com ou sem mapas conceituais

Escreva uma lista dos pontos fortes do indivíduo ou use um mapa conceitual tendo os pontos fortes no centro.

Fatores de risco são situações, características pessoais, incapacidades ou condições clínicas que possam criar obstáculos à capacidade pessoal para curar, enfrentar estressores e evoluir para o estado original de saúde anterior à hospitalização, à doença ou à cirurgia. Exemplos de fatores de risco estão listados a seguir:

- Sistema de apoio inexistente ou ineficaz.
- Abuso de substâncias (álcool, tabaco, drogas).
- Pouca ou nenhuma prática de exercícios regulares.
- Hábitos alimentares inadequados ou insatisfatórios.
- Dificuldades de aprendizagem.
- Negação.
- Habilidades insatisfatórias de enfrentamento.
- Problemas de comunicação.
- Obesidade.
- Fadiga.
- Capacidade limitada de falar ou entender o idioma local.
- Problemas de memória ou de compreensão.
- Problemas auditivos.
- Problemas com o autocuidado anteriores à hospitalização.
- Dificuldade para andar.
- Problemas financeiros.
- Autoeficiência negativa.

Escreva uma lista de fatores de risco relativos ao indivíduo ou crie um mapa conceitual de fatores de risco.

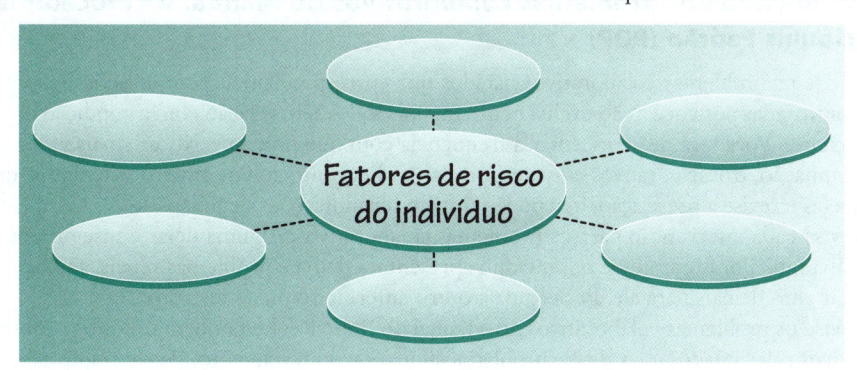

Etapa 2: Investigação em um mesmo dia

Caso você não tenha feito uma investigação de sondagem de seu paciente, determine o que segue, assim que possível, fazendo perguntas a ele, aos familiares ou ao enfermeiro a quem ele foi confiado.

- Antes da hospitalização, o indivíduo:
  - Realizava o autocuidado?
  - Precisava de assistência?
  - Conseguia andar sem ajuda?
  - Apresentava problemas de memória?
  - Apresentava problemas auditivos?
  - Era fumante?
- Quais as condições ou as doenças do indivíduo que o tornam mais vulnerável a:

- Retardo na transição.
- Queda.
- Infecção.
- Desequilíbrio nutricional/hídrico.
- Úlceras por pressão.
- Ansiedade grave ou pânico.
- Instabilidade fisiológica (p. ex., eletrólitos, glicemia, pressão arterial, função respiratória, problemas de cicatrização).
- Ao se encontrar com o indivíduo, determine se algum destes fatores de risco está presente:
  - Sistema de apoio inexistente ou ineficaz.
  - Obesidade.
  - Problemas de comunicação/dificuldades de aprendizagem.
  - Dificuldades de movimento.
  - Estado nutricional inadequado.
  - Estresse recente ou em curso (p. ex., financeiro, morte na família).
  - Abuso de substâncias (álcool, tabaco, outras drogas).

Anote os dados importantes (em uma ficha) por assunto. Passe à Etapa 3.

Etapa 3: Criação de seu plano de cuidados inicial

Se o indivíduo estiver no hospital por um problema médico, consulte o Manual de Procedimentos Operacionais Padrão. Se estiver hospitalizado devido a uma condição cirúrgica, consulte os procedimentos padronizados para cuidados cirúrgicos. Esses procedimentos refletem os cuidados usuais previstos de que o indivíduo necessita.

Pergunte a seu instrutor se pode utilizá-los e revisá-los eletronicamente para seu paciente.

Você pode também consultar o *Manual de diagnósticos de enfermagem*, 15ª edição (Carpenito, 2018) na busca de exemplos de diagnósticos de enfermagem e problemas colaborativos associados às condições clínicas e cirúrgicas.

Diante da necessidade de planos de cuidados específicos para 76 condições clínicas, intervenções cirúrgicas ou situações diagnósticas/terapêuticas, ver *Nursing Care Plans: Transitional Patient & Family Centered Care*, 6th edition (Carpenito-Moyet, 2014).

Um agrupamento de diagnósticos para uma pessoa em pós-cirurgia pode ser encontrado no Quadro 5.2, Capítulo 5.

Etapa 4: Revisão dos problemas colaborativos no Manual de Procedimentos Operacionais Padrão (POP)

- Revise os problemas colaborativos listados que correspondam às complicações fisiológicas que precisam ser monitoradas por você. Não exclua nenhum, pois todos têm relação com a condição ou o procedimento de seu paciente. Você terá de acrescentar a frequência com que precisa verificar sinais vitais, registrar a ingestão e a eliminação, trocar curativos e assim por diante. Pergunte ao enfermeiro orientador quais os horários dessas tarefas e revise a prescrição, que pode também ter indicações de prazos.
- Revise cada intervenção para os problemas colaborativos. Alguma delas é insegura ou contraindicada para o indivíduo? Por exemplo, se o indivíduo apresentar edema e problemas renais, as exigências de líquido podem estar altas demais para ele. Peça ajuda a outro enfermeiro ou ao instrutor.
- Revise os problemas colaborativos no Manual de POP. Revise também todos os problemas colaborativos adicionais relacionados com algum problema clínico ou do tratamento. Por exemplo, se o indivíduo tiver diabete melito, você precisará acrescentar *Risco de Complicações de Hipo/Hiperglicemia*.

Etapa 5: Revisão dos diagnósticos de enfermagem no Manual de POP

Revise cada diagnóstico de enfermagem no plano.

- Está adequado ao indivíduo?
- O indivíduo apresenta algum fator de risco capaz de piorar esse diagnóstico (verifique os dados anotados na ficha por assuntos)?

Um exemplo de um Plano Geral para Cuidados Clínicos é *Risco de lesão relacionado a ambiente desconhecido e a limitações físicas ou mentais secundárias a condição, medicação, terapias ou exames diagnósticos*.

Consulte, então, a lista de fatores de risco de seu paciente. Algum dos fatores listados contribui para que o paciente tenha uma lesão? Por exemplo, ele teria problemas para andar ou enxergar? Tem tonturas?

Se a pessoa apresentar uma forma de andar instável relacionada à doença vascular periférica (DVP), você poderia acrescentar: *marcha instável secundária à doença vascular periférica, secundária a risco de lesão relacionado a ambiente desconhecido*. Revise cada uma das metas para o diagnóstico de enfermagem.

- Elas são pertinentes ao indivíduo?
- O indivíduo consegue alcançar a meta no dia em que os cuidados são fornecidos?
- Você precisa de mais tempo?
- Você precisa tornar a meta mais específica para o indivíduo?

Exclua as metas inadequadas ao indivíduo. Se ele precisar de mais tempo para alcançar a meta, acrescente "na alta hospitalar". Se a pessoa for capaz de atingir a meta no dia, escreva "em (insira data)" após a meta.

Utilizando o mesmo diagnóstico de *Risco de lesão relacionado a ambiente desconhecido e a limitações físicas e mentais secundárias a condição, terapias e exames diagnósticos*, considere a seguinte meta: o indivíduo solicitará assistência para realizar as atividades da vida diária (AVDs).

Indicadores

- Identificar os fatores que aumentam o risco de lesão.
- Descrever medidas de segurança adequadas.

Se for realista o indivíduo atingir todas as metas no dia do atendimento, você terá de adicionar a data a todas elas.

Se o indivíduo estiver confuso, você poderá adicionar a data à meta principal, mas terá de deletar todos os indicadores, uma vez que a pessoa está confusa. Ou você pode alterar a meta, redigindo "membro da família identificará fatores que aumentem risco de lesão ao paciente".

Revise todas as intervenções para cada diagnóstico de enfermagem:

- São relevantes para o indivíduo?
- Você terá tempo para fornecê-las?
- Alguma intervenção não é apropriada ou é contraindicada para seu paciente?
- Você pode adicionar alguma intervenção específica?
- Você precisa modificar alguma intervenção devido a fatores de risco (ver a ficha com indicadores)?

Dicas da Carpenito

Lembre-se de que você só pode individualizar um plano de cuidados para uma pessoa se passar algum tempo com ela, mas pode adicionar ou excluir intervenções com base em seus conhecimentos pré-clínicos dessa pessoa (p. ex., diagnóstico médico, condições clínicas coexistentes).

Etapa 6: Preparação do plano de cuidados (informatizado, escrito ou impresso)

Você poderá preparar o plano de cuidados:

- Redigindo e salvando o plano geral de cuidados em sua unidade de processamento e, em seguida, suprimindo ou acrescentando elementos específicos para o indivíduo (usar outra cor ou fonte para acréscimos/exclusões).
- Fotocopiando alguma parte deste livro para, em seguida, adicionar ou excluir detalhes do indivíduo.
- Escrevendo um plano de cuidados.

Dicas da Carpenito

Pergunte a algum professor a respeito das opções mais aceitáveis. Cores ou fontes diferentes permitem que essa pessoa entenda sua análise com clareza. Você deverá estar preparado para justificar suas modificações, sejam acréscimos ou exclusões.

Etapa 7: Plano de cuidados inicial concluído

Agora que você tem o plano de cuidados dos problemas colaborativos e dos diagnósticos de enfermagem para a condição primária que iniciou a hospitalização, existem fatores de risco ou outros problemas clínicos prioritários? Confusão? Diabete melito?

Etapa 8: Fatores de risco adicionais

Quando o indivíduo apresentar fatores de risco (ficha com indicadores), identificados nas Etapas 1 e 2, avalie se eles deixam o indivíduo mais vulnerável a desenvolver algum problema.

As perguntas a seguir podem ajudar a determinar se o indivíduo ou a família têm diagnósticos adicionais que necessitem de intervenções de enfermagem:

- Há problemas colaborativos adicionais associados a condições clínicas coexistentes que exijam monitoramento (p. ex., hipoglicemia)?

- Há outros diagnósticos de enfermagem que, se não controlados ou evitados agora, impedirão a recuperação ou afetarão o estado de saúde funcional do indivíduo (p. ex., *Risco de constipação*)?
- Quais são os problemas percebidos pelo indivíduo como prioritários?
- Que diagnósticos de enfermagem são importantes, embora seu tratamento possa ser protelado sem comprometimento do estado de saúde funcional?

> **Dicas da Carpenito**
> Você poderá tratar de diagnósticos de enfermagem que não estejam na lista de prioridades encaminhando a pessoa para assistência após a alta (p. ex., aconselhamento, programa de perda de peso). Tempo e recursos limitados obrigam o encaminhamento desses problemas para que sejam controlados após a alta hospitalar. Não crie um plano de cuidados que não possa ser fornecido ao indivíduo e à família.

A identificação de prioridades é um conceito muito importante, embora difícil. Devido a internações hospitalares mais breves e pelo fato de muitos indivíduos apresentarem várias doenças crônicas de uma só vez, os enfermeiros não conseguem dar conta da maioria dos diagnósticos de enfermagem para cada indivíduo. O foco da enfermagem deverá se situar naqueles diagnósticos capazes de causar lesão à pessoa, levá-la a ter mais ansiedade ou a não evoluir, caso eles não sejam abordados. Solicite aos professores uma revisão de sua lista. Você deverá estar preparado para justificar suas escolhas.

Etapa 9: Avaliação da situação do indivíduo (depois da prestação dos cuidados)

Problemas colaborativos

Revise as metas para os problemas colaborativos:

- Investigar a condição da pessoa.
- Comparar os dados com as normas estabelecidas (indicadores).
- Julgar se os dados se situam dentro dos limites de variações aceitáveis.
- Concluir se a pessoa está estável, apresentou melhora, não melhorou ou piorou.

A pessoa está estável ou melhorou?

- Em caso positivo, continuar a monitorá-la e fornecer as intervenções indicadas.
- Em caso negativo, ocorreu alguma mudança drástica (p. ex., aumento da pressão arterial e redução do débito urinário)? Você avisou o médico ou o enfermeiro responsável pelo paciente? Intensificou o monitoramento? Comunique suas avaliações sobre a condição dos problemas colaborativos ao professor e ao enfermeiro responsável por seu paciente.

Diagnósticos de enfermagem

Revise as metas ou os critérios dos resultados para cada diagnóstico de enfermagem.

- O indivíduo demonstrou ou falou sobre a atividade definida na meta?
- Em caso positivo, comunique (documente) a obtenção da meta no plano.
- Em caso negativo, e se o indivíduo precisar de mais tempo, mude a data para obtenção da meta.
- Se o problema não for o prazo, avalie por que o indivíduo não alcançou a meta.

A meta

- Não era realista devido a outras prioridades?
- Não era aceitável para o indivíduo?

Revise as intervenções para cada diagnóstico de enfermagem.

- São aceitáveis para o indivíduo?
- Você pode deixá-las mais específicas?
- Há algumas intervenções que precisam ser revisadas ou excluídas?

Etapa 10: Documentação dos cuidados

Documente os cuidados no prontuário eletrônico de saúde, nos formulários da instituição, nos fluxogramas e nas notas de evolução.

Etapa 11: Avaliação do plano de cuidados

Após cada dia de cuidados prestados ao indivíduo, retorne à Etapa 9 e repita a avaliação, fazendo revisões no plano quando necessárias.

RESUMO

Mais de um enfermeiro deve ter dito a você que o planejamento do cuidado é desnecessário, uma perda de tempo. É possível que esse enfermeiro tenha feito uso de sistemas de planejamento do cuidado que exigissem redação sem sentido ou escolha repetida de dados em um sistema eletrônico de elaboração de prontuários.

Como estudante de enfermagem, é importante que você aprenda os procedimentos operacionais padrão que, espera-se, sejam necessários em várias situações clínicas.

Alguns exemplos clínicos são:

- Pós-cirurgia abdominal.
- Cuidados com neonatais.
- Cuidados pós-parto.
- Indivíduo com pneumonia.
- Indivíduo após acidente vascular encefálico (AVE).
- Pessoa após infarto agudo do miocárdio.

Depois que você tiver experiência na prestação de cuidados a várias pessoas após uma cirurgia abdominal, saberá qual é o cuidado indicado. Isso permitirá que você se concentre em outros diagnósticos de enfermagem possíveis. Você terá de se familiarizar com os POP. O planejamento que não exija que você escreva o mesmo cuidado repetidas vezes oportunizará mais oportunidades de individualizar o cuidado. Aprender o processo de enfermagem por meio da escrita pode ser útil para que você entenda esse tipo de solução científica de um problema.

Capítulo 7

Cuidados centrados no processo de transição (alta ou transferência) do indivíduo e da família[1]

Objetivos de aprendizagem

Após a leitura do capítulo, as perguntas a seguir devem ser respondidas:

- Por que se referir a uma pessoa ou a uma família como "não aderente" não tem utilidade clínica?
- De que forma o processo de transição de uma pessoa do hospital é diferente da alta hospitalar da pessoa?
- O que o enfermeiro investiga sobre a reconciliação medicamentosa?
- Cite três ocorrências hospitalares rotuladas como "eventos que jamais acontecem".

Envolvimento de indivíduos e famílias no planejamento e na modelagem de seu atendimento

"Ativação do paciente" refere-se aos conhecimentos, às habilidades e ao desejo do indivíduo de controlar a própria saúde e cuidados. "Envolvimento do paciente" é um conceito mais amplo que combina ativação do paciente com intervenções formuladas para aumentar a ativação e promover um comportamento positivo do paciente, como obter cuidados preventivos ou exercitar-se com regularidade. Envolver o paciente é uma das estratégias para alcançar a "meta tripla" de melhora dos resultados de saúde, melhora dos cuidados do paciente e custos mais baixos (James, 2013, p. 1).

Dicas da Carpenito

O conceito de "envolvimento" implica um processo de dupla via; quanto aos termos "não cumprimento" e "falta de adesão", o que está implicado é o indivíduo ou a família não cooperarem com os cuidados. O alvo é o indivíduo/família problemático, e não o fato de o processo usado ser ou não adequado. Portanto, o diagnóstico de enfermagem de *Falta de adesão* deve ser revisado em relação a outro com título *Não envolvimento* ou *Risco de não envolvimento*. O foco clínico deve recair em fatores relacionados ou de risco que constituem barreiras ao envolvimento.

Para Coulter (2012), "o envolvimento do paciente reconhece que os pacientes têm um papel importante a desempenhar no próprio cuidado de saúde. Isso inclui leitura, compreensão e ação em relação a informações de saúde (instrução em saúde), ação conjunta com os médicos e enfermeiros para a seleção dos tratamentos apropriados ou opções de controle (tomada compartilhada de decisões) e oferecimento de *feedback* sobre processos e resultados dos cuidados da saúde".

As estratégias concentram-se no apoio e fortalecimento das determinações do indivíduo quanto às necessidades de cuidados de saúde e tentativas de autocuidado diante de melhora da saúde. Essas estratégias podem atrair um indivíduo/família por meio do foco em suas prioridades e da individualização das interações que são adequadas e confortáveis (p. ex., instrução em saúde, disposição para mudança, acesso, custo apropriado).

Trata-se de uma ampla alteração cultural. Anteriormente, o profissional abordaria o ensino de saúde com uma lista do que ensinar, realizando essa tarefa conforme os itens dessa lista. A conclusão seria de que indivíduo e família teriam aprendido. Sem compreender a disposição ou a capacidade para aprender do indivíduo/família, essa ideia de que "um item atende a todos" acarreta o entendimento ou a motivação reduzida em relação a alterações nos comportamentos de saúde, com um possível resultado de aumento da ansiedade nos envolvidos.

Envolver indivíduos famílias e profissionais de saúde tem o foco em escutar e não em falar, em fazer mais perguntas, em investigar as preocupações e barreiras específicas relativas à mudança. Os resultados esperados incluem aumento do conforto para fazer perguntas, aprimoramento da confiança com melhor apoio, maior nível de informações, mais discernimento sobre os efeitos do tratamento médico e mais oportunidades de participação (Coulter, 2012).

---

[1] Partes deste capítulo podem ser encontradas em Carpenito-Moyet, L. J. (2014). *Nursing care plans/patient and family centered care* (6th ed.). Philadelphia: Lippincott Williams & Wilkins.

As evidências de estratégias eficazes de envolvimento podem ser (Barnsteiner, Disch & Walton, 2014; Coulter, 2012):

- Escolha de um estilo de vida mais saudável.
- Compreensão das causas da doença e dos comportamentos de modo a prevenir seu surgimento ou exacerbação.
- Autodiagnóstico e tratamento de condições mais simples.
- Conhecimento de quando procurar conselhos e auxílio profissional.
- Escolha de provedores adequados de cuidados de saúde.
- Acesso ao local de atendimento apropriado, por exemplo, cuidados primários, de urgência, emergência e especialistas.
- Enfrentamento dos efeitos de doença crônica e automanejo do próprio cuidado.
- Monitoramento de sintomas e efeitos do tratamento; conhecimento do que é problemático.
- Determinação das próprias decisões de final de vida.
- Redução da falta de participação nas decisões de cuidados de saúde, redução do surgimento ou de exacerbações de distúrbios e dos custos do atendimento de saúde.

Ver o Apêndice C, "Estratégias para promover a participação de indivíduos/famílias para melhores resultados na saúde" em diferentes locais de atendimento de saúde, por exemplo, cuidado primário/especializado, cuidado a pacientes graves, cuidados prolongados.

Alta *versus* processo de transição (alta ou transferência)

Nos últimos cinco anos, hospitais e instituições de cuidados especializados e de longo prazo reorganizaram-se sob a denominação "modelo de cuidado provisório de saúde". Antes, a alta hospitalar era um acontecimento. Uma grande reestruturação alterou o conceito de alta hospitalar, de um acontecimento a uma transição como processo. A alta era episódica e, normalmente, inesperada; a transição é planejada e antecipada.

A transição para casa ou para outra instituição de cuidados é um processo proativo e colaborativo, com envolvimento recíproco de médicos e enfermeiros, assistentes sociais, fisioterapeutas, terapeutas ocupacionais e nutricionistas, com profissionais da comunidade (atenção primária, especialistas, profissionais de atendimento domiciliar) e com a pessoa doente e seu sistema de apoio.

Esse processo colaborativo exige uma comunicação eficiente, a identificação precoce da data da transição, a revisão diária da condição e a identificação precoce de barreiras, clínicos responsáveis sete dias na semana e acesso oportuno aos serviços da comunidade.

Esse processo tão complexo ocorre em local de atendimento de saúde com pressão exagerada para a alta ou para transferência dos indivíduos, permanências mais curtas e penalidades quando as pessoas são novamente hospitalizadas.

Os enfermeiros podem encarar essa nova ênfase em uma transição segura e oportuna como uma forma de "poupar gastos financeiros" para a instituição de saúde, ou para as seguradoras de saúde. Quando ficam escassos os recursos para a saúde, infelizmente, os que necessitam de cuidados são os que mais sofrem.

Buerhaus e Kurtzman (2008, p. 30) escreveram:

> *A maioria dos enfermeiros em hospitais são assalariados; os hospitais entendem tais salários como um custo negocial. Na maior parte dos hospitais, os enfermeiros representam cerca de 40% do orçamento de cuidados diretos. Diferentemente, os médicos geram retorno, porque os hospitais cobram do Centers for Medicare and Medicaid Services (CMS) e de outros pagadores os custos dos recursos empregados para a produção de atendimento médico oferecido pelos médicos ou por eles prescrito. Até o momento, não existe um mecanismo nas políticas de pagamento do Medicare para medir a contribuição econômica específica dos enfermeiros aos hospitais. O CMS-1533-FC oferece um mecanismo para isso; enquanto o atendimento de enfermagem prevenir complicações de alto custo, os hospitais não perderão dinheiro. Assim, a nova regra de pagamento do Medicare tem potencial de demonstrar, com mais clareza, o valor econômico dos enfermeiros para os hospitais.*

Cada dia de permanência de um indivíduo em um hospital resulta nestes efeitos:

- privação de sono;
- descondicionamento;
- aumento de infecções;
- ruptura familiar;
- sobrecarga sensorial;
- deficiências nutricionais.

Identificação precoce de indivíduos e/ou família de alto risco

Na admissão hospitalar, todas as pessoas passarão por uma investigação feita por um enfermeiro quanto aos sinais vitais, padrões funcionais de saúde e sistemas corporais (p. ex., pele, respiratório, cardíaco) mediante uso do Levantamento de dados iniciais de enfermagem na admissão. Há um exemplo no Apêndice B.

Após a primeira investigação, determine a probabilidade de o indivíduo ter uma transição complexa sem complicações. No caso da maioria das pessoas, a transição não será complicada, conforme esta descrição:

- Comumente voltará à própria casa ou irá para outra casa por breve período.
- Terá necessidades de cuidados que podem ser controlados pela pessoa ou por sistema de apoio, sem exigência de planejamento, ensino ou encaminhamentos complexos.

Indivíduos com transições descomplicadas deverão ser informados, antes da internação hospitalar, sobre o tempo em que podem permanecer internados e sobre o momento da alta, de modo que possam planejar com as pessoas de apoio.

Dicas da Carpenito

Pessoas/famílias com boas condições de prestar cuidados domiciliares adequados para condições crônicas de longo prazo podem ser capazes de retomar os cuidados com pouca ajuda. Não se deve esquecer que uma mudança na condição ou no sistema de apoio do indivíduo pode alterar um processo de transição, que pode passar de descomplicado a complicado.

Para diferenciar uma transição possivelmente descomplicada de uma transição complicada, há indicação das seguintes investigações:

- Reconciliação medicamentosa e barreiras à adesão.
- Fatores que constituem barreiras a uma transição eficiente para o atendimento domiciliar.
- Fatores que aumentam o risco do indivíduo de lesão, queda, úlceras por pressão e/ou infecção durante a hospitalização.

Reconciliação medicamentosa e barreiras à adesão

Erros envolvendo medicamentos ocorrem em 46% do tempo durante as transições, na admissão hospitalar, na transferência ou na alta de uma unidade clínica ou hospitalar. Quase 60% das pessoas têm, no mínimo, uma discrepância na história medicamentosa realizada durante a internação hospitalar (Cornish et al., 2005). "O erro mais comum (46,4%) foi omissão de uma medicação de uso rotineiro. A maior parte (61,4%) das discrepâncias foi julgada como não tendo potencial de causar prejuízo grave. Todavia, 38,6% das discrepâncias tiveram potencial de causar desconforto de moderado a grave ou piora clínica" (Cornish et al., 2005, p. 424).

A reconciliação medicamentosa em instituições de saúde costuma implicar:

- Nome do medicamento (receitado, sem receita médica).
- Dose prescrita.
- Frequência (diária, número de vezes ao dia, sempre que necessário).

> **ALERTA CLÍNICO** Uma lista de medicamentos receitados por um prestador de cuidados não representa um processo de reconciliação medicamentosa. Exemplificando, um membro da família levou uma parente mais idosa à emergência em razão de dor no peito. Uma lista datilografada de seus medicamentos foi entregue ao enfermeiro na emergência. Não houve discursões sobre os medicamentos.
>
> Um dos dois remédios para hipertensão regularmente tomado pela paciente não foi registrado no prontuário médico eletrônico. Uma vez que a pressão arterial estava alta na admissão e persistiu, foi receitado outro anti-hipertensivo. Dois dias depois, outro remédio foi adicionado com bons resultados.
>
> O primeiro remédio adicionado foi aquele que a paciente já tomava antes da internação. Assim, basicamente, nenhum medicamento novo foi adicionado em consequência do erro. Essa senhora, passou três dias desnecessários no hospital, com aumento de custos ao Medicare, em vez de estar em casa comendo a própria comida e tendo uma boa noite de sono na própria cama.

Conforme a Joint Commission (2010, p. 1):

> *A reconciliação medicamentosa é o processo de comparação das prescrições medicamentosas de um paciente com todos os medicamentos que ele está tomando. Essa reconciliação é feita para evitar erros medicamentosos, como omissões, duplicidade, erros de dosagem ou interações medicamentosas. Isso deve ser feito a cada transição de atendimento em que novos medicamentos são receitados, ou receitas anteriores são reescritas. As transições no atendimento incluem mudanças de cenário, serviços, profissional ou nível de cuidados. O processo consiste em cinco etapas: (1) elaboração de uma lista dos atuais medicamentos receitados, (2) elaboração de uma lista de medicamentos a serem prescritos, (3) comparação dos medicamentos das duas listas, (4) tomada de decisões clínicas com base na comparação e (5) comunicação da nova lista aos cuidadores do paciente.*

A Tabela 7.1 traz uma lista abrangente de medicamentos a serem revisados durante momentos de reconciliação medicamentosa.

Essencial à aquisição de uma lista de medicamentos autorizada na Tabela 7.1, há um conjunto de indagações investigativas que constituem os elementos definidores para a reconciliação medicamentosa: versus *uma lista de medicamentos que, conforme relato, estariam sendo tomados.*

Tabela 7.1 FONTES DA HISTÓRIA SOBRE O USO DE MEDICAMENTOS

A história quanto ao uso de medicamentos pode ser obtida em várias fontes:
- O indivíduo
- Uma lista que o indivíduo pode ter
- Os próprios medicamentos, se trazidos de casa
- Um amigo ou parente
- Um prontuário médico
- A farmácia do indivíduo

A pessoa/membro da família deve responder, para cada medicamento informado:

- Por que está tomando cada um dos medicamentos?
- Está tomando a medicação conforme a receita médica? Especifique uma vez, duas vezes ao dia, ou outro.
- Está pulando alguma dose? Fica às vezes sem medicamentos?
- Com que frequência está tomando o medicamento receitado, "se necessário como medicamento para dor"?
- Parou de tomar algum desses medicamentos?
- Qual o custo do uso desses medicamentos?
- Está tomando remédio de outra pessoa?

Fatores que aumentam as barreiras à transição eficaz para o lar

As pessoas, na admissão em locais para atendimento de condições graves, precisam de uma investigação que determine a presença de barreiras para uma transição oportuna ao atendimento domiciliar (ou a uma instituição de cuidados comunitários).

As barreiras para uma transição eficaz de locais de atendimento a pacientes graves incluem:

- Pessoais.
- Sistema de apoio.
- Ambiente doméstico.

Barreiras pessoais

Determine se alguma dessas barreiras ao autocuidado é responsável por essa internação. Acesse o recurso adequado na instituição o quanto antes para iniciar a resolução ou reduzir as barreiras (p. ex., serviço social, atendimento domiciliar).

As pessoas são investigadas em relação a deficiências e funcionamento comprometido na baixa. Investigue se a pessoa:

- É um morador de rua.
- Não tem plano de saúde.
- Não está apta a viver sozinha.
- Apresenta deficiência física.
- Apresenta comprometimento mental.
- Consegue ler, e em que nível compreende.
- Entende o idioma.
- Abusa de drogas, álcool.

Barreiras do sistema de apoio

O preparo de familiares/pessoas de apoio para os cuidados domiciliares é assunto dos planos de cuidado (como os apresentados na Unidade III de *Planos de cuidado de enfermagem: Planos de cuidado centrados na transição e na família* [Carpenito-Moyet, 2017]). Não existindo um sistema de apoio, ou não estando presente, ou sendo incapaz de oferecer atendimento domiciliar, encaminhe ao recurso apropriado na instituição assim que possível (p. ex., serviço social, unidade de saúde da família).

Determine a condição atual de um sistema de apoio. Investigue:

- Que tipo de assistência é necessária para o cuidado domiciliar 24 horas, 7 dias na semana (p. ex., visitas diárias, telefonemas, etc.)?
- Há um sistema de apoio? Quem?
- Desejam/estão disponíveis para prestar assistência?
- Organizarão uma assistência realizada por outras pessoas?
- Conseguem oferecer os cuidados necessários em casa (p. ex., cônjuge idoso)?

Ambiente doméstico

Havendo barreiras para o cuidado domiciliar em razão do ambiente, encaminhe ao recurso apropriado na instituição o mais cedo possível (p. ex., serviço social, agência de cuidados domiciliares).

Determine a situação do ambiente em casa. Investigue:

- Onde a pessoa mora? Mora sozinha? Em abrigo para pessoas sem moradia? Vive na rua? Com outras pessoas?
- Há acesso a equipamento para cuidados domiciliares? Plano de saúde? Barreiras domiciliares?
- A pessoa consegue ter acesso ao apartamento/casa? Há escadas?
- Há acesso ao banheiro sem uso de escadas?
- Há uma alternativa provisória (p. ex., casa de parente)?

Fatores que aumentam o risco do indivíduo de lesão, quedas, úlceras por pressão e/ou infecção durante a hospitalização e condições adquiridas no hospital passíveis de prevenção

O Centers for Medicare and Medicaid Services (CMS) publicou, em 2008, o "Roadmap for Implementing Value Driven Healthcare in the Traditional Medicare Fee-for-Service-Program".

O CMS tem como objetivo "melhorar a exatidão do pagamento do Medicare em relação ao sistema de pagamento futuro de atendimento dado ao paciente hospitalizado em condições graves, ao mesmo tempo em que oferece outros incentivos para que os hospitais se envolvam em tentativas de melhoria da qualidade" (CMS, 2008).

Igualmente importante é o fato de pagamentos adicionais serem negados ao tratamento das 14 seguintes condições adquiridas em hospitais (CMS, 2008):

- Úlceras por pressão em estágio II e IV.
- Quedas e trauma, como fraturas, deslocamentos, lesões intracranianas, lesões por esmagamento, queimaduras e outras lesões.
- Manifestações de controle glicêmico insatisfatório (p. ex., cetoacidose, coma hiperosmolar, coma hipoglicêmico, diabete secundário com cetoacidose, ou hiperosmolaridade).
- Infecções do trato urinário associadas a cateter.
- Infecções vasculares associadas a cateter.
- Infecção de sítio cirúrgico, mediastinite, após revascularização miocárdica.
- Infecção de sítio cirúrgico após cirurgia bariátrica para obesidade (desvio gástrico por laparoscopia, gastrenterostomia, cirurgia restritiva gástrica por laparoscopia).
- Infecção em sítio cirúrgico após alguns procedimentos ortopédicos (coluna, pescoço, ombro, cotovelo).
- Infecção em sítio cirúrgico após implante de dispositivo cardíaco eletrônico.
- Corpos estranhos deixados no paciente após a cirurgia.
- Trombose venosa profunda e embolia pulmonar após alguns procedimentos ortopédicos (substituição total do joelho, substituição de quadril).
- Pneumotórax iatrogênico devido a cateterismo venoso.
- Embolia gasosa.
- Incompatibilidades sanguíneas.

Um texto oficial[2] cujo assunto é *Preventing Never Events/Evidence-Based Practice* relatou o seguinte (Leonardi, Faller & Siroky, 2011, p. 8):

- Um em cada 25 indivíduos lesionados tem um custo de 17 a 29 bilhões de dólares ao ano (Agency for Healthcare Research and Quality [AHRQ], 2010).
- 1,5 milhões de lesões ocorreram em 2008 resultantes de erros médicos a um custo médio de 13.000/lesão, ou um total de 19,5 bilhões de dólares (Shreve et al., 2010).
- 7% das internações apresentaram algum tipo de lesão, conforme registros de cobrança de pacientes internados (Shreve et al., 2010).
- 42.243 indivíduos (0,2% dos internados) tiveram uma infecção nosocomial.
- Cerca de 1,7 milhão de infecções foram adquiridas nos hospitais. As complicações mais comuns ocorrem anualmente no atendimento hospitalar (McGlynn, 2009), levando a algo em torno de 100 mil mortes (AHRQ, 2010).

---

[2] O texto oficial de enfermagem é um relato autorizado de pesquisa ou opinião de especialista que permite compreender um assunto, resolver um problema ou tomar uma decisão.

Diagnósticos de enfermagem de alto risco para condições adquiridas no hospital passíveis de prevenção

O modelo bifocal de prática clínica (descrito no Capítulo 5) pode ser usado para identificar pessoas de alto risco para as oito condições identificadas pelo CMS. Usando diretrizes baseadas em evidências, é possível avaliar:

- Diagnósticos de enfermagem que representam prevenção de infecção, quedas, úlceras por pressão e retardo na alta.

Tabela 7.2 EXEMPLOS DE PREVENÇÃO DE CONDIÇÕES ADQUIRIDAS EM HOSPITAIS OU DE DETECÇÃO DE COMPLICAÇÕES

Diagnósticos de enfermagem
- Risco de infecção no sítio cirúrgico
- Risco de infecção no local do cateter
- Risco de úlcera por pressão

Problemas colaborativos
- Risco de complicações de trombose venosa profunda
- Risco de complicações de embolia pulmonar
- Risco de complicações de Sepse

- Problemas colaborativos que identificam pessoas com alto risco de embolia gasosa, trombose venosa profunda, sepse.
- Condição médica, cuidado pós-cirúrgico e plano de tratamento identificam, de forma específica, eventos adversos associados a diagnósticos ou situações clínicas.
- Instrumentos padronizados de investigação de risco de quedas, infecção e úlceras por pressão incorporados a cada plano de cuidados.

A Tabela 7.2 traz exemplos de prevenção de condições adquiridas em hospitais ou de detecção de complicações.

RESUMO

Os enfermeiros têm sido os principais profissionais em todas as instituições de atendimento de saúde há décadas. Infelizmente, o impacto do cuidado científico prestado pela enfermagem tem sido pouco mensurado, acarretando, então, uma invisibilidade. As pessoas são hospitalizadas para atendimento médico e cirúrgico, mas demandam cuidados de enfermagem. Quando a enfermagem não é indicada, a condição médica dos indivíduos é controlada por um cuidador leigo ou por um especialista em nível ambulatorial. Quando os cuidados de um enfermeiro não são indicados após procedimento cirúrgico, sua conclusão dá-se como cirurgia ambulatorial. O motivo da internação hospitalar de um indivíduo em uma unidade de terapia intensiva tem a ver com cuidados de enfermagem especializados. O motivo da transição de indivíduos para suas casas reside no fato de não mais precisarem de atendimento hospitalar de enfermagem. O motivo das transferências de um indivíduo para uma instituição de atendimento habilitado reside no fato de ele precisar de um tipo de atendimento de enfermagem. Pressupor que os indivíduos são admitidos em hospitais, basicamente, para atendimento médico está errado. Eles necessitam de conhecimentos especializados de enfermagem para o sucesso do controle das condições médicas.

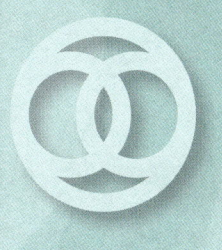

PARTE 2

Manual de diagnósticos de enfermagem

INTRODUÇÃO

O *Manual de diagnósticos de enfermagem* traz diagnósticos de enfermagem.[1] Esta 15ª edição tem 25 novos diagnósticos de enfermagem aprovados pela NANDA-I. Além disso, as seguintes alterações foram instituídas pela NANDA-I:

- Diagnósticos de enfermagem reais passam a chamar-se "com foco no problema".
- Diagnósticos de enfermagem de risco sofreram uma alteração na definição, de "com risco de" para "vulnerabilidade a".
- Diagnósticos de promoção da saúde tiveram uma alteração na definição e na maior parte das definições de diagnósticos específicos de promoção da saúde.

Esta parte está dividida em quatro seções, com a colocação dos diagnósticos nas categorias apropriadas:

- Seção 1 – Diagnósticos de enfermagem individualizados
- Seção 2 – Diagnósticos de enfermagem da família/do lar
- Seção 3 – Diagnósticos de enfermagem da comunidade
- Seção 4 – Diagnósticos de enfermagem de promoção de saúde

Os diagnósticos estão descritos com os três primeiros elementos exigidos pela NANDA-I:

- Definição.
- Características definidoras, sinais e sintomas ou fatores de risco do diagnóstico.
- Fatores relacionados, ou fatores contribuintes organizados conforme a relação com a fisiopatologia, o tratamento, a situação e a idade, capazes de contribuir para o diagnóstico com foco no problema ou de ser sua causa.

Os componentes adicionais incluem:

- Nota da autora, que esclarece o conceito e o uso clínico do diagnóstico.
- Erros nos enunciados diagnósticos, que explicam os erros mais comuns na formulação dos diagnósticos e a forma de corrigi-los.
- Conceitos-chave, que listam as explicações científicas dos diagnósticos e das intervenções, categorizados como Considerações gerais, pediátricas, maternas, geriátricas e transculturais.
  - Dicas da Carpenito: comentário adicional similar a "Você sabia?", ou "E se?".
  - Metas: representam enunciados que podem ser usados para medir a resolução do problema, o progresso na direção de melhora da saúde, ou a manutenção de uma boa saúde e funcionamento.
  - Intervenções: são ações que reduzem ou eliminam fatores contribuintes ou o diagnóstico, previnem diagnósticos de enfermagem e promovem o bem-estar; além disso, fazem monitoramento para avaliar o surgimento ou a condição de um diagnóstico de enfermagem.

---

[1] As definições originárias da NANDA-I, bem como as características e os fatores identificados com um asterisco verde, foram retirados do livro *Diagnósticos de Enfermagem: Definições e Classificação 2012-2014*. Copyright © 2012, 2009, 2007, 2003, 2001, 1998, 1996, 1994 by NANDA International. Usado em decorrência de acertos com a Blackwell Publishing Limited, uma empresa de John Wiley & Sons, Inc.

Seção 1
Diagnósticos de enfermagem individualizados

AMAMENTAÇÃO INEFICAZ

Definição da NANDA-I✦

Insatisfação ou dificuldade da mãe, do bebê ou da criança com o processo de amamentação.

Características definidoras

Processo de amamentação insatisfatório*
Suprimento de leite percebido como inadequado*
Incapacidade do bebê para pegar a mama de forma correta*
Sinais observáveis de ingestão inadequada do bebê;* baixo ganho de peso, pouca diurese ou evacuação
Ausência de sinais observáveis de liberação de ocitocina*
Oportunidade não mantida ou insuficiente para sugar a mama*
Persistência de lesão nos mamilos, além da primeira semana de amamentação
Bebê demonstrando inquietação e/ou choro na primeira hora após a mamada e não respondendo a outras medidas de conforto*
Bebê em movimentos arqueados e chorando junto ao seio, resistindo a pegar o mamilo*

Fatores relacionados (Evans, Marinelli, Taylor & The Academy of Breastfeeding Medicine, 2014)

Fisiológicos

Relacionados à dificuldade do neonato em pegar o seio ou sugar secundária a:*

Reflexo de sucção insatisfatório do bebê*
Prematuridade,* pré-termo tardio
Baixo peso ao nascer
Bebê sonolento
Anormalidade anatômica oral (fenda labial/palatina, frênulo apertado, microglossia)
Problemas de saúde do bebê (hipoglicemia, icterícia, infecção, sofrimento respiratório)
Cirurgia prévia de mama*
Mamilos planos, invertidos ou muito grandes
Mamilos muito doloridos, ou previamente doloridos
Abscesso mamário prévio
Reflexo inadequado de descida do leite
Ausência de aumento perceptível das mamas durante a puberdade ou a gestação

Situacionais (pessoais, ambientais)

Relacionados à fadiga da mãe

Relacionados a complicações no periparto

*Relacionados à ansiedade da mãe**

*Relacionados à ambivalência da mãe**

Relacionados a partos múltiplos

✦N. de R.T. De acordo com a NANDA-I 2018-2020, o diagnóstico *Amamentação ineficaz* é definido como "Dificuldade para oferecer o leite das mamas, o que pode comprometer o estado nutricional do lactente ou da criança."

Relacionados à ingestão nutricional inadequada

Relacionados à ingestão inadequada de líquidos

*Relacionados à história anterior de amamentação materna sem sucesso**

*Relacionados à falta de apoio do companheiro/da família**

*Relacionados a déficit cognitivo**

Relacionados à interrupção na amamentação secundária a mãe doente, bebê doente*

Relacionados a horário de trabalho e/ou barreiras no ambiente de trabalho

*Relacionados à administração de suplementos para o bebê com mamilo artificial**

Relacionados a medicamentos maternos

Nota da autora

Ao controlar a experiência da amamentação, o enfermeiro tenta reduzir ou eliminar os fatores que contribuam para *Amamentação ineficaz* ou aqueles que possam aumentar a vulnerabilidade a algum problema, usando o diagnóstico *Risco de amamentação ineficaz*.

No centro obstétrico, após o parto, pouco tempo terá transcorrido para que o enfermeiro conclua que não há problema na amamentação, exceto se a mãe for experiente. Para muitos binômios mãe-filho, o diagnóstico de enfermagem *Risco de amamentação ineficaz relacionado à inexperiência com o processo de amamentação* representa um dos focos da enfermagem na prevenção de problemas de amamentação. *Risco* não seria indicado para todas as mães.

Erros nos enunciados diagnósticos

Amamentação ineficaz relacionada a relatos de ausência de sintomas do reflexo de descida do leite

Quando uma mãe relata, ou o enfermeiro observa, ausência de sinais do reflexo de descida do leite, o diagnóstico de enfermagem *Amamentação ineficaz* é validado. Se os fatores contribuintes forem desconhecidos, o diagnóstico poderá ser escrito como *Amamentação ineficaz relacionada à etiologia desconhecida*, conforme evidenciado pela comunicação da ausência de sintomas do reflexo de descida do leite e da ansiedade da mãe em relação à alimentação.

Se o enfermeiro validar, os fatores contribuintes podem ser acrescentados. É preciso investigar os vários fatores contribuintes possíveis, em vez de focalizar prematuramente uma etiologia comum que possa ser incorreta para a situação específica.

Conceitos-chave (American Academy of Pediatrics [AAP], 2012; AWHONN, 2015; Hale, 2012; Walker, 2013)

Considerações gerais

- A lactação é o resultado de interações complexas entre a saúde e a nutrição da mãe, o estado de saúde do bebê e o desenvolvimento do tecido mamário sob a influência do estrogênio e da progesterona.
- A produção de leite é controlada pelos hormônios pituitários, prolactina e ocitocina, que são estimulados pela sucção do bebê e pelas emoções maternas.
- Muitos medicamentos são excretados no leite materno. Alguns são prejudiciais ao bebê. Recomendar à mãe que consulte um profissional da saúde (enfermeiro, médico, farmacêutico) antes de tomar qualquer medicamento (prescrito ou não).
- Os benefícios da ingestão do leite materno para o bebê incluem:
  - Digestão mais fácil, menos constipação.
  - Atendimento das necessidades nutricionais.
  - Redução de alergias e asma.
  - Fornecimento de anticorpos e macrófagos para imunização precoce.
  - Redução do risco de doenças gastrintestinais (doença celíaca, doença intestinal inflamatória).
  - Melhora do alinhamento dos dentes
  - Redução das infecções respiratórias e de ouvido durante a infância, se a amamentação continuar durante um ano.
  - Redução de até 30% na incidência de diabete melito tipo 1 e redução de 40% no diabete melito tipo 2 em bebês com aleitamento materno exclusivo, durante um mínimo de 3 meses.
  - Redução da incidência da síndrome de morte súbita do bebê.
  - Menor incidência de enterocolite necrosante em prematuros na unidade de terapia intensiva neonatal.
  - Melhora dos resultados do desenvolvimento neuronal em prematuros.
  - Evacuações com odor agradável.
  - Vômito não tem cheiro azedo, nem mancha as roupas.

- Os benefícios da amamentação para a mãe são:
  - Redução da perda de sangue após o parto e involução uterina mais rápida.
  - Possibilidade de maior tempo de repouso durante a amamentação.
  - Necessidade de menor preparação, menor custo.
  - Promoção mais rápida do binômio mãe-filho.
  - Aceleração da perda de peso após o parto.
  - Redução de riscos de câncer de mama, ovário e útero.
  - Possível redução da ocorrência de osteoporose e artrite reumatoide.
  - Redução de hipertensão, hiperlipidemia, doença cardiovascular e diabete em mulheres com história cumulativa de lactação de 12 a 23 meses.
- A desvantagem do aleitamento materno é o fato de outra pessoa não ser capaz de substituir a mãe.
- A amamentação é um processo que deve ser aprendido pela mãe e pelo bebê. Exige cerca de 4 a 6 semanas de compromisso para adaptação e aprendizado das habilidades, bem como para o leite ficar totalmente regulado às necessidades do bebê.
- O leite materno é quase completamente digerido – o esvaziamento intestinal é mais rápido e o recém-nascido pode necessitar ser alimentado com mais frequência do que com a fórmula.

Considerações pediátricas

Pressão física e psicológica influenciam os hábitos alimentares de um adolescente, o que pode colocar a mãe adolescente e seu bebê em risco durante o período de aleitamento materno.

Critérios para a investigação focalizada (AAP, 2012; AWHONN, 2015; BFAR, 2010; Evans et al., 2014; Riordian & Wombach, 2009)

Dados subjetivos

Investigar os fatores relacionados

História da amamentação (própria, filhos, amigas)
Pessoas que apoiam (companheiro, amigos, filhos, pais)
Ingestão diária da mãe e do bebê
Calorias – 400 a 500 extras por dia
Grupos alimentares básicos – saber que o consumo elevado de laticínios pela mãe pode contribuir para inquietação, diarreia, fezes com sangue ou erupções
Cálcio
Líquidos
Suplementos vitamínicos – a mãe deve manter a ingestão das vitaminas do pré-natal durante a amamentação. Consultar o médico e/ou o farmacêutico.
História de cirurgia de mama – o tempo entre a redução e a amamentação pode possibilitar a recanalização dos dutos lácteos. A mãe pode não ter um suprimento total de leite; observar, então, eliminações de urina e fezes. Pode ocorrer acompanhamento de consultor de lactação (AAP, 2009; BFAR, 2010).

Dados objetivos

Investigar as características definidoras

Condições da mama (macia, firme, ingurgitada)
Mamilos (fissurados, doloridos, invertidos, tecido mamilar denso constituem barreiras ao ato alimentar)
Tudo tem relação com a pegada do bebê no seio materno.

Metas

A mãe deverá relatar confiança no estabelecimento da amamentação eficaz e satisfatória e demonstrar a amamentação eficaz de forma independente.

- Identifica fatores que impedem a amamentação.
- Identifica fatores que promovem a amamentação.
- Demonstra o posicionamento eficaz.

O bebê mostra sinais de ingestão adequada, conforme evidenciado pelos seguintes indicadores: fraldas molhadas, aumento de peso, sensação de relaxamento e de estar alimentado.

NOC Estabelecimento da amamentação: Bebê, Estabelecimento da amamentação: Mãe, Manutenção da amamentação, Conhecimento: Amamentação

Intervenções (Amir & ABM, 2014; AZDHS, 2012; Evans et al., 2014; Lawrence & Lawrence, 2010)

Investigar os fatores causadores ou contribuintes

- Falta de conhecimento
- Falta de modelo e de apoio (companheiro, médico, família)
- Desconforto
- Ingurgitamento
  - Vazamento de leite em razão de ingurgitamento ou excesso
- Dor nos mamilos
- Situação embaraçosa
- Atitudes e preconceitos da mãe
- Pressão social contra a amamentação
- Mudança na imagem corporal
- Mudança na sexualidade
- Sensação de estar presa
- Estresse
- Falta de convicção em relação à decisão de amamentar
- Bebê sonolento, não reativo
- Bebê com hiperbilirrubinemia
- Fadiga
- Separação do bebê (bebê prematuro ou doente, mãe doente)
- Barreiras no local de trabalho

Promover um diálogo aberto

- Investigar o conhecimento.
  - A mulher teve aulas sobre amamentação?
  - A mulher frequentou um grupo de apoio ao aleitamento materno antes do nascimento do bebê?
  - Leu algo sobre o assunto?
  - Tem amigas que estão amamentando seus bebês?
  - Sua mãe amamentou?
- Explicar mitos e preconceitos. Pedir à mãe que liste as dificuldades antecipadas. Mitos comuns incluem:
  - Meus seios são muito pequenos.
  - Meus seios são muito grandes.
  - Minha mãe não conseguiu amamentar.
  - Como saber se meu leite é bom?
  - Como saber se o bebê está recebendo o suficiente?
  - O bebê perceberá que estou nervosa.
  - Tenho de voltar ao trabalho, portanto, por que amamentar por um curto período?
  - Nunca estarei livre.
  - Amamentar fará com que meus seios murchem.
  - Meus mamilos são invertidos, por isso não posso amamentar.
  - Meu marido não gostará mais dos meus seios.
  - Permanecerei gorda se amamentar.
  - Não posso amamentar se fiz uma cesárea.
  - Não engravidarei enquanto amamentar.

  Justificativa: *Ouvir as preocupações da mãe e do parceiro pode ajudar a priorizá-las.*

- Melhorar o conhecimento da mãe.
  - Esclarecer conceitos errôneos.
  - Explicar o processo de amamentação.
  - Oferecer literatura.
  - Mostrar vídeos.
  - Discutir vantagens e desvantagens.
  - Reunir as mães que amamentam para falar sobre suas preocupações acerca da amamentação.
  - Discutir as contraindicações ao aleitamento materno.
- Apoiar a decisão materna de amamentar ou dar mamadeira.

  J: *Feedback positivo e constante é essencial para uma mãe sem experiência. A decisão de amamentar é muito pessoal e só deve ser tomada com informações adequadas.*

Auxiliar a mãe durante as primeiras mamadas
- Promover o relaxamento.
  - Posicioná-la confortavelmente, usando travesseiros (em especial, as mães submetidas a uma cesariana). O uso de travesseiros de apoio à amamentação também promoverá conforto quando o bebê for levado à mãe para ser amamentado.
  - Usar um banquinho ou um livro grande para manter os joelhos levantados enquanto sentada.
  - Usar técnicas respiratórias de relaxamento. Encorajar o relaxamento e a abertura/extensão dos ombros para a promoção da oxigenação e de fluxo de sangue ao tecido mamário (fisioterapia).

  J: *O reflexo de descida inadequado pode ser consequência de uma mãe tensa ou nervosa, de dor, de leite insuficiente, de ingurgitamento ou de posição ou movimentos inadequados ao sugar. Observar que 20% das mães que amamentam não sentirão, ou podem não sentir, o reflexo de ejeção de leite. Encorajar todas as mães a observarem a deglutição dos bebês.*

- Demonstrar posições diferentes e o reflexo perioral.
  - Sentada
  - Deitada
  - Contato pele com pele
  - Reflexo de preensão palmar
- Orientar a mãe a colocar a mão de apoio no traseiro do bebê e virar seu corpo em direção a ela (isso proporciona segurança à criança).
- Mostrar à mãe como ela pode ajudar o bebê a pegar o mamilo. Dizer a mãe para ver onde o nariz e o queixo do bebê encostam na mama e a comprimir com o polegar e o dedo médio por trás desses pontos de contato.
- Contato pele com pele
  - O uso de contato pele com pele durante, pelo menos, 60 minutos por sessão, uma ou duas vezes ao dia, parece trazer o leite da mãe em média 18 horas mais rápido.
  - O contato pele com pele permite regular os sinais vitais do bebê.
  - Permite ao bebê ser colonizado por bactérias benéficas provenientes da mãe.
  - Os bebês chorarão menos; as mamas aquecerão ou resfriarão, dependendo das necessidades da temperatura corporal da criança.
  - Manter o contato pele com pele entre as tentativas de amamentação.
  - Quanto mais contato pele com pele houver nos primeiros dias, mais prolongada será a experiência de aleitamento materno.
- Mostrar à mãe como pegar o seio com os dedos por baixo da mama e os polegares por cima; assim, ela pode direcionar o mamilo diretamente para o céu da boca do bebê (evitar a pegada do tipo tesoura, que limita o fluxo do leite). Isso auxiliará uma pegada mais profunda.
- Assegurar-se de que o bebê tenha na boca uma boa porção da aréola e não apenas o mamilo.
- Observar a ação deslizante do maxilar, indicando boa preensão e sucção.
- O bebê não deve mascar ou simplesmente sugar com os lábios.
- Escutar a deglutição ou observar o queixo enquanto ele cai de leve durante a deglutição.
- Observar se ocorre hematoma, vinco ou mudança do ângulo do mamilo após a amamentação.

  J: *A amamentação bem-sucedida depende da capacidade do bebê para a pegada do seio.*

Promover uma amamentação bem-sucedida
- Aconselhar a mãe a aumentar gradualmente o tempo de amamentação.
  - Permitir que o bebê conclua a mamada na primeira mama antes de passá-lo para a outra.
  - Possibilitar ao bebê acesso irrestrito e ilimitado às mamas.
  - O tempo médio de alimentação em cada lado pode ser de 5 a 45 minutos (*Walker, 2006).
- Orientar a mãe a oferecer os dois seios em cada mamada.
  - Alternar o lado de início a cada vez.
  - Demonstrar como apoiar a cabeça do bebê na região da nuca para possibilitar que ele pegue o mamilo com o nariz tocando a mama (explicar que o nariz pode tocar a mama). Isso trocará a posição do mamilo na boca do bebê.
  - Demonstrar como a mãe pode colocar seu dedo na boca do bebê para romper a conexão antes da retirada do seio.
  - Demonstrar maneiras de despertar o bebê, o que pode ser necessário antes do oferecimento da segunda mama (p. ex., troca de fralda, massagem no bebê). Não usar pano frio e úmido para limpar o rosto do bebê.
- Discutir a eructação.
  - Informar que a eructação pode não ser necessária em crianças amamentadas ao seio, mas que sempre deve ser tentada.

- Se o bebê reclamar e parecer satisfeito no intervalo entre os seios, a mãe deverá fazê-lo eructar e, então, continuará a alimentá-lo.

J: A amamentação bem-sucedida depende de apoio físico e emocional. O apoio físico inclui promoção de conforto e técnica adequada.

Proporcionar acompanhamento de apoio durante a permanência no hospital

- Durante a permanência no hospital, desenvolver um plano de cuidados para que os outros membros da equipe de saúde tenham conhecimento dos problemas ou das necessidades. Pedir à mãe que seja flexível, pois o plano de cuidados pode mudar ao longo do dia e nos próximos dias e semanas, à medida que mudam os comportamentos do bebê em relação à amamentação.
- Permitir flexibilidade no horário de amamentação; evitar programar rigidamente as refeições. Tentar entre 10 e 12 mamadas, a cada 24 horas, conforme o tamanho e a necessidade do bebê (mamadas frequentes ajudam a prevenir ou reduzir ingurgitamento o mamário). A amamentação sob demanda ajudará no aumento do suprimento do leite. Possibilitar ao bebê acesso ilimitado e irrestrito às mamas.
- Tentar não usar bicos de mamadeira artificiais e chupetas até o pleno estabelecimento da amamentação, o que pode levar 3 a 4 semanas.
- Assegurar que a mãe possua recursos de assistência ao aleitamento ao sair do hospital.
- Encorajar o aleitamento exclusivo e não o uso de leite artificial para bebês, a menos que indicado pelo médico.
- Encorajar a pegada da mama pelo bebê durante a primeira hora após o nascimento.
- Promover o alojamento conjunto.
- Permitir privacidade durante as mamadas.
- Estar disponível para perguntas.
- Ser positivo, mesmo se a experiência for difícil.
- Tranquilizar a mãe, afirmando que esse é um tempo de aprendizagem para ela e o bebê. Dizer que evoluirão juntos por isso, à medida que os dias passam.
- Gelo, calor e massagem antes de cada mamada, durante a fase de ingurgitamento, ajudarão a reduzir o ingurgitamento doloroso.

J: As mães precisam de apoio contínuo para reforço da experiência de aleitamento materno.

Ensinar formas de controlar problemas específicos de cuidado do bebê (pode haver necessidade da assistência de um consultor em lactação)

- Ingurgitamento
  - Usar um sutiã firme e bem-ajustado, dia e noite.
  - Aplicar compressas frias durante 10 minutos; em seguida, compressas mornas, com massagem firme durante alguns minutos antes de amamentar.
  - Amamentar frequentemente (sempre que o bebê solicitar).
  - Usar expulsão manual, esgotadeira manual ou elétrica para aliviar parte da tensão antes de colocar a criança para mamar.
  - Massagear os seios e aplicar pano embebido em água morna antes da expulsão do leite.
  - Encorajar a permanência da mãe e do bebê no mesmo espaço e a amamentação sempre que a criança solicitar.

  J: As estratégias anteriores previnem compressão do tecido mamário e estimulam um esvaziamento frequente e mais completo.

- Mamilos doloridos
  - Manter os mamilos secos e aquecidos.
  - Havendo muita dor, bombear o leite da mama durante 24 a 36 horas, em vez de amamentar o bebê, pode ser necessário para possibilitar a cura. Sugerir posições alternativas para rotar o local onde o bebê suga. Permitir a secagem das mamas após cada mamada.
  - Manter secos os forros de amamentação.
  - Revestir os mamilos com leite materno (que tem propriedades cicatrizantes) e permitir que sequem naturalmente.
  - Um consultor para lactação deve ser visitado antes do uso de protetores de mamilos, pois o emprego inadequado pode resultar em redução do suprimento de leite.
  - Explicar que a dor nos mamilos costuma desaparecer em 7 a 10 dias, assim que a pegada for corrigida.

  J: Protetores de mamilos diminuem o suprimento de leite e não devem ser recomendados rotineiramente. O recém-nascido pode desenvolver preferência pelo protetor. Protetores de mamilo podem causar danos se não usados de forma correta.
  A mãe deve observar a eliminação urinária e fecal, a deglutição (que indica transferência de leite) e o leite no protetor.

- Estase, mastite
  - Se uma área da mama estiver dolorida ou sensível, aplicar calor úmido antes de cada amamentação.
  - Massagear com delicadeza a partir da base da mama em direção ao mamilo, antes de iniciar e durante a amamentação.
  - Amamentar frequentemente e trocar o bebê de posição durante a mamada.
  - Repousar com frequência.
  - Monitorar os sinais e os sintomas de mastite: calafrios, dor no corpo, fadiga, febre acima de 38°C.
  - Consultar um profissional de saúde se dor forte na área, acompanhada de sinais e sintomas de mastite, não desaparecer em 24 a 48 horas. Observar aparecimento de sinais de abscesso.

  J: *O automanejo precoce pode evitar complicações.*

- Dificuldade da criança para fazer a preensão do mamilo. É indicado consultar especialista em lactação.
  - Segurar a mama com os dedos na parte inferior.
  - Posicionar o bebê para que mãe e filho fiquem confortáveis (colocar o abdome do bebê voltado para o corpo da mãe).
  - Dar toques leves e suaves nos lábios do bebê com a ponta do mamilo.
  - Espremer manualmente um pouco de leite na boca da criança.
  - Massagear os mamilos para que fiquem salientes antes da amamentação. Usar um protetor de mamilos entre as mamadas para auxiliar sua eversão. Remover o protetor após a descida do leite.
  - Avaliar a sucção do bebê – talvez precise de assistência no desenvolvimento da sucção. Pode haver necessidade de treino da sucção.

  J: *O bebê ao seio deve estar relaxado, em alinhamento correto (orelha, ombro, quadril), com a língua e a aréola posicionadas de forma correta, ter movimentos suficientes para comprimir a aréola e demonstrar deglutição audível.*

Estimular a expressão verbal dos sentimentos em relação às modificações no corpo

- Muitas mulheres não gostam do vazamento de leite e da falta de controle sobre ele. Explicar que isso é temporário.
- Demonstrar uso de um paninho durante os cuidados do bebê. Para evitar irritação decorrente de uso de paninho descartável, a pessoa não deve usar a parte impermeável; panos de algodão (laváveis) parecem reduzir a irritação. Há necessidade de os mamilos estarem limpos, frios e secos.
- Os seios mudam de "objetos sexuais" para "implementos de nutrição", o que pode afetar o relacionamento sexual. Os parceiros sexuais obterão leite se sugarem os mamilos da mãe do bebê, e o orgasmo libera leite. O sugar do bebê é "sensual" – isso pode provocar culpa ou confusão na mulher. Incentivar a discussão com outras mães. Incluir o parceiro em pelo menos uma discussão, para investigar seus sentimentos e como afetam a experiência de amamentação.
- Explorar os sentimentos da mulher sobre autoconsciência durante a amamentação.
  - Onde?
  - Na presença de quem?
  - Qual a reação do companheiro em relação a quando e onde ela amamenta?
  - Demonstrar o uso de um xale por pudor, permitindo a amamentação em público.
  - Lembrar a mãe que o que está fazendo é normal, natural.

  J: *O diálogo pode amenizar os medos capazes de interromper a amamentação.*

Auxiliar a família com

- A reação dos irmãos
  - Explorar os sentimentos e a antecipação de problemas. Os filhos mais velhos podem ter ciúme do contato com o bebê. A mãe pode usar esse momento para ler para o mais velho.
  - O filho mais velho pode querer mamar. Permitir que ele tente – geralmente, não gosta.
  - Salientar os atributos das crianças mais velhas – liberdade, movimentação e escolhas.
- Fadiga e estresse
  - Investigar a situação.
  - Estimular a mãe a fazer de si mesma e da criança uma prioridade.
  - Encorajá-la a limitar visitas nas duas primeiras semanas de modo a possibilitar um vínculo ideal e o aprendizado da amamentação para a mãe e o bebê.
  - Enfatizar que a mãe necessitará de apoio e assistência durante as primeiras quatro semanas. Incentivar a pessoa que irá apoiá-la a auxiliar tanto quanto possível.
  - Incentivar a mãe a não tentar ser uma "supermulher", mas que peça ajuda a amigos e parentes ou contrate alguém para auxiliá-la.

- Sensação de escravidão
  - Permitir a expressão dos sentimentos maternos.
  - Incentivar a mãe a buscar auxílio e a esgotar o leite, permitindo que outros alimentem o bebê quando ele tiver de 3 a 4 semanas de idade.
  - Aconselhar a mãe no sentido de poder estocar o leite coletado por 8 horas em temperatura ambiente, 6 a 7 dias no refrigerador, 6 meses no freezer. (*Nota*: dizer à mulher que ela jamais use o micro-ondas para descongelar leite materno, já que isso destrói as propriedades imunológicas do leite e pode causar aquecimento desigual, capaz de queimar a boca do bebê.)
  - Lembrar que o intervalo entre as mamadas ficará maior (a cada 2 horas, durante 4 semanas; depois, a cada 3 a 4 horas, por 3 meses), embora isso não seja definitivo. Os padrões alimentares serão modificados à medida que o bebê tem mais idade e passa pelos estirões do crescimento.

    J: *Mães preparadas para possíveis problemas em casa terão mais confiança e mais propensão a continuar a amamentar.*

Iniciar os encaminhamentos, conforme indicado

- Recorrer ao consultor em lactação, se indicado por:
  - Falta de confiança
  - Ambivalência
  - Problemas com a sucção e a preensão do bebê
  - Queda no peso do bebê ou ausência de urina
  - Barreiras no local de trabalho
  - Sensibilidade física prolongada
  - Pontos quentes e sensíveis na mama
- Consultar cartilhas oficiais de amamentação e recursos da comunidade.
- Encaminhar para grupo de orientação sobre parto e estimular troca de experiências com os participantes das aulas de preparação para o parto.
- Encaminhar para troca de experiência com outras mães que amamentam.

  J: *Os encaminhamentos a recursos da comunidade podem oferecer apoio e informações contínuos.*

  J: *Programas de lactação patrocinados pelo empregador permitem às mães empregadas que continuem a amamentar enquanto desejarem.*❖

AMAMENTAÇÃO INTERROMPIDA

Definição da NANDA-I
Quebra na continuidade do oferecimento de leite a um lactente ou criança pequena, direto das mamas, que pode comprometer o sucesso da amamentação e/ou o estado nutricional do lactente ou da criança.

Características definidoras*
O bebê não recebe a nutrição por intermédio do seio em algumas ou em todas as mamadas.
Desejo materno de, em algum momento, oferecer o próprio leite para atender às necessidades alimentares do bebê.
Desejo materno de manter a amamentação para as necessidades nutricionais do bebê.

Fatores relacionados*
Doença materna ou infantil
Prematuridade
Emprego materno
Contraindicações (p. ex., drogas, icterícia realmente causada pelo leite materno)
Necessidade de desmame repentino do bebê
Falta de orientação

❖ N. de R.T. No Brasil, além da licença-maternidade, mulheres trabalhadoras têm garantido por lei o direito de horário especial para amamentação exclusiva até os seis meses, podendo ser ampliado conforme acordo.

Nota da autora

Este diagnóstico representa uma situação, não uma resposta. As intervenções de enfermagem não tratam a interrupção, mas seus efeitos. A situação é a amamentação interrompida; as respostas podem ser variadas. Por exemplo, se houver contraindicação à amamentação continuada ou ao uso de uma esgotadeira de leite, o enfermeiro concentra-se na perda da experiência de amamentar, usando o diagnóstico de enfermagem *Pesar*.

Se a amamentação continuar, com a retirada artificial e a estocagem do leite materno, a instrução e o apoio, o diagnóstico será *Risco de amamentação ineficaz relacionado a problemas de continuidade secundários a* (especificar) (p. ex., emprego materno). Se houver dificuldades, o diagnóstico deverá ser *Amamentação ineficaz relacionada à interrupção secundária a (especificar) e falta de conhecimento*.

ANSIEDADE

Ansiedade
Ansiedade relacionada à morte

Definição da NANDA-I

Sentimento vago e incômodo de desconforto ou temor, acompanhado por uma resposta autonômica (a fonte é frequentemente não específica ou desconhecida para o indivíduo); sentimento de apreensão causado pela antecipação de perigo. É um sinal de alerta que chama a atenção para um perigo iminente e permite ao indivíduo tomar medidas para lidar com a ameaça.

Características definidoras

Maiores (devem estar presentes)

Manifestadas pelos sintomas de cada categoria – fisiológicas, emocionais e cognitivas. Os sintomas variam de acordo com o nível de ansiedade (*Whitley, 1994).

Fisiológicas

- Pulso aumentado[2]
- Respiração aumentada[2]
- Diaforese[2]
- Tremor na voz[2]
- Palpitações
- Frequência, hesitação e urgência urinárias[2]
- Insônia[2]
- Rubor[2] ou palidez facial
- Dores e mal-estar no corpo (principalmente no peito, nas costas, no pescoço)
- Parestesias
- Pressão arterial aumentada[2]
- Dilatação das pupilas[2]
- Tremores, contorções[2]
- Náusea[2]
- Diarreia[2]
- Fadiga[2]
- Boca seca[2]
- Inquietação[2]
- Desmaio[2]/tontura
- Anorexia[2]

Emocionais

A pessoa relata estes sentimentos:

- Apreensão[2]
- Tensão[2]
- Perda de controle
- Desamparo persistente aumentado[2]
- Vigilância[2]
- Tensão ou sensação de estar "preso"
- Antecipação de má sorte

A pessoa mostra:

- Irritabilidade[2]/impaciência
- Choro
- Reação assustada
- Retraimento
- Autodepreciação
- Explosões de raiva
- Tendência a culpar os outros[2]
- Crítica de si e dos outros
- Falta de iniciativa
- Pouco contato visual[2]

---

[2] Os itens representam os resultados da pesquisa de análise conceitual da ansiedade, feita por Georgia Whitley, em 1994.

Cognitivas

Atenção prejudicada;[2] dificuldade de concentração[2]
Esquecimento[2]
Orientação para o passado
Hiperatenção
Capacidade para aprender diminuída[2]
Falta de percepção do entorno
Ruminação[2]
Bloqueio de pensamentos (incapacidade de lembrar)
Preocupação[2]
Confusão*

Fatores relacionados

Fisiopatológicos

Todo o fator que interfere na estabilidade fisiológica.

Relacionados a sofrimento respiratório secundário a:

Dor no peito
Fármacos que alteram a consciência
Diagnóstico de câncer

Relacionados ao tratamento

Relacionados a (exemplos):

Cirurgia iminente
Efeitos da quimioterapia
Procedimentos invasivos

Situacionais (pessoais, ambientais)

Relacionados a ameaça ao autoconceito secundária a:

Alteração no estado dos papéis/função dos papéis[1] e no prestígio
Fracasso (ou sucesso)
Dilema ético (Halter, 2014; Varcarolis, 2011)
Exposição a objeto ou situação fóbica
Pensamentos invasivos e indesejados
Flashbacks
Falta de reconhecimento pelos outros
Perda de pertences valorizados
Medo ou ataque de pânico
Necessidades não atendidas
Cessação de comportamento ritualístico

Relacionados a perda de pessoas significativas secundária a:

Ameaça de morte[1]
Pressões culturais
Separação temporária ou permanente
Divórcio
Mudança de endereço
Morte

Relacionados a ameaça à integridade biológica secundária a:

Morte
Procedimentos invasivos
Espancamento
Doença (especificar)

Relacionados a mudança no ambiente secundária a:

Hospitalização
Aposentadoria
Poluentes ambientais
Mudança de endereço
Riscos à segurança
Prisão
Desastres naturais
Situação de refugiado
Mobilização militar ou política
Viagem aérea

Relacionados a mudança na situação socioeconômica secundária a:

Desemprego
Promoção
Novo emprego
Transferência

Relacionados a expectativas idealizadas para si e a metas não realistas (especificar)

Maturacionais

Bebês/crianças

Relacionados à separação

Relacionados a ambiente e pessoas desconhecidas

Relacionados a mudanças no relacionamento com os companheiros

Relacionados à morte de (especificar), com rituais desconhecidos e adultos enlutados

Adolescentes
Relacionados à morte de (especificar)
Relacionados à ameaça ao autoconceito secundária a:
   Desenvolvimento sexual
   Fracasso acadêmico
   Mudanças no relacionamento com os companheiros

Adultos
Relacionados à ameaça ao autoconceito secundária a:
   Gravidez
   Mudanças na carreira
   Paternidade/maternidade
   Efeitos do envelhecimento

Relacionados a complicações em gestações anteriores, abortos ou morte fetal
Relacionados à falta de conhecimento de mudanças associadas à gestação
Relacionados à falta de conhecimento da experiência do parto

Idosos
Relacionados à ameaça ao autoconceito secundária a:
   Perdas sensoriais
   Problemas financeiros
   Perdas motoras
   Mudanças provocadas pela aposentadoria

Nota da autora

Os diagnósticos de enfermagem de *Ansiedade* e *Medo* foram examinados por diversos pesquisadores (*Jones & Jacob, 1984; *Taylor-Loughran, O'Brien, LaChapelle & Rangel, 1989; *Whitley, 1994; *Yokom, 1984). A diferença entre esses diagnósticos focaliza-se na identificação ou não da ameaça. Se a identificação for possível, o diagnóstico será *Medo*; se não, será *Ansiedade* (NANDA, 2002). Essa diferenciação, entretanto, não foi comprovada como de utilidade para os clínicos (*Taylor-Loughran et al., 1989).

A ansiedade envolve um sentimento vago de apreensão e intranquilidade em resposta a uma ameaça ao sistema de valores ou ao padrão de proteção da pessoa (*May, 1977). A pessoa pode ser capaz de identificar a situação – por exemplo, cirurgia, câncer –, mas, na realidade, a ameaça a si mesma relaciona-se com a intranquilidade e a apreensão misturadas. Em outras palavras, a situação é a origem das ameaças, mas não é a ameaça em si. Diferentemente, o medo refere-se a sentimentos de apreensão relacionados a uma ameaça ou um perigo específico aos quais os padrões de proteção da pessoa reagem (p. ex., viajar de avião, altura, cobras). Quando a ameaça é removida, dissipa-se o medo (*May, 1977). A ansiedade difere do medo, que significa recear ou se sentir-se ameaçado por um estímulo externo, claramente identificável, que representa perigo para a pessoa. "A ansiedade afeta-nos profundamente... invade o âmago da personalidade e destrói sentimentos de autoestima e valia pessoal" (Halter, 2014, p. 279; Varcarolis, 2011). Ansiedade é algo inevitável na vida e pode funcionar de forma muito positiva, motivando a pessoa a agir para resolver um problema ou uma crise (*Varcarolis, Carson & Shoemaker, 2005).

De uma perspectiva clínica, tanto a ansiedade quanto o medo podem coexistir na resposta de uma pessoa a dada situação. Por exemplo, alguém que encare uma cirurgia pode ter medo da dor e estar ansioso quanto a um possível diagnóstico de câncer. De acordo com Yokom (*1984), "O medo pode ser dissipado pelo isolamento da situação, pela remoção do objeto ofensivo ou pela tranquilização. A ansiedade é reduzida ao admitir-se sua presença e por meio da convicção de que os valores a serem obtidos ao ir em frente são maiores do que os obtidos com a fuga".

Erros nos enunciados diagnósticos

Medo relacionado à cirurgia próxima

Uma cirurgia antecipada pode ser fonte de muitas ameaças, incluindo ameaças ao padrão de segurança, à saúde, aos valores, ao autoconceito, ao desempenho de papel, à obtenção de metas e aos relacionamentos. Essas ameaças podem produzir sentimentos vagos, variando de inquietação leve a pânico. A identificação da ameaça como meramente a cirurgia é simplista demais; ameaças pessoais também estão envolvidas. Além disso, embora parte da inquietação possa ser atribuída ao medo (que pode ser eliminado pelas orientações), os sentimentos restantes são relativos à ansiedade. Como não se pode escapar dessa situação, o enfermeiro deve auxiliar o indivíduo a controlar a ansiedade e o medo com mecanismos de enfrentamento.

Conceitos-chave

Dicas da Carpenito

O estresse frequente no local de trabalho pode causar impacto no bem-estar físico e mental dos profissionais de saúde, resultando em esgotamento. Isso também tem impacto na capacidade de uma prática eficiente e empática com as pessoas e seus familiares (McCann et al., 2013).

McCann e colaboradores (2013) realizaram uma revisão de literatura sobre a resiliência em profissionais da saúde. Os fatores identificados nos enfermeiros relacionados a aumento da resiliência incluem autorreflexão, discernimento, autoeficiência, conversa consigo/atitudes positivas, reflexão positiva, esperança/otimismo e crenças/espiritualidade. Os fatores contextuais na enfermagem que contribuem para a resiliência incluem apoio de parceiro, família e amigos, da instituição, dos colegas e conselheiros.

Considerações gerais

- Lyon (*2002) identificou cinco fatores contribuintes para um estilo de vida estressante, que são expectativas idealizadas para si, metas não realistas, pensamentos nocivos, conversa negativa consigo mesmo e procrastinação.
- A ansiedade refere-se a sentimentos provocados por uma ameaça não específica ao autoconceito de um indivíduo, que influencia a saúde, os bens, os valores, o ambiente, o desempenho dos papéis, a satisfação de necessidades, a obtenção de metas, o relacionamento pessoal e o sentido de proteção (Miller, 2015). Varia de intensidade, dependendo da gravidade da ameaça percebida e do sucesso ou fracasso dos esforços para enfrentar os sentimentos.
- A ansiedade e o medo produzem uma resposta simpática similar: excitação cardiovascular, dilatação das pupilas, sudorese, tremores e boca seca. A ansiedade também envolve uma resposta parassimpática de aumento gastrintestinal; em contrapartida, o medo está associado à redução dessa atividade. Em relação ao comportamento, a pessoa com medo demonstra estado de alerta e concentração aumentados, com uma reação de evitamento, ataque, ou redução do risco de ameaça. Já a pessoa ansiosa apresenta tensão aumentada, agitação, insônia, preocupação e sentimentos de desamparo e indefinição relacionados a uma situação que não pode ser facilmente evitada ou atacada (Halter, 2014).
- Os *padrões interpessoais* de enfrentamento incluem:
  - Representação: converter a ansiedade em raiva (expressa tanto de maneira explícita quanto implícita).
  - Paralisia ou comportamento de desistência: retrair-se ou ficar imobilizado pela ansiedade.
  - Somatização: converter a ansiedade em sintomas físicos.
  - Ação construtiva: usar a ansiedade para aprender e solucionar problemas (inclui o estabelecimento de metas, a aprendizagem de novas habilidades e a busca de informações).
- Os mecanismos de defesa diminuem a ansiedade e protegem a autoestima. Os indivíduos desenvolvem uma variedade de comportamentos de enfrentamento, tanto adaptativos quanto desadaptativos. Os mecanismos de enfrentamento desadaptativos são caracterizados por incapacidade para escolher, conflito, repetição, rigidez, alienação e ganhos secundários.
- A ansiedade pode ser classificada como normal, aguda (estado) e crônica (traço) (Halter, 2014; Varcarolis, 2011).
  - A ansiedade normal é necessária à sobrevivência. Ela incita comportamentos construtivos, como ser pontual ou estudar para uma prova.
  - A ansiedade aguda, ou estado ansioso, é a resposta a uma perda ou a uma mudança iminente que perturba a proteção do indivíduo. Exemplos incluem apreensão antes de uma apresentação oral ou a morte de um parente ou amigo próximo.
  - A ansiedade crônica, ou traço, é uma ansiedade com a qual o indivíduo convive diariamente. Nas crianças, a ansiedade crônica pode se manifestar como apreensão permanente ou reação desproporcional a estímulos inesperados. Nos adultos, a ansiedade crônica pode se manifestar como baixa concentração, insônia, problemas nos relacionamentos e fadiga crônica.
- Os efeitos da ansiedade nas habilidades do indivíduo variam em grau (Halter, 2014; Varcarolis, 2011).
  - Leve
    - Percepção e atenção elevadas; estado de alerta.
    - Capacidade de integrar experiências passadas, presentes e futuras.
    - Capacidade de solucionar problemas com eficiência.
    - Comportamentos de alívio de tensão leve (como roer unhas, enrolar o cabelo).
    - Inquietação, impaciência.
  - Moderada
    - Percepção um tanto diminuída; desatenção seletiva, que pode ser direcionada.
    - Concentração levemente dificultada; a aprendizagem requer mais esforço.
    - Concentração ruim.
    - Modificações na voz e no timbre.
    - Frequências respiratória e cardíaca elevadas.
    - Tremores, vibrações, andar de um lado para outro.
    - Queixas somáticas (frequência urinária, cefaleia, insônia).
  - Grave
    - Percepção muito reduzida e distorcida; concentração em detalhes dispersos; incapacidade de prestar mais atenção mesmo quando instruído.

- Aprendizagem gravemente prejudicada; muita distração, incapacidade de concentração.
- Solução de problemas "parece impossível".
- Confusão, sudorese.
- Hiperventilação, taquicardia, cefaleia, tontura e náusea.
- Fala em voz alta e rápida, ameaças, exigências.
• Pânico
- Incapaz de processar o que está ocorrendo.
- Incapaz de resolver problemas.
- Incapaz de escolher ou decidir.
- Incapacidade de funcionar; em geral, há atividade motora aumentada ou respostas imprevisíveis a estímulos menores; comunicação não compreensível.
- Sensações de algo ruim iminente (terror, ideias delirantes, alucinações, pânico).
- Queixas somáticas (dispneia, tontura/desmaio, palpitações, tremores, sufocação, parestesia, ondas de frio/calor, sudorese).

Considerações pediátricas

Ansiedade

- Os sinais de ansiedade em crianças variam bastante, dependendo do estágio de desenvolvimento, do temperamento, de experiências passadas e do envolvimento dos pais (Hockenberry & Wilson, 2015). O sinal mais comum de ansiedade em crianças e adolescentes é o aumento da atividade motora. Esses sinais podem ser vistos como parte do desenvolvimento, podendo refletir-se das seguintes formas:
  - *Do nascimento aos 9 meses*: perturbação no funcionamento fisiológico (p. ex., transtornos do sono, cólicas).
  - *Dos 9 meses aos 4 anos*: a fonte principal é a perda de pessoas próximas e a perda de amor. Assim, a ansiedade pode ser entendida como raiva, quando os pais saem; doenças somáticas; inquietação motora; comportamentos de regressão (chupar o dedo, embalar-se); regressão no treino urinário e fecal.
  - *Dos 4 aos 6 anos*: a principal fonte de ansiedade é o medo de dano ao corpo; acreditar que o mau comportamento provoque a ocorrência de coisas ruins (p. ex., doença); queixas somáticas de cefaleia e dor no estômago. Além disso, ansiedade relacionada a início da vida escolar, separação dos pais e/ou falta de supervisão de adultos (criança deixada sozinha em casa porque os pais estão trabalhando) (Pillitteri, 2014).
  - *Dos 6 aos 12 anos*: verbalização excessiva, comportamento compulsivo (p. ex., repetir tarefas).
  - *Adolescência*: semelhante à fase dos 6 aos 12 anos, acrescentada de comportamentos negativos.
- A ansiedade pode aumentar com a separação dos pais, modificações na rotina, ambientes estranhos, procedimentos dolorosos e ansiedade dos pais (Hockenberry & Wilson, 2015). O enfermeiro deve investigar as alterações nos padrões funcionais de saúde para detectar ansiedade.
- As fontes de ansiedade em crianças e adolescentes estão relacionadas com a escola (p. ex., desempenho, pressão de colegas), separação, situações sociais e familiares.
- As crianças que manifestam distúrbios de esquiva, ansiedade excessiva, ansiedade grave por separação e fobia escolar devem ser encaminhadas a especialistas em saúde mental.

Reações à morte

- O conceito de morte para a criança apresenta três fases:
  - *Abaixo dos 5 anos*: a morte é reversível, entendida como estar adormecido ou ser incapaz de se mover.
  - *Dos 5 aos 9 anos*: a morte é percebida como uma pessoa (anjo ou monstro) que leva as pessoas para longe. Há uma crença de que a própria morte pode ser evitada.
  - *Após 9 ou 10 anos*: a morte é final e inevitável.
- O envolvimento de uma criança em rituais fúnebres deve ser encorajado se adequado à idade. Poupar as crianças desses rituais não promove uma adaptação saudável à realidade da morte.
- Um adolescente sem experiência com a morte e que quer aparentar controle pode não expressar o luto de forma explícita. Ele pode continuar as ações normais, como atividades no computador e encontro com os amigos, como se nada tivesse ocorrido (Hockenberry & Wilson, 2015).

Considerações maternas

- Múltiplas fontes de ansiedade incluem medo pelo bem-estar pessoal ou fetal, abortos ou complicações anteriores, antecipação do parto, responsabilidade da maternidade e paternidade e relacionamento com o parceiro (Pillitteri, 2014).

Considerações geriátricas

- Yochim, Mueller, June e Segal (2011) relataram a predominância de ansiedade em idosos moradores de comunidades entre 15 e 52%.

- Blay e Marinko (2012) relataram que "o transtorno de ansiedade em período de vida posterior é definido como uma condição persistente de excessiva ansiedade que interfere na vida cotidiana e leva a perturbações físicas e mentais graves" (Miller, 2015, p. 215).
- Sinais e sintomas adicionais de ansiedade são andar de um lado para outro, ficar irrequieto, mudanças nos padrões de sono ou alimentação e queixas de fadiga, dor, insônia e distúrbios gastrintestinais (Miller, 2015).
- A ansiedade que surge pela primeira vez no final da vida está associada com frequência a outra condição, como depressão, demência, doença física, toxicidade a medicamento ou abstinência. Fobias, em especial agorafobia e transtorno de ansiedade generalizada, são as perturbações mais comuns na velhice (Halter, 2014; Varcarolis, 2011).

Considerações transculturais

- Indivíduos e famílias de culturas diferentes enfrentam muitos desafios ao buscarem cuidados de saúde nos sistemas de saúde da cultura dominante. Além das fontes normais de ansiedade (p. ex., pessoas desconhecidas, prognóstico desconhecido), podem ficar ansiosos com as dificuldades de linguagem, a privacidade, o afastamento do sistema de apoio e o custo do atendimento à saúde (Andrews & Boyle, 2008).
- Membros de culturas que dependem da família para o cuidado têm uma expectativa de um tipo de atendimento de enfermagem mais humano e menos científico/tecnológico. (Andrews & Boyle, 2011).

Critérios para a investigação focalizada

Dados subjetivos

Investigar as características definidoras

Palpitações, dispneia, boca seca, náusea, sudorese

Fatores precipitantes
Frequência
Duração

Sentimentos

Tristeza ou desvalorização extrema
Culpa
Apreensão

Rejeição ou isolamento
Incapacidade de enfrentar/estar "despedaçado"
Pensamentos frenéticos

Comportamento normal de enfrentamento

"O que você costuma fazer diante de situações difíceis?"
"Sua reação é eficiente?"

Dados subjetivos e objetivos

Investigar as características definidoras

Aparência geral

Expressão facial (p. ex., triste, hostil, inexpressiva)
Vestuário (p. ex., meticuloso, desleixado, sedutor, excêntrico)

Habilidades de interação

Com o enfermeiro, com pessoas próximas

Apropriada
Mostra dependência
Exigente/suplicante

Hostil
Relaciona-se bem
Retraído/preocupado consigo mesmo

Ver Conceitos-chave para distinguir níveis de ansiedade leve, moderada, grave e de pânico.

Metas

O indivíduo informará aumento do bem-estar psicológico e fisiológico, conforme evidenciado pelos seguintes indicadores:

- Descreve a própria ansiedade e os padrões de enfrentamento.
- Identifica duas estratégias para reduzir a ansiedade.

NOC Nível de ansiedade, Nível de ansiedade social, Enfrentamento, Autocontrole da ansiedade

Intervenções

As intervenções de enfermagem para *Ansiedade* podem se aplicar a qualquer indivíduo com ansiedade, independentemente dos fatores etiológicos e contribuintes.

> **NIC** Redução da ansiedade, Treinamento para controle de impulsos, Orientação antecipada, Aumento da calma, Terapia de relaxamento

Auxiliar o indivíduo a reduzir o nível atual de ansiedade

- Investigar o nível de ansiedade (ver Conceitos-chave): leve, moderada, grave, de pânico.
  - Proporcionar tranquilidade e conforto. Garantir que haja alguém com a pessoa com níveis de ansiedade grave ou de pânico.
  - Apoiar os mecanismos de enfrentamento presentes (p. ex., permitir que o indivíduo fale, chore); não confrontar ou questionar com racionalizações ou defesas.
  - Falar lenta e calmamente.
  - Ficar atento à sua própria preocupação e evitar ansiedade recíproca.
  - Transmitir uma sensação de compreensão empática (p. ex., presença silenciosa, toque, permissão para chorar, falar).
  - Proporcionar a tranquilidade de que uma solução pode ser encontrada.
  - Lembrar a pessoa de que os sentimentos não prejudicam.
  - Respeitar o espaço pessoal.

  Justificativa: *As estratégias de enfermagem são diferentes, dependendo do nível de ansiedade (*Tarsitano, 1992).*

- Se a ansiedade estiver no nível grave ou de pânico:
  - Não fazer exigências nem solicitar que a pessoa tome decisões.
  - Proporcionar um ambiente quieto, sem estímulos, com iluminação suave.
  - Permanecer calmo em sua abordagem.
  - Usar frases curtas e simples, falar calmamente.
  - Dar instruções concisas.
  - Concentrar-se no presente.
  - Retirar estímulos excessivos (p. ex., levar a pessoa para um local mais calmo); limitar o contato com outras pessoas também ansiosas (p. ex., outros indivíduos, família).
  - Evitar sugerir que a pessoa "relaxe". Não deixar a pessoa sozinha.
  - Proporcionar auxílio em todas as tarefas durante episódios agudos de dispneia.
  - Durante episódio agudo, não discutir as medidas preventivas.
  - Durante episódios não agudos, ensinar técnicas de relaxamento (p. ex., fitas gravadas, imaginação guiada).
  - Consultar médico ou outro profissional especializado sobre possível terapia farmacológica, se indicado.

  J: *Pessoas com ansiedade grave tendem a generalizar demais, pressupor e antecipar catástrofes. Os problemas cognitivos resultantes incluem dificuldade de atenção e concentração, perda da objetividade e supervisão. Oferecer apoio emocional e técnicas de relaxamento, além de estimular o compartilhamento, pode ajudar o indivíduo a esclarecer e a expressar os medos, permitindo ao enfermeiro o fornecimento de* feedback *realista e tranquilização. O exercício ajuda a dissipar parte da ansiedade.*

Se a pessoa está hiperventilando ou dispneica, fazê-la a respirar em saco de papel ou solicitar que respire em sua companhia, por exemplo, usando ritmo lento de respiração abdominal

J: *Uma das técnicas, que envolve respirar em CO_2, desacelera a frequência respiratória. A outra técnica concentra-se em uma respiração rítmica lenta que, com a prática, é capaz de distrair e promover relaxamento.*

Quando a ansiedade diminui, auxiliar o indivíduo a reconhecer sua ansiedade e as causas

- Ajudar o indivíduo a ver que a ansiedade leve pode ser um catalisador positivo de mudança e não precisa ser evitada.
- Auxiliar na reavaliação da ameaça percebida, discutindo o seguinte:
  - As expectativas eram realistas? Idealistas demais?
  - Foi possível atender às expectativas?
  - Em que ponto, na sequência de eventos, foi possível uma modificação?

  J: *Verbalizar permite compartilhar e oportuniza a correção de ideias erradas.*

- "Manter a concentração nos problemas controláveis. Defini-los de forma simples e concreta" (Halter, 2014; Varcarolis, 2011).

  J: *Problemas definidos com simplicidade podem resultar em intervenções concretas (Halter, 2014; Varcarolis, 2011).*

No caso de pessoas com câncer, investigar as fontes de ansiedade/medo

- Dor, dispneia, sintomas sem controle, perda funcional, processo de morrer.
- Dependência dos outros.
- Perda de controle.
- Sensação associada ao final de uma terapia (radiação, quimioterapia) (Berger, Shuster & Van Roenn, 2013).

  J: *A perda da rotina da terapia, de uma supervisão atenta e do apoio pode provocar preocupação e sofrimento relativo à privação desses aspectos positivos do tratamento. Se a terapia for interrompida em razão de efeitos adversos ou reação não terapêutica, possivelmente aumentará a sensação de receio e medo do desconhecido (Berger et al., 2013).*

- Ensinar técnicas para interromper a ansiedade a serem empregadas quando a pessoa não puder evitar situações de estresse:
  - Olhar para a frente. Baixar os ombros.
  - Controlar a respiração.
  - Desacelerar os pensamentos. Alterar a voz.
  - Dar orientações a si mesmo (em voz alta, se possível).
  - Exercitar-se.
  - "Relaxar o rosto" – mudar a expressão facial.
  - Mudar a perspectiva: imaginar-se assistindo à situação de longe (*Grainger, 1990).

  J: *Técnicas de relaxamento ajudam a pessoa a trocar o sistema autônomo da reação de luta ou fuga para uma reação mais relaxada (Varcarolis, 2011).*

Reduzir ou eliminar mecanismos de enfrentamento problemáticos

- Depressão, retraimento (ver *Enfrentamento ineficaz*).
- Comportamento violento (ver *Risco de violência direcionada a outros*).
- Negação
  - Desenvolver um ambiente de compreensão empática.
  - Auxiliar a diminuir o nível de ansiedade.
  - Concentrar-se na situação atual.
  - Fornecer *feedback* sobre a realidade atual; identificar as realizações positivas.
  - Fazer o indivíduo descrever os eventos com detalhes; concentrar-se em especificar quem, o quê, quando e onde.

  J: *A negação pode ser um mecanismo de defesa eficaz quando a situação for estressante demais para ser enfrentada.*

- Inúmeras queixas físicas sem base orgânica conhecida (*Maynard, 2004; Videbeck, 2014).
  - Conversar com a pessoa a cada turno, focalizando a expressão dos sentimentos.

  J: *Isso demonstrará interesse consistente e não exige que a pessoa se queixe sobre algo para ter a atenção do enfermeiro.*

  - Fornecer *feedback* positivo quando o indivíduo estiver livre de sintomas.
  - Reconhecer que os sintomas devem ser uma carga.
  - Incentivar o interesse pelo ambiente externo (p. ex., prestar serviços voluntários, ajudar os outros).
  - Ouvir as queixas, mas minimizar a quantidade de tempo ou atenção dada a elas. Consultar o médico ou outro profissional da saúde para explicar uma nova queixa.

  J: *"Se as queixas físicas não forem exitosas quanto a obter atenção, devem ter a frequência diminuída com o passar do tempo" (Videbeck, 2014, p. 417).*

  - Consultar pessoas próximas para explicar a dinâmica do comportamento hipocondríaco, os problemas subjacentes e os ganhos secundários. Enfatizar que esse comportamento tem origens psicológicas.

  J: *A discussão com os familiares pode ajudar a interromper o ciclo.*

  - Envolver-se em discussões não relacionadas a sintomas.

  J: *Converter sofrimento emocional em sintomas físicos é somatizar. Queixas psicológicas que podem subjazer à somatização são uma amplificação de sensações corporais, da necessidade de estar doente e da atenção que as queixas recebem (*Maynard, 2004; Videbeck, 2014).*

- Raiva (p. ex., comportamento exigente, manipulação; em adultos, ver *Enfrentamento ineficaz*).
- Expectativas não realistas do "eu" (*Lyon, 2002; Videbeck, 2014).
  - Ajudar a estabelecer metas realistas, com metas diárias ou semanais de curto prazo.
  - Permitir recuos.

- Usar conversa positiva consigo mesmo.
- Praticar "interrupções do pensamento" diante de pensamentos nocivos.

J: Expectativas irreais elevarão as expectativas de si mesmo e aumentarão a ansiedade. Participar da tomada de decisão pode dar ao indivíduo uma sensação de controle, reforçando a capacidade de enfrentamento. Perceber a perda do controle pode resultar em sensação de impotência; depois, de desesperança (*Courts, Barba & Tesh, 2001).

- Pensamentos nocivos (*Lyon, 2002).
  - Evitar atribuir sentido negativo a um evento.
  - Evitar "ler a mente dos outros".
  - Evitar ideias do tipo tudo-nada, preto-branco.
  - Evitar ver o lado ruim das situações.
  - Tentar resolver o problema; evitar buscar culpados.

J: Pensamentos nocivos podem confundir a situação, aumentar a ansiedade e reduzir o enfrentamento eficaz (Varcarolis, 2011).

- Ensinar a reconhecer que certos pensamentos autonômicos podem desencadear ansiedade (p. ex., deve, jamais, sempre). Encenar pensamento alternativo (Varcarolis, 2011).

J: Palavras mais neutras e objetivas podem reduzir a ansiedade (p. ex., às vezes, "Agora eu posso") (Varcarolis, 2011).

Promover a resiliência

- Evitar minimizar experiências positivas.
- Delicadamente, incentivar o bom humor.
- Incentivar o otimismo.
- Incentivar a discussão com as pessoas significativas.
- Incentivar a pessoa a buscar conforto espiritual por meio da religião, da natureza, da oração, da meditação ou de outros métodos.

J: A resiliência é uma combinação de capacidades e características que interagem, permitindo que um indivíduo recue, enfrente com sucesso e funcione acima do normal, apesar de estresse ou adversidade importante (*Tusaie & Dyer, 2004). Para profissionais, McCann e colaboradores. (2013, p. 61) definiram "resiliência como a capacidade de manter o bem-estar pessoal e profissional diante de estresse e adversidade contínuos no trabalho". Fatores ambientais que favorecem a resiliência são apoio social percebido ou uma sensação de conectividade.

Iniciar as orientações para a saúde e os encaminhamentos, conforme indicado

- Encaminhar pessoas identificadas como ansiosas crônicas e com mecanismos de resolução desadaptativos a tratamento e aconselhamento psicológicos contínuos.
- Orientar, com termos não técnicos e compreensíveis, sobre a doença e os tratamentos associados.

J: Explicações simples e repetidas são necessárias porque a ansiedade pode interferir na aprendizagem.

- Orientar (ou encaminhar) a pessoa para treinamento de assertividade.

J: Treinar a assertividade ajuda a solicitar o que se quer, aprender formas de dizer não e reduzir o estresse de expectativas irreais da parte dos outros.

- Orientar o indivíduo a fazer mais exercícios e a reduzir o tempo assistindo TV (ver *Comportamento de saúde propenso a risco* para intervenções específicas).

J: Há pesquisas mostrando que os exercícios são muito eficazes para reduzir a fadiga, melhorar o estado de alerta e a concentração e intensificar a função cognitiva geral (Centers for Disease Control and Prevention [CDC], 2013).

J: Os exercícios podem reduzir, de fato, a ansiedade. São um método eficaz de redução do estado ansioso em pacientes que superaram de câncer de mama (*Blanchard, Courneya & Laing, 2001).

- Orientar sobre uso de técnicas de relaxamento (p. ex., aromaterapia [laranja, alfazema], hidroterapia, musicoterapia, massagem).
- Explicar os benefícios da massagem nos pés e da reflexoterapia (*Grealish, Lomasney & Whiteman, 2000; Rahbar et al., 2011; *Stephenson, Weinrich & Tavakoli, 2000).

J: Terapias complementares como massagem, aromaterapia e hidroterapia são úteis para controle do estresse e da ansiedade (*Lehrner, Marwinski, Lehr, Johren & Deecke, 2005; *Mok & Woo, 2004; *Wong, Lopez-Nahas e Molassiotis, 2001; *Yilmaz et al., 2003).

J: A musicoterapia é uma intervenção de enfermagem eficaz para reduzir a ansiedade (*Wong et al., 2001).

- Providenciar números de telefone para intervenções de emergência: números para socorro, serviços de emergência psiquiátrica e equipe de atendimento, se disponível.

  J: *Oferecer acesso à ajuda na comunidade pode reduzir sentimentos de solidão e impotência.*

Intervenções pediátricas

- Explicar os eventos que geram ansiedade usando termos simples, apropriados à idade, e ilustrações, como fantoches, bonecas e amostras de equipamentos.

  J: *Explicações adequadas à idade podem reduzir a ansiedade.*

- Permitir o uso de roupa íntima e a posse de brinquedos e objetos familiares pela criança.

  J: *Toda estratégia capaz de aumentar o conforto e a familiaridade pode reduzir a ansiedade.*

- Auxiliar a criança a enfrentar a ansiedade (Hockenberry & Wilson, 2015):
  - Estabelecer uma relação de confiança.
  - Minimizar a separação dos pais.
  - Estimular a expressão dos sentimentos.
  - Envolver a criança nas brincadeiras.
  - Preparar a criança para novas experiências (p. ex., procedimentos, cirurgia).
  - Promover medidas de conforto.
  - Permitir a regressão.
  - Incentivar o envolvimento dos pais nos cuidados.
  - Aliviar a apreensão dos pais e proporcionar-lhes informações.

  J: *A presença dos pais oferece apoio da família e é estabilizadora. A ansiedade dos pais influencia a da criança.*

- Auxiliar a criança com raiva.
  - Estimulá-la a partilhar sua raiva (p. ex., "Como você se sentiu ao tomar a injeção?").
  - Dizer-lhe que é normal sentir raiva (p. ex., "Às vezes, fico com raiva quando não consigo o que quero").
  - Incentivar e permitir que ela expresse a raiva de forma aceitável (p. ex., falando alto ou correndo em volta da casa).

  J: *As crianças precisam de oportunidades e estímulo para expressar a raiva de forma controlada e aceitável (p. ex., optando por não jogar determinado jogo ou com determinada pessoa, fechando com força uma porta, manifestando verbalmente a raiva). Expressões inaceitáveis de raiva incluem jogar objetos ou quebrá-los e ferir outras pessoas. Crianças que não podem expressar sua raiva podem desenvolver hostilidade e perceber o mundo como nada amigável.*

Intervenções maternas

- Discutir expectativas e preocupações relativas à gestação, à maternidade e à paternidade separadamente com a mulher, com o parceiro e, depois, com os dois juntos, conforme indicado.

  J: *Alguns medos baseiam-se em informações incorretas e podem ser aliviados com dados exatos.*

- Admitir as ansiedades e sua normalidade (*Lugina, Christensson, Massawe, Nystrom & Lindmark, 2001):
  - *Uma semana pós-parto*: preocupação consigo (sensação de cansaço e nervosismo sobre mamas, períneo e infecção).
  - *Uma semana pós-parto*: preocupação com a saúde do bebê (os olhos, a respiração, a temperatura, a segurança e o choro).
  - *Seis semanas pós-parto*: preocupação com a reação do parceiro em relação a si e ao bebê.

  J: *Fornecer apoio emocional e incentivar o compartilhamento podem ajudar a pessoa a esclarecer e a verbalizar seus medos, permitindo que o enfermeiro forneça* feedback *realista e tranquilização. Tendo ocorrido morte fetal ou de neonato anteriormente, oportunizar que os pais compartilhem seus sentimentos e receios.*

  J: *Parceiros de mulheres com aborto anterior ou morte de neonato costumam parecer fortes para apoiar as parceiras. Há pesquisas relatando que os homens que passam por essa tragédia muito pessoal precisam de tanto apoio emocional e oportunidades de dividir seu luto quanto as mães (*McCreight, 2004).*

Ansiedade relacionada à morte

Definição da NANDA-I

Sentimento vago e incômodo de desconforto ou temor gerado por percepções de uma ameaça real ou imaginária à própria existência.

Características definidoras*

O indivíduo relata:

Preocupação com o impacto da própria morte sobre as pessoas significativas
Sentimento de impotência em relação à morte
Medo da perda das capacidades mentais ao morrer
Medo da dor ao morrer
Medo do sofrimento ao morrer
Tristeza profunda
Medo do processo de morrer
Preocupações em relação à sobrecarga do cuidador
Pensamentos negativos relacionados à morte e ao processo de morrer
Medo de morte demorada
Medo de morte prematura
Medo de desenvolver uma doença terminal

Fatores relacionados

Um diagnóstico de potencial condição terminal ou morte iminente pode causar esse diagnóstico. Há fatores adicionais que podem contribuir para a ansiedade relacionada à morte.

Situacionais (pessoais, ambientais)

*Relacionados à discussão do assunto morte**
*Relacionados à experiência de quase morte**
*Relacionados à percepção da proximidade da morte**
*Relacionados à incerteza do prognóstico**
*Relacionados à antecipação de sofrimento**
*Relacionados a confronto da realidade de uma doença terminal**
Relacionados a observações relativas à morte
*Relacionados à dor antecipada**
*Relacionados à não aceitação da própria mortalidade**
*Relacionados à incerteza sobre vida após a morte**
*Relacionados à incerteza sobre um encontro com um poder maior**
*Relacionados à incerteza da existência de um poder maior**
*Relacionados à experiência do processo de morrer**
*Relacionados a impacto antecipado da morte sobre os outros**
*Relacionados a consequências adversas antecipadas da anestesia geral**
Relacionados a conflito pessoal relativo a cuidado paliativo versus *curativo*
Relacionados a conflito com a família sobre cuidado paliativo versus *curativo*
Relacionados a medo de ser um peso
Relacionados a medo de dor incontrolável
Relacionados a medo do abandono
Relacionados a conflito não resolvido (família, amigos)
Relacionados a medo de que a vida não tenha tido significado
Relacionados a distanciamento social
Relacionados a sentimento de impotência e vulnerabilidade

Nota da autora

A inclusão de *Ansiedade relacionada à morte* na classificação da NANDA-I cria uma categoria diagnóstica com a etiologia no título. Isso abre a lista da NANDA-I a inúmeros títulos diagnósticos com etiologia (p. ex., ansiedade relacionada à separação, ansiedade relacionada a fracasso, ansiedade relacionada a viagens). Muitos títulos diagnósticos podem seguir esse mesmo caminho: medo como medo claustrofóbico, diarreia como diarreia relacionada à viagem, conflito de decisão como conflito de decisão relacionado a final da vida.

De forma específica, as situações de final de vida criam respostas múltiplas nos indivíduos e nas pessoas significativas. Algumas são compartilhadas e esperadas pelos envolvidos. Essas respostas podem ser descritas com um diagnóstico de síndrome, como síndrome do final da vida. A autora recomenda seu desenvolvimento por enfermeiros envolvidos em cuidado paliativo e a doentes terminais.

Erros nos enunciados diagnósticos

Ansiedade relacionada à morte relativa à doença terminal

Esse diagnóstico reflete questões e respostas múltiplas a uma doença terminal, como medo, dor, sentimento de impotência, pesar, processos familiares interrompidos, entre outros. Sem um diagnóstico de síndrome, o enfermeiro deve investigar se há respostas problemáticas e usar diagnósticos de enfermagem específicos, como *Dor, Pesar*.

Reservar "ansiedade relacionada à morte" para aqueles fatores relacionados que impedirão a pessoa de ter uma morte tranquila, psicológica e espiritualmente (p. ex., um conflito não resolvido com um amigo).

Conceitos-chave

- Em uma pesquisa sobre as reações de 153 conselheiros de reabilitação à possível morte de uma pessoa, 22% relataram preferir não trabalhar com pessoas com doenças com risco de morte. Os escores referentes à ansiedade relacionada à morte eram mais altos nas respostas dos mais jovens (< 44 anos). Programas educacionais e grupos de apoio ajudam a reduzir a ansiedade relacionada à morte em profissionais de saúde (Hunt & Rosenthal, 2000).
- Em resposta à situação difícil de tentar ajudar uma pessoa a compreender a gravidade de um câncer com metástase, Campbell (*2008) diz que "quando o câncer se espalhou a partir de onde começou para algum lugar no corpo, significa que é metastatico e que não tem cura. Significa que, ao mesmo tempo em que podemos tratar seu câncer, com esperanças de prolongar sua vida e controlar os sintomas, nunca poderemos acabar com ele. E, considerando que você é saudável sob outros aspectos, significa a possibilidade de, um dia, você morrer devido ao câncer". Quando o prognóstico é bastante ruim, Campbell (*2008) informa "Receio que você esteja morrendo".
- O impacto prejudicial da ansiedade não tratada e persistente ficou demonstrado em um estudo multicêntrico com mais de 600 pacientes com câncer avançado que avaliaram as associações entre transtornos da ansiedade e múltiplos desfechos, inclusive as relações médico-paciente. Pacientes com transtornos de ansiedade tiveram menos confiança em seus médicos na comparação com pacientes não ansiosos (Alici & Levin 2010; Irwin & Hirst, 2014).
- Yun, Watanabe e Shimojo (2012) relataram que a maioria dos pacientes (58%) e cuidadores (83,4%) estavam cientes da condição terminal do paciente. Todavia, somente 30% dos pacientes e 50% dos cuidadores receberam a notícia diretamente do médico. "Para cerca de 28% dos pacientes e 23% dos cuidadores, ocorreram relatos de terem adivinhado a informação a partir da piora da condição do paciente. O grupo dos pacientes estava mais propenso que o de cuidadores (78,6% vs. 69,6%) a preferir que os pacientes fossem informados sobre seu estado terminal".

Considerações transculturais

Contar a verdade é essencial à cultura dominante de norte-americanos e canadenses para preservar a autonomia individual. Outras culturas podem não valorizar isso se causar rupturas à solidariedade da família. Ver *Sofrimento espiritual*, que traz uma revisão de crenças e rituais religiosos sobre a morte.

Critérios para a investigação focalizada

Ver *Ansiedade* e *Pesar*.

Metas

O indivíduo informará menos ansiedade ou medo, conforme evidenciado pelos seguintes indicadores:

- Compartilha sentimentos em relação à morte.
- Identifica solicitações específicas que aumentarão o conforto psicológico.

NOC Término de vida com dignidade, Morte confortável, Enfrentamento, Gravidade do sofrimento, Nível de medo, Autocontrole, Satisfação individual, Apoio à tomada de decisão, Enfrentamento familiar

Intervenções

Dicas da Carpenito

"O medo causa impacto no atendimento de enfermagem aos pacientes no final da vida, e, em caso afirmativo, que etapas devem ser percorridas para melhorar a qualidade do atendimento?" (Peters, Cant & Payne, 2012). Todos têm sistemas de crenças pessoais, culturais, sociais e filosóficas que modelam os comportamentos conscientes e inconscientes das próprias atitudes relativas à morte. Essas atitudes podem melhorar ou impedir atendimento terapêutico com empatia ao indivíduo que está morrendo e às pessoas próximas (Peters et al., 2012), fazendo surgir algo desde ansiedade até inquietação.

"Em particular, a prioridade dos médicos e enfermeiros que atuam em cuidados intensivos e em emergências é resgatar pacientes de situações agudas. Isso fica complicado pelo ambiente clínico nessas áreas, estruturado para intervenções e observações, raramente permitindo espaço de privacidade para o paciente e familiares, sendo um local de muitas exigências. Logo, há limitações no tempo de atendimento. Há ainda um conflito real para enfermeiros com exigências concomitantes de atendimento a pacientes que estão morrendo, junto de um grupo de pacientes graves ou "passíveis de salvamento" (Peters et al., 2012).

Alguns enfermeiros são percebidos como pessoas que se sentem confortáveis e confiantes no manejo da morte iminente ao cuidarem dos indivíduos e das pessoas próximas a eles. Diga-lhes que você percebe suas habilidades especiais e tem interesse em aprender com eles.

NIC Redução da ansiedade, Proteção dos direitos do paciente, Apoio familiar, Assistência ao morrer, Melhora do enfrentamento, Escutar ativamente, Apoio emocional, Apoio espiritual

Para indivíduo com diagnóstico novo ou recente de potencial condição terminal

- Investigar seus sentimentos em relação à sua própria morte e daqueles que você ama. Examinar se você ou seus colegas enfermeiros/médicos se envolvem na "esquiva da morte" (Braun, Gordon & Uziely, 2010).
- Braun e colaboradores (2010) descobriram que as atitudes dos enfermeiros em relação aos cuidados de pacientes à beira da morte tinham relação com as próprias atitudes relativas a ela. Aqueles que demonstravam atitudes positivas relataram maior envolvimento com pacientes morrendo. Descobriu-se um papel mediador para a esquiva da morte, sugerindo que alguns podem usar a esquiva para enfrentamento do medo da morte. Cultura e religião podem ser fundamentais para as atitudes (havia uma maioria de judeus).
- Permitir que o indivíduo e a família identifiquem oportunidades de discutir como entendem a condição. Corrigir informações incorretas.
- Ter acesso a informações válidas sobre a condição, as opções de tratamento e o estágio da condição por parte do provedor principal (médico, enfermeiro).
- Garantir uma discussão sobre o prognóstico, quando conhecido.
- Pessoas altamente ansiosas relataram estar (Alici & Levin, 2010; Irwin & Hirst, 2014):
  - Menos confortáveis para fazer perguntas sobre a própria saúde.
  - Com menor possibilidade de entender as informações clínicas.
  - Com maior probabilidade de acreditar que seus médicos ofereceriam terapias fúteis.
  - Menos certos de que teriam controle adequado dos sintomas no final da vida.

J: Diante de um diagnóstico de doença terminal potencial, os pacientes e as famílias devem ter oportunidades de conversar sobre tratamentos, curas e metas relativos à qualidade de vida (p. ex., cuidado curativo versus cuidado de conforto sintomático).

Para indivíduo que apresenta progressão de uma doença terminal

- Investigar com ele o que entende sobre a situação e sobre os sentimentos. Estimular o compartilhamento dos medos relativos ao que parece ser a morte e aos eventos que levarão a ela.

J: É importante determinar a compreensão que a pessoa tem da situação e as preferências ou solicitações pessoais.

- Garantir que o médico ou o enfermeiro tenha iniciado uma discussão a respeito da situação e das opções desejadas pela pessoa.

J: Essas discussões proporcionam discernimento ao indivíduo e direcionam as decisões quanto ao tratamento. Há pesquisas relatando que apenas 31% das pessoas com condições terminais informaram discussões sobre o final da vida com um médico (*Wright, 2008).

- Debater com a família e com o indivíduo os cuidados paliativos e as estratégias que possam ser usados para dispneia, dor e outros desconfortos (Yarbro, Wujcik & Gobel, 2013).

J: Durante o estágio final da vida, a ansiedade da pessoa e dos familiares está bastante associada à presença ou ao medo de outros sintomas, como dispneia, dor e medo do desconhecido (Yarbro et al., 2013).

- Reconhecer as solicitações do indivíduo e as de seus familiares quanto aos cuidados no final da vida.

J: Pessoas com câncer avançado identificaram suas prioridades como proteção da dignidade, senso de controle, controle da dor, prolongamento inadequado do processo de morrer e fortalecimento das relações (Singer, Salvator, Guo, Collin, Lilien & Baley, 1999; Volker & Wu, 2011).

- Fornecer à família uma explicação das alterações que o ente querido possa apresentar quando a morte se aproximar (p. ex., ruídos, anorexia, náusea, fraqueza, retraimento, redução da perfusão nas extremidades) (Yarbro et al., 2013).

J: *Conversas claras e diretas podem reduzir a ansiedade da família diante da ocorrência desses sinais e sintomas (Yarbro et al., 2013).*

- Evitar oferecer um horário específico para o momento da morte. "É útil oferecer um período amplo de tempo, como 'de horas a dias', 'de dias a semanas' ou "de semanas a meses"" (Yarbro et al., 2013).

J: *Os parentes e os amigos conseguirão planejar melhor o tempo que passam com o ente querido de posse dessas informações (Yarbro et al., 2013).*

- Oportunizar à pessoa discussões sobre decisões do final da vida. Ser direto e empático.

J: *Clover, Browne, MsErwin e Vanderberg (*2004) descobriram que a disposição de uma pessoa para participar das decisões sobre o final da vida depende das habilidades do enfermeiro como encorajador da pessoa para expressar seus desejos.*

- Estimular o indivíduo a reconstruir sua visão de mundo:
  - Permitir que verbalize sentimentos sobre o significado da morte.
  - Levá-lo a compreender que não há sentimentos certos ou errados.
  - Levá-lo a compreender que as reações são uma opção pessoal.
  - Reconhecer suas lutas.
  - Estimular o diálogo com mentor espiritual ou amigo mais íntimo.

J: *Quando um indivíduo está diante da morte, reconstruir a visão de mundo envolve equilibrar os pensamentos sobre assuntos dolorosos, sendo evitados pensamentos causadores de sofrimento.*

- Possibilitar que as pessoas significativas tenham oportunidade de partilhar percepções e preocupações. Aconselhá-las no sentido de que a tristeza é algo esperado e normal.

J: *Há necessidade de esclarecimento para determinar se as preocupações das pessoas sobre os cuidados no final da vida são coerentes com a pessoa. "É normal e saudável sentir-se triste no final da vida, ter pesar pela perda iminente de tudo que é valioso para a pessoa" (*Coombs-Lee, 2008, p. 12).*

- Discutir o valor das conversas verdadeiras, por exemplo, arrependimentos, erros, desacordos.

J: *"Evitar conversas verdadeiras não traz esperança e conforto; traz isolamento e solidão" (*Coombs-Lee, 2008, p. 12).*

- Para reforçar o crescimento psicoespiritual, ter um diálogo franco com a pessoa, específico (*Yakimo, 2011):
  - Se seu tempo está realmente curto, o que você quer que seja feito?
  - Há pessoas com quem você precise fazer contato para resolver sentimentos ou negócios inacabados?
  - O que quer fazer com o tempo que lhe resta?
- Se adequado, oferecer ajuda ao indivíduo para fazer contato com outras pessoas para resolver conflitos (antigos ou recentes), verbalmente ou por escrito. Confirmar que o perdão não busca uma reconciliação, "mas o esquecimento de uma dor" (*Yakimo, 2011).

J: *"Pedir ou oferecer perdão é um recurso poderoso de cura" (*Yakimo, 2011).*

- Respeitar os desejos do indivíduo que está morrendo (p. ex., poucas visitas ou nenhuma, mudanças no cuidado, não uso de medidas heroicas ou fornecer as preferências de alimentos e bebidas).

J: *Se a pessoa estiver pronta para ser liberada da vida e morrer e os outros esperarem que ela deseje continuar vivendo, isso poderá aumentar a depressão, o pesar e a confusão da própria pessoa (*Yakimo, 2011).*

- Estimular a pessoa a:
  - Relatar histórias de vida e recordações.
  - Discutir o legado a ser deixado: doações, artigos pessoais ou mensagens gravadas.

J: *Estratégias que ajudem a pessoa a encontrar sentido nos fracassos e nos sucessos podem reduzir a ansiedade e a depressão.*

- Incentivar atividades de reflexão, como oração pessoal, meditação e escrita de um diário.
- Devolver a dádiva do amor aos outros, ouvindo, orando pelos outros, partilhando a sabedoria pessoal obtida na doença e criando presentes a serem deixados.

J: *Promover e restaurar interesses, imaginação e criatividade reforçam a qualidade de vida (*Brant, 1998).*
- Controlar, de forma agressiva, sintomas que não alcançam alívio (p. ex., náusea, prurido, vômito, cansaço).

J: *Sintomas graves sem alívio podem causar uma morte dolorosa e adicionar sofrimento desnecessário às famílias (*Nelson, Walsh, Behrens, Zhukovsky, Lipnickey & Brady, 2000). Fadiga e dor consomem muita energia e reduzem a energia necessária para uma conversa ideal (*Matzo & Sherman, 2001).*

- Iniciar os encaminhamentos e as orientações para a saúde, conforme indicado, para explicação dos cuidados paliativos (Miller, 2015):
  - Assegurar que o foco primário seja o conforto, o bem-estar psicossocial e espiritual, e não a melhora da função física.
  - Exercícios físicos podem ser benéficos, mesmo entre pessoas gravemente doentes, pois podem reduzir preocupações e ansiedade, ao mesmo tempo em que melhoram as funções gerais. Os exercícios podem, ainda, ter um papel importante no oferecimento de uma sensação de autonomia, controle ou sucesso.
  - Pessoas confinadas ao leito podem se envolver em atividades que propiciem exercício, mesmo que seja apenas amplitude passiva de movimentos.
  - Controlar os sintomas causadores de sofrimento (p. ex., dor, sede, náusea, dispneia, constipação, boca seca).
  - Educar e apoiar a família e as pessoas significativas.
  - Ser um consultor, dar orientação e apoio aos profissionais da saúde.

J: O cuidado paliativo é uma abordagem holística ao cuidado de pessoas com doença progressiva avançada. Cuidados paliativos podem ser fornecidos em qualquer momento do curso de uma doença. Sempre serão parte do cuidado de pacientes terminais, mas podem ser prestados a pessoas que não participem do programa de uma instituição para pacientes terminais (Miller, 2015).

- Iniciar os encaminhamentos e as orientações para a saúde, conforme indicado, para explicar os cuidados a doentes terminais:
  - Instituições especializadas em pacientes terminais têm cuidadores, técnicos de enfermagem, assistentes sociais, médicos e enfermeiros.
  - Essas instituições oferecem cuidado paliativo domiciliar e em outros serviços de saúde.

Intervenções pediátricas

- Educar os pais sobre a necessidade de explicar, com honestidade e de forma adequada à idade, a morte iminente do filho; consultar especialistas quando necessário.

J: Crianças portadoras de doenças crônicas com prognósticos ruins ou doenças terminais costumam saber mais sobre a morte do que imaginam os adultos. "As crianças são prejudicadas pelo que não conhecem, pelo que não lhes é dito e por suas ideias erradas" (*Yakimo, 2011).

- Casos em que a morte é provável, mas não definitiva:
  - Explicar à família que o envolvimento de cuidados paliativos não significa uma sentença de morte para a criança.
  - Explicar que tal abordagem pode ser benéfica aos que podem se recuperar, uma vez que a meta final dos cuidados paliativos é a melhora na qualidade de vida para a criança que está morrendo ou gravemente doente/lesionada.
  - O que não traz benefício é dar falsas esperanças; sempre usar a honestidade sobre a gravidade da condição de uma criança.

J: Cuidados paliativos devem ser considerados logo que é feito um diagnóstico de condição terminal. Uma equipe multiprofissional e interdisciplinar deve instruir a criança e a família sobre o processo e o prognóstico. Podem também ser defendidas medidas de alívio dos sintomas e ansiedades que cercam o processo da morte (Ball, Bindler & Cowen, 2015).

- Nas situações em que a criança é candidata à doação de órgãos:
  - De forma suave e compassiva, levantar a possibilidade da doação de órgãos.

J: Estimula-se que a possibilidade de doação de órgãos seja debatida no plano de final da vida, e não logo que a morte ocorreu (Ball et al., 2015).

  - Se a criança tem idade para compreender do processo de planejamento de final da vida e de participar dele, sua opinião sobre doação de órgãos deve ser analisada e levada a sério.
  - Logo que a criança é candidata oficial à doação, fazer contato com a organização responsável pela doação dos órgãos.

J: Membros específicos da equipe médica devem fazer os comunicados com a família sobre o processo.

> **ALERTA CLÍNICO** A morte súbita e inesperada de um bebê ocorre entre 1 mês e 1 ano de vida. Costuma resultar de fatores de risco, embora possa não apresentar causa aparente. Esses casos são encaminhados a um legista para investigação e necropsia. Abuso infantil/filicídio devem ser considerados no diagnóstico diferencial, embora não se possa esquecer que apenas 1 a 5% de casos de morte súbita sejam entendidos como infanticídio (Corwin, Michael, McClain & Mary, 2014).

- Quando alguma pessoa ou um animal de estimação está morrendo ou morreu (*Yakimo, 2011):
  - Explicar o que está acontecendo ou aconteceu.
  - Perguntar à criança como está se sentindo.
  - Fazer o enterro do animal.
  - Ser específico no sentido de a criança não ser responsável pela morte.
  - Explicar o funeral e discutir se a criança participará dele.
  - Explicar que os adultos ficam tristes e choram. Limitar a exposição.
- Não se deve
  - Associar morte com dormir.
  - Obrigar uma criança pequena a ir ao funeral.
  - Pedir à criança para não chorar.
  - Dar explicações longas e detalhadas além do nível de compreensão dela.

  J: *Explicações sobre a morte precisam ser adequadas à idade e factuais para evitar ideias erradas e aumento dos medos. Proteger as crianças mais velhas da morte e das cerimônias fúnebres não as prepara para a realidade da morte (Hockenberry, Wilson & Winkelstein, 2013).*

- No caso de criança que vivenciou a morte de um ente querido, ou está por ter essa experiência (Ball et al., 2015; Muriel, 2013):
  - Sempre ser honesto e explicar o que está acontecendo com palavras que a criança compreenderá.
  - Encorajar a criança a falar sobre os sentimentos e a usar uma comunicação franca sobre o processo de morte.
  - Explicar o processo do funeral. Cabe à família debater a adequação ou não de a criança participar do funeral, com base em seu desenvolvimento emocional.
  - As crianças podem ficar mais distanciadas ou muito apegadas à pessoa que está prestes a morrer, em uma espécie de pesar antecipado.
- Bebês e crianças que começam a andar (0 a 2 anos de idade):
  - Sentirão a separação e o estresse, além de serem influenciados pelo estresse emocional das pessoas que passam pelo pesar em torno delas.
- Pré-escolares (3-5 anos):
  - Essas crianças não entenderão a finalidade da morte. Evitar descrever a morte como algo que a criança possa perceber como reversível, ou em relação à qual possa desenvolver certo medo de que o mesmo aconteça a ela. Por exemplo, não se referir à morte como o ato de dormir.
  - Essa faixa etária também é egocêntrica; as crianças podem precisar de tranquilização frequente no sentido de não terem sido a causa da morte/perda que é motivo de pesar para os demais.
- Escolares (6-12 anos):
  - Nessa idade, a escola passa a ser elemento importante na vida da criança. Pode ser interessante que alguns profissionais da escola sejam informados da morte para oferecimento de apoio.
  - Estimular as crianças nessa faixa etária a continuarem as rotinas cotidianas pode ajudar a facilitar a ideia de que a vida segue após a perda.
- Adolescentes (13-18 anos):
  - Um adolescente com desenvolvimento normal é, por natureza, autoenvolvido, e não se pode esquecer que isso não significa indiferença ou egoísmo em seu luto.

  J: *Explicações sobre a morte precisam ser adequadas à idade e factuais para evitar ideias erradas e aumento dos medos. Proteger as crianças mais velhas da morte e das cerimônias fúnebres não as prepara para a realidade da morte (Hockenberry & Wilson, 2015).*

ATIVIDADE DE RECREAÇÃO DEFICIENTE*

Definição da NANDA-I

Estimulação (interesse ou envolvimento) diminuída em atividades recreativas ou de lazer.

Características definidoras

Observações e/ou relatos de tédio por inatividade.

---

*N. de R.T. Este diagnóstico não consta na NANDA-I, 2018-2020.

Fatores relacionados

Fisiopatológicos

Relacionados à dificuldade em acessar ou participar de atividades habituais secundária a:
Doença contagiosa
Dor

Situacionais (pessoais, ambientais)

Relacionados a comportamentos sociais insatisfatórios
Relacionados à falta de amigos e companheiros
Relacionados a ambiente monótono
Relacionados a hospitalização ou confinamento prolongado
Relacionados à falta de motivação
Relacionados à dificuldade em acessar ou participar de atividades habituais secundária a:

- Trabalho muito estressante
- Falta de tempo para atividades de lazer
- Mudanças na profissão (p. ex., emprego novo, aposentadoria)
- Filhos saindo de casa ("ninho vazio")
- Imobilidade
- Percepção sensorial diminuída
- Múltiplas responsabilidades de papel

Maturacionais

Bebês/crianças

Relacionados à falta de estimulação adequada por brinquedos e companheiros

Idosos

Relacionados à dificuldade em acessar ou participar de atividades habituais secundária a:

- Déficit sensório-motor
- Falta de transporte
- Medo da violência
- Falta de grupo de amigos
- Finanças limitadas
- Confusão

Nota da autora

O indivíduo é quem mais bem expressa um déficit em atividades recreativas, com base no que considera, tipos e quantidades de atividade desejados. Miller (2015) declara que o autoconceito do indivíduo se afirmar por meio de atividades associadas a diversos papéis.

Para validar o diagnóstico de enfermagem *Atividade de recreação deficiente*, o enfermeiro investiga a etiologia dos fatores passíveis de intervenções de enfermagem, enfocando principalmente a melhora da qualidade das atividades de lazer. Para a pessoa com problemas de personalidade, que são obstáculos aos relacionamentos e reduzem as atividades sociais, o diagnóstico *Interação social prejudicada* seria mais válido. Nesse caso, o enfermeiro se concentraria em ajudá-la na identificação do comportamento que impõe uma barreira à socialização.

Erros nos enunciados diagnósticos

Atividade de recreação deficiente relacionada a tédio e relatos de ausência de atividades de lazer

O tédio e o relato de ausência de atividades de lazer são manifestações, mas não fatores contribuintes do diagnóstico. Assim, escreva o diagnóstico como *Atividade de recreação deficiente relacionada à etiologia desconhecida*, conforme evidenciado por relato de tédio e ausência de atividades de lazer.

Atividade de recreação deficiente relacionada à incapacidade de manter relacionamentos significativos, conforme evidenciado por "Ninguém me convida para sair"

Nessa situação, retarde o diagnóstico formal e colete mais dados para investigar de modo mais específico o significado de "Ninguém me convida para sair". Outros diagnósticos podem ser aplicáveis, como *Interação social prejudicada*, *Risco de solidão* e *Enfrentamento ineficaz*.

Conceitos-chave

Considerações gerais

- Todos os seres humanos necessitam de estimulação. No adulto, a falta de estimulação resulta em tédio e depressão. No bebê e na criança, provoca retardo no desenvolvimento e pode atrasar gravemente o crescimento.

- Existe uma relação significativa entre a atividade informal e a satisfação com a vida. A qualidade ou o tipo de atividade é mais importante que a quantidade (*Rantz, 1991).
- O tédio paralisa a produtividade da pessoa e provoca sentimento de estagnação. Pode ser um dos principais fatores contribuintes para comportamentos de adicção (p. ex., excessos alimentares, álcool, fumo, abuso de drogas).
- O indivíduo entediado tem sentimentos introspectivos de estar oprimido e preso, o que dá margem a raiva e hostilidade, conscientes ou inconscientes.
- Nos últimos anos, a terapia com animais de estimação tem sido cada vez mais valorizada para pessoas doentes e idosas.

Considerações pediátricas

- As crianças com risco especial de atividade de recreação deficiente incluem quem está:
  - Entediado ou imobilizado.
  - Hospitalizado por longos períodos.
  - Isolado para a própria proteção ou dos outros.
  - Em contato reduzido com a família e/ou os amigos.
- Atividades apropriadas à idade devem ser proporcionadas para promover o desenvolvimento humano e a saúde mental. Especialistas em crianças – psicopedagogos, professores de arte e terapeutas ocupacionais – realizam avaliações psicossociais e atividades terapêuticas em contextos de grupo (aconselhando pacientes em nível individual, bem como sugerindo a melhor configuração das salas de jogos/brincadeiras e a realização de atividades). Eles trabalham com a equipe multidisciplinar para oferecer às crianças a terapia adequada ao seu desenvolvimento e as orientações necessárias a fim de reduzir o trauma psicológico da doença. Ver tabela em *Atraso no crescimento e no desenvolvimento*.
- Ver também Conceitos-chave e Considerações pediátricas para *Ansiedade, Risco de síndrome do desuso* e *Atraso no crescimento e no desenvolvimento*.

Considerações geriátricas

- Os antecedentes culturais influenciam muito o uso que a pessoa idosa faz de atividades recreacionais devido ao valor atribuído ao trabalho *versus* atividades de lazer. Idosos com menos escolaridade, do meio rural, tendem a atribuir menos valor a atividades de lazer.
- Na sociedade ocidental, a aposentadoria costuma ocorrer entre as idades de 62 e 70 anos. Cerca de 80% dos homens e 90% das mulheres acima dos 65 anos são identificados como aposentados. A perda do papel profissional pode levar à depressão, principalmente se não houver um planejamento pré-aposentadoria feito pela pessoa (Miller, 2015).
- Cultivar interesses e atividades variadas ao longo da vida melhora o envelhecimento (Miller, 2015).
- Uma mudança na forma de viver ou no ambiente pode submeter o idoso a déficit de atividades de lazer. Por exemplo, um jardineiro que cultiva produtos orgânicos em seu próprio pátio e se muda para um apartamento sem espaço para uma horta. Ou um idoso que toca bateria e se muda para a casa do filho adulto, que não tem espaço para o seu instrumento nem vontade de ouvir os solos de bateria do pai.
- O isolamento social resultante da morte do cônjuge, da falta de transporte, da deficiência auditiva, das limitações financeiras, do medo de crimes ou de outras incapacidades físicas ou psicológicas coloca o idoso em risco de atividades de recreação deficientes (*Rantz, 1991).
- As atividades voluntárias proporcionam distração para 21% dos indivíduos com idade entre 55 e 64 anos e para 14% daqueles com 65 anos ou mais. Pessoas com 65 anos ou mais realizam atividades voluntárias durante um período médio de 8 horas por semana. As razões citadas para não fazer trabalho voluntário incluem dificuldades de transporte, preocupações financeiras e discriminação em razão da idade por algumas organizações comunitárias (Miller, 2015).

Critérios para a investigação focalizada

Dados subjetivos

Investigar as características definidoras

Percepção do nível atual de atividade: solicitar que o indivíduo classifique em uma escala de 1 a 10 a sua satisfação com o atual nível de atividades recreativas (1 = nada satisfeito e 10 = muito satisfeito).
Padrões anteriores de atividade (tipo, frequência): trabalho, lazer.
Atividades desejadas pela pessoa.

Dados objetivos

Investigar os fatores relacionados

Motivação

Interessado
Desinteressado
Retraído
Hostil

Presença de barreiras às atividades recreacionais

Estado físico

Imobilidade
Nível de consciência alterado
Fadiga
Mobilidade das mãos alterada
Dor
Déficits sensoriais (visuais, auditivos)
Equipamento (tração, acessos endovenosos)
Doença contagiosa/isolamento

Estado psicológico/cognitivo

Depressão
Vergonha
Situação socioeconômica
Falta de sistema de apoio
Padrões anteriores de inatividade
Barreira linguística
Falta de conhecimentos
Medo
Finanças limitadas
Dificuldades de transporte

Metas

O indivíduo relatará estar mais satisfeito com o nível atual de atividades, conforme evidenciado por estes indicadores:

- Relata métodos de enfrentamento de sentimentos de raiva ou depressão causados pelo tédio.
- Relata participação em uma atividade agradável a cada dia.

NOC Participação no lazer, Envolvimento social

Intervenções

Investigar os fatores causadores

- Ver Fatores relacionados.

NIC Terapia recreacional, Melhora da socialização, Fortalecimento da autoestima, Jogo terapêutico

Reduzir ou eliminar os fatores causadores

Monotonia

- Ver as intervenções "Reduzir a monotonia da imobilidade", em *Risco de síndrome do desuso*.
- Proporcionar oportunidades para reminiscências, individualmente ou em grupo (p. ex., viagens, passatempos anteriores).
- Proporcionar musicoterapia, por meio de fitas gravadas e fones de ouvido. Para a musicoterapia em grupo (*Rantz, 1991), recomenda-se:
  - Introduzir um tópico.
  - Tocar a música relacionada.
  - Desenvolver o tópico por meio de discussões.
  - Discutir as reações.

  Justificativa: *A musicoterapia pode ter valor para aliviar a monotonia, provocando interesses e auxiliando as pessoas a enfrentarem problemas sociais (*Rantz, 1991).*

- Avaliar a possibilidade do uso de terapias holísticas e complementares (p. ex., aromaterapia, terapia com animais de estimação, terapia do toque). No caso de terapia com animais de estimação (*Rantz, 1991), recomenda-se:
  - Os animais devem ser bem cuidados, saudáveis e limpos.
  - Os animais devem ser calmos com estranhos.
  - Os animais devem fazer as necessidades antes de entrar nas instalações.
  - Os responsáveis devem sempre perguntar à pessoa se aquele tipo de animal é apreciado, antes de aproximar-se dela.

  J: *As terapias complementares funcionam para reduzir o estresse, reforçar o enfrentamento e o bem-estar.*

Falta de motivação
- Estimular a motivação, mostrando interesse e encorajando a partilha de sentimentos e experiências.
- Investigar medos e preocupações sobre a participação nas atividades.
- Discutir a respeito do que o indivíduo gosta e do que não gosta.
- Encorajar a partilhar os sentimentos de experiências passadas e presentes.
- Passar um tempo falando propositadamente sobre outros tópicos com a pessoa (p. ex., "Acabo de voltar da praia. Você já esteve lá?").
- Salientar a necessidade de "seguir em frente" e tentar algo novo.
- Auxiliar a pessoa a trabalhar os sentimentos de raiva e pesar:
  - Permitir que ela expresse seus sentimentos.
  - Usar o tempo sendo um bom ouvinte.
  - Ver *Ansiedade* para intervenções adicionais.

J: *Relembrar ou usar o tempo concentrando-se em lembranças significativas pode dar satisfação e ser um estímulo para a pessoa entediada, doente, confinada ou idosa (*Rantz, 1991).*

- Estimular a pessoa a participar de um grupo de possível interesse ou auxílio. (A pessoa pode ter que participar por meio de outro tipo de comunicação ou preparo especial.)
- Considerar o uso de musicoterapia ou terapia de reminiscências.

J: *A participação em um grupo de apoio pode reforçar a autoestima e a autovalorização, proporcionar sensação de pertencimento e estimular atividades das quais o indivíduo anteriormente se esquivava. Os grupos de apoio podem muitas vezes auxiliar aqueles com problemas estressantes, dispendiosos ou que consomem tempo.*

Incapacidade de concentração
- Planejar uma rotina diária simples, com atividades concretas (p. ex., caminhar, desenhar, dobrar roupas de cama).
- Se a pessoa for ansiosa, sugerir atividades solitárias, não competitivas (p. ex., quebra-cabeça, fotografia).

J: *Tarefas que combinem a concentração e o interesse da pessoa podem aumentar o contato com a realidade, promover a socialização e melhorar a autoestima (Varcarolis, 2011).*

Identificar os fatores que promovem a atividade e a socialização

Incentivar a socialização com companheiros e com todas as faixas etárias (é comum pacientes muito jovens e muito velhos beneficiarem-se mutuamente das interações)

Obter assistência para aumentar a capacidade de viajar do paciente
- Conseguir transporte para as atividades, se necessário.
- Obter dispositivos auxiliares de segurança (p. ex., cadeira de rodas para ir às compras, andador para caminhar nos corredores).

Aumentar o sentimento de produtividade e de autovalorização do indivíduo
- Estimular o indivíduo a usar seus pontos fortes para auxiliar os outros e a si mesmo (p. ex., dar-lhe tarefas para desempenhar em um projeto geral). Reconhecer os esforços feitos por ele (p. ex., "Obrigado por auxiliar o Sr. Jones com o jantar").
- Incentivar a comunicação aberta; valorizar-lhe a opinião ("Sr. Jones, o que você acha de...?").
- Incentivar o indivíduo a desafiar a si mesmo, aprendendo uma nova habilidade ou descobrindo um novo interesse.
- Oportunizar interações com a natureza e com os animais.

J: *A exposição a vários estímulos pode aumentar as interações sociais e reduzir o tédio (*Barba, Tesh & Courts, 2002).*

Ver Isolamento social quanto a intervenções adicionais

Intervenções pediátricas
- Proporcionar um ambiente com brinquedos acessíveis e compatíveis com a etapa de desenvolvimento da criança e garantir que estejam ao alcance.
- Manter brinquedos em todas as salas de espera.
- Incentivar a família a trazer os brinquedos favoritos da criança, incluindo itens da natureza que auxiliem a manter vivo o "mundo real" (p. ex., um peixe de aquário, folhas de árvores no outono).
- Consultar um psicopedagogo, conforme indicado.
- Consultar Intervenções pediátricas, no diagnóstico de enfermagem *Risco de síndrome do desuso*, quanto a detalhes sobre envolvimento no jogo terapêutico.
- Ver recursos na internet quanto a atividades para crianças, adolescentes e famílias. Os profissionais partilham suas intervenções mais eficazes (www.lianalowenstein.com/e-booklet.pdf).

Intervenções geriátricas

- Investigar os interesses e a viabilidade de tentar uma nova atividade (p. ex., mobilidade).
- Usar atividades criativas que produzam um resultado satisfatório. Evitar atividades que apenas mantenham o indivíduo ocupado.
- Adaptar atividades às capacidades do indivíduo.
- Providenciar alguém que acompanhe ou oriente a pessoa durante os primeiros encontros.

J: *A mudança, mesmo que seja uma válvula de escape positiva em relação ao tédio, no início aumenta a ansiedade.*

- Investigar possíveis oportunidades para voluntariado (p. ex., Cruz Vermelha, hospitais).
- Iniciar os encaminhamentos, se indicado.
  - Sugerir a participação em associações de aposentados.
  - Escrever para o conselho de saúde e bem-estar municipal ou outras instituições.
  - Oferecer uma lista de associações/clubes que tenham atividades para pessoas mais velhas.

J: *Os danos cognitivos e musculoesqueléticos, a dor, as anormalidades metabólicas ou os déficits sensoriais podem obrigar o idoso a considerar modificações nas atividades de lazer habituais ou o desenvolvimento de novas atividades. Por exemplo, um indivíduo que goste de cozinhar, mas enxergue mal, pode obter livros de culinária com caracteres grandes, solicitar a um amigo que copie as receitas favoritas em letras maiores ou gravar as receitas (*Rantz, 1991).*

ATRASO NO CRESCIMENTO E NO DESENVOLVIMENTO

Atraso no crescimento e no desenvolvimento

Risco de desenvolvimento atrasado

Insuficiência da capacidade do adulto para melhorar

Definição da NANDA-I✤

Desvios das normas da faixa etária.

Características definidoras

Incapacidade ou dificuldade de realizar habilidades ou comportamentos típicos da faixa etária
Crescimento físico alterado quanto a peso e/ou altura, fora do percentil esperado
Afeto embotado
Apatia
Tempo de reação reduzido
Reações sociais lentas ou inadequadas
Sinais limitados de satisfação com o cuidador
Alimentação difícil
Apetite diminuído
Contato visual limitado
Letargia
Irritabilidade
Humor negativo
Regressão ou atraso no uso independente do vaso sanitário
Regressão ou atraso na autoalimentação

Fatores relacionados

Causas fisiopatológicas

Incapacidade relacionada a trauma
    Incapacidade comportamental/mental
    Abuso ou negligência infantil

✤ N. de R.T. Este diagnóstico já não constava da NANDA 2015-2017 e foi retirado da taxonomia 2018-2020.

Defeito ou doença cardiovascular
Disfunção do sistema nervoso central
Anomalias congênitas das extremidades
Distúrbios genéticos (p. ex., fibrose cística)
Disfunção gastrintestinal
Ingesta inadequada de alimentos (p. ex., falha em melhorar)
Síndrome da má absorção
Dor prolongada
Distrofia muscular
Doença aguda ou crônica repetida que resulta em incapacidade

Atrasos decorrentes de modalidades de tratamento

Confinamento para tratamento contínuo
Isolamento secundário a seu processo de doença
Repouso prolongado no leito
Tratamentos dolorosos e prolongados
Tração, aparelhos gessados, talas, etc.
Hospitalizações repetidas e/ou prolongadas

Causas situacionais

Conhecimento insuficiente dos cuidados, do desenvolvimento e do crescimento do filho pelos pais
Alteração no ambiente
Separação de pessoas significativas na vida da criança (p. ex., pais, amigos, outros cuidadores)
Conflitos na escola (p. ex., *bullying* de colegas de aula)
Morte de pessoa importante na vida da criança (p. ex., pais, amigos, outros cuidadores)
Perda ou falta de controle do ambiente (p. ex., rotinas estabelecidas, rituais ou tradições)
Apoio inadequado dos pais, como em casos de negligência ou abuso
Estimulação sensorial inadequada, como em casos de negligência ou abuso
Crenças ou práticas culturais

Causas maturacionais

Bebês – crianças que começam a andar (do nascimento aos 3 anos)

Separação dos pais/pessoas significativas
Apoio inadequado dos pais e seu impacto resultante na criança
Incapacidade de se comunicar relacionada a uma condição preexistente (p. ex., disfunção ou perda auditiva ou visual)
Restrição de atividades diárias secundária a doença ou defeito
Incapacidade de confiar em cuidadores próximos ou nos pais
Múltiplos cuidadores
Muitas experiências dolorosas (p. ex., tratamentos médicos em andamento ou abuso)

Pré-escolares (4-6 anos)

Incapacidade ou perda para comunicar-se em razão de condição ou trauma preexistente
Falta de estímulos (p. ex., negligência)
Instabilidade na vida dos pais/cuidador (p. ex., divórcio, violência doméstica)
Morte de um dos pais/cuidador
Outras crianças adicionadas à unidade familiar
Retirada da criança do ambiente doméstico
Interações sociais negativas com os colegas

Crianças em idade escolar (6-11 anos)

Interações sociais negativas com os colegas
   Bullying dos colegas de escola
   Autoconsciência da condição preexistente (deficiência mental ou deformidade física)
Morte ou perda dos pais/cuidador ou amigo importante

Adolescentes (12-18 anos)

> Interações sociais negativas com os colegas
> > *Bullying* dos colegas de escola
> > Autoconsciência da condição preexistente (deficiência mental ou deformidade física)
>
> Impacto na imagem corporal (p. ex., deformidades físicas decorrentes de trauma ou malformação congênita)
> Perda dos pais/cuidador ou ente querido
> Perda da independência da autonomia secundária à condição preexistente ou trauma

Nota da autora

Tarefas específicas de desenvolvimento estão associadas a diversas faixas etárias (p. ex., obter autonomia e autocontrole – como uso do vaso sanitário –, de 1 a 3 anos; estabelecimento de relacionamentos duradouros, de 18 a 30 anos). A falha de um adulto em realizar uma tarefa de desenvolvimento pode causar ou contribuir para alteração no funcionamento em um padrão de saúde funcional (p. ex., *Interação social prejudicada, Sentimento de impotência*). Uma vez que as intervenções de enfermagem se concentram no funcionamento alterado, mais do que no desempenho de tarefas de desenvolvimento passadas, o diagnóstico *Atraso no crescimento e no desenvolvimento* tem uso limitado para os adultos. Ele é mais útil para uma criança ou um adolescente com dificuldade em realizar uma tarefa de uma etapa do desenvolvimento.

Erros nos enunciados diagnósticos

Atraso no crescimento e no desenvolvimento **relacionado à incapacidade para o autocontrole do uso do vaso sanitário de modo apropriado à idade (4 anos)**

A incapacidade para utilizar o vaso sanitário não é um fator contribuinte, mas um indício diagnóstico. O enfermeiro deve reformular o diagnóstico para *Atraso no crescimento e no desenvolvimento relacionado à etiologia desconhecida*, conforme evidenciado por incapacidade para fazer o autocontrole do uso do vaso sanitário de modo apropriado à idade (4 anos). O uso de "etiologia desconhecida" orienta os enfermeiros para coletarem mais dados sobre as razões do problema.

Atraso no crescimento e no desenvolvimento **relacionado à deficiência intelectual secundária à síndrome de Down**

Quando *Atraso no crescimento e no desenvolvimento* é usado para descrever um indivíduo com deficiência física ou mental, qual é o foco da enfermagem? Quais as metas atingidas pelas intervenções de enfermagem? Se as deficiências físicas representarem barreiras para a realização de tarefas do desenvolvimento, o enfermeiro poderá registrar o diagnóstico *Risco de atraso no crescimento e no desenvolvimento relacionado à capacidade prejudicada para desempenhar tarefas do desenvolvimento* (*especificar –* p. ex., *socialização*) *secundária à deficiência*. Para uma criança com deficiência intelectual, o enfermeiro deve determinar que padrões funcionais de saúde estão alterados ou em alto risco de alteração e propensos a intervenções de enfermagem, tratando do problema específico (p. ex., *Déficit no autocuidado: uso do vaso sanitário*).

Conceitos-chave

- Um transtorno de desenvolvimento pode ser definido como "uma taxa mais lenta e anormal de desenvolvimento em que uma criança evidencia um nível de funcionamento abaixo do observado em crianças normais de mesma idade" (Hockenberry & Wilson, 2015).
- O desenvolvimento normal segue um padrão definido, previsível e sequencial. Interrupções nesse processo devido a causas congênitas ou ambientais podem resultar em deficiência ou atraso.
- O crescimento e o desenvolvimento são muito rápidos no início da vida. Interrupções que ocorrem nesse período podem causar impactos mais significativos na vida da criança.
- O crescimento e o desenvolvimento nem sempre são processos organizados. Podem ocorrer em estirões, embora sejam sempre contínuos em algum nível. Todas as crianças se desenvolvem em seu próprio ritmo.
- Ocorre desenvolvimento do simples ao complexo e em todos os aspectos da vida de uma criança (motor, intelectual, pessoal, social e de linguagem/sensorial) (Tabela 2.1).

Critérios para a investigação focalizada

Padrões nutricionais atuais

> Conhecimento dos pais/criança sobre nutrição
> História nutricional
> Altura/peso ao nascer
> Padrões de ingestão
> Hábitos/reações da criança relativos a comer/beber ou a atos alimentares
> Recordação da dieta (o que e quanto a criança come diariamente)

Tabela 2.1 — METAS DO DESENVOLVIMENTO POR IDADE E O IMPACTO DA DOENÇA OU DEFICIÊNCIA

Meta de desenvolvimento	Impacto da doença ou deficiência	Intervenções
Bebês-crianças que começam a andar		
Desenvolvimento de confiança no cuidador	• Múltiplos cuidadores. • Separação frequente dos pais/cuidadores, ou afastamento deles, secundário a hospitalização devida a uma condição.	• Promover visitas constantes e consistentes entre a criança e os pais/cuidadores.
Formação de vínculo com pais/cuidadores	• Separação da criança dos pais/cuidadores secundária a hospitalizações ou isolamento frequente (p. ex., neonato em incubadora e capacidade limitada dos pais para segurá-lo). • Incapacidade dos pais/cuidadores de aceitar a condição, a deficiência ou a deformidade do paciente. • Pesar dos pais/cuidadores relativo à perda da ideia de criança perfeita.	• Destacar os aspectos saudáveis da criança e orientar pais/cuidadores sobre como lidar e cuidar da doença/deficiência da criança.
Aprendizagem via estimulação sensorial	• Exposição aumentada a experiências/procedimentos de dor e falta de outros, prazerosos, que estimulem aprendizagem e desenvolvimento saudáveis. • Privação sensorial secundária a confinamento ou isolamento relativo a processo de doença.	• Encorajar estimulação adequada à idade, sempre que possível, bem como que pais/cuidadores façam o mesmo. Estimular pais/cuidadores a participarem dos cuidados da criança quando possível.
Pré-escolares		
Domínio de habilidades de autocuidado	• Oportunidades limitadas para aprendizado dessas habilidades.	• Estimular e oferecer oportunidades de aprendizagem. • Providenciar assistência ou conselhos que possam ajudar a facilitar o aprendizado, quando apropriado.
Desenvolvimento de relacionamento com os colegas	• Oportunidades limitadas para interação relacionadas a hospitalização ou isolamento.	• Encorajar relacionamento com outros. • Providenciar oportunidades para brincadeiras apropriadas à idade. • Estimular a socialização.
Desenvolvimento da imagem corporal	• Desenvolvimento da percepção da própria deficiência e seu possível impacto na aparência. • Associa dor, fracasso e ansiedade em relação à sua existência física.	• Ajudar a criança e aprender a enfrentar críticas ou esquisitices sociais.
Crianças em idade escolar		
Desenvolvimento do sentimento de realização	• Oportunidades limitadas de realizações e competições em atividades com colegas.	• Promover a frequência escolar e as atividades na escola. Sempre que possível, agendar os tratamentos médicos fora dessas atividades sociais.
Formar relações e vínculos com os colegas	• Oportunidades limitadas de interação social secundárias a hospitalização ou isolamento.	• Estimular e dar informações sobre clubes e atividades de que a criança pode participar em segurança.
Adolescentes		
Desenvolvimento da identidade sexual e pessoal	• Conscientização maior das limitações em razão da doença/deficiência na aparência, ou na forma de relacionamento com os outros.	• Encorajar e oferecer orientação sobre habilidades de enfrentamento.
Desenvolvimento do sentimento de independência dos pais/cuidadores	• Incapacidade de ser autoconfiante e o impacto do aspecto de jamais poder ser totalmente independente.	• Estimular a socialização com companheiros da mesma idade e com necessidades especiais.
Início dos relacionamentos e dos comportamentos sexuais	• Dúvida se terão ou não um relacionamento normal como adulto ou se terão filhos.	• Encorajar a socialização em locais frequentados por ambos os sexos, particularmente pessoas com limitações similares. • Promover a ênfase nos atributos positivos e percebidos da criança, como maquiagem, cortes de cabelo e roupas estilosas. • Informar sobre opções de reprodução, se adequado.

Fonte: Hockenberry, M. J. e Wilson, D. (2015). *Wong's essentials of pediatric nursing* (10th ed.). New York: Elsevier.

Alterações fisiológicas

Náusea
Vômitos
Diarreia
Intolerâncias alimentares/alergias
Disfagia
Fadiga

Atitudes dos pais

Quais são as expectativas em relação ao filho?
O que pensam sobre se tornarem pais?
Qual a abordagem dos pais quanto aos cuidados e à disciplina da criança?
Como os pais se sentem a respeito da situação doméstica?
Como se sentem sobre a doença ou a deficiência do filho?
Investigar o nível de funcionamento familiar e identificar as áreas que precisam de atenção.
Identificar crenças culturais ou tradições que precisam ser observadas e consideradas.

Estressores

Comportamento e nível de êxito da criança na escola
Relações da criança com os colegas e os irmãos
Providências da vida em família
    Com quem mora a criança? Mais de uma pessoa, e em locais diferentes?
    Os pais/cuidadores são separados? Relacionam-se bem, ou há tensão?
    Existe família estendida, ou pessoas que não são da família morando na casa?
    Há alguma história de violência doméstica em algum dos ambientes da criança?
Outras doenças e deficiências em casa

Aparência geral

Limpeza e arrumação
Resposta à estimulação
Contato visual
Humor (p. ex., embotado, ansioso)
Reações faciais

Resposta/interação com os pais

Receptivo a conforto vindo dos pais
Resposta a estranhos ou a estímulos desagradáveis
Reação quando separada de pais/cuidadores

Condição alimentar/de eliminação

Altura/peso e comparação com normas para a faixa etária
Perímetro cefálico
Controle da bexiga e dos intestinos

Pessoal/social

Idioma
Cognição
Capacidade/atividade motoras

Metas

A criança demonstrará aumento de comportamentos adequados à idade, conforme evidenciado por estes indicadores:

- Socialização.
- Linguagem.
- Habilidades motoras.
- Autocuidado.
- Habilidades cognitivas.

NOC Desenvolvimento infantil: Especificar idade

Intervenções

Investigar os fatores causadores ou contribuintes para o estágio de desenvolvimento da criança e, com critério, avaliar seu nível de funcionamento

NIC Orientação antecipada, Avaliação da saúde, Encantamento, Desenvolvimento, Aconselhamento

Bebês-crianças

- Encorajar o envolvimento dos pais/cuidadores no cuidado/tratamento da criança.
- Demonstrar métodos que os pais podem usar ao lidarem com a criança em casa.
- Usar comunicação apropriada à idade no preparo da criança para o procedimento.
- Considerar as práticas e crenças culturais.
- Promover a estimulação sensorial sempre que apropriado.
- Estimular interações via tato, entre os pais/cuidadores e a criança.
- Proporcionar períodos frequentes de descanso/agrupar os cuidados.
- Observar as interações dos pais/cuidadores com a criança e avaliar se há fatores de risco potenciais.
- Reagir rápida e consistentemente ao choro.
- Quando possível, ser consistente com a equipe de apoio, de modo a limitar o número de pessoas que cuidam da criança e com ela interagem.
- Quando possível e conforme a tolerância, deixar livres as mãos e os pés da criança.
- Estimular o autocuidado adequado à idade da criança.
- Propiciar períodos de brincadeira e estimulação sensorial adequados à faixa etária.
- Realizar procedimentos desagradáveis em sala separada daquela em que a criança dorme e brinca, sempre que possível.

Pré-escolares

- Estimular e dar apoio à presença e ao auxílio dos pais/cuidadores nos cuidados da criança.
- Proporcionar à criança oportunidades de brincadeiras adequadas à idade.
- Encorajar interações sociais com companheiros sempre que possível.
- Considerar as práticas e crenças culturais.
- Estimular o autocuidado adequado à idade da criança.
- Usar comunicação apropriada à idade no preparo da criança para o procedimento.
- Propiciar períodos de jogo e estimulação sensorial adequados à faixa etária.
- Usar rotinas conhecidas que ajudem a criança a entender o tempo.
- Verbalizar com frequência (p. ex., nomear os itens do equipamento, ler/contar histórias).
- Oferecer opções (p. ex., que remédio quer tomar primeiro?).
- Deixar a criança vestir as próprias roupas sempre que possível.

Crianças em idade escolar/adolescentes

- Estimular e dar apoio à presença e ao auxílio dos pais/cuidadores nos cuidados da criança.
- Usar comunicação adequada à idade.
- Encorajar e oportunizar momentos de preparo das tarefas escolares.
- Oportunizar momentos de brincadeira e interação com companheiros sempre que possível.
- Encorajar visitas da família e de amigos sempre que possível.
- Deixar a criança vestir as próprias roupas sempre que possível.
- Considerar as práticas e crenças culturais.
- Conversar, frequentemente, com a criança sobre seus sentimentos e ideias e avaliar a necessidade ou não de possíveis futuras intervenções.
- Identificar os interesses/passatempos da criança e estimulá-los sempre que adequados.
- Facilitar cuidados de saúde adaptados às necessidades de desenvolvimento da criança (p. ex., marcar consultas de tratamento após horário escolar).
- Oportunizar à criança novas experiências para descoberta de interesses sempre que adequado (p. ex., saídas ou atividades em grupo).

Justificativa: *Minimizar o impacto da doença/deficiência da criança, maximizando o potencial de saúde. O desenvolvimento é o cerne dos cuidados centrados na família (Hockenberry & Wilson, 2015).*

J: *A idade do surgimento da doença/deficiência da criança pode determinar o impacto em sua vida; todavia, por meio da promoção de um desenvolvimento normal, as consequências prejudiciais podem ser minimizadas (Hockenberry & Wilson, 2015).*

Risco de desenvolvimento atrasado

Definição da NANDA-I
Suscetibilidade a atraso de 25% ou mais em uma ou mais áreas do comportamento social ou autorregulador, ou nas habilidades cognitivas, de linguagem e motoras grossas ou finas, que pode comprometer a saúde.

Fatores de risco
Ver *Atraso no crescimento e no desenvolvimento*.

Metas
A criança continuará a demonstrar comportamento adequado, conforme evidenciado por estes indicadores, associados à idade:

- Autocuidado.
- Habilidades sociais.
- Linguagem.
- Habilidades cognitivas.
- Habilidades motoras.

Intervenções
Ver *Atraso no crescimento e no desenvolvimento*.

Insuficiência da capacidade do adulto para melhorar❖

Definição
Estado em que o indivíduo apresenta deterioração física e psicossocial insidiosa e progressiva, caracterizada por limitação no enfrentamento e diminuição da resiliência, em uma reação às deteriorações em sua saúde (Carpenito, 1999).[3]

Características definidoras
Maiores (uma ou mais devem estar presentes)

Estado de humor alterado*
Anorexia*
Apatia*
Declínio cognitivo*
Consumo de um mínimo de comida, ou nada, na maioria das refeições*
Habilidades sociais diminuídas*
Negação do(s) sintoma(s)
Depressão
Relato de perda de interesse em válvulas de escape agradáveis*
Abandono
Solidão
Negligência do ambiente doméstico
Declínio físico* (p. ex., fadiga, desidratação, incontinência intestinal e urinária)
Retraimento social*
Déficit no autocuidado*
Perda de peso involuntária* (p. ex., 5% em 1 mês, 10% em 6 meses)

Fatores relacionados
A causa da insuficiência para melhorar nos adultos (geralmente idosos) é desconhecida (*Kimbal & Williams-Burgess, 1995; *Murray, Zentner & Yakimo, 2009). Pesquisadores identificaram alguns fatores que podem contribuir para essa condição:

---

[3] Esta definição foi adicionada por Lynda Juall Carpenito, por sua clareza e utilidade.
❖ N. de R.T. Este diagnóstico foi retirado da NANDA 2018-2020, tendo sido substituído por *Síndrome do idoso frágil*.

Situacionais (pessoais, ambientais)

Relacionados à capacidade diminuída de enfrentamento

Relacionados à capacidade limitada de adaptar-se a efeitos do envelhecimento

Relacionados à perda das habilidades sociais e ao isolamento social resultante

Relacionados à perda dos relacionamentos sociais

Relacionados a crescente dependência e sentimentos de desamparo

Nota da autora

Insuficiência da capacidade do adulto para melhorar foi retirado da lista da NANDA-I em 2015, visto que foi substituído por *Síndrome do idoso frágil* (Herdman & Kamitsuru, 2014, p. 13). "Alguns pacientes idosos, inclusive os que não têm doença aguda ou doença crônica grave, acabam passando por um processo de declínio funcional, apatia progressiva e perda do desejo de comer e beber que culmina em morte" (*Robertson & Montagnini, 2004). "A insuficiência da capacidade para melhorar não deve ser considerada uma consequência normal do envelhecimento, um sinônimo de demência, resultado inevitável de alguma doença crônica, ou descritor dos estágios terminais de uma doença terminal" (*Robertson & Montagnini, 2004).

Erros nos enunciados diagnósticos

Insuficiência da capacidade do adulto para melhorar **relacionada à demência**

A demência não causa *Insuficiência da capacidade do adulto para melhorar*, mas representa, na verdade, uma causa dessa condição. Uma vez que a causa é incerta, o enfermeiro pode considerar o diagnóstico *Insuficiência da capacidade do adulto para melhorar relacionada à etiologia desconhecida* clinicamente útil. Se demência também estiver presente, ver *Confusão crônica*.

Conceitos-chave

- A insuficiência da capacidade para melhorar é uma "apresentação complexa de sintomas causadores de declínio gradativo no funcionamento físico e cognitivo que ocorre sem explicação imediata" (*Murray et al., 2009).
- O United States National Institute of Aging descreveu a insuficiência da capacidade do adulto para melhorar como uma "síndrome de perda de peso, apetite diminuído e nutrição insatisfatória e inatividade, comumente acompanhada de desidratação, sintomas depressivos, função imune prejudicada e colesterol baixo" (*Sarkisian & Lachs, 1996).
- A condição afeta 5 a 35% de idosos que vivem na comunidade, 25 a 40% dos idosos moradores de instituições especiais e 50 a 60% dos veteranos hospitalizados (Agarwal, 2014).
- Em pessoas idosas, a incapacidade para melhorar está associada a aumento de taxas de infecção, redução da imunidade celular, fraturas de quadril, úlceras por pressão e aumento das taxas de mortalidade em cirurgias (Agarwal, 2014).
- As pessoas que não se incluem são aquelas que (*Haight, 2002; *Wagnil & Young, 1990) têm orgulho; ajudam os outros; têm suporte familiar instalado; são perseverantes e autoconfiantes; passaram por privações na vida; têm valores culturais, espirituais e religiosos e, com regularidade, fortalecem suas atividades de autocuidado.
- Pessoas idosas que não podem enfrentar as mudanças após um evento estressante na vida sentir-se-ão desprotegidas, vazias e solitárias (*Newbern & Krowchuk, 1994).
- "Interagir com o ambiente é essencial para crescer como indivíduo no final da vida, da mesma forma que em seu início" (*Newbern & Krowchuk, 1994, p. 844).
- Idosos arrasados pela sensação de desamparo e desesperança desistem.
- A insuficiência da capacidade do adulto para melhorar implica que o idoso *deve* se desenvolver apesar das doenças crônicas e das mudanças relacionadas com a idade. Isso não é uma parte normal do processo de envelhecimento (*Kimball & Williams-Burgess, 1995).
- A resiliência é uma combinação de capacidades e características que permitem ao indivíduo uma ação de rebote e/ou um enfrentamento bem-sucedido, apesar de estresse ou eventos adversos significativos (*Tusaie & Dyer, 2004).

Critérios para a investigação focalizada

O processo de investigação e diagnóstico de *Insuficiência da capacidade do adulto para melhorar* exige a avaliação de novas patologias ou, se alguma condição estiver sob tratamento, uma investigação funcional completa (física, cognitiva) e avaliação dos pontos fortes e dos padrões de enfrentamento da pessoa.

Determinar se foram investigados os seguintes exames laboratoriais/diagnósticos
(*Robertson & Montagnini, 2004)

- Hormônio do crescimento, testosterona (homens), albumina sérica e níveis de colesterol.

- Cultura sanguínea, HIV, exame RPR, contagem sanguínea completa, nível da glicose sérica, nível do hormônio estimulador da glicose, análise da urina.
- Níveis séricos de BUN e creatinina, níveis séricos dos eletrólitos.
- Níveis de vitamina B_{12} e folato, níveis de vitamina D.
- QuantiFERON-TB.
- Radiografia de tórax, ECG.

Assegurar a avaliação de (*Robertson & Montagnini, 2004)

- Revisão dos medicamentos (efeitos secundários, necessidade, alternativas).

    J: *Vários fármacos podem causar alterações cognitivas, anorexia, depressão, desidratação, anormalidades eletrolíticas; por exemplo, mais de quatro fármacos receitados, betabloqueadores, antidepressivos tricíclicos, anticolinérgicos, diuréticos (combinações de alta potência), benzodiazepinícos (*Robertson & Montagnini, 2004).*

- Uma escala padronizada para investigação das atividades da vida diária (AVDs) e teste levantar + sair (*Up + Go*), por fisioterapeuta.
- Escala de depressão geriátrica.

    J: *A depressão no idoso foi identificada como ocorrendo em 10 a 25% nas comunidades e em 50% dos residentes de instituições geriátricas (*Miller, 2015).*

- Assegurar que seja feita uma reconciliação alimentar, por exemplo, ingesta calórica diária, disponibilidade de alimento, patologia oral, próteses dentárias não adequadas, problemas com a fala ou a deglutição, uso de medicamentos capazes de causar anorexia, problemas financeiros e sociais que podem impactar negativamente na alimentação.

    J: *"A reconciliação nutricional é definida como o processo de maximização da saúde, por meio de auxílio ao alinhamento da atual dieta do indivíduo com aquela receitada a ele pela equipe de saúde" (Tuso & Beattle, 2015).*

> **ALERTA CLÍNICO** Estima-se que 14,3% dos lares norte-americanos sejam inseguros do ponto de vista alimentar, e aqueles com proteção alimentar muito baixa somam 5,6% (Gregory & Singh, 2014). Uma grande quantidade de indivíduos hospitalizados sofre de desnutrição proteico-energética e obesidade. Essas são condições associadas a hábitos alimentares não saudáveis e insegurança alimentar, relacionados a recursos financeiros (Tuso & Beattle, 2015). A obesidade, infelizmente, não costuma ser entendida como uma condição de desnutrição (Ibid).

- Presença de doenças crônicas

    J: *Todas as condições médicas presentes em uma pessoa com incapacidade para melhorar devem ser avaliadas a fim de se determinar se o tratamento é ou não o ideal (*Robertson & Montagnini, 2004).*

- Investigação do ambiente (sistema de apoio, segurança, socialização).

    J: *Alguns desses contribuintes não podem ser modificados; outros são fáceis de mudar, e há os que têm potencial de alteração, embora apenas com uso de estratégias com muitos recursos. As primeiras intervenções devem estar voltadas a colaboradores facilmente remediáveis, na esperança de melhora da condição funcional geral, já que um único elemento colaborador pode, simultaneamente, afetar várias outras síndromes que colaboram para criar o fenótipo da incapacidade para melhorar (*Robertson & Montagnini, 2004).*

Se indicado, ver outros diagnósticos de enfermagem, como:

- Capacidade de autocuidado – ver *Síndrome do déficit no autocuidado*
- Cognição – ver *Confusão*
- Enfrentamento – ver *Enfrentamento ineficaz*
- Socialização – ver *Risco de solidão*
- Nutrição – ver *Nutrição desequilibrada*

Metas

O indivíduo participará do processo para aumento do funcionamento, conforme evidenciado por estes indicadores:

- Aumenta os relacionamentos sociais.
- Mantém ou aumenta o peso atual.

NOC Envelhecimento físico, Adaptação psicológica, Autocontrole, Vontade de viver, Resiliência pessoal, Envolvimento social, Participação no lazer

Intervenções

NIC Apoio ao cuidador, Controle da nutrição, Melhora do enfrentamento, Instilação de esperança, Estimulação cognitiva

Manter a mente aberta quanto à possibilidade de identificação e correção de fatores causadores, com uma melhora correspondente nas funções

> **J:** *Muitas vezes, a causa ou causas da deterioração não são identificáveis, ou são irreversíveis (*Robertson & Montagnini, 2004). A barreira mais perturbadora é o reforço de uma expectativa fatalista de envelhecimento, "de que os eventos estão fixos antecipadamente, de modo que os seres humanos são impotentes para alterá-los" (Merriam-Webster, 2015).*

Garantir que uma investigação completa e uma avaliação diagnóstica tenham sido prescritos ou realizados

- Ver Critérios para a investigação focalizada.

Garantir a promoção da socialização (Ver *Risco de solidão*)

> **J:** *Os idosos mais adaptáveis relatam "que suas vidas sociais são determinadas por meio de uma batalha constante pela identidade e importância social, apesar dos vários desafios de final da vida" (*Cornwell, Laumann & Schumm, 2008).*

- Falar de adulto para adulto. Usar volume médio, contato visual apropriado e velocidade de fala lenta.
- Tentar identificar uma atividade que proporcione alegria.
- Envolver-se em conversas úteis e significativas sobre preferências, aversões, interesses, passatempos e história profissional.
- Tentar identificar atividades de que a pessoa possa participar, sem depender dos parentes.
- Estimular a pessoa a ser o mais independente possível.
- Salientar a importância de aumentar o exercício, por exemplo, caminhar, exercícios em cadeira.
- Identificar recursos da comunidade para socialização e atividades (*Gosline, 2003).
- Inscrever-se em um clube ou grupo com interesse comum, como caminhar, tricotar, praticar esportes, dançar, jogar xadrez ou outro jogo de cartas.
- Unir-se a centro para pessoas idosas, ou grupo de idosos de uma igreja.

> **J:** *Deve ser feito um esforço constante para manter os papéis sociais e as atividades diante das difíceis transições de final de vida. Uma vez que tal esforço é fundamental para manter o bem-estar mental e físico dos idosos, gerontologistas sociais encaram as integrações sociais como um componente essencial para o "envelhecimento exitoso" (*Cornwell et al., 2008).*

Iniciar as orientações para a saúde e os encaminhamentos, conforme indicado

AUTONEGLIGÊNCIA

Definição da NANDA-I

Conjunto de comportamentos culturalmente estruturados que envolvem uma ou mais atividades de autocuidado, em que há falha em manter um padrão de saúde e bem-estar socialmente aceito (Gibbons, Lauder & Ludwick, 2006).

Características definidoras*

Higiene pessoal inadequada
Higiene ambiental inadequada
Não adesão a atividades de saúde

Fatores relacionados*

Síndrome de Capgras
Déficit cognitivo (p. ex., demência)
Depressão
Incapacidade para aprender
Medo de institucionalização
Disfunção do lobo frontal e da capacidade de processamento executivo
Prejuízo funcional

Opções de estilo de vida
Manutenção do controle
Fingimento de doença
Transtorno obsessivo-compulsivo
Transtornos da personalidade esquizotípica
Abuso de substâncias
Importante estressor de vida

Nota da autora

Autonegligência é definida como higiene pessoal inadequada e/ou higiene ambiental inadequada. Se a pessoa não é capaz, cognitivamente, de realizar as atividades de higiene pessoal ou ambiental, autonegligência não representa uma resposta, mas sinais/sintomas de outro problema, como abuso do cuidador, ou enfrentamento ineficaz. Quando, fisicamente, a pessoa não consegue realizar essas atividades, ver *Déficit no autocuidado* ou *Manutenção do lar prejudicada*. *Autonegligência* também pode ser um fator colaborador de *Isolamento social* relacionado à higiene pessoal inadequada. Logo, Autonegligência pode representar uma gama de diagnósticos de enfermagem, dependendo dos resultados da investigação. Ver *Manutenção do lar prejudicada* para intervenções adicionais.

CAMPO DE ENERGIA PERTURBADO

Definição da NANDA-I✤

Interrupção do fluxo de energia em torno do indivíduo, o que resulta em desarmonia entre corpo, mente e/ou espírito.

Características definidoras*

Percepção de mudanças nos padrões do fluxo de energia, como:

Mudança de temperatura (calor, frio)
Mudanças visuais (imagem, cor)
Interrupção do campo (vago, vazio, em espícula, protuberante, com obstrução, congestão, fluxo diminuído no campo de energia)
Movimento (em onda, em espícula, com formigamento, denso, fluindo)
Sons (tom, palavra)

Fatores relacionados

Fisiopatológicos

*Relacionados a desaceleração ou bloqueio do fluxo de energia secundários a:**
Doença (especificar) Gravidez Lesão

Relacionados ao tratamento

Relacionados a desaceleração ou bloqueio do fluxo de energia secundário a:
Imobilidade* Trabalho de parto e nascimento*
Experiência perioperatória* Quimioterapia

Situacionais (pessoais, ambientais)

Relacionados a desaceleração ou bloqueio do fluxo de energia secundário a:
Dor* Medo*
Pesar* Ansiedade*

Maturacionais

Relacionados a dificuldades ou crises de desenvolvimento relativas à idade (especificar)*

✤N. de R.T. Este diagnóstico foi retirado da NANDA-I 2018-2020 e realocado no nível de evidência teórico para desenvolvimento e validação.

Nota da autora

Este diagnóstico é original por duas razões: (1) representa uma teoria específica (a teoria do campo energético humano) e (2) suas intervenções exigem instrução especializada e prática supervisionada. Meehan (*1991) recomenda esta preparação:

- No mínimo 6 meses de prática profissional em uma instituição de atendimento a pacientes graves.
- Aprendizado orientado por um enfermeiro com pelo menos 2 anos de experiência.
- Conformidade com as diretrizes da prática.
- Trinta horas de curso na teoria e na prática.
- Trinta horas de prática supervisionada com indivíduos relativamente saudáveis.
- Conclusão bem-sucedida de avaliações teóricas e práticas.

Este diagnóstico pode ser considerado não convencional por alguns. Talvez os enfermeiros tenham de ser lembrados de que existem muitas teorias, filosofias e estruturas de prática da enfermagem, assim como existem muitas definições de indivíduos e locais de prática. Alguns enfermeiros exercem a prática nas ruas, com pessoas sem-teto, ao passo que outros trabalham em consultórios anexos à própria casa. O diagnóstico de enfermagem não deve representar apenas a enfermagem principal (cuidado intensivo, de longa duração, domiciliar). Os enfermeiros devem celebrar a diversidade, apesar de opiniões de que esse diagnóstico tenha pouca aplicabilidade. Fundamentalmente, os enfermeiros estão todos conectados por meio da busca para melhorar a condição das pessoas, famílias, grupos e comunidades.

Conceitos-chave

- Janet Mentgen, fundadora da HEALING TOUCH, identificou sete princípios do autocuidado para pessoas que curam (Mentgen, 2007). São estes:
  - Purificação Física: cuida de seu corpo físico, sua existência física.
  - Purificação Emocional: expressa suas feridas, suas dores.
  - Purificação Mental: altera seu processo cognitivo de pensamento.
  - Espaço Sagrado: seu espaço sagrado em casa, o espaço sagrado quando você está longe.
  - Silêncio: o silêncio da meditação, o silêncio Sagrado.
  - Lazer Sagrado: traz equilíbrio à sua vida, restauração.
  - Relações Sagradas: têm compromisso com seus relacionamentos.
- O toque terapêutico tem suas raízes na filosofia oriental. A orientação cultural da medicina ocidental envolve a realização de pesquisas para explicar os efeitos de uma modalidade. Para a cultura oriental, se algo funcionar, a pesquisa não é necessária como prova. Os pesquisadores ocidentais confirmam efeitos positivos, sem efeitos adversos percebidos.
- Weymouth (2002) explicou que uma das teorias em que se baseia o toque curativo "é a de que o corpo humano tem um campo energético que interpenetra e se expande vários metros em todas as direções" (p. 49). Ela disse também que algumas pessoas que curam conseguem sentir o campo de energia humana; outras até podem vê-lo. "Quem pratica a cura usa as mãos para influenciar o campo de energia de uma forma que lhe traga harmonia e equilíbrio" (p. 50).
- O toque terapêutico deriva da premissa básica de que todos os organismos vivos são sustentados pela energia da vida universal. A saúde é definida como o estado em que todas as energias do indivíduo estão em harmonia, ou em equilíbrio dinâmico. A saúde está comprometida quando existe desequilíbrio, bloqueio ou déficit no fluxo de energia (*Macrae, 1988).
- Na enfermagem, o sistema conceitual rogeriano proporcionou os fundamentos do toque terapêutico. Esse modelo afirma que os campos energéticos são unidades fundamentais dos seres humanos e seu ambiente (*Meehan, 1991).
- "O toque terapêutico é uma padronização passível de conhecimento e com uma finalidade do processo do campo energético paciente-ambiente" (*Meehan, 1991). Exige curso de especialização e prática supervisionada. Ver Nota da autora quanto à preparação recomendada.
- A energia vital, curativa, flui dentro do fluxo de energia universal. Essa energia, presente em todos os sistemas vivos, é composta de inteligência, ordem e compaixão (*Bradley, 1987).
- Rogers afirma que o toque terapêutico é um exemplo de como um enfermeiro "procura fortalecer a coerência e a integridade dos campos humano e ambiental e participar com conhecimento da padronização destes para a realização de um bem-estar ideal" (*Meehan, 1991).
- *Wardell e Weymouth (2004) realizaram uma revisão da literatura sobre toque, em junho de 2003. Achados importantes foram relatados após sessões de toque terapêutico.
  - Pessoas com câncer relataram melhora das relações intrapessoais e uma redução na dor (sete em nove pesquisas).
  - Pessoas idosas relataram aumento do apetite e da qualidade do sono, redução da dor, dos rompantes de raiva e da inquietação.
  - Pessoas pós-histerectomia relataram redução da pressão sanguínea, das pulsações e do uso de narcóticos para a dor.

- Em um estudo-piloto, Quinn e Strelkauskas (*1993) descobriram que todos os que receberam toque terapêutico apresentaram aumento extraordinário, em todas as dimensões, de um efeito positivo (alegria, vigor, satisfação e afeição) e diminuição significativa, em todas as dimensões, de um efeito negativo (ansiedade, culpa, hostilidade e depressão). Também identificaram uma mudança na consciência durante o toque terapêutico, medida pela percepção do tempo. As mesmas distorções de tempo foram relatadas pelo profissional praticante e pelos receptores, indicando mudança na consciência.
- O uso do toque terapêutico com doentes críticos resultou em ausência de mudança fisiológica, antes, durante ou após a terapia; quem o recebeu, no entanto, vivenciou melhoras significativas no relaxamento e no sono (*Umbreit, 2000).
- Uma relação intrínseca pode existir entre o toque terapêutico e o efeito placebo. O toque terapêutico pode estimular o efeito placebo e reduzir o desconforto e o sofrimento (*Meehan, 1998).
- Denison (*2004) relatou que pessoas com síndrome da fibromialgia comunicaram uma redução da dor com o toque terapêutico. Usando a termografia, ocorreu também aumento da temperatura cutânea da pele.

Critérios para a investigação focalizada

Uma vez que a investigação do campo energético é seguida rapidamente da intervenção, e a reinvestigação continua durante a intervenção, ver Intervenções a respeito da investigação.

Metas

O indivíduo informará alívio dos sintomas após o toque terapêutico, conforme evidenciado pelos seguintes indicadores:

- Relata aumento da sensação de relaxamento.
- Relata diminuição da dor, usando uma escala de 0 a 10, antes e depois das terapias.
- Realiza respirações mais lentas e profundas.

NOC Saúde espiritual

Intervenções

Nota: as fases do toque terapêutico a seguir são aprendidas separadamente, mas realizadas juntas. A apresentação dessas intervenções tem a finalidade de descrever o processo para os enfermeiros que não praticam o toque terapêutico. Pode ser útil àqueles que desejarem apoiar colegas que o praticam e ainda iniciar encaminhamentos. Conforme foi discutido, preparar-se para o toque terapêutico exige curso de especialização, que está além do âmbito deste livro.

NIC Toque terapêutico, Apoio espiritual, Presença

Preparar a pessoa e o ambiente para o toque terapêutico (TT) (Bulbrook & Mentgen, 2009)

- Proporcionar tanta privacidade quanto possível.
- Explicar o toque terapêutico e obter a permissão verbal para realizá-lo.
- Dar à pessoa permissão para interromper a terapia a qualquer momento.
- Permitir que ela assuma uma posição confortável (p. ex., deitado na cama, sentado no sofá).

   Justificativa: *As crenças antigas relativas ao toque terapêutico atribuíam seus efeitos a uma transferência e troca de energia entre aquele que pratica e aquele que recebe (*Quinn, 1989). Acredita-se atualmente que a pessoa que pratica transforma "a consciência em um estado que pode ser considerado uma 'meditação curativa', facilita a repadronização do campo energético da pessoa por meio do processo de ressonância, mais do que por 'troca ou transferência de energia'"* (*Quinn & Strelkauskas, 1993, p. 14).

   J: *A pessoa que pratica o toque terapêutico facilita o fluxo de energia curativa* (*Umbreit, 2000).

Deslocar de um foco direto no ambiente para um foco interno

- Percebido como o centro da vida no âmago do enfermeiro (centralização).

   J: *A centralização permite o ingresso na cura* (*Krieger, 1997).

Investigar a pessoa

- Examinar o campo de energia da pessoa quanto a abertura e simetria (*Krieger, 1987).
- Mover as mãos, com as palmas voltadas para a pessoa, a uma distância de 10 a 12 cm de seu corpo, da cabeça aos pés, em um movimento leve e suave.
- Usar movimentos manuais calmos e rítmicos.
- Sentir os indícios de desequilíbrio energético (p. ex., calor, frio, contração, peso, formigamento, vazio).

   J: *Esse processo de toque terapêutico reconhece o que é conhecido e o que é sentido.*

Facilitar um fluxo ritmado de energia

- Movimentar as mãos vigorosamente, da cabeça aos pés (serenar/purificar).

    J: *Serenar reforça os fluxos de energia no sistema de quem cura (*Krieger, 1997).*

Concentrar a intenção na repadronização específica de áreas de desequilíbrio e fluxo impedido

- Usando as mãos como ponto de foco, movê-las de maneira delicada, em movimentos de retirada, da cabeça até os pés, de uma só vez.
- Observar o fluxo de energia sobre a parte inferior das pernas e nos pés.
- Se o fluxo de energia não estiver aberto nessa área, continuar a mover as mãos ou segurar os pés fisicamente para facilitar o fluxo de energia.
- Sacudir as mãos por pouco tempo para dissipar a congestão do campo, se necessário.
- Quando o toque terapêutico estiver completo, colocar as mãos sobre a área do plexo solar (imediatamente acima da cintura) e concentrar-se em facilitar o fluxo de energia curativa para a pessoa.
- Dar à pessoa a oportunidade de descansar.

    J: *Isso corrige o desequilíbrio de energia (*Krieger, 1987).*

Estimular a pessoa a fornecer *feedback*

- Investigar se ela apresenta uma resposta relaxada. Os sinais incluem queda de vários decibéis no volume da voz, respirações mais lentas e profundas, sinais audíveis de relaxamento e rubor periférico percebido na face.

Documentar tanto o procedimento quanto o *feedback*

J: *"No núcleo do processo do toque terapêutico, está a intenção da pessoa que pratica de auxiliar o receptor" (*Quinn & Strelkauskas, 1993). A pessoa que pratica se concentra por completo no indivíduo, em um ato de amor e de compaixão incondicionais. Aquele que cura está intencionalmente motivado a auxiliar o receptor, que deseja aceitar a mudança.*

J: *O TT é capaz de promover sensações de calma, paz, bem-estar e conforto (*Kierman, 2002).*

- Propiciar toque terapêutico para:
    - Reduzir dor aguda (Monroe, 2009), dor crônica (Hart, 2008).
    - Reduzir agitação em pessoas com demência (Woods, Craven & Whitney, 2005).
    - Promover o sono (*Heidt, 1990; *Wardell & Weymouth, 2004).
    - Promover mecanismos fisiológicos de defesa (p. ex., proliferação de fibroblastos) (Gronowicz, McCarthy & Jhaveri, 2006), aumento de hemoglobina (*Movaffaghi, Hasanpoor, Farsi, Hooshmand & Abrishami, 2006) e aumento de concentração de células CD4 (*Turner et al., 1998).
    - Melhorar as atividades da vida diária em idosos.

J: *Os resultados de uma pesquisa de controle randomizada relataram que o "grupo do Toque Curativo mostrou uma melhora pequena, mas clinicamente importante, na subescala das Atividades Básicas da Vida Diária (ABVDs) (mediana 0,0 intervalo interquartílico 0,0 + 1,0), ao passo que o grupo do placebo mostrou um declínio pequeno, embora clinicamente importante (mediana 0,0 intervalo interquartílico – 1,0, 0,0)" (Wicking, 2012).*

- Sensação aumentada de consecutividade, com redução da depressão (Van Aken & Taylor, 2010).
- Real redução da dor e da fadiga de pacientes com câncer fazendo quimioterapia (Aghabati, Mohammadi & Esmaiel, 2010).

J: *A eficácia clínica do toque curativo é aceita como uma modalidade de cuidado de apoio a muitas condições médicas e desconfortos gerais no funcionamento (Anderson & Taylor, 2011).*

CAPACIDADE ADAPTATIVA INTRACRANIANA DIMINUÍDA

Definição da NANDA-I

Os mecanismos da dinâmica dos fluidos intracranianos que normalmente compensam os aumentos nos volumes intracranianos estão comprometidos, resultando em repetidos aumentos desproporcionais na pressão intracraniana (PIC) em resposta a uma variedade de estímulos nocivos e não nocivos.

Características definidoras

PIC ≥ 10 ou < 5 mmHg
Aumento desproporcional na PIC após estímulos

Forma de onda P2 aumentada*
Aumento repetido na PIC ≥ 10 mmHg para mais de 5 estímulos externos subsequentes
Variação em exame de reação volume-pressão (volume: proporção 2 de pressão, índice pressão-volume ≥ 10 mmHg*)
Formas de onda (curvas) da PIC com grande amplitude*

Nota da autora

Este diagnóstico representa pressão intracraniana aumentada. É um problema colaborativo, pois exige duas áreas para o tratamento – a enfermagem e a medicina. Além disso, requer monitoramento invasivo para investigações e diagnóstico. O problema colaborativo *Risco de Complicações de Pressão intracraniana aumentada* representa essa situação clínica.

COMPORTAMENTO DE SAÚDE PROPENSO A RISCO

Definição

Capacidade prejudicada para modificar o estilo de vida e/ou as ações de forma a melhorar o nível de bem-estar (NANDA-I).

Estado em que um indivíduo apresenta uma incapacidade de modificar o estilo de vida/comportamento de forma consistente com alguma mudança na condição de saúde.[4]

Características definidoras*

Demonstra não aceitação de alteração da condição de saúde
Falha em atingir sensação ideal de controle
Minimiza a mudança no estado de saúde
Falha em agir de modo a prevenir problemas de saúde

Fatores relacionados

Situacionais (pessoais, ambientais)

Relacionados a:

Autoeficiência baixa*
Atitude negativa diante dos cuidados de saúde*
Apoio social inadequado*
Recursos inadequados
Estressores múltiplos
Inadequação financeira
Múltiplas responsabilidades

Relacionados a escolhas de estilo de vida não saudáveis (p. ex., tabagismo, uso excessivo de álcool, sobrepeso)

Relacionados a prejuízo da capacidade de compreender secundário a:

Pouca instrução
Barreiras linguísticas

Nota da autora

Este diagnóstico de enfermagem da NANDA substitui o diagnóstico *Adaptação prejudicada*. *Comportamento de saúde propenso a risco* apresenta alguns elementos comuns com *Manutenção ineficaz da saúde* e *Falta de adesão*. Esta autora recomenda que *Manutenção ineficaz da saúde* seja usado para descrever a pessoa com estilo de vida pouco saudável que a coloque em risco de problema de saúde ou doença crônica. *Falta de adesão* aplica-se a alguém que deseje aderir, embora haja fatores que impeçam isso.

Comportamento de saúde propenso a risco descreve um indivíduo com um problema de saúde que não está participando do controle do problema por falta de motivação, compreensão ou barreiras pessoais.

Erros nos enunciados diagnósticos

Comportamento de saúde propenso a risco relacionado à dieta com alto teor de gorduras e estilo de vida sedentário
Esse diagnóstico representa um estilo de vida não saudável. Os fatores relacionados constituem, na verdade, sinais e sintomas, e não fatores relacionados; assim, o diagnóstico seria *Manutenção ineficaz da saúde relacionada à etiologia desconhecida, conforme evidenciado por uma dieta com muita gordura e um estilo de vida sedentário*. Há necessidade de o enfermeiro investigar os fatores em "relacionada a", como falta de conhecimentos, horário inadequado ou barreiras ao acesso.

---

[4]Esta definição foi adicionada por Lynda Juall Carpenito, por sua clareza e utilidade.

Falta de adesão relacionada à etiologia desconhecida, conforme evidenciado por relatos da ausência de necessidade de monitorar diariamente os níveis de glicemia

Uma vez que o diabético não queira monitorar os níveis de glicemia, o foco reside em ajudá-lo a compreender a importância por meio de motivação, atitude e mudanças de comportamento. *Comportamento de saúde propenso a risco relacionado à etiologia desconhecida, conforme evidenciado por relatos de ausência da necessidade de monitorar diariamente os níveis de glicemia* seria mais adequado, visto que teria como foco mudanças de comportamento. *Falta de adesão* deve se concentrar em barreiras sem relação com a motivação.

Conceitos-chave

Considerações gerais

- "Apoio no autocontrole é a assistência que os cuidadores oferecem a pessoas com doenças crônicas para o encorajamento de decisões diárias que melhoram comportamentos associados à saúde e resultados clínicos" (*Bodenheimer, MacGregor & Sharifi, 2005).
- Ajudar as pessoas a escolherem comportamentos de saúde em uma parceria de cooperação com os cuidadores (*Bodenheimer et al., 2005).
- Ver *Controle ineficaz da manutenção da saúde* quanto a conceitos-chave sobre educação para a saúde, autoeficiência e barreiras ao aprendizado.
- Uma entrevista motivacional é uma disposição para trocar o modelo, em que prontidão é igual a importância × confiança. São usadas técnicas para investigar a prontidão para mudar (importância e confiança) e estimular as pessoas a aumentarem essa prontidão (*Rollnik, Mason & Butler, 2000).

Nível de instrução

- A instrução em saúde é "o grau em que pessoas são capazes de obter, processar e compreender informações e serviços básicos de saúde necessários para tomarem decisões de saúde apropriadas" (*Cutilli, 2005).
- Nos Estados Unidos, os indivíduos com a mais elevada incidência de baixo nível de instrução:
  - São pobres.
  - Habitam o sul e o oeste.
  - Não cursaram o ensino médio.
  - Pertencem a uma minoria étnica/cultural com mais de 65 anos de idade.
  - Apresentam deficiências físicas/mentais.
  - Não têm moradia ou estão institucionalizados.

Considerações pediátricas

O sistema de vigilância de comportamentos de risco juvenil

- O Sistema de Vigilância de Comportamentos de Risco Juvenil (YRBSS – The Youth Risk Behavior Surveillance System) monitora seis categorias de comportamentos prioritários de risco para a saúde entre jovens e adultos jovens: (1) comportamentos que contribuem para lesões não intencionais e violência; (2) tabagismo; (3) uso de álcool e outras drogas; (4) comportamentos sexuais que contribuem para gravidez indesejada e infecções sexualmente transmissíveis, inclusive a infecção pelo HIV; (5) comportamentos alimentares não saudáveis; e (6) inatividade física. Além disso, esse sistema monitora a prevalência de obesidade e asma. Ele inclui um levantamento nacional de comportamentos de risco de jovens em escolas feito pelo Centers for Disease Control and Prevention (CDC), bem como grandes levantamentos estaduais e municipais em distritos escolares, realizados por instituições estaduais e municipais de educação e de saúde. Este relatório resume os resultados de 104 comportamentos de risco para a saúde, mais obesidade, sobrepeso e asma, do levantamento nacional de 2013, 42 levantamentos estaduais e 21 levantamentos em grandes escolas municipais, feitos entre alunos dos níveis escolares norte-americanos 9 a 12 (equivalentes ao ensino médio) (CDC, 2014).
- Eis os achados relatados:

Segurança em bicicletas/carros

- Dos 67% dos alunos em todo o país que andaram de bicicleta durante os 12 meses anteriores ao levantamento, 87,9% jamais, ou raramente, usaram capacete.
- Dos 64,3% dos alunos em todo o país que dirigiram um carro ou outro veículo durante os 30 dias anteriores ao levantamento, 10% haviam dirigido carro ou outro veículo uma ou mais vezes após terem ingerido álcool.
- 21,9% dos alunos em todo o país haviam estado em carro ou outro veículo, uma ou mais vezes, dirigido por alguém que ingerira álcool durante os 30 dias anteriores ao levantamento.
- Dos 64,3% dos alunos em todo o país que dirigiram um carro ou outro veículo nos 30 dias antes do levantamento, 41,4% haviam feito alguma postagem na internet ou enviado mensagens ao dirigir, pelo menos durante 1 dia, ao longo dos 30 dias anteriores ao levantamento.

Armas/violência/*bullying*

- 17,9% dos alunos portaram arma (p. ex., revólver, faca ou bastão) em, pelo menos, 1 dia ao longo dos 30 dias anteriores ao levantamento.
- 6,9% dos alunos foram ameaçados ou feridos por uma arma (p. ex., revólver, faca ou bastão) na escola, uma ou mais vezes, durante os 12 meses anteriores ao levantamento.
- 8,1% dos alunos participaram de lutas físicas dentro da escola, uma ou mais vezes, durante os 12 meses que antecederam o levantamento.
- 7,1% dos alunos não foram à escola em, no mínimo 1 dia, durante os 30 dias anteriores ao levantamento, porque acharam que estariam correndo perigo na escola, ou em seu trajeto para a escola ou voltando para casa. Ou seja, faltaram às aulas por preocupação com a segurança.
- 14,8% dos alunos foram intimidados por colegas, por meio de mensagens eletrônicas, *sites* de conversa, mensagens instantâneas, *sites* na rede ou textos trocados, durante os 12 meses anteriores ao levantamento.

Violência sexual

- 7,3% dos alunos foram fisicamente obrigados a ter relação sexual quando não a desejavam.
- Dos 73,9% dos alunos em todo o país que namoraram ou saíram com parceiros durante os 12 meses anteriores ao levantamento, 10,3% apanharam, foram empurrados contra algo ou foram machucados com objeto ou arma, de propósito, por alguém com quem estavam saindo ou namorando, uma ou mais vezes, durante os 12 meses anteriores ao levantamento.
- 73,9% dos alunos em todo o país que namoraram ou saíram com alguém durante os 12 meses anteriores ao levantamento, 10,4% foram beijados, tocados ou fisicamente obrigados a ter relação sexual quando não queriam fazer isso por alguém que estavam namorando.
- 29,9% dos alunos em todo o país se sentiram tão tristes ou desesperados quase diariamente, durante 2 ou mais semanas consecutivas, que deixaram de realizar suas atividades habituais.

Suicídio

- 17% dos alunos consideraram, com seriedade, a possibilidade de tentar suicídio durante os 12 meses anteriores ao levantamento.
- 13,6% dos alunos em todo o país planejaram como tentar suicidar-se durante os 12 meses anteriores ao levantamento.
- 8% tentaram suicidar-se, uma ou mais vezes, durante os 12 meses que antecederam o levantamento.
- 2,7% dos alunos em todo o país fizeram uma tentativa de suicídio que resultou em lesão, envenenamento ou *overdose* que exigiu tratamento médico ou de enfermagem durante os 12 meses anteriores ao levantamento.

Tabagismo

- 9,3% dos alunos fumaram um cigarro inteiro pela primeira vez antes dos 13 anos de idade.
- 15,7% dos alunos fumaram cigarros, pelo menos 1 dia, durante os 30 dias anteriores ao levantamento (i.e., uso atual de cigarro).
- 8,8% dos alunos usaram tabaco sem fumar (p. ex., mascar, cheirar ou por imersão), pelo menos 1 dia, durante os 30 dias anteriores ao levantamento.

Uso de drogas e álcool

- 18,6% dos alunos beberam álcool (mais do que poucos goles), pela primeira vez, antes dos 13 anos de idade.
- 20,8% dos alunos tomaram cinco ou mais drinques com álcool em sequência (i.e., em poucas horas), pelo menos 1 dia, durante os 30 dias anteriores ao levantamento.
- 40,7% dos alunos usaram maconha, uma ou mais vezes, durante a vida (i.e., já usaram maconha).
- 8,6% dos alunos usaram maconha pela primeira vez antes dos 13 anos de idade.
- 23,4% dos alunos usaram maconha, uma ou mais vezes, durante os 30 dias anteriores ao levantamento.
- 5,5% dos alunos usaram alguma forma de cocaína (p. ex., pó, *crack* ou base livre) uma ou mais vezes na vida.
- 7,1% dos alunos usaram drogas alucinógenas (p. ex., LSD, ácido, PCP, pó dos anjos, mescalina ou cogumelos).
- 8,9% dos alunos cheiraram cola, respiraram os conteúdos de latas em aerossol, ou inalaram tintas ou pulverizadores para "ficar na boa" uma ou mais vezes na vida.
- 6,6% dos alunos usaram *ecstasy* (também chamado de MDMA) uma ou mais vezes na vida.
- 2,2% dos alunos usaram heroína (também conhecida como "bocado", "lixo" ou "branco da China") uma ou mais vezes na vida.
- 3,2% dos alunos usaram metanfetamina (também chamada "*speed*", "cristal", "*crank*," ou "*ice*") uma ou mais vezes na vida.
- 17,8% dos alunos ingeriram fármacos por receita (p. ex., OxyContin, Percocet, Vicodin, codeína, Adderall, Ritalina ou Xanax), sem receita médica, uma ou mais vezes na vida (i.e., já ingeriu fármaco sem ser receitado por médico).

Comportamento sexual/controle de natalidade

- 46,8% dos alunos já tiveram relação sexual.
- 5,6% dos alunos tiveram relação sexual pela primeira vez antes dos 13 anos de idade.
- 15% dos alunos tiveram relação sexual com quatro ou mais pessoas em sua vida.
- 34% dos alunos tiveram relação sexual com, pelo menos, uma pessoa nos três meses anteriores ao levantamento.
- Dos 34% dos alunos sexualmente ativos atualmente em todo o país, 59,1% informaram que eles ou os parceiros usaram preservativo durante a última relação sexual.
- Dos 34% dos estudantes sexualmente ativos atualmente em todo o país, 19% relataram que eles ou os parceiros usaram pílulas anticoncepcionais para evitar gravidez antes da última relação sexual.
- Dos 34% dos alunos sexualmente ativos atualmente em todo o país, 25,3% relataram que eles ou os parceiros usaram pílulas anticoncepcionais; um dispositivo intrauterino (DIU) (como Mirena ou ParaGard), ou implante (como Implanon ou Nexplanon); ou injeção (como Depo-Provera), adesivo (como OrthoEvra), ou anel de controle de natalidade (como NuvaRing) para evitar gravidez antes da última relação sexual.
- Dos 34% dos alunos sexualmente ativos atualmente em todo o país, 13,7% informaram que nem eles, nem os parceiros, usaram qualquer método de prevenção da gravidez durante a última relação sexual.
- Dos 34% dos alunos sexualmente ativos atualmente em todo o país, 22,4% beberam álcool ou usaram drogas antes da última relação sexual.

Comportamento alimentar

- 5% dos alunos não comeram frutas ou beberam sucos durante os 7 dias antes do levantamento.
- 62,6% dos alunos haviam comido frutas, ou bebido sucos de fruta 100% natural, uma ou mais vezes ao dia, durante os 7 dias anteriores ao levantamento.
- 21,9% dos alunos haviam comido frutas, ou bebido sucos de fruta 100% natural, três ou mais vezes ao dia, durante os 7 dias anteriores ao levantamento.
- 6,6% dos alunos não comeram verduras durante os 7 dias antes do levantamento.
- 61,5% dos alunos haviam comido verduras, uma ou mais, 28,8% haviam comido duas ou mais e 15,8% haviam comido três ou mais verduras ao dia, durante os 7 dias anteriores ao levantamento.
- 19,4% dos alunos não beberam leite durante os 7 dias antes do levantamento.
- 40,3% dos alunos beberam um ou mais, 25,9% deles beberam dois ou mais e 12,5% dos alunos haviam bebido três ou mais copos de leite ao dia durante os 7 dias anteriores ao levantamento.
- 22,3% dos alunos não beberam refrigerante (sem incluir refrigerante *diet*) nos 7 dias anteriores ao levantamento.
- 27% dos alunos beberam refrigerante um ou mais vezes, 19,4% beberam duas ou mais vezes e 11,2% beberam 3 ou mais vezes uma lata, garrafa ou copo de refrigerante ou assemelhado (sem incluir refrigerante ou assemelhado *diet*) nos 7 dias anteriores ao levantamento.
- 13,7% dos alunos não tomaram café da manhã nos 7 dias anteriores ao levantamento.
- 38,1% dos alunos tomaram café da manhã nos 7 dias anteriores ao levantamento.

Exercício

- 15,2% dos alunos não participaram de, pelo menos, 60 minutos de qualquer tipo de atividade física que aumentaria a frequência cardíaca e respiratória, em, no mínimo, um dia nos 7 dias anteriores ao levantamento.
- 27,1% dos alunos estavam fisicamente ativos, realizando qualquer tipo de atividade física que aumenta a frequência cardíaca e respiratória por algum tempo.

Uso de televisão, computador, dispositivo eletrônico

- 41,3% dos alunos jogaram *videogame* ou jogo de computador, ou usaram computador para algo que não trabalhos escolares, durante três horas ou mais ao dia, em um dia de aula do ensino médio (i.e., usaram computadores durante três horas ou mais ao dia).
- 32,5% dos alunos assistiram à TV três ou mais horas ao dia, em um dia de aula do ensino médio.

Sobrepeso/obesidade

- 13,7% dos alunos eram obesos.
- 16,6% dos alunos estavam com sobrepeso.
- 31,1% dos alunos descreveram-se com pouco ou muito sobrepeso.
- 47,7% dos alunos estavam tentando emagrecer.

Outros

- 10,1% dos alunos, na maior parte do tempo, ou sempre, usaram protetor solar com fator de proteção 15 ou maior, quando em ambiente externo, durante mais de uma hora em dia ensolarado.

Critérios para a investigação focalizada

Dados subjetivos/objetivos

Investigar o nível de instrução (*Murphy, Davis, Long, Jackson & Decker, 1993)

Fazer a pessoa ler estas palavras:

Gordura	Comprimido	Icterícia
Fadiga	Colite	Osteoporose
Gripe	Alérgico	Anemia
Voltado a	Constipação	

Nota: gordura, gripe e comprimido não são pontuadas. Uma pontuação correta de 6 ou inferior pode indicar uma pessoa com risco de baixo nível de instrução.

Investigar conhecimento da condição

Exemplos:

Você sabe o que é diabete?
O que gostaria de saber sobre hipertensão?
Você sabe o que fazer para prevenir as complicações do diabete?

Investigar se há barreiras

Em sua opinião, o que faz sua pressão arterial (açúcar no sangue ou peso) permanecer elevada?
O que você poderia fazer para reduzir sua pressão arterial (peso, açúcar no sangue)?
Gostaria de parar de fumar (ou de ingerir álcool)?
O que o impede de fazê-lo?

Metas

O indivíduo verbalizará intenção de mudar um comportamento para controlar o problema de saúde, conforme evidenciado por estes indicadores:

- Descreve o problema de saúde.
- Descreve a relação entre práticas/comportamento atuais e saúde diminuída.
- Envolve-se no estabelecimento de metas.

NOC Comportamento de adesão, Controle de sintomas, Crenças de saúde, Comportamento de tratamento, Doença/lesão

Intervenções

Sua prática "dá o peixe aos pacientes" ou "ensina-os a pescar"?

NIC Educação em saúde, Estabelecimento de metas mútuas, Autorresponsabilidade, Ensino: processo da doença, Processo de tomada de decisão

Diante da suspeita de baixo nível de instrução, iniciar com o que mais estressa a pessoa (ver Índice em busca de intervenções)

> **Justificativa:** *Pessoas identificadas como tendo dificuldades para ler terão dificuldade com a maioria das instruções verbais e o material de educação do indivíduo (Kalichman et al., 2005).*

- Para mais informações de saúde, ler "Health Literacy: Challenges and Strategies" no *website* do Online Journal of Issues in Nursing (Egbert & Nanna, 2009).

Envolver-se em negociação colaborativa (Tyler & Horner, 2008)

- Perguntar à pessoa: "Como você poderia ficar mais saudável?". Concentra-se apenas na área escolhida.
- Não fornecer conselhos que não foram solicitados.
- Aceitar que apenas a pessoa é capaz de mudar.
- Aceitar a resistência.

Por exemplo: diabete

- Exercício.
- Alimentação saudável.
- Medicamentos.

- Monitoração da glicemia.
- Opção definida pela pessoa.

J: *A entrevista motivacional envolve ajudar a pessoa a identificar a discrepância entre comportamentos atuais e metas de saúde futuras (Tyler & Horner, 2008).*

Cada indivíduo é responsável por suas decisões diárias (*Bodenheimer et al., 2005)

- Fornecer informação, conforme solicitação da pessoa:
  - Perguntar: o que deseja saber sobre _____?
  - Dar informações que o indivíduo deseja obter.
  - Perguntar ao indivíduo se compreendeu.
  - Perguntar se ficaram dúvidas.

J: *Em geral os indivíduos recebem ou muita ou pouca informação. Quando aquele que aprende escolhe o que deseja saber, os resultados relativos à saúde melhoram (*Bodenheimer et al., 2005).*

Solicitar ao indivíduo a repetição da meta, do comportamento ou da atividade

J: *Avaliar a compreensão pode melhorá-la, afetando os resultados de forma positiva.*

Investigar a disposição para a mudança

- Determinar a importância dada pelo indivíduo à mudança de comportamento. Por exemplo:
  - Qual a importância dada por você ao aumento de suas atividades? Classificar de 0 a 10 (0 = sem importância, 10 = importante).

J: *Se o indivíduo não achar que a mudança de comportamento é importante para melhorar a saúde, é improvável que inicie essa mudança (*Bodenheimer et al., 2005).*

Determinar a confiança do indivíduo para realizar a mudança

- Por exemplo:
  - Qual é seu grau de confiança quanto a poder fazer mais exercícios? Classificar de 0 a 10.
  - Determinar se o indivíduo está pronto para mudar.
  - Se o nível de confiança atingir 7 ou mais, avaliar o nível de confiança. Se o nível de confiança for baixo, dar mais informações a respeito dos riscos de não mudar o comportamento.
  - Se o nível de confiança for 4 ou menos, perguntar os motivos de não ter dado 1.
  - Perguntar-lhe o que é necessário para mudar o escore baixo para um 8.

J: *Se a importância e/ou a confiança estiver baixa, um plano de ação com mudanças específicas de comportamento não refletirá uma verdadeira colaboração.*

De modo colaborativo, estabelecer uma meta realista e um plano de ação

- Por exemplo: com que frequência semanal você poderia dar duas voltas na quadra?

J: *O nível de confiança do indivíduo aumentará com o sucesso. Advertir que algo é difícil de alcançar condiciona o indivíduo para o fracasso (*Bodenheimer et al., 2005).*

Estabelecer um plano de acompanhamento. Perguntar ao indivíduo se você pode lhe telefonar em duas semanas para saber o que ele está fazendo. Pouco a pouco, ampliar o tempo entre os telefonemas mensais

J: *O apoio via telefone se mostra benéfico para indivíduos com baixa instrução em saúde, com múltiplos problemas crônicos de saúde e aqueles com falhas em seus cuidados (*Piette, 2005).*

Intervenções

Intervenções pediátricas

- "Resultados do levantamento nacional de 2013 indicaram que muitos alunos do ensino médio participam de comportamentos prioritários de risco de saúde associados às principais causas de morte entre pessoas com idade de 10 a 24 anos nos Estados Unidos" (Kann et al., 2014).

COMPORTAMENTO DESORGANIZADO DO LACTENTE

Comportamento desorganizado do lactente
Risco de comportamento desorganizado do lactente

Definição da NANDA-I
Desintegração dos sistemas de funcionamento fisiológico e neurocomportamental.

Características definidoras (Hockenberry & Wilson, 2015; *Vandenberg, 1990)

Sistema autônomo

Cardíaco
Arritmia
Frequência cardíaca diminuída (bradicardia)
Frequência cardíaca aumentada (taquicardia)

Respiração
Pausas (apneia)
Respirações diminuídas (taquipneia)
Gasping

Modificações na cor da pele*

Palidez em torno das narinas	Moteamento	Cor acinzentada
Escurecimento perioral	Cianose	Vermelhidão/rubor

Visceral

Soluços*	Cuspir	Sons guturais
Esforçar-se para produzir movimento intestinal	Sufocação	

Motor

Convulsões	Bocejos	Suspiros*
Espirros*	Fasciculações*	Tosse*
Tremores/sobressaltos*		

Sistema motor

Tônus oscilante

Flacidez de:
Tronco
Face
Extremidades

Hipertonicidade

Extensão das pernas	Dedos das mãos abertos*	Postura "sentado no ar"
Arqueamento	Reflexo do paraquedas	Punhos cerrados*
Movimentos de saudação	Extensão da língua	

Hiperflexões
Tronco
Posição fetal
Extremidades

Atividade difusa e descoordenada
Movimentos descoordenados

Sistema de sono-vigília (variação)
Dificuldade para manter controle dos estados
Dificuldade nas transições de um estado a outro

Sono

Fasciculações*
Gemidos
Emissão de sons

Caretas
Movimentos sem coordenação

Sono agitado
Respiração irregular

Acordado

Olhar flutuante
Aparência de pânico, preocupação* ou apatia
Olhar vidrado

Choro fraco
Tensão, inquietude
Irritabilidade*

Olhar fixo*
Modificações abruptas de estado
Aversão ao olhar fixo*

Sistema de atenção-interação

Reação prejudicada a estímulos sensoriais (Herdman & Kamitsuru, 2015)
Dificuldade para ser consolado

Fatores relacionados (Askin & Wilson, 2007)

Fisiopatológicos

Relacionados a imaturidade ou alteração do sistema nervoso central secundária a:

Prematuridade*
Fatores perinatais
Hiperbilirrubinemia
Hipoglicemia

Infecção
Hemorragia intraventricular
Anomalias congênitas

Exposição pré-natal a drogas/álcool
Saturação reduzida de oxigênio
Sofrimento respiratório

Relacionados a déficits nutricionais secundários a:

Refluxo
Intolerância alimentar*

Problemas de deglutição
Êmese

Cólica
Sucção/coordenação da deglutição insatisfatórias

Relacionados à estimulação excessiva secundária a:

Hipersensibilidade oral
Manuseio e trocas de posição frequentes

Relacionados ao tratamento

Relacionados à estimulação excessiva secundária a:

Procedimentos invasivos*
Movimentação
Iluminação
Contenções

Administração de medicamentos
Ruídos (p. ex., alarmes prolongados, vozes, ambiente)

Fisioterapia torácia
Alimentação
Sondas, fitas adesivas

Relacionados à incapacidade de ver os cuidadores secundária a uso de tapa-olhos

Situacionais (pessoais, ambientais)

Relacionados a interações imprevisíveis secundárias a múltiplos cuidadores

Relacionados a desequilíbrio entre o toque da tarefa e o toque de consolo

Relacionados à capacidade diminuída de autorregulação secundária a (Holditch-Davis & Blackburn, 2007):

Movimento súbito
Ruído
Prematuridade*
Ciclos perturbados de sono-vigília

Fadiga
Estimulação que ultrapassa o limiar de tolerância do bebê
Exigências ambientais

Nota da autora

Comportamento desorganizado do lactente descreve um bebê com dificuldades para regular e adaptar-se aos estímulos externos devido ao desenvolvimento neurocomportamental imaturo e aumento dos estímulos ambientais associados a unidades neonatais. Quando um bebê é hiperestimulado ou estressado, ele usa a energia para se adaptar, o que exaure o suprimento de energia disponível para o crescimento fisiológico. A meta do cuidado de enfermagem é auxiliá-lo a conservar a energia, reduzindo os estímulos ambientais, permitindo-lhe tempo suficiente para adaptar-se à manipulação e proporcionando a estimulação sensorial apropriada ao seu estado fisiológico e neurocomportamental.

Conceitos-chave

- Als (*1986) explicou que uma via primária de comunicação dos bebês acerca de competência e esforços de autorregulação ocorre através de índices comportamentais.
- O comportamento dos bebês é uma interação contínua com o ambiente por meio de cinco subsistemas (Blackburn, 2007; Kenner & McGrath, 2010; *Merenstein & Gardner, 2002; *Yecco, 1993):
  - *Autônomo/fisiológico* – regulação da respiração, da cor e das funções viscerais (p. ex., gastrintestinal, deglutição).
  - *Motor* – regulação do tônus, da postura, do nível de atividade, dos padrões específicos de movimentos das extremidades, da cabeça, do tronco e da face.
  - *Estado/organizacional* – variação dos estados de consciência, transição entre eles e qualidade (p. ex., dormir e acordar, acordar e estar alerta, chorar).
  - *Atenção-interação* – capacidade para orientar-se e concentrar-se nos estímulos sensoriais (p. ex., faces, sons, objetos) e absorver informações cognitivas, sociais e emocionais.
  - *Autorregulador* – manutenção da integridade e do equilíbrio dos outros subsistemas, transição tranquila entre os estados e relaxamento entre os subsistemas.
- Esses sistemas são sincronizados, facilmente regulados e funcionam de modo tranquilo no bebê a termo (Blackburn, 2007).
- Bebês prematuros têm subsistemas imaturos; portanto, com esse "processo de maturação", eles podem apresentar uma vulnerabilidade à instabilidade psicológica (*Merenstein & Gardner, 2002).
- Bebês prematuros devem se adaptar ao ambiente extrauterino com sistemas corporais subdesenvolvidos, em geral em uma unidade de cuidados intensivos os neonatais (Kenner & McGrath, 2010; *Merenstein & Gardner, 2002).
- Apesar de os índices de morbidade e mortalidade terem sido muito reduzidos nos bebês de alto risco, esses bebês apresentam uma variedade de problemas neurocomportamentais. Tais problemas são considerados *as novas morbidades dos bebês com baixo peso ao nascer* e incluem hiperexcitação, problemas de linguagem, déficits de atenção, problemas cognitivos de ordem superior e problemas de aprendizagem (Blackburn, 2007).
- Os seis estágios no desenvolvimento do sistema nervoso central são indução dorsal, indução ventral, proliferação e neurogênese, migração de neurônios, organização e mielinização. Os três primeiros ocorrem totalmente antes do quarto mês de gestação. Já os três últimos continuam até o desenvolvimento estar completo. O *estágio de migração* envolve a movimentação de milhões de células de seu ponto de origem, na região periventricular, até sua localização definitiva, no córtex cerebral e no cerebelo. O *estágio de organização* tem seu auge a partir dos seis meses de gestação, podendo estender-se por vários anos após o nascimento (Blackburn, 2007). O *estágio de mielinização* tem seu auge dos 8 meses de gestação até 1 ano após o nascimento. A mielinização isola as fibras nervosas individuais para facilitar a especificidade das conexões, aumenta o número de trajetos alternativos e a velocidade da transmissão (Blackburn & Ditzenberger, 2007).
- Disfunções neurológicas resultantes de subdesenvolvimento neurológico são, por exemplo, transmissão fraca, condução nervosa lenta, potencial inibitório diminuído (*Blackburn, 1993; Kenner & McGrath, 2010):
  - Por longo tempo, pesquisadores acreditaram que os neonatos não podiam perceber, reagir à dor ou lembrar-se dela. Os achados confirmaram, porém, que os recém-nascidos realmente sentem e expressam a dor de forma muito semelhante aos adultos. Williamson e Williamson (*1983) descobriram que bebês que receberam anestesia local para circuncisão choravam menos, tinham menor variação na frequência cardíaca e mais alta saturação de oxigênio, se comparados com aqueles que não receberam anestesia local.
  - A altura do som é medida em decibéis (db). A fala de um adulto é registrada em cerca de 45 a 50 decibéis. Os níveis de som de uma incubadora para bebês são registrados em 50 a 80 decibéis. A perda auditiva em adultos está associada a níveis acima de 80 a 85 db (*Blackburn, 1993, Kenner & McGrath, 2010).
  - Um nível de ruído > 45 dB na UTI neonatal preocupa. Profissionais que atuam em UTI neonatal devem desenvolver formas de reduzir o ruído (*American Academy of Pediatrics [AAP], 1997).
  - A incidência de dano neurossensorial auditivo é de 4% em bebês com baixo peso ao nascer e de 13% nos que nascem com peso muito baixo (*Thomas, 1989).
- Padron e colaboradores (2014) relataram que "bebês desorganizados que não mostram medo direto na presença do cuidador podem ter começado com capacidades comprometidas de regulação emocional no nascimento".

Critérios para a investigação focalizada

Especialistas recomendam três instrumentos investigativos da função neurocomportamental: (1) a Escala de Investigação Comportamental Neonatal Brazelton (Brazelton Neonatal Behavioral Assessment Scale [NBAS]) para recém-nascidos a termo, saudáveis; (2) a Investigação do Comportamento do Bebê Pré-termo (Assessment of Preterm Infant Behavior [APIB]) para recém-nascidos pré-termo; e (3) o Programa de Cuidados Desenvolvimentais e Investigação Individualizados do Recém-Nascido (Newborn Individualized Developmental Care and Assessment Program [NIDCAP]). Todos exigem treinamento para serem usados.

Dados objetivos

Investigar as características definidoras

Sistema autônomo

Nota: Ver Características definidoras para tudo que foi listado
Respirações
Alterações na cor da pele
Visceral
Motor

Sistema motor (tônus oscilante)

Tronco, extremidades e rosto flácidos
Hipertônico
Hiperflexões
Atividade difusa e descoordenada

Sistema de sono-vigília (variação)

Sono (ver Características definidoras)
Acordado

Sistema de atenção-interação

Desequilíbrio entre o retraimento e o comportamento participativo (ver Características definidoras)

Metas

O bebê demonstrará aumento dos sinais de estabilidade, conforme evidenciado por estes indicadores:

- Evidencia respirações calmas e estáveis; cor rosada e estável; tônus consistente; postura melhorada; estado de alerta focalizado, calmo; sono bem modulado; responde a estímulos visuais e sociais.
- Demonstra habilidades de autorregulação, como sugar, levar a mão à boca, segurar a mão, abraçar mãos e pés, aconchegar-se.

Os pais ou o(s) cuidador(es) descrevem técnicas para reduzir o estresse ambiental na instituição, em casa ou em ambos.

- Descrevem situações que causam estresse no bebê.
- Descrevem sinais/sintomas de estresse no bebê.
- Descrevem formas de apoiar os esforços do bebê para se acalmar (Vandenberg, 2007).

NOC Adaptação do recém-nascido, Estado neurológico, Organização do bebê pré-termo, Sono, Nível de conforto, Vínculo pais-bebê

Intervenções

- Ver Fatores relacionados.

NIC Controle do ambiente: Monitoração: Conforto neurológico, Melhora do sono, Cuidados com o recém-nascido, Orientações aos pais: Posicionamento do recém-nascido, Controle da dor

Reduzir ou eliminar os fatores contribuintes, se possível

Dor

- Observar ocorrência de respostas diferentes das habituais que tenham sido associadas a reações de dor neonatal (*Bozzette, 1993; Kenner & McGrath, 2010):
  - Reações faciais (boca aberta, cenho carregado, caretas, queixo tremendo, sulco nasolabial, língua tensa).
  - Respostas motoras (encolhimento, rigidez muscular, mãos fechadas, retraimento) (*AAP, 2006).
  - Controlar a dor exige avaliação de rotina, usando-se um instrumento confiável de investigação da dor que meça indicadores fisiológicos e comportamentais de dor.
  - Elaborar estratégias que minimizem a quantidade e a frequência de procedimentos dolorosos ou estressantes da dor na UTI neonatal.
  - Oferecer alívio farmacológico e/ou não farmacológico da dor a todos os procedimentos dolorosos, como inserção de sonda para alimentação, remoção de adesivos, inserção de agulhas, picadas no calcanhar, inserção e retirada de drenos, intubação, ventilação mecânica prolongada, exames oftalmológicos, circuncisão e cirurgia.

- Implicações farmacológicas:
  - Doses de fármacos eficazes para reduzir a dor podem estar próximas de doses que causam toxicidade no neonato.
  - A administração precoce de medicamentos para dor pode reduzir a dose eficaz necessária, diminuindo, assim, a toxicidade.
  - O tratamento da dor deve ser orientado por investigações contínuas da dor.
  - Deve-se oforecer alívio da dor na circuncisão.
  - Anestésicos tópicos podem reduzir a dor de alguns procedimentos, como punção venosa e punção lombar. Devido ao risco de metemoglobinemia, em algumas situações, o uso de anestésico deve ocorrer apenas na pele intacta, não mais que uma vez ao dia, e sem outros fármacos sabidamente causadores de metemoglobinemia.
- Intervenções não farmacológicas:
  - Cuidados desenvolvimentais que incluem atenção a indicadores comportamentais e redução dos estímulos ambientais parecem eficazes na redução da dor resultante de procedimentos menores.
  - Dobra facilitada.
  - Uso de faixa.
  - Estrutura de apoio na cama.
  - Cuidado tipo canguru em posição de lado.
  - Sucção não nutritiva.
  - Solução oral de sacarose combinada com a sucção parece funcionar como distração da dor.

  Justificativa: *Experiências dolorosas repetidas podem causar anormalidades comportamentais permanentes e sensibilidade alterada à dor. Há preocupação de que dor repetida em bebês vulneráveis possa resultar em deficiências emocionais, comportamentais e de aprendizagem.*

Ciclos diurnos de 24 horas interrompidos

- Avaliar a necessidade e a frequência de cada intervenção.
- Considerar a distribuição dos cuidados nas 24 horas e a disponibilidade do cuidador principal para proporcionar cuidado consistente durante o dia e a noite para o bebê, desde a admissão. Isso é importante, em termos de resposta aos ciclos de sono cada vez mais maduros, à capacidade de alimentação e, sobretudo, ao desenvolvimento emocional.
- Considerar o apoio da transição do bebê para o sono e a manutenção deste, evitando picos de estimulação e exaustão excessivas, mantendo o ambiente e os horários calmos e regulares e estabelecendo um padrão confiável e repetitivo de transição gradual para o sono, nas posições de pronação e lateral, na incubadora ou no berço.

  J: *Intervenções que facilitem a organização motora-sono-vigília melhoram a organização comportamental.*

Experiências alimentares problemáticas

- Observar e registrar indicadores de prontidão do bebê para participação na alimentação (Kenner & McGrath, 2010).

Indicadores de fome

- Transição para o estado sonolento ou alerta.
- Abocanhar, procurar com a boca ou sugar.
- Levar as mãos à boca.
- Choro que não alivia somente com a chupeta ou sucção não nutritiva.

Estabilidade fisiológica

- Procurar padrões respiratórios regulares, cor e digestão estáveis.
- Promover um ambiente de carinho em apoio à experiência alimentar correguladora.
- Diminuir a estimulação ambiental.
- Proporcionar um assento confortável (ser especialmente sensível às necessidades das mães no pós-parto: por exemplo, almofadas macias, banco pequeno para elevar as pernas, travesseiros de apoio para amamentar).
- Estimular colocação suave de faixa no bebê para facilitar a flexão e o tônus equilibrado durante a alimentação.
- Explorar métodos de alimentação que atinjam as metas do bebê, assim como as dos familiares (i.e., amamentação, mamadeira, gavagem).

  J: *Os bebês prematuros podem ter dificuldades ou demonstrar desorganização no progresso de seus comportamentos alimentares (p. ex., prontidão, disponibilidade de indicadores de fome) e motilidade gastrintestinal (p. ex., motilidade esofágica, motilidade intestinal, tempo de esvaziamento gástrico) (Kenner & McGrath, 2010).*

  J: *Cuidados individualizados no desenvolvimento podem causar uma transição precoce para a alimentação oral completa (*Als et al., 2003).*

Apoiar os esforços autorreguladores do bebê
- Quando houver necessidade de realizar procedimentos dolorosos ou estressantes, considerar ações para acalmar o bebê.
- Sustentar a posição flexionada com outro cuidador.
- Oportunizar sucção enquanto protege o bebê de outros estresses.
- Considerar a execução eficaz das manipulações necessárias enquanto apoia a organização comportamental do bebê.
- Considerar a reorganização e a estabilização *sem pressa* da regulação do bebê (i.e., posição de pronação, oportunidades de segurar e sugar o dedo do cuidador, encaixe do tronco e da parte posterior da cabeça na mão do cuidador, inibição das solas dos pés).
- Considerar a remoção de estimulação externa (p. ex., batidas, conversas, trocas de posição) para instituir a reestabilização. Deixar passar 15 a 20 minutos após a manipulação; com o tempo, as capacidades autorreguladoras do bebê melhorarão, tornando a intervenção do cuidador menos importante.
- Considerar o apoio da transição do bebê para o sono e a manutenção deste, evitando picos de estimulação e exaustão excessivas, mantendo o ambiente e os horários calmos e regulares e estabelecendo um padrão confiável e repetitivo de transição gradual para o sono, nas posições de pronação e lateral, na incubadora ou no berço.
- Acalmar o bebê, iniciando no corpo do cuidador e, depois, transferindo-o para o berço, quando necessário. Para outros bebês, isso pode ser muito excitante, e a transição é obtida mais facilmente na incubadora, providenciando limites firmes e encaixe sem qualquer estimulação.
- Um espaço para o sono sem estímulos, com o mínimo de alvos visuais excitantes, dados sociais e similares, pode ter de ser disponibilizado para facilitar o relaxamento antes do sono. A rotina de sono regular ajuda muitos bebês.

J: *Quando um neonato prematuro está doente, a combinação de um sistema nervoso central imaturo, exposição a estímulo sensorial padronizado, inesperado e inadequado e múltiplos cuidadores leva à desorganização e ao desequilíbrio dos índices de comportamento de regulação.*

J: *São implementadas intervenções individualizadas para aumentar o comportamento organizado.*

Reduzir os estímulos ambientais (Kenner & McGrath, 2010; *Merenstein & Gardner, 1998; *Thomas, 1989)

Ruído
- Não bater na incubadora.
- Colocar um cobertor dobrado na parte superior da incubadora, se for a única superfície disponível de trabalho.
- Abrir e fechar lentamente a portinhola.
- Forrar as portas da incubadora para reduzir as batidas.
- Usar lixeiras de plástico em vez das de metal.
- Remover a água do tubo do respirador.
- Falar suavemente próximo ao berço e apenas quando necessário.
- Baixar lentamente a cabeceira do colchão.
- Desligar rádios.
- Fechar as portas com cuidado.
- Posicionar a cama do bebê afastada de fontes de ruído (p. ex., telefone, intercomunicador, equipamentos da unidade).
- Considerar os seguintes métodos para redução de ruídos desnecessários na UTI neonatal:
  - Realizar a passagem de plantão longe das cabeceiras dos leitos.
  - Adaptar os equipamentos grandes para eliminar o ruído e a bagunça.
  - Alertar a equipe quando o nível de som na unidade ultrapassar 60 decibéis (p. ex., por meio de uma luz fixada a um medidor de som). Instituir momento de silêncio por 10 minutos para diminuir o ruído.
  - Retirar os bebês mais vulneráveis dos locais de tráfego da unidade.

J: *Os níveis de ruído nas UTIs neonatais são perigosos devido ao dano potencial à cóclea, com subsequente perda auditiva, e aos efeitos de excitação nos bebês, que são incapazes de inibir suas reações. O ruído interfere no sono, aumenta a frequência cardíaca e leva à vasoconstrição (*Blackburn, 1993). Os bebês despendem a energia de que necessitam para o crescimento e para suprir seu cérebro com glicose e oxigênio (*Thomas, 1989).*

J: *Thomas (*1989) descobriu que existe um padrão alto e constante de ruído ambiental nas UTIs neonatais. Além disso, picos de ruído acima do nível constante podem elevar o nível de decibéis em 10 vezes. Exemplos de picos de ruídos são os alarmes de monitor (67 db), os rádios nas UTIs neonatais (62 db), a abertura do balonete plástico (67 db), as batidas na cúpula da incubadora (70 db) e as pias (66 db).*

Iluminação

- Usar uma luz de amplo espectro em vez de uma luz branca perto da cama. Evitar lâmpadas fluorescentes.
- Cobrir por completo os berços, as incubadoras e os aquecedores irradiantes durante os períodos de sono e, parcialmente, durante os períodos de vigília.
- Instalar interruptores que graduem a luz e cortinas. Evitar luzes fortes.
- Reduzir a luz para os bebês com tenda tipo cobertor.
- Evitar estímulos visuais sobre o berço.
- Proteger os olhos contra luzes brilhantes de alguns procedimentos. Evitar tapa-olhos, a não ser na fototerapia.

J: *Quando um neonato prematuro está doente, a combinação de um sistema nervoso central imaturo, exposição a estímulo sensorial padronizado, inesperado e inadequado e múltiplos cuidadores leva à desorganização e ao desequilíbrio dos índices de comportamento de regulação.*

Posicionar o bebê de forma que permita a flexão e minimize o arqueamento

- Considerar a reorganização e estabilização suaves, *sem pressa*, da regulação do bebê por meio do seu apoio em posição pronada, levemente encurvada, dando oportunidade para que ele segure o dedo do cuidador e o sugue, envolvendo o tronco e a parte posterior da cabeça com a mão do cuidador e impedindo o movimento das solas dos pés.
- Para minimizar o arqueamento do bebê, avaliar possível usos de limitadores (p. ex., rolos de coberta, com conforto).
- Posicionar em pronação/deitado de lado.
- Envolver o bebê com faixa, se possível, para manter a flexão.
- Criar um ninho, usando cobertores macios (p. ex., lã natural, algodão macio, flanela).
- Evitar fraldas muito grandes de modo que você consiga constatar alinhamento normal do quadril.
- Evitar tensão em acessos venosos e sondas.

J: *O manuseio e o posicionamento corretos, do ponto de vista do desenvolvimento, podem reduzir o estresse, conservar a energia e melhorar o desenvolvimento normal (*Aida & Snider, 2003).*

Reduzir o estresse associado à manipulação

- Ao movimentar ou levantar o bebê, contê-lo com as mãos, enrolando-o com faixa, ou colocando rolos de cobertores em torno de seu corpo.
- Manter a contenção durante os procedimentos e as atividades de cuidado.
- Segurar lenta e delicadamente. Evitar movimentos bruscos.
- Iniciar todas as interações e os tratamentos com um estímulo sensorial de cada vez (p. ex., o toque), progredindo devagar para os estímulos visuais, auditivos e de movimento.
- Investigar indícios de prontidão, desorganização ou estabilidade iminente; reação aos indicadores.
- Manter o mínimo de interrupção no ciclo mutante de 24 horas do sono-vigília da criança.
- Realizar aspirações ou drenagem postural quando necessárias, em vez de rotineiramente.
- Usar uma quantidade mínima de fita adesiva. Removê-la cuidadosamente.

J: *Reduzir o estresse conservará energia, promoverá conforto e reforçará a adaptação.*

J: *Movimentos bruscos em bebês prematuros, instáveis, resultam em níveis reduzidos de saturação do oxigênio (*Harrison et al., 1996).*

Reduzir o comportamento desorganizado durante intervenções ativas e transporte

- Elaborar um plano de transporte com participação determinada de cada membro da equipe.
- Estabelecer os indicadores comportamentais de estresse do bebê, com o profissional de enfermagem que estiver responsável por ele, antes do transporte.
- Minimizar a estimulação sensorial:
  - Usar voz calma e baixa.
  - Proteger os olhos do bebê contra a luz.
  - Proteger o bebê de toques desnecessários.
- Apoiar a postura levemente inclinada do bebê com as mãos e oferecer algo para que ele agarre (p. ex., seu dedo ou a ponta de uma coberta ou de um pano macio).
- Envolver o bebê ou colocá-lo em um ninho feito de cobertores.
- Assegurar que o equipamento de transporte (p. ex., o ventilador) esteja pronto. Aquecer os colchões ou utilizar cobertas de lã.
- Movimentar o bebê com cuidado e delicadeza. Evitar falar, se possível.
- Considerar a realização das rotinas de cuidados enquanto ele estiver no colo dos pais ou do cuidador, sempre que possível.

- Reposicionar em 2 a 3 horas, ou antes, se o comportamento do bebê sugerir desconforto.

    J: *As intervenções procuram reduzir os estímulos para prevenir uma reação desorganizada.*

Envolver os pais no plano de cuidados
- Estimular os pais a partilharem seus sentimentos, medos e expectativas.
- Considerar o envolvimento dos pais na criação de um plano de desenvolvimento da família:
    - Meus pontos fortes são:
    - Sinais de tempo livre:
    - Estas coisas me deixam estressado:
    - Como você pode me ajudar:
- Ensinar os cuidadores a observarem, ininterruptamente, as capacidades de mudança para determinar o posicionamento adequado e opções de acomodação na cama; por exemplo, o bebê pode tentar escapar da contenção (Hockenberry & Wilson, 2015).

    J: *A orientação antecipada e o apoio podem prevenir excesso de estímulos para o bebê.*

Risco de comportamento desorganizado do lactente

Definição da NANDA-I
Suscetibilidade à desintegração no padrão de modulação dos sistemas de funcionamento fisiológico e neurocomportamental que pode comprometer a saúde.

Fatores de risco
Ver Fatores relacionados.

Fatores relacionados
Ver *Comportamento desorganizado do lactente*.

Critérios para a investigação focalizada
Ver *Comportamento desorganizado do lactente*.

Intervenções
Ver *Comportamento desorganizado do lactente*.

COMUNICAÇÃO PREJUDICADA[5]

Comunicação prejudicada
Comunicação verbal prejudicada
Relacionada à barreira linguística
Relacionada a efeitos de afasia de expressão ou de compreensão
Relacionada a efeitos de perda auditiva

Definição
Estado em que o indivíduo experiencia – ou está em alto risco de experienciar – dificuldade para trocar pensamentos, ideias, desejos ou necessidades com outras pessoas.

Características definidoras
Maiores (devem estar presentes)

Fala ou resposta inapropriada ou ausente
Capacidade de falar ou ouvir prejudicada

---

[5] Este diagnóstico não consta na NANDA-I 2018-2020, mas foi incluído por sua clareza ou utilidade.

Menores (podem estar presentes)

Incoerência entre a mensagem verbal e a não verbal
Gagueira
Fala arrastada
Problemas para encontrar palavras
Voz fraca ou ausente
Declaração de falta de compreensão ou de ser mal compreendido
Disartria
Afasia
Barreira linguística

Fatores relacionados

Fisiopatológicos

Relacionados a pensamento desordenado e irreal secundário a:

Transtorno esquizofrênico
Transtorno psicótico
Transtorno delirante
Transtorno paranoide

Relacionados à função motora prejudicada dos músculos da fala secundária a:

Acidente vascular encefálico ("derrame")
Trauma orofacial
Lesão cerebral (trauma de parto/encefálico)
Depressão do sistema nervoso central (SNC)/aumento da pressão intracraniana
Tumor (cabeça, pescoço ou medula)
Hipóxia crônica/fluxo sanguíneo cerebral diminuído
Doenças do sistema nervoso (p. ex., miastenia grave, esclerose múltipla, distrofia muscular, doença de Alzheimer)
Paralisia das cordas vocais/quadriplegia

Relacionados à capacidade prejudicada de produzir a fala secundária a:

Prejuízo respiratório (p. ex., dispneia)
Edema/infecção de laringe
Deformidades orais
Lábio leporino ou fenda palatina
Falta de dentes
Má oclusão ou maxilar fraturado
Disartria

Relacionados à deficiência auditiva

Relacionados ao tratamento

Relacionados à capacidade prejudicada de produzir a fala secundária a:

Intubação endotraqueal
Cirurgia de cabeça, face, pescoço ou boca
Depressores do SNC
Traqueostomia/traqueotomia/laringectomia
Dor (principalmente na boca ou na garganta)

Situacionais (pessoais, ambientais)

Relacionados à atenção diminuída secundária a fadiga, raiva, ansiedade ou dor

Relacionados à falta de acesso ou ao mau funcionamento de aparelho auditivo

Relacionados à barreira psicológica (p. ex., medo, timidez)

Relacionados à falta de privacidade

Relacionados à falta de um intérprete

Maturacionais
Bebês/crianças
Relacionados à estimulação sensorial inadequada

Idosos (perdas auditivas)
Relacionados a prejuízo auditivo

Relacionados a prejuízos cognitivos secundários a (especificar)

Nota da autora

Comunicação prejudicada é clinicamente útil para indivíduos portadores de déficit receptivo/de comunicação e com barreiras linguísticas.

Comunicação prejudicada pode não ser útil para descrever problemas de comunicação que são uma manifestação de doença psiquiátrica ou problemas de enfrentamento. Se as intervenções de enfermagem se concentrarem na redução de alucinações, medo ou ansiedade, o diagnóstico de *Confusão*, *Medo* ou Ansiedade será mais apropriado.

Erros nos enunciados diagnósticos

Comunicação prejudicada relacionada a fracasso dos profissionais para usar técnicas de comunicação eficazes

O enunciado diagnóstico não deve ser usado como veículo para revelar um problema resultante de intervenção de enfermagem insuficiente ou incorreta. Em vez disso, o diagnóstico deve ser *Comunicação verbal prejudicada relacionada a efeitos da traqueotomia sobre a capacidade de falar*. O plano de cuidados deve especificar as técnicas de comunicação a serem usadas.

Conceitos-chave

Considerações gerais

- As mensagens são enviadas mais pela linguagem corporal e pelo tom de voz do que pelas palavras.
- A fala representa a maneira mais fundamental de as pessoas manifestarem necessidades, desejos e sentimentos. Quando somente uma pessoa expressa informações sem *feedback* de um ouvinte, não houve comunicação eficaz.
- Problemas com o *envio* da informação podem ser causados por:
    - Incapacidade ou falha para enviar mensagens que possam ser claramente entendidas pelo ouvinte (p. ex., devido a problemas de linguagem, de significado de palavras, por não conseguir falar quando o ouvinte está pronto para ouvir).
    - Medo de ser ouvido em demasia, julgado, mal-interpretado (p. ex., devido a falta de privacidade, sigilo, confiança ou atitudes isentas de julgamento).
    - Preocupação com a reação (p. ex., "Não quero ferir os sentimentos de alguém ou que alguém fique zangado comigo").
    - Uso de palavras que "inferiorizam" a pessoa que recebe a mensagem (p. ex., falar com um idoso ou um deficiente como se fosse uma criança).
    - Fracasso em permitir tempo suficiente para ouvir ou proporcionar o *feedback*.
    - Problemas físicos (p. ex., ruído, falta de privacidade que interfira na capacidade de ver, falar ou se mover).
- Os problemas com a *recepção* da informação podem ser causados por:
    - Informação em demasia oferecida de uma só vez.
    - Mais de uma pessoa falando ao mesmo tempo.
    - Pessoa falando muito depressa ou com sotaque acentuado.
    - Problemas de linguagem ou vocabulário.
    - Fadiga, dor, medo, ansiedade, distração, problemas de alcance da atenção.
    - Não perceber a importância da informação.
    - Problemas que interfiram na capacidade de ver ou ouvir.
- A disartria é um distúrbio no controle da musculatura voluntária da fala. É causada por condições como doença de Parkinson, esclerose múltipla, miastenia grave, paralisia cerebral e lesão do SNC. Os mesmos músculos são usados na alimentação e na deglutição.

Tipos de instrução

- Baixa instrução em saúde, barreiras culturais e proficiência linguística limitada cunharam o termo "tripla ameaça" à comunicação real, pela The Joint Commission (Schyve, 2007).
- Analfabetismo funcional.

- O analfabetismo funcional ocorre quando a pessoa que tem habilidades mínimas para ler e escrever não tem capacidade para obter instrução em saúde de forma a controlar as necessidades e as exigências diárias usuais da maioria dos empregos.
- Indivíduos não alfabetizados (incapazes de ler e escrever) são mais fáceis de serem identificados do que os que apresentam analfabetismo funcional.
- Instrução em saúde
  - A instrução em saúde é a capacidade de obter, processar e compreender informações básicas de saúde e de serviços, necessárias para tornar decisões de saúde adequadas (*Ratzan, 2001) e para seguir orientações de tratamento (White & Dillow, 2005). Em 2003, a National Assessment of Adult Literacy (NAAL) relatou que 9 em 10 adultos falantes do inglês, nos Estados Unidos, não possuíam instrução em saúde (*Kutner, Greenberg, Jiny & Paulsen, 2006).
- Uma ampla pesquisa relativa ao alcance da instrução em saúde, em dois hospitais públicos, obteve os seguintes resultados (*Williams et al., 1995):
  - Metade dos pacientes falantes do inglês não conseguia ler e entender material básico de educação em saúde.
  - Sessenta por cento não conseguia entender um formulário normal de consentimento.
  - Vinte e seis por cento não conseguia compreender um cartão de consulta.
  - Quarenta e dois por cento não conseguia compreender orientações para uso dos medicamentos.
- O comitê da AMA (*1999) de instrução em saúde descobriu que a instrução em saúde inadequada predominava mais em idosos e em indivíduos que relatavam saúde geral insatisfatória. O relatório concluiu que indivíduos que informaram "a pior condição de saúde tinham menos compreensão de suas condições médicas e do tratamento" (AMA, 1999, p. 57).

Dicas da Carpenito

"Níveis sociais e educacionais têm pouca relação com instrução em saúde" (Speros, 2005, p. 638). Sempre que possível, os indivíduos esconderão seus problemas de instrução. Muitos são os que estão em risco de compreender, embora seja difícil sua identificação (DeWalt et al., 2010).

Afasia

- O acidente vascular encefálico (AVE) é a principal causa de morte nos Estados Unidos, matando aproximadamente 130 mil norte-americanos por ano (Centers for Disease Control and Prevention, 2015).
- Déficits após um AVE incluem "nível de consciência alterado, confusão, distúrbios comportamentais, déficits cognitivos em funções superiores, como memória e capacidade de aprender, deficiências motoras, distúrbio no equilíbrio e na coordenação, deficiências somatossensoriais, distúrbios visuais, negligência unilateral, deficiências na fala e na linguagem, distúrbios na deglutição (disfagia) e transtorno afetivo" (Summers, Leonard & Wentworth, 2009, p. 2913).
- A causa mais comum de afasia é a doença vascular encefálica, em particular a isquemia cerebral. Ocorre afasia em 15 a 38% dos acidentes isquêmicos. Outras causas de afasia incluem patologias estruturais (infecção, trauma, neoplasia) e algumas doenças degenerativas (afasia progressiva primária) (Clark, 2015).
- Os diferentes tipos de afasia afetam a capacidade da pessoa de formar palavras ou escrever. Outros tipos influenciam a capacidade pessoal de compreender a fala ou ler. Eis alguns tipos de afasia (Clark, 2012; Grossman & Porth, 2014):
  - *Afasia de Broca* (também chamada de afasia não fluente ou afasia expressiva): esse tipo afeta a capacidade da pessoa de falar, embora ela consiga compreender bem.
  - *Afasia de Wernicke* (também chamada de afasia fluente): esse tipo afeta a capacidade da pessoa de compor a fala, embora não haja dificuldade para compreendê-la. Elas pode produzir muita fala sem sentido.
  - *Afasia global*: com esse tipo de afasia, os indivíduos não conseguem falar ou compreender a linguagem escrita ou falada.
  - *Afasia anômica*: com essa afasia, os indivíduos têm dificuldade de nomear determinados objetos; mesmo que ainda consigam falar, não conseguem lembrar o nome das coisas.
  - *Alexia*: tipo de afasia que afeta a capacidade de ler.
- Indivíduos com afasia comunicavam-se com menos amigos e tinham redes sociais menores (Davidson, Worrall & Hickson).
- A *afasia de expressão* é um distúrbio na capacidade de falar, escrever ou gesticular de forma compreensível.
- A *afasia de compreensão* é um distúrbio na capacidade de compreender a linguagem escrita e falada. O indivíduo com afasia de compreensão pode ter a audição íntegra, mas não consegue processar ou perceber os próprios sons.
- A compreensão e o respeito pelas diferenças na personalidade e no estilo de pensamento são essenciais para que a comunicação favoreça as relações interpessoais.

Considerações pediátricas

- Há quatro formas principais em que a perda auditiva afeta as crianças – American Speech-Language-Hearing Association:
  - Ela causa atraso no desenvolvimento de habilidades de recepção e expressão na comunicação (fala e linguagem).
  - O déficit linguístico ocasiona problemas de aprendizagem que resultam em menor sucesso acadêmico.
  - As dificuldades de comunicação costumam levar a isolamento social e autoconceito insatisfatório.
  - Pode ocorrer impacto nas opções profissionais.
- Apesar de grande parte da comunicação verbal ocorrer entre o enfermeiro e os pais, a contribuição verbal da criança não deve ser ignorada pelos adultos. Escrever, desenhar, brincar e usar a linguagem corporal (expressão facial, gestos) são formas de comunicação que o enfermeiro deve avaliar.
- A terapia recreacional pode ter valor inestimável para estabelecer um vínculo e comunicar os verdadeiros sentimentos.
- A criança com perda auditiva pode apresentar alterações nas seguintes reações:
  - Orientação (p. ex., ausência do reflexo do susto na presença de um som alto).
  - Vocalização e produção de sons (p. ex., ausência do balbucio por volta dos 7 meses).
  - Atenção visual (p. ex., reage mais à expressão facial do que à explicação verbal).
  - Comportamento socioemocional (p. ex., irrita-se com a incapacidade de fazer-se entender).
- "Crianças com perdas auditivas graves a profundas costumam relatar sentimento de isolamento, falta de amigos e infelicidade na escola, sobretudo quando sua socialização com outras crianças com perda auditiva é limitada" (American Speech-Language-Hearing Association, 2014).
- Esses problemas sociais parecem ser mais frequentes em crianças com perda auditiva de leve a moderada, na comparação com aquelas com perda auditiva grave a profunda (American Speech-Language-Hearing Association, 2014).
- Nos bebês surdos, as modalidades visuais e táteis têm especial importância na comunicação, interação e obtenção de informações sobre o ambiente (Joint Committee on Infant Hearing, 2007).
- É fundamental a detecção precoce. A falha na detecção de deficiências auditivas pode levar a deficiências por toda a vida e a atrasos no desenvolvimento (*Storbeck & Calvert-Evers, 2008).

Considerações geriátricas

- Aproximadamente 1 a cada 3 pessoas entre 65 e 74 anos de idade apresenta perda auditiva, e quase metade daqueles com mais de 75 anos apresentam dificuldade para ouvir (National Institute on Deafness and Other Communication Disorders, 2013).
- Cerume impactado (cera) é a principal causa de perda auditiva nos adultos idosos (Miller, 2015). Isso ocorre em 57% dos idosos que moram em instituições geriátricas (Roland et al., 2008).
- O isolamento social é um efeito secundário comum do prejuízo auditivo. Os indivíduos e seus entes queridos devem ser informados sobre técnicas de comunicação eficientes capazes de ajudar a evitar isolamento social (p. ex., aparelho auditivo, redução do ruído de fundo e das distrações, olhar para a pessoa com deficiência auditiva ao falar). Ter sensibilidade às necessidades dos familiares e dos cuidadores, bem como à comunicação das necessidades pelo indivíduo, é fundamental para o sucesso.

Considerações transculturais

- Pesquisas mostram que indivíduos com proficiência linguística limitada têm menos acesso ao atendimento, adesão mais insatisfatória a regimes de tratamento e, assim, contribuem para o aumento das disparidades de saúde. Esse é um assunto de importância especial para os enfermeiros em razão do contato íntimo e da necessidade frequente e prolongada de interações com os indivíduos. A maioria dos enfermeiros relatou que barreiras linguísticas são um impedimento importante à qualidade dos cuidados, sendo ainda fonte de estresse no local de trabalho. Investigações de enfermagem incompletas, informações médicas mal compreendidas e falta de relações terapêuticas entre cuidadores e pacientes são problemas encontrados quando os indivíduos têm proficiência linguística limitada. Os estudantes de enfermagem são o futuro da profissão; portanto, é importante abordar o impacto das barreiras linguísticas nas disparidades de atendimento de saúde no currículo da enfermagem (Houle, 2010).
- Todas as culturas têm regras sobre quem toca quem, quando e onde.
- O toque é uma forma expressiva de comunicação, com muitos significados e interpretações. Existem padrões culturais em relação ao toque; por exemplo, tocar a cabeça de alguém é considerado uma quebra de etiqueta grave pelos descendentes de chineses (Giger, 2013).
- A cultura dominante dos EUA tende a esconder os sentimentos e isso é considerado (Giger, 2013).

- O uso do toque varia de acordo com a cultura, sendo o toque entre pessoas do mesmo sexo um tabu em algumas culturas, enquanto é esperado em outras (Giger, 2013).
- As culturas inglesa e alemã não encorajam o toque.
- Algumas culturas altamente táteis são a espanhola, a italiana, a francesa, a israelita e a sul-americana.
- Em algumas culturas, o acenar com a cabeça é uma resposta cortês, significando "Eu ouvi, mas não necessariamente entendi ou estou de acordo" (Giger, 2013).
- Na cultura dominante dos EUA, o contato visual é tido como uma indicação de autoconceito positivo, abertura e honestidade. A falta desse contato pode ser interpretada como baixa autoestima, culpa ou falta de interesse. Algumas culturas não estão acostumadas ao contato visual, como os filipinos, índios norte-americanos e vietnamitas (Giger, 2013).
- O indivíduo e a família devem ser estimulados a comunicar a interpretação de saúde, doença e atendimento de saúde (Giger, 2013) no contexto de sua cultura.
- Indivíduos com determinados antecedentes étnicos ou raciais podem falar um idioma com dialetos geográficos variados. Exemplificando, algumas sílabas e consoantes podem ser pronunciadas de modo diferente (p. ex., a pronúncia do *th* como um *d*, no inglês, como o "*des*" quando aparecer "these"). Essas pronúncias diferentes não devem ser encaradas como abaixo do padrão ou não gramaticais. Além disso, algumas palavras de gíria podem ter significados diferentes, por exemplo: "O nascimento de minha filha foi uma experiência bárbara". A frase pode significar que foi uma experiência extraordinária e positiva (Giger, 2013).
- Os méxico-americanos falam espanhol, que tem mais de 50 dialetos; assim, o enfermeiro que fale espanhol pode ter dificuldades em compreender um dialeto diferente. Tanto os homens quanto as mulheres são muito discretos, e a autoexposição é restrita aos que eles conhecem bem. A confrontação direta e as discussões são consideradas rudes; portanto, concordar pode ser uma cortesia e não um compromisso. Uma doença popular chamada mau-olhado é considerada prejudicial à criança, quando ela é admirada, mas não tocada, por uma pessoa supostamente com poderes especiais. Ao interagir com crianças, deve-se tocá-las de leve para evitar o mau-olhado. As brincadeiras podem ser vistas como rudes e depreciativas.
- Os chineses-americanos valorizam o silêncio e evitam discordar ou criticar. Enquanto muitos norte-americanos com outros antecedentes culturais naturalmente elevam a voz para se fazer entender, os chineses associam elevar a voz a raiva e perda de controle. "Não" é raras vezes usado, e "sim" pode significar "talvez" ou "não". Tocar a cabeça de alguém é uma quebra de etiqueta grave. A fala chinesa é dominada por hesitação, ambiguidade e sutileza (Giger, 2013).

Critérios para a investigação focalizada

Dados subjetivos

Investigar as características definidoras

Observar o padrão normal de comunicação, conforme descrito pela pessoa ou família.
 Muito verbal
 Às vezes verbal
 Usa linguagem de sinais
 Somente escreve
 Responde de maneira inapropriada
 Não fala/responde
 Fala apenas quando lhe dirigem a palavra ou apenas gesticula
A pessoa acha que está se comunicando normalmente hoje?
Se não, o quê, em sua opinião, pode auxiliá-la a se comunicar melhor?
Tem problemas auditivos?
 Problema de audição
 Em ambos as orelhas ou em uma?
 Há quanto tempo? Gradual? Repentino?
 Suas orelhas foram examinadas em relação à existência de cera?
 Uso de um aparelho auditivo
 História familiar de perda auditiva
 História de exposição a ruídos altos
Solicitar à pessoa/cuidador
 A avaliar a capacidade de comunicação em uma escala de 0 a 10, com 10 significando "comunica-se bem" e 0 significando "completamente incapaz de se comunicar".
 A descrever os fatores que auxiliam a comunicação.

Investigar os fatores relacionados

A pessoa consegue identificar barreiras que interferem em sua capacidade de se comunicar?

Dados objetivos

Investigar as características definidoras

Descrever a capacidade de falar e de compreender (nota: o indivíduo pode precisar de mais tempo para processar e responder)

  Obedece a comandos ou ideias simples
  Capaz de obedecer a instruções ou ideias complexas
  Algumas vezes, capaz de atender a instruções ou ideias
  Atende a comandos e ideias apenas se o aparelho auditivo auxiliar estiver funcionando
  Atende a comandos e ideias apenas quando consegue ver a boca do falante (leitura labial)

Qual é a fase de desenvolvimento do indivíduo?

Descrever a capacidade de formar frases

O indivíduo mantém contato visual?

Perda auditiva (verificar cada orelha separadamente)

Orelha externa

| Deformidade | Lesões |
| Caroços ou sensibilidade | |

Orelhas média e interna

| Cerume | Secreção |
| Vermelhidão | Edema |

Acuidade auditiva

  Consegue ouvir o tique-taque do relógio ou palavras sussurradas?

Aparelho auditivo?

| Orelha esquerda | Orelha direita |

Investigar os fatores relacionados

Barreiras – ver Fatores relacionados.

Metas

O indivíduo expressará maior satisfação com a capacidade de comunicação, conforme evidenciado por estes indicadores:

- Demonstra maior capacidade de compreender.
- Demonstra melhor capacidade de expressar-se.
- Usa métodos alternativos de comunicação, se indicado.

NOC Comunicação, Comunicação: Recepção, Comunicação: Expressão

Intervenções

A comunicação terapêutica começa com:

- Sua apresentação com um *apoio positivo incondicional*, um sentimento autêntico de carinho pela pessoa auxiliada, por meio de
  - Apresentação de seu nome e cargo (p. ex., enfermeiro que cuidará da pessoa).
  - Uso culturalmente adequado que confira respeito de acordo com a idade e/ou titulação, como Sr., Sra., Srta.
  - Perguntar à pessoa como deseja ser tratada. Se necessário, solicitar que pronuncie o próprio nome.
  - Desacelerar seu ritmo de andar ao entrar no quarto.
- Diante de assunto sério, levar uma cadeira para junto do leito e sentar, olhando para a pessoa, nem que apenas por poucos minutos.

  Justificativa: *Sentar-se no nível dos olhos do outro aumenta a mensagem de que você está pronto para envolvimento em um diálogo, oferecendo uma posição mais confortável do que ficar de pé, acima da pessoa.*

  J: *A comunicação terapêutica engloba uma habilidade para compreensão empática da estrutura interna de referência do indivíduo. Isso significa tentar entender como a pessoa realmente se sente, mantendo uma atitude isenta.*

"**Escutar mais para compreender do que para responder**" (Proctor, Hammer, McGarry & McLane, 2014, p. 93), principalmente nas conversas não relacionadas a doenças

- Acalmar sua mente no atendimento ao outro e não julgar o que ele pensa ou sente.

    J: *Quando alguém escuta para responder, pensa mais na resposta. "Represar as próprias reações ao que está sendo dito, escutar o que está sendo dito e depois investigar a perspectiva da pessoa com um questionamento curioso, em vez de trazer a própria percepção, leva ao desenvolvimento de uma avaliação mais equilibrada e inclusiva da situação da pessoa" (Proctor et al., 2014, p. 93).*

    NIC Melhora da comunicação: Fala, Melhora da comunicação: Déficit auditivo, Melhora da comunicação: Déficit da fala, Melhora da comunicação: Deficiência visual, Escutar ativamente, Melhora da socialização, Toque, Presença, Terapia de validação

Identificar um método para comunicar as necessidades básicas

- Investigar a capacidade de compreender, falar, ler e escrever.
- Proporcionar métodos alternativos de comunicação.
    - Usar o computador, outros itens eletrônicos, papel e lápis, sinais com as mãos, piscar dos olhos, acenar com a cabeça, sinais de campainha.
    - Fazer cartazes com gravuras ou palavras, descrevendo as frases usadas com frequência (p. ex., "Umedeça meus lábios", "Movimente meu pé", "Preciso de um copo d'água, da comadre").
    - Estimular a pessoa a apontar, usar gestos e mínima.
- Estabelecer formas alternativas de comunicação é fundamental para todos de maneira a evitar aumento da ansiedade, isolamento e alienação, capaz de promover um senso de controle e reforçar uma sensação de proteção (Boyd, 2012; Miller, 2015).

Identificar os fatores que promovam a comunicação

- Proporcionar um ambiente tranquilo.
- Usar técnicas para aumentar a compreensão.
    - Encarar o paciente e estabelecer contato visual, se possível.
    - Olhar para a pessoa ao falar com ela, usar as palavras com clareza e falar lentamente.
    - Usar comandos e ordens simples e com uma só etapa.
    - Ter apenas uma pessoa falando (é mais difícil acompanhar uma conversa multilateral).
    - Falar com clareza, sem elevar a voz.
    - Incentivar o uso de gestos e mímica.
    - Combinar as palavras com as ações; usar figuras.
    - Terminar a conversa com uma observação de êxito (p. ex., voltar para um assunto mais fácil).
    - Não perguntar à pessoa/familiares se compreenderam. Em vez disso, perguntar sobre algo recém-abordado (p. ex., "Então, como tomará esse medicamento em casa?").
    - Fornecer informações por escrito para reforçar.

    J: *A comunicação é o núcleo de todas as relações humanas. A capacidade prejudicada de se comunicar espontaneamente é frustrante e embaraçosa. As ações de enfermagem devem se concentrar na diminuição da tensão e na transmissão da compreensão de como deve ser difícil a situação para o indivíduo (Miller, 2015).*

Iniciar as orientações para a saúde e os encaminhamentos, se necessário

- Consultar um intérprete ou fonoaudiólogo.

    J: *Especialistas podem ser necessários após a alta.*

Intervenções pediátricas

- Usar palavras e gestos adequados à idade.
- Falar no início com os pais e permitir que a criança observe. Incluir aos poucos a criança.
    - Abordar a criança lentamente, falando com uma voz calma, sem pressa e confiante.
    - Assumir uma posição ao nível dos olhos.
    - Usar palavras simples e frases curtas.
    - Falar sobre algo não relacionado com a situação atual (p. ex., escola, brinquedos, cabelos, roupas).
- Oferecer tantas escolhas quanto possível.
- Estimular a criança a compartilhar as preocupações e os medos.
- Dar a ela oportunidade para tocar e usar os objetos (p. ex., o estetoscópio, o abaixador de língua).

J: *A comunicação com crianças deve se basear no estágio de desenvolvimento, nas capacidades de linguagem e no nível cognitivo.*

J: *Nas crianças, a linguagem receptiva está sempre mais avançada do que a expressiva; elas entendem mais do que conseguem articular.*

Comunicação verbal prejudicada

Definição da NANDA-I
Capacidade diminuída, retardada ou ausente para receber, processar, transmitir e/ou usar um sistema de símbolos.

Características definidoras
Dificuldade ou incapacidade de pronunciar palavras, mas capacidade de compreender outras pessoas.
Déficits de articulação ou de planejamento motor.

Fatores relacionados
Ver *Comunicação prejudicada*.

Conceitos-chave
Ver *Comunicação prejudicada*.

Critérios para a investigação focalizada
Ver *Comunicação prejudicada*.

Metas
O indivíduo demonstrará melhor capacidade de expressar-se, conforme evidenciado por estes indicadores:

- Relata diminuição da frustração com a comunicação.
- Usa métodos alternativos, se indicados.

NOC Comunicação: Habilidade de expressão

Intervenções

> **ALERTA CLÍNICO** Foi relatado que 40% das pessoas intubadas classificam sua comunicação com enfermeiros como um pouco ou muito difícil (Khalaila, Zbidat & Anwar, 2011).

Identificar um método para comunicar as necessidades básicas
- Ver *Comunicação prejudicada*, em Intervenções gerais.

Identificar os fatores que promovam a comunicação

Para clientes com disartria
- Reduzir o ruído ambiental (p. ex., rádio, televisão) para aumentar a capacidade do cuidador de ouvir as palavras.
- Não alterar sua fala ou suas mensagens, pois a compreensão da pessoa não está alterada; falar em um nível para adulto.
- Incentivar o indivíduo a fazer um esforço consciente de falar de forma lenta e com voz mais alta (p. ex., "Respire fundo entre as frases").
- Solicitar ao indivíduo que repita as palavras pouco claras; observar quais indícios não verbais podem auxiliar na compreensão.
- Se a pessoa estiver cansada, fazer perguntas que exijam apenas respostas curtas.

    J: *Perguntas simples que possam ser respondidas com sim ou não podem melhorar a comunicação e reduzir o gasto de energia (Grossbach, Stranberg & Chlan, 2011).*

- Se a fala for ininteligível, ensinar a pessoa a usar gestos, mensagens por escrito e cartões para a comunicação.

    J: *A disartria é uma perturbação no controle da musculatura voluntária da fala. Pessoas com disartria não costumam ter problemas de compreensão.*

Para pessoas que não podem falar (p. ex., intubação endotraqueal, traqueostomia)

J: *Pesquisas relataram que pessoas tratadas com ventilação mecânica apresentam nível de moderado a extremo de sofrimento psicoemocional porque não conseguem falar e comunicar suas necessidades (Khalaila et al., 2011).*

- Tranquilizar, dizendo que a fala voltará, se for o caso. Se não, explicar as alternativas disponíveis (p. ex., fala esofágica, linguagem de sinais).
- Não alterar sua fala, o tom ou o tipo de mensagem; falar em um nível para adulto.
- Usar gestos, acenos com a cabeça, pronúncia de palavras, escrita, cartas/gravuras em quadros e palavras ou expressões comuns, adaptadas para atender às necessidades de cada indivíduo (Grossbach et al., 2011).

J: *Tudo deve ser tentado para o êxito da comunicação. Cada indivíduo utilizou, enquanto incapacitado de falar, cerca de três comunicações, inclusive aperto de mãos (92%), acenos com a cabeça (86%), leitura labial (83%), expressões faciais (83%), caneta e papel (57%), cartazes com gravuras ou palavras (17%), quadros com letras (6%) e voz por via eletrônica (5%).*

Usar intervenções que reduzam o estresse e intervenções para conforto a cada momento com o paciente

J: *Há pesquisas defendendo que intervenções de prevenção de sofrimento emocional entre pessoas em ventilação mecânica sejam voltadas àqueles com dificuldade de comunicação (Khalaila et al., 2011).*

- Toque.
- "Deve ser assustador estar em sua situação. Há algo que eu possa fazer para que você se sinta melhor, mais seguro?"
- Deixar sempre disponível e visível uma campainha.
- Abordar frustrações verbalmente em relação à incapacidade de comunicação. Explicar que tanto os enfermeiros quanto os pacientes precisam ter paciência.
- Manter uma atitude calma, positiva (p. ex., "Eu poderei lhe entender se trabalharmos juntos nisso").
- Tranquilizar (p. ex., "Sei que é difícil, mas você vai conseguir").
- Manter o senso de humor.
- Permitir o choro (p. ex., "Está tudo bem. Sei que é frustrante. Chorar pode fazer você colocar para fora").
- Para o paciente com capacidade limitada de falar (p. ex., pode fazer solicitações simples, mas não declarações longas), incentivá-lo a redigir cartas ou a manter um diário para expressar os sentimentos e partilhar as preocupações.
- Antecipar as necessidades e fazer perguntas que requeiram apenas "sim" e "não" como resposta.

J: *Depois da sobrevivência, talvez a necessidade humana mais básica seja a de se comunicar com os outros. A comunicação proporciona proteção, reforçando que as pessoas não estão sós e que os outros as escutarão. Há relato de pesquisadores no sentido de que a "dificuldade de comunicação foi um preditor positivo para sofrimento psicológico dos pacientes, sendo a duração da anestesia um preditor negativo". Medo e rancor também estavam positivamente relacionados com dificuldades de comunicação (Khalaila et al., 2011).*

Oferecer intervenções para reduzir a ansiedade e proporcionar conforto (p. ex., explicar exatamente o que você está fazendo, o que o paciente sentirá e a duração)

- Fazer aspiração.
- Trocar curativo.
- Transferir para maca.
- Tirar do leito.

J: *Pesquisadores descobriram "que experiências negativas, como dor ou desconforto associados à aspiração de tubo endotraqueal, interferência no sono, sede e dificuldade para deglutir, também aumentam o sofrimento emocional. Esses achados indicam que intervenções que visam reduzir o sofrimento emocional de pacientes tratados com ventilação mecânica devem se concentrar em prevenir experiências estressantes associadas com o uso de tubo endotraqueal." (Khalaila et al., 2011).*

Manter um plano específico de cuidados

- Documentar o método de comunicação usado (p. ex., "Use cartões com as palavras", "Aponte para a comadre", quadros com letras, materiais de escrita, quadro de gravuras).
- Gravar orientações para situações específicas (p. ex., permita ao cliente manter um urinol junto ao leito).

J: *Instruções escritas ajudarão a reduzir problemas de comunicação e frustrações.*

Iniciar as orientações para a saúde e os encaminhamentos, conforme indicado

- Ensinar técnicas de comunicação e abordagens repetitivas às pessoas significativas.
- Incentivar a família a compartilhar os sentimentos relativos aos problemas de comunicação.

J: *Depois da sobrevivência, talvez a necessidade humana mais básica seja a de se comunicar com os outros. A comunicação proporciona proteção, reforçando que as pessoas não estão sós e que os outros as escutarão. Uma comunicação insatisfatória pode causar frustração, rancor, hostilidade, depressão, medo, confusão e isolamento.*

Intervenções pediátricas

- Garantir que a família e a criança estejam vinculadas a serviços para pessoas com prejuízo auditivo.

  J: *Pesquisa recentes indicam que crianças identificadas com prejuízo auditivo que iniciaram atendimento precocemente podem desenvolver a linguagem (falada ou de sinais) acompanhando seus colegas ouvintes.*

- Estabelecer um método de comunicação apropriado para a idade.

  J: *A capacidade da criança para se comunicar com as pessoas no ambiente aumenta sua independência, autoestima e autorrealização, reduzindo o medo.*

- Se uma criança pequena for privada da vocalização, ensinar-lhe a linguagem de gestos básicos (hora, alimento, relacionamento familiar, emoções, animais, números, solicitações frequentes).

  J: *Crianças que não conseguem verbalizar correm risco de atrasos no desenvolvimento da linguagem receptiva e expressiva (i.e., discurso vocalizado, produção de voz).*

- Consultar um fonoaudiólogo para assistência continuada.
- Explicar aos pais ou cuidadores a importância de proporcionar à criança um método de comunicação.

  J: *A comunicação promove o vínculo e a ligação com o cuidador da criança como principal reforço social.*

Comunicação prejudicada • Relacionada à barreira linguística

Metas

O indivíduo comunicará as necessidades e as preocupações (por meio de intérprete quando necessário), conforme evidenciado por estes indicadores:

- Demonstra capacidade para compreender informações.
- Relata sentimentos de redução da frustração e do isolamento.

NOC Capacidade de comunicação

Intervenções

ALERTA CLÍNICO Baixa intrução em saúde, barreiras culturais e proficiência linguística limitada foram todos denominados "tripla ameaça" para uma comunicação eficaz, pela The Joint Commission (Schyve, 2007). "Na prática, os enfermeiros devem saber que a cultura influencia o indivíduo e as experiências coletivas direta e indiretamente relacionadas à saúde. Exemplos de influências culturais nas crenças de saúde do indivíduo e em seus comportamentos podem ser encontrados na forma como ele percebe o local de controle, as preferências, as normas de comunicação e a priorização das necessidades, além de como compreende a doença física e mental, e os papéis das pessoas, dos familiares e da comunidade" (Singleton & Krause, 2009).

NIC Intermediação cultural Escutar ativa, Melhora da comunicação

J: *As crenças, os valores e as preferências culturais de uma pessoa influenciam como ela interpreta as mensagens de cuidados de saúde. Ter alguma noção sobre o idioma e a cultura da pessoa é fundamental para saber qual é seu nível de instrução em saúde em determinada situação.*

Investigar a capacidade de comunicar-se no idioma

- Investigar o idioma que o indivíduo fala melhor.
- Investigar a capacidade do indivíduo para ler, escrever, falar e compreender o idioma.
- Investigar o conhecimento de símbolos de gravidade e informações sobre saúde (DeWalt et al., 2010).
- Faltas frequentes aos compromissos.
- Formulários de registro incompletos.
- Não adesão à medicação.
- Incapacidade de nomear os medicamentos, explicar sua finalidade ou sua dose.
- Identifica os comprimidos visualmente, e não pela leitura do rótulo.

- Não consegue oferecer uma história coerente e sequencial.
- Faz poucas perguntas.
- Não comparecimento a exames e encaminhamentos.

  J: *O Institute of Medicine (2011) informou que 58% dos adultos negros e 66% dos hispânicos mostravam conhecimentos de saúde "básicos" ou "aquém do básico", na comparação com somente 28% dos adultos brancos.*

- Não avaliar compreensão com base em respostas "sim" ou "não".

  J: *Uma resposta do tipo "sim" pode ser uma tentativa de agradar, mais do que um sinal de compreensão.*

Identificar os fatores que promovem a comunicação quando não há um tradutor

- Encarar a pessoa e cumprimentá-la de forma simpática, em tom de voz normal.
- Falar de forma clara e um pouco mais devagar que o normal (não exagerar).

  J: *Uma tentativa da parte do enfermeiro de comunicar-se em outro idioma estimula a pessoa a tentar o mesmo.*

  J: *Os indivíduos precisam superar a tendência de ignorar aqueles que não falam o idioma dominante.*

- Se a pessoa não entender ou falar (responder), usar um método alternativo de comunicação:
  - Escrever a mensagem.
  - Usar gestos ou ações.
  - Usar figuras ou desenhos.
  - Fazer cartazes que traduzam palavras ou frases.
- Incentivar o indivíduo a ensinar aos outros algumas palavras ou cumprimentos em seu próprio idioma (isso ajuda a promover aceitação e desejo de aprender).
- Não corrigir a pronúncia de uma pessoa ou de seus familiares.
- Esclarecer o significado exato de uma palavra dúbia.
- Usar termos médicos e leigos, quando indicados (p. ex., eructar/arrotar).

  J: *Atentar ao fato de que, ao aprender um idioma, a pessoa costuma aprender apenas um significado para cada palavra. Algumas palavras têm mais de um significado.*

  J: *Durante a investigação inicial, começar com perguntas gerais. Dar tempo para que a pessoa fale mesmo sobre o que não tiver relação. Usar, quando possível, perguntas indiretas, com o final em aberto. Retardar as perguntas muito pessoais, se possível.*

Conhecer as possíveis barreiras culturais

- Ter cuidado ao tocar a pessoa, pois isso pode não ser apropriado em algumas culturas.
- Estar atento para as diferentes maneiras com que os homens e as mulheres esperam ser tratados (atitudes culturais podem influenciar o fato de um homem falar com uma mulher sobre certos assuntos, ou vice-versa).

  J: *A comunicação por meio de toque e contatos físicos varia entre as culturas. Algumas consideram o toque um gesto muito íntimo; há pessoas que o evitam em determinadas partes do corpo (um toque na cabeça pode ser ofensivo), e outras ainda consideram apropriado o beijo entre homens e o gesto de dar-se as mãos entre mulheres (Giger, 2013).*

- Fazer um esforço consciente para não julgar as diferenças culturais.

  J: *Os enfermeiros devem ter sensibilidade transcultural, entender como partilhar o conhecimento e como ser defensores das necessidades dos indivíduos. A interpretação com sensibilidade cultural é muito mais complexa do que apenas traduzir palavras para outro idioma (Giger, 2013).*

- Observar o que parece ser uma distância confortável para conversar.

  J: *A distância apropriada entre as pessoas que se comunicam varia de cultura para cultura. Alguns indivíduos podem ficar face a face, enquanto outros devem permanecer a uma certa distância para se sentirem confortáveis.*

Para que ocorra compreensão, o enfermeiro precisa aceitar a existência de tempo limitado e que a utilização desse tempo é melhorada por (Carpenito-Moyet, 2014):

- Usar qualquer tempo de contato para ensinar alguma coisa.
- Proporcionar um encontro tranquilo.
- Usar contato visual.
- Manter a calma – usar frases curtas.
- Limitar o conteúdo – focar em dois ou três conceitos.
- Usar linguagem simples (ver Quadro 2.2).
- Envolver a pessoa/familiar na conversa.
- Usar material gráfico.

- Explicar o que você está fazendo para a pessoa/familiares e os motivos.
- Solicitar que a pessoa diga o que aprendeu. Solicitar que use as próprias palavras.

Iniciar os encaminhamentos, quando necessário

J: Sessenta e um por cento informaram que profissionais de enfermagem jamais solicitaram o intérprete.

- Usar um tradutor *fluente* ao discutir assuntos importantes (obter a história de saúde ou assinar uma permissão para cirurgia). Reforçar a comunicação por meio do tradutor com a informação escrita. (Muitos hospitais exigem um "tradutor juramentado" para uso, no mínimo, uma vez ao dia. Isso precisa ficar documentado no prontuário conforme políticas hospitalares.)
- Se possível, permitir que o tradutor use o tempo desejado pela pessoa (ser flexível com regras e regulamentos sobre visitas).
- Não havendo tradutor, planejar uma visita diária de pessoa que conheça um pouco o idioma do paciente. (Muitos hospitais e agências de bem-estar social mantêm um banco "linguístico" com nomes e telefones de pessoas que queiram auxiliar com tradução.)
- Usar o sistema telefônico de tradução, quando necessário.

J: A comunicação eficaz é essencial e deve ser garantida com pessoas que não falem ou entendam o idioma local.

Comunicação prejudicada • Relacionada a efeitos de afasia de expressão ou de compreensão

A afasia é um prejuízo na comunicação – dificuldade de expressar, compreender ou uma combinação deles – resultado de danos cerebrais.

Metas

O indivíduo informará menos frustrações na comunicação, conforme evidenciado por estes indicadores:

- Demonstra maior capacidade de compreender.
- Demonstra capacidade melhorada para expressar ideias, pensamentos e necessidades.

NOC Comunicação: Expressão

ALERTA CLÍNICO Indivíduos com afasia pós-AVE têm probabilidade de apresentar alguma melhora após o evento inicial. O prognóstico para a recuperação total é melhor quando os pacientes têm graus mais leves de afasia no início.

Intervenções

Identificar a capacidade da pessoa para expressar e receber informações

J: A capacidade das pessoas de se comunicarem, após um AVE é influenciada por sua orientação espacial, audição e visão e seu nível de prejuízo comunicacional (McGilton et al., 2012).

- Estabelecer os elementos específicos da capacidade da pessoa para enviar e receber a comunicação. Consultar um fonoaudiólogo.
- Escutar, ver, necessidade de óculos, aparelhos auditivos.
- Ler, escrever, usar o telefone.
- Compreender os outros.
- Falar de modo adequado.
- Apontar para os objetos citados, ou nomeá-los.
- Presença de variabilidade emocional, as emoções não são coerentes com a situação.
- De modo específico, capacidades comunicacionais e barreiras a elas em relação a todos os cuidadores. Usar lembretes visuais, plano de cuidados.

NIC Melhora da comunicação: Déficit da fala; Escuta ativa, Redução da ansiedade

Iniciar o diálogo. Esforçar-se bastante para compreender a pessoa

- No início da conversa, conferir se a pessoa está confortável e se não há problemas. Se a pessoa costuma usar óculos, aparelho auditivo ou dentadura, garantir que estejam no lugar.

- Propiciar iluminação suficiente e remover o que distrai.
- Falar quando a pessoa estiver pronta para escutar.
- Obter contato visual, se possível.
- Conseguir a atenção da pessoa por meio de toque suave no braço e uma mensagem verbal, como "Escute" ou "Quero conversar com você".

J: *Atos deliberados podem melhorar a fala. Com a melhora da fala, aumenta a confiança e a pessoa consegue fazer mais tentativas ao falar (McGilton et al., 2012).*

Usar técnicas para aumentar a compreensão

- Dar à pessoa tempo para responder; não interromper; dizer palavras apenas ocasionalmente.
  - Observar quando a pessoa terminar, ou quando buscar ajuda. Perguntar se precisa de ajuda antes de oferecê-la.
  - Tentar manter uma conversa natural e significativa para a pessoa.

Modificar sua fala

- Falar lentamente; enunciar de forma diferenciada.
- Usar palavras comuns dos adultos.
- Não usar gíria ou ditados: ser claro quanto ao que quer dizer.
- Não mudar de assunto ou fazer muitas perguntas uma após a outra.
- Repetir ou dizer de outra maneira as solicitações.
- Não aumentar o volume da voz, a menos que a pessoa tenha déficit auditivo.
- Combinar seu comportamento não verbal com seus atos verbais de modo a evitar interpretação errada (p. ex., não rir com colega de trabalho enquanto realiza uma tarefa).
- Tentar usar as mesmas palavras para a mesma tarefa (p. ex., banheiro *versus* toalete; comprimido *versus* medicamento).
- Dizer de outra maneira as mensagens, em voz alta, para confirmar o que foi dito.
- Reconhecer quando você compreender e não se preocupar com a pronúncia imperfeita no começo.
- Ignorar os erros e os palavrões.
- Não fingir que compreendeu, caso isso não tenha ocorrido.
- Observar indicadores não verbais para confirmação (p. ex., responder sim e balançar a cabeça para não).
- Concentrar-se em um assunto por vez, usando frases curtas. Por exemplo, em vez de dizer "Sua esposa telefonou e estará aqui às 16 horas para buscá-lo e levá-lo para casa", dizer: "Sua esposa telefonou" (pausa) "Ela estará aqui às 16 horas" (pausa) "Você poderá ir para casa" (Stroke Association, 2012).
- Usar todas as formas de comunicação para auxiliar a reforçar o que está dizendo, como gestos definidos, desenhos e auxiliares da comunicação.
- Dar tempo suficiente para escutar.

J: *Melhorar a compreensão do indivíduo pode ajudar a reduzir frustrações e aumentar a confiança. Indivíduos com afasia podem interpretar de forma correta o tom de voz.*

- Conhecer os interesses da pessoa antes do AVE e usar isso na conversa.
- Pedir que a família traga fotos de seus membros, de viagens.
- Identificar alguma atividade que possa ser importante para observação ou envolvimento (p. ex., tricotar, cantar).
- Olhar álbum de fotografias com a pessoa e conversar sobre os locais visitados e as pessoas nas fotos. Envolver a família nessa atividade.

J: *"Ao prestar cuidados, conhecer os interesses do indivíduo ajuda a limitar seus sintomas comportamentais. Tópicos de interesse (como passatempos, família, etc.) para conversas que envolvam a pessoa em interações significativas são obtidos com ela mesma e com seus familiares" (McGilton et al., 2012).*

Reconhecer a frustração e as melhoras do indivíduo

- Abordar verbalmente o problema da frustração devido à incapacidade de comunicação e explicar que é necessária paciência, tanto para o enfermeiro quanto para a pessoa.
- Manter uma atitude calma, positiva (p. ex., "Eu poderei lhe entender se trabalharmos juntos nisso").
- Tranquilizar (p. ex., "Sei que é difícil, mas você vai conseguir"); usar o toque se aceito.
- Manter o senso de humor.
- Permitir o choro (p. ex., "Está tudo bem. Sei que é frustrante. Chorar pode fazer você colocar para fora").
- Dar à pessoa oportunidades de tomar decisões relativas aos cuidados (p. ex., "Prefere suco de laranja ou de ameixa?").

- Proporcionar métodos alternativos de autoexpressão:
  - Sonorizar com os lábios/cantar (Magee & Baker, 2009).
  - Dançar/fazer exercícios/caminhar.
  - Escrever/desenhar/pintar com tinta/pintar com lápis de cor.
  - Auxiliar (tarefas como abrir a correspondência, escolher as refeições).

  J: *Bons comunicadores são também bons ouvintes, que escutam fatos e sentimentos.*

- Só a presença e a disponibilidade, mesmo que a pessoa pouco diga ou faça, pode comunicar, realmente, a preocupação com o outro.

Ensinar técnicas para melhorar a fala

- Pedir que a pessoa fale lentamente e diga cada palavra de maneira clara; dar exemplos.
- Estimular a pessoa a falar com frases curtas.
- Explicar que as palavras da pessoa não foram compreendidas com clareza (p. ex., "Não consigo entender o que você está dizendo").
- Sugerir um ritmo mais lento para falar ou tomar um fôlego antes de começar a falar.
- Solicitar que a pessoa escreva a mensagem ou desenhe uma figura se a comunicação verbal for difícil. (Nota: não é raro pessoas com afasia não conseguirem escrever palavras.)
- Concentrar-se no presente e evitar tópicos controversos, emocionais, abstratos ou longos.

  J: *Uma comunicação insatisfatória pode causar frustração, rancor, hostilidade, depressão, medo, confusão e isolamento.*

Usar múltiplos métodos de comunicação

- Usar mímica.
- Apontar.
- Usar cartões com frases ou figuras.
- Mostrar o que você quer dizer (p. ex., pegar um copo).
- Escrever palavras-chave em um cartão para que a pessoa possa praticá-las ao mesmo tempo em que o objeto é mostrado (p. ex., papel).

  J: *O uso de formas alternativas de comunicação pode ajudar a reduzir ansiedade, isolamento e alienação (McGilton et al., 2012).*

Explicar os benefícios da prática diária da fala. Consultar um fonoaudiólogo a respeito de exercícios específicos

  J: *Exercícios diários ajudam a melhorar a eficiência da musculatura da fala e a aumentar o ritmo, o volume e a articulação. Pesquisas mostram que cuidados abrangentes durante as primeiras quatro semanas após um AVE melhoram a morbidade e a mortalidade gerais (Clark, 2012).*

Mostrar respeito ao cuidar da pessoa

- Evitar conversar sobre a condição da pessoa na presença dela; pressupor que ela seja capaz de compreender, apesar das deficiências.
- Monitorar outros cuidadores em relação à adesão ao plano de cuidados.
- Conversar com a pessoa sempre que estiver com ela.

  J: *Depois da sobrevivência, talvez a necessidade humana mais básica seja a de se comunicar com os outros. A comunicação proporciona proteção, reforçando que as pessoas não estão sós e que os outros as escutarão. Uma comunicação insatisfatória pode causar frustração, rancor, hostilidade, depressão, medo, confusão e isolamento.*

Iniciar as orientações para a saúde e os encaminhamentos, se indicado

- Explicar as razões das emoções instáveis e da falta de respeito.

  J: *A instabilidade emocional (alternar choro e riso) é comum nas pessoas com afasia. Esse comportamento não é voluntário e diminui com a recuperação.*

- Ver *Tensão do papel de cuidador*.
- Manter consultas com fonoaudiólogo após a alta da unidade de tratamento intensivo (UTI).

  J: *A fala representa a forma mais básica de as pessoas manifestarem necessidades, desejos e sentimentos. Quando uma pessoa apenas expressa informações sem feedback de um ouvinte, pode-se dizer que não houve comunicação eficaz. Pesquisas que mostram que cuidados abrangentes durante as primeiras quatro semanas após um AVE melhoram a morbidade e a mortalidade gerais (Clark, 2012).*

- National Aphasia Association. www.aphasia.org/Aphasia%20Facts/aphasia_faq.html. Acessado em agosto de 2012.

Comunicação prejudicada • Relacionada a efeitos de perda auditiva

Metas

O indivíduo relatará/demonstrará melhor capacidade para comunicar-se, conforme evidenciado por estes indicadores:

- Usa aparelho auditivo, se apropriado.
- Comunica-se por meio de métodos alternativos.

NOC Comunicação, Comunicação: Recepção, Comunicação: Expressão

Intervenções

Indagar o modo de comunicação desejado

Registrar no plano de cuidados o método a ser usado (podendo ser uma combinação dos seguintes):

- Escrita
- Leitura da fala (ou leitura labial)
- Fala
- Gesticulação
- Linguagem de sinais

J: A interação bem-sucedida com pessoas surdas ou com deficiências auditivas exige conhecimento das questões do passado, incluindo idade de início, escolha de linguagem, antecedentes culturais, nível de formação e tipo de perda auditiva.

NIC Escuta ativa, Melhora da comunicação: Déficit auditivo

Investigar a capacidade de receber mensagens verbais

Se a pessoa puder ouvir com um aparelho auditivo, garantir que ele esteja ligado e funcionando

- Verificar as pilhas, levantando o volume até emitir um apito. Se não apitar, devem ser inseridas pilhas novas.
- Garantir que o volume esteja em um nível que promova a audição. (Muitas pessoas com aparelhos auditivos baixam o volume, de tempos em tempos, para ter tranquilidade e silêncio.)
- Fazer um esforço especial para que a pessoa use o aparelho auditivo durante as saídas da unidade (p. ex., quando fizer exames especiais ou for à sala de cirurgia).

Se o indivíduo puder ouvir com apenas um ouvido, falar lenta e claramente direto no ouvido bom. É mais importante falar claro do que falar alto

- Posicionar a cama de modo que o ouvido bom da pessoa fique voltado para a porta.
- Aproximar-se da pessoa pelo lado em que ela ouve melhor (p. ex., se ela ouvir melhor com o ouvido esquerdo, aproxime-se pelo lado esquerdo).

J: Muitos idosos com prejuízos auditivos não usam aparelhos especiais. Aqueles que os usam devem ser estimulados a usá-los sempre, a limpá-los e conservá-los, trocando as pilhas. Estimular a pessoa a ser assertiva ao permitir que pessoas significativas conheçam as situações e as áreas no ambiente em que têm dificuldade devido a ruído de fundo.

Se a pessoa for capaz de ler a fala, não chamar isso de leitura labial (*Bauman & Gell, 2000; Office Of Student Disabilities Services, 2014)

- Olhar diretamente para a pessoa; mesmo um leve virar de cabeça pode atrapalhar a visão na leitura da fala e
  - falar lenta e claramente;
  - não gritar, exagerar ou intensificar os enunciados.

J: Calcula-se que apenas 3 em cada 10 palavras faladas são visíveis pelos lábios. A ênfase excessiva nas palavras atrapalha os movimentos labiais e dificulta mais a leitura da fala.

- Tentar enunciar cada palavra sem força ou tensão. Frases curtas são de mais fácil compreensão do que longas.
- Não colocar o que quer que seja na boca enquanto fala.
- Bigodes podem atrapalhar os lábios, e colocar as mãos no rosto pode dificultar a leitura labial.
- Se a pessoa parecer surpresa/perplexa/absorta, interromper e esclarecer.

J: Há pesquisas que mostram que somente 23% das pessoas com dificuldade para ouvir tornam-se bons leitores de fala.

- Evitar parar em frente à luz – tenha luz em seu rosto para que a pessoa possa ver seus lábios.

    J: *Um fundo brilhante e sombras no rosto tornam quase impossível a leitura da fala.*

- Diminuir as distrações que possam inibir a concentração da pessoa.

    J: *Outro elemento que perturba a leitura da fala é passar tempo demais tentando compreender as palavras que estão sendo ditas, a ponto de facilmente a pessoa não captar o significado daquilo que o outro está tentando comunicar.*

- Manter contato visual com o outro, mesmo na presença de um intérprete; falar diretamente para a pessoa. Ela se voltará para o intérprete conforme a necessidade.

    J: *O contato visual transmite a sensação de uma comunicação direta. Evitar colocar-se de pé na frente de uma fonte de luz, como uma janela ou uma luminária com luz forte. O fundo brilhante e sombras criadas no rosto tornam quase impossível a leitura da fala (Office of Student Disabilities Services, 2014).*

- Minimizar a conversa se a pessoa estiver cansada ou usar comunicação escrita.
- Usar perguntas de final aberto, que precisam ser respondidas com algo além de "sim" e "não".

    J: *Perguntas com final aberto garantem que suas informações foram comunicadas (Office of Student Disabilities Services, 2014).*

- Reforçar as comunicações importantes, escrevendo-as.

    J: *Somente 40% do idioma inglês é visível. A leitura da fala é difícil e cansativa no hospital. Termos desconhecidos, ansiedade e iluminação insatisfatória podem levar a erros. Até o melhor leitor da fala capta somente 25 a 30% do que é dito. Todavia, é importante ter em mente que por volta de 10% da população movimenta os lábios de forma a ser absolutamente impossível ler a sua fala, mesmo o entendimento de uma só palavra.*

Se a pessoa puder ler e escrever, providenciar papel e lápis sempre. Se ela conseguir entender somente a linguagem de sinais, ter um intérprete com ela sempre que possível

- Dirigir todas as comunicações à pessoa, não ao intérprete; por exemplo, não dizer "Pergunte à Sra. Jones". Registrar o nome e o número de telefone do intérprete no plano de cuidados, ou conforme a política do hospital.
- Se a pessoa estiver em um grupo (p. ex., aula para diabéticos), colocá-la na parte da frente da sala, perto do instrutor, ou ter o intérprete com ela.
- Avaliar cuidadosamente a compreensão da pessoa sobre o conhecimento exigido.
- Fornecer informações por escrito.

    J: *Ao usar um intérprete, algumas coisas podem ser omitidas ou mal compreendidas. Sempre que possível, entregar por escrito as informações, bem como por meio do intérprete.*

- Certificar-se do entendimento da pessoa, fazendo perguntas que exijam mais do que "sim" ou "não" como resposta. Evitar perguntar "Está entendendo?".

    J: *Os aparelhos auditivos amplificam todos os sons. Por essa razão, os sons inoportunos (p. ex., o farfalhar do papel, pequenos ruídos) podem inibir a compreensão de mensagens faladas.*

    J: *Disponível para ajudar indivíduos com deficiência auditiva, o DEAFNET é um sistema computadorizado que permite ao indivíduo digitar mensagens para um computador na empresa telefônica, que as traduz por intermédio de um sintetizador de voz.*

Iniciar os encaminhamentos, se necessário

- Consultar um especialista da fala ou fonoaudiólogo que possa ajudar na comunicação.
- Usar dispositivos de telecomunicação para surdos (conhecidos como TDDs), que funcionam por comunicação eletrônica, mensagens digitadas, sistemas com infravermelho, computadores, amplificadores de voz, telefones com amplificador, campainhas e toques telefônicos de baixa frequência e dispositivos de chamadas de telefone, decodificadores de TV do tipo *closed-caption*, relógios com alarmes piscantes, detectores de fumaça piscantes, aparelhos auditivos e leitura labial, além de orientação por sinais.
- Centros de serviços para surdos estão disponíveis na maior parte dos países para ajudar na busca de alojamento, trabalho, programar viagens, lazer e encontrar oportunidades de educação para adultos.

    J: *De acordo com o American Rehabilitation Act, de 1973, e o Americans With Disabilities Act (ADA), de 1990, os hospitais devem oferecer acomodações corretas para pessoas com prejuízo auditivo. Por exemplo, providenciar intérpretes qualificados e equipamentos auxiliares, semelhantes a máquinas de teletipo, a menos que isso signifique gastos excessivos ou outros encargos.*

CONFLITO DE DECISÃO

Conflito de decisão
Disposição para tomada de decisão emancipada melhorada
Tomada de decisão emancipada prejudicada
Risco de tomada de decisão emancipada prejudicada

Definição da NANDA-I
Incerteza sobre o curso da ação a ser tomado, quando a escolha entre ações conflitantes envolve risco, perda ou desafio a valores e crenças.

Características definidoras*
Verbalização de incerteza sobre as escolhas
Verbalização de consequências indesejadas das alternativas analisadas
Vacilação entre escolhas alternativas
Tomada de decisão adiada
Autocentramento
Sentimentos verbalizados de sofrimento ao tentar decidir
Sinais físicos de sofrimento ou tensão (p. ex., frequência cardíaca e tensão muscular aumentadas, agitação)
Questionamento de valores e/ou crenças pessoais ao tentar tomar uma decisão
Questionamento de valores morais ao tentar tomar uma decisão
Questionamento de regras morais ao tentar tomar uma decisão
Questionamento de princípios morais ao tentar tomar uma decisão

Fatores relacionados
Muitas situações podem contribuir para o conflito de decisão, particularmente as que envolvam intervenções médicas complexas de grande risco. Toda situação de decisão pode precipitar conflito para as pessoas; assim, os exemplos a seguir não esgotam, mas refletem situações capazes de ser problemáticas, com fatores que aumentam as dificuldades.

Relacionados ao tratamento

Relacionados à falta de informações relevantes

Relacionados a riscos versus benefícios de (especificar o exame, o tratamento):

Cirurgia

Remoção de tumor	Orquiectomia	Mastectomia
Cirurgia plástica	Prostatectomia	Substituição de articulação
Amputação	Histerectomia	Remoção de catarata
Transplante	Laminectomia	Cesariana

Diagnósticos
Amniocentese
Ressonância magnética

Tratamentos
Quimioterapia
Radioterapia
Diálise
Ventilação mecânica
Nutrição enteral
Hidratação endovenosa
Uso de medicamentos para trabalho de parto prematuro
Participação em estudos experimentais de tratamentos
Terapia com anirretrovirais para o HIV

Situacionais (pessoais, ambientais)

Relacionados à ameaça percebida ao sistema de valores

Relacionados a riscos versus benefícios de:

Pessoais

Casamento
Amamentação *versus*
  uso da mamadeira
Paternidade/maternidade
Circuncisão
Divórcio
Aborto

Institucionalização (filho, pais)
Contracepção
Colocação em casa geriátrica
Esterilização
Fertilização *in vitro*
Transporte de instalações em
  zona rural

Inseminação artificial
Adoção
Colocação em lar adotivo
Separação

Trabalho/tarefa

Mudança de profissão
Ética profissional

Investimentos de negócios
Mudança de endereço/ambiente

Relacionados a:

Falta de informações relevantes*
Informações confusas

Relacionados a:

Desacordo nos sistemas de apoio
Inexperiência na tomada de decisão
Valores e crenças pessoais pouco claras*
Conflito com os valores/crenças pessoais
História familiar de mau prognóstico
Paternalismo hospitalar – perda de controle
Dilemas morais e éticos de:
    Qualidade de vida, cuidados paliativos
    Cessação dos sistemas de apoio à vida
    Prescrição de "não ressuscitar"
    Término da gestação
    Transplante de órgãos
    Aborto seletivo com múltiplas gestações

Maturacionais

Relacionados a riscos versus benefícios de:

Adolescentes

Pressão dos amigos
Uso de drogas e álcool

Escolha da profissão
Uso de métodos de anticoncepção

Adultos

Universidade
Continuar ou não um relacionamento
Mudança de profissão
Mudança de endereço/ambiente

Aposentadoria
Atividade sexual
Situações perigosas/ilegais

Idosos

Aposentadoria
Mudança de endereço/ambiente
Estar longe de casa (casa de parente, vida assistida, cuidados especializados)

Nota da autora

O enfermeiro tem um papel importante no auxílio a pessoas e famílias na tomada de decisão. Visto que os enfermeiros, em geral, não se beneficiam financeiramente de decisões tomadas em relação aos tratamentos e às transferências, estão em uma posição ideal para ajudar a decidir. Apesar disso, de acordo com Danis e colaboradores (*1991), "a especialização em enfermagem ou medicina não capacita os profissionais de saúde a conhecerem os valores dos pacientes ou o que eles pensam ser o melhor para si mesmos"; a especialização do enfermeiro permite que ele facilite a tomada de decisão sistemática, considerando todas as alternativas e os resultados possíveis, bem como os valores e as crenças individuais. O foco é a assistência na tomada de decisão lógica, não a promoção de determinada decisão.

Quando as pessoas estão tomando uma decisão sobre um tratamento de risco considerável, não apresentam, necessariamente, um conflito. Nas situações em que a opção de tratamento é "escolher a vida", a percepção do indivíduo talvez seja a de se submeter ao destino sem maiores conflitos. Por isso, os enfermeiros devem ser cuidadosos ao rotular os pacientes com o diagnóstico de enfermagem de *Conflito de decisão* sem indícios de validação suficientes (*Soholt, 1990).

Erros nos enunciados diagnósticos

Conflito de decisão relacionado a fracasso do médico em obter permissão da família para ventilação mecânica

Caso ocorra tal situação, esse enunciado representa uma abordagem não profissional e legalmente problemática. O fracasso do médico em obter a permissão para ventilação mecânica seria um dilema prático, exigindo a comunicação formal às partes apropriadas. Se a família tivesse evidências de que o tratamento não era desejado pelo paciente (i.e., um testamento), tal situação não seria descrita como *Conflito de decisão*, visto que não existiria incerteza sobre o curso da ação. O enfermeiro deve investigar mais a família em relação a respostas compatíveis com outros diagnósticos de enfermagem, como *Pesar*.

Conflito de decisão relacionado à incerteza sobre opções

A incerteza sobre opções valida o *Conflito de decisão*, mas não é um fator causador ou contribuinte. Se o paciente necessitasse de mais informações, o diagnóstico seria *Conflito de decisão relacionado a conhecimento insuficiente sobre as opções e suas consequências*.

Conceitos-chave

Considerações gerais

- "Juízos e decisões de enfermeiros têm o potencial de auxiliar os sistemas de saúde a alocarem recursos de forma eficiente, promoverem saúde e benefícios aos pacientes, bem como prevenirem danos" (Thompson, Aitken, Doran & Dowding, 2013, p. 1721).
- Os passos lógicos da tomada de decisão são bem identificados na prática clínica. Podem ser resumidos assim:
  - Definição do problema.
  - Lista das possíveis alternativas ou opções.
  - Identificação dos prováveis resultados das várias alternativas.
  - Avaliação das alternativas com base nas ameaças reais ou potenciais às crenças e aos valores.
  - Tomada de decisão.
- Os elaboradores de políticas percebem a tomada de decisão partilhada (SDM, do inglês *shared decision making*) como algo desejável em razão de seu potencial para (Légaré et al., 2010):
  - Reduzir o uso excessivo de opções não claramente associadas a benefícios para todos (p. ex., sondagem de câncer de próstata).
  - Melhorar o uso de opções claramente associadas à grande maioria (p. ex., controle de fator de risco cardiovascular).
  - Reduzir as variações de prática de cuidados de saúde sem garantias.
  - Incrementar a sustentabilidade do sistema de saúde.
  - Promover o direito de a pessoa se envolver nas decisões sobre sua saúde. Apesar desse potencial, a SDM ainda não foi amplamente adotada na prática clínica.
- Um levantamento de pacientes pelo National Health Service (NHS) descobriu que 48% dos pacientes internados e 30% dos ambulatoriais desejavam mais envolvimento nas decisões sobre seu atendimento (NHS, 2010).
- Soholt (1990) identificou os seguintes fatores que podem influenciar a tomada de decisão de um paciente sobre um tratamento de saúde:
  - Confiança na veracidade do conselho médico.
  - Submissão ao destino quando a opção de tratamento é "escolher a vida".
  - Consideração dos valores.
- O processo de tomada de decisão é complicado diante da necessidade de uma decisão rápida. Tomar uma decisão inteligente durante um período de estresse agudo é difícil, se não impossível. O estresse pode ser enorme se houver um componente de urgência no processo de decisão.
- Jezewski (1993) relatou que tanto o conflito intrapessoal quanto o interpessoal surgem quando são tomadas decisões de não ressuscitar. O conflito intrapessoal ocorre devido à discordância com os valores individuais e os eventos da vida. O conflito interpessoal mais comum surge entre a equipe e os membros da família e entre os próprios membros da família.
- O direito mais importante que o paciente possui é o de autodeterminação, ou o direito de tomar a decisão final em relação ao que será feito em seu corpo.
- Nem todos os pacientes desejam o mesmo grau de controle sobre a tomada de decisão em relação ao tratamento. A necessidade de ter um papel ativo, colaborador ou passivo é uma decisão muito individual e deve ser investigada com cuidado.

- A percepção do efeito do tratamento na vida da pessoa pode ser mais importante em sua decisão do que as considerações sobre a eficácia médica.
- Os conflitos de valores muitas vezes provocam confusão, indecisão e inconsistência. A tomada de decisão é mais complicada para o paciente cujas metas entram em conflito com as dos indivíduos significativos. Pode-se decidir contra os próprios valores se a necessidade de agradar aos outros for maior do que a de agradar a si mesmo.
- Em um estudo, descobriu-se que as decisões de final de vida do idoso se mostraram relacionadas de modo consistente à sua religiosidade e a valores de preservação e qualidade de vida (*Cicirelli, MacLean & Cox, 2000). Os que preferiam "apressar a morte eram menos religiosos, valorizando muito mais a qualidade de vida" (*Cicirelli & MacLean, 2000). A maior parte do grupo de estudo era favorável a acelerar a morte em caso de doença terminal, independentemente de crenças religiosas (*Cicirelli & MacLean, 2000).

Considerações pediátricas

- Na maioria dos casos, as crianças não tomam decisões importantes por si mesmas. Um dos pais (ou alguém designado) deve decidir em nome da criança.
- A capacidade da criança de entender uma situação e tomar uma decisão depende da idade, do nível de desenvolvimento e das experiências passadas. Contudo, compreensão não deve ser confundida com competência legal.
- À medida que o adolescente amadurece, aumenta sua capacidade de analisar os problemas e tomar decisões.
- Pesquisadores que trabalham com crianças devem buscar o consentimento delas em caso de idade mental de 7 anos ou mais. Os pais devem fornecer consentimento por escrito e informado para que a criança participe da pesquisa (Hockenberry & Wilson, 2015).

Considerações geriátricas

- As decisões costumam ser tomadas em nome dos idosos, e não com eles.
- As barreiras para a tomada de decisão entre idosos incluem demência, depressão, passividade de longa duração e problemas de audição ou de comunicação (Miller, 2015).
- As razões que os tomadores de decisão citam para excluir os idosos do envolvimento nesse processo que influencia profundamente suas vidas incluem desejo de evitar discussões de assuntos delicados (p. ex., finanças, mudança de endereço) e crenças de que os idosos são incompetentes, não qualificados ou não interessados (Miller, 2015).
- Os membros da família que tomaram a decisão de colocar um familiar idoso em uma casa geriátrica acharam a informação dos profissionais de saúde inadequada. Os amigos que confirmaram a situação foram mais úteis.

Considerações transculturais

- O fatalismo é uma crença de que pouco pode ser feito para mudar os eventos da vida e de que a melhor resposta é a submissão e a aceitação. Norte-americanos de origem latina, irlandesa, dos Apalaches, filipina, porto-riquenha e russa costumam crer nesse foco externo de controle (Giger, 2013).
- Nos europeus do norte e nos afro-americanos, foram constatados focos de controle tanto interno quanto externo (Giger, 2012).

Critérios para a investigação focalizada

O conflito de decisão é um estado subjetivo que o enfermeiro deve validar com o indivíduo. É preciso investigar cada pessoa para determinar seu nível de tomada de decisão na situação conflitante. Parte dos mesmos indícios pode ser encontrada em pessoas com diagnósticos de *Desesperança*, *Sentimento de impotência* e *Sofrimento espiritual*.

Padrões de tomada de decisão

"Conte-me sobre a decisão que você tem de tomar."
"Como descreveria seu método habitual de tomar decisões?"
"Em que grau gostaria de se envolver na tomada de decisão?"

Percepção do conflito

"Como se sente ao pensar sobre a decisão que tem de tomar?"
"Houve alguma modificação em seu padrão de sono, apetite, nível de atividade?"

Investigar os fatores relacionados

"Por que essa é uma decisão estressante para você?"
"Que coisas tornam a decisão difícil para você?"

"No passado, como você chegou a decisões que tiveram um resultado positivo?"
"Quais decisões você tomou se sentindo confiante?"
"Ao tomar uma decisão, você faz isso sozinho ou gosta de envolver outras pessoas? Se a resposta for sim, a quem você pede conselhos?"

Metas

O indivíduo/grupo fará uma escolha informada, conforme evidenciado por estes indicadores:

- Relata as vantagens e as desvantagens das escolhas.
- Compartilha seus temores e preocupações relativos às escolhas e às reações dos outros.
- Define que apoio seria mais útil ao processo de tomada de decisão.

NOC Apoio à tomada de decisão, Processamento de informações, Participação: Decisões sobre cuidados de saúde

Intervenções

Dicas da Carpenito

Andrew Lansley escreveu: "Nenhuma decisão sobre mim sem mim" (Department of Health, 2010), que enfatiza que a decisão compartilhada deve ser a norma, mais do que a exceção (Lilley et al., 2010).

Investigar os fatores causadores/contribuintes

Ver Fatores relacionados.

Abordar cada elemento para garantir uma decisão partilhada (Lilley et al., 2010)

- Esclarecer a decisão a ser tomada.
- Investigar o que importa à pessoa.
- Esclarecer as opções disponíveis.
- Comunicar riscos e benefícios das opções de tratamento.

Justificativa: *Na escolha informada, a pessoa toma as próprias decisões e os profissionais agem como fontes de informações clínicas especializadas, sem, todavia, papel ativo no processo decisório (Lilley et al., 2010).*

NIC Apoio à tomada de decisão, Estabelecimento de metas mútuas, Facilitação da aprendizagem, Orientação quanto ao sistema de saúde, Orientação antecipada, Proteção dos direitos do indivíduo, Esclarecimento de valores, Redução da ansiedade

Esclarecer a decisão a ser tomada

- Estimular as pessoas significativas a se envolverem em todo o processo de tomada de decisão.
- Sugerir que o indivíduo solicite às pessoas que lhes são significativas que a escutem ao considerar as alternativas.
- Respeitar e apoiar o papel que a pessoa deseja na decisão, seja ele ativo, colaborativo ou passivo.
- Facilitar o reenfoque na decisão necessária quando a pessoa apresentar pensamentos fragmentados durante períodos de alta ansiedade.
- Encorajar a pessoa a usar tempo para decidir.
- Com adolescentes, concentrar-se no presente – o que acontecerá *versus* o que não acontecerá. Ajudar a identificar as coisas importantes, pois eles não têm muitas experiências passadas nas quais basear as decisões.

J: *Pessoas muito autodirecionadas e que assumiram, no passado, responsabilidades por práticas de saúde terão maiores probabilidades de assumir um papel ativo na tomada de decisão.*

Investigar o que importa para a pessoa (Lilley et al., 2010)

- Usar técnicas de esclarecimento de valores para auxiliar a pessoa a revisar as partes de sua vida que refletem suas crenças.
- Ajudá-la a identificar as atividades mais apreciadas e valorizadas.
- Solicitar declarações representativas que levem a um maior esclarecimento.
- Revisar decisões passadas em que a pessoa teve de fazer afirmações públicas de opiniões e crenças.
- Avaliar posições que ela tomou em assuntos controversos. A pessoa tem uma visão definida ou não?
- Identificar valores dos quais ela se orgulha. Classificá-los em ordem de importância.

J: *Toda decisão se baseia em crenças, atitudes e valores, defendidos de forma consciente ou inconsciente. Determinar o que importa para as pessoas/famílias possibilita que os profissionais investiguem como isso pode influenciar as decisões que eles tomam (Lilley et al., 2011).*

- O conflito de decisão é maior quando nenhuma das alternativas é boa. Ajudar o indivíduo a investigar valores e relações pessoais capazes de influenciar sua decisão. Investigar a obtenção de um encaminhamento ao líder espiritual da pessoa.

    J: *As pessoas é que são especialistas em suas metas e valores de vida; assim, os profissionais de saúde precisam utilizar um modelo participativo de tomada de decisão.*

- Apoiar a decisão – mesmo que ela entre em conflito com os valores do profissional.

    J: *Decisões difíceis criam estresse e conflito porque os valores e as ações não são congruentes. O conflito pode provocar medo e ansiedade que tem um impacto negativo na tomada de decisão. Recursos externos tornam-se muito importantes para o paciente em conflito de decisão que tenha um baixo nível de confiança na tomada autônoma de decisão.*

Medo do resultado/reação dos outros

- Fornecer esclarecimentos relativos aos resultados potenciais e corrigir concepções errôneas.
- Explorar com o indivíduo quais seriam os riscos de não decidir.
- Estimular a expressão dos sentimentos.
- Promover a autovalorização.
- Encorajá-lo a enfrentar os medos.
- Encorajá-lo a compartilhar seus temores com as pessoas significativas.
- Reforçar que a decisão é dele e que ele tem o direito de tomá-la.
- Auxiliá-lo no reconhecimento de que a vida é dele; se ele se sente bem com a decisão, os outros respeitarão sua convicção.

    J: *Os papéis dos valores individuais influenciam muito a resolução dos dilemas de tomadas de decisão éticas. O conflito de decisão torna-se mais intenso quando envolve uma ameaça à situação e à autoestima.*

Esclarecer as opções disponíveis, de acordo com valores individuais

Comunicar riscos e benefícios das opções de tratamento

- Propiciar informações de forma completa e sensível.
- Corrigir informações incorretas.
- Fornecer informações concisas que abordem os pontos mais importantes quando a decisão tem de ser tomada de forma rápida.
- Capacitar a pessoa a determinar a quantidade de informações que deseja obter.
- Estimular a verbalização para determinar como ela percebe as escolhas.
- Garantir que a pessoa entenda bem o que está envolvido na decisão e as várias alternativas (i.e., escolha informada).

    J: *Informações válidas, relevantes e compreensíveis são necessárias para decisões informadas (Lilley et al., 2010).*

- Incentivar a pessoa a procurar uma segunda opinião profissional relativa à saúde.

    J: *Dominar o conteúdo de uma tomada de decisão efetiva exige tempo. O tempo permite que a pessoa escolha a opção que proporcione maiores benefícios com o menor risco.*

Controvérsia com o sistema de apoio

- Assegurar ao indivíduo que ele não deve ceder à pressão dos outros, mesmo que sejam familiares, amigos ou profissionais de saúde.
- Defender os desejos do indivíduo se outras pessoas tentarem desconsiderar sua capacidade de tomar, pessoalmente, uma decisão, ou excluí-lo do processo decisório.
- Identificar os líderes no sistema de apoio e dar informações.

    J: *Sims, Boland e O'Neill (*1992) entrevistaram famílias envolvidas em cuidados de saúde e concluíram que o processo pelo qual uma pessoa "enquadra" um problema é a chave para a compreensão da tomada de decisão. Foi observado que os valores, os sentimentos e as experiências anteriores influenciavam significativamente a tomada de decisão do cuidador.*

Disposição para tomada de decisão emancipada melhorada

Definição da NANDA-I*

Satisfação na decisão que pode ser fortalecida pelo apoio ao processo de escolha de uma decisão de cuidados de saúde que inclua conhecimentos pessoais e consideração de normas sociais em ambiente flexível.

---

*N. de R.T. A definição de acordo com a NANDA 2018-2020 é "Processo de escolha de uma decisão de cuidados de saúde que inclui conhecimento pessoal e/ou consideração de normas sociais e que pode ser melhorado".

Características definidoras

Verbaliza que não há preocupação excessiva com o que os outros creem ser melhor
Expressa a própria opinião sem constrangimento
Reconhece que a opção de cuidados de saúde escolhida é a que melhor combina com o atual estilo de vida
Descreve de que forma a opção se ajusta ao atual estilo de vida
É capaz de escutar as opiniões alheias sem mostrar sinais de sofrimento
Não atrasa o início da implementação da opção escolhida nos cuidados da saúde
Não limita a manifestação sobre as opções de atendimento na presença de outras pessoas
Verbaliza compreensão de todas as opções de saúde disponíveis
Manifesta suas percepções sobre as opções de atendimento de saúde
Relata ter tempo adequado para discutir opções de atendimento de saúde
Relata ter experiência na tomada de decisão

Conceitos-chave

Uma pessoa está pronta para tomar uma decisão emancipada quando admite as normas sociais colocadas nas opções de atendimento de saúde e usa seus conhecimentos pessoais em um ambiente flexível para chegar a uma opção de atendimento de saúde.

Critérios para a investigação focalizada

Ver *Tomada de decisão emancipada prejudicada*.

Metas

O indivíduo relatará a tomada de uma decisão emancipada sobre assunto de tratamento de saúde, conforme evidenciado por estes indicadores:

- O indivíduo está satisfeito com a decisão.
- O indivíduo usou os conhecimentos pessoais em seu auxílio para chegar à decisão.
- O indivíduo conseguiu chegar à decisão, em ambiente flexível, sem opressão dos outros.
- A opção escolhida é a que mais se adapta ao estilo de vida do indivíduo.
- O indivíduo não tem inibições ao contar aos outros a opção escolhida.
- O indivíduo está satisfeito com a decisão.
- O indivíduo leva adiante a opção escolhida.

NOC Ver *Tomada de decisão emancipada prejudicada*.

Intervenções

Ver *Tomada de decisão emancipada prejudicada*.

NIC Ver *Tomada de decisão emancipada prejudicada*.

Tomada de decisão emancipada prejudicada

Definição da NANDA-I

Processo de escolha de uma decisão sobre cuidados de saúde que não inclui conhecimento pessoal e/ou consideração de normas sociais, ou que não ocorre em ambiente flexível, resultando em insatisfação com a decisão.

Características definidoras

Verbaliza medo excessivo do que os outros acharão da decisão
Verbaliza sensação de limitação para descrever a própria opinião
Expressa incapacidade de escolher a opção de cuidado de saúde que melhor se adapte a seu estilo de vida
Verbaliza não ser capaz de descrever como a opção é compatível com o estilo de vida atual
Verbaliza bastante preocupação com o que os outros creem ser melhor
Mostra sinais de sofrimento ao escutar as opiniões dos demais
Retarda ações relativas à opção de saúde escolhida
Limita a expressão das opções de saúde na presença de outras pessoas

Fatores relacionados

A tomada de decisão emancipada prejudicada no atendimento de saúde da mulher ocorre porque a estrutura tradicional de saúde, na maioria das sociedades, fundamenta-se em sistemas de valores patriarcais e hierárquicos que consideram os achados empíricos o que há de melhor para todos. Em uma decisão de saúde, as mulheres têm de levar em conta muitas variáveis, e um dos fatores importantes é o próprio conhecimento pessoal relativo a como a opção de atendimento escolhida por ela se adapta a seu sistema de valores e estilo de vida (Scaffidi, Posmontier, Bloch & Wittmann-Price, 2014).

Relacionados ao tratamento

Relacionados a barreiras à compreensão das opções, experiência limitada de processo decisório e confiança na própria capacidade de tomar decisões associadas a:

Terapia de reposição hormonal
Lumpectomia *versus* mastectomia
Quimioterapia *versus* radioterapia
Repetição de cesariana *versus* parto normal após uma cesariana
Circuncisão de recém-nascido do sexo masculino
Método de planejamento familiar
Exame genético do feto
Indução do trabalho de parto
Ablação uterina *versus* dilatação e curetagem
Aborto medicamentoso ou cirúrgico
Manutenção da medicação

Situacionais (pessoais, ambientais)

Relacionados a:

Falta de compreensão de todas as opções disponíveis de cuidados de saúde*
Incapacidade de expressar, adequadamente, as percepções das opções de cuidado de saúde*
Falta de tempo adequado para discutir as opções de tratamento*
Experiência limitada de tomada de decisão*
Falta de privacidade e confiança para discutir abertamente as opções de cuidado de saúde*
Sistema familiar hierárquico e de saúde tradicionais*

Relacionados a barreiras à compreensão das opções e confiança na própria capacidade de tomar decisões e medos associados a restrições resultantes de família hierárquica tradicional

Relacionados a barreiras à compreensão das opções, medos e confiança na própria capacidade de tomar decisões associadas a:

Amamentação *versus* mamadeira
Concepção
Aborto
Relação abusiva
Colocação em casa geriátrica

Relacionados a barreiras à compreensão das opções e confiança na própria capacidade de tomar decisões associadas ao local de trabalho (especificar):

Prédio, estacionamento e área para pedestres bem iluminados
Instalações adequadas, privativas e limpas

Maturacionais

Relacionadas a barreiras à compreensão das opções e confiança na própria capacidade de tomar decisões e medos associados a restrições resultantes de família hierárquica e tradicional

Adolescentes

Uso de drogas e álcool
Controle de natalidade
Expressão sexual

Adultos
Atividade física
Hábitos alimentares
Expressão sexual
Relacionamentos saudáveis e não saudáveis

Idosos
Colocação em casa geriátrica

Conceitos-chave

Considerações gerais

- Um antecedente para a tomada de uma decisão emancipada é o reconhecimento de que opressões existentes são parte de muitas decisões de saúde que as mulheres tomam (*Wittmann-Price, 2004).
- Ainda há paternalismo nos processos decisórios na área da saúde (Goldberg & Shorten, 2014).
- Para a tomada de uma decisão emancipada, as mulheres precisam de três elementos:
  - Ciência das normas sociais acerca das opções.
  - Capacidade de tomar a decisão em ambiente flexível.
  - Capacidade de usar os próprios conhecimentos (Whitmann-Price & Price, 2014).
- Uma decisão emancipada é coerente com o paradigma atual da tomada de decisão partilhada (SDM) (Whitmann-Price & Fisher, 2009).
- Os enfermeiros têm papel diferente no processo de SDM, e temas identificados no papel incluem:
  - Conhecimento como fundamento da SDM.
  - Poder compartilhado na relação enfermeiro-paciente.
  - Uso de estratégias de apoio às decisões.
  - Comunicação (Lewis, Starzomski & Young, 2014).
- Em geral, as mulheres são influenciadas em seu processo decisório por aquelas pessoas que elas entendem como amigos próximos em suas vidas (Silva, de Jesus, Merighi, Domingos & Oliveira, 2014).
- Os enfermeiros ocupam posição privilegiada no auxílio às mulheres no processo decisório, ainda que, por vezes, elas sejam contraproducentes em razão dos conflitos interprofissionais relativos à comunicação e às prioridades. Conflitos entre enfermeiros e profissionais de saúde influenciam de forma adversa o processo decisório dos indivíduos (Jacobson, Zlatnik, Kennedy & Lyndon, 2013).
- Influências de relacionamentos sociais e de poder afetam os processos decisórios femininos (Lessa, Tyrrell, Alves & Rodrigues, 2014).
- Devem ser dadas informações adequadas às mulheres, para que elas tomem uma decisão informada (Hatfield & Pearce, 2014).
- Mulheres que sofrem muita opressão e violência do parceiro íntimo ainda decidem com base no que sabem sobre a existência de opressão (James, Taft, Amir & Agius, 2014).
- Conhecimento pessoal e conhecimento do que funciona para elas é componente essencial do processo decisório emancipado (*Wittmann-Price, 2006; Wittmann-Price & Bhattacharya, 2008; Wittmann-Price, Fliszar & Bhattacharya, 2011).
- Conhecimentos pessoais sofrem influência da cultura (Harris, 2014).
- As mulheres são capazes de vencer forças opressivas usando processo emancipado de decisão (Stepanuk, Fisher, Wittmann-Price, Posmontier & Bhattacharya, 2013).
- O processo decisório para mulheres pode ser descrito com estas etapas:
  - Identificar.
  - Analisar – fase em que são levados em conta conhecimentos pessoais.
  - Resolver.
  - Envolver-se (Hershberger, Finnegan, Pierce & Scoccia, 2013).
- Mulheres que tomam decisões emancipadas ficarão mais satisfeitas com suas decisões (Stepanuk et al., 2013; *Wittmann-Price, 2006; Wittmann-Price & Bhattacharya, 2008; Wittmann-Price et al. (2011).
- Ter satisfação com uma decisão aumenta a probabilidade de as pessoas levarem adiante sua opção decisória (*Clark, O'Connor, Graham & Wells, 2003).

Considerações pediátricas

- A análise das questões éticas no processo decisório pediátrico, mediante uso de perguntas com fundamentação ética, ajuda os pais no esclarecimento de tópicos para que se chegue a uma decisão compartilhada (Delany & Galvin, 2014). Esse método apoia a integração de conhecimentos pessoais dos pais ao processo de SDM.

- Crianças em situações de saúde complicadas, que exigem decisões dos pais em momentos de crise, são mais bem atendidas por pais e profissionais de saúde que buscam uma decisão. Há necessidade de mais pesquisas para um melhor entendimento das variáveis utilizadas pelos pais nas decisões em momentos críticos (Allen, 2014).
- Recursos de suporte na decisão para planejamento da alta pediátrica são úteis para que haja combinação das preferências dos pais com os serviços adequados para a criança (Holland et al., 2014).
- A SDM, que envolve os pais em decisões de controle dos cuidados do filho, dá suporte à satisfação no processo decisório e na adesão ao tratamento, levando a melhores resultados individuais (Rivera-Spoljaric, Halley & Wilson, 2014).

Considerações geriátricas

- Nutricionistas que auxiliam as famílias a tomarem decisões para idosos quanto ao uso de sondas alimentares ajudam a estabelecer uma relação, explicar opções e identificar as necessidades da pessoa para os familiares (Szetok, O'Sullivan, Body & Parrott, 2014).
- Déficits sensoriais, seja na audição ou na comunicação, devem ser levados em conta no âmbito do processo decisório geriátrico (Hardin, 2012).
- Tomadas de decisão relativas a tratamento oncológico para idosos são mais bem feitas após uma avaliação das necessidades pessoais dessa população. Pesquisas indicam que, em 39% do tempo, decisões sobre o tratamento são alteradas após a conclusão de uma avaliação detalhada (Hamaker, Schiphorst, Aten Bokkel Huinink, Schaar & van Munster, 2014).

Considerações transculturais

- Os enfermeiros ocupam uma posição privilegiada na investigação de capacidade das pessoas idosas de participarem, com eficiência, no processo decisório. Investigar e compreender a capacidade decisória da pessoa pode levar a melhores resultados individuais (Mahon, 2010).
- O processo decisório sobre atendimento de saúde de famílias sul-asiáticas inclui tópicos de idioma, valores familiares e fé, todos tendo de ser considerados por enfermeiros que atuam com essa população (Brown, Patel, Kaur & Coad, 2013).
- Uma grande pesquisa transcultural na enfermagem, que estudou unidades de enfermagem ortopédica para pacientes internados, descobriu que a tomada de decisão costumava estar embasada no atendimento individualizado como o fator importante em todas as regiões pesquisadas (Suhonen et al., 2011).
- Essa pesquisa demonstrou que mulheres muçulmanas morando longe de seu país natal, e que tinham dor crônica, foram beneficiadas quando tomaram decisões a partir de elementos de um ambiente flexível, que incluiu tempo, diálogo, honestidade e compreensão (Müllersdorf, Zander & Eriksson, 2011).

Critérios para a investigação focalizada

Ajudar as mulheres a chegarem a uma decisão emancipada envolve diálogos entre o enfermeiro e a pessoa, diálogos estes abordando, especificamente, as normas sociais que regulam as opções individuais, o que produzirá conscientização da presença de opressões subjacentes. Além disso, a conversa deve incluir o que a pessoa sabe de si mesma, o que funciona para ela e seu estilo de vida e o que não funciona. Todo o processo decisório deve ser realizado em um ambiente de flexibilidade que inclua conversa franca, SDM e disponibilidade de informações.

Dados subjetivos

Investigar as características definidoras

"Quais são as opções à sua disposição?"
"O que você sabe dessas opções?"
"Que tipos de opções de atendimento de saúde já funcionaram para você?"

Investigar percepção de opressão

"O que outras pessoas em sua vida acham que você deve fazer?"
"Sente alguma pressão de outros para a escolha de determinada opção?"

Investigar os fatores relacionados

"Em quem você confia como auxiliar em assuntos relativos à saúde?"
"Em sua opinião, a pessoa ou pessoas que você identificou como envolvidas em suas decisões de saúde apoiam suas preferências?"
"Quais são suas principais preocupações sobre as opções de cuidados de saúde?"
"Você acha que tem informações suficientes acerca das opções?"

Dados objetivos

Investigar as características definidoras

Indicadores cognitivos

Incapacidade de debater abertamente com os familiares ou outras pessoas que estão no ambiente
Incapacidade de elencar itens favoráveis e déficits em cada opção disponível

Indicadores afetivos

Escolha criteriosa das palavras
Falta de envolvimento durante a conversa sobre as opções

Indicadores psicomotores

Olhadas e espiadas constantes para os outros antes de responder
Expressão facial tensa
Consultar ao relógio

Metas

O indivíduo/grupo tomará uma decisão informada, conforme evidenciado por estes indicadores:
- Relata as vantagens e as desvantagens das escolhas.
- Compartilha temores e preocupações relativos às escolhas e às reações dos outros.
- Define o apoio que seria mais útil ao processo de tomada de decisão.

NOC Enfrentamento, Tomada de decisão, Funcionamento familiar, Capacidade do sistema familiar de atender às necessidades de seus membros durante as transições de desenvolvimento, Integridade familiar

Intervenções/justificativa

Investigar os fatores causadores
- Ver Fatores relacionados.

Reduzir ou eliminar os fatores causadores ou contribuintes
- Oferecer privacidade e confiança para uma conversa franca sobre as opções de cuidados de saúde.
- Assegurar que a pessoa tenha espaço confortável para uma discussão profunda sobre as opções de atendimento de saúde.
- Sugerir que todos os aparelhos eletrônicos fiquem desligados e a porta da sala, fechada, para limitar distrações.
- Certificar-se de que questões ambientais (calor e iluminação) estejam adequadas.
- Garantir que a conversa não seja interrompida (colocar sinal na porta, avisando "Em entrevista").
- Ter disponíveis instrumentos para uma SDM sem que haja julgamento, auxiliando, assim, a pessoa.
- Estar preparado para fazer uma lista de "Vantagens/Desvantagens" para cada opção de saúde.
- Estimular a pessoa a refletir sobre como "será" o resultado de cada decisão em relação ao seu atual estilo de vida.
- Assegurar ao indivíduo que ele não está sendo pressionado a tomar uma decisão final naquele momento.

J: *Hain e Sandy (2014) descobriram que um dos componentes de uma SDM eficiente é a confiança. A fim de construir a confiança, os enfermeiros devem demonstrar honestidade, respeito e sigilo, para que os pacientes não tenham vergonha de revelar suas preocupações.*

NIC Apoio à proteção contra abuso, Orientação antecipada, Redução da ansiedade, Treinamento da assertividade, Modificação do comportamento, Construção de relação complexa, Mediação de conflitos, Melhora do enfrentamento, Intervenção na crise, Intermediação cultural, Apoio à tomada de decisão, Promoção da integridade familiar, Apoio familiar

Iniciar o processo de SDM (Wittmann-Price & Fisher, 2009)
- Conhecimento como fundamento da SDM.
- Revisão de todas as opções apresentadas à pessoa, além de outras disponíveis.
- Discussão de prazos específicos associados a cada opção.
- Conversa sobre as vantagens e desvantagens de cada opção.
- Encorajamento da pessoa para que expresse como cada opção influenciará sua vida e estilo de vida.
- Confirmação do foco do sistema de valores da pessoa (família, longevidade, espiritualidade, paz, etc.).

J: *Légaré e colaboradores (2013) identificaram duas competências específicas para ajudar as pessoas no processo de SDM, e elas incluem competências de relacionamento ou estabelecimento de uma relação aberta e honesta entre enfermeiro e paciente, e competências de comunicação de riscos, ou diálogo sobre tópicos que possam ser difíceis.*

J: *Wittmann-Price e Fisher (2009) discutiram o uso de instrumentos para a SDM com origem no Ottawa Hospital Research Institute (https://decisionaid.ohri.ca/decguide.html). Os instrumentos são interativos e existem para quase todas as decisões sociais de atendimento de saúde que as pessoas enfrentam. Inexistindo um instrumento para determinada questão, há um genérico.*

- Poder compartilhado na relação enfermeiro-paciente.
- Sentar com a pessoa para conversar sobre opções, quando há tempo apropriado disponível.
- Usar habilidades de comunicação terapêutica.
- Encorajar o indivíduo a refletir.
- Não dar sua opinião à pessoa.
- Evitar dizer "se fosse comigo, eu...".

J: *Carling-Rowland, Black, McDonald e Kagan (2014) demonstraram que a capacitação de profissionais de saúde em habilidades de comunicação aumentou sua eficiência com populações vulneráveis.*

- Uso de estratégias de apoio às decisões.
- Discussão da relação dos outros no processo decisório.
- Certificar-se de que a pessoa é quem toma decisões de saúde para ela mesma e a família.
- Perguntar à pessoa o prazo que ela tem para chegar a uma decisão.
- Investigar as informações que a pessoa tem à sua disposição acerca do assunto.
- Dar à pessoa os instrumentos para a SDM, quando necessários.

J: *Ernst e colaboradores (2013) realizaram uma pesquisa qualitativa de pessoas com questões complexas de cuidado, descobrindo que a participação dos indivíduos na tomada de decisão diminuía à medida que aumentavam as complicações da doença.*

Comunicação eficaz (Lewis, Starzomski & Young, 2014)

- Dar tempo à pessoa para que assimile as informações.
- Permanecer não crítico.
- Esclarecer informações.
- Ter todo o foco na pessoa.
- Demonstrar interesse.
- Evitar interrupção.
- Usar perguntas ou frases com final aberto.
- Usar linguagem corporal positiva.

J: *Boykins (2014) descreve a comunicação como um processo que inclui competências para os enfermeiros. Uma das competências mais importantes é a compreensão do próprio padrão de comunicação e como ela influencia o atendimento centrado no paciente.*

Ver outros diagnósticos de enfermagem para tratamento de situações problemáticas e oferecer mais intervenções específicas, como

- *Risco de enfrentamento familiar incapacitado* com dados clínicos que dão suporte a abuso ou suspeita de abuso.
- *Processos familiares disfuncionais.*
- *Sentimento de impotência.*

Iniciar as orientações para a saúde e os encaminhamentos, conforme indicado

- Aconselhamento (individual, parceiro, da família).
- Serviços comunitários (p. ex., auxílio por telefone).
- Serviços de planejamento profissional.

Risco de tomada de decisão emancipada prejudicada

Definição da NANDA-I

Suscetibilidade a processo de escolha de uma decisão sobre cuidados de saúde que não inclui conhecimento pessoal e/ou consideração de normas sociais, ou que não ocorre em um ambiente flexível, resultando em insatisfação com a decisão.

Fatores de risco

Ver os Fatores relacionados em *Tomada de decisão emancipada prejudicada*.

Critérios para a investigação focalizada
Ver *Tomada de decisão emancipada prejudicada*.

Metas
Ver *Tomada de decisão emancipada prejudicada*.

Intervenções
Ver *Tomada de decisão emancipada prejudicada*.

CONFORTO PREJUDICADO[6]

Conforto prejudicado*
Dor aguda
Dor crônica
Dor no trabalho de parto
Síndrome da dor crônica
Náusea

Definição da NANDA-I
Percepção de falta de conforto, alívio e transcendência nas dimensões física, psicoespiritual, ambiental, cultural e/ou social.

Características definidoras
A pessoa relata ou demonstra desconforto.
    Resposta autonômica na dor aguda
        Pressão arterial aumentada
        Pulso aumentado
        Aumento da respiração
        Sudorese
        Pupilas dilatadas
    Posição de proteção
    Fácies de dor
    Choro, gemidos
    Incapacidade para relaxar*
    Irritabilidade*
    Relatos de*
        Distensão abdominal
        Ansiedade
        Sensação de frio ou calor
        Desconforto
        Falta de privacidade
        Indisposição
        Náusea
        Purido
        Efeitos colaterais relacionados a tratamentos (medicação, radiação)
        Padrão de sono prejudicado
        Coceira
        Vômitos

---
[6]Este diagnóstico foi desenvolvido por Lynda Juall Carpenito.

Fatores relacionados

Qualquer fator pode contribuir para prejuízo do conforto. Os mais comuns são listados a seguir.

Biofisiopatológicos

Relacionados a contrações uterinas durante o trabalho de parto

Relacionados a trauma no períneo durante o trabalho de parto e o parto

Relacionados à involução do útero e mamas ingurgitadas

Relacionados a trauma tissular e espasmos da musculatura reflexa secundários a:

Distúrbios musculoesqueléticos

Fraturas
Contraturas
Espasmos

Artrite
Distúrbios da medula espinal
Fibromialgia

Distúrbios viscerais

Cardíacos
Renais
Hepáticos

Intestinais
Pulmonares

Câncer

Distúrbios vasculares

Vasospasmo
Oclusão

Flebite
Vasodilatação (cefaleia)

Relacionados à inflamação ou lesão de:

Nervos
Tendão
Bursas

Articulação
Músculo
Estruturas periarticulares

Relacionados a fadiga, indisposição ou prurido secundários a doenças contagiosas:

Rubéola
Hepatite
Pancreatite

Catapora
Mononucleose

Relacionados a cólicas abdominais, diarreia e vômitos secundários a:

Gastrenterite
Úlceras gástricas
Gripe

Relacionados à inflamação e a espasmos da musculatura lisa secundários a:

Infecções gastrintestinais
Cálculos renais

Relacionados ao tratamento

Relacionados a trauma tissular e espasmos da musculatura reflexa secundários a:

Acidentes
Queimaduras
Exames diagnósticos (venopunção, procedimentos invasivos, biópsia)
Cirurgia

Relacionados a náusea e vômitos secundários a:

Anestesia
Quimioterapia
Efeitos colaterais de (especificar)

Situacionais (pessoais, ambientais)

Relacionados à febre

Relacionados à imobilidade/posicionamento inadequado

Relacionados a excesso de atividade

Relacionados a pontos de pressão (gesso apertado, ataduras elásticas)

Relacionados à resposta alérgica

Relacionados a irritantes químicos

Relacionados a necessidades de dependência não satisfeitas

Relacionados a alto nível de ansiedade reprimida

Maturacionais

Relacionados a trauma tissular e espasmos da musculatura reflexa secundários a:

Fase de bebê: cólica
Fase de bebê e início da infância: dentição, dor de ouvido
Infância intermediária: dores de crescimento, dor abdominal recorrente
Adolescência: cefaleia, dor no peito, dismenorreia

Nota da autora

Diagnóstico atualmente ausente da lista da NANDA-I, *Conforto prejudicado* pode representar várias sensações desconfortáveis, como prurido, imobilidade e estado de NPO. Para a pessoa que apresenta náusea e vômitos, o enfermeiro deve investigar se *Conforto prejudicado, Risco de conforto prejudicado* ou *Risco de nutrição desequilibrada* é adequado. Episódios passageiros de náusea e/ou vômitos (p. ex., no pós-operatório) podem ser mais bem descritos como *Conforto prejudicado relacionado a efeitos da anestesia ou de analgésicos*. Quando náusea/vômitos podem comprometer a ingestão nutricional, talvez o diagnóstico apropriado seja *Risco de nutrição desequilibrada relacionado a náusea e vômitos secundários a (especificar)*. *Conforto prejudicado* também pode ser usado para descrever um conjunto de desconfortos relacionados a uma condição ou um tratamento, como radioterapia.

Erros nos enunciados diagnósticos

Conforto prejudicado relacionado à imobilidade

Apesar de a imobilidade poder contribuir para conforto prejudicado, o diagnóstico de enfermagem *Síndrome do desuso* descreve um conjunto de diagnósticos de enfermagem que se aplicam ou têm alto risco de serem aplicados em consequência da imobilidade. *Conforto prejudicado* pode ser incluído na *Síndrome do desuso*; assim, o diagnóstico deveria ser escrito como *Síndrome do desuso*.

Conforto prejudicado relacionado a náusea e vômitos secundários à quimioterapia

A náusea e os vômitos representam sinais e sintomas de conforto prejudicado, e não fatores contribuintes. *Conforto prejudicado* pode ser usado para descrever um conjunto de desconfortos associados à quimioterapia, como *Conforto prejudicado relacionado a efeitos da quimioterapia sobre a produção da medula óssea e irritação do centro emético*, conforme evidenciado por queixas de náusea, vômitos, anorexia e fadiga.

Conceitos-chave

Considerações gerais

- Ver também Considerações gerais em *Dor aguda* e *Dor crônica*.
- O prurido é uma queixa de pele comum, podendo ocorrer em resposta a um alérgeno ou como um sinal ou sintoma de uma doença sistêmica, como câncer, doença hepática, disfunção renal ou diabete melito.
- O prurido, descrito como coceira ou como uma situação incômoda, origina-se exclusivamente na pele e provoca a urgência de coçar.
- Apesar de os mesmos neurônios que transmitem os sinais para coçar poderem transmitir sinais de pressão, dor e toque, cada uma dessas sensações é percebida e mediada de forma diferente (Grossman & Porth, 2014).
- O prurido surge como resultado de estimulação nervosa subepidérmica pelas enzimas proteolíticas. Essas enzimas são liberadas da epiderme em consequência tanto da irritação primária quanto das reações alérgicas secundárias (Grossman & Porth, 2014).
- Os mesmos nervos não mielinizados que agem na dor da queimadura também funcionam no prurido. Uma vez que a sensação de prurido aumenta de intensidade, pode tornar-se uma ardência (Grossman & Porth, 2014).

Considerações geriátricas

- A asteatose (ressecamento excessivo da pele) é a causa mais comum de prurido nos idosos. Sua incidência está entre 40 e 80%, como resultado dos vários critérios utilizados e das diferenças climáticas. Ao coçar, pequenas rachaduras na epiderme podem aumentar o risco de infecção devido a mudanças no sistema imune relativas à idade (Miller, 2015).

Considerações transculturais

- A dor é universalmente reconhecida, "uma experiência particular, influenciada de maneira significativa pela herança cultural" (*Ludwig-Beymer, 1989).
- Nos Estados Unidos, os profissionais de enfermagem são, predominantemente, mulheres brancas, de classe média, educadas para acreditar "que, em qualquer situação, o autocontrole é melhor do que uma demonstração explícita de sentimentos fortes" (Ludwig-Beymer, 1989a). O enfermeiro não deve estereotipar membros de determinada cultura; ao contrário, deve aceitar uma ampla variação de expressões de dor (Ludwig-Beymer, 1989).
- Os antecedentes culturais dos enfermeiros influenciam a interpretação que eles fazem da dor dos pacientes (*Lovering, 2006).
- Para serem honestos e receptivos a respeito da dor, os pacientes devem conseguir um nível de confiança com os profissionais de cuidados, algo que pode ser difícil em ambientes específicos (como departamentos de emergência), deixando aos profissionais de saúde mais uma barreira a ser vencida no tratamento da dor (*Johnson, Fudala & Payne, 2005).
- As famílias transmitem aos filhos as normas culturais relativas à dor (Ludwig-Beymer, 1989).
- Zborowski (*1952), em seus estudos clássicos sobre a influência da cultura na experiência da dor, descobriu que um evento de dor, seu significado e suas respostas são culturalmente aprendidos e específicos. O pesquisador constatou as seguintes variações culturais na interpretação e nas respostas à dor, com acréscimos de Campbell e Edwards (2012) a esse trabalho:
    - *Norte-americanos de terceira geração*: inexpressivos; preocupados com as implicações; resposta emocional controlada.
    - *Judeus*: preocupados com a implicação da dor; procuram alívio prontamente; com frequência, expressam a dor aos outros.
    - *Irlandeses*: veem a dor como um evento particular; não a manifestam; não emocionais.
    - *Italianos*: preocupados com o alívio imediato da dor; orientados para a experiência do momento.
    - *Japoneses*: valorizam o autocontrole; não manifestarão a dor ou solicitarão alívio, receiam uma adicção, algo que é um forte tabu.
    - *Hispânicos*: orientados para o presente; a medicina popular costuma ser usada; o sofrimento é visto como uma experiência espiritualmente positiva; podem explicitamente expressar a dor.
    - *Chineses*: podem ignorar os sintomas e descrever um desequilíbrio entre Yin e Yang; uso de práticas de saúde alternativas, como, massagens, elixires, relaxamento, óleos.
    - *Negros norte-americanos*: podem reagir de maneira estoica em razão da pressão da cultura dominante; podem achar que a dor é vontade divina, que o sofrimento é inevitável e que a oração pode aliviar o sofrimento.
- As mulheres chinesas acreditam que serão desonradas, assim como sua família, se gritarem.
- As mulheres de muitas culturas da América do Sul e Central acreditam que, quanto mais intensa a expressão de dor durante o trabalho de parto, mais forte o amor pela criança (*Weber, 1996).

Critérios para a investigação focalizada

Essa investigação de enfermagem sobre a dor destina-se à obtenção de dados para investigar a adaptação da pessoa à dor, e não para determinar sua causa ou existência.

Dados subjetivos

Investigar as características definidoras

Dor

"Onde se localiza o desconforto; ele se propaga?" (Pedir à criança que aponte o local.)
"Quando começou?"
"Você pode relatar a causa desse desconforto?" ou "Na sua opinião, qual é a causa do desconforto?"
"Descreva o desconforto e seu padrão."
Hora do dia
Frequência (constante, intermitente, transitória)
Duração
Qualidade/intensidade
Solicitar ao paciente uma avaliação da dor: no seu mínimo, após medidas de alívio e em seu auge. Usar escala e termos consistentes ou um conjunto de comportamentos para a avaliação da dor.
Para adultos, usar uma escala analógica visual ou verbal de 0 a 10 (0 = sem dor, 10 = pior dor sentida). No caso de uma pessoa incapaz de compreender a escala de 0 a 10, tentar que ela descreva experiências dolorosas anteriores, ajudando-a a atribuir um número a cada uma. Se a escala de 0 a 10 foi desenvolvida como um termômetro (verticalmente), poderá representar o que 10 significa na comparação com um desenho horizontal.

No caso de crianças, escolher uma escala adequada ao estágio de desenvolvimento: pode ser usada uma escala relativa à idade em questão, ou para crianças mais jovens; incluir as crianças na escolha:

3 anos ou mais: usar desenhos ou fotos de rostos (escala Oucher), variando do sorriso à expressão de choro, com escala numérica.

4 anos ou mais: usar quatro objetos brancos iguais e perguntar à criança quantos "pedaços" de dor está sentindo (sem dor = nenhum pedaço).

6 anos ou mais: usar uma escala numérica, 0 a 5 ou 0 a 10 (verbal ou visual); usar um desenho em branco do corpo, frente e costas, e pedir à criança para usar três cores de lápis para colorir onde houver pouca dor, dor média e muita dor (Instrumento com cores Eland).

"Existem outros sintomas associados a seu desconforto (náusea, vômitos, dormência)?"

Perguntar à pessoa qual tem sido o efeito da dor, ou seu efeito previsto, em relação aos seguintes padrões:

    Padrão de trabalho/atividade (atividades no trabalho/em casa, lazer/brincadeiras)
    Relacionamentos (deseja estar só, com pessoas)
    Padrão de sono (dificuldade em adormecer/permanecer dormindo)
    Padrão de alimentação (apetite, ganho/perda de peso)
    Padrões de eliminação (intestinal, constipação/diarreia, urinário)
    Menstruação
    Padrão sexual (libido, funcionamento)

Avaliação da existência de influências culturais em realação à dor

    País de origem
    Tempo de permanência no país
    Língua nativa
    Capacidade para entender/falar o idioma
    Disponibilidade de intérprete
    Práticas religiosas (transfusão de sangue, roupas específicas, auxiliares do sexo oposto)
    Preferências alimentares, bebidas
    Práticas de higiene

Prurido

    Surgimento
    Precipitado por algo (o quê?)
    Local(is)
    Aliviado por algo (o quê?)
    História de alergia (individual, familiar)

Náusea/vômitos

    Surgimento, duração
    Vômito (quantidade, aparência)
    Frequência, gravidade
    Medidas de alívio

Dados objetivos (dor aguda/crônica)

Investigar as características definidoras

Manifestações comportamentais

Humor

Calma	Andar de um lado para outro
Queixas	Inquietação
Choro	Orientação em relação a tempo e local
Caretas	Retraimento

Quando não estiverem presentes comportamentos associados à dor, não pressupor que ela esteja ausente (Pasero & McCaffery, 2011).

Manifestações musculoesqueléticas

Mobilidade da parte dolorida

Tônus muscular

Manifestações dermatológicas
  Cor (hiperemia)   Temperatura
  Umidade/sudorese   Edema

Manifestações cardiorrespiratórias

Alterações sensoriais
  Parestesia   Disestesias

Manifestações de desenvolvimento

Bebês
  Irritabilidade   Inconsolabilidade
  Mudanças na alimentação ou no sono   Movimentos generalizados do corpo

Crianças de 1 a 3 anos
  Irritabilidade   Balançar-se
  Mudanças na alimentação ou no sono   Chupar o dedo
  Comportamento agressivo (chutar, morder)   Dentes cerrados

Pré-escolares
  Irritabilidade   Comportamento agressivo
  Mudanças na alimentação ou no sono   Expressões verbais de dor

Crianças em idade escolar
  Mudanças na alimentação ou no sono   Expressões verbais de dor
  Mudança nos padrões das brincadeiras   Negação da dor

Adolescentes
  Mudanças de humor   Expressões verbais de dor quando perguntados
  Extremos de comportamento ("exibicionismo")   Mudanças na alimentação ou no sono
  Nas pessoas que não conseguem oferecer autorrelato (p. ex., em coma, confusas), uma Lista de Investigação da Dor para Pessoas com Capacidade Limitada de Comunicação (PACSLAC, Pain Assessment Checklist) (*Fuchs-Lacrelle & Hadjistavropoulos, 2004) aborda o seguinte:
  Expressão facial
  Atividade/Movimentos corporais
  Social/Personalidade/Humor
  Outros comportamentos (alterações fisiológicas, alterações na alimentação e no sono, expressão na voz)

Dicas da Carpenito

A investigação da dor em pessoas que não conseguem comunicar verbalmente a dor, a gravidade e o local é bastante difícil e frustrante. A PACSLAC é um exemplo de instrumento para realizar a investigação. A escala supracitada, adaptada, é apresentada apenas como referência. O instrumento exato, a tabela com os escores e a permissão de uso podem ser obtidos por meio do escritório de Thomas Hadjistavropoulos, na Universidade de Regina, no Canadá.

Princípios da investigação de indivíduos com déficits cognitivos ou em coma (Miller, 2015)

Investigar a pessoa em vários tipos de condições, como em descanso, caminhando, durante as atividades de vida diária, em momentos diferentes do dia.
Observar se há indicadores não verbais (p. ex., aumento da confusão, retraimento, resistência/combatividade).
Observações de familiares, outros cuidadores.

Metas

O indivíduo informará controle aceitável dos sintomas, conforme evidenciado pelos seguintes indicadores:
- Descreve os fatores que exacerbam os sintomas.
- Descreve medidas para melhorar o conforto.

NOC Controle de sintomas, Estado de conforto, Nível de dor

Intervenções

Investigar as origens do desconforto

- Prurido
- Repouso prolongado no leito
- Febre

NIC Controle de prurido, Tratamento da febre, Controle do ambiente: Conforto, Melhora do sono

Explicar que os fatores agravantes devem ser evitados, o que inclui (National Cancer Institute, 2011):

- Perda de líquidos secundária a febre, diarreia, náusea e vômitos, ou ingestão reduzida de líquidos.
- Uso de unguento (p. ex., óleo mineral ou outro).
- Banho com água quente.
- Uso de sabonetes contendo detergente.
- Banhos frequentes, ou banhos durante mais de meia hora.
- Acréscimo de óleos logo no início do banho.
- Desodorantes genitais ou banhos de espuma.
- Ambiente seco.
- Lençóis e roupas lavadas com detergente.
- Roupas muito apertadas ou feitas de lã, tecidos sintéticos ou outro material áspero.
- Estresse emocional.

Manter a higiene sem provocar o ressecamento da pele

- Incentivar banhos frequentes:
  - Usar água mais fria, quando tolerada.
  - Usar sabonetes suaves, ou feitos para peles sensíveis (oliva e aloe, lanolina), ou um substituto do sabonete.
  - Secar a pele sem esfregar.

Evitar secura excessiva (National Cancer Institute, 2011)

- Lubrificar a pele com uma loção hidratante ou emoliente se não houver contraindicação, usando a mão ou uma gaze para espalhar.
- Aplicar os unguentos e as loções com ou sem luvas nas mãos, dependendo do tipo, para cobrir levemente a pele; aplicar os cremes massageando a pele.
- Usar aplicações mais finas e frequentes de unguento, em vez de uma camada grossa.
- Aplicar cremes emolientes ou loções, no mínimo duas ou três vezes ao dia, e após o banho.
- Evitar produtos para pele contendo álcool e mentol.
- Evitar produtos derivados do petróleo em pele irradiada.

   Justificativa: *O petrolato não é bem absorvido por pele irradiada, não sendo de fácil remoção. Uma camada grossa pode causar efeito indesejado de grânulos se aplicada em campo de tratamento por radiação.*

- Limitar o banho a meia hora por dia, ou a dias alternados.
- Adicionar óleo ao término do banho, ou tratamento coloidal com aveia logo no início do banho.
- Evitar agentes tópicos, como talcos em pó, perfumados e banhos de espuma.

   J: *Eles podem irritar a pele e causar prurido.*

- Usar amido de milho em áreas de pele irradiada após o banho.

   J: *"O amido de milho é uma intervenção aceita para prurido, associada à descamação com ressecamento, relacionada à radioterapia, mas não deve ser aplicado em superfícies úmidas da pele, em áreas com pelos, glândulas sebáceas, dobras de pele ou regiões próximas às superfícies de mucosa"* (National Cancer Institute, 2011).

- Evitar desodorantes ou antitranspirantes nas axilas durante a radioterapia.

   J: *Agentes com íons metálicos (i.e., talco e alumínio empregados nos antitranspirantes) intensificam reações de pele durante radioterapia com raio externo, devendo ser evitados durante toda a radioterapia.*

- Aplicar lubrificante após o banho, com a pele ainda molhada, para auxiliar na retenção da umidade.
- Aplicar curativos úmidos de forma contínua e intermitente.

   J: *Hidratar alivia a coceira e remove crostas e exsudação.*

- Evitar calor ou ressecamento excessivo; criar ambiente úmido (p. ex., com umidificador).

    J: *"O calor aumenta o fluxo cutâneo de sangue e pode intensificar a coceira. O calor ainda diminui a umidade e a pele perde hidratação, quando a umidade relativa é inferior a 40%. O ambiente frio e úmido pode reverter esses processos" (National Cancer Institute, 2011).*

- Evitar perfumes, cosméticos, desodorantes, tecidos ásperos, cansaço, estresse e monotonia (ausência de distração) (Yarbro, Wujcik & Gobel, 2013).

    J: *O prurido é agravado por condições que estimulam as terminações nervosas.*

Promover conforto e prevenir novas lesões

- Recomendar não coçar; explicar o ciclo de coçar-vontade de coçar-coçar.

    J: *O ciclo coçar-vontade de coçar-coçar: a coceira produz o ato de coçar, que aumenta a inflamação e causa excitação de fibras nervosas, levando a mais coceira e ato de coçar (Grossman & Porth, 2014).*

- Ensinar como aplicar pano úmido e frio ou gelo sobre o local pode ser útil. A pressão firme no local da coceira, no lado contralateral ao da coceira e em pontos de acupressão, pode interromper a via neural.

    J: *Essas técnicas podem interromper a estimulação da via neural (Coçar-Coceira-Coçar) (National Cancer Institute, 2011).*

- Obter prescrição para creme corticosteroide tópico para as áreas pruriginosas inflamadas; aplicar com parcimônia e cobrir a área com uma bandagem plástica à noite para aumentar a eficácia do creme e evitar que a pessoa coce mais.
- Obter prescrição de anti-histamínico se o prurido não aliviar, com aumento das doses na hora de dormir.
- Usar luvas sem dedos (ou meias de algodão nas mãos), se necessário, em crianças e adultos confusos.
- Manter as unhas curtas para evitar ferimentos; lixar após cortar.
- Remover partículas (migalhas de alimento, partículas ressecadas) da cama.
- Usar lençóis velhos, macios ou de algodão e evitar as dobras na cama; se for usado um protetor, colocar um lençol sobre ele, para evitar o contato direto com a pele.

    J: *O que quer que coce a pele estimula a coceira.*

- Lavar lençóis, roupas e roupa íntima com sabões suaves para roupa de bebê. Evitar o uso de amaciantes de tecido. Enxaguar duas vezes ou acrescentar uma colher de chá de vinagre branco a cada quarto de litro de água à água do enxágue (National Cancer Institute, 2011).

    J: *Resíduos de detergentes e outros aditivos à lavagem das roupas, por exemplo, amaciantes, antiestáticos, podem agravar a coceira. Os resíduos de detergentes podem ser neutralizados mediante adição de vinagre (1 colher de chá a cada 250 mL de água) no enxágue.*

- Usar roupas folgadas e roupas de algodão ou outros tecidos macios.

    J: *O ressecamento aumenta a sensibilidade da pele, estimulando as terminações nervosas.*

Prosseguir com as orientações para a saúde, quando indicado

- Explicar as causas do prurido e os possíveis métodos de prevenção.
- Explicar os fatores que aumentam os sintomas (p. ex., pouca umidade, calor).
- Explicar as intervenções que aliviam os sintomas (p. ex., ingestão de líquidos de 3.000 mL ao dia, a menos que haja contraindicação).
- Ensinar sobre medicamentos, como diuréticos, que diminuem a umidade da pele.
- Advertir sobre a exposição ao sol e ao calor e sobre os produtos de proteção.
- Ensinar a pessoa a evitar os tecidos que irritam a pele (lã, texturas ásperas).
- Ensinar a usar roupas protetoras (luvas de borracha, avental) ao manipular irritantes químicos.
- Encaminhar para teste de alergia, se houver indicação.
- Proporcionar oportunidades para discutir as frustrações.

    J: *Ver justificativas anteriores.*

No caso de pessoa restrita ao leito (ver também *Risco de síndrome do desuso* quanto a intervenções específicas)

- Variar a posição pelo menos a cada 2 horas, exceto havendo variáveis exigindo mudanças mais frequentes.
- Usar pequenos travesseiros ou toalhas dobradas para apoiar os membros.
- Variar as posições com flexão e extensão, abdução ou adução.
- Utilizar a posição de pronação, se tolerada.

    J: *Mudanças frequentes de posição mantêm a função musculoesquelética e previnem contraturas.*

Intervenções pediátricas

- Ver também as intervenções anteriores.
- Explicar à criança por que não deve se coçar.
- Vesti-la com mangas compridas, calças ou uma peça de roupa inteira para evitar que se coce.
- Evitar vesti-la com excesso de roupas; isso aumenta o calor.
- Dar um banho morno na criança antes de deitar; acrescentar duas xícaras de amido de milho à água do banho.
- Aplicar a loção Caladryl em lesões pruriginosas úmidas; aplicar com um pincel pequeno.
- Usar roupa de cama de algodão em contato com a pele.
- Remover os brinquedos com pelos que possam aumentar o prurido e a formação de bolinhas.
- Ensinar a criança a pressionar a área que coça ou colocar uma compressa fria no local (se permitido), mas não coçar.

J: *Ver as justificativas referentes a Intervenções.*

Intervenções maternas

- Explicar as alterações nas mamas esperadas durante a gravidez.
  - Aumento no tamanho, firmeza e sensibilidade.

J: *As glândulas mamárias e o tecido adiposo das mamas aumentarão à medida que o suprimento de sangue aumenta. Seus mamilos também podem escurecer e, por vezes, pode vazar das mamas um líquido espesso, o colostro. Todas essas alterações são normais.*

- Veias azuladas, mamilos escurecidos.

J: *Isso é ocasionado por aumento do suprimento de sangue.*

- Líquido espesso dos mamilos.

- Instruir a:
  - Usar sutiã de sustentação firme e suficientemente grande para não irritar os mamilos (p. ex., sutiã para gestação ou sutiã de aleitamento).
  - Escolher sutiã de algodão ou feito de fibras naturais.
  - Tentar usar sutiã à noite.
  - Diante de mama que vaza, usar protetores de mama ou gaze.
  - Lavar as mamas somente com água morna. Não usar sabonete ou outros produtos que possam causar ressecamento.

J: *Boa sustentação e proteção dos mamilos podem evitar desconforto e irritação da pele do mamilo.*

- Explicar que o cansaço no início da gestação tem relação com o aumento das necessidades metabólicas do feto em crescimento e/ou com anemia.
- Aconselhar breve período de repouso todos os dias, por exemplo, de ½ a 1 hora, com as pernas elevadas.

J: *Mesmo que a gravidez não seja uma doença, esse cansaço pode impedir uma nutrição adequada e aumentar a náusea. Elevar as pernas pode ajudar a prevenir varicosidades e reduzir o risco de tromboflebite (Pillitteri, 2014).*

- Explicar as origens dos desconfortos musculares na gestação:
  - A pressão em algumas articulações pode aumentar em até o dobro.
  - Lordose exagerada da porção inferior das costas.
  - A lassidão articular nos ligamentos da coluna lombar cria mais instabilidade.
  - Alargamento e aumento da mobilidade das articulações sacroilíacas e da sínfise pubiana, no preparo da passagem do feto pelo canal do nascimento.

J: *Durante a gestação, as mulheres aumentam entre 11,3 e 15,5 kg, em média, e passam por várias mudanças hormonais que tensionam o esqueleto axial e a pelve (Bermas, 2014).*

- Ensinar o seguinte para prevenir ou controlar o esforço excessivo dos músculos das costas:
  - Evitar levantar peso, ou chamar ajuda; usar os músculos das pernas, não os das costas.
  - Colocar um pé mais alto do que o outro ao ficar em pé por períodos prolongados.
  - Usar sapatos de salto baixo, mas não muito baixo, que ofereçam bom apoio ao arco do pé.
  - Colocar tábua entre o colchão e a cama inferior (camas-box) se sua cama for muito macia.
    - Agachar-se, dobrar os joelhos e manter retas as costas ao erguer objetos.
    - Sentar em cadeira com bom apoio às costas, ou usar travesseiro pequeno para dar apoio.
    - Dormir de lado, com travesseiros entre os joelhos como apoio.
    - Aplicar calor, frio ou massagem na área dolorida.

- Praticar rotação ou inclinação pélvica durante o dia.
  - Aplicar calor ou frio às costas, 2 ou 3 vezes por dia.
- Se ocorrerem cãibras nas pernas não decorrentes de tromboflebite, ensinar a paciente a flexionar ou dobrar o pé, e não massageá-lo. Orientá-la a alongar os músculos da panturrilha antes de dormir.

  J: *Níveis baixos de cálcio sérico e altos de fosfato parecem aumentar a irritabilidade neuromuscular e causar cãibras nas pernas (Pollitteri, 2014)*

- Aconselhar consulta ao médico ginecologista quando o paracetamol for uma opção.

  J: *O paracetamol (Tylenol) é considerado seguro e eficaz durante a gestação (Pillitteri, 2014).*

Dor aguda

Definição da NANDA-I

Experiência sensorial e emocional desagradável associada à lesão tissular real ou potencial, ou descrita em termos de tal lesão (International Association for the Study of Pain); início súbito ou lento, de intensidade leve a intensa, com término antecipado ou previsível e com duração menor que três meses.

Características definidoras

Mudanças no apetite
Reações fisiológicas (p. ex., pressão arterial média [PAM], frequência cardíaca [FC], frequência respiratória [FR], saturação transcutânea de oxigênio [SpO_2] e alteração na curva de CO_2)
Sudorese
Comportamento de distração (p. ex., caminhar, procurar outras pessoas e/ou atividades, atividades repetitivas)
Comportamento manifestado (p. ex., inquietação, resmungos, choro)
Expressões faciais de dor (p. ex., olhos sem brilho, aparência de desânimo, movimento fixo ou disperso, caretas)
Comportamento de defesa
Desesperança
Foco reduzido (p. ex., percepção alterada do tempo, processo de pensamento prejudicado, interação reduzida com pessoas e ambiente)
Evidências observadas de dor usando escalas padronizadas de verificação da dor
Para pessoas incapazes de comunicação verbal (p. ex., escala comportamental, escala visual analógica)
Posicionamento para evitar a dor
Gestos de proteção
Relato de outra pessoa sobre dor e alterações no comportamento/atividade (p. ex., parentes, cuidadores)
Dilatação pupilar
Autocentramento
Autorrelato de intensidade mediante uso de escalas padronizadas (p. ex., escala FACES de Wong-Baker, escala visual analógica, escala de classificação numérica)
Autorrelato de características da dor (p. ex., sensibilidade, tipo choque elétrico, em alfinetadas e agulhadas, dor penetrante, dor que aflige/é sensível, em pontadas, latejante) usando escalas padronizadas da dor (p. ex., Questionário de Dor de McGill, Breve Inventário da Dor)

Fatores relacionados

Ver *Conforto prejudicado*.

Nota da autora

O controle da dor pela enfermagem apresenta desafios específicos. A dor aguda é uma reação que os enfermeiros tratam como um diagnóstico de enfermagem ou como um problema colaborativo? A dor aguda é a etiologia de outra reação que descreve melhor a condição tratada pelo enfermeiro? Um conjunto de diagnósticos de enfermagem representa síndrome da dor ou síndrome da dor crônica (p. ex., *Medo, Risco de enfrentamento familiar ineficaz, Mobilidade física prejudicada, Isolamento social, Padrão de sexualidade ineficaz, Risco de constipação colônica, Fadiga*)? McCafferty e Beebe (*1989) citam 18 diagnósticos de enfermagem que podem ser aplicados a indivíduos com dor. Encarar a dor como um diagnóstico de síndrome pode proporcionar aos enfermeiros um diagnóstico de enfermagem abrangente para os indivíduos com dor, aos quais poderiam ser aplicados muitos diagnósticos de enfermagem relacionados.

Erros nos enunciados diagnósticos

Dor aguda relacionada à incisão cirúrgica

Para um indivíduo submetido a uma cirurgia, o enfermeiro concentra-se na redução da dor para permitir maior participação nas atividades e reduzir a ansiedade, como descreve o diagnóstico de enfermagem *Dor aguda relacionada à manipulação cirúrgica de estruturas do organismo, flatulência e necessidade progressiva de atividade aumentada.*

Dor aguda relacionada à isquemia do tecido cardíaco

O enfermeiro tem várias responsabilidades com um paciente com dor no peito: avaliar a condição cardíaca, reduzir a atividade, administrar medicação SN e reduzir a ansiedade. Antes da alta, o enfermeiro deve ensinar automonitoração, automedicação, sinais e sintomas de complicações, cuidados no acompanhamento e modificações necessárias no estilo de vida. *Dor aguda relacionada à isquemia do tecido cardíaco* está correto; há necessidade, porém, de outros diagnósticos que avaliem e controlem a dor no peito, envolvendo intervenções prescritas pela enfermagem e pela medicina, de modo que essa situação possa ser descrita como o problema colaborativo *Risco de Complicações de Débito cardíaco.* Esse problema colaborativo engloba uma variedade de complicações cardíacas (p. ex., arritmias, síndrome coronariana aguda, choque cardiogênico e angina).

> **ALERTA CLÍNICO** Há um dever ético de alívio da dor (*Johnson, Fudala, Payne, 2005). Os enfermeiros devem ser tão atuantes na defesa do alívio eficaz da dor para seus pacientes quanto seriam se a pessoa fosse seu filho, mãe, parceiro ou melhor amigo. Aqueles com mais necessidade de alívio eficaz da dor podem ser pobres, com pouca instrução, usuários de drogas e outros sem voz ativa no sistema de atendimento de saúde.
>
> Os pesquisadores informam o seguinte:
>
> - O tratamento da dor aquém do satisfatório nos idosos foi descrito por Denny e Guido (2012).
> - Greco e colaboradores (2014) relataram que o controle da dor no câncer melhorou desde o relato de 2008, embora um terço das pessoas "ainda não recebam medicação para dor proporcional à intensidade de sua dor".
> - Deandrea e colaboradores (2010) relataram que 40% dos indivíduos com dor pelo câncer eram tratados insatisfatoriamente.
> - O subtratamento do controle da dor, em crianças submetidas a procedimentos dolorosos, teve relato de ocorrência acima de dois terços do tempo, conforme Stevent e colaboradores (2011).
> - "Todos os neonatos na unidade de terapia intensiva neonatal, ou durante os primeiros dias de vida, são submetidos a procedimentos dolorosos e estressantes. Pesquisas epidemiológicas mostram que a dor induzida por tais procedimentos não é prevenida de forma eficiente, ou é tratada com inadequação" (Walter-Nicole, Annequin, Biran, Mitanchez & Tourniaire, 2010).
> - Mosset (2011) relatou que "Minorias raciais/étnicas recebem, de forma consistente, menos tratamento adequado para dor aguda e crônica do que brancos não hispânicos, mesmo após controle em relação a idade, gênero e intensidade da dor. Relatos incorretos de intensidade da dor parecem ser uma das principais contribuições de pessoas pertencentes às minorias em relação a disparidades no controle da dor. A principal contribuição de médicos a tais disparidades parece refletir a percepção limitada de suas próprias crenças e estereótipos culturais em relação à dor, aos indivíduos das minorias e ao uso de analgésicos narcóticos". Além disso, o pesquisador relatou que "há evidências consistentes de que indivíduos de minorias raciais/étnicas estão excessivamente representados entre os que experimentam tais dores e cujo manejo é inadequado".

Conceitos-chave

Considerações gerais

- Toda dor é verdadeira, sejam quais forem as causas. A dor de origem puramente psicogênica talvez seja rara, assim como a dor puramente orgânica. A maior parte das dores orgânicas é uma combinação de eventos mentais (psicogênicos) e estímulos físicos (orgânicos).
- São dois os componentes da dor: um sensorial, que é neurofisiológico, e um perceptual ou experiencial, com origens cognitivas e emocionais. A interação dos dois componentes determina a quantidade de sofrimento (Grossman & Porth, 2014).
- Tolerância à dor é a duração e a intensidade de dor que um indivíduo está disposto a suportar. Difere entre pessoas e culturas, sendo que muitas pode variar em uma pessoa conforme a situação, por exemplo, hora do dia, nível de tensão, cansaço.
- O limiar da dor é o ponto no qual o indivíduo comunica que um estímulo é doloroso (Pasero & McCaffery, 2011).
- A dor pode ser classificada como aguda ou crônica, de acordo com a causa e a duração, e não com a intensidade.
  - A *dor aguda* pode durar de um segundo a menos de seis meses. A causa costuma ser uma doença ou um trauma orgânico. Com a recuperação, a dor diminui e, por fim, desaparece.
  - A *dor crônica* é aquela que dura de 3 a 6 meses ou mais. Pode ser descrita como limitada, intermitente ou persistente.
  - A *dor limitada* é a causada por lesão física conhecida e terá fim (p. ex., queimaduras).
  - A *dor intermitente* é a que proporciona à pessoa períodos sem dor. A causa pode ou não ser conhecida (p. ex., cefaleias).
  - A *dor persistente* costuma ocorrer todos os dias. A causa pode ou não ser conhecida e não costuma ser uma ameaça à vida (p. ex., dor lombar).

- A pessoa pode reagir à dor aguda de forma fisiológica, com sudorese, aumento das frequências cardíaca e respiratória e da pressão arterial; e de forma comportamental, com choro, gemidos ou demonstração de raiva.
- A pessoa com dor crônica costuma estar adaptada a ela, seja do ponto de vista psicológico ou comportamental. Assim, pode não evidenciar sinais visíveis da dor.
- Price (*1999) definiu a dor como "uma percepção somática que contém (conforme mencionado em Rosenquist, 2015):
  - uma sensação corporal com qualidades semelhantes às relatadas durante estimulação de tecido danificado,
  - uma ameaça vivida associada a essa sensação, e
  - uma sensação desagradável ou outra emoção negativa baseada nessa ameaça experimentada".

A American Society of Anesthesiologists (2010) define a dor crônica "como uma dor de qualquer etiologia, não diretamente relacionada a envolvimento neoplásico, com duração além do limite temporal esperado de lesão tissular e com cicatrização normal, afetando de forma adversa o funcionamento ou o bem-estar da pessoa".

Placebos

- Pesquisas mostram que a dor fisiológica diagnosticada pode responder a placebos; assim, uma resposta positiva a um placebo não pode ser usada para diagnosticar a dor como psicogênica. Placebos são de uso inadequado, exceto em pesquisas clínicas aprovadas pelas seguintes razões (Pasero & McCaffery, 2011):
  - Os placebos podem funcionar para um paciente num momento e não em outro.
  - Os placebos costumam ser usados para provar que em um indivíduo está errado.
  - "Enganar é prejudicial a pacientes e a profissionais da saúde."
  - "Revisão da literatura não mostra fundamentação para o pressuposto de que medicar a dor com placebo é útil aos pacientes." Usar placebo constitui "culpabilização por fraude, prática errônea, quebra de contrato e negligência médica".

Dicas da Carpenito

"Ao mesmo tempo que o subtratamento da dor é um tópico conhecido entre pesquisadores da dor, defendemos que o conceito de 'pseudoadicção' é um problema, porque, em última análise, conta com um juízo clínico que tenta diferenciar pacientes 'ruins' que buscam drogas de pacientes 'bons', subtratados para a dor, diante de comportamentos *praticamente indistinguíveis*" (Bell & Salmon, 2009).

Na prática desta autora como profissional especializada em enfermagem da família, deparo-me semanalmente com solicitações de medicamentos controlados. Após investigações criteriosas, ainda não tenho certeza se a solicitação é devida à dor subtratada ou a abuso, e prescrevo o medicamento nessa visita, para uso durante 14 dias. Na visita seguinte, com mais uma investigação, posso diferenciar melhor as origens da solicitação, podendo distinguir a solicitação legítima das não legítimas. Essa prática já me fez, algumas vezes, prescrever para um adicto em busca de uma droga, ou a um traficante de rua. O mais importante, entretanto, é não ter privado uma pessoa com dor passível de crédito do medicamento para alívio de sua dor. Consigo conviver com os dois resultados.

Tolerância a drogas, dependência de drogas, adicção

- "Uma vez que a prescrição de fármacos opiáceos é elemento central de sua prática clínica, a medicina da dor desenvolveu uma definição de adicção que não implica drogas como os agentes principais de transtorno adictivo. Em vez disso, constrói a adicção como um transtorno psicológico passível de reconhecimento pelo comportamento fora de controle do dependente, por seu estilo de vida centrado na droga e por seus padrões destrutivos de uso dela. A prevenção da adicção na clínica da dor concentra-se, então, na identificação de alguns indivíduos 'de risco' e predispostos, inclusive aqueles com história anterior de abuso de substância. Esses pacientes de risco demandam monitoração e supervisão com vigilância extra caso devam receber prescrição de medicamentos opiáceos. Os profissionais da saúde têm de estar atentos a qualquer comportamento aberrante ou suspeito, como não obediência, agressão, comparecimento irregular às consultas, consulta a vários médicos e histórias de medicamentos perdidos e roubados, indicativo de desenvolvimento de adicção" (American Society of Addiction Medicine, 2015).
- A adicção é uma doença crônica primária de recompensa cerebral, motivação, memória e com um circuito associado. Uma disfunção nesses circuitos leva a manifestações biológicas, psicológicas, sociais e espirituais características. Isso se reflete em uma pessoa que busca, patologicamente, uma recompensa e/ou um alívio pelo uso de uma substância e outros comportamentos (American Society of Addiction Medicine, 2015).
- A adicção caracteriza-se por incapacidade de abstinência consistente, prejuízo no controle comportamental, desejo incontrolado, redução do reconhecimento de problemas importantes nos próprios comportamentos e nas relações interpessoais e resposta emocional disfuncional. Como outras doenças crônicas, a adicção costuma envolver ciclos de recaída e remissão. Sem tratamento ou envolvimento em atividades de recuperação, ela é progressiva e pode resultar em deficiência ou morte prematura (American Society of Addiction Medicine, 2015).

- "A adicção é uma condição crônica ou recorrente para muitas pessoas. No entanto, o modelo tradicional de tratamento para a adicção enfatiza o tratamento intensivo e episódico da abstinência à substância com supervisão médica e/ou estabilização, seguido de cuidados a pacientes ambulatoriais por tempo limitado" (Bell & Salmon, 2009).
- "No contexto do tratamento da dor, os opiáceos não são substâncias ilícitas, mas analgésicos eficazes e seguros, adequados a uso prolongado, em pessoas selecionadas."
- "Na essência, a adicção não é apenas um problema social, moral ou criminal. É um problema do cérebro, cujos comportamentos se manifestam em todas essas outras áreas" (Bell & Salmon, 2009).
- Pseudoadicção é um termo usado para descrever comportamentos do paciente que podem ocorrer quando a dor é subtratada. Pacientes com dor sem alívio podem se concentrar na obtenção de medicamentos, "na passagem do tempo" e, diferentemente, podem parecer "procurar alguma droga" de forma inadequada. Mesmo tais comportamentos, como usar drogas ilícitas e enganar, podem ocorrer nas tentativas do paciente de obter alívio (American Psychiatric Association [APA], 2014).
- A pseudoadicção pode ser diferenciada da adicção verdadeira, no sentido de que os comportamentos somem quando a dor é realmente tratada (Bell & Salmon, 2009).
- Ocorre tolerância a drogas quando a pessoa não mais reage a elas da forma como fazia no começo. Doses mais altas são necessárias para uma resposta eficaz. Não há uso compulsivo da droga, embora possam ocorrer sintomas de abstinência (National Institute of Drug Abuse, 2007).
- A síndrome da dependência a uma droga como um grupo de fenômenos fisiológicos, comportamentais e cognitivos é uma situação em que o uso de uma substância ou de uma classe de substâncias assume uma prioridade maior em determinada pessoa, na comparação com outros comportamentos que, em outro momento, tiveram valor maior (Hockenberry & Wilson, 2015; WHO, 2015).
- A droga é necessária para a pessoa funcionar normalmente (National Institute of Drug Abuse, 2007).
- A *terapia multimodal* (*analgesia equilibrada*) envolve o uso de duas ou três classes de analgésicos (agentes anti-inflamatórios não esteroides, opioides e anestésicos locais). Esse método possibilita o planejamento de doses menores de cada fármaco. O uso de uma ou duas classes pode prevenir dor inflamatória e neuropática. Doses mais baixas de vários analgésicos reduzem a probabilidade de efeitos colaterais significativos resultantes de um único agente ou método" (McCaffery & Pasero, 2011).

Considerações pediátricas

- Diversos estudos demonstram que, quando adultos e crianças se submetem a uma mesma cirurgia, as crianças são menos medicadas (Hockenberry & Wilson, 2015). Em um estudo, 52% das crianças não receberam analgésicos no período pós-operatório, enquanto as 48% restantes receberam, predominantemente, ácido acetilsalicílico e paracetamol.
- Apesar da avaliação e dos progressos contínuos nas opções de tratamento para o controle da dor em crianças, as crianças e os adolescentes continuam sofrendo em decorrência de dor tratada de modo inadequado (Hockenberry & Wilson, 2015).
- Deve ser sempre empregada a escala de dor apropriada, considerando-se a idade de desenvolvimento do paciente (p. ex., escala FACES de Wong-Baker, escala visual analógica ou escala numérica), mantendo-se a coerência no uso dessa escala.
- A idade maturacional e cronológica da criança, a causa da dor, o estilo de enfrentamento, a resposta dos pais, a cultura, as experiências anteriores de dor e o fato de a dor ser aguda ou crônica influenciam a resposta da criança à dor, consequentemente influindo no método de controle da dor usado pela equipe.

Bebês

- Chorosos.
- Reagirão fisicamente à dor (p. ex., retraimento reflexo localizado da fonte de dor e rigidez generalizada).
- Choro alto e protestos verbais muito tempo depois da retirada do estímulo, embora se acalmem quando confortados, por um dos pais.
- Possível demonstração de alimentação insatisfatória.

Crianças de 1 a 3 anos

- Temem a invasão do corpo.
- Não compreendem a justificativa para a dor ou não conseguem conceituar a duração da experiência, mesmo sendo expressa.
- Reagirão com maior deliberação de modo a evitar a origem da dor (p. ex., afastando-se da fonte da dor ou tentando ligar-se a um dos pais).
- Buscam figuras paternas como fonte de conforto.

Pré-escolares
- Envolvem-se em pensamento mágico ou fantasias (p. ex., acreditam que algo em que pensaram ou que fizeram provocou a experiência dolorosa).
- Usam mais habilidades verbais para comunicar a dor, embora ainda chorem e gritem.
- Ainda reagem, física e deliberadamente, com mais propósito para evitar a dor (p. ex., batidas, pancada, empurrões).
- Quando a dor passa, falam com os brinquedos ou com outras crianças/parentes sobre a experiência de dor.
- Conseguem vivenciar a antecipação da ansiedade de um procedimento doloroso.
- Negam a dor, sobretudo se associada a consequências adversas (p. ex., injeção como punição por mau comportamento).

Crianças em idade escolar
- Têm medo de trauma ao corpo.
- Conseguem descrever a causa, o tipo, a qualidade e a intensidade da dor.
- Podem demonstrar comportamento de perda de tempo, paralisação.
- Tentam relacionar a experiência dolorosa a eventos prévios e ter controle das ações.
- Negam a dor, sobretudo se associada a consequências adversas.
- Podem ser influenciadas pela presença dos pais na expressão da dor.

Adolescentes
- Consideram a imagem corporal muito importante.
- Demonstrarão, normalmente, menor resistência verbal e física.
- Podem ter excesso de confiança para compensar o medo.
- Podem usar respostas comportamentais à dor mais "aceitáveis socialmente" do que as das crianças menores, embora o medo e a ansiedade possam não ser menores.
- Podem também ser influenciados pela presença dos pais na verbalização da avaliação que fazem da dor.

Considerações maternas
- Ver *Dor no trabalho de parto*.

Considerações geriátricas
- "Os resultados do estudo indicaram que > 90% dos idosos moradores da comunidade tiveram experiência de dor no mês anterior, com 41% relatando dor desconfortável, sofrida, horrível e excruciante." Mais de 28% daqueles com dor moderada a intensa relataram experiência de dor contínua (Brown, Kirkpatrick, Swanson & McKenzie, 2011).
- "A dor musculoesquelética (92%) mostrou-se a de maior predominância, sendo a inatividade a estratégia mais eficaz usada para reduzir a dor" (Brown et al., 2011).
- "Por várias razões, as pessoas idosas podem evidenciar maior hesitação do que as mais jovens para relatarem sua dor. Entre algumas 'barreiras' para a discussão da dor estão: percepção de a dor ser apenas algo concomitante ao envelhecimento; relutância em 'incomodar' o médico com queixas de dor; não querer desviar a atenção do médico de outras queixas 'clínicas'. Os idosos podem ainda usar termos descritivos diferentes para sua dor (intermitente, muito sensível, que machuca, desconfortável), inclusive alguns que não são parte dos instrumentos da dor de uso comum" (Rosenquist, 2015).
- A dor é onipresente nos idosos e pode ser aceita, por eles e pelos profissionais, como um componente normal e inevitável do envelhecimento. Infelizmente, muitas doenças crônicas, comuns nos idosos, como a osteoartrite e a artrite reumatoide, podem não receber manejo adequado da dor (Brown et al., 2011; Denny & Guido, 2012; Pasero & McCaffery, 2011).
- As pessoas idosas podem não demonstrar sinais e sintomas objetivos de dor devido aos anos de adaptação e à crescente tolerância à dor. Algumas vezes, elas podem aceitar a dor, diminuindo, a partir de então, as expectativas de conforto e mobilidade. É importante, no controle da dor, a identificação e o reforço dos mecanismos de enfrentamento da dor cultivados ao longo da vida. Um controle eficaz da dor pode melhorar de forma considerável o funcionamento físico geral e o bem-estar emocional (Miller, 2015).
- Os efeitos dos analgésicos opioides narcóticos são prolongados nos idosos devido ao metabolismo e à depuração diminuídos do fármaco. Também os efeitos colaterais parecem ser mais frequentes e pronunciados, principalmente os efeitos anticolinérgicos, os extrapiramidais e a sedação. No caso dos idosos, aconselha-se que os fármacos sejam iniciados com doses mais baixas. Uma vez que essa população costuma tomar múltiplos fármacos, devem ser monitoradas as interações farmacológicas (Arcangelo & Peterson, 2016).

Considerações transculturais

- Ver *Conforto prejudicado*.

Critérios para a investigação focalizada

Ver *Conforto prejudicado*.

Metas

O indivíduo terá uma medida satisfatória de alívio, conforme evidenciado por (especificar):

- Relato de classificação da dor já determinada como aceitável por ele.
- Maior participação nas atividades de recuperação.
- Redução dos comportamentos de dor (especificar).
- Melhora do humor e do enfrentamento.

NOC Nível de conforto, Controle da dor, Conhecimento: Controle de doença aguda

Intervenções

Dicas da Carpenito

"A tendência de achar que as próprias normas culturais estão corretas e de avaliar as crenças dos outros à luz daquelas normas é conhecida como etnocentrismo. Quase todo mundo é etnocêntrico. A maioria de nós tende a achar que as atitudes e comportamentos que combinam com os nossos são corretos, ao passo que aqueles que não combinam são anormais, errados ou inferiores" (Narayan, 2010).

Pesquisadores da American Pain Society relataram que disparidades no controle da dor são evidentes em uma ampla gama de condições e tipos de dor, inclusive fraturas ósseas, câncer metastático e dor pós-cirúrgica e crônica e em múltiplos locais de tratamento (departamentos de emergência, hospitais, instituições de atendimento prolongado, atendimento domiciliar, cuidados paliativos e outras) (*Green, 2002).

"Por mais desagradável que se considere, os enfermeiros têm de examinar se alguns pacientes recebem controle da dor abaixo do ideal em razão de estereótipos prejudiciais ou juízos negativos com base na raça ou na etnia" (Narayan, 2010).[7]

Investigar a experiência de dor individual/das famílias e as influências de sua cultura (Narayan, 2010)

> **J:** *Para determinar a melhor forma de ajudar uma pessoa com dor, os enfermeiros devem, primeiro, reconhecer sua forma de pensar e sentir em relação à experiência da dor (Narayan, 2010).*

- Problemas linguísticos e de interpretação.
- Relutância em compartilhar queixas pessoais.

NIC Controle da dor, Controle de medicamentos, Apoio emocional, Ensino: Individual, Aplicação de calor/frio, Massagem simples, Redução da ansiedade, Terapia de relaxamento

> **J:** *Alguns grupos culturais tendem a incutir em seus membros a autoeficácia – um senso de controle da vida, incluindo a forma de reagir à dor e de controlá-la.*

- Crença de que podem ter pouca influência no futuro, por exemplo, atitude fatalista.
- A dor é encarada como algo a ser tolerado ou merecido como punição.
- Confusão em relação a comportamentos não verbais.
- Relutância em usar medicamentos para dor, por exemplo, medo de uso errado, tabus culturais.

> **J:** *A comunicação efetiva é fundamental para investigações válidas da dor. Muitos indicadores não verbais, como expressão facial, postura corporal e nível de atividade, podem variar entre as culturas, podendo, assim, ser mal-interpretados. As crenças culturais podem se apresentar como barreiras.*

Reduzir ou eliminar os fatores que aumentam a experiência dolorosa

Descrença por parte dos outros

> **J:** *Tentar convencer os profissionais de saúde de que a pessoa ter dor gerará ansiedade nela, aumentando a dor. Ambos esgotam sua energia.*

---

[7] Narayan publicou um excelente artigo sobre influências culturais no controle da dor, com foco na cultura do indivíduo e nos enfermeiros com perguntas de autoinvestigação para ajudar os enfermeiros a determinarem suas normas culturais em relação a dor (Self-Assessment Questions to Help Nurses Determine Their Cultural Norms Concerning Pain). O leitor pode consultar a Narayan, M. C. (2010). Culture's effects on pain assessment and management. *The American Journal of Nursing, 110*(4), 38-47. Acessado em http://www.nursingcenter.com/lnc/ceacrticle?tid=998868#sthash.VV2KzGeo.dpuf.

- Estabelecer uma relação de aceitação com apoio:
  - Reconhecer a presença da dor.
  - Ouvir atentamente o que é dito em relação à dor.
  - Transmitir que você está investigando a dor para melhor entendê-la (não para determinar se ela está de fato presente).
- Investigar a família quanto à presença de concepções errôneas sobre a dor ou seu tratamento.
  - Explicar o conceito de dor como uma experiência individual.
  - Discutir os fatores relacionados ao aumento da dor e as opções para seu controle.
  - Encorajar os familiares a partilharem, com privacidade, suas preocupações (p. ex., medo de adicção).

Falta de conhecimento/incerteza
- Explicar a causa da dor, se conhecida.
- Relatar a gravidade da dor e o quanto vai durar, se souber.
- Explicar os exames diagnósticos e os procedimentos em detalhes, relatando os desconfortos e as sensações da pessoa, bem como a duração aproximada.

  J: *As pessoas preparadas para procedimentos dolorosos mediante explicações das verdadeiras sensações passam por menos estresse do que as que recebem explicações vagas.*

> **ALERTA CLÍNICO** Apoie a pessoa ao abordar perguntas específicas sobre diagnóstico, riscos, benefícios do tratamento e prognóstico. Consulte um médico especialista. Havendo barreiras à honestidade das explicações, ver *Risco de dignidade humana comprometida*.

Medo de adicção
- Proporcionar informações exatas para reduzir o medo da adicção.
  - Examinar as razões do medo com o indivíduo.
  - Explicar a diferença entre tolerância, dependência e adicção às drogas (ver Conceitos-chave).
- Explicar que tomar opioides receitados para a dor não é causa de adicção. No contexto do tratamento da dor, os opiáceos não são substâncias ilícitas perigosas, mas analgésicos eficazes e seguros, adequados para uso prolongado em pessoas selecionadas.

> **ALERTA CLÍNICO** "No contexto do tratamento da dor, os opiáceos não são substâncias ilícitas perigosas, mas analgésicos eficazes e seguros, adequados para uso prolongado em pessoas selecionadas." "Na essência, a adicção não é apenas um problema social, moral ou criminal. É um problema do cérebro cujos comportamentos se manifestam em todas essas outras áreas" (Bell & Salmon, 2009).

  J: *A adicção é uma síndrome psicológica caracterizada por um comportamento de busca compulsiva por drogas, em geral associado a um desejo de administrá-las, de modo a produzir euforia ou outros efeitos, e não alívio da dor. Não há evidências de que uma administração adequada de opioides para a dor produza adicção (Pasero & McCaffery, 2011).*

- Auxiliar na redução do medo da perda de controle.
  - Incluir a pessoa no estabelecimento de uma meta realista para a dor e na adoção de estratégias de controle da dor que sejam coerentes com suas crenças e experiências.
  - Proporcionar privacidade na experiência dolorosa da pessoa.
  - Tentar limitar o número de profissionais de saúde que atendem o indivíduo.
  - Permitir ao indivíduo que compartilhe a intensidade da dor; dizer-lhe quão bem tolerou a dor.

  J: *As reações à dor de uma pessoa podem causar vergonha e ser inaceitáveis para alguém.*

Fadiga
- Determinar a causa da fadiga (sedativos, analgésicos, privação de sono).
- Explicar que a dor contribui para o estresse, o que aumenta a fadiga.
- Investigar o padrão atual de sono do indivíduo e a influência da dor sobre ele.
- Oferecer oportunidades de descanso durante o dia e períodos de sono ininterrupto durante a noite (deve repousar quando a dor estiver diminuída).
- Consultar o médico sobre dose maior de medicamento para dor ao deitar.
- Ver *Insônia* para intervenções específicas que melhorem o sono.

  J: *O relaxamento e a imaginação guiada controlam efetivamente a dor por meio do aumento da sensação de controle, da redução dos sentimentos de desamparo e desesperança, do fornecimento de uma recreação calma e do rompimento do ciclo dor-ansiedade-tensão (Rosenquest, 2015; *Sloman, 1995).*

Investigar os tratamentos não farmacológicos da dor
- Ver *Dor crônica* para intervenções.

Proporcionar o alívio ideal da dor com os analgésicos prescritos

J: *Os analgésicos devem ser iniciados com a menor dose eficaz e reduzidos pouco a pouco para a obtenção do controle da dor com um mínimo de efeitos adversos; isso exige reavaliações frequentes dos pacientes em relação ao alívio da dor e aos efeitos secundários à medida que as doses são ajustadas. O uso de medicação localizada (p. ex., injeções nas articulações, injeções em pontos desencadeadores) pode ser preferível a medicamentos sistêmicos (p. ex., analgésicos orais), quando possível (Galicia-Castillo & Weiner, 2014).*

- Usar a via oral sempre que possível, e as vias endovenosa ou retal com permissão, se necessárias.
- Evitar as vias intramusculares devido à absorção errática e dor desnecessária.

J: *A administração oral é preferida, sempre que possível. Medicamentos líquidos podem ser administrados às pessoas com dificuldade para deglutir.*

J: *Diante da necessidade de injeções frequentes, a via EV é a preferida, uma vez que não causa dor e a absorção é garantida. Os efeitos colaterais (respiração e pressão arterial diminuídas), no entanto, podem ser mais profundos.*

J: *As injeções intramusculares funcionam menos para o controle da dor do que a administração de analgesia controlada pelo paciente (ACP) (*Chang et al., 2004).*

- Verificar os sinais vitais, sobretudo a frequência respiratória, antes da administração.
- Consultar o farmacêutico sobre as possíveis interações adversas com outros medicamentos (p. ex., relaxantes musculares, tranquilizantes).
- Usar um método de horários fixos, e não conforme a necessidade (SN).

J: *Paice, Noskin e Vanagunas (*2005) relataram os resultados da comparação do uso de doses de opioides com horários fixos (horários definidos) com doses de opioides conforme a necessidade em pacientes internados, descobrindo que os recebedores de doses com horários fixos apresentaram classificações mais baixas da intensidade da dor. "Conforme esperado, um percentual bem maior do opioide prescrito foi administrado na forma fixa (70,8%), na comparação com a modalidade "se necessário" (SN) (38%); não houve, entretanto, diferenças nos efeitos adversos entre os dois grupos" (Pasero, 2010).*

J: *A abordagem preventiva pode aumentar o nível terapêutico do fármaco no sangue em 24 horas, reduzir desejos intensos do fármaco e diminuir a ansiedade de ter que solicitar e aguardar o alívio no formato SN.*

Dicas da Carpenito

O controle da dor deve ser ativo e individualizado para eliminar dor desnecessária, com os fármacos administrados em horário regular, em vez de quando necessário. Diante de resistência de quem prescreve, salientar os benefícios, sobretudo quando a dor da pessoa está subtratada. Abordar os mitos dos efeitos secundários aumentados da sedação, algo não indicado para pessoas com mais idade. Bernhofer e Sorrell (2014) relataram que barreiras a um controle ideal da dor foram as dificuldades na comunicação enfermeiro/médico e a falta de educação sobre a dor.

- Determinar com o indivíduo/família se a pessoa deve ser despertada para uma dose durante o sono da noite. Levar em conta:
  - Quão bem a pessoa dorme sem a dose.
  - Qual é a intensidade da dor informada quando a dose noturna não é dada ou é atrasada.

J: *Diante da inexistência de pesquisas orientadoras cabe ao enfermeiro investigar cada situação e determinar a ação adequada (Pasero, 2010).*

J: *"O tratamento rotineiro de uma dor insuportável é entendido, em geral, como uma prática convencional nas populações para as quais a terapia com opioides é o pilar, considerado o controle prolongado da dor de moderada a intensa – sobretudo aquelas pessoas com câncer ativo ou outros tipos de doença clínica avançada" (Pasero, 2010, p. 38).*

- A dor neuropática é descrita como ardida, contundente, penetrante, elétrica, em agulhadas ou letárgica.

J: *A dor nociceptiva pode ser somática e visceral. A dor somática tem origem na ativação de nociceptores periféricos, como no tecido muscular, articular, ósseo ou conectivo. A dor visceral tem origem na ativação de nociceptores da cavidade abdominal ou torácica (McMenamin, 2011).*

- A dor nociceptiva por danos aos nervos responde a anticonvulsivantes (gabapentina, pregabalina), inibidores seletivos da recaptação de serotonina (ISRSs), antidepressivos tricíclicos (ADTs), clonidina, adesivos Lidoderm® e antagonistas receptores do *N*-metil-D-aspartato, como cetamina ou metadona (McMenamin, 2011).

J: *A dor neuropática surge quando há processamento anormal da aferência pelo sistema nervoso periférico ou central (McMenamin, 2011).*

Investigar a resposta do indivíduo à medicação para alívio da dor

- Após a administração, retornar em meia hora para avaliar sua eficácia.
- Solicitar à pessoa que classifique a intensidade da dor antes do medicamento e qual o alívio recebido.
- Solicitar ao indivíduo que indique quando a dor começou a aumentar. Quanto tempo se passou desde a última medicação analgésica? Após alguma atividade (p. ex., deambulação, troca de curativo)?
- Aconselhar o paciente a solicitar mais cedo a medicação analgésica. Planejar medidas de alívio da dor antes das atividades.
- Consultar o médico que receitou a medicação a respeito da necessidade de mudança na dosagem ou no intervalo; a dose pode ser aumentada em 50% até funcionar (Pasero & McCaffery, 2011).
- Colaborar com quem prescreveu a medicação da analgesia multimodal.

    J: *A analgesia multimodal, que usa duas ou três classes de analgésicos, pode funcionar melhor que uma só classe. As doses mais reduzidas combinadas de cada classe funcionam melhor que as doses aumentadas de uma classe, com menos efeitos secundários (Pasero & McCaffery, 2013).*

Reduzir ou eliminar os efeitos colaterais comuns dos opioides

Sedação

- Identificar fatores de risco de sedação excessiva e depressão respiratória (Myers-Glower, 2013; Pasero & McCafferty, 2011):
    - Primeiras 24 horas de terapia com opioides.
    - Cirurgia prolongada.
    - Cirurgia torácica.
    - Injeção em bolo de morfina neuroaxial.
    - Infusão contínua de opioides em pessoas que não os usaram.
    - Uso de benzodiazepínicos, anti-histamínicos, difenidramina, sedativos, ou outros depressivos do sistema nervoso central.
    - Pessoas com mais de 60 anos (o risco é 2,8 vezes maior entre 61 e 70 anos, 5,4 vezes maior entre 71 e 80 anos, e 8,7 vezes maior após os 80 anos de idade).
    - Falta de uso recente de opioide.
    - Exigência de dose mais alta de opioide, ou criação de hábito de opioides.
    - Apneia do sono.
    - Distúrbios do sono.
    - Distúrbios pulmonares.
    - Obesidade mórbida (IMC > 35) com associação de alto risco de apneia do sono.
    - História de roncos.
    - História de tabagismo.
- Monitorar cuidadosamente, as pessoas que estão recebendo medicação sedativa e analgesia com opioides em relação à falência respiratória, a cada hora, durante as primeiras 12 horas com opioides (Myers-Glower, 2013).
- Oximetria de pulso, pressão arterial, frequência respiratória.

> **Alerta clínico** Quando a pessoa estiver recebendo oxigênio, a oximetria de pulso também pode não oferecer informações precisas. A saturação de oxigênio é mais uma medida da troca gasosa no pulmão do que um indicador direto de eficácia ventilatória.

- Sinais e sintomas de hipercapnia (rubor na pele, pulso total [precoce], taquipneia, dispneia, contorção muscular, *flapping*, atividade neural reduzida e possível aumento da pressão arterial).

    J: *Hipercapnia significativa pode surgir antes da ocorrência de dessaturação (Myers-Glower, 2013).*

- Quando a pessoa parecer dormir, acordá-la para ser possível distinguir o sono da sedação (Pasero & McCaffery, 2011).
    - Sono desperto, alerta ou levemente sonolento e fácil de acordar.
    - Sedação passível de acordar, tontura aumentada, adormecer durante a investigação, sonambulismo, resposta escassa ou ausente às tentativas de despertar.
    - Informar profissional que receitou ou o anestesiologista, para que haja redução da dose de opioide ou, quando sonolento e difícil de ser acordado: interromper o opioide e intervir imediatamente, por exemplo, resposta rápida da equipe, naloxona EV diluída.
- Investigar se a causa é o opioide, a fadiga, a privação do sono ou outros fármacos (p. ex., sedativos, antieméticos).
- Aconselhar a buscar auxílio para evitar lesão (p. ex., quedas).

Constipação

No caso de pessoas com fatores predisponentes (idade avançada, imobilidade, dieta insatisfatória, patologia intra-abdominal tomando outras medicações para constipação) (Portenoy, Mehta & Ahmed, 2015)

- Analisar possível terapia profilática com laxantes, por exemplo, 2 comprimidos de sena à hora de dormir, com ou sem emoliente fecal.
- Mais fibras com aumento dos líquidos.

J: *Os opioides causam constipação, reduzindo a motilidade intestinal e aumentando o tempo de trânsito GI, o que ocasiona reabsorção excessiva de água e eletrólitos (Portenoy et al., 2015).*

Náusea e vômitos (ver *Náusea*)

J: *Os opioides causam náusea e vômitos em razão de seu efeito direto na estimulação dos quimiorreceptores, ocorrendo aumento da sensibilidade vestibular e retardo do esvaziamento gástrico (Portenoy et al., 2015).*

Boca seca (ver também *Mucosa oral prejudicada*)

- Explicar que os opioides diminuem a produção de saliva.
- Orientar o indivíduo a lavar a boca seguidamente, chupar balas sem açúcar e amargas, comer pedaços de abacaxi ou melancia, se permitido, e tomar líquido com frequência.
- Explicar a necessidade de boa higiene oral e cuidado com os dentes.

J: *O uso de opioides pode reduzir a quantidade de saliva na boca. A saliva ajuda a eliminar bactérias e prevenir cáries nos dentes.*

Auxiliar a família a reagir positivamente à experiência dolorosa do indivíduo

- Investigar o conhecimento da família e sua reação à experiência dolorosa.
- Fornecer informações precisas para corrigir as concepções errôneas (p. ex., adicção, dúvidas sobre a dor).
- Proporcionar oportunidades a cada membro da família para discutir seus medos, sua raiva e sua frustração, com privacidade; reconhecer a dificuldade da situação.
- Incorporar os membros da família à modalidade de alívio da dor, se possível (p. ex., massageando, acariciando).
- Elogiar sua participação e preocupação.

J: *Ajudar a família a entender a experiência de dor pode reforçar o enfrentamento positivo (Pasero & McCaffery, 2011).*

Iniciar as orientações para a saúde, conforme indicado

- Discutir com o indivíduo e a família medidas não invasivas de alívio da dor (p. ex., relaxamento, distração, massagem, música).
- Ensinar técnicas de preferência da pessoa e da família.
- Explicar o curso previsto da dor (resolução), se conhecido (p. ex., braço fraturado, incisão cirúrgica).
- Dar ao paciente orientações escritas para desmame dos medicamentos para dor quando o evento agudo estiver aliviado.

Intervenções pediátricas

Investigar a experiência de dor da criança

- Determinar o conceito da criança sobre a causa da dor, se possível.
- Solicitar que a criança aponte a área que dói. Ver Critérios para a investigação focalizada em *Conforto prejudicado*.
- Determinar a intensidade máxima e mínima da dor. Usar escala de avaliação de dor apropriada à fase de desenvolvimento da criança. Usar a mesma escala, de maneira igual todas as vezes, e incentivar seu uso pelos pais e outros profissionais de saúde. Indicar, no plano de cuidados, qual escala empregar e como usá-la (apresentação da escala e da linguagem específicas para criança); anexar uma cópia se for uma escala visual (Hockenberry & Wilson, 2015).
- Perguntar à criança o que faz a dor melhorar ou piorar.
- Incluir a classificação da dor feita pelos pais na investigação. Os pais e os enfermeiros podem classificar a dor da criança de maneira diferente. As observações dos pais costumam ser mais exatas (Kyle & Carman, 2013).
- Investigar se o medo, a solidão ou a ansiedade estão contribuindo para a dor.
- Investigar o efeito sobre o sono e o brincar. Nota: uma criança que dorme e/ou brinca ainda pode estar com dor (o sono e o brincar podem ser um tipo de distração).
- Nos bebês, investigar o choro, a expressão facial, a postura do corpo e os movimentos. O bebê demonstra sofrimento a partir de estímulos ambientais (luz, som), assim como do toque e dos tratamentos.
- Usar estímulos de voz e tato para confortar o bebê, mas investigar o efeito das medidas de conforto e das intervenções individualizadas.

- Avaliar se há potencial de barreiras/diferenças culturais em relação ao controle da dor. Famílias com crenças diferentes podem ter opiniões diversas sobre técnicas de controle da dor e consequências da dor em geral (Hockenberry & Wilson, 2015).
- Explicar à criança a origem da dor, com adequação a seu desenvolvimento, usando explicações verbais e sensoriais (visão e tato) (p. ex., tratar um boneco, deixar a criança manusear o equipamento). Com clareza, explicar e reforçar à criança que ela não está sendo punida.

Investigar a criança e a família quanto a concepções errôneas da dor ou de seu tratamento

- Esclarecer aos pais a necessidade de boas explicações para promover a confiança.
- Não mentir para os pais, muito menos para a criança, que algo não vai doer caso essa possibilidade exista, com o intuito de reduzir a ansiedade da criança em relação à dor. Agir assim instila desconfiança da família e do paciente na equipe médica.
- Explicar aos pais que a criança talvez chore com mais intensidade quando eles estiverem presentes, mas que sua presença é importante na promoção da confiança.
- Os pais e os filhos mais velhos talvez tenham concepções erradas sobre analgesia, podendo ter medo do uso/abuso de narcóticos. Salientar que o uso de narcóticos na dor de moderada a intensa, quando prescrito por médicos e monitorado por profissionais clínicos, não leva à adicção.

    J: *A investigação da dor em crianças compreende três partes: a natureza da patologia que causa a dor, as respostas anatômicas de dor aguda intensa e os comportamentos da criança. Jamais deve se basear apenas no comportamento.*

    J: *Enfermeiros, médicos e pais devem identificar e usar critérios coerentes para investigar a dor (p. ex., escala de avaliação, comportamentos específicos), a fim de levantar dados sobre a dor de uma criança (Hockenberry & Wilson, 2015).*

Proporcionar proteção com explicações honestas e oportunidades de escolha

Promover comunicação aberta e honesta

- Dizer a verdade; explicar:
  - O quanto doerá
  - O quanto durará
  - O que ajudará em caso de dor
- Não ameaçar (p. ex., não dizer à criança "Se você não aguentar firme, não irá para casa").
- Explicar à criança que o procedimento é necessário para que ela melhore e que suportar é importante, já que o procedimento poderá ser rápido e, *possivelmente, com menos dor.*
- Discutir com os pais a importância de dizer a verdade. Orientá-los a:
  - Dizer à criança quando sairão e quando voltarão.
  - Contar que não podem acabar com a dor, mas que permanecerão com ela (exceto nas circunstâncias em que os pais não possam permanecer no local).
- Oferecer aos pais oportunidades de partilhar seus sentimentos sobre o testemunho da dor do filho e sua impotência.

    J: *Ansiedade, medo e separação podem aumentar a dor.*

Preparar a criança para um procedimento doloroso

- Discutir o procedimento com os pais; determinar o que foi dito para a criança.
- Explicar o procedimento em palavras compatíveis com a idade e o nível de desenvolvimento da criança (ver Atraso no *crescimento e no desenvolvimento* em relação a necessidades relacionadas com a idade).
- Relatar os possíveis desconfortos (p. ex., o que ela sentirá e verá ou o sabor e o odor que sentirá). "Você vai tomar uma injeção que vai doer um pouco; depois a dor cessa."
- Certificar-se de explicar quando uma injeção vai causar dois desconfortos: a picada da agulha e a absorção do medicamento.
- Incentivar a criança a fazer perguntas antes e durante o procedimento; solicitar-lhe que transmita o que pensa que acontecerá e por quê.
- Compartilhar com a criança mais velha que:
  - Você espera que ela fique quieta e que será bom se ela conseguir.
  - Não está errado apertar a mão de alguém se ela sentir dor.
- Descobrir algo sobre o que elogiá-la após o procedimento, mesmo que a criança não tenha conseguido permanecer quieta.
- Agendar uma maneira de os pais estarem presentes nos procedimentos (principalmente com crianças pequenas) e explicar-lhes o que esperar antes do procedimento. Dar aos pais um papel a desempenhar durante o procedimento, como segurar a mão do filho ou conversar com ele.

J: *A comunicação verbal não costuma ser suficiente ou confiável para explicar a dor ou procedimentos dolorosos para crianças menores. O enfermeiro pode dar explicações, demonstrando com desenhos e figuras, bonecos ou o verdadeiro equipamento, conforme a situação. Quanto mais sentidos estimulados nas explicações à criança, maior a comunicação. Quando possível, os pais devem ser incluídos nos preparativos.*

Reduzir a dor durante os tratamentos, quando possível

- Caso haja necessidade do uso de contenções, ter equipe suficiente disponível, a fim de não atrasar o procedimento e de modo que as contenções sejam aplicadas com delicadeza, para a não haver aumento de ansiedade e desconforto.
- Se receitadas injeções, tentar substituir por uma prescrição para analgésicos orais ou endovenosos. Se as injeções forem necessárias:
    - Esperar que a criança mais velha aguente firme, mas mesmo assim ter disponíveis mais funcionários para segurarem a criança mais jovem, minimizando, dessa forma, o aumento da dor ou uma possível lesão ao profissional ou ao paciente.
    - Analisar possível uso de analgesia tópica antes das injeções (p. ex., géis e cremes anestésicos, ou vaporizadores resfriadores).
    - Fazer a criança participar, segurando o curativo para você.
    - Dizer-lhe o quanto foi bom ela ter ajudado.
    - Esticar a superfície da pele o quanto possível nas injeções.
    - Tranquilizar a criança após o procedimento, ou sair da sala para que os pais possam acalmá-la, caso a presença dos profissionais continue a incomodá-la.
- Dizer à criança o que acontecerá, passo a passo, imediatamente antes de ser feito.
- Oferecer-lhe a opção de aprender técnicas de distração para usar durante o procedimento, adequadas à faixa etária. (O uso de distração sem o conhecimento da criança sobre o desconforto iminente é desaconselhado, pois ela aprenderá a não confiar.)
    - Contar uma história com um fantoche.
    - Usar um telefone celular, um jogo eletrônico manual e/ou um *tablet*.
    - Soprar um apito, um catavento ou outro elemento para festas.
    - Solicitar à criança para citar ou contar os objetos em uma gravura.
    - Pedir-lhe para olhar a gravura e localizar certos objetos (p. ex., "Onde está o cachorro?").
    - Solicitar à criança que conte uma história ou algo de sua vida.
    - Solicitar à criança que conte suas piscadas.
- Evitar termômetro retal em pré-escolares; se possível, usar outros métodos, como o timpânico, o temporal ou o oral (se tolerado), conforme permissão das diretrizes e dos protocolos da instituição médica.
- Dar privacidade à criança durante o procedimento doloroso; usar uma sala de atendimento em vez da cama da criança.
- A cama da criança deve ser um lugar "seguro".
- Nenhum procedimento deve ser feito na sala de recreação ou de aula.

J: *Crianças em idade escolar são capazes de entender por que um procedimento precisa ser feito. Podem ser usados instrumentos de investigação.*

Proporcionar à criança o alívio ideal da dor com os analgésicos prescritos

- Medicar a criança antes de um procedimento ou atividade que cause dor (p. ex., troca de curativo, radiografia de membro fraturado, deambulação, injeção/colocação de acesso endovenoso).
- Consultar o médico quanto à mudança de via intramuscular para endovenosa, se adequado.
- Investigar a adequação da medicação, da dose e do horário em relação à causa da dor, ao peso e à resposta da criança, e não em relação à sua idade.
- Além de usar as escalas para avaliar a dor, observar os sinais comportamentais de dor (pois a criança pode negá-la); se possível, identificar os comportamentos específicos indicadores de dor em cada criança.
- Investigar o potencial de uso de analgesia controlada pelo paciente (ACP). A ACP proporciona doses controladas intermitentes de analgesia endovenosa (com/sem infusão contínua), conforme determinação da necessidade da criança. Crianças a partir de 5 anos de idade podem usar a ACP. Pais de crianças com incapacidades físicas podem eles mesmos fazer a administração. A ACP é segura e oferece maior alívio da dor na comparação com a analgesia convencional conforme demanda (Ball, Bindler & Cowen, 2015).
- Consultar o médico sobre o uso de infusão peridural de morfina para o tratamento da dor pós-operatória. Essa infusão tem sido usada com segurança tanto em adultos quanto em crianças em locais de tratamento não intensivo.
- A sedação consciente pode ser usada em procedimentos ou tratamentos mais longos ou mais invasivos. Ela se refere a um nível de consciência deprimido induzido por medicação por meio de uma combinação de

fármacos, incluindo benzodiazepínicos (p. ex., midazolam), hipnóticos/barbitúricos (fenobarbital) e dissociativos (cetamina) (Ball et al., 2015). Com sedação da consciência em nível adequado, a criança não precisará ser intubada; há necessidade, porém, de monitoração contínua, com equipamento de emergência prontamente disponível.
- Pode ser considerado o uso de bloqueios regionais com lidocaína em procedimentos invasivos de emergência. Nesses casos, a lidocaína pode ser amortecida com bicarbonato de sódio para reduzir o desconforto causado pela injeção da substância (Ball et al., 2015).

J: *A investigação da dor nas crianças consiste em três partes: (1) a natureza da patologia que causa a dor, (2) as respostas autonômicas da dor aguda e (3) os comportamentos da criança. A investigação jamais deve ser baseada apenas no comportamento.*

J: *Enfermeiros, médicos e pais devem identificar e usar critérios coerentes para investigar a dor (p. ex., escala de avaliação, comportamentos específicos) a fim de levantar dados sobre a dor de uma criança.*

Reduzir ou eliminar os efeitos colaterais comuns dos opioides

Sedação
- Investigar se a causa é o opioide, a fadiga, a privação de sono ou outros fármacos (sedativos, antieméticos).
- Se a sonolência for excessiva, consultar o médico sobre redução na dose.

Constipação
- Explicar para as crianças mais velhas por que a medicação para dor provoca constipação.
- Aumentar a ingestão de alimentos ricos em fibras e de água na dieta.
- Orientar a criança a manter um registro de seus exercícios (p. ex., fazer um gráfico e colocar um adesivo sempre que o exercício for realizado).
- Ver *Constipação* para intervenções adicionais.

Boca seca
- Explicar para as crianças mais velhas que os narcóticos diminuem a produção de saliva.
- Orientar a criança a enxaguar a boca com frequência, chupar balas sem açúcar e amargas, comer pedaços de abacaxi e melancia e ingerir líquidos com frequência.
- Explicar a necessidade de escovar os dentes após cada refeição.
- Suspender medicamentos/tratamentos que estejam causando sintomas assim que adequado.

J: *O controle dos efeitos colaterais aumentará o conforto e o uso dos medicamentos.*

Assistir a criança no período posterior à dor
- Dizer à criança quando o procedimento doloroso está terminado. Permitir que a criança tenha contato com os pais ou uma pessoa que a acalme.
- Estimular a criança a discutir a experiência dolorosa (desenhar ou representar com bonecos).
- Estimular a realização do procedimento doloroso pela criança, usando o mesmo equipamento em um boneco, sob supervisão.
- Elogiá-la por sua resistência e convencê-la de que controlou bem a dor, independentemente de como se comportou (exceto se ela foi violenta com os outros).
- Recompensar o bom comportamento, seja com adesivos ou outro prêmio.
- Ensiná-la a manter um registro das experiências dolorosas e a planejar uma recompensa cada vez que for atingida uma meta de comportamento, por exemplo, uma estrela dourada (prêmio) para cada vez que ficar quieta (meta) durante uma injeção. Estimular metas possíveis de serem atingidas; ficar quieta durante uma injeção talvez não seja possível para todas as crianças, mas contar ou soprar, sim.
- Consultar especialistas em saúde infantil em busca de auxílio no ensino de técnicas de enfrentamento, oferecimento de elementos de distração e modificação de comportamento nos casos em que a criança esteja recebendo tratamentos repetitivos e desagradáveis (p. ex., criança com dificuldade em coletas de sangue frequentes e rotineiras).

J: *Oportunizar momentos para falar sobre a experiência.*

Colaborar com a criança para o início de modalidades não invasivas apropriadas para o alívio da dor
- Incentivar a mobilidade tanto quanto indicado, sobretudo quando a dor estiver em seu nível mais baixo.
- Discutir com a criança e os pais as atividades de que gostam e incluí-las no esquema diário (p. ex., modelar em argila, pintar/colorir).
- Conversar com as crianças mais velhas a respeito de que pensar em outra coisa é capaz de reduzir a dor (p. ex., imaginação guiada e/ou relaxamento muscular progressivo).

- Considerar o uso de estimulação elétrica nervosa transcutânea (TENS) em procedimentos, dor aguda e crônica. Essa estimulação tem sido estudada e usada efetivamente sem efeitos adversos em crianças com dor pós-operatória, cefaleia e dor provocada pelos procedimentos.
- Géis e cremes anestésicos podem ser aplicados nos locais das injeções, antes da injeção, ou em local de picadas de agulha de outra espécie. Eles agem diminuindo a sensibilidade nas camadas dérmicas mais externas e reduzindo o desconforto do procedimento. Essas aplicações precisam ser feitas antes da realização do procedimento em si (Ball et al., 2015).
- Vaporizadores de esfriamento são aplicados topicamente e podem ser usados imediatamente antes de um procedimento, exigindo apenas um minuto de contato com a pele intacta (Ball et al., 2015).
- Medidas para distrair podem incluir ouvir música, assistir a um filme ou soprar bolhas de sabão. Não esquecer que, mesmo que a criança pareça adequadamente distraída, ela ainda é capaz de ter dor (Ball et al., 2015).
- Soluções com sucarose parecem bastante eficazes entre os bebês para controle da dor, uma vez que se acredita que ativem o sistema endógeno opioide por meio do paladar. Os efeitos costumam durar entre 3 e 5 minutos (Ball et al., 2015).
- Recorrer às diretrizes para medidas não invasivas de alívio à dor.

   J: *Medidas farmacológicas, combinadas com técnicas não invasivas, constituem a forma mais eficaz de tratamento da dor em crianças.*

Auxiliar a família a reagir de forma ideal à experiência de dor da criança

- Investigar o conhecimento da família e a resposta à experiência dolorosa (p. ex., os pais apoiam a criança que tem dor?).
- Garantir aos pais que podem tocar e segurar a criança, se factível (p. ex., demonstrando que é possível tocá-la apesar da presença de sondas e equipamento).
- Dar informações exatas para corrigir as concepções errôneas (p. ex., a necessidade do tratamento, mesmo que ele cause dor).
- Proporcionar aos pais oportunidades para discutir seus medos, raiva e frustrações, em local privado.
- Reconhecer a dificuldade da situação.
- Envolver os pais nas medidas de alívio da dor, se possível (p. ex., acariciando, massageando, distraindo).
- Elogiar sua participação e preocupação.
- Negociar metas de um plano de controle da dor; reavaliar continuamente (p. ex., uma meta de redução da dor/aumento do conforto para condição sem dor não é realista).

Iniciar as orientações para a saúde e os encaminhamentos, se indicado

- Proporcionar à criança e à família explicações constantes.
- Usar o plano de cuidados para promover a continuidade do cuidado para a criança hospitalizada.
- Usar os profissionais de saúde mental disponíveis, se necessário, para auxiliar com estimulação de imagens, relaxamento progressivo e hipnose.
- Usar o serviço de dor disponível (equipe da dor) nos centros pediátricos de atendimento de saúde para uma abordagem interdisciplinar e abrangente do controle da dor em crianças.
- Apresentar aos pais a literatura pertinente para eles próprios e para a criança (ver Referências).

Intervenções maternas

- Ver *Dor no trabalho de parto*.

Dor crônica

Definição da NANDA-I

Experiência sensorial e emocional desagradável associada à lesão tissular real ou potencial, ou descrita em termos de tal lesão (International Association for the Study of Pain); início súbito ou lento, de qualquer intensidade, de leve a intensa, constante ou recorrente, sem um término antecipado ou previsível, e com duração maior que três meses.

Características definidoras

Relatos de que a dor existe há mais de 3 meses (talvez seja o único dado investigatório presente).
Evidências de dor com utilização de instrumento/escala padronizada de verificação de comportamentos de dor para pessoas que não conseguem se comunicar verbalmente (p. ex., Neonatal Infant Pain Scale, Pain Assessment Checklist para quem tem capacidade limitada de comunicação)

Desconforto
Raiva, frustração, depressão devido à situação
Fácies de dor
Anorexia, perda de peso
Insônia
Movimentos de defesa
Espasmos musculares
Rubor, edema, calor
Alteração de cor nas áreas afetadas
Anormalidades nos reflexos

Fatores relacionados

Ver *Conforto prejudicado*.

Nota da autora

Nos Estados Unidos, pelo menos 116 milhões de adultos em 2011 relataram viver com dor crônica (Institute of Medicine, 2011). "Independentemente da causa ou do padrão da dor, sua condição crônica ocasiona estresse fisiológico e psicológico que desgasta o paciente (e as pessoas próximas[8]), de forma física e emocional" (D'Arcy, 2008).

A verdadeira tragédia de experimentar dor crônica é a falha dos profissionais de saúde de compreenderem a experiência vivida ou, possivelmente pior, projetarem descrença ou elogiarem o sofrimento.

Mediante uso de pesquisas epidemiológicas anteriores a 1996, é investigada e confirmada a relação entre dor e depressão, ainda que a razão seja desconhecida (*Von Korff & Simon, 1996). "Assim, dor e doença psicológica devem ser entendidas como tendo efeitos psicológicos e comportamentais recíprocos, envolvendo processos de manifestação de doença e adaptação, bem como a dor com efeitos específicos no estado funcional e na função comportamental" (*Von Korff & Simon, 1996). Os pesquisadores indagaram: "A depressão fica evidente antes do surgimento do problema de dor, precocemente na história natural, ou apenas depois que a dor se tornou crônica?"

Erros nos enunciados diagnósticos

Ver *Conforto prejudicado*.

Conceitos-chave

Ver *Dor aguda*.

Critérios para a investigação focalizada

Ver *Conforto prejudicado*.

Metas

O indivíduo relatará melhora da dor e aumento nas atividades diárias, conforme evidenciado por estes indicadores:

- Relatos de que os outros reconhecem a existência de sua dor.
- Utilização de medidas não invasivas escolhidas para o alívio da dor.

A criança demonstrará mecanismos de enfrentamento da dor, métodos de controle da dor e a causa da dor/doença, conforme evidenciado por aumento nas brincadeiras e nas atividades normais da infância e por estes indicadores:

- Comunica a melhora da dor verbalmente, pela escala de avaliação da dor ou pelo comportamento (especificar).
- Mantém a participação e o relacionamento familiar normais ao longo da experiência dolorosa, conforme evidenciado por (especificar).

NOC Controle da dor, Nível de dor, Dor: Efeitos nocivos, Controle da dor, Controle da depressão, Dor: Reação psicológica adversa

Dicas da Carpenito

"Ao mesmo tempo que o subtratamento da dor é um tópico conhecido entre pesquisadores de dor, defendemos que o conceito de 'pseudoadicção' é um problema, porque, em última análise, conta com um juízo clínico que tenta diferenciar pacientes 'ruins' que buscam drogas de pacientes 'bons', substratos para a dor, diante de comportamentos praticamente indistinguíveis" (Bell & Salmon, 2009).

---

[8] Parênteses adicionados pela autora.

Na prática desta autora como profissional especializada em enfermagem da família, deparo-me semanalmente com solicitações de medicamentos controlados. Após investigações criteriosas, se ainda não tenho certeza de que a solicitação é devida à dor subtratada ou a abuso, prescrevo o medicamento nessa visita, para uso durante 14 dias. Na visita seguinte, com mais uma investigação, posso diferenciar melhor as origens da solicitação, podendo distinguir a solicitação legítima das não legítimas. Essa prática já me fez, algumas vezes, prescrever para um adicto em busca de uma droga, ou a um traficante de rua. O mais importante, entretanto, é não ter privado uma pessoa com dor passível de crédito do medicamento para alívio de sua dor. Consigo conviver com os dois resultados.

Intervenções

Investigar a experiência de dor do indivíduo/famílias e as influências de suas culturas (Narayan, 2010)

J: *Para determinar a melhor forma de ajudar uma pessoa com dor, os enfermeiros devem, primeiro, diferenciar sua forma de pensar e sentir em relação à experiência da dor (Narayan, 2010).*

- Problemas linguísticos e de interpretação.
- Relutância em compartilhar queixas pessoais.

J: *Alguns grupos culturais tendem a incutir em seus membros a autoeficácia – um senso de controle da vida, incluindo a forma de reagir à dor e de controlá-la.*

- Crença de que podem ter pouca influência no futuro, por exemplo, atitude fatalista.
- A dor é encarada como algo a ser tolerado ou merecido como punição.
- Confusão em relação a comportamentos não verbais.
- Relutância em usar medicamentos para dor, por exemplo, medo de uso errado, tabus culturais.

J: *A comunicação efetiva é fundamental para investigações válidas da dor. Muitos indicadores não verbais, como expressão facial, postura corporal e nível de atividade, podem também variar entre as culturas, podendo, assim, ser mal-interpretados. As crenças culturais podem se apresentar como barreiras.*

NIC Controle da dor, Controle de medicamentos, Promoção do exercício, Controle do humor, Melhora do Enfrentamento, Acupressão, Aplicação de calor/frio, Distração

Determinar com o indivíduo e a família os efeitos da dor crônica em sua vida

- Na semana passada, durante quantos dias você não conseguiu realizar o que desejava, por exemplo, na vida profissional, nas tarefas fora de casa, nas compras, no preparo das refeições?
- O que você/família fazem para se divertir ou socializar? Com que frequência?
- Na semana passada, você dormiu bem? Tirou alguns cochilos?
- Como a dor interfere em seu estado de humor, relacionamentos?
- Como descreveria sua saúde?
- O que sua família e amigos podem fazer para melhorar sua vida?
- O que sua família fala que você deve fazer para melhorar sua vida?

J: *A pessoa com dor crônica pode reagir com retraimento, depressão, ansiedade, raiva, frustração e dependência, todos capazes de influenciar a família de forma igual. Cinquenta por cento das pessoas com dor crônica têm transtornos depressivos ou de ansiedade (Weisberg & Boatwright, 2007). As intervenções concentram-se em ajudar as famílias a compreenderem os efeitos da dor nos papéis e nas relações.*

Examinar o que o indivíduo/família entendem sobre as causas da dor e os tratamentos relacionados/exames diagnósticos

- O que sabem acerca das causas?
- Esclarecer entendimento errado ou possibilitar acesso a um médico ou outro profissional de saúde para o oferecimento de informações.
- Relatar a gravidade da dor e o quanto vai durar, se souber.

J: *Se necessário, providenciar esclarecimento sobre informações recebidas. Se a pessoa/família não tiver recebido nenhuma explicação, procurar um médico ou outro profissional de saúde.*

- Explicar os exames diagnósticos e os procedimentos em detalhes, relatando os desconfortos e as sensações da pessoa, bem como a duração aproximada.

J: *As pessoas preparadas para procedimentos dolorosos mediante explicações das verdadeiras sensações passam por menos estresse do que as que recebem explicações vagas.*

> **ALERTA CLÍNICO** Apoie a pessoa ao abordar perguntas específicas sobre diagnóstico, riscos, benefícios do tratamento e prognóstico. Consulte um médico especialista. Havendo barreiras à honestidade das explicações, ver *Risco de dignidade humana comprometida*. De modo específico, identifique aspectos/eventos positivos na vida da pessoa, por exemplo, acontecimentos sociais, filhos, netos. Aborde razões ou barreiras à socialização.

J: *"Pode ocorrer depressão secundária a desempenho prejudicado do papel social e redução dos níveis de atividade", o que resulta então em desamparo aprendido (*Von Korff & Simon, 1996).*

Colaborar com a pessoa a respeito de métodos que podem ser usados para reduzir a intensidade da dor

- Ver *Dor aguda*.

Proporcionar alívio da dor com os analgésicos prescritos. Prescrever com horários fixos e não medicação se necessário (SN)

J: *Paice e colaboradores (*2005) relataram os resultados da comparação do uso de doses de opioides com horários fixos (horários definidos) com doses de opioides conforme a necessidade em pacientes internados, descobrindo que os recebedores de doses com horários fixos apresentaram classificações mais baixas da intensidade da dor. "Conforme esperado, um percentual bem maior do opioide prescrito foi administrado na forma fixa (70,8%), na comparação com a modalidade "se necessário" (SN) (38%); não houve, entretanto, diferenças nos efeitos adversos entre os dois grupos" (Pasero, 2010). A abordagem preventiva pode aumentar o nível terapêutico do fármaco no sangue em 24 horas, reduzir desejos intensos do fármaco e diminuir a ansiedade de ter que solicitar e aguardar o alívio no formato SN.*

Dicas da Carpenito

O controle da dor deve ser ativo e individualizado para eliminar dor desnecessária, com os fármacos administrados em horário regular, em vez de quando necessários. Diante de resistência de quem prescreve, salientar os benefícios, sobretudo quando a dor da pessoa está subtratada. Garantir que a manutenção do regime de controle da dor em casa continue no hospital.

- Paracetamol, AINEs, por exemplo, ibuprofeno.
- Agentes tópicos, por exemplo, capsaicina, EMLA, lidocaína em gel, adesivo.
- Opioides (transdérmico, oral, parenteral).
- Anticonvulsivantes, por exemplo, gabapentina.
- Antidepressivos, por exemplo, duloxetina, ISRS, inibidores da MAO.

Quando indicado, considerar o método SN para dor muito intensa. Consultar o profissional que prescreve. Orientar a pessoa/família a

- Solicitar a medicação SN.
- Salientar que se solicite a medicação "se dor forte" antes que a dor fique mais intensa.

J: *A dor muito forte (por vezes chamada de lampejo de dor, dor episódica ou dor passageira) é definida como uma exacerbação passageira da dor em uma pessoa que está relativamente estável e tem controle adequado da dor basal (Pasero, 2011).*

Discutir os medos (individuais, da família) ver relação à adicção e ao subtratamento da dor

- Explicar tolerância *versus* adicção. Ver Conceitos-chave.

J: *O controle eficaz da dor exige esclarecimento de ideias erradas sobre dependência e overdose. Tolerância e dependência física a opioides são esperadas no tratamento prolongado com essas substâncias. A adicção é diferente e não comum em pessoas que usam opioides para controle da dor (Pasero & McCafferty, 2011).*

Reduzir ou eliminar os efeitos colaterais comuns dos opioides (p. ex., constipação, náusea, boca seca)

- Ver *Dor aguda*.

Auxiliar a família a reagir positivamente à experiência dolorosa do indivíduo

- Ver *Dor aguda*.
- Estimular a família a buscar assistência, se necessária, para problemas específicos, como estratégias de enfrentamento da dor crônica: conselheiro familiar; instituições financeiras e de serviços (p. ex., Sociedade Brasileira do Câncer).

Explicar os vários métodos não invasivos de alívio da dor ao indivíduo e à família e por que são eficazes

- Explicar os usos terapêuticos dos preparados com mentol, da massagem e vibração.
- Treinar a meditação de atenção plena.

J: *Ziedan e colaboradores (2012) relataram uma pesquisa de revisão e concluíram que "treinar a meditação de atenção plena melhora a ansiedade, a depressão, o estresse, a cognição e oferece alívio à dor". Os benefícios à saúde relativos à atenção plena estão ligados a melhoras no controle cognitivo, na regulação das emoções, no humor positivo e na aceitação, cada um associado à modulação da dor.*

J: *Intervenções não farmacológicas constituem um importante método de tratamento da dor, em especial para a dor crônica. Oferecem aos indivíduos maior sensação de controle, promovem o envolvimento ativo, reduzem o estresse e a ansiedade, melhoram o humor e aumentam o limiar da dor (*McGuire, Sheidler & Polomano, 2000).*

- Relaxamento, por exemplo, ioga, exercícios respiratórios, imaginação guiada.

    J: *Há estudos mostrando que o relaxamento leva o cérebro humano a secretar endorfinas, que têm propriedades semelhantes às dos opiáceos, que aliviam a dor. A liberação das endorfinas pode ser responsável pelos efeitos positivos de placebos e medidas não invasivas de alívio da dor (Pasero & McCafferty, 2011).*

- Música.

    J: *Há evidências que sugerem que intervenções com música têm impacto positivo na dor, na ansiedade, na perturbação do humor e na qualidade de vida em pacientes com câncer (Archie, Bruera & Cohen, 2013; Beebe & Wyatt, 2009).*

- Discutir o uso de aplicações de calor,* seus efeitos terapêuticos, indicações e precauções relacionadas. Aplicar calor seco à área, durante 20 a 30 minutos, a cada 2 horas, conforme o número de dias prescrito.
    - Bolsa de água quente
    - Banheira quente
    - Sol quente de verão
    - Dispositivo elétrico de aquecimento
    - Compressa de calor úmido
    - Invólucro de plástico fino sobre a área dolorida para reter o calor do corpo (p. ex., joelho, cotovelo).

    J: *O calor dilata os vasos sanguíneos, o que aumenta o fluxo sanguíneo, aumentando, por sua vez, o oxigênio e os nutrientes na região. Os efeitos terapêuticos do calor aumentam a flexibilidade dos tecidos com colágeno, diminuindo rigidez articular, dor, bem como aliviando espasmos musculares e reduzindo inflamação e edema. O calor seco funciona melhor que o úmido (Grossman & Porth, 2014). O calor também é capaz de distrair a pessoa da sensação de dor (Yarbro et al., 2013).*

- Discutir o uso de aplicações de frio, seus efeitos terapêuticos, indicações e precauções relacionadas. Usar bolsa de gelo,[9] ou colocar gelo picado em saco plástico. Cobri-la com uma toalha, colocando-a sobre a área durante 15 a 20 minutos, de hora em hora, conforme prescrito.
    - Toalhas frias (torcidas)
    - Bolsa de gelo
    - Massagem com gelo
    - Imersão de pequenas partes do corpo em água fria
    - Compressa fria de gel

    J: *O frio diminui o fluxo sanguíneo para uma lesão, reduzindo, dessa forma, dor e edema. A terapia com o frio desacelera a circulação, reduzindo inflamação, espasmo muscular e dor. Deve ser usada se a região estiver edemaciada ou com hematomas.*

Dicas da Carpenito

"As características que mais predispõem à depressão incluem dor difusa e o quanto a dor interfere nas atividades" (*Von Korff & Simon, 1996). A Figura 2.1 representa o ciclo inatividade, dor e depressão.

FIGURA 2.1 A relação entre inatividade, dor e depressão.

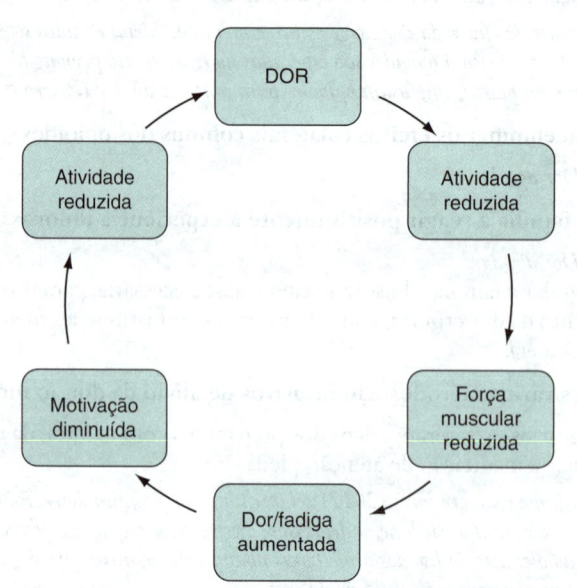

DOR → Atividade reduzida → Força muscular reduzida → Dor/fadiga aumentada → Motivação diminuída → Atividade reduzida → DOR

---

[9]A bolsa de gelo deve ser macia (p. ex., de gel) para se adaptar ao local dolorido. Bolsas de gel domésticas são feitas com 1 xícara de água para ¼ de xícara de álcool gel (podem ser dobradas ou triplicadas as quantidades para bolsas maiores), tudo isso colocado em bolsa Ziploc, selada e colocada em outra bolsa para evitar vazamentos. Colocar no *freezer*.

Promover uma mobilidade ideal com discussão sobre seu valor

- Discutir o valor do aumento da atividade
  - Controle do estresse
  - Aumento das endorfinas
  - Aumento da flexibilidade e da força muscular
  - Reforço da função cerebral
  - Aumento da sensação de controle
- Revisar com a pessoa opções como ioga, alongamento, bicicleta ergométrica, caminhada em ritmo confortável, aeróbica na água. Sugerir, se desejado, um programa de exercícios na televisão.
- Planejar atividades diárias quando a dor estiver em seu nível mais baixo.

   J: *O exercício também aumenta as concentrações de norepinefrina, uma substância química capaz de moderar a reação do cérebro ao estresse. Os benefícios de aumento da atividade justificam sua realização.*

Iniciar as orientações para a saúde e os encaminhamentos, conforme indicado

- Discutir com a pessoa e a família as várias modalidades de tratamento disponíveis:
  - Terapia familiar
  - Modificação de comportamento
  - Hipnose
  - Programa de exercícios
  - Terapia de grupo
  - *Biofeedback*
  - Acupuntura

Intervenções geriátricas

Investigar a condição cognitiva (p. ex., demência, ideias delirantes), o estado mental (p. ex., ansiedade, agitação, depressão) e o estado funcional

- Havendo evidências de maus-tratos, ver Critérios para a investigação focalizada.
- Usar instrumento/escala para investigação (Pain Assessment Checklist) com pessoas com limitação da capacidade de comunicação.
- Investigar o impacto da dor crônica no funcionamento da pessoa na comunidade, incluindo fazer compras, realizar as tarefas domésticas e a socialização, bem como a capacidade de realização das AVDs.

   J: *Brown e colaboradores (2011) relataram que idosos vivendo na comunidade informaram que a dor apresentou declínio negativo em suas relações (8%), na concentração (9%) e na apreciação da vida em geral (15%).*

- Discutir o valor do aumento da atividade:
  - Controle do estresse
  - Aumento das endorfinas
  - Aumento da flexibilidade e da força muscular
  - Reforço da função cerebral
  - Aumento da sensação de controle
- Revisar com a pessoa opções como ioga, exercícios em uma cadeira, alongamento, bicicleta ergométrica, caminhada em ritmo confortável, aeróbica na água. Sugerir, se desejado, um programa de exercícios na televisão.
- Planejar atividades diárias quando a dor estiver em seu nível mais baixo.

   J: *Adultos idosos correm mais risco de consequências funcionais da dor crônica e da inatividade. Brown e colaboradores (2011) relataram que adultos vivendo na comunidade informaram consequências funcionais no andar (36%), nas atividades de modo geral (22%) e no sono (14%).*

Intervenções pediátricas

- Investigar as experiências de dor usando escalas de classificação apropriadas à fase de desenvolvimento da criança e verificando o comportamento. Incluir a criança e a família na investigação em andamento. Identificar potencial de ganho secundário em comunicar a dor (p. ex., companhia, atenção, preocupação, carinho, distração) e incluir estratégias de atendimento às necessidades identificadas no plano de cuidados.
- Estabelecer metas de curto e longo prazos para o controle da dor com a criança e a família e avaliá-las regularmente (p. ex., alívio total ou parcial da dor, controle do comportamento ou da ansiedade associada à dor).
- Promover o crescimento e o desenvolvimento normais; envolver a família e os recursos disponíveis, como o terapeuta ocupacional, o fisioterapeuta e o terapeuta infantil.

- Viabilizar aspectos "normais" da vida da criança: brincadeiras, escola, relacionamento com a família, atividade física.
- Proporcionar um ambiente confiável para a criança e a família.
- Acreditar na dor da criança.
- Incentivar a percepção da criança de que a intervenção é uma tentativa de ajuda.
- Proporcionar a continuidade do cuidado e do controle da dor pelos profissionais de saúde (enfermeiro, médico, equipe da dor) e nos diferentes locais (hospital, ambulatório, setor de emergência, em casa).
- Valer-se de uma equipe interdisciplinar para o controle da dor, quando necessário (p. ex., o enfermeiro, o médico, o terapeuta infantil, o terapeuta em saúde mental, o terapeuta ocupacional, o fisioterapeuta e o nutricionista).
- Identificar os mitos e as concepções errôneas sobre o controle pediátrico da dor (p. ex., analgesia IM, uso e dosagem de narcóticos, avaliação) nas atitudes dos profissionais de saúde, na criança e na família; dar informações precisas e oportunidades para a comunicação real.
- Proporcionar aos pais e aos irmãos oportunidades para compartilhar suas experiências e medos.

J: *Ver Justificativas para Dor aguda.*

J: *Os pais de uma criança com dor relatam dor insuportável, sentimento de impotência, comprometimento total, sensação física de dor, despreparo, agonia, terror e desejo de morte nos casos de doença terminal (*Ferrell, 1995). As intervenções tentam trazer à tona esses sentimentos e experiências.*

J: *Investigar o nível cognitivo e a idade da criança é importante para dar as explicações apropriadas.*

J: *Os pré-escolares presumem que a dor seja resultado de suas más ações. Cabe aos enfermeiros tentar diminuir essa sensação de culpa pessoal.*

Síndrome da dor crônica❖

Definição

Experiência sensorial e emocional desagradável associada à lesão tissular aguda ou potencial, ou descrita em termos de tal lesão (International Association for the Study of Pain); surgimento repentino ou lento de qualquer intensidade, constante ou recorrente, sem um término antecipado ou previsível e uma duração maior do que três (> 3) meses.

Características definidoras

Alteração na capacidade de continuar as atividades prévias
Alteração no padrão de sono
Anorexia
Evidência de dor mediante uso de instrumento/escala padronizada de verificação do comportamento de dor para pessoas incapazes de se comunicar verbalmente (p. ex., Neonatal Infant Pain Scale, Pain Assessment *Checklist* para pessoas mais velhas com limitação da capacidade de comunicação)
Expressão facial de dor (p. ex., olhos sem brilho, olhar de desânimo, movimentos fixos ou dispersos, caretas)
Relato de pessoa próxima sobre comportamento de dor/alteração nas atividades (p. ex., um parente cuidador)
Autocentramento
Autorrelato de intensidade mediante uso de escalas padronizadas (p. ex., escala FACES de Wong-Baker, escala analógica visual, escala de classificação numérica)
Autorrelato de características da dor usando instrumento padronizado para avaliação de dor (p. ex., Questionário da Dor de McGill, Brief Pain Inventory/Inventário Breve da Dor)

Fatores relacionados

Idade > 50
Alteração no padrão de sono
Condição musculoesquelética crônica
Contusão
Lesões por esmagamento

❖ N. de R.T. O diagnóstico de enfermagem *Síndrome da dor crônica* é definido pela NANDA 2018-2020 como: "Dor recorrente ou persistente há no mínimo três meses e que afeta significativamente o funcionamento diário ou o bem-estar."

Dano ao sistema nervoso
Sofrimento emocional
Fadiga
Gênero feminino
Fraturas
Distúrbio genético
História de abuso (p. ex., físico, psicológico, sexual)
História de mutilação genital
História de endividamento excessivo
História de trabalho com posturas estáticas
História de abuso de substância
História de exercício exagerado
Desequilíbrio de neurotransmissores, neuromoduladores e receptores
Distúrbio imunológico (p. ex., neuropatia associada a HIV, vírus da varicela-zóster)
Funcionamento metabólico prejudicado
Índice de massa corporal (IMC) elevado
Padrão de sexualidade ineficaz
Agente lesivo*
Condição isquêmica
Desnutrição
Lesão muscular
Compressão de nervo
Condição relacionada a pós-trauma (p. ex., infecção, inflamação)
Aumento prolongado do nível do cortisol
Manuseio repetido de cargas pesadas
Isolamento social
Artrite reumatoide
Infiltração tumoral
Vibração do corpo inteiro
Pode estar presente, mas não é necessário; a dor pode ter etiologia desconhecida

Nota da autora

Síndrome da dor crônica é um diagnóstico de enfermagem recentemente aceito pela NANDA-I. Essa "síndrome" é um problema por ter sido aprovada como um diagnóstico de enfermagem. Conforme se revisam as "características definidoras", percebe-se que elas representam *Dor crônica*. Conforme se revisa a lista de "fatores relacionados", nota-se que eles representam fatores causadores ou contribuintes de *Dor crônica*.

"*É importante diferenciar Dor crônica de Síndrome da dor crônica*. A fisiopatologia da síndrome da dor crônica (SDC) é multifatorial e complexa, ainda compreendida de modo insatisfatório. A SDC é diferente de dor crônica, pois as pessoas com a síndrome, ao longo do tempo, desenvolvem uma quantidade de problemas de vida relacionados que vão além da própria sensação de dor. É importante fazer a distinção entre as duas, uma vez que reagem a tipos diferentes de tratamento" (Singh, 2014; Grossman & Varcarolis, 2014).

O tratamento SDC precisa ser adaptado a cada paciente. O tratamento deve voltar-se à interrupção do reforço do comportamento da dor e à modulação da reação à dor. As metas do tratamento devem ser realistas e concentradas na restauração da função normal (incapacidade mínima), em uma melhor qualidade de vida, na redução do uso de medicamentos e na prevenção de uma recaída dos sintomas crônicos.

Um programa de fisioterapia autodirecionado ou comandado por um terapeuta, adaptado às necessidades e metas do paciente, oferecido junto com a terapia ocupacional, tem papel importante na recuperação funcional de pacientes com SDC.

A meta de um programa de fisioterapia é o aumento lento da força e da flexibilidade, começando com exercícios suaves de deslizamento. Os pacientes costumam relutar em participar da fisioterapia devido à intensidade da dor.

Técnicas de fisioterapia incluem aplicações de calor ou frio, posicionamento, exercícios de alongamento, tração, massagem, terapia com ultrassonografia, TENS e manipulações.

Conceitos-chave

- Muitos profissionais de saúde não conseguem reconhecer a complexidade da dor e acham que ela pode ser dicotomizada com base na presença ou ausência de achados físicos, ganho secundário ou problemas emocionais anteriores. Em consequência disso, inúmeras pessoas são informadas de que "A dor está em sua cabeça". E, quando essas mesmas pessoas reagem com raiva e mágoa, nós (profissionais de saúde) estamos prontos a aumentar o problema, rotulando a pessoa como hostil, exigente ou agressiva.

- O paradigma de achar que a dor possa ser "explicada pela medicina" ou de que é uma dor psicogênica está ultrapassado e prejudica as pessoas que têm dor (Von Korff & Simon, 1996). O Manual Diagnóstico e Estatístico de Transtornos Mentais (DSM-5; APA, 2014) substituiu os transtornos somatoformes por transtornos de sintomas somáticos. Um dos componentes de transtorno somático inclui fatores psicológicos que influenciam a condição médica.
- "A síndrome da dor crônica é descrita como uma síndrome comportamental aprendida que começa com um estímulo nocivo causador de dor. Esse comportamento de dor recebe, depois, recompensa externa ou interna. Logo, é um comportamento reforçado, ocorrendo, depois, sem qualquer estímulo nocivo. Reforços internos incluem alívio de fatores pessoais associados a várias emoções (p. ex., culpa, medo do trabalho, sexo, responsabilidades). Fatores externos incluem elementos como atenção dos familiares e amigos, socialização com profissionais de cuidados de saúde, medicamentos, compensação e tempo sem trabalhar" (Singh, 2014).
- A maioria das pessoas com dor crônica (calcula-se que, nos Estados Unidos, sejam 75%) não desenvolvem a SDC mais complicada e causadora de sofrimento. Embora as pessoas possam ter a dor até o final de suas vidas, suas reações a ela nas atividades cotidianas, nas relações familiares, no trabalho ou em outros setores da vida costumam ser de adaptação (D'Arcy, 2008; *Hayes et al., 2002; Humphreys, Cooper & Miaskowski, 2010; Price, 1999; Rosenquist, 2015; Singh, 2014; *Von Korff & Simon, 1996).
- O transtorno de sintomas somáticos caracteriza-se por (APA, 2014; Grossman & Varcarolis, 2014): pessoas que somatizam, podendo também ser reconhecidas por um padrão que começa por volta dos 20 anos de idade, com sintomas múltiplos e sem explicação, uma história vaga e inconsistente e sensação anterior de angústia, falta de fatores que exacerbam ou reduzem os sintomas, falta de achados positivos ao exame físico. Normalmente, observaram esses comportamentos em criança, na família. Costumam provocar sentimentos negativos no médico e são vistos como pacientes difíceis (Barsky, 2014; Singh, 2014).
- Os sintomas causam sofrimento, não têm explicação e são excessivos.
- Não podem ser explicados por achados físicos importantes ou diagnósticos médicos.
- São sintomas autênticos e não produzidos intencionalmente e com muito exagero.
- As pessoas relatam níveis altos de prejuízo funcional.
- Os indivíduos sentem-se "mais do que doentes".
- O transtorno de sintomas somáticos não é um transtorno factício ou de simulação (Boyd, 2012; Greenberg, 2015; Grossman & Varcarolis, 2013):
  - O transtorno factício (um transtorno somático) inclui sintomas intencionalmente falsos como o objetivo de assumir um "papel de doente", para ter as necessidades emocionais satisfeitas. A doença inventada pode ser física ou psiquiátrica, por exemplo, hipoglicemia, convulsões, câncer ou HIV, feridas intencionalmente infectadas.
  - A simulação (não uma doença mental específica) consiste no fingimento ou no exagero intencional de sintomas na busca de algum benefício material ou externo, por exemplo, dinheiro, alojamento, fármacos, compensação por deficiência, dispensa do serviço militar, fraude em seguradora. O fingimento é um comportamento, e não um transtorno psiquiátrico. Alguns comportamentos incluem exigência de medicamentos específicos, com encaminhamento por um advogado para avaliação, não adesão a avaliação diagnóstica/tratamento, incoerências na história, respostas vagas, descrição dramática de sintomas e uso de termos médicos técnicos.
- Indivíduos com queixas físicas devem ser submetidos à investigação diagnóstica, por exemplo, história e exame físico; exames laboratoriais; consultas com especialistas para excluir condições graves ou com risco à vida, como, por exemplo, esclerose múltipla, lúpus sistêmico (Greenberg, 2015).
- Além disso, é necessária uma avaliação psiquiátrica para investigação de ocorrência de depressão, transtorno do pânico, transtorno de abuso de substâncias, transtorno de ansiedade e outras condições psiquiátricas.
- A síndrome de sintomas somáticos é uma constelação de síndromes que não costumam reagir ao modelo médico de cuidados. Essa condição é mais bem controlada com uma abordagem multidisciplinar que exige boa integração e conhecimentos de múltiplos sistemas de órgãos. Deve-se ter muito cuidado durante os exames diagnósticos nessa síndrome. Revisar com critério exames anteriores para eliminar repetição desnecessária.
- Além disso, há necessidade de uma boa história psicossocial ou psicossexual, quando da exclusão de doenças orgânicas ou da coexistência sugerida de transtornos psiquiátricos. Obter história suficiente para avaliar depressão; transtorno da ansiedade; somatização; abuso físico ou sexual; abuso ou dependência de drogas e problemas familiares, conjugais ou sexuais (Singh, 2014).
- "O rótulo diagnóstico de transtorno de somatização, ou quaisquer outros rótulos, parece colaborar para uma estereotipagem negativa em vez de ser usado como instrumento que auxilie a aumentar os conhecimentos e entender os pacientes e suas famílias. Isso reforça a necessidade do desenvolvimento de abordagens honestas, transparentes e não ameaçadoras para informar os pacientes e suas famílias sobre o diagnóstico de transtorno de sintomas somáticos" (*Dickson, Hay-Smith & Dean, 2009, pp. 120-121).

- Há necessidade de mais investigação para o desenvolvimento de abordagens honestas e transparentes que informem os indivíduos e suas famílias sobre o diagnóstico de transtornos de sintomas somáticos, e que não sejam ameaçadoras. Todas as pessoas têm o "direito a informações completas" sobre seu diagnóstico.
- "Intervenções psicológicas, junto a intervenções médicas, de fisioterapia e terapia ocupacional, aumentam a eficácia do programa de tratamento. Membros da família são envolvidos nos processos de avaliação e tratamento" (*Dickson et al., 2009, p. 120).
- Indivíduos com essas síndromes têm uma noção excessivamente inclusiva ou irreal sobre boa saúde, atenção aumentada a processos corporais para a detecção de possíveis sinais de doença, interpretações catastróficas de sensações orgânicas, falta de estimulação externa, expectativas, condicionamento operante e dificuldades de processar informações (Boyd, 2012; Halter, 2014; O'Malley et al., 1999).
- O tratamento da SDC precisa ser adaptado a cada indivíduo. Deve voltar-se à interrupção do reforço do comportamento da dor e à modulação da reação à dor.
- As metas do tratamento devem ser realistas e concentradas na restauração da função normal (incapacidade mínima), em uma melhor qualidade de vida, na redução do uso de medicamentos e na prevenção de uma recaída dos sintomas crônicos (Boyd, 2011; Halter, 2014).
- O tratamento da SDC precisa ser adaptado a cada indivíduo. Deve ter o foco em (Singh, 2014):
  - Interrupção do reforço do comportamento da dor.
  - Redução da intensidade da resposta à dor.
  - Estabelecimento de metas realistas com a pessoa.
  - Recuperação das funções normais (incapacitação mínima), com uma melhor qualidade de vida.
  - Redução do uso de medicamentos.
  - Prevenção de recaída de sintomas crônicos.
- O tratamento engloba cuidados de atenção primária, intervenção psicológica (profissionais de saúde da atenção primária ou de saúde mental), fisioterapia, terapia ocupacional. Os membros da família são envolvidos nos processos de avaliação e tratamento. Deve ser indicada terapia familiar.
- Uma gama interminável de condições, lesões ou procedimentos cirúrgicos pode estar na origem da síndrome dos sintomas somáticos. Não é a condição médica que desencadeia a síndrome de sintomas somáticos. Por exemplo, uma vez que toda pessoa com dor nas costas ou osteoartrite não desenvolve transtorno de sintomas somáticos, então por que alguns a desenvolvem?
- Singh (2014) identificou mais de 70 condições que podem estar associadas com a síndrome de sintomas somáticos. Essas condições são distúrbios musculoesqueléticos, neurológicos, urológicos, gastrintestinais e reprodutivos (extrauterinos), reprodutivos (intrauterinos) e transtornos psicológicos.

Critérios para a investigação focalizada

Ver Critérios para a investigação focalizada em *Conforto prejudicado*.

Nota: essa investigação de enfermagem concentra-se na dor da pessoa no ponto de cuidados. Não substitui uma investigação ampla da dor, com um componente psicológico específico para abordagem de comorbidades.

Metas

O indivíduo terá uma medida satisfatória de alívio, conforme evidenciado por (especificar):
- Maior participação nas atividades de recuperação.
- Redução dos comportamentos de dor (especificar).
- Melhora do humor e do enfrentamento.

NOC Controle da dor, Nível de dor, Dor: Efeitos nocivos, Controle da dor, Controle da depressão, Dor: Reação psicológica adversa, Enfrentamento, Nível de estresse

Intervenções

Dicas da Carpenito

"Diante da grande carga de sofrimento humano que ocorre quando dor e doença psicológica coincidem, existe uma necessidade imperiosa de compreender a interdependência de ambas com pesquisas individuais no ínicio do desenvolvimento de sua comorbidade" (*Von Korff & Simon, 1996). Descrita há mais de 20 anos, que avanços ocorreram no atendimento desses indivíduos? Atualmente, em meu local de prática, essas pessoas são evitadas, explicitamente testadas e encaminhadas a múltiplos especialistas, que as examinam, mas somente para que elas retornem a seu cuidador primário com as mesmas queixas da consulta inicial.

- Ver *Dor crônica* quanto a intervenções relacionadas ao controle da dor individual.

NIC Controle da dor, Controle de medicamentos, Promoção do exercício, Controle do humor, Melhora do enfrentamento, Acupressão, Aplicação de calor/frio, Distração

As intervenções a serem seguidas incluem estratégias, uso de princípios de nível básico da terapia cognitivo-comportamental que um enfermeiro pode usar para (Grossman & Varcarolis, 2014)

- Estabelecer uma relação terapêutica com o indivíduo.
- Promover a autoestima positiva.
- Recompensar comportamentos relacionados à ausência de doença.

Avaliar cuidadosamente suas crenças ou seus vieses que possam ser barreiras ao oferecimento de cuidados de enfermagem empáticos, éticos e profissionais a esse indivíduo

> **J:** *Uma vez que o transtorno de sintomas somáticos é algo muito complexo, a confirmação desse diagnóstico exige muita elaboração e sessões terapêuticas interativas. Até a exclusão sistemática dessa síndrome, o enfermeiro deve oferecer intervenções indicadas a ela.*

Os indivíduos com essa síndrome não estão fingindo, eles realmente têm os sintomas (ver Conceitos-chave para diferenciá-la de transtorno factício e simulação)

- Você acredita?
  - O *transtorno de sintomas somáticos* não é válido para essa pessoa?
  - Você consegue diferenciar com certeza "indivíduos com dor" de "adictos"?
  - Essa pessoa está fingindo?
  - Ela está tentando conseguir drogas?
  - Está fazendo você perder tempo?
  - A maior parte dos indivíduos que usam opioides de forma crônica são adictos.

> **J:** *Dickson e colaboradores (*2009) entrevistaram profissionais que trabalham em unidades de reabilitação em relação aos seus sentimentos ao atenderem pessoas com a síndrome de sintomas somáticos. Eles relataram a imprevisibilidade da situação, o desconforto e a incerteza das intervenções a serem oferecidas; pessoas com tal diagnóstico são "demonizadas" e "muito difíceis". Nessa situação clínica, encontra-se a maioria das pessoas que não são informadas de seu diagnóstico e das metas de seu tratamento (Dickson et al., 2009).*

- À medida que analisar seus vieses, ter em mente que "não há pensamentos ruins, apenas somente ações ruins".
- Tentar limitar a quantidade de enfermeiros designados para cuidar dessa pessoa.

> **J:** *Isso pode evitar manipulação e possibilitar intervenções consistentes. Pode evitar a necessidade de "repetir sua história" inúmeras vezes, o que reforça comportamentos doentios.*

- De maneira específica, confirmar que você acredita que os sintomas da pessoa são reais. Compartilhar isso com os demais membros da equipe.

> **J:** *Os sintomas psicogênicos são reais para a pessoa. Eles representam uma resposta excessiva aos sintomas (Grossman & Varcarolis, 2014). Tentativas de provar que a pessoa está errada resultarão somente em mais sintomas "para comprovação".*

- Investigar especificamente o que faz a pessoa ficar menos estressada ou ansiosa.

> **J:** *Encorajar a pessoa a se envolver nesse comportamento, reforçar seus pontos positivos e capacidades de solucionar problemas e melhorar sua autoestima (Grossman & Varcarolis, 2013).*

- "Ouvir para entender mais do que para responder" (Procter, Hamer, McGarry, Wilson & Froggatt, 2014, p. 93), particularmente em conversas relacionadas à ausência de doenças.

> **J:** *Quando alguém escuta para responder, pensa mais na resposta. "Represar as próprias reações ao que está sendo dito, escutar o que está sendo dito e depois investigar a perspectiva da pessoa com um questionamento curioso, em vez de trazer a própria percepção, leva ao desenvolvimento de uma avaliação mais equilibrada e inclusiva da situação da pessoa" (Proctor et al., 2014, p. 93).*

- Dar uma passada no quarto da pessoa sem que ela tenha solicitado algo.

> **J:** *Isso recompensa comportamentos relacionados à ausência da doença e reforça que a pessoa não precisa apresentar queixa para ter a atenção do enfermeiro. Pode minimizar comportamentos no papel de doente (Greenberg, 2015; Grossman & Varcarolis, 2014).*

Reduzir a ansiedade em relação à doença (Boyd, 2012)

- Explicar os exames diagnósticos solicitados.

> **J:** *Isso pode ajudar a reduzir a ansiedade.*

- Não dizer que determinados exames podem ser necessários.

    J: *"É comum que pessoas com o transtorno de sintomas somáticos tenham realizado vários exames diagnósticos (alguns repetidos) e feito consultas com especialistas em resposta a suas queixas. O profissional da atenção primária precisa continuar como o profissional de referência, e conselhos psiquiátricos reduzem a incerteza diagnóstica e procedimentos e intervenções potencialmente prejudiciais"* (Greenberg, 2015).

Explicar à pessoa e à família os vários métodos não invasivos de alívio do estresse e o motivo de sua eficácia

- Explicar os usos terapêuticos dos preparados com mentol, da massagem e da vibração.
- Treinar a meditação de atenção plena.

    J: *Ziedan e colaboradores (2012) relataram uma pesquisa de revisão e concluíram que "treinar a meditação de atenção plena melhora a ansiedade, a depressão, o estresse, a cognição e oferece alívio à dor". Os benefícios à saúde relativos à atenção plena estão ligados a melhoras no controle cognitivo, na regulação das emoções, no humor positivo e na aceitação, cada um associado à modulação da dor".*

    J: *Intervenções não farmacológicas constituem um importante método de tratamento da dor, em especial para a dor crônica (McGuire et al., 2000). Oferecem aos indivíduos maior sensação de controle, promovem o envolvimento ativo, reduzem o estresse e a ansiedade, melhoram o humor e aumentam o limiar da dor (Grossman & Varcarolis, 2013; *McGuire et al., 2000).*

- Relaxamento, por exemplo, ioga, exercícios respiratórios, imaginação guiada.

    J: *Há estudos mostrando que o relaxamento leva o cérebro humano a secretar endorfinas, que têm propriedades semelhantes às dos opiáceos, que aliviam a dor. A liberação das endorfinas pode ser responsável pelos efeitos positivos de placebos e medidas não invasivas de alívio da dor (Pasero & McCafferty, 2011).*

- Música

    J: *Há evidências que sugerem que intervenções com música têm impacto positivo na dor, na ansiedade, na perturbação do humor e na qualidade de vida em pacientes com câncer (Archie et al., 2013; Beebe & Wyatt 2009).*

Iniciar as orientações para a saúde e os encaminhamentos, conforme indicado

- Esclarecer à pessoa e aos familiares qual o acompanhamento recomendado.

Dor no trabalho de parto

Definição da NANDA-I

Experiência sensorial e emocional, que varia de agradável a desagradável, associada ao trabalho de parto e nascimento da criança.

Experiência sensorial e emocional que varia de cólica a dor grave e pressão intensa que pode ser altamente variável, associada ao trabalho de parto e ao nascimento (T. Wilson, Comunicação pessoal).

Características definidoras

Tensão muscular alterada	Náusea
Função neuroendócrina alterada	Evidência notada de contrações
Função urinária alterada	Evidência observada de contrações
Alteração na pressão arterial	Sensação de pressão no períneo
Alteração na frequência cardíaca	Posicionamento para aliviar a dor
Alteração na frequência respiratória	Gestos de proteção
Sudorese	Dilatação pupilar
Comportamento de distração	Relato de pressão[10]
Comportamento expressivo	Relato de dor
Expressão facial de dor	Solicitação de intervenções para alívio da dor[10]
Apetite aumentado	Autoconcentramento
Falta de apetite	Perturbação no padrão de sono
Foco estreito	Vômitos

---

[10] Adicionado por T. Wilson, colaborador.

Fatores relacionados

Fisiológicos

Relacionados à dilatação do períneo (contrações uterinas, estiramento cervical e dilatação e distensão do segmento uterino inferior)

Relacionados ao período de transição e à expulsão (contrações uterinas e distensão do assoalho pélvico, da vagina e do períneo e pressão nos nervos pélvicos)

Situacionais (pessoais, ambientais)

Relacionados a:

- Medo
- Ansiedade
- Estresse emocional
- Antecipação da dor
- Falta de orientação no pré-natal
- Ausência de apoio ao trabalho de parto
- Fadiga
- Anemia
- Experiência prévia com dor
- História de perda perinatal
- História de morte neonatal
- História de problemas de saúde neonatais
- Posição fetal
- Procedimentos cirúrgicos anteriores
- Barreiras linguísticas
- Abuso de substância (prévio, atual)
- História de abuso
- História de abuso e violência sexuais
- História de trauma
- Orientação sexual

Maturacionais

- Adolescentes
- Retardo no desenvolvimento

> **Nota da autora**
>
> Esse novo diagnóstico de enfermagem da NANDA-I contém a etiologia da dor no enunciado diagnóstico. O problema está em saber quais são os fatores relacionados quando uma mulher está em trabalho de parto normal. A experiência do trabalho de parto pode ficar complicada quando a mãe tem 14 anos de idade ou história de perda perinatal. A dor no trabalho de parto fica complicada por medo e ansiedade; assim, esse diagnóstico de enfermagem deve ter o acréscimo dos fatores relacionados que refletem por que a experiência de trabalho de parto pode ser mais difícil, precisando de mais profissionais da enfermagem.
>
> *Dor no trabalho de parto* pode ser mais útil, clinicamente, como *Síndrome do trabalho de parto*, que incluiria *Dor aguda, Conforto prejudicado, Medo, Ansiedade, Processos familiares interrompidos*, entre outros.

Conceitos-chave

Considerações fisiológicas (Blackburn, 2013)

- A mulher em trabalho de parto tem dois tipos de dor, a visceral e a somática.
  - A dor visceral tem relação com as contrações uterinas, e com dilatação e estiramento cervicais. A dor uterina durante o primeiro estágio do trabalho de parto resulta de isquemia ocasionada pela constrição e contração das artérias que irrigam o miométrio. Há dor visceral, basicamente, durante o primeiro estágio do trabalho de parto.
  - A dor somática tem como causa pressão da parte que se apresenta no canal do nascimento, vulva e períneo. Essa dor ocorre durante a transição e o segundo estágio, sendo mais intensa e localizada.
- A dor das contrações uterinas e da dilatação do colo do útero durante o primeiro estágio do trabalho de parto é transmitida por fibras aferentes à cadeia simpática da medula espinal posterior, em T10 a T12 e em L1. No início do trabalho de parto, a dor é transmitida, basicamente, para T11 até T12.
- A dor durante o estágio inicial pode ser referida, isto é, os impulsos nervosos do útero e do colo do útero estimulam neurônios da medula espinal, que inervam o útero e a parede abdominal. Assim, a mulher tem dor na parede abdominal, entre o umbigo e a sínfise pubiana, ao redor das cristas ilíacas até a área dos glúteos, irradiando-se para as coxas, bem como na região lombar e sacral.
- Durante a transição e o segundo estágio, impulsos de dor somática decorrentes da distensão do canal do nascimento, vulva e períneo pela parte que se apresenta são transmitidos pelos nervos pudendos, através das raízes posteriores da cadeia parassimpática em S2, S3 e S4.
- O corpo uterino está relativamente sem nervos no final da gestação, ao passo que o colo do útero permanece densamente inervado, o que sugere que a região do colo uterino pode ser o principal local de dor no trabalho de parto.

- Na proximidade do final da gestação, as quantidades de células e fibras nervosas na área sensorial da coluna vertebral diminuem, acompanhadas de aumento da excitabilidade dos aferentes mecanossensíveis no colo do útero.
- O limiar da dor pode ser alterado no final da gestação, intensificado por aumento de endorfinas, levando a uma proposta de "hipoanalgesia induzida pela gravidez".
- A dor durante o intraparto pode ser modulada por peptídeos opiáceos endógenos, como as endorfinas e as encefalinas. Esses fatores de modulação são produzidos tanto pela placenta quanto pela mãe, podendo incluir um fator intensificador de opioides.
- Os opioides endógenos alteram a liberação de neurotransmissores dos nervos aferentes e interferem nas vias eferentes da medula espinal ao cérebro. Além de seu papel analgésico, podem também alterar o humor durante a gestação, tendo um papel na regulação da secreção de hormônios hipofisários.
- Outros fatores moduladores incluem analgesia induzida por estimulação mecânica do nervo hipogástrico (estimulação uterina mecânica) e dos nervos pélvicos (distensão vaginal).
- A modificação exógena na dor do trabalho de parto inclui intervenções farmacológicas e não farmacológicas, cognitivas, comportamentais e sensoriais.
- A percepção da dor é influenciada por fatores fisiológicos, psicológicos e culturais.
- A dor pode provocar ansiedade e influenciar as reações maternas fisiológicas, bem como o decorrer do trabalho de parto. Por exemplo, manifestações físicas de ansiedade podem incluir tensão muscular, hiperventilação, aumento da atividade simpática e liberação de norepinefrina, que podem levar a aumento do débito cardíaco, da pressão arterial, da taxa metabólica e do consumo de oxigênio, bem como a prejuízo da contratilidade uterina.
- A ansiedade também pode aumentar medo e tensão, reduzindo a tolerância à dor, o que diminui a contratilidade uterina.
- Técnicas de relaxamento, como relaxamento muscular progressivo, toque, respiração, uso de imagens e autossugestão, ajudam a reduzir a ansiedade e a prevenir ou interromper esse ciclo (Blackburn, 2013).
- As mulheres identificam o apoio durante o trabalho de parto como uma presença ininterrupta de outra pessoa, apoio emocional (tranquilização, encorajamento e orientação), conforto físico, oferecimento de informações e orientação à mulher e ao parceiro quanto à tomada de decisões, facilitação da comunicação, orientação antecipada e explicação dos procedimentos (*Simkin & Bolding, 2004).
- O oferecimento de conforto físico inclui proporcionar uma variedade de intervenções não farmacológicas e farmacológicas.
- O apoio emocional inclui comportamentos como elogiar, encorajar e tranquilizar; ser positivo; parecer calmo e confiante; auxiliar na respiração e no relaxamento; dar explicações sobre o progresso do trabalho de parto; identificar formas de incluir os familiares na experiência; e tratar a mulher com respeito (Burke, 2014).

Considerações pediátricas

Adolescentes

- Em 2013, ocorreram 26,6 nascimentos para cada mil adolescentes com idade entre 15 e 19 anos, ou 274.641 bebês nascidos de mulheres nessa faixa etária (U.S. Department of Health and Human Services Office of Adolescent Health, 2014).
- Quase 89% desses nascimentos ocorreram fora do casamento.
- A taxa de nascimentos com adolescentes em 2013 indica um declínio de 10% a partir de 2012, quando a taxa de nascimentos foi de 29,4 a cada mil nascimentos (U.S. Department of Health and Human Services Office of Adolescent Health, 2014).
- Cerca de 77% das gestações de adolescentes não são planejadas (U.S. Department of Health and Human Services Office of Adolescent Health, 2014). As necessidades das adolescentes parecem se concentrar no alívio da dor, no cuidado de enfermagem sem julgamento e no apoio emocional.
- Adolescentes no período intermediário queriam atendimento de apoio, com foco na afirmação pessoal, ao passo que adolescentes no final dessa fase desejavam alívio da dor (Sauls, 2004). Considerando que as adolescentes têm menos experiência da vida, podem também possuir menos recursos para enfrentar o trabalho de parto e o nascimento.
- Muitos adolescentes não toleram bem a dor, podendo necessitar de anestesia e analgesia. Podem não conseguir se concentrar, ou podem não querer se concentrar em técnicas respiratórias ou de relaxamento.
- O vínculo bebê-mãe pode também ser facilitado por uma experiência positiva de nascimento.
- As adolescentes têm muitas necessidades emocionais durante o período intraparto.
- As adolescentes podem ter medo intenso da dor e preocupações quanto à sua maneira de controlar a vida após a chegada do bebê.

- Cuidados sem julgamento e instruções simples são fundamentais no atendimento da adolescente grávida (*Montgomery, 2002).

Considerações transculturais

- Fatores culturais que influenciam a dor no trabalho de parto (Mattson, 2011):
  - Local/ambiente adequado para o trabalho de parto e o nascimento.
  - Grau e tipo de intervenções durante o trabalho de parto e o nascimento.
  - Papel dos acompanhantes e dos profissionais de saúde.
  - Aqueles que podem estar junto da mulher durante o trabalho de parto e o nascimento.
  - Expectativas em relação à duração do trabalho de parto.
  - Posicionamento, movimentação e massagem durante o trabalho de parto.
  - Expressão de dor culturalmente apropriada.
  - Vocalização durante o trabalho de parto.
  - Recomendações alimentares durante o trabalho de parto.
  - Nível de ruído ambiental durante o trabalho de parto e o nascimento.
  - Aceitabilidade das intervenções farmacológicas e não farmacológicas.

Critérios para a investigação focalizada

Ver *Conforto prejudicado*.

Dados subjetivos

Investigar as características definidoras

Dor
Efeitos da dor
Controle da dor

Investigar outros fatores relacionados capazes de influenciar, negativamente, a dor no trabalho de parto

Duração do trabalho de parto
Frequência e intensidade das contrações uterinas
Administração de ocitocina para induzir ou prolongar o trabalho de parto
Presença de acompanhante

Dados o objetivos

Investigar as características definidoras

Manifestações comportamentais (ver *Conforto prejudicado*)
Evolução do trabalho de parto

Metas

A mãe relatará ou demonstrará nível de dor satisfatório, conforme evidenciado por:

- Redução dos comportamentos de dor (especificar).
- Aumento do relaxamento entre as contrações.
- Habilidades de enfrentamento melhoradas.

NOC Ver *Dor aguda*.

Intervenções

Ver diagnóstico *Dor aguda* em relação a intervenções básicas de controle da dor.

NIC Ver *Dor aguda*.

Investigar a evolução no trabalho de parto

- Padrão das contrações uterinas.
- Dilatação cervical.
- Posição fetal e altura.

J: *A localização e a intensidade da dor variam de acordo com a fase ou estágio do trabalho de parto.*

Investigar a disposição do acompanhante para participar

Determinar o efeito da
- Idade e condição de desenvolvimento.
- Cultura e religião em relação às expectativas.

  J: *A percepção e a manifestação da dor são influenciadas pela experiência de vida, pelo estágio de desenvolvimento e por normas culturais ou religiosas.*

Oferecer medidas de conforto
- Trocas do avental e da roupa de cama quando necessário.
- Cuidado perineal frequente.
- Pano frio e úmido colocado na testa, no pescoço e na nuca ou na porção superior das costas.

Proporcionar apoio no trabalho de parto
- O apoio ideal no trabalho de parto é contínuo e oferecido por várias pessoas.
- Esse apoio deve começar desde o início do trabalho de parto e continuar até o nascimento do bebê.
- Ajudar a mulher a enfrentar a dor, construir a autoconfiança e manter um senso de domínio e bem-estar.
- Encorajar manifestações de sentimentos, dor ou pressão.
- Apoiar as opções da pessoa e seus desejos na experiência de nascimento.
- Acalmar, orientar e encorajar a mulher.
- Aceitar seu estilo de enfrentamento.
- Reforçar os mecanismos positivos de enfrentamento.
- Apresentar e demonstrar métodos novos de enfrentar a dor.

  J: *O elemento que melhor prevê a experiência da mulher na dor do trabalho de parto é seu nível de confiança na capacidade de enfrentar essa situação(*Simkin & Bolding, 2004).*

  J: *Mulheres que têm apoio contínuo disponível durante o trabalho de parto apresentam resultados melhores na comparação com as que não têm esse apoio.*

  J: *Para mulheres em trabalho de parto, o apoio contínuo pode acarretar:*

- Trabalho de parto mais curto.
- Redução do uso de analgesia/anestesia.
- Menos partos cirúrgicos vaginais ou cesarianas.
- Menor necessidade de ocitocina/estimulantes uterinos.
- Maior probabilidade de aleitamento.
- Maior satisfação com a experiência do nascimento

  J: *Muitos dos resultados do parto recém-listados relacionados à mãe, beneficiam também o neonato (Association of Women's Health, Obstetric and Neonatal Nurses [AWHONN], 2011).*

- Incentivar a ingestão adequada de líquidos orais por meio do monitoramento da ingestão oral e EV e pelo oferecimento de:
  - Lascas de gelo
  - Picolés
  - Gelatina
  - Pirulitos
  - Compressas úmidas

Incentivar a mulher a urinar, pelo menos, a cada duas horas, caso esteja sem sonda urinária
- Colocar sonda, se indicado.

  J: *A distensão da bexiga pode interferir na descida do feto e aumentar a dor na contração uterina.*

Orientar e apoiar a mulher e seu acompanhante quanto ao uso de técnicas de conforto

Demonstrar e estimular o acompanhante a prestar assistência, com técnicas de suporte, sempre que necessário

  J: *Pesquisas qualitativas demonstram que um dos aspectos mais importantes da experiência do parto para as mulheres é a presença de um ou mais acompanhantes. Mulheres em pós-parto relatam que um dos elementos que contribuiu para uma experiência positiva de parto foi a presença de um membro da família ou um amigo na sala de parto (Burke, 2014).*

Estimular o repouso e promover o relaxamento entre as contrações

Incentivar e apoiar medidas não farmacológicas para o alívio da dor

> **J:** *Alcançar um estado de relaxamento é a base de todas as intervenções não farmacológicas durante o parto. O relaxamento intensifica a eficácia das estratégias não farmacológicas e farmacológicas de controle da dor (Burke, 2014).*

- Técnicas de relaxamento.
- Técnicas respiratórias padronizadas.

> **J:** *As técnicas respiratórias são empregadas como uma distração durante o parto para a redução da dor e a promoção do relaxamento (Burke, 2014).*

- Desencorajar a posição supina para evitar a hipotensão supina ou a síndrome da veia cava.
- Incentivar movimento físico padronizado, mudanças frequentes de posição e deambulação:
  - Recostar-se ou inclinar-se para a frente com apoio.
  - Sentar.
  - Ficar de pé.
  - Deitar de lado.
  - Usar travesseiros para ajudar na posição.
  - Agachar-se.
  - Mãos e joelhos.
  - Cadeira de balanço.
  - Bola especial de uso no parto (*birthing ball*).

> **J:** *Naturalmente, as mulheres escolhem posições confortáveis e são mais propensas a trocar de posição no começo do trabalho de parto (Burke, 2014).*

> **J:** *A bola especial de parto oferece apoio ao corpo da mulher à medida que ela assume várias posições durante o trabalho de parto, o que pode aumentar o conforto materno. Essa bola ajuda a mulher a usar rotação pélvica, promove a mobilidade e auxilia no oferecimento de apoio para a mulher em posição ereta (AWHONN, 2008a, b).*

- *Biofeedback*
- Hipnose
- Atenção focada – ponto focal ou imagens
- Música
- Aromaterapia
- Hidroterapia
  - Chuveiro, piscina ou banheira

> **J:** *Com atenção correta à temperatura da água, à duração do banho e com considerações de segurança, os banhos de banheira funcionam bem para reduzir a dor e o sofrimento durante o trabalho de parto (*Simkin & Bolding, 2004).*

- Toque
  - Massagem, *effleurage* e contrapressão.
  - Aplicação de calor ou frio.
  - Toque terapêutico e toque curativo.

> **J:** *Várias formas de toque podem transmitir à mulher uma sensação de carinho, calma, compreensão ou apoio não verbal (Simkin & Ancheta, 2011). O uso proposital da massagem é feito durante o trabalho de parto como técnica de relaxamento e redução do estresse, funcionando para distrair e podendo estimular as fibras nervosas cutâneas que bloqueiam os impulsos de dor, estimulando a liberação localizada de endorfinas (Burke, 2014).*

- A estimulação elétrica nervosa transcutânea (TENS) reduz a percepção da dor, oferecendo sensações alternadas.

> **J:** *A TENS proporciona benefícios simples de alívio da dor, sendo uma opção satisfatória para a maior parte das mulheres que a utilizam (*Simkin & Bolding, 2004).*

- Acupuntura/acupressão

> **J:** *A acupuntura constitui uma alternativa eficiente ao alívio farmacológico da dor (*Simkin & Bolding, 2004).*

- Injeções intradérmicas de água esterilizada.

> **J:** *Injeções intradérmicas de água esterilizada reduzem a dor na porção inferior das costas na maioria das mulheres em trabalho de parto, sem qualquer efeito colateral identificado sobre o feto ou a mãe (*Simkin & Bolding, 2004).*

Oferecer/estimular medidas farmacológicas de alívio da dor, incluindo (Burke, 2014):

- Sedativos e hipnóticos.
- Barbitúricos – pentobarbital (Nembutal), sódio secobarbital (Seconal), tartarato zolpidem (Zolpidem).

- Antagonistas receptores H_1 – hifrocloreto prometazina (Fenergan), hidrocloreto hidroxizina.

J: *Barbitúricos*
- *Propiciam sedação ou sono.*
- *Deprimem o sistema nervoso central.*
- *Reduzem a ansiedade.*
- *São de uso raro na obstetrícia moderna devido à longa meia-vida.*
- *Historicamente, supunha-se que mulheres em trabalho de parto latente prolongado se beneficiariam com o período curto de repouso ou sono terapêutico após a administração de barbitúricos.*

J: *Antagonistas receptores H_1 podem ser administrados com narcóticos durante o trabalho de parto para:*
- *Redução da ansiedade.*
- *Aumento da sedação.*
- *Redução de náusea e vômitos.*
- Analgesia
  - Opioides – morfina e meperidina.
  - Opioides sintéticos – fentanil e remifentanil.
  - Opioide agonista-antagonistas – butorfanol e nalbufina (Nubain).

J: *Os analgésicos possibilitam relaxamento e repouso à mulher entre as contrações, por meio de:*
- *Efeito de embotamento, com aumento do limiar da dor.*
- *Percepção reduzida da dor.*
- *Sonolência.*
- Analgesia neuroaxial.
  - Peridural ou da coluna.
  - Da coluna e peridural combinadas.
  - Analgesia peridural controlada pela paciente.

J: *Analgesia neuroaxial no trabalho de parto*
- *Fornece alívio superior à dor.*
- *Oferece efeito de analgesia suficiente, com o mínimo possível de bloqueio motor.*
- *É um método flexível e eficaz de alívio da dor.*
- *Resulta em menos depressão do sistema nervoso central da mãe e do neonato na comparação com outros métodos farmacológicos.*
- Anestesia local (de uso raro na obstetrícia moderna).
  - Bloqueio do pudendo – oferece anestesia vaginal, vulvar e perineal via injeção do agente anestésico por meio das paredes laterais na área do nervo pudendo.
  - Bloqueio paracervical – injeção do agente anestésico ao redor do colo do útero.

Discutir os efeitos secundários maternos/fetais/neonatais das medidas farmacológicas de alívio da dor
(Burke, 2014)
- Os sedativos e hipnóticos são capazes de:
  - potencializar depressão respiratória materna e neonatal.
- Os antagonistas receptores H_1 podem causar:
  - Sonolência e sedação na mãe e no neonato.
  - Efeitos anticolinérgicos.
  - Boca seca.
  - Depressão respiratória.
- Os opioides podem causar:
  - Náusea e vômitos.
  - Depressão respiratória materna e neonatal.
  - Redução da capacidade de variação da frequência cardíaca fetal.
  - Depressão respiratória do neonato no nascimento.
  - Neonato demonstrando tônus muscular e estado de alerta diminuídos.
  - Sucção inibida do neonato quando no seio da mãe.
- Efeitos secundários maternos de analgesia neuroaxial:
  - Hipotensão.
  - Bloqueio inadequado, unilateral ou falho.
  - Prurido.
  - Náusea e vômitos.

- Febre.
- Retenção urinária.
- Dor nas costas.
- Cefaleia pós-dural.
- Principais complicações da analgesia neuroaxial:
  - Injeção intravascular de epinefrina e agente anestésico local em veia peridural.
  - Bloqueio elevado na coluna devido à colocação inadvertida do cateter peridural e do agente anestésico local no espaço intratecal.
  - Hematoma peridural em razão de sangramento no eixo neural (neuroeixo).
  - Depressão respiratória.
  - Infecção neuroaxial (meningite).

J: *A injeção intravascular de epinefrina e agente anestésico local pode resultar em:*

- Toxicidade sistêmica levando a:
  - Frequência cardíaca materna imediata.
  - Palpitações.
  - Pressão arterial elevada.
  - Dormência em torno da língua e da boca.
  - Gosto metálico.
  - Zumbido.
  - Fala arrastada.
  - Gestos bruscos e descoordenados ou agitação.
  - Convulsões.
  - Parada cardíaca.

J: *O bloqueio espinal alto pode resultar em:*

- Ascensão intratecal de agente anestésico ao tronco encefálico, levando a:
  - Paralisia respiratória.
  - Bloqueio autonômico completo.
  - Perda de consciência.

J: *O hematoma peridural pode resultar em:*

- Dor intensa.
- Bloqueio sensorial ou motor progressivo.
- Deterioração do funcionamento das extremidades inferiores, do intestino e da bexiga.

J: *Podem ocorrer sinais e sintomas de meningite em 12 horas a alguns dias após o nascimento, incluindo:*

- Febre.
- Cefaleia intensa e ininterrupta.
- Rigidez de nuca.
- Sensibilidade à luz.
- Náusea e vômitos.
- Sonolência.
- Confusão.
- Convulsões.

Monitorar e avaliar os efeitos das intervenções para controle da dor na mãe e no feto

- Investigar o nível de conforto antes e depois das intervenções de controle da dor.
- Monitorar a frequência cardíaca fetal quanto ao estado fetal não tranquilizador.

ALERTA CLÍNICO Informar o anestesista se ocorrer:
- Hipotensão
- Bloqueio sensorial alto
- Bradicardia
- Comprometimento respiratório
- Apneia
- Dormência ou paralisia de braços e/ou das pernas
- Náusea
- Ansiedade
- Diminuição do nível de consciência

Iniciar as orientações para a saúde, conforme indicado
- Orientar a mãe e os familiares sobre o trabalho de parto.
- Explicar a fisiologia da dor no parto.
- Informar sobre medidas analgésicas/anestésicas, efeitos secundários e complicações potenciais.
- Informar sobre procedimentos à mãe e aos familiares.

Náusea

Definição da NANDA-I
Fenômeno subjetivo de uma sensação desagradável na parte de trás da garganta e no estômago, que pode ou não resultar em vômito.

Características definidoras*

Aversão à comida
Sensação de reflexo do vômito
Salivação aumentada
Deglutição aumentada
Relatos de náusea
Relatos de gosto amargo na boca

Fatores relacionados

Biofisiopatológicos

Relacionados a trauma tissular e espasmos da musculatura reflexa secundários a:

Gastrenterite aguda
Úlcera péptica
Síndrome do intestino irritável
Pancreatite
Infecções (p. ex., intoxicação alimentar)
Overdose de drogas
Cálculos renais
Cólicas uterinas associadas à menstruação
Cinetose

Relacionados ao tratamento

Relacionados a efeitos de quimioterapia, teofilina, digitálicos, antibióticos, suplementos de ferro

Relacionados a efeitos da anestesia

Situacionais (pessoais, ambientais)*
Ansiedade

Odores, sabores nocivos
Medo
Dor
Fatores psicológicos
Estímulos visuais desagradáveis

Erros nos enunciados diagnósticos
Ver *Conforto prejudicado*.

Conceitos-chave

Considerações gerais
- A náusea é causada pela estimulação do centro medular do vômito no cérebro, pelas vias aferentes visceral e vagal (Grossman & Porth, 2014).
- A náusea e os vômitos, quando tiverem origens emocionais, podem ser resultantes de ajuste e adaptação do desenvolvimento. A criança aprende que o vômito é inaceitável e, portanto, aprende a controlá-lo. Tem aprovação por não vomitar. Caso situações ou conflitos de infância venham à tona, o adulto pode apresentar náusea e vômitos.

- A náusea é o terceiro efeito colateral mais comum da quimioterapia, depois da alopecia e da fadiga.
- Náusea e vômitos associados à quimioterapia podem ser classificados em agudos, retardados e antecipados, ocorrendo da seguinte forma (Yarbro et al., 2013):
  - Agudos: durante as primeiras 24 horas, iniciando em 1 a 2 horas após o tratamento.
  - Retardados: persistem ou surgem 24 horas após o tratamento.
  - Antecipados: uma reação condicionada 12 horas antes do tratamento.

Considerações maternas

- Cerca de 50 a 90% das mulheres relatam um pouco de náusea e vômitos no início da gestação (Pillitteri, 2014).
- Lacroix, Eason e Melzack (2000) relataram que "Embora comumente denominado 'enjoo matinal', apenas 17% das mulheres informam terem isso pela manhã. Em uma pesquisa prospectiva, em que 160 mulheres forneceram dados diários no início da gestação, 74% informaram náusea com uma duração média de 34,6 dias, 'enjoo matinal' ocorrido em apenas 1,8%, e 80% relataram náusea ao longo de todo o dia. Apenas metade das mulheres informou alívio por volta de 14 semanas, embora 90% tenham obtido alívio por volta de 22 semanas" (*King & Murphy, 2009).
- A etiologia da náusea durante a gestação ainda não foi confirmada. A náusea pode ter relação com fadiga, estresse, motilidade gástrica diminuída, níveis elevados de estrogênio ou progesterona, vitamina B6, baixo nível de açúcar no sangue materno e/ou sensibilidade a um alto nível de hormônios da gonadotrofina coriônica.
- A náusea durante a gestação costuma ter tempo limitado, com surgimento por volta da quinta semana após o último período menstrual, um pico na oitava até a décima segunda semanas e um término por volta da décima sexta à décima oitava semanas, na maior parte das mulheres. Cerca de 5% das mulheres apresentarão sintomas ao longo de toda a gestação (*King & Murphy, 2009; Pillitteri, 2014; *Sherman & Flaxman, 2002).
- Há evidências de que o gengibre produz um efeito anticoagulante, podendo aumentar o risco de sangramento, sobretudo após o parto, ou com descolamento prematura da placenta (Tiran, 2012).

Critérios para a investigação focalizada

Dados subjetivos

Início/duração
Hora do dia, padrão
Frequência
Vômito (quantidade, hora do dia)
Associado a
  Medicamentos
  Atividade
  Alimentos específicos
  Dor
  Posição
  Medidas de alívio

Metas

O indivíduo relatará redução da náusea, conforme evidenciado por estes indicadores:

- Cita alimentos ou bebidas que não aumentam a náusea.
- Descreve os fatores que aumentam a náusea.
- Descreve uma medida não farmacológica que reduz a náusea.

NOC Estado de conforto: Físico, Estado nutricional, Hidratação, Controle da náusea e do vômito, Apetite

Intervenções

Tomar medidas para evitar a náusea relacionada a tratamentos

- O controle rigoroso antes, durante e depois da quimioterapia pode prevenir a náusea. Seguir os protocolos (Yarbro et al., 2013).
- Prevenir náusea e vômitos rigorosamente, diante de fatores de risco como (Pasero & McCaffery, 2011):
  - Gênero feminino.
  - Não fumante.
  - História de enjoo/náusea em pós-operatório/vômito.

- Usar anestésicos voláteis dentro de 0 a 2 horas, óxido nitroso e/ou opioides intraoperatórios e pós-operatórios.
- Duração de cirurgia.
- Tipo de cirurgia (p. ex., laparoscópica, neurocirurgia, de mama e plástica).

> **NIC** Controle de medicamentos, Controle da náusea, Controle hidreletrolítico, Controle da nutrição, Terapia de relaxamento, Controle do vômito

J: *A presença de um dos fatores de risco aumenta a incidência até 10 a 20%. Dois ou mais fatores de risco aumentam a incidência até 39 a 78% (*Apfel et al., 1999).*

- Consultar especialista em anestesia para prevenir náusea e vômitos no intra e no pós-operatório (Pasero e McCaffery, 2011).

J: *Náusea e vômitos pós-operatórios podem causar aspiração, tensão em suturas, aumento da pressão intracraniana e intraocular e desequilíbrios hidreletrolíticos (Pasero & McCaffery, 2011).*

Promover conforto durante episódios de náusea e vômitos

- Proteger as pessoas com risco de aspiração (pessoas imobilizadas, crianças).
- Verificar a limpeza da pessoa e do ambiente.
- Proporcionar oportunidade para higiene oral após cada episódio.
- Aplicar compressas frias e úmidas na testa, no pescoço e nos pulsos da pessoa.

J: *As medidas de conforto também reduzem os estímulos do vômito.*

Reduzir ou eliminar estímulos nocivos

Dor

- Planejar o cuidado de forma que os procedimentos dolorosos ou desagradáveis não ocorram antes das refeições.
- Medicar o indivíduo para dor, meia hora antes das refeições, de acordo com as prescrições médicas/de enfermagem.
- Proporcionar uma atmosfera agradável e relaxada para a refeição (sem comadres à vista; sem pressa); tentar uma "surpresa" (p. ex., enfeitar a mesa com flores na refeição).
- Organizar o plano de cuidados para diminuir ou eliminar os odores nauseantes ou os procedimentos próximos às refeições.

Fadiga

- Ensinar ou auxiliar o indivíduo a descansar antes das refeições.
- Ensiná-lo a gastar o mínimo de energia na preparação dos alimentos (cozinhar uma grande quantidade e congelar várias refeições de uma vez; solicitar a ajuda de outros).

Odor de alimentos

- Ensiná-lo a evitar cozinhar alimentos de odor forte (frituras, café), se possível (dar uma caminhada, selecionar alimentos que possam ser ingeridos frios).
- Sugerir o uso de alimentos que exijam pouco cozimento durante os períodos de náusea. Tentar alimentos frios.
- Sugerir alimentos amargos.

J: *Visões ou cheiros desagradáveis podem estimular o centro do vômito.*

Diminuir a estimulação do centro do vômito

- Reduzir visões e odores desagradáveis. Restringir a atividade.
- Proporcionar uma boa higiene oral após o vômito.
- Ensinar a pessoa a praticar a respiração profunda e a deglutição voluntária para suprimir o reflexo do vômito.
- Orientá-la a sentar-se após comer, mas a não se deitar.
- Incentivá-la a fazer refeições menores, lentamente.
- Restringir os líquidos às refeições para evitar a distensão excessiva do estômago; também evitar líquidos uma hora antes e uma hora depois das refeições.
- Afrouxar as roupas.
- Estimular o indivíduo a sentar ao ar fresco ou a usar ventilador para a circulação do ar.
- Evitar deitar-se durante, no mínimo, duas horas após a alimentação. (A pessoa que precisa repousar deve sentar-se ou reclinar-se, de modo que a cabeça esteja uns 10 cm acima do nível dos pés.)
- Recomendar ao indivíduo que ouça música.
- Oferecer técnicas de relaxamento muscular e de diversão, como música.

J: *Há evidências que sugerem que intervenções com música podem ter impacto positivo na dor, na ansiedade, na perturbação do humor e na qualidade de vida em pacientes com câncer (Archie et al., 2013).*

J: *Técnicas de relaxamento muscular e para distrair supostamente reduzem náusea e vômitos nos adultos que fazem quimioterapia (Miller & Kearney, 2004; Yarbro et al., 2013).*

- Ensinar acupressão em pontos de pressão na porção interna do punho do indivíduo (Sloan Kettering Cancer Center, 2013).
    - A Figura 2.2A mostra a localização do ponto de pressão.
    - Para achar o ponto de pressão P-6, coloque os três primeiros dedos da mão oposta sobre o punho. Depois, coloque o polegar no ponto logo abaixo de seu indicador (ver Figura 2.2B). Você deve sentir dois tendões grandes sob seu polegar.
    - Pressione esse ponto com o polegar ou o indicador e aplique movimento circular durante 2 a 3 minutos. A pressão deve ser firme, mas não causar desconforto.
    - Repetir o processo no outro punho.
    - Outra opção inclui uso de pulseira de acupressão no pulso.

J: *Comprovadamente, a acupressão funciona bem para náusea após algumas cirurgias, bem como para o desconforto associado ao câncer e tratamentos (Doran & Halm, 2010, Sloan Kettering Cancer Center, 2013; *Streitberger et al., 2004).*

- Considerar:
    - Oferecer pequenas quantidades de líquidos puros e alimentos e bebidas com gengibre.

J: *O gengibre como tratamento para náusea foi estudado muitas vezes, com um misto de resultados (Jiyeon & Heeyoung, 2013). Muitos relatos pitorescos sugeriram os benefícios da bebida com gengibre (feita com gengibre autêntico) como calmante de perturbações GI e redutor da náusea. Beber grandes quantidades de bebida feita com gengibre (cerveja) que contenha o gengibre autêntico consegue afinar um pouco o sangue. Esse afinamento do sangue pode ser perigoso em pacientes que já tomam medicamentos para prevenir coagulação, o que inclui ácido acetilsalicílico, varfarina ou heparina.*

- Cortar pela metade um limão sobre um prato e, lentamente, inalar seu aroma.

FIGURA 2.2 Pontos de acupressão para alívio da náusea.

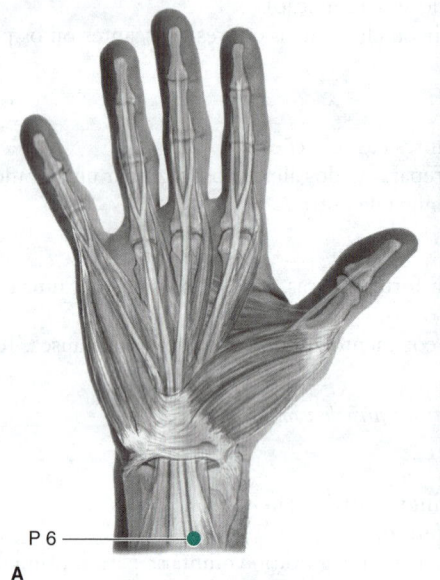

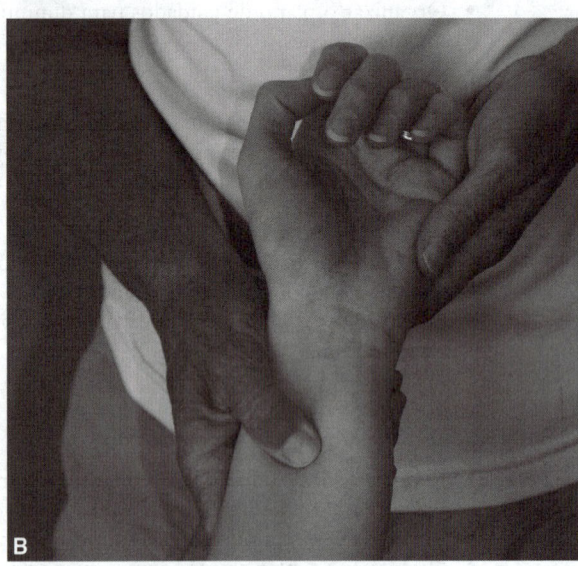

Intervenções maternas

Explicar frequência, causas e curso da náusea na gestação, ver *Considerações maternas* **em relação a informações específicas**

Ensinar que diversas intervenções são consideradas úteis para controlar a náusea durante a gestação (Pillitteri, 2014)

- Tranquilizá-la informando que a náusea é comum durante a gravidez.
- Evitar cansaço e movimentos súbitos.

J: *A fadiga é considerada fator precipitante de náusea e vômitos nessa população (*Voda & Randall, 1982).*

- Evitar alimentos gordurosos, com elevado teor de gordura e alimentos temperados. Evitar até mesmo o odor ou o preparo desses tipos de comida.
- Fazer refeições ricas em proteínas e um lanche antes de deitar.

    J: *Isso retarda o café da manhã (Pillitteri, 2014).*

    J: *Voda e Randall (1982) relataram que a ingestão de um lanche rico em proteínas antes de deitar à noite diminui a náusea matinal em algumas gestantes e previne hipoglicemia.*

- Mascar chicletes ou balas.
- Ingerir carboidratos (p. ex., biscoito, torrada, bala amarga) ao acordar; esperar até a náusea passar para tomar o café da manhã.
- Atrasar uma refeição até a náusea passar.
- Comer imediatamente ao sentir fome.
- Não ficar mais que 12 horas sem comer.
- Quando sentir náusea, consumir/tomar pequenos goles de bebidas gasosas (p. ex., Coca-cola, suco de laranja, bebida com gengibre, chás de ervas como o gengibre).
- Tentar respirar ar fresco profundamente.
- Deitar para aliviar os sintomas.

    J: *A meta das intervenções é a redução da náusea e a prevenção de desequilíbrios nutricionais e hídricos.*

Usar a acupressão (ver a descrição em Intervenções para *Náusea***).**

J: *Muitas pesquisas mostram que acupressão funciona bem para a náusea gestacional (*Ezzo, Streitberger & Schneider 2006; Forouhari et al., 2014; *King & Murphy, 2009).*

Explicar o gengibre como tratamento para náusea e vômitos durante a gestação. Consultar o obstetra sobre serem ou não permitidas quantidades pequenas de bebida feita com gengibre (gengibre autêntico)

J: *O gengibre parece ser benéfico no alívio da náusea. (*King & Murphy, 2009) O gengibre pode causar um pouco de afinamento do sangue. Isso pode ser fatal se houver descolamento de placenta, podendo resultar em hemorragia (Pillitteri, 2014; Tiran, 2012).*

Orientar a gestante a tentar um tipo de alimento ou bebida de cada vez (p. ex., refeições ricas em proteínas/lanche na hora de deitar)

- Se a náusea não diminuir, tentar outra medida.
- Explicar o uso da acupressão e da acupuntura. Consultar recursos.

    J: *Acupressão e acupuntura têm se mostrado eficazes para náuseas e vômitos gestacionais.*

Aconselha-se informar o médico se a gestante (Pillitteri, 2014)

- Vomitar mais de uma vez ao dia.
- Estiver perdendo peso.
- Não estiver se alimentando suficientemente durante o dia.
- Apresentar menos urina ou urina mais escura.
- Tiver que alterar o estilo de vida, por exemplo, horário de trabalho.

    J: *Náusea que não melhora após certo tempo durante o dia ou vômito em excesso pode ter um impacto negativo sobre a condição nutricional e hídrica da mulher. Pode haver indicação de intervenções farmacológicas.*

CONFUSÃO AGUDA

Definição da NANDA-I

Distúrbios reversíveis de consciência, atenção, cognição e percepção que surgem em um período de tempo breve, com duração inferior a três meses.

Características definidoras

Maiores (devem estar presentes)

Surgimento abrupto de:

Oscilação cognitiva*
Oscilação no nível de consciência*

*Oscilação na atividade psicomotora**

Aumento da agitação*
Capacidade reduzida para manter o foco
Desorientação
Aumento da inquietação*
Hipervigilância
Incoerência
Medo
Ansiedade
Excitação

Os sintomas pioram ao anoitecer ou quando há fadiga ou em situações novas.

Menores (podem estar presentes)

Ilusões
Alucinações*
Ideias delirantes
Percepções errôneas*

Fatores relacionados

Fatores que aumentam o risco de *delirium* e estados confusionais podem ser classificados como aqueles que aumentam a vulnerabilidade inicial (p. ex., doenças encefálicas subjacentes, como demência, acidente vascular encefálico ou doença de Parkinson) ou aqueles que precipitam o distúrbio (p. ex., infecções, sedativos, imobilidade) (Francis & Young, 2012).

Relacionados ao surgimento abrupto de hipóxia cerebral ou distúrbio no metabolismo cerebral secundário a (Miller, 2015):

Distúrbios hidreletrolíticos

Desidratação
Acidose/alcalose
Hipocalcemia/hipercalcemia
Hipocalemia
Hiponatremia/hipernatremia
Hipoglicemia/hiperglicemia

Deficiências nutricionais

Deficiência de vitamina B_{12} ou de folato
Anemia
Deficiência de niacina
Deficiência de magnésio

Distúrbios cardiovasculares

Infarto agudo do miocárdio
Insuficiência cardíaca congestiva
Arritmias
Bloqueio cardíaco
Arterite temporal
Hematoma subdural

Distúrbios respiratórios

Doença pulmonar obstrutiva crônica: tuberculose e pneumonia
Embolia pulmonar

Infecções

Sepse
Infecção do trato urinário (principalmente nos idosos)
Meningite, encefalite

Distúrbios metabólicos e endócrinos

Hipotireoidismo/hipertireoidismo: hipoadrenocortisolismo/hiperadrenocortisolismo
Hipopituitarismo/hiperpituitarismo: hipotensão postural, hipotermia/hipertermia
Distúrbios das glândulas paratireóides: falência hepática ou renal

Distúrbios do sistema nervoso central

Acidente vascular encefálico
Infartos múltiplos
Tumores
Hidrocefalia de pressão normal
Trauma encefálico
Convulsões e estados pós-convulsivos

Relacionados ao tratamento

Relacionados a distúrbio do metabolismo cerebral secundário a:

Cirurgia

Intoxicação por medicação terapêutica
    Neurolépticos: opioides
    Anestesia geral

Efeitos colaterais dos medicamentos:

Diuréticos	Benzodiazepínicos	Ciprofloxacina
Digitálicos	Barbitúricos	Metronidazol
Propranolol	Metildopa	Aciclovir
Atropina	Dissulfiram	Antagonistas de receptores H_2
Hipoglicemiantes orais	Lítio	Anticolinérgicos
Anti-inflamatórios	Fenitoína	Preparados sem receita médica para resfriado, tosse e sono
Agentes ansiolíticos	Medicamentos à base de sulfa	
Fenotiazinas		

Situacionais (pessoais, ambientais)

Relacionados a distúrbios do metabolismo cerebral secundários a:

Abstinência de álcool, opioides, sedativos, hipnóticos
Intoxicação por metais pesados ou monóxido de carbono

Relacionados a:

Dor
Impactação intestinal
Imobilidade
Depressão
Situações desconhecidas

Relacionados a intoxicações químicas ou medicamentosas (especificar):

Álcool
Cocaína
Metadona
Metanfetaminas
PCP
Opioides (p. ex., heroína)

Nota da autora

"Confusão" é um termo frequentemente usado pelos enfermeiros para descrever um conjunto de danos cognitivos. "Identificar uma pessoa como confusa é apenas o passo inicial" (*Rasin, 1990; *Roberts, 2001). A confusão é um comportamento indicativo de perturbação no metabolismo cerebral.

A confusão aguda (*delirium*) pode ocorrer em qualquer idade, podendo se desenvolver ao longo de um período de horas a dias (Grossman & Porth, 2014). Fatores que aumentam o risco de *delirium* e estados confusionais podem ser classificados naqueles que aumentam a vulnerabilidade inicial (p. ex., doenças cerebrais subjacentes, como demência, acidente vascular encefálico, doença de Parkinson) e naqueles que precipitam os distúrbios (p. ex., infecções, sedativos, imobilidade) (Francis & Young, 2012). O distúrbio é normalmente causado por uma condição médica, intoxicação por substância ou efeito colateral de medicamentos (Francis & Young, 2012).

"A confusão crônica (demência) é uma síndrome de déficit adquirido e persistente em vários domínios da função intelectual, incluindo memória, linguagem, capacidade visuoespacial e cognição" (Grossman & Porth, 2014, p. 65).

As pessoas com demência podem apresentar confusão aguda (*delirium*). Os enfermeiros devem determinar o funcionamento pré-hospitalização e conferir com a família para que haja observação relativa a deterioração.

O acréscimo de *Confusão aguda* e *Confusão crônica* à lista da NANDA-I proporciona ao enfermeiro maior clareza diagnóstica do que o uso de *Confusão* ou *Processos de pensamento perturbados*. *Confusão aguda* tem um surgimento abrupto, com oscilações nos sintomas; *Confusão crônica* descreve a degeneração de longa duração ou progressiva. *Processos de pensamento perturbados* é também uma interrupção dos processos cognitivos; no entanto, as causas têm relação com problemas de enfrentamento ou transtornos de personalidade.

Erros nos enunciados diagnósticos

Confusão aguda relacionada à idade avançada

Este diagnóstico não representa uma compreensão de confusão, envelhecimento e seus efeitos na cognição. Uma pessoa idosa que esteja confusa pode ter uma série de razões para a confusão (p. ex., desequilíbrio eletrolítico, febre, isquemias cerebrais, doença de Alzheimer). Ela necessita de uma investigação médica e de enfermagem. Se a duração for conhecida e as causas, desconhecidas, esse diagnóstico pode ser escrito como *Confusão aguda (NIC) relacionada à etiologia desconhecida* ou *Confusão crônica relacionada à etiologia desconhecida*.

Conceitos-chave

Considerações gerais

- *Delirium* é definido (American Psychiatric Association, 2014; Francis & Young, 2012) como:
  - Perturbação da consciência com redução da capacidade de concentrar, manter ou alternar a atenção.
  - Uma alteração na cognição ou o desenvolvimento de uma perturbação da percepção que não seja mais bem explicada por uma demência preexistente, estabelecida ou em evolução.

- A perturbação desenvolve-se ao longo de um curto período de tempo (normalmente de horas a dias) e tende a oscilar durante o curso de um dia.
- Há evidências históricas, de exames físicos ou achados laboratoriais de que a perturbação seja causada por uma condição médica, intoxicação por substância ou efeito secundário de medicamento.
- Quase 30% dos pacientes idosos com problemas clínicos têm *delirium* em algum momento durante a hospitalização (Francis & Young, 2014).

Considerações geriátricas

- O déficit cognitivo de moderado a grave no idoso pode ser o resultado de demência, *delirium* ou depressão. Os enfermeiros devem usar uma abordagem cautelosa e atenta em sua investigação; nenhum diagnóstico deve ser feito com base em um único sintoma ou achado físico.
- "*Delirium* é uma perturbação aguda da atenção e da cognição em idosos (i.e., pessoas com 65 anos ou mais), comum, grave, de custo elevado, não bem reconhecida e muitas vezes fatal" (Inouye, Westendorp & Saczynski, 2013, p. 1). Há necessidade de investigação cognitiva formal e história de início agudo dos sintomas para o diagnóstico. Diante das causas complexas e multifatoriais do *delirium*, abordagens de fatores de risco com múltiplos componentes e não farmacológicas constituem a estratégia mais eficaz de prevenção. Não há evidências convincentes mostrando que prevenção ou tratamento farmacológico sejam eficazes. Reduzir os fármacos para sedação e analgesia e métodos não farmacológicos são recomendados.
- A infecção é uma das causas mais comuns de alterações no estado mental de pessoas mais velhas (p. ex., respiratórias, urinárias) (Bishop, 2006; Caljouw, den Elzen, Cools & Gussekloo, 2011).
- Com a idade, a inteligência não se altera (talvez até a idade bem avançada), mas a pessoa necessita de mais tempo para processar a informação. O tempo de reação também aumenta. Pode haver alguma dificuldade no aprendizado de informações novas devido a aumento da distração, redução no raciocínio concreto e dificuldade na resolução de problemas novos. Os idosos costumam compensar essas deficiências levando mais tempo para processar as informações, filtrando as distrações e tendo extremo cuidado ao tomar decisões. O declínio cognitivo acentuado costuma ser atribuído a processos de doenças, como aterosclerose, perda de neurônios e outras mudanças patológicas (Miller, 2015).
- A maioria dos idosos não apresenta danos cognitivos (Miller, 2015). Pesquisas informam que o amadurecimento cerebral e funções cognitivas relacionadas continuam a ocorrer na vida adulta e nos adultos com mais idade (Aine et al., 2011).
- Alterações relacionadas com a idade podem influenciar a ação dos medicamentos e produzir resultados negativos. Ver Tabela 2.2.

Tabela 2.2 ALTERAÇÕES RELACIONADAS À IDADE QUE PODEM INFLUENCIAR AS CONCENTRAÇÕES DE MEDICAMENTOS

Alterações relacionadas à idade	Efeito sobre alguns medicamentos
Diminuição da água no organismo e da massa magra, aumento da gordura corporal	Aumento ou diminuição da concentração sérica
Albumina sérica diminuída	Quantidade aumentada da porção ativa dos medicamentos combinados com a proteína
Funcionamento renal e hepático diminuídos	Aumento da concentração sérica
Diminuição do ácido gástrico, aumento do pH gástrico	Absorção alterada dos medicamentos sensíveis ao pH estomacal
Mecanismos homeostáticos alterados	Potencial aumentado de efeitos adversos
Sensibilidade receptora alterada	Efeito terapêutico aumentado ou diminuído

Fonte: Miller, C. (2009). *Nursing for wellness in older adults* (5th ed.). Filadélfia, PA: Lippincott Williams & Wilkins.

- A demência descreve prejuízos ao funcionamento intelectual, não ao funcional ou comportamental. Ela refere-se a um grupo de sintomas, não a uma doença (Miller, 2015). A doença de Alzheimer, quarta causa principal de morte em adultos, é um tipo de demência.
- A depressão no final de vida é relatada em 14% dos casos, sendo que 40 a 50% dos idosos em instituições especiais sofrem de depressão (Centers for Medicare and Medicaid Services, 2012).

Critérios para a investigação focalizada

Obtidos com o próprio indivíduo e pessoas significativas.

Dados subjetivos

História do indivíduo

Estilo de vida

- Interesses
- Padrões de enfrentamento (passados e presentes)
- Funcionamento anterior
- Pontos fortes e limitações
- Educação
- Controle anterior do estresse
- História profissional
- Uso de álcool/drogas

Sistema de apoio (disponibilidade)

História dos problemas e tratamentos médicos (medicamentos)

Atividades da vida diária – AVDs (capacidade e desejo de desempenhar)

Conhecimento que a pessoa tem do diagnóstico

História dos sintomas (surgimento e duração)

- Agudos ou crônicos
- Evolução para uma condição pior
- Hora do dia
- Contínuos ou intermitentes
- Repentinos ou graduais

Investigar a presença de medos

- De que outros irão feri-lo
- De ser feito prisioneiro
- Fuga de pensamentos
- De perder o controle
- De ser incapaz de enfrentar
- Avaliar se há alucinações (visuais, olfativas, auditivas)
- Táteis (incluindo um componente objetivo)

Investigar se há comportamentos associados a depressão, demência e delirium (Francis & Young, 2012; Halter, 2014).

Depressão
- Surgimento repentino ou gradual
- Dificuldades de sono
- Comportamento motor lento
- Tristeza, perda do interesse e do prazer
- Memória íntegra

Demência
- Surgimento gradual, insidioso
- Diminuição do tempo de sono; agitação
- Comportamento de perambular
- Comportamentos defensivos
- Perda gradual da capacidade de lembrar

Delirium
- Surgimento repentino, agudo
- Comportamento piora à noite
- Hipo/hiperexcitação
- Alucinações e ilusões na atenção
- Desempenho oscilante

Dados objetivos (incluem um componente subjetivo)

Aparência geral

Expressão facial (alerta, triste, hostil, inexpressiva)
Vestuário (meticuloso, desleixado, sedutor, excêntrico)

Comportamento durante a entrevista

- Retraído
- Cooperativo
- Nível de atenção/concentração
- Nível de ansiedade
- Apático
- Negativo
- Hostil
- Quieto

Padrão de comunicação

- Apropriada
- Preocupações sexuais
- Problemas de negação
- Delírios
- Obsessões
- Suspeita
- Ideias suicidas
- Divagação
- Planos homicidas
- Desvalorização

Padrão da fala
Apropriada
Salta de um tópico para outro
Ideias desconexas
Circunstancial
Bloqueio (incapaz de terminar uma ideia)
Incapaz de chegar a conclusões

Velocidade da fala
Apropriada
Pressionada
Reduzida
Excessiva

Afeto
Embotado
Apropriado ao conteúdo
Triste
Congruente com o conteúdo
Apático
Radiante
Inapropriado ao conteúdo

Habilidades de interação
Com o enfermeiro
Inapropriado
Hostil
Exigente/suplicante
Retraído/preocupado
Relaciona-se bem

Com pessoas significativas
Relaciona-se com todos (alguns) membros da família
Não procura interação
É hostil com todos (alguns) membros da família
Não recebe visitas

Atividades da vida diária
Capaz de autocuidado (observado, relatado)

Estado nutricional/hidratação
Apetite, peso, padrões alimentares

Padrão de sono-repouso
Dorme demais ou de menos
Insônia
Acorda cedo
Sono fragmentado
Ciclo invertido

Higiene pessoal
Asseio, boa aparência

Atividade motora
Dentro dos limites normais
Agitado
Reduzida/estupor

Metas

O indivíduo terá menos episódios de *delirium*, conforme evidenciado por estes indicadores:
- É menos agitado.
- Participa das AVDs.
- É menos agressivo.

NOC Cognição, Orientação cognitiva, Autocontrole do pensamento distorcido

Intervenções

Investigar os fatores causadores e contribuintes
- Ver Fatores relacionados.

ALERTA CLÍNICO "Quase 30% dos pacientes idosos têm *delirium* em algum momento durante a hospitalização; a incidência é mais alta em unidades de tratamento intensivo (UTI). Entre pacientes idosos que fizeram cirurgia, o risco de *delirium* varia de 10 a mais de 50%" (Francis & Young, 2012).

Investigar os sinais iniciais de confusão aguda (Francis & Young, 2012)
- Uma alteração no nível da percepção e na capacidade de concentração, manutenção ou mudança da atenção.
- Familiares ou cuidadores que informam que o indivíduo "está agindo de maneira estranha".
- Está distraído durante as conversas, não se concentra.
- Fala tangencial ou desorganizada.

Justificativa: *Os comportamentos anteriores não devem ser atribuídos à idade, demência ou fadiga, a menos que isso seja confirmado como o basal da pessoa antes da hospitalização (Francis & Young, 2012).*

NIC Controle de ideias delirantes, Técnica para acalmar, Orientação para a realidade, Controle do ambiente: segurança

ALERTA CLÍNICO Informar o médico responsável ou o enfermeiro sobre as alterações observadas.

Investigar os fatores pessoais e ambientais que possam causar ou contribuir para confusão aguda

J: *Além das condições clínicas e psiquiátricas capazes de causar ou contribuir para confusão aguda (delirium), há fatores pessoais e ambientais que podem ser contribuintes, como (Godfrey et al., 2013):*

- Deficiências auditivas ou visuais.
  - Assegurar uso de óculos e/ou aparelhos auditivos durante o dia e em condições de trabalho.
- Sono inadequado.
  - Usar luzes noturnas ou fracas durante a noite.
  - Usar iluminação indireta e acender as luzes antes do escurecer.
  - Estabelecer rotinas de cuidados para reduzir o despertar da pessoa (p. ex., medir sinais vitais, administrar medicação, evitar atividades altamente estimulantes [p. ex., multidões] ou imagens [p. ex., fotos ou filmes que assustam]).
  - Oferecer tampões de ouvido.
- Ver *Padrão de sono perturbado* quanto a intervenções.

J: *Rompaey, Elseviers, Van Drom, Fromont e Jorens (2012) descobriram que o uso de tampões à noite estava associado a uma menor incidência de confusão nas pessoas em UTIs.*

- Desorientado quanto a tempo e espaço.
  - Providenciar relógios grandes de parede.
  - Reduzir alterações repentinas na agenda ou mudanças de lugar.
  - Manter o indivíduo orientado quanto ao tempo e ao espaço.
  - Rever o dia e o lugar a cada manhã.
  - Dar ao indivíduo um relógio e um calendário grandes o suficiente para que ele possa ver.
  - Proporcionar ao indivíduo a oportunidade de ver a luz do dia e a escuridão através de uma janela ou levando-o à rua.
  - Destacar os feriados com cartões ou enfeites (p. ex., cartão com um coração vermelho no Dia dos Namorados).

J: *Estímulos sensoriais são planejados com critério para promover orientação.*

Estimulação cognitiva insuficiente
- Encorajar visitas, mas atenção para não haver muitas pessoas de uma vez só.

  J: *Isso pode acarretar excesso de estímulos ou visitas que conversam entre si e não com a pessoa.*

- Discutir os eventos atuais, os fenômenos da estação (neve, chuvas); compartilhar seus interesses (viagens, trabalhos manuais).
- Tentar obter informações a serem usadas nas conversas (gostos, aversões, interesses, passatempos, história de trabalho).
- Pedir ajuda de voluntários que passem algum tempo significativo com as pessoas que não recebem muitas visitas.
- Estimular a família a trazer objetos conhecidos de casa (como fotografias com vidro fosco, cobertores).
- Pedir ao indivíduo que fale sobre uma foto.
- Concentrar-se em tópicos conhecidos.
- Imobilidade.
  - Trocar de posição conforme a necessidade.
  - Sair da cama para uma cadeira, usar cadeira de rodas para propiciar outro ambiente de socialização.
  - Deambular se possível.

- Estimular a pessoa a fazer as refeições fora do leito, se não houver contraindicação.
- Dor.
    - Ver *Dor aguda* para intervenções.

    J: *É importante avaliar os benefícios do uso de opioides para o tratamento de dor significativa e o seu risco potencial de causar delirium.*

- Desidratação.
    - Ver *Volume de líquidos deficiente.*

    J: *Francis e Young (2014) descreveram um estudo clássico de Inouye e colaboradores (2014) que usou protocolos padronizados de investigação e controle de seis fatores de risco de* delirium *em 852 pacientes hospitalizados com 70 anos ou mais: prejuízo cognitivo, privação do sono, imobilidade, prejuízo visual, prejuízo auditivo e desidratação. Os fatores de risco foram considerados nas intervenções de enfermagem. Os resultados mostraram uma redução importante na quantidade de episódios de* delirium *na comparação com os cuidados rotineiros (62 vs. 90) e na quantidade total de dias com* delirium *(105 vs. 161); trabalhos posteriores e estudos randomizados confirmaram que intervenções com múltiplos componentes podem reduzir a incidência de* delirium *e/ou complicações relacionadas (American Geriatrics Society, 2015; Deschodt et al., 2012; Godfrey et al., 2013).*

- Medicação psicoativa.
    - Conversar com o médico ou o enfermeiro a respeito de fármacos psicoativos prescritos (p. ex., anticolinérgicos, sedativos ou hipnóticos, opioides), seja para interromper, reduzir dosagem ou evitar a dose exigida.
    - Usar métodos não farmacológicos para o sono e a ansiedade, inclusive música, massagem, técnicas de relaxamento.

    J: *Em pessoas vulneráveis, com demência subjacente e multimorbidade, uma dose de fármaco sedativo-hipnótico pode ser suficiente para precipitar* delirium. *"Portanto, em pacientes vulneráveis, como aqueles com demência subjacente e multimorbidade, um insulto aparentemente benigno – por exemplo, uma dose de um fármaco sedativo-hipnótico – pode ser suficiente para precipitar* delirium*" (Inouye et al., 2013, p. 2).*

- Infecção

> **ALERTA CLÍNICO** A incidência de infecções do trato urinário é comum nos idosos: de 12 a 29% nas comunidades e entre 44 e 58% em instituições de cuidados prolongados (Caljouw et al., 2011). "No entanto, muitas pesquisas mostram que entre 21 e 55,7% das sondas urinárias são colocadas em pacientes sem indicação adequada e que portanto nem precisam de uma sonda" (Meddings et al., 2014). Nas instituições de cuidados prolongados, quase 100% das pessoas com sonda durante 30 dias ou mais terá uma infecção do trato urinário (ITU) (Andreessen, Wilde & Herendeen, 2012).

J: *Infecções leves (p. ex., urinárias, respiratórias) podem causar confusão aguda em idosos. Infecções mais graves (p. ex., sepse) podem causar confusão em qualquer idade (Francis & Young, 2012; Miller, 2015).*

- Ver *Risco de infecção* a respeito de intervenções específicas para prevenir infecção em locais de atendimento de saúde.

> **ALERTA CLÍNICO** Em um grande estudo randomizado, baseado em lares para idosos, a implementação de um sistema informatizado para identificar o uso de medicamentos problemáticos desencadeou uma revisão da medicação. A incidência de *delirium* foi reduzida quando a medicação em questão foi interrompida ou teve sua dose reduzida (Clegg, Siddiqi, Heaven, Young & Holt, 2014).
>
> Os enfermeiros são capazes de identificar o uso de medicamentos problemáticos e abordar suas preocupações com os profissionais que os prescrevem, independentemente de existir ou não sistema informatizado.

Garantir que tenha sido feito um estudo diagnóstico completo

Laboratorial

- Hemograma completo e eletrólitos.
- TSH, T4.
- Vitamina B_{12} e folato, tiamina.
- Tiroxina sérica e tiroxina sérica livre.
- Reagina plasmática rápida.
- Cálcio e fosfato.
- Na e K.
- Creatinina, ureia.
- TGO, TGP e bilirrubina.
- Glicose sérica e glicose em jejum.
- Análise da urina.

Diagnóstico
- EEG.
- Tomografia computadorizada.
- Raio X do tórax.
- ECG.

Avaliação psiquiátrica
- Avaliar presença de depressão.

Informar a família, as pessoas significativas e os cuidadores sobre a situação e as formas de enfrentá-la
- Explicar a causa da confusão.
- Explicar que o paciente não se dá conta da situação.
- Explicar a necessidade de permanecer paciente, flexível e calmo.
- Enfatizar a necessidade de responder ao indivíduo como um adulto.
- Explicar que o comportamento é parte de um distúrbio e que não é voluntário.

    J: *Distinguir confusão aguda (reversível) de crônica (irreversível) é importante para a família e os cuidadores (Miller, 2015).*

- Oferecer respeito e promover o compartilhamento.
    - Prestar atenção ao que o indivíduo está dizendo.
    - Captar comentários significativos e continuar a conversa.
    - Chamar o indivíduo pelo nome e apresentar-se, sempre que fizer contato; usar o toque quando for algo positivo.
    - Usar o nome que a pessoa prefira; evitar "vó" ou "mamãe", o que pode aumentar a confusão e a não aceitação.
    - Transmitir ao indivíduo sua preocupação e amizade (por meio de sorrisos, ausência de pressa, humor e elogios; não argumentação).
    - Concentrar-se no sentimento por trás da palavra ou da ação.

    J: *Isso demonstra consideração positiva incondicional e comunica aceitação e afeto a uma pessoa com dificuldades para interpretar o ambiente (Hall, 1994).*

    J: *"Comportamento funcional ou básico pode ocorrer quando as demandas externas (estressores) sobre o indivíduo são ajustadas a um nível a que ele está adaptado" (*Hall, 1991).*

- Ao ensinar uma tarefa ou atividade (p. ex., alimentar-se), dar orientações passo a passo, com apenas uma instrução de cada vez.
    - Remover as tampas de pratos e copos.
    - Localizar o guardanapo e os talheres.
    - Acrescentar açúcar e leite ao café.
    - Acrescentar temperos ao alimento (sal, pimenta, açúcar).
    - Cortar os alimentos.
    - Oferecer explicações simples para as tarefas.
    - Permitir que a pessoa manuseie o equipamento relacionado à tarefa.
    - Permitir que a pessoa participe da tarefa, como lavar o rosto.
    - Informar que você está saindo e dizer quando retornará.

    J: *Perda de memória e funcionamento intelectual diminuído criam uma necessidade de coerência.*

    J: *Input sensorial é planejado com cuidado para reduzir excesso de estímulos, o que aumenta a confusão (Miller, 2015).*

Promover um papel de bem-estar e proteger a integridade da pessoa em todos os momentos
- Permitir os hábitos anteriores (p. ex., ler no banheiro).
- Incentivar o uso da dentadura.
- Perguntar ao indivíduo ou às pessoas significativas sobre a rotina habitual ao arrumar-se e incentivá-lo a segui-la.
- Proporcionar privacidade em todos os momentos; quando necessária a exposição de superfície do corpo, tomar precauções para cobrir todas as outras áreas (p. ex., ao lavar as costas, manter as pernas e a frente do corpo cobertas).
- Oportunizar higiene pessoal de acordo com a preferência do indivíduo (arrumação dos cabelos, banhos de chuveiro ou banheira, cuidados com as unhas, cosméticos, desodorantes e perfumes).
- Desestimular o uso de roupas de dormir durante o dia; fazer a pessoa usar sapatos e não chinelos.

- Promover a socialização durante as refeições (p. ex., servir o almoço para quatro pessoas no salão de refeições).
- Planejar uma atividade para cada dia que seja aguardada com ansiedade (p. ex., bingo, saída para saborear um sorvete).
- Incentivar a participação na tomada de decisão (p. ex., escolha do que irá vestir).

    J: *Estratégias que enfatizem a normalidade podem contribuir para uma autoestima positiva e reduzir a confusão.*

Não apoiar a confusão
- Não discutir com a pessoa.
- Determinar a melhor resposta a declarações confusas.
- Às vezes, o paciente confuso pode se sentir melhor com uma resposta que reduza seu receio; por exemplo, "Quero ver minha mãe", quando a mãe está morta há 20 anos. O enfermeiro pode responder, dizendo "Sei que sua mãe o amava".
- Orientar o paciente de volta à realidade; não permitir que divague.
- Aderir ao horário; se forem necessárias mudanças, avisar o paciente sobre elas.
- Evitar falar sobre outros assuntos com os colegas na presença do indivíduo.
- Dar explicações simples que não possam ser mal-interpretadas.
- Lembrar-se de cumprimentar ao chegar ao quarto e sair dele, explicando quando retornará ("Voltarei em 10 minutos").
- Evitar perguntas com final em aberto.
- Substituir as tarefas com 5 a 6 etapas por outras, com 2 a 3 etapas.

    J: *Consideração positiva incondicional comunica aceitação e afeto a uma pessoa com dificuldade para interpretar o ambiente. Escutar com cuidado é essencial para avaliar as respostas de modo a prevenir a escalada da ansiedade e a detectar desconfortos fisiológicos (Miller, 2015).*

Prevenir lesões ao paciente
- Ver *Risco de quedas* quanto a intervenções preventivas.

Iniciar os encaminhamentos, conforme necessário
- Encaminhar os cuidadores para os recursos comunitários adequados.

    J: *Serviços comunitários adicionais podem ser necessários para o controle em casa.*

CONFUSÃO CRÔNICA

Definição da NANDA-I
Alteração irreversível, progressiva, insidiosa e prolongada do intelecto, do comportamento e da personalidade, manifestada por prejuízo nas funções cognitivas (memória, fala, linguagem, tomada de decisão e função executiva) e dependência na execução das atividades diárias.

Características definidoras
Nível normal de consciência
Irreversível, prolongada e/ou progressiva:
Alteração na interpretação
Alteração na memória de longo prazo
Alteração na personalidade
Alteração na memória de curto prazo
Alteração no funcionamento cognitivo
Prejuízo cognitivo crônico
Funcionamento social prejudicado
Distúrbio cerebral orgânico
Alteração na reação a estímulos

Fatores relacionados

Fisiopatológicos (Farlow, 2015)
Doença de Alzheimer*
Demência multi-infarto*
Demência vascular (dano a áreas do cérebro devido à redução do fluxo sanguíneo, por exemplo, em razão de pressão arterial elevada, diabete melito sem controle)
Dano cumulativo ao cérebro (p. ex., alcoolismo crônico) ou lesões encefálicas repetidas (p. ex., ex-boxeadores ou jogadores de futebol americano profissionais)

Demência frontotemporal (antes chamada de doença de Pick)
Doenças inflamatórias e autoimunes (p. ex., esclerose múltipla, lúpus eritematoso sistêmico, encefalite)
Injeção de substância tóxica
Tumores cerebrais
Doenças infecciosas (p. ex., distúrbio neurocognitivo associado a HIV, encefalite por herpes, neurossífilis)
Doenças em estágio final (p. ex., Aids, cirrose, câncer, insuficiência renal, insuficiência cardíaca, doença pulmonar obstrutiva crônica)
Doença de Creutzfeldt-Jakob
Doença neurológica degenerativa
Coreia de Huntington
Transtornos psiquiátricos
Demência com corpos de Lewy é uma forma de demência causada por estruturas proteicas anormais, chamada de *corpos de Lewy*

Nota da autora

Ver *Confusão aguda*.

Erros nos enunciados diagnósticos

Ver *Confusão aguda*.

Conceitos-chave

- Ver *Confusão aguda*.
- As doenças demenciais progressivas possuem quatro conjuntos de sintomas (*Hall, 1991).
- A depressão e a demência causam prejuízos cognitivos. É essencial distinguir a causa subjacente, pois a depressão é tratável (Miller, 2015).
- A confusão crônica afeta a capacidade da pessoa de funcionar de várias formas. Eis algumas:
  - Perdas intelectuais.
    - Perda de memória (primeiro a memória recente).
    - Incapacidade de fazer escolhas.
    - Perda do sentido de tempo.
    - Alteração da capacidade de identificar estímulos visuais ou auditivos.
    - Incapacidade de resolver problemas e raciocinar.
    - Perda da linguagem expressiva e receptiva.
  - Perdas de personalidade afetiva.
    - Perda de afeto.
    - Instabilidade emocional.
    - Redução no período de atenção.
    - Perda do tato.
    - Diminuição da inibição.
    - Aumento de autopreocupação.
  - Perdas cognitivas ou de planejamento.
    - Perda da capacidade de planejar.
    - Perda das reservas de energia.
    - Perda das funções instrumentais (p. ex., controle do dinheiro, correspondência, compras).
    - Apraxia motora.
    - Frustração, recusa em participar.
    - Perdas funcionais (p. ex., banho, escolha de roupas).
  - Limiar do estresse progressivamente diminuído.
    - Despertar confuso ou agitado à noite.
    - Comportamento violento, agitado ou ansioso.
    - Vagar com um propósito.
    - Comportamento compulsivo repetitivo.

Revelação do diagnóstico de doença de Alzheimer

- "É lamentável o fato de eu ter esperado um ano para receber um diagnóstico, pois isso significou mais um ano de preocupações, incertezas e não relato de meus problemas aos familiares e amigos. Esgotei-me desnecessariamente até conseguir um diagnóstico, o que realmente simplificou e melhorou muito a minha vida" – Lou B., uma pessoa que vive com doença de Alzheimer (Alzheimer's Association, 2015a).

- "As pessoas podem te superproteger, o que tira muito mais rápido a tua independência" – Pessoa com demência (Alzheimer's Association, 2015a).
- Gibson e Anderson (2011) relataram que 58% dos cuidadores informaram que um diagnóstico definitivo levou 3 meses ou mais, sendo que 12% aguardaram mais de um ano. Os cuidadores também informaram uma sensação de relutância entre os médicos para revelarem o diagnóstico.
- "Embora reações como depressão, perda da esperança, sofrimento psicológico e suicídio tenham sido mencionadas como motivos para reter o diagnóstico, reações catastróficas são raras. Essas consequências com potencial negativo são diminuídas por uma gama de consequências positivas, e muitos com demência conseguem enfrentar seu diagnóstico, sobretudo quando há suporte apropriado. A maioria das pessoas diagnosticadas com demência têm atitudes positivas diante do diagnóstico" (Lecouturier et al., 2008).
- Os achados revelaram que ser claro quanto ao diagnóstico não pode ser entendido apenas como uma consulta médica; trata-se, na verdade, de um processo complexo, bem além de "simplesmente nomear uma doença" (Lecouturier et al., 2008).
- Foram identificadas oito categorias comportamentais diferentes: preparar para a revelação, integrar os membros da família, investigar a perspectiva do paciente, revelar o diagnóstico, responder às reações do paciente, concentrar-se na qualidade de vida e no bem-estar, planejar o futuro e comunicar-se efetivamente (Lecouturier et al., 2008).

Dicas da Carpenito

Dessas oito categorias, a primeira é fundamental para convencer os profissionais, a família e as demais pessoas de que a revelação é uma opção do indivíduo.

- O preparo para a revelação inclui (Lecouturier et al., 2008):
  - Aconselhamento antes do diagnóstico, com o estabelecimento das preferências individuais de revelação e informação de a demência ser um diagnóstico possível (p. ex., no momento, buscamos as causas de seus sintomas. Se a causa for o início de uma deterioração no cérebro resultante de uma doença, você quer ser informado?).
- Essa conversa anterior à revelação pode ser útil na identificação do método mais adequado para a pessoa (Lecouturier et al., 2008).
  - Pesquisadores da Alzheimer's Europe – Value of Knowing (2011) observaram que "Obter informações e elaborar um plano de tratamento leva as pessoas a uma provável conscientização de que conseguem assumir um papel ativo no controle da doença, reforçando a própria eficácia, quando antes poderia haver sentimento de desamparo".
- A pesquisa recém-citada oferece achados importantes ao profissional que trabalha com pessoas e famílias com demência. Os pesquisadores buscaram identificar uma lista ampla de comportamentos diante da revelação do diagnóstico, realizando uma revisão da literatura, entrevistando pessoas com demência e cuidadores informais e usando um processo de consenso envolvendo profissionais de saúde e da assistência social. Uma análise de conteúdo de uma longa lista de comportamentos foi realizada, resultando em oito categorias distintas de comportamentos recomendados para o processo de revelação (Lecouturier et al., 2008).
- Numerosos estudos[11] encontraram benefícios em uma explicação rápida e clara de um diagnóstico de demência para a pessoa afetada e seu(s) cuidador(es) (Alzheimer's Association, 2015a):
  - Melhor diagnóstico: saber o próprio diagnóstico pode promover a busca de outras opiniões médicas ou conselho de especialistas.
  - Melhor processo decisório: quando as pessoas estão bem cientes de seu diagnóstico nos estágios iniciais da doença, envolvem-se no processo decisório, o que pode aumentar sua participação no plano de tratamento.
  - Melhor atendimento médico: "pesquisas mostram que, quando os pacientes compreendem seu diagnóstico e são participantes ativos disso, a qualidade de seus cuidados é melhor do que o atendimento recebido por pacientes não informados" (p. 65).
  - Respeito pelos desejos do paciente: apesar da limitação das pesquisas, evidências indicam que a maioria das pessoas com demência quer receber o diagnóstico.

Dicas da Carpenito

Basicamente, cada pessoa merece respeito por sua autonomia. Mesmo que possamos achar que sabemos o que é melhor para alguém que amamos, você aceitaria que outras pessoas tomassem decisões em seu lugar que alterariam sua vida? Segredos constroem barreiras: barreiras ao compartilhamento. Barreiras ao compartilhamento constroem barreiras aos cuidados. Portanto, todos acabam sofrendo sozinhos.

---

[11] O documento na íntegra com pesquisas de apoio pode ser acessado em http://www.alz.org/facts/downloads/facts_figures_2015.pdf.

- Planejar o futuro: a revelação rápida possibilita ao indivíduo e aos cuidadores a organização legal e financeira.
- Entender as mudanças: o medo do desconhecido é algo muito poderoso. Saber por que as pessoas sentem os sintomas dá uma resposta e pode impeli-las a uma tomada ativa de decisões.
- Enfrentamento: "ainda que a primeira revelação possa chocar, causar sofrimento ou vergonha, saber o diagnóstico dá aos pacientes e cuidadores a oportunidade de expressarem seus medos e o pesar e adotarem estratégias positivas de enfrentamento" (p. 66).
- Ter acesso a serviços: conhecer o diagnóstico pode levar a pessoa e os familiares a acessar informações sobre uma ampla gama de serviços de apoio.
- Segurança: saber o diagnóstico possibilita a todos os envolvidos avaliar e planejar um ambiente domiciliar seguro.
- Apoio social: pessoas informadas podem tomar decisões sobre o que ou quem é importante para ela, capacitando-se a planejarem atividades, férias, etc.

Critérios para a investigação focalizada

Ver *Confusão aguda*.

Metas

O indivíduo irá participar ao nível máximo de independência em um meio terapêutico, conforme evidenciado pelos seguintes indicadores:

- Redução da frustração.
- Diminuição dos episódios de agressividade.
- Aumento das horas de sono à noite.
- Estabilização ou aumento de peso.

NOC Tomada de decisão, Capacidade cognitiva, Orientação cognitiva, Autocontrole do pensamento distorcido, Supervisão: Segurança, Apoio emocional, Controle do ambiente, Prevenção de quedas, Técnica para acalmar

Intervenções

Dicas da Carpenito

"Calcula-se que 5,3 milhões de norte-americanos de todas as idades têm doença de Alzheimer em 2015. Esse número inclui uma estimativa de 5,1 milhões de pessoas com 65 anos ou mais e por volta de 200 mil pessoas com menos de 65 anos com doença de Alzheimer em estágio inicial. Cerca de 473 mil pessoas de 65 anos ou mais terão a doença de Alzheimer, nos Estados Unidos, em 2015" (Alzheimer's Association, 2015b, p. 16). Uma pesquisa recente sobre a experiência de cuidadores com o processo diagnóstico relatou que foram necessários > 2 anos após a primeira consulta ao médico para alguns pacientes receberem um diagnóstico de demência. Os cuidadores informaram ainda um sentimento de relutância entre os médicos quanto a revelarem o diagnóstico (Gibson & Anderson, 2011).

Revisões de literatura continuam a mostrar que médicos que suspeitam de demência frequentemente não fazem ou não documentam um diagnóstico formal (*Bamford et al., 2004; *Carpenter & Dave, 2004)

- Uma grande pesquisa envolvendo cinco países (França, Alemanha, Polônia, Espanha e Estados Unidos) examinou atitudes públicas relativas à doença de Alzheimer. As conclusões foram as seguintes (Harvard School of Public Health, 2011):
  - Mais de 80% dos adultos ($N = 2.678$) e 89% dos adultos norte-americanos ($N = 639$) responderam que se tivessem sintomas de distúrbios de memória ou confusão, iriam a um médico para determinar se a causa era ou não a doença de Alzheimer. O achado sobre os Estados Unidos é consistente com relatórios anteriormente publicados ao longo das duas últimas décadas.
  - Entre os respondentes norte-americanos, 65% disseram que, sendo assintomáticos, possivelmente ou bastante possivelmente teriam interesse em fazer um exame médico que determinasse se teriam a doença de Alzheimer no futuro (caso existisse um exame).

NIC Terapia de validação, Apoio à tomada de decisão, Proteção dos direitos do paciente, Controle da demência, Terapia multissensorial, Estimulação cognitiva, Técnica para acalmar, Orientação para a realidade, Controle do ambiente: segurança

> **ALERTA CLÍNICO** A decisão de revelar um diagnóstico de doença de Alzheimer continua em debate, com especulações do que as pessoas poderiam querer saber. Essa incerteza permite a cuidadores e familiares justificarem seu silêncio.
> Ver Conceitos-chave para a um debate dos achados de pesquisas sobre revelar diagnósticos.

Ver intervenções em *Confusão aguda*

- Determinar se o indivíduo desconhece o diagnóstico. Se o indivíduo não estiver ciente do diagnóstico mas consegue compreender bem, iniciar um diálogo com o médico, ou enfermeiro, conforme adequado.

> **SBAR** **Situação:** Cuidando do Sr. Smith, no quarto 330, percebi que ele desconhece seu diagnóstico. O paciente manifestou preocupações acerca de seus problemas de memória e do que está acontecendo com ele.
>
> **Background (contexto):** O Sr. Smith tem 68 anos e está com síndrome coronariana aguda. Clinicamente, está estável e tem alta hospitalar marcada para casa em 2 dias.
>
> **Avaliação:** Revisando seus registros, encontrei referências à doença de Alzheimer. O paciente parece estar na fase inicial dessa doença.
>
> **Recomendação:** Você está ciente dessa situação? Há um plano para que esse diagnóstico seja dado a ele? Há motivos para isso não ter acontecido? Resistência da família?

Justificativa: *"Os profissionais mostram grandes variações em sua prática, com cerca de somente 50% dos médicos revelando, normalmente, o diagnóstico a pacientes com demência. A maioria dos cuidadores também parece preferir a não revelação do diagnóstico ao paciente com demência. A maior parte dos profissionais de saúde e dos cuidadores, todavia, gostariam de saber o diagnóstico caso tivessem a doença"* (Pinner & Bouman, 2002, p. 127). *Assim, por volta de 50% dos pacientes com demência não possuem documentação do diagnóstico em seu prontuário* (Bradford, Kunik, Schulz, Williams & Singh, 2009).

- Quando é a família que não quer a revelação e a pessoa é capaz de compreender o diagnóstico, iniciar uma conversa com os familiares em razão de sua opção de não revelar.

  J: *Ver Conceitos-chave quanto a elementos específicos de barreiras e benefícios da revelação.*

Observar o indivíduo para determinar os comportamentos habituais

- Melhor hora do dia.
- Tempo de resposta a uma pergunta simples.
- Nível de distração tolerável.
- Julgamento.
- Visão da própria incapacidade.
- Sinais/sintomas de depressão.
- Rotinas.

  J: *O comportamento habitual pode ser usado para a investigação dos primeiros sinais de uma exacerbação.*

Promover o sentido de integridade do indivíduo (Miller, 2015)

Investigar quem a pessoa era antes do surgimento da confusão

- Nível intelectual, vida profissional.
- Passatempos, estilo de vida.
- Estilo de enfrentamento.

  J: *Investigar a história pessoal do indivíduo pode proporcionar conhecimento dos padrões atuais de comportamento e comunicar o interesse do enfermeiro. Dados pessoais específicos podem melhorar a individualização do cuidado* (Hall, 1994).

Adaptar a comunicação ao nível da pessoa

- Evitar a "conversa infantil" e o tom condescendente de voz.
- Usar frases simples e apresentar uma ideia de cada vez.
- Se a pessoa não compreender, repetir a frase usando as mesmas palavras.
- Usar enunciados positivos; evitar o "não".
- Não discutir com a pessoa, exceto se houver motivo de segurança.
- Evitar perguntas gerais, por exemplo, "O que gostaria de fazer?". Em vez disso, perguntar: "Quer dar uma caminhada ou trabalhar em sua tapeçaria?".
- Ser sensível aos sentimentos que a pessoa está tentando exprimir.
- Evitar perguntas que você sabe que a pessoa não pode responder.
- Se possível, demonstrar reforço à comunicação verbal.
- Usar o toque para obter a atenção ou para mostrar preocupação, exceto se provocar uma resposta negativa.
- Manter bom contato visual e expressão facial agradável.
- Determinar qual dos sentidos domina a percepção de mundo da pessoa (auditivo, cinestésico, olfatório ou gustativo). Comunicar-se por meio do sentido preferido.

  J: *A demência relacionada à doença de Alzheimer afeta as capacidades de comunicação (i.e., recepção e expressão)* (*Hall, 1994).

Promover a segurança do indivíduo (Miller, 2015)
- Conferir se a disposição, o acesso e a altura do mobiliário são seguros para o paciente.
- Cuidar para que o quarto tenha boa iluminação durante o dia.
- Ter certeza de que o caminho até o banheiro não tenha empecilhos e/ou que a campainha esteja acessível.
- Adaptar o ambiente de forma que a pessoa possa caminhar, se assim o desejar.
- Manter o ambiente desobstruído.
- Ver *Risco de quedas* quanto a outras intervenções.

    J: *Pessoas confusas apresentam alto risco de lesão.*

Terapia endovenosa
- Camuflar os cateteres com gaze.
- Considerar uso de equipamento de acesso intermitente, em vez de terapia EV de infusão contínua.
- Se a desidratação for um problema, instituir um horário regular para o oferecimento de líquidos orais.
- Usar locais com menos contenção.

Sondas urinárias
- Avaliar as causas da incontinência.
- Instituir o tratamento específico, dependendo do tipo. Ver *Eliminação urinária prejudicada*.
- Evitar sonda de demora sempre que possível.
- Colocar a bolsa coletora de urina nos pés da cama, com a sonda entre as pernas, e não dobrada sobre elas. Faixas de velcro podem fixar a sonda à perna.
- Ver *Risco de infecção* em relação ao uso de sonda.

Sondas gastrintestinais
- Verificar frequentemente a pressão contra as asas do nariz.
- Se o indivíduo estiver puxando as sondas, vestir nele luvas sem dedos, em vez de usar contenção nos pulsos.
- Avaliar se a agitação está associada à dor. Se usados analgésicos, ajustar a dosagem para reduzir os efeitos colaterais.

    J: *Tratamentos e equipamento podem aumentar a confusão e a agitação.*

Se houver agressividade, determinar a fonte de medo e frustração

Fadiga
J: *A fadiga é a causa mais frequente de episódios disfuncionais. Estressores físicos podem precipitar um episódio disfuncional (p. ex., infecções do trato urinário, cafeína e constipação) (American Geriatrics Society, 2015a; *Foreman, Mion, Tyrostad & Flitcher, 1999).*

- Estímulos inapropriados ou fictícios.
- Mudança da rotina, ambiente ou cuidador.
- Pressão para exceder a capacidade funcional.
- Estressores físicos, dor, infecção, doença aguda, desconforto.
- Envolver a pessoa com música, uso de instrumento musical de ritmo, danças, exercício físico e outras atividades musicais estruturadas pode tornar esse comportamento difuso e redirecionar sua atenção.

    J: *Indivíduos que não verbalizam nos casos de demência tardia costumam ficar agitados em razão de frustração e sobrecarga sensorial, decorrentes da incapacidade de processar estímulos ambientais. Envolver a pessoa com música, uso de instrumento musical de ritmo, danças, exercício físico e outras atividades musicais estruturadas pode tornar esse comportamento difuso e redirecionar sua atenção (Clair & Tomaino, 2015).*

Se ocorrer episódio disfuncional (Boyd, 2012)
- Dirigir-se à pessoa pelo sobrenome. Acalmar o ambiente.
- Obter a atenção da pessoa com voz suave, dizendo que está protegida.
- Assumir uma posição dependente, sentando-se.
- Não solicitar algo à pessoa, simplificar a atividade e reduzir a necessidade de fazer escolhas.
- Desviar a pessoa das alucinações se possível.
- Distraí-la com indicadores que exijam comportamento social automático (p. ex., "Sra. Smith, gostaria de um suco agora?").
- Após o episódio, discuti-lo com a pessoa se indicado.
- Documentar a situação que precipitou o comportamento, o comportamento observado e as consequências.

    J: *O limiar do estresse é mais baixo em pessoas com doença de Alzheimer (Boyd, 2012). Essas estratégias podem reduzir agressões e evitar episódios futuros com o registro criterioso do ocorrido.*

Abordar a síndrome do pôr-do-sol

- Profissionais médicos geriatras observam, com frequência, que algumas pessoas com demência mostram aumento da agitação, inquietação e confusão no final da tarde, ao entardecer ou à noite.

    J: *A síndrome do pôr-do-sol é uma exacerbação de anormalidades comportamentais existentes durante o dia, com novos sintomas basicamente ocorrendo no final da tarde. A taxa de ocorrência é de 20%. Essa síndrome não é uma doença, mas um grupo de sintomas que ocorrem em determinado momento do dia, capaz de afetar pessoas com demência (Bliwise & Lee, 1993; Khachiyants, Trinkle, Son & Kim, 2011).*

- Fatores capazes de agravar a confusão no final do dia incluem:
    - Fadiga.
    - Iluminação fraca.
    - Aumento das sombras.
    - Interrupção do "relógio interno" do organismo.
    - Dificuldade de separar realidade de sonho.
- Dicas para reduzir a síndrome do pôr-do-sol:
    - Descobriu-se uma ampla gama de tratamentos úteis para amenizar os sintomas neuropsiquiátricos associados a esse fenômeno: terapia com luz forte, melatonina, inibidores da acetilcolinesterase.
- Tentar manter uma rotina previsível para deitar, acordar, fazer refeições e atividades.
- Possibilitar exposição à luz no começo da manhã para auxiliar o ajuste do relógio interno.
- Desestimular sonecas diurnas para regulagem do ciclo do sono.
- Planejar atividades e exposição à luz durante o dia, estimulando o sono à noite.
- Limitar a sesta durante o dia.
- Limitar cafeína e açúcar no período da manhã.
- Entre vários fatores, Khachiyants indicou que a iluminação fraca e o aumento das sombras podem agravar a confusão e a síndrome do pôr-do-sol no final do dia.
- Manter iluminação noturna para reduzir a agitação que ocorre quando o ambiente em torno está escuro ou é desconhecido.
- Ao entardecer, tentar diminuir ruídos de fundo e atividades estimulantes, inclusive assistir à TV, algo que pode, às vezes, incomodar.
- Em ambiente estranho ou desconhecido, ter itens conhecidos (p. ex., fotografias), criando um cenário mais relaxante e conhecido.
- Tocar música suave e conhecida ao entardecer, ou sons relaxantes da natureza, como o som das ondas.
- Conversar com o médico de seu ente querido diante de suspeita de alguma condição subjacente, como infecção do trato urinário ou apneia do sono, pois isso pode estar piorando o comportamento da síndrome.

Dicas da Carpenito

Algumas pesquisas sugerem que uma dose baixa de melatonina – hormônio natural que induz o sono – sozinha ou combinada com exposição à luz intensa durante o dia pode ajudar a minorar a síndrome do pôr-do-sol (*Haffmans, Sival, Lucius, Cats & van Gelder, 2001).

Há também pesquisas que sugerem que essa síndrome pode ter relação com alterações no marca-passo circadiano do cérebro. Trata-se de um grupo de células nervosas que mantém o organismo como em um relógio durante 24 horas.

Estudos com ratos sugerem que alterações químicas no cérebro, características da doença de Alzheimer, podem desempenhar uma função. Os pesquisadores descobriram que ratos mais velhos produzem mais de uma enzima associada à ansiedade e à agitação antes de dormir em comparação com os ratos de meia-idade.

"Os ratos de meia-idade apresentaram um padrão distinto de atividade, com três picos de atividade durante as horas despertos", disse Bedrosian. "Mas os ratos mais velhos apresentaram um ritmo mais achatado, em que mostraram o mesmo nível de atividade ao longo de seu período ativo. Ou seja, ao entardecer, enquanto os ratos de meia-idade desacelerariam, comparativamente a seus níveis mais altos de atividade, os mais velhos mantinham o ritmo constante.

Garantir o conforto físico e a manutenção das necessidades básicas de saúde

- Ver *Déficit no autocuidado*.

Selecionar modalidades que envolvam os cinco sentidos (audição, visão, olfação, gustação e tato) que ofereçam estímulos favoráveis ao indivíduo

J: *A estimulação multissensorial, com ou sem uma sala especial para isso, demonstrou aumentar o interesse por jornais, motivação, níveis de energia, sorriso e asseio pessoal, além de redução da perambulação, da ansiedade, da hostilidade e da incontinência (Lykkeslet, Gjengedal, Skrondal & Storjord).*

Musicoterapia

J: *Músicas conhecidas podem estimular o ato de recordar, melhorar o humor, oportunizar interações sociais com os outros, elevar a excitação em pacientes com a doença de Alzheimer, possibilitando melhor atenção e memória, bem como aumento* *da estimulação, que promove o interesse (Chatterton, Baker & Morgan, 2010; Hulme Wright, Crocker, Oluboyede & House 2010; Simmons-Stern, Budson & Ally, 2010; Wollen, 2010). A musicoterapia, por um mínimo de 30 minutos antes do nível do pico habitual de agitação da pessoa, pode reduzir a agitação (*Gerdner, 1999).*

- Descobrir as preferências da pessoa. Tocar essas músicas antes do nível habitual de agitação por, pelo menos, 30 minutos; investigar a resposta.
- Avaliar a reação, já que algumas músicas podem agitar as pessoas.
- Providenciar música suave e calma durante as refeições.
- Organizar festas para canto em grupo, com músicas que levem em conta a orientação cultural/étnica.
- Ouvir música durante as outras terapias (fisioterapia, terapia ocupacional e fonoterapia).
- Fazer a pessoa se exercitar com música.
- Organizar lazer para os convidados.
- Usar livros com canções, elaborados pelos clientes (impressão grande, capas decorativas).

Terapia recreativa/exercícios (Ahlskog, Geda, Graff-Radford & Petersen, 2011; Cohen-Mansfield et al., 2012; Hattori, Hattori, Hokao, Mizushima & Mase, 2011; Scherder, Bogen, Eggermont, Hamers & Swaab, 2010; Wollen, 2010)

- Estimular as artes e os trabalhos manuais.
- Sugerir a redação criativa.
- Providenciar quebra-cabeças.
- Organizar jogos em grupo.
- Praticar exercícios em grupo ou individualmente

Terapia com bonecos

J: *A terapia com bonecos é uma intervenção não farmacológica que pretende reduzir transtornos comportamentais e psicológicos em pacientes internados com demência. Pesquisadores mencionaram que o uso da terapia com bonecos promove melhoras clinicamente importantes na capacidade de relacionamento com o mundo ao redor (Pezzati et al., 2014).*

▶▶ Dicas da Carpenito

Mitchell (2014) apresenta um debate provocador sobre os prós e os contras dessa terapia. Ele escreve que "profissionais de saúde que cuidam de pessoas com demência estão em uma posição difícil ao levarem em consideração a terapia com bonecos. Há posições éticas que dão apoio ao envolvimento e à desvinculação com bonecos (Mitchell, 2014). Os profissionais devem manter a pessoa com demência no centro de sua tomada de decisão, fazendo esta pergunta: a pessoa com demência será beneficiada com a terapia com bonecos"? (Mitchell, 2014, p. 27).

- Considerar a possibilidade de dar à pessoa alguma coisa para ela segurar (p. ex., bicho de pelúcia, boneco) (Mitchell, 2014, p. 25).

    J: *Há um aumento de evidências sugerindo que o uso de bonecos pode causar um impacto positivo em pessoas com demência, atendidas em instituição especial, e que a terapia com bonecos promove melhoras clinicamente importantes na capacidade de relacionamento com o mundo ao redor (Higgins, 2010; Pezzati et al., 2014).*

- Informar familiares e profissionais de saúde, antes da apresentação dos bonecos.
- Usar um boneco diferente para cada pessoa envolvida.
- Evitar bonecos com olhos que fecham ou que choram.
- Não retirar os bonecos sem permissão. Usar um motivo que seja adequado para um bebê real (p. ex., hora da soneca, do banho).
- Manusear delicadamente o boneco e ter onde colocá-lo em posição confortável e segura.

    J: *Dar um boneco a alguém com demência está associado a uma quantidade de benefícios, que incluem redução dos episódios de sofrimento, aumento no bem-estar geral, melhora na ingestão alimentar e níveis mais altos de envolvimento com os outros (Mitchell, 2014).*

- Redução da agitação e agressão.
- Redução da tendência a perambular.
- Aumento do bem-estar.
- Aumento da interação com os profissionais e familiares.
- Redução no uso de fármacos psicotrópicos.

Terapia remotivacional

J: *Enquanto o objetivo da orientação para a realidade é ajudar a pessoa confusa a se adaptar ao entorno, o foco da terapia da remotivação é recriar o interesse pela vida, concentrando-se nos pontos positivos. Trata-se de uma modalidade de recuperação para o êxito da função cognitiva adormecida sob uma doença. Pode também retardar ou prevenir perda de função (Stotts & Dyer, 2013).*

- Organizar sessões de grupo em cinco etapas (*Dennis, 1984; Stotts & Dyer, 2013):
  Etapa 1: criar clima de aceitação (cerca de 5 minutos).
    - Manter uma atmosfera relaxada com apresentação de líderes e participantes.
    - Providenciar crachás com letras grandes e nomes nas cadeiras.
    - Manter os lugares marcados para todas as sessões.
  Etapa 2: criar uma ponte para a realidade (cerca de 15 minutos).
    - Usar um recurso (visual, auditivo, música, quadro, objeto, poema) para apresentar o assunto da sessão.
  Etapa 3: partilhar o mundo em que se vive (cerca de 15 minutos).
    - Discutir um assunto em grupo.
    - Promover a estimulação dos sentidos.
  Etapa 4: apreciar o trabalho do mundo (cerca de 20 minutos).
    - Discutir como o assunto se relaciona com suas experiências passadas (trabalho, lazer).
  Etapa 5: criar clima de valorização (cerca de 5 minutos).
    - Agradecer aos membros de forma individual.
    - Anunciar o assunto da próxima sessão e a data do encontro.
    - Usar associações e analogias (p. ex., "Se o gelo é frio, então o fogo é...? "Se o dia é claro, a noite é...?").
- Os tópicos para as sessões remotivacionais são escolhidos com base nas sugestões dos líderes e nos interesses do grupo. Exemplos podem ser animais de estimação, meio aquático, frutas e verduras enlatados, transportes, feriados.

Treinamento sensorial (Wollen, 2010)
- Estimular a visão (com objetos de cores fortes e formas diferentes, figuras, decorações coloridas, caleidoscópios).
- Estimular o olfato (com flores, aromas calmantes de alfazema ou perfumes).
- Estimular a audição (tocar música com sons que acalmam, como o do mar ou da chuva).
- Estimular o toque (massagem, cadeira reclinada com vibração, objetos divertidos, veludo, seda, animais de pelúcia).
- Estimular o paladar (temperos, sal, açúcar, substâncias amargas).

Terapia de reminiscência
- Analisar possível realização da terapia de reminiscência, individualmente ou em grupo. Discutir o objetivo e as metas com a equipe que cuida da pessoa. Preparar-se bem antes de iniciar.

  J: *Essas terapias podem focalizar a pessoa e reduzir a confusão.*

Implementar técnicas para diminuir o limiar de estresse (Boyd, 2012; *Hall & Buckwalter, 1987; Miller, 2015).
- Ver também *Confusão aguda*, em Investigar fatores pessoais e ambientais que possam causar ou contribuir para confusão aguda.

Planejar e manter uma rotina consistente
- Tentar manter a mesma equipe de cuidadores.
- Investigar com os membros da família os métodos específicos que auxiliam ou atrapalham o cuidado.
- Organizar itens de cuidado pessoal em ordem de uso (p. ex., roupas, escova de dentes, enxaguador bucal, entre outros).
- Determinar uma rotina diária com o indivíduo e a família.
- Escrever uma sequência para todos os cuidadores.
- Reduzir o estresse quando a mudança é antecipada:
  - Mudar o mínimo possível (p. ex., poucos enfeites nos dias festivos).
  - Assegurar que a pessoa esteja bem descansada.
  - Instituir a mudança durante o melhor período do dia da pessoa, se possível.

  J: *A consistência pode reduzir a confusão e aumentar o conforto.*

Concentrar-se no nível da capacidade do indivíduo
- Não exigir um desempenho de função acima da capacidade.
- Expressar apoio positivo incondicional ao indivíduo.
- Modificar o ambiente para compensar a incapacidade (p. ex., usar cintos com velcro, roupas folgadas, com elástico na cintura).
- Usar frases simples; demonstrar a atividade.
- Não fazer perguntas que a pessoa não possa responder.
- Evitar perguntas com final em aberto (p. ex., "O que deseja comer?", "Quando quer tomar o banho?").

- Evitar o uso de pronomes; usar o nome dos objetos.
- Oferecer escolhas simples (p. ex., "Você quer biscoitos doces ou salgados?").
- Usar alimentos que possam ser comidos com as mãos (p. ex., sanduíches) para incentivar a autoalimentação.

J: *A tentativa de desempenhar funções que excedam a capacidade cognitiva resultará em medo, raiva e frustração (Boyd, 2012; *Hall, 1994).*

Minimizar a fadiga (Ahlskog et al., 2011; *Hall, 1994)

- Proporcionar períodos de repouso duas vezes por dia.
- Escolher uma atividade de descanso, como leitura ou música.
- Incentivar a sesta em uma cadeira reclinável, não na cama.
- Planejar atividades estressantes ou fatigantes durante o melhor período do dia para o indivíduo.
- Permitir que a pessoa interrompa a atividade a qualquer momento.
- Incorporar exercícios regulares ao planejamento diário.
- Estar atento às expressões de fadiga do indivíduo ou de ansiedade crescente, reduzindo imediatamente os estímulos.

J: *O cansaço pode aumentar a confusão, interferindo no processamento cognitivo dos estímulos que chegam.*

Iniciar as orientações para a saúde e os encaminhamentos, se necessário

- Grupos de apoio.
- Programas comunitários (p. ex., cuidados-dia, atendimento para dar folga ao cuidador).
- Associação de Alzheimer (www.alz.org).
- Instituições de cuidados de longa permanência.

CONHECIMENTO DEFICIENTE

Definição da NANDA-I

Ausência de informações cognitivas ou de aquisição de informações relativas a um tópico específico.

Características definidoras

Desempenho inadequado de um exame*
Comportamentos inadequados (p. ex., histérico, hostil, agitado, apático)*
Seguimento incorreto de orientações*

Fatores relacionados*

Alteração no funcionamento cognitivo
Alteração na memória
Baixo nível de tolerância
Informações erradas apresentadas por outros
Interesse insuficiente em aprender
Conhecimento insuficiente de recursos

Nota da autora

Conhecimento deficiente não representa uma resposta humana, uma alteração ou um padrão de disfunção, mas um fator etiológico ou contribuinte (Jenny, 1987). A falta de conhecimento pode contribuir para uma variedade de respostas (p. ex., ansiedade, déficits de autocuidado). Todos os diagnósticos de enfermagem têm a orientação específica ao paciente e à família como parte das intervenções de enfermagem (p. ex., *Eliminação intestinal prejudicada, Comunicação verbal prejudicada*). Quando a orientação se relaciona diretamente com um diagnóstico de enfermagem específico, incorpore-a ao plano. Diante de indicação de ensino específico antes de procedimento, o diagnóstico *Ansiedade relacionada a ambiente ou procedimento desconhecidos,* ou *Risco de controle ineficaz da saúde* relacionado a conhecimento insuficiente da dieta para diabete, risco de infecção, sinais/sintomas de níveis altos e baixos e controle da glicemia, benefícios do exercício, regime medicamentoso, podem ser usados.

CONSTIPAÇÃO FUNCIONAL CRÔNICA

Constipação funcional crônica
Constipação percebida

Definição

Evacuação de fezes infrequente ou difícil, que está presente há pelo menos três dos doze meses anteriores.

Características definidoras

Distensão abdominal
Adultos: presença de ≥ 2 destes sintomas, no sistema de classificação Rome III:
    Fezes endurecidas ou como bolinhas em ≥ 25% das defecações
    Esforço durante ≥ 25% das defecações
    Sensação de evacuação incompleta em ≥ 25% das defecações
    Sensação de obstrução/bloqueio anorretal em ≥ 25% das defecações
    Manobras manuais para facilitar ≥ 25% das defecações (manipulação digital, suporte pélvico)
    ≤ 3 evacuações na semana
Crianças ≤ 4 anos: presença de ≥ 2 critérios do sistema de classificação pediátrica Roman III, durante ≥ 1 mês:
    ≤ 2 defecações semanais
    ≥ 1 episódio de incontinência fecal por semana
    Postura de retenção fecal
    Movimentos intestinais dolorosos ou difíceis
    Presença de grande massa fecal no reto
    Fezes com diâmetro grande, capazes de obstruir o vaso sanitário
Crianças ≥ 4 anos: presença de ≥ 2 critérios do sistema de classificação pediátrica Roman III, durante ≥ 2 mês:
    ≤ 2 defecações semanais
    ≥ 1 episódio de incontinência fecal por semana
    Postura de retenção fecal
    Movimentos intestinais dolorosos ou difíceis
    Presença de grande massa fecal no reto
    Fezes com diâmetro grande, capazes de obstruir o vaso sanitário
Fecaloma
Incontinência fecal (em crianças)
Vazamento de fezes com estimulação digital
Dor ao defecar
Massa abdominal palpável
Muito sangue oculto nas fezes via exame
Esforço prolongado
Tipo 1 ou 2 no Cartaz Bristol de Fezes

Fatores relacionados

Fisiopatológicos

Relacionados a distúrbios na inervação, fraqueza muscular dos músculos do assoalho pélvico e imobilidade secundários a:

    Lesão da medula espinal
    Traumatismo da medula
    Espinha bífida
    Acidente vascular encefálico (AVE)
    Doenças neurológicas (esclerose múltipla, Parkinson)
    Demência

Relacionados à diminuição da taxa metabólica secundária a:

    Obesidade
    Feocromocitoma
    Hipotireoidismo

Hiperparatireoidismo
Uremia
Hipopituitarismo
Neuropatia diabética

Relacionados à resposta diminuída diante da urgência de evacuar secundária a:

Distúrbios afetivos

Relacionados à dor (ao evacuar):

Hemorroidas
Traumatismos nas costas

Relacionados a peristaltismo diminuído secundário à hipóxia (cardíaca, pulmonar)

Relacionados a distúrbios de motilidade secundários à síndrome do intestino irritável

Relacionados à incapacidade de relaxamento do esfíncter anal ou à pressão elevada, em repouso, no canal anal secundárias a:

Múltiplos partos vaginais
Distensão crônica

Relacionados ao tratamento

Relacionados a efeitos colaterais de (especificar):

Agentes anti-inflamatórios não esteroides
Antidepressivos
    (p. ex., tricíclicos inibidores da
    monoaminoxidase: amitriptilina)
Antiácidos (cálcio, alumínio)
Ferro
Bário
Alumínio
Anticonvulsivantes
Bloqueadores dos canais de cálcio
Cálcio
Anticolinérgicos
    (p. ex., Pepto-Bismol)
Anti-histamínicos
    (p. ex., difenidramina [Benadryl e outros])
Ácido acetilsalicílico
Quimioterapia

Relaxantes musculares
    (p. ex., ciclobenzaprina [Flexeril],
    metaxolona [Skelaxin])
Fenotiazinas
    (p. ex., fenobarbital sedativo-hipnótico
    [Luminal], zolpidem [Ambien], outro)
Anestésicos
Narcóticos
    (p. ex., codeína, morfina)
Diuréticos
Agentes anti-Parkinson
    (p. ex., carbamazepina [Equetro e outros],
    levodopa [Dopar])
Fármacos redutores de lipídeos
    (p. ex., colestiramina [Prevalite], pravastatina
    [Pravachol], sinvastatina [Zocor])

Relacionados a efeitos da anestesia e da manipulação cirúrgica sobre o peristaltismo

Relacionados a uso habitual de laxantes

Relacionados à mucosite secundária à radiação

Situacionais (pessoais, ambientais)

Relacionados a peristaltismo diminuído secundário a:

Imobilidade
Gravidez
Estresse
Falta de exercício

Relacionados a padrões irregulares de evacuação

Relacionados a crenças culturais e de saúde

Relacionados a falta de privacidade

Relacionados à dieta inadequada (falta de resíduos, fibras, tiamina) ou à ingestão inadequada de líquidos

Relacionados a medo de dor retal ou cardíaca

Relacionados à valorização inadequada

Relacionados à incapacidade de perceber os indícios do funcionamento intestinal

Nota da autora

Anualmente, mais de 2,5 milhões de norte-americanos procuram o profissional de saúde em busca de alívio para a constipação (Wald, 2015). Ocorre constipação em 15 a 30% dos idosos internados em instituições (Miller, 2015).

Constipação resulta da passagem retardada de resíduos alimentares no intestino devido a fatores que o enfermeiro pode tratar (p. ex., desidratação, fibras alimentares insuficientes, imobilidade). Normalmente, a constipação é relatada e, com mais investigação, consiste em uma compreensão errônea dos padrões normais de defecação pela pessoa (Erichsén, Milberg, Jaarsma & Friedrichsen, 2015). *Constipação percebida* refere-se a uma percepção inadequada de constipação com o uso indevido de laxantes, enemas e/ou supositórios autoprescritos.

Erros nos enunciados diagnósticos

***Constipação* relacionada a relato de fezes infrequentes, duras e secas**

Relato de fezes duras, secas e infrequentes é a validação da constipação, não um fator contribuinte. Se o enfermeiro não souber a causa da constipação, o diagnóstico poderá ser: *Constipação relacionada à etiologia desconhecida, conforme evidenciado por relatos de fezes duras, secas e infrequentes.*

Conceitos-chave

Considerações gerais

- Ocorre constipação em até 70% das pessoas que consomem opioides analgésicos (Yarbro, Wujcik & Gobel, 2013).
- A síndrome do intestino irritável afeta entre 10 e 20% dos norte-americanos em determinado grau e pode incluir constipação, diarreia e dor. A constipação é um sintoma predominante em vários indivíduos com síndrome do intestino irritável (Lehrer, 2015).
- A eliminação intestinal é controlada basicamente pelas atividades muscular e neurológica. O alimento não digerido, ou as fezes, passa pelo intestino grosso, impulsionado pelos músculos involuntários nas paredes intestinais. Ao mesmo tempo, a água necessária para a digestão é reabsorvida. As fezes passam pelo colo sigmoide, que esvazia no reto. A certa altura, a quantidade de fezes no reto estimula o reflexo evacuatório, causando o relaxamento do esfíncter anal e a ocorrência da evacuação (Grossman & Porth, 2014). A Tabela 2.3 explica os componentes necessários para a eliminação intestinal normal e as condições que lhes criam obstáculos.

Tabela 2.3 COMPONENTES PARA A ELIMINAÇÃO INTESTINAL NORMAL E AS BARREIRAS CORRESPONDENTES

Componentes	Barreiras
Ingestão diária de fibras (15-25 g)	Falta de acesso a alimentos frescos
	Restrições financeiras
	Conhecimento insuficiente*
8 a 10 copos de água por dia	Problemas de mobilidade
	Medo de incontinência
	Processos de pensamento perturbados*
	Pouca motivação
Exercício diário	Nível mínimo de atividade
	Dor, fadiga
	Medo de quedas
Valorização cognitiva	Processos de pensamento perturbados
	Sentimento de desvalorização
Rotina de uso do vaso sanitário	Baixa motivação
	Mudança na rotina
	Estresse
Respostas às indicações retais	Problemas de mobilidade
	Nível de consciência diminuído
	Restrições ambientais
	Déficit no autocuidado

*Essas barreiras podem impedir todos os componentes.

- Distúrbios crônicos da evacuação e perturbações evacuatórias ou retais (Grossman & Porth, 2014). Os padrões de eliminação intestinal são determinados pela cultura ou pela família. A variação da normalidade vai de 3 vezes ao dia até 1 a cada 3 dias (Miller, 2015).
- As fibras não digeridas absorvem água, o que acrescenta massa residual e amacia as fezes, acelerando sua passagem pelos intestinos. A ingesta de fibras sem líquidos adequados pode agravar mais do que facilitar a função intestinal (Miller, 2015).
- Laxantes e enemas não são componentes de programa de controle intestinal. Servem somente para emergências (Miller, 2015).
- O uso crônico de emolientes fecais pode causar incontinência fecal, não sendo recomendado para o tratamento da constipação crônica em pessoas que não deambulam.

Considerações pediátricas

- A constipação em crianças não é definida pela frequência, como nos adultos, mas pelas características das fezes. A passagem de fezes firmes ou duras com sintomas de dificuldade na expulsão, fezes sanguinolentas e desconforto abdominal caracterizam a constipação nas crianças.
- À medida que o bebê cresce, o estômago aumenta, aceitando maior quantidade de alimentos, e a atividade peristáltica do trato gastrintestinal torna-se mais lenta. Em consequência, as fezes mudam de cor, consistência e frequência (Hockenberry & Wilson, 2015).
- A causa mais comum da constipação é o adiamento voluntário (constipação funcional), passado o período neonatal. Os conflitos no treinamento para uso do vaso sanitário ou a dor ao evacuar podem levar à retenção de fezes (Hockenberry & Wilson, 2012).
- Encoprese é a emissão fecal ou incontinência involuntária secundária à constipação. Crianças com encoprese já habituadas ao uso do vaso sanitário devem ser avaliadas psicologicamente.
- Crianças com constipação funcional associam evacuação com desconforto. Quando ocorre a sensação de relaxamento do esfíncter anal interno, a criança contrai o esfíncter externo para impedir a expulsão das fezes. Finalmente, o reto se dilata, resultando em mais retenção fecal e em diminuição da resposta sensorial.

Considerações maternas

- A constipação na gestação resulta de (Pillitteri, 2014):
  - Deslocamento dos intestinos.
  - Aumento da absorção de água pelo colo.
  - Influências hormonais.
  - Trânsito intestinal prolongado.
  - Uso de suplementos de ferro.
- As causas de constipação pós-parto são:
  - Tônus abdominal relaxado.
  - Peristaltismo diminuído.
  - Restrição de alimento e líquido durante o trabalho de parto.

Considerações geriátricas

- Ocorre constipação em 15 a 30% dos idosos moradores das comunidades e em 75 a 80% dos internados em instituições (Miller, 2015).
- Fatores relacionados à idade não são responsáveis pela constipação nos idosos. Os fatores de risco incluem redução da mobilidade, condições metabólicas (p. ex., hipotireoidismo), obesidade, situação econômica precária, efeitos adversos de medicamentos, uso errado de laxantes e ingestão inadequada de água e fibras (Miller, 2015).
- A disfunção sensorial na região anorretal dos idosos pode reduzir a capacidade de ter a sensação de distensão retal (indicadores evacuatórios).

Considerações transculturais

- Algumas culturas têm remédios populares para os problemas de eliminação. Por exemplo, os méxico-americanos diferenciam a diarreia em quente e fria. Se as fezes são verdes ou amarelas, a diarreia é quente, sendo tratada com chá frio. Se as fezes são brancas, são frias, tratadas com chá quente (Giger, 2013).

Critérios para a investigação focalizada

Dados subjetivos

Investigar as características definidoras

Perguntar à pessoa quantas vezes acha que deve ter um movimento intestinal

Padrão de eliminação: usual, no momento
Que frequência é considerada normal?
Uso de laxante/enema: tipo, frequência
Episódios de diarreia: frequência, quantas vezes, duração
Precipitada por?
Sintomas/queixas associados de: cefaleia, sede, fraqueza, dor, letargia, cãibras, anorexia, perda ou aumento de peso, percepção dos indicadores intestinais

Investigar os fatores relacionados

Estilo de vida

Nível de atividade, vida profissional
Exercícios: tipo e frequência
Nutrição (recordar a ingesta [alimentos, líquidos] ao longo de 3 dias)
Rememoração dos alimentos e líquidos ingeridos nas últimas 24 horas
Ingestão normal nas 24 horas: carboidratos, gordura, proteínas, fibras, líquidos

Terapia medicamentosa atual
História médico-cirúrgica
Condições atuais
Condições passadas
História cirúrgica (colostomia, ileostomia)

Dados objetivos

Investigar as características definidoras

Fezes

Cor
Consistência
Componentes: sangue, parasitas, muco, alimento não digerido, pus

Ruídos intestinais

Timbre alto
Fracos e infrequentes
Timbre alto e frequente, alto, empurrado (5 minutos)
Ausentes

Investigar os fatores relacionados

Nutrição

Ingesta alimentar: tipo, quantidades
Ingesta hídrica: tipo, quantidades

Exame da área perianal/retal

Hemorroidas
Fissuras
Controle do esfincter retal (presença do piscar anal, reflexo bulbocavernoso)

Irritação
Impactação
Fezes no reto

Metas

O indivíduo relatará movimentação intestinal pelo menos a cada 2 a 3 dias, conforme envidenciado pelos seguintes indicadores:

- Descreve os componentes dos movimentos efetivos do intestino.
- Explica mudanças no estilo de vida, sua necessidade e motivos.

NOC Eliminação intestinal, Hidratação, Conhecimento: Dieta saudável, Participação em exercícios

Intervenções

Investigar os fatores contribuintes
- Ver Fatores relacionados.

Avaliar os medicamentos quanto aos efeitos colaterais da constipação
- Ver Fatores relacionados a medicamentos específicos.

Promover as medidas corretivas

> **NIC** Controle intestinal, Controle hídrico, Controle da nutrição, Controle da constipação/impactação

Horário regular para a eliminação
- Revisar a rotina diária.
- Recomendar que o horário para a evacuação seja incluído na rotina diária.
- Discutir um horário adequado (com base nas responsabilidades, na disponibilidade de local, etc.).
- Providenciar estímulos à evacuação (p. ex., café, suco de ameixa).
- Recomendar que o indivíduo tente evacuar aproximadamente uma hora após as refeições e explicar que talvez seja necessário permanecer no banheiro durante um período considerável.
- Evitar esforço.

Justificativa: *Os reflexos gastrocólico e duodenocólico estimulam o peristaltismo da massa fecal, 2 a 3 vezes/dia, na maior parte das vezes, após as refeições.*

Exercícios adequados
- Revisar o padrão atual de exercícios.
- Proporcionar exercícios físicos moderados com frequência (se não houver contraindicação).
- Proporcionar deambulação frequente do paciente hospitalizado, quando tolerada. Ver *Mobilidade física prejudicada*.
- Realizar exercícios de amplitude de movimentos para o paciente restrito ao leito.
- No caso de pessoas que não conseguem andar ou estão restritas ao leito (McCay, Fravel & Scanlon, 2012):
    - Na posição supina, levantar os membros inferiores, mantendo os joelhos retos.
    - Virar e mudar de posição na cama, levantando o quadril.
    - Ensinar exercícios na cadeira ou no leito, como inclinação pélvica, rotação da porção inferior do tronco ou levantamentos separados das pernas.
    - Levar os joelhos ao peito de forma alternada, esticando os braços para o lado e acima da cabeça.
    - Contrair a musculatura abdominal diversas vezes ao longo do dia.
    - Lembrar que isso deve ser feito durante 15 a 20 minutos, pelo menos, duas vezes ao dia.

J: *A atividade física regular promove o tônus muscular necessário à expulsão fecal. Também aumenta a circulação para o sistema digestório, que promove peristaltismo e evacuação mais fácil das fezes (Grossman & Porth, 2014).*

Dieta equilibrada

> **ALERTA CLÍNICO** "Uma dieta com muitas fibras não é recomendada para pessoas imobilizadas ou que não consomem pelo menos 1.500 mL de líquidos ao dia" (McCay et al., 2012).

- Revisar a lista de alimentos ricos em fibras:
    - Frutas frescas, sucos de frutas e vegetais com a casca.
    - Favas (todo tipo de feijão), frutas secas e sementes.
    - Pães integrais, cereais e farelo.
- Considerar as limitações financeiras (incentivar o uso de frutas e vegetais da estação).
- Discutir as preferências alimentares.
- Levar em conta qualquer intolerância ou alergia alimentar.
- Incluir aproximadamente 800 g de frutas e verduras (em torno de quatro unidades de frutas frescas e uma salada grande) para a movimentação diária normal dos intestinos. Evitar frutas cozidas.
- Sugerir o uso moderado de farelo no início (pode irritar o trato gastrintestinal, provocar flatulência, causar diarreia ou obstrução).
- Aumentar gradualmente a quantidade de farelo, conforme tolerado (pode ser adicionado a cereais e assados, etc.). Explicar a necessidade da ingestão de líquidos com o farelo.
- Sugerir de 30 a 60 mL/dia da seguinte receita: 2 xícaras de cereal, 2 xícaras de purê de maçã e 1 xícara de suco de ameixa.

- Explicar a *Pajala Porridge*: uma mistura cozida de sementes de linhaça, ameixas (picadas), damascos (picados), passas de uva, água, flocos de aveia e farelo de aveia.

  J: *Wisten e Messner (*2005) relataram que indivíduos "no grupo que ingeriram Palaja Porridge tinham uma evacuação intestinal diária sem laxantes, em média 76% do tempo, na comparação com 23% do tempo para aqueles que não ingeriam a mistura".*

Dicas da Carpenito

Uma dieta com muitas fibras não é recomendada para pessoas imobilizadas ou que não consomem pelo menos 1.500 mL de líquidos ao dia.

A receita da "Pajala Porridge" (mingau pajala)

- Pode ser encontrada em https://gettingtothebottomofit.wordpress.com/tag/pajala-porridge/. Consultar o médico antes do uso.

  J: *As fibras resultam em massa fecal e fezes mais macias. Os dejetos, assim, percorrem o corpo mais rapidamente, permitindo movimentos intestinais mais regulares e fáceis (McCay et al., 2012).*

  J: *Três colheres de sopa diárias de farelo aumentam as fibras alimentares em 25 a 40% e eliminam a constipação em 60% dos indivíduos (*Shua-Haim, Sabo & Ross, 1999).*

Ingestão adequada de líquidos

- Encorajar a ingestão de, pelo menos, 2 a 3 L (8-13 copos), a não ser que contraindicada por problemas renais e/ou cardíacos (Lutz & Przytulski, 2011).
- Ensinar a monitorar a hidratação pela coloração da urina.

  J: *Uma hidratação ideal produzirá urina de cor clara.*

- Discutir as preferências de líquidos.
- Estabelecer um horário regular para a ingestão de líquidos.
- Recomendar um copo de água morna, meia hora antes do café da manhã, que pode agir como estimulante à evacuação intestinal.
- Evitar suco de toranja/pomelo, café, chá, bebidas à base de cola, bebidas com chocolate, como parte da ingestão diária de líquidos.

  J: *A ingestão suficiente de líquidos, pelo menos, 2 a 3 L/dia, é necessária para manter os padrões intestinais e promover uma consistência adequada das fezes.*

Posição ideal

- Proporcionar privacidade (fechar a porta, fechar as cortinas em torno da cama, ligar o rádio ou a TV para disfarçar os sons, ter um desodorante de ambiente disponível).
- Usar o vaso sanitário, em vez de comadre, se possível. Permitir uma posição confortável (sentada e inclinada para a frente, se não houver contraindicação).
- Erguer as pernas com banquinho, quando estiver no vaso sanitário.
- Auxiliar a pessoa a ir até a comadre, quando necessário; erguer a cabeceira até a posição Fowler alta ou até a elevação permitida.

  J: *A flexão do quadril pressiona a abertura do canal anal, o que reduz a resistência a movimentar as fezes. A posição ereta usa a gravidade para promover o movimento fecal. Elevar as pernas pode aumentar a pressão intra-abdominal (*Shua-Haim et al., 1999).*

Iniciar as orientações para a saúde, conforme indicado

- Explicar a relação entre mudanças do estilo de vida e constipação.

  J: *Estilo de vida sedentário, ingestão inadequada de líquidos, fibras inadequadas na dieta e estresse podem contribuir para a constipação.*

- Orientar quanto à hora de chamar o profissional de saúde (Wald, 2015). Quando a constipação:
  - For um evento recente (i.e., representar uma alteração em seu padrão normal).
  - Durar mais de três semanas.
  - For intensa.
  - Estiver associada a outros aspectos preocupantes, como sangue no papel higiênico, perda de peso, febres ou fraqueza.

  J: *Nos casos de mudança recente nos hábitos intestinais, sangue nas fezes, perda de peso ou história familiar de câncer de colo, realizar exames de sangue, radiografias, sigmoidoscopia, colonoscopia ou exames mais especializados, se necessários.*

- Estimular aumento na ingestão de alimentos de alta densidade e de líquidos como complemento a terapia com ferro (p. ex., frutas e verduras frescas com a casca; farelos, nozes e sementes; pão de trigo integral).
- Encorajar a deambulação precoce com auxílio, se necessário, para compensar os efeitos dos agentes anestésicos.
- Aconselhar o paciente sobre medicamentos que causem constipação. Ver a lista de fatores relacionados.
- Discutir o abuso de laxantes (ver *Constipação percebida*).

J: *Os laxantes prejudicam o programa intestinal porque causam muito esvaziamento intestinal e podem ocasionar movimentos intestinais não esperados. Com o uso constante, o colo perde o tônus, e a retenção de fezes torna-se difícil. O uso crônico de auxiliares intestinais pode levar a problemas de consistência fecal, interferindo no programa intestinal agendado e no controle intestinal. Emolientes fecais podem não ser necessários se a dieta e a ingestão de líquidos forem adequadas. Enemas levam a uma grande distensão intestinal e a perda do tônus intestinal, contribuindo para mais constipação.*

Intervenções pediátricas

J: *A maioria dos fatores contribuintes causadores de constipação em crianças são passíveis de prevenção. Diversos fatores contribuem para constipação:*

- Resíduos ou volume insuficientes.
- Dieta branda, muito rica em laticínios, resultando em motilidade colônica reduzida.
- Ingestão oral de líquidos insuficiente, permitindo a reabsorção normal de água pelo colo, que desidrata demais as fezes, ou a desidratação derivada de qualquer atividade que aumente a perda de líquidos pela transpiração.
- Retenção fecal pela criança.
- Medicamentos (p. ex., narcóticos e anticonvulsivantes).
- Estado emocional da criança.
- Se as evacuações forem infrequentes, com fezes duras:
  - Para os bebês, adicionar xarope de milho ao alimento ou frutas à dieta. Evitar suco ou purê de maçã.
  - Para as crianças, adicionar farelo de cereal, suco de ameixa, frutas e verduras ricas em resíduos.
- A constipação persistente deve ser avaliada pelo médico.
- Explicar aos adolescentes os efeitos de líquidos, fibras e exercícios sobre o funcionamento intestinal.

Intervenções maternas

- Explicar os riscos da constipação na gestação e no pós-parto:
  - Diminuição da motilidade gástrica.
  - Trânsito intestinal prolongado.
  - Pressão do útero aumentado.
  - Distensão dos músculos abdominais (pós-parto).
  - Relaxamento dos intestinos (pós-parto).
  - Suplementos de ferro.

J: *Os suplementos de ferro armazenam ferro para que o feto cresça e se desenvolva (Pillitteri, 2014).*

- Explicar os fatores agravantes para o surgimento de hemorroidas (esforço ao evacuar, constipação, tempo prolongado em pé, uso de roupas apertadas).
- Se a mulher tiver uma história de constipação, discutir como usar laxantes formadores de bolo fecal para manter as fezes moles após o parto.
- Examinar o abdome (ruídos intestinais, distensão abdominal, flatulência).
- Investigar se há hemorroidas e edema do períneo.
- Proporcionar alívio da dor retal e/ou perineal.
- Orientar a tomar banhos de assento e a usar compressas frias e adstringentes para as hemorroidas.

J: *Explicar as causas da constipação durante a gestação e que o período pós-parto pode aumentar a participação em comportamentos que reduzam ou previnam constipação.*

- Ver intervenções para prevenir a constipação.

Constipação percebida

Definição da NANDA-I

Autodiagnóstico de constipação combinado com abuso de laxantes, enemas e/ou supositórios para garantir uma evacuação diária.

Características definidoras

Expectativa de um movimento intestinal diário*
Uso excessivo de laxantes, enemas e/ou supositórios*
Expectativa de eliminação das fezes, no mesmo horário, todos os dias*

Fatores relacionados

Fisiopatológicos

Relacionados à desvalorização secundária a:

Transtornos obsessivo-compulsivos
Deterioração do sistema nervoso central
Depressão
Processos de pensamento prejudicados*

Situacionais (pessoais, ambientais)

Relacionados à informação incorreta secundária a:

Crenças de saúde culturais*
Crenças de saúde da família*

Nota da autora

Ver Nota da autora para *Constipação funcional crônica*.

Conceitos-chave

Ver Conceitos-chave em *Constipação funcional crônica*.

Critérios para a investigação focalizada

Ver Critérios para a investigação focalizada em *Constipação funcional crônica*.

Metas

O indivíduo verbalizará aceitação do movimento intestinal a cada 1 a 3 dias, conforme evidenciado por estes indicadores:

- Não usa laxantes regularmente.
- Relata as causas da constipação.
- Descreve os riscos do uso do laxante.
- Relata a intenção de aumentar fibras, líquidos na dieta e exercícios diários, conforme orientações.

NOC Eliminação intestinal, Crenças de saúde: Percepção de ameaça

Intervenções

Investigar os fatores causadores ou contribuintes

- Crenças culturais/familiares.
- Desvalorização.

Explicar que as evacuações são necessárias a cada 2 a 3 dias, e não diariamente (Erichsén et al., 2015)

- Ser sensível às crenças do indivíduo.
- Ser paciente.

    J: *Hábitos e crenças de toda uma vida podem ser corrigidos por meio de instrução.*

NIC Controle intestinal, Educação em saúde, Modificação do comportamento, Controle hídrico, Controle da nutrição

Explicar os riscos do uso regular de laxantes

- Eles propiciam apenas alívio temporário e podem promover constipação ao interferirem no peristaltismo.
- Podem interferir na absorção das vitaminas A, D, E e K.
- Podem causar diarreia.

J: *O uso regular de laxantes interfere no reflexo de evacuação e pode causar uma incapacidade de ter um movimento intestinal sem eles (Grossman & Porth, 2014).*

- Ver *Constipação funcional crônica* a respeito de intervenções que promovam a eliminação.

DÉBITO CARDÍACO DIMINUÍDO

Ver também *Risco de Complicações de Débito cardíaco diminuído*, na Parte 3.

Definição da NANDA-I
Volume de sangue bombeado pelo coração inadequado para atender às demandas metabólicas do organismo.

Características definidoras*
Frequência/ritmo cardíaco alterado (p. ex., arritmias, bradicardia, alterações no ECG, palpitações, taquicardia)
Pré-carga alterada (p. ex., edema, pressão venosa central diminuída, pressão em cunha da artéria pulmonar diminuída [PAWP])
Contratilidade alterada
Pós-carga alterada
Comportamental/emocional (ansiedade, inquietação)

Fatores relacionados*
Frequência cardíaca alterada
Ritmo alterado
Volume sistólico alterado
Pós-carga alterada
Contratilidade alterada
Pré-carga alterada

Nota da autora
Este diagnóstico de enfermagem representa uma situação na qual o enfermeiro tem múltiplas responsabilidades. As pessoas que apresentam débito cardíaco diminuído podem demonstrar várias reações que interferem no funcionamento (p. ex., intolerância à atividade, distúrbios no padrão de sono-repouso, ansiedade, medo). Ou podem correr risco de desenvolver complicações fisiológicas, como arritmias, choque cardiogênico e insuficiência cardíaca.

Quando *Débito cardíaco diminuído* é usado clinicamente, as metas associadas costumam ser escritas assim:

- Pressão sistólica superior a 100
- Débito urinário superior a 30 mL/h
- Débito cardíaco superior a 5
- Frequência e ritmo cardíacos dentro dos limites normais

Essas metas não representam parâmetros para avaliação dos cuidados de enfermagem, mas para investigação do estado da pessoa. Visto que estão sendo monitorados os critérios que o enfermeiro usa para orientar a implementação das intervenções prescritas pela enfermagem e pelo médico, os estudantes consultam seus professores para determinar o diagnóstico a ser usado: *Débito cardíaco diminuído* ou *Risco de complicações de débito cardíaco diminuído*. Ver *Intolerância à atividade relacionada a conhecimento insuficiente das técnicas adaptativas necessárias secundário à função cardíaca prejudicada* e *Risco de Complicações de Débito cardíaco diminuído*, na Parte 3, para intervenções específicas.

DESEMPENHO DE PAPEL INEFICAZ

Definição da NANDA-I
Padrão de comportamento e autoexpressão que não combina com o contexto, as normas e as expectativas do ambiente.

Características definidoras*

Percepções de papel alteradas
Ansiedade
Adaptação inadequada à mudança
Ambivalência de papel
Conflito, confusão, negação e insatisfação do papel
Incerteza
Tensão do papel

Fatores relacionados

Conhecimento

Expectativas irreais do papel
Preparação inadequada para o papel (p. ex., transição de função, habilidade, ensaio, validação)
Ausência de educação
Falta de modelo de papel

Fisiológicos

Alteração na imagem corporal
Autoestima baixa
Distúrbios neurológicos

Sociais

Conflitos
Sistema de apoio inadequado
Vínculo inadequado com o sistema de saúde
Requisitos do horário de trabalho
Faixa etária jovem
Déficits cognitivos
Depressão, doença mental
Dor
Nível de desenvolvimento
Violência doméstica
Socialização inadequada do papel
Falta de recursos
Falta de recompensas
Situação socioeconômica desfavorecida
Estresse

Nota da autora

O diagnóstico de enfermagem *Desempenho de papel ineficaz* tem uma característica definidora de "conflito relacionado à percepção ou ao desempenho de papel". Todos os indivíduos apresentam múltiplos papéis. Alguns são determinados, como o gênero e a idade; outros são adquiridos, como a paternidade e a profissão; outros, ainda, são transitórios, como um cargo eletivo ou a participação em uma equipe.

Vários fatores afetam os papéis de um indivíduo, incluindo o estágio de desenvolvimento, as normas da sociedade, as crenças culturais, os valores, os eventos da vida, doenças e incapacidades. Quando um indivíduo apresenta dificuldade em desempenhar um papel, talvez seja mais útil descrever o efeito dessa dificuldade sobre o funcionamento do que descrever o problema como *Desempenho de papel ineficaz*. Por exemplo, um indivíduo que sofreu um acidente vascular encefálico (AVE) pode passar de principal provedor a desempregado. Nessa situação, o diagnóstico de enfermagem *Processos familiares interrompidos* e/ou *Medo* relacionado à perda do papel como provedor financeiro secundária aos efeitos do AVE seria apropriado. Em outro exemplo: se uma mulher fica incapaz de continuar suas responsabilidades domésticas devido a uma doença e estas são assumidas por outros membros da família, as situações que podem surgir seriam mais bem descritas como *Risco de distúrbio do autoconceito* relacionado à perda recente da responsabilidade do papel secundária à doença e *Risco de manutenção do lar prejudicada* relacionado à falta de conhecimento dos membros da família.

Um conflito na família em relação ao cumprimento dos papéis ou às expectativas dos outros pode representar um dos fatores relacionados para o diagnóstico *Processos familiares ineficazes* relacionados ao conflito que considera as expectativas dos membros para satisfazer as obrigações de papéis.

Até que a pesquisa clínica defina esse diagnóstico e as intervenções de enfermagem associadas, utilizar *Desempenho de papel ineficaz* como um fator relacionado para outro diagnóstico de enfermagem (p. ex., *Ansiedade*, *Pesar* ou *Distúrbio do autoconceito*).

DESESPERANÇA

Definição da NANDA-I

Estado subjetivo no qual um indivíduo vê alternativas limitadas ou não vê alternativas ou escolhas pessoais disponíveis e é incapaz de mobilizar energias em benefício próprio.

Características definidoras

Expressa apatia avassaladora, profunda e sustentada em resposta a uma situação percebida como impossível.

Fisiológicas

Aumento do sono
Falta de energia
Resposta diminuída a estímulos*

Emocionais

A pessoa sente:

Como se não houvesse intervalos e nenhuma razão para crer que existirão no futuro
Vazio ou esgotamento
Desmoralização
Desamparo
Falta de sentido ou propósito na vida

A pessoa mostra:

Passividade* e falta de envolvimento nos cuidados
Afeto diminuído*
Complexo de abandono
Comportamentos de isolamento
Verbalização diminuída*
Falta de ambição, iniciativa* e interesse
Fadiga
Comportamentos de risco, como não usar cinto de segurança, capacete ou dirigir alcoolizado ou drogado

Cognitivas

Rigidez (p. ex., pensamentos de "tudo ou nada")
Falta de imaginação e competência para querer
Incapacidade para identificar ou alcançar objetivos e metas desejados
Incapacidade de planejar, organizar, tomar decisões ou resolver problemas
Incapacidade de reconhecer fontes de esperança
Pensamentos suicidas

Fatores relacionados

Fisiopatológicos

Qualquer doença crônica ou terminal (p. ex., doença cardíaca, diabete, doença renal, câncer, síndrome da imunodeficiência adquirida [Aids]) pode causar ou contribuir para a desesperança.

Relacionados à capacidade de tossir prejudicada secundária a:

Insuficiência ou deterioração da condição fisiológica
Sinais ou sintomas novos e inesperados de doença antes diagnosticada, por exemplo, recorrência de câncer (Robinson, Hoover, Venetis, Kearney & Street, 2012).
Dor, desconforto e fraqueza prolongados
Prejuízo das capacidades funcionais (andar, eliminação, alimentar-se, vestir-se, tomar banho, falar, escrever)

Relacionados ao tratamento

Relacionados a:

Tratamentos prolongados (p. ex., quimioterapia, radioterapia) que causem dor, náusea e desconforto
Tratamentos que alterem a imagem corporal (p. ex., cirurgia, quimioterapia)
Exames diagnósticos demorados
Dependência prolongada de equipamento para apoio à vida (p. ex., diálise, respirador)
Dependência prolongada de equipamento que monitore as funções orgânicas (p. ex., telemetria)

Situacionais (pessoais, ambientais)

Relacionados a:

Restrição prolongada à atividade (p. ex., fraturas, lesão na medula espinal, encarceramento)
Isolamento prolongado (p. ex., doenças infecciosas, isolamento reverso para sistema imune deprimido)
Abandono, separação ou isolamento de pessoas próximas (Mair, Kaplan & Everson-Rose, 2012)
Incapacidade de atingir metas de vida valorizadas (casamento, educação, filhos)
Incapacidade de participar de atividades desejadas (andar, esportes, trabalho)
Falta de alguma coisa ou alguém valorizado (cônjuge, filhos, amigos, recursos financeiros)
Responsabilidades prolongadas de cuidado (cônjuge, filhos, pais)
Exposição a estresse prolongado, fisiológico ou psicológico
Recorrência de câncer de mama (Robinson et al., 2012)
Falta de crença em valores transcendentais/Deus
Perdas contínuas e repetidas na comunidade relacionadas à Aids
Repetidos desastres naturais (furacões, tornados, enchentes, incêndios)
Exposição prolongada a violência e guerra

Maturacionais

Crianças

Perda da autonomia relacionada à doença (p. ex., fratura)
Perda de funções corporais
Perda do cuidador
Perda da confiança em pessoa significativa
Incapacidade de atingir as etapas de desenvolvimento (confiança, autonomia, iniciativa, realização)
Rejeição, abuso ou abandono de parte dos cuidadores

Adolescentes

Mudança na imagem corporal
Incapacidade de realizar tarefa de desenvolvimento (identidade de papel)
Perda de funções corporais
Perda de pessoa significativa (amigo, familiar)
Rejeição pela família

Adultos

Decisão de abortar
Funções corporais prejudicadas, perda de parte do corpo
Relações prejudicadas (separação, divórcio)
Incapacidade de realizar as tarefas de desenvolvimento (intimidade, compromisso, produtividade)
Demissão, perda de emprego, carreira
Perda de pessoa significativa (morte de cônjuge, de filho)
Aborto espontâneo

Idosos

Déficits cognitivos
Demência
Incapacidade de realizar as tarefas do desenvolvimento
Perda da independência
Perda de pessoas significativas, coisas (em geral)
Déficits motores
Déficits sensoriais

Nota da autora

Desesperança descreve uma pessoa que não enxerga possibilidades de que sua vida possa melhorar e acredita que ninguém pode fazer alguma coisa para ajudá-la. *Desesperança* difere de *Sentimento de impotência*; a pessoa sem esperanças não enxerga soluções ou formas de alcançar o que deseja, mesmo que esteja no controle. Diferentemente, uma pessoa com sentimento de impotência pode ver uma alternativa ou resposta, embora sinta-se incapacitada de fazer o que quer que seja a respeito por falta de controle ou recursos. Sentimentos sustentados de impotência podem levar à desesperança. Esta, em geral, tem relação com pesar, depressão e suicídio. No caso de pessoa com risco de suicídio, o enfermeiro precisa também usar o diagnóstico *Risco de suicídio*. Desesperança é um conceito diferente, e não simplesmente um sintoma de depressão.

Erros nos enunciados diagnósticos

Desesperança relacionada à Aids

Este enunciado diagnóstico não descreve uma situação que o enfermeiro consiga tratar. O enunciado precisa incluir fatores específicos que a pessoa tenha identificado como avassaladores, como *Desesperança relacionada a diagnóstico recente de Aids e rejeição pelos pais*.

Conceitos-chave

Considerações gerais

Esperança

- A esperança é um comportamento cognitivo inconsciente que dá energia e possibilita que uma pessoa aja, conquiste e use a crise como oportunidade de crescimento. Em ativa a motivação e defende contra o desespero (*Korner, 1970). É definida como uma expectativa superior a zero quanto ao alcance de determinada meta (*Stotland, 1969). A esperança é "uma experiência humana comum, no sentido de ser uma forma de impulsionar a si mesmo na direção de possibilidades identificadas em encontros diários com o mundo" (*Parse, 1990).
- As experiências do início da infância influenciam a capacidade da pessoa de ter esperança. Um ambiente de confiança promove esperança.
- Mihaljević, Aukst-Margetić, Vuksan-Ćusa, Koić e Milošević (2012) encontraram altos índices de esperança em pessoas com uma relação com um ser superior, que participam de serviços religiosos e que são capazes de controlar seu ambiente imediato. As práticas espirituais constituem uma fonte de esperança.
- Watson (*1979) identifica a esperança como fator curativo e "caritativo" em enfermagem. A esperança, com fé e confiança, proporciona energia psíquica a ser utilizada para ajudar no processo de cura.
- Pesquisadores observaram que a esperança prolonga a vida em condições críticas de sobrevivência, ao passo que sua perda costuma resultar em morte (*Korner, 1970).
- Kübler-Ross (*1975) observou que aqueles que expressaram esperança enfrentaram de forma mais eficaz períodos difíceis do processo de morrer. Observou, ainda, que a morte ocorria logo após essas pessoas pararem de manifestar esperança.
- Notewotney (*1989) identificou seis dimensões de esperança: confiança no resultado, possibilidade de um futuro, relação com os outros, crenças espirituais, aparecimento do próprio interior e envolvimento ativo.
- Miller (*1989) estudou 60 indivíduos em situação crítica para determinar estratégias inspiradoras de esperança:
  - Pensar para amenizar percepções ameaçadoras.
  - Usar o pensamento positivo.
  - Sentir que a vida tem sentido e que o crescimento resulta de crises.
  - Envolver-se em crenças e práticas que possibilitem transcender o sofrimento.
  - Receber de cuidadores uma visão construtiva, expectativas da capacidade da pessoa para controlar dificuldades e confiança na terapia.
  - Manter as relações com as pessoas queridas.
  - Perceber que conhecimento e ações podem afetar resultados.
  - Ter atividades e resultados para alcançar.
  - Outros comportamentos específicos que impeçam o desespero, incluindo distrações e humor.

Desesperança

- A desesperança é um estado emocional no qual a pessoa sente que a vida é algo demasiado ou impossível. Uma pessoa sem esperança não vê possibilidade de melhora de vida e não enxerga soluções. Acredita que não exista quem possa fazer alguma coisa para ajudar. A desesperança tem a ver com desespero, desamparo, dúvida, pesar, apatia, tristeza, depressão e suicídio. É voltada ao presente e ao passado, sendo um estado que consome as energias.
- A desesperança resulta em três categorias básicas de sentimentos:
  - *Sensação de impossibilidade*: a pessoa não é capaz de realizar ou ser o que deseja; então, se sente aprisionada.
  - *Sobrecarga*: a pessoa percebe as tarefas e os outros como muito grandes e difíceis de lidar, e a si mesma como pequena.
  - *Apatia*: a pessoa não tem metas ou senso de finalidade.
- Pessoas sem esperança carecem de recursos e pontos fortes internos (p. ex., autonomia, autoestima, integridade). Independentemente da idade, buscam ajuda externa, porque seus recursos internos estão esgotados.
- Engel (*1989) identificou o complexo de "abandonar/ser abandonado" como possuindo cinco características:
  - Vivência do sentimento de abandono como desamparo ou desesperança.
  - Posse de uma autoimagem depreciativa.

- Vivência de uma sensação de perda de gratificação resultante das relações ou dos papéis.
- Sentimento de ruptura.
- Reativação de lembranças de períodos anteriores ao abandono.
• Quando os recursos internos e externos ficam exauridos, é comum uma pessoa contar com seu relacionamento com Deus em busca de esperança. Ela pode se sentir mais protegida colocando em Deus a esperança, e não nos outros ou nela mesma. Ter esperança em Deus pode não significar um término repentino da crise, mas pode proporcionar uma sensação de que Deus controla as circunstâncias e a capacidade de oferecer apoio durante o período. Sentido e propósito na vida e no sofrimento podem ser encontrados na relação da pessoa com Deus e no conhecimento de que Ele tem o controle. Para a pessoa, ter esperanças no futuro pode depender de como ela percebe uma promessa de comunhão eterna com Deus a continuar após o término da vida na Terra. Com essa relação eterna vem a crença da promessa divina de terminar todo o sofrimento e restaurar as relações de harmonia – com Deus, consigo mesma e com os outros (*Jennings, 1997).
• Desesperança pode ser encontrada na comunidade homossexual em resposta às múltiplas perdas associadas à Aids, como perda dos amigos e da comunidade e desintegração das estruturas familiares e das redes sociais. Essas perdas são intermináveis e repetidas, sendo bem pouco compreendidas por vários heterossexuais (Liu & Mustanki, 2012).

Considerações pediátricas

- Noventa e quatro por cento dos pais de filhos com câncer evidenciaram sentimentos de desesperança com base nos resultados do acompanhamento, em um centro universitário (Bayat, Erdem & Kuzucu, 2008).
- Cuidado carinhoso, sentimento de confiança e conquista de coisas e eventos esperados alimentam a esperança nas crianças.
- Famílias com crianças portadoras de doenças que colocam a vida em risco podem ter desesperança e se tornar disfuncionais. O enfermeiro pode ter de identificar as interações familiares disfuncionais, usar estratégias de terapia familiar ou fazer os encaminhamentos apropriados.
- Para tornar-se um adulto, o adolescente deve primeiro ter esperança. Hinds, Martin e Vogel (*1987) descobriram que adolescentes com câncer passam por quatro fases sequenciais, autossustentadas, para enfrentar e alcançar a esperança:
  - Desconforto cognitivo.
  - Distração.
  - Conforto cognitivo.
  - Competência pessoal.
- Intervenções de enfermagem que sabidamente influenciam a esperança nos adolescentes incluem explicações confiáveis, realização de atividades com eles, conhecimento de sobreviventes pelos enfermeiros, comportamentos de cuidado, foco no futuro, competência e diálogo sobre áreas menos sensíveis. Além disso, o humor foi identificado como promotor da distração cognitiva e facilitador de esperança. Intervenções de enfermagem que inibam a distração cognitiva (p. ex., foco nas tarefas de enfermagem e nos comportamentos negativos do adolescente) promovem desesperança (*Hinds et al., 1987).

Considerações geriátricas

- Os idosos estão em risco de desesperança devido às inúmeras mudanças psicossociais e fisiológicas que acompanham o envelhecimento normal, as quais costumam ser percebidas como perdas. Eles também apresentam menos energia, e esta é necessária à esperança (Miller, 2015).
- O enfrentamento saudável em adultos mais velhos tem relação com a aquisição de recursos de desenvolvimento na vida adulta posterior. Eles precisam aprender a desistir de operações menos úteis e a adquirir recursos mais eficientes para lidarem com as mudanças de vida relacionadas ao envelhecimento (Sirey, Bruce & Alexopoulos, 2014).
- Os estressores para os idosos são peculiares e diferem dos estressores em outras faixas etárias. Incluem mudanças nos cuidados pessoais, saudade dos filhos ou netos ausentes, medo de serem vítimas de criminalidade e medo de serem abusados pelo "sistema". O enfermeiro pode conseguir ajudar pessoas idosas a identificarem estressores e a localizarem os recursos para prevenir a desesperança.

Considerações transculturais

- Os enfermeiros inseridos na cultura norte-americana dominante podem interpretar mal as diferenças culturais relacionadas a valores, expectativas e locais de controle (*Leininger, 1978).
- A desesperança concentra-se em uma incapacidade de atingir metas voltadas ao futuro. A ideia de desesperança pode não ser relevante para as culturas que não têm orientação para o futuro.
- Intervenções para desesperança variam entre as culturas (Polanco-Roman & Miranda, 2013).

- Doenças (como câncer) percebidas como desesperança, em algumas culturas, podem ser um tabu em discussões e retardar a detecção e o tratamento precoces.

Critérios para a investigação focalizada

A desesperança é um estado emocional subjetivo que o enfermeiro tem de confirmar com o indivíduo. Deve-se investigar cuidadosamente as áreas emocional e cognitiva para inferir se o indivíduo tem desesperança. Alguns desses mesmos indicadores podem ser encontrados em pessoas com diagnósticos de *Isolamento social*, *Sentimento de impotência*, *Distúrbio do autoconceito*, *Sofrimento espiritual* ou *Enfrentamento ineficaz*.

Dados subjetivos

Investigar as características definidoras

Atividades da vida diária

Mudança(s) em atividades comuns da vida diária, no sono, no apetite, nos padrões alimentares, no exercício e na recreação.

Energia e motivação

A pessoa está exausta, cansada?
Tem metas ou desejos?
Sente-se sobrecarregada?
Mostra interesse por algumas atividades?
É capaz de resolver os problemas cotidianos comuns?

Sentido e propósito na vida

O que essa pessoa mais valoriza na vida? Por quê?
O que ela descreve como seu propósito ou papel na vida?
Esse propósito ou papel está satisfeito?
As percepções que tem de seu significado e propósito são realistas e alcançáveis?
Que tipo de relacionamento ela tem com Deus ou um ser superior?
Essa relação confere sentido ou propósito à sua vida?
O que essa doença significa para a pessoa?

Escolhas ou controle das situações

O que o indivíduo percebe como seu problema mais difícil? Por quê?
Qual ele acredita que seja a solução? Essa solução é realista?
A percepção que o indivíduo tem do problema é distorcida? Em caso positivo, de que forma?
Ele analisou ou tentou outras alternativas?
Esse indivíduo acredita que tenha algum controle da situação?
Quão rígidos ou flexíveis são seus processos de pensamento?

Opções futuras

Na opinião do indivíduo, o que o futuro trará? Coisas positivas ou negativas?
O que ele considera que faça valer a pena viver?
Qual é a sua visão de futuro?
Como o indivíduo percebe a doença atual? Seu efeito em sua vida? Seu efeito nos relacionamentos?
Como percebe os atuais tratamentos para sua doença? Promissores ou estressantes e inúteis?
Esse indivíduo é capaz de descrever alguma coisa que deseje muito que aconteça?
Ele reconhece algumas fontes de esperança?
O que ele mais deseja na vida?
Tem ideias suicidas? Em caso positivo, ver *Risco de suicídio*.

Investigar os fatores relacionados

Presença de doença ou tratamento

Crônico, prolongado, em deterioração e exaustivo.

Relacionamentos significativos

Quem o indivíduo percebe como uma pessoa significativa?
Qual é sua relação atual com essa pessoa?
Ocorreu recentemente divórcio ou morte de cônjuge, filho, irmão, amigo ou animal de estimação?
Esse indivíduo afastou-se geograficamente das pessoas significativas ou foi rejeitado por elas?

Dados objetivos

Investigar as características definidoras

Aparência geral (arrumado, mantém contato visual, postura)
Velocidade das atividades
Interação com os outros
Envolvimento nas atividades de autocuidado

Metas

- Demonstrar aumento da energia, conforme evidenciado por um aumento das atividades (p. ex., autocuidado, passatempos).
- Expressar expectativas desejadas para o futuro próximo. Descrever o significado que dá à vida e sua finalidade.
- Demonstrar iniciativa, autodirecionamento e autonomia nas tomadas de decisão. Demonstrar estratégias eficazes para resolver problemas.
- Redefinir o futuro, fixar metas realistas com expectativas de alcançá-las.

NOC Tomada de decisão, Controle da depressão, Esperança, Qualidade de vida, Equilíbrio do humor, Resiliência pessoal

Intervenções

Auxiliar o indivíduo a identificar e expressar os sentimentos

- Escutar ativamente, tratar o indivíduo como uma pessoa única e aceitar seus sentimentos. Transmitir empatia para promover a verbalização de dúvidas, medos e preocupações.
- Confirmar e refletir impressões com o indivíduo. É importante dar-se conta de que indivíduos com câncer costumam ter a própria realidade, que pode diferir daquela do enfermeiro.
- Ajudar o indivíduo a reconhecer que a desesperança é parte da vida de qualquer um e que exige reconhecimento. A pessoa pode usá-la como fonte de energia, imaginação e liberdade para avaliar alternativas.

    Justificativa: *A desesperança pode levar à autodescoberta.*

- Auxiliar o indivíduo a entender que é capaz de lidar com os aspectos de desesperança na vida, separando-os dos aspectos com esperança. Ajudá-lo a diferenciar o possível do impossível.
- O enfermeiro mobiliza os recursos internos e externos dos indivíduos para promover e instilar esperança. Ajuda-os a identificar os motivos pessoais para viver que proporcionam sentido e propósito para suas vidas.

    J: *Isso dá ao indivíduo permissão para conversar e investigar sua vida, o que é uma intervenção de esperança (Robinson et al., 2012).*

NIC Instilação de esperança, Classificação de valores, Apoio à tomada de decisão, Apoio espiritual, Melhora do sistema de apoio

Investigar e mobilizar os recursos internos do indivíduo (autonomia, independência, racionalidade, pensamento cognitivo, flexibilidade, espiritualidade)

- Enfatizar os pontos fortes, e não os fracos.
- Elogiar o indivíduo pela aparência ou por tentativas, conforme for adequado.
- Identificar áreas de sucesso e utilidade; salientar conquistas passadas. Usar essas informações para elaborar metas com o indivíduo.
- Ajudá-lo a identificar coisas que sejam divertidas para fazer e percebidas como engraçadas. Essas atividades podem funcionar como distrações para o desconforto, permitindo que o indivíduo progrida para um conforto cognitivo (Sar & Sayar, 2013).
- Ajudar o indivíduo a adaptar-se a metas realistas de curto e longo prazos e a desenvolvê-las (ir das simples às mais complexas; pode usar um "cartaz de metas" para indicar o tipo e o prazo para o alcance de metas específicas). Expectativas passíveis de alcance promovem esperança.
- Estimular um pensamento de meios-fins, em termos positivos (i.e., "Se fizer isso, conseguirei...").

    J: *É importante admitir possibilidades construtivas nos adultos que convivem com o HIV/Aids para promover uma vida que valha a pena viver e reconhecer um lampejo de esperança. Caso contrário, a pessoa fica imobilizada e afunda em uma existência pobre, concentrada no impossível, perdendo uma perspectiva futura (Govender & Schlebusch, 2012).*

Auxiliar o indivíduo a solucionar problemas e a tomar decisões

- Respeitar o indivíduo como alguém competente para tomar decisões; tratar suas decisões e desejos com respeito.
- Estimular a verbalização para determinar como ele percebe as escolhas.

- Esclarecer os valores do indivíduo para determinar o que é importante.
- Corrigir informações incorretas.
- Ajudá-lo a identificar os problemas que não consegue resolver para se dedicar aos passíveis de solução. Em outras palavras, auxiliá-lo a passar para outra etapa, em vez de ficar lidando com o impossível e sem esperança e começar a lidar com assuntos realistas e com esperança.
- Investigar as percepções do indivíduo sobre si e os outros em relação ao tamanho. (Pessoas desesperançosas costumam perceber os outros como grandes e difíceis de trato e a si mesmos como pequenos.) Se as percepções não forem realistas, ajudar o indivíduo a reavaliá-las, restaurando a escala correta.
- Promover a flexibilidade. Encorajar o indivíduo a tentar alternativas e a assumir riscos.

J: *Quando a pessoa reconhece e lida com a desesperança usando a imaginação, podem ocorrer movimento, crescimento e aumento de recursos. A rigidez jamais vence a desesperança.*

J: *A motivação é fundamental para a recuperação da esperança. Cabe à pessoa determinar uma meta, mesmo que a expectativa de atingi-la seja baixa. O enfermeiro é o catalisador que a estimula a dar o passo inicial para identificar uma meta. Depois, cabe à pessoa criar uma nova meta.*

- Explicar os benefícios das distrações que afastam de eventos negativos.
- Ensinar e ajudar com técnicas de relaxamento antes de eventos estressantes antecipados.
- Estimular imagens mentais para promover processos de pensamento positivos.
- Ensinar o indivíduo a maximizar experiências estéticas (p. ex., cheiro do café, massagem nas costas, sensação de calor do sol, ou uma brisa) capazes de inspirar esperança.
- Ensinar a antecipar experiências de que gosta muito na vida diária (p. ex., andar, ler um livro, escrever uma carta).
- Ensinar maneiras de gerar e conservar energia por meio de atividade física moderada.
- Incentivar musicoterapia, aromaterapia e massagem com óleos essenciais para melhorar o estado físico e mental.

J: *Musicoterapia, aromaterapia e massagem com óleos essenciais auxiliam a pessoa a aprender a liberar o estresse e a expressar sentimentos para se adaptar à vida atual e enfrentar o impacto da doença com atitude positiva (Ye & Yeh, 2007).*

J: *As pessoas podem enfrentar uma parte de suas vidas que é vista como sem esperança se forem capazes de perceber que existem outros fatores esperançosos. Por exemplo, alguém pode perceber que nunca mais poderá andar, mas conseguirá ir para casa, estar com os netos e movimentar-se ali. Logo, a desesperança pode levar à descoberta de alternativas que dão sentido e finalidade à vida. É fundamental manter a desesperança longe do caminho da esperança.*

Investigar e mobilizar os recursos externos da pessoa

Família ou pessoas significativas

- Envolver a família e/ou as pessoas significativas no plano de cuidados.
- Estimular o indivíduo a passar mais tempo ou a pensar mais nas pessoas amadas, em relacionamentos saudáveis.
- Ensinar à família seu papel na manutenção da esperança por meio de um relacionamento positivo e de apoio.

J: *Manter as responsabilidades dos papéis da família é fundamental para a esperança e o enfrentamento. Além disso, a esperança é essencial para os familiares de doentes em situação crítica, a fim de facilitar o enfrentamento e a adaptação.*

- Fortalecer pessoas com doenças crônicas, incutindo esperança mediante encorajamento dos sistemas de apoio.

J: *Pessoas que moram sozinhas, sem apoio da família, sabidamente apresentam mais sintomas de desesperança. Brothers e Anderson (2007) descobriram que mulheres que informaram sentimentos de desesperança e estavam sozinhas (sem um parceiro) estavam mais inclinadas a desenvolverem sintomas depressivos do que aquelas com um parceiro.*

- Transmitir esperança, informações e confiança para a família, porque ela transmitirá seus sentimentos à pessoa.
- Usar o toque e a aproximação com a pessoa para demonstrar à família que isso é aceitável (dar privacidade).
- As seguintes estratégias foram descobertas por Herth (*1993) como um estímulo à esperança nos cuidadores de doentes terminais:
  - Reestruturação cognitiva – conversa positiva consigo mesmo, preces/meditação e o vislumbre de imagens de esperança (isso talvez envolva abandonar as expectativas para que as coisas sejam diferentes).
  - Reenfoque do tempo – concentrar-se menos no futuro e mais em viver um dia de cada vez.
  - Acreditar em um poder maior do que si mesmo – potencializar a esperança do cuidador.
  - Equilibrar a energia disponível – ouvindo música ou realizando outras atividades favoritas para potencializar a esperança do cuidador, por meio de energia que anima.

J: *A esperança está relacionada com a ajuda dos outros, no sentido de que uma pessoa acredita que os recursos externos possam dar apoio quando seus recursos internos e pontos fortes forem insuficientes para o enfrentamento (i.e., a família ou pessoas significativas costumam ser uma fonte de esperança) (*Benzein & Berg, 2005).*

J: *A esperança mantida pelos familiares tem efeito contagioso.*

Equipe de atendimento de saúde

- Desenvolver um relacionamento paciente-enfermeiro confiável e positivo por meio de:
  - Respostas às perguntas.
  - Respeito aos sentimentos da pessoa.
  - Oferecimento de cuidados consistentes.
  - Atendimento às solicitações.
  - Oferecimento de conforto.
  - Uso de honestidade.
  - Transmissão de uma atitude positiva.
  - Manutenção da comunicação centralizada no paciente.
  - Recomendação de terapia cognitivo-comportamental.
- Transmitir atitude "Nós nos importamos muito com você e não deixaremos que desista" ou "Eu posso ajudá-lo".

  J: *A equipe de atendimento de saúde deve ter esperanças se quiser que o paciente as tenha; caso contrário, ele encara os esforços da equipe como perda de tempo.*

- Manter a comunicação centralizada no paciente. A comunicação focada no paciente reduz, significativamente, a desesperança em pacientes com câncer.

Grupos de apoio

- Estimular o indivíduo a partilhar preocupações com os outros que têm problemas ou doenças similares e com experiências positivas de enfrentamento eficaz.
- Proporcionar informações sobre grupos de autoajuda (p. ex., "Faça valer seu dia" – 40 postos nos Estados Unidos e no Canadá; "Consigo enfrentar" – série para clientes com câncer, e outros recursos para famílias de clientes com câncer, "Podemos ter finais de semana" – famílias com pessoas com câncer).❖

  J: *Isolamento, perdas concomitantes e controle insatisfatório de sintomas são obstáculos à esperança (Öztunj, Yeşil, Paydaş & Erdoğan, 2013).*

  J: *A desesperança mostrou-se um preditor de suicídio.*

Deus ou poderes superiores

- Investigar o sistema de apoio à crença da pessoa (valor, experiências passadas, atividades religiosas, relacionamento com Deus, significado e propósito da oração; ver *Sofrimento espiritual*).
- Criar um ambiente no qual a pessoa se sinta livre para expressar espiritualidade.
- Permitir-lhe tempo e oportunidades para refletir sobre o significado do sofrimento, da morte e do processo de morrer.
- Aceitar, respeitar e apoiar a esperança da pessoa em Deus.

  J: *Pessoas com bem-estar psicoespiritual aumentado mostraram melhor enfrentamento por encontrarem sentido e propósito na experiência de vida (*Jennings, 1997; *Lin & Bauer-Wu, 2003). Descobriu-se que a esperança tinha uma correlação positiva com o bem-estar espiritual em mulheres com câncer de mama.*

DIARREIA

Definição da NANDA-I

Eliminação de fezes soltas e não formadas.

Características definidoras*

Um mínimo de três evacuações de fezes moles e líquidas por dia
Urgência
Cólicas/dor abdominal
Ruídos intestinais hiperativos

❖ N. de R.T. No Brasil, existem diversos grupos de apoio a portadores de câncer, como INCA, Rosa Mulher, Amor à Vida, Amigas do Peito e muitos outros nos diferentes estados brasileiros. É importante que os profissionais saibam da existência desses grupos para que possam encaminhar os pacientes.

Fatores relacionados

Fisiopatológicos

Relacionados a má absorção* ou inflamação* secundária a:

Câncer de colo
Diverticulite
Intestino irritável
Doença de Crohn
Úlcera péptica
Doença celíaca (espru)
Gastrite
Colo espástico
Colite ulcerativa

Relacionados à deficiência de lactose e à síndrome do esvaziamento rápido

Relacionados a peristaltismo aumentado secundário à taxa aumentada do metabolismo (hipertireoidismo)

Relacionados a processos infecciosos* secundários a:

Intoxicação alimentar
Triquinose
Febre tifoide
Malária
Shigelose
Cólera
Microsporidíase
Disenteria
Hepatite infecciosa
Criptosporidíase

Relacionados à eliminação excessiva de gorduras nas fezes secundária à disfunção hepática

Relacionados a inflamação e ulceração da mucosa gastrintestinal secundárias a altos níveis de resíduos nitrogenados (insuficiência renal)

Relacionados ao tratamento

Relacionados à má absorção ou inflamação secundária à intervenção cirúrgica no intestino

Relacionados a efeitos adversos de agentes farmacológicos* de (especificar):

Agentes tireoidianos
Analgésicos
Emolientes fecais
Quimioterapia
Antibióticos
Laxantes
Sulfato ferroso
Antiácidos
Cimetidina

Relacionados à alimentação por sonda

Situacionais (pessoais, ambientais)

Relacionados a estresse ou ansiedade*

Relacionados a alimentos irritantes (frutas, farelo de cereais) ou a aumento no consumo de cafeína

Relacionados à mudança na água e nos alimentos secundária a viagem*

Relacionados à alteração de bactérias na água

Relacionados a bactérias, vírus ou parasitas para os quais o indivíduo não tenha imunidade

Nota da autora

Doença não infecciosa (pouco frequente) (p. ex., congênita, intestinal inflamatória); infecciosa (predominante) (p. ex., bacteriana, viral, parasitária).

Erros nos enunciados diagnósticos

Diarreia relacionada a patógenos entéricos oportunistas secundários à Aids

A diarreia, às vezes crônica, ocorre em 60 a 90% dos indivíduos com Aids. A diarreia prolongada representa um problema colaborativo: *Risco de Complicações Hídricas/Eletrolíticas/Nutricionais/Desequilíbrios secundários à diarreia*. Além do tratamento com o médico, o enfermeiro trata outras respostas à diarreia crônica (p. ex., *Risco de integridade da pele prejudicada*, *Risco de isolamento social*).

Conceitos-chave

Considerações gerais

- A diarreia infecciosa aguda é uma ocorrência anual para a maior parte dos norte-americanos, estando associada a um milhão de hospitalizações e a cerca de 600 mortes no país por ano. Números exatos são difíceis de conseguir, uma vez que a maioria das pessoas não procura atendimento médico (*Goodgame, 2006; Wanke, 2016a).

- Há relatos de diarreia não infecciosa (quatro evacuações de fezes moles ou aquosas por dia) em até 28% dos indivíduos com HIV/Aids (Clay & Crutchley, 2014). A etiologia da diarreia não infecciosa em indivíduos infectados pelo HIV é multifatorial, podendo incluir enteropatia relacionada a HIV, terapia antirretroviral combinada e, mais raramente, neuropatia autonômica, pancreatite crônica e insuficiência exócrina (MacArthur, 2014). Siegal, Schrimshaw, Brown-Bradley e Lekas (2010) relataram que indivíduos com HIV/Aids informam que a diarreia causa "muito sofrimento emocional, afetando, de maneira negativa, sua vida social, pois impacta suas agendas diárias e causa vergonha" (MacArthur, 2014). A diarreia é um elemento independente de previsão de qualidade de vida diminuída (*Tramarin et al., 2004).
- A diarreia pode ser aguda ou crônica. A aguda pode ser causada por infecção, efeitos secundários de medicamentos, intoxicação por metal pesado, fecaloma e alimentos. Já a crônica pode ser resultado de síndrome do intestino irritável, deficiência de lactose, câncer de colo, doença intestinal inflamatória, distúrbios de má absorção, uso de álcool, efeitos colaterais de medicamentos e laxantes.
- Quanto aos fármacos capazes de induzir diarreia, ver os Fatores relacionados antes discutidos.
- A diarreia pode ocorrer em 20% dos indivíduos que recebem antibióticos de amplo espectro. A maior parte melhora quando da interrupção do uso do antibiótico (Arcangelo & Peterson, 2016). Uma pesquisa informou que, em pacientes hospitalizados recebendo antibióticos, descobriu-se um período de prevalência de diarreia associada a antibiótico de 9,6% naqueles que recebiam antibióticos (Elseviers, 2015).
- O hiperperistaltismo é a resposta motora aos irritantes intestinais. O rápido trânsito das fezes pelo intestino grosso resulta em menor absorção de água e em fezes não formadas e líquidas. Desidratação e desequilíbrio eletrolítico ocorrem se a diarreia continuar.
- A diarreia pode estar relacionada a processo inflamatório, no qual a parede da mucosa intestinal fica irritada, resultando em aumento do conteúdo de umidade da massa fecal.
- Até 28% dos indivíduos vivem com > 4 evacuações de fezes moles ou aquosas por dia, relativas a terapias antirretrovirais (diarreia não infecciosa) (Clay & Crutchley, 2014).

Considerações pediátricas

- A diarreia em bebês é sempre grave devido às suas menores reservas de líquido extracelular. Perdas repentinas resultam em colapso circulatório, insuficiência renal e acidose irreversível ou morte (Pillitteri, 2014).
- A terapia de reidratação oral é indicada para crianças com diarreia leve e débito urinário normal.
- Sinais de desidratação grave são olhos fundos, fontanelas afundadas, perda de turgidez da pele e mucosas secas, pulso rápido e filiforme, cianose, respiração rápida, demora no enchimento capilar e letargia.
- Crianças que vivem em ambientes quentes e em condições sanitárias e de refrigeração precárias ou as que vivem em ambientes com muitas pessoas e abaixo dos padrões apresentam risco de ingestão de alimentos contaminados.

Considerações geriátricas

- Os idosos correm alto risco de desidratação em razão de diarreia.
- A desidratação na população idosa tem relação com (Miller, 2015):
  - Medicamentos (p. ex., diuréticos).
  - Diminuição da sede que acompanha o envelhecimento.
  - Redução de capacidade dos rins de concentrar urina.
  - Vômitos e/ou diarreia podem rapidamente causar desidratação.
- Ver Conceitos-chave de *Volume de líquidos deficiente* relacionado à diarreia.

Critérios para a investigação focalizada

Ver *Constipação*.

Metas

O indivíduo/pai ou mãe informará menos diarreia, conforme evidenciado por estes indicadores:

- Descreve os fatores contribuintes, quando conhecidos.
- Explica as justificativas para as intervenções.
- Explica quais alimentos e líquidos devem ser evitados.

NOC Eliminação intestinal, Equilíbrio eletrolítico e acidobásico, Equilíbrio hídrico, Hidratação, Controle de sintomas, Conhecimento: Dieta prescrita, Autocontrole: Doença aguda

Intervenções

Investigar os fatores causadores e contribuintes

- Dieta por sonda.
- Alimentos dietéticos.
- Viagens a outros países.
- Alimentos contaminados.
- Alergias alimentares.
- Medicamentos.

> **NIC** Controle intestinal, Controle da diarreia, Controle hidreletrolítico, Controle da nutrição, Alimentação por sonda enteral, Controle de infecção

Eliminar ou reduzir os fatores contribuintes

Efeitos colaterais da dieta por sonda (Lutz & Przytulski, 2011)

- Controlar a taxa de infusão (dependendo do equipamento).
- Administrar refeições menores e mais frequentes.
- Mudar para dieta por sonda com gotejamento contínuo.
- Administrar de forma mais lenta se ocorrerem sinais de intolerância gastrintestinal.
- Controlar a temperatura.
- Se a dieta estiver fria, aquecer em água quente até a temperatura ambiente.
- Diluir temporariamente a concentração da dieta.
- Seguir o procedimento-padrão para administração de dieta por sonda.
- A dieta por sonda deve ser seguida da quantidade especificada de água para garantir a hidratação.
- Ter cuidado com a contaminação/deterioração (o produto aberto e que não foi usado não deve ser utilizado após 24 horas; manter a porção que não foi usada sob refrigeração).

Justificativa: *Dietas por sonda com muitos solutos podem causar diarreia se não forem acompanhadas por água em quantidade suficiente.*

Alimentos contaminados (fontes possíveis)

- Frutos do mar crus.
- Leite cru.
- Crustáceos.
- Restaurantes.
- Consumo excessivo de leite.
- Alimentos cozidos/estocados inadequadamente.

> **Alerta clínico** Diante de alta suspeita de diarreia causada por contaminação alimentar, informar o serviço de vigilância em saúde. A intenção não deve ser punir, mas encontrar um método para identificar a causa da contaminação e as medidas preventivas necessárias. A intoxicação alimentar pode ser um evento menos importante para alguns, porém é muito prejudicial para pessoas imunocomprometidas.

- Eliminar produtos contendo grandes quantidades de hexitol, sorbitol e manitol que são usados como substitutos do açúcar em alimentos, balas e gomas de mascar dietéticos.

    J: *Os hexitóis, um grupo de alcoóis do açúcar de ação lenta pelas bactérias na cavidade oral, lentamente absorvidos pelo trato gastrintestinal, podem induzir diarreia osmótica (p. ex., sorbitol e manitol) (*Ravry, 1980).*

Ensinar a importância da lavagem correta das mãos

- Umedecer as mãos e usar sabão simples ou antibacteriano.
- Esfregar por 15 a 30 segundos.
- Lavar as unhas, entre os dedos e os punhos.
- Enxaguar completamente as mãos e secá-las com toalha limpa.

    J: *A lavagem das mãos é uma forma eficaz de prevenir a disseminação de infecções.*

Reduzir a diarreia

- Na diarreia de curto prazo, beber somente líquidos transparentes por 24 horas, por exemplo, caldos, água, bebidas sem cafeína. Evitar bebidas geladas ou quentes.

- Evitar laticínios (lactose), gordura, alimentos gordurosos e com fibras, frituras, alimentos temperados, frutas e verduras frescas.
- Começar com biscoitos salgados, iogurte, arroz, bananas e purê de maçã.
- Havendo tolerância, lentamente adicionar batatas, ovos cozidos, pão branco, queijo cottage, frutas sem casca, frango sem pele, adicionando sal.
- Fazer refeições frequentes e pequenas.
- Evitar cafeína e álcool.

   J: *Alimentos com carboidratos complexos (p. ex., arroz, torradas, cereais) e sal facilitam a absorção de líquidos na mucosa intestinal (Lutz & Przytulski, 2011).*

- Orientar a procurar cuidados médicos se o indivíduo apresentar sangue e muco nas fezes e febre superior a 38°C.

   J: *A diarreia aguda com sangue (disenteria) tem alguns patogênios causadores (p. ex., Campylobacter jejuni, Shigella, Salmonella) que demandam terapia antibiótica (Spies, 2009).*

Repor líquidos e eletrólitos
- Aumentar a ingestão oral para manter a densidade específica normal da urina (urina amarelo-clara).
- Incentivar a injestão de líquidos (água, suco de maçã, chá, bebidas à base de gengibre).
- Quando a diarreia for grave, usar solução de reidratação oral, comprada sem prescrição.
- Ensinar a pessoa a monitorar a cor da urina para determinar a necessidade de hidratação. Aumentar os líquidos se a cor da urina for âmbar ou amarelo-escura.
- Ter cuidado com o uso de líquidos muito quentes ou frios.
- Ensinar a limpar, com delicadeza, a região anal após as evacuações, podendo usar lubrificantes para proteger a pele (p. ex., óleo mineral).

   J: *A acidez das fezes diarreicas pode irritar as mucosas anais.*

- Ver *Volume de líquidos deficiente* para intervenções adicionais.

Monitorar pessoas idosas em relação a sinais de desidratação (Miller, 2015)
- Confusão.
- Tontura ou cefaleias.
- Boca seca.
- Frequência cardíaca rápida.
- Pressão arterial baixa.
- Débito urinário reduzido.
- Constipação.

Iniciar as orientações para a saúde, conforme indicado
- Orientar o indivíduo/família a buscar uma avaliação quando ocorrer um ou mais de um dos elementos a seguir (Wanke, 2016b):
  - Diarreia aquosa profusa, com sinais de desidratação. Os aspectos iniciais de desidratação incluem letargia, cansaço rápido, boca e língua secas, sede, cãibras musculares, urina escura, urina infrequente e tontura ou mal-estar após colocar-se de pé ou erguer-se da cadeira. Elementos mais graves incluem dor abdominal, dor no peito, confusão ou dificuldades para se manter alerta.
  - Muitas fezes pequenas com sangue e muco.
  - Diarreia com sangue ou escura.
  - Temperatura ≥ 38,5°C.
  - Evacuação de ≥ 6 fezes não formadas, a cada 24 horas, ou doença com duração de mais de 48 horas.
  - Dor abdominal intensa ou evacuação dolorosa.
- Explicar as intervenções necessárias para evitar episódios futuros e efeitos da diarreia sobre a hidratação (p. ex., probióticos, segurança alimentar, esquiva de pessoas doentes).
- Aconselhar a não tratar a diarreia do viajante com agentes antimotilidade (p. ex., Lomotil [dipenoxilato/atropina], Imodium [loperamida]), nas primeiras 24 horas.

   J: *Os agentes antimotilidade podem retardar a depuração de organismos e, assim, aumentar a gravidade da diarreia do viajante com complicações (p. ex., sepse, megacólon tóxico).*

   J: *O subsalicilato de bismuto (Pepto-Bismol) é considerado seguro em uma série de doenças diarreicas, além de ter atividade antibacteriana. Também é eficaz no controle dos sintomas da diarreia do viajante.*

Ensinar as precauções a serem tomadas ao viajar para outros países (Weller, 2015):
- Não beber ou escovar os dentes com água não fervida de torneira.
- Não ingerir bebidas com gelo feito com água da torneira.

- Beber apenas água fervida, bebidas feitas com água fervida, bebidas gasosas, cerveja e vinho.
- Desconfiar de água engarrafada local, já que as condições de segurança e engarrafamento podem não ser adequadas. Outras bebidas podem ser mais seguras.
- Os alimentos também podem conter organismos causadores de infecção. Reduzir o risco de infecção, seguindo várias precauções alimentares:
  - Não consumir frutas com a casca. Descascar você mesmo as frutas antes de ingeri-las.
  - Não consumir verduras cruas.
  - Não comer ou beber laticínios não pasteurizados ("*in natura*").
  - Não consumir carne crua ou malpassada, bem como peixes ou crustáceos (inclusive ceviche).

J: *Microrganismos podem se multiplicar em alimentos não armazenados corretamente e/ou lavados com água contaminada. O gelo pode estar contaminado.*

Reduzir infecções de origem alimentar, manuseando adequadamente os alimentos (Weller, 2015)

- Não consumir leite *in natura* (não pasteurizado) ou alimentos com leite não pasteurizado.
- Lavar muito bem frutas e legumes crus antes do consumo. Tentar lavar com bicarbonato de sódio, que se dissolve bem no enxágue.
- Manter a temperatura do refrigerador em 4,4°C ou menos, e o do congelador em 7,8°C ou menos.
- No caso de comida pré-cozida, perecível ou pronta para consumo, consumi-la assim que possível.
- Manter separados dos demais alimentos a carne, o peixe e o frango crus.
- Lavar mãos, facas ou tábuas de corte após lidar com alimentos não cozidos, inclusive carne vermelha, peixes ou frango crus ou vindos de empresas.

J: *Não limpar adequadamente o equipamento utilizado em alimentos crus pode transferir microrganismos para os alimentos cozidos.*

- Cozinhar completamente alimento cru de origem animal até uma temperatura interna segura: bife de carne moída 71°C; frango 77°C; peru 82°C; carne de porco 63°C, deixando três minutos de descanso.
- Frutos do mar devem ser cozidos completamente, de modo a minimizar o risco de intoxicação alimentar. Comer peixes crus (p. ex., sushi) traz risco de uma gama de vermes parasitas (além dos riscos associados a organismos transmissíveis pelas pessoas que manuseiam os alimentos). Congelar mata alguns microrganismos prejudiciais, mas não todos. Peixe cru, denominado "gradação de sushi", ou "gradação de sashimi", passou por congelamento.
- Cozinhar os ovos de galinha completamente, até a gema estar firme.
- Jamais deixar alimentos cozidos à temperatura ambiente por mais de 2 horas (1 hora se a temperatura ambiente estiver acima de 32°C).
- Manter frios os alimentos frios e quentes os alimentos quentes no verão.

J: *O armazenamento inadequado pode causar a multiplicação de microrganismos.*

Além disso, gestantes ou pessoas com sistema imune enfraquecido devem ter estes cuidados:

- Evitar cachorro-quente, patês, carnes para lanche, embutidos ou outros produtos de *delicatessen* com carne, a menos que sejam reaquecidos até a temperatura de vapor; evitar o uso de forno de micro-ondas, pois o cozimento pode ser desigual.
- Evitar respingos de líquido de carne crua e embalagens de cachorro-quente em outros alimentos, utensílios e superfícies para preparo de alimentos. Além disso, lavar as mãos após manusear cachorro-quente, carnes para lanche, carnes de lojas especializadas e carne vermelha, de frango, de peru ou de frutos do mar crus, bem como seus sucos.
- Não consumir saladas preparadas, como de presunto, frango, ovos, atum ou frutos do mar.
- Não consumir queijos macios, como Feta, Brie e Camembert, queijos com manchas azuladas, ou queijos ao estilo mexicano, como queijo branco, queijo fresco ou Panela, a não ser que tenham rótulo que expresse, claramente, que o queijo foi feito com leite pasteurizado.
- Não consumir patês ou pastas de carne não refrigerados. Podem ser consumidos enlatados ou alimentos de prateleira.
- Não consumir frutos do mar defumados e refrigerados, a menos que tenham sido cozidos. Frutos do mar defumados e refrigerados, como salmão, truta, beluga, bacalhau, atum ou cavalinha, costumam ser rotulados como "estilo nova", "salmão defumado", "tipo salmão", "defumado" ou "carne de sol". Os peixes são encontrados na parte dos refrigerados, ou vendidos em balcões de lojas especializadas ou açougues. Podem ser consumidos frutos do mar defumados em lata ou prateleira de loja.

J: *Algumas bactérias, embora não prejudiciais a gestantes, resultam em parto prematuro, infecção grave do recém-nascido ou mesmo morte do feto (Food and Drug Administration, 2014).*

- Explicar que uma dieta constituída sobretudo de alimentos dietéticos, contendo substitutos do açúcar (hexitol, sorbitol e manitol), pode provocar diarreia.

    J: *Os hexitóis, um grupo de alcoóis do açúcar de ação lenta pelas bactérias na cavidade oral, lentamente absorvidos pelo trato gastrintestinal, podem induzir diarreia osmótica (p. ex., sorbitol e manitol) (*Ravry, 1980).*

Intervenções pediátricas

Monitorar perdas hidreletrolíticas

- Perda do volume líquido.
- Cor e débito urinário.
- Cor da pele.
- Mucosas.
- Tempo de enchimento capilar.

Consultar o profissional de saúde se

- A diarreia persistir.
- Houver sangue ou muco nas fezes.
- A criança estiver letárgica.
- O débito urinário diminuir.
- Houver aumento súbito das fezes.
- A criança vomitar.

    J: *Crianças com sinais de desidratação moderada ou grave devem ser encaminhadas para possível terapia parenteral (Hockenberry & Wilson, 2012).*

Reduzir a diarreia

- Ver Intervenções gerais a respeito desse diagnóstico de enfermagem.

Oferecer reidratação oral

- Usar soluções de reidratação oral (p. ex., Pedialyte).
- Determinar a perda hídrica pela perda de peso corporal. Se menos de 5% do peso total do corpo for perdido, serão necessários 50 mL/kg de líquidos nas próximas 3 a 6 horas (Pillitteri, 2014).
- Em caso de mais de 5% de perda de peso, consultar o profissional de saúde quanto à reposição hídrica.
- Devem ser oferecidos líquidos para repor as perdas e as perdas ininterruptas até a melhora da diarreia (Pillitteri, 2014).

    J: *A reposição de líquidos deve ser vigorosa nos bebês e nas crianças muito pequenas.*

Reintroduzir a alimentação

- Iniciar com bananas, arroz, cereais e biscoitos salgados em pequenas quantidades.
- Gradualmente, retornar à dieta normal (exceto laticínios) após 36 a 48 horas; após 3 a 5 dias, adicionar aos poucos os produtos lácteos (leite desnatado, depois semidesnatado, até voltar ao leite integral).
- De forma gradativa, introduzir a mamadeira (diluída e, depois, integral).

    J: *Pequenas quantidades de alimentos não irritantes reduzirão os estímulos ao intestino.*

    J: *Líquidos ou alimentos sólidos contendo lactose podem piorar a diarreia em algumas crianças.*

Para bebês amamentados ao seio

- Continuar a amamentação.
- Usar terapia de reidratação oral, se necessário.

    J: *A amamentação deve ser continuada com a terapia de reposição de líquidos. A redução da gravidade e da duração da doença é atribuída à baixa osmolalidade do leite materno e a seus efeitos antimicrobianos (Pollitteri, 2014).*

Proteger a pele contra irritação com creme não hidrossolúvel (p. ex., óleo mineral)

    J: *Fezes diarreicas são ácidas e irritantes.*

Iniciar as orientações para a saúde, conforme necessário

Ensinar aos pais os sinais indicativos de necessidade de atendimento médico

- Olhos fundos.
- Mucosas ressecadas.
- Pulso rápido e filiforme.

- Respiração rápida.
- Letargia.
- Aumento da diarreia.

J: *A diarreia em bebês e crianças pequenas pode ser grave devido às suas menores reservas de líquido extracelular. Os primeiros sinais de hipovolemia precisam ser informados para prevenir colapso circulatório, insuficiência renal e acidose irreversível e morte (Pillitteri, 2014).*

DISREFLEXIA AUTONÔMICA

Disreflexia autonômica

Risco de disreflexia autonômica

Definição da NANDA-I

Resposta não inibida do sistema nervoso simpático, que representa uma ameaça à vida, a um estímulo nocivo após lesão de medula espinal na sétima vértebra torácica (T7) ou acima.

Características definidoras

Maiores (devem estar presentes)

Indivíduo com lesão na medula espinal (T7 ou acima) com:
- Hipertensão paroxística* (elevação súbita e periódica da pressão arterial, na qual a sistólica está acima de 140 mmHg, e a diastólica, acima de 90 mmHg)
- Bradicardia ou taquicardia* (frequência do pulso menor que 60 ou maior que 100 bpm)
- Sudorese (acima da lesão)*
- Manchas vermelhas na pele (acima da lesão)*
- Palidez (abaixo da lesão)*
- Cefaleia (uma dor difusa em regiões diferentes da cabeça, não circunscrita a áreas de distribuição de nervos)*
- Apreensão
- Pupilas dilatadas

Menores (podem estar presentes)

- Calafrios*
- Congestão conjuntival*
- Síndrome de Horner* (contração da pupila, ptose parcial da pálpebra, enoftalmia e, algumas vezes, suor no lado afetado da face)
- Parestesia*
- Reflexo pilomotor* (pele arrepiada)
- Visão turva*
- Dor no peito*
- Gosto metálico na boca*
- Congestão nasal*
- Ereção peniana e eliminação de sêmen

Fatores relacionados

Fisiopatológicos (Stephenson, 2014)

Relacionados a distensão visceral e irritação secundárias a:

Gastrintestinais

- Cálculos biliares
- Úlceras gástricas
- Hemorroidas
- Irritação gastrocólica
- Fissura anal
- Distensão gástrica
- Constipação
- Fecaloma
- Condição abdominal aguda, infecção, trauma

Urológicos

- Distensão vesical*
- Cálculo urinário
- Infecção do trato urinário
- Epididimite ou compressão escrotal

Irritação da pele*

Úlceras por pressão
Picadas de inseto
Queimaduras

Unhas dos pés encravadas
Queimaduras do sol
Bolhas

Contato com objetos duros ou afiados

Reprodutivos

Menstruação
Epididimite
Ejaculação

Relação sexual
Gravidez ou parto
Contração uterina

Infecção vaginal
Dilatação vaginal

Relacionados à fratura

Relacionados à estimulação da pele (abdominal, coxa)

Relacionados a esfincter espástico

Relacionados à trombose venosa profunda

Relacionados à embolia pulmonar

Relacionados à dor

Relacionados a fraturas ou outros traumatismos esqueléticos

Relacionados a procedimentos cirúrgicos ou diagnósticos

Relacionados ao tratamento

Relacionados à distensão visceral secundária a:

Remoção de fecaloma
Sonda obstruída ou clampeada
Distensão e irritação viscerais secundárias a incisão cirúrgica, enemas
Cateterismo, enema
Instrumentação intestinal/colonoscopia
Cistoscopia/instrumentação
Estudo urodinâmico

Situacionais (pessoais, ambientais)

Relacionados a conhecimentos deficientes da pessoa* sobre prevenção ou tratamento

Relacionados à distensão visceral secundária a:

"Impulsão (*boosting*)" (ligar ou amarrar as pernas e distender a bexiga para aumentar a produção de norepinefrina em esportes competitivos para cadeira de rodas; *McClain, Shields & Sixsmith, 1999)
Atividade sexual

Relacionados à estimulação dos neurônios secundária à imersão em água fria

Relacionados a oscilações de temperatura

Relacionados à constrição por roupas, sapatos ou dispositivos

Nota da autora

Disreflexia autonômica representa uma situação com risco à vida que o enfermeiro pode prevenir ou tratar por meio de intervenções prescritas por ele. A prevenção inclui ensinar o paciente a reduzir a estimulação do sistema nervoso simpático e evitar intervenções que possam causar essa estimulação. O tratamento concentra-se na redução ou eliminação dos estímulos nocivos (p. ex., fecaloma, retenção urinária). Se os cuidados de enfermagem não solucionarem os sintomas, será essencial o início da intervenção médica. Quando uma pessoa exige tratamento médico para todos ou para a maior parte dos episódios de disreflexia, a situação pode ser rotulada como um problema colaborativo: *Risco de Complicações de Disreflexia autonômica*.

Erros nos enunciados diagnósticos

Disreflexia autonômica relacionada à hipertensão paroxística

A hipertensão paroxística é um sinal de disreflexia, mas não um estímulo causador ou contribuinte. O diagnóstico deveria ser reformulado: *Risco de disreflexia autonômica relacionado à possível estimulação reflexa por irritação visceral ou cutânea, conforme evidenciado por (especificar)*.

Clinicamente, *Risco de disreflexia autonômica* é um diagnóstico mais descritivo do que *Disreflexia autonômica*. O indivíduo costuma estar em estado potencial, com as responsabilidades de enfermagem associadas a prevenção, ensino e remoção imediata dos estímulos.

Conceitos-chave

- O sistema nervoso autônomo (simpático e parassimpático) localiza-se no cérebro, no hipotálamo, no bulbo, no tronco encefálico e na medula espinal. Havendo lesão na medula espinal, a atividade abaixo da lesão é privada do efeito controlador que se origina dos centros superiores. O resultado são respostas mal controladas (Stephenson, 2014).
- Quando os receptores sensoriais são estimulados abaixo da lesão, ocorre descarga simpática, mediada pelo trato espinotalâmico e pelas colunas posteriores. Esse estímulo reflexo do sistema nervoso simpático causa espasmos das vísceras pélvicas e das arteríolas. Os espasmos provocam vasoconstrição abaixo do nível da lesão. Os barorreceptores no arco aórtico e nos seios carotídeos reagem ao estado hipertensivo com vasodilatação superficial, rubor, sudorese e ereção dos pelos (pele arrepiada) acima do nível da lesão espinal (Stephenson, 2014).
- A estimulação vagal desacelera a frequência cardíaca, porém, devido ao corte da medula, os impulsos vagais para dilatar os vasos ficam impedidos (Grossman & Porth, 2014; *Teasell, Arnold & Delaney, 1996).
- A falha em reverter a disreflexia pode resultar em estado epilético, acidente vascular encefálico e morte. Evitar desencadeadores nocivos, no entanto, é capaz de "prevenir a totalidade do episódio" (Somali, 2009).
- "Em razão da lesão à medula espinal, os centros na região cerebral superior não conseguem modular essa descarga simpática, resultando em aumento da pressão arterial. A disreflexia autonômica caracteriza-se por um aumento na pressão arterial basal, na maioria das vezes de 20 a 40 mmHg. A pressão sistólica, porém, pode variar de 250 a 300 mmHg, e a distólica, de 200 a 220 mmHg. A hipertensão associada à disreflexia autonômica (DA) pode levar a descolamento da retina, acidente vascular encefálico, convulsão, infarto agudo do miocárdio e morte" (Andrade et al., 2013).
- Três tipos de estímulos podem iniciar uma disreflexia: distensão visceral (p. ex., a bexiga ou o reto cheios), estimulação dos receptores de dor (p. ex., procedimentos diagnósticos, pressão, lesões) e contrações viscerais (p. ex., ejaculação, espasmos da bexiga ou contrações uterinas).
- O surgimento de uma disreflexia autonômica ocorre entre 1 e 6 meses após a lesão (Stephenson, 2014).

Critérios para a investigação focalizada

Dados subjetivos

Investigar as características definidoras

Sintomas iniciais

Cefaleia (grave, repentina)	Congestão nasal	Extremidades frias
Suor (onde?)	Dormência	Ereções pilomotoras (pele arrepiada)
Calafrios	Palidez	Visão turva
Gosto metálico na boca	Dispneia	Outras

Investigar os fatores relacionados

História de disreflexia desencadeada por:

Ansiedade	Lesão de pele	Exames diagnósticos
Distensão vesical	Dor	Pressão
Distensão intestinal	Atividade sexual	
Estimulação tátil	Menstruação	

Conhecimento da disreflexia

Causa	Tratamento médico
Autotratamento	Prevenção

Metas

O indivíduo/família reagirá aos primeiros sinais/sintomas. O indivíduo/família agirá para prevenir a disreflexia, conforme evidenciado por estes indicadores:

- Cita os fatores que causam disreflexia.
- Descreve o tratamento para disreflexia.
- Relata quando é indicado tratamento de emergência.

NOC Estado neurológico, Estado neurológico: Autônomo, Sinais vitais

Intervenções

Investigar os fatores causadores ou contribuintes

- Ver Fatores relacionados.

Se ocorrerem sinais de disreflexia
- Levantar ou sentar a pessoa.
- Baixar-lhe as pernas.
- Afrouxar todas as roupas ou aparelhos que comprimam seu corpo.

Justificativa: *A posição ereta e a remoção de meias inteiras aumentam o acúmulo venoso, reduzem o retorno venoso e diminuem a pressão arterial (Stephenson, 2014).*

NIC Controle da disreflexia, Monitoração de sinais vitais, Cuidados de emergência, Administração de medicamentos

Verificar distensão da bexiga

J: *Andrade e colaboradores (2013) relataram que a distensão da bexiga causa 89% da disreflexia autonômica na população pesquisada.*

Quando o paciente estiver sondado
- Verificar dobras ou compressão na sonda.
- Irrigar a sonda com apenas 30 mL de solução fisiológica, muito lentamente.
- Substituir a sonda se não drenar.

Se o paciente não estiver sondado
- Introduzir a sonda, usando pomada de hidrocloreto de lidocaína (Xilocaína Gel).
- Remover 500 mL, pinçar então por 15 minutos.
- Repetir o ciclo até esvaziar a bexiga.

J: *A distensão da bexiga é a causa mais comum de disreflexia. Essa distensão pode desencadear disreflexia por estimulação dos receptores sensoriais. A pomada de xilocaína reduz a estimulação tissular. Uma remoção de urina rápida demais pode resultar em hipotensão compensatória. Essas intervenções buscam reduzir a hipertensão cerebral e induzir a hipotensão ortostática (Stephenson, 2014).*

Verificar fecaloma
- Aplicar primeiro xilocaína gel no ânus e em 2,5 cm do reto.
- Examinar com delicadeza o reto com o dedo indicador envolto em uma luva bem lubrificada.
- Inserir supositório retal ou remover delicadamente o fecaloma.

J: *Espasmos das vísceras e das arteríolas pélvicas causam vasoconstrição abaixo do nível da lesão, produzindo hipertensão e palidez. Impulsos aferentes, desencadeados por pressão arterial aumentada, causam estimulação vagal, resultando em bradicardia. Os barorreceptores no arco aórtico e nos seios carotídeos respondem à hipertensão, desencadeando vasodilatação superficial, rubor, sudorese e cefaleia acima do nível da lesão medular (Stephenson, 2014).*

Verificar irritação da pele
- Aplicar um agente anestésico tópico na lesão da pele que está desencadeando a disreflexia.
- Remover as meias elásticas.

J: *A disreflexia pode ser desencadeada por estimulação (p. ex., da glândula peniana ou de lesões de pele).*

Continuar a monitorar a pressão arterial a cada 3 a 5 minutos

J: *A falha em reverter a hipertensão grave pode resultar em estado epilético, hemorragia retiniana ou intracerebral e morte.*

Consultar imediatamente o médico ou outro profissional de saúde sobre o tratamento farmacológico se a hipertensão estiver duas vezes acima da basal ou se os estímulos nocivos não forem eliminados

J: *Usar um anti-hipertensivo com ação rápida e de curta duração enquanto são investigadas as causas da disreflexia autonômica. Nifedipina e nitratos são os agentes de uso mais comum. A nifedipina deve ser na forma de liberação imediata; a sublingual pode levar a uma absorção errática. Outros fármacos para tratar a DA com sintomas graves incluem mecamilamina hidralazina, diazoxida e fenoxibenzamina. Se usada pomada de nitroglicerina a 2% (ou nitropasta), pode ser aplicada na pele, acima do nível da lesão da medula espinal. Em locais com monitoração, pode ser usado nitroprussídeo de sódio EV. A pressão arterial também deve ser monitorada (Stephenson, 2014).*

Iniciar as orientações para a saúde e os encaminhamentos, conforme indicado
- Ensinar os sinais, os sintomas e o tratamento da disreflexia ao paciente e à família. Aconselhar a levar sempre consigo cartão explicando sintomas e tratamento para disreflexia autonômica.
- Ensinar as indicações de quando é urgente uma intervenção médica.
- Explicar quais situações desencadeiam disreflexia (ciclo menstrual, atividade sexual, eliminações).
- Ensinar a observar os sinais precoces e a intervir imediatamente.
- Ensinar a observar os sinais precoces de infecção da bexiga e lesões da pele (úlceras por pressão, unhas dos pés encravadas).

- Documentar a frequência dos episódios e os fatores precipitantes.
- Fornecer instruções por escrito que orientem as ações durante as crises ou que possam ser mostradas a outros profissionais de saúde (p. ex., dentistas, ginecologistas).
- Aconselhar atletas com lesão na parte superior da medula espinal sobre o risco da prática de *boosting*.

J: *Há relatos de pesquisadores sobre respostas de atletas com lesão na medula espinal e em cadeira de rodas em que o* boosting *significou risco. As reações não foram perigosas (64,3%), um tanto perigosas (48,9%), perigosas (21,3%) e muito perigosas (25,5%) à saúde.*

Risco de disreflexia autonômica

Definição da NANDA-I

Suscetibilidade a uma resposta não inibida do sistema nervoso simpático, que representa uma ameaça à vida, pós--choque medular, em indivíduo com lesão de medula espinal ou lesão na sexta vértebra torácica (T6) ou acima (foi demonstrada em pacientes com lesões na sétima vértebra torácica [T7] e na oitava vértebra torácica [T8]), que pode comprometer a saúde.

Fatores de risco

Ver *Disreflexia autonômica* – Fatores relacionados.

Conceitos-chave

Ver *Disreflexia autonômica*.

Critérios para a investigação focalizada

Ver *Disreflexia autonômica* – Critérios para a investigação focalizada.

Meta

Ver *Disreflexia autonômica*.

Intervenções

Ver *Disreflexia autonômica*.

DISTÚRBIO DO AUTOCONCEITO[*]

Distúrbio do autoconceito

Baixa autoestima crônica

Risco de baixa autoestima crônica

Baixa autoestima situacional

Risco de baixa autoestima situacional

Distúrbio na imagem corporal

Identidade pessoal perturbada

Risco de identidade pessoal perturbada

Distúrbio na autoestima

Definição[12]

Um estado negativo de mudança sobre a forma como a pessoa sente, pensa ou vê a si mesma ou às suas crenças totais sobre três dimensões inter-relacionadas de si: imagem corporal, autoestima e identidade pessoal (Boyd, 2012).

---

[12] Esta definição foi adicionada pela autora por sua clareza ou utilidade.

[*] N. de R. T. Este diagnóstico não consta na NANDA-I 2018-2020.

Características definidoras

Este diagnóstico reflete uma ampla categoria diagnóstica que pode ser usada inicialmente até que dados mais específicos de investigação possam apoiar um diagnóstico de enfermagem mais específico, como *Distúrbio na imagem corporal* ou *Distúrbio na autoestima*

Alguns exemplos de sinais e sintomas (observados ou relatados) são os seguintes:

Resposta negativa, verbal ou não verbal, à mudança real ou percebida na estrutura, no funcionamento ou em ambos (p. ex., vergonha, embaraço, culpa, revolta)
Expressão de vergonha ou culpa
Racionalização ou rejeição do *feedback* positivo e exagero do *feedback* negativo sobre si mesmo
Hipersensibilidade a pequenas críticas
Ocorrência episódica de autoconsideração negativa em resposta a eventos da vida em um indivíduo com uma autoavaliação anterior positiva
Verbalização de sentimentos negativos sobre si mesmo (impotência, inutilidade)

Fatores relacionados

Um distúrbio do autoconceito pode ocorrer como resposta a uma série de problemas de saúde, situações e conflitos. Algumas fontes comuns são mostradas a seguir.

Fisiopatológicos

Relacionados à mudança na aparência, no estilo de vida, no desempenho de papel e na resposta dos outros secundária a:

Doença crônica	Perda de partes do corpo	Perda de funções do corpo
Trauma grave	Dor	

Situacionais (pessoais, ambientais)

Relacionados a sentimentos de abandono ou fracasso secundários a:

Divórcio, separação ou morte de um ente querido
Perda de emprego ou da capacidade de trabalho

Relacionados à imobilidade ou perda de função

Relacionados a relacionamentos insatisfatórios (pais, cônjuge)

Relacionados às preferências sexuais (homossexual, lésbica, bissexual, abstinente)

Relacionados à gestação na adolescência

Relacionados às diferenças de gênero na criação dos filhos pelos pais

Relacionados às experiências de violência dos pais

Relacionados à mudança nos padrões habituais de responsabilidades

Maturacionais

Adultos de meia-idade

Perda do papel e das responsabilidades

Idosos

Perda do papel e das responsabilidades

Nota da autora

Autoconceito reflete a autoimagem, englobando imagem corporal, autoestima, desempenho de papel e identidade pessoal. O autoconceito desenvolve-se ao longo da vida e é difícil de ser mudado. Ele é influenciado por interações com o ambiente e outras pessoas e pelas percepções do indivíduo de como os outros o veem.

Distúrbio do autoconceito representa uma categoria diagnóstica ampla, sob a qual se enquadram diagnósticos de enfermagem mais específicos. Inicialmente, o enfermeiro pode não ter dados clínicos suficientes para comprovar um diagnóstico mais específico, como *Baixa autoestima crônica* ou *Distúrbio na imagem corporal*; assim, *Distúrbio do autoconceito* pode ser usado até que os dados apoiem um diagnóstico mais específico.

A autoestima é um dos quatro componentes do autoconceito. *Distúrbio na autoestima* é a categoria diagnóstica geral. *Baixa autoestima crônica* e *Baixa autoestima situacional* representam tipos específicos de *Distúrbio na autoestima*, envolvendo, portanto, intervenções mais específicas. A princípio, o enfermeiro talvez não tenha dados clínicos suficientes para validar um diagnóstico mais definido, como *Baixa autoestima crônica* ou *Baixa autoestima situacional*; portanto, pode ser apropriado o uso de *Distúrbio na Autoestima*. Ver as Características definidoras dessas categorias para validação.

Baixa autoestima situacional é um evento episódico que desafia a autoestima afirmativa normal do indivíduo; a ocorrência repetida e/ou a continuidade de sentimentos negativos sobre si mesmo, ou ambos, podem levar à *Baixa autoestima crônica*, aos relacionamentos abusivos e à repetição de empregos malsucedidos.

Erros nos enunciados diagnósticos

Distúrbio do autoconceito relacionado ao abuso de drogas

Apesar de existir uma relação entre o autoconceito negativo e o abuso de álcool e/ou drogas, listar esse abuso como um fator relacionado não descreve o foco da enfermagem. Se o indivíduo reconhece o problema de abuso de drogas e expressa desejo de ajuda, o diagnóstico *Enfrentamento ineficaz* relacionado à incapacidade de controlar construtivamente as situações de estresse sem álcool e/ou drogas poderia ser apropriado. Se o indivíduo negar o problema, o diagnóstico aplicável será *Negação ineficaz* relacionada à falta de reconhecimento de abuso/dependência de drogas – se o enfermeiro estiver abordando a negação. Um enfermeiro em posse de dados que sugerem ou confirmem *Distúrbio do autoconceito* deverá investigar os fatores contribuintes (p. ex., culpa influenciada por estigma social). O enfermeiro pode usar "etiologia desconhecida" até que a investigação focalizada identifique os fatores contribuintes.

Distúrbio na imagem corporal relacionado à mastectomia

A mastectomia pode produzir várias respostas, incluindo pesar, raiva e sentimentos negativos sobre si mesma. Uma mulher submetida à cirurgia de mama por câncer apresenta alto risco tanto para *Distúrbio na imagem corporal* quanto para *Distúrbio na autoestima*. Portanto, o diagnóstico *Risco de distúrbio do autoconceito* relacionado aos efeitos negativos da mudança na aparência e ao diagnóstico de câncer seria mais apropriado. Um enfermeiro com dados para sustentar o diagnóstico de *Distúrbio do autoconceito* deverá registrá-lo como um diagnóstico de um problema com os mesmos fatores relacionados, incluindo "conforme evidenciado por" para especificar os sinais e os sintomas ou as manifestações (p. ex., *Distúrbio do autoconceito* relacionado aos efeitos negativos percebidos na mudança da aparência e ao diagnóstico de câncer, conforme evidenciado por relatos de sentimentos negativos sobre o "novo eu" e a determinação de não deixar o marido vê-la).

Conceitos-chave

Considerações gerais

- Tanto o indivíduo quanto o enfermeiro têm seu próprio autoconceito. Para lidar efetivamente com os outros, o enfermeiro deve estar consciente de seu próprio comportamento, sentimentos, atitudes e respostas.
- O autoconceito envolve os sentimentos, as atitudes e os valores da pessoa, afetando suas respostas a todas as experiências.
- O autoconceito de uma pessoa desenvolve-se da infância até a idade adulta. Com o envelhecimento, emergem novas habilidades e desafios. As etapas de desenvolvimento completadas com sucesso contribuem para um autoconceito positivo (Boyd, 2012).
- O autoconceito é influenciado pelas interações com os outros, pelo meio sociocultural e pelas etapas de desenvolvimento concluídas (Boyd, 2012).
- O conceito de si mesmo inclui componentes de imagem corporal, autoestima e identidade pessoal (Boyd, 2012).
  - *Imagem corporal*: a soma de atitudes conscientes e inconscientes que o indivíduo tem em relação a seu corpo. Ela inclui percepções passadas e presentes.
  - *Autoestima*: o julgamento pessoal do indivíduo sobre seu próprio valor, obtido por meio da análise de como o comportamento se adapta aos seus ideais. Autoestima elevada é um sentimento baseado na aceitação incondicional de si mesmo, apesar de erros, derrotas e fracassos, como um ser importante e com valor inato.
  - *Identidade pessoal*: princípio organizador da personalidade responsável pela unidade, continuidade, consistência e singularidade do indivíduo. Sugere autonomia e inclui autopercepções da sexualidade. A formação da identidade inicia-se na infância e prossegue durante a vida, mas é a principal tarefa do período da adolescência.
- Distúrbios dos componentes do autoconceito são descritos a seguir:
  - *Imagem corporal*: ver a si mesmo de modo diferente, como resultado de mudanças reais ou supostas na estrutura ou no funcionamento do corpo.
  - *Autoidealização*: mudança nas expectativas/ambições próprias.
  - *Autoestima:* falta de confiança na capacidade para realizar o que é desejado.
  - *Desempenho dos papéis*: incapacidade para desempenhar as funções e as atividades esperadas de um determinado papel em uma sociedade específica.
  - *Identidade pessoal*: distúrbio na percepção de si mesmo ("Quem sou eu?").

Perda de parte/função do corpo

- Os indivíduos possuem um conceito de si mesmos que inclui sentimentos de autovalorização, atratividade, merecimento de amor e capacidades. A imagem mental do próprio corpo da pessoa é violentada após uma lesão física. Essa lesão ou perda inclui o processo de pesar.

- O desfiguramento do rosto é responsável pela maior alteração na imagem corporal e no autoconceito.
- Os fatores que influenciam o sucesso da recomposição da imagem são a perspectiva individual do valor da função perdida, a natureza da modificação, as experiências anteriores de vida, a autoestima, o apoio social, as atitudes dos outros e o acesso à tecnologia médica.

Tratamento de câncer e imagem corporal

- Os tratamentos para o câncer podem influenciar a visão do próprio corpo pelo indivíduo. Alguns tratamentos são visíveis, como uma traqueostomia, a perda de cabelo; outros são encobertos, como uma mastectomia ou colostomia, e alguns afetam as funções sexuais, como problemas eréteis após o tratamento do câncer de próstata ou infertilidade. Visíveis ou não, as mudanças negativas relacionadas aos tratamentos contra o câncer podem afetar negativamente a imagem de si próprios e de como eles interagem com os outros.
- Fadiga, dor e outros desconfortos, por exemplo, náuseas e prurido, podem interferir em atividades muito importantes para a pessoa e podem afetar negativamente sua autoestima e/ou imagem corporal.

Autoestima

- A autoestima evolui de uma comparação entre o autoconceito e a autoidealização. Quanto maior a congruência, mais elevada a autoestima.
- A autoestima deriva da percepção pessoal da própria competência e eficácia e dos elogios dos outros. Em geral, as pessoas têm crenças positivas de autovalorização sobre si mesmas, o mundo e o futuro. Essas percepções tendenciosas são consideravelmente mais positivas do que indica a evidência objetiva.
- À medida que a autoestima diminui, a crença da pessoa em ser capaz de exercer controle sobre o ambiente também diminui. Da mesma forma, à medida que é percebida a redução do controle pessoal, diminui a autoestima. A atribuição do fracasso à falta de capacidade (causa interna) leva à redução das expectativas e da motivação.
- Em resposta a uma ameaça ao autoconceito do indivíduo, a autoestima é protegida por três processos cognitivos:
  - Busca de significado na experiência.
  - Recuperação do domínio sobre o evento; exercício do controle pessoal.
  - Autoaprimoramento ("Como estou lidando com a situação, em comparação com os outros?").
- Os seguintes comportamentos estão associados à baixa autoestima: rigidez, procrastinação, desculpas repetitivas e desnecessárias, minimização das próprias capacidades, ênfase nos déficits, expectativa de fracasso, comportamentos autodestrutivos, comportamento de busca de aprovação, incapacidade para aceitar elogios, desconsideração das próprias opiniões, dificuldade em formar relacionamentos significativos e incapacidade para dizer "não" quando apropriado (Miller, 2015).
- A baixa autoestima é considerada uma causa importante de violência; no entanto, a visão oposta é teoricamente viável. A violência aparece, com frequência, como resultado do ego ameaçado (i.e., visões altamente favoráveis de si mesmo que são desafiadas por alguém ou uma circunstância). Esse é o lado negativo da autoestima elevada.

Considerações pediátricas

- O autoconceito é aprendido. O conceito da criança sobre si mesma, por exemplo, emerge como resultado de mudanças que ocorrem durante as etapas iniciais de desenvolvimento.
- Para desenvolver e manter a autoestima, a criança precisa se sentir valorizada, diferente de alguma forma e superior e mais amada do que qualquer outra criança (Hockenberry & Wilson, 2015).
- A autoestima aumenta à medida que a criança desenvolve relacionamentos significativos e domina as etapas de desenvolvimento. O início da adolescência é um momento de risco para a autoestima, pois o adolescente luta para definir sua identidade e o sentido de si dentro do grupo de amigos (Boyd, 2012).
- O desenvolvimento da imagem corporal da criança é influenciado pelas percepções passadas e presentes de seu corpo, pelo funcionamento fisiológico, pela maturação do desenvolvimento e pela resposta dos outros. A adolescência é provavelmente o período crítico de desenvolvimento para a formação da imagem corporal, pois as mudanças da puberdade forçam as alterações da imagem corporal no adolescente. O desenvolvimento de uma imagem corporal positiva de acordo com a faixa etária está esquematizado a seguir (Boyd, 2012):

Idade	Tarefa de desenvolvimento
Nascimento-1 ano	Aprende a tolerar pequenas frustrações
	Aprende a confiar

1-3 anos	Aprende a gostar do corpo
	Aprende a dominar
	Habilidades motoras
	Habilidades de linguagem
	Controle de esfíncteres
3-6 anos	Aprende a iniciativa
	Aprende a diferenciar os sexos
	Identifica-se com os modelos dos pais
	Aumenta as habilidades (motora, linguagem)
6-12 anos	Desenvolve a engenhosidade
	Tem uma ideia clara da identidade sexual
	Aprende a interação com os amigos
	Desenvolve habilidades acadêmicas
Adolescência	Estabelece a autoidentidade e o papel sexual
	Usa o pensamento abstrato
	Desenvolve um sistema pessoal de valores

- A criança aprende a ver-se da forma como é vista por seus pais e entes queridos.
- Para desenvolver uma personalidade sadia, a criança necessita de uma imagem corporal positiva e exata, um autoideal realista, um autoconceito positivo e uma autoestima elevada.
- Embora as crianças e os adolescentes obesos possam correr risco especial de desenvolver distúrbios da imagem corporal ou da autoestima, o aparecimento da baixa autoestima é mais provável em crianças que acreditam ser responsáveis por seu excesso de peso em comparação às que atribuem esse excesso a uma causa externa. A baixa autoestima é encontrada também naquelas crianças que acreditam que seu peso excessivo crie obstáculos às interações sociais (*Pierce & Wardle, 1997).
- Autoconceitos negativos são associados a comportamentos de saúde autodestrutivos em crianças e adolescentes, como comer excessivamente, alcoolismo, fumo e abuso de drogas (*Winkelstein, 1989).
- O domínio descreve o enfrentamento positivo do estresse. O enfrentamento bem-sucedido favorece a autoestima.

Considerações geriátricas

- Enrique Peon Lobato (2013) escreveu: "Fortaleça sua autonomia, não aceitando mais ajuda do que a necessária; aceite suas limitações com metas realistas que possam ser alcançadas, recompense-se com seu sucesso, sinta-se realizado, continue assumindo decisões que afetam sua vida; saia, não se confine, há um mundo inteiro lá fora, mantenha-se útil com pequenas e simples tarefas domésticas e pense sobre a vida em seu reino, desfrute da intimidade, uma vez que é importante ter seu próprio espaço. A autoestima é parte da sua vida. Se nos alimentarmos diariamente com diversas atividades e atitudes, alcançaremos um envelhecimento satisfatório. Atuar positivamente se tornará um hábito e melhorará sua imagem".
- De acordo com Miller (2015), autoestima é "uma das características mais associadas tanto à depressão quanto à felicidade" nas pessoas idosas.
- A autoestima depende das interações com os outros e das opiniões dos outros. Nas sociedades ocidentais, uma visão geralmente negativa do envelhecimento pode contribuir para a diminuição da autoestima da pessoa idosa.
- Muitas variáveis interagem na promoção do declínio da autoestima nos idosos, incluindo as atitudes negativas da sociedade, a redução das interações sociais e a diminuição do poder e do controle sobre o ambiente.
- Os fatores ambientais, nas instituições de atendimento de longo prazo, capazes de influenciar a autoestima dos residentes idosos incluem a decoração, os papéis sociais, as opções disponíveis, o desenho arquitetônico, o espaço e a privacidade (Miller, 2015).

Considerações transculturais

- Na cultura latina, o homem é o chefe da família e tem autoridade sobre ela. Ele deverá ser o provedor e o protetor de sua família. Este conceito é descrito como *machismo*. A perda da autoestima ou da autoridade é incompatível com o machismo. Qualquer coisa que desafie a sua capacidade de provedor da família desafia seu próprio âmago ou autoconceito (Giger, 2013).

Critérios para a investigação focalizada

Distúrbio autoconceito é manifestado de diversas formas. Um indivíduo pode responder com uma mudança inaceitável em outro processo de vida (ver *Sofrimento espiritual*, *Medo*, *Enfrentamento ineficaz*). O enfermeiro precisa estar atento a isso e usar os dados da investigação para avaliar as dimensões afetadas. A avaliação deverá ser focalizada nos déficits, disfunções e forças (Froggart & Liersch-Sumkis, 2014).

Pode ser difícil para o enfermeiro identificar as pistas e fazer as inferências necessárias para o diagnóstico de um distúrbio do autoconceito. Cada indivíduo reage de maneira distinta a perda, dor, incapacidade e desfiguramento. Assim, o enfermeiro deverá determinar as respostas habituais do indivíduo aos problemas e aos sentimentos sobre si mesmo antes de tentar diagnosticar uma mudança.

> **ALERTA CLÍNICO** "A chave para a avaliação efetiva da saúde mental é a capacidade do enfermeiro de desenvolver uma relação terapêutica com a pessoa e com outros de sua rede de apoio o mais cedo possível" (Froggart & Liersch-Sumkis, 2014, p. 92). Tenha cuidado para não ser vítima da pressão para preencher um formulário de investigação preestabelecido à custa de projetar insensibilidade e intimidar um indivíduo com dificuldades para divulgar informações pessoais que tenham sido ignoradas por causa do tempo.
>
> Froggart e Liersch-Sumkis (2014, p. 94) abordam a situação de fazer perguntas pessoais devido à intensa pressão e às exigências constrangedoras da agência, propondo estas questões para o enfermeiro:
>
> - O que você acha que deveria estar sentindo ou experimentando neste momento?
> - O que você acha que o consumidor deveria estar sentindo ou experimentando neste momento?
> - Que passos você daria para responder a essa situação? Quais são as suas opções?
> - Quais poderiam ser as implicações de longo prazo destas ações neste momento?
>
> Atitude na entrevista (envolvido, relutante, evasivo, hostil, suspeito) (Froggart & Liersch-Sumkis, 2014).

Dados subjetivos

Investigar as características definidoras

Autoconceito/discernimento

"Descreva-se".
Tem consciência de estar mal? Negação? Culpa outros?
"O que você mais gosta em si mesmo?"
"O que você/os outros querem mudar em você?"
"O que lhe agrada?"
"Estar doente afetou sua forma de se ver?"

Identidade

"Quais realizações pessoais lhe deram satisfação?"
"Quais são seus planos para o futuro?"

Responsabilidades do papel

"O que você faz profissionalmente? Responsabilidades no trabalho? Responsabilidades domésticas?"
"Elas são satisfatórias?"
Se a pessoa teve uma mudança de atividade, como isso afetou o estilo de vida e os relacionamentos?

Afeto e humor

"Como está se sentindo agora?"
"Como descreveria seu humor habitual?"
"O que o faz feliz ou o aborrece?"

Imagem corporal

"Do que menos gosta em seu corpo?"
"Do que mais gosta em seu corpo?"
"Houve alguma mudança na forma como você se sente ou como os outros reagem a você?"
As crianças talvez possam desenhar autorretratos.

Investigar os fatores relacionados

Controle do estresse

"Como você controla o estresse?"
"Para quem pede ajuda quando está com um problema?"

Sistema de apoio

"Há algum problema nas relações atuais?"
"Sua família discute regularmente os problemas?"
"Que outros apoios você tem? Espiritual? Amigos?"

Dados objetivos

Investigar as características definidoras

Aparência geral

Contato visual
Expressão facial
Postura corporal/linguagem (contato visual, flexão da cabeça e do pescoço, marcha/passadas largas)
Roupas (arrumadas, apropriadas, desgrenhadas, descuidadas) (Froggart & Liersch-Sumkis, 2014)

Processos/conteúdo dos pensamentos

Orientação
Dificuldade para concentrar-se
Processos de pensamento lentos
Memória fraca, podendo inclusive não lembrar de grande parte da história pessoal
Julgamento prejudicado

Riscos de danos pessoais ou danos a terceiros

Suspeita
Ideias homicidas/suicidas
Julgamento prejudicado
Divagação
Preocupação sexual
Ideias delirantes (grandeza, perseguição, referência, influência ou sensações corporais)
Dificuldade para concentrar-se
Processos de pensamentos lentos
Memória fraca, podendo inclusive não lembrar de grande parte da história pessoal

Comportamento

Problemas escolares (indisciplina, notas baixas ou queda nas notas)
Problemas no trabalho (atrasos, produtividade menor, propensão a acidentes, sintomas de esgotamento)
Retraimento social
Comportamento sexual (aumento, diminuição, promiscuidade)

Padrões de comunicação

Com as pessoas significativas:
    Relaciona-se bem
    Dependente
    Hostil
    Exigente

Estado nutricional

Apetite
Padrões alimentares
Episódios de disfagia, asfixia
Peso (ganho/perda)

Padrão de sono-repouso

Mudança recente

Metas

O indivíduo demonstrará habilidades de adaptação e de enfrentamento saudáveis, conforme evidenciado pelos seguintes indicadores:

- Avalia as situações e a si mesmo de maneira realista, sem distorções.
- Verbaliza e demonstra aumento de sentimentos positivos.

NOC Qualidade de vida, Nível de depressão, Depressão, Autocontrole, Autoestima, Enfrentamento

Intervenções

As intervenções de enfermagem para uma variedade de problemas que possam estar associados ao diagnóstico de *Distúrbio do autoconceito* são semelhantes.

Contatar o indivíduo frequentemente e tratá-lo de maneira calorosa e positiva

Justificativa: *O contato frequente por parte do cuidador indica aceitação e pode facilitar a confiança. Eles poderão hesitar em aproximar-se da equipe devido ao autoconceito negativo.*

NIC Promoção de esperança, Controle do humor, Esclarecimento de valores, Aconselhamento, Encaminhamento, Grupo de apoio, Melhora do enfrentamento

Incentivar o indivíduo a expressar seus sentimentos e pensamentos sobre o seguinte:

- Condições.
- Progresso.
- Prognóstico.
- Efeitos sobre o estilo de vida.
- Sistema de apoio.
- Tratamento.

J: *Incentivar o indivíduo a compartilhar os sentimentos pode propiciar uma válvula de escape segura de medos e frustrações, podendo aumentar a autopercepção. "A compreensão é adquirida por meio do envolvimento em uma série de conversações contínuas e em evolução" (McCormack, 2007 em Froggart & Liersch-Sumkis, 2014, p. 104).*

Documentar as próprias palavras da pessoa, e não uma interpretação de suas palavras

J: *Isso preservará o significado da pessoa, e não uma reinterpretação médica em linguagem médica ou técnica (Froggart & Liersch-Sumkis, 2014).*

Fornecer informação confiável e esclarecer quaisquer equívocos

J: *Ideias mal-interpretadas podem aumentar a ansiedade e prejudicar, sem necessidade, o autoconceito.*

Ajudar o indivíduo a identificar atributos positivos e novas oportunidades possíveis

Auxiliar na higiene e na arrumação, se necessário

J: *A participação no autocuidado e no planejamento pode ajudar no enfrentamento positivo.*

Estimular visitas

J: *Visitas frequentes de pessoas que ofereçam apoio podem ajudar o indivíduo a sentir que ainda é uma pessoa de valor e aceita, o que deverá promover um autoconceito positivo.*

Ajudar a identificar estratégias para aumentar a independência e manter as responsabilidades do papel

J: *Um componente essencial do autoconceito é a capacidade de desempenhar as funções esperadas do seu papel, reduzindo, assim, a dependência e a necessidade do envolvimento de outras pessoas.*

Promover o máximo envolvimento possível no autocuidado

- Priorizar as atividades.
- Usar os equipamentos auxiliares de mobilidade e assistenciais, conforme o necessário.

J: *A participação no autocuidado e no planejamento pode ajudar no enfrentamento positivo.*

- Uma pesquisa informou: "Pessoas idosas com habilidades de equilíbrio sonoro e força do membro superior possuem um alto nível de autonomia no desempenho de atividades básicas e instrumentais da vida diária" (Candela, Zucchetti, Magistro, Ortega & Rabaglietti, 2014, p. 356).
- "A percepção do funcionamento físico também tem forte relação com a autonomia nas atividades da vida diária. Ou seja, os idosos que percebem o seu corpo como altamente funcional são mais autônomos" (Candela et al., 2014, p. 356).

Discutir com a família do indivíduo a importância de comunicar seu valor e sua importância

- Usar o seu nome, e não "mãe" ou equivalente.
- Usar o mesmo tom de voz que usaria com um colega.
- Não elevar sua voz a menos que a pessoa tenha dificuldade de escutar e não esteja usando aparelho auditivo.

J: *Usar linguagem adulta, e não infantil, aumenta a autoestima e promove a adaptação.*

- Oferecer escolhas à pessoa quando estas forem viáveis.
- Não promover a dependência desnecessária, mesmo que seja conveniente para os cuidadores.

   J: *As estratégias que aumentam o senso de controle reduzem a ameaça à autoestima (Miller, 2015).*

Iniciar as orientações para a saúde, conforme indicado

- Orientar sobre os recursos comunitários disponíveis, se necessário (p. ex., centros de saúde mental, grupos de autoajuda).
- Ver as orientações específicas de saúde em *Distúrbio* na *imagem corporal* e *Baixa autoestima* (*crônica* e *situacional*).

   J: *Tratar das questões espirituais no processo de aconselhamento envolve uma investigação acurada do funcionamento espiritual e intervenções relevantes, empregadas com parcimônia e respeitando as crenças do indivíduo.*

   J: *Os enfermeiros devem receber formação adequada e manter atualizados os seus conhecimentos. Os enfermeiros precisam ter supervisão clínica regular e suporte, de modo a garantir que sejam capazes de oferecer atendimento terapêutico a indivíduos com distúrbio do autoconceito.*

Intervenções pediátricas

- Permitir à criança trazer suas próprias experiências para a situação (p. ex., "Algumas crianças dizem que a injeção parece uma picada de inseto; outras dizem que não sentem nada. Depois que fizermos isso, você poderá me dizer o que sentiu"; *Johnson, 1995).

   J: *Permitir à criança a descrição da experiência apoia o fato de ela ser única.*

- Evitar o uso de "bom" ou "mau" para descrever o comportamento. Ser específico e descritivo (p. ex., "Você realmente me ajudou, ficando imóvel. Muito obrigado pela ajuda"; *Johnson, 1995).

   J: *É mais útil ser específico e descritivo ao elogiar uma criança do que descrever o comportamento como "bom" ou "mau".*

- Fazer a conexão de experiências anteriores com a atual (p. ex., "O aparelho de raio X terá uma aparência diferente do que da última vez. Você precisará ficar bem imóvel novamente. A mesa também irá se movimentar"; *Johnson, 1995).

   J: *O enfermeiro pode fornecer informações que ajudem a criança a entender a situação, associando a experiência atual ou futura à anterior.*

- Transmitir otimismo com uma conversa positiva (p. ex., "Estou tão ocupado hoje. Será que conseguirei fazer todo o meu trabalho? Aposto que sim" ou "Quando você voltar da cirurgia, deverá permanecer na cama. O que gostaria de fazer ao voltar?").

   J: *Uma autoconversa positiva transmite otimismo para a criança.*

- Ajudar a criança a planejar o tempo de lazer com opções. Estimular os trabalhos manuais que resultem em um produto acabado.

   J: *Oferecer opções e jogos produtivos à criança poderá melhorar o autoconceito.*

- Estimular as interações com os amigos e os adultos que prestam apoio.
- Estimular a criança a decorar o quarto com desenhos e objetos pessoais.

   J: *A construção de habilidades e relações sociais positivas elevam o sentimento de valor e estima da criança.*

Baixa autoestima crônica

Definição da NANDA-I

Avaliação e/ou sentimentos negativos sobre as próprias capacidades, com duração de pelo menos três meses.

Características definidoras (*Leuner et al., 1994; Norris & *Kunes-Connell, 1987)

Maiores (80-100%)

Crônicas ou de longa duração

Verbalização autonegativa
Relato de sentimentos de vergonha/culpa*
Avaliação de si próprio como incapaz de lidar com eventos*
Racionalização/rejeição do *feedback* positivo e exagero do *feedback* negativo sobre si mesmo*
Hesitação para tentar coisas/situações novas*

Menores (50-79%)

Falta frequente de sucesso no trabalho ou em outros eventos da vida*
Conformidade excessiva, dependência da opinião dos outros*
Falta de apresentação corporal culturalmente apropriada (contato visual, postura, movimentos)
Não assertividade/passividade*
Indecisão
Busca excessiva de reafirmação*

Fatores relacionados

Ver *Distúrbio do autoconceito*.

Nota da autora

Ver *Distúrbio do autoconceito*.

Erros nos enunciados diagnósticos

Ver *Distúrbio do autoconceito*.

Metas

O indivíduo identificará aspectos positivos de si próprio e uma avaliação realista das limitações, conforme evidenciado pelos seguintes indicadores (Halter, 2014; Varcarolis, 2011):

- Identifica dois pontos fortes.
- Identifica duas expectativas irreais e as modifica para objetivos de vida mais realistas.
- Verbaliza a aceitação das limitações.
- Deixa de fazer descrições autoabusivas sobre si próprio (p. ex., Sou estúpido).

NOC Nível de depressão, Autocontrole da depressão, Nível de ansiedade, Qualidade de vida, Autoestima

Intervenções

Auxiliar o indivíduo a reduzir seu nível atual de ansiedade

- Prestar apoio; não julgar.
- Aceitar o silêncio, mas deixá-lo perceber que você está presente.
- Orientar conforme a necessidade.
- Esclarecer distorções; não confrontar.
- Estar atento à própria ansiedade e evitar comunicá-la ao indivíduo.
- Ver *Ansiedade* para mais intervenções.

J: *Pessoas com baixa autoestima costumam ser ansiosas e medrosas. Os níveis de ansiedade devem ser leves ou moderados para que outras intervenções possam ser eficientes (Halter, 2014).*

NIC Promoção de esperança, Redução da ansiedade, Fortalecimento da autoestima, Melhora do enfrentamento, Melhora da socialização, Encaminhamento

Estimular a consciência do indivíduo sobre si mesmo

- Mostrar-se atencioso.
- Respeitar o espaço pessoal.
- Validar a interpretação do que o indivíduo está dizendo ou vivenciando ("Isto é o que você quer dizer?").
- Auxiliá-lo a falar o que está expressando não verbalmente.
- Ajudá-lo a reformular e redefinir expressões negativas (p. ex., "contratempo" em vez de "fracasso").
- Usar uma forma de comunicação que o auxilie a manter sua individualidade ("eu" em vez de "nós").
- Prestar atenção no indivíduo, sobretudo ao novo comportamento.
- Estimular bons hábitos físicos (alimentos e padrões alimentares saudáveis, exercício, sono apropriado).
- Oferecer-lhe incentivo à medida que tenta uma tarefa ou habilidade.
- Oferecer *feedback* positivo realista nas realizações.
- Ensiná-lo a validar consensualmente com os outros.

- Ensinar e estimular exercícios de fortalecimento da estima (autoafirmações, imagens mentais, trabalho com espelho, uso do humor, meditação/prece, relaxamento).

   J: *As estratégias concentram-se em ajudar o indivíduo a reexaminar os sentimentos negativos sobre si mesmo e a identificar atributos positivos.*

   J: *Pessoas com baixa autoestima têm dificuldade para solicitar de forma correta aquilo que desejam ou de que necessitam (Varcarolis, 2011).*

Promover o uso de recursos de enfrentamento

- Identificar os pontos fortes do indivíduo:
  - Esportes, *hobbies*, artes manuais.
  - Saúde, autocuidado.
  - Trabalho, treinamento, educação.
  - Imaginação, criatividade.
  - Habilidades na escrita e na matemática.
  - Relacionamentos interpessoais.
- Compartilhar suas observações com o indivíduo.
- Promover oportunidades para que o indivíduo se envolva nas atividades.

   J: *Há necessidade da colaboração do indivíduo para que ele assuma responsabilidade final pelo seu comportamento.*

Ajudar a identificar distorções cognitivas que aumentem a autoavaliação negativa (Halter, 2014)

- *Generalização excessiva*: ensinar a focalizar cada evento em separado.
- *Autoacusação*: ensinar a pessoa a avaliar se ela é de fato responsável e por quê.
- *Leitura da mente*: aconselhar a esclarecer verbalmente o que o indivíduo acha que está acontecendo.
- *Desconsideração das respostas positivas dos outros*: ensinar a responder com apenas "Obrigado".

   J: *Essas distorções cognitivas reforçam a percepção negativa e imprecisa de si mesmo e do mundo (Halter, 2014).*

Proporcionar oportunidades para a socialização positiva

- Estimular visitas/contatos com amigos e entes queridos (cartas, telefonemas).
- Ser um modelo de comportamento nas interações recíprocas.

   J: *Trabalhar a socialização positiva pode reduzir sentimentos de isolamento e estimular uma avaliação de si mesmo mais positiva (Varcarolis, 2011).*

- Envolver-se em atividades, principalmente quando podem ser utilizados os pontos fortes.
- Não permitir que o indivíduo se isole (ver *Isolamento social* para mais intervenções).
- Envolver o indivíduo na terapia de grupo de apoio.
- Ensinar habilidades sociais, conforme exigidas (ver *Interação social prejudicada* para intervenções posteriores).
- Estimular a participação com outros que compartilham experiências similares.

   J: *Oportunidades para que a pessoa tenha sucesso aumentam a autoestima (Varacolis, 2011).*

Estabelecer limites para comportamentos problemáticos, como agressão, falta de higiene, ruminação e preocupação suicida

- Ver *Risco de suicídio* e/ou *Risco de violência* se esses aspectos forem avaliados como problemas.

Proporcionar o desenvolvimento de habilidades sociais e vocacionais

- Encaminhar para aconselhamento vocacional.
- Envolver o indivíduo em organizações voluntárias.
- Estimular a participação em atividades com pessoas da mesma idade.
- Planejar a continuidade da educação (p. ex., classe de alfabetização, treinamento profissionalizante, aulas de arte/música).

   J: *Oportunidades de sucesso podem aumentar a autoestima.*

Risco de baixa autoestima crônica

Definição da NANDA-I

Suscetibilidade a avaliação e/ou sentimentos negativos e prolongados sobre as próprias capacidades que pode comprometer a saúde.

Fatores de risco*

Adaptação malsucedida à perda
Falta de afeto
Falta de inserção em um grupo
Percepção de discrepância entre si e as normas culturais
Percepção de discrepância entre si e as normas espirituais
Percepção da falta de inserção
Percepção da falta de respeito dos outros
Transtorno psiquiátrico
Fracassos repetidos
Reforço negativo repetido
Evento traumático
Situação traumática

Metas

A pessoa identificará aspectos positivos e uma avaliação realista das limitações, conforme evidenciado pelos seguintes indicadores (Varcarolis, 2011):

- Identifica dois pontos fortes.
- Identifica duas expectativas irreais e as modifica para objetivos de vida mais realistas.
- Verbaliza a aceitação das limitações.
- Deixa de fazer descrições autoabusivas sobre si próprio (p. ex., sou estúpido).

NOC Nível de depressão, Autocontrole da depressão, Nível de ansiedade, Qualidade de vida, Autoestima

Intervenções

Ver *Distúrbio do autoconceito* quanto a intervenções para promover a autoestima positiva.

NIC Promoção de esperança, Redução da ansiedade, Fortalecimento da autoestima, Melhora do enfrentamento, Melhora da socialização, Encaminhamento

Baixa autoestima situacional

Definição da NANDA-I

Desenvolvimento de percepção negativa sobre o seu próprio valor em resposta a uma situação atual.

Características definidoras (*Leuner et al., 1994; *Norris & Kunes-Connell, 1987)

Maiores (80-100%)

Ocorrência episódica de autoavaliação negativa em resposta a eventos da vida em uma pessoa com autoavaliação anterior positiva
Relato verbal de desafio situacional atual para a autovalorização*
Verbalização de sentimentos negativos sobre si mesmo (desesperança, inutilidade)*

Menores (50-79%)

Verbalizações autonegativas*
Expressões de vergonha/culpa
Julga-se incapaz de lidar com situações/eventos*
Dificuldade para tomar decisões

Fatores relacionados

Ver *Distúrbio na autoestima*.

Nota da autora

Ver *Distúrbio na autoestima*.

Erros nos enunciados diagnósticos

Ver *Distúrbio na Autoestima*.

Conceitos-chave

- Mulla descreve as características de uma personalidade saudável, incluindo o seguinte (Mulla, 2010):
  - Autoavaliações realistas (o intervalo entre o autoconceito real e o ideal é muito menor entre os bem-ajustados).
  - Avaliação realista das situações (aborda situações com uma atitude realista aceitando o mau com o bom).
  - Avaliação realista das conquistas (uma pessoa bem-ajustada é capaz de avaliar suas realizações de forma realista e reagir a elas de forma racional sem se sentir superior).
  - Aceitação da realidade (aprende a aceitar suas limitações, físicas ou psicológicas, se não puder alterá-las).
  - Aceitação de responsabilidade (a pessoa, quando errada, aceita a culpa e está disposta a admitir que cometeu um erro).
  - Autonomia (na tomada de decisões, é capaz de tomar decisões importantes com um mínimo de preocupação, conflito, busca de conselhos e outros tipos de comportamento de fuga).
  - Controle emocional aceitável (desenvolveu, ao longo de um período, um grau de tolerância ao estresse, tolerância à ansiedade, tolerância à depressão e tolerância à dor).
  - Orientação para a meta (a pessoa bem-ajustada estabelece metas realistas e bem-ajustadas, buscando adquirir os conhecimentos e as habilidades necessárias para alcançar seus objetivos).
  - Orientação externa (a pessoa está disposta a responder de qualquer maneira possível às necessidades dos outros e não considera isso como uma imposição).
  - Aceitação social (a pessoa pode ser natural, tranquila e amigável em seus relacionamentos com os outros e tudo isso aumenta sua aceitação social).
  - Filosofia de vida dirigida (as pessoas bem-ajustadas são orientadas para metas; por isso, dirigem suas vidas por uma filosofia que as ajuda a formular planos para atingir seus objetivos de forma socialmente aprovada).
  - Felicidade (em uma pessoa bem-ajustada, a felicidade descarta a infelicidade e a pessoa é essencialmente feliz).
- Pessoas com personalidades saudáveis podem apresentar uma mudança em sua autopercepção positiva em resposta a um evento marcante ou a uma série de experiências negativas.
- Respostas a uma situação que desafia uma visão previamente positiva de si mesmo são sentimentos de fraqueza, desamparo ou desesperança; medo; vulnerabilidade; e sentimentos de fragilidade, incompletude, desvalorização e inadequação (*Stuart & Sundeen, 2008).

Metas

O indivíduo expressará uma perspectiva positiva para o futuro e retomará o nível de funcionamento anterior, conforme evidenciado pelos seguintes indicadores:

- Identifica a fonte de ameaça à autoestima e trabalha esse aspecto.
- Identifica os aspectos positivos de si mesmo.
- Analisa o próprio comportamento e suas consequências.
- Identifica um aspecto positivo da mudança.

NOC Tomada de decisão, Resolução do pesar, Adaptação psicossocial: Mudança de vida, Autoestima

Intervenções

Dicas da Carpenito

Nos Conceitos-chave, encontram-se as características de personalidades saudáveis do Dr. Mulla. Os enfermeiros podem usar incentivos e reforçar esses atributos positivos. Por exemplo, quando a pessoa não tiver sucesso, explorar com ela se eles deveriam ter aceito a responsabilidade. Eles estavam preparados? Eles foram superados? Este foco pode reduzir o questionamento da pessoa acerca de suas competências fundamentais.

NIC Escuta ativa, Presença, Aconselhamento, Reestruturação cognitiva, Apoio familiar, Grupo de apoio, Melhora do enfrentamento

Auxiliar o indivíduo a identificar e expressar sentimentos

- Ser empático, sem julgamentos.
- Escutar. Não desencorajar expressões de raiva, choro e assim por diante.
- Perguntar o que estava acontecendo quando a pessoa começou a se sentir dessa forma.

- Esclarecer as relações entre os eventos da vida.

    J: *A autoaceitação pode ser aumentada por meio do esclarecimento de sentimentos e pensamentos.*

Ajudar o indivíduo a identificar autoavaliações positivas

- Existem indivíduos que provocam sentimentos negativos? Eles pensam que podem mudar os comportamentos dos outros?
- Limitar a exposição a pessoas "tóxicas".

    J: *Tentar esclarecer que não se modifica o comportamento dos outros, mas é possível modificar sua própria resposta.*

- Como ele controla sua ansiedade – mediante exercício, retraimento, bebida/drogas, conversando?
- Reforçar os mecanismos de enfrentamento adaptativos.
- Examinar e reforçar capacidades e traços positivos (p. ex., *hobbies*, habilidades, escola, relacionamentos, aparência, lealdade, engenhosidade).
- Ouvir atentamente às suas razões a respeito do sentimento negativo sobre si próprio. São realistas? Como poderia reagir de forma diferente para reduzir seus sentimentos negativos?
- Não confrontar as defesas.
- Manifestar confiança na capacidade do indivíduo.
- Envolvê-lo no estabelecimento de metas mútuas.
- Solicitar que a pessoa redija declarações positivas e verdadeiras sobre si mesma (apenas para si); pedir que ela leia a lista diariamente, como parte da rotina normal.
- Reforçar o uso de exercícios de fortalecimento da estima (autoafirmações, imagens mentais, meditação/prece, relaxamento, uso do humor).

Ajudar a identificar distorções cognitivas que aumentem a autoavaliação negativa (Varcarolis, 2011)

- Generalização excessiva: ensinar a focalizar cada evento em separado.
- Autoacusação: ensinar a pessoa a avaliar se ela é de fato responsável e por quê.
- Leitura da mente: aconselhar a esclarecer verbalmente o que o indivíduo acha que está acontecendo.
- Desconsideração das respostas positivas dos outros: ensinar a responder com apenas "Obrigado".

    J: *Essas distorções cognitivas reforçam a percepção negativa e imprecisa de si mesmo e do mundo (Varcarolis, 2011).*

Avaliar e mobilizar o sistema de apoio atual

- O indivíduo vive só? Está empregado?
- Ele tem amigos e parentes disponíveis?
- A religião representa um apoio?
- O indivíduo já utilizou anteriormente os recursos comunitários?
- Encaminhar o indivíduo à reabilitação profissional para novo treinamento.
- Apoiar a volta à escola para instrução posterior.
- Auxiliar o indivíduo no envolvimento com organizações voluntárias locais (emprego para pessoas idosas, avós substitutos, grupos de apoio locais).
- Organizar a continuidade da escolaridade para os estudantes.

    J: *O apoio social aumenta a capacidade de recursos, a autoestima e o bem-estar (Halter, 2014).*

Auxiliar o indivíduo a aprender novas habilidades de enfrentamento

Dicas da Carpenito

Para uma diretriz prática em relação à autoconversação positiva, ver Martin, B. (2013). *Challenging negative self-talk*. Psych Central. Reeditado em 26 de agosto de 2015, a partir de http://psychcentral.com/lib/challenging-negative-self-talk.

- Praticar a autoconversação positiva (Martin, 2013; *Murray, 2000):
    - Evitar tirar conclusões negativas (Martin, 2013).
    - Escrever uma breve descrição da mudança e de suas consequências (p. ex., a avaliação do meu trabalho foi ruim, foi terrível).
    - Rever cada comentário negativo. Ele é verdadeiro? Em caso positivo, é possível melhorar?
    - Se não for verdadeiro, dizer a si mesmo o porquê. Ele é parcialmente verdadeiro?
    - Existem outras maneiras de analisar esta situação? (Martin, 2013)
- Desafiá-lo a imaginar o futuro e os resultados positivos.
- Estimular um teste do novo comportamento.
- Reforçar a crença de que o indivíduo tem controle sobre a situação.

- Obter um comprometimento com a ação.

    J: *A autoconversação não implica que a pessoa goste da situação, porém ajuda a encontrar benefícios potenciais da situação (*Murray, 2000).*

- Interromper a autoconversação destrutiva logo que ela se inicia.

    J: *A autoconversação destrutiva é repleta de autocrítica. Os padrões de pensamento de indivíduos com depressão clínica sugerem que sua autoconversação tende para a forma frequente e implacável de autoconversação destrutiva.*

Auxiliar o indivíduo a controlar problemas específicos

- Estupro – ver *Síndrome do trauma de estupro*.
- Perda – ver *Pesar*.
- Hospitalização – ver *Sentimento de impotência* e *Conflito no papel de pai/mãe*.
- Membro da família doente – ver *Processos familiares interrompidos*.
- Mudança ou perda de parte do corpo – ver *Distúrbio na imagem corporal*.
- Depressão – ver *Enfrentamento ineficaz* e *Desesperança*.
- Violência doméstica – ver *Enfrentamento familiar incapacitado*.

Intervenções pediátricas

- Oferecer oportunidades para que a criança tenha sucesso e se sinta necessária.
- Personalizar o ambiente da criança com fotografias, objetos pessoais e trabalhos manuais feitos por ela.
- Proporcionar brincadeiras estruturadas e não estruturadas.
- Assegurar a continuidade das experiências escolares no hospital e em casa. Providenciar tempo sem interrupções para os trabalhos da escola.

    J: *Ver Distúrbio do autoconceito.*

Risco de baixa autoestima situacional

Definição da NANDA-I

Suscetibilidade ao desenvolvimento de uma percepção negativa sobre o seu próprio valor em resposta a uma situação atual e que pode comprometer a saúde.

Fatores de risco

Ver *Baixa autoestima situacional*.

Nota da autora

Ver *Baixa autoestima situacional*.

Erros nos enunciados diagnósticos

Ver *Baixa autoestima situacional*.

Conceitos-chave

Ver *Baixa autoestima situacional*.

Metas

O indivíduo continuará a expressar uma perspectiva positiva para o futuro, identificando aspectos positivos de si, conforme evidenciado pelos seguintes indicadores:

- Identifica ameaças à autoestima.
- Identifica um aspecto positivo da mudança.

    NOC Ver *Baixa autoestima situacional*.

Intervenções gerais

Ver *Baixa autoestima situacional*.

Distúrbio na autoestima[13]

Definição

Estado em que o indivíduo apresenta, ou está em risco de apresentar, uma autoavaliação negativa de si mesmo ou de suas capacidades.

Características definidoras (*Leuner, Coler & Norris, 1994; *Norris & Kunes-Connell, 1987)

Maiores (uma ou mais devem estar presentes)

Observadas ou comunicadas

- Verbalização autonegativa
- Expressões de vergonha ou culpa
- Avaliação de si próprio como incapaz de lidar com eventos
- Racionalização ou rejeição do *feedback* positivo e exagero do *feedback* negativo sobre si mesmo
- Capacidade insatisfatória ou ausente para resolução de problemas
- Hesitação para tentar coisas ou situações novas
- Racionalização de fracassos pessoais
- Hipersensibilidade a pequenas críticas

Menores (podem estar presentes)

- Falta de assertividade
- Conformidade excessiva
- Indecisão
- Passividade
- Busca excessiva de aprovação ou reafirmação
- Falta de apresentação corporal culturalmente apropriada (postura, contato visual, movimentos)
- Negação de problemas óbvios para os outros
- Projeção da culpa ou responsabilidade pelos problemas

Fatores relacionados

Distúrbio na autoestima pode ser tanto um evento episódico quanto crônico. O fracasso em resolver um problema ou múltiplos estressores sequenciais pode resultar em baixa autoestima crônica (BAEC). Esses fatores que ocorrem ao longo do tempo e estão associados à baixa autoestima crônica são indicados pela sigla "BAEC" entre parênteses.

Fisiopatológicos

Relacionados à mudança na aparência secundária a:

- Perda de partes do corpo
- Perda de funções do corpo
- Desfiguramento (traumatismo, cirurgia, defeitos congênitos)

Relacionados ao desequilíbrio bioquímico/neurofisiológico

Situacionais (pessoais, ambientais)

Relacionados às necessidades de dependência não satisfeitas

Relacionados aos sentimentos de abandono secundários a:

- Morte de ente querido
- Separação de pessoa querida
- Rapto/assassinato de filho

Relacionados aos sentimentos de fracasso secundários a:

- Perda de emprego ou da capacidade de trabalho
- Problemas financeiros
- Discórdia conjugal
- Parentes legais
- Aumento/diminuição de peso
- Síndrome pré-menstrual
- Separação
- Desemprego
- Problemas de relacionamento
- Pais adotivos

---

[13] Este diagnóstico não consta na NANDA-I 2018-2020, mas foi incluído por sua clareza ou utilidade.

Relacionados à agressão (pessoal ou relativa a evento sofrido por outros – p. ex., da mesma idade, na mesma comunidade)

Relacionados ao fracasso escolar

Relacionados à história de relacionamento ineficaz com os pais (BAEC)

Relacionados à história de relacionamentos abusivos (BAEC)

Relacionados às expectativas irreais dos pais sobre a criança (BAEC)

Relacionados às expectativas irreais sobre si mesmo (BAEC)

Relacionados às expectativas irreais da criança sobre os pais (BAEC)

Relacionados à rejeição pelos pais (BAEC)

Relacionados à punição incoerente (BAEC)

Relacionados aos sentimentos de desamparo e/ou fracasso secundários à institucionalização:

Instituição de saúde mental
Orfanato
Prisão
Casa de passagem

Relacionados à história de inúmeros fracassos (BAEC)

Maturacionais

Lactentes/crianças de 1 a 3 anos/pré-escolares

Relacionados à falta de estimulação ou proximidade (BAEC)

Relacionados à separação dos pais/de pessoas queridas (BAEC)

Relacionados à avaliação negativa constante pelos pais

Relacionados à incapacidade de confiar em pessoa querida (BAEC)

Crianças em idade escolar

Relacionados ao fracasso em atingir os objetivos da série escolar

Relacionados à perda do grupo de amigos

Relacionados ao feedback negativo repetido

Relacionados à perda da independência e da autonomia secundária a (especificar)

Relacionados à interrupção no relacionamento com o grupo de amigos

Relacionados aos problemas de escolaridade

Relacionados à perda de ente querido

Adultos de meia-idade

Relacionados às mudanças associadas ao envelhecimento

Idosos

Relacionados às perdas (pessoas, funções, finanças, aposentadoria)

Nota da autora

Ver *Distúrbio do autoconceito*.

Erros nos enunciados diagnósticos

Ver *Distúrbio do autoconceito*.

Conceitos-chave

Ver *Distúrbio do autoconceito*.

Critérios para a investigação focalizada

Ver *Distúrbio do autoconceito*.

Intervenções

Ver *Distúrbio do autoconceito*.

Distúrbio na imagem corporal

Definição da NANDA-I
Confusão na imagem mental do eu físico.

Características definidoras
Resposta negativa, verbal ou não verbal, à mudança real ou percebida na estrutura e/ou no funcionamento (p. ex., vergonha, constrangimento, culpa, revolta)
Não olhar para parte do corpo*
Não tocar parte do corpo*
Esconder ou expor intencionalmente parte do corpo*
Mudança no envolvimento social*
Sentimentos negativos sobre o corpo; sentimentos de desamparo, impotência, desesperança, vulnerabilidade
Preocupação com a mudança ou perda
Recusa em constatar a mudança real
Despersonalização da parte ou da perda
Comportamentos autodestrutivos (p. ex., mutilação, tentativa de suicídio, comer em excesso ou menos do que o necessário)

Fatores relacionados

Fisiopatológicos

Relacionados a mudanças na aparência secundárias a:

Doença crônica	Doenças*	Envelhecimento
Trauma grave	Perda de parte do corpo ou função do corpo	

Relacionados a percepções irreais da aparência secundárias a:

Psicoses	Anorexia nervosa	Bulimia

Relacionados ao tratamento

Relacionados a mudanças na aparência secundárias a:

Hospitalização	Cirurgia*	Quimioterapia
Radioterapia	Plano de tratamento*	

Situacionais (pessoais, ambientais)

Relacionados ao trauma físico secundário a:*

Abuso sexual	Estupro (estuprador conhecido ou desconhecido)
Acidentes	Agressão

Relacionados aos efeitos de (especificar) sobre a aparência:

Obesidade

*Relacionados a fatores cognitivos/perceptivos**

Relacionados ao medo da obesidade mórbida (Varcarolis, 2011)

Maturacionais

*Relacionados às mudanças do desenvolvimento**

Imobilidade
Gravidez

Nota da autora
Ver *Distúrbio do autoconceito*.

Erros nos enunciados diagnósticos

Ver *Distúrbio do autoconceito*.

Conceitos-chave

- Uma amputação resulta em várias limitações no desempenho de atividades profissionais, de lazer e sociais. Ela reduz a mobilidade, a dor e a integridade física, o que perturba a integridade do corpo humano e diminui a qualidade de vida. As questões psicológicas variam de depressão, ansiedade e até suicídio em casos graves (*Atherton & Robertson, 2006; Holzer et al., 2014). A perda de uma parte do corpo também afeta a percepção do próprio corpo e sua aparência (Holzer et al., 2014).
- Holzer e colaboradores (2014) relataram que os indivíduos "com amputações dos membros inferiores têm níveis mais baixos de percepção da imagem corporal e qualidade de vida. A autoestima parece ser um aspecto independente, que não é afetado pela amputação dos membros inferiores. No entanto, a autoestima é influenciada significativamente pela sensação de dor fantasma".
- Ver *Distúrbio do autoconceito*.

Metas

A pessoa implementará novos padrões de enfrentamento e verbalizará e demonstrará a aceitação da aparência (arrumação, roupas, postura, padrões alimentares, apresentação), conforme evidenciado pelos seguintes indicadores:

- Reconhece seus sentimentos em relação à sua perda.
- Demonstra desejo e capacidade para retomar as responsabilidades pelos cuidados de si próprio/responsabilidades do papel.
- Inicia ou restabelece contatos com os sistemas de apoio existentes.

NOC Imagem corporal, Desenvolvimento infantil: (especificar idade), Resolução do pesar, Adaptação psicossocial: Mudança de vida, Autoestima

Intervenções

Estabelecer um relacionamento de confiança entre enfermeiro e indivíduo

- Incentivar o indivíduo a expressar seus sentimentos, especialmente sobre como ele sente, pensa ou ve a si mesmo.
- Reconhecer os sentimentos de hostilidade, pesar, medo e dependência e ensinar estratégias de enfrentamento das emoções.
- Explorar o sistema de crenças (p. ex., dor, sofrimento e perda significam punição?).
- Incentivar o indivíduo a fazer perguntas sobre seu problema de saúde, tratamento, evolução e prognóstico.
- Fornecer informações confiáveis e reforçar as já proporcionadas.
- Esclarecer quaisquer interpretações equivocadas sobre si mesmo, sobre o tratamento ou os cuidadores.
- Evitar crítica.
- Proporcionar privacidade e um ambiente seguro.
- Usar o toque terapêutico com o consentimento da pessoa.
- Incentivar o indivíduo a conectar-se a crenças e valores espirituais relacionados a um poder superior.

J: *O contato frequente por parte do cuidador indica aceitação e pode facilitar a confiança. O indivíduo poderá hesitar em aproximar-se da equipe devido ao autoconceito negativo; a iniciativa deve partir do enfermeiro.*

NIC Fortalecimento da autoestima, Aconselhamento, Presença, Escuta ativa, Melhora da imagem corporal, Facilitação do processo de pesar, Grupo de apoio, Encaminhamento

Promover a interação social

- Aconselhar a aceitar a ajuda de outras pessoas, quando necessário.
- Evitar a superproteção, mas limitar as exigências feitas.
- Estimular o movimento.
- Preparar os entes queridos para mudanças físicas e emocionais.
- Apoiar a família à medida que se adapta.
- Estimular as visitas de grupos de amigos e pessoas significativas.
- Estimular o contato (cartas, telefone) com os amigos e a família.

- Incentivar o envolvimento nas atividades da unidade.
- Proporcionar oportunidades para compartilhar com pessoas que vivem experiências similares.
- Discutir a importância de informar o valor do indivíduo e a sua importância junto ao seu sistema de apoio.

J: *As interações sociais podem reafirmar que a pessoa é aceita e que o sistema de apoio anterior está ainda intacto. O isolamento pode aumentar sentimentos de culpa, medo e constrangimento.*

Proporcionar intervenções específicas em situações especiais

Perda de parte/função do corpo

- Avaliar o significado da perda para o indivíduo e para as pessoas próximas, em relação à visibilidade da perda, à função da perda e ao investimento emocional.
- Investigar e esclarecer concepções errôneas e mitos relacionados à perda ou à capacidade de funcionar com ela.
- Esperar que o indivíduo responda à perda com negação, choque, raiva e depressão.
- Estar atento ao efeito das respostas dos outros à perda; estimular o compartilhamento de sentimentos entre as pessoas significativas.
- Validar sentimentos, permitindo que o indivíduo expresse seus sentimentos e seu pesar.
- Investigar alternativas realistas e proporcionar encorajamento.
- Investigar os pontos fortes e os recursos com a pessoa.
- Auxiliar na resolução de uma alteração criada cirurgicamente na imagem corporal:
  - Substituir a parte do corpo perdida por uma prótese logo que possível.
  - Encorajar a visão do local.
  - Estimular o toque do local.
  - Encorajar as atividades que englobem a nova imagem corporal (p. ex., compra de roupas novas).
- Orientar sobre o problema de saúde e como controlá-lo.
- Começar a incluir a pessoa no cuidado do local operado.
- Gradualmente, permitir que ela assuma toda a responsabilidade pelo seu autocuidado, se possível.

J: *Participar do autocuidado e do planejamento promove o enfrentamento positivo da mudança.*

J: *A identificação dos pontos positivos e atributos pessoais pode ajudar a pessoa a concentrar-se nas características positivas que contribuem para o conceito de si mesmo como um todo, mais do que apenas na mudança da imagem corporal. O enfermeiro deve reforçar esses aspectos positivos e incentivar o indivíduo a reincorporá-los ao novo autoconceito.*

Mudanças associadas à quimioterapia (*Camp-Sorrell, 2007)

- Discutir a possibilidade de perda de cabelo, ausência de menstruação, esterilidade temporária ou permanente, nível reduzido de estrogênio, ressecamento vaginal e mucosite.
- Encorajar o compartilhamento das preocupações, dos medos e a percepção do impacto dessas mudanças na vida.
- Explicar onde pode ocorrer a queda de cabelo (cabeça, cílios, sobrancelhas, axilas, pelos públicos e pernas).
- Esclarecer que o cabelo crescerá após o tratamento, mas pode mudar de cor e de textura.
- Incentivar a escolher e usar uma peruca antes da perda do cabelo. Consultar um cabeleireiro sobre as maneiras de variar a aparência (p. ex., pentes, grampos, etc.).
- Incentivar o uso de lenços ou turbantes quando a peruca não estiver sendo usada.
- Ensinar a minimizar a perda de cabelo:
  - Cortar o cabelo curto.
  - Evitar a lavagem excessiva com xampu, usando condicionador duas vezes por semana.
  - Secar delicadamente o cabelo.
  - Evitar rolos elétricos, secadores e pranchas de frisar.
  - Evitar puxar o cabelo com faixas, grampos ou rolos.
  - Evitar o uso de tinturas e fixadores.
  - Usar um pente com dentes largos, evitando escovar de forma vigorosa.
- Encaminhar para instituições de câncer para informações sobre perucas novas ou usadas.

J: *Conversas francas e honestas – mencionando que as mudanças ocorrerão, porém serão controláveis – promovem sensação de controle. Participar do autocuidado e do planejamento promove o enfrentamento positivo da mudança.*

- Discutir a dificuldade que os outros (cônjuge, amigos, colegas de trabalho) possam ter com as mudanças visíveis.
- Estimular a iniciar contatos com outras pessoas que possam ter as mesmas dificuldades.
- Incentivar a solicitar auxílio de amigos e parentes. Perguntar à pessoa, se a situação fosse inversa, o que ele faria para ajudar um amigo.

- Permitir aos entes queridos que tenham oportunidade de compartilhar seus sentimentos e medos.
- Auxiliar os entes queridos a identificarem os aspectos positivos do indivíduo e formas que possam ser compartilhadas.
- Fornecer informações sobre grupos de apoio para casais.

   J: *O aumento da interação social pelo envolvimento em grupos possibilita que uma pessoa receba estímulos sociais e intelectuais, o que melhora a autoestima.*

Anorexia nervosa, bulimia nervosa
- Diferenciar entre distorção da imagem corporal e insatisfação com a imagem corporal.
- Fornecer *feedback* real sobre o baixo peso e os determinantes para a saúde. Não discutir ou desafiar suas percepções distorcidas (Varcarolis, 2011).
- Saber que a imagem distorcida da pessoa é a sua realidade (Varcarolis, 2011).
- Ajudar a identificar suas características positivas (Varcarolis, 2011).
- Encaminhar os indivíduos a aconselhamento psiquiátrico.

   J: *O conhecimento de suas percepções projeta a compreensão e evita as lutas de poder (Varcarolis, 2011).*

Psicoses
- Ver *Confusão* para informações e intervenções específicas.

Abuso sexual
- Ver *Enfrentamento familiar incapacitado* para informações e intervenções específicas.

Agressão sexual
- Ver *Síndrome do trauma de estupro* para informações e intervenções específicas.

Agressão
- Ver *Síndrome Pós-trauma* para informações e intervenções específicas.

Iniciar as orientações para a saúde, conforme indicado
- Orientar sobre os recursos comunitários disponíveis, se necessário (p. ex., centros de saúde mental, grupos de autoajuda).

   J: *O aconselhamento profissional é indicado para um indivíduo com ego pouco fortalecido e recursos inadequados de enfrentamento.*

   J: *O aumento da interação social pelo envolvimento em grupos possibilita que uma pessoa receba estímulos sociais e intelectuais, o que melhora a autoestima.*

- Ensinar estratégias de bem-estar.

Intervenções pediátricas
Para crianças hospitalizadas
- Preparar a criança para a hospitalização, se possível, com uma explicação e uma visita ao hospital para conhecer a equipe e examinar o ambiente.
- Proporcionar as rotinas familiares e de casa tanto quanto possível (p. ex., o brinquedo ou cobertor favorito, história na hora de dormir).
- Oferecer carinho (p. ex., abraçar).

   J: *As tentativas de manter a normalidade do mundo infantil podem ajudar a aumentar a segurança (Hockenberry & Wilson, 2015).*

- Proporcionar à criança oportunidade para compartilhar seus medos, suas preocupações e sua raiva:
  - Propiciar ludoterapia.
  - Corrigir conceitos equivocados (p. ex., que a criança está sendo punida; que seus pais estão zangados).
  - Estimular os familiares a ficarem com a criança ou a visitá-la, apesar de ela chorar quando partem; orientá-los a fornecer informações corretas sobre quando retornarão, para reduzir o medo de abandono.
  - Permitir aos pais que auxiliem no cuidado da criança.
  - Pedir à criança que desenhe a si própria e, em seguida, solicitar que faça uma descrição verbal.

   J: *A ludoterapia deixa a criança no controle, oportunizando que ela faça escolhas (Hockenberry & Wilson, 2015).*

- Auxiliar a criança a compreender suas experiências:
  - Fornecer uma explicação antecipada, se possível.
  - Explicar as sensações e os desconfortos da condição, dos tratamentos e dos medicamentos.
  - Encorajar o choro.

  J: *Intervenções que propiciem válvulas de escape expressivas à tensão e ao medo podem ajudar a manter a integridade da criança (Hockenberry & Wilson, 2015).*

Conversar com os pais sobre como a imagem corporal se desenvolve e que interações contribuem para a autopercepção de seu filho
- Ensinar os nomes e as funções das partes do corpo.
- Reconhecer as mudanças (p. ex., altura).
- Permitir algumas opções sobre o que vestir.

  J: *Oportunidades de escolha e sucesso aumentam a autoestima e o enfrentamento.*

Para adolescentes
- Discutir com os pais a necessidade do adolescente de "pertencer":
  - Não dispensar muito rapidamente as preocupações.
  - Ser flexível e ceder, quando possível (p. ex., as roupas são temporárias, as tatuagens não).
  - Negociar um período para pensar sobre as opções e alternativas (p. ex., 4 a 5 semanas).
  - Fornecer razões para negar uma solicitação. Trazer à tona as razões do adolescente. Ceder, se possível (p. ex., os pais desejam a volta para casa às 23 horas, o adolescente às 24 horas; ceder para 23:30 horas).
  - Oferecer oportunidades para discutir as preocupações quando os pais não estiverem presentes.
  - Preparar para as mudanças de desenvolvimento iminentes.

  J: *Oportunidades de diálogo franco, escolhas e sucesso aumentam a autoestima e o enfrentamento.*

Intervenções maternas
- Incentivar a mulher a compartilhar suas preocupações.
- Abordar cada preocupação, se possível, ou encaminhar para assistência.
- Discutir os desafios e as mudanças trazidas pela gestação e maternidade.
- Incentivar a futura mãe a compartilhar expectativas: as suas e de seus entes queridos.
- Auxiliá-la a identificar as fontes de amor e afeição.

  J: *Conversas francas e honestas – mencionando que as mudanças ocorrerão, porém serão controláveis – promovem sensação de controle.*

- Proporcionar orientação antecipada para as preocupações dos futuros pais (Pillitteri, 2014).
  - Fadiga e irritabilidade.
  - Oscilações de apetite.
  - Distúrbios gástricos (náusea, constipação).
  - Dores nas costas e nas pernas.
  - Mudanças no desejo e na atividade sexual (i.e., troca de posições sexuais à medida que a gestação avança).
  - Oscilações de humor.
  - Medo (por si mesma, pelo bebê que ainda não nasceu, perda da atratividade, inadequação como mãe).
  - Estimular o compartilhamento de preocupações entre os cônjuges.

  J: *Pode ser oferecido apoio de forma mais livre e realista quando os outros estão preparados.*

Identidade pessoal perturbada✤

Definição da NANDA-I
Incapacidade de manter a percepção integrada e completa de si mesmo.

Características definidoras (Varcarolis, 2011)
Parece desconhecer os outros, ou suas atividades, ou não ter interesse nisso
Incapaz de identificar partes do corpo ou sensações corporais (p. ex., enurese)

✤ N. de R.T. Este diagnóstico consta na NANDA-I 2018-2020 como *Distúrbio na identidade pessoal*.

Imitação excessiva das atividades ou palavras dos outros
Falha em distinguir pais/cuidadores como uma pessoa inteira
Fica estressado com o contato corporal com outras pessoas
Passa longos períodos de tempo em comportamentos autoestimulantes (se tocando, sugando, balançando)
Precisa de comportamentos ritualísticos e de repetição para controlar a ansiedade
Não consegue suportar ficar separado dos pais/cuidadores

Fatores relacionados (Varcarolis, 2011)

Fisiopatológicos

Relacionados ao desequilíbrio bioquímico

Relacionados ao desenvolvimento neurológico comprometido ou à disfunção

Maturacionais

Relacionados ao fracasso em desenvolver comportamentos de vínculo, resultando em fixação na fase autista do desenvolvimento

Relacionados ao processo de separação/individualização interrompido ou inconcluso, resultando em ansiedade exagerada pela separação

Nota da autora

Identidade pessoal perturbada na literatura de enfermagem é um diagnóstico usado para rotular autismo ou esquizofrenia. Ele não direciona intervenções de enfermagem. É mais útil clinicamente para identificar de que forma um distúrbio afeta os padrões funcionais de saúde. A partir desses dados, os diagnósticos de enfermagem que podem direcionar a intervenção de enfermagem podem ser confirmados como *Interação social prejudicada, Risco de violência direcionada a outros, Déficit no autocuidado* ou *Risco de enfrentamento familiar incapacitado.*

Risco de identidade pessoal perturbada❖

Definição da NANDA-I

Suscetibilidade à incapacidade de manter a percepção integrada e completa de si mesmo, que pode comprometer a saúde.

Fatores de risco*

Baixa autoestima crônica
Transtornos psiquiátricos (p. ex., psicoses, depressão, transtorno dissociativo)
Doutrinação específica de culto
Crises situacionais
Baixa autoestima situacional
Descontinuidade cultural
Mudança no papel social
Discriminação
Estágios de desenvolvimento
Processos familiares disfuncionais
Estágios de crescimento
Ingestão/inalação de substâncias químicas tóxicas
Uso de agentes farmacológicos psicoativos
Estados maníacos
Transtorno de personalidade múltipla
Síndromes cerebrais orgânicas
Preconceito percebido

Nota da autora

Ver *Identidade pessoal perturbada.*

❖ N. de R.T. Este diagnóstico consta na NANDA-I 2018-2020 como Risco de distúrbio na identidade pessoal.

ELIMINAÇÃO URINÁRIA PREJUDICADA

Eliminação urinária prejudicada

Enurese maturacional
Incontinência urinária contínua
Incontinência urinária de esforço
Incontinência urinária de urgência
Incontinência urinária funcional
Incontinência urinária por transbordamento
Incontinência urinária reflexa

Definição da NANDA-I

Disfunção na eliminação de urina.

Características definidoras

Maiores (uma ou mais devem estar presentes)

Relata ou apresenta um problema de eliminação urinária, como:

Urgência*	Hesitação*	Disúria*
Gotejamento	Grande volume de urina residual	Incontinência*
Alteração da frequência*	Retenção*	Noctúria*
Distensão vesical	Enurese	

Fatores relacionados

Fisiopatológicos

Relacionados à incompetência da via de saída da bexiga secundária a:

Ver *Incontinência urinária por transbordamento*.

Relacionados à capacidade diminuída ou irritação da bexiga secundárias a (ver Incontinência urinária de urgência):

Infecção*	Trauma	Uretrite
Glicosúria	Carcinoma	

Relacionados à diminuição das indicações da bexiga ou à capacidade prejudicada de reconhecer as indicações da bexiga secundárias a (ver Eliminação urinária prejudicada):

Lesão/tumor/infecção da medula	Acidente vascular encefálico (AVE)	Parkinsonismo
Neuropatia diabética	Neuropatias autonômicas	Esclerose múltipla
Lesão/tumor/infecção do cérebro	*Tabes dorsalis*	Agentes α-adrenérgicos
Neuropatia alcoólica	Doenças desmielinizantes	

Relacionados a comprometimentos sensorial e motor (ver Incontinência urinária reflexa)*

*Relacionados a múltiplas causas**

Relacionados à obstrução anatômica (ver Retenção urinária)*

Relacionados ao estreitamento da uretra

Relacionados ao tratamento

Relacionados aos efeitos da cirurgia no esfíncter da bexiga secundários a:

Pós-prostatectomia
Dissecção pélvica extensa

Relacionados à instrumentação diagnóstica

Relacionados à diminuição do tônus muscular secundária a:

Anestesia geral ou espinal
Terapia medicamentosa (iatrogênica)
    Anti-histamínicos
    Terapia imunossupressora
    Epinefrina
    Diuréticos
    Anticolinérgicos
    Tranquilizantes
    Sedativos
    Relaxantes musculares
    Após o uso de cateteres de longa permanência

Situacionais (pessoais, ambientais)

Relacionados à fraqueza da musculatura do assoalho pélvico secundária a:

Obesidade
Parto
Envelhecimento
Recente perda acentuada de peso

Relacionados à incapacidade para comunicar as necessidades

Relacionados à dieta (ver Incontinência urinária de urgência)

Relacionados à obstrução da via de saída da bexiga secundária a:

Fecaloma
Constipação crônica
Hiperplasia prostática benigna

Relacionados à diminuição do tônus muscular da bexiga secundária a:

Desidratação

Relacionados à diminuição da atenção às indicações da bexiga secundária a:

Depressão
Delirium/estado mental alterado
Supressão intencional (descondicionamento autoinduzido)
Confusão

Relacionados às barreiras ambientais para alcançar o banheiro secundárias a:

Banheiro distante
Má iluminação
Ambiente desconhecido
Equipamentos médicos ligados
Urinol fora de alcance

Relacionados à incapacidade para chegar ao banheiro a tempo secundária a:

Ver *Incontinência urinária funcional*.

Maturacionais

Crianças

Relacionados à pequena capacidade da bexiga

Relacionados à falta de motivação

> **Nota da autora**
>
> *Eliminação urinária prejudicada* é um diagnóstico muito amplo para uso clínico efetivo; no entanto, é clinicamente útil até que dados adicionais possam ser coletados. Com mais dados, o enfermeiro pode estabelecer um diagnóstico mais específico, como *Incontinência urinária de esforço*, sempre que possível. Quando os fatores etiológicos ou contribuintes para a incontinência não são identificados, o enfermeiro pode temporariamente formular um diagnóstico de *Eliminação urinária prejudicada* relacionada à etiologia desconhecida, conforme evidenciado pela incontinência.

Em Fatores relacionados, o leitor é direcionado para um diagnóstico de enfermagem urinário mais específico, quando indicado. O enfermeiro realiza uma avaliação focalizada para determinar se a incontinência é transitória, em resposta a uma condição aguda (p. ex., infecção, efeitos colaterais de medicamentos) ou decorrente de resposta a várias condições neurológicas ou urogenitais crônicas (Miller, 2015). Além disso, ele deve diferenciar o tipo de incontinência: funcional, reflexa, de esforço ou de urgência.

Erros nos enunciados diagnósticos

Eliminação urinária prejudicada relacionada à derivação cirúrgica

Este diagnóstico representa um novo título para a urostomia e não focaliza a responsabilidade da enfermagem. O enfermeiro deve avaliar um indivíduo com urostomia quanto aos efeitos desta sobre os padrões funcionais e o funcionamento fisiológico. Para este indivíduo, seriam aplicáveis os problemas colaborativos *Risco de Complicações de Obstrução de estoma* e *Risco de Complicações de Vazamento interno de urina*, além dos diagnósticos de enfermagem como *Risco de integridade tissular prejudicada* e *Risco de manutenção ineficaz da saúde*.

Eliminação urinária prejudicada relacionada à insuficiência renal

Este diagnóstico renomeia a insuficiência renal e é incorreto. Esta afirmação diagnóstica não direciona intervenções de enfermagem. As intervenções necessárias são colaborativas (médicas e de enfermagem). Por essa razão, o diagnóstico *Volume de líquidos excessivo* relacionado à insuficiência renal aguda também seria incorreto. A insuficiência renal causa ou contribui para a ocorrência de vários diagnósticos de enfermagem potenciais ou problemáticos, como *Risco de infecção* e *Risco de nutrição desequilibrada*, e problemas colaborativos, como *Risco de Complicações de Desequilíbrios hídricos/eletrolíticos* e *Risco de Complicações de Acidose metabólica*.

Eliminação urinária prejudicada relacionada aos efeitos do envelhecimento

Os efeitos fisiológicos do envelhecimento sobre o trato urinário podem influir negativamente no funcionamento quando outros fatores de risco também estão presentes (p. ex., problemas de mobilidade, desidratação, efeitos colaterais de medicamentos, atenção diminuída às indicações da bexiga). Esse diagnóstico de enfermagem projeta uma visão tendenciosa da incontinência antecipada na pessoa idosa, com o uso associado de cateteres urinários, fraldas para incontinência, forros de cama ou todos eles. Quando esses equipamentos são utilizados, o enfermeiro não está tratando a incontinência, mas apenas controlando a urina. O uso deste equipamento é uma solução de curto prazo. Para essas situações, *Risco de infecção* e *Risco de úlcera por pressão* poderiam ser aplicados. Quando uma pessoa idosa tem um episódio de incontinência, o enfermeiro deve proceder cuidadosamente antes de aplicar o título de "incontinência" ao diagnóstico de enfermagem. Se existirem fatores que aumentem a probabilidade de recorrência e o indivíduo estiver motivado, o diagnóstico *Risco de incontinência funcional/de urgência* relacionado a (especificar – p. ex., desidratação, dificuldade de mobilidade, capacidade diminuída da bexiga) pode ser aplicado. Esse diagnóstico focaliza as intervenções de enfermagem para a prevenção da incontinência, em vez de considerá-la inevitável. Para um indivíduo idoso com uma combinação de incontinência funcional e de urgência, o enfermeiro focalizaria a assistência no aumento da capacidade da bexiga e na redução das barreiras para alcançar o banheiro, usando o diagnóstico *Incontinência funcional/de urgência* relacionada aos efeitos da idade sobre a capacidade da bexiga, limitações de líquidos autoinduzidas e andar instável.

ALERTA CLÍNICO Assim como acontece com outros sintomas embaraçosos ou desconfortáveis, os indivíduos afetados com incontinência hesitarão em falar ou fazer perguntas sobre sua condição, mesmo no consultório de seu clínico geral. Buckley e Lapitan (2010) relataram que algum grau de incontinência urinária foi relatado em 25 a 45% das mulheres. A incontinência urinária torna-se mais comum conforme a idade da mulher (20-39), com 7 a 37% das mulheres relatando apresentar algum grau de incontinência. Mulheres acima de 50 anos relataram incontinência em uma base diária de 9 a 39%. A prevalência de incontinência em homens mais velhos foi aproximadamente metade da observada nas mulheres, com 11 a 34% relatando sintomas de incontinência.

Conceitos-chave

Considerações gerais

- Os três componentes do trato urinário inferior que ajudam a manter a continência são (Grossman & Porth, 2014):
  - O músculo detrusor da parede da bexiga, que permite a sua expansão com o aumento do volume de urina.
  - O esfíncter interno ou da uretra proximal, que quando contraído impede o vazamento de urina.
  - O esfíncter externo, que por controle voluntário proporciona apoio adicional durante as situações de pressão (p. ex., bexiga excessivamente distendida).
- A inervação da bexiga é proveniente da medula espinal nos níveis de S2 a S4. A bexiga está sob o controle parassimpático. O controle voluntário sobre a micção é influenciado pelo córtex, pelo mesencéfalo e pela medula (Hickey, 2014).
- A uretra feminina tem 3 a 5 cm de comprimento, e a masculina, aproximadamente 20 cm de comprimento. A continência é mantida primariamente pela uretra, mas o córtex cerebral é a principal área responsável pela supressão do desejo de urinar (Grossman & Porth, 2014).
- A capacidade normal da bexiga (sem apresentar desconforto) é de 250 a 400 mL. O desejo de urinar ocorre quando existem 150 a 250 mL de urina na bexiga.

- O tônus do tecido da bexiga pode ser perdido se ela for repetidamente distendida até 1.000 mL (bexiga atônica) ou constantemente drenada (sonda Foley).
- Os mecanismos para estimular o reflexo da micção ou o método de Credé podem ser ineficazes se a capacidade da bexiga for menor do que 200 mL.
- Bebidas/alimentos com cafeína (p. ex., café, chá, chocolate), bebidas carbonatadas, álcool, vinho tinto, alimentos altamente ácidos e alimentos ricos em potássio podem irritar a bexiga, causando urgência e frequência urinária (Griebling, 2009).
- Uma lesão à medula espinal acima de S2 a S4 provoca tônus espástico ou reflexo da bexiga. Uma lesão abaixo de S2 a S4 provoca flacidez ou atonia.

Infecção

- Estase ou acúmulo urinário e urina alcalina contribuem para o crescimento bacteriano. As bactérias podem migrar dos ureteres para o rim (infecção ascendente).
- Infecções recorrentes da bexiga provocam modificações fibróticas em sua parede, resultando em diminuição da capacidade vesical.
- Estase urinária, infecções, urina alcalina e volume urinário diminuído contribuem para a formação de cálculos do trato urinário.

Incontinência

- Das pessoas não institucionalizadas com 65 anos ou mais, 50,9% relataram vazamento urinário e/ou vazamento acidental de muco, fezes líquidas ou fezes sólidas; destas, 43,8% relataram um vazamento urinário e 17,3% relataram um vazamento acidental do intestino (Gorina, Schappert, Bercovitz, Elgaddal & Kramarow, 2014).
- Entre os residentes de unidades de tratamento geriátrico, 39% tiveram um episódio de incontinência urinária e/ou intestinal durante os 7 dias anteriores à pesquisa, 36,6% apresentaram um episódio de incontinência urinária e 20,4% relataram um episódio de incontinência intestinal (Gorina et al., 2014).
- A incontinência urinária afeta pessoas de todas as idades, mas com maior frequência os idosos. A incontinência urinária permanece subdiagnosticada e subestimada, principalmente devido ao constrangimento (DeMaagd & Davenport, 2012).
- Nos Estados Unidos, 17 milhões de pessoas apresentam incontinência urinária, criando encargos financeiros de mais de US$ 76 milhões, tanto para indivíduos quanto para o sistema de saúde (Testa, 2015).
- A prevalência de incontinência urinária é maior nas mulheres do que nos homens até a idade de 80 anos. A partir dessa idade ela afeta mulheres e homens em graus iguais. A incidência nas mulheres é mais elevada nas brancas, seguidas pelas asiáticas e afro-americanas (Khandelwal & Kistler, 2013; Townsend, Curhan, Resnick & Grodstein, 2010).
- A estimativa é de que 423 milhões de pessoas em todo o mundo sofrerão de incontinência urinária até 2018 (Irwin, Kopp, Agatep, Milsom & Abrams 2011).
- As causas da incontinência transitória incluem confusão aguda, infecção do trato urinário, vaginite atrófica, efeitos colaterais de medicamentos, desequilíbrio metabólico, fecaloma, problemas de mobilidade, sepse urinária, depressão e úlceras por pressão.
- A incontinência controlável não pode ser curada, porém a remoção da urina pode ser planejada.
- Alguns medicamentos estão associados à incontinência. Os narcóticos e os sedativos diminuem a atenção às indicações da bexiga. Os agentes adrenérgicos provocam a retenção por meio do aumento da resistência do orifício da bexiga. Os anticolinérgicos (antidepressivos, alguns medicamentos antiparkinsonismo, antiespasmódicos, anti-histamínicos, antiarrítmicos, opiáceos) causam retenção crônica com superfluxo. Os diuréticos aumentam rapidamente o volume de urina e podem causar incontinência se a micção não puder ser retardada (Miller, 2015).
- O isolamento social da pessoa incontinente pode ser autoimposto, em razão de medo e vergonha, ou imposto pelos outros, devido ao odor e à estética.
- A depressão pode impedir o indivíduo de reconhecer ou responder às indicações da bexiga, contribuindo, assim, para a incontinência.
- O controle da incontinência urinária deve primeiramente incluir intervenções não farmacológicas, como perda de peso, nutrição adequada, evitando a constipação, e atividade física regular de intensidade moderada (*Peterson, 2008; Townsend, Danforth, Curhan, Resnick & Grodstein 2007).
- A idade avançada, a maior paridade, um alto índice de massa corporal, pouca atividade física e condições médicas, incluindo AVE, diabete tipo 2 e história de histerectomia, estão todos associados a maiores probabilidades de incontinência urinária (Devore, Minassian & Grodstein, 2013).

Cateterismo intermitente

- Esse método mantém a tonicidade da musculatura da bexiga, previne a distensão excessiva e promove seu esvaziamento completo. Como regra, o volume da bexiga não deve exceder 500 mL, embora alguns clínicos prefiram não exceder 400 mL. O cateterismo intermitente é, então, continuado, conforme necessário, geralmente de 4 a 6 vezes por dia (Newman & Willson, 2011).
- A remoção inicial de mais de 500 mL de urina de uma bexiga cronicamente distendida pode provocar hemorragia grave, resultante do fato de as veias da bexiga, antes comprimidas por sua distensão, dilatarem-se e romperem-se com rapidez quando a pressão da bexiga for liberada de repente. (Após a liberação inicial de 500 mL de urina, alternar a liberação de 100 mL com 15 minutos de clampeamento da sonda.)
- Nos indivíduos com lesão espinal no nível de T4 ou acima, é necessário esvaziar completamente a bexiga, desconsiderando-se os altos volumes (> 500 mL) devido ao risco de disreflexia autonômica. A interrupção do sistema nervoso simpático não permite que as veias se dilatem com rapidez.
- Ver *Risco de infecção* para uma extensa intervenção de enfermagem relacionada à incontinência e avaliação do uso de cateteres urinários.

Incontinência contínua

- Um indivíduo com deficiência cognitiva que apresenta incontinência contínua exige tratamento direto pelo cuidador. Em ambientes institucionais, as sondas urinárias internas e externas ou as fraldas e os forros descartáveis ou laváveis são de utilidade para os cuidadores, porém prejudiciais para o indivíduo incontinente. Equipamentos e dispositivos auxiliares devem ser considerados apenas depois que outros meios tenham sido tentados. No ambiente doméstico, as necessidades do cuidador podem ter precedência sobre os indivíduos com deficiência cognitiva. A incontinência urinária é citada como a principal razão para se procurar cuidados institucionais para pessoas que vivem em casa (Miller, 2015).

Considerações geriátricas

- Os dados sobre quantos pacientes idosos sofrem de incontinência variam, provavelmente porque isso pode ser negligenciado e não avaliado adequadamente pelos profissionais; como resultado, o tratamento adequado é negado. Os idosos talvez não admitam o problema devido a atitudes sobre a inevitabilidade das complicações da incontinência.
- As mudanças fisiológicas relacionadas à idade resultam em diminuição da capacidade vesical, esvaziamento incompleto, contrações durante o enchimento e aumento do volume de urina residual (Miller, 2015).
- A incontinência urinária está associada ao aumento da ocorrência de quedas, dermatite, úlceras por pressão e infecções do trato urinário (*Wenger et al., 2009; Long, Reed, Dunning & Ying, 2012; Jackson et al., 2004).
- Outro aspecto a ser considerado é a perda de dignidade e o desconforto psicossocial. Os pacientes que são incontinentes são mais propensos a ter depressão e interações sexuais e sociais limitadas e dependem dos cuidados prestados pelos cuidadores (Coyne et al., 2008).
- Os adultos mais velhos não apenas têm uma diminuição da capacidade de inibir as contrações da bexiga, mas podem armazenar confortavelmente apenas 250 a 300 mL de urina em comparação com uma capacidade de armazenamento de 350 a 400 mL em adultos mais jovens.
- A sensação de urinar é retardada nos idosos, o que diminui o intervalo entre a percepção inicial da vontade e a real necessidade de urinar, resultando em urgência (Miller, 2015). Qualquer fator que interfira na percepção de urinar do idoso (p. ex., medicamentos, depressão, ingestão limitada de líquidos, prejuízo neurológico) ou retarde sua capacidade para chegar ao banheiro pode provocar incontinência.
- Outros componentes fisiológicos do envelhecimento que contribuem para a incontinência são a diminuição da capacidade dos rins para concentrar a urina, a diminuição do tônus muscular do assoalho pélvico e a incapacidade de retardar a micção.
- A micção frequente fora do habitual ou a limitação da ingestão de líquidos podem contribuir para a sensação de urgência, prejudicando os mecanismos neurológicos que sinalizam a necessidade de urinar, pois a bexiga raramente está expandida por completo.
- A visão diminuída, a mobilidade prejudicada e a diminuição do nível de energia que podem acompanhar o envelhecimento significam que mais tempo será necessário para localizar o banheiro, o que também exige que a pessoa seja capaz de retardar a micção.
- O treinamento muscular do assoalho pélvico e o treinamento da bexiga são mais benéficos na resolução da incontinência urinária em mulheres mais jovens, principalmente com incontinência de esforço (Choi, Palmer & Park, 2007).

Critérios para a investigação focalizada

> **ALERTA CLÍNICO** É importante determinar a história natural do padrão de incontinência. É provável que um início recente de incontinência seja devido a um fator precipitante externo ao trato urinário (p. ex., medicamentos, doença aguda, banheiros inacessíveis, mobilidade prejudicada impedindo a ida rápida ao banheiro), que, muitas vezes, pode ser facilmente corrigido. A incontinência pode ser tanto transitória (reversível) quanto estabelecida (controlável).

Dados subjetivos

Investigar as características definidoras

"Você tem problemas para controlar a urina (ou ir ao banheiro)?"
"Quando isso começou?"

Histórico de sintomas

Falta de controle	Ardência	Urgência
Dor ou desconforto	Hesitação	Retenção
Gotejamento	Mudança no padrão de micção	Frequência

Restrições sobre o estilo de vida

Social
Sexual
Profissional
Responsabilidades do papel

Incontinência nos adultos

Início e duração (dia, noite, apenas em certos momentos)

Fatores que aumentam a incidência

Demora para ir ao banheiro	Quando excitado	Ao virar-se na cama
Tosse	Em pé	Ao correr
Riso	Ao deixar o banheiro	

Percepção da necessidade de urinar

Presente
Ausente
Diminuída

Capacidade para retardar a micção após a sensação de urgência

Presente (por quanto tempo)?
Ausente

Sensações antes ou durante a micção

Dificuldade para iniciar o jato
Necessidade de forçar a urina para fora
Dificuldade para interromper o jato
Ausência da sensação de urinar

Alívio após a micção

Completo
Desejo constante de urinar após a bexiga ser esvaziada

Uso de cateteres, incontinência

Enurese infantil

Início e padrão (dia, noite)
História do treinamento para o uso do vaso sanitário
História familiar de urinar na cama
Respostas dos outros à criança (pais, irmãos, amigos)

Uso de absorventes higiênicos e fraldas

Barreiras ambientais

Localização do banheiro em 12 metros
Escadas, corredores estreitos
Penumbra
Capacidade para localizar o banheiro em ambientes sociais

Investigar os fatores relacionados

Padrões de micção e de ingestão de líquidos
Registrar durante 2 a 4 dias para estabelecer uma referência
Qual a ingestão diária de líquidos?
Quando ocorre a incontinência?

Tônus muscular
Abdome firme ou macio e pendular?
História recente de perda ou ganho de peso significativo?

Reflexos
Presença ou ausência do reflexo da cauda equina
Anal
Bulbocavernoso

Bexiga
Distensão (palpável)
Pode ser esvaziada por meio de estímulo externo? (método de Credé, massagem suprapúbica delicada ou água morna sobre o períneo, manobra de Valsalva, óleo de hortelã, água da torneira aberta)
Capacidade (pelo menos 400 a 500 mL)
Urina residual
Nenhuma
Presente (em que quantidade)?

Capacidade funcional
Sentar/levantar da cadeira
Caminhar sozinho até o banheiro
Manter o equilíbrio
Manipular as roupas

Capacidade cognitiva
Pede para ir ao banheiro
Inicia o uso do vaso sanitário com lembretes
Consciente da incontinência
Supõe estar incontinente

Avaliar quaisquer sinais de:
Constipação
Depressão
Fecaloma
Distúrbios de mobilidade
Desidratação
Distúrbios sensoriais

Enurese maturacional[14]

Definição
Estado em que a criança/adolescente apresenta micção involuntária durante o sono, sem origem fisiopatológica.

Características definidoras
Comunica ou demonstra episódios de micção involuntária durante o sono.

Fatores relacionados

Situacionais (pessoais, ambientais)

Relacionados a agentes estressores (escola, irmãos)
Relacionados à desatenção às indicações da bexiga
Relacionados a ambiente desconhecido

Maturacionais

Crianças

Relacionados à pequena capacidade da bexiga
Relacionados à falta de motivação
Relacionados ao comportamento de busca de atenção

---

[14]Este diagnóstico não consta na NANDA-I 2018-2020, mas foi incluído por sua clareza ou utilidade.

Nota da autora

A enurese pode resultar de fatores maturacionais ou fisiológicos. Certas etiologias, como estenoses, infecções do trato urinário, constipação, epilepsia noturna e diabete, devem ser descartadas quando a enurese está presente. Essas situações não representam diagnósticos de enfermagem.

Quando a enurese resulta da pequena capacidade da bexiga, da falha em perceber os indícios devido a sono profundo, da desatenção às indicações da bexiga ou quando está associada a aspecto maturacional (p. ex., novo irmão, pressão da escola), o diagnóstico de enfermagem *Enurese maturacional* é apropriado. Problemas psicológicos em geral não são a causa da enurese, mas podem resultar da falta de compreensão ou da insensibilidade ao problema. As intervenções que punem ou envergonham a criança devem ser evitadas.

Erros nos enunciados diagnósticos

Enurese maturacional relacionada a agentes estressores e conflitos

Em vez de focalizar a etiologia da enurese maturacional, o enfermeiro deveria se concentrar em ensinar à criança e aos pais as estratégias de controle. Ele também deveria encorajar os pais a compartilharem suas preocupações e direcioná-los a evitarem comportamentos punitivos. Considerando-se esse foco da enfermagem, o enfermeiro deveria reformular o diagnóstico para *Enurese maturacional* relacionada à etiologia desconhecida, conforme evidenciado por episódios relatados de urinar na cama.

Conceitos-chave

- O recém-nascido pode urinar até 20 vezes por dia devido à pequena capacidade da bexiga. À medida que a criança cresce, essa capacidade aumenta e a frequência da micção diminui (Hockenberry & Wilson, 2015).
- A maioria das crianças tem controle neuromuscular completo da micção por volta dos 4 ou 5 anos de idade. A enurese é definida como incontinência urinária em qualquer idade quando o controle urinário seria esperado (Hockenberry & Wilson, 2015).
- "Aos 5 anos de idade, 15% das crianças têm continência urinária incompleta. A maioria dessas crianças apresenta enurese noturna isolada" (Tu, Baskin & Amhym, 2014). "Enurese (sinônimo de incontinência noturna intermitente) refere-se a episódios discretos de incontinência urinária durante o sono em crianças ≥ 5 anos de idade" (Tu, Baskin & Amhym, 2014).
- A etiologia da enurese é complexa e não completamente entendida. Os seguintes fatores têm sido implicados (National Clinical Guideline Centre, 2010; Tu et al., 2014):
  - Atraso de desenvolvimento/maturacional (p. ex., pequena capacidade funcional da bexiga, sono profundo, deficiência intelectual).
  - Fatores orgânicos (p. ex., infecção, anemia falciforme, diabete e distúrbios neuromusculares).
  - Fatores psicológicos/emocionais (p. ex., situações estressantes, como nascimento de um irmão, hospitalização, divórcio dos pais; Kelleher, 1997).
- Crianças com risco de retenção urinária incluem aquelas que (Hockenberry et al., 2015):
  - Apresentam anomalias congênitas do trato urinário.
  - Apresentam deficiências neurológicas.
  - Foram submetidas à cirurgia.
- A enurese é primariamente um problema maturacional que cessa, em geral, entre os 6 e 8 anos de idade. É mais comum nos meninos. Na adolescência, 99% se tornam continentes (National Clinical Guideline Centre, 2010; Tu et al., 2014).
- Existe uma alta incidência de crianças com enurese cujos pais ou parentes próximos também urinavam na cama (National Clinical Guideline Centre, 2010; Tu et al., 2014).
- A maior parte das crianças com enurese noturna não apresenta doenças orgânicas ou psiquiátricas (National Clinical Guideline Centre, 2010; Tu et al., 2014).

Critérios para a investigação focalizada (National Clinical Guideline Centre, 2010)

Investigar o padrão de enurese, incluindo perguntas como:
  Em quantas noites por semana ocorre a enurese?
  Quantas vezes por noite ocorre a enurese?
  Parece haver uma grande quantidade de urina?
  A que horas da noite ocorre a enurese?
  A criança ou o jovem acorda após urinar na cama?
Perguntar sobre a presença de sintomas diurnos em criança ou jovem com enurese, incluindo:
  Frequência diurna (i.e., urinar mais de sete vezes por dia)
  Urgência diurna
  Enurese diurna

Micção pouco frequente (menos de quatro vezes por dia)
Esforço abdominal ou jato urinário fraco
Dor ao urinar
Perguntar sobre os padrões diurnos de uso do banheiro em criança ou jovem com enurese, incluindo:
Se os sintomas diurnos ocorrem apenas em algumas situações
Se evita o uso do banheiro na escola ou em outros ambientes
Se a criança ou jovem vai ao banheiro mais ou menos frequentemente do que seus colegas
Avaliar se a criança ou jovem tem alguma comorbidade ou se há outros fatores a considerar, em particular:
Constipação e/ou vazamentos leves
Problemas de desenvolvimento, atenção ou aprendizagem
Diabete melito
Problemas comportamentais ou emocionais
Problemas familiares ou uma criança ou jovem ou família em situação de vulnerabilidade
Alteração ou estressor recente
Escola
Mudança de endereço/ambiente
Colegas
Problemas familiares
Irmão novo
Desatenção às indicações da bexiga
Abuso sexual

Metas

A criança apresentará redução no número de noites em que urina na conforme, como evidenciado pelos seguintes indicadores:

- Enumera os fatores que reduzem a enurese.
- Menciona que o ato de urinar na cama não é proposital.
- Mostra otimismo sobre a perspectiva de parar de urinar na cama.

NOC Continência urinária, Conhecimento: Enurese, Funcionamento familiar

Intervenções

Garantir que as causas fisiológicas da enurese tenham sido eliminadas

- Exemplos incluem infecções, estenose do meato, fístulas, oxiúros, epispadia, ureter ectópico e leve disfunção neurológica (hiperatividade, atraso cognitivo).

Determinar os fatores contribuintes

- Ver Fatores relacionados.

NIC Cuidados na incontinência urinária: Enurese, Treinamento do hábito urinário, Orientação antecipada, Apoio familiar

Promover uma relação positiva entre os pais e a criança

- Informar às crianças e aos jovens com enurese que isso não é culpa deles. Não excluir as crianças mais novas (p. ex., aquelas menores de 7 anos) do controle de urinar na cama com base apenas na idade (National Clinical Guideline Centre, 2010).

    Justificativa: *O motivo mais importante para tratar a enurese é minimizar o constrangimento e a ansiedade da criança e a frustração experimentada pelos pais. A maioria das crianças com enurese sente-se muito sozinha com o problema (National Clinical Guideline Center, 2010; Tu et al., 2014).*

- Informar aos pais ou cuidadores que a enurese não é culpa da criança ou do jovem e que medidas punitivas não devem ser usadas no manejo da enurese (National Clinical Guideline Center, 2010; Tu et al., 2014).

    J: *"Pesquisas indicam que entre um quarto e um terço dos pais punem seus filhos por urinar na cama, e, às vezes, o castigo é fisicamente abusivo" (Tu & Baskin, 2014).*

- Investigar com os membros da família se existe um histórico de enurese na família (p. ex., pais, tias, tios).

    J: *Os membros da família com história de enurese devem ser encorajados a compartilhar suas experiências e oferecer apoio moral à criança. O conhecimento de que outro membro da família teve e superou o problema pode ser terapêutico (Rittig et al., 2013).*

- Oferecer apoio, avaliação e tratamento adaptados às circunstâncias e às necessidades da criança ou do jovem e dos pais ou cuidadores.
- Explicar o desenvolvimento fisiológico do controle da bexiga aos pais e à criança.

    J: *Isso poderá ajudar a aliviar os sentimentos de culpa ou vergonha (National Clinical Guideline Centre, 2010; Tu & Baskin, 2014).*

- Explicar aos pais que a reprovação (vergonha, castigo) é inútil para interromper a enurese, mas pode tornar a criança tímida, envergonhada e medrosa.

    J: *Raiva, punição e rejeição por parte dos pais e colegas contribuem para sentimentos de culpa, vergonha e baixa autoestima (Carpenter, 1999; Tu & Baskin, 2014).*

- Abordar a ingestão excessiva ou insuficiente de líquidos ou os padrões anormais de uso do banheiro em crianças e jovens antes de iniciar outro tratamento para a enurese.
- Aconselhar os pais ou cuidadores a tentar apenas um sistema de recompensa para o tratamento inicial da enurese em crianças pequenas que passam algumas noites sem urinar. Por exemplo, podem ser dadas recompensas para (National Clinical Guideline Centre, 2010):
    - Beber a quantidade recomendada de líquidos durante o dia.
    - Usar o banheiro para urinar antes de deitar.
    - Participar do manejo da situação (p. ex., tomar a medicação ou ajudar a trocar os lençóis).

Reduzir os fatores contribuintes, se possível

Capacidade vesical pequena

- Após a criança ingerir líquidos, incentivá-la a retardar a micção para ajudar a distender a bexiga.

Antes de dormir

- Fazer a criança urinar antes de dormir.
- Restringir líquidos à hora de dormir.
- Se a criança for acordada tarde (aproximadamente às 23 horas) para urinar, tentar fazê-la acordar completamente para que o reforço seja positivo.

Criança muito ocupada para perceber que a bexiga está cheia (se ocorrer incontinência diurna)

- Ensinar à criança as sensações que ocorrem quando está na hora de urinar.
- Ensinar à criança a capacidade para controlar a micção (fazê-la iniciar e interromper o jato; fazê-la "segurar" a urina durante o dia, mesmo que por apenas um curto período).
- O retreinamento da bexiga pode ajudar a controlar a micção disfuncional.

    J: *Escolher intervalos programados para esvaziar a bexiga ajuda a diminuir a sensação de urgência.*

- Solicitar à criança que mantenha um registro de como ela está indo; enfatizar os dias e as noites sem enurese (p. ex., utilizando estrelas em um calendário).
- Se a criança tiver enurese, fazê-la explicar ou escrever, se puder, por que ela acha que isso aconteceu.

    J: *Essas estratégias envolvem a criança no plano de tratamento, aumentando a percepção de que o problema pode ser controlado.*

- Nas crianças em idade escolar, investigar se elas usam o banheiro no colégio. Há intervalos suficientes para ir ao banheiro? Pode ser usado algum tipo de lembrete (relógio que vibra, telefone celular)?

    J: *Providências podem ser necessárias junto ao professor para obter tempo extra para o banheiro. O uso de dispositivos, como um relógio que vibra, um telefone celular, pode funcionar como lembrete à criança de que é hora de ir ao banheiro (*Ball & Bindler, 2008).*

Quando indicado, considerar o uso de um sistema de alarme na cama e encaminhar ao clínico geral
(National Clinical Guideline Centre, 2010)

   J: *Informar à criança ou jovem e seus pais ou cuidadores que o uso do alarme tem por objetivo treinar a criança ou jovem a reconhecer a necessidade de urinar, acordar para ir ao banheiro ou "segurar" a urina e aprender ao longo do tempo a segurar ou acordar espontaneamente e parar de urinar na cama (National Clinical Guideline Center, 2010).*

- Incentivar as crianças e os jovens com enurese e seus pais ou cuidadores a discutir e estabelecer seus papéis e responsabilidades para o uso do alarme e do sistema de recompensas.
- Oferecer um alarme como tratamento de primeira linha para crianças e jovens cuja enurese não tenha melhorado apesar das orientações sobre líquidos, uso do banheiro ou sistema de recompensa apropriado.

- Um alarme é considerado inadequado particularmente quando (National Clinical Guideline Centre, 2010):
  - A enurese é muito rara (i.e., menos de 1 a 2 camas molhadas por semana).
  - Os pais ou cuidadores estão tendo dificuldade emocional em lidar com a carga da enurese.
  - Os pais ou cuidadores estão expressando raiva, negatividade ou culpa em relação à criança ou ao jovem.
- Continuar o tratamento com alarme em crianças e jovens com enurese e que mostrem sinais de resposta até obter um mínimo de duas semanas ininterruptas de noites secas. Interromper o tratamento apenas se não houver sinais iniciais de resposta.

Iniciar as orientações para a saúde e os encaminhamentos, conforme indicado

- Ensinar à criança e aos pais os fatos sobre a enurese.
- Ensinar à família as técnicas para controlar os efeitos adversos da enurese (p. ex., uso de protetores plásticos para o colchão, uso do saco de dormir [lavável à máquina] quando passar a noite fora de casa).
- Aconselhar a evitar bebidas contendo cafeína. Evitar líquidos duas horas antes de ir dormir.

J: *Os alimentos que podem irritar a bexiga incluem café, chá, chocolate e refrigerantes ou outras bebidas carbonatadas contendo cafeína.*

J: *Embora a incontinência noturna possa ser curada, pode levar até seis meses a um ano. Tranquilizar os pais e a criança. Sem sugerir punição, envolver a criança na troca da roupa de cama em caso de enurese noturna (*Ball & Bindler, 2008).*

J: *As intervenções para enurese noturna devem concentrar-se na redução do estigma social e emocional. Procurar oportunidades para ensinar o público sobre a enurese e a incontinência (p. ex., organizações de pais e professores, grupos de autoajuda).*

Incontinência urinária contínua[15]

Definição

Estado em que o indivíduo apresenta perda imprevisível e contínua de urina* sem distensão ou consciência de plenitude da bexiga.

> **Alerta Clínico** A dermatite associada à incontinência está relacionada à incontinência fecal e urinária e foi identificada como um fator de risco que leva a úlceras por pressão adquiridas no hospital. Como tal, os Centros de Serviços Medicare e Medicaid têm reembolso limitado para instituições com relatos de úlceras por pressão adquiridas no hospital.

Características definidoras

Fluxo constante de urina em momentos imprevisíveis sem contrações/espasmos ou distensão não inibidas da bexiga
Falta de enchimento vesical ou da perineal
Noctúria
Desconhecimento da incontinência
Incontinência refratária a outros tratamentos

Fatores relacionados

Ver *Eliminação urinária prejudicada*.

Conceitos-chave

Ver *Eliminação urinária prejudicada*.

Critérios para a investigação focalizada

Ver *Eliminação urinária prejudicada*.

---

[15] Este diagnóstico não consta na NANDA-I 2018-2020, mas foi incluído por sua clareza ou utilidade.

Metas

O indivíduo deverá ficar continente (especificar se durante o dia, durante a noite, nas 24 horas), conforme evidenciado pelos seguintes indicadores:
- Identifica a causa da incontinência e a justificativa para os tratamentos.
- Identifica a meta diária para a ingestão de líquidos.

NOC Ver *Incontinência urinária funcional.*

Intervenções

Desenvolver um programa de retreinamento ou recondicionamento da bexiga, que deve incluir comunicação, avaliação do padrão de micção, ingestão programada de líquidos e horários de micção estabelecidos

Promover a comunicação entre todos os membros da equipe e entre o indivíduo, a família e a equipe
- Fornecer à toda a equipe os conhecimentos suficientes relativos ao programa planejado.
- Avaliar a resposta da equipe ao programa.

NIC Ver também *Incontinência urinária funcional*, Exercícios para a musculatura pélvica, Controle do peso

Avaliar o potencial do indivíduo para participação em um programa de retreinamento da bexiga
- Cognição.
- Desejo de mudar o comportamento.
- Capacidade para cooperar.
- Vontade de participar.

J: *Os programas de treinamento para a continência são tanto autodirecionados quanto direcionados pelo cuidador. Os programas autodirecionados de treinamento da bexiga, retreinamento e exercícios destinam-se a clientes motivados e cognitivamente íntegros (Miller, 2015). Os programas de treinamento de hábitos ou do uso planejado do vaso sanitário dirigidos pelo cuidador são apropriados para cuidadores motivados que cuidam de indivíduos com cognição prejudicada.*

J: *A educação dos cuidadores aumenta a preparação, diminui a carga e reduz a tensão do papel, reduzindo, assim, o estresse geral ao cuidar de um indivíduo ou familiar incontinente.*

Informar ao indivíduo a justificativa do planejamento e obter o seu consentimento informado, se possível

Estimular o indivíduo a continuar no programa, fornecendo informações precisas relativas às razões do sucesso ou do fracasso

Investigar o padrão de micção
- Monitorar e registrar:
  - Ingestão e eliminação.
  - Horário e quantidade da ingestão de líquidos.
  - Tipo de líquidos.
  - Volume da incontinência; medir, se possível, ou estimar a quantidade como pequena, moderada ou grande.
  - Quantidade de urina, se voluntária ou involuntária.
  - Presença da sensação da necessidade de urinar.
  - Quantidade da retenção (quantidade de urina deixada na bexiga após uma tentativa malsucedida de estímulo manual da micção).
  - Quantidade de urina residual (quantidade de urina deixada na bexiga após o estímulo voluntário ou manual da micção; também denominada *volume urinário residual pós-miccional*).
  - Quantidade de urina estimulada (urina expelida após o estímulo manual [p. ex., batidas leves no abdome, método de Credé]).
- Identificar certas atividades que precedem a micção (p. ex., agitação, gritos, exercícios).
- Registrar em um gráfico apropriado.

Programar a ingestão de líquidos e os horários de micção
- Oferecer ingestão de 2.000 mL de líquidos por dia, se não houver contraindicação.
- Desestimular a ingestão de líquidos após as 19 horas.

- Oferecer educação ao cuidador.
- Inicialmente, o esvaziamento da bexiga é feito pelo menos a cada duas horas e no mínimo duas vezes durante a noite; a meta são intervalos de 2 a 4 horas.
- Se o indivíduo estiver incontinente antes das micções programadas, diminuir o tempo entre elas.

Reduzir a dermatite associada à incontinência

- Diminuir os efeitos da alcalinização da urina sobre a pele.
- Utilizar um limpador perineal sem enxágue em vez de água e sabão (Beekman et al., 2011).
- Evitar perfumes, álcool e agentes alcalinos (encontrados em alguns sabonetes comerciais).
- Aplicar hidratante logo após o banho, à pele seca, quando os poros estão abertos.
- Selecionar um hidratante que seja oclusivo (petróleo branco, lanolina, emolientes).
- Diminuir as lesões com lavagem, por exemplo, usar lenços umedecidos macios em vez de toalhas abrasivas.
- Não tentar remover toda a pomada com a limpeza.
- Secar a pele com suavidade, com "tapinhas", sem esfregar.
- Usar um produto hidratante do tipo barreira (p. ex., Stomahesive®, DuoDerm®).

J: *A dermatite associada à incontinência foi definida como "inflamação da pele e eritema, com ou sem erosão ou desnudação, devido a irritantes da urina e/ou incontinência fecal" (Gray et al., 2007).*

J: *Em um estudo com 608 pacientes de tratamento agudo oriundos de unidades médico-cirúrgicas e de terapia intensiva, 42,5% dos pacientes com incontinência apresentaram diferentes graus de lesão na pele (Junkin & Selekof, 2007).*

J: *Os componentes essenciais de qualquer programa de treinamento para a continência (autodirecionado ou direcionado pelo cuidador) incluem motivação, investigação dos padrões de micção e incontinência, ingestão regular de líquidos de 2.000 a 3.000 mL/dia, micções programadas a intervalos de 2 a 4 horas em local apropriado e avaliação contínua (Miller, 2015).*

J: *A desidratação pode provocar incontinência ao suprimir a sensação de bexiga cheia (o sinal para urinar) e também ao reduzir a atenção do indivíduo para a sensação.*

Orientar sobre o programa de recondicionamento da bexiga

- Explicar a justificativa e os tratamentos (ver Conceitos-chave).
- Explicar o horário de ingestão de líquidos, as tentativas para urinar, o estímulo manual e a cateterização para controlar a incontinência.
- Ensinar a importância do reforço positivo e da adesão ao programa para a obtenção de melhores resultados.
- Encaminhar a enfermeiros comunitários para assistência no recondicionamento da bexiga, se indicado.

Iniciar as orientações para a saúde

- Quando apropriado, ensinar a cateterização intermitente.
- Orientar sobre a prevenção de infecção do trato urinário.
- Para pessoas que vivem na comunidade, iniciar um encaminhamento ao enfermeiro domiciliar para o acompanhamento e/ou trocas regulares das sondas de longa permanência.

J: *A cateterização crônica requer enfermeiros da comunidade.*

Incontinência urinária de esforço

Definição da NANDA-I

Perda repentina de urina com atividades que aumentam a pressão intra-abdominal.

Características definidoras*

Perda involuntária observada ou relatada de pequenas quantidades de urina:
    Na ausência de contração do detrusor
    Na ausência de hiperatividade da bexiga
    Ao esforço físico
    Com tosse, risco, espirro ou todos esses

Fatores relacionados

Fisiopatológicos

Relacionados à eliminação de bexiga incompetente secundária a:

Anomalias congênitas do trato urinário

Relacionados às modificações degenerativas da musculatura pélvica* e das estruturas de sustentação secundárias a:

Deficiência de estrogênio

Relacionados ao esfíncter uretral intrínseco*

Situacionais (pessoais, ambientais)

Relacionados à alta pressão intra-abdominal* e à fraqueza da musculatura pélvica* secundárias a:

Obesidade	Gravidez	Tabagismo
Sexo	Má higiene pessoal	

Relacionados à fraqueza da musculatura pélvica e das estruturas de sustentação secundária a:

Recente perda acentuada de peso
Parto

Maturacionais

Idosos

Relacionados à perda do tônus muscular

Conceitos-chave

Considerações gerais

- "A saúde do assoalho pélvico" é a integridade física e funcional da unidade do assoalho pélvico ao longo dos estágios de vida de um indivíduo (masculino ou feminino), permitindo uma ótima qualidade de vida por meio do seu papel multifuncional, onde o indivíduo possui ou tem acesso ao conhecimento, o que habilita a capacidade de prevenir ou manejar a disfunção" (Pierce, Perry, Gallagher & Chiarelli, 2015).
- Lukacz (2015) define que a incontinência de esforço ocorre quando os músculos e os tecidos ao redor da uretra (onde a urina sai) não permanecem fechados corretamente quando há aumento da pressão (esforço) no abdome, levando ao vazamento de urina. A pressão aumentada ocorre com tosse, espirros, risos ou corrida. A incontinência de estresse é uma razão comum para a incontinência nas mulheres, principalmente aquelas que são obesas ou que tiveram partos vaginais.
- A incidência de incontinência urinária de esforço foi relatada em 15% das mulheres, e a incontinência de urgência/bexiga hiperativa, em 13% (Lawrence, Lukacz, Nager, Hsu & Luber, 2008; Lukacz, 2015).
- Na menopausa, a diminuição da elasticidade do tecido perineal geralmente piora a incontinência de esforço.
- A incontinência urinária é duas vezes mais comum nas mulheres do que nos homens (Zaccardi, Wilson & Mokrzycki, 2010).
- O uso de um creme vaginal com estrogênio na mulher pós-menopáusica que apresenta uma cavidade vaginal pálida e atrófica talvez seja útil na redução da incidência da incontinência.

Considerações maternas

- A pressão do útero pode causar incontinência de esforço, que pode ser confundida com o líquido amniótico e vice-versa.

Critérios para a investigação focalizada

Ver *Eliminação urinária prejudicada*.

NOC Ver *Incontinência urinária funcional*.

Metas

O indivíduo relatará redução ou eliminação da incontinência de esforço, conforme evidenciado pelos seguintes indicadores:

- É capaz de explicar a causa da incontinência e a justificativa para os tratamentos.

Intervenções

Avaliar rotineiramente as mulheres de todas as idades em relação ao seu conhecimento sobre a saúde do assoalho pélvico e a incontinência de esforço. Perguntar especificamente se elas experimentam vazamento de urina

> **J:** *Nygaard e colaboradores (*1994) observaram, em um "estudo de atletas universitárias de elite nulíparas, que 32% das atletas apresentavam vazamento de urina durante seus esportes, 13% iniciando no ensino médio". "As atletas de ginástica apresentaram a maior incidência de vazamento urinário (67%) as jogadoras de basquete perto de 66% e as de tênis, 50%" (*Nygaard et al., 1994; *Smith, 2004).*

> **NIC** Ver também *Incontinência urinária funcional*, Exercícios para a musculatura pélvica, Controle do peso

Determinar os fatores contribuintes que podem ser reduzidos (*Smith, 2004)

- Obesidade – ver também os diagnósticos de enfermagem *Obesidade/Sobrepeso*.
- Falta de conhecimento sobre as estruturas musculares pélvicas e os efeitos da fraqueza causada por obesidade, parto vaginal, esportes, perda de estrogênio (perimenopausa, menopausa), etc.
- Com o envelhecimento, o estiramento ou flacidez do assoalho pélvico pode fazer com que a bexiga, o útero ou o reto assumam posições semelhantes a uma hérnia.
- Constipação crônica – o esforço frequente e a inclinação para obter um movimento intestinal distendem os músculos pélvicos.
- Histerectomia – a retirada do útero remove uma das estruturas de sustentação para os outros órgãos pélvicos.
- Situacionais – ficar em pé por muito tempo, levantar ou carregar peso no trabalho ou exercício.
- O tabagismo e a tosse crônica aumentam o estresse sobre os músculos e os ligamentos do assoalho pélvico.

> **J:** *As situações supracitadas representam momentos importantes para manter os músculos pélvicos exercitados, aumentando o suprimento de sangue para os músculos e proporcionando força e tônus das fibras para sustentação. A fraqueza do assoalho pélvico com incontinência ou prolapso de órgãos pélvicos pode interferir nas atividades sociais, recreativas e de carreira (*Smith, 2004).*

> **Alerta clínico** Os seguintes mitos sustentados por profissionais da saúde e mulheres representam barreiras às discussões e ao manejo bem-sucedido da incontinência de esforço (*Smith, 2004):
> - Atenção insuficiente e falta de conhecimento da natureza complexa do assoalho pélvico e sua função.
> - Dificuldade de isolar os músculos pélvicos.
> - A fraqueza do assoalho pélvico é uma consequência natural do envelhecimento.
> - As mulheres não se sentem confortáveis em discutir os sintomas de disfunção do assoalho pélvico.

Explicar o efeito da incompetência dos músculos do assoalho pélvico sobre a continência (ver Conceitos-chave)

> **Alerta clínico** "Exercícios efetivos e consistentes da musculatura pélvica podem proporcionar muitos benefícios ao longo da vida das mulheres. Começando em mulheres jovens e saudáveis, o fortalecimento da musculatura do assoalho pélvico fornece sustentação para a bexiga e a uretra contra as forças do aumento das pressões intra-abdominais na atividade ou no esforço; proporciona maior sensibilidade e controle durante a atividade sexual; e prepara o assoalho pélvico para a gravidez e o parto" (*Smith, 2004).

Ensinar exercícios para a musculatura pélvica

- Explicar que levará de 4 a 6 meses para que resultados sejam observados (Clínica Mayo, 2012; *Smith, 2004).

> **J:** *Como outros músculos do corpo, os músculos do assoalho pélvico estão sujeitos à fadiga e a lesões. Eles também podem ser ativamente exercitados para aumentar seu tônus e tamanho para evitar fadiga e lesão (*Smith, 2004).*

Ensinar a autoavaliar se os exercícios estão sendo feitos corretamente

- Ficar em pé com uma perna elevada sobre um banco, inserir um dedo na vagina e sentir a força da contração. Avaliar a força da contração em uma escala de 0 a 5 (Sampselle & DeLancey, 1998):
  - 0 = Sem contração palpável.
  - 1 = Muito fraca, quase imperceptível.
  - 2 = Fraca, mas claramente sentida.
  - 3 = Boa, mas não mantida quando aplicada pressão moderada do dedo.
  - 4 = Boa, mas não mantida quando aplicada pressão intensa do dedo.
  - 5 = Força máxima com resistência forte.

- Consultar um especialista em incontinência para o uso de pesos vaginais visando ao fortalecimento do assoalho pélvico, quando indicado.

Fornecer instruções sobre exercícios para os músculos pélvicos (exercícios de Kegel)

Explicar

- A reabilitação da musculatura do assoalho pélvico é um tratamento importante para o fortalecimento dos músculos perineais e é um exercício efetivo para prevenir incontinência de esforço e de urgência (Domoulin, Hay-Smith & Mac Habee-Segui, 2014).

    J: *O treinamento muscular do assoalho pélvico deve ser encorajado e ensinado a todas as mulheres jovens e mais velhas e para todos os episódios de incontinência mista, de urgência ou de esforço (Wilson et al., 2005).*

- Aprender quais músculos devem ser contraídos para interromper a micção; isso inclui a contração dos músculos retais.

    J: *Isso indicará se os músculos certos estão sendo contraídos.*

> **ALERTA CLÍNICO** Não torne um hábito o uso dos exercícios de Kegel para iniciar e parar seu fluxo de urina. Fazer exercícios de Kegel enquanto esvazia a bexiga pode na verdade enfraquecer os músculos, além de levar ao esvaziamento incompleto da bexiga – o que aumenta o risco de uma infecção do trato urinário.

- Esvaziar a bexiga antes de fazer os exercícios de Kegel.
- Manter as contrações por 5 a 10 segundos e soltar os músculos. Relaxar entre as contrações, tomando cuidado para manter os tempos de contração e de relaxamento iguais. Aumentar gradativamente o tempo de contração de 2 para 10 segundos. Se contrair durante 10 segundos, relaxar durante 10 segundos antes da próxima contração.
- Fazer 40 a 60 contrações, divididas em 2 a 4 sessões por vez. Elas devem ser distribuídas ao longo do dia e incorporar diferentes posições (sentado, de pé e deitado).
- Para melhores resultados, focalizar na contração apenas de seus músculos do assoalho pélvico. Cuidar para não flexionar os músculos do abdome, das coxas ou das nádegas. Evitar prender a respiração. Em vez disso, respirar livremente durante os exercícios (Clínica Mayo, 2012).
- Uma boa maneira de lembrar-se de fazer os exercícios é incorporá-los à rotina diária, como quando estiver parado em um semáforo ou lavando a louça em casa (Wilkinson & Van Leuven, 2007).
- Encaminhar os indivíduos para o *website* da Clínica Mayo, para o artigo "How to do Kegel Exercises".

    J: *Na incontinência urinária de esforço, o parto, o trauma, a atrofia da menopausa ou a obesidade enfraquecem ou distendem os músculos do assoalho pélvico (pubococcígeo) e os músculos elevadores do ânus.*

Iniciar as orientações para a saúde para os indivíduos que continuam incontinentes após tentativas de recondicionamento da bexiga ou retreinamento muscular

- Consultar um uroginecologista para um trabalho abrangente.
- Estabelecer um programa de cateterismo intermitente, se apropriado (ver *Incontinência urinária contínua*).

Intervenções maternas

- Para pressão abdominal aumentada durante a gestação:
    - Orientar a mulher a evitar períodos prolongados em pé.
    - Ensinar o benefício da micção frequente (pelo menos a cada duas horas).
    - Ensinar exercícios para a musculatura pélvica após o parto.

    J: *A pressão do útero sobre a bexiga pode causar a perda involuntária de urina.*

Incontinência urinária de urgência

Definição da NANDA-I
Perda involuntária de urina que ocorre imediatamente após uma forte sensação de urgência para urinar.

Características definidoras*
Incapacidade observada ou relatada de chegar ao banheiro a tempo de evitar a perda de urina
Relato de urgência urinária
Relato de perda involuntária de urina com contrações ou espasmos da bexiga

Fatores relacionados

Fisiopatológicos

Relacionados à diminuição da capacidade da bexiga secundária a:

Infecção
AVE
Trauma

Doenças desmielinizantes
Uretrite
Neuropatia diabética

Lesão/tumor/infecção ou
   distúrbios neurogênicos
Neuropatia alcoólica
Parkinsonismo

Relacionados ao tratamento

Relacionados à diminuição da capacidade da bexiga secundária a:

Cirurgia abdominal
Após o uso de cateteres de longa permanência

Situacionais (pessoais, ambientais)

Relacionados à irritação dos receptores de estiramento da bexiga secundária a:

Álcool
Cafeína
Ingestão excessiva de líquidos

Relacionados à diminuição da capacidade da bexiga* secundária a:

Micção frequente

Maturacionais

Crianças

Relacionados à pequena capacidade da bexiga

Idosos

Relacionados à diminuição da capacidade da bexiga

Conceitos-chave

- Recomendações para o tratamento da incontinência urinária de urgência em mulheres (Universidade do Texas em Austin, Escola de Enfermagem, 2010, 9 de maio, p. 24):
  - A incontinência de urgência é uma perda involuntária de urina associada a um forte desejo de urinar. Caracteriza-se pela perda de grandes quantidades de urina e pode ser desencadeada por fatores emocionais, trocas de posição do corpo ou visão e som da água corrente. Esse tipo de incontinência costuma ser chamado de *instabilidade do detrusor da bexiga* ou *instabilidade vesical* (Halter, 2014).
  - A instabilidade do detrusor é caracterizada pela não inibição de suas contrações involuntárias, suficiente para causar incontinência urinária. As causas comuns incluem doença do sistema nervoso central, hiperexcitabilidade das vias aferentes e descondicionamento dos reflexos de micção.
  - Um indivíduo com bexiga neurogênica não inibida apresenta dano no córtex cerebral (p. ex., AVE, doença de Parkinson, tumor/traumatismo cerebral), afetando a capacidade de inibir a micção. A sensação de bexiga cheia também é limitada; esta se manifesta por sensação de urgência. O tempo decorrido entre a sensação de urinar e a contração involuntária é pequeno.
  - Tempo de alerta é a quantidade de tempo durante a qual um indivíduo consegue retardar a micção após sentir o desejo de urinar. O tempo de alerta diminuído pode provocar incontinência se o indivíduo for incapaz de chegar ao banheiro a tempo.

Critérios para a investigação focalizada

Ver *Eliminação urinária prejudicada*.

Metas

O indivíduo relatará ausência ou diminuição dos episódios de incontinência (especificar), conforme evidenciado pelos seguintes indicadores:

- É capaz de explicar seu caso específico de incontinência.
- Descreve os irritantes da bexiga.

NOC Ver *Incontinência urinária funcional*.

Intervenções

Investigar os fatores causadores ou contribuintes

- Ver Fatores relacionados.
- Perda de peso: recomendada como terapia não invasiva. Os resultados são melhores para a incontinência de esforço *versus* a incontinência de urgência e para a obesidade *versus* o sobrepeso, mas ainda assim é efetiva. Anteriormente, os pacientes obesos mostraram melhores resultados após a perda de peso (Grau A, Evidência Razoável) (DuBeau, 2015; Holroyd-Leduc, Tannenbaum, Thorpe & Straus, 2004; *Morant, 2005).
- Alterações nutricionais: recomendadas como terapia não invasiva. A eliminação de irritantes da bexiga da dieta não foi rigorosamente avaliada (Grau A, Evidência Razoável) (DuBeau, 2014, 2015; *Morant, 2005).

> **NIC** Ver também *Incontinência urinária funcional*, Controle do ambiente, Cateterismo urinário, Ensino: Procedimento/tratamento, Cuidados com sondas: Urinária, Treinamento do hábito urinário

Investigar o padrão de micção/incontinência e de ingestão de líquidos

- Manter uma hidratação ideal (ver *Incontinência urinária contínua*).
- Investigar o padrão de micção (ver *Incontinência urinária contínua*).

Reduzir ou eliminar os fatores causadores e contribuintes, quando possível

Irritantes da bexiga

- Iniciar o programa de recondicionamento da bexiga (ver *Incontinência urinária contínua*).
- Bebidas/alimentos com cafeína (p. ex., café, chá, chocolate), álcool, vinho tinto, alimentos altamente ácidos e alimentos ricos em potássio podem irritar a bexiga, causando urgência e frequência urinária (Griebling, 2009).
- As bebidas carbonatadas devem ser eliminadas ou diminuídas, uma vez que podem aumentar a atividade da bexiga e a urgência miccional (Wilson et al., 2005).
- Entender e explicar o risco da ingestão insuficiente de líquidos e sua relação com infecção e concentração da urina.

    J: *Uma hidratação ideal é necessária para prevenir infecção do trato urinário e cálculos renais.*

Capacidade da bexiga diminuída

- Determinar a quantidade de tempo entre o impulso e a necessidade de urinar (registrar por quanto tempo o indivíduo consegue reter a micção).
- Ensinar o indivíduo com dificuldade em prolongar o tempo de espera a comunicar à equipe a necessidade de responder rapidamente à solicitação de ajuda para o uso do vaso sanitário (anotar no plano de cuidados).
- Ensinar o indivíduo a prolongar o tempo de espera, aumentando a capacidade da bexiga.
- Determinar o volume de cada micção.
- Solicitar ao indivíduo que "segure" a micção tanto quanto possível.
- Oferecer reforço positivo.
- Desestimular a micção frequente resultante de um hábito, não de uma necessidade.
- Desenvolver um programa de recondicionamento da bexiga (ver *Incontinência urinária contínua*).

    J: *O descondicionamento do reflexo de micção pode resultar em incontinência por meio de causas autoinduzidas ou iatrogênicas. A ida frequente ao banheiro (mais do que a cada duas horas) causa a micção crônica de volumes baixos, o que reduz a capacidade da bexiga e aumenta o tônus do detrusor e a espessura da parede vesical, potencializando episódios de incontinência.*

Bexiga superdistendida

- Explicar que os diuréticos são administrados para ajudar a reduzir a quantidade de água no organismo; eles agem sobre os rins para aumentar o fluxo de urina.
- Explicar que, no diabete melito, a deficiência de insulina provoca altos níveis de açúcar no sangue. O alto nível de açúcar retira líquido dos tecidos corporais, causando diurese osmótica e maior volume de urina (poliúria).
- Explicar que, devido ao aumento do volume de urina, é necessária a micção regular para prevenir a distensão excessiva da bexiga.
- A interrupção do tabagismo é recomendada.

    J: *O risco de incontinência de urgência é maior para os fumantes ativos e menor, mas ainda presente, para ex-fumantes (Universidade do Texas em Austin, Escola de Enfermagem, 2010).*

- Investigar o padrão de micção (ver *Incontinência urinária contínua*).
- Verificar o volume residual pós-micção; se for superior à política da sua instituição, incluir o cateterismo intermitente no programa de recondicionamento da bexiga.

- Iniciar o programa de recondicionamento da bexiga (ver *Incontinência urinária contínua*).

    J: *A distensão excessiva resulta em perda da sensibilidade vesical, causando episódios de incontinência.*

- Reabilitação da musculatura do assoalho pélvico: recomendada como terapia não invasiva. Parece ser um tratamento eficaz para mulheres com incontinência de urgência.

Contrações involuntárias da bexiga

- Investigar o padrão de micção (ver *Incontinência urinária contínua*).
- Estabelecer um método para comunicar o impulso de urinar (documentar no plano de cuidados).
- Ensinar o indivíduo a comunicar à equipe a necessidade de responder rapidamente ao seu pedido para urinar.
- Estabelecer um padrão planejado de micção.
- Oferecer uma oportunidade para urinar ao acordar; após as refeições, o exercício físico, o banho e tomar café ou chá; e antes de dormir.
- Começar oferecendo o uso do urinol ou a ida ao banheiro a cada meia hora e, gradualmente, aumentar o tempo para pelo menos a cada duas horas.
- Se o indivíduo apresentar episódios de incontinência, reduzir o tempo entre as micções programadas.
- Documentar o comportamento/a atividade que ocorre com a micção ou a incontinência (ver *Incontinência urinária contínua*).
- Estimular o indivíduo a tentar "segurar" a urina até o horário da micção, se possível.
- Consultar o clínico geral a respeito de intervenções farmacológicas e alternativas.
- Ver *Incontinência urinária contínua* para informações adicionais sobre o desenvolvimento de programa de recondicionamento da bexiga.

    J: *Os componentes essenciais de qualquer programa de treinamento para a continência (autodirecionado ou direcionado pelo cuidador) incluem motivação, investigação dos padrões de micção e incontinência, ingestão regular de líquidos de 2.000 a 3.000 mL/dia, micções programadas a intervalos de 2 a 4 horas em local apropriado e avaliação contínua (Miller, 2015).*

Iniciar as orientações para a saúde

- Orientar sobre a prevenção de infecções do trato urinário (ver *Incontinência urinária funcional*).

Incontinência urinária funcional

Definição da NANDA-I

Incapacidade da pessoa, que é geralmente continente, de alcançar o banheiro a tempo de evitar perda não intencional de urina.

Características definidoras

Incontinência antes ou durante a tentativa de chegar ao banheiro.

Fatores relacionados

Fisiopatológicos

Relacionados à diminuição das indicações da bexiga e à capacidade prejudicada para reconhecer as indicações, secundárias a:

Lesão/tumor/infecção do cérebro	Encefalopatia	Demência progressiva
Neuropatia alcoólica	Parkinsonismo	Esclerose múltipla
Acidente vascular encefálico	Doenças desmielinizantes	

Relacionados ao tratamento

Relacionados à diminuição do tônus da bexiga secundária a:

Anti-histamínicos	Diuréticos	Sedativos
Terapia imunossupressora	Anticolinérgicos	Relaxantes musculares
Epinefrina	Tranquilizantes	

Situacionais (pessoais, ambientais)

Relacionados à mobilidade prejudicada:

Dor crônica ou aguda
Equipamento médico

Relacionados à atenção diminuída às indicações da bexiga:

Depressão
Supressão intencional (descondicionamento autoinduzido)
Confusão

Relacionados às barreiras ambientais para alcançar o banheiro:

Banheiros distantes/assento alto
Cama alta demais
Má iluminação
Grades laterais
Ambiente desconhecido
Roupas
Equipamento médico, incluindo dispositivos de compressão sequencial via EV e outros dispositivos médicos
Falta de ajuda oportuna da equipe
Ausência de luz de chamada ao alcance
Ausência de urinol próximo da cama

Maturacionais

Idosos

Relacionados às perdas motoras e sensoriais

Conceitos-chave

- Incontinência urinária funcional é a incapacidade ou a relutância do indivíduo que possui bexiga e esfíncter normais de chegar ao vaso sanitário a tempo.
- Essa incontinência pode ser causada por condições que afetam a as capacidades física e emocional do indivíduo para controlar o ato de urinar.
- Problemas psicológicos anteriores podem ser a etiologia funcional da incontinência.
- Entre os residentes de unidades de tratamento geriátrico, 39% tiveram um episódio de incontinência urinária e/ou intestinal durante os 7 dias anteriores à pesquisa, 36,6% apresentaram episódios de incontinência urinária e 20,4% relataram um episódio de incontinência intestinal (Gorina et al., 2014).
- Para indivíduos com incontinência funcional induzida por demência, a urina cronometrada e induzida é a abordagem mais bem-sucedida para o controle da incontinência (*Yap & Tan, 2006).

Critérios para a investigação focalizada

Ver *Eliminação urinária prejudicada*.

Metas

O indivíduo relatará ausência ou diminuição de episódios de incontinência, conforme evidenciado pelos seguintes indicadores:

- Remove ou minimiza as barreiras ambientais em casa.
- Usa o equipamento adaptativo apropriado para ajudar na micção, nas transferências e no vestir-se.
- Descreve os fatores causadores da incontinência.

NOC Integridade tissular, Continência urinária, Eliminação urinária

Intervenções

Investigar os fatores causadores e contribuintes

Obstáculos para alcançar o banheiro

- Falta de ajuda oportuna dos cuidadores.
- Má iluminação, piso escorregadio, móveis e tapetes mal colocados, calçados inadequados, distância do banheiro, cama alta demais, grades da cama levantadas.
- Vaso sanitário inadequado (pequeno demais para o andador, cadeira de rodas, assento alto/baixo demais, falta de barras de apoio para as mãos).
- Sistema inadequado de sinalização para solicitar ajuda.
- Falta de privacidade.

NIC Cuidados com o períneo, Cuidados da incontinência urinária, Micção induzida, Treinamento do hábito urinário, Controle da eliminação urinária, Ensino: Procedimento/tratamento

Déficits sensoriais/cognitivos
- Déficits visuais (cegueira, campo visual diminuído, falta de percepção de profundidade).
- Déficits cognitivo devido a envelhecimento, traumatismo, AVE, tumor, infecção.

Déficits motores/mobilidade
- Movimento/força limitados das extremidades superiores e/ou inferiores (incapacidade para retirar as roupas).
- Barreiras à deambulação (p. ex., vertigem, fadiga, andar alterado, hipertensão, dor).

J: As barreiras podem atrasar o acesso ao vaso sanitário e causar incontinência se o indivíduo não for capaz de retardar a micção. Um atraso de poucos segundos para chegar ao banheiro pode fazer a diferença entre continência e incontinência.

Fatores que aumentam a urgência
- Cafeína, bebidas carbonatadas, hidratação excessiva, desidratação, adoçantes artificiais, tabagismo.

J: As associações causais com tabagismo e bebidas carbonatadas são confirmadas para distúrbios da bexiga associados à incontinência (Dallosso, McGrother, Matthews & Donaldson, 2003).

Reduzir ou eliminar os fatores contribuintes, se possível

Barreiras ambientais
- Investigar o trajeto até o banheiro em relação a obstáculos, iluminação e distância.
- Investigar a adequação da altura do vaso sanitário e a necessidade de barras de apoio.
- Investigar a adequação do tamanho do quarto.
- Avaliar se o indivíduo pode retirar as roupas com facilidade.
- Providenciar um urinol entre o banheiro e a cama, se necessário.
- Providenciar um urinol próximo da cama.

Déficits sensoriais/cognitivos
- Para todos os pacientes com qualquer déficit sensorial ou cognitivo:
  - Manter a campainha facilmente acessível.
  - Avaliar a segurança do paciente no banheiro e permanecer o mais próximo possível, mantendo a privacidade.
  - Permitir tempo suficiente para a tarefa.
- Para um indivíduo com visão reduzida:
  - Assegurar iluminação adequada.
  - Estimular o indivíduo a usar as lentes corretivas prescritas.
  - Proporcionar um trajeto seguro e desobstruído para o banheiro.
  - Se for usado urinol, garantir que esteja ao alcance e sempre no mesmo lugar.
- Para um indivíduo com déficits cognitivos:
  - Fornecer lembretes sobre o uso do banheiro a cada duas horas ou com maior frequência, quando, após as refeições e antes de dormir.
  - Estabelecer os meios apropriados para comunicar a necessidade de urinar.
  - Atender imediatamente ao toque da campainha.
  - Encorajar o uso de roupas normais e avaliar a necessidade de adaptações no vestuário para facilitar o vestir--se e o despir-se.
  - Fornecer um ambiente normal para a eliminação (usar o banheiro, se possível) e assumir a posição mais natural possível para urinar.

J: As posições sentada para a mulher e em pé para o homem permitem o relaxamento ideal do esfíncter urinário externo e dos músculos do períneo.

- Reorientar quanto ao lugar onde o indivíduo se encontra e o que está fazendo.
- Ser consistente em sua abordagem.
- Fornecer instruções simples, passo a passo; usar indicações verbais e não verbais.
- Dar reforço positivo pelo sucesso.
- Avaliar a capacidade do indivíduo para realizar a própria higiene.

J: Um indivíduo com déficit cognitivo precisa de indicadores verbais constantes e de lembretes para o estabelecimento de uma rotina e para a redução da incontinência.

Proporcionar fatores que promovam a continência

Manter a hidratação ideal

- Beber a maior parte dos líquidos durante o dia. Não beber mais de 2 L de líquidos por dia, mas pelo menos 1 L. Evitar ou limitar os irritantes da bexiga: os indivíduos que aumentaram a sua ingestão de líquidos para 3.700 mL ou mais por dia demonstraram um aumento da incidência de incontinência urinária em relação à ingestão de 2.400 mL/dia (Miller, Guo & Rodseth, 2011).
- Diminuir a ingestão de líquidos após as 19 horas; oferecer apenas o mínimo de líquidos durante a noite.

    J: *A desidratação pode suprimir a sensação de bexiga cheia, podendo contribuir para a perda do tônus da bexiga. Espaçar os líquidos ajuda a promover enchimento e esvaziamento regulares da bexiga. A desidratação irrita o revestimento da bexiga, agravando a urgência (Griebling, 2009).*

Explicar os alimentos/líquidos que aumentam a irritação da bexiga e/ou a urgência crescente do volume (Davis et al., 2013; Derrer, 2014; Gleason et al., 2013; Lukacz, 2015)

- Bebidas/alimentos com cafeína (p. ex., café, chá, chocolate), álcool, vinho tinto, alimentos altamente ácidos e alimentos ricos em potássio podem irritar a bexiga, causando urgência e frequência urinária (Griebling, 2009).
- As bebidas carbonatadas devem ser eliminadas ou diminuídas, uma vez que podem aumentar a atividade da bexiga e a urgência miccional (Wilson et al., 2005).
    - A ingestão excessiva de líquidos sobrecarrega a bexiga.
    - A ingestão insuficiente de líquidos irrita a bexiga.
    - Alimentos picantes irritam a bexiga.
    - Adoçantes artificiais irritam a bexiga.
- Incentivar a ingestão de 500 mL de suco de mirtilo ou *cranberry* não adoçado ou com teor reduzido de açúcar.

    J: *Uma urina ácida impede a proliferação da maior parte das bactérias que causam cistite.*

Manter uma nutrição adequada para garantir eliminação intestinal pelo menos uma vez a cada três dias

- Minimizar a constipação.

    J: *A constipação pode aumentar o risco de retenção urinária, bem como exacerbar qualquer incontinência (Wood & Anger, 2014).*

Promover a integridade pessoal e fornecer motivação para aumentar o controle da bexiga

- Estimular o indivíduo a compartilhar seus sentimentos sobre a incontinência e a determinar seus efeitos sobre o padrão social.
- Informar que a incontinência pode, no mínimo, ser controlada para manter a dignidade.
- Usar forros ou roupas de proteção apenas quando tentativas conscientes de recondicionamento não tiverem obtido sucesso após seis semanas.
- Trabalhar na obtenção da continência diurna antes de esperar a continência noturna.
- Encorajar a socialização. Se o medo ou a vergonha estiverem impedindo a socialização, orientar o indivíduo a usar absorventes higiênicos temporariamente, até o estabelecimento do controle.
- Desestimular o uso de urinol.
- Se hospitalizado, dar oportunidades para fazer as refeições fora do quarto (refeitório, sala de estar).
- Trocar a roupa molhada logo que possível, para evitar a aceitação indireta da incontinência.
- Ver *Isolamento social* e *Enfrentamento ineficaz* para intervenções adicionais, se indicado.

    J: *O uso de roupas normais ou pijama ajuda a simular o ambiente domiciliar, no qual a incontinência pode não ocorrer. Um avental hospitalar pode reforçar a incontinência. Usar o banheiro em vez do urinol simula o ambiente domiciliar.*

Promover a integridade da pele

- Identificar os indivíduos em risco de desenvolver úlceras por pressão.
- Evitar sabonetes ásperos e produtos com álcool. Limpar suavemente a pele, hidratar e aplicar um protetor de pele ou de barreira contra a umidade (Beekman et al., 2012).
- Evitar o uso de fraldas para adultos uma vez que prendem o calor e a umidade, podendo causar hiperemia e inflamação e subsequentemente erosão da pele (Chatham & Carls, 2012).
- Manter a pele seca.
- Ver *Risco de úlcera por pressão* para informações adicionais.

> **Alerta clínico** "O pH da pele normal é ácido (4 a 6,5), o que ajuda a proteger a pele contra a invasão de microrganismos. O uso frequente de sabão pode alterar o pH da pele para um estado alcalino, deixando-a mais vulnerável à invasão de microrganismos. A exposição à urina ou à diarreia danifica a pele e aumenta o risco de úlceras por pressão. A urina é absorvida pelos queratinócitos (camada mais externa da pele), e quando essas células são amolecidas, elas não podem se proteger contra lesões por pressão. A urina contém ureia, e a amônia pode lesionar a pele. Em um indivíduo incontinente com uma infecção do trato urinário, a urina também será alcalina e prejudicial à pele" (Langemo & Black, 2010, p. 61).

Ensinar a prevenção das infecções do trato urinário

- Estimular o esvaziamento completo e regular da bexiga.
- Garantir a ingestão adequada de líquidos de pelo menos 2.000 mL por dia.
- Manter a urina ácida; evitar sucos cítricos, refrigerantes escuros, café, chá e álcool, que atuam como irritantes. Demonstrou-se que um aumento nos irritantes da bexiga pode levar ao aumento do vazamento urinário (Miller et al., 2011).
- Ensinar a reconhecer mudanças anormais nas propriedades da urina.
    - Aumento de muco e de sedimentos.
    - Sangue na urina (hematúria).
    - Mudança na coloração (da cor de palha normal) ou no odor.
- Ensinar o indivíduo a monitorar sinais e sintomas de infecção.
    - Temperatura elevada, calafrios e tremores.
    - Micção dolorosa.
        - Urgência.
        - Micções ou incontinências pequenas e frequentes.
        - Náusea/vômitos.
        - Dos nas costas, nos flancos ou em ambos.
        - Dor suprapúbica.

J: *As bactérias multiplicam-se com rapidez na urina estagnada retida na bexiga. Além disso, a distensão excessiva impede o fluxo sanguíneo para a parede da bexiga, aumentando a suscetibilidade às infecções pelo crescimento bacteriano. O esvaziamento regular e completo da bexiga reduz bastante o risco de infecção.*

- Mudanças nas propriedades da urina: o teste com fita reagente é a ferramenta mais confiável para detectar infecção do trato urinário, medindo a presença de nitritos e leucócitos (Medina-Bombardo & Jover--Palmer, 2011).

Explicar os efeitos relacionados à idade na função da bexiga e que a urgência e a noctúria não levam necessariamente à incontinência

Iniciar as orientações para a saúde e os encaminhamentos, quando indicado

- Encaminhar ao enfermeiro domiciliar (departamento de terapia ocupacional) para investigação das instalações do banheiro na residência.

Intervenções geriátricas

- Enfatizar que a incontinência não é um evento inevitável relacionado à idade.

    J: *Explicar a causa pode motivar o indivíduo a participar.*

- Explicar que a ingestão de líquidos não deve ser restringida por medo da incontinência.

    J: *A desidratação pode provocar incontinência ao suprimir a sensação de bexiga cheia (o sinal para urinar) e também ao reduzir a atenção do indivíduo para a sensação.*

    J: *Estudos demonstraram que a desidratação leve prejudica as habilidades cognitivas e contribui para aumentar a ansiedade e a fadiga em adultos (Ganio et al., 2011). Isso pode ser ainda mais problemático para alguém de idade avançada.*

- Ensinar os idosos a não dependerem das sensações de sede, mas a beber líquidos mesmo quando não estiverem sedentos a cada duas horas, especialmente em clima quente ou durante o exercício.

    J: *O hipotálamo regula a temperatura corporal, o sono e o apetite, monitora a concentração de sódio e outras substâncias no sangue, além de receber sinais dos sensores nos vasos sanguíneos que monitoram o volume sanguíneo e a pressão arterial (hidratação). À medida que se envelhece, a função do hipotálamo diminui (Grossman & Porth, 2014).*

- Para reduzir a noctúria, limitar os líquidos após o jantar. Enfatizar a necessidade do acesso fácil ao banheiro à noite. Usar iluminação noturna. Se necessário, considerar o uso de urinol.

    J: *Isso é importante para prevenir quedas.*

Incontinência urinária por transbordamento[16]

Definição da NANDA-I
Perda involuntária de urina associada à distensão excessiva da bexiga.

Características definidoras*
Distensão vesical
Elevado volume residual observado após a micção
Vazamento involuntário observado ou relatado de pequenos volumes de urina
Noctúria

Fatores relacionados

Fisiopatológicos

Relacionados ao bloqueio do esfíncter secundário a:

Estenoses	Contraturas no colo da bexiga	Edema do períneo
Ureterocele	Aumento da próstata	Prolapso pélvico grave

Relacionados às vias aferentes prejudicadas ou inadequadas secundárias a:

Lesão/tumor/infecção da medula	Doenças desmielinizantes	Neuropatia alcoólica
Lesão/tumor/infecção do cérebro	Esclerose múltipla	*Tabes dorsalis*
AVE	Neuropatia diabética	

Relacionados ao tratamento

Relacionados à obstrução da via de saída da bexiga ou a vias aferentes prejudicadas secundárias à terapia farmacológica (iatrogênica)*

Anti-histamínicos	Isoproterenol	Anticolinérgicos*
Teofilina	Descongestionantes*	Bloqueadores dos canais de cálcio*
Epinefrina		

Situacionais (pessoais, ambientais)

Relacionados à obstrução da via de saída da bexiga secundária a:

Fecaloma*

Relacionados à hipocontratilidade do detrusor secundária a:*

Micção descondicionada
Associação com estresse ou desconforto

Conceitos-chave
- A incontinência por transbordamento pode ser causada por três diferentes entidades: a obstrução da via de saída da bexiga, a inadequação do detrusor e a deficiência das vias aferentes.
- A inadequação do detrusor é caracterizada pela pressão das suas contrações não inibidas suficientes para provocar incontinência urinária. Uma causa da inadequação do detrusor é o descondicionamento dos reflexos de micção caracterizado por ansiedade ou desconforto associados ao ato de urinar. Outra causa são as doenças do sistema nervoso central.
- O prejuízo das vias aferentes ocorre quando os ramos sensoriais e motores do arco reflexo estão danificados. Por essa razão, não existem as sensações para informar ao indivíduo que a bexiga está cheia, nem os impulsos motores para seu esvaziamento. Assim, o indivíduo desenvolve uma bexiga neurogênica (autonômica). Com esse tipo de bexiga, o indivíduo fica mais propenso a perder gotas de urina quando a pressão na bexiga aumentar, devido ao enchimento superior à capacidade normal ou a tosse, esforço ou exercícios.

Critérios para a investigação focalizada
Ver *Eliminação urinária prejudicada*.

NOC Ver *Incontinência urinária funcional*.

---

[16] Previamente chamada de *Retenção urinária*.

Metas

O indivíduo alcançará um estado de secura que o satisfaz pessoalmente, conforme evidenciado pelos seguintes indicadores:

- Esvazia a bexiga usando as manobras de Credé ou de Valsalva, com uma urina residual inferior a 50 mL, se indicado.
- Urina de forma voluntária.

> **NIC** Ver também *Incontinência urinária funcional*, Tratamento de retenção do transbordamento, Treinamento do hábito urinário

Intervenções

- Ver Fatores relacionados.

Explicar a justificativa para o tratamento

Desenvolver um programa de retreinamento ou recondicionamento da bexiga

- Ver *Incontinência urinária contínua*.

Orientar sobre métodos de esvaziamento da bexiga

- Auxiliar a pessoa na posição sentada.
- Ensinar o esforço abdominal e a manobra de Valsalva; instruir o indivíduo a:
  - Inclinar-se para a frente, sobre as coxas.
  - Contrair os músculos abdominais, se possível, e fazer esforço ou "suportar"; segurar o fôlego durante o esforço (manobra de Valsalva – quando não for contraindicada).
  - Manter o esforço ou a respiração até que o fluxo de urina seja interrompido; esperar 1 minuto e contrair novamente o máximo possível.
  - Continuar até que não seja mais expelida urina.

  J: *A manobra de Valsalva contrai os músculos abdominais, o que manualmente comprime a bexiga.*

- Ensinar a manobra de Credé; orientar a:
  - Colocar as mãos juntas (ou os punhos) logo abaixo da área umbilical.
  - Colocar uma mão sobre a outra.
  - Pressionar com firmeza para baixo e em direção ao arco pélvico.
  - Repetir seis ou sete vezes, até que não seja mais expelida urina.
  - Esperar alguns minutos e repetir a manobra para garantir o esvaziamento completo.

  J: *Em vários indivíduos, a manobra de Credé pode ajudar a esvaziar a bexiga. Essa manobra é inadequada, no entanto, quando os esfíncteres urinários estiverem contraídos de forma crônica. Nesse caso, pressionar a bexiga pode empurrar a urina até os ureteres e através da uretra. O refluxo urinário para a pelve renal pode levar à infecção renal.*

Indicar, no registro de ingestão e eliminação a técnica usada para induzir a micção

Obter o volume residual pós-micção após as tentativas de esvaziamento da bexiga; se o volume de urina residual for maior que 100 mL, planejar um programa de cateterismo intermitente (ver *Incontinência urinária contínua*)

J: *O autocateterismo intermitente limpo previne a distensão excessiva, ajuda a manter o tônus do músculo detrusor e assegura o esvaziamento completo da bexiga. Este tipo de cateterismo pode ser usado inicialmente para determinar a urina residual após a manobra de Credé ou o uso de pancadas leves. A medida que a urina residual diminui, o cateterismo pode ser diminuído. O autocateterismo intermitente limpo pode recondicionar o reflexo de micção em alguns indivíduos.*

Iniciar as orientações para a saúde

- Ensinar o programa de recondicionamento da bexiga (ver *Incontinência urinária contínua*).
- Ensinar o cateterismo intermitente (ver *Incontinência urinária contínua*).
- Instruir o indivíduo sobre a prevenção de infecções do trato urinário (ver *Incontinência contínua*).

J: *Se as técnicas de esvaziamento da bexiga não obtiverem sucesso, serão necessários outros métodos para o controle da incontinência.*

Incontinência urinária reflexa

Definição da NANDA-I

Perda involuntária de urina a intervalos de certa forma previsíveis, quando um determinado volume na bexiga é atingido.

Características definidoras

Maiores (devem estar presentes)*

Incapacidade de inibir voluntariamente ou iniciar a micção
Esvaziamento incompleto com lesão acima do centro pontino da micção
Esvaziamento incompleto com lesão acima da micção sacral
Padrão previsível de micção
Sensação de urgência sem inibição voluntária da contração da bexiga
Sensações associadas à bexiga cheia (p. ex., transpiração, inquietação, desconforto abdominal)
Ausência da sensação de plenitude da bexiga, urgência para urinar

Fatores relacionados

Fisiopatológicos

Relacionados à condução prejudicada dos impulsos acima do nível do arco reflexo secundária a:

Lesão/tumor/infecção da medula

Relacionados a incontinência e gotejamento pós-operatório secundários a:

Ressecção transuretral da próstata
Cirurgia prostática

Conceitos-chave

- Os três principais centros responsáveis pela inibição e facilitação da micção incluem o centro da micção sacral de S2 a S4, o córtex cerebral e o centro de micção pontino.
- Uma lesão acima dos segmentos sacrais da coluna (acima de T12), envolvendo tanto o trato motor quanto o sensorial da medula espinal, resulta em uma bexiga reflexa. Outros nomes comuns para esse tipo de disfunção são bexiga espástica, supraespinal, hipertônica, automática e de neurônio motor superior.
- Uma lesão que não secciona completamente a medula pode produzir efeitos variáveis.
- O controle a partir dos centros cerebrais superiores está ausente na bexiga reflexa neurogênica. Por esse motivo, o indivíduo não pode iniciar ou interromper a micção de forma voluntária.
- O arco reflexo espinal simples assume o controle da micção.
- Um reflexo bulbocavernoso positivo sugere que o reflexo da micção (arco reflexo espinal) está intacto.
- Se a abertura do esfíncter urinário e o relaxamento da musculatura estriada em torno do esfíncter urinário estiverem descoordenados, existe a possibilidade de grandes volumes de urina residual após o início da micção.
- A disreflexia autonômica é uma atividade reflexa hiperativa anormal que ocorre apenas nas pessoas com traumatismo medular cuja lesão está acima de T8. Na maioria das vezes, esses indivíduos apresentam uma bexiga de neurônio motor superior (incontinência reflexa). Essa é uma situação que envolve risco de morte, visto que a pressão sanguínea se eleva a níveis letais. A hiper-reflexia autonômica é mais frequentemente causada por distensão da bexiga ou do intestino.
- A incontinência urinária é um dos efeitos colaterais mais comuns após cirurgia de prostatectomia. Um estudo com 405 homens mostrou que 59% eram incontinentes pós-prostatectomia, mesmo seis semanas após a cirurgia, mas apenas 22% relataram incontinência em 58 semanas. Os melhores resultados foram em homens não obesos e fisicamente ativos (Wolin, Luly, Sutcliffe, Andriole & Kibel, 2010).
- Não há evidências de que os exercícios de treinamento da musculatura do assoalho pélvico antes da cirurgia da próstata melhorem os resultados, diminuindo a chance de incontinência, exceto para dar aos homens uma sensação de controle (Wilson et al., 2005).

Critérios para a investigação focalizada

Ver *Eliminação urinária prejudicada*.

NOC Ver *Incontinência urinária funcional*.

Metas

O indivíduo informará um estado de secura que o satisfaz pessoalmente, conforme evidenciado pelos seguintes indicadores:

- Apresenta um volume de urina residual menor do que 50 mL.
- Utiliza mecanismos estimuladores para iniciar o reflexo de micção.

NIC Ver também *Incontinência urinária funcional*, Exercícios para a musculatura pélvica, Controle do peso

Intervenções

Investigar as condições causadoras e contribuintes

- Ver Fatores relacionados.
- Explicar a justificativa do(s) tratamento(s).

Desenvolver um programa de retreinamento ou recondicionamento da bexiga

- Ver Intervenções em *Incontinência urinária contínua*.

Ensinar técnicas para estimular o reflexo de micção

- Mecanismos cutâneos estimuladores.
- Dar pequenas batidas na região suprapúbica de forma profunda, repetida e aguda (mais efetiva).
- Orientar o indivíduo a:
  - Colocar-se em uma posição semissentada.
  - Dar "pancadinhas" diretamente na parede da bexiga, 7 a 8 vezes, durante 5 segundos (35 a 40 pancadas leves).
  - Usar apenas uma mão.
  - Trocar o local da estimulação sobre a bexiga para encontrar a melhor área.
  - Continuar a estimulação até que tenha início um bom jato.
  - Aguardar aproximadamente 1 minuto; em seguida, repetir a estimulação até esvaziar a bexiga.
- Uma ou duas séries de estímulos sem resposta significam que nada mais será expelido.
- Se as medidas anteriores forem ineficazes, orientar o indivíduo a realizar cada um dos seguintes passos, por 2 ou 3 minutos, aguardando 1 minuto entre as tentativas:
  - Pancadas leves na glande peniana.
  - Pancadas leves no abdome acima dos ligamentos inguinais.
  - Pancadas leves na parte interna da coxa.
- Estimular o indivíduo a urinar ou a provocar a urina pelo menos a cada 3 horas.
- Indicar no formulário de ingestão e eliminação qual mecanismo foi usado para induzir a micção.
- As pessoas com controle muscular abdominal devem usar a manobra de Valsalva durante o desencadear da micção.
- Ensinar ao indivíduo que, se ele aumentar a ingestão de líquidos, também precisará aumentar a frequência do desencadeamento para evitar a distensão excessiva.
- Estabelecer um programa de cateterismo intermitente (ver *Incontinência urinária contínua*).

   J: *A estimulação do arco reflexo substitui o esfíncter interno da bexiga, permitindo a micção. O arco reflexo pode ser desencadeado pela estimulação da parede da bexiga ou de sítios cutâneos (p. ex., suprapúbicos e púbicos).*

   J: *Os métodos cutâneos estimuladores preferidos incluem dar pancadas rápidas e leves na região suprapúbica, puxar levemente os pelos púbicos, massagear o abdome e realizar estimulação retal digital.*

   J: *Evitar o uso da manobra de Credé na bexiga reflexa, pois a uretra pode ser danificada ou pode ocorrer refluxo vesicouretral se o esfíncter externo estiver contraído.*

   J: *A contração dos músculos abdominais comprime a bexiga para esvaziá-la.*

Iniciar as orientações para a saúde, conforme indicado

Providenciar uma avaliação na casa do indivíduo por enfermeiro domiciliar especializado

- Ensinar o programa de recondicionamento da bexiga (ver *Incontinência urinária contínua*).
- Ensinar o cateterismo intermitente (ver *Incontinência urinária contínua*).
- Orientar sobre a prevenção das infecções do trato urinário (ver *Incontinência urinária contínua*).

   J: *As estratégias de controle da micção devem ser mantidas em casa.*

- Se um indivíduo apresentar alto risco de disreflexia, ver *Disreflexia autonômica*.

ENFRENTAMENTO INEFICAZ

Enfrentamento ineficaz

Controle de impulsos ineficaz

Controle emocional instável

Enfrentamento defensivo

Negação ineficaz

Negação ineficaz • Relacionada à capacidade prejudicada de aceitar as consequências do próprio comportamento, conforme evidenciado pela falta de reconhecimento de uma adicção (abuso de dependência/substâncias: jogo patológico, cleptomania, piromania, compra compulsiva, comportamento sexual compulsivo)

Regulação do humor prejudicada

Definição da NANDA-I

Padrão de avaliação inválida de estressores, com esforços cognitivos e/ou comportamentais, que falha em controlar as demandas relativas ao bem-estar.

Características definidoras

Verbalização da incapacidade de enfrentar ou pedir ajuda*
Uso inapropriado de mecanismos de defesa
Incapacidade de atender às expectativas do papel*
Distúrbios crônica, ansiedade
Distúrbios do sono*
Fadiga*
Taxa elevada de doenças*
Dificuldade relatada com os estressores da vida
Concentração insatisfatória*
Dificuldade para organizar informações*
Uso diminuído de apoio social*
Solução inadequada de problemas*
Participação social prejudicada
Uso de formas de enfrentamento que impedem comportamento de adaptação*
Assumir riscos*
Falta de comportamento direcionado a metas*
Comportamento destrutivo em relação a si ou aos outros*
Mudança nos padrões normais de comunicação*
Alta incidência de acidentes
Abuso de substâncias*

Fatores relacionados

Fisiopatológicos

Relacionados à cronicidade da condição

Relacionados a mudanças bioquímicas no cérebro secundárias a:

Transtorno bipolar
Dependência química
Esquizofrenia
Transtorno da personalidade
Transtornos de déficit de atenção

Relacionados a regimes complexos de autocuidado

Relacionados a mudanças neurológicas no cérebro secundárias a:

Acidente vascular encefálico
Doença de Alzheimer
Esclerose múltipla
Doenças em estágio terminal

Relacionados a mudanças na integridade do corpo secundárias a:

Perda de parte do corpo
Aparência desfigurada secundária a traumatismos

Relacionados à alteração no afeto causada por mudanças secundárias a:

Química corporal
Tumor (cerebral)
Ingestão de substância que altera o humor
Retardo mental

Relacionados ao tratamento

Relacionados à separação da família e do lar (p. ex., hospitalização, casa geriátrica)

Relacionados à aparência desfigurada devido a uma cirurgia

Relacionados à alteração na aparência devido a drogas, radiação ou outros tratamentos

Situacionais (pessoais, ambientais)

Relacionados a controle insatisfatório de impulsos e à tolerância a frustrações

Relacionados à relação perturbada com pais/cuidador

Relacionados a sistema familiar desorganizado

Relacionados a habilidades ineficazes para solução de problemas

Relacionados a aumento no consumo de alimentos em resposta a estressores

Relacionados a modificações no ambiente físico secundárias a:

Guerra	Mudança de endereço/ambiente
Condição de sem-teto	Desastre natural
Trabalho sazonal	Situação financeira inadequada
Pobreza	

Relacionados a rompimento de vínculos emocionais secundário a:

Morte	Separação ou divórcio
Deserção	Instituição de educação
Prisão	Mudança de endereço/ambiente
Institucionalização	Orfanato/lar adotivo

Relacionados a sistema de apoio insatisfatório

Relacionados a sobrecarga sensorial secundária a:

Ambiente fabril	Urbanização: multidões, poluição sonora, atividade excessiva

Relacionados a recursos psicológicos inadequados secundários a:

Baixa autoestima	Desamparo
Excessivas crenças negativas sobre si mesmo	Falta de motivação para reagir
Modelo de papel negativo	

Relacionados a conflitos culturalmente relacionados a (especificar):

Sexo pré-conjugal
Maturacional
Aborto

Maturacionais

Crianças/adolescentes

Relacionados a:

Métodos inconsistentes de disciplina	Rejeição dos pais
Habilidades sociais insatisfatórias	Medo do fracasso
Rejeição dos amigos	

Adolescentes
Relacionados a recursos psicológicos inadequados para adaptar-se a:
- Modificações físicas e emocionais
- Demandas educacionais
- Conscientização sexual
- Relacionamento sexual
- Independência da família
- Escolha de profissão

Adultos jovens
Relacionados a recursos psicológicos inadequados para adaptar-se a:
- Escolha de profissão
- Paternidade/maternidade
- Casamento
- Saída de casa
- Demandas educacionais

Adultos de meia-idade
Relacionados a recursos psicológicos inadequados para adaptar-se a:
- Sinais físicos de envelhecimento
- Necessidades do *status* social
- Problemas com os parentes
- Problemas na criação dos filhos
- Pressões da profissão
- Envelhecimento dos pais

Idosos
Relacionados a recursos inadequados (psicológicos, apoio social, financeiros, instrumentais) para adaptar-se a:
- Estressores diários
- Modificações físicas
- Aposentadoria
- Mudanças na moradia
- Mudanças na situação financeira

Nota da autora

Nicholas, filho de Margaret O., 26 anos de idade, diagnosticado com esquizofrenia, morreu em uma unidade psiquiátrica por intoxicação de drogas. Margaret escreveu aos estudantes de saúde mental: "Cuidem de pessoas com doença mental, em momentos de crise, com compreensão e compaixão... é o que espero de vocês" (Proctor, Hamer, McGarry, Wilson & Froggatt, 2014, p. vii).

A Organização Mundial da Saúde (OMS, 2014) define saúde mental como "um estado de bem-estar em que cada pessoa concretiza seu potencial, consegue enfrentar os estresses normais da vida, é capaz de trabalhar de modo produtivo e frutífero e de dar uma contribuição à sua comunidade". Além disso, a OMS descreve saúde mental e doença da seguinte forma:

- A saúde mental integra a saúde; de fato, não há saúde sem saúde mental.
- A saúde mental é mais do que ausência de transtornos mentais.
- Transtornos mentais e distúrbios por uso de substâncias são a principal causa de incapacitação em todo o mundo.
- Os transtornos mentais aumentam o risco de adoecer em decorrência de outras doenças, a saber, HIV, doença cardiovascular, diabete e vice-versa.
- O estigma e a discriminação de pacientes e famílias impedem que as pessoas busquem atendimento em saúde mental.
- Violações aos direitos humanos de pessoas com incapacidade mental e psicossocial são rotineiramente relatadas na maioria dos países.

Enfrentamento ineficaz descreve um indivíduo que apresenta dificuldades para se adaptar ao estresse. *Enfrentamento ineficaz* pode ser um problema recente, episódico ou um problema crônico. Mecanismos de enfrentamento eficazes usuais podem ser inapropriados ou inoperantes, ou a pessoa pode ter uma história insatisfatória de enfrentamento de estressores.

Se o evento for recente, *Enfrentamento ineficaz* talvez seja um julgamento prematuro. Por exemplo, diante de estresse exagerado, a pessoa pode ter uma reação de sofrimento, como a negação, a raiva ou a tristeza, tornando apropriado o diagnóstico de *Pesar* ou *Ansiedade*.

Adaptação prejudicada pode ser mais útil que *Enfrentamento ineficaz*, no período inicial, posterior ao evento estressor. *Enfrentamento ineficaz* e seus diagnósticos relacionados podem ser mais aplicáveis a problemas prolongados ou crônicos de enfrentamento, como *Enfrentamento defensivo* para pessoa com um padrão de longa duração de enfrentamento ineficaz.

Erros nos enunciados diagnósticos

Enfrentamento ineficaz relacionado a efeitos percebidos do câncer de mama nas metas de vida, conforme evidenciado pelo choro e pela recusa em falar
Se esse diagnóstico for recente, a reação da pessoa ao chorar e ao se recusar a falar é normal. Assim, o diagnóstico apropriado seria *Pesar relacionado a efeitos percebidos do câncer de mama nas metas de vida*. Se essa reação for prolongada, sem evidenciar comportamentos de adaptação (p. ex., início das atividades sociais), pode haver indicação de nova investigação.

Enfrentamento ineficaz relacionado a relatos de abuso de drogas
O abuso de drogas é um indício relatável ou observável para a validação de um diagnóstico. Se a pessoa reconhecer o abuso e desejar ajuda, o diagnóstico será *Enfrentamento ineficaz relacionado à incapacidade de controlar os estressores sem as drogas*. Se o abuso de drogas for confirmado, mas a pessoa negar que exista ou que seja um problema, o diagnóstico será *Negação Ineficaz relacionada à etiologia desconhecida, conforme evidenciado pela falta de reconhecimento da dependência de drogas*.

Conceitos-chave

Considerações gerais

- Atitudes negativas acerca das doenças mentais costumam encobrir o estigma, capaz de levar a pessoa afetada a negar os sintomas, retardar o tratamento, ser excluída do emprego, da moradia ou dos relacionamentos, com interferência na recuperação (Centers for Disease Control and Prevention [CDC], 2010).
- O CDC (2010) relatou:
  - Cerca de 57% de todos os adultos acreditavam que as pessoas eram carinhosas e simpáticas com os indivíduos com doenças mentais.
  - Apenas 25% dos indivíduos com sintomas de doença mental achavam que as pessoas tinham preocupação ou eram simpáticas com os doentes mentais.
- Lazarus (*1985) define o enfrentamento como "a constante modificação dos esforços cognitivos e comportamentais para controlar demandas específicas, externas e/ou internas, que são desgastantes ou excedem os recursos do indivíduo".
- "Os mecanismos de enfrentamento costumam ser confusos e trocados pelos mecanismos de defesa, devido às suas semelhanças. Os dois processos são ativados em períodos de adversidade. Mecanismos de defesa e estratégias de enfrentamento reduzem o surgimento de emoções negativas. Além disso, os dois processos buscam a adaptação; apenas os meios são diferentes para esse fim" (Galor & Hentschel, 2012).
- Os mecanismos de defesa ajudam, distorcendo a realidade; as estratégias de enfrentamento tentam alterar a realidade pela solução do problema (*Cramer, 1998).
- Os comportamentos de enfrentamento situam-se em duas grandes categorias (*Lazarus & Folkman, 1984):
  - *Concentração no problema*: comportamentos que tentam melhorar a situação via modificação ou ação. Os exemplos incluem agendamento de reunião com o chefe para discutir aumento salarial, criação e obediência a horário para realização dos temas da escola e busca de ajuda.
  - *Concentração na emoção*: são pensamentos ou ações que aliviam o sofrimento emocional. Não alteram a situação, mas fazem com que a pessoa se sinta melhor. Exemplos incluem sair para uma caminhada, negar que haja qualquer coisa errada, usar o alimento para relaxar e fazer piadas.
- Os mecanismos de defesa são "medidas inconscientes usadas pelas pessoas em defesa de sua estabilidade pessoal e proteção contra ansiedade e ameaças" (Halter, 2014). Esses mecanismos podem ser muito úteis, embora possam ser disfuncionais se interferirem no enfrentamento geral. Eis alguns exemplos:
  - *Projeção, deslocamento* e *supressão da raiva* ocorrem quando a raiva é atribuída a uma pessoa ou coisa menos ameaçadora, ou é assim manifestada. Esse tipo de ação é capaz de reduzir a ameaça de modo suficiente para permitir que a pessoa lide com ela. Distorção da realidade e perturbação nos relacionamentos podem ocorrer, tornando o problema ainda mais complexo. A supressão da raiva pode se tornar disfuncional quando resulta em sintomas físicos relacionados a estresse ou relacionamentos danosos.
  - *Preparação antecipada* é o ensaio mental das possíveis consequências ou dos resultados do comportamento ou de situações estressantes. Oportuniza o desenvolvimento de uma perspectiva, assim como estar pronto para o pior. Torna-se disfuncional quando cria estresse incontrolável, por exemplo, no luto antecipado.
  - A negação pode ser útil no primeiro relato de uma tragédia. Recusar-se a admitir uma realidade pode ser tão prejudicial quanto negar um comportamento de adicção, ou a morte de um ente querido.
- Separar é a incapacidade de identificar qualidades positivas e negativas de si mesmo ou de outros em uma imagem coerente. Um exemplo disso seria seu parceiro não possuir qualidades positivas, o que sempre é uma má adaptação.
- Selye (*1974) definiu estresse como uma resposta inespecífica do corpo a alguma exigência. As respostas ao estresse variam conforme as percepções individuais. Eventos de vida positivos e negativos podem iniciar uma resposta estressante.
- A pessoas com doença mental crônica têm baixa autoestima, falta de confiança, competência e senso de eficácia. Alterações na percepção, déficits de atenção, confusão cognitiva e emoções oscilantes interferem na tomada de decisão, na resolução de problemas e no relacionamento interpessoal (*Finkelman, 2000; Halter, 2014).
- A reação de luta ou fuga é mais característica do sexo masculino. As mulheres reagem ao estresse com a teoria do "cuidar e ser amigo" (Lee & Harley, 2012).
- Um estudo recente identificou o gene SRY, localizado no cromossomo Y, como capaz de promover agressão e outros traços clássicos do comportamento masculino, resultando na reação de lutar ou fugir ao estresse (Lee & Harley, 2012).
- Em resposta ao estresse, o gene SRY e suas proteínas podem contribuir para a liberação de grandes quantidades de norepinefrina, com um aumento na pressão arterial e na atividade motora, evocando assim uma reação de "luta". As mulheres não têm o gene SRY. As respostas ao estresse em mulheres são reguladas por outros genes e outras alterações fisiológicas que envolvem hormônio estrogênio, ocitocina e endorfinas. Essas alterações fisiológicas, por sua vez, facilitam a manifestação da reação "cuidar e ser amigo" (Lee & Harley, 2012).

> **Alerta clínico** Tal diferença biológica não justifica comportamentos agressivos nos homens e comportamentos passivos nas mulheres. Ambos precisam aprender reações mais produtivas ao estresse.

Enfrentamento de responsabilidades como cuidador

- Uren e Graham (2013) investigaram as experiências emocionais de cuidadores de pessoas em instituições de atendimento paliativo usando um paradigma interpretativo fenomenológico.
- Seguem fatores relacionados ao enfrentamento que "são importantes no sentido de serem capazes de influências recíprocas, com um efeito cumulativo no bem-estar de cuidadores" (Uren & Graham, 2013):
  - Encontrar uma pessoa certa de apoio.
  - Sobreviver a uma grande carga de trabalho.
  - Buscar meios de apoio alternativos.
  - Manipular dificuldades domésticas e profissionais.
  - Potencialmente fracassar no enfrentamento.
  - Desiludir-se *versus* aceitar.
- "Os cuidadores reiteraram sua necessidade de confiar no apoio, mas sentiram que este não era encontrado com facilidade, ou estava acompanhado de um medo de repercussões profissionais" (Uren & Graham, 2013). O enfrentamento ineficaz costuma levar a acúmulo de estressores, com impacto considerável no cuidador e em suas capacidades profissionais. Isso acentuou a importância do enfrentamento e da necessidade de dar apoio aos cuidadores e de encontrar medidas de prevenção de desgaste e estresse (Uren & Graham, 2013).
- Ver *Tensão do papel de cuidador* para intervenções específicas.

Dicas da Carpenito

O leitor é encorajado a acessar este estudo *on-line* para valorizar na íntegra essa experiência vivida por cuidadores, ao prestarem cuidados de saúde a um membro da família recebendo cuidados paliativos.

Considerações pediátricas

- A capacidade de enfrentamento da criança é afetada por traços congênitos, apoio social e enfrentamento familiar (Hockenberry & Wilson, 2015).
- À medida que as crianças amadurecem, elas desenvolvem e expandem suas estratégias de enfrentamento.
- A prevalência de depressão é calculada em 9% em adolescentes entre 12 e 17 anos de idade, com 6,3% informando um episódio de transtorno depressivo maior no ano anterior, com prejuízo severo (National Institute of Mental Health [NIMH], 2012).
- Por volta de 60% dos adolescentes com depressão têm recorrências durante a vida adulta. Adultos com história de depressão na adolescência têm uma taxa maior de suicídio na comparação com aqueles sem essa história (Clark, Jansen & Cloy, 2012).
- Fatores complexos contribuem para que adolescentes tenham sintomas depressivos, inclusive estressores do desenvolvimento (p. ex., relações com amigos, conquistas escolares, alterações físicas e emocionais) e estressores ambientais e contextuais (p. ex., pobreza, crime, separações na família, discriminação) (Garcia, 2010).
- A depressão com início na adolescência está associada a abuso e negligência, desempenho acadêmico ruim, uso de substâncias, gravidez precoce e rompimentos nos cenários social, de emprego e familiar até a vida adulta. Ainda que a prevalência de depressão na adolescência seja alta, é bastante subdiagnosticada e subtratada (Clark et al., 2012).
- Adolescentes sem capacidades adequadas de enfrentamento e resiliência envolvem-se em comportamentos de risco, como fumar, abusar de substâncias, apresentar comportamento desleixado, tentar suicídio e fazer sexo de alto risco (Hockenberry & Wilson, 2012).
- O transtorno de déficit de atenção/hiperatividade (TDAH)) é um dos transtornos do *neurodesenvolvimento* mais comuns na infância. Costuma ser diagnosticado pela primeira vez na infância e comumente perdura na vida adulta. Crianças com TDAH podem ter problemas para prestar atenção, controlar comportamentos impulsivos (podem agir sem pensar nas consequências), ou ser muito ativas (CDC, 2015).
  - Tal como em 2012, nos Estados Unidos, mais de 1 em 10 (11%) das crianças em idade escolar receberam diagnóstico de TDAH de um profissional de saúde em 2011 (CDC, 2015).
  - Estudos de imagem cerebral revelaram que em jovens com TDAH, o cérebro amadurece em um padrão normal, mas tem atraso, em média, por cerca de 3 anos. O atraso é mais pronunciado em regiões do cérebro que envolvem o pensamento, a atenção e o planejamento. Pesquisas mais recentes descobriram que a camada mais externa do cérebro, o córtex, mostra atraso geral na maturação, e uma estrutura cerebral

importante nas comunicações adequadas entre as duas metades do cérebro mostra padrão anormal de crescimento. Esses atrasos e anormalidades podem anteceder os sintomas marcantes de TDAH, ajudando a explicar como o transtorno pode surgir (*The ADHD Molecular Genetics Network, 2002; CDC, 2015).
- Os sintomas desse transtorno de desenvolvimento variam com o tempo. O diagnóstico é feito quando os sintomas de desatenção ou hiperatividade-impulsividade persistem por pelo menos 6 meses e são incompatíveis e inconsistentes com o nível de desenvolvimento (APA, 2014).
- Crianças e adolescentes com TDAH podem evidenciar comportamento desafiador de oposição e transtornos de conduta, podendo usar formas inadequadas de ter suas necessidades atendidas (Halter, 2014; Varcarolis, 2011).
- Esse comportamento de ruptura cria conflito com pais e figuras de autoridade, interfere na criação e manutenção de amizades e na aprendizagem. "Problemas intrapessoais e acadêmicos provocam altos níveis de ansiedade, baixa autoestima e culpabilização dos outros pelos próprios problemas" (Halter, 2014; Varcarolis, 2011).

Considerações geriátricas

- Folkman, Lazarus, Pimley e Novacek (*1987) constataram que as pessoas mais jovens relatavam mais estresse relacionado a dinheiro e trabalho, ao passo que os idosos se declaravam estressados em relação a saúde, manutenção doméstica e temas sociais e ambientais.
- O envelhecimento bem-sucedido depende da capacidade da pessoa, ao se confrontar com o senso de controle diminuído, de ajustar suas expectativas. Expectativas realistas podem reduzir o estresse da perda (Hayward & Strauss, 2013).
- Os mecanismos de defesa relativos ao envelhecimento bem-sucedido têm relação com a capacidade de adaptação a novas estratégias em substituição àquelas reduzidas no final da vida. "Ao mesmo tempo em que ocorrem declínios no controle pessoal, muitos adultos idosos também evidenciam aumentos significativos no senso de controle mediado por Deus" (Hayward & Krause, 2013).
- Nenhum evento de vida isolado tem impacto consistentemente negativo no idoso; ao contrário, a ocorrência de mais de um evento em um curto período representa o maior desafio (Miller, 2015).

Considerações transculturais

- Três componentes principais dos sistemas culturais influenciam as reações à enfermidade ou doença crônica, bem como a capacidade de cada um de fazer modificações no estilo de vida visando à saúde. Esses componentes são (1) sistemas de apoio familiar, (2) comportamentos de enfrentamento e (3) práticas e crenças de saúde (Boyd, 2012).
- Em algumas culturas, a família tem um papel essencial em todos os aspectos da vida da pessoa, inclusive a rejeição ou o reforço de modificações saudáveis no estilo de vida (Boyd, 2012).
- A cultura asiática enfatiza a manutenção da harmonia e do respeito. Não é raro um indivíduo asiático, que vê o enfermeiro como uma autoridade, concordar com tudo o que é sugerido. Concordar não significa um comprometimento intencional, apenas boa educação. Esse comportamento é o oposto do comportamento afirmativo e inquisidor enfatizado pela cultura norte-americana dominante (Boyd, 2012).
- Alguns sintomas que seriam interpretados como doença mental pela medicina ocidental são considerados normais em outras culturas. Visões, bruxaria e ouvir vozes são aceitos em algumas subculturas norte-americanas: apalaches, asiáticos, afro-americanos, hispânicos e indígenas americanos (*Flaskerud, 1984).
- Os hindus provenientes da Índia Oriental acreditam em forças internas e externas de controle. Fatores psicológicos, como a raiva, a vergonha e a inveja, não controlados, tornam a pessoa mais suscetível a doenças. Eles acreditam também que forças sobrenaturais poderosas, eventos externos ou má sorte, raiva de uma deusa doente, espíritos malevolentes de ancestrais falecidos, pecados cometidos em vidas passadas ou parentes vivos invejosos causam doenças. Os hindus usam amuletos para proteção contra as más intenções dos outros. O exorcismo é um tratamento buscado para expulsar maus espíritos (Giger, 2013).
- A cultura chinesa entende a doença mental como incapacidade pessoal de controlar o próprio comportamento, sendo motivo de vergonha. As famílias chinesas podem aguardar até que a doença mental de um parente não seja controlável, para então procurar a medicina ocidental; chineses em instituições psiquiátricas podem parecer mais sintomáticos (Giger, 2013).

Critérios para a investigação focalizada

O enfrentamento ineficaz pode ser manifestado de várias maneiras. Um indivíduo ou uma família pode reagir com uma alteração em outro padrão funcional (p. ex., espiritualidade, paternidade). O enfermeiro deve ter conhecimento disso e usar os dados investigativos para estabelecer as dimensões afetadas.

Dados subjetivos

Investigar as características definidoras
Sintomas fisiológicos relacionados ao estresse

Cardiovasculares

Cefaleia, desmaios (apagamentos, estados de encantamento), síncope
Dores no peito, pulsação aumentada, palpitações, pressão arterial aumentada

Respiratórios

Dispneia; respiração com frequência e profundidade aumentadas
Desconforto no peito (dor, aperto, incômodo)

Gastrintestinais

Náusea, vômito, dor abdominal
Alterações no apetite
Alteração não intencional no peso

Musculoesqueléticos

Mal-estar/fadiga/fraqueza

Geniturinários

Alterações menstruais
Dificuldades sexuais
Desconfortos urinários (dor, ardência, urgência, hesitação)

Dermatológicos

Prurido, exantema

Percepção do estressor

Como esses estressores o afetaram?
Como está lidando com eles? Tem dado certo?

Obter a história do padrão de ingestão de bebida alcoólica do indivíduo ou por meio de pessoas significativas (*Kappas-Larson & Lathrop, 1993)

Em que dia foi ingerida a última dose de bebida?
Quanto foi consumido nesse dia?
Nos últimos 30 dias, em quantos foi ingerido álcool?
Qual foi a média ingerida?
Qual foi o máximo ingerido?

Determinar a atitude relativa a beber, fazendo as perguntas CAGE (*Ewing, 1984)

Você já pensou em diminuir a bebida (C-*cut down*)?
Você já se incomodou (A-*annoyed*) pela crítica à sua bebida?
Você já se sentiu culpado (G-*guilty*) por beber?
Bebe pela manhã, para abrir os olhos (E-*eye*)?

Sintomas de depressão (Mitchell et al., 2013)

Concomitantes fisiológicos de ansiedade (i.e., efeitos de atividade autonômica excessiva, "borboletas", indigestão, cólicas estomacais, eructação, diarreia, palpitações, hiperventilação, parestesia, transpiração, rubor, tremores, cefaleia, frequência urinária).
Queixas somáticas (membros, costas, cabeça pesados). Dores nas costas, cefaleias, dores musculares. Perda de energia e propensão à fadiga
Relatos de perda da libido, desempenho sexual prejudicado, problemas menstruais
Humor depressivo durante a maior parte do dia, quase todos os dias
Fadiga (perda de energia), interesse ou prazer notadamente diminuídos em quase todas as atividades durante a maior parte do dia, quase todos os dias
Perda/aumento significativo de peso
Insônia/hipersonia
Agitação/retardo psicomotor
Concentração prejudicada (indecisão)

Risco de suicídio (ver *Risco de suicídio* quanto à investigação de sinais críticos de alerta e nível de risco)
Consultar um teste válido para uma investigação completa da depressão (p. ex., The Hamilton Rating Scale for Depression [HAM-D])

Investigar os fatores relacionados

Estressores atuais/recentes (número, tipo, duração)
Principais eventos da vida e estressores cotidianos
Ver também Fatores relacionados supracitados

Dados objetivos

Investigar as características definidoras
Aparência

Afeto inadequado alterado
Roupas, capricho no vestuário inadequados

Comportamento

Calmo
Hostil
Choroso
Mudanças repentinas de humor
Retraimento

Função cognitiva

Desorientação quanto a tempo, local, pessoa
Concentração prejudicada
Incapacidade para resolver problemas
Memória prejudicada
Julgamento prejudicado

Comportamento de saúde propenso a risco/abusivo

A si mesmo

Fumo excessivo
Ingestão excessiva de álcool
Ingestão excessiva de alimentos
Abuso de drogas
Dirigir irresponsavelmente
Tentativas de suicídio
Práticas sexuais inseguras

A outros

Ausência de cuidados, falta de vontade de ouvir, negligência para com as necessidades dos familiares
Imposição de dano físico nos membros da família (hematomas, queimaduras, ossos quebrados)

Investigar as dificuldades de atenção com pais e filhos (American Academy of Pediatrics [AAP], 2015)

> **ALERTA CLÍNICO** A hiperatividade pode ou não ser TDAH, o que é definido como padrão persistente de desatenção e/ou hiperatividade-impulsividade presentes antes dos 7 anos de idade (AAP, 2015).

Padrão persistente de desatenção e/ou hiperatividade

Evidências claras de que o comportamento interfere no funcionamento desenvolvimental adequado nos campos social, acadêmico ou profissional

Impossibilidade de atribuir a outro transtorno mental

Uma criança com TDAH pode (CDC, 2015):

- Sonhar demais acordada.
- Esquecer ou perder muitas coisas.
- Contorcer-se ou manifestar nervosismo.
- Conversar demais.

- Cometer erros por descuido ou assumir riscos desnecessários.
- Ter dificuldade para resistir a tentações.
- Ter problemas ao dar a vez.
- Ter dificuldades para se dar bem com os outros.

NOC Enfrentamento, Nível de estresse, Autoestima, Habilidades de interação social, Autocontenção e comportamento abusivo, Apoio social, Sono, Tomada de decisão, Modificação do comportamento

Metas

O indivíduo tomará decisões e realizará as ações apropriadas para mudar situações provocadoras no ambiente pessoal, conforme evidenciado por estes indicadores:

- Verbaliza os sentimentos relacionados ao estado emocional.
- Concentra-se no presente.
- Identifica pontos positivos pessoais.
- Identifica padrões de resposta e se suas reações ajudam ou não.
- Identifica recursos na comunidade para o indivíduo e a família.

A criança/adolescente atenderá "pedidos e limitará o comportamento na ausência de argumentos, explosões, ou outros atos", conforme evidenciado por estes indicadores (Varcarolis, 2011):

- Demonstra aumento do controle de impulsos em (especificar o tempo).
- Demonstra a capacidade de tolerar frustrações e retardar a gratificação em (especificar o tempo).
- Demonstra ausência de explosões, reações de rancor ou outros comportamentos desagradáveis em (especificar o tempo).
- Descreve os limites e as justificativas de comportamento a uma figura de autoridade.
- Admite a responsabilidade pelos comportamentos errados, aumento do controle de impulsos em (especificar o tempo).

Intervenções

> **ALERTA CLÍNICO** Proctor e colaboradores (2014, p. 93) escreveram que "Ao ouvirmos para compreender, estamos presentes e disponíveis e somente escutando o que a pessoa está dizendo, sem pensar em outras coisas". Isso demanda autodisciplina mais do que colocar em atividade a própria agenda.

Investigar os fatores causadores e contribuintes

- Ver Fatores relacionados.

Estabelecer *rapport*

- Passar um tempo com a pessoa. Proporcionar companhia que lhe dê apoio.
- Analisar seus próprios sentimentos nesta situação.
- Evitar ser excessivamente alegre. Evitar clichês como "As coisas vão melhorar".
- Transmitir honestidade e empatia.
- Oferecer apoio, estimular a expressão dos sentimentos, deixar o indivíduo saber que você entende seus sentimentos. Não discutir suas expressões de desvalia, dizendo coisas como "Como você pode dizer isso? Veja tudo o que conseguiu na vida".
- As permitir um tempo extra para a pessoa responder.

    Justificativa: *As pessoas com doença mental crônica "precisam ser ajudadas a abandonar o papel de doentes, assumindo o papel de diferentes" (Finkelman, 2000).*

    NIC Melhora do enfrentamento, Aconselhamento, Apoio emocional, Escuta ativa, Treinamento da assertividade, Modificação do comportamento, Controle da raiva, Intervenção na crise, Facilitação da autorresponsabilidade, Melhora do sistema de apoio

Investigar a situação atual de enfrentamento

- Determinar o surgimento dos sentimentos e dos sintomas e sua correlação com os eventos e as mudanças de vida.
- Investigar a capacidade de relacionar os fatos.
- Escutar atentamente enquanto o indivíduo fala, coletando os fatos e observando a expressão facial, os gestos, o contato visual, o posicionamento do corpo, o tom e a intensidade da voz.

    J: *O comportamento sofre ruptura diante de ameaças às necessidades e às metas.*

- Determinar o risco de autolesão; intervir adequadamente.
- Investigar sinais de suicídio potencial:
  - História de tentativas ou ameaças anteriores (veladas ou não).
  - Mudanças em personalidade, comportamento, vida sexual, apetite, hábitos de sono.
  - Preparação para a morte (colocar as coisas em ordem, fazer testamento, desfazer-se dos objetos pessoais, adquirir uma arma).
  - Repentino bom humor.
- Ver *Risco de suicídio* para informações adicionais sobre a prevenção do suicídio.

Investigar os efeitos da depressão no funcionamento

- Fazer uma investigação funcional da saúde para determinar os efeitos da depressão no funcionamento da pessoa. Ver os diagnósticos de enfermagem adequados quanto a intervenções.

   J: *A depressão pode influenciar todos os aspectos da vida da pessoa, as relações e o trabalho (Halter, 2014).*

Auxiliar a pessoa a desenvolver estratégias apropriadas para a resolução de problemas

- Solicitar à pessoa que descreva encontros com conflitos e como eles foram resolvidos.
- Avaliar se sua resposta ao estresse é do tipo "lutar ou fugir" ou "cuidar e ser amigo".
- Incentivar a pessoa a avaliar o próprio comportamento.
- "Isso funcionou para você?", "Como ajudou?", "O que você aprendeu com essa experiência?"
- Discutir as alternativas possíveis (i.e., conversar sobre o problema com os envolvidos, tentar modificar a situação ou não fazer nada e aceitar as consequências).
- Ajudar a pessoa a identificar os problemas que não podem ser controlados diretamente e a praticar atividades redutoras do estresse (p. ex., programas de exercícios, ioga).
- Dar apoio aos comportamentos funcionais de enfrentamento.
- "Sua maneira de lidar com essa situação funcionou bem há 2 anos; pode repeti-la agora?"
- Oferecer opções, porém a decisão deve ser da pessoa.

   J: *Intervenções cognitivas auxiliarão a pessoa a readquirir o controle sobre sua vida. Estão incluídas a identificação dos pensamentos automáticos e sua substituição por pensamentos positivos (*Finkelman, 2000).*

Ajudar a aumentar gradualmente as atividades

- Identificar as atividades que eram gratificantes, mas que foram negligenciadas: cuidado com a aparência pessoal ou hábitos de vestuário, compras, passatempos, atividades atléticas, artes e trabalhos manuais.
- Encorajar essas atividades na rotina diária durante um tempo estabelecido, por exemplo:
  - Caminharei durante 20 minutos todos os dias.
  - Farei um pequeno jardim.
  - Usarei a escada em vez do elevador.
  - Estacionarei o carro mais longe de meu destino e caminharei.
  - Serei voluntário em um programa de alfabetização, por exemplo, ou de leitura para crianças.
  - Tocarei piano durante 30 minutos todas as tardes.

   J: *A depressão imobiliza e a imobilização aumenta a depressão. A pessoa precisa fazer um esforço concentrado para lutar contra a inatividade de modo a melhorar.*

Explorar as válvulas de escape que promovam sentimentos de realização pessoal e autoestima

- Conseguir tempo para atividades relaxantes (p. ex., dança, exercícios, costura, marcenaria).
- Encontrar alguém para assumir a responsabilidade de tempos em tempos (p. ex., uma babá).
- Aprender a compartimentalizar (não carregar os problemas com você todo o tempo; aproveitar o tempo livre).
- Estimular férias prolongadas (não apenas alguns dias esporadicamente).
- Oportunizar a aprendizagem e o uso de técnicas de controle do estresse (p. ex., corrida leve, ioga, interrupção dos pensamentos).

   J: *Pessoas com doença mental crônica têm baixa autoestima, falta de confiança, de competência e de senso de eficácia. Alterações na percepção, déficits de atenção, confusão cognitiva e emoções oscilantes interferem na tomada de decisão, na resolução de problemas e no relacionamento interpessoal (*Finkelman, 2000).*

Facilitar o apoio emocional dos outros

- Durante as conversas, não tentar se concentrar nos próprios problemas. Equilibrar a conversa com elementos positivos.
- Procurar pessoas que compartilhem um desafio semelhante: estabelecer contatos telefônicos, iniciar amizades no ambiente clínico, desenvolver e instituir grupos educacionais e de apoio.

- Estabelecer uma rede de pessoas que compreendam sua situação.
- Decidir quem é mais capaz de agir como sistema de apoio (não esperar empatia de quem já está sobrecarregado pelos próprios problemas).
- Manter o senso de humor.
- Permitir o choro.

J: *O enfrentamento eficaz exige a manutenção bem-sucedida de várias tarefas: autoconceito, relacionamento satisfatório com os outros, equilíbrio emocional e estresse.*

- Ensinar as ferramentas para o automonitoramento (*Finkelman, 2000):
  - Desenvolver uma agenda diária para monitorar sinais de melhora ou piora.
  - Discutir metas razoáveis para os relacionamentos atuais.
  - Escrever o que é feito em momentos de controle, depressão, confusão, raiva e alegria.
  - Identificar as atividades tentadas, as que gostaria de tentar e as que devem ser reforçadas.
  - Criar uma lista de verificação de sinais de alerta, indicando o que está piorando, e formas de buscar ajuda.

J: *O automonitoramento pode auxiliar a pessoa a aprender como observar os sintomas e a reconhecer quando há necessidade de ajuda mais intensiva (*Finkelman, 2000).*

Ensinar técnicas de resolução de problemas

- *Estabelecimento de metas* é o processo consciente de estabelecimento de limites de tempo no comportamento, útil quando as metas são controláveis e passíveis de serem alcançadas. Pode se tornar indutor de estresse se as metas forem irreais ou de curto alcance.
- *Busca de informações* é o processo de aprendizado de todos os aspectos de um problema, o que proporciona perspectiva e, em alguns casos, reforça o autocontrole.
- *Domínio* é o aprendizado de novos procedimentos ou habilidades, o que facilita a autoestima e o autocontrole (p. ex., autocuidado da colostomia, injeção de insulina, ou cuidado com sondas).

J: *As metas devem ser realistas e passíveis de alcance para que promovam a autoestima e reduzam o estresse.*

Iniciar as orientações para a saúde e os encaminhamentos, conforme indicado

- Preparar-se para problemas que podem ocorrer após a alta:
  - Medicamentos – horários, custo, uso errado, efeitos colaterais.
  - Aumento da ansiedade.
  - Problemas de sono.
  - Problemas alimentares – acesso, diminuição do apetite.
  - Inabilidade para estruturar o tempo.
  - Conflitos com familiares/pessoas significativas.
  - Acompanhamento – esquecimento, acesso, dificuldade para organizar o tempo.

J: *No caso de problemas associados à depressão muito além do alcance dos enfermeiros generalistas, encaminhamentos a profissionais adequados (conselheiro matrimonial, especialista em enfermagem psiquiátrica, psicólogo, psiquiatra) serão necessários.*

- Ensinar ao indivíduo técnicas de relaxamento; enfatizar a importância de disponibilizar 15 a 20 minutos por dia para a prática de relaxamento:
  - Descobrir uma posição confortável na cadeira ou no chão.
  - Fechar os olhos.
  - Manter um mínimo de ruído (apenas música suave, se desejado).
  - Concentrar-se em respirar lenta e profundamente.
  - Sentir o peso de todas as extremidades.
  - Se os músculos estiverem tensos, contrair e relaxar cada um, dos dedos dos pés ao couro cabeludo.
- Ensinar habilidades assertivas.
- Ensinar o uso de técnicas de terapia cognitiva.

J: *As técnicas podem efetivamente reduzir o estresse que afeta de forma negativa o funcionamento.*

Intervenções pediátricas

- Se estiverem presentes transtornos de atenção, explicar sua etiologia e manifestações comportamentais para a criança e os cuidadores.
- Ajudar a criança a entender que ela não é "má" ou "boba".

J: *Estudos de imagem cerebral revelaram que em jovens com TDAH, o cérebro amadurece em um padrão normal, mas tem atraso, em média, por cerca de 3 anos. O atraso é mais pronunciado em regiões do cérebro que envolvem o pensamento, a atenção e o planejamento (The ADHD Molecular Genetics Network, 2002; CDC, 2015).*

- Estabelecer comportamentos-alvo com a criança e os cuidadores.
- Evitar repetir os conselhos.

J: *As intervenções concentram-se em ajudar a criança a desenvolver autocontrole e autorrespeito. As crianças com transtorno de atenção costumam ser muito inteligentes e não precisam de repetição de conselhos.*

- Trabalhar com pais e professores para que aprendam estratégias de comportamento mais eficazes para manter o sucesso:
  - Estabelecer contato visual antes de dar orientações.
  - Estabelecer limites firmes, responsáveis.
  - Evitar sermões; simplesmente determinar as regras.
- Manter rotinas o máximo possível.
- Tentar manter um ambiente calmo e simples.
- Reforçar o comportamento apropriado com algo positivo (p. ex., elogio, abraço).

J: *A rotina ajuda a reduzir o estresse dos cuidadores e da criança.*

J: *Crianças com transtorno de déficit de atenção não são capazes de filtrar estímulos de fora e, assim, reagem a tudo, perdendo o foco.*

- Monitorar ocorrência de aumento dos níveis de frustração. Interferir logo para acalmar a criança.

J: *Isso pode evitar uma explosão potencial (Halter, 2014; Varcarolis, 2011).*

- Evitar disputas por poder e situações sem vencedores. Buscar um comprometimento.

J: *"Metas terapêuticas são perdidas nas disputas pelo poder" (Halter, 2014; Varcarolis, 2011).*

Permitir que a criança discuta as solicitações com bom senso. Proporcionar explicações simples. Oferecer recompensas periódicas a comportamentos positivos

J: *Discussões possibilitam à criança a manutenção da sensação de controle e poder (Varcarolis, 2011).*

Auxiliar a criança a melhorar as brincadeiras com os amigos

- Começar com períodos curtos de brincadeiras.
- Usar jogos simples, concretos.
- Começar com irmãos ou membros da família compreensivos.
- Inicialmente, selecionar um amigo mais calmo e menos exigente como companheiro de brincadeiras.
- Proporcionar *feedback* imediato e instantâneo (p. ex., "Vejo que está se distraindo"; "Está jogando muito bem").

J: *O sucesso entre amigos, nas brincadeiras, é essencial para o reforço positivo e a autoestima.*

Iniciar as orientações para a saúde e os encaminhamentos, se necessário

- Ensinar pais/cuidadores de crianças hiperativas a (CDC, 2015):
  - **Criar uma rotina.** Tentar seguir a mesma agenda todos os dias, do despertar até a hora de dormir.
  - **Organizar-se.** Acomodar mochilas escolares, roupas e brinquedos no mesmo lugar diariamente, para que a criança tenha menos possibilidade de perder esses itens.
  - **Evitar distrações.** Desligar TV, rádio e computador, sobretudo quando seu filho está fazendo os trabalhos escolares.
  - **Limitar as opções.** Oferecer uma opção entre duas coisas (esta roupa, refeição, brinquedo, etc., ou aquela), de modo que seu filho não fique sobrecarregado e muito estimulado.
  - **Alterar suas interações com a criança.** Em vez de explicações muito detalhadas e que adulem, usar orientações claras e breves para lembrar ao filho as responsabilidades.
  - **Usar metas e recompensas.** Usar um cartaz para listar metas e acompanhar comportamentos positivos, e então, recompensar o esforço da criança. Certifica-se de que as metas são realistas – etapas menores são importantes!
  - **Disciplinar efetivamente.** Em vez de gritar ou bater, usar prazos ou retirada de privilégios como consequências do comportamento inadequado.
  - **Ajudar seu filho a descobrir um talento.** Todas as crianças precisam vivenciar o êxito para que se sintam bem consigo mesmas. Descobrir o que seu filho faz bem – seja esporte, arte ou música – pode reforçar habilidades sociais e autoestima.
- Fornecer informações sobre a terapia medicamentosa, se indicado.
- Encaminhar a especialista, quando necessário (p. ex., psicólogo, psicopedagogo).

Intervenções geriátricas

- Investigar os fatores de risco de enfrentamento ineficaz nos idosos (Miller, 2015):
  - Recursos financeiros inadequados.
  - Diversos problemas diários ao mesmo tempo.
  - Ocorrência de vários eventos importantes, em um curto período.
  - Metas irreais.

  J: *Miller (2015) identificou os seguintes fatores de risco de aumento do estresse e enfrentamento insatisfatório nos idosos: diminuição dos recursos financeiros, nível de desenvolvimento imaturo, ocorrência de eventos não antecipados, ocorrência de vários aborrecimentos diários ao mesmo tempo, ocorrência de diversos eventos de vida importantes em um curto período, situação social elevada e fortes sentimentos de autoeficácia em situações que não podem ser modificadas.*

- **Avaliar os recursos disponíveis de enfrentamento** (Miller, 2015)
  - Apoios sociais, sobretudo apoio religioso.
  - Apoio instrumental (refeições, transporte, cuidados pessoais).
  - Apoio emocional no sentido de a pessoa ser valorizada, amada, respeitada.
  - Suporte informativo em relação aos recursos disponíveis.

  J: *Há relatos de pesquisadores sobre eventos de vida estressantes funcionando como fatores predisponentes e conectividade social funcionando como amortecedor, agindo para a promoção do enfrentamento exitoso e a redução do risco de suicídio em idosos (Conwell, Van Orden & Caine, 2011).*

- Abordar, de forma específica, os estressores diários (preparo de alimentos, horário dos medicamentos, autocuidado e manutenção do lar). Revisar as opções possíveis para redução da tensão cotidiana, por exemplo, caixas para comprimidos da semana, refeições completas congeladas.

  J: *Pessoas idosas que têm estressores diários com mais frequência relataram piora significativa da memória, afetando o funcionamento psicológico geral (Stawski, Mogle & Sliwinski, 2013).*

Controle de impulsos ineficaz

Definição da NANDA-I

Padrão de reações rápidas e não planejadas a estímulos internos ou externos, sem levar em conta as consequências negativas dessas reações ao indivíduo impulsivo ou aos outros.

Características definidoras*

Impulsividade
Irritabilidade
Adicção a jogo
Fazer perguntas pessoais
Busca de sensações
Bulimia
Promiscuidade sexual
Incapacidade de poupar dinheiro ou de regular as finanças
Compartilhamento inadequado de detalhes pessoais
Explosões de temperamento
Muita familiaridade com estranhos
Comportamento violento

Fatores relacionados

Dependência de álcool
Déficit cognitivo*
Raiva*
Transtorno do desenvolvimento*
Codependência*
Transtorno do humor*
Arrependimento*
Transtorno de personalidade*
Delírio*

Imagem corporal perturbada
Negação*
Abuso de substância (drogas)
Déficit da função cerebral
Ambiente capaz de causar irritação ou frustração*
Fadiga*
Desesperança*
Enfrentamento ineficaz*
Insônia*
Autoestima baixa
Insatisfação
Tabagisto*
Isolamento social*
Vulnerabilidade a estresse*
Sentimentos suicidas*
Sintomas físicos desagradáveis*

Nota da autora

Controle de impulsos ineficaz é um novo diagnóstico da NANDA-I que representa um comportamento possível de causar uma variedade de problemas para o indivíduo ou para as outras pessoas, como abuso de substância, violência, promiscuidade sexual, etc.

É um componente dos diagnósticos do *DSM-5 – Transtorno da personalidade*, *Transtorno de oposição desafiante*, *Transtorno explosivo intermitente* e *Transtorno da conduta*.

Pode ser mais útil, clinicamente, entender *Controle de impulsos ineficaz* como um comportamento que contribui para um *diagnóstico de enfermagem* e/ou uma manifestação, mais do que uma reação ou um diagnóstico de enfermagem. Por exemplo, *Risco de suicídio*, *Risco de violência direcionada a outros*, *Processos familiares disfuncionais*, *Enfrentamento defensivo*, *Automutilação*, *Interações sociais prejudicadas*, *Risco de solidão*, *Falta de adesão*, *Controle ineficaz da saúde*, *Paternidade ou maternidade prejudicada* e *Sobrecarga de estresse* podem todos ter um componente de controle insatisfatório dos impulsos que contribui para o diagnóstico.

O profissional de saúde pode optar pelo uso de *Controle de impulsos ineficaz* como um diagnóstico de enfermagem, ou usar um diagnóstico de enfermagem mais específico, conforme discutido nesta Nota da autora. Estas intervenções também podem ser usadas com os diagnósticos antes mencionados, ou como intervenções adicionais para outro diagnóstico de enfermagem, em que a pessoa tem problemas com o controle dos impulsos.

Conceitos-chave

Ver também *Enfrentamento ineficaz*.

- Transtornos no controle dos impulsos costumam ser encontrados nas famílias. Isso pode ser reflexo de um comportamento aprendido e com origens neurobiológicas (Halter, 2014). Fahimm e colaboradores (2012) relataram que a substância cinzenta é menos densa e reduzida nos jovens e adolescentes. Essa substância cinzenta está associada ao controle dos impulsos e à autorregulação (Halter, 2014).

Critérios para a investigação focalizada

Ver *Enfrentamento ineficaz*.

Metas

O indivíduo demonstrará, com consistência, uso de respostas eficazes de enfrentamento, conforme evidenciado por estes indicadores:

- Identifica consequências do comportamento impulsivo.
- Identifica sentimentos que antecedem o comportamento impulsivo.
- Controla o comportamento impulsivo.

NOC Autocontrole de comportamento impulsivo, Autocontenção do suicídio

Intervenções

"De forma respeitadora e neutra, explicar os comportamentos e os limites esperados para a pessoa e suas responsabilidades" (Varcarolis, 2011)

J: *Os indivíduos precisam ter orientações e limites explícitos e ser informados de que serão responsabilizados por seu comportamento (Varcarolis, 2011).*

Auxiliar o indivíduo a identificar situações problemáticas
- Investigar possíveis reações/ações e seus benefícios e consequências.
- Encenar habilidades sociais aceitáveis.

J: *Salientar formas alternativas de reagir a situações problemáticas pode produzir respostas positivas das outras pessoas.*

> **NIC** Aumento da autopercepção, Presença, Aconselhamento, Modificação do comportamento, Controle da raiva, Melhora do enfrentamento, Terapia do ambiente, Estabelecimento de limites

Explicar um contrato comportamental e seus componentes

J: *Em vez de concentrar-se em áreas problemáticas, um contrato comportamental constrói relações positivas e dá suporte a comportamentos adequados.*

- O indivíduo identifica seu comportamento problemático e como ele afeta os outros.
- Identifica uma alternativa ao comportamento problemático.
- Identifica uma recompensa (que pode ser a comunicação focalizar a realização de uma escolha positiva e a sensação de sucesso).
- Identifica as consequências de uma escolha insatisfatória, que resulta em uma reação negativa dos outros.
- Se escrito, assinar e datar (pela pessoa e pelo profissional de saúde).
- Quando observada ou relatada uma escolha positiva, ela trata, especificamente, de como a pessoa se sente.
- Quando observada ou relatada uma escolha problemática, ela trata, de modo específico, de como a pessoa se sente em relação à resposta situacional. O foco é manter o processo de tentar.

Envolver-se na encenação de papéis (Halter, 2014)

J: *Isso propicia às pessoas ou aos grupos a aprendizagem e a prática de novos comportamentos ou habilidades.*

- Começar com situações de pouco estresse.
- Se a reação for problemática, perguntar ao indivíduo por que ele acha que poderia ser problemática.

Abordar a pessoa de forma consistente em todas as interações (Halter, 2014)

- No começo, evitar o toque e a proximidade física.
- Se o comportamento for inadequado ou indesejável, redirecionar para um diálogo apropriado e/ou para outra atividade.
- Quando indicado, se uma pessoa teve mau comportamento, esperar um pedido de desculpas e/ou a correção de uma consequência de descontrole, por exemplo, recolher um objeto que foi arremessado.
- Antes de uma situação problemática, sabidamente providenciar orientações e enunciar, com clareza, a expectativa.
- Garantir a consistência de toda a equipe profissional.

J: *A consistência melhora sentimentos de proteção e esclarece as expectativas, ao passo que as exceções estimulam comportamentos manipulativos (Halter, 2014).*

Ensinar estratégias para ajudar a reduzir tensões e sentimentos negativos (p. ex., assertividade, acalmar-se)

- Ser realista. Começar com etapas pequenas.

J: *Comportamentos desadaptativos inerentes podem ser um pouco alterados a cada vez (Varcarolis, 2011).*

Incentivar a participação em terapias de grupo

J: *A pessoa pode conseguir tentar relações sociais no âmbito da proteção de um cenário de terapia de grupo (Mohr, 2010).*

- Evitar:
  - Dar atenção a comportamentos inadequados.
  - Mostrar a própria frustração.
  - Aceitar oferecimento de presentes, elogios, comportamentos sedutores e instilação de culpa pelas pessoas (Varcarolis, 2011).

J: *Esses comportamentos são tentativas de manipulação e funcionam para minar a eficácia da terapia.*

Oferecer e estimular o uso de outros serviços (p. ex., assistência social, reabilitação profissional, serviços legais)

J: *As consequências do comportamento impulsivo podem ser múltiplos problemas sociais, como encarceramento, divórcio, ociosidade, adicção (Varcarolis, 2011).*

Controle emocional instável*

Definição da NANDA-I
Rompantes incontroláveis de expressão emocional exagerada e involuntária.

Características definidoras
Ausência de contato visual
Dificuldade de usar expressões faciais
Vergonha relativa à expressão das emoções
Choro excessivo sem sentir tristeza
Riso excessivo sem sentir alegria
Expressão emocional incoerente com o fator desencadeante
Choro involuntário
Riso involuntário
Lacrimejamento
Choro incontrolável
Riso incontrolável
Retraimento da situação profissional
Retraimento da situação social
Oscilações de humor[17]
Explosões de raiva[17]
Explosões comportamentais, ameaças, arremesso de objetos[17]

Fatores relacionados
Alternâncias na autoestima
Lesão cerebral,[17] por exemplo, trauma, AVE, tumores
Perturbação emocional
Fadiga
Prejuízo funcional
Conhecimento insuficiente sobre controle dos sintomas
Conhecimento insuficiente sobre a doença
Força muscular insuficiente
Transtornos do humor
Dano musculoesquelético
Agente farmacológico
Incapacidades físicas
Transtorno psiquiátrico
Sofrimento social
Estressores
Abuso de substâncias
Distúrbios neurológicos, por exemplo, doença de Parkinson, esclerose lateral amiotrófica, distúrbios extrapiramidais e cerebelares, esclerose múltipla, doença de Alzheimer[17]

Nota da autora

Controle emocional instável, tal como aprovado pela NANDA-I, representa duas reações diferentes, com duas origens distintas. Uma está representada em um distúrbio neurológico (afeto pseudobulbar) "da expressão emocional caracterizada, clinicamente, por rompantes incontroláveis, involuntários e frequentes de riso e/ou choro, incoerentes com o estado emocional do paciente, ou desproporcionais a isso" (Ahmed & Simmons, 2013).

A outra é uma "desregulação emocional, termo usado na comunidade de saúde mental, referindo-se a uma reação emocional insatisfatoriamente modulada, não se situando na gama convencionalmente aceita de reações emotivas. A desregulação emocional (DE) pode ser chamada de humor oscilante (oscilação acentuada do humor), ou alterações de humor" (Beauchaine, Gatzke-Kopp & Mead, 2007).

---

[17] Adicionado por Lynda Juall Carpenito por sua clareza e utilidade.

* N. de R.T. Este diagnóstico consta na NANDA-I 2018-2020 como *Controle emocional lábil*.

Respostas oscilantes emocionais que são mudanças no humor atrapalham relacionamentos. Tabagismo, automutilação, distúrbios alimentares e adicção estão associados todos a uma desregulação emocional. Seria indicada uma investigação da saúde funcional para confirmar como essas alterações de humor estão influenciando, negativamente, a vida da pessoa e dos familiares. Assim, emoções instáveis seriam fatores relacionados ou sinais/sintomas de um diagnóstico de enfermagem. Por exemplo, *Risco de violência*, *Enfrentamento familiar incapacitado*, *Medo*.

Controle emocional instável, conforme definido como "rompantes incontroláveis de expressão emocional exagerada e involuntária", representaria choro e/ou riso involuntários, relacionados a uma etiologia neurológica.

Conceitos-chave

- As taxas estimadas da prevalência de afeto pseudobulbar (PBA, do inglês *pseudobulbar affect*) nos distúrbios neurológicos variam muito, com uma das revisões mostrando variação de 2 a 49% na esclerose lateral amiotrófica e de 7 até 95% na esclerose múltipla (Olney, Goodkind & Lomen-Hoerth, 2011).
- Ocorre PBA secundário a múltiplas doenças ou lesões neurológicas, inclusive acidente vascular encefálico (AVE), esclerose lateral amiotrófica (ELA), esclerose múltipla (EM), traumatismo cranioencefálico (TCE), doença de Alzheimer (DA) e doença de Parkinson (DP), entre outras (Olney et al., 2011).
- "O riso e o choro patológicos são mais uma perturbação da regulação voluntária das emoções do que um estado de hiperatividade emocional generalizada" (Olney et al., 2011).
- O PBA é associado a considerável aumento de carga ao que já existe nas condições neurológicas subjacentes, que afetam (qualidade de vida, qualidade de relações com os objetos), estado de saúde e funcionamento social e profissional (Colamonico, Formella & Bradley, 2012).
- "Após lesão cerebral, uma pessoa também pode perder a percepção emocional e a sensibilidade às suas próprias emoções e às dos outros, e, assim, sua capacidade de controlar o comportamento emocional também pode ficar reduzida. Podem, ainda, reagir exageradamente a pessoas ou eventos no entorno – conversas sobre determinados assuntos, filmes ou histórias tristes ou engraçadas. O controle emocional mais fraco e a menor tolerância a frustrações, principalmente fadiga e estresse, podem também resultar em alterações mais exageradas nas reações emocionais" (Colamonico et al., 2012).
- As reações emocionais podem ser adequadas em uma situação, tal como o comportamento ou a expressão (Colamonico et al., 2012).

Critérios para a investigação focalizada

Investigar as respostas emocionais de riso e/ou choro:

Adequadas à situação, voluntárias
Frequência
Rompantes involuntários e incontroláveis de riso e/ou choro
Desproporcionais ao estado emocional da pessoa ou à situação, por exemplo, mais fortes, mais altos ou com maior duração do que seria o usual para aquela pessoa

Investigar se há doenças ou lesão neurológica associada:

Acidente vascular encefálico, esclerose lateral amiotrófica, esclerose múltipla, traumatismo cranioencefálico, doença de Alzheimer e doença de Parkinson

Investigar se há transtornos psiquiátricos associados:

Transtorno da personalidade limítrofe (*borderline*)
TDAH
Transtorno bipolar
Transtorno de estresse pós-traumático complexo

Metas

O indivíduo relatará melhora da satisfação com a resposta dos outros ao seu comportamento, conforme evidenciado por estes indicadores:

- Descreve as respostas dos outros como respeitosas.
- Relata manutenção da privacidade.

NOC Enfrentamento: Autoestima, Conhecimento: Controle do estresse

Intervenções

Explicar a causa das emoções instáveis

- O lobo frontal do cérebro normalmente mantém nossas emoções sob controle. Os nossos reflexos são mediados no cerebelo e no tronco encefálico. No PBA, há uma desconexão entre o lobo frontal do cérebro, o cerebelo e o tronco encefálico.

- A resposta costuma ser uma reação normal em contextos-padrão, embora seja combinada com evidências de capacidade prejudicada para regular uma resposta emocional excessiva ou prolongada. Por exemplo, rir diante de uma piada (Wilson, 1924; Wortzel et al., 2008).

> **NIC** Promoção da integridade familiar, Melhora do enfrentamento, Apoio emocional, Apoio ao cuidador

> **J:** *"Contrariando muitas descrições clínicas, os episódios foram, muitas vezes, induzidos por estímulos contextualmente adequados e associados a fortes experiências emocionais, coerentes com o evidenciado" (Olney et al., 2011).*

Explicar que a oscilação emocional pode piorar imediatamente após a ocorrência de um acidente vascular encefálico, mas que, em geral, diminui ou desaparece à medida que a pessoa se recupera (Olney, et al., 2011)

> **J:** *Isso está confirmado e pode ser útil com o choque inicial.*

Com delicadeza, explicar os efeitos na vida doméstica, no trabalho e nos relacionamentos

> **J:** *As consequências psicológicas e o impacto nas interações sociais podem ser substanciais (Ahmed & Simmons, 2013). Podem ocorrer consequências incapacitantes sociais e profissionais, as quais se sobrepõem ao pleso do distúrbio neurológico primário (Olney et al., 2011)*

Se adequado, perguntar à pessoa afetada como ela gostaria de ser tratada diante de um episódio de choro

> **J:** *Isso pode propiciar entendimento da experiência da pessoa.*

- Observar o aparecimento de elementos desencadeantes (Acquired Brain Injury Outreach Service, 2011):
  - Fadiga.
  - Aumento do estresse.
  - Estímulos em excesso, por exemplo, música alta, múltiplas conversas.
  - Discussões de tópicos sensíveis, por exemplo, finanças, trabalho, falar em grupo.

Proporcionar período de descanso antes de uma atividade, por exemplo, fisioterapia, horário de refeições, visitas

> **J:** *Isso pode auxiliar a pessoa a se adaptar ao estresse da atividade.*

Em resposta ao choro ou riso descontrolado, pode ser útil (Acquired Brain Injury Outreach Service, 2011)

- Tentar mudar de assunto.
- Redirecionar a pessoa para outra atividade (p. ex., caminhada curta).
- Orientar a fazer respirações profundas.
- Evitar dizer à pessoa para se controlar.
- Agir de forma normal.
- Tocar o braço da pessoa, se adequado.
- Perguntar-lhe se deseja que você fique ou saia.

> **J:** *Intervenções que comunicam empatia e não enfatizam o rompante emocional podem dar conforto e reduzir o embaraço.*

Oferecer orientações e educação aos que testemunham o rompante de descontrole e aconselhá-los a não rirem

> **J:** *Choro ou riso sem controle podem impressionar os outros se eles não compreenderem.*

Explicar os benefícios de

- Relaxamento e exercícios respiratórios para redução do estresse e da tensão.
- Uso de distração – pensar em outra coisa, imaginar cenário ou foto calmante, contar.
- Fazer alguma atvidade (caminhar).
- Estratégias cognitivas e comportamentais, como interrupção do pensamento.
- Aconselhamento e apoio, por exemplo, individual, familiar.

> **J:** *Há muitas perdas e alterações repentinas após uma lesão encefálica – perda do trabalho, da capacidade de dirigir, da independência, alterações nos relacionamentos ou nas finanças, alterações na qualidade de vida. Há sentimentos de tristeza, pesar, raiva, frustração, desapontamento, ciúme ou depressão (Olney et al., 2011).*

Discutir o uso possível de medicamentos para emoções oscilantes junto ao profissional da atenção primária de saúde (Colamonico et al., 2012)

- Antidepressivos tricíclicos e inibidores seletivos da recaptação da serotonina.

- Combinação dextrometorfano/quinidina (Nuedexta).

    J: *Uma resposta emocional oscilante é causada por uma síndrome de desinibição, em que ocorre rompimento das vias envolvendo serotonina e glutamato. A combinação dextrometorfano/quinidina foi aprovada pelo FDA em 2011 para tratamento (Colamonico et al., 2012).*

Iniciar as orientações para a saúde e os encaminhamentos, se necessário
- Aconselhar busca de estratégias de redução do estresse, por exemplo, exercícios, respiração relaxante.
- Encaminhar a instituições da comunidade, se indicado, por exemplo, atendimento domiciliar de saúde, assistência social.

Enfrentamento defensivo

Definição da NANDA-I
Projeção repetida de autoavaliação falsamente positiva, baseada em um padrão autoprotetor que defende contra ameaças subjacentes percebidas à autoestima positiva.

Características definidoras
Atraso para buscar atendimento de saúde
Negação do medo da morte
Negação do medo de invalidez
Deslocamento do medo do impacto da condição
Deslocamento das origens dos sintomas
Incapacidade de admitir o impacto da doença na vida
Não percepção da relevância do perigo
Não percepção da relevância dos sintomas
Afeto inadequado
Minimização dos sintomas
Recusa do atendimento de saúde
Uso de gestos que mostram indiferença ao falar de eventos causadores de sofrimento
Uso de tratamento desaconselhado por profissional da saúde

Fatores relacionados*
Relacionados a:
Ameaça de realidade desagradável
Conflito entre a autopercepção e o sistema de valores
Sistema de apoio deficiente
Medo do fracasso
Medo de humilhação
Medo das repercussões
Baixo nível de confiança nos outros
Baixo nível de autoconfiança
Incerteza
Expectativas irreais de si mesmo

Nota da autora
Ao selecionar este diagnóstico, é importante considerar os diagnósticos potencialmente relacionados de *Baixa autoestima crônica*, *Sentimento de impotência* e *Interação social prejudicada*. Eles podem expressar como a pessoa estabeleceu esse padrão defensivo ou por que ela o preserva.

Enfrentamento defensivo é a "projeção repetida de uma autoavaliação falsamente positiva, com base em um padrão de autoproteção em defesa contra ameaças percebidas a uma autoconsideração positiva" (Halter, 2014; Varcarolis, 2011). Quando um padrão defensivo constitui uma barreira para relacionamentos verdadeiros, *Enfrentamento defensivo* é um diagnóstico útil.

Conceitos-chave
Considerações gerais
- "Defesas são mecanismos eficientes que ajudam a lidar com ameaças e, por vezes, com estressores traumáticos. É provável que a patologia não se origine do uso real de mecanismos de defesa; ela é causada por uma

confiança contínua nas defesas, em vez de, realmente, tentar, em primeiro lugar, resolver os principais problemas que causam sua necessidade" (Galor, 2012).
- Com o tempo, os mecanismos de defesa contribuem para o aparecimento de uma patologia grave, mas pelo fato de parecerem ajudar a pessoa a enfrentar em curto período de tempo, não devem ser ignorados ou descartados.
- O funcionamento defensivo é a capacidade de usar mecanismos de defesa para proteger o ego contra a ansiedade extrema. Se usados em excesso, os mecanismos de defesa se tornam ineficazes ou prejudiciais ao ego (Varcarolis, 2011).
  - Há pessoas com transtornos psicóticos de paranoia que usam o enfrentamento defensivo diante de suspeitas, ameaças e vulnerabilidade (Halter, 2014; Varcarolis, 2011).

Metas

O indivíduo demonstrará interações apropriadas com os outros e relatará sensação de segurança e mais controle, conforme evidenciado por estes indicadores:

- Adere ao tratamento, por exemplo, medicamentos, terapia e metas.
- Usa métodos construtivos recém-aprendidos para lidar com o estresse e promover sensação de controle.
- Retira-se de situações que aumentam a ansiedade.

NOC Aceitação: Estado de saúde, Enfrentamento, Autoestima, Habilidades de interação social, Processamento de informações

Intervenções

Reduzir as demandas sobre o indivíduo se o nível de estresse aumentar

- Modificar o nível dos estímulos ambientais, ou removê-los (p. ex., ruído, atividades).

  J: *"Ambientes barulhentos podem ser percebidos como ameaçadores" (Halter, 2014; Varcarolis, 2011).*

- Diminuir (ou limitar) os contatos com outras pessoas (p. ex., visitas, equipe), conforme a necessidade.
- Articular, claramente, as expectativas mínimas para as atividades. Diminuir ou aumentar as expectativas, conforme toleradas.
- Identificar os estressores que estão fazendo exigências sobre os recursos de enfrentamento da pessoa e desenvolver planos para manejá-los.

  J: *O aumento do estresse aumenta o enfrentamento defensivo (Mohr, 2010).*

NIC Melhora do enfrentamento, Apoio emocional, Aumento da autopercepção, Controle do ambiente, Presença, Escuta ativa

Estabelecer um relacionamento terapêutico

- Manter um tom neutro casual, com uma abordagem coerente e positiva. Assegurar que toda a equipe se relacione de forma coerente, com expectativas consistentes.
- Concentrar-se em tópicos simples, direcionados ao aqui e agora, e voltados às metas ao se defrontar com as defesas do paciente.
- Não reagir às projeções negativas ou deslocamentos, defender-se ou fixar-se nelas; não desafiar distorções ou autoexpressões irreais/de grandiosidade. Em vez disso, mudar para assuntos mais neutros, positivos ou voltados às metas.
- Evitar os assuntos sobre controle; tentar apresentar ao indivíduo opções positivas, permitindo certa parcela de escolha.
- Para promover o aprendizado a partir das próprias ações individuais (i.e., "consequências naturais"), identificar para a pessoa as ações que interferiram no alcance das metas estabelecidas.
- Reforçar padrões de enfrentamento mais ajustados (p. ex., solução formal de problemas, racionalização) que o auxiliem a alcançar suas metas.
- Avaliar as interações, o progresso e a abordagem com os outros membros da equipe, a fim de assegurar a coerência no meio terapêutico.

  J: *Métodos calmos e consistentes podem ajudar a reduzir o rancor e a agressividade (Halter, 2014; Varcarolis, 2011).*

Promover diálogo que diminua a paranoia e permita uma abordagem mais direta dos fatores relacionados subjacentes (ver também *Baixa autoestima crônica*)

- Aceitar a relutância do paciente em confiar, no início. Ao longo do tempo, reforçar a coerência de suas declarações, respostas e ações. Dar atenção especial à satisfação de exigências (razoáveis) ou à sequência de planos e acordos.

- Usar linguagem clara e simples. Explicar as atividades antes de realizá-las.
- Ser honesto, não julgar, não ficar na defensiva; assumir uma abordagem neutra.
- Não sussurrar, rir ou envolver-se em comportamentos que possam ser mal-interpretados.

    J: *Uma pessoa que suspeita consegue detectar desonestidade. Neutralidade e coerência desencorajam a pessoa a interpretar mal a comunicação (Halter, 2014; Varcarolis, 2011).*

- Engajar a pessoa em atividades recreativas, não visando a metas e não competitivas (p. ex., terapia de relaxamento, jogos, passeios).
- Inicialmente, oferecer atividades solitárias e não competitivas (Halter, 2014; Varcarolis, 2011).

    J: *Interações recreativas e de apoio que não estimulem suspeição devem ser equilibradas com interações voltadas a metas/concentradas nos problemas, conforme a tolerância do indivíduo.*

- Incentivar a autoexpressão de temas neutros, reminiscências positivas, etc.
- Incentivar outros meios de autoexpressão (p. ex., redação, arte) se a interação verbal for difícil ou se essa for uma área fortalecida da pessoa.
- Escutar passivamente *algumas* autoexpressões de grandiosidade ou negativas, a fim de reforçar seu enfoque positivo. Se isso não levar à autoexpressão mais positiva ou a atividades positivas, o escutar poderá se revelar contraproducente.

Negação ineficaz

Definição da NANDA-I

Tentativa consciente ou inconsciente de negar o conhecimento ou o significado de um evento para reduzir ansiedade e/ou medo, o que leva a comprometimento da saúde.

Características definidoras[18]

Maiores* (devem estar presentes)

Atrasa a busca ou recusa atenção de cuidados de saúde
Não percebe a relevância pessoal dos sintomas ou do perigo

Menores (podem estar presentes)

Usa remédios caseiros (automedicação) para aliviar os sintomas
Não admite medo de morte ou invalidez*
Minimiza os sintomas*
Desloca a origem dos sintomas para outras áreas do corpo
É incapaz de admitir o impacto da doença (abuso de substância++) sobre o padrão de vida
Faz gestos de indiferença ao falar sobre eventos causadores de sofrimento*
Desloca o medo do impacto da condição
Demonstra afeto inapropriado*

Fatores relacionados

Fisiopatológicos

Relacionados à incapacidade de tolerar conscientemente as consequências (de qualquer doença crônica ou terminal) secundária a:

Aids
Câncer
Infecção por HIV
Distúrbios progressivamente debilitantes (p. ex., esclerose múltipla, miastenia grave)

Relacionados ao tratamento

Relacionados a preferências em continuar o tratamento sem resultados positivos, por exemplo, quimioterapia, radiação

---

[18] *Fonte*: Lynch, C. S. e Phillips, M. W. (1989). Diagnóstico de enfermagem: Negação ineficaz. Em R. M. Carroll-Johnson (Ed), C*lassification of nursing diagnoses: Proceedings of the eighth conference*. Philadelphia, PA: J. B. Lippincott.

Psicológicos

Relacionados à incapacidade de tolerar conscientemente as consequências de:

Perda de emprego
Crise financeira
Autoconceito negativo, inadequação, culpa, solidão, desespero, sensação de fracasso
Tabagismo
Perda do cônjuge/pessoa significativa
Obesidade
Abuso doméstico

Relacionados à incapacidade de tolerar, conscientemente, a dependência física e/ou emocional de (Halter, 2014; Varcarolis, 2011):

Álcool
Estimulantes
Maconha
Alucinógenos
Cocaína, *crack*
Opioides
Barbitúricos/sedativos

Relacionados a padrões autodestrutivos de longo prazo de comportamento e estilo de vida (Varcarolis, 2011)

Relacionados a sentimentos de ansiedade/estresse crescentes, necessidade de escapar de problemas pessoais, raiva e frustração

Relacionados a sentimentos de onipotência

Relacionados a origens genéticas do alcoolismo

Nota da autora

Negação ineficaz é diferente da negação em resposta a uma perda. A negação em resposta a uma doença ou perda é necessária e benéfica para manter o equilíbrio psicológico. *Negação ineficaz* não é benéfica quando o indivíduo deixa de participar de tratamentos para a melhora da saúde ou da situação (p. ex., negação do abuso de drogas). Se a causa não for conhecida, poderá ser utilizado o diagnóstico *Negação ineficaz relacionada à etiologia desconhecida*, como em *Negação ineficaz relacionada à etiologia desconhecida, conforme evidenciado pela recusa repetitiva em admitir que o uso de barbitúricos seja um problema.*

Erros nos enunciados diagnósticos

Ver *Enfrentamento ineficaz*.

Conceitos-chave

- A negação é um conjunto de processos dinâmicos que protegem o indivíduo de ameaças à autoestima. É comum no processo de pesar.
- Quando a ação é essencial para modificar uma situação ameaçadora ou prejudicial, a negação é mal-adaptada; no entanto, quando a ação não é necessária ou o resultado não pode ser modificado, a negação pode ser positiva e ajudar a reduzir o estresse (*Lazarus, 1985).
- A negação pode assumir várias formas:
  - Negação de relevância para a pessoa.
  - Negação do imediatismo da ameaça.
  - Negação da responsabilidade.
  - Negação de que a ameaça provoque ansiedade.
  - Negação da informação ameaçadora.
  - Negação de qualquer informação.

Adicções (substância, comportamento)

- A negação é uma reação importante nos indivíduos com comportamentos de drogadição. É a incapacidade de aceitar a própria perda de controle sobre esse comportamento ou a gravidade das consequências associadas (Boyd, 2012).
- Adicção é definida como uma doença cerebral crônica e recorrente, caracterizada por busca e uso compulsivos de droga, apesar das consequências desastrosas (National Institute on Drug Abuse [NIDA], 2010).

- "A primeira decisão de consumir drogas é, na maioria das vezes, voluntária. Quando, porém, o abuso de drogas se estabelece, a capacidade da pessoa de exercer autocontrole pode ficar gravemente prejudicada. Exames de imagem do cérebro de pessoas drogaditas mostram alterações físicas em áreas do cérebro essenciais para o julgamento, a tomada de decisões, a aprendizagem e a memória e o controle do comportamento" (NIDA, 2010).
- Vícios comportamentais ativam a liberação de níveis mais altos de opioides endógenos, cortisol, epinefrina, dopamina e glutamato e ativam sistemas límbicos nas vias neuronais do prazer e da recompensa da mesma forma que as substâncias (Grant, 2011).
  - Vícios comportamentais incluem jogo patológico, cleptomania, piromania, compra compulsiva e comportamento sexual compulsivo (Grant, 2011). Potenza relatou exames de neuroimagem que mostraram semelhanças entre vícios comportamentais e de substâncias, indicadas por função anormal (i.e., ativação reduzida) do córtex pré-frontal ventromedial do cérebro, localizado no lobo frontal, implicado como componente essencial nesses exames, nos casos dos transtornos de controle dos impulsos, sugestivo de similaridades entre adicções comportamentais e de substância, no processamento de riscos e tomada de decisão (*Potenza, 2006).

Critérios para a investigação focalizada

Ver *Enfrentamento ineficaz* para a investigação geral.

Dados subjetivos

Investigar as características definidoras

Nega ou minimiza a existência ou a gravidade de um problema, por exemplo, saúde, família
Nega ou minimiza o uso de álcool/drogas/jogo como problemático
Justifica o uso de álcool/drogas
Culpa os outros pelo uso de álcool/drogas

Dados objetivos

Investigar:

Compromissos não atendidos
Falha para agendar exames e consultas
Relatos de não tomar medicação

Investigar se há efeitos de abuso de substância em:

Problemas associados ao trabalho

Absenteísmo
Breves e frequentes ausências inexplicadas
Elaboração de desculpas
Fadiga durante o dia
Falta aos compromissos
Perda de emprego

Problemas sociais

Oscilações de humor
Discussão com cônjuge/amigos
Isolamento (evita outras pessoas)

Dificuldades legais

Acidentes de trânsito/denúncias
Violência quando intoxicado

Efeitos físicos do abuso de álcool

Crise de ausência
Memória prejudicada
Parestesias nas extremidades inferiores
Desnutrição
Pancreatite
Sintomas de abstinência (p. ex., tremores, náusea, vômitos, aumento da pressão arterial e do pulso, distúrbios do sono, desorientação, alucinação, agitação, convulsões)
Disfunção hepática
Sintomas de gota
Anemia
Gastrite/úlcera gástrica
Miocardiopatia

Efeitos físicos do abuso de opioides

Sonolência
Fala indistinta
Constrição das pupilas
Sintomas de abstinência (p. ex., lacrimejamento, nariz escorrendo, pele arrepiada, bocejos, pupilas dilatadas, hipertensão leve, taquicardia, náusea, vômitos, agitação, cólicas abdominais, dor articular)
Memória prejudicada
Atividade motora diminuída
Desnutrição
Depressão respiratória
Constipação
Infecção respiratória
Resposta diminuída à dor
Risco aumentado de HIV, hepatite C, celulite (pele com marcas de punção venosa)

Efeitos físicos do abuso de anfetaminas e cocaína

Hiperatividade
Paranoia
Infecção da pele
AVE
Alucinações
Arritmias cardíacas
Convulsões
Depressão respiratória
Hipertrofia ventricular esquerda
Diminuição do apetite/perda de peso
Frequência cardíaca aumentada
Pupilas dilatadas
Calafrios
Náusea e vômitos
Hepatite, HIV, celulite (via EV)
Aumento da atenção

Efeitos físicos do abuso de alucinógenos

Frequência cardíaca aumentada
Suor
Alucinações
Flashbacks
Tremores
Descoordenação
Visão turva

Efeitos físicos do abuso de maconha

Boca seca
Frequência cardíaca aumentada
Conjuntiva infeccionada
Apetite aumentado
Estrutura pulmonar prejudicada
Sinusite

Efeitos físicos do abuso de barbitúricos/hipnótico-sedativos

Sonolência
Memória prejudicada
Celulite (por droga injetável)
Hepatite, HIV (por droga injetável)
Endocardite
Pneumonia
Depressão respiratória
Sinais de intoxicação e abstinência

Metas

O indivíduo usará mecanismo alternativo de enfrentamento em resposta a estressor, em vez de negação, conforme evidenciado por estes indicadores:

- Reconhece a origem da ansiedade ou do estresse.
- Usa habilidades de enfrentamento focadas no problema.

NOC Aceitação: Estado de saúde, Autocontrole da ansiedade, Autocontrole do medo, Crenças de saúde: Percepção de ameaça

Intervenções

Iniciar um relacionamento terapêutico

- Investigar a eficácia da negação.
- Evitar confrontar o indivíduo de que a negação está sendo usada.
- Abordar de maneira direta, casual, sem críticas.

J: *A negação pode ser valiosa nos estágios iniciais de enfrentamento, quando os recursos não são suficientes para controlar abordagens mais focalizadas nos problemas (*Lazarus, 1985).*

NIC Ensino: Processo da doença, Redução da ansiedade, Aconselhamento, Escuta ativa

Encorajar a pessoa a compartilhar as percepções da situação (p. ex., medos, ansiedades)

- Concentrar-se nos sentimentos compartilhados.
- Usar a reflexão para incentivar o compartilhar.

    J: *À medida que a negação for reduzida, as intervenções deverão concentrar-se no surgimento de fortes sentimentos de ansiedade e medo.*

Quando apropriado, ajudar o indivíduo na resolução de problemas

- Tentar obter do indivíduo uma descrição do problema.

    J: *A negação parcial, experimental ou mínima permite que a pessoa use habilidades de enfrentamento focalizadas nos problemas, ao mesmo tempo em que reduz o sofrimento (habilidade de enfrentamento focalizada na emoção) (*Lazarus, 1985).*

Negação ineficaz • Relacionada à capacidade prejudicada de aceitar as consequências do próprio comportamento, conforme evidenciado pela falta de reconhecimento de uma adicção (abuso/dependência de substâncias: jogo patológico, cleptomania, piromania, compra compulsiva, comportamento sexual compulsivo)

Metas

O indivíduo manterá a abstinência do uso de álcool e drogas e declarará reconhecimento da necessidade de tratamento contínuo, conforme evidenciado por estes indicadores:

- Reconhece um problema de adicção e a responsabilidade pelo próprio comportamento.
- Identifica três áreas de sua vida sobre as quais as drogas tiveram influência negativa.*
- Admite quando usa racionalização de negação e projeção em relação à sua adicção.
- Participa de grupo de apoio, pelo menos, três vezes na semana por meio de (especificar).*
- Concorda em fazer contato com pessoa de apoio quando sente necessidade de abusar.*
- Abstém-se da adicção à substância ou a comportamento.
- Reconhece a necessidade de continuar o tratamento.
- Expressa um sentimento de esperança.
- Identifica três estratégias alternativas para enfrentar estressores.*
- Tem plano para situações em que haja alto risco de recaída (Halter, 2014; Varcarolis, 2011).

NOC Autocontrole da ansiedade, Enfrentamento, Apoio social, Consequências da adicção, Conhecimento: Controle do uso de substâncias, Conhecimento: Processo da doença

Intervenções

Auxiliar a pessoa a entender a adicção

- Não julgar. Explicar que a adicção é um transtorno com opções.

    J: *Historicamente, os indivíduos com adicção são encarados como imorais ou degenerados. O reconhecimento de sua adicção como transtorno pode aumentar o senso de confiança.*

- Ajudar o indivíduo a obter a compreensão intelectual de que isso é uma doença, e não um problema moral.
- Explicar que a adicção "não cura a si mesma" e que exige abstinência e tratamento das questões subjacentes (Halter, 2014; Varcarolis, 2011).
- Levar o indivíduo a identificar desencadeadores de sua adicção. Discutir formas de esquiva.
- Proporcionar oportunidades de ações bem-sucedidas; aumentar gradualmente a responsabilidade.
- Fonecer informações educativas sobre a natureza progressiva do abuso de substância e seus efeitos no organismo e no relacionamento interpessoal.
- Ver *Distúrbio da autoestima* para intervenções adicionais.

    J: *É provável que o indivíduo tenha sido repreendido por muitas pessoas e esteja desconfiado.*

NIC Melhora do enfrentamento, Redução da ansiedade, Aconselhamento, Estabelecimento de metas mútuas, Tratamento do uso de drogas, Melhora do sistema de apoio, Grupo de apoio

Proporcionar intervenções apropriadas à fase de modificação do comportamento de dependência* (Prochasaska, DiClemente & Norcross, 1982)

Fase de pré-contemplação (inconsciente dos problemas relacionados aos comportamentos de dependência)
- Tentar aumentar a consciência do problema e de suas consequências (p. ex., trabalho, finanças, relacionamentos).
- Discutir a possibilidade de mudança.
- Investigar sentimentos acerca de efetivar mudanças.

J: *Se a pessoa não crê que a mudança de comportamento seja importante para melhorar a saúde, é possível que não inicie as mudanças (*Bodenheimer, MacGregor & Shariffi, 2005).*

Fase de contemplação (consciente dos problemas relacionados à dependência e considerando a mudança, embora ambivalente)
- Permitir que o indivíduo expresse as tentativas anteriores bem-sucedidas.
- Listar as vantagens e as desvantagens da mudança e da continuação do uso.

J: *Se a importância e/ou a confiança estiver baixa, um plano de ação com mudanças específicas de comportamento não refletirá uma verdadeira colaboração.*

Fase de preparação (intenção de agir no próximo mês ou insucesso no ano anterior)
- Iniciar o encaminhamento para o próximo recurso mais aceitável, apropriado e eficaz para a pessoa.
- Auxiliar a fazer um plano específico, detalhado, de mudança e identificar barreiras.

J: *O nível de confiança da pessoa aumentará com o sucesso. As metas não facilmente atingíveis predispõem a pessoa ao fracasso (*Bodenheimer et al., 2005).*

Fase de ação (claramente envolvido nas mudanças comportamentais durante pelo menos um dia)
- Reafirmar a decisão de mudar.
- Enfatizar as ações bem-sucedidas.
- Ajudar a pessoa a antecipar e preparar-se para situações que possam desafiar suas decisões.

J: *O nível de confiança da pessoa aumentará com o sucesso. As metas não facilmente atingíveis predispõem a pessoa ao fracasso (*Bodenheimer, MacGregor & Shariffi, 2005).*

Fase de manutenção (livre da dependência por mais de 6 meses)
- Ajudar a identificar estratégias para prevenir a recidiva.
- Revisar as razões para a realização da mudança.
- Revisar os benefícios obtidos com a mudança.

J: *Há aumento da adesão com as intervenções almejadas, dependendo do nível de motivação existente.*

Discutir com franqueza a realidade da recaída; enfatizar que recaída não significa fracasso
- Após uma recaída, ajudar a identificar os elementos desencadeadores.
- Planejar uma ação alternativa se estiverem presentes os elementos desencadeadores (p. ex., chamar uma pessoa de apoio, dar uma caminhada).
- Encorajar a discussão de recaídas com outras pessoas que se recuperam de situações similares.
- Enfatizar a filosofia do "um dia de cada vez".

J: *As recaídas devem ser tratadas de modo a aumentar a motivação e reduzir o abandono das tentativas para mudar o comportamento.*

Auxiliar o indivíduo a identificar e a alterar padrões de abuso de substância
- Investigar as situações nas quais se espera que a pessoa possa usar alguma substância (p. ex., após o trabalho, com os amigos).
- Incentivar a evitar situações nas quais sejam usados álcool e drogas.
- Auxiliar a substituir amigos que bebem/fumam por não usuários. (Alcoólicos Anônimos e Narcóticos Anônimos ajudam. Cada grupo é exclusivo; incentivar a pessoa a encontrar um grupo no qual se sinta confortável.)
- Auxiliar o indivíduo a organizar, e a respeitar uma rotina diária.
- Levar a pessoa a fazer anotações (quantidade, horário, situação) sobre uso de álcool e/ou drogas (é útil para os dependentes em estágio inicial, resistentes ao tratamento).

J: *O abuso de álcool e drogas é reforçado pela droga em si (p. ex., sensações de estar "na boa", aumento da disposição, obtenção de atenção) ou pelo evitamento de situações desagradáveis. As modalidades de tratamento devem buscar a remoção dos reforçadores identificados (Halter, 2014).*

Discutir estratégias alternativas de enfrentamento

- Ensinar técnicas de relaxamento e meditação. Estimular a prática, quando a pessoa reconhecer a ansiedade.
- Ensinar técnicas de interrupção de pensamento a serem usadas quando ocorrerem pensamentos sobre o uso de bebida/substâncias/jogo. Orientar a pessoa a dizer, em voz alta ou internamente, "PARE, PARE" e a substituir aquele pensamento por outro, positivo. A técnica deve ser praticada, e a pessoa talvez necessite de ajuda na identificação dos pensamentos substitutos.
- Auxiliar a antecipar eventos estressantes (p. ex., emprego, família, situação social) nos quais seja esperado o uso de álcool/drogas/jogo; encenar as estratégias alternativas e ensinar habilidades assertivas.
- Ensinar a pessoa a lidar com a raiva de maneira construtiva.

    J: *A pessoa com adicção entende o envolvimento na dependência como uma solução para todos os problemas. Portanto, essa pessoa precisa de novas técnicas de resolução de problemas (*Smith-DiJulio, 2009).*

Auxiliar o indivíduo a conseguir a abstinência de sua adicção

- Auxiliar a estabelecer metas de curto prazo (p. ex., parar um dia de cada vez).
- Ajudar em um planejamento estruturado:
    - Descartar os suprimentos.
    - Interromper o contato com fornecedores/usuários.
    - Evitar os locais de alto risco.
    - Estruturar o tempo livre.
    - Evitar grandes períodos de tempo sem atividades.
    - Planejar atividades de lazer que não sejam associadas ao uso de álcool/drogas.
- Ajudar a pessoa a reconhecer os estressores que levam ao abuso de drogas (p. ex., aborrecimentos, situações interpessoais).
- Auxiliar a pessoa a avaliar as consequências negativas do comportamento. Visualizações podem ser interessantes.
- Quando a pessoa negar uso de álcool/drogas, procurar indícios não verbais para corroborar os fatos (p. ex., aparência deteriorada, desempenho no trabalho ou habilidades sociais).
- Após estabelecimento de uma relação de confiança, confrontar a negativa da pessoa.
- Desestimulá-la de tentar corrigir outros problemas (p. ex., obesidade, fumo) durante esse período.
- Não tentar investigar a história passada na abstinência recente.

    J: *A finalidade das intervenções é auxiliar a pessoa a reconhecer e afirmar as relações negativas entre negação e consequências adversas resultantes (de saúde ou sociais) (*Smith-DiJulio, 2009).*

Iniciar as orientações para a saúde e os encaminhamentos, conforme indicado

- "Esperar sobriedade. Reforçar a percepção das pessoas em relação ao seu compromisso de um dia de cada vez" (Halter, 2014; Varcarolis, 2011).

    J: *As pessoas podem se sobrecarregar ao pensarem que jamais poderão beber, usar a droga ou jogar novamente (Halter, 2014; Varcarolis, 2011).*

- Aconselhar a pessoa a consultar seu profissional primário de saúde em relação a tratamento farmacológico, se indicado. Por exemplo, antagonistas opioides (naltrexona, nalmefeno), inibidores seletivos da recaptação da serotonina (ISRSs).

    J: *Os antagonistas opioides, como naltrexona e nalmefeno, que reduzem a liberação de dopamina no cérebro, parecem reduzir a sensibilidade a recompensas, podendo, assim, funcionar na luta contra as grandes necessidades dos jogadores patológicos; o neurotransmissor glutamato também tem funcionado para diminuir comportamento de jogo em jogadores patológicos. Os ISRSs, normalmente chamados de antidepressivos, mostram resultados mistos em transtornos de controle de impulsos (ISRSs).*

- Consultar AA, Al-Anon, AlaTeen ou Jogadores Anônimos.
- Encaminhar para terapia e/ou instituição de saúde.

    J: *Em pesquisas controladas, várias técnicas reguladas por terapeuta, como terapia cognitivo-comportamental, entrevista motivacional e prevenção de recidiva, demonstram eficácia nas adicções de substâncias e comportamentais (Grant, 2011).*

- Reforçar opções saudáveis de vida, como dieta equilibrada, exercício, recreação, repouso.

    J: *Pessoas que abusam de drogas e/ou de álcool não se envolvem em estilos de vida saudáveis.*

Explicar a probabilidade da predisposição genética à adicção e a importância da prevenção

- Estimular uma discussão das adicções a substâncias e comportamentos com a família.

- Monitorar os primeiros sinais em crianças; por exemplo, impulsividade, incapacidade de retardar a gratificação.
- Buscar assistência apropriada: provedor de cuidados primários, pediatra, grupos de apoio.

J: *Pesquisas com famílias relatam que jogadores patológicos têm taxas aumentadas de parentes em primeiro grau – pais, filhos ou irmãos – com problemas de uso de substâncias, sugerindo possível vulnerabilidade genética compartilhada entre jogo patológico e outras adicções (Grant, 2011; *Shah et al., 2004).*

Regulação do humor prejudicada

Definição da NANDA-I

Estado mental caracterizado por mudanças no humor ou no afeto e que abarca uma série de manifestações afetivas, cognitivas, somáticas e/ou fisiológicas, variando de leves a intensas.

Características definidoras

Alterações no comportamento verbal
Desinibição
Disforia
Culpa excessiva
Autopercepção excessiva
Autoculpa excessiva
Profusão de pensamentos
Desesperança
Concentração prejudicada
Autoestima influenciada
Irritabilidade
Agitação psicomotora
Retardo psicomotor
Afeto triste
Retraimento

Fatores relacionados

Alteração no padrão de sono
Ansiedade
Mudança no apetite
Doença crônica
Prejuízo funcional
Hipervigilância
Funcionamento social prejudicado
Solidão
Dor
Psicose
Recorrência de pensamentos de morte
Recorrência de pensamentos de suicídio
Isolamento social
Mau uso de substâncias
Alteação no peso

Nota da autora

As cinco doenças mentais mais importantes listadas como o diagnóstico primário para hospitalização incluem transtornos do humor, transtornos associados ao abuso de substâncias, *delirium*/demência, transtorno de ansiedade e esquizofrenia (Halter, 2014). Os transtornos do humor incluem transtornos bipolares e transtornos depressivos maiores (APA, 2010). *Regulação do humor prejudicada*, conforme aprovação da NANDA-I, representa manifestações de pessoas com transtornos bipolar ou depressivo maior. Alguns fatores relacionados representam sinais e sintomas de transtorno do humor, por exemplo, alteração no padrão de sono, alterações no apetite, hipervigilância; alguns são reações do indivíduo à *Regulação do humor prejudicada*, como isolamento social prejudicado, alteração no peso, solidão, abuso de substância, recorrência de pensamentos de morte, recorrência de pensamentos de suicídio, funcionamento social prejudicado, ansiedade. O principal tratamento para transtorno bipolar ou depressivo maior inclui medicamentos, capazes de estabilizarem as oscilações de humor da pessoa.

Regulação do humor prejudicada não é o foco das intervenções de enfermagem. O uso de uma Investigação Funcional de Saúde pelo enfermeiro possibilita que a pessoa e a família determinem quais são os padrões afetados pelo transtorno do humor. Alguns diagnósticos de enfermagem relacionados são *Risco de autolesão, Insônia, Enfrentamento ineficaz, Enfrentamento familiar comprometido* e *Enfrentamento defensivo, Interação social prejudicada, Risco de violência* direcionada aos outros e *Negação ineficaz*. Ver diagnósticos de enfermagem específicos neste livro.

ENVOLVIMENTO COMPROMETIDO

Comportamento de uma pessoa e/ou cuidador que não corresponde com um plano de promoção da saúde ou terapêutico em razão de barreiras entre indivíduo/família e profissionais da saúde e/ou o sistema de saúde, que não conseguem estimular o fortalecimento do paciente (Carpenito, 2015).

Risco de envolvimento comprometido

Vulnerabilidade a comportamento de uma pessoa e/ou cuidador que não corresponde com um plano de promoção da saúde ou terapêutico em razão de barreiras no indivíduo/família e profissionais da saúde e/ou o sistema de saúde, que não conseguem estimular o fortalecimento do paciente, capaz de comprometer a saúde (Carpenito, 2015).

Disposição para envolvimento melhorado

Padrão de escolha no rumo de ações que sejam suficientes para o atendimento a decisões e metas de saúde, de curto e longo prazos, podendo ser fortalecido.

ESTILO DE VIDA SEDENTÁRIO

Definição da NANDA-I
Um hábito de vida que se caracteriza por baixo nível de atividade física.

Características definidoras[19]
Escolha de uma rotina diária sem exercícios físicos
Demonstração de descondicionamento físico
Verbalização de preferência por atividades com pouco exercício físico

Fatores relacionados*

Fisiopatológicos
   Relacionados à capacidade de resistência reduzida secundária à obesidade[1]

Situacionais (pessoais, ambientais)
   Relacionados a conhecimentos inadequados dos benefícios da atividade física à saúde
   Relacionados a conhecimentos inadequados das rotinas de exercício[1]
   Relacionados a recursos inadequados (dinheiro, instalações)
   Relacionados à falta percebida de tempo
   Relacionados à falta de motivação
   Relacionados à falta de interesse
   Relacionados à falta de treinamento para realizar exercícios físicos

---
[19] Esta definição foi adicionada por Lynda Juall Carpenito, por sua clareza e utilidade.

> **Nota da autora**
>
> Este é o primeiro diagnóstico de enfermagem enviado para análise por enfermeiro de outro país e aceito pela NANDA em 2004. Cumprimentos a J. Adolf Guirao-Goris, de Valência, Espanha.

Conceitos-chave

Considerações gerais

- As Diretrizes Consensuais de Atividade Física e Saúde Pública, da American Heart Association e do American College of Sports Medicine, sugerem um mínimo de 150 minutos semanais de exercício moderado, ou 75 minutos semanais de exercício vigoroso, para a população adulta em geral. Essas diretrizes ainda sugerem que doses maiores de exercícios podem ser necessárias em alguns grupos, como aqueles com ou em risco de doença coronariana (30-60 minutos diários), adultos tentando evitar a transição para obesidade ou sobrepeso (45-60 minutos por dia) e indivíduos anteriormente obesos que tentam evitar novo aumento do peso (60-90 minutos diários) (Haskell, Lee & Pate, 2007).
- O exercício regular pode aumentar:
  - Resistência respiratória.
  - Distribuição de nutrientes aos tecidos.
  - Força muscular.
  - Tolerância a estresse psicológico.
  - Resistência muscular.
  - Capacidade de reduzir o conteúdo de gordura do corpo.
  - Flexibilidade.
- Sessões de exercícios vigorosos devem incluir uma fase de aquecimento (10 minutos, em ritmo lento), exercícios de resistência e uma fase de esfriamento (5-10 minutos, em ritmo lento, e alongamento).
- As crenças atuais a respeito do exercício ideal incluem (*Allison & Keller, 1997):
  - Ênfase em atividade física mais do que em "exercício".
  - A atividade física moderada em 30 ou mais minutos traz benefícios.
  - Para reforçar exercícios prolongados, a pessoa deve (*Moore & Charvat, 2002):
    - Responder a recaídas com plano de prevenção de recorrências.
    - Fixar metas realistas.
    - Registrar os exercícios em um diário.
    - Exercitar-se com um amigo.
- Um padrão regular de atividade física de intensidade moderada, de 30 minutos ou mais, que possa ser realizada durante o dia, 4 a 5 vezes na semana, pode trazer benefícios. Antes, a recomendação era exercício vigoroso ao longo de 30 minutos contínuos ou mais.
- Quarenta por cento dos adultos são totalmente sedentários em seu tempo livre (*Nies & Chruscial, 2002).
- Pelo menos uma hora de caminhada por semana é capaz de reduzir o risco de doença cardíaca coronariana nas mulheres (*Lee, 2001).

Considerações geriátricas

- Os benefícios da atividade física/exercício regular para os idosos incluem (Thompson, 2014):
  - Redução da ansiedade e da depressão.
  - Melhora da função cognitiva.
  - Função física e função independente intensificadas.
  - Aumento da sensação de bem-estar.
  - Melhora do desempenho profissional, bem como das atividades desportivas e recreativas.
  - Diminuição do risco de quedas.
  - Redução de lesões decorrentes de quedas.
  - Terapia eficaz para muitas doenças crônicas.
- Outros benefícios do exercício para idosos incluem (Edelman & Mandel, 2010).
  - Sono melhor.
  - Menos constipação.
  - Colesterol mais baixo.
  - Pressão arterial mais baixa/digestão melhor.
  - Oportunidades de socialização com perda de peso.
- Apenas cerca de 9% das mulheres norte-americanas com mais de 59 anos de idade fazem, pelo menos, 150 minutos de atividade física semanal (Lacharité-Lemieux, Brunelle & Dionne, 2015).
- O Tai Chi melhorou o equilíbrio, a mobilidade funcional e o medo de queda em mulheres idosas (*Taggart, 2002).
- As quedas nas mulheres idosas constituem importante preocupação de saúde (*Young & Cochrane, 2004).

Critérios para a investigação focalizada

Dados subjetivos

Investigar as características definidoras

Padrão regular de exercícios (nenhum, diário, semanal)
Relatos de fadiga ou falta de ar com o aumento da atividade

Metas

O indivíduo expressará intenção de envolvimento em mais atividade física ou se envolverá nisso, conforme evidenciado por estes indicadores:
- Estabelece uma meta de exercícios semanais.
- Identifica uma atividade ou um exercício desejado.

NOC Conhecimento: Comportamentos de saúde, Aptidão física

Intervenções

Discutir os benefícios do exercício

- Reduz a absorção calórica.
- Melhora a postura corporal.
- Aumenta a taxa metabólica.
- Conserva a massa muscular magra.
- Suprime o apetite.
- Melhora a autoestima.
- Reduz depressão, ansiedade e estresse.
- Proporciona diversão, recreação, lazer.
- Aumenta a absorção do oxigênio.
- Aumenta o gasto calórico.
- Mantém a perda de peso.
- Aumenta o sono reparador.
- Aumenta a resistência à degeneração relacionada ao envelhecimento.

Justificativa: *O processo de busca e obtenção de uma mudança positiva no estilo de vida é conhecido como "potencial de fortalecimento". Ocorre em três estágios: avaliação da prontidão, mudança e integração da mudança. À medida que a pessoa se esforça para melhorar a saúde, passa por um processo de introspecção: planeja atividades novas e mais saudáveis, enfrenta barreiras e recuos e, finalmente, absorve esses novos comportamentos na vida diária.*

J: *A pessoa é responsável pela escolha de um padrão de vida saudável. O enfermeiro é responsável pelo esclarecimento quanto às opções.*

NIC Promoção do exercício, Terapia com exercícios

Ajudar a pessoa a identificar um programa realista de exercícios

Considerar

- Limitações físicas (consultar enfermeiro ou médico).
- Preferências pessoais.
- Estilo de vida.
- Recursos da comunidade (p. ex., lugares seguros para o exercício).
- Os indivíduos devem aprender a monitorar as pulsações antes do exercício, durante e depois dele, o que ajuda a alcançar a frequência cardíaca almejada e a não exceder a máxima recomendada para a idade.

Idade (anos)	Frequência cardíaca máxima (bpm)	Frequência cardíaca almejada
30	190	133 a 162
40	180	126 a 153
50	170	119 a 145
60	160	112 a 136

- Um programa regular de exercícios deve:
  - Ser agradável.
  - Usar um mínimo de 400 calorias a cada sessão.
  - Manter uma frequência cardíaca de cerca de 120 a 150 bpm.

- Envolver contração e relaxamento rítmicos e alternantes dos músculos.
- Estar integrado ao estilo de vida pessoal, de 4 a 5 dias por semana, durante pelo menos 30 a 60 minutos.

Discutir aspectos do início do programa de exercícios
- Iniciar devagar e com exercícios mais fáceis; obter liberação médica.
- Ler, consultar especialistas e conversar com amigos/colegas de trabalho que fazem exercícios. Acessar a internet.
- Envolver outra pessoa no exercício, incluir toda a família.

    J: *Qualquer aumento na atividade aumenta também o débito energético e as deficiências calóricas.*

- Planejar um programa diário de caminhadas:
    - Iniciar com 5 a 10 quadras, até 800 metros/dia; aumentar uma quadra ou 100 metros/semana.
    - Lentamente, aumentar o ritmo e a duração da caminhada; lembrar-se de progredir devagar.
    - Se tiver dificuldades para respirar, mas conseguir caminhar com conforto, manter o ritmo. Caso contrário, desacelerar. Lembrar-se de aumentar apenas o ritmo ou a distância da caminhada, um de cada vez.
- Evitar esforço ou exageros e ficar bastante cansado.
- Parar de imediato se ocorrer:
    - Mal-estar ou dores no peito.
    - Tontura, indisposição.
    - Falta de ar intensa.
    - Perda do controle muscular.
    - Náusea.
- Acrescentar atividade suplementar (p. ex., estacionar o carro longe do destino, jardinar, usar as escadas, passar finais de semana em atividades que exijam caminhadas).
- Realizar 1 hora de exercícios/dia, pelo menos 4 dias na semana.

    J: *As atividades mais seguras para pessoas obesas sem condicionamento incluem caminhada, aeróbica em piscina e natação.*

Ajudar o indivíduo a aumentar o interesse e a motivação
- Fazer um contrato que liste metas realistas, de curto e longo prazos.
- Manter registros da ingestão e das atividades.
- Aumentar o conhecimento por meio de leitura e conversas com amigos e colegas de trabalho com consciência de saúde.
- Fazer novas amizades com pessoas com consciência de saúde.
- Estimular um amigo a também seguir o programa, ou ser uma fonte de incentivo.
- Estar atento à racionalização (p. ex., falta de tempo pode ser falta de prioridades).
- Manter uma lista de resultados positivos.

    J: *Os amigos exercem a influência mais positiva para a manutenção de um programa de exercícios (*Resnick, Orwig & Magaziner, 2002).*

Intervenções geriátricas

▶▶ Dicas da Carpenito

Distinguir entre mudanças associadas à idade e fatores de risco que afetam o funcionamento de pessoas idosas é importante. Fatores de risco, como alimentação, ingestão de líquidos, exercícios e socialização inadequados, podem ter mais influência no funcionamento do que a maioria das mudanças associadas ao envelhecimento (Miller, 2015).

- Explicar os benefícios da atividade/exercício durante 150 minutos por semana. Explicar que pode aumentar 10 minutos a cada sessão. Ver Conceitos-chave.

    J: *O tempo total pode ser de 150 minutos por semana, ou 25 minutos por dia. Você pode, no entanto, aumentar sua atividade 10 minutos a cada sessão, semanalmente.*

- Perguntar ao cuidador primário sobre as atividades que são seguras antes de começar.
- Explicar a diferença entre atividade aeróbica e fortalecimento muscular:
    - Os exercícios aeróbicos levam a pessoa a respirar com mais intensidade e o coração a bater mais rápido, como caminhar mais depressa, subir escadas, fazer a arrumação da casa.
    - Os exercícios de fortalecimento muscular constroem força muscular e densidade óssea, coisas que podem diminuir com o envelhecimento.
- Determinar com a pessoa o que ela pode fazer.

    J: *"Apenas focalizar problemas e deficiências limita a investigação dos pontos positivos da pessoa, aumentando, dessa forma, o risco de vulnerabilidade à redução da saúde e do bem-estar" (McMahon & Fleury, 2011). Algumas pessoas podem não conseguir caminhar sem ajuda, embora ainda sejam capazes de aumentar as atividades.*

- Fazer diariamente exercícios para fortalecimento dos tornozelos (Liu & Latham, 2009; *Schoenfelder, 2000).
  - Colocar-se em pé atrás de uma cadeira de encosto reto, com os pés um pouco separados.
  - Lentamente, erguer os dois calcanhares até que o peso do corpo esteja sobre a parte macia dos pés; ficar contando até 3 (p. ex., pausa 1, pausa 2, pausa 3).
  - Fazer entre 5 e 10 repetições; aumentá-las à medida que aumenta a força.
- Andar pelo menos de 2 a 3 vezes na semana.
  - Usar os exercícios para os tornozelos como aquecimento da caminhada.
  - Começar as caminhadas com um acompanhante, se necessário, durante 10 minutos.
  - Aumentar o tempo e a velocidade conforme as capacidades.

J: *Um programa para fortalecer os tornozelos e a caminhada pode melhorar o equilíbrio, aumentar a força dos tornozelos, melhorar a velocidade da marcha, reduzir quedas e o medo de cair.*

ESTRESSE POR MUDANÇA (SÍNDROME)*

Estresse por mudança (síndrome)

Risco de estresse por mudança (síndrome)

Estresse por mudança (síndrome) • Relacionado a mudanças associadas às transferências entre instituições de saúde ou admissão em instituições de cuidados de longo prazo

Definição da NANDA-I

Distúrbio fisiológico e/ou psicossocial decorrente de transferência de um ambiente para outro.

Nota: Outros termos encontrados na literatura que descrevem o estresse por mudança incluem estresse da internação hospitalar, crise pós-mudança, crise da mudança, choque da mudança, trauma da mudança, estresse da transferência, trauma da transferência, síndrome da "translocação" e choque de transplantação.

Características definidoras (*Barnhouse, Harkulich & Brugler, 1992)

Reage à transferência ou mudança de ambiente com:

Solidão	Ansiedade
Depressão	Aumento da confusão (população de idosos)
Raiva	Demonstração de falta de confiança
Modificação nos hábitos alimentares anteriores	Retraimento
Diminuição das atividades de autocuidado	Hipervigilância
Diminuição nas atividades de lazer	Sintomas alérgicos
Mudança nos padrões de sono anteriores	Mudança de peso
Distúrbios gastrintestinais	Afeto triste
Maior verbalização de necessidades	Comparação desfavorável entre as equipes pré e pós-transferência
Demonstração de dependência	
Necessidade de reafirmação excessiva	Verbalização de preocupação/insatisfação com a transferência
Demonstração de insegurança	
Inquietação	Verbalização de insegurança sobre a nova situação de vida
Apreensão	

Fatores relacionados

Fisiopatológicos

Relacionados à capacidade comprometida de se adaptar a uma transferência de unidade, por exemplo, UTI, realocação, mudanças de condições de vida secundária a:

Estado de saúde física diminuído*
Dificuldades físicas

Estado de saúde psicossocial diminuído
Estresse aumentado/percebido antes da mudança de ambiente

✤ N. de R.T. Este diagnóstico consta na NANDA-I 2018-2020 como *Síndrome do estresse por mudança*.

Situacionais (pessoais, ambientais)

Relacionados a pouca ou nenhuma preparação para a mudança iminente

Relacionados a recursos financeiros insuficientes, hipotecas

Relacionados ao alto grau de mudanças associadas à internação em uma instituição de tratamento

Relacionados à realocação de uma unidade familiar secundária a:

Perda dos vínculos sociais e familiares
Mudança no relacionamento com os membros da família
Abandono

Maturacionais

Crianças em idade escolar e adolescentes

Relacionados à colocação em ambiente de adoção ou transferência para outro lar adotivo

Relacionados às perdas associadas à mudança secundárias a:

Medo de rejeição, perda do grupo de amigos ou problemas relacionados à escola
Diminuição da segurança no novo grupo de amigos adolescentes e na escola

Idosos

Relacionados à necessidade de ficar mais perto dos familiares para receber assistência

Relacionados à incapacidade de continuar a viver na casa atual

Nota da autora

O diagnóstico de *Estresse por mudança* foi aceito pela NANDA como um diagnóstico de síndrome. Ele não se enquadra nos critérios para um diagnóstico de síndrome, que possui um conjunto de diagnósticos de enfermagem com foco no problema ou de risco como características definidoras. As características definidoras associadas ao *Estresse por mudança* são indícios observáveis ou comunicáveis consistentes com *Estresse por mudança*, e não com *Síndrome do estresse por mudança*. A autora recomenda remover a palavra "Síndrome" do título.

A mudança de ambiente representa um rompimento para todos os indivíduos envolvidos. Pode ocorrer em uma transferência de uma unidade para outra ou de uma instituição para outra. Pode envolver um movimento permanente voluntário ou forçado para uma instituição de cuidados prolongados ou para um novo lar. Desde 2009, 4,4 milhões de unidades habitacionais foram hipotecadas nos Estados Unidos. Em 2013, a taxa apresentou uma queda de 18%. Em dezembro de 2015, 9,3 milhões de propriedades, ou 19% de todas as casas, foram consideradas como "totalmente alienadas", com devedores devendo pelo menos 25% mais em sua hipoteca do que as casas valeriam (Chrisitie, 2014). Essa explosão de execuções hipotecárias nos Estados Unidos e no exterior comprometeu gravemente indivíduos e suas famílias. Todos os grupos etários envolvidos se perturbam com a mudança de ambiente. Quando perturbações fisiológicas e psicossociais comprometem o funcionamento, o diagnóstico de enfermagem *Estresse por mudança (síndrome)* é apropriado.

A abordagem de enfermagem ideal para o estresse por mudança de ambiente é iniciar as medidas preventivas usando como diagnóstico *Risco de estresse por mudança*. Portanto, as intervenções para prevenir o *Estresse por mudança (síndrome)* são enfatizadas, mesmo que ocorra o *Estresse por mudança*.

Erros nos enunciados diagnósticos

Estresse por mudança relacionado a apreensão e tristeza associadas à mudança familiar iminente

Tristeza e apreensão são respostas adequadas das crianças envolvidas em uma mudança familiar. Os adolescentes são especialmente afetados devido aos relacionamentos com os amigos. A apreensão e a tristeza não são fatores relacionados, mas sim manifestações. O enfermeiro deverá escrever o diagnóstico como *Estresse por mudança relacionado a efeitos negativos percebidos da mudança familiar conforme evidenciado por declarações de tristeza e apreensão.*

Conceitos-chave

Considerações gerais

- De acordo com uma pesquisa Gallup de 2013, aproximadamente um quarto da população adulta dos Estados Unidos se mudou nos últimos 5 anos.
- O estresse por mudança pode acompanhar qualquer tipo de mudança, incluindo a mudança de um lar antigo para um novo (casa, apartamento), de casa para a universidade, de casa para instituição (hospital, instituição de cuidados de enfermagem de longo prazo), de instituição para casa (sobretudo após uma doença prolongada), mudanças dentro da instituição (de uma cama para outra em um mesmo quarto, de um quarto para outro na mesma unidade/andar; de um quarto para outro em unidades/andares diferentes) e mudanças entre

instituições (do hospital para instituições de longa permanência ou entre instituições de cuidados de enfermagem de longo prazo) (*Davies & Nolan, 2004).
- O estresse por mudança costuma ocorrer nos períodos logo antes e/ou depois da mudança. Nem todos os indivíduos transferidos apresentam estresse por mudança, uma vez que os fatores relacionados não estão presentes no mesmo grau em todos os envolvidos na situação.
- Quando uma mudança resulta da troca de trabalho do cônjuge, o marido transferido sentirá muitas vezes satisfação com a nova atividade. A esposa realocada buscará novos vizinhos, amigos, uma casa e atividades na comunidade como fonte primária de satisfação. Se ela trabalhava antes da mudança, talvez se sinta isolada devido à indisponibilidade de empregos no novo ambiente (*Puskar, 1990). As esposas transferidas que enfrentaram bem demonstraram comportamentos ativos (resolução de problemas, busca de apoio na família e nos amigos, atividades voluntárias); as que enfrentaram mal evidenciaram comportamentos passivos (comer, dormir, chorar, assistir à televisão, ficar zangada consigo e com os outros; *Puskar, 1990).
- Transferências de unidades de tratamento intensivo (UTI):
  - Um estudo informou que 28% dos relatórios de transferência médica da UTI continham pelo menos um erro crítico ou grave, com oito ou mais medicamentos de alta sendo preditivos de tais erros (*Perren, Arber & Davidson, 2008).
  - O risco de erros também foi encontrado associado ao período de alta, principalmente à noite (Beck & Luine, 2002; Goldfrad & Rowan, 2000; Priestap & Martin, 2006) e às liberações de fim de semana.
  - Os pesquisadores relataram que 30,7% dos indivíduos apresentaram eventos adversos após a transferência de uma UTI (*Chaboyer, Thalib, Foster, Ball & Richards, 2008). Os três eventos adversos mais comuns são infecção ou sepse hospitalar (*n* = 32, 21,8%), acidente ou lesão hospitalar (*n* = 17, 11,6%) e outras complicações, como trombose venosa profunda, edema pulmonar ou infarto agudo do miocárdio (*n* = 17).
  - Verificou-se que o efeito positivo do papel do enfermeiro como elo na redução da alta permaneceu após o ajuste para potenciais fatores de confusão. Concluímos que a relação do papel de enfermeiro como elo é eficaz na redução do atraso da alta na transferência da UTI.
- O estresse por mudança tem sido comparado com a ansiedade da separação resultante da separação dos monitores e enfermeiro e da supervisão médica, que leva a uma incapacidade de enfrentamento.
- Houser (*1974) constatou o seguinte, em um estudo com 12 indivíduos transferidos de uma unidade de tratamento coronariano: 6 dos 12 indivíduos precisaram de readmissão devido a complicações cardiovasculares, e 5 de 6 apresentaram alto nível de ansiedade quando transferidos. Aqueles que não discutiram seus sentimentos apresentaram a maior probabilidade de desenvolver complicações após a transferência. Após a instituição de um programa para reduzir o estresse da transferência, ocorreram menos complicações, e as observadas foram menos perigosas do que aquelas experimentadas pelo grupo-controle.

Considerações pediátricas
- Quando as famílias precisam mudar de ambiente, seu sistema de vínculos sociais pode ser interrompido, causando pequenas mudanças no estado de saúde, no funcionamento diário e solidão (*Puskar, 1986)
- Devido à idade e à maturidade, as crianças de diferentes faixas etárias enfrentam a mudança de formas distintas.
- O estresse e a frustração de uma criança transferida podem levar a agressividade, retraimento e prejuízo no trabalho escolar, podendo causar futuros problemas de adaptação se ela não estiver bem socializada no novo ambiente.
- Quando transferidas, crianças de 1 a 3 anos e pré-escolares muitas vezes demonstram alteração nos padrões de sono e na alimentação, juntamente com pequenas incapacidades (*Puskar & Dvorsak, 1991).
- Durante entrevistas com 15 pais de bebês prematuros transferidos dos berçários de nível 1, 2 e 3 para casa, Gibbins e Chapman (1996) documentaram as seguintes respostas dos pais:
  - As fontes de estresse dos pais incluíam a falta de informação sobre as condições do bebê e os eventos de transferência entre unidades e para casa, a insegurança sobre o próprio nível de conforto em uma nova unidade, as inconsistências nos cuidados entre os diferentes berçários e a dependência de determinados cuidadores na UTI neonatal (UTIN).
  - Os pais apresentaram sentimentos ambivalentes sobre a transferência da UTIN (berçário nível 3) para a unidade de tratamento intermediário (berçário nível 2). Eles também se tornavam mais críticos sobre o atendimento na UTIN em momento próximo à transferência para o berçário de nível 2 e questionavam essa transferência.
  - Quarenta e uma mães de bebês transferidos de uma UTIN para o berçário de um hospital comunitário relataram estresse de leve a moderado com a transferência, percebendo-a como bastante positiva. Quanto mais alta a qualidade da transferência era percebida pelas mães, menos estresse elas comunicavam em relação à transferência (*Flanagan, Slattery, Chase, Meade & Cronenwett, 1996).
- "A mobilidade escolar está associada ao aumento do risco de sintomas psicóticos, tanto direta quanto indiretamente. Os resultados destacam o potencial benefício das estratégias para ajudar estudantes em transferência a se estabelecerem em novos ambientes escolares para reduzir as dificuldades com os amigos e diminuir o risco de sintomas psicóticos. A consideração dos estudantes em mobilidade como uma possível população

de alto risco e uma consulta rotineira sobre as mudanças escolares e as experiências de *bullying* poderão ser aconselháveis nas unidades de tratamento de saúde mental" (Singh, Winsper, Wolke & Bryson, 2014). Singh e colaboradores (2014) relataram os resultados de vários estudos que sustentam a teoria de que a psicose existe em um *continuum* e que os sintomas subclínicos semelhantes à crise psicótica na infância aumentam significativamente o risco de transtorno psicótico e suicídio na idade adulta.
- Singh e colaboradores relataram que a mobilidade escolar, o envolvimento no *bullying*, a urbanidade e a adversidade familiar foram todos associados independentemente aos sintomas definidos semelhantes aos psicóticos.

Considerações geriátricas

- Em 2012, aproximadamente 58.500 prestadores de serviços de cuidados de longo prazo pagos e regulamentados atenderam cerca de 8 milhões de pessoas nos Estados Unidos. Os serviços de atendimento a longo prazo foram prestados por 4.800 centros de serviços diários para adultos, 12.200 instituições de saúde domiciliar, 3.700 serviços especializados ao cuidado de indivíduos com doenças crônicas ou terminais, 15.700 lares geriátricos e 22.200 comunidades de vida assistida e cuidados residenciais similares (Harris-Kojetin, Sengupta, Park-Lee & Valverde, 2013).
- Os idosos passam por três tipos de mudança (*Longino & Bradley, 2006):
  - Mudança voluntária para uma área geográfica desejada (mudanças desencadeadas por amenidades).
  - Mudança para perto da família devido à viuvez e à incapacidade moderada (mudanças para ajuda).
  - Mudança para uma instituição por problemas de saúde.
- Os idosos mudam da casa da família por (*Johnson & Tripp-Reimer, 2001; Miller, 2015):
  - Perda do cônjuge.
  - Condições crônicas e capacidades funcionais em declínio.
  - Falta de serviços assistenciais disponíveis.
  - Falta de um cuidador.
  - Comprometimentos cognitivos.
  - Doença psiquiátrica.
  - Mudança na vizinhança (p. ex., insegurança, isolamento social).
- A mudança de idosos da zona rural identificou, com frequência, a escolha percebida, a previsibilidade ambiental e o apoio social da família, dos vizinhos e dos amigos como fatores associados à adaptação positiva (*Armer, 1996).

Suicídio em lares de idosos

- As taxas de morte por suicídio entre os residentes de instalações de cuidados de longo prazo foram relatadas variando de 16,5 a 34,8 por 100 mil residentes por ano (O'Riley, Nadorff, Conwell & Edelstein 2013). Em comparação, a taxa de morte por suicídio em adultos residentes na comunidade nos Estados Unidos com 65 anos ou mais foi de 14,9 por 100 mil em 2010 (O'Riley et al., 2013).
- Os meios mais comuns de suicídio em lares de idosos incluem saltar de edifícios, cortar-se, tomar uma *overdose* de medicação e se enforcar (Substance Abuse and Mental Health Services Administration, 2011).
- A maior incidência de estresse por mudança ocorre geralmente um pouco antes ou até 3 meses após a mudança (*Beirne, Patterson, Galie & Goodman, 1995;*Reinardy, 1995).
- Em um estudo conduzido por Rodgers (*1986), o processo de colocação em casa geriátrica teve início com as famílias reconhecendo e, por fim, aceitando a necessidade de internar seus entes queridos. As preocupações relativas à segurança constituíram uma forma para justificar a colocação em lar geriátrico, mais do que um incentivo inicial para procurá-la.

Considerações transculturais

- A imigração para outro país pode ser planejada, forçada ou inesperada. As reações à imigração são complexas. Frequentemente, as famílias são separadas. O *Estresse por mudança (síndrome)* não representa adequadamente as experiências e os estresses experimentados pelos imigrantes. Os diagnósticos de enfermagem relacionados à experiência de imigração se encontram atualmente em desenvolvimento.

Critérios para a investigação focalizada

Dados subjetivos

Investigar as características definidoras

O indivíduo/os membros da família se queixam de

Insatisfação com o novo ambiente	Solidão
Aumento nos conflitos familiares	Problemas de adaptação
Perda de controle	Sensação de insegurança
Raiva pela perda de controle da própria vida	Raiva dirigida às pessoas responsáveis pela mudança

Alterações em
- Padrões do sono
- Socialização
- Orientação
- Ingestão nutricional
- Cognição

Investigar os fatores relacionados

Histórico de
Uma ou mais mudanças de ambiente nos últimos 3 meses
Mudanças múltiplas nos últimos 5 anos
Experiências traumáticas após mudanças anteriores
Estar no mesmo ambiente por mais de 40 anos

Fatores de risco
Confusão/desorientação de moderada a grave
Percepção de saúde debilitada
Falta de apoio/família/amigos/equipe
Autoestima baixa
Deterioração funcional
Mudança involuntária
Dificuldades de comunicação
Falta de continuidade no cuidado
Expressão de insatisfação com a vida
Falta de preparação para a(s) mudança(s)
Falta de opções ou participação por parte do indivíduo transferido
Múltiplas doenças crônicas
Falta de familiaridade com a casa geriátrica antes da mudança
Localização da casa geriátrica afastada da residência anterior

Dados objetivos

Investigar as características definidoras
- Mudança de peso
- Aumento no número de visitas médicas
- Problemas de sono
- Alteração da cognição
- Alteração nos padrões alimentares
- Diminuição nas atividades de autocuidado

Metas
Ver *Risco de estresse por mudança (síndrome)*.

Intervenções/justificativa
Ver *Risco de estresse por mudança (síndrome)*.

Risco de estresse por mudança (síndrome)❖

Definição da NANDA-I
Suscetibilidade a distúrbio fisiológico e/ou psicossocial decorrente de transferência de um ambiente para outro que pode comprometer a saúde.

Fatores de risco
Ver *Estresse por mudança (síndrome)*.

Conceitos-chave
Ver *Estresse por mudança (síndrome)*.

❖ N. de R.T. Este diagnóstico consta na NANDA-I 2018-2020 como *Risco de síndrome do estresse por mudança*.

Critérios para a investigação focalizada

Ver *Estresse por mudança (síndrome)*.

Metas

O indivíduo/família informará a adaptação ao novo ambiente com mínimas perturbações, conforme evidenciado pelos seguintes indicadores:

- Participa das atividades de tomada de decisão relativas ao novo ambiente.
- Expressa preocupação em relação à mudança para um novo ambiente.
- Verbaliza um aspecto positivo da mudança de ambiente.
- Estabelece novos vínculos no novo ambiente.
- Envolve-se nas atividades do novo ambiente.

NOC Autocontrole da ansiedade, Enfrentamento, Solidão, Adaptação psicossocial: Mudança de vida, Qualidade de vida, Controle do medo

Intervenções

Determinar o motivo da mudança

- Mudança voluntária: geralmente relacionada a uma mudança dos pais/cuidadores. Em geral positiva, entretanto o novo trabalho poderá ser um pouco menos desejável. Essas mudanças são tipicamente as menos estressantes das três para os adolescentes.
- Mudança forçada: pode ser o resultado de despejo, fuga e trabalho migratório ou retorno para viver com família estendida. Essas situações são quase sempre negativas, com vários fatores estressantes na unidade familiar.
- Mudança legal: é aplicada e vinculada pela lei. Exemplos são a mudança sob proteção de testemunhas, filho adotado ou tutorado pelo estado e mais frequentemente custódia de criança com divórcio.

Aconselhar pais/cuidadores a acessar a equipe envolvida antes do início do período escolar

- Se desejar, compartilhar com o professor se esta é uma mudança planejada, forçada ou legal.

    Justificativa: *A maioria das pessoas entende que todas as mudanças são bem recebidas pela família.*

- Existe um programa para recepcionar os novos estudantes?
- Perguntar se um aluno apropriado é designado para amigo do novo aluno.
- Perguntar sobre clubes, organizações, etc., que possam ser de interesse para o novo aluno.
- Sugerir que cada aluno se apresente, além do novo aluno.

    J: *Estratégias podem dar ao novo aluno uma primeira impressão boa e acolhedora. A rejeição precoce dos colegas foi associada à diminuição da participação na sala de aula e ao aumento da evasão escolar (Buhs, Ladd & Herald, 2009).*

NIC Redução da ansiedade, Melhora do enfrentamento, Aconselhamento, Promoção do envolvimento familiar, Melhora do sistema de apoio, Orientação antecipada, Promoção da integridade familiar, Transferência, Redução do estresse por mudança

Incentivar cada membro da família a partilhar seus sentimentos sobre a mudança

- Proporcionar privacidade a cada pessoa.
- Incentivar cada membro da família a partilhar sentimentos uns com os outros.
- Discutir os efeitos possíveis e diferentes da mudança em cada membro da família.
- Informar aos pais sobre as possíveis alterações na conduta das crianças com a mudança de ambiente, como a regressão, o retraimento, os comportamentos exibicionistas e as modificações na alimentação (amamentação/ mamadeira).
- Orientar os pais a obterem todos os documentos pertinentes relativos à história médica/dentária dos filhos (p. ex., registros de imunizações, doenças contagiosas e trabalhos dentários).
- Permitir alguns rituais ao deixar o velho ambiente. Estimular as recordações, pois elas funcionarão como um fechamento para muitos membros da família.

    J: *A falta de escolha, ou mesmo a sensação de que sua escolha é limitada, pode aumentar a teimosia, o medo da perda e a apreensão sobre os muitos componentes de uma mudança iminente (Buhs, Ladd & Herald, 2008).*

Ensinar aos pais as técnicas para auxiliar seus filhos com a mudança

- Permanecer positivo quanto à mudança antes, durante e após, aceitando que a criança possa não estar otimista.
- Explorar as várias opções com seus filhos sobre a comunicação com amigos/família no ambiente anterior. Os relacionamentos dos filhos com os amigos do ambiente anterior são importantes, sobretudo para "validação da amizade" após a mudança de ambiente.

- Manter as rotinas habituais no novo ambiente; estabelecê-las o mais cedo possível.
- Reconhecer a dificuldade da perda dos amigos para o adolescente.

    J: *"A mobilidade, especialmente quando ligada à mudança escolar, pode dificultar os principais resultados de desenvolvimento. A quebra inevitável dos laços sociais pode criar estresse psicossocial e aumentar o risco de comportamento antissocial, problemas de amizade e vitimização do valentão "(Singh et al., 2014).*

- Filiar-se a organizações às quais o jovem pertencia anteriormente (p. ex., escoteiros, esportes).
- Auxiliar a criança a se concentrar nas semelhanças entre o velho e o novo ambiente (p. ex., clubes, escoteiros, grupos da igreja).
- Planejar uma visita à escola durante a aula e o período de almoço para reduzir o medo do desconhecido.
- Permitir às crianças algumas opções relativas à arrumação do quarto, decorações, etc.
- Pedir que o professor ou orientador da nova escola apresente o adolescente a um estudante que tenha sido recentemente admitido à escola.
- Permitir às crianças que lamentem suas perdas resultantes da mudança de ambiente.

    J: *As crianças precisam ser notificadas precocemente, ter uma previsão e oportunidades para tomar decisões diante do planejamento de uma mudança iminente.*

Aconselhar os pais/cuidadores a discutir rotineiramente sua experiência escolar

- Evitar perguntar "Como é a escola?"
- Em vez disso, perguntar, "Com quem você almoçou? O que você fez no recreio?"
- "Do que você gosta nessa nova escola?"
- "Do que você não gosta?"

    J: *Singh e colaboradores (2014) encontraram uma associação significativa entre o envolvimento no* bullying *e sintomas semelhantes aos psicóticos; o envolvimento no* bullying *foi o preditor mais forte de sintomas psicóticos, levando a um risco aproximadamente 2,5 vezes maior.*

Avaliar as seguintes áreas ao aconselhar um adolescente que se mudou

- Percepções sobre a mudança.
- Estressores concomitantes.
- Habilidades usuais e atuais de enfrentamento.
- Apoio (família, colegas e comunidade).

    J: *O adolescente tem uma tarefa de desenvolvimento que é se tornar independente, a qual é desafiada com a mudança (*Puskar & Rohay, 1999). As redes de amizade são importantes durante a adolescência porque o adolescente que se mudou precisa de segurança adicional por parte dos pais e dos amigos.*

Iniciar as orientações para a saúde e os encaminhamentos, conforme indicado

- Alertar a família sobre a possível necessidade de aconselhamento antes, durante ou após a mudança.
- Fornecer um guia impresso das organizações comunitárias relevantes, como igrejas da região, grupos infantis, grupos de pais sem companheiros, grupos de idosos e outros grupos locais na nova vizinhança.
- Orientar a família sobre os serviços comunitários apropriados.
- Consultar o enfermeiro da escola com relação a programas escolares para novos estudantes.

    J: *O planejamento antecipado da mudança é fundamental para garantir uma transferência sem percalços a todos os envolvidos.*

Estresse por mudança (síndrome) • Relacionado a mudanças associadas às transferências entre instituições de saúde ou admissão em instituições de cuidados de longo prazo

Metas

O indivíduo descreverá expectativas realistas do novo ambiente, conforme evidenciado pelos seguintes indicadores:

- Participa das atividades de tomada de decisão, tendo em vista o novo ambiente.
- Verbaliza preocupação em relação à mudança para um novo ambiente.
- Descreve expectativas realistas acerca do novo ambiente.

NOC Ver também *Estresse por mudança (síndrome)*, Adaptação a novo ambiente

Intervenções

> **ALERTA CLÍNICO** "Durante as últimas décadas, o número de UTIs e leitos aumentou de forma significativa, mas também aumentou a demanda por cuidados intensivos. Atualmente, um número grande e crescente de pacientes críticos requer transferência entre unidades de cuidados intensivos. A transferência interunidades representa riscos significativos para pacientes criticamente doentes, em especial aqueles que necessitam de suporte para múltiplos órgãos" (Droogh, Smit, Absalom, Ligtenberg & Zijlstra, 2015).

NIC Ver também *Estresse por mudança (síndrome)*.

Fornecer à família e ao indivíduo os planos da mudança ou da transferência logo que possível. Utilizar explicações simples, quando indicadas

- Provocar discussões sobre preocupações e questões.

> **ALERTA CLÍNICO** Infelizmente, os indivíduos doentes podem não ser capazes de expressar e comunicar sua própria vontade, devido a sedação, estado mental alterado ou outras barreiras. O planejamento de alta, em geral, é descrito como um processo que deve proporcionar continuidade de cuidados.

J: *A estratégia mais importante para famílias e indivíduos no momento de transferência de uma UTI foi a informação oferecida antes da transferência em si (*Mitchell, Courtney & Coyer, 2003).*

Estar pronto para desafios à transferência. Utilizar dados clínicos para apoiar a justificativa da transferência

J: *"Os indivíduos às vezes lutam com sentimentos de abandono, vulnerabilidade, desamparo e falta de importância. Os sentimentos ambivalentes sobre as próximas transferências também são comuns; tanto emoções positivas quanto negativas foram relatadas" (Häggström & Bäckström, 2014).*

Investigar os fatores que possam contribuir para o estresse por mudança

Ver Fatores relacionados e Critérios para a investigação focalizada.

Nas unidades de terapia intensiva, implementar uma transição ordenada e planejada para reduzir o estresse e os eventos adversos

J: *O planejamento da transição muitas vezes carece de diretrizes e tende a ser ad hoc e influenciado pela acuidade do indivíduo (Häggström & Bäckström, 2014).*

> **ALERTA CLÍNICO** Prioridades podem ser necessárias na UTI para garantir a admissão dos doentes graves, causando altas não planejadas, mesmo durante a noite, que são relacionadas a riscos mais elevados (Häggström & Bäckström, 2014). Um estudo de Goldfrad e Rowan (2000) observou que a mortalidade total na UTI é 2 a 5 vezes maior quando o indivíduo recebe alta à noite. Em seu estudo, a equipe estimou que apenas 44% desses pacientes estavam totalmente prontos para a transferência, em comparação com mais de 80% dos pacientes que foram transferidos durante o dia.

- Diminuir gradualmente a frequência das avaliações de enfermagem, por exemplo, a monitoração da frequência dos sinais vitais antes da transferência da UTI, quando possível.
- Explicar a transferência da UTI como uma indicação de melhora.
- Informar os sinais de progresso diário.
- Transferir o paciente sem pressa.

J: *A estratégia mais importante para famílias e indivíduos no momento de transferência de uma UTI foi a informação oferecida antes da transferência em si (*Mitchell et al., 2003). Deverá ser feita uma transição lenta e visível da monitoração de cuidados intensivos para a monitoração habitual em unidades de enfermagem, de modo a reduzir os medos.*

- Avaliar o pulso e a frequência respiratória do indivíduo antes da transferência.

J: *Os possíveis preditores significativos de eventos adversos antes da transferência são uma frequência respiratória inferior a 10 movimentos por minuto ou maior ou igual a 25 por minuto e uma frequência do pulso superior a 110 batimentos por minuto (*Chaboyer et al., 2008).*

- Em instituições residenciais, delinear um programa para preparar os residentes transferidos e a equipe para a mudança, orientando sobre a distribuição física tantas vezes quantas forem necessárias para se familiarizarem com o novo ambiente.

- Inicialmente manter o indivíduo no mesmo nível de atividade e dieta, tanto na pré quanto na pós-transferência.
- Transferi-lo para uma área similar e próxima, quando possível.
- Retirá-lo de qualquer equipamento de monitoração de modo gradual antes da transferência.
- Transferir o indivíduo durante o dia.
- Mantê-lo em grupos conhecidos nas refeições e nas acomodações.
- Permitir tempo para discussões relativas ao espaço de vida no antigo e no novo ambiente.
- Diminuir gradualmente a atenção da enfermagem antes da transferência da UTI, quando possível.

J: *Estabelecer uma comunicação franca com idosos é necessário, tanto antes quanto depois de uma mudança, avaliando suas experiências relativas às mudanças e adaptações, histórico de enfrentamento e estilo em lidar com as situações e controle das decisões.*

Mudança de ambiente involuntária/falta de controle na tomada de decisão

- Oferecer oportunidades para a tomada de decisões durante a experiência da mudança de ambiente.
- Estimular a participação da pessoa em relação ao novo ambiente quando possível, como na decoração e na disposição dos móveis.
- Apresentar a transferência da UTI como uma indicação de melhora.
- Informar à pessoa hospitalizada os sinais de progresso diário.
- Transferir o indivíduo sem pressa.
- Estabelecer metas mútuas antes da mudança para uma casa geriátrica.
- Proporcionar oportunidades para perguntas/respostas na preparação para a transferência.
- Manter reuniões regulares entre a equipe e os residentes após a transferência, estimulando os novos membros a se envolverem nas regras e nos regulamentos da instituição (*Wilson, 1997).

J: *Wilson (*1997) e Meacham e Brandriet (1997) mostraram que os idosos faziam grande esforço para proteger as pessoas significativas/amadas, escondendo seus sentimentos sobre a mudança e tentando manter uma sensação de normalidade. Assim, é essencial que os novos moradores desenvolvam relações de confiança com outros indivíduos para discutir os fatores estressantes da mudança.*

Reduzir os efeitos fisiológicos da mudança de ambiente

Avaliar

- Pressão arterial, temperatura.
- Função respiratória.
- Orientação.
- Sinais de infecção.
- Nível de desconforto.
- Proporcionar descanso adequado e reduzir o quanto for possível a exposição à infecção durante as primeiras semanas. Preparar os visitantes para as visitas (p. ex., lavar as mãos, usar máscaras, quando indicado).

J: *A adaptação à mudança pode influenciar de forma negativa o estado físico, levando a um aumento do risco de infecção. A atividade das células* natural killer *(células NK, tipo de linfócito específico) se mostra reduzida por pelo menos duas semanas após a mudança (*Lutgendoef et al., 2001).*

Prevenir ou reduzir a confusão

- Ver *Confusão* para intervenções adicionais.

Promover a integração após a admissão/transferência para uma instituição de enfermagem de cuidados de longo prazo

J: *Quanto menos controle os idosos percebem que possuem sobre a mudança e quanto menos previsível parecer o novo ambiente, maior será o estresse da mudança (Kaplan, Barbara & Berkman, 2013).*

J: *Os residentes que puderam optar pelo local do quarto e objetos favoritos apresentaram mais senso de controle e menos estresse (*Mitchell, 1999).*

- Permitir tantas opções quantas forem possíveis em relação aos ambientes físicos e às rotinas diárias.
- Estimular o indivíduo ou a família a trazerem objetos pessoais de casa.
- Orientar sobre a disposição física do ambiente.
- Apresentar os indivíduos transferidos à nova equipe e aos companheiros residentes.
- Incentivar a interação com os outros indivíduos na nova instituição.
- Auxiliar o indivíduo a manter seus relacionamentos interpessoais anteriores.
- Divulgar claramente as regras sobre o fumo, encaminhando o indivíduo para as áreas nas quais seja permitido fumar.

- Promover o desenvolvimento ou a manutenção de relacionamento com um confidente.
- Restabelecer as rotinas normais, além de aumentar inicialmente o número de cuidadores e a iluminação, quando um grande número de residentes estiver envolvido em uma mudança de ambiente secundária.
- Auxiliar os residentes da casa geriátrica a encontrarem as pessoas pertencentes à sua área geográfica anterior.
- Providenciar contatos frequentes de cada residente recentemente admitido com voluntários ou com membros da equipe. Além disso, procurar a aproximação de um residente bem-adaptado ao novo ambiente para iniciar o processo de envolvimento.

J: Os idosos podem fazer uso de uma variedade de estratégias de enfrentamento, variando da raiva agressiva à resignação passiva, quando transferidos para uma instituição para idosos. Quaisquer outras intervenções relativas ao estresse por mudança deverão refletir as estratégias eficazes de enfrentamento do residente.

Assegurar-se de que cada residente seja investigado em relação à depressão e ao suicídio

J: Os residentes dos lares de idosos podem estar em maior risco de suicídio do que os adultos mais velhos da comunidade, uma vez que possuem muitas das características que influenciam o risco na população em geral, incluindo doenças psiquiátricas, isolamento social e deficiência funcional.

- Se um residente diz "Gostaria de estar morto", não supor que a pessoa seja um suicida. Supor que ela está angustiada. Proceder uma avaliação para depressão e risco de suicídio.

J: As instituições de tratamento de longo prazo são solicitadas a avaliar seus residentes quanto ao risco de suicídio e implementar protocolos para manejar as suas respostas de maneira eficaz (O'Riley et al., 2013).

ALERTA CLÍNICO Estudos sobre as taxas de ideação suicida na população das instituições de longa permanência demonstraram taxas de frequência variando de 11 a 43%. A taxa de suicídio em lares de idosos é mais do que o dobro para o mesmo grupo etário que vive na comunidade (O'Riley et al., 2013). Os indivíduos que cometem suicídio em instituições de longa permanência apresentam menos evidências de sua intenção, fazem mais planejamento, são mais determinados e usam meios mais violentos.

Intervenções pediátricas

- Incluir os pais nos cuidados ao bebê prematuro hospitalizado tanto quanto possível.
- Promover o uso dos sistemas de apoio, tanto dentro quanto fora do hospital, para pais de crianças hospitalizadas.

J: Pais de crianças que enfrentam uma transferência de uma UTI para uma unidade geral e que receberam explicações verbais entre 1 e 2 horas antes da transferência apresentaram menos ansiedade do que aqueles que foram informados logo antes da transferência (Hockenberry & Wilson, 2015).

Para bebês que precisam de transferência para outra unidade ou instituição de tratamento de saúde (Häggström & Bäckström, 2014)

- Avaliar a percepção dos pais dos bebês hospitalizados em relação à transferência próxima e seu interesse nas informações pertinentes.
- Manter comunicação diária, pelo menos, com os pais sobre seus bebês hospitalizados (p. ex., condições, ocasião da transferência, mecanismos para a continuidade do cuidado entre os berçários pré e pós-transferência) e suas preocupações.
- Sugerir que os pais dos bebês hospitalizados visitem o berçário para o qual seu filho será transferido antes do evento.
- Desenvolver e utilizar um mecanismo para a troca detalhada de informação entre os berçários pré e pós-transferência.

J: Os pais de bebês prematuros querem proteger os filhos durante a hospitalização, além de receber informações sobre cada ambiente novo para onde a criança será transferida (Gibbins & Chapman, 1996).

Iniciar as orientações para a saúde e os encaminhamentos, conforme indicado

- Se a mudança estiver sendo considerada para a casa de um membro da família, tratamento especializado ou casa geriátrica, aconselhar a família a preparar lentamente a pessoa para a mudança:
  - Provocar uma conversa para explorar seus sentimentos sobre a possível realocação.
  - Mostrar as vantagens e desvantagens. Evitar discussões.
  - Planejar uma visita à instituição.
- Notificar o indivíduo tão cedo quanto possível para aumentar a previsibilidade de sua reação.
- Fazer os encaminhamentos aos profissionais adequados quando necessário, bem como sugerir um sistema de monitoramento por telefone, tipo "linha da vida".

J: *Estabelecer uma comunicação franca com idosos é necessário, tanto antes quanto depois de uma mudança, avaliando suas experiências relativas às mudanças e adaptações, história de enfrentamento e estilo em lidar com as situações e controle das decisões.*

- Encaminhar as famílias realocadas aos serviços comunitários relativos aos recém-chegados e às instituições de saúde mental quando houver risco de síndrome de estresse por mudança.

J: *Com o influxo de pessoas com doença mental crônica na comunidade, é importante que suas necessidades e seus problemas sejam avaliados com precisão, para que possam ser planejados e implementados intervenções e serviços que garantam a mudança e a adaptação bem-sucedidas.*

FADIGA

Definição da NANDA-I

Sensação opressiva e prolongada de exaustão e capacidade diminuída para realizar trabalho físico e mental no nível habitual.

Características definidoras*

Relato de falta de energia incessante e avassaladora
Necessidade percebida de energia adicional para realizar as tarefas de rotina
Relato de incapacidade de manter as rotinas usuais
Relato de sensação de cansaço
Concentração comprometida
Libido comprometida
Aumento das queixas físicas
Desempenho diminuído
Desinteresse pelo ambiente circunjacente
Letargia; sonolência
Relato de incapacidade de manter o nível normal de atividade física
Aumento das queixas físicas
Aumento das exigências de descanso
Relato de culpa por não manter as responsabilidades
Relato de incapacidade de recuperar a energia mesmo após o sono
Introspecção
Apatia

Fatores relacionados

Muitos fatores podem causar fadiga. Pode ser útil a combinação de fatores relacionados (p. ex., relacionado a fraqueza muscular, acúmulo de produtos residuais, processo inflamatório e infecções secundárias a hepatite).

Biofisiopatológicos

Relacionados a estado hipermetabólico secundário a:

Vírus (p. ex., Epstein-Barr)	Febre	Gravidez*

Relacionados à oxigenação inadequada dos tecidos secundária a:

Doença pulmonar obstrutiva crônica	Insuficiência cardíaca congestiva	Anemia*
Doença vascular periférica		

Relacionados a alterações bioquímicas secundárias a:

Distúrbios endócrinos/metabólicos

Diabete melito	Distúrbios hipofisários	Síndrome da imunodeficiência adquirida (Aids)
Hipotireoidismo	Doença de Addison	

Doenças crônicas

Insuficiência renal	Cirrose	Doença de Lyme

Relacionados a fraqueza muscular/desgaste secundários a:

Miastenia grave	Doença de Parkinson	Esclerose múltipla
Aids	Esclerose lateral amiotrófica	

Relacionados a estado hipermetabólico, competição entre o organismo e o tumor por nutrientes, anemia e estressores associados ao câncer

Relacionados à desnutrição*

Relacionados a déficits nutricionais,* ou mudanças no metabolismo dos nutrientes secundários a:

Náusea	Efeitos colaterais de medicação	Vômitos
Cirurgia gástrica	Diarreia	Diabete melito

Relacionados a processo inflamatório crônico secundário a:

Aids	Cirrose	Artrite
Doença intestinal inflamatória	Lúpus eritematoso	Insuficiência renal
Hepatite	Doença de Lyme	

Relacionados ao tratamento

Mudanças bioquímicas secundárias a:

Quimioterapia	Radioterapia	Efeitos colaterais de (especificar)

Relacionados a dano cirúrgico a tecido e anestesia

Relacionados a maior gasto de energia secundário a:

Amputação	Distúrbio da marcha	Uso de andador, muletas

Situacionais (pessoais, ambientais)

Relacionados à diminuição prolongada de atividade e a descondicionamento secundários a:

Ansiedade*	Isolamento social	Febre
Náusea/vômitos	Diarreia	Depressão
Dor	Obesidade	

Relacionados a demandas excessivas do papel

Relacionados a demandas emocionais avassaladoras

Relacionados a estresse extremo*

Relacionados a distúrbios do sono

Maturacionais

Crianças/adolescentes

Relacionados a estado hipermetabólico secundário a:

Mononucleose	Febre

Relacionados à nutrição insuficiente secundária a:

Obesidade	Dieta excessiva	Transtornos alimentares

Relacionados a efeitos dos cuidados ao recém-nascido sobre os padrões de sono e a necessidade de atenção constante

Relacionados a estado hipermetabólico durante o primeiro trimestre

Nota da autora

Fadiga é diferente de cansaço agudo como diagnóstico de enfermagem. O cansaço é um estado transitório, temporário (*Rhoten, 1982), causado por falta de sono, nutrição inadequada, estresse aumentado, estilo de vida sedentário ou aumento temporário do trabalho ou das responsabilidades sociais. Já a fadiga é uma sensação difusa, subjetiva, de estar exaurido, que não pode ser eliminada, mas à qual o indivíduo pode ser auxiliado a se adaptar. *Intolerância à atividade* é diferente de fadiga, pois o enfermeiro pode auxiliar o indivíduo com intolerância à atividade a aumentar a resistência e a atividade.

O foco para a pessoa com fadiga não está em aumentar a resistência. Se a causa da fadiga for solucionada ou desaparecer (p. ex., infecção aguda, quimioterapia, radiação), o diagnóstico *Fadiga* será interrompido, e o diagnóstico *Intolerância à atividade* poderá ser iniciado para focalizar a melhora do estado de descondicionamento.

Pessoas com doença vascular periférica podem servir como exemplo da diferença entre *Fadiga* e *Intolerância à atividade*. Bem cedo no processo da doença, a pessoa aprende a caminhar como exercício e a caminhar sentindo dor (claudicação intermitente), a repousar e a continuar a caminhar, e isso é que significa *Intolerância à atividade*. Quando a pessoa não se exercita e/ou continua a fumar, a condição piora e qualquer caminhada fica gravemente comprometida. Ela deve planejar atividades e repouso antes e depois, e isso é *Fadiga*.

Erros nos enunciados diagnósticos

Fadiga relacionada a sensações de falta de energia para as tarefas de rotina

Quando uma pessoa relata energia insuficiente para as tarefas de rotina, o enfermeiro realiza uma investigação focalizada e coleta dados adicionais para determinar se *Fadiga* é o diagnóstico apropriado ou se é realmente um sintoma de outro diagnóstico, como *Intolerância à atividade*, *Enfrentamento ineficaz*, *Processos familiares interrompidos*, *Ansiedade* ou *Manutenção ineficaz da saúde*. Quando a fadiga é causada por condições agudas ou crônicas, o enfermeiro deve determinar se a pessoa pode aumentar a resistência (o que significaria o diagnóstico *Intolerância à atividade*), ou se há necessidade de técnicas de conservação de energia para ajudar a realizar as atividades desejadas. Quando a fadiga resulta de controle ineficaz do estresse ou hábitos deficientes de saúde, *Fadiga* ou *Intolerância à atividade* não é indicada como diagnóstico. Durante a coleta de dados para determinar os fatores contribuintes, pode-se registrar o diagnóstico *Possível fadiga relacionada a relatos de falta de energia*. Rotular o diagnóstico como "possível" indica a necessidade de coleta adicional de dados para descartá-lo ou confirmá-lo.

Conceitos-chave

Considerações gerais

- A fadiga é uma experiência subjetiva, com componentes fisiológicos, relacionados ao tratamento, e psicológicos. A fadiga em doenças crônicas tem forte correlação com anormalidades no humor, mais comumente depressão e ansiedade (Jong, Oudhoffc & Epskamp, 2010).
- O cansaço agudo é uma reação esperada ao esforço físico aumentado, à mudança nas atividades diárias, ao estresse adicional ou ao sono inadequado. A fadiga física aguda ocorre mais rapidamente em músculos descondicionados (Grossman & Porth, 2014).
- A sociedade norte-americana valoriza a energia, a produtividade e a vitalidade. Aqueles sem energia são vistos como lentos ou preguiçosos. A fadiga e o cansaço são encarados de forma negativa.
- A fadiga pode ser física, mental e motivacional. Suas causas são multifatoriais. Uma investigação minuciosa das causas pode indicar intervenções específicas para sua redução.
- "A fadiga em pessoas com uma doença crônica divide-se em central e periférica. A fadiga central é consequência de alterações ou anormalidades nas vias neurotransmissoras no sistema nervoso central (SNC)" (Jong et al., 2010).
- A fadiga periférica é consequência de disfunção neuromuscular fora do SNC e tem relação com prejuízo neurotransmissor em nervos periféricos e/ou defeitos na contração muscular em razão de depleção de energia, inflamação, anormalidades articulares ou desgaste muscular. A contribuição da fadiga central ou periférica à fadiga generalizada pode variar muito entre doenças diferentes (Jong et al., 2010).
- Pessoas com fadiga crônica têm maior sensibilidade à ativação hipotalâmica mediada pela serotonina, implicando a existência de defeito na neurotransmissão serotonérgica central, o que contribui para depressão (Jong et al., 2010).
- Os principais componentes do SNC na resposta de estresse incluem o hormônio central de liberação de corticotrofina (CRH) e o sistema nervoso simpático. Pessoas com fadiga crônica têm o ritmo alterado do cortisol diurno e resposta de estresse ao cortisol embotada, produzindo níveis elevados de estresse que causam fadiga (Jong et al., 2010).
- A fadiga autorrelatada está associada a uma piora ou alteração de todos estes (Gambert, 2013):
  - *Funcionamento físico*: atividades reduzidas, períodos prolongados de repouso, movimentos descoordenados, risco aumentado de quedas e maior necessidade de atendimento às atividades básicas da vida diária e às atividades instrumentais da vida diária.
  - *Cognição*: estado de alerta diminuído, menor concentração, clareza diminuída dos pensamentos e aumento do esquecimento.
  - *Estado emocional*: aumento da raiva, mudanças na emoção e depressão.
  - *Isolamento social*: falta total ou quase total de contato com outras pessoas.
- Além disso, a fadiga é um elemento independente de previsão de mortalidade, associado a uma redução significativa na condição funcional geral (Gambert, 2013).
- A fadiga associada a câncer foi relatada em 35 a 100% dos casos, entendida como o efeito colateral mais grave. Os estressores que contribuem para a fadiga nas pessoas com câncer estão mostrados no Quadro 2.1.
- A fadiga relacionada à radiação não está explicada, mas pode ter relação com aumento do esforço metabólico pelo organismo ao reparar danos causados a células saudáveis pela radioterapia.

- Mulheres submetidas à radiação na mama comunicaram que a fadiga diminuía na segunda semana, mas aumentava e estabilizava após a quarta semana, permanecendo até 3 semanas após o fim do tratamento. Os níveis de fadiga não se modificavam de forma significativa nos finais de semana entre os tratamentos (*Greenberg, Sawicka, Eisenthal & Ross, 1992).
- Quando a fadiga é um efeito colateral do tratamento, não desaparece quando o tratamento termina, mas diminui gradualmente em meses (*Nail & Winningham, 1997; Bardwell & Ancoli-Israel, 2008).

Considerações pediátricas

- Bebês e crianças pequenas são incapazes de expressar fadiga. Essa informação pode ser obtida pelo enfermeiro na entrevista com os pais e na investigação cuidadosa dos padrões-chave funcionais de saúde (p. ex., sono--repouso, atividade-exercício [que podem revelar dificuldades respiratórias e/ou intolerância à atividade] e nutrição-metabolismo [que pode revelar dificuldades alimentares]).
- Crianças com risco de fadiga incluem aquelas com doenças crônicas ou agudas, doença cardíaca congênita, exposição a toxinas, estresse prolongado ou anemia.
- As crianças dependem dos pais/cuidadores para modificar seu ambiente e mitigar os efeitos da fadiga.

Quadro 2.1 FATORES CONTRIBUINTES PARA A FADIGA NOS INDIVÍDUOS COM CÂNCER

Fisiopatológicos
Estado hipermetabólico associado a crescimento de tumor ativo
Competição entre o organismo e o tumor por nutrientes
Dor crônica
Disfunção orgânica (p. ex., hepática, respiratória, gastrintestinal)

Relacionados ao tratamento
Acúmulo de resíduos tóxicos secundário a radiação e quimioterapia
Ingestão nutricional inadequada secundária a náusea e vômitos
Anemia
Analgésicos, antieméticos
Exames diagnósticos
Cirurgia

Situacionais (pessoais, ambientais)
Incerteza sobre o futuro
Medo da morte, de desfiguramento
Isolamento social
Perdas (responsabilidades de papéis, no trabalho, partes do corpo, função, aparência, econômicas)
Separação para tratamento

Considerações maternas

- A fadiga é comum no início da gestação devido ao aumento das exigências metabólicas (Pillitteri, 2014).
- Gardner constatou que os níveis de fadiga nas mulheres aumentavam nas duas semanas pós-parto, mas diminuíam na sexta semana. Os fatores associados a altos níveis de fadiga no pós-parto eram alterações no sono, outros filhos, problemas nos cuidados com a criança, pouca ajuda em casa, menor nível de escolaridade, família de baixa renda e pouca idade da mãe (*Gardner, 2014; Pillitteri, 2014).
- "A fadiga pós-parto é especialmente desafiadora, porque a nova mãe tem tarefas de vida exigentes que deve realizar durante esse tempo. A fadiga pós-parto pode causar impacto na realização do papel materno pós-parto, podendo colocar a mulher em risco maior de depressão pós-parto" (Corwin & Arbour, 2007).

Considerações geriátricas

- "Embora comum entre os idosos, a fadiga não costuma ser informada nem mesmo avaliada, porque, tal como a dor, é geralmente identificada pelo idoso e sua família ou seu cuidador como parte natural do processo de envelhecimento" (Gambert, 2013).
- Os efeitos normais do envelhecimento em si não aumentam o risco de fadiga nem a causam. A fadiga em idosos tem basicamente a mesma etiologia da que ocorre nos adultos jovens. A diferença reside no fato de que os idosos tendem a apresentar mais doenças crônicas do que os adultos jovens. Assim, a fadiga nos idosos não é devida a fatores relativos à idade, mas a fatores de risco, como doenças crônicas e medicamentos (Miller, 2015).
- As causas da fadiga nos idosos podem ser descritas sob estas categorias (Gambert, 2013):
  - Fadiga associada a fármacos, por exemplo, anti-inflamatórios não esteroides, tetraciclina, antipsicóticos, antidepressivos, fármacos para dormir e para dor.
  - Fadiga relacionada a drogas ilícitas e álcool.

- Fadiga fisiológica, por exemplo, sono inadequado, repouso insuficiente, excesso de atividades, condicionamento físico insatisfatório, estresse e alterações na dieta.
- Fragilidade associada a perda de peso e sarcopenia (perda degenerativa de massa muscular esquelética [0,5 a 1% de perda por ano após os 50 anos de idade], qualidade e força associada ao envelhecimento).
- Fadiga psicogênica: problemas psiquiátricos costumam causar fadiga. A depressão é a doença mais comumente associada à fadiga. Aspectos sugestivos de que a fadiga é psicogênica incluem fadiga presente durante todo o dia, fadiga presente ao despertar, fadiga que melhora mais tarde no dia e oscilações do humor.
- Uma alimentação sem quantidades suficientes de calorias, proteínas e/ou vitaminas e minerais essenciais pode levar a sintomas de fadiga.
    - A deficiência de vitamina D pode causar sintomas inespecíficos, como fadiga, perda de força muscular, dor óssea e muscular, artralgia, síndromes tipo fibromialgia, equilíbrio insatisfatório e humor deprimido.
    - A deficiência subclínica de vitamina B_{12} está presente em idosos, podendo ser consequência de problemas de absorção, uso excessivo de inibidor da bomba de prótons, ingestão excessiva de álcool, ou dietas com "chá e torradas". Tudo pode resultar em fadiga, perda de peso, neuropatia, prejuízo da memória e depressão.
- Fadiga orgânica, cujas causas mais comuns são infecciosas, imunológicas/reumatológicas.
- Síndrome da fadiga crônica.
- Fadiga relacionada à doença, por exemplo, câncer, doença cardíaca, endócrina, respiratória.
- Fadiga relacionada a toxinas, por exemplo, exposição a toxinas, como monóxido de carbono e metais pesados. Fogões a lenha, aquecedores a querosene, descarga de automóveis e fábricas que usam carvão produzem monóxido de carbono. A exposição aguda a níveis elevados de monóxido de carbono pode provocar cefaleia, tontura e sintomas semelhantes aos da gripe. Quando crônica, ocorre exposição de baixo nível; todavia, podem surgir sintomas mais sutis, como depressão, fadiga, confusão e perda de memória (Gambert, 2013).
- De acordo com Miller (2015), "a teoria da atividade propunha que os idosos se manteriam psicológica e socialmente aptos se permanecessem ativos". O autoconceito da pessoa afirma-se por meio da participação em atividades.
- A fadiga crônica, comunicada por aproximadamente 70% dos idosos, pode resultar na redução da atividade motora e do tônus muscular. É importante observar que a anemia, muito comum nos idosos, é outro possível fator contribuinte para queixas de fadiga crônica (Miller, 2015).

Critérios para a investigação focalizada

Dados subjetivos

Investigar as características definidoras

Descrição de fadiga

Surgimento
Padrão: manhã, tarde, transitória, permanente/dia inteiro
Precipitada por?
Aliviada pelo repouso?

Efeitos da fadiga

| Atividades da vida diária | Libido | Concentração |
| Humor | Atividades de lazer | Motivação |

Investigar os fatores relacionados

Condição clínica (aguda, crônica; ver Conceitos-chave)

Desequilíbrios nutricionais
Tratamentos

Quimioterapia
Efeitos colaterais de medicamentos
Radioterapia
Estressores (p. ex., demandas excessivas de papéis, carreira, finanças, família)

Metas

O indivíduo deverá participar das atividades que estimulem e equilibrem os domínios físico, cognitivo, afetivo e social, conforme evidenciado por estes indicadores:

- Discute as causas da fadiga.
- Partilha sensações relativas aos efeitos da fadiga na vida.
- Estabelece prioridades para as atividades diárias e semanais.

NOC Fadiga: Efeitos nocivos, Nível de fadiga, Autocontrole: Doença crônica, Conservação de energia, Estado nutricional, Nível de depressão

Intervenções

As intervenções de enfermagem para este diagnóstico são para indivíduos com fadiga, independentemente da etiologia, que não pode ser eliminada. O foco é auxiliar o indivíduo e a família a adaptarem-se ao estado de fadiga.

Investigar os fatores causadores e contribuintes

- Se a fadiga tiver fatores relacionados passíveis de tratamento, fazer referência ao diagnóstico de enfermagem específico, como:
    - Falta de sono; ver *Padrão de sono prejudicado*.
    - Nutrição insatisfatória; ver *Nutrição desequilibrada*.
    - Estilo de vida sedentário; ver *Estilo de vida sedentário*.
    - Controle inadequado do estresse; ver *Sobrecarga de estresse*.
    - Demandas sociais ou de papel crônicas e excessivas; ver *Enfrentamento ineficaz*.

> **NIC** Controle da energia, Controle do ambiente, Estabelecimento de metas mútuas, Melhora da socialização, Melhora do enfrentamento, Terapia com exercícios

Explicar as causas da fadiga (ver Conceitos-chave)

Justificativa: *Em muitas doenças crônicas, a fadiga é o sintoma mais comum, causador de perturbações e sofrimento, uma vez que interfere nas atividades do autocuidado (Gambert, 2013).*

Permitir a expressão dos sentimentos relativos aos efeitos da fadiga sobre a vida

- Identificar as atividades difíceis.
- Ajudar o indivíduo a verbalizar como a fadiga interfere nas responsabilidades do papel.
- Estimulá-lo a informar como a fadiga causa frustração.

Auxiliar o indivíduo a identificar os pontos fortes, as capacidades e os interesses

- Identificar valores e interesses.
- Identificar áreas de sucesso e utilidade; salientar conquistas passadas.
- Usar informação para desenvolver metas com o indivíduo.
- Ajudá-lo a identificar fontes de esperança (p. ex., relacionamentos, fé, coisas a serem realizadas).
- Auxiliar no desenvolvimento de metas realistas de curto e longo prazos (ir das simples para as mais complexas; pode ser usado um "quadro de metas" para indicar o tipo e o prazo das metas específicas a serem atingidas).

J: *Focalizar os pontos fortes e as capacidades da pessoa pode propiciar entendimento dos eventos positivos e reduzir a tendência a generalizar demais a gravidade da doença, o que pode levar à depressão.*

Auxiliar o indivíduo a identificar padrões de energia

Orientá-lo a registrar o nível de fadiga a cada hora, durante um período de 24 horas; selecionar um dia habitual

- Solicitar que avalie a fadiga de 0 a 10, usando a escala de Rhoten (0 = descansado, ativo; 10 = exaustão total).
- Registrar as atividades no momento de cada estimativa.

Analisar juntos os níveis de fadiga nas 24 horas

- Horários de pico de energia.
- Horários de exaustão.
- Atividades associadas ao aumento da fadiga.

Explicar os benefícios do exercício e discutir o que é realista

J: *A identificação de horários de pico de energia e de exaustão pode ajudar no planejamento de atividades que maximizem a conservação da energia e a produtividade.*

Explicar o propósito do passo a passo e da priorização

- Investigar as atividades entendidas pelo indivíduo como importantes para a manutenção da autoestima.
- Tentar dividir as atividades ou tarefas vitais em segmentos (p. ex., preparar o cardápio, fazer as compras, armazenar, cozinhar, servir, limpar); o indivíduo pode delegar algumas partes e ficar com outras.
- Planejar as tarefas importantes para os períodos de maior energia (p. ex., preparo de todas as refeições pela manhã).
- Auxiliar o indivíduo a identificar as prioridades e a eliminar as atividades não essenciais.
- Planejar cada dia para evitar a tomada de decisões não essenciais e que consomem tempo e energia.
- Distribuir as tarefas difíceis durante a semana.
- Descansar antes das tarefas difíceis e interrompê-las antes que a fadiga ocorra.

J: *A pessoa precisa de períodos de repouso antes ou depois de algumas atividades. O planejamento pode proporcionar o repouso adequado e reduzir o gasto desnecessário de energia. Essas estratégias podem permitir a continuação das atividades mais desejadas, contribuindo para a autoestima positiva.*

Ensinar técnicas de conservação de energia

- Modificar o ambiente.
  - Substituir degraus por rampas.
  - Instalar corrimãos.
  - Elevar as cadeiras em 5 a 10 cm.
  - Organizar a cozinha e as áreas de trabalho.
  - Reduzir subidas e descidas de escadas (p. ex., ter uma comadre no primeiro andar).
  - Usar táxi em vez de dirigir.
  - Delegar tarefas domésticas (p. ex., contratar estudante do ensino médio por algumas horas após as aulas).

  J: *Podem ser usadas estratégias que reduzam a quantidade de energia empregada em atividades cotidianas.*

- Discutir com a pessoa algum tipo de componente adequado de exercício que possa ser integrado à sua vida, por exemplo, alongamento, fortalecimento, exercícios em cadeira.

  J: *Elementos que preveem longevidade incluem alta ingestão de alimentos vegetais (frutas, verduras, sementes e nozes), muita atividade física e fortes redes sociais (Hutnik, Smith & Koch, 2012; Miller, 2015).*

Promover a socialização com a família e os amigos (Miller, 2015)

- Encorajar participação em uma atividade social, semanalmente.
- Explicar que sentimentos de ligação reduzem a fadiga e o estresse.

  J: *A qualidade ou tipo de atividade, sem dúvida, é mais importante que a quantidade. Atividades informais promovem um máximo de bem-estar, seguidas de atividades estruturadas formais; por último, aparecem as atividades solitárias, que têm pouco ou nenhum efeito na satisfação com a vida (*Longino & Kart, 1982).*

Explicar os efeitos do conflito e do estresse nos níveis de energia

- Ensinar a importância de partilhar, com reciprocidade, as preocupações.
- Explicar os benefícios das distrações que afastam de eventos negativos.
- Ensinar técnicas de relaxamento e ajudar com elas antes de eventos estressantes antecipados. Estimular imagens mentais para promover processos de pensamento positivos.
- Dar tempo ao indivíduo para lembrar, de modo a entender melhor as experiências passadas.
- Ensinar a maximizar as experiências estéticas (p. ex., o cheiro do café, o calor do sol).
- Ensinar a antecipar as experiências agradáveis de cada dia (p. ex., caminhar, ler algo de que gosta, escrever cartas).

  J: *Focalizar os pontos fortes e as capacidades da pessoa pode propiciar entendimento dos eventos positivos e reduzir a tendência a generalizar demais a gravidade da doença, o que pode levar à depressão.*

- Ajudar o indivíduo a identificar como ele pode ajudar outras pessoas. Ouvir os problemas dos outros, usar o computador para acessar informações e dar telefonemas.

  J: *A reciprocidade ou a retribuição do apoio ao sistema de apoio de uma pessoa é fundamental para relações equilibradas e saudáveis (*Tilden & Weinert, 1987). Pessoas com fadiga têm dificuldade com a reciprocidade.*

Proporcionar às pessoas significativas oportunidades para discutir com privacidade seus sentimentos

- Mudanças na pessoa fatigada.
- Suas responsabilidades como cuidadores.
- Aspectos financeiros.
- Mudanças no estilo de vida, responsabilidades de papel, relacionamentos.
- Ver *Tensão do papel de cuidador* a respeito de estratégias adicionais para cuidadores.

Iniciar as orientações para a saúde e os encaminhamentos, conforme indicado

- Aconselhamento.
- Serviços comunitários (entrega de refeições, empregado doméstico).
- Assistência financeira.

Intervenções maternas

- Explicar as razões da fadiga no primeiro e no terceiro trimestres:
  - Aumento do metabolismo basal.
  - Mudanças nos níveis hormonais.
  - Anemia.
  - Aumento do débito cardíaco (terceiro trimestre).
- Enfatizar a necessidade de 8 horas de sono à noite e cochilos durante o dia.

  J: *A fadiga no primeiro e terceiro trimestres é normal.*

- Discutir a importância do exercício (p. ex., caminhada).

  J: *O exercício traz benefícios emocionais e físicos.*

- Para as mulheres em pós-parto, discutir fatores que aumentam a fadiga:
  - Trabalhar mais do que 30 horas.
  - Doença crônica preexistente.
  - Hemoglobina < 10 g/dL ou com hemorragia pós-parto.
  - Episiotomia, laceração ou cesariana.
  - Dificuldades para dormir.
  - Neonato doente ou com anomalia congênita.
  - Filhos dependentes em casa.
  - Problemas nos cuidados dos filhos.
  - Expectativas irreais.
  - Ausência de períodos de repouso durante o dia.

  J: *Explicar as razões da fadiga pode dissipar os medos. Podem ser discutidas estratégias para reduzir a fadiga em casa.*

FALTA DE ADESÃO[20]

Definição

Comportamento da pessoa e/ou do cuidador que deixa de coincidir com um plano de promoção da saúde ou terapêutico, acordado entre a pessoa (e/ou família e/ou comunidade) e o profissional de saúde. Na presença de um plano de promoção da saúde ou terapêutico acordado, o comportamento da pessoa ou do cuidador é total ou parcialmente não aderente e pode levar a resultados clinicamente não efetivos ou parcialmente efetivos.

Características definidoras

Complicação relacionada ao desenvolvimento
Exacerbação dos sintomas
Falha para atingir os resultados
Compromissos não atendidos
Comportamento de falta de adesão

Fatores relacionados

Sistema de saúde

Dificuldades na relação paciente-provedor
Acesso inadequado aos cuidados
Atendimento inconveniente
Habilidades comunicativas ineficazes do provedor de cuidados
Acompanhamento insuficiente com o provedor de cuidados
Cobertura de saúde insuficiente
Reembolso insuficiente ao provedor de cuidados
Habilidades de ensino insuficientes do provedor de cuidados
Pouca satisfação com os cuidados
Baixa credibilidade percebida do provedor de cuidados
Descontinuidade do provedor de cuidados

---

[20] A autora optou por retirar este diagnóstico de enfermagem e substituí-lo por *Envolvimento comprometido* e *Risco de envolvimento comprometido*. Ver o Sumário para ter acesso a esses diagnósticos.

Plano de saúde
    Regime de tratamento complexo
    Barreiras financeiras
    Alto custo do regime

Indivíduo
    Incongruência cultural
    Crenças de saúde incoerentes com o plano
    Conhecimento insuficiente do regime
    Habilidades insuficientes para implementar o regime

Rede de trabalho
    Envolvimento insuficiente dos membros no plano
    Percepção de que crenças de pessoa próxima diferem do plano

    Intensidade do regime
    Duração prolongada do regime

    Expectativa incoerente com a fase do desenvolvimento
    Motivação insuficiente
    Apoio social insuficiente
    Valores incoerentes com o plano

    Baixo valor social atribuído ao plano

Nota da autora

O diagnóstico de enfermagem *Falta de adesão* foi revisado pela última vez em 1998. O enunciado *Falta de adesão* nunca refletiu uma abordagem proativa a uma pessoa/família que não participava dos tratamentos ou alterações no estilo de vida recomendados. Surgiram críticas ao termo "falta de adesão" há uma década. A literatura recente sobre cuidados de saúde está cheia de estratégias alternativas para que os profissionais de saúde melhorem os resultados de saúde com pessoas/famílias.

O dicionário Merriam-Webster define adesão como o ato ou o processo de obediência a um desejo, exigência, proposta ou regime, ou a uma coerção. Ocorre adesão quando uma pessoa obedece a uma orientação de um profissional de saúde.

Gruman (2011) escreveu o seguinte: "falar em 'envolvimento' no sentido de 'adesão' dá suporte à crença de que somos os únicos que devem alterar nossos comportamentos... Agir assim representa, de forma incorreta, a magnitude das alterações de atitude, expectativas e esforços necessários a todos os que apostam na saúde, de modo a garantir que temos conhecimentos e apoio adequados para a tomada de decisões bem informada... E falha em reconhecer que nossos comportamentos são poderosamente modelados por várias contingências, dinheiro, cultura, tempo, condição da doença e preferências pessoais... Envolver-se em nossa saúde e cuidados não significa seguir as instruções do nosso médico ao pé da letra... Significa, outrossim, conseguir, de forma precisa, pesar os benefícios e riscos de um novo fármaco, parar de fumar ou fazer um exame da próstata, no contexto de várias outras demandas e oportunidades que influenciam nossa busca de vidas sem sofrimento para nós e para aqueles que amamos".

Nota: Nós = consumidor/pacientes/família.

ICTERÍCIA NEONATAL)*

Icterícia neonatal

Risco de icterícia neonatal

Ver também *Risco de Complicações de Hiperbilirrubinemia*.

Definição da NANDA-I

Acúmulo de bilirrubina não conjugada na circulação (menos de 15 mL/dL) que ocorre após 24 horas de vida.

Características definidoras*

    Perfil sanguíneo anormal (hemólise; bilirrubina sérica total superior a 2 mg/dL: distúrbio congênito; bilirrubina sérica total em variação de alto risco para a idade, em nomograma hora-específico)
    Equimoses anormais na pele
    Pele amarelo-alaranjada
    Esclerótica amarelada

Fatores relacionados*

    Perda anormal de peso (> 7 a 8% em recém-nascido amamentado; 15% no bebê a termo)
    Padrão alimentar não está bem estabelecido

---

*N. de R.T. Este diagnóstico consta na NANDA-I 2018-2020 como *Hiperbilirrubinemia neonatal*.

Bebê com dificuldade para realizar a transição para a vida extrauterina
Idade do neonato entre 1 e 7 dias
Eliminação fecal (mecônio) atrasada

Nota da autora

Este diagnóstico da NANDA-I é um problema colaborativo (ver Parte 3, *Risco de Complicações de Hiperbilirrubinemia*) que requer exame laboratorial para ser diagnosticado e tratado por médico e enfermeiro. Ver a Parte 3, *Risco de Complicações de Hiperbilirrubinemia*, a respeito de neonatos com risco ou apresentando essa condição.

Risco de icterícia neonatal*

Definição da NANDA-I

Suscetibilidade ao acúmulo de bilirrubina não conjugada na circulação (menos de 15 mL/dL) que ocorre após 24 horas de vida e que pode comprometer a saúde.

Fatores de risco*

Perda anormal de peso (> 7 a 8% em recém-nascido amamentado; 15% no bebê a termo)
Padrão alimentar não está bem estabelecido
Bebê com dificuldade para realizar a transição para a vida extrauterina
Idade do neonato entre 1 e 7 dias
Prematuridade
Demora para evacuar (mecônio)

Nota da autora

Ver Nota da autora em *Icterícia neonatal*.

INCONTINÊNCIA INTESTINAL

Definição da NANDA-I

Eliminação involuntária de fezes.

Características definidoras*

Passagem constante de fezes moles
Odor fecal
Manchas de fezes nas roupas de cama
Manchas de fezes nas roupas
Incapacidade de retardar a evacuação
Urgência
Incapacidade de reconhecer a urgência para defecar
Falta de atenção à urgência para defecar
Reconhecimento da plenitude retal com incapacidade de expelir fezes formadas
Pele perianal avermelhada
Autorrelato de incapacidade de reconhecer a plenitude retal

Fatores relacionados

Fisiopatológicos

Relacionados à anormalidade do esfíncter retal secundária a:

Cirurgia retal ou anal
Lesão retal ou anal
Trauma obstétrico
Neuropatia periférica

---

* N. de R.T. Este diagnóstico consta na NANDA-I 2018-2020 como *Risco de hiperbilirrubinemia neonatal*.

Relacionados à superdistensão do reto secundária à constipação crônica

Relacionados à perda de controle* do esfíncter retal secundária a:

Distúrbio neuromuscular progressivo
Compressão da medula espinal
Acidente vascular encefálico
Lesão da medula
Esclerose múltipla

Relacionados à capacidade* do reservatório prejudicada secundária a:

Doença intestinal inflamatória
Isquemia retal crônica

Relacionados ao tratamento

Relacionados à capacidade* do reservatório prejudicada secundária a:

Colectomia
Proctite por radiação

Situacionais (pessoais, ambientais)

Relacionados à incapacidade de reconhecer, interpretar ou responder aos estímulos retais secundária a:

Depressão
Cognição prejudicada*

Erros nos enunciados diagnósticos

Incontinência intestinal relacionada a vazamento de fezes

O vazamento de fezes não ocasiona incontinência intestinal; é evidente, porém, que uma pessoa pode estar intestinalmente incontinente. Se a etiologia for desconhecida, o diagnóstico pode ser formulado como *Incontinência intestinal relacionada à etiologia desconhecida*, conforme evidenciado por perda involuntária de fezes. Quando a etiologia é conhecida, o diagnóstico deve refletir isso (p. ex., *Incontinência intestinal relacionada a relaxamento do esfíncter anal secundária à lesão em S4*), conforme evidenciado por perda involuntária de fezes.

Conceitos-chave

Considerações gerais

- A incidência de incontinência fecal é relatada como sendo de 36,2% em pessoas com 65 anos ou mais (Markland & Tobin, 2010).
- A incontinência intestinal tem três causas principais: doença subjacente do colo, do reto ou do ânus; constipação ou impactação fecal de longa duração; e modificações neurogênicas no reto.
- Traumatismo total de medula, lesões da medula, doença neurológica ou defeito congênito provocando uma interrupção do arco reflexo sacral (nos segmentos sacrais S2, S3, S4) resultam em arreflexia (autonômica) ou flacidez intestinal. A paralisia flácida nesse nível, conhecida como lesão LMN (neurônio motor inferior), resulta em perda do reflexo de defecação, do controle do esfíncter (esfíncter anal flácido) e ausência do reflexo bulbocavernoso.
- Devido ao arco reflexo sacral interrompido e ao esfíncter anal flácido, a incontinência intestinal pode ocorrer sem estimulação retal, sempre que existirem fezes na ampola retal. As fezes podem vazar, se forem muito macias, ou permanecer (se não forem extraídas), predispondo a pessoa a impactação fecal ou constipação. Algumas habilidades contráteis intrínsecas do colo persistem, mas o peristaltismo é lento, levando à retenção de fezes com o conteúdo presente na ampola retal.
- Lesões totais do sistema nervoso central ou trauma ocorrido acima do segmento sacral da medula S2, S3, S4 (nível vertebral T12-L1-L2) resultam em arreflexia neurogênica do intestino. Elas interrompem os sinais sensoriais ascendentes entre o centro reflexo sacral e o cérebro, resultando na incapacidade de sentir a urgência para defecar. Também interrompem os sinais motores descendentes a partir do cérebro, provocando perda do controle voluntário do esfíncter anal. Uma vez que o centro reflexo sacral está preservado, é possível desenvolver um programa de resposta ao estímulo para a evacuação intestinal, utilizando a estimulação digital ou dispositivos de estimulação digital.

Considerações geriátricas

- Mudanças associadas ao envelhecimento, no intestino grosso, incluem produção reduzida de muco, menor elasticidade da parede retal e menor percepção de distensão da parede do reto (Miller, 2015).

- Essas mudanças associadas ao envelhecimento exigem um volume maior no reto, para que seja percebida a urgência para defecar, podendo predispor o indivíduo à constipação (Miller, 2015).

Critérios para a investigação focalizada

Ver *Constipação*.

Metas

O indivíduo deverá evacuar fezes macias e formadas em dias alternados, ou a cada três dias:
- Relata as técnicas para eliminação fecal.
- Descreve necessidades dietéticas e de líquidos.

NOC Continência intestinal, Integridade tissular, Eliminação intestinal

Intervenções

Dicas da Carpenito

O diagnóstico de incontinência fecal (IF) deve ser diferenciado de diarreia. Indivíduos com IF podem informar, de modo impreciso, que a diareia é o problema do momento. Ou a diarreia pode ser confundida e rotulada como IF primária. Muitas das causas de diarreia aguda e crônica no idoso são passíveis de tratamento como efeitos adversos de medicamentos, sondas alimentares, intolerância à lactose, doença celíaca, colite microscópica, colite isquêmica, proctite por irradiação, tumores hipersecretores e diarreia diabética (Shah, Chokhavatia & Rose, 2012).

Investigar os fatores contribuintes
- Ver Fatores relacionados.

Investigar a capacidade individual de participação na continência intestinal
- Capacidade para chegar ao vaso sanitário.
- Controle do esfíncter retal.
- Sensação anorretal intacta.
- Orientação, motivação.

NIC Cuidados na incontinência intestinal, Treinamento intestinal, Controle intestinal, Assistência no autocuidado: Supervisão do asseio da pele

Justificativa: *Para manter a continência intestinal, a pessoa deve ter acesso a vaso sanitário, conseguir contrair os músculos puborretais e do esfíncter anal externo, ter intacta a sensibilidade ânus-reto, conseguir armazenar as fezes e ter motivação.*

J: *Prejuízos cognitivos podem impedir o reconhecimento dos indicadores intestinais. Outra causa de incontinência intestinal inclui anormalidades do esfíncter anal.*

Planejar um tempo apropriado e consistente para a eliminação
- Instituir um programa de eliminação diária para 5 dias ou até o desenvolvimento de um padrão, passando então para um programa de dias alternados (manhã ou entardecer).
- Proporcionar privacidade e um ambiente não estressante.
- Oferecer tranquilidade e proteção para evitar situações embaraçosas ao estabelecer o programa intestinal.

J: *A constipação ou a impactação fecal de longa duração causa distensão excessiva do reto pelas fezes. Isso gera estimulação reflexa contínua, que reduz o tônus do esfíncter. A incontinência será tanto diarreia que vaza em torno da impactação quanto perda de fezes devido a plenitude retal.*

- Implementar programa de controle da eliminação.

J: *Pesquisas mostram que um programa de controle da eliminação resulta em aumento da continência intestinal (*Demata, 2000).*

Ensinar técnicas eficazes de eliminação intestinal
- Posicionar o indivíduo funcionalmente capaz em pé ou sentado. Se ele não for funcionalmente capaz (p. ex., quadriplégico), posicioná-lo em decúbito lateral esquerdo.

J: *Técnicas que facilitem a gravidade e aumentem a pressão intra-abdominal para a passagem das fezes intensificam a eliminação intestinal.*

- Para o indivíduo funcionalmente capaz, usar equipamentos auxiliares (p. ex., um bastão para dilatação, estimulador digital, lubrificante e luvas, cadeira higiênica mais alta), conforme apropriado.

  J: *A estimulação digital resulta em peristaltismo reflexo e evacuação.*

- Para uma pessoa com mobilidade prejudicada nas extremidades superiores e redução da função dos músculos abdominais, ensinar técnicas que facilitem a eliminação intestinal, conforme apropriado:
  - Massagem abdominal
  - Inclinar-se para a frente
  - Exercícios para o assoalho pélvico
  - Flexões, com o indivíduo sentado
  - Manobra de Valsalva

  J: *Essas técnicas aumentam a pressão intra-abdominal para auxiliar a evacuar. Os exercícios para o assoalho pélvico podem aumentar a força dos músculos puborretais e do esfíncter anal externo.*

- Manter um registro de eliminação ou um gráfico de evacuação, com hora, características das fezes, métodos auxiliares usados e número de eliminações involuntárias, se ocorrerem.

  J: *Esse registro auxiliará a planejar uma agenda individualizada para eliminações intestinais.*

Explicar as exigências dietéticas e de líquidos para a redução da IF (Shah et al., 2012)

- Evitar açúcares artificiais e cafeína.

  J: *A ingestão dessas substâncias pode reduzir o tempo de trânsito no colo, levando à IF.*

- Avaliar os efeitos de alimentos gordurosos na IF.

  J: *A IF é desencadeada por alimentos gordurosos em algumas pessoas.*

- Adicionar mais fibras à dieta.

  J: *Fibras de psílio (Psyllium) podem melhorar a consistência das fezes e reduzir a quantidade de fezes incontinentes. A consistência e o volume fecais são importantes para a continência. Grandes volumes de fezes soltas sobrecarregam o mecanismo de continência. Fezes pequenas e duras que não distendem ou estimulam o reto não alertam a pessoa para a necessidade de evacuar.*

Explicar os efeitos da atividade sobre o peristaltismo

- Auxiliar na determinação dos exercícios apropriados para a capacidade funcional do indivíduo.

  J: *O exercício aumenta a motilidade gastrintestinal e melhora a função intestinal.*

Iniciar as orientações para a saúde, conforme indicado

- Explicar os efeitos das fezes na pele, bem como as técnicas de proteção. Ver *Diarreia* no que se refere a intervenções.
- Explicar os riscos do uso de emolientes fecais, laxantes, supositórios e enemas.

  J: *Os laxantes podem causar movimentos intestinais inesperados, perda do tônus do colo e inconsistência das fezes. Os enemas podem distender demais o intestino e reduzir o tônus. Os emolientes fecais não são necessários se houver uma ingestão adequada de alimentos ou líquidos.*

- Explicar os sinais e sintomas de impactação fecal e constipação. Ver *Disreflexia* para informações adicionais.
- Iniciar a orientação sobre um programa intestinal antes da alta. Se o indivíduo for funcionalmente capaz, estimular a independência com o programa intestinal; se não, incorporar equipamentos auxiliares ou cuidados de uma pessoa, conforme a necessidade.

INTERAÇÃO SOCIAL PREJUDICADA

Definição da NANDA-I

Quantidade insuficiente ou excessiva, ou qualidade ineficaz, de troca social.

Características definidoras

Isolamento social é um estado subjetivo. Assim, o enfermeiro deve validar todas as inferências sobre os sentimentos de solidão do indivíduo, visto que as causas variam e as pessoas evidenciam sua solidão de maneiras diferentes.

Desconforto nas situações sociais*
Interação disfuncional com outras pessoas*
Relato familiar de alterações na interação (p. ex., estilo, padrão)*
Funcionamento social prejudicado*
Insatisfação com o convívio social (p. ex., pertencimento, cuidado, interesse, história compartilhada)*
Uso de comportamentos de interação social malsucedidos

Fatores relacionados*

Interações sociais prejudicadas podem resultar de uma variedade de situações e problemas de saúde relacionados à incapacidade de estabelecer e manter relacionamentos gratificantes. Algumas fontes comuns incluem:

Fisiopatológicos

Relacionados a embaraço, mobilidade física ou energia limitada secundários a:

Desfiguração	Perda de parte do corpo	Pós-acidente vascular encefálico
Perda de função do corpo	Doença terminal	

Relacionados às barreiras de comunicação secundárias a:*

Deficiências auditivas	Deficiência intelectual	Deficiências visuais
Distúrbios da fala	Doença mental crônica	

Relacionados ao tratamento

Relacionados ao desfiguramento cirúrgico

*Relacionados ao isolamento terapêutico**

Situacionais (pessoais, ambientais)

Relacionados ao afastamento de outros indivíduos secundário a:

Queixas constantes	Comportamentos manipulativos	Comportamento egocêntrico
Ansiedade elevada	Alucinações	Fortes crenças impopulares
Ruminação	Desconfiança ou suspeita	Imaturidade emocional
Comportamento impulsivo	Pensamento desorganizado	Comportamento depressivo
Hostilidade manifesta	Ideias ilógicas	Respostas agressivas
Ilusões	Comportamento dependente	

Relacionados às barreiras de linguagem/cultura

Relacionados à falta de habilidades sociais

Relacionados à mudança nos padrões sociais habituais secundária a:

Divórcio	Mudança	Morte

Maturacionais

Crianças/adolescentes

Relacionados à estimulação sensorial inadequada

Relacionados à alteração na aparência

Relacionados a impedimentos da fala

Relacionados aos transtornos do espectro autista

Adultos

Relacionados à perda de capacidade para praticar a profissão

Idosos

Relacionados à mudança nos padrões sociais habituais secundária a:

Perda de amigos, parentes (mudança, incapacidade frente à morte)
Morte do cônjuge
Déficits funcionais
Aposentadoria

Nota da autora

Competência social refere-se à capacidade de um indivíduo para interagir efetivamente com os outros. Os relacionamentos interpessoais nos auxiliam nas experiências de vida, tanto negativas quanto positivas. Os relacionamentos positivos com os outros exigem autoconceito positivo, habilidades sociais, sensibilidade social e aceitação da necessidade de independência. Para interagir de forma satisfatória com os outros, a pessoa deve reconhecer e aceitar suas limitações e pontos fortes (*Maroni, 1989).

Um indivíduo sem saúde mental positiva costuma não ter sensibilidade social e, portanto, não fica confortável com a interdependência necessária para a interação social efetiva. Um indivíduo com baixo autoconceito pode constantemente sacrificar suas necessidades pelas dos outros ou sempre colocar suas necessidades pessoais antes das dos outros (*Maroni, 1989).

O diagnóstico *Interação social prejudicada* descreve um indivíduo que apresenta interações não efetivas com os outros. Se for extremo e/ou prolongado, esse problema pode levar ao diagnóstico de *Isolamento social*. O foco de enfermagem para *Interação social prejudicada* está em melhorar a sensibilidade do indivíduo às necessidades dos outros e em ensinar a reciprocidade.

Erros nos enunciados diagnósticos

Interação social prejudicada relacionada ao desconforto verbalizado em situações sociais

Nesse diagnóstico, o relato de desconforto do indivíduo representa uma indicação diagnóstica, não um fator relacionado. O enfermeiro realiza uma investigação focalizada para determinar os motivos do desconforto do indivíduo; até que ele conheça esses motivos, o enfermeiro pode registrar o diagnóstico *Interação social prejudicada* relacionada à etiologia desconhecida, conforme evidenciado pelo desconforto expresso em situações sociais.

Conceitos-chave

Considerações gerais

- Blumer (*1969) descreveu três premissas da conduta e da interação humana:
  - As experiências de vida têm diferentes significados para cada pessoa. Os indivíduos respondem às situações e aos outros com base nesses significados ou importância.
  - Os indivíduos aprendem significados a partir da interação social com os outros.
  - Durante os encontros, as pessoas interpretam a situação e aplicam ou modificam seus próprios significados.
- Competência social é a capacidade do indivíduo para interagir efetivamente com seu ambiente.
- Um exame efetivo da realidade, a capacidade para solucionar problemas e uma variedade de mecanismos de enfrentamento são necessários para que um indivíduo seja socialmente competente.
- Tanto o indivíduo quanto o ambiente contribuem para o funcionamento prejudicado. Um indivíduo pode ser capaz de funcionar em um ambiente ou situação, mas não em outros.
- O funcionamento social adequado costuma estar mais associado à vida conjugal e a uma vida profissional estável.

Doença mental crônica

- A doença mental crônica é caracterizada por episódios recorrentes durante um longo período de tempo. A extensão do comprometimento no desempenho do papel varia. A extensão do prejuízo está relacionada à inadequação social.
- Processos de pensamento perturbados podem interferir na capacidade do indivíduo para engajar-se em comportamentos de papéis sociais ou profissionais adequados.
- Dependência é um dos aspectos mais consistentes apresentados. Ela pode ser atestada por meio das múltiplas readmissões exigindo muito tempo do clínico, da resistência à alta, da resistência a qualquer mudança, incluindo a medicação, e da recusa para sair de casa.
- As origens das interações sociais prejudicadas variam nas pessoas com doenças mentais crônicas. Para algumas, são o resultado de exame deficiente da realidade. Se um indivíduo for incapaz de perceber a realidade de maneira correta, será difícil controlar os problemas diários. Para outros, podem resultar do isolamento social ou da perda das habilidades interpessoais devido à internação muito prolongada.
- O indivíduo com doença mental crônica não costuma ter amigos, é socialmente isolado e se envolve em poucas atividades comunitárias (Varcarolis, 2011).
- A desinstitucionalização tem diminuído o número de pessoas internadas e a duração média da permanência hospitalar, mudando, assim, o perfil da população cronicamente doente nos dias atuais. Um grupo emergente de pessoas de 18 a 35 anos é distintamente diferente dos idosos internados, no sentido de que suas vidas refletem uma existência transitória e múltiplas admissões hospitalares, em oposição à permanência prolongada em hospitais estaduais.

- As pessoas com doenças mentais crônicas com frequência perdem seus empregos, não devido a uma incapacidade para realizar as tarefas, mas em razão dos déficits nas funções emocionais e interpessoais. O treinamento das habilidades sociais tem mostrado que a adaptação pós-hospitalização é melhorada mediante programas de fortalecimento dessas habilidades (Halter, 2014).

Considerações pediátricas

- A criança é afetada de forma significativa quando um dos genitores está emocionalmente perturbado. Pais emocionalmente perturbados talvez não sejam capazes de satisfazer às necessidades físicas ou de segurança de seus filhos.
- As crianças pequenas dependem dos pais para que lhes interpretem o mundo. Pais com *Interação social prejudicada*, *Confusão* e/ou ambos podem não interpretar de maneira correta as experiências para os seus filhos (Varcarolis, 2011).
- Interação social prejudicada pode resultar em isolamento social. Ver também o diagnóstico de enfermagem *Paternidade ou Maternidade prejudicada*.
- Adolescentes com problemas de abuso de substâncias usam a droga para adquirir popularidade e/ou reduzir o estresse. Competência pessoal e social insatisfatórias também estão presentes (Johnson, 1995).
- Jovens com doença mental crônica apresentam problemas com o controle dos impulsos (p. ex., comportamentos suicidas, problemas legais, intoxicação por álcool/drogas), transtornos no afeto (p. ex., raiva, beligerância e gosto pelas discussões) e avaliação insatisfatória da realidade, em especial quando sob estresse. A população varia de dependentes do sistema, pessoas pouco motivadas, até pessoas resistentes ao sistema, com baixa tolerância a frustração e recusa em reconhecer os problemas (Varcarolis, 2011).
- Apesar das variações, as crianças e os adolescentes com doença mental crônica têm vários fatores em comum (Varcarolis, 2011):
  - Dificuldade para manter relacionamentos estáveis, de apoio – a maioria tem relacionamentos transitórios, instáveis, com pessoas marginalmente funcionais.
  - Repetidos erros de julgamento – parecem incapazes de aprender a partir das suas experiências ou de transferir o conhecimento de uma situação para outra.
  - Vulnerabilidade ao estresse – os que apresentam estresse têm maior risco de recidiva.

Considerações geriátricas

- Os padrões de interação social são exigentes, hostis e manipulativos, produzindo reações negativas entre os cuidadores.
- As interações sociais eficazes dependem de autoestima positiva. Nenhum dado sugere que os idosos tenham autoestima diminuída em comparação com os adultos mais jovens (Miller, 2015).
- Em pessoas idosas, as ameaças comuns à autoestima incluem a desvalorização, a dependência, as deficiências funcionais e o senso de controle diminuído (Miller, 2015).
- As perturbações afetivas da vida diária relacionadas à depressão ocorrem em 27% dos idosos. A depressão maior ocorre em 2% dos idosos que vivem na comunidade e em 12% daqueles que vivem em casas geriátricas (Varcarolis, 2011).
- Idosos deprimidos perdem o interesse por atividades sociais e não apresentam interações positivas quando interagem.

Critérios para a investigação focalizada

Dados subjetivos

Investigar as características definidoras

Relacionamentos

Tem amigos? Tem família?
Inicia amizades?
Entra em contato ou espera que os amigos entrem em contato?
Está satisfeito com as interações sociais?
Qual a razão para a insatisfação com sua rede social?

Habilidades de enfrentamento

Como o indivíduo reage ao estresse, ao conflito?
Abuso de substâncias (drogas, álcool, alimentos)
Agressão (verbal ou física)
Retraimento
Ideias ou comportamentos suicidas

História legal (prisões, condenações)
Investigar os fatores relacionados
Padrões e habilidades de interação
Relacionados ao trabalho
    Habilidades na procura de trabalho e nas entrevistas
        É capaz de identificar suas vantagens relacionadas ao trabalho
        Veste-se apropriadamente
        Faz perguntas apropriadas
        Identifica as fontes de trabalho
        É capaz de preencher um formulário
        Tem expectativas realistas de emprego
    Histórico de emprego
        Duração do emprego
        Razões para deixar o emprego (problemas com colegas ou supervisores)
        Frequência de trocas de emprego
    Interações com os colegas
        Contatos com o mundo exterior

Moradia
    Padrões residenciais
        Onde? Família, moradia em grupo, pensionato, instituição?
        Por quanto tempo?
        Frequência de mudanças
        Razões para as mudanças
    Obstáculos para o funcionamento comunitário
        Má higiene pessoal
        Problemas legais
        Expectativa de autodependência
        Desemprego
        Falta de atividades de lazer
        Residências temporárias, instáveis
        Comportamento inapropriado em público
        Isolamento social

Lazer/recreação
    "O que você faz em seu tempo livre?"
    O que interfere na participação em atividades recreativas?
    Preferência por atividades individuais ou em grupo

Dados objetivos
Investigar os fatores relacionados
Aparência geral
    Expressão facial (p. ex., triste, hostil, inexpressiva)
    Vestuário (p. ex., meticuloso, desleixado, sedutor, excêntrico)
    Higiene pessoal
        Limpeza
        Roupas (apropriadas, condições)
        Cuidados com a aparência

Padrão de comunicação
Conteúdo
    Apropriado   Religiosidade   Divagação
    Desvalorização   Suspeita   Ilusões
    Negação do problema   Obsessões   Exagerado
    Planos homicidas ou suicidas   Preocupado sexualmente

Padrão da fala

Apropriada	Indecisa	Neologismos
Circunstancial (incapaz de chegar ao ponto central)	Bloqueio (incapaz de terminar uma ideia)	Confusão de palavras
Salta de um tópico para outro		

Velocidade da fala

Apropriada	Excessiva
Reduzida	Pressionada

Habilidades de relacionamento

É capaz de ouvir e responder apropriadamente
Tem habilidades para o diálogo
Mostra-se retraído/preocupado consigo mesmo
Mostra dependência, passividade
É exigente/suplicante
É hostil
Possui barreiras para relacionamentos satisfatórios
    Isolamento social
    Transtornos de pensamento
    Depressão grave
    Doença mental crônica
    Crise de pânico
    Preocupação com doença

Metas

O indivíduo/família informará aumento de satisfação na socialização, conforme evidenciado pelos seguintes indicadores:

- Identifica o comportamento problemático que impede a socialização.
- Substitui o comportamento social destrutivo pelo comportamento positivo (especificar).
- Descreve estratégias para promover a socialização eficaz.

NOC Funcionamento familiar, Habilidades de interação social, Envolvimento social

Intervenções

ALERTA CLÍNICO Halter (2014) escreve,"Indivíduos com doenças mentais graves estão em risco de múltiplos problemas físicos, emocionais e sociais: são mais propensos a serem vítimas de crimes, estarem medicamente doentes, terem sido submetidos a doenças físicas não tratadas, morrerem prematuramente, serem sem-teto, serem presos, estarem desempregados ou subempregados, engajarem-se em abuso de substâncias compulsivas, viverem na pobreza e relatarem menor qualidade de vida do que pessoas sem essas doenças (p. 585). Eles vivem em um 'universo paralelo' separados dos 'normais'".

Fornecer apoio para manter as habilidades sociais básicas e reduzir o isolamento social

- Ver *Risco de solidão* ou intervenções adicionais.

Proporcionar um relacionamento de apoio, individual

- Auxiliar o indivíduo a controlar os estresses atuais.
- Focalizar o presente e a realidade.
- Ajudar a identificar como o estresse precipita os problemas.
- Apoiar as defesas saudáveis.
- Ajudar o indivíduo a identificar vias alternativas de ação.
- Auxiliar o indivíduo a analisar as abordagens que funcionam melhor.

Justificativa: *O indivíduo precisa de estímulo contínuo para testar novas habilidades sociais e explorar novas situações sociais. Em situações nas quais o comportamento assertivo é indicado, por exemplo, indicar seus pedidos ou insatisfação, orientá-los que a agressão pode ser a resposta (Halter, 2014).*

NIC Orientação antecipada, Modificação do comportamento, Promoção da integridade familiar, Aconselhamento, Controle do comportamento, Apoio familiar, Facilitação da autorresponsabilidade

Promover a participação em terapia de grupo de apoio

- Concentrar-se no aqui e agora.
- Estabelecer normas de grupo que desestimulem o comportamento inapropriado.
- Incentivar a avaliação do novo comportamento social.
- Oferecer lanches ou café para diminuir a ansiedade durante as sessões.
- Representar determinados comportamentos sociais aceitos (p. ex., responder a um cumprimento amigável, em vez de ignorá-lo).
- Incentivar o desenvolvimento de relacionamentos entre os membros por meio da abertura e da franqueza.
- Usar perguntas e observações para estimular as pessoas com habilidades de interação limitadas.
- Estimular os membros a validarem a sua percepção com os outros.
- Identificar os pontos fortes entre os membros e ignorar determinadas fraquezas.
- Os grupos de atividades e os centros de socialização informais podem ser usados por alguns indivíduos.

    J: *O enfermeiro dramatiza habilidades sociais apropriadas e usa a terapia de grupo como outros exemplos de habilidades sociais.*

Responsabilizar os indivíduos por suas próprias ações

- Fazer contato com o indivíduo quando não comparecer à consulta marcada, à entrevista de emprego, etc.
- Não esperar que um indivíduo inicie a participação.
- Tratar os indivíduos como cidadãos responsáveis.
- Permitir as tomadas de decisão, mas estabelecer os limites necessários.
- Desencorajar o uso da sua doença como desculpa para o seu comportamento inaceitável.
- Estabelecer as consequências e cobrá-las quando necessário, incluindo encontros com a presença da lei.
- Auxiliar a ver como o seu comportamento ou atitudes contribuem para seus frequentes conflitos interpessoais.

    J: *Passividade ou falta de motivação são parte da doença; assim, os cuidadores não devem simplesmente aceitá-las. Eles devem usar uma abordagem assertiva em que o tratamento "vai até o indivíduo", em vez de ficar esperando que ele participe (Varcarolis, 2011).*

Proporcionar o desenvolvimento de habilidades sociais

- Identificar o ambiente no qual as interações sociais estejam prejudicadas: moradia, aprendizado, trabalho.
- Oferecer instruções no ambiente em que a pessoa deverá atuar, quando possível (p. ex., acompanhar ao local de trabalho, trabalhar com ela na própria residência).
- Desenvolver um programa individualizado de habilidades sociais. Exemplos de algumas dessas habilidades são higiene e arrumação pessoal, postura, modo de andar, contato visual, início de uma conversa, escuta e término de uma conversa. Incluir a representação, o ensaio de comportamento e o trabalho de casa.
- Combinar as instruções verbais com demonstrações e prática.
- Ser firme ao estabelecer parâmetros de comportamentos sociais apropriados, como pontualidade, frequência, controle das doenças com os empregadores e vestuário.
- Usar o grupo como método de discussão dos problemas relacionados ao trabalho.
- Usar oficinas protegidas e emprego em tempo parcial, dependendo do nível em que o sucesso possa ser mais bem atingido.
- Oferecer *feedback* positivo; garantir que seja específico e detalhado. Concentrar-se em não mais do que três conexões de comportamento por vez; o *feedback* prolongado demais aumenta a confusão e a ansiedade.

    J: *Habilidades sociais eficientes podem ser aprendidas com orientação, demonstração, prática e* feedback *(Halter, 2014).*

- Transmitir uma atitude do tipo "você pode fazer".
- Dramatizar aspectos das interações sociais (*McFarland, Wasli & Gerety, 1996):
    - Como iniciar uma conversa.
    - Como continuar uma conversa.
    - Como terminar uma conversa.
    - Como recusar uma solicitação.
    - Como pedir alguma coisa.
    - Como participar de uma entrevista para emprego.
    - Como pedir a alguém para participar de uma atividade (p. ex., ir ao cinema).

    J: *Dramatizar oportuniza o ensaio de questões problemáticas e o recebimento de* feedback. *O enfermeiro formula habilidades sociais apropriadas e usa a terapia de grupo como outros exemplos de habilidades sociais.*

Auxiliar a família e os membros da comunidade na compreensão e no oferecimento de apoio

- Oferecer aos membros da família informação real sobre doença mental, tratamento e sua evolução. Gentilmente, auxiliá-los a aceitar a doença.

- Validar os sentimentos de frustração dos membros da família ao lidar com os problemas diários.
- Oferecer orientação sobre os ambientes com excesso ou falta de estimulação.
- Permitir às famílias que discutam seus sentimentos e como seu comportamento afeta o indivíduo. Encaminhar para um grupo de apoio familiar, se disponível.
- Desenvolver uma aliança com a família.
- Organizar tratamentos de intervalo periódicos.

J: Tanto os indivíduos quanto suas famílias estão sob estresse, e ambos podem sofrer em razão de empatia e compreensão insuficientes (Hasson-Ohayon et al., 2012). Os comportamentos do indivíduo capazes de estressar a família incluem comportamento excessivamente exigente, retraimento social, falta de diálogo e interesses mínimos em lazer. A família também afeta a capacidade do indivíduo para sobreviver na comunidade por meio de comportamentos de apoio ou não.

> **ALERTA CLÍNICO** "O rápido crescimento do corpo de pesquisa sobre o estigma internalizado mostrou que o autoestigma está associado a baixa autoestima, baixo senso de empoderamento, baixo apoio social, baixa esperança, má adesão ao tratamento e baixa qualidade de vida subjetiva" (Mashiach-Eizenberg Hasson-Ohayon, Yanos, Lysaker & Roe, 2013).

Evitar estigmatização e estereotipagem de indivíduos com doenças mentais e participar de discussões que as promovam (Corrigan et al., 2009)

J: "O estigma internalizado (ou autoestigma) no contexto da saúde mental refere-se ao processo pelo qual uma pessoa com uma doença mental grave perde identidades previamente ocupadas ou esperadas (p. ex., como estudante ou trabalhador) e adota visões estigmatizantes de vários membros da comunidade (p. ex., eu mesmo como perigoso, eu mesmo como incompetente)." Aproximadamente um terço das pessoas com doença mental grave experimenta altos níveis de estigma internalizado que constituem uma barreira significativa à recuperação (Mashiach-Eizenberg et al., 2013). As pessoas com doença mental grave experimentam estigma internalizado, autoestima e autoeficácia reduzidas, o que pode levá-las ao modelo de "por que tentar", o que as impede de atingir objetivos de vida (Corrigan Larson & Rüsch 2009; Mashiach-Eizenberg et al., 2013)

Explorar estratégias para manipulação de situações difíceis (p. ex., comunicações interrompidas, pensamentos alterados, uso de álcool e drogas sem sentir vergonha, críticas excessivas e qualquer reforço de que o comportamento insatisfatório era esperado)

J: Mashiach-Eizenberg e colaboradores (2013) relataram resultados consistentes com pesquisas anteriores, indicando que o estigma internalizado pode levar a resultados negativos, como sentimentos de vergonha, senso diminuído de significado na vida e menor senso de empoderamento, apoio social e qualidade de vida. "A autoestima positiva afeta o nível de esperança que se tem para o futuro."

Dramatizar com membros da família em diferentes situações problemáticas

J: Essa estratégia não ameaçadora pode aumentar a confiança para o sucesso na família e projetar essa expectativa para o indivíduo, o que pode aumentar a sensação de "eu posso". Mashiach-Eizenberg e colaboradores (2013) relataram resultados consistentes com pesquisas anteriores, indicando que o estigma internalizado pode levar a resultados negativos, como sentimentos de vergonha, senso diminuído de significado na vida e menor senso de empoderamento, apoio social e qualidade de vida. "A autoestima positiva afeta o nível de esperança que se tem para o futuro."

Ver *Enfrentamento familiar incapacitado* ou *Confusão* para intervenções adicionais

J: Ajudar a família a aprender estratégias que controlem o comportamento problemático oferece sensação de controle sobre suas vidas (Stuart & Sundeen, 2002).

Iniciar as orientações para a saúde e os encaminhamentos, conforme indicado

- Orientar o indivíduo (*McFarland et al., 1996) com ênfase na forma como ele pode ser bem-sucedido:
  - Responsabilidades de seu papel como indivíduo (tornar as solicitações claras, participar nas terapias).
  - Retomar as atividades do dia e concentrar-se em realizá-las.
  - Saber abordar os outros para se comunicar.
  - Identificar as interações que estimulem os outros a considerá-lo e respeitá-lo.
  - Identificar como pode participar na formulação dos papéis familiares e nas responsabilidades a serem cumpridas.
  - Reconhecer os sinais de ansiedade e os métodos para aliviá-los.
  - Identificar o comportamento positivo e a satisfação consigo mesmo ao escolher opções construtivas.
- Encaminhar para uma variedade de serviços sociais; no entanto, a coordenação e a continuidade devem ser mantidas por uma só entidade (p. ex., treinamento profissional, controle da raiva).

- Encaminhar para terapia de apoio familiar, quando indicado.
- Encaminhar as famílias aos grupos de autoajuda locais.
- Fornecer números de serviços de intervenção nas crises.

   J: *Passividade ou falta de motivação são parte da doença; assim, os cuidadores não devem simplesmente aceitá-las. Eles devem usar uma abordagem assertiva em que o tratamento "vá até o indivíduo", em vez de ficar esperando que ele participe (Varcarolis, 2011).*

   J: *Recursos da comunidade são essenciais para o sucesso do controle e do apoio.*

Intervenções pediátricas

Se o controle dos impulsos for um problema

- Estabelecer limites firmes, responsáveis.
- Não fazer preleção.
- Apenas fixar limites simples e mantê-los.
- Manter as rotinas.
- Limitar a brincadeira a um único companheiro para que a criança aprenda as habilidades apropriadas (p. ex., um parente, um adulto, uma criança calma).
- Aumentar gradualmente o número de companheiros.
- Oferecer *feedback* imediato e constante.
- Mudar suas interações com a criança. Em vez de explicações longas e persuasões, usar instruções claras e breves para lembrar seu filho sobre suas responsabilidades.

   J: *O fracasso em controlar os impulsos interrompe a socialização (p. ex., família, colegas, escola) (Johnson, 1995).*

Discutir habilidades de paternidade/maternidade seletivas

- Recompensar as pequenas melhoras no comportamento desejado.
- Disciplinar com eficácia. Em vez de gritar ou bater, entrar em acordo sobre consequências apropriadas à idade (p. ex., pausa, perda de atividade [uso de carro, bicicleta, retirada de privilégios]).
- Evitar a crítica violenta.
- *Não* discordar na presença da criança.
- Estabelecer contato visual antes de dar as instruções e solicitar-lhe a repetição do que foi dito.
- Ensinar a criança mais velha a automonitorar os comportamentos-alvo e a desenvolver a autoconfiança.
- Ajudar a criança a descobrir um talento. Descobrir o que a criança faz bem – seja esportes, arte ou música.

   J: *Todas as crianças precisam vivenciar o sucesso para se sentirem bem em relação a si próprias e estimular as habilidades sociais e a autoestima. As famílias podem ser ajudadas a aprender habilidades eficazes de paternidade/maternidade, de modo a melhorar o sucesso da criança (Hockenberry & Wilson, 2015).*

Se houver comportamento antissocial, ajudar a

- Discutir objetivos reais de comportamento (Halter, 2014).
- Descrever os comportamentos que interfiram na socialização.
- Representar respostas alternativas.
- Limitar o círculo social a um tamanho passível de controle.
- Obter *feedback* dos amigos quanto aos comportamentos positivos e negativos.
- Seguir em frente de forma consistente com as consequências da quebra de regras (Halter, 2014).
- Avaliar a segurança do indivíduo e dos outros.

   J: *As habilidades que reduzem os déficits sociais podem aumentar a responsabilidade por ações pessoais e diminuir o ato de culpar os outros (Halter, 2014).*

   J: *O fracasso em controlar os impulsos interrompe a socialização (p. ex., família, colegas, escola) (Johnson, 1995).*

Ajudar o adolescente a diminuir os déficits sociais com habilidades sociais mais efetivas, como

- Assertividade.
- Controle da raiva.
- Resolução de problemas.
- Habilidade de recusa.
- Controle do estresse.
- Clareza de valores.

   J: *As habilidades que reduzem os déficits sociais podem aumentar a aceitação social, o controle e a autoestima.*

Dramatizar com os pais diferentes situações problemáticas

J: Essa estratégia não ameaçadora pode aumentar a confiança para o sucesso com os pais e projetar essa expectativa para a criança/adolescente, o que pode aumentar a sensação de "eu posso". Mashiach-Eizenberg e colabordores (2013) relataram resultados consistentes com pesquisas anteriores, indicando que o estigma internalizado pode levar a resultados negativos, como sentimentos de vergonha, senso diminuído de significado na vida e menor senso de empoderamento, apoio social e qualidade de vida. "A autoestima positiva afeta o nível de esperança que se tem para o futuro" (Eizenberg et al., 2013).

INTOLERÂNCIA À ATIVIDADE

Intolerância à atividade

Relacionada a conhecimento insuficiente das técnicas adaptativas necessárias secundário à doença pulmonar obstrutiva crônica (DPOC)

Relacionada a conhecimento insuficiente das técnicas adaptativas necessárias secundário à função cardíaca prejudicada

Definição da NANDA-I

Energia fisiológica ou psicológica insuficiente para suportar ou completar atividades diárias requeridas ou desejadas.

Características definidoras

Maiores (devem estar presentes)

Uma resposta fisiológica alterada à atividade.

Respiratórias

Dispneia aos esforços*
Aumento excessivo da frequência
Respiração ofegante
Diminuição da frequência

Pulso

Fraco
Aumento excessivo
Mudança no ritmo
Diminuído
Falha em retornar ao nível pré-atividade após 3 minutos
Alterações no ECG refletindo arritmias ou isquemia*

Pressão arterial

Pressão arterial anormal em resposta à atividade
Falha em aumentar durante a atividade
Pressão diastólica aumentada > 15 mmHg

Menores (podem estar presentes)

Relato verbal de fraqueza*
Palidez ou cianose
Relatos verbais de vertigem
Relato verbal de fadiga*
Confusão

Fatores relacionados

Qualquer fator que comprometa o transporte de oxigênio, leve ao descondicionamento físico ou crie demandas excessivas de energia que ultrapassem as capacidades físicas e psicológicas da pessoa pode provocar intolerância à atividade. Alguns dos mais comuns são listados a seguir.

Fisiopatológicos

Relacionados a descondicionamento secundário à imobilização prolongada e à dor

*Relacionados a desequilíbrio entre suprimento e demanda de oxigênio**

Relacionados a comprometimento do sistema de transporte de oxigênio secundário a:

Cardíacos

Miocardiopatias
Arritmias
Infarto agudo do miocárdio (IAM)
Doença cardíaca congênita
Insuficiência cardíaca congestiva
Angina
Doença valvular

Respiratórios

DPOC
Displasia broncopulmonar
Atelectasia

Circulatórios

Anemia
Hipovolemia
Doença arterial periférica

Relacionados a aumento das demandas metabólicas secundário a:

Infecções agudas ou crônicas
Infecção viral
Distúrbios metabólicos ou endócrinos
Dor
Mononucleose
Hepatite

Doenças crônicas

Renais
Inflamatórias
Neurológicas
Hepáticas
Sensoriais
Musculoesqueléticas

Relacionados a fontes inadequadas de energia secundárias a:

Obesidade
Desnutrição
Dieta inadequada

Relacionados ao tratamento

Relacionados a aumento das demandas metabólicas secundário a:

Malignidades
Exames diagnósticos
Cirurgia
Horários/frequência de tratamento

Relacionados a transporte comprometido de oxigênio secundário a:

Hipovolemia
Repouso no leito* (relacionados à inatividade secundária a equipamento auxiliar [andadores, muletas, coletes])
Imobilidade*

Situacionais (pessoais, ambientais)

Relacionados à inatividade secundária a:

Depressão
Apoio social inadequado
Estilo de vida sedentário*

Relacionados a aumento das demandas metabólicas secundário a:

Extremos climáticos (climas especialmente quentes e úmidos)
Poluição do ar (p. ex., fumaça)
Pressão atmosférica (p. ex., mudança recente para um local de grande altitude)
Barreiras ambientais (p. ex., escadas)

Relacionados à motivação inadequada secundária a:

Medo de quedas
Depressão
Obesidade
Dor
Dispneia
Fraqueza generalizada*

Maturacionais

Os idosos podem apresentar decréscimo na força muscular e na flexibilidade, bem como déficits sensoriais. Esses fatores podem diminuir a confiança no corpo e contribuir direta ou indiretamente para a intolerância à atividade.

> **Nota da autora**
>
> *Intolerância à atividade* é um diagnóstico que descreve um indivíduo com o condicionamento físico comprometido. Essa pessoa pode se engajar em terapias que aumentem a força e a resistência. *Intolerância à atividade* é diferente de *Fadiga*; esta é uma

sensação disseminada e subjetiva de depleção. O repouso trata a *Fadiga*, mas também pode causar cansaço. Além disso, *Intolerância à atividade* tem como meta aumentar a tolerância e a resistência à atividade; já na *Fadiga*, a meta é auxiliar o indivíduo a se adaptar à fadiga, e não aumentar sua resistência.

Erros nos enunciados diagnósticos

Intolerância à atividade **relacionada a episódios de arritmias em resposta a aumento da atividade secundário a recente infarto agudo do miocárdio**

As metas atuais não envolvem aumentar a tolerância à atividade, mas monitorar a resposta cardíaca à atividade e prevenir a diminuição do débito cardíaco. Essa situação seria mais apropriadamente rotulada como um problema colaborativo: *Risco de Complicações de Débito cardíaco diminuído*.

Intolerância à atividade **relacionada à fadiga secundária à quimioterapia**

O repouso não alivia a fadiga associada à quimioterapia, e ela não é passível de intervenções que aumentem a resistência. A correção seria *Fadiga relacionada à anemia e modificações químicas secundárias a efeitos tóxicos de quimioterapia*.

Conceitos-chave

Considerações gerais

- A publicação "Consensus Guidelines for Physical Activity and Public Health" (Diretrizes Consensuais de Atividade Física e Saúde Pública), da American Heart Association e do American College of Sports Medicine, sugere um mínimo de 150 minutos semanais de exercício moderado, ou 75 minutos semanais de exercício vigoroso, para a população adulta em geral. Essas diretrizes também sugerem que doses maiores de exercícios podem ser necessárias em alguns grupos, como aqueles com doença arterial coronariana (DAC), ou com risco de DAC (30-60 minutos diários), adultos tentando prevenir a transição obesidade ou sobrepeso (45-60 minutos por dia) e indivíduos anteriormente obesos que tentam evitar novo aumento de peso (60-90 minutos diários). Essas diretrizes ainda advertem que exercício físico de alta intensidade aumenta o risco de lesões musculoesqueléticas e eventos cardiovasculares (CV) adversos" (*Haskell et al., 2007; La Gerche, Robberecht & Kuiperi, 2010).
- Os efeitos do repouso no leito e da posição supina são mostrados na Figura 2.3.

FIGURA 2.3 Efeitos do repouso no leito sobre os sistemas corporais.

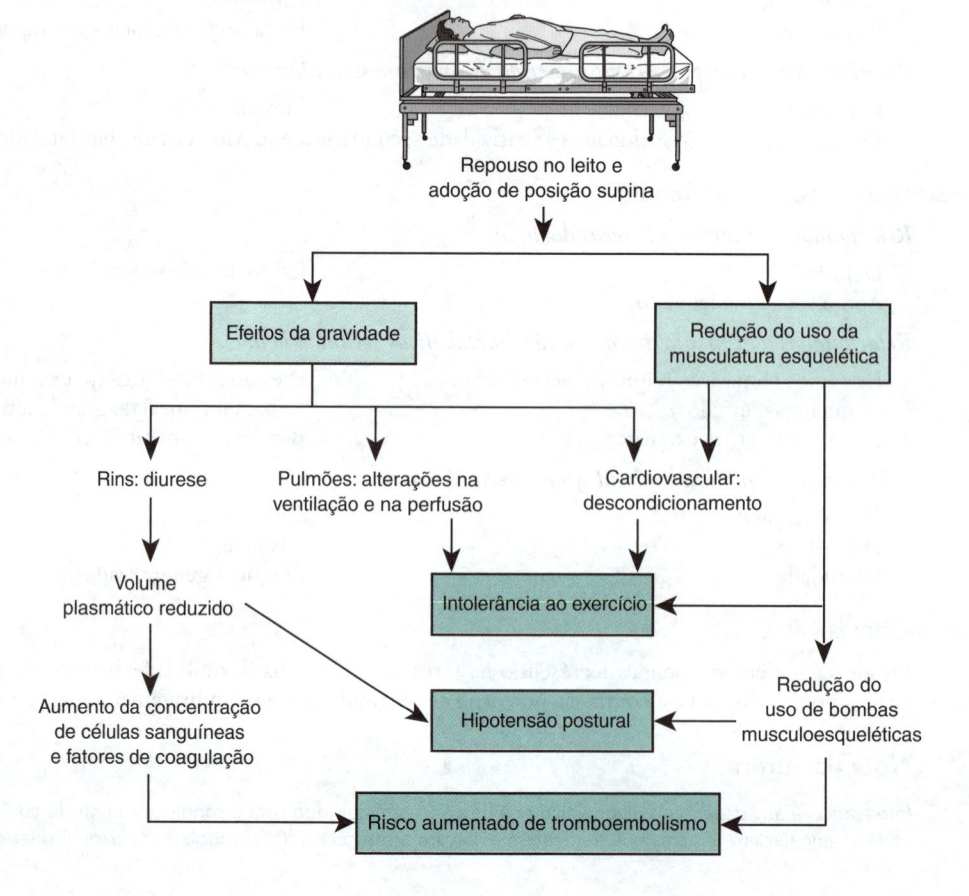

- Os efeitos do descondicionamento pelo repouso no leito desenvolvem-se rapidamente e podem levar semanas ou meses para serem revertidos. Todas as pessoas confinadas ao leito apresentam risco de intolerância à atividade como resultado do descondicionamento induzido pela restrição ao leito.
- A mobilidade precoce está associada à redução da morbidade e da mortalidade, já que a inatividade causa efeito adverso profundo no cérebro, na pele, na musculatura esquelética, nos pulmões e no coração (Zomorodi, Darla Topley & McAnaw, 2012).
- *Delirium*, úlceras por pressão, atrofia muscular e descondicionamento podem ocorrer no paciente imóvel, em consequência de atelectasia, pneumonia, hipotensão ortostática e trombose venosa profunda (Zomorodi et al., 2012).
- A capacidade para continuar determinada tarefa é conhecida como *resistência*; já a incapacidade para continuá-la é conhecida como *fadiga*. Conceitualmente, fadiga é o oposto de resistência. Intervenções de enfermagem, como simplificação do trabalho, buscam retardar o estabelecimento da fadiga relativa às tarefas, maximizando o uso eficiente da musculatura que controla os movimentos, o ritmo e a locomoção.
- A capacidade de manter certo nível de desempenho depende de *fatores pessoais*, como força, coordenação, tempo de reação, atenção e motivação, e de *fatores relativos à atividade*, como frequência, duração e intensidade.
- "Dados recentes sugerem que o treinamento crônico para eventos de muita resistência e competições nesse tipo de evento, como maratonas, ultramaratonas, triatlo tipo *Ironman* e corridas de bicicleta em longas distâncias, podem causar sobrecarga transitória aguda de volume dos átrios e do ventrículo direito, com reduções transitórias na fração de ejeção do ventrículo direito e elevações dos biomarcadores cardíacos, sendo que tudo volta ao normal em uma semana. Ao longo de meses a anos de lesão repetitiva, esse processo, em algumas pessoas, pode levar à fibrose difusa do miocárdio, sobretudo nos átrios, no septo interventricular e no ventrículo direito, criando um substrato para arritmias atriais e ventriculares" (O'Keefe et al., 2012, p. 588).

Considerações pediátricas

- Crianças em risco especial de intolerância à atividade incluem as portadoras de problemas respiratórios, cardiovasculares, anemia e doenças crônicas (Hockenberry & Wilson, 2015).
- "É importante reconhecer que a maioria das crianças com defeitos cardíacos congênitos são relativamente sedentárias e que os benefícios da atividade física sobre a saúde física e psicossocial são importantes para os que correm risco de intolerância ao exercício, obesidade e morbidades psicossociais. Assim, aconselhar o estímulo à participação diária em atividades físicas adequadas deve ser um componente central de todos os encontros com as crianças e os pais" (Longmuir et al., 2013).
- Pesquisas mostram que o treinamento com exercícios supervisionados, de intensidade moderada, é seguro e produz mudanças benéficas significativas na hemodinâmica e no tempo de exercício em crianças com doenças cardíacas (*Balfour, 1991; Longmuir et al., 2013).

Considerações geriátricas

- A diminuição do débito cardíaco em idosos é atribuída a processos relacionados a doenças, e não à idade (Miller, 2015). Fleg (*1986) não encontrou modificações relacionadas à idade no débito cardíaco em repouso em um estudo com pessoas saudáveis com idade entre 30 e 80 anos.
- Estudos demonstram um declínio médio de 5 a 15% por década no consumo máximo de oxigênio (VO_2 máx.) entre 25 e 75 anos. Os indivíduos que foram muito atléticos têm declínio no VO_2 máx.; no entanto, ele constitui apenas a metade dos 10% de declínio por década exibido pelos menos atléticos. Parece haver menor eficiência na mobilização do sangue para a musculatura em exercício ou maior dificuldade para os músculos na extração e na utilização do oxigênio devido à diminuição da massa muscular (Grossman & Porth, 2014).
- Pesquisadores relatam que o exercício beneficia a experiência afetiva (humor) e o desempenho cognitivo (processamento, memória) em todas as faixas etárias (Hogan, Mata & Carstensen, 2013).
- A imobilidade prolongada e a inatividade decorrente de restrições autoimpostas, alterações do estado mental ou fisiopatológicas podem contribuir para tolerância reduzida à atividade (*Cohen, Gorenberg & Schroeder, 2000; Zomorodi et al., 2012).
- A diminuição da massa muscular leva à redução da força, que, por sua vez, leva à diminuição da resistência. A força muscular, que atinge o máximo entre os 20 e os 30 anos, cai para 80% desse valor aos 65 anos (*Cohen et al., 2000; Grossman & Porth, 2014).
- Alterações nas fibras elásticas e de colágeno de tendões e ligamentos causam redução da flexibilidade e perda de mobilidade e estabilidade articulares (Grossman & Porth, 2014).
- O aumento da rigidez da parede torácica com o envelhecimento leva a uma menor expansão pulmonar, resultando em menor oxigenação dos tecidos. Isso tem efeitos imediatos sobre tolerância à atividade.

Critérios para a investigação focalizada

Dados subjetivos

Investigar as características definidoras
Fraqueza
Dispneia

Fadiga

Investigar os fatores relacionados
Falta de incentivo
Falta de confiança na capacidade para realizar atividades

Dor que interfere na realização de atividades
Medo de trauma ou de agravar a doença em consequência da participação na atividade

Dados objetivos

Investigar as características definidoras

Equilíbrio da força e capacidade para
Reposicionar-se no leito
Manter postura ereta
Assumir a posição em pé

Realizar atividades da vida diária (AVDs)
Deambular
Adotar e manter a posição sentada

Investigar os fatores relacionados
Ver Fatores relacionados.

Metas

O indivíduo progredirá nas atividades até (especificar o nível de atividade desejado), conforme evidenciado pelo progresso nestes indicadores:

- Identifica os fatores que agravam a intolerância à atividade.
- Identifica métodos de redução da intolerância à atividade.
- Mantém a pressão arterial dentro dos limites normais, três minutos após a atividade.

NOC Intolerância à atividade

Intervenções

Explicar os benefícios e os riscos da inatividade

Justificativa: *A mobilização é prescrita para a investigação dos benefícios nos sistemas circulatório, respiratório, hematológico, renal, musculoesquelético e neurológico em apoio a níveis aumentados das exigências de trabalho fisiológico (*Stiller, 2007).*

Fazer o indivíduo expor suas metas pessoais para melhorar a saúde

J: *Em especial, o estabelecimento de metas mútuas (EMM) como uma intervenção de enfermagem resulta em melhora significativa e dá sustentação a percepções de saúde mental e qualidade de vida, em participantes com falência cardíaca e desvios* (stents) *(*Scott, Setter-Kline & Britton, 2004).*

NIC Tolerância à atividade, Controle da energia, Promoção do exercício, Melhora do sono, Estabelecimento de metas mútuas

Monitorar e registrar a resposta do indivíduo à atividade

- Começando pela investigação pré-atividade, estabelecer medidas de dados de partida "em repouso" como sinais vitais (Tabela 2.4): pulso (frequência, ritmo, qualidade), respirações (frequência, profundidade, esforço) e pressão arterial.
- Solicitar que o indivíduo realize a atividade. Se houver uma patologia conhecida em um determinado sistema orgânico, manter o foco, durante a atividade, nos sinais e sintomas (p. ex., dispneia ao esforço em doença pulmonar, angina em doença cardíaca, espasticidade aumentada em doença neuromuscular) que indicam intolerância nesse sistema.
- Verificar os sinais vitais imediatamente após a atividade.
- Fazer a pessoa descansar durante três minutos; verificar novamente os sinais vitais; comparar os achados com os sinais vitais em repouso (Tabela 2.4).
- Investigar presença de palidez, cianose, dor no peito, confusão, vertigem e uso da musculatura acessória.

Tabela 2.4	RESPOSTA FISIOLÓGICA À ATIVIDADE (ESPERADA E ANORMAL)		
	Pulso	Pressão arterial	Respiração
Repouso			
Normal	60-90	< 140/90	< 20
Anormal	> 100	> 140/90	> 20
Imediatamente após a atividade			
Normal	↑ Frequência ↑ Força	↑ Sistólica	↑ Frequência ↑ Profundidade
Anormal	↑ Frequência (excessiva) ↑ Força Ritmo irregular	Redução ou ausência de mudança na sistólica	Excessiva ↑ Frequência ou ↓ Frequência
3 minutos após a atividade			
Normal	Pulso dentro de 6 batimentos a mais do que em repouso		
Anormal	Pulso > 7 batimentos a mais do que em repouso		

- Durante a avaliação pós-atividade, investigar o tempo de recuperação – o tempo necessário ao retorno da pressão arterial, do pulso e da respiração aos níveis pré-atividade – que reflete tolerância fisiológica à atividade.

    J: *Respostas cardiopulmonares à atividade envolvem funções circulatórias do coração e dos vasos sanguíneos e trocas gasosas no sistema respiratório (Grossman & Porth, 2014). A resposta à atividade pode ser avaliada comparando-se a pressão, o pulso e a respiração pré-atividade com os resultados pós-atividade. Estes, por sua vez, são comparados com o tempo de recuperação.*

    J: *A atividade exaustiva pode aumentar o pulso em até 50 batimentos. Essa frequência ainda é satisfatória, desde que retorne em 3 minutos ao pulso em repouso.*

- Interromper a atividade se o indivíduo reagir com:
    - queixas de dor no peito, vertigem ou confusão;
    - diminuição da frequência do pulso;
    - falha de elevação na pressão arterial sistólica;
    - diminuição da pressão arterial sistólica;
    - aumento da pressão arterial diastólica em 15 mmHg;
    - diminuição na resposta respiratória.
- Reduzir a intensidade ou a duração da atividade se:
    - o pulso levar mais de 3 a 4 minutos para retornar a 6 batimentos do pulso em repouso;
    - o aumento da frequência respiratória for excessivo após a atividade.

    J: *As respostas clínicas que exigem interrupção ou redução no nível de atividade constituem evidência de capacidade cardíaca ou respiratória comprometida (Grossman & Porth, 2014).*

Promover uma atitude sincera de "poder fazer"

- Identificar os fatores que afetam a confiança do indivíduo, como, medo de cair, fraqueza percebida e deficiência visual.
- Investigar incentivos possíveis com o indivíduo e familiares; levar em conta o que o indivíduo valoriza (p. ex., brincar com os netos, voltar ao trabalho, sair para pescar, realizar uma tarefa ou trabalho manual).
- Permitir que o indivíduo estabeleça um horário para as atividades e as metas das atividades funcionais. Se a meta for muito fácil, fazer um acordo (p. ex., "sua meta de andar 10 metros parece fácil. Vamos aumentá-la para 15 metros; caminharei com você").
- Planejar uma finalidade para a atividade, como sentar na cadeira para almoçar, caminhar até a janela para apreciar a vista ou caminhar até a cozinha para pegar um suco.
- Ajudar a pessoa a identificar o progresso feito. Não subestimar o valor do elogio e do estímulo como técnicas motivacionais eficazes. Em certos casos, pode ser útil fazer a pessoa manter um registro diário de suas atividades para demonstrar o progresso.

    J: *As intervenções de enfermagem para Intolerância à atividade promovem a participação em atividades que levem à obtenção de um nível de atividade desejado pela pessoa, relativo ao regime terapêutico. Estratégias individualizadas podem aumentar a motivação.*

Aumentar gradualmente a atividade

- Aumentar a tolerância à atividade fazendo a pessoa realizar mais lentamente as atividades, por um período mais curto, com mais pausas para repouso ou com mais auxílio.
- Minimizar os efeitos descondicionantes do repouso prolongado no leito e da imobilidade prescrita.

- Reduzir o tempo deitado em pronação. Posicionar-se sentado na cama e, se possível, em uma cadeira.

  J: *"Sentar ereto, por exemplo, troca o volume de sangue circulante de forma dependente, facilita o movimento diafragmático, o volume de ar circulante e a capacidade pulmonar, além de reduzir o volume de fechamento das vias aéreas dependentes. Estudos sobre posicionamento do corpo costumam usar mais de uma posição corporal, normalmente, uma posição mais ereta" (*Stiller, 2007).*

- Iniciar exercícios ativos de amplitude de movimentos, pelo menos duas vezes por dia. Para a pessoa incapacitada, há indicação de exercícios passivos de amplitude de movimentos.
- Estimular a prática de exercícios isométricos.
- Incentivar a pessoa a levantar-se e virar-se ativamente, se não houver contraindicação.
- Promover o equilíbrio ideal na posição sentada e a tolerância, por meio de aumento da força muscular.
- Aumentar a tolerância, de forma gradual, iniciando com 15 minutos na primeira vez que sair do leito.
- Fazer o indivíduo sair do leito três vezes ao dia, aumentando o tempo fora dele em 15 minutos a cada dia.
- Realizar transferências. Fazer a pessoa realizar tantos movimentos ativos quanto possível durante as transferências.
- Promover a deambulação, com ou sem equipamentos auxiliares.
- Proporcionar apoio quando a pessoa começa a se levantar.
- Se a pessoa não for capaz de se levantar sem dobrar os joelhos, não está pronta para a deambulação; ajudá-la a colocar-se em pé.
- Escolher um modo de andar que seja seguro. (Se o modo de andar parecer desajeitado, mas proporcionar estabilidade, mantê-lo; permanecer perto e fornecer mensagens de orientação claras, p. ex., "Olhe para a frente, não para baixo".)
- Antes da deambulação, fazer um acordo quanto à distância a ser percorrida. Permitir que o indivíduo estabeleça o ritmo da deambulação.
- Proporcionar apoio suficiente para garantir a segurança e evitar quedas.
- Encorajar o indivíduo a usar sapatos confortáveis para caminhar (os chinelos não apoiam adequadamente os pés).

  J: *A tolerância à atividade desenvolve-se de forma cíclica por meio de ajuste da frequência, da duração e da intensidade da atividade, até que seja alcançado o nível desejado. O aumento da frequência da atividade antecede o aumento da duração e da intensidade (demanda de esforço). O aumento da intensidade é compensado pela redução da duração e da frequência. Com o aparecimento da tolerância à atividade mais intensa, a frequência é novamente aumentada.*

Determinar a adequação do sono (ver *Padrão de sono prejudicado* para informações adicionais)

- Planejar períodos de repouso de acordo com o horário diário do indivíduo. (Os períodos de repouso devem ocorrer ao longo do dia e entre as atividades.)
- Incentivar o indivíduo a repousar durante a primeira hora após as refeições. (O repouso pode ter várias formas: tirar uma soneca, assistir à televisão ou sentar-se com as pernas elevadas.)

  J: *O repouso alivia os sintomas de intolerância à atividade. A agenda diária é planejada de modo a permitir períodos alternados de atividade e repouso, com coordenação para reduzir o gasto excessivo de energia.*

Iniciar as orientações para a saúde, conforme indicado

Explicar os componentes de um programa de exercício regular que contribua para aumento da resistência, redução de quedas e aumento do bem-estar. Consultar o médico que acompanha o indivíduo antes de iniciar qualquer programa de exercícios. Iniciar lentamente.

- *Exercício aeróbico*: andar e pedalar (20-30 min, 3-5 vezes/semana).
- *Exercício de fortalecimento*: músculos de braços/pernas (3 repetições de 10 com pesos) e músculos do tronco (estabilidade central [flexões] 2-3 vezes/semana).
- *Exercício de flexibilidade*: amplitude de movimentos de braços, pernas, ombros, pescoço, coluna (3-5 vezes/semana).

Intolerância à atividade • Relacionada a conhecimento insuficiente das técnicas adaptativas necessárias secundário à doença pulmonar obstrutiva crônica (DPOC)

Metas

O indivíduo progredirá na atividade até (especificar o nível de atividade desejado), conforme evidenciado por estes indicadores:

- Demonstra métodos de respiração controlada para conservar energia.
- Demonstra capacidade de realizar a tosse controlada.

NOC Intolerância à atividade

Intervenções

As seguintes intervenções aplicam-se a pessoas que sofrem de *Intolerância à atividade* devido a uma causa conhecida: DPOC. Os enfermeiros usam essas intervenções junto com intervenções gerais, identificadas em *Intolerância à atividade*.

Eliminar ou reduzir os fatores contribuintes

- Fazer o indivíduo enumerar suas metas pessoais para melhorar a qualidade de vida.

    J: *Em especial, o estabelecimento de metas mútuas como uma intervenção de enfermagem resulta em melhora significativa e dá sustentação a percepções de saúde mental e qualidade de vida (*Scott et al. 2004).*

NIC As mesmas gerais, Assistência para parar de fumar, Controle da nutrição, Monitoração respiratória, Ensino: Atividade/exercício prescritos

Falta de conhecimento

- Investigar a compreensão da pessoa em relação ao regime terapêutico prescrito; realizar educação para a saúde, usando orientações simples e claras e incluindo os membros da família.
- Investigar especificamente o conhecimento de higiene brônquica e técnicas respiratórias adaptativas.

    J: *A reabilitação pulmonar pode reduzir a ansiedade e a depressão associadas à DPOC grave.*

Rotina inadequada de higiene brônquica

- Explicar a importância da adesão ao horário diário de tossir para a desobstrução brônquica, o que constitui um compromisso para toda a vida.
- Ensinar o método apropriado de tosse controlada:
    - Respirar profunda e lentamente, sentando-se tão ereto quanto possível.
    - Usar a respiração diafragmática.
    - Segurar a respiração por 3 a 5 segundos e, então, expirar lentamente tanto quanto possível pela boca. (As costelas inferiores e o abdome devem afundar com a expiração.)
    - Fazer uma segunda respiração profunda, segurá-la e tossir com força, partindo do fundo do tórax (não da parte posterior da boca ou da garganta); dar duas tossidas curtas e fortes.
- Repousar após as sessões de tosse.
- Orientar a pessoa a praticar a tosse controlada 4 vezes ao dia: 30 minutos antes das refeições e ao deitar à noite. Permitir 15 a 30 minutos de repouso após a sessão de tosse e antes das refeições.
- Considerar o uso de inalação úmida, drenagem postural e tapotagem antes da sessão de tosse. Investigar o uso de broncodilatadores em aerossol, prescritos para dilatar as vias aéreas e umedecer as secreções.

    J: *A limpeza e a defesa das vias aéreas têm a maior importância para satisfazer as demandas dos tecidos aumentando o oxigênio durante períodos de repouso e de aumento da atividade.*

Outras técnicas respiratórias

- Iniciar a orientação sobre as técnicas de relaxamento físico e mental antes de ensinar a respiração controlada.

    J: *As técnicas de relaxamento físico minimizam a tensão muscular. O relaxamento é uma etapa preliminar essencial no ensino da respiração controlada para a eliminação de movimentos desnecessários e improdutivos da porção superior do tórax, dos ombros e do pescoço.*

- Instruir o indivíduo, demonstrando a técnica respiratória desejada; depois, orientando-o a imitar seu padrão respiratório.
- Respirar com lábios franzidos: fazer a pessoa inspirar pelo nariz; depois, expirar lentamente pelos lábios parcialmente fechados enquanto conta até sete, fazendo um som de "psiu". (Com frequência, isso é aprendido de forma natural pelas pessoas com doença pulmonar progressiva.)
    - Respirar com os lábios franzidos desacelera a respiração, mantendo, assim, as vias aéreas abertas por mais tempo, de modo que o ar preso possa ser exalado. Isso melhora a troca de oxigênio e dióxido de carbono (COPD Foundation, 2015).
- Usar respiração diafragmática:
    - Colocar as mãos sobre o abdome do indivíduo, abaixo da base das costelas, e mantê-las nesse local enquanto ele inspira.
    - Para inspirar, ele relaxa os ombros, inspira pelo nariz e empurra o estômago para fora contra as mãos do enfermeiro. A pessoa retém a respiração por 1 a 2 segundos para manter os alvéolos abertos e então expira.

- Para expirar, a pessoa expira lentamente pela boca enquanto é aplicada uma leve pressão na base das costelas.
- Fazer o indivíduo praticar essa técnica respiratória várias vezes com você; depois, fazê-lo colocar as próprias mãos na base das costelas para praticar sozinho.
- Uma vez que tenha aprendido a técnica, fazer a pessoa praticar diversas vezes por hora.

J: *O diafragma é o principal músculo respiratório. No indivíduo com DPOC, quando o diafragma enfraquece, músculos do pescoço, dos ombros e das costas são então utilizados (COPD Foundation, 2015).*

As tentativas terapêuticas de melhorar a função muscular respiratória precisam ser ajustadas a cada indivíduo, conforme o grupo muscular que mais provavelmente receberá o benefício. Nos primeiros estágios da DPOC, o tratamento deve se concentrar no diafragma; entretanto, com o avanço da doença, o foco deve mudar para os músculos inspiratórios da caixa torácica e da expiração.

Nível insuficiente de atividade

- Investigar o nível atual de atividade do indivíduo. Levar em conta:
  - Padrão atual de atividade/repouso.
  - Distribuição da demanda de energia ao longo do dia.
  - Percepção da pessoa a respeito das atividades que exigem maior esforço.
  - Percepção da pessoa a respeito das áreas em que é desejada ou exigida maior participação.
  - Eficácia de técnicas adaptativas atuais.
- Identificar as barreiras físicas domiciliares e no trabalho (p. ex., quantidade de escadas) que pareçam intransponíveis ou limitem a participação nas atividades.
- Identificar formas de reduzir as exigências no trabalho em tarefas frequentemente realizadas (p. ex., sentar, em vez de ficar em pé, para preparar as refeições; manter os utensílios usados com mais frequência em local que evite esforço desnecessário de se esticar ou se curvar).
- Identificar formas de alternar períodos de esforço com períodos de repouso para ultrapassar barreiras (p. ex., colocar uma cadeira no banheiro, perto da pia, para que o indivíduo possa descansar durante a higiene diária).
- Ter em mente que um plano incluindo períodos de repouso curtos, mas frequentes, durante uma atividade exige menos, com maior chance de a atividade ser concluída, em comparação com um plano que exija uma quantidade maior de energia, seguido por um longo período de repouso.

J: *O treinamento da resistência limitada pelos sintomas tem se mostrado eficaz para melhorar o desempenho e reduzir a falta de ar percebida (*Punzal, Ries, Kaplan & Prewitt, 1991). A duração e frequência mínimas do exercício exigido para melhorar o desempenho parece ser de 20 a 30 minutos, de 3 a 5 vezes na semana. Nem todas as pessoas, porém, são candidatas ao recondicionamento com exercício. Um pneumologista deve ser consultado.*

Dicas da Carpenito

Os fumantes sabem que fumar prejudica sua saúde. Todos dizem para eles pararem de fumar. A adicção ao tabaco é mais forte do que a adicção à heroína. Cerca de 70% dos fumantes dizem que querem parar de fumar, e cerca de metade tenta parar ano após ano, mas apenas 4 a 7% têm sucesso sem ajuda. Isso se dá porque os fumantes não apenas ficam fisicamente dependentes da nicotina, mas também têm uma forte dependência psicológica (Centers for Disease Control and Prevention [CDC], 2014).

A nicotina chega ao cérebro em segundos após uma tragada e altera o equilíbrio das substâncias químicas nele presentes. Ela afeta principalmente as substâncias químicas chamadas dopamina e norepinefrina. A nicotina induz prazer e reduz o estresse e a ansiedade. Os fumantes usam-na para modular níveis de excitação e controlar o humor (CDC, 2014).

Em média, as mulheres metabolizam a nicotina mais rapidamente do que os homens, o que pode contribuir para sua maior suscetibilidade à adicção à nicotina, podendo ajudar a explicar o motivo, entre os fumantes, de ser mais difícil para as mulheres deixar o cigarro (CDC, 2014).

Uso de tabaco

- Durante a hospitalização, focalizar no desejo da pessoa de parar de fumar e esclarecer informações erradas. Fazer estas perguntas à pessoa:
  - De que forma o cigarro afeta sua saúde?
  - Já tentou parar de fumar?
  - Por quanto tempo parou de fumar?
  - Deseja parar de fumar?

J: *Concentrar a discussão nas experiências e percepções da pessoa pode propiciar-lhe compreensão que a auxilie a abandonar o cigarro.*

- Enquanto no hospital, discutir os efeitos do fumo sobre os sistemas circulatório, respiratório e musculoesquelético, bem como queixas crônicas ou episódicas especificamente relacionadas que são individuais (p. ex., infecções frequentes, cãibras nas pernas, piora da DPOC, problemas cardíacos).

J: *"A hospitalização pode propiciar múltiplas oportunidades de aconselhamento para deixar de fumar por parte dos profissionais de saúde, como a remoção das barreiras de tempo e deslocamento que costumam limitar a participação em programas formais" (*Sciamanna et al., 2000).*

- Investigar a probabilidade de deixar de fumar com a pergunta "Qual a possibilidade de você ficar sem cigarros após sair do hospital?".

J: *Sciamanna e colaboradores. (*2000) descobriram que um forte elemento de previsão do êxito para abandonar o cigarro é uma resposta da pessoa dizendo que é possível ou muito possível. As pesquisas de não cessação a longo prazo podem levar profissionais da saúde a abordarem outros fatores de risco à saúde (p. ex., nutrição, obesidade, atividade física) durante a hospitalização, ou considerar encaminhamento a uma intervenção diferente ou mais intensiva para abandono do cigarro na comunidade.*

- Explicar a inexistência de coisas como "uns poucos cigarros por dia".

Dicas da Carpenito

Todos os anos, o cigarro mata mais de 5 milhões de pessoas em todo o mundo, inclusive 440 mil pessoas nos Estados Unidos, onde o declínio prolongado na prevalência do uso do cigarro desacelerou (McAfee, Davis, Alexander, Pechacek & Bunnell, 2013). Mais mortes são causadas pelo fumo, na comparação com todas as mortes por HIV, uso de drogas ilegais, acidentes com veículos automotores, uso de álcool, suicídio e assassinatos combinados (CDC, 2015).❖

- Oferecer serviços para controle do tabagismo aos fumantes (indivíduo, famílias).
- Ver *Uso de tabaco* no índice para mais intervenções.

Monitorar a resposta do indivíduo à atividade

- Ver Intervenções em *Intolerância à atividade*.

Aumentar gradualmente a atividade

- Tranquilizar o indivíduo no sentido de ser possível algum aumento na atividade diária.
- Estimulá-lo a usar as técnicas de respiração controlada para diminuir o esforço de respirar durante as atividades.
- Após o indivíduo dominar a respiração controlada nas posições relaxadas, iniciar o aumento da atividade.
- Ensinar o indivíduo a manter o padrão de respiração controlada enquanto sentado ou de pé e evoluir para a manutenção da respiração controlada durante transferências do leito para a cadeira e na deambulação.
- Alguns indivíduos conseguem aprender a manter a respiração rítmica durante o andar, usando uma proporção simples de 2:4, ou seja, dois passos durante a inspiração e quatro passos durante a expiração.

J: *Pessoas com DPOC podem se beneficiar dos exercícios respiratórios específicos, que envolvem novo treinamento dos padrões respiratórios; podem se beneficiar também de programas gerais de exercício que apoiem as atividades diárias normais.*

Estimular a discussão sobre sexualidade

- Encorajar o indivíduo a discutir o impacto de sua condição na função sexual.
- Ver *Padrão de sexualidade ineficaz*.

Iniciar as orientações para a saúde

- Ensinar a pessoa a observar seu escarro; observar e procurar orientação profissional caso haja alterações relacionadas a cor, quantidade e odor.
- Orientar o indivíduo a usar roupas secas e quentes; evitar multidões, fumaça, irritantes; evitar o esforço no frio, no calor ou em tempo úmido; equilibrar o trabalho, o repouso e a recreação para regular o gasto de energia.
- Enfatizar a importância da manutenção de uma dieta nutritiva (rica em calorias, vitamina C, proteínas, com dois a três quartos de litro de líquido por dia, exceto se houver restrição).

J: *Indivíduos com DPOC são suscetíveis a infecções, devendo detectar precocemente os sintomas e consultar o profissional de cuidados primários para tratamento (com frequência, há necessidade de iniciar terapia antibiótica). As estratégias para aumentar a resistência à infecção incluem vacinação (gripe, pneumovax, prevenar 13), evitação de irritantes ambientais e multidões e manutenção de nutrição e hidratação excelentes.*

- "Explicar que a posição com triplo apoio, em que a pessoa senta ou fica de pé inclinando-se para a frente com os braços apoiados, força para baixo e para a frente o diafragma, além de estabilizar o peito e reduzir o trabalho respiratório. Se o paciente informa dispneia aumentada ao realizar AVDs, sobretudo ao erguer os braços

---

❖N. de R.T. No Brasil, ver Programa Nacional de Controle do Tabagismo, Instituto Nacional de Câncer (INCA). Ministério da Saúde. Disque 136.

acima da cabeça, recomenda-se apoio dos braços durante as AVDs, repousando os cotovelos sobre uma superfície. Salientar que isso reduz exigências demasiadas da musculatura do braço, peito e pescoço, necessária para a respiração" (Bauldoff, 2015; *Bauldoff et al., 1996; *Breslin, 1992).
- Ensinar como aumentar a resistência dos braços sem apoio, com exercícios para as extremidades inferiores, realizados durante a fase expiratória da respiração (*Bauldoff et al., 1996; *Breslin, 1992).

*J: As demandas fisiológicas das tarefas com braços sem apoio aumentam o esforço dos músculos respiratórios e o recrutamento não ventilatório desses músculos para manter a posição da parede torácica (*Breslin, 1992). Há pesquisas mostrando que o apoio dos braços durante o desempenho de tarefas em que são usados reduz o recrutamento diafragmático, aumenta a resistência respiratória e aumenta a resistência aos exercícios com os braços. Dar apoio aos braços (p. ex., apoiar cotovelos em uma mesa ao barbear-se ou comer) pode reforçar a independência e melhorar a capacidade funcional (Bauldoff, 2015; *Bauldoff et al., 1996).*

- Avaliar o conhecimento do indivíduo sobre cuidados, higiene e uso do equipamento para inalação.

J: O equipamento para inalação pode abrigar microrganismos, devendo ser desinfetado de forma adequada.

Fazer os encaminhamentos, conforme indicado
- Encaminhar para acompanhamento com enfermeiro comunitário, se indicado.
- Consultar o fisioterapeuta sobre um programa de exercícios mais abrangente elaborado para pessoas com DPOC.

Intolerância à atividade • Relacionada a conhecimento insuficiente das técnicas adaptativas necessárias secundário à função cardíaca prejudicada

Metas

O indivíduo demonstrará tolerância ao aumento da atividade pela manutenção do pulso, da respiração e da pressão arterial dentro de variações predeterminadas, conforme evidenciado pelos seguintes indicadores:
- Identifica os fatores que aumentam a sobrecarga cardíaca.
- Descreve as técnicas adaptativas necessárias para realizar as AVDs.
- Identifica indícios para interromper as atividades: fadiga, dispneia, dor no peito.

NOC Intolerância à atividade

Intervenções

Fazer o indivíduo enumerar suas metas pessoais para melhorar a saúde.

*J: Em especial, o estabelecimento de metas mútuas como uma intervenção de enfermagem resulta em melhora significativa e dá sustentação a percepções de saúde mental e qualidade de vida (*Scott et al., 2004).*

Investigar conhecimento e comportamento relativos aos quatro "E's": alimentação (*eating*), esforço (*exertion*), exposição (*exposure*) e estresse emocional (*emotional stress*) (Adaptado de *Day, 1984).

Alimentação
- Investigar o conhecimento das restrições alimentares.
- Explicar a importância da adesão à dieta prescrita com restrição de sal.
- Explorar as alternativas ao sal para temperar os alimentos, usando ervas e temperos naturais.
- Incentivar uma refeição leve no final da tarde para proporcionar um repouso noturno mais confortável.

NIC As mesmas gerais, Assistência para parar de fumar, Assistência para reduzir o peso, Conhecimento: Cuidados da doença, Ensino: Atividade/exercício prescritos, Controle da nutrição

Esforço
- Ensinar o indivíduo a modificar a abordagem às atividades, regulando o gasto de energia e reduzindo a sobrecarga cardíaca (p. ex., ter períodos de repouso durante as atividades, em intervalos durante o dia e por 1 hora após as refeições; sentar, em vez de ficar em pé, durante as atividades; ao realizar uma tarefa, descansar durante 3 minutos a cada 5 minutos, permitindo que o coração se recupere; interromper a atividade se ocorrerem sinais de fadiga pelo esforço ou sinais de hipóxia cardíaca, como frequência notavelmente aumentada do pulso, dispneia, dor no peito).

- Orientar o indivíduo a evitar certos tipos de esforço: exercícios isométricos (p. ex., usar os braços para levantar-se, carregar objetos) e a manobra de Valsalva (p. ex., curvar-se na altura da cintura ao sentar-se para levantar da cama, esforço ao evacuar).

Exposição
- Orientar o indivíduo a evitar exposição desnecessária a extremos ambientais e a esforço em clima quente e úmido ou frio intenso, o que exige demandas adicionais do coração.
- Orientar o indivíduo a vestir-se com roupas quentes no clima frio (p. ex., criar uma barreira ao frio, usando camadas de roupa).

Estresse emocional
- Auxiliar o indivíduo a identificar estressores emocionais (p. ex., em casa, no trabalho, sociais).
- Discutir suas respostas usuais ao estresse emocional (p. ex., raiva, depressão, evitamento, discussão).
- Explicar os efeitos do estresse emocional sobre o sistema circulatório (p. ex., frequência cardíaca aumentada, aumento da pressão arterial e da respiração).
- Discutir vários métodos para o controle/a redução do estresse (p. ex., solução deliberada de problemas, técnicas de relaxamento, ioga ou meditação, *feedback*, exercícios regulares).

  J: *Um programa integrado de exercícios com supervisão médica, restrições dietéticas, controle do estresse e exposição limitada a extremos do ambiente maximiza a tolerância à atividade.*

Uso de tabaco

Dicas da Carpenito
Os fumantes sabem que fumar prejudica sua saúde. Todos dizem para eles pararem de fumar. A adicção ao tabaco é mais forte do que a adicção à heroína. Cerca de 70% dos fumantes dizem que querem parar de fumar, e cerca de metade tenta parar ano após ano, mas apenas 4 a 7% têm sucesso sem ajuda. Isso se dá porque os fumantes não apenas ficam fisicamente dependentes da nicotina, mas também têm uma forte dependência psicológica (CDC, 2014).

A nicotina chega ao cérebro em segundos após uma tragada e altera o equilíbrio das substâncias químicas nele presentes. Ela afeta principalmente as substâncias químicas chamadas dopamina e norepinefrina. A nicotina induz prazer e reduz o estresse e a ansiedade. Os fumantes usam-na para modular níveis de excitação e controlar o humor (CDC, 2014).

Em média, as mulheres metabolizam a nicotina mais rapidamente do que os homens, o que pode contribuir para sua maior suscetibilidade à adicção à nicotina, podendo ajudar a explicar o motivo, entre os fumantes, de ser mais difícil para as mulheres deixar o cigarro (CDC, 2014).

"Todos os anos, o cigarro mata mais de 5 milhões de pessoas em todo o mundo, inclusive 440 mil pessoas nos Estados Unidos, onde o declínio prolongado na prevalência do uso do cigarro desacelerou" (McAfee et al., 2013). Mais mortes são causadas pelo fumo, na comparação com todas as mortes por HIV, uso de drogas ilegais, acidentes com veículos automotores, uso de álcool, suicídio e assassinatos combinados (CDC, 2015).

- Advertir que fumar é um dos principais fatores de risco não hereditários para DAC; os demais incluem colesterol aumentado e pressão arterial elevada.

  J: *O tabaco é um vasoconstritor potente que aumenta a carga de trabalho do coração, danifica o tecido pulmonar e os vasos sanguíneos e reduz a circulação para os músculos e ossos.*

- Enfatizar que "abandonar o cigarro reduz, de forma dramática, o risco de IAM, sendo especialmente importante para os que têm outros fatores de risco, como pressão arterial elevada, níveis elevados de colesterol e que são diabéticos ou têm sobrepeso, sendo fisicamente inativos" (National Institute of Health and Care Excellence, 2010).

  J: *"Dentro de um ano sem fumar, o risco de IAM reduz-se à metade na comparação com o fumante ativo, declinando pouco a pouco dali em diante. Após 15 anos sem fumar, o risco de um IAM é igual ao dos não fumantes e dos que, formalmente, deixaram o cigarro"* (National Institute of Health and Care Excellence, 2010).

- Ver o diagnóstico de enfermagem anterior: *Intolerância à atividade – relacionada a conhecimento insuficiente das técnicas adaptativas necessárias, secundário a doença pulmonar obstrutiva crônica (DPOC)*, em relação a intervenções para deixar o cigarro.
- Oferecer serviços de controle do tabagismo aos fumantes (indivíduo, famílias).
- Ver *Uso de tabaco* no índice para mais intervenções.
- Ver O PONTO em, "Como começar a parar de fumar" imprimir o material e dá-lo às pessoas.

Tratar sobrepeso/obesidade (especificamente focalizar os efeitos do sobrepeso/obesidade no sistema cardiovascular)
- Contínua sobrecarga da pressão, aumento da viscosidade do sangue, hipertensão relacionada à obesidade e hipertrofia ventricular esquerda (HVE) aumentam o risco de insuficiência cardíaca e arritmias cardíacas. Fibrilação atrial pode causar acidente vascular encefálico (AVE) (Reilly & Kelly, 2011).

- Aumento de valores de fibrinogênio, fator VII, fator VIII (fator de von Willebrand) e de inibidores do ativador de plasminogênio, bem como redução dos níveis de antitrombina III e de atividade da fibrinólise circulante. Diante de combinação de mobilidade reduzida e estase venosa, coloca os indivíduos obesos em risco aumentado de doença tromboembolítica, sobretudo trombose venosa profunda e embolia pulmonar (*Garrett, Lauer & Christopher, 2004; Reilly & Kelly, 2011).

Monitorar a resposta à atividade (ver Intervenções) e ensinar técnicas de automonitoração

- Verificar o pulso em repouso.
- Verificar o pulso durante ou imediatamente após as atividades.
- Verificar o pulso 3 minutos após o término da atividade.
- Orientar a pessoa a interromper a atividade e a comunicar:
  - Frequência diminuída do pulso durante a atividade.
  - Frequência do pulso > 112 bpm.
  - Pulso irregular.
  - Frequência de pulso que não retorna, após 3 minutos, para até 6 batimentos da pulsação em repouso.
  - Dispneia.
  - Dor no peito.
  - Palpitações.
  - Percepção de fadiga por esforço.

J: A resposta à atividade pode ser avaliada pela comparação da pressão arterial, do pulso e da respiração pré-atividade com os mesmos dados após a atividade. Ver a Tabela 2.4 a respeito das normas de respostas fisiológicas à atividade.

Aumentar gradualmente a atividade

- Permitir períodos de repouso antes e depois de períodos de esforço planejado, como tratamentos, deambulação e refeições.
- Incentivar aumentos graduais na atividade e na deambulação para evitar o aumento repentino da carga de trabalho cardíaco.
- Investigar a capacidade percebida pelo indivíduo para o aumento de atividade.
- Auxiliar o indivíduo a estabelecer metas de atividades de curto prazo que sejam realistas e atingíveis.
- Tranquilizar o indivíduo de que mesmo pequenos aumentos na atividade terão o efeito de levantar o ânimo e restaurar a autoconfiança.

J: Um programa de exercícios monitorado é capaz de aumentar o consumo máximo de oxigênio pelos tecidos musculares, possibilitando, assim, aumento da atividade com frequência cardíaca e pressão arterial mais baixas (Grossman & Porth, 2014).

Iniciar as orientações para a saúde e os encaminhamentos, conforme indicado

- Orientar o indivíduo a consultar o profissional de saúde quanto a programa de exercícios de longa duração.
- Explicar as restrições alimentares ao indivíduo e à família. Fornecer orientações por escrito ou orientar acerca de literatura ou páginas na internet pertinentes com informações sobre alimentação.

J: Orientações específicas serão necessárias para o controle da condição e dos tratamentos.

ISOLAMENTO SOCIAL

Definição da NANDA-I

Solidão sentida pelo indivíduo e percebida como imposta por outros e como um estado negativo ou ameaçador.

Características definidoras

Falta de sistema de apoio
Desejo de ficar só
Incoerência cultural
Atraso no desenvolvimento
Interesses inadequados para o desenvolvimento
Condição incapacitante
Solidão imposta por outros e/ou rejeição*
Incapacidade de atender às expectativas dos outros*
Insegurança em público*
Retraimento
Histórico de rejeição
Sentir-se diferente dos outros

Doenças
Ações sem sentido
Membro de uma subcultura
Falta de propósito
Ações repetitivas
Hostilidade*
Retraimento*
Afeto triste*
Afeto superficial
Contato visual insatisfatório
Preocupação com os próprios pensamentos
Valores incoerentes com as normas culturais

Fatores relacionados

Alteração no estado mental
Alteração na aparência física
Alteração no bem-estar
Interesses inadequados para o desenvolvimento
Fatores que impactam os relacionamentos pessoais satisfatórios (p. ex., atraso no desenvolvimento)
Incapacidade de engajar-se em relacionamentos pessoais satisfatórios
Recursos pessoais insuficientes (p. ex., poucas conquistas, *insight* insatisfatório); afeto indisponível e mal controlado
Comportamento social incoerente com as normas
Valores incoerentes com as normas culturais

Nota da autora

Em 1994, a NANDA acrescentou um novo diagnóstico, *Risco de solidão*, que se encaixa com mais precisão à definição da NANDA de "resposta a". Além disso, um indivíduo pode apresentar solidão mesmo com muitas pessoas em torno dele. Ao analisar as características definidoras e os fatores relacionados listados anteriormente, alguns são repetidos em ambas as categorias. Esta autora recomenda o abandono do uso clínico de *Isolamento social*, sugerindo em seu lugar o uso de *Solidão* ou *Risco de solidão*. Um indivíduo com dificuldade na comunicação com outro ou em grupo pode evitar interações sociais ou experimentar respostas negativas dos outros. O diagnóstico *Interação social prejudicada* pode ser usado para descrever esse indivíduo.

LEITE MATERNO INSUFICIENTE[21]

Definição da NANDA-I

Baixa produção de leite materno.

Características definidoras*

Bebê

Constipação
Não parece satisfeito após a mamada
Choro frequente
Pequenas quantidades de urina concentrada são expelidas (menos de 4-6 vezes por dia)
Tempo prolongado de mamadas
Desejo frequente de sugar
Recusa em sugar
Ganho de peso abaixo de 500 g em um mês (quando duas medidas são comparadas)

Fatores relacionados

Bebê

Pega ineficaz
Rejeição à mama
Sucção ineficaz
Tempo curto de sucção
Oportunidade insuficiente de sugar

Mãe

Ingestão de álcool
Efeitos colaterais de medicamentos (p. ex., contraceptivos, diuréticos)
Desnutrição
Tabagismo
Gravidez
Depleção de volume hídrico (p. ex., desidratação, hemorragia)
Falta de orientação

---

[21] Este diagnóstico não consta na NANDA-I 2018-2020.

Nota da autora

Ao controlar a amamentação, o enfermeiro tenta reduzir ou eliminar os fatores que contribuam para a *Amamentação ineficaz* ou aqueles que possam aumentar a vulnerabilidade a algum problema, usando o diagnóstico *Risco de amamentação ineficaz*.

No centro obstétrico, após o parto, pouco tempo terá transcorrido para que o enfermeiro conclua que não há problema na amamentação, exceto se a mãe for experiente. Para muitos binômios mãe-filho, o diagnóstico de enfermagem *Risco de amamentação ineficaz relacionado à inexperiência com o processo de amamentação* representa um dos focos da enfermagem na prevenção de problemas de amamentação. Risco não seria indicado para todas as mães.

Leite materno insuficiente é um novo diagnóstico aceito da NANDA-I que representa um diagnóstico mais específico, em *Amamentação ineficaz*. Quando essa etiologia específica pode ser identificada com *Amamentação ineficaz*, o enfermeiro pode fazer uso de qualquer um.

Critérios para a investigação focalizada

Ver *Amamentação ineficaz*.

Metas/intervenções

Ver *Amamentação ineficaz*.

MANUTENÇÃO INEFICAZ DA SAÚDE

Manutenção ineficaz da saúde

Controle ineficaz da saúde

Relacionada a conhecimento insuficiente dos efeitos do uso do tabaco e de recursos de autoajuda disponíveis

Definição

Incapacidade de identificar, controlar e/ou buscar ajuda para manter o bem-estar (NANDA-I).

Estado em que uma pessoa apresenta ou está em risco de apresentar, ruptura na saúde em razão de falta de conhecimentos para controlar uma condição ou exigências básicas de saúde.[22]

Características definidoras*

Ausência de comportamentos de adaptação a mudanças do ambiente
Ausência de conhecimento sobre práticas básicas de saúde
Falta de interesse claro em melhorar comportamentos de saúde
História de ausência de comportamentos de busca da saúde
Incapacidade de assumir a responsabilidade pelas práticas básicas de saúde
Problemas nos sistemas de apoio pessoais

Fatores relacionados

Vários fatores podem produzir *Manutenção ineficaz da saúde*. As causas comuns estão listadas a seguir.

Situacionais (pessoais, ambientais)

Relacionados a:

Interpretação errada de informações
Recursos insuficientes*
Falta de motivação
Falta de orientação ou aptidão
Habilidades deficientes de comunicação*
Falta de acesso a serviços de saúde adequados
Déficit cognitivos*
Prejuízo na percepção*

---

[22] Esta definição foi adicionada por Lynda Juall Carpenito, por sua clareza e utilidade.

Maturacionais

Relacionados a conhecimento insuficiente sobre fatores de risco associados à idade. São exemplos desse tipo de reação:

Crianças

Sexualidade e desenvolvimento sexual
Inatividade
Abuso de substâncias
Nutrição insatisfatória
Riscos à segurança

Adolescentes

O mesmo que as práticas infantis
Segurança no trânsito

Adultos

Paternidade/maternidade
Práticas de segurança
Função sexual

Idosos

Efeitos do envelhecimento
Déficits sensoriais
Questões de segurança
Exercício

Nota da autora

O diagnóstico de enfermagem *Manutenção ineficaz da saúde* aplica-se a populações sadias e doentes. Saúde é um estado dinâmico, sempre em mudança, definido pela pessoa com base em como ela percebe o nível mais alto de funcionamento (p. ex., a definição de saúde de um corredor de maratona será diferente da de uma pessoa paraplégica). Uma vez que as pessoas são responsáveis pela própria saúde, uma responsabilidade importante associada do enfermeiro envolve despertar a consciência da pessoa sobre a possibilidade de uma saúde melhor.

À medida que o foco se altera de um sistema de atendimento voltado a doença/tratamento para outro voltado à saúde, *Manutenção ineficaz da saúde* e *Disposição para diagnósticos melhorados* ficam cada vez mais importantes. A acuidade cada vez mais elevada e as permanências hospitalares cada vez mais reduzidas exigem que os enfermeiros sejam criativos ao abordar a promoção da saúde (p. ex., usando materiais impressos, internet e programas nas comunidades).

Erros nos enunciados diagnósticos

Manutenção ineficaz da saúde relacionada a recursos financeiros e conhecimentos insuficientes para o autocontrole do diabete

Manutenção ineficaz da saúde relacionada a recursos financeiros e conhecimentos insuficientes para o autocontrole do diabete, conforme evidenciado por Hgb A1c 9,5, ingesta excessiva de CHO e uso inconsistente de insulina diária. *Manutenção ineficaz da saúde* representa uma dificuldade ou incapacidade de envolvimento em práticas de bem-estar. Diferentemente, *Controle ineficaz da saúde* representa uma dificuldade de controle da própria doença, por exemplo, tratamentos, consultas de acompanhamento, em razão de barreiras de conhecimento, importância, recursos financeiros e ausência de sistema de apoio. Logo, esse diagnóstico deve ser *Manutenção ineficaz da saúde relacionada a recursos financeiros e conhecimentos insuficientes para autocontrole do diabete*, conforme evidenciado por Hgb A1c 9,5, ingesta excessiva de CHO e uso inconsistente da insulina diária.

Manutenção ineficaz da saúde relacionada a aumento do uso de álcool e tabaco, em resposta a rompimento conjugal e a demandas familiares exigentes

Esse diagnóstico é inadequado à pessoa que deseja alterar hábitos pessoais, mas que não está com uma saúde boa ou excelente. Um foco mais apropriado seria a promoção de controle construtivo do estresse, sem álcool ou tabaco, por meio do diagnóstico de enfermagem *Enfrentamento ineficaz relacionado à incapacidade de controlar os estressores associados a rompimento conjugal e demandas familiares*.

Conceitos-chave

Considerações gerais

- Pessoas saudáveis (U.S. Department of Health and Human Services [USDHHS], 2012):
  - Alcançar alta qualidade de vida e mais longevidade, livre de doenças passíveis de prevenção, deficiências, lesões e morte prematura.

- Obter equidade de saúde, eliminar disparidades e melhorar a saúde de todos os grupos.
- Criar ambientes sociais e físicos que promovam uma boa saúde a todos.
- Promover qualidade de vida, ambiente saudável e comportamentos saudáveis por toda a vida.
- Indicadores principais de saúde do Healthy People 2020 (Progress Update, 2014):
  - O que foi alcançado.
    - Índice de qualidade do ar (IQA) superior a 100 (número de bilhões de pessoas ponderado pela população e valor do IQA).
    - Crianças expostas como fumantes passivos (percentual; não fumantes, 3 a 11 anos) – alvo inferior a 47%.
    - Homicídios (adaptado à idade, a cada 100.000 pessoas) – alvo menor que 5,5%.
    - Adultos que atendem às orientações sobre atividade física aeróbica e fortalecimento muscular (adaptado à idade, percentual, 18 anos ou mais) – alvo 20,5%.
  - Melhorias em
    - Adultos que fazem investigação de câncer colorretal com base nas diretrizes mais recentes (adaptado à idade, percentual, 50 a 75 anos).
    - Adultos com hipertensão cuja pressão arterial está sob controle (adaptado à idade, percentual, 18 anos ou mais).
    - Crianças que recebem as doses recomendadas de vacinas contra DTaP, pólio, MMR, Hib, hepatite B, varicela e PCV (percentual, idade 19 a 35 meses).
    - Mortes de bebês (a cada 1.000 nascidos vivos):
      – Mortes por lesão (ajustado à idade, a cada 100.000 pessoas).
      – Total de nascimentos pré-termo vivos (percentual, < 37% período gestacional).
  - Pouca ou nenhuma alteração dectetável
    - Uso de cigarro por adolescentes nos últimos 30 dias (percentual, de 9º ao 12º anos).
    - Beber sem controle nos últimos 30 dias – adultos (percentual, 18 anos ou mais).
    - Obesidade entre adultos (adaptado à idade, percentual, 20 anos ou mais).
    - Obesidade entre crianças e adolescentes (percentual de 2 a 19 anos).
    - Ingesta diária média de verduras (adaptado à idade, xícaras equivalentes a cada 1.000 calorias, 2 anos ou mais).
    - Pessoas diagnosticadas com diabete cujo valor de A1c é > 9% (adaptado à idade, percentual, 18 anos ou mais).
      – Pessoas com um provedor de saúde da atenção primária usual (percentual).
      – Pessoas com plano de saúde (percentual).
  - Piora.
    - Pessoas que foram ao dentista no ano anterior (adaptado à idade, percentual, 2 anos ou mais).
    - Adolescentes com episódios depressivos importantes (percentual de 12 a 17 anos).
    - Suicídio (adaptado à idade, a cada 100.000 pessoas).

Dicas da Carpenito

É útil uma revisão do relatório na internet que inclui percentuais por alvo, com destaque ao percentual de dados básicos (2005 a 2008) e ao percentual informado no ano de 2012. Alguns percentuais almejados parecem bastante baixos, como:

- Crianças expostas ao cigarro como fumantes passivos (percentual; não fumantes, de 3 a 11 anos) – 52,2% (2005 a 2008), 41,3% (2009 a 2012) e alvo de 47%.
- Adulto que atendem às diretrizes federais de atividade física aeróbica e fortalecimento de músculos (adaptado à idade, percentual, 18 anos ou mais) – 18,2% (2008), 20,6% (2012) e 20,1%.
- Homicídios (adaptado à idade, a cada 100.000 pessoas) – 6,1% (2007), 5,3% (2010) e 5,5%.

- Muitas pessoas encaram a saúde como ausência de doença. Em vez disso, a saúde pode ser entendida como o retorno (ou recuperação) a um estado anterior ou uma maior conscientização do potencial total e do sentido da vida.
- O controle dos principais problemas de saúde nos Estados Unidos depende diretamente de modificação no comportamento e nos hábitos de vida individuais.
- A linha de pobreza norte-americana é de $22.350 para uma família de quatro pessoas (U.S. Bureau of Census, 2011). A taxa geral de pobreza fica em 14,3%, o que é algo em torno de 42,9 milhões de pessoas, 20% das quais são crianças com menos de 6 anos de idade (HHS Poverty Guidelines, 2011).
- Além de tratar de estilos de vida para promover bem-estar, a saúde total depende de (*Edelman & Mandle, 2009):
  - Erradicação da pobreza e da ignorância.
  - Disponibilidade de empregos.
  - Habitação, transporte e recreação adequados.
  - Segurança pública.
  - Ambiente esteticamente agradável e benéfico.

- As metas de prevenção incluem:
  - Formas de evitar a doença por meio de estilos de vida saudáveis.
  - Redução da mortalidade decorrente de doenças mediante detecção e intervenção precoces.
  - Melhor qualidade de vida.
- Os três níveis de prevenção são (1) primário, (2) secundário e (3) terciário.
  - A prevenção primária envolve ações que evitam doenças e acidentes e promovem bem-estar. Os conceitos centrais incluem:
    - *Conceito*: bem-estar. *Exemplo*: dieta com pouco sal, açúcar, carboidratos e gordura.
    - *Conceito*: estilo de vida que incorpore os princípios de promoção da saúde, autocontrolado. *Exemplo*: exercícios regulares e controle do estresse; cessação do tabagismo; ingestão mínima de álcool, responsabilidade.
    - *Conceito*: compartilhamento recíproco com outras pessoas com necessidades iguais. *Exemplo*: Liga *La Leche* para educação no nascimento; treino da assertividade, recursos escritos específicos (livros, panfletos, revistas); mídia pública.
    - *Conceito*: segurança. *Exemplo*: respeito aos limites de velocidade; uso de cintos de segurança e cadeirinhas para crianças nos automóveis; armazenamento correto de venenos em casa.
    - *Conceito*: vacinações. *Exemplo*: crianças: série da hepatite B; mulheres não grávidas em idade de conceber: rubéola se titulação de anticorpo for negativa; idosos: gripe, pneumonia.
  - A prevenção secundária refere-se a ações que promovem a detecção precoce de doenças e intervenções posteriores, por meio de exames regulares por profissional da saúde, autoexame e exames de investigação. Tipos de exames incluem:
    - Achados físicos (exames periódicos por profissionais da saúde e autoexame das mamas, dos testículos, da pele).
    - Levantamento de fatores de risco (fumo, abuso de álcool).
    - Exames laboratoriais (séricos – p. ex., anemia falciforme em afro-americanos; fenilcetonúria em recém-nascidos; urina – p. ex., doença renal em idosos; radiografias – p. ex., cáries nos dentes, tuberculose torácica, glicemia em jejum para diabete melito).
  - A prevenção terciária envolve ações que restauram e reabilitam e previnem complicações em casos de doença. Exemplos para uma pessoa com doença arterial coronariana seriam:
    - Restauradora (cirurgia, como *bypass* das coronárias, angioplastia e medicamentos).
    - Reabilitadora (controle do estresse, programa de exercícios, cessação do tabagismo).

Comportamentos de promoção da saúde

- Uma pessoa está motivada a buscar comportamentos de promoção da saúde quando (Pender, Murdaugh & Parsons, 2011):
  - A mudança é desejada e valorizada.
  - A mudança produzirá resultados positivos.
  - É possível que seja obtido sucesso.
- Vários fatores influenciam a motivação (*Pender et al., 2006):
  - Experiências anteriores.
  - O passado é um elemento preditor de comportamento futuro.
  - Benefícios percebidos da ação.
  - Barreiras percebidas, por exemplo, desconforto, gastos, tempo, destreza.
  - Situação de saúde percebida.
  - Déficit cognitivos.
  - Problemas com mobilidade, destreza, força e agilidade.
- "Apoio no autocontrole é a assistência que cuidadores oferecem a pessoas com doenças crônicas para o encorajamento de decisões diárias que melhorem a saúde, relacionadas a comportamentos e resultados clínicos" (*Bodenheimer, MacGregor & Sharifi, 2005).
- As pessoas são auxiliadas nas escolhas de comportamentos de saúde em uma parceria cooperativa com os cuidadores (*Bodenheimer et al., 2005). Pesquisadores confirmaram que "membros da população tiveram maior confiança na capacidade de enfermeiros com peso normal para oferecimento de orientações sobre dieta e exercícios na comparação com enfermeiros com sobrepeso" (Hisks et al., 2008).
- Ver *Controle ineficaz da saúde* a respeito de conceitos-chave sobre educação para a saúde, autoeficiência e barreiras à aprendizagem.
- A entrevista motivacional é uma possibilidade disponível para troca de modelo. São usadas técnicas para investigar a prontidão para a mudança (importância e confiança) e estimular as pessoas a aumentarem essa prontidão (*Rollnik, Mason & Butler, 2000).

Alfabetização/instrução em saúde
- Ver Conceitos-chave em *Controle ineficaz da saúde*.

Estresse
- Ver *Ansiedade* e *Enfrentamento ineficaz* a respeito de informações específicas sobre ansiedade e enfrentamento ineficaz.
- Estresse é o efeito físico, psicológico, social ou espiritual das pressões e dos eventos da vida, presente em todas as pessoas (*Edelman & Mandle, 2009).
- Estresse é um processo interativo em resposta a perda ou ameaça de perda da homeostasia ou do bem-estar (Cahill, Gorski & Le, 2003).
- Estresse é um estado psicológico e emocional vivido por um indivíduo como reação a um estressor ou uma exigência específica que resulta em dano, temporário ou permanente, à pessoa (*Ridner, 2004).
- Estresse em excesso requer reconhecimento, percepção e adaptação (Cahill, Gorski & Le, 2003).
- Um estado crônico de estresse ou episódios repetidos de estresse psicológico (depressão, raiva, hostilidade, ansiedade) podem causar doença cardiovascular, arteriosclerose, cefaleias e distúrbios gastrintestinais (Edelman & Mandle, 2010).
- Em uma reação ao estresse, as pessoas iniciam ou aumentam comportamentos pouco saudáveis, como excesso alimentar, estilo de vida sedentário, uso excessivo de drogas ou álcool, tabagismo e isolamento social (*USDHHS, 2000).

Nutrição
- Ver Conceitos-chave para *Nutrição desequilibrada*.

Exercício
- A prática regular de exercícios pode aumentar:
  - Resistência cardiorrespiratória.
  - Distribuição de nutrientes aos tecidos.
  - Força muscular.
  - Tolerância a estresse psicológico.
  - Resistência muscular.
  - Capacidade de reduzir o conteúdo de gordura do corpo.
  - Flexibilidade.
- Sessões de exercícios vigorosos devem incluir uma fase de aquecimento (10 minutos, em ritmo lento), exercícios de resistência e uma fase de esfriamento (5 a 10 minutos, em ritmo lento, e alongamento).
- As crenças atuais a respeito de um nível ideal de exercício incluem:
  - Ênfase em atividade física mais do que em "exercício".
  - Atividade física moderada é muito benéfica.
  - Atividade física intermitente, acumulada durante 30 ou mais minutos, traz benefícios.
- Para reforçar exercícios prolongados, a pessoa deve (*Moore & Charvat, 2002):
  - Responder com plano de prevenção às recaídas.
  - Fixar metas realistas.
  - Registrar os exercícios em um diário.
  - Exercitar-se com um amigo.

Tabagismo
- O percentual de adultos norte-americanos fumantes foi de 17,8% em 2013, uma queda de 20,9% em relação a 2005, e a taxa mais baixa de tabagismo desde que pesquisadores começaram a rastrear tal dado, em 1965 (Centers for Disease Control and Prevention [CDC], 2015).
- O tabagismo continua especialmente elevado entre pessoas que vivem abaixo da limite de pobreza, pessoas com menos educação e pessoas com uma deficiência ou limitação.
- Entre regiões nos Estados Unidos, moradores do meio-oeste apresentaram a taxa mais alta para tabagismo, de 20,5%. A taxa de tabagismo foi de 19,2% entre moradores do sul dos Estados Unidos, e de 16,9% entre moradores do nordeste norte-americano. Moradores do oeste norte-americano apresentaram a taxa menor, de 13,6%, conforme o relatório.
- "Embora não tenha havido, mudança significativa no uso do cigarro ou do tabaco não fumado em muitos estados norte-americanos, o uso combinado do cigarro e do tabaco em si aumentou em cinco estados – Delaware, Idaho, Nevada, New Mexico e West Virginia" (Nguyen, Marshall, Hu & Neff, 2015).
- "Apesar de os estados coletarem por volta de $25 bilhões em 2015, estão gastando menos de $500 milhões – algo em torno de 2 por cento – no controle do tabaco" (Nguyen et al., 2015).

- "O tabagismo é a principal causa passível de prevenção de doenças e de morte prematura nos Estados Unidos" (MMWR, 2016). Está provado que o tabagismo causa os seguintes tipos de câncer: pulmonar, brônquio, laríngeo, da cavidade oral, faríngeo, esofágico, gástrico, pancreático, renal, de bexiga, cervical, além de leucemia mielocítica aguda. Também é causa de aneurisma aórtico abdominal, doença vascular periférica, acidente vascular encefálico e doença pulmonar obstrutiva crônica, contribuindo, ainda, para osteoporose (CDC, 2010).
- Mais mortes são causadas pelo tabagismo, na comparação com todas as mortes por HIV, uso de drogas ilegais, acidentes com veículos automotores, uso de álcool, suicídio e assassinatos combinados (CDC, 2011; Mokdad et al., 2011).
- Fumar cigarros representa mais de 4 mil substâncias químicas, 250 delas tóxicas, sendo absorvidas no sangue, levadas ao trato GI com ação direta na cavidade oral e no sistema respiratório (Andrews & Boyle, 2012; Mayo Foundation for Medical Education and Research, 2009).
- Por volta de 18 a cada 100 adultos norte-americanos, com 18 anos ou mais (17,8%), são fumantes, atualmente. Isso significa um cálculo de 42,1 milhões de adultos, nos Estados Unidos, atualmente fumantes de cigarros.
  - Mais de 20 a cada 100 adultos do sexo masculino (20,5%).
  - Algo em torno de 15 a cada 100 mulheres adultas (15,3%).
- Nos Estados Unidos, 20,5% dos homens e 15,3% das mulheres fumam.
- O uso atual do cigarro foi mais alto entre pessoas de múltiplas raças e norte-americanos não hispânicos e índios/nativos do Alasca (26,1%), e mais baixo entre os asiáticos.
- Fumar de um a quatro cigarros ao dia dobra o risco individual de morte em decorrência de doença cardíaca isquêmica. Pesquisas relatam também a existência de um aumento sólido no consumo ao longo de 10 a 20 anos (Bjartveit & Tverdal, 2005).
- Mulheres que fumam durante a fase reprodutiva estão em alto risco de apresentarem dificuldades de concepção, infertilidade, aborto espontâneo, rompimento prematuro de membranas, baixo peso do bebê ao nascer, mortalidade neonatal, natimortos, parto de bebês pré-termo e síndrome da morte súbita do bebê (SIDS) (CDC, 2011).
- Em média, as mulheres metabolizam a nicotina mais rapidamente que os homens, o que pode contribuir para sua maior suscetibilidade à adicção à nicotina, podendo ajudar a explicar por que, entre os fumantes, é mais difícil para as mulheres deixar o cigarro (CDC, 2010).
- O tabagismo tem efeitos imediatos e de longo prazo no sistema circulatório. Os efeitos imediatos incluem vasoconstrição e redução da oxigenação do sangue, aumento da pressão arterial, aumento da frequência cardíaca e possíveis arritmias, além de mais trabalho cardíaco. Os efeitos de longo prazo incluem maior risco de doença arterial coronariana, acidente vascular encefálico, hiperlipidemia e infarto agudo do miocárdio. O cigarro contribui ainda para hipertensão, doença vascular periférica (p. ex., úlceras nas pernas) e gases arteriais cronicamente anormais (oxigênio ou PO_2 baixos e dióxido de carbono ou PCO_2 elevado) (Halter, 2014).
- Fumar reduz a secreção pancreática de bicarbonato, o que aumenta a acidez duodenal. O tabaco retarda a cicatrização de úlceras de duodeno e aumenta sua frequência (Katz, 2003).
- O uso do tabaco sem fumá-lo (cheirar, mascar) está associado a dentes amarelados, retração gengival, cáries dentárias, leucoplasia oral (lesões pré-malignas), câncer oral, câncer do pâncreas, acidente vascular encefálico e doença cardiovascular, níveis mais elevados de colesterol, úlceras gástricas, doença cardíaca e dependência de nicotina. Pelo menos 12 milhões de norte-americanos estão em risco, a maior parte adolescentes e adultos do sexo masculino (National Cancer Institute, 2009).
- A nicotina é a principal substância causadora de dependência no fumo do tabaco e em seu sumo. Os dependentes do tabaco precisam de ajuda especial abstinência de curto prazo e manutenção, a longo prazo, de uma vida livre dessa substância.
- O tabagismo passivo é também conhecido como *fumo de tabaco do ambiente*. O tabagismo passivo (SHS, do inglês *second hand smoke*) é uma mistura de duas fomas de fumaça provenientes de queima de tabaco:
  - *Fumaça emitida*: aquela com origem na extremidade acesa de um cigarro, cachimbo ou charuto.
  - *Fumaça predominante*: aquela exalada por um fumante.
- O SHS é a inalação da fumaça do tabaco por não fumantes. O tabagismo passivo contém formaldeído, arsênico, cádmio, benzeno, amônia, monóxido de carbono, metanol, cianeto de hidrogênio e polônio. Sabe-se que o SHS tem efeitos negativos na saúde (Andrews, 1998; Mayo Clinic, 2009; Pletsch, 2002).
- A exposição ao fumo passivo aumenta o risco de doença cardíaca coronariana em torno de 25 a 30% (Institute of Medicine, 2009). Pessoas com angina têm mais desconforto em locais enfumaçados.
- O broncospasmo aumenta quando a pessoa com asma está exposta à fumaça do tabaco.
- Crianças que moram com pais fumantes apresentam mais infecções do trato respiratório superior e cáries dentárias do que filhos de não fumantes.
- O tabagismo passivo causa câncer pulmonar, asma e bronquite em não fumantes.
- Mulheres grávidas expostas a tabagismo passivo têm bebês com baixo peso ao nascer.
- A síndrome da morte súbita do bebê é 2 a 3 vezes mais comum em bebês de mães que fumaram durante a gestação.

Osteoporose

- A osteoporose é classificada como primária (associada a mudanças relativas ao envelhecimento e à menopausa), ou secundária (causada por medicamentos ou doenças) (Miller, 2015).
- Mudanças relacionadas ao envelhecimento, iniciadas por volta dos 40 anos, reduzem os ossos corticais em cerca da 3% a cada década em homens e mulheres. A perda óssea cortical ao longo da vida fica em 35% (mulheres) e 23% (homens), e a perda óssea trabecular fica em 50% (mulheres) e 33% (homens) (Miller, 2015).
- Mulheres com mais de 50 anos de idade e homens com mais de 70 estão em maior risco de osteoporose (NIH, 2014).
- Fumar contribui para a osteoporose (Shahab, 2012).
  - Causando uma redução do hormônio paratireóideo, que reduz a absorção de cálcio.
  - Reduzindo a massa corporal, postulada como provedora de um estímulo osteogênico, e associada a IMC maior que 14.
  - Reduzindo o nível de vitamina D no organismo, necessária a uma boa saúde óssea.
  - Aumentando os radicais livres e o estrese oxidativo, que afeta a reabsorção óssea.
  - Ocasionando doença vascular periférica, reduzindo o suprimento de sangue aos ossos.
  - As substâncias químicas da fumaça do tabaco causam efeitos tóxicos diretos às células ósseas.

Deficiência de vitamina D

- A vitamina D promove a absorção do cálcio no intestino e mantém concentrações adequadas de cálcio sérico e fosfato, possibilitando a mineralização óssea normal e prevenindo tetania hipocalcêmica. Isso é também necessário ao crescimento ósseo e à remodelagem óssea pelos osteoblastos e osteoclastos. Sem vitamina D suficiente, os ossos podem afinar, fragmentar ou mudar a forma. A vitamina D em quatidade suficiente evita riquétsias em crianças e osteomalácia em adultos. Com o cálcio, a vitamina D também auxilia na proteção dos idosos contra osteoporose (Institute of Medicine, 2010; NIH, 2014).
- Pessoas com risco de deficiência de vitamina D incluem idosos, bebês sendo amamentados, pessoas com a pele escura, pessoas com exposição limitada ao sol, pessoas com doença intestinal inflamatória e outras condições causadoras de má absorção de gordura, além dos obesos e dos submetidos a cirurgia de *bypass* gástrico (Institute of Medicine, 2010; NIH, 2014).
- Bebês, crianças e idosos têm risco de níveis baixos de vitamina D em razão de uma ingestão inadequada da própria vitamina. O leite materno contém baixos níveis de vitamina D, e a maioria das fórmulas para bebês não contém vitamina D em quantidade adequada. Idosos talvez evitem a luz solar e costumam não consumir alimentos suficientes ricos em vitamina D; mesmo que o façam, a absorção pode ser limitada (Drezner, 2013).
- Metade dos idosos nos Estados Unidos com fraturas de quadril podem apresentar níveis séricos de 25 (OH)D < 30 nmol/L (< 12 ng/mL) (Institute of Medicine, 2010; NIH, 2014).
- Fatores contribuintes para osteoporose incluem perda dos hormônios femininos após a menopausa, hipogonadismo, ingesta baixa de cálcio ou vitamina D pelos adolescentes e por mulheres adultas, exercícios insuficientes, pequena estatura, pele clara, história familiar, uso de cigarro, consumo excessivo de álcool ou cafeína, uso de corticosteroides diariamente durante três meses ou mais e uso de medicamentos anticonvulsivantes (NIH, 2010).
- Deficiências de cálcio e vitamina D nutricionais em mulheres jovens podem levar à osteoporose mais tarde (Bohaty, Rocole, Wehling & Waltman, 2008).

Considerações pediátricas

- A promoção antecipada da saúde, ou *orientação antecipada*, é fundamental para um cuidado completo da saúde. Abrange foco na pessoa ou na família em relação ao que possa ser uma expectativa, em situação específica, como gravidez, mudança de local, aposentadoria ou menopausa. A orientação antecipada varia quanto ao conteúdo, dependendo da idade da criança, e envolve orientações às famílias do que poderá ocorrer nas próximas semanas, meses ou anos.
- A manutenção da saúde começa com a visita no pré-natal e continua com uma supervisão abrangente da saúde durante o desenvolvimento infantil.
- A criança depende de um cuidador (pais/adultos) para oferecer-lhe um ambiente seguro e para promover sua saúde (p. ex., vacinas, consulta de rotina, controle de doenças crônicas).
- Os riscos de manutenção ineficaz da saúde variam com a idade e a condição de saúde da criança. Por exemplo, a criança até 3 anos tem risco de envenenamento acidental, ao passo que o adolescente tem maior probabilidade de se envolver em comportamentos de alto risco.
- Muitos fatores podem influenciar as necessidades alimentares da criança, incluindo períodos de crescimento rápido, estresse, doença, erros metabólicos, medicamentos e fatores socioeconômicos (p. ex., receita financeira inadequada, alojamento insatisfatório, falta de alimentos).

- Estimativas conservadoras mostram que mais de um milhão de jovens saem de casa anualmente. Jovens alienados com frequência estão fora do sistema de saúde e tendem a ficar assim a menos que sejam feitas tentativas de identificação e criação de serviços de saúde aceitáveis para eles. A adoção de estilos de vida destrutivos por muitos desses jovens contribui muito para a morbidade física e psicológica e para uma mortalidade assustadoramente elevada.

Tabagismo
- Quase 70% dos fumantes adultos começaram a fumar antes dos 18 anos de idade. A maioria deles fumou seu primeiro cigarro por volta dos 11 anos; muitos em torno dos 14 anos. Por que, em primeiro lugar, as crianças começam a fumar? (American Lung Association, 2015).
  - Têm pais fumantes.
  - Sofrem pressão dos colegas – os amigos encorajam-nos a experimentar um cigarro e a continuarem.
  - Encaram o ato de fumar como uma forma de rebeldia e evidência de independência.
  - Acham que como todos fumam, devem fazer o mesmo.
  - A propaganda do tabaco tem adolescentes como alvo.
- A lei Family Smoking Prevention and Tobacco Control, de 2009, exige (American Lung Association, 2015):
  - Proibição de toda a propaganda externa de tabaco a uma distância de 30 m de escolas e parques.
  - Proibição de que fabricantes de tabaco/cigarro sejam patrocinadores de eventos esportivos e recreativos.
  - Proibição de brindes sem tabaco quando da compra de um produto de tabaco ou na troca de cupons ou comprovantes de compra.
  - Limitação da propaganda em publicações lidas por muitos adolescentes, bem como propaganda externa e em pontos de venda, exceto em locais apenas para adultos, com limitações de texto em preto e branco.
  - Restrição de máquinas de venda de cigarro e exposição em prateleiras de autoatendimento a locais apenas para adultos.
  - Exigência para que comerciantes confirmem a idade em todas as vendas e façam uso das proibições e penalidades federais contra quem vende cigarro a menores.
  - Exigência de alertas de saúde maiores e mais veementes.
  - Proibição do uso de adjetivos como "leve", "suave" e "baixo teor" na caracterização de um produto.
  - Exigência de exposição aberta dos ingredientes, dos elementos formadores da nicotina e da fumaça prejudicial.
  - Assegurar que o FDA tenha autoridade para limitar o comércio do tabaco e derivados.

Considerações maternas
- Fumar durante a gestação (USDHHS, 2015):
  - Reduz a quantidade de oxigênio disponível a você e ao bebê em crescimento.
  - Aumenta o seguinte:
    - Frequência cardíaca do bebê.
    - Risco de o bebê nascer prematuramente.
    - Risco de o bebê nascer com baixo peso.
    - Risco de o bebê ter problemas respiratórios.
    - Possibilidade de natimorto.
    - Risco de alguns defeitos no bebê, como lábio leporino ou fenda palatina.
    - Risco de síndrome da morte súbita do bebê.
- Crianças cujas mães fumaram durante a gestação estão em maior risco de (USDHHS, 2015):
  - Problemas comportamentais, inclusive transtorno de déficit de atenção hiperatividade (TDAH).
  - Problemas de aprendizagem.
  - Serem futuros fumantes.
- Mulheres que fumam durante o período reprodutivo estão em risco de concepção difícil, infertilidade, aborto espontâneo, rompimento prematuro das membranas, baixo peso no nascimento, mortalidade neonatal, natimortos, parto pré-termo e síndrome da morte súbita do lactente (CDC, 2014).

Considerações geriátricas
- Apesar das metas de aumento da expectativa de vida, as pessoas com mais idade são cada vez menos valorizadas em nossa sociedade. A busca do bem-estar no idoso, deveria levar nossa sociedade a encorajar não apenas a longevidade, mas também a vitalidade (McMahon & Fleury, 2011).
- De acordo com Miller (2015), saúde é a capacidade de idosos funcionarem com seu maior potencial, apesar das mudanças e dos fatores de risco associados à idade. De todas as mudanças associadas à idade, a osteoporose é a que apresenta maior probabilidade de consequências funcionais negativas graves, mesmo sem fatores de risco adicionais.

- O Federal Interagency Forum on Aging-Related Statistics relatou o seguinte (AgingStats.org; Federal Interagency Forum on Age-Related Statistics, 2012):
    - 76% das pessoas com 65 anos de idade superestimaram sua saúde como boa, muito boa ou excelente.
    - 79% das pessoas com idades entre 65 e 74 relataram saúde boa ou melhor.
    - Aos 85 anos ou mais, 67% das pessoas informaram saúde boa ou melhor. Esse padrão também ficou evidenciado em grupos raciais e étnicos.
- Distinguir entre mudanças associadas à idade e fatores de risco que afetam o funcionamento de pessoas idosas é importante. Fatores de risco, como alimentação, ingestão de líquidos, exercícios e socialização inadequados, podem ter mais influência no funcionamento que a maior parte das mudanças associadas ao envelhecimento.
- Os idosos transpiram menos, tremem menos, apresentam menor circulação periférica, menos tecido subcutâneo e vasoconstrição ineficiente. Essas alterações associadas ao envelhecimento reduzem a capacidade de adaptação a temperaturas adversas e aumentam o risco de hipotermia e hipertermia. Isso pode também afetar a termorregulação durante a atividade física, bem como a tolerância a ela (Miller, 2015).
- Exercícios regulares têm mostrado correlação positiva com maior autoestima, longevidade e redução de quedas (Miller, 2015).

Considerações transculturais

- Todas as culturas têm sistemas de crenças de saúde que explicam as causas das doenças, como elas podem ser curadas ou tratadas e quem deve ser envolvido nesse processo. Quanto mais os pacientes perceberem a educação como de relevância cultural para eles, mais profundo será o efeito na recepção às informações dadas e no desejo de utilizá-las. Sociedades ocidentais industrializadas, como os Estados Unidos, que entendem a doença como resultante de fenômenos científicos naturais, defendem tratamentos médicos que combatam microrganismos ou usem tecnologias sofisticadas para diagnosticar e tratar doenças. Outras sociedades acreditam que a doença resulte de fenômenos sobrenaturais e promovem a oração ou outras intervenções espirituais para combater o suposto desfavorecimento de forças poderosas. Os aspectos culturais têm papel importante na adesão do paciente. Uma pesquisa mostrou que um grupo de adultos cambojanos, com formação mínima, fez um grande esforço para seguir uma terapia, mas de uma maneira consistente com seu entendimento subjacente de como funcionam os fármacos e o organismo (*McLaughlin & Braun, 1998).
- Saúde e doença são dependentes da cultura. Há culturas que encaram a pessoa obesa como forte e saudável; outras encaram a mesma pessoa como fraca e doente. Os enfermeiros precisam lembrar que estratégias de tratamento coerentes com as crenças culturais pessoais podem ter maior possibilidade de sucesso (Andrews & Boyle, 2012).
- A futura orientação para cuidados da doença, da enfermidade e da saúde é necessária para a prevenção. A cultura norte-americana dominante está voltada para o futuro, enquanto outras culturas têm uma percepção voltada ao presente (p. ex., afro-americanos, hispânicos, apalaches do sul, chineses tradicionais) (Andrews & Boyle, 2012). Alguns membros dessas culturas, no entanto, estão voltados para o futuro.
- Algumas culturas acreditam que o destino dependa de Deus ou de outras forças sobrenaturais. Os indivíduos estão à mercê dessas forças apesar de seu comportamento (Andrews & Boyle, 2012).
- Algumas culturas asiáticas creem em equilíbrio e harmonia para a saúde. Salientam a moderação e a evitação de excessos. Na teoria do *yin/yang*, a força *yin* no universo representa os aspectos femininos da natureza: frio e escuridão. A força *yang*, os aspectos masculinos: plenitude, luz e calor. A doença decorre de um desequilíbrio entre *yin* e *yang* (Andrews & Boyle, 2012).
- Na cultura hispânica e afro-americana, a saúde é mantida pela teoria humoral de calor/frio. Esse antigo conceito grego descreve quatro humores corporais: bílis amarela, bílis preta, fleuma e sangue. Quando esses humores estão equilibrados, a saúde está presente. Tratar uma doença consiste em restaurar o equilíbrio humoral por meio de acréscimo ou remoção de substâncias (p. ex., alimentos, bebidas, ervas, drogas) que são quentes ou frias. Por exemplo, uma dor de ouvido é classificada como fria, precisando, assim, de substâncias quentes para seu tratamento (Andrews & Boyle, 2012).
- Uma vez que a família costuma ser a unidade social mais importante da pessoa, o enfermeiro pode promover sua ajuda para apoiar mudanças no estilo de vida (Andrews & Boyle, 2012).
- O número de tabagistas continua particularmente alto entre alguns grupos, incluindo adultos mais jovens do sexo masculino, multirraciais ou norte-americanos índios/nativos do Alasca, com menos educação formal, condição de vida abaixo da linha de pobreza, moradores do sul ou do meio-oeste, portadores de alguma deficiência/limitação ou integrantes de grupos de LGBTs (CDC, 2015).
- Apesar de uma gama de preocupações de saúde concomitantes, a gordura em excesso continua sendo aceita em vários países como sinal de saúde, riqueza, felicidade e ausência de Aids, sobretudo para mulheres de certos países.

Critérios para a investigação focalizada

Dados subjetivos

Investigar as características definidoras

Estado de saúde

Descrição da própria saúde pela pessoa
Preocupações de saúde imediatas
Frequência de:
　Irregularidade intestinal
　Cefaleias
　Gripe
　Fadiga
　Sensação de sobrecarga
　Lesões bucais
　Infecções do trato urinárias
　Infecções respiratórias
　Exantemas na pele

Investigar os fatores relacionados

Fatores que influenciam: controle da saúde e comportamento de adesão

Que fatores dificultam a obediência aos conselhos de saúde?
Que atividades diárias de controle da saúde são praticadas?
Quanto controle a pessoa acredita ter?

Fatores de risco

Incidência familiar de:
　Abuso ou violência
　Câncer
　Doença cardiovascular
　Depressão
　Diabete melito
　Abuso de drogas, tabaco ou álcool
　Hipertensão
　Sobrepeso/obesidade
　Outro (especificar)
Exposição à fumaça de cigarro
Hábitos de saúde

Definir comportamento de tabagismo

Tipo e quantidade

Cigarros, cachimbo, charutos, tabaco sem fumar (mascado)
Maços-ano
Número de fumantes no domicílio
Fumar em casa, no carro, na presença de outros, com as crianças
Uso de álcool (diário, semanal, raramente). Ver *Negação ineficaz*, quando indicado
Uso de drogas (prescritas, sem prescrição, ilícitas)
Consumo alimentar de gordura/sal/açúcar, carboidratos, proteínas; frequência e quantidade das porções (ver *Nutrição desequilibrada* quanto a critérios investigativos)
Programa de exercícios (Ver *Estilo de vida sedentário* quanto a critérios investigativos)

Fatores de risco ambientais

Você usa cinto de segurança ou dispositivos de proteção para as crianças?
A casa é adequada para as crianças? (Se adequada, determinar as medidas implementadas)
Há algum fator em casa ou no trabalho capaz de causar quedas ou acidentes?
Há outros fatores com potencial para ameaçar sua saúde ou causar lesões?

Atividades preventivas de saúde

Ver a Tabela 2.5 em relação à prevenção primária e secundária para condições associadas à idade.

Tabela 2.5 — PREVENÇÃO PRIMÁRIA E SECUNDÁRIA PARA CONDIÇÕES ASSOCIADAS À IDADE (1,4,5)

Nível de desenvolvimento	Prevenção primária	Prevenção secundária

Infância (0-1 ano)	Educação dos pais
	  Segurança do bebê
	  Nutrição
	  Amamentação
	Estimulação sensorial
	  Massagem e toque no bebê
	  Estimulação visual
	    Atividade
	    Cores
	  Estimulação auditiva
	    Verbal
	    Musical
	Imunizações
	  DTP ou DTPa
	  IPV, Hib
	  Hepatite B (série de três doses)
	  Hepatite A (2)
	  Rotavírus (RV)
	  Pneumocócica (PCV)
	  Meningocócica
	  Gripe (anual)
	Higiene oral
	  Biscoitos para os dentes
	  Flúor (quando necessário > 6 meses)
	  Evitar alimentos e bebidas com açúcar
		Exame físico completo a cada 2 a 3 meses
		Triagem ao nascimento
		  Displasia congênita de quadril
		  Fenilcetonúria (PKU)
		  Deficiência G6PD em crianças negras, mediterrâneas e orientais
		  Anemia falciforme
		  Hemoglobina ou hematócrito (para anemia)
		  Fibrose cística
		  Visão (reflexo do susto)
		  Audição (reação a sons e sua localização)
		  Teste para TB aos 12 meses
		  Investigações do desenvolvimento
		Triagem e intervenção para alto risco
		  Baixo peso ao nascer
		  Abuso materno de substância na gestação
		    Álcool: síndrome alcoólica fetal
		    Cigarros: morte súbita do lactente
		    Drogas: neonato dependente, HIV
		  Infecções maternas durante a gestação

Pré-escola (1-5 anos)	Educação dos pais
	  Dentição
	  Disciplina
	  Nutrição
	  Prevenção de acidentes
	  Crescimento e desenvolvimento normais
	Educação da criança
	  Autocuidado dos dentes
	  Vestir-se
	  Banhar-se com ajuda
	  Autocuidado com a alimentação
	Imunizações
	  DTPa
	  IPV
	  MMR
	  Hib
	  Gripe (anual)
	  Varicela
	  Hepatite A (2) (série de duas doses)
	  Pneumocócica
	  Hepatite B (série de três doses)
	Higiene dental/oral
	  Tratamentos com flúor
	  Água fluoretada
		Exame físico completo entre 2 e 3 anos e na pré-escola (exame de urina e hemograma)
		Teste para TB aos 3 anos
		Investigações do desenvolvimento (anuais)
		  Desenvolvimento da fala
		  Audição
		  Visão
		Triagem e intervenção
		  Intoxicação por chumbo
		  Atraso no desenvolvimento
		  Negligência ou abuso
		  Forte história familiar de doenças arterioescleróticas (p. ex., infarto, AVE, doença vascular periférica), diabete, hipertensão, gota ou hiperlipidemia – avaliação de colesterol sérico em jejum aos 2 anos; depois, a cada 3 a 5 anos quando normal
		  Estrabismo
		  Deficiência auditiva
		  Deficiência visual
		  Autismo

Idade escolar (6-11 anos)	Educação da criança para a saúde
	  Os "4 básicos" da nutrição
	  Prevenção de acidentes
	  Segurança fora de casa
	  Conselhos contra abuso de substância
	  Orientação antecipada a respeito das mudanças físicas na puberdade
	Imunizações
	  DTPa aos 11-12 anos
	  MMR (duas doses na vida)
	  OPV/IPV (quatro doses na vida)
	  Hepatite B (série de três doses quando necessário)
	  Hepatite A (2)
	  Pneumocócica (3)
		Exame físico completo
		Teste para TB a cada 3 anos (aos 6 e 9 anos)
		Avaliações do desenvolvimento
		  Linguagem
		  Visão: cartazes Snellen na escola
		    6 a 8 anos, uso do cartaz "E"
		    Mais de 8 anos de idade, uso do cartaz com o alfabeto
		  Audição: audiometria
		Perfil do colesterol, se de alto risco, a cada 3 a 5 anos
		Colesterol sérico uma vez (se não for de alto risco)

Continua

Manutenção ineficaz da saúde 377

Tabela 2.5	PREVENÇÃO PRIMÁRIA E SECUNDÁRIA PARA CONDIÇÕES ASSOCIADAS À IDADE (1,4,5) (*Continuação*)	
Nível de desenvolvimento	**Prevenção primária**	**Prevenção secundária**
	Varicela (11-12 anos, se não houver história de infecção) Gardasil (HPV): série de três doses para meninas, 9 a 26 anos, para meninos, 9 a 18 anos Higiene dental a cada 6 a 12 meses Manter flúor Exame físico completo	

Adolescência (12-19 anos)	Educação para a saúde
	  Nutrição adequada e dietas saudáveis
	  Cálcio 100 mg e vitamina D 400 unidades diárias
	  Educação sexual
	  Opções
	  Riscos
	  Precauções
	  Doenças sexualmente transmissíveis
	Habilidades de direção segura
	Desafios do adulto
	  Busca de emprego e opções profissionais
	  Namoro e casamento
	  Confronto com abuso de substâncias
	Segurança nas atividades esportivas
	Cuidados com a pele
	Higiene dental a cada 6 a 12 meses
	Imunizações
	  DTPa caso não tenha recebido a dT a cada 10 anos
	  Hepatite B, em três doses, quando necessário
	  Hepatite A em série de duas doses
	  TOPV (se necessária, completando a série de quatro doses)
	  Gardasil (HPV) (série de três doses para meninas, entre 11-26 anos, para meninos, entre 9-18 anos)
	  Pneumocócica (3)
		Exame físico completo anual
		  Pressão arterial
		  Perfil do colesterol
		  Teste PPD aos 12 anos e anualmente, se de alto risco
		  RPR, exame de urina e hemograma completo
		  Mulheres: autoexame das mamas
		  Homens: autoexame dos testículos
		  Mulheres: PAP e exame pélvico anual, após 3 anos do início da atividade sexual, ou aos 21 anos
		Exames urinários para gonorreia e clamídia na triagem anual
		Depressão
		Suicídio
		Tabagismo
		Transtornos alimentares
		Abuso de substâncias
		Gravidez
		História familiar de alcoolismo ou violência doméstica
		Infecções sexualmente transmissíveis

Adulto jovem (20-39 anos)	Educação para a saúde
	  Controle do peso, com boa alimentação, à medida que muda a taxa metabólica basal (IMC)
	  Dieta com pouco colesterol
	  100 mg de cálcio ao dia (mulheres)
	  400 unidades diárias de vitamina D (mulheres)
	  Conselhos sobre estilo de vida
	  Habilidades de controle do estresse
	  Direção segura
	  Planejamento familiar
	  Divórcio
	  Práticas sexuais
	  Habilidades para paternidade
	  Exercícios com regularidade
	  Opções de saúde ambiental
	  Uso de álcool, drogas
	  Uso de dispositivos de proteção auditiva
	Higiene dental a cada 6 a 12 meses
	Imunizações
	  Se necessário, dose única de dTPa; depois dT, a cada 10 anos
	  Gripe todos os anos
	  Pneumovax (3)
	  Varicela (série de duas doses para pessoas sem evidências de imunidade)
	  Mulheres: rubéola, se soro negativo, para anticorpos
	  Hepatite B, série de três doses
	  Hepatite A (2)
	  Gardasil (série de três doses para mulheres entre 11-26 anos)
	  MMR (se nascido em 1957 ou após, uma ou mais doses)
	  Pneumocócica
	  Diabete melito
		Exame físico completo por volta dos 20 anos; depois, a cada 5 a 6 anos
		Mulheres: autoexame mensal das mamas; Pap a cada 1 a 2 anos, a menos que de alto risco
		Homens: autoexame mensal dos testículos
		Futuros pais: triagem para alto risco de síndrome de Down, Tay-Sachs
		Mulher grávida: RPR, titulação para rubéola, fator Rh, amniocentese para mulher com 35 anos ou mais (se desejado)
		Todas as mulheres: mamografia básica entre 35 e 40 anos
		Se de alto risco, mulheres com câncer de mama anterior: mamografia anual aos 35 anos e anualmente, depois disso; mulher com mãe ou irmã que teve câncer de mama, o mesmo
		História familiar de câncer colorretal ou de alto risco; guaiaco nas fezes anual, exame digital do reto e colonoscopia, a intervalos determinados, após colonoscopia de base. PPD quando de alto risco
		Triagem para glaucoma aos 35 anos e junto com exames físicos de rotina
		Perfil do colesterol a cada 5 anos quando normal
		Perfil do colesterol anual quando limítrofe
		Triagens (Ver a parte sobre *Adolescência*)

Continua

Tabela 2.5 PREVENÇÃO PRIMÁRIA E SECUNDÁRIA PARA CONDIÇÕES ASSOCIADAS À IDADE (1,4,5)
(Continuação)

Nível de desenvolvimento	Prevenção primária	Prevenção secundária

Adulto na meia-idade (40-59 anos)	Educação para a saúde: continuar como no adulto jovem
	1.000 a 1.500 mg de cálcio diariamente
	400 unidades diárias de vitamina D
	Mudanças na meia-idade, conselhos para homens e mulheres (ver também Adulto jovem)
	  "Síndrome do ninho vazio"
	  Orientação antecipada para a aposentadoria
	  Menopausa
	  Tornar-se avô-avó
	Higiene dental a cada 6 a 12 meses
	Imunizações
	Hepatite B, série de três doses
	Hepatite A (2)
	  Quando necessário, dose única de dTpa; depois, dT a cada 10 anos
	  Gripe – anual
	  Pneumocócica (3), aos 65 anos para os sem alto risco de vacina anterior
		Exame físico completo a cada 5 a 6 anos, com avaliação laboratorial completa (exames séricos/urinários, radiografias, ECG)
		Exame DEXA (triagem em homens e mulheres com alto risco de osteoporose, se necessário)
		Mulheres: autoexame mensal das mamas
		Homens: autoexame mensal das testículos
		PSA anual após 40 anos para negros e hispânicos e após 50 anos para os demais
		Todas as mulheres: mamografia a cada 1 a 2 anos (40-49 anos); depois, mamografia anual aos 50 anos ou mais
		Triagens (Ver a parte sobre *Adolescência*)
		Tonometria de Schiotz (glaucoma) a cada 3 a 5 anos
		Colonoscopia aos 50 e 51 anos; depois, a intervalos determinados após colonoscopia de base
		Guaiaco nas fezes anual aos 50 anos e a cada ano, na sequência

Idoso jovem (60-74 anos)	Educação para a saúde: manter aconselhamento prévio
	Segurança domiciliar
	Aposentadoria
	Perda de cônjuge, parentes, amigos
	Necessidades especiais de saúde
	1.000 a 1.500 mg de cálcio diariamente
	400 unidades de vitamina D diariamente
	Alterações auditivas e visuais
	Higiene dental/oral a cada 6 a 12 meses
	Imunizações
	  Dose única dTpa, depois dT a cada 10 anos
	  Gripe – anual
	  Hepatite B, série de três doses
	  Hepatite A (2)
	  Pneumocócica (3)
	  Herpes-zóster com 60 anos ou mais, a não ser que a vacina viva não seja indicada
		Exame físico completo a cada 2 anos, com avaliações laboratoriais
		Pressão arterial anual
		Mulheres: autoexame das mensal mamas; Pap a cada 1 a 3 anos; mamografia anual
		Homens: autoexame dos mensal testículos, PSA anual
		Guaiaco nas fezes anual
		Colonoscopia (a intervalos determinados pelos resultados de base)
		Exame completo dos olhos todos os anos
		Exame DEXA único e sempre que necessário
		Investigação para alto risco
		  Depressão
		  Suicídio
		  Abuso de álcool/drogas
		  "Abuso de idosos"

Idoso (com mais de 75 anos)	Higiene dental a cada 6 a 12 meses
	Imunizações
	  Tétano a cada 10 anos
	  Gripe – anual
	  Pneumocócica – se ainda não recebeu	

Dados objetivos

Investigar as características definidoras

Aspecto geral
Peso
Altura
Índice de massa corporal (IMC)
Falta de conhecimentos de medidas preventivas de saúde associadas à idade, por exemplo, vacinas, evitação de luz solar, habilidades de direção segura, segurança na água, segurança nos esportes e segurança em casa
Autocuidado dos dentes, cuidado odontológico profissional

Meta

O indivíduo ou o cuidador verbalizarão intenção de envolvimento em comportamentos de manutenção da saúde, conforme evidenciado por este indicador:

- Identifica barreiras à manutenção da saúde.

NOC Comportamento de promoção da saúde, Comportamento de busca da saúde, Conhecimento: Promoção da saúde, Conhecimento: Recursos de saúde, Participação: Decisões sobre cuidados de saúde, Detecção do risco

Intervenções

Investigar se existem barreiras à manutenção da saúde

- Ver Fatores relacionados.

NIC Educação em saúde, Facilitação da autorresponsabilidade, Avaliação da saúde, Identificação de risco, Promoção do envolvimento familiar, Aconselhamento nutricional, Assistência para reduzir o peso

Explicar medidas de prevenção primária e secundária para condições associadas à idade (ver Tabela 2.5)

Justificativa: *Muitas lesões, distúrbios físicos ou transtornos mentais ou situações que ameaçam a saúde podem ser prevenidos ou reduzidos por vacinação, educação para a saúde, programas de proteção e estilos de vida saudáveis, ou pela detecção precoce com exames e tratamento rápido.*

Identificar estratégias para melhorar o acesso de populações vulneráveis (p. ex., sem plano de saúde, sem-teto, marginalizados, pobres)

- Centros comunitários, clínicas em escolas, planejamento familiar, clínicas em locais religiosos.
- Programas assistenciais de empresas farmacêuticas, medicamentos genéricos alternativos.

J: *Famílias de baixa renda costumam se concentrar no atendimento das necessidades básicas (comida, habitação e segurança) e na busca de ajuda para a cura de doenças, e não para sua prevenção. O custo dos medicamentos e das consultas médicas, os horários de funcionamento e o transporte constituem barreiras para os mais pobres.*

Ajudar o indivíduo e a família a identificarem comportamentos prejudiciais à sua saúde

- Uso de tabaco (ver *Controle ineficaz da saúde*).
- Dietas com muita gordura, carboidratos, calorias (ver *Nutrição desequilibrada*).
- Estilos de vida sedentários (ver *Estilo de vida sedentário*).
- Vacinações inadequadas (ver *Manutenção ineficaz da saúde*).
- Estresse excessivo (ver *Sobrecarga de estresse*).

J: *Informar e oferecer recursos pode ajudar a fortalecer a sensação de que a mudança é possível.*

Intervenções geriátricas

> **ALERTA CLÍNICO** Tente liberar de sua mente inclinações negativas relativas ao envelhecimento. Determine-se a identificar as áreas em que a pessoa pode ficar mais saudável. Seja criativo, por exemplo, se a pessoa não consegue caminhar ao redor da quadra, ela pode conseguir fazer exercícios em uma cadeira. Determine com o indivíduo o que ele consegue fazer.

J: *Focalizar problemas e deficiências apenas limita a investigação dos pontos fortes individuais, aumentando, então, o risco de vulnerabilidade à redução da saúde e do bem-estar (McMahon & Fleury, 2012).*

Discutir os sentimentos da pessoa em relação à sua vida

- O que lhe agrada em sua vida?
- O que dá sentido à sua vida?
- Abordar o que o indivíduo gostaria de fazer, mas não faz.
- Discutir se é de fato passível de mudança.
- Há outra opção aceitável?
- Investigar se há necessidade de auxílio, de quem ou de que fonte.

J: *Kiefer (2008) relatou que um dos componentes de bem-estar é o bem-estar subjetivo, definido pela pessoa como a maneira como sente e o que acha da vida.*

Controle ineficaz da saúde

Definição da NANDA-I

Padrão de regulação e integração à vida diária de um regime terapêutico para o tratamento de doenças e suas sequelas que é insatisfatório para alcançar metas específicas de saúde.

Características definidoras

Dificuldade com o regime prescrito
Falha em incluir o regime de tratamento à vida diária
Falha para agir de modo a reduzir fator(es) de risco
Opções ineficazes na vida diária para as metas de saúde

Fatores relacionados

Relacionados ao tratamento

Relacionados a:

Complexidade do regime terapêutico
Complexidade do sistema de saúde
Conhecimento insuficiente do regime terapêutico

Situacionais (pessoais, ambientais)

Relacionados a:

Apoio social insuficiente
Barreira(s) percebida(s)
Benefício(s) percebido(s)
Gravidade percebida da condição
Suscetibilidade percebida
Sentimento de impotência

Relacionados a barreiras de compreensão secundárias a:

Déficits cognitivos	Motivações
Fadiga	Ansiedade
Deficiências auditivas	Problemas de memória
Pouca instrução	

Nota da autora

Em 2010, os custos da saúde nos Estados Unidos ultrapassaram 2,7 trilhões de dólares e responderam por 17,9% do produto interno bruto (PIB). Projeções indicam que os cuidados de saúde responderão por 20% do PIB norte-americano em 2020. De 20 a 30% dos dólares gastos no sistema de saúde norte-americano foram identificados como desperdiçados. Profissionais e administradores são desafiados a conter custos por meio da redução do desperdício e pela melhoria da eficácia do atendimento prestado. A não adesão do paciente a medicamentos prescritos está associada a resultados terapêuticos insatisfatórios, progressão da doença e encargos avaliados em bilhões de dólares anuais em custos evitáveis diretos dos cuidados de saúde (Iuga & McGuire, 2014).

Algumas razões da não adesão incluem baixo nível de instrução em saúde, recursos financeiros e falta de estratégias de ensino ou estratégias insatisfatórias. *Controle ineficaz da saúde* é um diagnóstico muito útil aos enfermeiros, na maioria dos locais de atuação. Pessoas e suas famílias diante de vários problemas de saúde, agudos ou crônicos, costumam enfrentar programas de tratamento que requerem mudanças no funcionamento ou no modo de vida anterior. A não adesão a medicamentos é um importante fator contribuinte para resultados insatisfatórios e custos de atendimento da saúde, associados a uso de salas de emergência e internações hospitalares.

Controle ineficaz da saúde concentra-se em auxiliar a pessoa e os familiares a identificarem barreiras ao manejo da condição e a prevenirem complicações em casa.

O diagnóstico de enfermagem *Risco de manutenção ineficaz da saúde* é útil para descrever uma pessoa que precise de ensino ou encaminhamentos antes da alta hospitalar ou de outras instituições de saúde para prevenir problemas de manutenção da saúde no domicílio ou na comunidade.

Comportamento de saúde propenso a risco, aprovado em 2006, é diferente. Ele focaliza os hábitos ou estilos de vida que não são saudáveis e podem agravar uma condição existente ou contribuir para o aparecimento de uma doença.

Erros nos enunciados diagnósticos

Controle ineficaz da saúde relacionado a relatos de que a pessoa não acredita ter diabete melito, conforme manifestado por relatos de que ela não compra os remédios e tem uma taxa de açúcar no sangue, em jejum, de 200.

A negação de ter diabete melito como diagnóstico é a principal barreira ao controle de sua condição. Negação ineficaz relacionada à incapacidade de, conscientemente, aceitar as consequências do diabete e suas implicações enquanto doença crônica. O foco está na abordagem dessa negação e seus perigos à saúde da pessoa. Uma primeira pergunta poderia ser "Estou preocupado com sua dúvida acerca do diagnóstico; o que você acha que está causando a manutenção deste valor alto de açúcar no sangue?".

Conceitos-chave

Transferência para serviço de atendimento a pacientes graves (Carpenito-Moyet, 2014)

- Barreiras reais quanto à necessidade de internação em serviços de atendimento a pacientes graves incluem:
  - Pessoais.
  - Sistema de apoio.
  - Ambiente doméstico.

Barreiras pessoais

- Determinar se alguma dessas barreiras ao autocuidado é responsável pela necessidade de internação. Acessar o recurso adequado na instituição o quanto antes para iniciar a resolução ou reduzir as barreiras (p. ex., serviço social, atendimento domiciliar).
- As pessoas são investigadas em relação a deficiências e funcionamento comprometido na internação hospitalar. Investigar se a pessoa:
  - É um sem-teto.
  - Não tem plano de saúde.
  - Não consegue viver sozinha.
  - Apresenta prejuízo físico.
  - Apresenta comprometimento mental.
  - Consegue ler, nível de compreensão.
  - Entende o idioma.
  - Abusa de drogas, álcool.

Barreiras do sistema de apoio

- O preparo dos parentes/pessoas de apoio para os cuidados domiciliares é tratado em cada um dos planos de cuidado da Parte 3. Não existindo um sistema de apoio, não estando presente, ou sendo incapaz de oferecer atendimento domiciliar, encaminhar ao recurso apropriado na instituição, assim que possível (p. ex., serviço social, serviços de cuidados domiciliares).
- Determinar a condição atual de um sistema de apoio. Investigar:
  - Que tipo de assistência é necessária para o cuidado domiciliar 24 horas, 7 dias na semana (p. ex., visitas diárias, telefonemas, etc.)?
  - Há um sistema de apoio? Quem?
  - Essas pessoas querem/estão disponíveis para dar assistência?
  - Organizarão uma assistência realizada por outras pessoas?
  - Conseguem oferecer os cuidados necessários em casa (p. ex., cônjuge idoso)?

Ambiente doméstico

- Havendo barreiras para o cuidado domiciliar em razão do ambiente, encaminhar ao serviço apropriado na instituição, o mais cedo possível (p. ex., serviço social, agência de cuidados domiciliares).
- Determinar a situação do ambiente domiciliar. Investigar:
  - Onde a pessoa mora? Mora sozinha? Mora em abrigo? Não tem uma casa? Mora com outros?
  - Há acesso a equipamento para cuidados domiciliares? Plano de saúde? Barreiras domiciliares?
  - A pessoa consegue ter acesso ao apartamento/casa? Escadas?
  - Há acesso ao banheiro sem uso de escadas?
  - Há alguma alternativa temporária (p. ex., casa de parente)?
- O Centers for Medicare and Medicaid Services (CMS) publicou, em 2008, o "Roadmap for Implementing Value Driven Healthcare in the Traditional Medicare Fee-for-Service-Program".
- O CMS tem como objetivo "melhorar a exatidão do pagamento do Medicare ao hospital com pacientes hospitalizados em cuidados intensivos ao mesmo tempo que oferece incentivos adicionais para que os hospitais se envolvam em tentativas de melhoria da qualidade" (CMS, 2008). Igualmente importante é o fato de pagamentos adicionais serem negados ao tratamento das 14 seguintes condições adquiridas em hospitais (CMS, 2008):
  - Úlceras por pressão em estágio II e IV.
  - Quedas e trauma, como fraturas, deslocamentos, lesões intracranianas, lesões por esmagamento, queimaduras e outras lesões.
  - Manifestações de controle glicêmico insatisfatório (p. ex., cetoacidose, coma hiperosmolar, coma hipoglicêmico, diabete tipo II com cetoacidose, ou hiperosmolaridade).
  - Infecções hospitalares associadas a cateteres.
  - Infecções vasculares associadas a cateteres.

- Infecção em local cirúrgico, mediastinite, após revascularização miocárdica.
- Infecção em local cirúrgico após cirurgia bariátrica para obesidade (desvio gástrico por laparoscopia, gastrenterostomia, cirurgia restritiva gástrica por laparoscopia).
- Infecção em local cirúrgico após alguns procedimentos ortopédicos (coluna, pescoço, ombro, cotovelo).
- Infecção em local cirúrgico após dispositivo cardíaco eletrônico implantável.
- Objetos estranhos que permaneceram no corpo após a cirurgia.
- Trombose venosa profunda e embolia pulmonar após alguns procedimentos ortopédicos (substituição total do joelho, substituição de quadril).
- Pneumotórax iatrogênico por cateterismo venoso.
- Embolia gasosa.
- Incompatibilidades sanguíneas.
- Além de uma equipe de enfermagem adequada, foram observados os itens seguintes para melhorar a qualidade (Di Leonardi, Faller & Siroky, 2011, p. 15):
  - Compreensão de que haverá cuidado não concluído ou incompleto que será transferido ao turno seguinte.
  - Uso de técnica padronizada, como lavagem das mãos, preparo da pele, curativos em ferida.
  - Monitoramento cauteloso de dispositivos invasivos, como cateteres, sondas torácicas, sistemas intravenosos.
  - Exame sistemático da pele, limpeza e posicionamento.
  - Adesão a manuais/protocolos de atendimento.
  - Garantia de reconciliação medicamentosa realizada na internação e na transferência.
  - Ver as intervenções em *Manutenção ineficaz da saúde*.

Alfabetização/instrução em saúde

- A instrução em saúde inclui "o grau em que indivíduos são capazes de obter, processar e compreender informações e serviços básicos de saúde necessários para tomar decisões de saúde apropriadas" (*Cutilli, 2005).
- Parker e Ratzan (2010) escreveram que "Reconhecer a instrução em saúde é fundamental para a reforma e a prestação de cuidados de saúde na América". Pessoas com maior incidência de baixo nível de instrução em saúde costumam ser:
  - Pobres.
  - Habitantes do sul e do oeste.
  - Sem diploma de ensino médio.
  - Membros de alguma minoria étnica/cultural com mais de 65 anos.
  - Portadores de deficiências físicas/mentais.
  - Sem moradia ou presidiários.

Analfabetismo funcional/instrução em saúde

Analfabetismo funcional

- Quando uma pessoa que tem habilidades mínimas de leitura e escrita não tem a capacidade de aprendizado em saúde para controlar as necessidades e exigências da vida diária em muitas ocupações.
- Pessoas analfabetas (incapazes de ler ou escrever) são mais fáceis de identificar do que analfabetos funcionais.

Instrução em saúde

- A instrução em saúde é a capacidade de obter, processar e compreender informações e serviços básicos de saúde para a tomada de decisões de saúde apropriadas (Parker & Ratzan, 2010) e seguir orientações de tratamento.
- A instrução em saúde pode ser definida como "os conhecimentos, a motivação e as competências de acesso. Compreender, avaliar e aplicar informações de saúde para fazer julgamentos e tomar decisões na vida diária, referentes a cuidados de saúde, prevenção de doenças e promoção da saúde de forma a manter ou melhorar a qualidade da vida, ao longo de toda a existência" (Sørensen et al., 2012; citado em Pelikan et al., 2015).
- Em 2003, a National Assessment of Adult Literacy (NAAL) relatou que 9 de cada 10 adultos falantes do inglês, nos Estados Unidos não tinham instrução em saúde (*Kutner, Greenberg, Jiny & Paulsen, 2006).
- Um grande estudo sobre o escopo da instrução em saúde, em dois hospitais públicos, descobriu o seguinte (*Williams et al., 1995):
  - Metade dos pacientes falantes do inglês não conseguiam ler e compreender o material de educação básica em saúde.
  - 60% não conseguiam compreender um formulário de consentimento rotineiro.
  - 26% não conseguiam compreender o cartão de marcação de consultas.
  - 42% não compreendiam as orientações relativas à posologia de seus medicamentos.
- O European Health Literacy Project pesquisou a instrução em saúde em alguns países da União Europeia (Áustria, Bulgária, Alemanha, Grécia, Irlanda e Países Baixos) em 2011. Usando quatro níveis, instrução em

saúde foi classificada como insuficiente, problemática, suficiente e excelente. Os achados relatados (Pelikan et al., 2015) são estes:
- Nenhum dos países pesquisados obteve uma classificação de excelência em instrução em saúde. Os Países Baixos conseguiram a classificação na categoria mais alta de instrução em saúde; a Bulgária, a mais baixa. Cidadãos não norte-americanos não fizeram parte da pesquisa.
- 47% das populações pesquisadas apresentaram conhecimentos limitados de saúde.
- Os que relataram a pior saúde e uso elevado de serviços de saúde apresentaram os mais baixos níveis de instrução em saúde.
- A instrução em saúde piora com a idade.
- A privação financeira foi o maior preditor de baixo nível de instrução em saúde.
- Para um instrumento amplo e prático de melhora da instrução em saúde, consultar DeWalt e colaboradores (2010).

Idosos

- "Uma gama de fatores físicos e/ou psicológicos pode interferir na capacidade do idoso de processar informações, demonstrar aprendizagem ou adotar o comportamento buscado. Alguns desses fatores incluem depressão, fadiga, estresse, limitações funcionais em razão de envelhecimento físico e doenças crônicas, bem como falta de motivação para aprender" (Speros, 2009).
- Risco de doença crônica, declínio funcional e síndromes geriátricas ameaçam o bem-estar das pessoas idosas. Quarenta e três por cento dos beneficiários do Medicare apresentam três ou mais doenças crônicas, como artrite, câncer e doença cardíaca (Federal Interagency Forum on Age Related Statistics, 2010).
- Um levantamento também revelou que, no mínimo, 42% das pessoas com mais de 65 anos apresentam alguma limitação funcional. Um estudo relatou que 25% dos idosos com uma ou mais condições crônicas também apresentavam uma ou mais síndromes geriátricas coexistentes (Lee, Cigolle & Blaum, 2009).
- "Além de alteração nas circunstâncias físicas e de saúde, os idosos tendem a passar menos tempo envolvidos em atividades de lazer, socializando-se e comunicando-se, à medida que envelhecem" (Federal Interagency Forum on Age Related Statistics, 2010).

Metas

O indivíduo verbalizará intenção de mudar um comportamento para controlar o problema de saúde, conforme evidenciado por estes indicadores:

- Descreve a relação do estilo de vida atual com seus problemas de saúde.
- Identifica dois recursos para acesso após a alta.
- Define uma data para iniciar a mudança.

NOC Comportamento de adesão, Controle de sintomas, Crenças de saúde, Comportamento de tratamento: Doença ou lesão

Intervenções

Na internação, realizar reconciliação medicamentosa

- Listar os medicamentos atuais.
- Listar os medicamentos a serem prescritos.
- Comparar os medicamentos das duas listas.
- Tomar decisões clínicas com base na comparação.
- Comunicar a nova lista ao indivíduo e/ou aos cuidadores apropriados.
- A Tabela 2.6 descreve uma lista completa dos medicamentos a serem revisados durante as reconciliações medicamentosas.

J: *Erros relacionados aos medicamentos ocorrem em 46% das vezes durante transições, admissões, transferências ou altas de uma unidade/hospital. Quase 60% das pessoas têm, no mínimo, uma discrepância na história medicamentosa realizada na admissão (Cornish et al., 2005). "O erro mais comum (46,4%) foi a omissão de um medicamento regularmente usado. A maioria (61,4%) das discrepâncias foi julgada como não tendo potencial para causar danos graves. Todavia, 38,6% das discrepâncias tiveram potencial para causar deterioração clínica ou desconforto moderado a gave" (p. 424).*

NIC Educação em saúde, Estabelecimento de metas mútuas, Autorresponsabilidade, Ensino: Processo da doença, Apoio à tomada de decisão

Tabela 2.6 — FONTES DA HISTÓRIA MEDICAMENTOSA

A história dos medicamentos pode ser conseguida a partir de várias fontes:
- O paciente
- Uma lista que o paciente pode ter
- Os próprios medicamentos, se trazidos de casa
- Um amigo ou parente
- Um prontuário
- A farmácia da pessoa

> **Alerta clínico** Conforme a Joint Commission (2010, p. 1), a reconciliação medicamentosa é o processo de comparação das prescrições de uma pessoa com todos os medicamentos que ela está tomando. Esse processo é feito para evitar erros, como omissões, duplicações, erros de dosagem ou interações medicamentosas. Isso deve ser feito em cada transição de cuidados em que novos fármacos são prescritos ou quando as prescrições existentes são refeitas. As transições de cuidados incluem mudanças de ambiente, serviços, profissional ou nível de cuidados.

Perguntar ao indivíduo/familiar a respeito de cada fármaco

- Por que está tomando cada um dos medicamentos?
- Está tomando a medicação conforme a prescrição médica? Especificar quantas vezes ao dia.
- Está deixando de tomar alguma dose? Fica às vezes sem medicamentos?
- Com que frequência toma a medicação para dor prescrita "conforme necessário"?
- Parou de tomar algum desses medicamentos?
- Qual o custo de seus medicamentos?
- Está tomando remédios de outra pessoa?

J: *Após a obtenção de uma lista de medicamentos, outras perguntas investigativas são fundamentais, incluindo os elementos definidores para uma reconciliação medicamentosa: a lista por si só não é uma reconciliação medicamentosa.*

Envolver-se em negociação colaborativa

- Perguntar: como você poderia ficar mais saudável? Concentrar-se apenas na área escolhida.

J: *A entrevista motivacional envolve ajudar a pessoa a identificar a discrepância entre comportamentos atuais e metas de saúde futuras. Pedir que a pessoa identifique um estilo de vida não saudável versus lhe dizer que precisa perder peso, parar de fumar, exercitar-se, comer melhor, etc. inicia um diálogo recíproco versus instrução em apenas uma direção.*

Avaliar

- O idioma primário, a capacidade de ler e escrever nesse idioma.
- Inglês como segunda língua.
- Inglês como o idioma principal, capacidade de ler e escrever.

Dicas da Carpenito

Para resultados bem-sucedidos no autocontrole da saúde em casa, técnicas de ensino específicas mostraram-se eficazes. Ver o Anexo C: "Estratégias para promover a particiação de indivíduos/famílias para melhores resultados na saúde".

Identificar os sinais de baixa instrução (DeWalt et al., 2010)

- Faltas constantes a consultas agendadas.
- Formulários de registro incompletos.
- Não adesão aos medicamentos.
- Incapacidade de citar o nome dos medicamentos, explicar sua finalidade ou dose.
- Identificação dos comprimidos pela aparência e não pela leitura do rótulo.
- Incapacidade de fornecer uma história coerente e sequencial.
- Poucos questionamentos.
- Falta de seguimento em exames ou encaminhamentos.

J: *Pessoas identificadas como possuidoras de problemas para ler terão dificuldade com a maioria das instruções verbais e o material de educação do paciente (*Kalichman et al., 2005).*

Para que ocorra a compreensão, o enfermeiro deve aceitar que há tempo limitado e que o uso desse tempo é potencializado por (DeWalt et al., 2010)

- Usar cada contato para ensinar algo.
- Proporcionar um encontro tranquilo.

- Usar contato visual.
- Não ter pressa – dividir a orientação em partes menores.
- Limitar o conteúdo – focar em dois ou três conceitos.
- Usar linguagem simples (Quadro 2.2).
- Envolver a pessoa/família na conversa.
- Usar material gráfico.
- Explicar o que você está fazendo para a pessoa/família e os motivos.
- Solicitar que a pessoa diga o que aprendeu. Solicitar que use as próprias palavras.

    J: *Pesquisas mostram que as pessoas lembram e compreendem menos da metade do que os profissionais de saúde explicam a elas (*Roter, Rune & Comings, 1998; *Williams et al., 1995).*

- Evitar sobrecarga de informações para idosos e pessoas com baixa escolaridade. Avaliar possibilidade de visita de enfermeiro domiciliar para uma avaliação das competências em casa.

    J: *"Apressar um idoso a demonstrar uma nova habilidade pode causar ansiedade incapacitante, frustração e falta de vontade de realização por meo do fracasso e vergonha" (Speros, 2009).*

Quadro 2.2 SUBSTITUIÇÃO DE JARGÃO/TERMOS MÉDICOS POR PALAVRAS SIMPLES

Jargão/termos médicos	Palavras simples
Hepático	Fígado
Função pulmonar	Pulmões
Medicamentos	Comprimidos
Nutrição	Comida
Líquidos	Bebida
Dermatologista	Médico de pele
Oftalmologista	Médico dos olhos
Dermatite	Problema de pele
Conjuntivite	Infecção nos olhos
Especialista gastrintestinal	Médico do estômago e do intestino
Medicamento anti-hipertensivo	Medicamentos para a pressão arterial
Anticoagulante	Afinador do sangue
Lesão	Feridas
Lipídeos	Gorduras
Menstruação	Período
Osteoporose	Redução na parte interna dos ossos
Depressão	Sentir-se triste
Variação normal	Bom
Tóxico	Níveis altos
Anti-inflamatório	Ajuda a acabar com o inchaço e a irritação
Dose	Quantos medicamentos deve tomar
Contracepção	Ajuda-a a não engravidar
Genérico	Nome geral de um tipo de medicamento
Oral	Pela boca
Monitorar	Ficar avaliando/cuidando
Encaminhamento	Ver outro médico/enfermeiro

Dicas da Carpenito

Na busca de informações de como reduzir as barreiras à aprendizagem e à compreensão nos idosos, consultar Speros (2009).

Usar o método "teach-back" (Figura 2.4)

- Explicar/demonstrar.
    - Explicar um conceito (p. ex., medicamento, condição, quando procurar um profissional).
    - Demonstrar um procedimento (p. ex., troca de curativo, uso de inalador).
- Investigar.
    - Quero ter certeza se lhe, expliquei _____ claramente, pode me dizer _____.
    - Diga-me o que lhe falei.
    - Mostre-me como _____.
    - Evitar perguntar: "Está entendendo?"

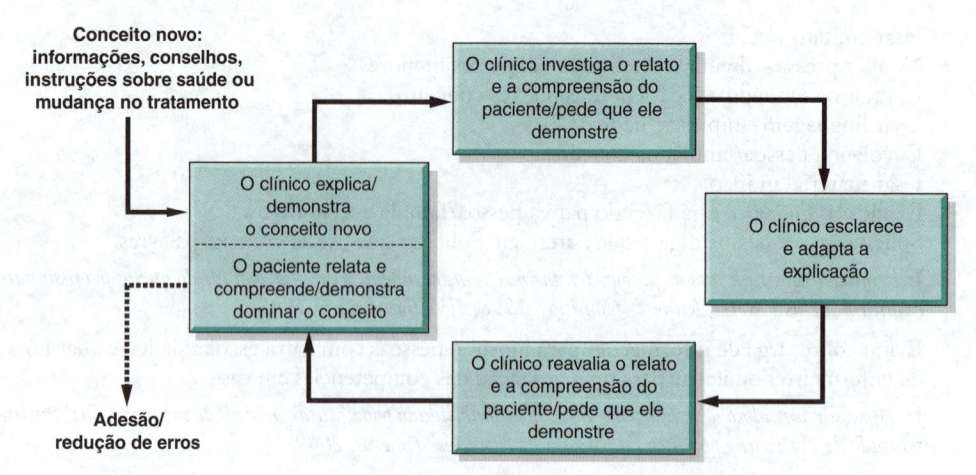

FIGURA 2.4 O processo "teach-back". (De Berkman, N. D., DeWalt, D. A., Pignone, M. P., Sheridan, S. L., Lohr, K. N., Lux, L., Sutton, S. F., Swinson, T., & Bonito, A. J. (2004). *Literacy and health outcomes*. Evidence Report/Technology Assessment No. 87 (Prepared by RTI International – University of North Carolina Evidence-based Practice Center under Contract No. 290-02-0016). AIIRQ Publication No. 04Æ007-2. Rockville, MD: Agency for Healthcare Research and Quality.)

- Esclarecer.
  - Acrescentar mais explicações se não estiver convencido de que a pessoa compreendeu ou é capaz de fazer a atividade.
  - Se a pessoa não conseguir relatar a informação, não repetir a mesma explicação; explicar de forma diferente.

  J: *A baixa instrução em saúde não está apenas associada a piores resultados de saúde e maior risco de mortalidade, mas também ao uso e gasto desnecessário dos serviços de saúde (Parker & Ratzan, 2010).*

Dicas da Carpenito

Tenha cuidado para que a pessoa/família não pense que você os está testando. Afirme a importância de que você os ajude a compreender que esse método auxilia o profissional a ensinar e também a diagnosticar as necessidades de educação.

Perguntas do tipo "teach-back" (exemplos)

- Quando você deve procurar o profissional de saúde?
- Como sabe que a sua incisão está cicatrizando?
- Que alimentos deve evitar?
- Com que frequência deve testar sua glicemia?
- O que deve fazer em caso de hipoglicemia?
- Que ganho de peso deve ser relatado ao profissional de saúde?
- Qual é o seu tipo de inalador?
- Há algo que lhe foi explicado e que não compreendeu?
- O que deve levar na consulta?
- Há algo que deseja perguntar?

Dicas da Carpenito

Use todas as oportunidades para explicar um tratamento, um medicamento, a condição e/ou restrições (Quadro 2.3). Exemplificando, enquanto troca um curativo:

- Explique e peça à pessoa/familiar que refaça o curativo.
- Mostre que a ferida está cicatrizando e o que seriam indícios de infecção.

  J: *Com base na resposta ou demonstração do paciente, o enfermeiro consegue avaliar se o paciente/família é capaz de aplicar o que foi ensinado de forma segura aos cuidados em casa.*

Quadro 2.3 MÉTODO "TEACH-BACK": CARTÃO-LEMBRETE

- Quem – *eu*
- O quê – *qualquer coisa importante que desejo que compreendam*
- Quando – *todas as vezes*
- Motivo – *tenho que saber que compreendeu*
- Como – concentrando-se no "precisa saber" e no "precisa fazer"
- Praticar e melhorar as habilidades de ensinar e usar o método "teach-back".

Dicas da Carpenito

Quando a pessoa/família não compreende o que foi dito ou demonstrado, a maneira de ensinar deve ser revista de modo a melhorar a compreensão. O método "teach-back" tem o potencial de melhorar os resultados de saúde, pois, quando feito corretamente força o enfermeiro a limitar a informação ao que deve ser conhecido. A chance de sucesso aumenta quando a pessoa não está sobrecarregada. Se necessário, recomendar uma investigação de saúde por enfermeiro domiciliar.

Ensinar o autocuidado ou o cuidado domiciliar, abordando:

A condição

Condições médicas

- O que você sabe sobre sua condição?
- Em sua opinião, como ela irá afetá-lo depois que sair do hospital?
- O que deseja saber sobre sua condição?

Procedimento cirúrgico

- O que sabe sobre a cirurgia realizada?
- Tem alguma pergunta sobre a cirurgia?
- Como a cirurgia o afetará após sair do hospital?

Medicamentos

- Renovar todos os medicamentos que a pessoa continuará a tomar em casa.
- Explicar que medicamentos vendidos sem prescrição não devem ser tomados.
- Finalizar o uso de todos os medicamentos, como os antibióticos.
- Não tomar medicamentos que estão em casa, a menos que aprovados pelo médico.
- Solicitar que sejam trazidos todos os medicamentos na próxima consulta (p. ex., prescritos, sem prescrição, vitaminas, fitoterápicos).
- Dependendo do nível de escolaridade da pessoa/família, providenciar:
  - Uma lista de cada medicamento, seu uso, horários para tomar, com alimento ou sem alimento.
  - Um cartão de comprimidos, com colunas.
    - Fotos de um comprimido.
    - Termos simples a serem usados.
    - Símbolos do horário de uso, com fotos dos comprimidos nos espaços.
- A Figura 2.5 exemplifica um cartão de medicamentos.

FIGURA 2.5 Exemplo de um cartão de comprimidos. (De DeWalt, D. A., Callahan, L. F., Hawk, V. H., Broucksou, K. A., Hink, A, Rudd, R. & Brach, C. (2010). *Health literacy universal precautions tool kit*. Recuperado de http://www.ahrq.gov/professionals/quality-patient-safety/quality-resources/tools/literacy-toolkit/index.html.)

Nome: Sarah Smith Telefone da farmácia: 123-456-7890						Data da criação: 15/12/07
Nome	Usado para	Instruções	Manhã	Tarde	Anoitecer	Noite
Sinvastatina 20 mg	Colesterol	Tomar 1 comprimido à noite				●
Furosemida 20 mg	Líquidos	Tomar 2 comprimidos pela manhã e 2 comprimidos ao anoitecer	○ ○		○ ○	
Insulina 70/30	Diabete (açúcar)	Injetar 24 unidades antes do café da manhã e 12 unidades antes do jantar	24 unidades		12 unidades	

- Explicar:
  - Quando um comprimido parecer diferente, conferir na farmácia.
  - Não ingerir outros medicamentos, a não ser os da lista, a menos que aprovados pelo médico.

>> **Dicas da Carpenito**

Na prática de cuidados primários da autora, pessoas hospitalizadas podem receber medicamentos diferentes, da mesma classe, devido a restrições em formulários. Quando a pessoa tem acompanhamento profissional, durante a reconciliação medicamentosa, descobre-se que ela está tomando dois betabloqueadores, um prescrito no hospital e o outro que ela já tomava antes.

Avaliar as implicações financeiras da medicação prescrita

- A pessoa tem cobertura do plano de saúde? Em caso positivo, há cobertura para os medicamentos prescritos? Em caso positivo, qual é a complementação do pagamento? A pessoa pode arcar com isso?
- Não havendo plano de saúde ou cobertura para medicamentos, como a pessoa terá acesso a eles?
- Há algum genérico mais barato disponível?
- Que remédios são essenciais e imediatamente necessários?
- Explicar que a maioria das empresas farmacêuticas oferece medicamentos liberados (não genéricos) por meio de programas de assistência a pacientes. Os formulários podem ser acessados no *website* do laboratório. Departamentos de serviço social também podem ajudar nesse processo.
- Alguns fármacos (p. ex., medicamentos orais para diabete, antibióticos) podem ser adquiridos sem receita ou a custo baixo (p. ex., Farmácia Popular).
- Aconselhar a pessoa/família a consultar com o profissional da atenção primária caso queiram interromper uma medicação.

Recomendações alimentares

- Solicitar que a pessoa/família informe se houver alguma limitação alimentar.
- Garantir a existência de instruções por escrito.
- Explicar por que alguns alimentos/bebidas devem ser evitados (p. ex., azeitonas, picles, em uma dieta com pouco sal).

Atividades

- Orientar sobre atividades permitidas e restrições.
- Informar quando a pessoa pode dirigir veículo.
- No retorno ao trabalho; que tipo de atividade é realizada pela pessoa?

Tratamentos

- Explicar todos os tratamentos a serem mantidos em casa.
- Listar os equipamentos necessários, bem como a frequência do tratamento.
- Escrever sinais e sintomas a serem relatados (p. ex., redução de alguma drenagem).

Competência

- Esse tratamento pode ser prestado com segurança pela própria pessoa ou pelo cuidador?
- Em caso negativo, consultar o profissional responsável pela transferência da instituição de saúde.

>> **Dicas da Carpenito**

Se encaminhado a uma unidade de saúde da família, informar quando chegar, para que o tratamento possa ser iniciado no momento correto.

Oferecer ensino específico para controle de um problema médico e/ou cuidado pós-operatório, sinais de complicações, limitações à atividade, recomendações alimentares, medicamentos receitados e acompanhamento domiciliar

- Consultar livros-texto de cirurgia e de especialidades médicas para informações específicas associadas à condição da pessoa.
- Consultar Carpenito-Moyet (2014). *Nursing Care Plans: Transitional Patient and Family Centered Care* quanto a conteúdo específico para ensinar à pessoa/família o autocuidado em casa para 68 condições médicas e cirúrgicas.

No caso de pessoa com uma condição crônica, com resultados insatisfatórios, por exemplo, Hgb A1c > 8, PA > 130/85, fumante com infecções respiratórias superiores frequentes, um ganho de peso de 5 kg, com um IMC de 31, em 3 meses:

Investigar se há barreiras

- Em sua opinião, o que faz sua pressão arterial (glicemia ou peso) permanecer elevada?
- O que você poderia fazer para reduzir a pressão arterial (o peso ou glicemia)?
- Gostaria de parar de fumar (ou de ingerir álcool)?
- O que lhe impede de fazer isso?

Diante de suspeita de baixo nível de instrução, começar com o que mais estressa a pessoa

- O que deseja saber sobre _____?
- Falar com simplicidade.
- Repetir e fazer a pessoa repetir.
- Usar exemplos adequados, como fontes de proteína acessíveis.
- Identificar com a pessoa de uma a três mudanças que possam ser feitas:
  - Não saltar refeições, comer cereais no café da manhã, ovos cozidos.
  - Substituir bebidas açucaradas, por exemplo, refrigerantes, por sucos com água ou bebida não calórica.
  - Caminhar quando possível, estacionar o carro em um estacionamento mais afastado, descer escadas. Planejar caminhar com um amigo, por exemplo, em um centro de compras no verão, ou local considerado seguro (evitar a comida ou as compras).

J: *É comum que as pessoas recebam ou muita ou pouca informação. Quando o aprendiz escolhe o que quer aprender, os resultados de saúde melhoram (*Bodenheimer et al., 2005).*

- Por exemplo: o que você jantou ontem?
- Resposta: frango frito.
- O que mais?
- Resposta: nada mais.
- Como você poderia preparar o frango de modo a ter menos gordura?
- Que alimento saudável poderia ser adicionado a essa refeição?

J: *O nível de confiança da pessoa aumentará com o sucesso. Advertir que algo difícil de alcançar condiciona a pessoa para o fracasso (*Bodenheimer et al., 2005).*

Manutenção ineficaz da saúde • Relacionada a conhecimento insuficiente dos efeitos do uso do tabaco e de recursos de autoajuda disponíveis

Metas

- Identificar os benefícios da abstinência do uso do tabaco.
- Expressar compromisso com a saúde pessoal e desejo de cessar o uso do tabaco.[23]
- Desenvolver estratégias para ajudar a deixar de fumar/mascar tabaco.[23]

NOC Comportamento de busca da saúde, Conhecimento: Promoção da saúde, Conhecimento: Recursos de saúde, Participação: Decisões sobre cuidados de saúde, Detecção do risco

Dicas da Carpenito

Os fumantes sabem que fumar prejudica à sua saúde. Todos dizem para eles pararem de fumar. A adicção ao tabaco é mais forte do que a adicção à heroína. Cerca de 70% dos fumantes dizem que querem parar de fumar, e cerca de metade tenta parar ano após ano, mas apenas 4 a 7% têm sucesso sem ajuda. Isso se dá porque os fumantes não apenas ficam fisicamente dependentes da nicotina, mas também têm uma forte dependência psicológica (CDC, 2010).

A nicotina chega ao cérebro em segundos após uma tragada e altera o equilíbrio das substâncias químicas nele presentes. Ela afeta principalmente as substâncias químicas chamadas dopamina e norepinefrina. A nicotina induz prazer e reduz o estresse e a ansiedade. Os fumantes usam-na para modular níveis de excitação e controlar o humor (CDC, 2010).

---

[23] Esses critérios de resultados são estabelecidos somente *quando* a pessoa quer abandonar o tabaco. No caso do indivíduo que não deseja alterar comportamentos de uso do tabaco, informar sobre riscos e benefícios à saúde, para que ele tome uma decisão *informada*. Evitar julgamento. Sempre "manter a porta aberta" caso a pessoa, mais tarde, mude de ideia.

Intervenções

Aconselhar todos os fumantes a parar

Durante a hospitalização, concentrar-se na prontidão da pessoa para parar de fumar e esclarecer informações erradas. Perguntar:

- De que forma o cigarro afeta sua saúde?
- Já tentou parar de fumar?
- Parou por quanto tempo?
- Deseja parar de fumar?
- Por que quer parar de fumar?

J: *O foco da conversa nas experiências e percepções da pessoa pode propiciar esclarecimento sobre a melhor forma de ajudá-la a parar de fumar. Deixar o tabaco é a coisa mais importante que alguém pode fazer para proteger sua saúde (CDC, 2010).*

NIC Ver Manutenção ineficaz da saúde.

Explicar que não há algo como "uns poucos cigarros ao dia".

Dicas da Carpenito

Mais mortes são causadas pelo fumo, na comparação com todas as mortes por HIV, uso de drogas ilegais, acidentes com veículos automotores, uso de álcool, suicídio e assassinatos combinados (CDC, 2011; Mokdad et al., 2008).

J: *Fumar de um a quatro cigarros ao dia dobra o risco individual de morte em decorrência de doença cardíaca isquêmica e de todas as demais causas. Pesquisas também relatam a existência de um aumento sólido no consumo ao longo de 10 a 20 anos.*

Explicar os riscos do tabagismo passivo para fumantes e não fumantes

- O tabagismo passivo é um misto de duas formas de fumar que decorrem da queima do tabaco:
  - *Fumaça secundária*: aquela com origem na extremidade acesa de um cigarro, cachimbo ou charuto.
  - *Fumaça predominante*: a exalada por um fumante.
- A fumaça secundária tem altas concentrações de agentes cancerígenos (carcinogênios), sendo mais tóxica que a fumaça predominante.

J: *Ela tem partículas menores que a fumaça predominante. Tais partículas chegam às células pulmonares e do corpo com mais facilidade.*

- Não fumantes expostos ao tabagismo passivo recebem nicotina e substâncias químicas tóxicas da mesma forma que fumantes. Quanto mais dessa fumaça você respirar, maior o nível desses químicos prejudiciais em seu organismo.
- Os fumantes inspiram toxinas do tabaco ao fumarem e quando respiram a fumaça que exalaram.
- Quando mais de uma pessoa fuma junto, ocorre aumento de sua inalação de toxinas da fumaça.

Investigar a disposição para deixar de fumar (CDC, 2010)

- Perguntar se está agora pronto para abandonar o tabaco; em caso positivo (Healthy People, 2010):
  - Fixar uma data em duas semanas.
  - Reduzir a ingestão de cafeína.
  - Jogar fora cigarros, isqueiros e cinzeiros.
  - Limpar o carro, as roupas e a casa, retirando o cheiro do cigarro.
  - Providenciar limpeza dos dentes.
  - Evitar situações de tentação (p. ex., uso de álcool).
  - Há necessidade de abstinência total.
  - Colocar o dinheiro poupado em compra de cigarros em um fundo a ser usado apenas por você. Presenteie-se com isso.
  - Contar o plano aos familiares, colegas de trabalho e amigos.
- Outros fumantes na casa criam obstáculos ao êxito do plano.
- Revisar tentativas anteriores: o que foi útil, o que causou a recaída?
- Preparar-se para os desafios, por exemplo, abstinência de nicotina (Perea, 2008).
  - Fissura por tabaco.
  - Irritabilidade.
  - Tensão.

- Dificuldade para concentrar-se.
- Inquietação.
- Cefaleias.
- Sonolência.
- Apetite aumentado.
- Dificuldades para dormir.
• Escolher um momento para parar de fumar em que o estresse esteja relativamente baixo.
• A gravidade dos sintomas tem relação com a duração do tabagismo e a quantidade de cigarros fumados.

J: *Esses sintomas ocorrem quando a pessoa interrompe o tabagismo repentinamente ou reduz esse hábito.*

• A abstinência de nicotina costuma perdurar por 2 a 4 semanas.
• Revisar as opções disponíveis pode fortalecer a autonomia e o processo decisório.

Avaliar atividades associadas, motivação, tentativas anteriores de abandono (Leon, 2002)

- Quando fuma o primeiro cigarro do dia?
- Quando quer um cigarro (p. ex., após uma refeição, com café)?
- O que acontece se não pode fumar durante algumas horas?
- Quando doente, você também fuma?
- Quando tentou, pela última vez, parar de fumar e qual foi sua motivação?
- Obteve algum sucesso, por quanto tempo?
- Quais foram os três maiores obstáculos para deixar de fumar e o que conseguiu fazer a respeito?
- O que o levou a recomeçar?
- Qual é sua atual motivação para parar de fumar?
- Que método, em sua opinião, seria o melhor a ser tentado agora?
- Quem ou o que o ajudou nas tentativas anteriores para parar de fumar?

J: *A investigação dos hábitos pessoais como fumante informa sobre o que pode aumentar a confiança no sucesso. Isso pode precipitar uma decisão para deixar o cigarro (Andrews & Boyle, 2012; Health People 2020, 2010).*

Explicar os primeiros sintomas de abstinência

- Desejos intensos.
- Ansiedade, tensão ou frustração.
- Sonolência ou dificuldades para dormir.
- Apetite aumentado.

Explicar o processo de pesar associado a deixar de fumar

- Para alguns, permitir-se um processo de pesar ajuda a abandonar o hábito. Fumar é como um companheiro, que possivelmente está sempre disponível em comemorações e momentos ruins. Permita-se uma despedida aproveitando realmente o último cigarro. Quando mais tarde estiver com desejos intensos, telefonar para um amigo antes de sair para comprar uma carteira de cigarros, sacar sua a lista de "motivos para parar de fumar" e lembrar-se de que você já abandonou o cigarro e que não precisa mais dele.

Explicar os efeitos do cigarro no organismo, bem como um prazo para que este se recupere desses efeitos. Após deixar de fumar:

- Em menos de 20 minutos, sua frequência cardíaca já começará a diminuir em direção aos níveis normais (CDC, 2004).
- Em duas horas, sua frequência cardíaca e pressão arterial terão diminuído para um nível próximo dos normais, e você pode sentir as pontas dos dedos das mãos e dos pés começarem a aquecer.
- Antes de 8 horas, os sentidos olfatório e gustatório melhorarão (Cleveland Clinic, 2014), e a nicotina na corrente sanguínea diminuirá em 93,75%.
- Em 12 horas, o dióxido de carbono em seu organismo diminui e chega a níveis mais baixos, e os níveis do oxigênio no sangue aumentam para o normal (CDC, 2004).
- Em 24 horas, seu nível de ansiedade está em seu mais alto e, em duas semanas, deve voltar aos valores próximos dos níveis anteriores ao abandono do cigarro.
- Em 24 horas, seu risco de um infarto agudo do miocárdio (IAM) já terá começado a cair – acredite ou não, em apenas um dia após parar de fumar (a taxa de IAM para fumantes é 70% mais alta do que para não fumantes).
- Em 72 horas, o nível de nicotina em seu corpo é zero.
- Em duas semanas a três meses, o risco de IAM começa a cair. A função pulmonar começa a melhorar. A circulação melhora substancialmente. Caminhar fica mais fácil. Sua tosse crônica, caso tenha, possivelmente desaparece.

- Em oito semanas, a resistência à insulina nos fumantes normaliza, apesar do aumento médio do peso de 3 kg.
- Em um ano, seu risco aumentado de doença cardíaca coronariana, IAM e AVE cai para menos de metade do risco de um fumante.
- Em 5 a 15 anos, seu risco de AVE diminui para o de um não fumante.
- Em 10 anos, seu risco de um diagnóstico de câncer de pulmão está entre 30 e 50% daquele que continuou fumando.
- Em 13 anos, seu risco de perda de dentes induzida pelo cigarro diminui para o daquele que jamais fumou. O fumante médio que consegue viver até os 75 anos tem 5,8 menos dentes que o não fumante.
- Em 15 anos, seu risco de doença cardíaca coronariana e câncer pancreático é agora igual ao de uma pessoa que jamais fumou.
- Em 20 anos, nas mulheres, o risco de morte decorrente de todas as causas associadas ao cigarro, inclusive câncer e doenças pulmonares, está agora diminuído e igual ao risco daquele que nunca fumou.

Investigar estratégias disponíveis para deixar de fumar

- Abordar os vários métodos disponíveis para deixar de fumar. Explicar que a maioria das pessoas faz várias tentativas antes de terem sucesso na cessação do tabagismo.
- Aconselhamento individual/em grupo.
- Materiais de autoajuda (impressos, áudio e vídeo).
- Terapia de reposição da nicotina (adesivo transdérmico, goma de mascar, em *spray*).

J: *Cada uma dessas modalidades tem graus variados de eficácia. As pessoas devem ser estimuladas a continuarem tentando terapias diferentes, até que tenham êxito (*Sheahan & Latimer, 1995). Orientações abrangentes para deixar de fumar podem ser encontradas em http://www.surgeongeneral.gov/tobacco.*

- Fornecer informações ou fazer encaminhamentos para recursos da comunidade, como grupos de autoajuda, serviços de refeições em casa e agências de saúde domiciliar.

J: *Esses recursos podem dar às pessoas o auxílio necessário no controle em casa e no autocuidado.*

- Métodos individuais: livros e filmes de autoajuda.
- Métodos em grupo: contato com grupo local de sociedades do câncer, associações ligadas a doenças pulmonares e contatos telefônicos em programas governamentais.
- Hipnose, acupuntura.
- Produtos sem receita médica: filtros, comprimidos, cigarros sem tabaco, goma de mascar com nicotina.
- Medicamentos com receita médica: vareniclina (Chantix), bupropiona (Wellbutrin, Zyban), antidepressivos.
- Adesivo de nicotina transdérmico: enfatizar os perigos de fumar ao usar o adesivo.

J: *Os melhores programas para deixar de fumar são os que combinam múltiplas estratégias (Stead, Lancaster & Perera, 2006).*

Evitar ímpetos para fumar

- Passar mais tempo com não fumantes.
- Envolver-se em atividades que não possam incluir o tabagismo (p. ex., exercícios).
- Manter disponíveis substitutos orais com baixa caloria (p. ex., goma de mascar, frutas).
- Usar técnica de relaxamento, como a respiração profunda.

Envolver-se no seguinte se ocorrer recaída

- Parar imediatamente de fumar.
- Livrar-se dos cigarros.
- Conscientizar-se de que recaídas são comuns antes do sucesso em abandonar o cigarro.
- Aprender com os erros.
- Marcar uma nova data.

J: *Levantar dados a respeito de tentativas anteriores de parar de fumar oferece compreensão, podendo aumentar a motivação e o sucesso. Estratégias específicas podem aumentar a motivação.*

Discutir estratégias para minimizar o ganho de peso e aumentar o exercício

- Ver *Estilo de vida sedentário*.

Se não desejar parar de fumar no momento, ajudar a motivar o indivíduo. Identificar razões para parar

Identificar aspectos negativos do uso do tabaco com o indivíduo

- *Físicos*: intolerância ao exercício, tosse, catarro, infecções respiratórias frequentes, doença dentária, risco aumentado de doenças, envelhecimento facial precoce, mau hálito.

- *Ambientais*: roupas/mobiliário queimados, interiores descoloridos na casa/local de trabalho, roupas/mobiliário com odor desagradável, cinzeiros sujos, incêndios em casa e no trabalho.
- *Sociais*: impossibilidade de fumar em locais públicos, natureza ofensiva dos comportamentos de uso do tabaco para familiares, amigos e colegas de trabalho.
- *Financeiros*: ajudar o indivíduo a calcular o custo do vício.
- *Psicológicos*: sintomas de abstinência desagradáveis quando o tabaco não está disponível (p. ex., sensações marcantes quando a pessoa não fuma há algum tempo), autoestima diminuída resultante da dependência.

Identificar aspectos positivos do uso do tabaco com o indivíduo (usar as palavras dele).
Fazê-lo listar todas as razões que o levam a desejar parar

> **J:** *Para ajudar uma pessoa a iniciar uma mudança de comportamento de saúde, o enfermeiro dá informações que aumentem a percepção da gravidade do comportamento e da suscetibilidade à doença se o comportamento persistir (Andrews, 1998; *Murray et al., 2009).*

Informar sobre os riscos à saúde

- Abordar os riscos de saúde decorrentes do uso de tabaco para si mesmo – ver Conceitos-chave.
- Abordar os riscos de saúde decorrentes do uso de tabaco para as outras pessoas – ver Conceitos-chave.
- Discutir os benefícios do abandono do tabagismo.
  - Pulso e pressão arterial diminuídos.
  - Paladar/olfato melhorados.
  - Menor risco de câncer, AVE, doença pulmonar obstrutiva crônica, IAM.
  - Menor produção de catarro.
  - Regeneração da mucosa pulmonar.
  - Melhora da higiene dos dentes.
  - Melhora da circulação.
  - Melhora da aceitação social.
  - Menos infecções respiratórias.

> **J:** *Para ajudar uma pessoa a iniciar uma mudança de comportamento de saúde, o enfermeiro dá informações que aumentem a percepção da gravidade do comportamento e da suscetibilidade à doença se o comportamento persistir (Andrews, 1998; *Murray et al., 2009). Conversar com a pessoa que ainda não está pronta para deixar de fumar sobre as estratégias para fazê-lo mais tarde.*

Ajudar a pessoa a preparar-se

- Listar todas as razões para desejar parar.
- Determinar quando o fumo é mais desejado (p. ex., ao acordar, após uma refeição). Continuar a fumar, mas retardar o cigarro, quando desejado, por algo em torno de 1 hora.
- Escolher uma data para parar após 4 semanas de mudança nos padrões de uso do tabaco.

Intervenções pediátricas

Investigar se o adolescente conhece alguém que fume (amigos, parentes)

- Usar uma abordagem de final aberto e sem julgamentos (p. ex., "O que acha do uso do cigarro?").

Informar consequências de curto prazo em vez de longo prazo do uso do cigarro (p. ex., envelhecimento precoce da pele, manchas amarelas nos dentes e dedos das mãos, cheiro de cigarro no hálito e nas roupas, doença gengival).

Salientar o ostracismo dos fumantes (p. ex., ficar na parte externa dos prédios, sujeitos ao frio, para fumar)

> **J:** *Os adolescentes preocupam-se com a aparência e a aceitação pelos colegas. A incidência de uso do tabaco sem tragar aumentou entre crianças em idade escolar, uma vez que muitos encaram essa prática como menos prejudicial que o fumo.*

Discutir os riscos do tabaco não tragado (câncer da boca e da língua, cáries e perda de dentes, mau hálito, doença gengival, dentes manchados, doença cardíaca)

Informar que o tabaco sem tragar na boca durante 30 minutos é o mesmo que fumar três cigarros

> **J:** *O tabaco não tragado não é inofensivo e pode causar graves problemas de saúde (Stead et al., 2006).*

Ajudar o adolescente a não começar a fumar (DuRant & Smith, 1999)
- Contra-atacar a propaganda.
- Praticar comportamento assertivo.
- Discutir os mitos do cigarro.
- Abordar as consequências do uso do tabaco na saúde.
- A maioria dos fumantes gostaria de deixar de fumar. Aconselhar os adolescentes a perguntarem a fumantes se desejam abandonar o uso do cigarro.

J: Ajudar os adolescentes a valorizarem o fato de que muitos fumantes gostariam de deixar o cigarro pode impedir que iniciem seu uso (Hockenberry & Wilson, 2009).

Intervenções maternas

Explicar os efeitos adversos do uso do cigarro (CDC, 2006; Mitchell et al., 1999)

Durante a gestação
- Atravessar a placenta.
- Reduz o oxigênio para o feto.
- Reduz o transporte de nutrientes, cálcio, glicose e hormônios.
- Causa peso baixo no nascimento.
- Ocasiona natimortos, deformações congênitas.

Nos bebês e nas crianças
- Contribui para alergias, otite média, bronquite, asma e síndrome da morte súbita do bebê.

Se desejado, estabelecer um plano para reduzir a quantidade de cigarros fumada durante o dia e, se possível, fixar uma data para a cessação total

Encarar as recaídas como recuos temporários

Identificar situações que levam a fumar

J: Os efeitos adversos são proporcionais aos cigarros fumados durante o dia; assim, reduzir é benéfico.

Fontes:
- *American Heart Association Smoke-free*. (2015). Living: Benefits & Milestones. Recuperado em http://www.heart.org/HEARTORG/GettingHealthy/QuitSmoking/QuittingSmoking/Smoke-free-Living-Benefits-Milestones_UCM_322711_Article.jsp.
- Stop Smoking Recovery Timetable (2015). Recuperado em http://whyquit.com/whyquit/A_Benefits_Time_Table.html.
- Heathline. (2015). What Happens When You Quit Smoking? Recuperado em http://www.healthline.com/health/quit-smoking.

MEDO

Definição da NANDA-I
Resposta à ameaça percebida que é conscientemente reconhecida como um perigo.

Características definidoras

Relatos verbais de pânico*

Alarme*	Autossegurança diminuída*	Foco menor na origem do medo*
Comportamento agressivo	Receio*	Pânico
Apreensão*	Excitação*	Terror*
Comportamentos de esquiva*	Impulsividade*	
Estar com medo*	Alerta*/tensão aumentados	

Atividade visceral-somática

Musculoesquelética
- Respiração ofegante
- Fadiga*/fraqueza dos membros
- Tensão muscular*

Respiratória
   Frequência aumentada*
   Tremores

Cardiovascular
   Palpitações
   Pulso rápido*
   Pressão arterial sistólica aumentada*

Pele
   Rubor/palidez*
   Aumento da sudorese*
   Parestesia

Gastrintestinal
   Anorexia*
   Náusea/vômitos
   Diarreia*/urgência para evacuar
   Boca*/garganta secas

SNC/perceptivo
   Síncope
   Irritabilidade
   Insônia
   Crise de ausência
   Falta de concentração
   Pesadelos
   Dilatação da pupila*
   Capacidade diminuída para resolver problemas*

Geniturinária
   Urgência/frequência urinária

Fatores relacionados

O medo pode ocorrer como resposta a uma variedade de problemas de saúde, situações ou conflitos. Algumas fontes comuns são indicadas a seguir.

Fisiopatológicos

Relacionados a efeitos imediatamente percebidos e de longo prazo de:

   Prejuízo cognitivo
   Doença incapacitante
   Incapacidade de longa duração
   Perda de uma parte ou função do corpo
   Prejuízo sensorial
   Doença terminal

Relacionados ao tratamento

Relacionados à perda de controle e a resultados imprevisíveis secundários a:

   Hospitalização
   Procedimentos invasivos
   Cirurgia e seus resultados
   Radioterapia
   Anestesia

Situacionais (pessoais, ambientais)

Relacionados à perda de controle e a resultados imprevisíveis secundários a:

   Mudança ou perda de alguém significativo
   Dor
   Ambiente novo
   Pessoas novas
   Sucesso
   Divórcio
   Falta de conhecimentos
   Fracasso
   Relacionados a possível perda financeira

Maturacionais

Pré-escolares (2-5 anos)

Relacionados a:

   Medos relacionados à idade
   Animais
   Estar só
   Dano ao corpo
   Escuro, estranhos, fantasmas
   Não ser amado
   Separação dos pais e dos amigos
   Pessoas estranhas

Escolares (6-12 anos)

Relacionados a:

   Sentir-se perdido
   Ter problemas
   Trovões, raios
   Sonhos ruins
   Armas

Adolescentes (13-18 anos)
Relacionados à incerteza acerca de:

Aparência
Sucesso escolar
Apoio dos amigos

Adultos
Relacionados à incerteza acerca de:

Casamento	Gravidez	Paternidade/maternidade
Segurança no emprego	Efeitos do envelhecimento	

Idosos
Relacionados à dependência antecipada:

Sofrimento prolongado	Vulnerabilidade ao crime
Insegurança financeira	Abandono

Nota da autora

Ver *Ansiedade*.

Conceitos-chave

Considerações gerais

- Os mecanismos psicológicos de defesa apresentam distinções individuais e podem ser adaptativos ou mal-adaptativos.
- O medo é diferente da ansiedade, pois é um sentimento causado por uma ameaça identificada (objeto específico); a ansiedade é um sentimento causado por uma ameaça que não pode ser facilmente identificada (inespecífica ou desconhecida).
- Tanto o medo quanto a ansiedade levam ao desequilíbrio.
- A raiva pode ser uma resposta a certos medos.
- A sensação de adequação no confronto com o perigo reduz o medo. O medo disfarça a si mesmo. O medo expresso pode ser um substituto para outros medos que não são socialmente aceitos. A conscientização dos fatores que intensificam os medos facilita o controle e previne a exacerbação dos sentimentos. O medo é reduzido quando confrontado com a realidade de segurança da situação.
- O medo pode se transformar em ansiedade se passar a ser internalizado e servir para desorganizar, em vez de tornar-se adaptativo.
- Reações físicas crônicas a estressores levam à suscetibilidade e a doenças crônicas.
- As respostas fisiológicas são manifestadas por todo o corpo, principalmente pela estimulação hipotalâmica dos sistemas autônomo e endócrino.
- Os indivíduos interpretam o grau de perigo a partir de um estímulo ameaçador. Os sistemas fisiológico e psicológico reagem com igual intensidade (pressão arterial, frequência cardíaca e respiratória aumentadas).
- O medo é adaptativo, sendo uma resposta saudável ao perigo.
- O medo é diferente da *fobia*, que é um medo persistente e irracional de um estímulo circunscrito (objeto ou situação), diferente de um ataque de pânico (transtorno de pânico) ou da humilhação ou vergonha em certas situações sociais (fobia social) (American Psychiatric Association, 2014).

Considerações pediátricas

- "O medo faz parte do desenvolvimento normal da criança. Pode ser uma força positiva de adaptação quando ensina à criança uma percepção de perigo potencial.
- Bebês e crianças pequenas têm medo, mas são incapazes de identificar verbalmente a ameaça. As respostas verbais (choro, protesto) e não verbais (chutar, morder, atirar-se) são indicadores importantes do medo da criança (*Broome, Bates, Lillis & McGahee, 1990; Hockenberry & Wilson, 2015).
- Comportamentos de medo são *consistentes* e *imediatos* diante de exposição ou menção a um estressor específico; se a resposta for errática, o diagnóstico mais certo poderá ser o de ansiedade. Ver a tabela no diagnóstico *Atraso no crescimento e no desenvolvimento*, ou as Considerações pediátricas e os Conceitos-chave para o diagnóstico *Ansiedade*.
- Os medos durante a infância obedecem a uma sequência de desenvolvimento e são influenciados pela cultura, pelo ambiente e pelos medos dos pais (Hockenberry & Wilson, 2012).

- Os medos são mais frequentes na faixa etária dos 8 aos 10 anos (*Nicastro & Whetsell, 1999).
- Os principais medos nas diferentes faixas etárias são estes (Hockenberry & Wilson, 2012; *Nicastro & Whetsell, 1999):
  - *Bebês e crianças pequenas (nascimento a 2 anos)*: os medos derivam de estímulos físicos (p. ex., ruídos altos, separação dos pais e dos cuidadores, estranhos, movimentos repentinos, animais, determinadas situações [consultório médico]).
  - *Pré-escolares (3 a 5 anos)*: os medos derivam de situações reais ou imaginárias (p. ex., trauma ou mutilação, fantasmas, demônios, monstros, escuro, ralo da banheira e do vaso sanitário, ficar só, sonhos, ladrões, animal selvagem, cobras).
  - *Idade escolar (6 a 8 anos)*: fantasmas, monstros, escuro, estar sozinho, trovão, relâmpago, estar perdido, armas e sequestro são medos comuns.
  - *Idade escolar (9 a 12 anos)*: os medos comuns são o escuro, estar perdido ou sozinho, dano corporal, estranhos, pesadelos, punição, notas e testes escolares e meter-se em encrencas.
  - *Adolescentes*: os medos podem ser verbalizados e incluem a perda do autocontrole, distúrbios na imagem corporal, morte, separação dos amigos, desempenho social inapto, intrigas sobre sexualidade, Aids, estar sozinho, guerra.
- O medo é uma reação momentânea ao perigo relacionada a uma avaliação baixa do próprio poder sobre a situação (Hockenberry & Wilson, 2012).

Considerações maternas

Os medos e as preocupações da gestação são diferentes em cada trimestre:

Primeiro trimestre

- Incerteza quanto ao momento certo de gestação.
- Incerteza sobre a própria adequação e a do parceiro à maternidade/paternidade.
- Preocupação sobre aspectos materiais (p. ex., finanças).

Segundo trimestre

- Os medos diminuem à medida que o feto se movimenta.
- Diminuição dos sintomas físicos.

Terceiro trimestre

- Medos quanto ao próprio bem-estar e de como irá tolerar o trabalho de parto.
- Medos relativos ao bem-estar do feto.
- Obsessão com o trabalho de parto e o nascimento.

Considerações geriátricas

- Cesarone (*1991) agrupou as fontes de medo nos idosos em cinco categorias:
  - Medo de doença, de sofrimento, de quedas.
  - Medo da dependência, do abandono.
  - Medo de morrer.
  - Doença ou morte dos entes queridos.
  - Razões variadas (crime, insegurança financeira, exames diagnósticos).
- O medo de cair leva à evitação de atividades e ao declínio no funcionamento em até 76% dos idosos que vivem na comunidade e entre 40 e 75% dos moradores de instituições de longo prazo (Kim & So, 2013; Lach & Parsons, 2013).

Critérios para a investigação focalizada

Dados subjetivos/objetivos

Investigar as características definidoras

Surgimento

Solicitar à pessoa que conte "sua" história de medo.

Processos e conteúdo do pensamento

Os pensamentos são claros, coerentes, lógicos, confusos ou esquecidos?
A pessoa consegue se concentrar ou está preocupada?

Percepção e julgamento

O medo ainda está presente após a eliminação do estressor?
O medo é uma reação a um estímulo presente ou está distorcido por influências do passado?

Atividade visceral-somática

Ver Características definidoras.

Metas

O adulto relatará aumento do conforto psicológico e fisiológico, conforme evidenciado por estes indicadores:

- Mostra diminuição da resposta visceral (pulso, respiração).
- Diferencia as situações reais das imaginárias.
- Descreve os padrões de enfrentamento eficazes e ineficazes.
- Identifica os próprios padrões de enfrentamento.

NOC Autocontrole da ansiedade, Autocontrole do medo

A criança relatará ou exibirá aumento no conforto psicológico e fisiológico, conforme evidenciado por estes indicadores:

- Discute os medos.
- Evidencia menos choro.

Intervenções

As intervenções de enfermagem para o diagnóstico *Medo* representam as conforme intervenções para qualquer pessoa com medo, independentemente dos fatores etiológicos ou contribuintes.

Investigar os possíveis fatores contribuintes

- Ver Fatores relacionados.

Reduzir ou eliminar os fatores contribuintes

NIC Redução da ansiedade, Melhora do enfrentamento, Presença, Aconselhamento, Terapia de relaxamento

Ambiente desconhecido

- Orientar quanto ao ambiente, usando explicações simples.
- Falar lenta e calmamente.
- Evitar surpresas e estímulos dolorosos.
- Usar luzes e música suaves.
- Remover os estímulos ameaçadores.
- Planejar a rotina familiar, um dia de cada vez.
- Incentivar o domínio gradual de uma situação.
- Proporcionar um objeto transicional com segurança simbólica (cobertor, medalhas religiosas).

    Justificativa: *Um profissional calmo e mais silencioso pode comunicar calma à pessoa (Varcarolis, 2011).*

Invasão do espaço pessoal

- Permitir a privacidade.
- Afastar a pessoa dos estímulos.
- Permanecer com ela até que o medo cesse (ouvir, usar o silêncio).
- Mais tarde, estabelecer contatos frequentes e consistentes; pedir aos membros da família e às pessoas significativas que fiquem com o indivíduo.
- Usar o toque, se tolerado (algumas vezes, segurar a pessoa com firmeza a ajuda a manter o controle).

    J: *A minimização de estímulos ambientais pode ajudar a reduzir a intensidade do medo (Varcarolis, 2011).*

Ameaça à autoestima

- Apoiar o estilo de enfrentamento preferido, quando usados mecanismos de adaptação.
- Inicialmente, diminuir o número de opções da pessoa.
- Usar afirmações simples e diretas (evitar detalhes).
- Dar sugestões diretas para controlar os eventos diários (alguns preferem detalhes; outros, explicações genéricas).

- Incentivar a expressão dos sentimentos (desamparo, raiva).
- Fornecer *feedback* sobre os sentimentos expressos (apoiar as avaliações realistas).
- Reenfocar a interação sobre as áreas de capacidade, e não as disfuncionais.
- Encorajar os mecanismos de enfrentamento normais.
- Estimular o compartilhamento de problemas comuns com os outros.
- Fornecer *feedback* ao indivíduo sobre o efeito que seu comportamento tem nos outros.
- Encorajá-lo a encarar o medo.

   J: *Um diálogo franco e honesto pode ajudar a iniciar a solução construtiva de problemas, podendo instilar esperança.*

Quando a intensidade dos sentimentos diminuir, auxiliar com a percepção e a reação controladora

- Trazer as indicações de comportamento à conscientização da pessoa.

   J: *Medo severo ou pânico pode interferir na concentração e no processamento de informações (Varcarolis, 2011).*

- Pedir para escrever sobre os medos na forma narrativa.

   J: *Escrever sobre os próprios medos pode oferecer entendimento e controle (*Crossley, 2003).*

- Ensinar como resolver os problemas.
    - Qual é o problema?
    - Quem ou o que é responsável pelo problema?
    - Quais são as opções?
    - Quais são as vantagens e as desvantagens de cada opção?

   J: *Um diálogo franco e honesto pode ajudar a iniciar a solução construtiva de problemas, podendo inspirar esperança.*

Iniciar as orientações para a saúde e os encaminhamentos, conforme indicado

- Técnica de relaxamento progressivo.
- Leitura, música, exercícios respiratórios.
- Dessensibilização, autoinstrução.
- Interrupção de pensamentos, fantasia orientada.
- Ioga, hipnose, treinamento assertivo.

   J: *Esses métodos podem aumentar o controle, o conforto e o relaxamento.*

Intervenções pediátricas

Participar de funções na comunidade para orientar os pais sobre medos associados a intervenções construtivas (p. ex., organizações de pais e mestres, boletins de comunicação, grupos de civis)

- Proporcionar à criança oportunidades para expressar seus medos e aprender formas saudáveis de liberação da raiva ou da tristeza; por exemplo, terapia recreacional.
- Reconhecer a doença, a morte e a dor como reais; evitar proteger a criança da realidade da existência; incentivar o compartilhar franco e honesto adequado à faixa etária.
- Jamais rir da criança. Compartilhar com ela a normalidade de seus medos.
- Medo de animais imaginários, intrusos (p. ex., "Não vejo um leão em seu quarto, mas vou deixar a luz acesa, e, se você precisar, por favor, chame".)
- Medo de que os pais se atrasem (estabelecer um plano contingencial [p. ex., "Se você voltar da escola e a mamãe não estiver, vá até a Sra. S., a vizinha mais próxima]).
- Medo de desaparecer pelo ralo da banheira ou pelo vaso sanitário:
    - Esperar que a criança saia da banheira antes de abrir o ralo.
    - Esperar que a criança levante do vaso sanitário antes de dar descarga.
    - Deixar os brinquedos na banheira e mostrar que não saem pelo ralo.
- Medo de cães e gatos:
    - Permitir que a criança veja outra criança brincando com um cachorro, de longe.
    - Não obrigar a criança a tocar no animal.
- Medo da morte (Ver Conceitos-chave para *Pesar*).
- Medo da dor (Ver Intervenções pediátricas para *Dor*).
- Recusa em dormir:
    - Estabelecer uma hora realista para a criança ir dormir.
    - Combinar uma recompensa se a criança tiver sucesso.
    - Não dormir com a criança ou levá-la para o quarto dos pais.
- Discutir com os pais a normalidade dos medos nas crianças; explicar a necessidade de aceitação e os resultados negativos da punição, do embaraço ou da insistência para que a criança vença o medo.

- Proporcionar à criança oportunidades para observar outras crianças enfrentarem, com sucesso, o objeto temido.
- Demonstrar força e autoconfiança.
- Pegar a criança pela mão e levá-la delicadamente para a água rasa.
- Permitir que a criança veja você acariciar um cachorro.

J: *As estratégias devem se concentrar na aceitação do medo da criança, no oferecimento de uma explicação, se possível, ou alguma forma de controle. Quanto maior o sucesso da criança no controle de uma situação causadora de medo, mais confiança e menos vulnerabilidade ela sentirá (*Nicastro & Whetsell, 1999).*

J: *A dessensibilização, com o enfrentamento gradual do objeto ou da situação temida, é eficaz para a maioria das crianças (Hockenberry & Wilson, 2012).*

Intervenções maternas

- Proporcionar oportunidade para expressar o medo durante cada trimestre.

J: *Os medos e as preocupações mudam a cada trimestre.*

- Ver Conceitos-chave e Considerações maternas para mais detalhes.
- Proporcionar oportunidade para que o futuro pai compartilhe seus medos e preocupações.

J: *Os futuros pais preocupam-se com as mudanças no relacionamento com suas parceiras, com sua competência como provedores e pais e com o atendimento das expectativas recentemente surgidas na mãe (Pillitteri, 2014).*

MEMÓRIA PREJUDICADA

Definição da NANDA-I

Incapacidade persistente de recordar ou recuperar partes de informações ou habilidades.

Características definidoras*

Maiores (uma ou mais devem estar presentes)

Experiências relatadas de esquecimento
Incapacidade de recordar se um comportamento foi desempenhado
Incapacidade de aprender ou reter novas habilidades ou informações
Incapacidade de desempenhar uma habilidade previamente aprendida
Incapacidade de recordar informações factuais
Incapacidade de lembrar acontecimentos

Fatores relacionados

Fisiopatológicos

Relacionados a distúrbios neurológicos* secundários a:

Doença cerebral degenerativa (p. ex., esclerose múltipla, doença de Parkinson)
Lesão
Traumatismo encefálico
Acidente vascular encefálico (AVE)

Relacionados à redução da quantidade e da qualidade das informações processadas secundária a:

Déficit visuais
Descondicionamento físico
Hábitos de aprendizagem
Nível educacional
Déficits auditivos
Fadiga
Habilidades intelectuais

Relacionados a deficiências nutricionais (p. ex., vitamina C e B_{12}, folato, niacina, tiamina)

Relacionados ao tratamento

Relacionados a efeitos de medicamento (especificar) sobre o aramazenamento de memórias

Situacionais (pessoais, ambientais)

Relacionados a expectativas de autorrealização

Relacionados a autoenfoque e preocupação excessivos secundários a:

   Pesar
   Ansiedade
   Depressão

Relacionados ao consumo de álcool

Relacionados à falta de motivação

Relacionados à falta de estimulação

Relacionados à dificuldade de concentração secundária a:

   Estresse
   Distração
   Distúrbios do sono
   Dor
   Falta de estímulo intelectual

Nota da autora

Este diagnóstico é útil quando a pessoa pode ser auxiliada a funcionar melhor em razão de estratégias que melhoram a memória. Se esta não puder ser melhorada em consequência de degeneração cerebral, o diagnóstico não é apropriado. Em vez disso, o enfermeiro deve avaliar os efeitos da memória prejudicada sobre o funcionamento, como em *Déficit no autocuidado* ou *Risco de lesão*. O foco das intervenções para esses diagnósticos seria a melhoria do autocuidado ou da proteção, e não a melhoria da memória. *Confusão crônica* deve também ser considerada.

Conceitos-chave

Considerações gerais

- A memória é um contínuo de processamento. Primeiro, uma informação é percebida, depois armazenada e, posteriormente, recuperada quando necessária ou desejada (Miller, 2015). Problemas de memória associados ao envelhecimento normal refletem uma diminuição na eficiência com que as informações são processadas e recuperadas (Grossman & Porth, 2014).
- A função da memória preocupa mais as pessoas do que qualquer outra função cognitiva. Quando uma pessoa mais velha esquece, interpreta-se como um sinal de doença; quando um jovem esquece, atribui-se ao excesso de coisas que ele tem na mente.
- A memória de curto prazo apresenta leve declínio com o envelhecimento, o que é atribuído à crença de que quanto mais tempo de armazenamento da informação, mais ela perdurará (Miller, 2015).

Critérios para a investigação focalizada

Obter do indivíduo e de pessoas significativas.

Dados subjetivos

Investigar as características definidoras

Eventos remotos: "Onde você nasceu?", "Onde frequentou o curso fundamental?", "Qual foi seu primeiro emprego?", "Quando casou?"

Eventos recentes: "Mora com alguém?", "Tem netos?", "Quais são seus nomes?", "Quando foi sua mais recente consulta médica?"

Memória imediata, retenção: relatar três fatos não relacionados e solicitar à pessoa que repita as informações logo a seguir e, novamente, após 5 minutos.

Memória imediata, captação geral, lembrança: pedir à pessoa que leia uma pequena história e resuma as informações.

Memória imediata, reconhecimento: fazer uma pergunta de múltipla escolha e solicitar à pessoa que escolha a resposta correta.

Capacidade de lembrar:
　Realizar atividades de autocuidado
　Comprar artigos de que precisa
　Tomar os medicamentos
　Comparecer aos compromissos
　Pagar as contas

Metas

O indivíduo informará aumento da satisfação com a memória, conforme evidenciado por estes indicadores:

- Identifica três técnicas para melhorar a memória.
- Relaciona fatores que o impeçam de memorizar.

NOC Orientação cognitiva, Memória

Intervenções

Discutir as crenças sobre os déficits de memória

- Corrigir informações incorretas.
- Explicar que expectativas negativas podem resultar em déficits de memória.

  Justificativa: *Muitos fatores pessoais, como nível de escolaridade e expectativas, além de fatores ambientais, como conversas múltiplas de uma só vez, influenciam significativamente a memória.*

Investigar os fatores capazes de afetar negativamente a memória (p. ex., fisiopatológicos, escolaridade, estressores, pressa)

NIC Orientação para a realidade, Treinamento da memória, Controle do ambiente

J: *Problemas de memória podem ter relação com vários fatores, como patologia do sistema nervoso central, deficiências alimentares, baixa escolaridade, déficits sensoriais, desinteresse, estresse, dor ou depressão.*

Se a pessoa apresenta dificuldade de concentração, usar explicações mais simples e diminuir distrações ambientais

Ensinar à pessoa dois ou três dos métodos a seguir para melhorar as habilidades mnemônicas
(*Maier-Lorentz, 2000; Miller, 2015)

- Escrever coisas (p. ex., listas, calendários, caderno de anotações).
- Usar indicadores auditivos (p. ex., *timers*, alarme dos relógios) junto com indicadores escritos.
- Usar indicadores ambientais (p. ex., algo pode ser retirado do seu lugar habitual e, ser devolvido após ter funcionado como lembrete).
- Ter lugares específicos para determinados objetos; mantê-los em seu próprio lugar (p. ex., chaves em um chaveiro próximo à porta).
- Colocar lembretes em lugares apropriados (p. ex., colocar os sapatos a serem consertados próximos à porta).
- Utilizar imagens visuais ("Uma imagem vale mais do que mil palavras"). Criar uma imagem em sua mente, quando deseja lembrar algo; quanto mais bizarra a imagem, maior a probabilidade de ser lembrada.
- Usar a observação ativa – prestar atenção aos detalhes do que está acontecendo ao redor e estar atento ao ambiente.
- Fazer associações ou conexões mentais.
- Fazer associações entre nomes e imagens mentais (p. ex., o nome de alguém e um evento).
- Repetir o que se quer lembrar em voz alta ou escrever em um papel.
- Usar a autoinstrução – dizer coisas em voz alta (p. ex., "Estou colocando minhas chaves sobre o balcão para me lembrar de desligar o forno antes de sair").
- Dividir as informações em pequenas porções que possam ser facilmente lembradas (p. ex., para lembrar um endereço ou um código postal, dividi-lo em pequenos grupos de algarismos).
- Organizar as informações em categorias lógicas (p. ex., xampu e *spray* para o cabelo, pasta de dentes e solução oral, sabonete e desodorante).
- Usar indicações rimadas.
- Usar as primeiras letras como indicadores e fazer associações (p. ex., para lembrar-se de comprar cenouras, ovos, maçãs, ameixas, lembrar a palavra "coma").
- Fazer associações de palavras (p. ex., para lembrar as letras da placa do carro, formar uma palavra, como "camelo" para CML).

- Procurar no alfabeto enquanto se concentra no que deseja lembrar (p. ex., para lembrar que o nome de alguém é Maria, iniciar pelos nomes com "A", continuando até que a sua memória esbarre no nome correto).
- Criar uma história para conectar o que você quer lembrar (p. ex., se você tem de ir ao correio e à lavanderia, criar uma história sobre enviar uma calça pelo correio).

  J: *Quando uma pessoa deseja melhorar a memória, a intenção de lembrar e o conhecimento de técnicas de lembrança são necessários (Miller, 2015).*

Ao tentar aprender ou lembrar algo

- Minimizar as distrações.
- Não ter pressa.
- Manter alguma forma de organização nas tarefas de rotina.
- Carregar uma agenda ou um calendário, ou utilizar indicadores escritos.

  J: *O prejuízo mnemônico pode ser melhorado quando a informação é importante e lógica, em vez de abstrata.*

Ao ensinar (Miller, 2015)

- Determinar se há barreiras à aprendizagem (p. ex., estresse, uso/abuso de álcool, dor, depressão, baixa escolaridade).
- Eliminar as distrações.
- Apresentar informações tão concretamente quanto possível.
- Usar exemplos práticos.
- Permitir ao aluno que estabeleça o ritmo do aprendizado.
- Usar auxiliares visuais e auditivos.
- Proporcionar organizadores antecipados: resumos, indicadores escritos.
- Incentivar o uso de auxiliares.
- Garantir que os óculos estejam limpos e a luz seja branca e suave.
- Corrigir imediatamente as respostas erradas.
- Estimular as respostas verbais.
- Tentar organizar as atividades de autocuidado na mesma ordem e horário, todos os dias.

  J: *Estratégias de ensino simples e diretas, com auxiliares visuais, podem aumentar a aprendizagem e a retenção.*

MOBILIDADE FÍSICA PREJUDICADA

Mobilidade física prejudicada
Capacidade de transferência prejudicada
Deambulação prejudicada
Levantar-se prejudicado
Mobilidade com cadeira de rodas prejudicada
Mobilidade no leito prejudicada
Sentar-se prejudicado

Definição da NANDA-I

Limitação no movimento independente e voluntário do corpo ou de uma ou mais extremidades.

Características definidoras

Capacidade comprometida para se mover propositalmente no ambiente (p. ex., sentar-se, mobilidade no leito, transferência, deambulação)
Limitações na amplitude de movimento
Alteração da marcha
Instabilidade fisiológica com aumento da atividade
Movimentos descoordenados
Movimentos espásticos
Instabilidade postural
Tremor induzido pelo movimento

Fatores relacionados

Fisiopatológicos

Relacionados a descondicionamento secundário à instabilidade fisiológica

Relacionados à diminuição da força e da resistência musculares secundária a:

Dano neuromuscular
Alterações autoimunes (p. ex., esclerose múltipla, artrite)
Doenças do sistema nervoso (p. ex., doença de Parkinson, miastenia grave)
Condições respiratórias (p. ex., doença pulmonar obstrutiva crônica [DPOC])
Distrofia muscular
Paralisia parcial (lesão na medula, acidente vascular encefálico [AVE])
Tumor no sistema nervoso central (SNC)
Traumatismo
Câncer
Pressão intracraniana aumentada
Déficits sensoriais
Dano musculoesquelético
Fraturas
Doença do tecido conectivo (lúpus eritematoso sistêmico)
Condições cardíacas

Relacionados a enrijecimento* ou contrações* articulares secundário a:

Doença articular inflamatória
Após cirurgia espinal ou de substituição articular
Doença articular degenerativa
Discopatia degenerativa

Relacionados a edema

Relacionados ao tratamento

Relacionados a equipamento (p. ex., ventiladores, terapia enteral, diálise, nutrição parenteral total)

Relacionados a uso de dispositivos externos (aparelhos gessados ou talas, outros aparelhos)

Relacionados a força e resistência insuficientes para a deambulação com (especificar):

Próteses
Muletas
Andador

Situacionais (pessoais, ambientais)

Relacionados a comprometimento da capacidade de movimentação secundário a:

Fadiga
Menor motivação
Dor*
Obesidade (IMC > 30)
Prejuízo cognitivo*
Estado de humor deprimido*
Descondicionamento*
Dispneia

Maturacionais

Crianças

Relacionados à marcha anormal secundária a:

Deficiências esqueléticas congênitas
Displasia congênita do quadril
Doença de Legg-Calvé-Perthes
Osteomielite

Idosos

Relacionados à diminuição da agilidade motora

Relacionados à diminuição da massa e da força musculares*

Relacionados a medo de quedas

Nota da autora

Mobilidade física prejudicada descreve uma pessoa descondicionada por imobilidade resultante de uma condição médica ou cirúrgica. Há muitos livros sobre os efeitos da imobilidade nas funções do sistema do corpo. Programas de mobilidade progressiva precoce e protocolo de atividades progressivas da mobilidade (PMAP, do inglês *progressive mobility activity protocol*) existem para evitar essas complicações. São programas apropriados a pessoas em unidades de terapia intensiva (UTIs), outras unidades hospitalares e instituições de cuidados de enfermagem.

Esses programas precisam de atenção contínua de enfermeiros. Foram identificadas várias barreiras potenciais à manutenção do protocolo antes referido (PMAP), como falta de orientação sobre mobilidade, preocupações com a segurança e falta de colaboração interdisciplinar (King, 2012). Gillis, MacDonald e MacIssac (2008) relataram que restrições de tempo em razão de aumento da gravidade e falta de profissionais reduziram a prioridade e o tempo disponível para a mobilidade básica.

Os níveis de gravidade em unidades devem abordar a carga de trabalho associada ao PMAP, e associar isso em relação à quantidade de funcionários. Várias pesquisas mostram o custo-benefício do PMAP relacionado ao tempo de permanências em UTIs, menor tempo de uso do ventilador e redução das permanências em hospitais, bem como menos complicações relativas a imobilidade, como redução de trombose venosa profunda, pneumonia associada a ventilador e *delirium*.

As intervenções de enfermagem para *Mobilidade física prejudicada* concentram-se no fortalecimento precoce da musculatura para a mobilidade e na restauração da função, assim como na prevenção da deterioração. *Mobilidade física prejudicada* pode também ser usada para descrever o indivíduo com uso limitado de braço(s) ou perna(s), ou com força muscular limitada.

Mobilidade física prejudicada é um dos diagnósticos agrupados em *Risco de síndrome do desuso*. A limitação dos movimentos físicos de braços/pernas pode ser também a etiologia de outros diagnósticos de enfermagem, como *Déficit no autocuidado* e *Risco de lesão*. Quando o indivíduo consegue se exercitar, mas não o faz, ver *Estilo de vida sedentário*. Quando ele não possui limitações de movimentos, mas está sem condicionamento e tem a resistência diminuída, ver *Intolerância à atividade*.

Erros nos enunciados diagnósticos

Mobilidade física prejudicada relacionada à amputação traumática do braço esquerdo

Listar amputação traumática do braço esquerdo como um fator relacionado não descreve o problema. Ao contrário, o enunciado diagnóstico deve refletir como a perda afetou o funcionamento. Um diagnóstico mais apropriado seria *Déficit no autocuidado: Alimentação*, relacionado a conhecimento insuficiente das adaptações necessárias secundário à perda do braço esquerdo.

Mobilidade física prejudicada relacionada à motivação limitada secundária a AVE

A motivação limitada é um sinal de *Mobilidade física prejudicada*, não um fator relacionado. Os fatores relacionados devem representar uma orientação para a intervenção de enfermagem, como no diagnóstico *Mobilidade física prejudicada relacionada à redução da força e resistência musculares secundária a AVE e à motivação diminuída*.

Conceitos-chave

Considerações gerais

- Winkelman e Peereboom (2010) estudaram as barreiras e os facilitadores percebidos pelos profissionais de enfermagem em UTIs para o aumento da mobilização no leito e para sair do leito. Relataram como fatores facilitadores do sucesso nessa mobilização:
  - A presença de um protocolo na instituição, orientador de decisões sobre prontidão para aumento de atividade.
  - Escala Glasgow de coma superior a 10.
  - Camas que oferecem uma posição sentada.
  - Prescrição de um profissional.
  - Profissional especialista (enfermeiro, fisioterapeuta).
- Winkelman e Peereboom (2010) relataram barreiras como:
  - Ausência dos facilitadores antes mencionados.
  - Percepção do enfermeiro de não prontidão da pessoa para o aumento das atividades.
  - A fisioterapia não consultada.
- Profissionais de enfermagem de UTI sem experiência podem achar que o aumento da mobilidade contribua para quedas ou interrupção da integridade do equipamento, por exemplo, ventiladores, terapia parenteral. Há necessidade de uma alteração cultural, no sentido de que pessoas em UTIs em repouso total não sejam uma rotina aceitável.

Efeitos do repouso no leito

- Em 12 adultos idosos saudáveis, após 10 dias de repouso absoluto, o descondicionamento teve um efeito significativo nos músculos esqueléticos usados para ficar de pé e andar, sendo associado a quedas, declínio funcional, aumento da fragilidade e imobilidade (Gillis et al., 2008).

- "A sarcopenia, perda da massa muscular, pode começar após dois dias de repouso completo no leito, reduzindo a força muscular em 1 a 3% ao dia. Uma semana de repouso no leito pode resultar em uma redução de 20% na força muscular, com mais 20% de perda dessa força a cada semana, nesse tipo de repouso" (De Jonghe et al., 2009, citados em King, 2012).
- "O ato de deitar-se altera 11% do volume total do sangue das pernas, com a maior parte indo para o tórax. Nos três primeiros dias de repouso no leito, ocorre uma redução de 8 a 10% no volume plasmático, que estabiliza-se em 15 a 20% por volta da quarta semana. Essas alterações resultam em aumento da carga de trabalho cardiovascular, taxa cardíaca em repouso aumentada e redução da frequência e do débito cardíaco" (Vollman, 2012, p. 70).
- Existem quatro categorias de amplitude de movimento – passiva, ativo-assistida, ativa e de resistência ativa (*Addams & Clough, 1998).
  - *Amplitude de movimento passiva* é o movimento dos músculos do indivíduo feito com ajuda de outra pessoa.
  - *Amplitude de movimento ativo-assistida* é a contração ativa de um músculo com auxílio de uma força externa, como o fisioterapeuta, um equipamento mecânico ou a extremidade não envolvida.
  - *Amplitude de movimento ativa* é a contração ativa do músculo contra a força da gravidade, como o levantamento da perna estendida.
  - *Amplitude de movimento de resistência ativa* é uma contração ativa do músculo contra resistência, como os pesos.
- O exercício é *isométrico* quando os músculos se contraem ou tensionam sem movimento articulatório. São contraindicados para pessoas com problemas cardíacos, uma vez que aumentam a função ventricular esquerda. Quando realizados, o músculo deve ser tensionado por 5 a 15 segundos (Grossman & Porth, 2014).
- A *deambulação* é uma atividade complexa, tridimensional, envolvendo as pernas, a pelve, o tronco e as extremidades superiores. A marcha é um movimento complexo que envolve os sistemas musculoesquelético, neurológico e circulatório. Fatores cognitivos, como atividade mental e orientação, são essenciais para a deambulação segura (*Addams & Clough, 1998).

Considerações pediátricas
- Ver *Risco de síndrome do desuso*.

Considerações geriátricas
- Keller e Watt examinaram os efeitos de duas caminhadas diárias a mais na mobilidade, independência e autoeficácia do exercício em uma população de idosos em uma unidade médica, em hospital público regional para doenças graves. O programa de caminhadas aumentou a mobilidade e a independência pessoais, o que dá apoio à implementação de mais caminhadas como uma intervenção valiosa de enfermagem nesse grupo de idosos internados em uma unidade médica (*Killey & Watt, 2006).
- Especialmente entre idosos, a imobilidade devido a uma situação de saúde pode resultar em declínio crítico da mobilidade. Entre pessoas idosas, a mobilidade pode não ter recuperação espontânea ao nível anterior à doença (Rantanen, 2013).
- Os efeitos da imobilidade nos idosos são particularmente perigosos. Fraqueza muscular, atrofia e diminuição da resistência ocorrem com rapidez, e os efeitos bioquímicos e fisiológicos, como perda de nitrogênio e hipercalciúria, são importantes de considerar (Grossman & Porth, 2014). Uma perda funcional permanente tem maior probabilidade de ocorrer durante imobilidade prolongada e, além disso, as pessoas idosas são vulneráveis a novas morbidades, como pneumonia, úlceras por pressão, quedas e fraturas, osteoporose, incontinência, confusão e depressão. Todo esforço dirigido a prevenção e mobilização deve ser feito (Miller, 2015).
- As mudanças relacionadas à idade, nas articulações e no tecido conectivo, prejudicam movimentos de flexão e extensão, diminuem a flexibilidade e reduzem a proteção amortecedora das articulações (Miller, 2015).

Critérios para a investigação focalizada

Dados subjetivos

Investigar as características definidoras

História de sintomas (queixas de)

Dor
Fraqueza muscular
Dispneia
Fadiga
Atribuídos a (especificar) quantidade de tempo na cama
Atribuídos a (especificar) quantidade de tempo dormindo ou descansando

Investigar os fatores relacionados

História de distúrbios sistêmicos que comprometem movimentos, força

Doenças neurológicas, cardiovasculares, respiratórias, musculoesqueléticas, debilitantes (p. ex., câncer, doença renal, autoimune, endócrina)

Outros

Condição pós-cirúrgica
Traumatismo

Dados objetivos

Essa investigação pode ser mais completa se realizada por um fisioterapeuta.

Investigar as características definidoras

Mão dominante

Função motora

Braço direito	Forte	Fraco	Ausente	Rígido
Braço esquerdo	Forte	Fraco	Ausente	Rígido
Perna direita	Forte	Fraca	Ausente	Rígida
Perna esquerda	Forte	Fraca	Ausente	Rígida

Mobilidade

Habilidade para virar-se	Sim	Não	Necessita de auxílio (especificar)
Habilidade para sentar	Sim	Não	Necessita de auxílio (especificar)
Habilidade para ficar em pé	Sim	Não	Necessita de auxílio (especificar)
Habilidade para sair da cama	Sim	Não	Necessita de auxílio (especificar)
Habilidade para transferir-se	Sim	Não	Necessita de auxílio (especificar)
Habilidade para deambular	Sim	Não	Necessita de auxílio (especificar)

Capacidade de suportar peso (investigar tanto o lado direito quanto o esquerdo)

Suporta peso total, parcial	Marcha (estável, instável)	Não suporta peso

Equipamentos auxiliares

Muletas	Andador	Próteses
Aparelhos	Bengala	Cadeira de rodas
Outros		

Equipamentos restritivos

Gesso ou tala	Monitor	Diálise
Aparelhos	Tração	Terapia parenteral
Dreno	Ventilador	Terapia enteral
Foley	Sistema endovenoso	

Amplitude de movimento (pescoço, ombros, cotovelos, braços, coluna, quadris, pernas)

Completa	Limitada (especificar)	Nenhuma

Investigar os fatores relacionados

Resistência (ver *Intolerância à atividade* para informações adicionais)

Pulso em repouso, pressão arterial, saturação de oxigênio e respiração
Pressão arterial, respiração, saturação de oxigênio e pulso imediatamente após a atividade
Pulso a cada 2 minutos, até que retorne a 10 batimentos do pulso de repouso
Após a atividade, investigar presença de indicadores de hipóxia (mostrando se a intensidade, a frequência ou a duração da atividade deve ser diminuída ou interrompida), como a seguir:

Pressão arterial

Falha no aumento da frequência sistólica
Aumento na diastólica de 155 mmHg

Respiração

Aumentos excessivos na frequência
Diminuição na frequência
Dispneia
Ritmo irregular

Alterações cerebrais e outras

Confusão
Palidez
Fraqueza
Mudança no equilíbrio
Descoordenação

Metas

O indivíduo informará aumento da força e da resistência dos membros, conforme evidenciado por estes indicadores:

- Demonstra o uso de dispositivos de adaptação para aumentar a mobilidade.
- Usa as medidas de segurança para minimizar o potencial para lesões.
- Descreve a justificativa para as intervenções.
- Demonstra medidas para aumentar a mobilidade.
- Avalia a dor e a qualidade do controle.

NOC Deambulação, Movimento articular, Mobilidade, Comportamento de prevenção de quedas, Adaptação à deficiência física, Desempenho na transferência, Consequências da imobilidade, Motivação, Conhecimento: Atividade prescrita

Intervenções

Determinar se a pessoa está fisiologicamente estável para a mobilização progressiva (p. ex., estabilidade cardíaca, uso de dois ou mais vasopressores)

Consultar o fisioterapeuta para uma avaliação e a elaboração de um plano de mobilidade

Justificativa: *Fisioterapeutas são profissionais especializados em mobilidade.*

Promover a mobilidade e a movimentação ideais em todos os locais de atendimento de saúde, com pessoas estáveis, independentemente da capacidade de caminhar

J: *"Com o aperfeiçoamento e o aumento da tecnologia e dos fármacos, as taxas de sobrevida também aumentam nas UTIs, sendo, importante agora concentrar-se em melhorar os resultados e a recuperação das pessoas. Para tanto, as pessoas nas UTIs precisam ser investigadas e incluídas em programa de mobilidade precoce quando estáveis" (Zomorodi, Topley & McAnaw, 2012, p.1).*

J: *A mobilidade precoce está associada à redução da morbidade e da mortalidade, uma vez que a inatividade causa efeito adverso profundo no cérebro, na pele, na musculatura esquelética, nos sistemas pulmonar e circulatório.*

NIC Protocolo de mobilidade progressiva,[24] Promoção da mecânica corporal, Cuidados em repouso no leito, Promoção do exercício, Posicionamento, Assistência no autocuidado

> **ALERTA CLÍNICO** "Indivíduos gravemente doentes, idosos, com comorbidades, como diabete e doença cardíaca preexistente e/ou presença de agentes vasoativos, estão em risco maior de não tolerância à mobilização no leito. É fundamental que o enfermeiro investigue os fatores de risco e o plano de cuidados, quando ocorrer atividade, de modo a possibilitar repouso fisiológico suficiente ao atendimento da demanda de oxigênio que o posicionamento exigirá do corpo" (Vollman, 2012, p. 174).

Iniciar um programa de mobilidade no leito poucas horas após a internação hospitalar, se estável (Vollman, 2012)

- Manter a cabeceira da cama em 30°, mesmo nas pessoas em ventilação invasiva, a não ser diante de contraindicação.

    J: *Isso possibilita aumento da perfusão em todo o tecido pulmonar.*

- Iniciar um programa de mudanças de posicionamento em poucas horas após a internação hospitalar, se estável.

---

[24]Acrescentado por Lynda Juall Carpenito.

J: *Isso pode prevenir equilíbrio gravitacional prolongado. Períodos prolongados em uma mesma posição resultam em maior instabilidade hemodinâmica quando a pessoa é virada (Vollman, 2012).*

- Investigar a tolerância 5 a 10 minutos após a mudança de posição.

  J: *Há necessidade desse tempo para avaliar suficientemente uma reação.*

- Em um primeiro momento, virar devagar para o lado direito.

  J: *"A posição lateral direita deve ser usada no início para evitar os desafios hemodinâmicos relatados com o uso da posição lateral esquerda" (Vollman, 2012, p. 174).*

  J: *Quando alteradas as posições da pessoa, sua referência gravitacional de um lado a outro, da posição deitada para sentada, o corpo passa por uma série de adaptações fisiológicas para manter a homeostasia cardiovascular. Com repouso prolongado no leito, uma quantidade de mecanismos compensatórios normais à mudança de postura é interrompida (*Convertino et al., 1997).*

Iniciar precocemente o protocolo de mobilidade progressiva. Consultar o fisioterapeuta e o profissional que prescreveu (American Association of Critical Care Nurses [AACN] 2012; American Hospital Association, 2014; Timmerman, 2007; Zomorodi et al., 2012)

Etapa 1: Triagem segura (AACN, 2012)
- M – Estabilidade do miocárdio.
  - Sem evidências de isquemia ativa do miocárdio por 24 horas.
  - Sem arritmia que exija novo agente antiarrítmico por 24 horas.
- O – Oxigenação adequada quanto a:
  - $FiO_2 < 0,6$.
  - $PEEP < 10\ cmH_2O$.
- V – Vasopressor(es) mínimo(s).
  - Sem aumento de qualquer vasopressor por 2 horas.
- E – Envolve-se quando solicitado.
  - As pessoas respondem a estímulos verbais.
- Reavaliar em 24 horas.

Antes de iniciar a etapa 2
- Avaliar a necessidade de analgésicos *versus* risco de aumento da sedação antes da atividade.
- Passar de 30 a 60 minutos em cada etapa, conforme a tolerância individual.
- Repetir etapas até a pessoa demonstrar tolerância hemodinâmica e física à atividade/posição solicitada, durante 60 minutos, para somente então passar à próxima etapa, no período seguinte de atividade.

Etapa 2: Mobilidade progressiva
- Nível 1.
  - Erguer a cabeceira da cama ≥ 30°, 3×/dia; passar para 45° mais as pernas em posição dependente (posição parcial de cadeira).
  - Amplitude de movimento (ADM) 3×/dia.
  - Virar a cada 2 horas.
  - ADM passiva, com enfermeiro, técnico, fisioterapeuta, terapeuta ocupacional ou familiar.
  - Virar a cada 2 horas.
  - Resistência ativa com fisioterapeuta.
  - Sentar-se na beira da cama.
  - Posição sentada: ocupando toda a cadeira, por 20 minutos 3×/dia.
- Nível 2.
  - ADM passiva 3×/dia.
  - Virar a cada 2 horas.
  - Resistência ativa com fisioterapeuta.
  - Posição sentada por 20 minutos 3×/dia.
  - Sentar-se na beira da cama.
  - Transferência ativa para cadeira por 20 minutos 3×/dia.
- Nível 3.
  - Virar sozinho ou com auxílio a cada 2 horas.
  - ADM passiva 3×/dia.
  - Virar a cada 2 horas com enfermeiro, técnico, fisioterapeuta, terapeuta ocupacional ou familiar.
  - Resistência ativa com fisioterapeuta.

- Erguer a cabeceira da cama a 65° mais as pernas em posição dependente total (posição completa de cadeira).
- Avaliar possível ângulo mais baixo da cabeceira da cama se o abdome do paciente for grande.
- Posição sentada por 20 minutos 3×/dia.
- Sentar-se na beira da cama a cada 2 horas.
- Transferência ativa para cadeira por 20 a 60 minutos/dia.
- Deambular (marchar no lugar, caminhar pelo corredor) (Paciente deve atender a todos os critérios).
- Nível 4.
  - ADM passiva 3×/dia.
  - Virar a cada 2 horas.
  - Resistência ativa com fisioterapeuta.
  - Posição sentada: 20 minutos 3×/dia.
  - Sentar na beira da cama/de pé junto ao leito, com enfermeiro, fisioterapeuta, terapeuta ocupacional.
  - Transferência ativa para cadeira por 20 a 60 minutos/dia (horário de refeição) 3×/dia.
  - Deambular (marchar no lugar, caminhar pelo corredor).
  - Estimular ADM, ativa ou com assistência 3×/dia com enfermeiro, técnico, fisioterapeuta, terapeuta ocupacional ou familiar.

Avaliar a presença de sinais e sintomas clínicos indicativos de término da sessão de mobilização
(Adler & Malone, 2012)

Frequência Cardíaca

- > 70% da frequência cardíaca máxima prevista para a idade.
- > 20% de redução da frequência cardíaca em repouso.
- < 40 batimentos/min; > 130 batimentos/min.
- Nova ocorrência de arritmia.
- Nova medicação antiarrítmica.
- Novo infarto do miocárdio pelo ECG ou enzimas cardíacas.

Oximetria de pulso/saturação de oxigênio periférico (SpO_2)

- Redução > 4%.
- < 88 a 90%.

Pressão arterial

- Pressão arterial sistólica > 180 mmHg.
- Redução > 20% na pressão arterial sistólica/diastólica; hipotensão ortostática.
- Pressão arterial média < 65 mmHg; > 110 mmHg.
- Presença de medicação vasopressora; novo vasopressor, ou aumento da dose desse medicamento.

Ventilação mecânica

- Fração de saturação do oxigênio periférico (FiO_2) ≥ 0,60.
- Pressão positiva expiratória final (PEEP) ≥ 10.
- Assincronia paciente-ventilador.
- Alteração do modo MV para auxiliar o controle.
- Estabilidade de via aérea.

Frequência respiratória

- < 5 respirações/min; > 40 respirações/min.

Estado de alerta/agitação e sintomas do paciente

- Paciente sedado ou em coma; escala Richmond de agitação/sedação ≤ –3.
- Paciente agitado exigindo adição ou aumento de fármacos sedativos; escala Richmond de agitação/sedação > 2.
- Queixas de dispneia intolerável aos esforços.

Iniciar protocolo de atividade de mobilidade progressiva (PMAP) para pessoas em todos os locais, à medida que aumenta a estabilidade clínica (p. ex., unidade de internação, instituições de cuidados)

J: *O PMAP é um método de enfermagem e interdisciplinar para aumentar os movimentos por meio de uma série de etapas progressivas, desde a amplitude passiva de movimentos até a deambulação independente, à medida que aumenta a estabilidade clínica (Hopkins & Spuhler, 2009).*

Explicar ao paciente e à família por que os profissionais estão realizando as mobilizações frequentes

> **J:** *Explicar que a mobilização previne atrofia muscular, coágulos sanguíneos, pneumonia, por exemplo, pode melhorar a aceitação.*

Promover a motivação e a adesão (*Addams & Clough, 1998; Halstead & Stoten, 2010)

- Explica os efeitos da imobilidade.
- Explicar o propósito da mobilidade progressiva e dos exercícios de ADM passiva e ativa.
- Fixar metas de curto prazo.
- Garantir que os exercícios iniciais sejam fáceis e exijam uma quantidade de força e de coordenação mínimas.
- Evoluir apenas se o paciente tiver sucesso no exercício atual.
- Dar orientações escritas dos exercícios prescritos após demonstrá-los e observar a demonstração de retorno.
- Documentar e discutir especificamente a melhora (p. ex., pode levantar a perna acima de 4 cm).

> **J:** *A mobilidade é um dos aspectos mais importantes do funcionamento fisiológico, uma vez que tem grande influência na manutenção da independência (Miller, 2015). Pode-se aumentar a motivação se metas de curto prazo forem alcançadas.*

- Avaliar o nível de motivação e depressão. Encaminhar a um especialista quando necessário.

> **J:** *O controle real da dor e da depressão algumas vezes é necessário. O alívio inadequado da dor pode ser o fator principal que leva à depressão em algumas pessoas, embora esta não deva ser entendida como fator secundário da dor. A depressão pode exigir controle rigoso, incluindo fármacos e outras terapias.*

Aumentar a mobilidade dos membros. Determinar o tipo de amplitude de movimento adequada ao indivíduo (passiva, ativo-assistida, ativa, de resistência ativa)

- Para ADM passiva:
  - Iniciar lentamente os exercícios, com apenas uns poucos movimentos primeiro.
  - Apoiar o membro abaixo da articulação, com uma mão.
  - Movimentar lenta e suavemente a articulação até sentir o alongamento.
  - Movimentar a articulação até encontrar resistência. Parar se a pessoa se queixar ou você observar uma expressão facial indicativa de desconforto.
  - Fazer 10 vezes o exercício e manter a posição por alguns segundos.
  - Fazer todos os exercícios em um lado e depois repeti-los no lado oposto, se indicado.
  - Se possível, ensinar a pessoa ou o cuidador a fazer ADM passiva.
  - Consultar exercícios de ADM passiva com instruções específicas e fotos.
- Fazer exercícios de ADM ativo-assistida (frequência determinada pela condição da pessoa):
  - Quando possível, ensinar o indivíduo/família a fazer exercícios ativos de ADM em membros não afetados, pelo menos 4 vezes por semana, se possível.
  - Realizar exercícios de ADM passiva nos membros afetados. Fazer os exercícios lentamente para permitir aos músculos tempo de relaxar, e apoiar a extremidade acima e abaixo da articulação para prevenir lesões nas articulações e nos tecidos.
  - Para a ADM passiva, a posição supina é a mais efetiva. O paciente/familiar que realiza a ADM sem auxílio pode usar a posição supina ou sentada.
  - Fazer a ADM diariamente durante o banho no leito, 3 vezes por dia, se houver áreas específicas com problema. Tentar incorporar às atividades da vida diária.
- Apoiar a extremidade com travesseiros para evitar ou reduzir o edema.
- Medicar para dor, quando necessário, principalmente antes da atividade.
- Aplicar calor ou frio para reduzir a dor, a inflamação e o hematoma de acordo com orientações.
- Estimular a realização dos regimes de exercício para articulações específicas conforme prescritos pelo fisioterapeuta (p. ex., isométricos, de resistência).

> **J:** *O exercício ativo de ADM aumenta a massa, o tônus e a força dos músculos e melhora a função cardíaca e respiratória. O ADM passiva melhora a mobilidade articular e a circulação e reduz a probabilidade de contratura.*

Posicionar em alinhamento para prevenir complicações

- Usar prancha para os pés.

> **J:** *O apoio evita a queda dos pés.*

- Evitar períodos prolongados sentado ou deitado na mesma posição.

> **J:** *Isso previne contraturas por flexão de quadril.*

- Mudar a posição das articulações do ombro a cada 2 a 4 horas.

  J: *Essa medida ajuda a prevenir contraturas nos ombros.*

- Usar um travesseiro pequeno ou nenhum quando estiver na posição de Fowler.

  J: *Isso previne contratura do pescoço por flexão.*

- Apoiar a mão e o punho em alinhamento natural.

  J: *Essa medida previne edema dependente e contraturas por flexão da mão.*

- Se o paciente estiver na posição supina ou prona, colocar uma toalha enrolada ou um travesseiro pequeno sob a curvatura lombar ou no final da caixa torácica.

  J: *Isso previne flexão ou hiperflexão da curvatura lombar.*

- Colocar um rolo de trocanter ao longo dos quadris e da parte superior das coxas.

  J: *Essa medida previne rotação externa do fêmur e dos quadris.*

- Se o paciente estiver em posição lateral, colocar travesseiro(s) para apoiar a perna, da virilha até o pé, e usar um travesseiro para flexionar ligeiramente o ombro e o cotovelo. Se necessário, apoiar a porção inferior do pé em flexão dorsal com toalha enrolada ou bota especial.

  J: *Essas medidas impedem a rotação interna e adução do fêmur e do ombro e evitam a queda do pé.*

- Para as extremidades superiores:
  - Braços abduzidos a partir do corpo com travesseiros.
  - Cotovelo em leve flexão.
  - Pulso em posição neutra, com dedos levemente flexionados, e o polegar abduzido e levemente flexionado.
  - Posição das articulações de ombros trocada durante o dia (p. ex., adução, abdução, variação de movimento circular).

  J: *Essas posições evitam contraturas.*

Estimular o uso do braço afetado, quando possível

- Estimular o paciente a usar o braço afetado nas atividades de autocuidado (p. ex., alimentar-se, vestir-se, escovar os cabelos).
- Para casos pós-AVE, em que há negligência de membro superior, ver *Negligência unilateral.*
- Orientar o paciente a usar o membro não afetado para exercitar o membro afetado.
- Usar apropriadamente os equipamentos de adaptação para reforçar o uso dos braços.
  - "Munhequeira" universal para alimentação de indivíduos com pouco controle dos braços e das mãos.
  - Utensílios domésticos com grandes agarradores ou com forros grandes para auxiliar o indivíduo com motricidade fina insatisfatória.
  - Pratos com bordas altas para impedir que o alimento escorregue.
  - Dispositivos de sucção para evitar que a louça escorregue da mesa.
- Tomar um banho morno para aliviar a rigidez ao despertar pela manhã e melhorar a mobilidade.
- Estimular a prática de habilidades para escrever, se for capaz disso.
- Permitir tempo para praticar o uso do membro afetado.
- Determinar se há outros fatores interferindo na mobilidade.
  - Se a dor interferir na mobilidade, ver *Dor aguda* ou *Crônica.*
  - Se a depressão interferir na mobilidade, ver *Enfrentamento individual ineficaz.*
  - Se a fadiga interferir na mobilidade, ver *Fadiga.*

  J: *São implementadas estratégias específicas para aumentar o uso do braço afetado e a motivação.*

Consultar o fisioterapeuta para aprender métodos de transferência da cama para a poltrona ou cadeira sanitária e para a posição em pé

Consultar o fisioterapeuta para orientação sobre uso de equipamento de adaptação (p. ex., muletas, andador e bengala)

Iniciar as orientações para a saúde e os encaminhamentos, conforme indicado

- Enfermeiro domiciliar e fisioterapeuta.

  J: *Isso assegurará uma avaliação para determinar se é indicada a reabilitação com o paciente internado, de forma ambulatorial ou domiciliar.*

Capacidade de transferência prejudicada

Definição da NANDA-I
Limitação de movimento independente entre duas superfícies próximas.

Características definidoras*
Capacidade de transferência prejudicada:

Da cama para a cadeira, e vice-versa
Para ou do vaso sanitário ou urinol
Para dentro e para fora da banheira ou do chuveiro
Entre superfícies desiguais
Da cadeira para o carro, e vice-versa
Da cadeira para o chão, e vice-versa
Da posição em pé para o chão, e vice-versa
Da cama para a posição em pé, ou vice-versa
Da cadeira para a posição em pé, ou vice-versa

Fatores relacionados
Ver *Mobilidade física prejudicada*.

Nota da autora
Capacidade de transferência prejudicada pode ser um diagnóstico clinicamente útil quando a pessoa precisa de orientação sobre transferência de uma superfície a outra. Esse diagnóstico mais específico pode ser clinicamente útil para especialistas em reabilitação, como enfermeiros e fisioterapeutas. Intervenções mais especializadas estão além do alcance deste livro.

Conceitos-chave
Ver *Mobilidade física prejudicada*.

Critérios para a investigação focalizada
Ver *Mobilidade física prejudicada*.

Metas
O indivíduo demonstrará transferência para a cadeira de rodas e a partir dela, conforme evidenciado por estes indicadores:

- Identifica quando é necessário auxílio.
- Demonstra habilidade para transferir-se em variadas situações (p. ex., vaso sanitário, cama, carro, poltrona, superfícies desiguais).

NOC Posicionamento do corpo: Desempenho de transferência, Autoiniciado, Comportamento de prevenção de quedas

Intervenções

Consultar o fisioterapeuta e encaminhar a esse profissional para avaliar a capacidade de transferência da pessoa

- Levar em conta peso, força, capacidade de movimentar-se, tolerância a mudanças de posição, equilíbrio, motivação, cognição.
- Usar transferência manual ou erguimento auxiliado por dispositivo.
- Avaliar a proporção entre equipe e pacientes.

J: *A consulta com fisioterapeuta é necessária para a elaboração de um plano de cuidados ao paciente com Capacidade de transferência prejudicada.*

NIC Posicionamento: Cadeira de rodas, Prevenção de quedas, Mecânica corporal, Controle do ambiente: Segurança

Iniciar o plano estabelecido de transferência

- Antes de transferir o indivíduo, avaliar a quantidade de pessoas necessária para ajudar.
- O indivíduo deve ser transferido na direção do lado não afetado.
- Posicioná-lo de lado na cama. Os pés devem tocar o chão e ele deverá estar usando sapatos ou chinelos com estabilidade, com solas antiderrapantes.
- Para entrar na cama e sair dela, estimular a sustentação de peso no lado não envolvido ou mais forte.
- Travar a cadeira de rodas antes da transferência. Se usar cadeira normal, garantir que ela não se movimente.
- Orientar o paciente a usar o braço da cadeira mais perto dele como apoio ao colocar-se em pé.
- Usar cinta para marcha (de preferência), ou colocar seu braço ao redor da caixa torácica do indivíduo e manter suas costas retas, com os joelhos levemente dobrados.
- Pedir-lhe que coloque os braços em torno de sua cintura ou caixa torácica, *e não em torno de seu pescoço.*
- Apoiar as pernas do indivíduo, envolvendo-as com as suas pernas. (De frente para o indivíduo, travar-lhe os joelhos com os seus.)
- Orientar o indivíduo com hemiplegia a rotar sobre o lado não envolvido.

    J: *Orientações específicas e equipe suficiente podem evitar lesão aos pacientes e aos próprios funcionários.*

    J: *Cerca de 35% das lesões relacionadas a quedas ocorrem entre moradores de instituições de atendimento especializado que não deambulam.*

Iniciar as orientações para a saúde e os encaminhamentos, conforme indicado

- Consultar e encaminhar o indivíduo e a família a enfermeiros domiciliares/fisioterapeutas para uma avaliação do ambiente doméstico e acesso aos recursos para a transição.

Deambulação prejudicada

Definição da NANDA-I

Limitação do movimento de andar no ambiente de forma independente.

Características definidoras*

Capacidade prejudicada para subir escadas
Capacidade prejudicada para percorrer as distâncias exigidas
Capacidade prejudicada para andar no plano inclinado
Capacidade prejudicada para andar em superfícies irregulares
Capacidade prejudicada para transpor o meio-fio

Nota da autora

Deambulação prejudicada é um diagnóstico clinicamente útil quando o indivíduo é candidato à reabilitação para melhorar força, amplitude de movimento e equilíbrio. *Mobilidade física prejudicada* trata da *Deambulação prejudicada*. Esse diagnóstico mais específico pode ser clinicamente útil para especialistas em reabilitação, como enfermeiros e fisioterapeutas. Intervenções mais especializadas estão além do alcance deste livro. O enfermeiro pode consultar um fisioterapeuta para um plano específico.

Fatores relacionados

Ver *Mobilidade física prejudicada*.

Conceitos-chave

Ver *Mobilidade física prejudicada*.

Critérios para a investigação focalizada

Ver *Mobilidade física prejudicada*.

Metas

O indivíduo deverá aumentar as distâncias percorridas (especificar a meta de distância), conforme evidenciado por estes indicadores:
- Demonstra mobilidade segura.
- Usa corretamente os auxiliares de mobilidade.

NOC Ver *Mobilidade física prejudicada*.

Intervenções

Explicar que a deambulação segura consiste em um movimento complexo envolvendo os sistemas musculoesquelético, neurológico e circulatório, além de fatores cognitivos, como atividade mental e orientação

J: Um indivíduo descondicionado necessita de um programa progressivo de exercícios.

Consultar um fisioterapeuta para avaliação e planejamento, antes de começar

NIC Ver *Mobilidade física prejudicada*.

J: Uma consulta ao fisioterapeuta é imperativa para evitar lesões e manter limites à sustentação de peso.

- Confirmar se a pessoa:
  - Usa auxiliares para a deambulação corretamente e com segurança (p. ex., bengala, andador, muletas).
    - Usa sapatos bem ajustados.
    - Pode deambular em superfícies inclinadas, irregular e é capaz de subir e descer escadas.
    - Está consciente dos perigos (p. ex., piso molhado, tapetes soltos).

J: Há necessidade de uma avaliação para que seja evitada lesão às estruturas tissulares, bem como quedas.

- Ver *Mobilidade física prejudicada*.

Proporcionar mobilização progressiva, se indicada

- Ver *Mobilidade física prejudicada*.

Levantar-se prejudicado

Definição

Limitação da capacidade para, de maneira independente e intencional, atingir e/ou manter o corpo em posição ereta, dos pés à cabeça.

Características definidoras

Capacidade prejudicada para ajustar a posição de um ou ambos os membros, em superfície desigual
Capacidade prejudicada para conseguir posição equilibrada do tronco
Capacidade prejudicada para estender um ou ambos os quadris
Capacidade prejudicada para estender um ou ambos os joelhos
Capacidade prejudicada para flexionar um ou ambos os quadris
Capacidade prejudicada para flexionar um ou ambos os joelhos
Capacidade prejudicada para manter o tronco em posição de equilíbrio
Capacidade prejudicada para o tronco suportar o peso do corpo
Força muscular insuficiente

Fatores relacionados

Distúrbio da perfusão circulatória
Prejuízo na função metabólica
Resistência insuficiente
Desnutrição
Obesidade
Postura prescrita
Postura de alívio autoimposta

Transtorno emocional
Lesão de extremidade inferior
Energia insuficiente
Distúrbios neurológicos
Dor
Sarcopenia
Procedimento cirúrgico

> **Nota da autora**
>
> *Levantar-se prejudicado* (diagnóstico de enfermagem recentemente aceito pela NANDA-I) pode ser clinicamente útil quando a pessoa é candidata à reabilitação para melhorar a força, a amplitude de movimentos e o equilíbrio. *Mobilidade física prejudicada* trata do levantar-se prejudicado. Esse diagnóstico mais específico pode ser clinicamente útil para especialistas em reabilitação, como enfermeiros e fisioterapeutas. Intervenções mais especializadas estão além do alcance deste livro. O enfermeiro pode consultar um fisioterapeuta para um plano específico.

Conceitos-chave

Ver *Mobilidade física prejudicada*.

Critérios para a investigação focalizada

Ver *Mobilidade física prejudicada*.

Mobilidade com cadeira de rodas prejudicada

Definição da NANDA-I

Limitação de operar uma cadeira de rodas de forma independente pelo ambiente.

Características definidoras*

Capacidade prejudicada para operar a cadeira de rodas manual ou elétrica em superfície regular ou irregular
Capacidade prejudicada de operar a cadeira de rodas manual ou motorizada em aclive
Capacidade prejudicada de operar a cadeira de rodas manual ou motorizada em declive
Capacidade prejudicada de operar a cadeira de rodas no meio-fio

Fatores relacionados

Ver *Mobilidade física prejudicada*.

> **Nota da autora**
>
> *Mobilidade com cadeira de rodas prejudicada* pode ser um diagnóstico clinicamente útil quando a pessoa precisa de orientação sobre uso seguro da cadeira de rodas. Esse diagnóstico mais específico pode ser clinicamente útil para especialistas em reabilitação, como enfermeiros e fisioterapeutas. Intervenções mais especializadas estão além do alcance deste livro.

Conceitos-chave

Ver *Mobilidade física prejudicada*.

Critérios para a investigação focalizada

Ver *Mobilidade física prejudicada*.

Metas

O indivíduo informará mobilidade em cadeira de rodas satisfatória e segura, conforme evidenciado por estes indicadores:

- Demonstra uso seguro da cadeira de rodas.
- Demonstra transferência segura para a/da cadeira de rodas.
- Demonstra princípios de alívio da pressão e de segurança.

NOC Promoção da mecânica corporal, Terapia com exercícios: Posicionamento, Cadeira de rodas, Prevenção de queda, Deambulação: Cadeira de rodas

Intervenções

Consultar fisioterapeuta para sessões particulares de ensino e investigação de uso da cadeira de rodas e tópicos de segurança

J: *Os especialistas devem dirigir o plano, com os enfermeiros reforçando o ensino.*

Consultar fisioterapeuta quanto a instruções sobre o uso da cadeira de rodas em superfícies planas, meios-fios, elevadores, etc.

J: *Os especialistas devem ser consultados para que ocorra melhora da confiança e prevenção de lesão.*

Encaminhar a enfermeiro domiciliar e fisioterapeuta para avaliação do ambiente domiciliar

J: *O acesso para cadeira de rodas e outras barreiras ao uso seguro desse dispositivo precisam ser investigados. Há pesquisas que relatam quedas com lesões contínuas e falha em realizar modificações em casa com pessoa que usa uma cadeira de rodas.*

Para informações mais específicas sobre o uso de cadeira de rodas e componentes

- Ver o *site* www.uab.edu.

NIC Terapia com exercícios: Equilíbrio, Promoção do exercício: Mobilidade articular, Promoção do exercício: Treino para Fortalecimento, Posicionamento: Cadeira de rodas, Prevenção de quedas, Promoção da mecânica corporal, Terapia com exercícios: Deambulação

Mobilidade no leito prejudicada

Definição da NANDA-I

Limitação de movimento independente de uma posição para outra no leito.

Características definidoras*

Capacidade prejudicada para virar-se de um lado para o outro
Capacidade prejudicada para mover-se da posição supina para a sentada, e vice-versa
Capacidade prejudicada para reposicionar-se no leito
Capacidade prejudicada para mover-se da posição supina para a prona, e vice-versa
Capacidade prejudicada para mover-se da posição supina para a sentada por muito tempo, e vice-versa

Fatores relacionados

Ver *Mobilidade física prejudicada*.

Nota da autora

Mobilidade no leito prejudicada pode ser um diagnóstico clinicamente útil quando o indivíduo é candidato à reabilitação para melhorar força, amplitude de movimento e movimentos. *Mobilidade física prejudicada* trata da mobilidade no leito prejudicada. Esse diagnóstico mais específico pode ser clinicamente útil para especialistas em reabilitação, como enfermeiros e fisioterapeutas. Intervenções mais especializadas estão além do alcance deste livro. O enfermeiro pode consultar um fisioterapeuta para um plano específico. Esse diagnóstico é inapropriado ao paciente inconsciente ou com doença terminal.

Conceitos-chave

Ver *Mobilidade física prejudicada*.

Critérios para a investigação focalizada

Ver *Mobilidade física prejudicada*.

Metas

Ver *Mobilidade física prejudicada*.

NOC Posição no leito: Autolimitada

Intervenções

Ver *Mobilidade física prejudicada*.

NIC Terapia com exercícios: Mobilidade articular, Promoção do exercício: Treino para fortalecimento, Terapia com exercícios: Deambulação, Posicionamento, Ensino: Atividade/exercício prescritos, Cuidado com próteses

Sentar-se prejudicado

Definição
Limitação da capacidade para, de maneira independente e intencional, atingir e/ou manter uma posição de descanso, apoiada pelas nádegas e coxas, com o tronco ereto.

Características definidoras
Capacidade prejudicada para ajustar a posição de um ou ambos os membros em superfície desigual
Capacidade prejudicada para conseguir posição equilibrada do tronco
Capacidade prejudicada para flexionar ou movimentar os quadris
Capacidade prejudicada para flexionar ou movimentar os joelhos
Capacidade prejudicada para manter o tronco em posição de equilíbrio
Capacidade prejudicada para o tronco ser pressionado pelo peso do corpo
Força muscular insuficiente

Fatores relacionados
Alteração na função cognitiva
Resistência insuficiente
Desnutrição
Cirurgia ortopédica
Postura prescrita
Sarcopenia
Prejuízo na função metabólica
Energia insuficiente
Problema neurológico
Dor
Transtornos psicológicos
Postura de alívio autoimposta

Nota da autora
Sentar-se prejudicado (diagnóstico de enfermagem recentemente aceito pela NANDA-I) pode ser clinicamente útil quando a pessoa é candidata à reabilitação para melhorar a força, a amplitude movimentos e o equilíbrio. *Mobilidade física prejudicada* trata do sentar-se prejudicado. Esse diagnóstico mais específico pode ser clinicamente útil para especialistas em reabilitação, como enfermeiros e fisioterapeutas. Intervenções mais especializadas estão além do alcance deste livro. O enfermeiro pode consultar um fisioterapeuta para um plano específico.

Conceitos-chave
Ver *Mobilidade física prejudicada*.

Critérios para a investigação focalizada
Ver *Mobilidade física prejudicada*.

MOTILIDADE GASTRINTESTINAL DISFUNCIONAL

Motilidade gastrintestinal disfuncional
Risco de motilidade gastrintestinal disfuncional

Ver também *Risco de Complicações de Íleo paralítico*.

Definição da NANDA-I
Atividade peristáltica aumentada, diminuída, ineficaz ou ausente no sistema gastrintestinal.

Características definidoras*
Ausência de flatulência
Cólica ou dor abdominal
Distensão abdominal
Esvaziamento gástrico acelerado

Resíduos gástricos biliares
Alteração nos ruídos intestinais (p. ex., ausentes, hipoativos, hiperativos)
Diarreia
Dificuldade de eliminar fezes ressecadas
Fezes endurecidas
Aumento de resíduos gástricos
Náusea
Regurgitação, vômitos

Fatores relacionados*

Envelhecimento
Ansiedade
Alimentação enteral
Intolerância alimentar (p. ex., lactose, glúten)
Imobilidade
Ingestão de contaminantes (p. ex., comida, água)
Desnutrição
Agentes farmacêuticos (p. ex., narcóticos/opioides, antibióticos, laxantes, anestesia)
Prematuridade, estilo de vida sedentário
Cirurgia

Nota da autora

Este novo diagnóstico da NANDA-I é muito amplo quanto à utilidade clínica. Representa problemas colaborativos e alguns diagnósticos de enfermagem, como *Diarreia* e *Constipação*. Ver a Parte 3 a respeito de mais problemas colaborativos específicos, como *Risco de Complicações de Disfunção gastrintestinal*, *Risco de Complicações de Íleo paralítico* e *Risco de Complicações de Sangramento gastrintestinal*.

Risco de motilidade gastrintestinal disfuncional

Ver também *Risco de Complicações de Disfunção gastrintestinal*.

Definição da NANDA-I

Suscetibilidade a atividade peristáltica aumentada, diminuída, ineficaz ou ausente no sistema gastrintestinal, a qual pode comprometer a saúde.

Fatores de risco*

Cirurgia abdominal
Envelhecimento
Ansiedade
Alteração na água ou nos alimentos
Circulação gastrintestinal diminuída
Diabete melito
Intolerância alimentar (glúten, lactose)
Doença do refluxo gastresofágico
Imobilidade
Infecção (p. ex., bactéria, parasita, vírus)
Agentes farmacológicos (p. ex., antibióticos, laxantes, narcóticos/opioides, inibidores da bomba de próton)
Prematuridade
Estilo de vida sedentário
Estresse
Alimentos mal preparados

Nota da autora

Este diagnóstico da NANDA-I é muito amplo para uso clínico. Representa alguns problemas colaborativos, como *Risco de Complicações de Disfunção gastrintestinal*, *Risco de Complicações de Sangramento gastrintestinal*, *Risco de Complicações de Íleo paralítico* e diagnósticos de enfermagem, como *Risco de diarreia*, *Risco de constipação* e *Risco de infecção*. Ver a Parte 3.

Examinar os fatores de risco na pessoa e determinar se o foco das intervenções de enfermagem inclui prevenção; em caso afirmativo, usar *Risco de infecção*, *Risco de diarreia* ou *Risco de constipação*. Se o foco for monitorar a função gastrintestinal em relação a complicações que exijam intervenções médicas e de enfermagem, usar um problema colaborativo, como *Risco de Complicações de* (especificar).

NEGLIGÊNCIA UNILATERAL

Definição da NANDA-I

Prejuízo nas respostas sensorial e motora, nas representações mentais e na atenção espacial do corpo e do ambiente correspondente, caracterizado por desatenção a um dos lados e atenção excessiva ao lado oposto. A negligência do lado esquerdo é mais grave e persistente do que a do lado direito.

Características definidoras

Alteração nos comportamentos de segurança em relação ao lado negligenciado
Perturbação na lateralização sonora
Falha em
    Vestir o lado negligenciado
    Ingerir o alimento que, no prato, está no lado negligenciado
    Arrumar o lado negligenciado
    Movimentar os olhos no hemisfério negligenciado
    Movimentar a cabeça no hemisfério negligenciado
    Movimentar os membros no hemisfério negligenciado
    Movimentar o tronco no hemisfério negligenciado
    Perceber pessoas que se aproximam pelo lado negligenciado
Hemianopsia
Prejuízo do desempenho relativo a cancelamento de linhas, separação em duas linhas e testes de cancelamento de alvo
Hemiplegia esquerda decorrente de acidente vascular encefálico (AVE)
Desvio marcante dos olhos a estímulos no lado não negligenciado
Desvio marcante do tronco a estímulos no lado não negligenciado
Omissão de vestir-se no lado negligenciado
Perseverança
Negligência representativa (p. ex., distorção do desenho no lado negligenciado)
Substituição de letras para formar palavras alternativas ao ler
Transferência de sensação de dor para o lado não negligenciado
Falta de percepção de posicionamento do lado negligenciado
Negligência unilateral visual-espacial
Uso do espaço vertical de página apenas quando escreve
Sinal positivo de Prevost (com ambos os olhos e a cabeça voltados para a direita). Esse desvio ipsilesional da cabeça e dos olhos é específico da negligência unilateral (Becker & Karnath, 2010; *Berger, Pross, Ilg & Karnath, 2006).

Fatores relacionados

Fisiopatológicos

Relacionados à lesão cerebral secundária a:

AVE*
Aneurismas cerebrais
Problemas cerebrovasculares*
Infecção, por exemplo, meningite, encefalite
Traumatismo*
Tumores

Nota da autora

Negligência unilateral representa um distúrbio na alça recíproca que ocorre mais comumente no hemisfério direito do cérebro. Esse diagnóstico também pode ser visto como diagnóstico de síndrome – *Síndrome da negligência unilateral*. Como mencionado no Capítulo 3, os diagnósticos de síndrome englobam um conjunto de diagnósticos de enfermagem relacionados à situação. As intervenções de enfermagem para *Síndrome da negligência unilateral* focalizariam *Déficit no autocuidado*, *Ansiedade* e *Risco de lesão*.

Erros nos enunciados diagnósticos

Negligência unilateral relacionada a desalinho pessoal e falta de higiene do lado direito da face, da cabeça e do braço direito

A falta de arranjo pessoal em um lado do corpo pode ser uma indicação de *Negligência unilateral* se houver presença de doença ou dano neurológico; não é um fator relacionado. Ao redigir o enunciado diagnóstico, o enfermeiro deve se perguntar: "Como tratar a negligência unilateral?". Visto que o foco de enfermagem está no ensino de técnicas adaptativas, a formulação do diagnóstico *Negligência unilateral relacionada à falta de conhecimento de técnicas adaptativas* é mais apropriada. Se *Negligência unilateral* for encarado como um diagnóstico de síndrome, o enunciado diagnóstico adequado será *Síndrome da negligência unilateral*. Não é necessário qualquer "relacionado a" no diagnóstico de síndrome, pois o enunciado inclui a etiologia. As intervenções teriam o mesmo foco: reduzir a negligência pelo uso de técnicas adaptativas.

Conceitos-chave

Considerações gerais

- Negligência unilateral é um distúrbio perceptivo heterogêneo que costuma ocorrer após AVE, particularmente após lesão no hemisfério direito. Seu aspecto mais característico é a incapacidade de relatar ou reagir a estímulos apresentados a partir do espaço contralateral, inclusive de fontes visuais, somatossensoriais, auditivas e cinestésicas (Yang, Li-Tsang, Fong, 2013).
- A pessoa pode não conseguir visualizar caminhos, orientar-se ou atingir o lado negligenciado (Grossman & Porth, 2014).
- O desvio horizontal de olho na cabeça, em exames clínicos do cérebro, parece associado mais à negligência espacial do que a dano cerebral (Becker & Karnath, 2010).
- A maior parte das pessoas com negligência mostra recuperação precoce, sobretudo no primeiro mês, com melhora significativa em três meses. Pelo menos 10% das pessoas com negligência grave terão sintomas na fase crônica (Barrett, 2014).
- A incidência informada após AVE no hemisfério direito é de 10 a 82% e após AVE no hemisfério esquerdo de 15 a 65% (*Plummer, Morris & Dunai, 2003).
- A hemianopsia homônima (perda da visão no lado contralateral) costuma ocorrer com negligência unilateral. A negligência unilateral e a hemianopsia são fenômenos separados, e qualquer um pode estar presente sem o outro. Quando ocorrem juntos, a pessoa tem mais dificuldade para compensar a perda (Grossman & Porth, 2014).
- A pessoa com lesão no lobo parietal demonstra problemas com o arranjo corporal, o julgamento espacial e a interpretação sensorial.
- Além disso, o portador desse tipo de lesão cerebral pode exibir algumas ou todas as seguintes características, que complicam a síndrome da negligência:
  - Impulsividade.
  - Pouco tempo de atenção.
  - Falta de compreensão da extensão da incapacidade.
  - Habilidades de aprendizado diminuídas.
  - Incapacidade para reconhecer rostos.
  - Diminuição do pensamento concreto.
  - Confusão.

Terapia prisma de adaptação (*prism adaption therapy*)

- Durante a terapia prisma de adaptação, a pessoa usa óculos prismáticos especiais, feitos de margens tipo prisma que deslocam lateral ou verticalmente o campo visual. Na maior parte dos casos, o campo visual é alterado lateralmente, seja na direção direita ou na esquerda. Enquanto usa os óculos, a pessoa envolve-se em uma tarefa perceptivo-motora, como apontar para um alvo visual que está diretamente à sua frente (Mizuno et al., 2011).
- "A terapia prisma de adaptação é capaz de melhorar muito as atividades da vida diária em pessoas com AVE subagudo. Além disso, essa terapia também produziu um efeito generalizado benéfico em exames convencionais

e comportamentais, no espaço próximo e no distante, sendo, assim, um bom tratamento para a reabilitação de pacientes com negligência (Mizuno et al., 2011). "Está claro que, em relação ao uso como recurso reabilitador no longo prazo, a terapia prisma só funciona quando repetida em várias sessões e com número suficiente de óculos de prisma sólido" (Newport & Schenk, 2012).

Ativação contralesional de membro (*contralesional limb activation*)
- "Uma vez que o braço direito é controlado pelo hemisfério esquerdo intacto, o uso desse braço pode exacerbar a negligência visual, pois a ativação do hemisfério esquerdo (pelo uso do braço direito) tende a inibir ainda mais o hemisfério direito já danificado. Diferentemente, a ativação do membro esquerdo levaria ao aumento de atividade no hemisfério direito (*Bailey, Riddoch & Crome, 2002).
- A ativação hemisférica é usada para reduzir a negligência visual encontrada em várias pesquisas. Mesmo movimentos ativos bastante pequenos do membro superior esquerdo reduziram a negligência visual do lado esquerdo da pessoa em casos isolados (*Bailey et al., 2002).

Considerações pediátricas
- As crianças com maior risco de negligência unilateral são aquelas com hemiplegia adquirida (p. ex., por AVE). Os AVEs podem ocorrer em crianças com doença cardíaca congênita, anemia falciforme, meningite ou traumatismo encefálico.
- Esses resultados aumentam as evidências em favor de um déficit de atenção na dislexia do desenvolvimento, implicando lesão em estruturas neuronais responsáveis pela atenção espacial (*Sireteanu, Goertz, Bachert & Wander, 2006).

Considerações geriátricas
- A maioria das pessoas que apresentam negligência unilateral é idosa, simplesmente porque a incidência de AVE é maior nessa população.

Critérios para a investigação focalizada

Essa investigação pode ser feita por um fisioterapeuta.

Dados subjetivos e objetivos

Investigar as características definidoras

Percepção da pessoa sobre o problema

Efeitos nas atividades da vida diária
  Banho, arranjo pessoal e higiene. A pessoa:
    Lava o lado afetado do corpo?
    Barbeia os dois lados do rosto?
    Escova todos os dentes?
    Coloca os óculos corretamente?
    Coloca bem a dentadura?
    Penteia apenas parte do cabelo?
    Aplica maquiagem nos dois lados do rosto?
  Alimentar-se – A pessoa:
    Retém o alimento no lado afetado da boca?
    Come apenas metade do alimento (i.e., comer apenas o alimento na parte do prato correspondente ao lado não afetado do corpo)?
  Vestir-se – A pessoa:
    Veste os membros afetados?
  Movimentar-se/posicionar-se:
    Ao sentar na cadeira de rodas, o paciente encosta-se ou inclina-se na direção do lado não afetado?
    O braço afetado fica pendente do apoio?
    A cabeça e os olhos ficam direcionados para o lado não afetado?
    Ao empurrar a cadeira de rodas ou caminhar, o paciente bate nos objetos do lado afetado, ou vai em sua direção?
  Segurança – A pessoa:
    Tenta caminhar ou transferir-se da cadeira ou da cama quando incapaz de deambular?
    Tem sensibilidade nos membros afetados?
    Lesiona frequentemente o braço ou a mão afetada (cortes, batidas, hematomas)?
    Sente dor quando machucada?
    Está consciente do momento em que a lesão ocorreu?
    Cobre todo o campo visual?

Vira a cabeça para o lado afetado para compensar?
Responde aos estímulos apresentados no lado afetado?
O braço afetado pende na lateral e fica preso nos raios da cadeira de rodas, nos corrimãos, nos marcos das portas, etc.?

Metas

O indivíduo deverá demonstrar capacidade de explorar o campo visual para compensar a perda de função/sensibilidade nos membros afetados, conforme evidenciado por estes indicadores:

- Identifica os riscos para a segurança no ambiente.
- Descreve o déficit e a justificativa para o tratamento.

Nossa revisão sistemática indica a existência de evidências modestas do uso da terapia prisma de adaptação para reduzir negligência unilateral em AVE, com efeitos imediatos e duradouros, bem como tapa-olho, conforme mostrado pelos escores BIT-C de efeitos imediatos. Outras pesquisas conseguiram resultados positivos decorrentes de uso de treinamento de sondagem visual (Ferreira, Leite Lopes, Luiz, Cardoso & André, 2011).

> **NOC** Atenção do lado afetado, Estado neurológico: Periférico, Função sensorial: Propriocepção, Adaptação à deficiência física, Estado de autocuidado

Intervenções

> **Alerta clínico** Fala e linguagem, memória e outras capacidades mentais podem não ser afetadas em pessoas com lesão cerebral com negligência espacial. No entanto, o prognóstico de recuperação de funções independentes em pessoas com negligência espacial persistente é bastante pior do que em pessoas com o que parecem ser efeitos incapacitantes sem defeitos espaciais (Barrett, 2014; Jehkoneen et al., 2000).

Consultar neuropsicólogo, fisioterapeuta, terapeuta ocupacional e enfermeiro especialista em reabilitação para criar, junto ao cliente e à família, um plano multidisciplinar

- Garantir que a pessoa/os familiares compreendam a negligência unilateral e os planos de enfermagem e outros tratamentos, por exemplo, treinamento de sondagem visual, tratamento para ativação de membro, terapia prisma de adaptação.

    Justificativa: *Priftis, Passarini, Pilosio, Meneghello e Pitteri (2013) relataram que todos os três tratamentos podem levar a resultados positivos similares em relação à reabilitação de negligência do lado esquerdo.*

    J: *"Portanto, é razoável que a pessoa comece uma intervenção para negligência logo que possível, no estágio agudo, de modo a evitar não uso de membros hemiplégicos, aumentando os estímulos multissensoriais a regiões ipsilaterais do cérebro, retardando, assim, as alterações secundárias no cérebro relacionadas à negligência" (Yang et al., 2013).*

> **NIC** Controle da negligência unilateral, Assistência no autocuidado, Melhora da imagem corporal, Controle do ambiente: Segurança, Terapia com exercícios

Auxiliar a pessoa a reconhecer o déficit perceptivo

- Usar todas as oportunidades, grandes ou pequenas, para ajudar a pessoa a "sintonizar" aquele lado (Davis, 2013).
- Inicialmente, adaptar o ambiente ao déficit:
    - Posicionar a campainha, a mesa de cabeceira, a televisão, o telefone e os objetos de uso pessoal no lado não afetado. Posicionar a cama com o lado não afetado em direção à porta.
    - Assegurar o controle da campainha, colocado no lado direito, onde pode ser rapidamente encontrada.
- Aproximar-se e conversar com a pessoa a partir do lado não afetado.
- Se tiver que se aproximar a partir do lado atingido, informar sua presença logo que entrar no quarto, evitando assustar o paciente.
- Ao trabalhar com a extremidade afetada da pessoa, posicionar o lado não afetado próximo a uma parede para minimizar distrações.
- Colocar a mão da pessoa na sua e orientá-la à tarefa, por exemplo, segurar um garfo (Davis, 2013).
- Ensinar a fazer o escaneamento frequente da esquerda para a direita.
- Modificar lentamente o ambiente da pessoa, à medida que ensina a compensar e a aprender a reconhecer o campo esquecido; colocar os móveis e os objetos de uso pessoal fora do campo visual. Conversar com a pessoa a partir do lado atingido (após apresentar-se a partir do lado não atingido).

- Organizar o ambiente de forma simples, bem iluminado, sem obstáculos:
  - Proporcionar um momento livre entre as atividades.
  - Fornecer indicações concretas: "Você está de lado, com a face para a parede".
- Providenciar um espelho de corpo inteiro para auxiliar a orientação vertical e diminuir a distorção do plano vertical e horizontal, que se manifesta na pessoa que se inclina em direção ao lado afetado.
- Usar instruções verbais em vez de simples demonstrações. Manter as instruções simples.
- Para a pessoa em cadeira de rodas, obter uma mesa auxiliar (de preferência de fibra de vidro); posicionar o braço afetado sobre a mesa, com as pontas dos dedos na linha média. Incentivar a pessoa a procurar o braço sobre a mesa e a tocar nele.
- Para o indivíduo que deambula, providenciar uma tipoia para o braço de forma que ele não fique pendente, provocando subluxação do ombro.
- Quando a pessoa estiver na cama, elevar o braço afetado sobre um travesseiro para prevenir edema por pendência.
- Estimular o indivíduo a usar um relógio de pulso, o anel preferido ou uma pulseira no braço afetado para chamar a atenção sobre ele.

J: *São proporcionadas estratégias que estimulem o indivíduo a se concentrar no lado afetado.*

J: *A abordagem restauradora tenta restabelecer a capacidade pré-lesão dos sistemas cérebro-comportamentais via indicadores de estímulo visual, tátil ou auditivo. Esses estímulos são lentamente reduzidos, até sua eliminação, quando as atividades-alvo são integradas e se tornam espontâneas (Riestra & Barrett, 2013).*

Auxiliar o indivíduo nas adaptações necessárias de autocuidado e nas demais atividades da vida diária

- Estimular o uso das lentes corretivas prescritas, ou dos recursos auditivos, para tomar banho, vestir-se ou usar o vaso sanitário.
- Orientar o paciente a atender primeiro a extremidade do lado afetado ao realizar as atividades da vida diária.
- Orientá-lo a procurar sempre a extremidade afetada ao realizar as atividades da vida diária, para saber onde ela está em todos os momentos.
- Ensiná-lo a realizar as tarefas de vestir-se e arrumar-se em frente ao espelho.
- Sugerir o uso de marcadores coloridos, costurados ou colocados nos sapatos ou nas roupas, para ajudar a distinguir o lado direito do esquerdo.
- Incentivá-lo a integrar a extremidade afetada durante o banho e a senti-la, esfregando-a e massageando-a.
- Usar o equipamento adaptativo, se apropriado.
- Ver *Déficit no autocuidado* para intervenções adicionais.

J: *A abordagem restauradora tenta restabelecer a capacidade pré-lesão dos sistemas cérebro-comportamentais via indicadores de estímulo visual, tátil ou auditivo. Esses estímulos são lentamente reduzidos, até sua eliminação, quando as atividades-alvo são integradas e se tornam espontâneas (Riestra & Barrett, 2013).*

- Para alimentar-se:
  - Organizar as refeições com o mínimo de pratos, alimentos e utensílios.
  - Orientar o paciente a comer pequenas porções e a colocar o alimento no lado não afetado da boca.
  - Orientá-lo a usar a língua para remover porções de alimento do lado afetado após cada garfada.
  - Após refeições/medicação, verificar a cavidade oral quanto ao acúmulo de alimentos/medicamentos.
  - Providenciar a higiene oral três vezes por dia e sempre que necessário.
  - Inicialmente, colocar o alimento no campo visual da pessoa; aos poucos, mover o alimento para fora do campo, ensinando-a a explorar todo o campo visual.
  - Usar equipamento adaptativo para a alimentação, quando apropriado.
  - Ver *Déficit no autocuidado para alimentação*, para intervenções adicionais.
  - Ver *Nutrição desequilibrada, Deglutição prejudicada*, se a pessoa tiver dificuldade para mastigar e engolir o alimento.

J: *Adaptar o ambiente minimiza a privação sensorial. No começo, porém, devem ser feitas tentativas para levar o paciente a dar atenção aos dois lados.*

J: *Lembretes podem ajudar na adaptação ao ambiente.*

Ensinar a examinar o espaço para reduzir o comportamento negligente e evitar lesões

- Garantir um ambiente bem iluminado e livre de acúmulo de móveis e objetos.
- Treinar, reiteradamente, a pessoa para examinar o ambiente inteiro.
- Orientá-la a virar a cabeça além da linha intermediária para visualizar o cenário no lado afetado.
- Realizar atividades que exijam movimento da cabeça.

- Lembrar a pessoa que deve examinar o que a cerca ao deambular ou movimentar a cadeira de rodas.

    J: *Chan e Man (2013) descobriram que o programa de treinamento de sondagem visual era uma estratégia de treino mais eficaz para reduzir o comportamento negligente. Sondar o ambiente pode ajudar a evitar lesões e a aumentar a percepção de todo o espaço.*

Usar sensações de tato para reapresentar o braço/a extremidade afetados ao paciente

- Orientar a pessoa a dar pequenas batidas no lado envolvido, com a mão não envolvida, e a observar o braço ou a perna enquanto faz isso.
- Esfregar materiais com texturas diferentes para estimular sensações (frio, calor, áspero, macio).

    J: *A abordagem restauradora tenta restabelecer a capacidade pré-lesão dos sistemas cérebro-comportamentais via indicadores de estímulo visual, tátil ou auditivo. Esses estímulos são lentamente reduzidos, até sua eliminação, quando as atividades-alvo são integradas e se tornam espontâneas (Riestra & Barrett, 2013).*

Orientar o indivíduo a manter o braço e/ou a perna afetados em seu campo visual

- Posicionar o braço na mesa de apoio. (Mesas de apoio em vidro permitem que a pessoa veja a perna afetada, ajudando, dessa forma, a integrá-la ao esquema corporal.)
- Providenciar tipoia para o braço para o paciente que deambula.
- Orientá-lo a ter cuidado extra perto de fontes de calor ou frio e ao movimentar equipamento ou partes de equipamento para proteger o lado afetado contra lesões.

    J: *A sensação ou função motora diminuída aumenta a vulnerabilidade a lesões.*

Iniciar as orientações para a saúde e os encaminhamentos

- Garantir que ocorram consultas de acompanhamento, por exemplo, com neurologista, médico de atenção primária, terapeuta ocupacional, fisioterapeuta, enfermeiro domiciliar.
- Assegurar que tanto o paciente quanto a família compreendam a causa da negligência unilateral, a finalidade e a justificativa de todas as intervenções.
- Ao realizar técnicas de nova aprendizagem (p. ex., indicadores, sondagem do campo visual), demonstrar como e explicar os motivos à pessoa e à família. Solicitar demonstração de retorno e perguntas.
- Ensinar o uso do equipamento adaptativo, se apropriado.
- Ensinar os princípios para a manutenção de um ambiente seguro.

    J: *Essas estratégias podem ajudar a pessoa/os familiares a compreenderem seus papéis no processo de atendimento, além do período agudo, aumentando seus conhecimentos, habilidades e confiança (Hibbard & Greene, 2013).*

NUTRIÇÃO DESEQUILIBRADA[❖]

Nutrição desequilibrada

Deglutição prejudicada

Dentição prejudicada

Padrão ineficaz de alimentação do lactente

Relacionada à anorexia secundária a (especificar)

Relacionada a dificuldade ou incapacidade de obter alimento

Definição da NANDA-I

Ingestão de nutrientes insuficiente para satisfazer às necessidades metabólicas.

Características definidoras

O indivíduo que não está em NPO relata ou apresenta ingestão de alimentos em quantidade menor do que a recomendada diariamente, com ou sem perda de peso

e/ou

Necessidades metabólicas potenciais ou reais maiores que a ingestão com perda de peso

Peso 10 a 20% ou mais abaixo do ideal para a altura e a estrutura

---

[❖] N. de R.T. Este diagnóstico consta na NANDA-I 2018-2020 como *Nutrição desequilibrada: menor do que as necessidades corporais*.

Dobra cutânea do tríceps, circunferência do braço e circunferência muscular da parte intermediária do braço menores do que 60% da medida-padrão
Fraqueza e sensibilidade musculares
Irritabilidade ou confusão mental
Albumina sérica diminuída
Transferrina sérica ou capacidade de ligação do ferro diminuída

Fatores relacionados

Fisiopatológicos

Relacionados a exigências calóricas aumentadas e dificuldade na ingestão de calorias suficientes secundárias a:

Queimaduras (fase pós-aguda)
Câncer
Infecção
Traumatismo
Dependência química (cocaína, metanfetamina cristal)
Bebês pré-termo
Complicações/deformidades gastrintestinais (GI)
Aids

Relacionados à disfagia secundária a:

Acidente vascular encefálico (AVE)
Doença de Parkinson
Síndrome de Möbius
Distrofia muscular
Paralisia cerebral
Lábio leporino/fenda palatina
Esclerose lateral amiotrófica
Distúrbios neuromusculares

Relacionados à absorção diminuída de nutrientes secundária a:

Doença de Crohn
Intolerância à lactose
Enterocolite necrosante
Fibrose cística

Relacionados a vômitos autoinduzidos, exercícios físicos em excesso para a ingestão calórica ou recusa em comer secundários à anorexia nervosa

Relacionados à relutância em comer por medo de envenenamento secundária a comportamento paranoico

Relacionados a anorexia e excesso de agitação física secundários a transtorno bipolar

Relacionados a anorexia e diarreia secundárias à infecção por protozoários

Relacionados a vômitos, anorexia e digestão prejudicada secundários a pancreatite

Relacionados a anorexia, metabolismo prejudicado das proteínas e das gorduras e reserva deficiente de vitaminas secundários a cirrose

Relacionados a anorexia, vômito e digestão prejudicada secundários a malformação gastrintestinal ou enterocolite necrosante

Relacionados a indigestão secundária a refluxo gastrintestinal

Relacionados ao tratamento

Relacionados a exigências proteicas e vitamínicas maiores secundárias à absorção inadequada após cirurgia bariátrica

Relacionados a exigências de proteínas e vitaminas para cicatrização de ferida e ingestão diminuída secundárias a:

Cirurgia
Reconstrução cirúrgica da boca
Radioterapia
Medicamentos (quimioterapia)
Maxilar fixado

Relacionados à absorção inadequada como efeito colateral de medicamento (especificar):

Exemplo (Gröber & Kisters, 2007):
Colchicina
Neomicina
Pirimetamina
Antiácido
Antiepilépticos
Fármacos antineoplásicos
Antibióticos (clotrimazol, rifampicina)
Dexametasona
Anti-hipertensivos (nifedipina, espironolactona)
Fármacos antirretrovirais (ritonavir, saquinavir)
Ervas medicinais: Kava kava
Erva-de-são-joão

Relacionados a diminuição da ingestão oral, desconforto na boca, náusea e vômitos secundários a:

Radioterapia
Tonsilectomia
Quimioterapia
Trauma oral

Relacionados à diarreia* secundária a (especificar)

Situacionais (pessoais, ambientais)

Relacionados à diminuição do apetite secundária a:

Isolamento social
Depressão
Náusea e vômitos
Estresse

Relacionados à incapacidade de obter alimento (limitações físicas, problemas financeiros ou de transporte)

Relacionados à incapacidade de mastigar (dentes danificados ou ausentes, dentadura mal-ajustada)

Maturacionais

Bebês/crianças

Relacionados à ingestão inadequada secundária a:

Falta de estimulação emocional/sensorial
Falta de conhecimento do cuidador
Produção inadequada de leite materno

Relacionados a má absorção, restrições dietéticas e anorexia secundárias a:

Doença celíaca
Intolerância à lactose
Enterocolite necrosante
Fibrose cística
Malformação gastrintestinal
Refluxo gastresofágico

Relacionados a dificuldades de sucção (bebê) e disfagia secundárias a:

Paralisia cerebral
Lábio leporino e fenda palatina
Deficiência neurológica

Relacionados a sucção inadequada, fadiga e dispneia secundárias a:

Doença cardíaca congênita
Síndrome viral
Hiperbilirrubinemia
Prematuridade
Síndrome do sofrimento respiratório
Atraso no desenvolvimento

Nota da autora

Em razão de sua presença nas 24 horas, são os enfermeiros os cuidadores primários responsáveis por melhorar a condição nutricional. Apesar de *Nutrição desequilibrada* não ser um diagnóstico de difícil comprovação, intervenções para ele podem se constituir em um desafio para o enfermeiro. O rastreamento secundário de pessoas consideradas de risco aumentado para déficit nutricionais é feito por nutricionistas clínicos.

Este diagnóstico de enfermagem terá o foco nos déficits nutricionais, em ambientes de atendimento clínico. Além disso, investigações e intervenções serão apresentadas para auxiliar a pessoa ou familiares a melhorarem a nutrição e a segurança alimentar.

Os hábitos alimentares e o estado nutricional são influenciados por muitos fatores: pessoais, familiares, culturais, financeiros, funcionais, conhecimento nutricional, doença e lesão e regimes terapêuticos. *Nutrição desequilibrada* descreve as pessoas capazes de ingerir alimentos, embora ingiram qualidade ou quantidade inadequada ou desequilibrada. Por exemplo, a dieta pode ter proteínas insuficientes ou gordura excessiva. A quantidade pode ser insuficiente devido a exigências metabólicas aumentadas (p. ex., câncer, gestação, trauma ou interferência em relação a utilização de nutrientes [p. ex., na reserva deficiente de vitaminas na cirrose]).

Tal diagnóstico não deve ser usado para descrever indivíduos em NPO ou que não possam ingerir alimentos. Os enfermeiros devem usar os problemas colaborativos *Risco de Complicações de Desequilíbrios eletrolíticos* e *Risco de Complicações de Equilíbrio negativo de nitrogênio* para a descrição dessas situações.

Erros nos enunciados diagnósticos

Nutrição desequilibrada relacionada a deficiência de insulina, consciência alterada e estado hipermetabólico

Este diagnóstico representa pessoas com diabete que apresentam cetoacidose diabética. Nessa situação, a responsabilidade da enfermagem concentra-se em dois problemas principais: controle da cetoacidose, junto com o médico, e orientação do paciente e da família sobre como prevenir episódios futuros. O primeiro é descrito pelo problema colaborativo *RC de Cetoacidose*, no qual o enfermeiro deveria ser responsável pela monitoração da instabilidade fisiológica, implementação das intervenções programadas e avaliação das respostas do paciente. O segundo problema, descrito pelo diagnóstico de enfermagem *Possível controle ineficaz da saúde relacionado a adesão a dieta diabética e conhecimento insuficiente sobre a adaptação necessária quando doente*, deveria ser investigado após a estabilização do paciente.

***Nutrição desequilibrada* relacionada a terapia parenteral e condição NPO**

Este diagnóstico representa uma situação em que os enfermeiros estão profundamente envolvidos (terapia parenteral). No entanto, de uma perspectiva nutricional, quais intervenções os enfermeiros prescrevem para melhorar o estado nutricional de um paciente em NPO? A nutrição parenteral em uma pessoa em NPO influencia várias respostas reais ou potenciais que os enfermeiros tratam, representando diagnósticos de enfermagem como *Conforto prejudicado* e problemas colaborativos como *Risco de Complicações de Desequilíbrios eletrolíticos* e *Risco de Complicações de Equilíbrio negativo de nitrogênio*.

Conceitos-chave

Segurança e insegurança alimentar

- Em 2013, 85,7% dos lares norte-americanos mostraram segurança alimentar ao longo do ano. Os restantes 14,3% (17,5 milhões de lares) mostraram insegurança alimentar (Coleman-Jensen, Gregory & Singh, 2013).
- Em 2013, 5,6% dos lares norte-americanos (6,8 milhões de lares) apresentaram segurança alimentar muito baixa, algo que basicamente não se alterou a partir dos 5,7% em 2011 e 2012 (Coleman-Jensen et al., 2013).
- Define-se assim a segurança e a insegurança alimentar:
  - Segurança alimentar: lares sem nenhuma ou mínima indicação de insegurança alimentar.
  - Insegurança alimentar com fome: lares em que um ou mais membros (adultos, principalmente) apresentam redução da quantidade de alimento consumido, a ponto de terem vivenciado, repetidas vezes, a sensação física de fome (Coleman-Jensen et al., 2013).

Considerações gerais

- Há necessidade de investigações alimentares dentro de 24 horas após a admissão hospitalar e em 14 dias a partir da baixa em instituição de cuidados prolongados (the Joint Commission).
- As Dietary Guidelines for Americans recomendam (U.S. Department of Agriculture and U.S. Department of Health and Human Services, 2010):
  - Equilíbrio calórico para controle do peso.
  - Prevenção e/ou redução de sobrepeso e obesidade por meio de ato alimentar e comportamentos de atividade física.
  - Controle total da ingestão calórica para controle do peso corporal. No caso de pessoas com sobrepeso ou obesas, isso significa consumo de menos calorias em alimentos e bebidas.
  - Aumento da atividade física e redução do tempo gasto em comportamentos sedentários.
  - Manutenção do equilíbrio calórico adequado durante cada etapa da vida – infância, adolescência, vida adulta, gravidez e aleitamento, velhice.
- Para o funcionamento metabólico apropriado, o corpo exige carboidratos, proteínas, gordura, vitaminas, minerais, eletrólitos e oligoelementos adequados. A Figura 2.6 descreve *MyPlate* (Meu Prato), desenvolvido pelo U.S. Department of Agriculture (2011). A recomendação é de porções diárias dos cinco grupos alimentares. O sexto grupo – gorduras, óleos e açúcares – deve ser consumido esporadicamente e sem exceder 30% do total de calorias ingeridas. Ver www.choosemyplate.gov em busca de mais recursos sobre uma alimentação saudável.
- Mais de um terço (34,9% ou 78,6 milhões) dos adultos norte-americanos são obesos (Ogden, Carroll, Kit & Flegal, 2014).
- Pesquisas informam que as mulheres norte-americanas consomem ferro, cálcio e vitaminas A e C em quantidades insuficientes (Dudek, 2014).
- Os norte-americanos ingerem a metade da recomendação diária de fibra e 20% mais gordura do que o recomendado (Dudek, 2014).
- O National Research Council (1989) compilou as recomendações dietéticas resumidas no Quadro 2.4.
- O organismo exige um nível mínimo de nutrientes para a saúde e o crescimento. Durante o ciclo de vida, as necessidades nutricionais dos indivíduos variam, conforme a Tabela 2.6 (Dudek, 2014; Hockenberry & Wilson, 2015).
- O índice de massa corporal (IMC) é um número calculado a partir da proporção altura:peso de uma pessoa, usado para determinar a probabilidade de problemas de saúde, como mostra a Tabela 2.7.
- O álcool pode alterar, diretamente, o nível de ingestão de nutrientes por meio de seu efeito no apetite, no deslocamento de alimentos na dieta, ou em razão de seus efeitos nocivos em quase todos os níveis do trato GI. Deficiências associadas ao alcoolismo incluem vitaminas A, D, riboflavina e minerais, como magnésio, zinco, selênio (Lutz, Mazur & Litch, 2015).

- Pessoas que sofrem de alcoolismo gastam quase 50% de suas calorias no álcool, causando significativas deficiências nutricionais (Beier, Landes, Mohammad & McClain, 2014).

FIGURA 2.6 *MyPlate*.
Fonte: http://www.choosemyplate.gov/MyPlate.

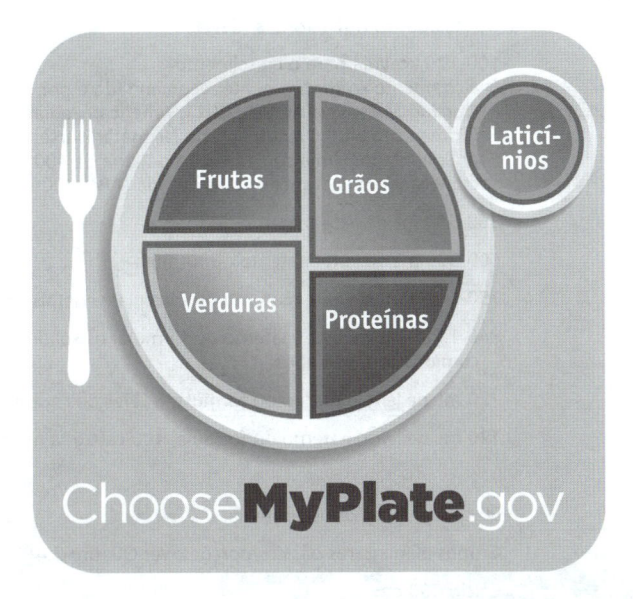

Quadro 2.4 RECOMENDAÇÕES DIETÉTICAS DO NATIONAL RESEARCH COUNCIL REPORT

Consumir uma variedade de alimentos e bebidas com densidade nutricional dentro e entre os vários grupos alimentares básicos, ao mesmo tempo escolhendo alimentos que limitam a ingesta de gordura saturada e trans, colesterol, açúcares adicionados, sal e álcool.

Reduzir a ingestão total de gordura para 20 a 35% das calorias ou menos; ingerir ácidos gordurosos saturados em quantidade inferior a 10% das kcal, e o colesterol para menos de 300 mg/dia.*
Beber 8 a 10 copos de água ou outras bebidas sem cafeína.
Optar por frutas, verduras e grãos integrais ricos em fibras, com frequência.
Escolher e preparar alimentos e bebidas com pouca adição de açúcar ou adoçantes calóricos.

Manter a ingestão de proteína a níveis moderados.†
Aumentar o consumo de grãos secos e peixe.
Comer 85 g ou mais de equivalentes a produtos de grãos integrais, diariamente.
Comer diariamente 2 a 4 porções de frutas.
Comer diariamente 3 a 5 porções de verduras.
Limitar a ingestão diária de sal (cloreto de sódio) para 2.300 mg ou 1 colher de chá, ou menos.‡
Consumir 3 xícaras diárias de leite desnatado ou semidesnatado, ou derivados lácteos equivalentes.

Evitar tomar suplementos alimentares além do recomendado por dia em um só dia.
Equilibrar a ingestão alimentar e a atividade física para manter o peso adequado.
Envolver-se em, pelo menos, 30 minutos de atividades físicas de moderadas a intensas, sem incluir as atividades usuais em casa e no trabalho, na maior parte dos dias da semana.
Para quem ingere álcool, limitar o consumo a uma bebida por dia para mulheres e a até duas por dia para homens.§

---
*A ingestão de gorduras e colesterol pode ser reduzida com a substituição das carnes gordas e dos produtos derivados do leite integral por peixes, aves sem pele, carnes magras e alimentos derivados do leite desnatado ou semidesnatado; escolher mais verduras, frutas, cereais e legumes, limitando azeites, gorduras, gema de ovo e alimentos fritos ou gordurosos.
†Atingir a recomendação diária mínima de ingestão de proteína, não excedendo o dobro dessa recomendação.
‡Limitar o uso de sal no cozimento e evitar colocá-lo no alimento já à mesa. Conservas, salgados e picles devem ser consumidos com parcimônia.
§O Comitê não recomenda consumo de álcool.
National Research Council, Committee on Diet and Health of Food and Nutrition Board. (1989). Diet and health: Implications for reducing chronic disease risk. *Nutrition Reviews, 47*, 142-149; Food guide pyramid: A guide to daily food choices. Leaflet No. 572. Washington, DC: US Department of Agriculture; *Dietary guidelines for Americans*. (2005). Disponível em www.health.gov/dietaryguidelines/dga2005/document/html/executivesummary.htm. Acessado em 7 de junho de 2011.
Dudek, SG. (2009). *Nutrition essentials for nursing practice* (6ª ed.) Filadélfia, PA: Lippincott Williams e Wilkins.

Tabela 2.6	NECESSIDADES NUTRICIONAIS DIÁRIAS RELACIONADAS À IDADE (U.S. DEPARTMENT OF AGRICULTURE, 2016)
Idade	**Necessidades nutricionais diárias**
Bebês	100-120 kcal/dia para o crescimento
	O aleitamento é enfaticamente recomendado e por, plelo menos, um ano (American College of Nursing-Midwives [ACNM], 2011; American Pediatric Association [APA], 2010; Association of Women's Health, Obstetrics, and Neonatal Nurses [AWHONN], 2007; WHO, 2012). Para bebês amamentados, uma suplementação diária de 400 unidades Internacionais/dia de vitamina D, começando nos primeiros dias de vida (APA, 2008)
Recém-nascidos	360-540 mL de leite materno ou fórmula
2-3 meses	600-900 mL de leite materno ou fórmula
4-5 meses	750-1.000 mL de leite materno ou fórmula; vegetais e frutas amassadas; gema de ovo
6-7 meses	840-1.200 mL de leite materno ou fórmula; os sólidos supracitados, mais carne, alimentos a serem comidos com os dedos
8-11 meses	720 mL de leite materno ou fórmula; 3 refeições normais, alimentos da tabela picados
1-2 anos	720 mL de leite materno ou fórmula; 100 cal/kg, a mesma de 8-11 meses
Crianças	
Pré-escolares (3-5 anos)	90 cal/kg; 1,2 g/kg de proteínas
	Grupos alimentares básicos/porções; ver Quadro 2.4
	Cálcio 800 mg
Escolares (6-12 anos)	80 cal/kg; 1,2 g/kg de proteínas
	Grupos de alimentos básicos (como para os pré-escolares)
	1,5 a 2 g de cálcio
	400 unidades de vitamina D
	1,5-3 L de água
Adolescentes (13-17 anos)	2.200-2.400 kcal para o sexo feminino
	3.000 cal para o sexo masculino
	Grupos de alimentos básicos (como para os pré-escolares)
	50-60 g de proteínas
	1.200-1.500 mg de cálcio (até a idade de 25 anos)
	400 unidades de vitamina D
Adultos	1.600-3.000 cal na variação (com base em atividade física, estado emocional, tamanho do corpo, idade e metabolismo individual)
	Grupos de alimentos básicos
	Ver Quadro 2.4
	Os homens necessitam de mais proteína, ácido ascórbico, riboflavina e vitaminas E e B_6 Unidades internacionais de 800-2.000 de vitamina D (na dieta ou em suplementação): *Nota:* Níveis séricos de hidroxivitamina D-25 são recomendados.
Mulheres	O mesmo supracitado mais aumento de ferro, cálcio (cálcio 19-50 anos, 1.000 mg na dieta ou em suplementação) e vitaminas A e B_{12}
Mulheres grávidas (segundo e terceiro trimestres)	Necessidde calórica diária
	11-15 anos: 1.300 mg de cálcio; 2.500 cal
	16-22 anos: 1.300 mg de cálcio; 2.400 cal
	23-50 anos: 1.300 mg de cálcio; 2.300 cal
	Aumentar as proteínas em 10 g ou 1 porção de carne
	1,2-3,5 g de cálcio
	Aumentar as vitaminas A, B e C

Continua

Tabela 2.6	NECESSIDADES NUTRICIONAIS DIÁRIAS RELACIONADAS À IDADE (U.S. DEPARTMENT OF AGRICULTURE, 2016) (*Continuação*)
Idade	**Necessidades nutricionais diárias**
Mulheres em lactação	30-60 mg de ferro
	2.500-3.000 cal (500 a mais que a dieta comum)
	Grupos de alimentos básicos
	4 porções de proteínas
	5 porções de derivados lácteos
	4+ porções de grãos
	5+ porções de verduras
	2+ porções enriquecidas com vitamina C
	1+ vegetais em folhas
	2+ outros
	Líquidos 2-3 litros (1,8-2,8 l leite)
	Aumentar vitaminas A e C, niacina
Acima de 65 anos de idade	Grupos de alimentos básicos (igual aos adultos)
	Necessidades calóricas menores com a idade (1.600-1.800 para mulheres, 2.000-2.400 para homens), mas dependendo da atividade, do clima e das necessidades metabólicas
	Garantir a ingestão de aminoácidos essenciais, ácidos graxos, vitaminas, elementos, fibras e água
	60 mg de ácido ascórbico
	40-60 mg de proteínas
	Unidades internacionais de 800-2.000 de vitamina D (na dieta ou em suplementação) *Nota:* Níveis séricos de hidroxivitamina D-25 são recomendados.
	1.000 mg de cálcio (na dieta ou em suplementação)
	10 mg de ferro

Tabela 2.7	ÍNDICE DE MASSA CORPORAL[a]																
IMC	19	20	21	22	23	24	25	26	27	28	29	30	31	32	33	34	35
Altura									*Peso*								
4'10"	91	96	100	105	110	115	119	124	129	134	138	143	148	153	158	162	167
4'11"	94	99	104	109	114	119	124	128	133	138	143	148	153	158	163	158	173
5'	97	102	107	112	118	123	128	133	138	143	148	153	158	163	158	174	179
5'1"	100	106	111	116	122	127	132	137	143	148	153	158	164	169	174	180	185
5'2"	104	109	115	120	126	131	136	142	147	153	158	164	169	175	180	186	191
5'3"	107	113	118	124	130	135	141	146	152	158	163	169	175	180	186	191	197
5'4"	110	116	122	128	134	140	145	151	157	163	169	174	180	186	192	197	204
5'5"	114	120	126	132	138	144	150	156	162	168	174	180	186	192	198	204	210
5'6"	118	124	130	136	142	148	155	161	167	173	179	186	192	198	204	210	216
5'7"	121	127	134	140	146	153	159	166	172	178	185	191	198	204	211	217	223
5'8"	125	131	138	144	151	158	164	171	177	184	190	197	203	210	216	223	230
5'9"	128	135	142	149	155	162	169	176	182	189	196	203	209	216	223	230	236
5'10"	132	139	146	153	160	167	174	181	188	195	202	209	216	222	229	236	243
5'11"	136	143	150	157	165	172	179	186	193	200	208	215	222	229	236	243	250
6'	140	147	154	162	169	177	184	191	199	206	213	221	228	235	242	250	258
6"	144	151	159	166	174	182	189	197	204	212	219	227	235	242	250	257	265
6'2"	148	155	163	171	179	186	194	202	210	218	225	233	241	249	256	264	272
6'3"	152	160	168	176	184	192	200	208	216	224	232	240	248	256	264	272	279
Peso saudável							Sobrepeso					Obeso					

[a]IMC 19 a 24 = peso saudável; IMC 25 a 29 = sobrepeso; IMC 30 e além = obeso; 40 ou mais = obesidade extrema.
Fonte: NHLBI Obesity Education Initiative Expert Panel on the Identification, Evaluation, and Treatment of Obesity in Adults (United States). (1998). *Evidence report of clinical guidelines on the identification, evaluation, and treatment of overweight and obesity in adults*. Bethesda, MD: NIH/National Heart, Lung, and Blood Institute (NHLBI).

Distúrbio nutricional associado a câncer
- Distúrbios alimentares em pessoas com câncer (*Cunningham & Huhmann, 2011) incluem:
  - Alterações na dieta induzidas pelo câncer:
    - Mudanças no apetite.
    - Mudanças no paladar e olfato.
    - Saciedade precoce.
    - Caquexia do câncer.
    - Alterações no equilíbrio eletrolítico.
  - Alterações no equilíbrio energético induzidas pelo câncer:
    - Alterações no gasto de energia.
    - Alterações no metabolismo dos nutrientes.
    - Alterações no trato GI.
    - Alterações nas reservas corporais.
  - Alterações na ingesta nutricional induzidas pelo tratamento:
    - Alterações no apetite.
  - Alterações no equilíbrio energético induzidas pelo tratamento:
    - Alterações no gasto de energia.
    - Alterações no trato GI.
- Pesquisadores relatam que "o aumento da ingesta calórica pode não reverter a perda de peso nem melhorar a sobrevida" (Tisdale, 2003, conforme citado em *Cunningham & Huhmann, 2011). Intervenções alimentares especializadas "não são recomendadas para pessoas não nutridas de forma correta, sem antecipação de incapacidade de comer por 10 a 14 dias, ou com alguma doença sem controle" (*MacFie et al., 2000, conforme citado em *Cunningham & Huhmann, 2011).
- A análise desses critérios pode ser útil nas preocupações éticas relativas ao oferecimento ou não de suplementos alimentares (*Cunningham & Huhmann, 2011).

Considerações pediátricas
- Modificações nas necessidades nutricionais caracterizam cada período de crescimento (ver Tabela 2.6).
- Crianças com risco especial de ingestão nutricional inadequada incluem as que apresentam:
  - Anomalias congênitas (p. ex., fístula traqueoesofágica, malformação GI, anomalias cardíacas ou neurológicas).
  - Prematuridade, atraso no desenvolvimento e atraso no crescimento intrauterino.
  - Erros congênitos do metabolismo (p. ex., fenilcetonúria).
  - Refluxo gastresofágico.
  - Distúrbios de má absorção.
  - Distúrbios do desenvolvimento (p. ex., paralisia cerebral).
  - Doença crônica (p. ex., fibrose cística, infecções crônicas, diabete).
  - Taxas aceleradas de crescimento (p. ex., prematuridade, infância, adolescência).
  - Pais com vínculo inadequado.
- Os pais devem seguir práticas alimentares seguras para evitar déficit nutricional dos bebês (Hockenberry & Wilson, 2015):
  - Os bebês amamentados ao peito podem ter os alimentos sólidos introduzidos aos 6 meses.
  - Os bebês alimentados com mamadeira devem ter a fórmula enriquecida com ferro durante o primeiro ano. Os bebês alimentados com mamadeira devem conseguir controlar a cabeça e o tronco, normalmente, aos 4 a 6 meses (Lutz et al., 2015).

Lanches rápidos (fast-food)
- "A National Restaurant Association calcula que o norte-americano médio come fora de casa em uma média de quatro vezes por semana. Cerca de 33% das crianças e adolescentes nos Estados Unidos consomem lanches rápidos (*fast-food*) em um dia normal, havendo aumento da ingesta com a idade" (Demory-Luce & Moti, 2014).
- "Tendências socioeconômicas, como aumento da carga horária profissional, mais mulheres trabalhando fora de casa e uma grande quantidade de lares com um só pai alteraram a forma como as famílias fazem as refeições. Tal estilo de vida mais agitado dos pais exige facilidades nas refeições familiares. O consumo do chamado *fast-food* é fortalecido em razão da rapidez dos serviços, facilidade, gosto apreciado e preços baratos em relação a restaurantes mais tradicionais no estilo caseiro" (Demory-Luce & Moti, 2014).
- Os achados de um levantamento nacional sobre os lares acentuam os efeitos nutricionais do consumo de *fast-food* sobre as crianças (*Bowman, Gortmaker, Ebbeling, Pereira & Ludwig, 2004; Demory-Luce &

Moti, 2014). Comparadas a crianças que não consumiram lanches rápidos, em determinado dia, aquelas que os consumiram apresentaram:
- Mais energia total (2.236 vs. 2.049 kcal/dia).
- Mais gordura total (84 vs. 75 g/dia).
- Mais carboidratos totais (303 vs. 277 g/dia).
- Mais açúcares adicionados (122 vs. 94 g/dia).
- Mais bebidas gaseificadas adoçadas (471 vs. 243 g/dia).
- Menos leite (236 vs. 302 g/dia).
- Menos fibras (13,2 vs. 14,3 g/dia).
- Menos frutas e verduras sem amido (103 vs. 148 g/dia).
- A ingestão frequente de alimentos tipo *fast-food* (com elevado teor de sal, açúcares e gordura) e o aumento da taxa de obesidade nas crianças criaram um problema que requer intervenções específicas (Hockenberry & Wilson, 2015). Ver o diagnóstico de enfermagem *Sobrepeso ou Obesidade*.

Considerações maternas

- "A condição nutricional da mulher deve ser investigada antes da concepção, buscando otimizar a saúde materna, fetal e do bebê. Alterações alimentares relacionadas à gravidez devem ter início antes da concepção, com modificações adequadas durante a gestação e a lactação" (Goldstein, Roque & Ruvel, 2015).
- Para mulheres que podem engravidar (U.S. Department of Agriculture e U.S. Department of Health and Human Services, 2010):
  - Escolher alimentos que supram ferro heme, mais rapidamente absorvido pelo organismo, fontes adicionais de ferro e intensificadores da absorção do ferro, como os alimentos ricos em vitamina C.
  - Consumir 400 microgramas (mcg) ao dia de ácido fólico sintético (com origem em alimentos enriquecidos e/ou suplementos), além das formas alimentares de folato de uma dieta variada.
  - Consumir entre 226,7 g e 340 g de frutos do mar por semana de uma variedade de tipos.
  - Em razão de seu conteúdo de mercúrio metil, limitar o atum branco (albacore) a 170 g na semana, e não comer estes tipos de peixe: lofolátilo, cação, peixe-espada e cavalinha real.
  - Quando grávida, tomar suplemento de ferro, conforme recomendação do obstetra ou de outro médico.
- As necessidades nutricionais modificam-se durante a gestação (ver Tabela 2.6).
- As recomendações para o ganho total de peso durante a gestação variam. Mulheres abaixo do peso antes da gestação devem aumentar de 14 a 20 kg; aquelas com peso adequado, de 12 a 17 kg; e aquelas moderadamente acima do peso, de 8 a 12 kg (Pilliteri, 2014).
- Grávidas com sobrepeso, com IMC de 25 a 29,9; têm recomendação de aumento de 7 kg no peso. Grávidas obesas (inclusive todas as classes), com IMC ≥ 30, devem aumentar entre 5 e 9 kg (*Institute of Medicine, 2009).
- "As mulheres norte-americanas formam atualmente um grupo mais diversificado; estão tendo mais gêmeos e trigêmeos, e tendem a estar mais velhas ao engravidar. As mulheres, hoje, também estão mais pesadas; um percentual maior delas está iniciando uma gestação com sobrepeso ou obesas, e muitas estão engordando demais durante a gestação. Muitas dessas alterações trazem a carga adicional de doenças crônicas, capazes de colocarem a saúde da mãe e do bebê em risco" (*Institute of Medicine, 2009).
- A ênfase na alimentação e no aumento do peso na gestação não inclui fazer dieta, mas preferir opções e porções saudáveis.
- Uma dieta de emagrecimento durante a gestação pode resultar em ingestão materna insuficiente para proporcionar ao feto a energia necessária ao crescimento. O feto depende da ingestão dietética materna para crescer e desenvolver-se, retirando apenas o ferro e o folato das reservas maternas.

Considerações geriátricas

- Os idosos têm propensão a desenvolver deficiência de vitamina D em razão de vários fatores de risco: ingesta alimentar diminuída, exposição reduzida ao sol, espessura da pele menor, absorção intestinal prejudicada e hidroxilação prejudicada no fígado e nos rins (Janssen, Samson & Verhaar, 2002).
- Nos Estados Unidos, por volta de 18% dos idosos apresentam perda total dos dentes, algo capaz de desafiar a capacidade de mastigar e deglutir alimentos nutritivos (Posthauer, Collins, Dorner & Sloan, 2013).
- Em geral, os idosos necessitam do mesmo tipo de dieta equilibrada de qualquer outro grupo, porém com menos calorias. No entanto, as dietas dos idosos tendem a ter pouco ferro, cálcio e vitaminas. A combinação de padrões alimentares estabelecidos há longo tempo, renda, transporte, habitação, interações sociais e efeitos de doenças crônicas ou graves influencia a ingestão nutricional e a saúde (Miller, 2015).
- As pessoas que usam diuréticos devem ser observadas cuidadosamente quanto à hidratação adequada (ingestão e eliminação) e ao equilíbrio eletrolítico, sobretudo do sódio e do potássio. Alimentos ricos em potássio devem ser parte regular da dieta, ou, quando necessário, potássio oral deve ser prescrito.

- As recomendações de vitamina D e cálcio mudam com o envelhecimento:
  - 51 a 70 anos de idade: Ca > 1.000/vitamina D > 600.
  - 51 a 70 anos, mulheres: Ca > 1.200/vitamina D > 600.
  - Mais de 71 anos de idade: Ca > 1.200/vitamina D > 800.
- Recomenda-se que as exigências diárias de cálcio sejam obtidas via fontes alimentares, e não via comprimidos. Se suplementos forem desejados, consultar o médico antes de iniciar ingesta de cálcio por conta própria.
- Anemia ferropriva costuma ocorrer com o tempo, podendo estar relacionada a doenças crônicas e insuficiente ingestão de ferro. O aumento da ingestão de alimentos ricos em vitamina C, ácido fólico e ferro pode melhorar as condições necessárias para a absorção ideal do ferro. A suplementação desse mineral é muitas vezes necessária.

Considerações transculturais

- Durante séculos, a alimentação tem sido usada por muitas culturas no tratamento de doenças específicas, na promoção da saúde durante a gestação, na estimulação do crescimento e do desenvolvimento de crianças e no prolongamento da vida (Andrews & Boyle, 2012).
- Em algumas culturas, a saúde é vista como um estado de equilíbrio entre os humores corporais (sangue, fleuma, bile preta e bile amarela). A doença seria causada pelo desequilíbrio humoral que provoca excesso de ressecamento, frio, calor ou umidade, levando à doença. Por exemplo, acredita-se que um estômago perturbado tem como causa a ingestão de muitos alimentos identificados como frios. Os alimentos, as ervas e os medicamentos são classificados como quentes ou frios, secos ou molhados. São usados para restaurar o equilíbrio natural do corpo. Por exemplo, as bananas são classificadas como um alimento frio, enquanto o mingau é considerado quente (Andrews & Boyle, 2012).
- O aumento do peso está associado ao processo de aculturação vivido por pessoas nascidas em outros países que migram para os Estados Unidos (*Park, Neckerman, Quinn, Weiss & Rundle, 2008).
- A prevalência de intolerância primária à lactose varia conforme a raça. Estima-se que até 25% da população branca (prevalência naqueles originários do sul da Europa) tem intolerância à lactose, ao passo que os afro-americanos, os índios norte-americanos e os asiático-americanos apresentam uma prevalência destimada em 75 a 90% (*Roy, 2011).
- As práticas nutricionais podem ser categorizadas como benéficas, neutras ou nocivas. As práticas benéficas e neutras devem ser estimuladas. As práticas nocivas devem ser tratadas com sensibilidade, com os efeitos prejudiciais explicados (Andrews & Boyle, 2012).
- Refeições em grupo, estimuladas em algumas instituições (p. ex., de reabilitação, de longa permanência, de saúde mental), podem entrar em conflito com algumas culturas (p. ex., as mulheres comerem junto aos homens) (Andrews & Boyle, 2012).
- A manutenção de uma dieta *kosher* para um paciente judeu é possível mesmo que não haja uma cozinha *kosher*. O peixe com barbatana ou escamas atende às exigências dietéticas. Os laticínios também são aceitos. São utilizados pratos e talheres descartáveis de papel, para que os pratos com leite e carne não se misturem (Giger, 2013).

Critérios para a investigação focalizada (*Chima, 2004; Lutz et al., 2015)

> **ALERTA CLÍNICO** Essa investigação pretende identificar pessoas mal alimentadas e com risco nutricional aumentado. Os identificados devem ser encaminhados a um nutricionista para uma avaliação mais detalhada (*Chima, 2004; Lutz et al., 2015).

Dados subjetivos

Perda de peso recente de mais de 5 kg em 30 dias?
Fazendo dieta para reduzir o peso?
Mudança recente no apetite?
Problemas com

Deglutição	Mastigação	Inflamação oral
Náusea	Diarreia	Vômito
Constipação	Indigestão	Inchaço?

Dieta especial?
Suplementos
Alergias alimentares

Ingestão habitual

Como costuma ser o café da manhã, o almoço e o jantar?
Há ingestão suficiente dos cinco grupos básicos de alimentos?
Há ingestão suficiente de líquidos?

Apetite (habitual, modificações)

Preferências de sólidos e líquidos

O que aprecia de alimentos/líquidos, do que não gosta, tabus
Práticas alimentares religiosas/culturais
Frequência de ingestão dos chamados alimentos *fast-food*

Nível de atividade

Atividade profissional, exercício (tipo, frequência)

Barreiras para a obtenção/preparo do alimento (quem)

Capacidade funcional, instalações na cozinha, transporte, recursos financeiros

Dados objetivos

Aparência geral

Altura
Peso
IMC
Boca
Dentes

Exames laboratoriais

Quanto à condição alimentar e deficiências (American Association for Clinical Chemistry, 2013):
Exames de ferro, como o sérico, TIBC e ferritina
Vitaminas e minerais residuais, como B_{12} e folato, vitaminas A, D e K, vitaminas B, cálcio e magnésio
Pré-albumina: embora comumente usada como um marcador de desnutrição, os níveis dessa proteína podem ser influenciados por uma quantidade de condições, além da desnutrição.
A albumina foi usada no passado, junto com ou no lugar da pré-albumina para avaliar a condição nutricional; hoje, porém, costuma ser mais empregada para rastreamento de doenças hepáticas ou renais, ou como auxiliar diagnóstico dessas doenças.
Fazer triagem de bebês-crianças-adolescentes de risco internados (*Chima, 2004; *Hammond, 2011):
Perda recente de peso
Em dieta especial e com necessidade de orientação
Com sonda alimentar ou alimentações parenterais
Diabético
Recebendo alimentos altamente calóricos/fórmula concentrada
Alergias alimentares
Atraso no crescimento
Problemas alimentares/intolerância alimentar
Adolescente grávida ou amamentando bebê
Criança sendo amamentada

Investigar se há segurança alimentar (Coleman-Jensen et al., 2013)

Dicas da Carpenito

Este recurso investigativo serve para determinar a existência ou não de insegurança alimentar, sendo adequado em locais de atendimento primário ou comunidades. Em instituição de atendimento a pacientes graves, respostas "sim" às perguntas 1 e 2 indicam que a pessoa/familiares devem ser encaminhados ao serviço social.

1. "Preocupamo-nos que nossa comida acabe antes de termos dinheiro para comprar mais." Isso se deu muitas vezes, algumas vezes, ou jamais ocorreu a vocês nos últimos 12 meses?
2. "Os alimentos que compramos não duraram e não tivemos dinheiro para comprar mais." Isso se deu muitas vezes, algumas vezes, ou jamais ocorreu a vocês nos últimos 12 meses?
3. "Não podemos pagar por uma dieta equilibrada." Isso se deu muitas vezes, algumas vezes, ou jamais ocorreu a vocês nos últimos 12 meses?

4. Nos últimos 12 meses, você ou outros adultos na casa alguma vez diminuíram o tamanho das refeições ou deixaram de fazer algumas refeição por não haver dinheiro suficiente para a comida? (Sim/Não)
5. (Se SIM para a pergunta 4) Com que frequência isso ocorreu – quase todos os meses, alguns meses mas não em todos, ou somente em um ou dois meses?
6. Nos últimos 12 meses, alguma vez vocês comeram menos do que achavam que deveriam comer por não haver dinheiro suficiente para a comida? (Sim/Não)
7. Nos últimos 12 meses, sentiram fome, mas não se alimentaram por não haver dinheiro suficiente para a comida? (Sim/Não)
8. Nos últimos 12 meses, emagreceram porque não havia dinheiro suficiente para a comida? (Sim/Não)
9. Nos últimos 12 meses, você ou outros adultos na casa deixaram de comer durante todo um dia por não haver dinheiro suficiente para a comida? (Sim/Não)
10. (Se SIM para a pergunta 9) Com que frequência isso ocorreu – quase todos os meses, alguns meses mas não em todos, ou somente em um ou dois meses?

(As perguntas 11 a 18 foram feitas somente se a casa incluía crianças de 0 a 17 anos.)

11. "Contamos somente com alguns tipos de alimentos de baixo custo para nossas crianças, porque ficamos sem dinheiro para comprar comida." Isso se deu muitas vezes, algumas vezes, ou jamais ocorreu a vocês nos últimos 12 meses?
12. "Não conseguimos dar a nossas crianças uma refeição equilibrada por não termos condição para isso." Isso se deu muitas vezes, algumas vezes, ou jamais ocorreu a vocês nos últimos 12 meses?
13. "As crianças não estavam se alimentando suficientemente porque não conseguimos comprar comida suficiente." Isso se deu muitas vezes, algumas vezes, ou jamais ocorreu a vocês nos últimos 12 meses?
14. Nos últimos 12 meses, você diminuiu o tamanho das refeições de alguma das crianças por não haver dinheiro suficiente para a comida? (Sim/Não)
15. Nos últimos 12 meses, as crianças sentiram fome alguma vez, mas você não conseguiu comprar mais alimentos? (Sim/Não)
16. Nos últimos 12 meses, alguma criança deixou de fazer uma refeição porque não havia dinheiro suficiente para a comida? (Sim/Não)
17. (Se SIM para a pergunta 16) Com que frequência isso ocorreu – quase todos os meses, alguns meses mas não em todos, ou somente em um ou em dois meses?
18. Nos últimos 12 meses, alguma das crianças alguma vez deixou de comer durante todo um dia por não haver dinheiro suficiente para a comida? (Sim/Não)

Metas

O indivíduo irá ingerir a exigência nutricional diária de acordo com seu nível de atividade e necessidades metabólicas, conforme evidenciado por estes indicadores:

- Relata a importância da boa nutrição.
- Identifica recomendações nutricionais relacionadas à idade.
- Diferenciará alimentos nutricionalmente densos daqueles de baixa densidade.

NOC Estado nutricional, Controle de sintomas, Aconselhamento nutricional, Monitoração nutricional, Ensino: Indivíduo

Intervenções

Ver o Apêndice C: Estratégias para promover a participação de indivíduos/famílias para melhores resultados na saúde.

Investigar se há fatores de risco alimentar e ingesta nutricional (*Chima, 2004; *Hammond, 2011)

- Ingesta de calorias ou proteínas, vitaminas e minerais acima ou abaixo do exigido.
- Dificuldades para deglutir.
- Distúrbios GI, irregularidades intestinais.
- Funcionamento cognitivo prejudicado ou depressão.
- Hábitos alimentares incomuns (pica).
- Mau uso de suplementos.
- Dieta limitada.
- Incapacidade ou falta de vontade de consumir alimentos.
- Aumento ou redução nas atividades da vida diária (AVD).

NIC Controle da nutrição, Assistência para aumentar o peso, Aconselhamento nutricional

Fatores de risco psicológicos, sociais/culturais

- Barreiras linguísticas.
- Pouca instrução.
- Fatores culturais ou religiosos.

- Perturbações emocionais associadas a dificuldades alimentares (p. ex., depressão).
- Recursos limitados para o preparo ou a obtenção de alimentos ou suprimentos.
- Adicção a álcool ou drogas.
- Recursos financeiros limitados ou escassos.
- Falta de capacidade de comunicar as necessidades.
- Uso limitado ou compreensão limitada dos recursos da comunidade.

Fatores de risco físicos

- Extremos de idade (adultos > 80 anos, bebês prematuros, crianças muito pequenas).
- Gestação: adolescente, intervalo curto entre as gestações, ou três ou mais gestações.
- Alterações nas medidas antropométricas, sobrepeso/baixo peso acentuado para a idade, a altura, ou ambos; reservas musculares e gorduras somáticas deprimidas. (*Nota*: Perda de peso involuntária recente é mais previsível de morbidade/mortalidade que o IMC.)
- Doença renal crônica/cardíaca, diabete, pressão, úlceras, câncer, Aids, complicações GI, estresse hipermetabólico, imobilidade, osteoporose, prejuízos neurológicos e visuais.

Justificativa: *Os nutrientes são fonte de energia, construtores dos tecidos e reguladores dos processos metabólicos.*

Consultar o nutricionista para estabelecer as exigências calóricas diárias e alimentares do paciente

J: *Essa consulta pode ajudar a garantir uma dieta que ofereça ingestão calórica e nutricional ideal.*

Incentivar o paciente a repousar antes das refeições

J: *A fadiga reduz ainda mais o desejo e a capacidade de alimentar-se do indivíduo anoréxico.*

Oferecer refeições pequenas e frequentes em vez de poucas e grandes; servir os alimentos frios

J: *Uma distribuição parelha da ingestão calórica total diária evita distensão gástrica, aumentando possivelmente o apetite.*

Estimular e ajudar o indivíduo a manter uma boa higiene oral

J: *Uma higiene oral insatisfatória causa odor e paladar ruins, o que pode reduzir o apetite.*

Providenciar alimentos ricos em calorias e proteínas para servir nas ocasiões em que o indivíduo costuma ter mais apetite

J: *Apresentar alimentos ricos em calorias e proteínas quando o indivíduo tem mais vontade de comer aumenta a probabilidade de ele consumir calorias e proteínas em quantidades adequadas.*

Seguir etapas para promover o apetite

- Ver *Nutrição desequilibrada relacionada à anorexia*.

Suprir necessidades alimentares suplementares aumentadas por doença grave

J: *As exigências metabólicas aumentam por processos catabólicos que ocorrem ao longo dos estágios de uma doença grave, comumente aumentando a demanda nutricional.*

Iniciar as orientações para a saúde e os encaminhamentos, conforme necessário

- Explicar quais alimentos e nutrientes precisam ser aumentados e quais precisam ser diminuídos.

Intervenções pediátricas

- Ensinar aos pais o que segue em relação à alimentação dos filhos:
  - Horários de alimentação apropriados ao bebê e às necessidades de peso para o crescimento: 100 a 120 kcal/kg/dia para o crescimento.
  - Preparar adequadamente a fórmula do bebê.
  - Armazenar de forma correta o leite materno e a fórmula do bebê.
  - Erguer de maneira adequada a cabeça do bebê durante e logo após as alimentações.
  - Usar técnicas adequadas de apoio do queixo/das bochechas no caso de bebês com comprometimento oral.
  - Necessidades nutricionais apropriadas à idade dos filhos (consultar livro-texto sobre pediatria ou nutrição em busca de recomendações específicas).
- Discutir a importância da limitação de lanches ricos em sal, açúcar ou gordura (p. ex., refrigerantes, balas, salgadinhos) para limitar os riscos de distúrbios cardíacos, obesidade e diabete. Recomendar à família substituí-los por lanches nutritivos (p. ex., frutas frescas, pipoca simples, barras de sucos de frutas congeladas, verduras frescas).

- Se ingerir os chamados *fast-food*, ensinar estas opções mais saudáveis:
  - Encorajar o controle das porções; orientar as crianças/adolescentes no sentido de que "grande", "extra", "dobro" ou "triplo" terão muitas calorias e gordura.
  - Recomendar porções menores, já que uma porção regular é suficiente para a maioria das crianças, ou dividir com os pais ou irmãos.
  - Procurar alimentos integrais, frutas, vegetais e alimentos ricos em cálcio.
  - Ao planejar uma refeição rápida, escolher um estabelecimento que ofereça opções mais saudáveis.
- Abordar estratégias para melhorar a alimentação quando comer *fast-food*:
  - Beber leite desnatado.
  - Evitar batatas fritas ou reparti-las.
  - Escolher alimentos grelhados.
  - Comer saladas e verduras.
- Utilizar em casa alimentos mais saudáveis como lanche (p. ex., refeições congeladas com três grupos alimentares).
- Sugerir lanches saudáveis em casa. Oferecer frutas e vegetais frescos, queijos e biscoitos sem sal, leite desnatado, sucos fortificados com cálcio e iogurte congelado como lanches rápidos.

  J: *Disponibilizar alimentos saudáveis e fáceis e aumentar lanches saudáveis reduz a pressão para que a criança coma determinada quantidade às refeições.*

- Evitar descrever os alimentos como bons ou ruins. Explicar a densidade nutricional dos alimentos (*Hunter & Cason, 2006).

  J: *Alimentos ricos em nutrientes fornecem a maior parte deles com a menor quantidade de calorias.*

- Alimentos ricos em nutrientes:
  - Frutas e vegetais de cores vivas ou escuras.
  - Alimentos fortificados.
  - Versões de refeições com menos gordura de carne, leite, laticínios e ovos.
- Alimentos menos ricos em nutrientes:
  - Têm cor mais clara ou esbranquiçada.
  - Contêm muito açúcar refinado.
  - São produtos refinados (pão branco comparado a grãos integrais).
  - Apresentam grandes quantidades de gordura em relação à quantidade de nutrientes na comparação com produtos similares (leite desnatado vs. sorvete).
  - Por exemplo:
    - A maçã é uma escolha melhor do que um pacote de *pretzels* com a mesma quantidade de calorias pois oferece fibras, vitamina C e potássio.
    - Uma laranja é melhor do que um suco de laranja porque tem fibras.
- Permitir à criança selecionar um tipo de alimento que não tenha de comer.
- Fornecer porções pequenas (p. ex., uma colher de sopa de cada alimento para cada ano de idade).
- Tornar os lanches nutricionalmente tão importantes quanto as refeições (p. ex., ovos cozidos, vegetais crus, biscoitos salgados/manteiga de amendoim, sucos de frutas, queijo, frutas frescas).
- Oferecer uma variedade de alimentos.
- Envolver a criança na monitoração da alimentação saudável (p. ex., criar um gráfico no qual a criança faça anotações diárias da ingestão de alimentos saudáveis).
- Substituir a televisão, uma atividade passiva, por uma atividade em grupo (p. ex., jogar bola, andar de bicicleta, caminhar).
- Substituir por refeições rápidas e nutritivas (p. ex., congelados).

  J: *As exigências nutricionais variam muito para cada faixa etária. Períodos de crescimento físico acelerado (p. ex., infância, puberdade) podem exigir duplicação da ingestão de ferro, cálcio, zinco e proteína (Hockenberry & Wilson, 2015).*

  J: *Os padrões nutricionais da família são a influência principal no desenvolvimento dos hábitos alimentares (p. ex., lanches pouco saudáveis, assistir muito à televisão, obesidade) (Dudek, 2014).*

Intervenções maternas

- Mulher grávida ou amamentando que baixa em unidade que não o pré-parto ou quarto mãe-bebê (*Chima, 2004; *Hammond, 2011):
- Ensinar a importância da ingestão adequada de calorias e líquidos enquanto amamenta em relação à produção do leite materno.

- Explicar as modificações fisiológicas e as necessidades nutricionais durante a gestação (ver Tabela 2.6).
- Discutir os efeitos do álcool, da cafeína e dos adoçantes artificiais sobre o desenvolvimento fetal.

    J: *Estudos demonstram que a cafeína tem pouco efeito sobre o resultado da gestação, mas se recomenda moderação. O consumo de adoçantes artificiais durante a gestação não é contraindicado, mas se sugere moderação (Dudek, 2014).*

- Conversar com adolescentes grávidas a respeito de as necessidades nutricionais serem maiores, uma vez que ainda estão em desenvolvimento e, no momento, grávidas (Pillitteri, 2014). Enfatizar o feto em crescimento.

    J: *Jovens mães adolescentes tiveram recém-nascidos menores e mais magros do que os nascidos de mulheres mais velhas, conscientes da necessidade de adaptar sua alimentação durante a gestação e o parto (Pillitteri, 2014).*

Intervenções geriátricas

Avaliar possível consulta com nutricionista (*Chima, 2004; *Hammond, 2011)

- Pessoa com grande perda de peso involuntária de 5 kg ou mais nos últimos um a dois meses.
- Pessoa buscando informações sobre uma dieta mais nutritiva.
- Pessoa que não consegue fazer alimentação oral ou de outro tipo ≥ 5 dias antes da baixa em instituição de saúde.
- Pessoa em alimentação enteral ou parenteral.
- Pessoa com mais de 80 anos baixada para procedimento cirúrgico.
- Pessoa com ruptura da pele (úlcera de decúbito) para orientação sobre consumo de alimentos enriquecidos com B_{12}, como cereais fortificados ou suplementos alimentares.

Determinar a compreensão da pessoa sobre as necessidades nutricionais com

- Envelhecimento.
- Uso de medicamentos.
- Doenças.
- Atividade.

    J: *Determinados medicamentos ou doenças podem exigir uma adaptação na dieta (p. ex., potássio, sódio, fibras).*

Investigar se há algum fator que interfira na ingestão de alimentos (Lutz et al., 2015; Miller, 2015)

- Anorexia devido a medicamentos, luto, depressão, doença.
- Estado mental prejudicado que leva à desatenção quanto à fome ou seleção insuficiente de tipos/quantidades de alimentos.
- Restrição voluntária de líquidos por medo de incontinência urinária.
- Estrutura pequena ou história de subnutrição.
- Dentaduras novas ou ruim dentição.
- Desagrado por cozinhar e comer sozinho.
- Costume de fazer as refeições sozinho.
- Hábito de beber mais de duas doses de bebidas alcoólicas/dia.

    J: *Fatores múltiplos podem interferir no acesso ou na ingestão de alimentos. As estratégias para melhorar a nutrição devem ser direcionadas a fatores específicos (Dudek, 2014).*

Investigar se algum fator interfere no preparo e/ou na busca de alimentos (Miller, 2015)

- Renda inadequada para adquirir alimentos.
- Falta de transporte para comprar alimentos.
- Instalações inadequadas para cozinhar.
- Mobilidade ou destreza manual prejudicada (paresia, tremores, fraqueza, dor na articulação ou deformidade).
- Questões de segurança (p. ex., incêndios, alimentos estragados).

Investigar se há insegurança alimentar

- Ver Critérios para a investigação focalizada.

Explicar declínio na sensibilidade para doce e salgado, embora não para amargo e picante (Lutz et al., 2015). Ter cautela em relação a alimentos muito salgados

J: *Os idosos podem consumir quantidades excessivas de sal e açúcar para compensar a perda da sensibilidade a esses sabores (Miller, 2015).*

Se indicado, consultar o enfermeiro de cuidado domiciliar para avaliar o ambiente doméstico (p. ex., questões de segurança, instalações para cozinhar, suprimento de alimentos, limpeza)

Acessar os serviços comunitários, conforme indicado (p. ex., programas nutricionais, centros comunitários, serviços de entrega de compras a domicílio)

J: *Uma investigação domiciliar pode proporcionar dados válidos nos casos de suspeita de problemas nutricionais e/ou insegurança alimentar (Miller, 2015).*

Deglutição prejudicada

Definição da NANDA-I

Funcionamento anormal do mecanismo da deglutição associado a déficits na estrutura ou função oral, faríngea ou esofágica.

Características definidoras (Fass, 2014)

Disfunção oral

Baba
Disartria
Sialorreia (hipersalivação)
Derramamento de alimentos
Deglutição de pequenas porções

Disfunção faríngea

Tosse ou asfixia durante o consumo de alimentos
Disfonia (uso defeituoso da voz)

Disfagia esofágica

Dificuldade em engolir alguns segundos após o início de uma deglutição
Relato de uma sensação do alimento ficar preso no sulco supraesternal ou atrás do esterno

Fatores relacionados

Fisiopatológicos

Relacionados a diminuição/ausência do reflexo de vômito, dificuldades de mastigação ou sensibilidade diminuída secundárias a:

Paralisia cerebral*
Distrofia muscular
Poliomielite
Doença de Parkinson
Síndrome de Guillain-Barré
Miastenia grave
Esclerose lateral amiotrófica
Acidente vascular encefálico (AVE)
Doença neoplásica que afete o cérebro
Dano ao hemisfério esquerdo ou direito do cérebro
Paralisia das cordas vocais
Dano a nervos cranianos (V, VII, IX, X, XI)

Relacionados à constrição do esôfago secundária à:

Anomalia do anel vascular
Grande aneurisma da aorta torácica

Relacionados a tumores traqueoesofágicos, edema

Relacionados à irritação na cavidade orofaríngea

Relacionados a uma diminuição de saliva

Relacionados ao tratamento

Relacionados à reconstrução cirúrgica da boca, da garganta, do maxilar ou do nariz

Relacionados à diminuição da consciência secundária à anestesia

Relacionados à obstrução mecânica secundária à cânula de traqueostomia

Relacionados à esofagite secundária à radioterapia

Situacionais (pessoais, ambientais)
- *Relacionados à fadiga*
- *Relacionados à atenção limitada, distração*

Maturacionais

Lactentes/crianças
- *Relacionados à sensibilidade diminuída ou à dificuldade de mastigação*
- *Relacionados à coordenação insatisfatória da sucção/da deglutição/da respiração*

Idosos
- *Relacionados à redução da saliva e do paladar*

Nota da autora

Ver *Nutrição desequilibrada*.

Erros nos enunciados diagnósticos

Ver *Nutrição desequilibrada*.

Conceitos-chave

- "A disfagia é um sintoma de alerta que requer avaliação imediata para definir a sua causa exata e iniciar o tratamento apropriado. A disfagia em indivíduos idosos não deverá ser atribuída ao envelhecimento normal. O envelhecimento isolado causa anormalidades brandas da motilidade esofágica, que raramente são sintomáticas" (Fass, 2014).

Considerações gerais

Fisiologia

- A deglutição é intelectual, emocional e física porque envolve o processo complexo de se ingerir um alimento líquido ou sólido enquanto também protege as vias aéreas da aspiração (Grossman & Porth, 2014; Hickey, 2014).
- O processo de deglutição ocorre em quatro estágios, com o envolvimento de nervos cranianos selecionados (Hickey, 2014).
  - *Estágio 1* – Fase preparatória oral: o alimento é colocado na cavidade oral e é mastigado, formando um bolo.
  - *Estágio 2* – Fase oral: o bolo de alimento é centralizado e conduzido pela língua para a faringe posterior. A língua manobra o alimento, e o palato mole e a úvula bloqueiam a nasofaringe.
  - *Estágio 3* – Fase faríngea: o alimento atravessa os arcos da fossa anterior e estimula o reflexo da deglutição. A língua evita que o alimento retorne à cavidade oral pela elevação e contração do palato mole. Inicia-se o peristaltismo da faringe, provocando o movimento do alimento para baixo.
  - *Estágio 4* – Fase esofágica: o peristaltismo faríngeo empurra o alimento para baixo. A laringe eleva-se e os músculos cricofaríngeos relaxam, permitindo que o alimento passe da faringe para o esôfago. A peristalse faríngea empurra o alimento para baixo, do esôfago para o estômago.
- Os nervos cranianos V, VII, IX, X e XI estão envolvidos na deglutição. O comprometimento da função do nervo craniano (p. ex., pós-AVE) pode causar os seguintes problemas na deglutição (Hickey, 2014):
  - Trigêmeo (V) – perda da sensibilidade e da capacidade para movimentar a mandíbula.
  - Facial (VII) – salivação aumentada; incapacidade de encolher os lábios, acúmulo de alimentos.
  - Glossofaríngeo (IX) – salivação, paladar, sensibilidade e reflexo de vômito diminuídos.
  - Vago (X) – peristaltismo diminuído, reflexo de vômito diminuído.
  - Hipoglosso (XI) – controle deficiente da língua, movimento insatisfatório do alimento para a garganta.
- O reflexo da tosse é essencial para a reabilitação, mas o mesmo não ocorre com o do vômito.
- Não confundir a capacidade de mastigar com a de engolir. Ver também *Nutrição desequilibrada*.
- As complicações que foram associadas à disfagia pós-AVE incluem pneumonia, desidratação, pior prognóstico a longo prazo, aumento do período de internação, aumento do tempo de reabilitação e necessidade de assistência e cuidados de longo prazo, mortalidade aumentada e elevação dos custos do tratamento de saúde (Sura, Madhavan, Carnaby & Crary, 2012).

Considerações geriátricas

- Aproximadamente "7 a 10% dos adultos idosos com mais de 50 anos têm sido diagnosticados com disfagia; estima-se que 14% dos adultos com mais de 60 anos apresentam disfagia ou outro tipo de distúrbio da deglutição. A disfagia acomete aproximadamente 15% das pessoas que vivem na comunidade e quase 40% dos pacientes em tratamento de longo prazo" (Humbert & Robbins, 2008).
- A mortalidade aumenta para 63% em 1 ano. Além disso, eventos adversos associados às vias de alimentação não orais são comuns e incluem complicações locais de lesões, vazamento em torno do sítio de inserção, oclusão do tubo e aumento de refluxo, originando outras complicações, como a pneumonia.
- A disfagia pode ser fatal, particularmente em pacientes idosos (Tanner & Culbertson, 2014). Chang e colaboradores (2013) revisaram os atestados de óbito de pacientes que tiveram sua morte atribuída a um AVE; eles observaram que 5% morreram como resultado de pneumonia por aspiração e 1% chegaram a óbito por asfixia.

Critérios para a investigação focalizada

Alerta clínico Em caso de suspeita de prejuízo da deglutição, suspenda todos os líquidos/alimentos administrados por via oral e faça uma avaliação da deglutição por fonoaudiólogos/médico especialista.

Dados subjetivos

Investigar as características definidoras

Histórico de problemas com a deglutição, de regurgitação nasal, rouquidão, engasgo ou tosse? Surgimento? Alimentos ou líquidos problemáticos? Especificar?

Investigar os fatores relacionados

AVE
Doença de Parkinson
Esclerose múltipla
Lesões cerebrais
Trauma encefálico
Tumor traqueoesofágico
Cirurgia oral

Dados objetivos

Investigar as características definidoras

Deglutição, tosse ou reflexo de vômito diminuídos ou ausentes
Coordenação insatisfatória da língua
Engasgo ou tosse observados com alimentos ou líquidos

Investigar os fatores relacionados

Fraqueza da musculatura facial
Uso prejudicado da língua
Dificuldades de mastigação
Produção diminuída de saliva
Secreções espessas
Cognição prejudicada

Metas

O indivíduo apresentará melhoras na capacidade de deglutição, conforme evidenciado por estes indicadores:

- Descreve fatores causadores, quando conhecidos.
- Descreve a justificativa e os procedimentos para o tratamento.

NOC Controle da aspiração, Estado da deglutição

Dicas da Carpenito

Tanner e Culbertson (2014) postularam

A necessidade de preservar a vida por meio da proteção das vias aéreas algumas vezes vai de encontro ao desejo do paciente de preservar uma qualidade de vida semelhante à que existia antes do aparecimento das atuais condições de saúde. O consumo de alimentos e líquidos inclui os prazeres de cheirar, degustar e manipular oralmente os nutrientes.

Por essa razão, o enfermeiro e seus colegas fonoaudiólogos devem considerar tanto a segurança dos pacientes quanto os seus desejos gustativos. Após a consulta devida, enfermeiros e demais cuidadores deverão respeitar os desejos dos pacientes capazes, dos membros de sua família e/ou de um representante do paciente, caso este não esteja capaz (American Nurses Association, 2013).

Intervenções

> **ALERTA CLÍNICO** Independentemente das prescrições médicas para administração oral de alimentos ou líquidos, o enfermeiro deverá avaliar os riscos da ingestão oral para um indivíduo com possíveis problemas de deglutição. Se o enfermeiro determinar que há necessidade de uma avaliação abrangente da deglutição, todos os líquidos orais deverão ser proibidos até que seja realizada a avaliação de um especialista (p. ex., fonoaudiólogo, enfermeiro especialista).

Assegurar que o indivíduo e/ou família tenham discutido sobre as vantagens e riscos do tratamento da disfagia (p. ex., nutrição oral, intravenosa, sonda nasogástrica ou sonda de gastrostomia percutâneo-endoscópica com um especialista)

- Documentar a discussão do evento e as decisões.

   J: *Os tratamentos nutricionais não orais reduziram os riscos de aspiração e asfixia enquanto forneceram hidratação e nutrientes necessários (Tanner & Culbertson, 2014). A nutrição enteral apresenta seus próprios riscos, incluindo colocação imprópria da sonda, infecção, perfuração, hemorragia, obstrução, necrose, abscessos e fístulas. Como o estado de jejum (NPO) poderá compreensivelmente apresentar um impacto negativo sobre a qualidade de vida de um paciente, o equilíbrio entre a segurança do paciente e a sua qualidade de vida será uma importante consideração. Como foi dito, é necessário levar em conta os desejos do paciente e, se este não for capaz, considerar os desejos de seu representante no processo da tomada de decisão.*

NIC Precauções contra aspiração, Terapia para deglutição, Supervisão, Encaminhamento, Posicionamento

Dicas da Carpenito

Se o indivíduo for candidato a uma instituição para cuidados paliativos, ver *Risco de dignidade humana comprometida* para as intervenções direcionadas à assistência do indivíduo/família nas decisões relacionadas às fontes de nutrição.

Avaliar a presença de fatores causadores ou contribuintes que aumentem o risco da deglutição prejudicada

- Ver *Critérios para a investigação focalizada*.

Consultar um fonoaudiólogo para avaliação e recomendação de um plano de cuidados

   J: *Um fonoaudiólogo possui a experiência necessária para proceder a avaliação da disfagia, indicada para a prevenção da pneumonia por aspiração e para a melhora da ingestão oral (Sura et al., 2012).*

- Alertar toda a equipe de que o indivíduo apresenta deglutição prejudicada (p. ex., símbolo de alerta na cabeceira da cama, no computador).

   J: *O alerta de todos os funcionários pode reduzir o risco de aspiração.*

- Consultar o especialista em deglutição a respeito da melhor posição a ser adotada quando da ingestão oral de alimentos e líquidos (Sura et al., 2012).
- Postura da cabeça:
    - Com alimento > extensão da cabeça/queixo para cima > levantando o queixo > melhor transporte do bolo alimentar.

   J: *Esta posição impulsiona o bolo para a parte posterior da boca e alarga a orofaringe para reduzir a aspiração.*

    - Com líquidos > flexão da cabeça/queixo dobrado > dobramento do queixo em direção ao tórax.

   J: *Esta posição melhora a proteção das vias aéreas e reduz a aspiração com líquidos.*

    - Rotação da cabeça/giro da cabeça > giro da cabeça em direção ao lado mais fraco.

   J: *Tal posição reduz os resíduos após a deglutição e diminui a aspiração com a fraqueza facial unilateral.*

- Modificar a consistência de alimentos sólidos e/ou líquidos para indivíduos com disfagia. Todos os indivíduos com disfagia deveriam ser avaliados por um nutricionista para obter orientação nutricional (Sura et al., 2012).

   J: *Especialistas recomendam líquidos espessos > para indivíduos com disfagia (Sura et al., 2012). Entretanto, o uso excessivo de líquidos espessos aumenta o risco de desidratação em indivíduos idosos com disfagia (Ibid) (Sura et al., 2012). A fim de padronizar dietas modificadas, foi proposta a Dieta Nacional da Disfagia (Clayton, 2002). Essa dieta compreende quatro níveis de modificações alimentares com itens nutricionais específicos recomendados a cada nível (Ibid).*

Reduzir ou eliminar os fatores causadores/contribuintes em indivíduos com:

Dano mecânico na boca

- Auxiliar o movimento do bolo alimentar da parte anterior para a posterior da boca. Colocar o alimento na parte posterior da boca, onde a deglutição possa ser garantida, utilizando alimentos macios e úmidos de uma consistência que possa ser manipulada pela língua contra a faringe, como gelatina, cremes ou batatas amassadas.
- Prevenir/diminuir as secreções espessas com:
  - Cuidados frequentes da boca.
  - Aumento da ingestão de líquidos – oito copos de líquidos (a menos que seja contraindicado).
- Verificar os medicamentos quanto a potenciais efeitos colaterais de boca seca/salivação diminuída.

Paralisia ou paresia muscular

- Planejar as refeições para quando o indivíduo estiver descansado; assegurar que um equipamento confiável de aspiração esteja ao alcance durante as refeições. Interromper a alimentação se o indivíduo estiver cansado.
- Se indicado, usar a técnica de deglutição supraglótica modificada conforme o protocolo da instituição.
- Observar a consistência do alimento que é problemático. Selecionar consistências que sejam de mais fácil deglutição, como:
  - Alimentos viscosos (p. ex., bananas amassadas, batatas, gelatina, molhos).
  - Líquidos cremosos (p. ex., *milkshakes*, vitaminas, sucos de frutas, sopas cremosas).

  J: *Alguns indivíduos apresentam dificuldade com sólidos, enquanto outros têm dificuldade com a deglutição de líquidos (Hickey, 2014).*

- Se um bolo de alimento se acumular no lado afetado, ensinar o indivíduo a usar a língua para transferir o alimento ou aplicar pressão digital externa à face para ajudar a removê-lo (*Emick-Herring & Wood, 1990).

  J: *O controle insatisfatório da língua com sensibilidade oral prejudicada leva ao acúmulo de alimento no lado afetado.*

Cognição ou atenção prejudicadas

Geral

- Remover a sonda de alimentação durante o treinamento se houver aumento do reflexo do vômito.
- Concentrar-se mais nos sólidos do que nos líquidos, uma vez que estes são, em geral, menos tolerados.
- Minimizar os estímulos externos durante a alimentação (p. ex., evitar rádio ou televisão, estímulos verbais, exceto aqueles voltados à tarefa).
- Fazer o indivíduo se concentrar na tarefa de deglutir.
- Fazer o indivíduo sentar-se na cadeira, com o pescoço ligeiramente flexionado.
- Orientar o indivíduo a prender a respiração ao engolir.
- Observar a deglutição e verificar se a boca foi esvaziada.
- Evitar sobrecarregar a boca porque isso diminui a eficácia da deglutição.
- Oferecer sólidos e líquidos em separado.
- Progredir devagar. Limitar a conversa.
- Proporcionar diversas refeições pequenas para conciliar com o período reduzido de atenção.

Indivíduo com afasia ou comprometimento do hemisfério esquerdo

- Demonstrar o comportamento esperado.
- Reforçar os comportamentos com comandos simples, de uma só palavra.

Indivíduo com apraxia ou comprometimento do hemisfério direito

- Dividir a tarefa nas menores etapas possíveis.
- Auxiliar em cada etapa com comandos verbais.
- Permitir o término completo de uma etapa antes de dar um novo comando.
- Continuar o auxílio verbal em cada sessão de alimentação, até que não seja mais necessário.
- Incorporar um *checklist* por escrito como um lembrete para o indivíduo.
- *Nota*: O indivíduo pode apresentar dano em ambos os hemisférios e exigir uma combinação dessas técnicas.

  J: *Um indivíduo confuso precisará de orientações simples e repetidas.*

Reduzir a possibilidade de aspiração

- Antes de iniciar qualquer ingestão oral, avaliar se o indivíduo está adequadamente alerta e responsivo, se pode controlar sua boca, se possui reflexo de tosse/vômito e se pode deglutir a saliva.

J: *Reflexos prejudicados e fadiga aumentam o risco de aspiração. Deve ser feita uma avaliação da deglutição do indivíduo na cabeceira da cama antes da alimentação para evitar a aspiração.*

- Manter o equipamento de aspiração disponível e funcionando bem.
- Posicionar o indivíduo de maneira correta:
  - Sentar o indivíduo verticalmente (60-90°) na cadeira ou com os pés pendendo na lateral da cama, se possível (apoiar com travesseiros, se necessário).
  - Manter o indivíduo nesta posição por 10 a 15 minutos antes da alimentação e mantê-la por mais 10 a 15 minutos após terminar a refeição.
  - Flexionar sua cabeça para a frente sobre a linha média em aproximadamente 45° para manter o esôfago desobstruído.

J: *A posição correta usa a força da gravidade como auxílio ao movimento do alimento, reduzindo o risco de aspiração.*

- Manter o indivíduo concentrado na tarefa, dando instruções até que tenha terminado de deglutir cada porção.
  - "Inspire e expire."
  - "Movimente o alimento para o meio da língua."
  - "Levante a língua em direção ao céu da boca."
  - "Pense na deglutição."
  - "Engula."
  - "Tussa para desobstruir as vias aéreas."
- Reforçar a ação voluntária.

J: *Um indivíduo confuso precisará de orientações simples e repetidas.*

- Evitar canudos e líquidos pouco consistentes.

J: *Canudos e líquidos pouco consistentes aceleram o tempo do trânsito e aumentam o risco de aspiração.*

- Começar com pequenas quantidades e evoluir lentamente à medida que o indivíduo aprende a controlar cada etapa.
  - Lascas de gelo.
  - Parte de um conta-gotas com água.
  - Todo o conta-gotas cheio de água.
  - Usar suco em vez de água.
  - Um quarto de colher de chá de alimento semissólido.
  - Meia colher de chá de alimento semissólido.
  - Uma colher de chá de alimento semissólido.
  - Purê ou alimento infantil industrializado.
  - Meio biscoito salgado.
  - Dieta branda.
  - Dieta normal; mastigar bem a comida.

J: *Pequenas quantidades de líquido, com aumentos progressivos, podem reduzir a aspiração. Líquidos mais espessos têm trânsito mais lento, dando mais tempo para desencadear o reflexo de deglutição.*

- Para o indivíduo que sofreu um AVE, colocar o alimento na parte posterior da língua e no lado do rosto que ele pode controlar.
  - Alimentar lentamente, assegurando-se de que a porção anterior tenha sido engolida.
  - Alguns indivíduos têm melhores resultados com alimentos que permaneçam unidos (p. ex., ovos quentes ou carne moída com molho).
- Caso as estratégias citadas não sejam bem-sucedidas, consultar um especialista em nutrição.

J: *Evitar alimentos que não formem bolo (p. ex., alimentos grudentos, alimentos em creme, purê de maçã, alimentos secos) ou que não estimulem o reflexo de deglutição (p. ex., líquidos pouco consistentes).*

Iniciar as orientações para a saúde e os encaminhamentos, conforme indicado

- Aconselhar a continuidade das estratégias de reabilitação da deglutição, baseadas nos exercícios, em casa.
- Agendar encontros com especialistas, conforme indicado.

Dentição prejudicada

Definição da NANDA-I
Ruptura nos padrões de desenvolvimento/erupção dentários ou na integridade estrutural de cada dente.

Características definidoras*

Placa em excesso
Expressão facial assimétrica
Halitose
Cáries na coroa ou na raiz
Dor de dente
Descoloração do esmalte dos dentes
Tártaro em excesso
Perda de dentes
Má oclusão ou desalinhamento
Erupção incompleta para a idade (pode ser dos dentes de leite ou dos permanentes)
Perda prematura dos dentes de leite
Fratura(s) de dentes
Falta de dentes ou ausência completa
Erosão do esmalte

Nota da autora

Dentição prejudicada descreve uma série de problemas com os dentes. Não está claro como esse diagnóstico pode ser usado pelos enfermeiros. Se o indivíduo apresentar cáries, abscessos, dentes desalinhados ou malformados, o enfermeiro deverá encaminhá-lo ao dentista. Se o problema dentário estiver afetando o conforto ou a nutrição, *Conforto prejudicado* ou *Nutrição desequilibrada* seriam os diagnósticos de enfermagem apropriados, em vez de *Dentição prejudicada*.

Padrão ineficaz de alimentação do lactente

Definição da NANDA-I
Capacidade prejudicada de um lactente de sugar ou de coordenar a resposta sucção-deglutição, que resulta em nutrição oral inadequada para as necessidades metabólicas.

Características definidoras

Incapacidade para iniciar ou manter uma sucção eficaz*
Incapacidade para coordenar a sucção, a deglutição e a respiração*
Regurgitação ou vômito após a alimentação

Fatores relacionados

Fisiopatológicos

Relacionados a aumento da necessidade calórica secundário a:

Instabilidade da temperatura corporal
Taquipneia com esforço respiratório aumentado
Infecção
Síndrome de Möbius
Necessidades de crescimento
Cicatrização de feridas
Doença ou falência de sistema orgânico importante
Lábio leporino/fenda palatina

Relacionados à fraqueza/hipotonia muscular secundária a:

Desnutrição
Defeitos congênitos
Prematuridade*
Doença ou falência de sistema orgânico importante
Hiperbilirrubinemia
Doença crônica/aguda
Dano/atraso neurológico*
Letargia

Relacionados ao tratamento

Relacionados a estado hipermetabólico e aumento das necessidades calóricas secundários a:

Cirurgia
Procedimentos dolorosos
Estresse pelo frio
Sepse
Febre

Relacionados a fraqueza muscular e letargia secundárias a:

Medicamentos
Relaxantes musculares (medicamentos anticonvulsivantes, uso prévio de agentes paralisantes, sedativos, narcóticos)
Privação de sono

*Relacionados à hipersensibilidade oral**

Relacionados a estado prévio e prolongado de NPO

Situacionais (pessoais, ambientais)

Relacionados a cuidadores inconsistentes (alimentadores)

Relacionados à falta de conhecimento ou comprometimento do cuidador (alimentador) em relação às necessidades ou ao regime de alimentação especial

Relacionados à presença de estímulo facial nocivo ou à ausência de estímulo oral

Relacionados à produção inadequada de leite materno

Nota da autora

Padrão ineficaz de alimentação do lactente descreve um bebê com dificuldades de sucção ou deglutição. Esse bebê apresenta nutrição oral inadequada para o crescimento e o desenvolvimento, que é exacerbada quando existe aumento da necessidade calórica, como na infecção, na doença ou no estresse. As intervenções de enfermagem auxiliam os bebês e seus cuidadores com técnicas para alcançar a ingestão nutricional necessária para o ganho de peso. Além disso, a meta é de que a ingestão finalmente seja apenas oral.

Lactentes com problemas de sucção e deglutição e que não perderam peso terão necessidade de intervenções de enfermagem para a prevenção da perda de peso. *Padrão ineficaz de alimentação do lactente* é clinicamente útil para essa situação.

Erros nos enunciados diagnósticos

Risco de padrão ineficaz de alimentação do lactente relacionado à ingestão oral inconsistente, com ou sem perda de peso

A ingestão oral inconsistente é uma característica definidora de *Padrão ineficaz de alimentação do lactente*, não de *Risco de padrão ineficaz de alimentação do lactente*. *Padrão ineficaz de alimentação do lactente* pode não ser útil como diagnóstico de enfermagem de risco porque esse diagnóstico com foco no problema existe sempre que um lactente tenha dificuldades de sucção ou na resposta sugar/deglutir, tanto leves quanto graves. O diagnóstico apropriado seria *Padrão ineficaz de alimentação do lactente* relacionado a (especificar os fatores contribuintes, p. ex., letargia) conforme evidenciado pela ingestão oral inadequada.

Conceitos-chave

Dicas da Carpenito

Para intervenções associadas à amamentação, ver *Amamentação ineficaz* ou *Risco de amamentação ineficaz*.

- Em geral, os lactentes têm o seu peso dobrado em 4 a 6 meses após o nascimento e o triplicam em torno de 1 ano. Em média, os lactentes ganham de 140 a 200 g/semana nos primeiros 4 a 6 meses e de 85 a 140 g/semana dos 6 aos 18 meses. Os lactentes em geral podem aumentar o seu comprimento em 50% no primeiro ano, porém a taxa de crescimento reduz durante a segunda metade do ano. Do nascimento aos 6 meses, os lactentes ganham aproximadamente 2,5 cm por mês e, a partir dos 6 a 12 meses de idade, ganham aproximadamente 1,25 cm a cada mês (Hockenberry & Wilson, 2015; Pillitteri, 2014).
- Para um lactente com um padrão ineficaz de alimentação (com ou sem uma deficiência motora oral demonstrável), a conversão de um estado catabólico para um estado anabólico, com ganho de peso consistente com as calorias apropriadas, é pré-requisito para a obtenção das metas (Pillitteri, 2014).
- A identificação dos fatores fisiológicos contribuintes ajuda na avaliação e na adaptação do plano alimentar. Por exemplo, a febre aumenta as necessidades calóricas; a ventilação mecânica pode diminuir as necessidades calóricas; lactentes com prejuízo da função renal ou retenção de líquidos podem apresentar ganho de peso sem que haja satisfação das necessidades metabólicas nutricionais; e a disfunção de sistemas orgânicos importantes ou infecção afetam os padrões alimentares negativamente e aumentam as necessidades calóricas.

- Alguns lactentes com prejuízo motor oral ou fraqueza alimentam-se adequadamente pela boca quando suas necessidades metabólicas para calorias são normais. Todavia, na presença de necessidade calórica aumentada (p. ex., insuficiência cardíaca congestiva, infecção, disfunção dos principais sistemas orgânicos, cicatrização de feridas, desnutrição), não são capazes de ingerir calorias adequadas mediante aumento do volume da ingestão porque suas habilidades alimentares são ineficazes. A intervenção para esses lactentes é baseada em fornecimento das calorias adequadas, promoção das habilidades de alimentação oral e redução (se possível) das necessidades calóricas.
- O conhecimento dos padrões de alimentação normal dos lactentes é necessário para promover um padrão efetivo de alimentação. Por exemplo, o estado de alerta e calma é o ideal para a alimentação; a sucção não nutritiva, precedendo a nutritiva, pode estimular o comportamento alimentar; e existe uma relação entre sugar-deglutir-esvaziamento gástrico-esvaziamento intestinal durante a alimentação. Ao longo do tempo, cada lactente desenvolve um padrão alimentar eficiente que é único.
- As fórmulas ricas em calorias (até 32 cal/28 g) ou o leite materno altamente calórico podem ser administrados com segurança à maioria dos lactentes, desde que o preparo seja adequado à idade e às necessidades da criança. Por exemplo, a concentração da fórmula para aumentar calorias pode elevar de modo desproporcional a carga de proteínas; por esse motivo, aditivos (carboidratos ou gordura) costumam ser usados para aumentar as calorias com segurança. O uso apropriado de fórmulas ricas em calorias pode reduzir a meta esperada de volume por dia para o lactente, tornando mais fácil a obtenção da meta de alimentação oral total. A proteína sérica, a albumina e a função renal precisam ser investigadas periodicamente quando forem usadas fórmulas ricas em calorias.
- Adaptar o equipamento e as mamadas para as alterações na ingestão oral, por exemplo, com o uso de um bico de Haberman ou similar para lactentes com lábio leporino/fenda palatina ou síndrome de Möbius; cereal de arroz para a alimentação de lactentes com refluxo gastresofágico; e o uso de apoio de bochecha/queixo para lactentes oralmente comprometidos.
- A alimentação enteral pode ser necessária, no início, para garantir a ingestão adequada de calorias, o ganho de peso e o estado anabólico. A identificação de um plano total para alimentação desde o início, que inclua tanto a enteral quanto a oral (ou estimulação oral, se a alimentação não for possível), é fundamental na promoção da meta da alimentação oral total. Os lactentes alimentados apenas por via enteral nos primeiros meses de vida, sem esforço para o desenvolvimento da capacidade de alimentação oral, podem ficar desinteressados, do ponto de vista comportamental, pela alimentação oral, podendo permanecer indefinidamente alimentados por via enteral.

Critérios para a investigação focalizada

Dados subjetivos e objetivos

Investigar as características definidoras

Geral

Peso e altura atuais
Meta de ganho de peso diário/semanal
Meta diária de calorias por quilo

História alimentar

Padrão prévio de alimentação oral (volume, intervalo de tempo, duração)
Padrão prévio de alimentação enteral (contínua ou em bólus, volume, intervalo de tempo, duração)
Tolerância gastrintestinal à alimentação (oral, enteral, êmese, padrão das fezes)

Investigar os fatores relacionados

Presença/ausência de estímulos nocivos à face e à boca (incluindo alimentação nasogástrica/nasojejunal, entubação endotraqueal, sucção oral ou nasofaríngea, cânula nasal de oxigênio)

Fatores fisiológicos

Hipertermia ou hipotermia
Infecção
Insuficiência cardíaca congestiva
Prematuridade
Disfunção neurológica
Aumento da frequência e do esforço respiratório
Força e coordenação da sucção não nutritiva
Força e coordenação da sucção nutritiva
Irritabilidade

Atraso no desenvolvimento oromotor
Refluxo gastresofágico
Cólica
Estado prolongado de NPO, com ou sem alimentação enteral
Temperatura corporal elevada
Padrões do sono prejudicados
Letargia

Situacionais (pessoais, ambientais)

Relacionados a cuidadores inexperientes

Metas

O lactente receberá:

- Calorias adequadas e apropriadas (carboidratos, proteínas, gorduras) para a idade, com ganho de peso em uma taxa consistente com um plano individualizado, de acordo com sua idade e necessidades. Ingestão calórica do lactente de 100 a 120 kcal/kg/dia para o crescimento.
- Todas as alimentações por via oral.

Os pais irão:

- Demonstrar crescente habilidade em alimentar o bebê.
- Identificar técnicas que aumentem a alimentação eficaz.

NOC Função muscular, Estado nutricional, Estado da deglutição

Intervenções

Investigar o padrão alimentar e as necessidades nutricionais do lactente

- Investigar o volume, a duração e o esforço durante a alimentação; a frequência respiratória e o esforço; e os sinais de fadiga.
- Investigar a ingestão calórica passada, o ganho de peso, as tendências de ingestão e eliminação, a função renal e a retenção de líquidos.
- Identificar a capacidade fisiológica de alimentar-se (Pillitteri, 2014).
  - O lactente consegue interromper a respiração ao sugar e deglutir?
  - O lactente engasga-se ou sufoca-se ao alimentar-se?
  - O que acontece com o nível de oxigênio, as frequências cardíaca e respiratória ao sugar/deglutir?
  - O lactente necessita de períodos de repouso? Por quanto tempo? Existem problemas na retomada da sucção/deglutição?
- Avaliar as habilidades para alimentação no peito (Pillitteri, 2014).
  - O lactente suga ativamente quando alimentado por mamadeira?
  - O lactente inicia a deglutição coordenada com a sucção?
  - O lactente coordena a sucção, a deglutição e a respiração?
  - A amamentação é completada em tempo razoável?

NIC Deglutição não nutritiva, Terapia para deglutição, Aspiração, Precauções, Alimentação por mamadeira, Orientações aos Pais: Lactente

J: *A identificação dos padrões ineficazes de alimentação deve ser baseada na investigação sistemática do bebê em colaboração com os outros profissionais. Comportamentos indicativos de disfunção alimentar incluem coordenação ineficiente da sucção/deglutição/respiração, baixa energia ou resistência, capacidade insatisfatória ou incapacidade para iniciar a sucção, ritmo desorganizado do padrão de sucção/deglutição, controle neurocomportamental inadequado e dificuldade para mudar da sucção não nutritiva para a nutritiva e vice-versa (Pillitteri, 2014).*

- Colaborar com o nutricionista no estabelecimento de calorias, volume e metas de aumento do peso.

  J: *A colaboração próxima a um nutricionista para investigar, planejar, estabelecer e avaliar as metas calóricas, metas de ganho de peso, de distribuição de calorias e a preparação das fórmulas é necessária para os lactentes em risco.*

- Cooperar com o terapeuta ocupacional/fonoaudiólogo para identificar as habilidades motoras orais e planejar as intervenções, havendo necessidade.

  J: *A colaboração próxima a um profissional habilitado na investigação da capacidade motora oral do lactente (p. ex., terapeuta ocupacional, fonoaudiólogo) é necessária para investigar, planejar, intervir e avaliar o progresso, visando às habilidades motoras orais apropriadas do lactente com prejuízo oral e motor.*

- Colaborar com os pais quanto a técnicas eficazes usadas com seu lactente ou outros filhos, temperamento e respostas a estímulos ambientais.

  J: *A colaboração próxima dos pais, desde o início, em relação às necessidades identificadas, negociação de prioridades e elaboração de intervenções é essencial para o estabelecimento de padrões eficazes de alimentação no lactente e o fortalecimento da relação entre a criança e os pais.*

Proporcionar intervenções específicas para promover a alimentação oral eficaz (Hockenberry & Wilson, 2015)
- Garantir um ambiente calmo, silencioso e com pouca luz.
- Eliminar procedimentos dolorosos antes da refeição.

   J: *Um ambiente silencioso, calmo e pouco iluminado oferece menor distração; tentar reduzir os efeitos negativos de experiências dolorosas ou muito estimulantes logo antes ou depois das alimentações escolhendo o momento certo para elas.*

- Garantir períodos de sono ininterrupto.

   J: *Esforços para promover o sono e reduzir o gasto de energia (basicamente controlando estímulos ambientais) são capazes de melhorar de modo substancial a resistência e o vigor do lactente durante a alimentação (Pillitteri, 2014).*

- Estimular a sucção não nutritiva não como reação a estímulos nocivos.
- Assegurar a sucção nutritiva durante um certo tempo.
- Controlar estímulos ambientais adversos e estímulos nocivos ao rosto e à boca.

   J: *A sucção não nutritiva (uso da chupeta) não deve ser usada exclusivamente para confortar os lactentes durante ou após procedimentos dolorosos ou exposição a estímulos nocivos. Além disso, devem ser iniciados atenção e cuidados para reduzir estímulos nocivos ao rosto e à boca (tipo, frequência, intensidade) bem antes de ser tentado o início da alimentação oral.*

- Promover a consistência ao abordar a alimentação.
    - Ser sensível à fome, saciedade e preferências alimentares dos bebês e agir pronta e apropriadamente para atender suas necessidades nutricionais.
    - É melhor evitar impor ao lactente um programa de alimentação rígido.
    - Pode-se oferecer alimento a um lactente mais velho em torno do horário que ele tem por hábito comer, porém no caso dos mais novos os cuidadores deverão ficar atentos aos sinais de fome.

   J: *Fatores ambientais, incluindo iluminação, ruídos, cuidadores inadequados (alimentadores) e estímulos nocivos, contribuem muito para padrões ineficazes de alimentação. Uma relação de alimentação disfuncional poderá levar a uma ingestão nutricional fraca e ao comprometimento do crescimento.*

- As seguintes ações impedem a alimentação:
    - Torcer ou virar o bico do seio.
    - Mover o bico do seio para cima, para baixo e ao redor da boca.
    - Colocar o bico do seio dentro da boca e tirá-lo.
    - Fazer pressão sobre o maxilar do lactente ou movimentá-lo para cima e para baixo.
    - Posicionar o lactente com a cabeça para trás.
    - Cuidador ansioso e impaciente.

   J: *No caso de lactentes com comprometimento oromotor explícito, intervenções iniciadas precocemente, com método consistente identificado para promover a alimentação oral (equipamento, posição do corpo, manipulação da mandíbula e da boca, volume, intervalo de tempo, duração), são fundamentais para a obtenção das metas.*

- Ver *Risco de aspiração* na busca de intervenções para alimentar um lactente com lábio leporino e/ou palato com problemas.

Estabelecer parceria com os pais em todos os estágios do plano
- Criar um ambiente de apoio aos pais para que assumam o papel principal na promoção das intervenções relativas à alimentação, quando estiverem presentes. Sempre que possível, os enfermeiros usarão a abordagem dos pais quando estes não estiverem presentes. Além disso, quando isso acontecer, os enfermeiros poderão manter o papel deles, imitando o modo de agir em relação à criança e comunicando-lhes, mais tarde, as reações do lactente.

   J: *O lactente que recebe as calorias adequadas estará mais capacitado fisicamente para se alimentar por via oral; se os pais apoiarem e valorizarem a forma pela qual as calorias são fornecidas e reconhecerem os marcos em direção à meta, a criança terá mais probabilidade de receber calorias adequadas após a alta. Além disso, as interações serão mais recompensadoras tanto para o lactente quanto para os pais durante o período de intervenção (Pillitteri, 2014).*

- Negociar e identificar os planos de alta com os pais e incorporá-los ao plano alimentar geral; proporcionar-lhes informação contínua sobre as necessidades especiais e auxiliá-los no estabelecimento dos recursos necessários (equipamento, cuidado de enfermagem, outros cuidadores), quando necessário.

   J: *O estabelecimento dos pais como participantes essenciais no plano alimentar lhes dá um papel, um lugar e uma razão para estarem presentes de forma que possa ser desenvolvido um relacionamento mais próximo com o filho (Hockenberry & Wilson, 2015).*

Nutrição desequilibrada • Relacionada à anorexia secundária a (especificar)

Metas

O indivíduo aumentará a ingestão oral, conforme evidenciado por estes indicadores (especificar):

- Descreve fatores causadores, quando conhecidos.
- Descreve a justificativa e o procedimento para os tratamentos.

NOC Estado nutricional, Apetite

Intervenções

Investigar os fatores causadores

- Ver Fatores relacionados.

NIC Controle da nutrição, Monitoramento nutricional, Assistência para ganho de peso, Aconselhamento nutricional

> **ALERTA CLÍNICO** "Pesquisadores observaram que a ingestão calórica aumentada pode não reverter a perda de peso nem melhorar a sobrevida" (Tisdale, 2003, conforme citado em *Cunningham & Huhmann, 2011). Algumas vezes, os métodos usados para aumentar a ingestão estão sobrecarregando o indivíduo doente que apresenta uma doença terminal. Discuta com o indivíduo, membros da família, prestadores de cuidados primários de saúde especialistas os benefícios *versus* o desconforto da suplementação nutricional agressiva.

Quando a anorexia estiver presente, reforçar a importância de consumir alimentos com alto valor nutricional (*Hunter & Cason, 2006)

- Evitar descrever o alimento como ruim ou bom. Explicar a densidade nutricional dos alimentos.

  J: *Alimentos ricos em nutrientes fornecem a maior parte deles com a menor quantidade de calorias.*

- Alimentos ricos em nutrientes:
  - Frutas e vegetais de cores vivas ou escuras.
  - Alimentos fortificados.
  - Versões de refeições com menos gordura de carne, leite, laticínios e ovos.
- Alimentos menos ricos em nutrientes:
  - Têm cor mais clara ou esbranquiçada.
  - Contêm muito açúcar refinado.
  - São produtos refinados (pão branco comparado a grãos integrais).
  - Apresentam grandes quantidades de gordura em relação à quantidade de nutrientes na comparação com produtos similares (leite desnatado vs. sorvete).
  - Por exemplo:
    - A maçã é uma escolha melhor do que um pacote de *pretzels* com a mesma quantidade de calorias, pois oferece fibras, vitamina C e potássio.
    - Uma laranja é melhor do que um suco de laranja porque tem fibras.

Reduzir ou eliminar os fatores contribuintes, se possível

- Ensinar os efeitos da redução dos sentidos do paladar ou olfato sobre o apetite (*Cunningham & Huhmann, 2011).
- Explicar ao indivíduo a importância de consumir nutrientes adequados.
- Aumentar a higiene oral; alterar as escolhas alimentares.
- Ensinar o indivíduo a usar temperos para ajudar a melhorar o gosto e o aroma do alimento (p. ex., suco de limão, menta, cravo, manjericão, canela, alecrim, *bacon* em pequenos pedaços).
- Evitar a visão, cheiro de comida.
- Comer alimentos azedos, picantes ou frios.
- Ensinar ao indivíduo onde encontrar fontes de proteínas com baixo teor de gordura mais adequadas do que a carne vermelha:
  - Ovos e laticínios.
  - Aves.
  - Peixe.
  - Carne marinada (em vinho, vinagre).
  - Derivados de soja (tofu).

- A carne cortada ou moída é uma fonte de proteínas que pode ser mais bem aceita.
- A mistura de proteína e vegetais pode ser mais aceitável.
- Referir-se às refeições como "lanches" para fazê-las parecer menores.

   J: *Estratégias para estimular o apetite e aumentar a nutrição nos alimentos consumidos são usadas.*

Isolamento social

- Incentivar o indivíduo a comer com outras pessoas (refeições servidas na sala de jantar ou em áreas de grupo, em pontos de encontro locais, como o centro comunitário, ou grupos da igreja).
- Proporcionar contato diário por meio de ligações telefônicas com o sistema de apoio.
- Ver *Risco de solidão* para intervenções adicionais.

   J: *Para a maioria das pessoas, as refeições são eventos sociais. A solidão durante as refeições pode reduzir o incentivo ao preparo de refeições nutritivas.*

- Auxiliar o indivíduo a garantir um ambiente seguro.

   J: *Os medos associados à anorexia podem influenciar as limitações nutricionais (Soussignan, Jiang, Rigaud, Royet & Schaal, 2010).*

Estímulos nocivos (dor, mucosite, fadiga, odores, náusea e vômitos)

Dor

- Planejar o cuidado de forma que procedimentos desagradáveis ou dolorosos não ocorram antes das refeições.
- Programar a medicação de alívio à dor de modo que o alívio ideal, sem sonolência, seja obtido na hora da refeição.
- Proporcionar uma atmosfera agradável e relaxada para a refeição (sem urinóis à vista; sem pressa); tentar uma "surpresa" (p. ex., flores com a refeição).

   J: *Tomar providências para reduzir ou eliminar procedimentos causadores de dor e a dor perto das refeições.*

Mucosite

- Ver *Mucosa oral prejudicada* para intervenções.

Fadiga

- Orientar ou auxiliar o indivíduo a descansar antes das refeições.
- Ensinar o indivíduo a gastar o mínimo de energia no preparo dos alimentos (cozinhar grandes quantidades e congelar várias refeições em uma ocasião; solicitar auxílio de outras pessoas).

   J: *A fadiga reduzirá o apetite e interferirá no esforço necessário para alimentar-se.*

Odor dos alimentos

- Ensinar o indivíduo a evitar o cozimento de alimentos com odor – frituras, pó de café –, se possível (dar uma caminhada; selecionar alimentos que possam ser comidos frios).
- Sugerir o uso de alimentos que exijam pouco cozimento durante o período de anorexia.

   J: *O cheiro dos alimentos cozidos pode aumentar a náusea e a anorexia.*

Náusea e vômitos

- Ver *Náusea*.

Ver *Deglutição prejudicada* para intervenções adicionais

Oferecer alimentos que estimulem a ingestão e aumentem o consumo de proteína

- Manter uma boa higiene oral (escovar os dentes, enxaguar a boca) antes e depois de ingerir alimentos.

   J: *Manter uma boa higiene oral antes e depois das refeições reduz os microrganismos capazes de causar paladar e odor desagradáveis, inibindo o apetite.*

- Oferecer refeições pequenas e frequentes (seis por dia mais os lanches). Restringir os líquidos às refeições.

   J: *Refeições pequenas e a restrição de líquidos junto das refeições podem ajudar a evitar distensão gástrica, o que pode reduzir o apetite.*

- Praticar técnicas de relaxamento antes das refeições.
- Para estimular o apetite (*Cunningham & Huhmann, 2011):
  - Tentar uma opção nutricional diferente.
  - Evitar a visão e o cheiro dos alimentos antes da refeição.
  - Comer alimentos amargos.

- Comer alimentos frios.
- Usar um canudo.
- Aumentar os temperos.
- Usar utensílios plásticos.

J: *As tentativas de variar o paladar e a textura podem melhorar o apetite e evitar a aversão ao alimento.*

- Para aumentar a ingestão:
  - Organizar as refeições de forma que a ingestão maior de nutrientes proteicos e calóricos ocorra quando o indivíduo mais goste de comer (p. ex., se a quimioterapia for cedo pela manhã, servir o alimento no final da tarde).
  - Ingerir alimentos secos (torradas, biscoitos) ao levantar.
  - Tentar alimentos salgados, se permitidos.
  - Evitar alimentos excessivamente doces, enriquecidos, gordurosos ou fritos.
  - Tentar bebidas claras e geladas. Beber devagar com um canudo.
  - Experimentar qualquer coisa que o indivíduo possa tolerar.
  - Ingerir porções menores, com baixo teor de gordura. Comer com mais frequência.
  - Rever os alimentos ricos em nutrientes *versus* os alimentos com baixo teor calórico. Evitar alimentos sem calorias (p. ex., refrigerantes).
  - Encorajar a família a trazer os alimentos preferidos de casa e a promover o convívio social durante as refeições.
  - Tentar suplementos industrializados disponíveis em diversas formas (líquidos, pó, pudim); manter a troca de marcas até encontrar algum que seja aceito pelo indivíduo em termos de sabor e consistência.

J: *Técnicas variadas devem ser tentadas para aumentar a ingestão de alimentos e bebidas nutritivas.*

- Ensinar técnicas para a preparação caseira de alimentos:
  - Acrescentar leite em pó a *milkshakes*, caldo de carne, molhos, pudins, cereais, almôndegas ou leite para aumentar o conteúdo de calorias e proteínas.
  - Acrescentar alimentos liquidificados ou "papinhas" aos molhos de carne ou às sopas.
  - Usar leite enriquecido (i.e., uma xícara de leite instantâneo desnatado adicionada a 0,95 L de leite fresco).
  - Usar leite ou metade de leite e metade de água em vez de água quando fizer sopas e molhos; as fórmulas de soja também podem ser utilizadas.
  - Acrescentar queijo ou carne em cubos.
  - Acrescentar *cream cheese* ou manteiga de amendoim a torradas, biscoitos ou palitos de aipo.
  - Acrescentar porções extras de manteiga ou margarina a sopas, molhos ou vegetais.
  - Untar a torrada com manteiga enquanto estiver quente.
  - Usar maionese (100 cal/colher de sopa) em vez de molho de salada.
  - Acrescentar queijo quark ou iogurte aos vegetais ou usar como molho.
  - Usar nata batida (60 cal/colher de sopa).
  - Acrescentar passas, tâmaras, nozes e açúcar mascavo aos cereais quentes ou frios.
  - Ter alimentos extras (lanches) facilmente disponíveis.

J: *Algumas medidas podem aumentar o conteúdo nutricional dos alimentos quando a ingestão é limitada.*

Iniciar as orientações para a saúde e os encaminhamentos, conforme indicado

- Nutricionista para o planejamento de refeições.
- Se a anorexia for de origem psiquiátrica, procurar terapia psiquiátrica, quando indicado.
- Centros de refeições comunitários.

J: *Os recursos na comunidade podem auxiliar o indivíduo e a família.*

Nutrição desequilibrada • Relacionada a dificuldade ou incapacidade de obter alimento

Capacidade alterada de obter alimento é a incapacidade para adquiri-lo devido a barreiras físicas, econômicas ou socioculturais.

Dicas da Carpenito

Estas intervenções são apropriadas para enfermeiros que atuam em cuidados primários de saúde ou nos setores comunitários. Considerar a apresentação de um programa curto sobre este tópico para idosos que vivam na comunidade.

Metas

O indivíduo identificará um método para conseguir alimento de maneira regular, conforme evidenciado por estes indicadores:

- Descreve fatores causadores, quando conhecidos.
- Relaciona a importância da boa nutrição.

NOC Estado nutricional

Intervenções

Investigar os fatores causadores

- Recursos econômicos inadequados para obter a nutrição adequada.
- Barreiras socioculturais.
- Incapacidade física para obter alimento relacionada a problemas de saúde, como doença pulmonar obstrutiva crônica, acidente vascular encefálico ou tetraplegia.

Investigar as condições alimentares

- Ver Critérios para a investigação focalizada.
- Quando indicado, consultar enfermeiro de cuidados domiciliares para avaliar o ambiente doméstico (p. ex., itens de segurança, facilidade para cozinhar, suprimento nutricional e limpeza).
- Acessar os serviços comunitários, conforme indicado (p. ex., programas nutricionais, centros comunitários, serviços de entrega de compras a domicílio).

NIC Aconselhamento nutricional, Controle da nutrição, Ensino: Individual, Família, Encaminhamento, Controle do ambiente

Para enfermeiros de serviços comunitários/cuidados domiciliares/cuidados primários

Reduzir ou eliminar fatores contribuintes, se possível

Recursos econômicos inadequados

- Investigar a elegibilidade para tíquetes-alimentação ou outros programas governamentais para grupos de baixa renda; consultar o serviço social.
- Sugerir compras em cooperativas ou mercados livres.
- Comprar os alimentos e as carnes em oferta e congelar; usar cortes mais baratos e amaciá-los.
- Sugerir alimentos de baixo custo e ricos em nutrientes; diminuir o uso de alimentos já embalados ou pré-preparados.
    - Vagens e legumes como fontes de proteína.
    - Leite em pó (puro ou misturado ao leite comum em partes iguais).
    - Alimentos da estação, quando abundantes.
- Estimular a formação de uma pequena horta ou a participação em um projeto comunitário.
- Congelar ou fazer conservas de frutas e vegetais da estação (consultar entidades governamentais para informações sobre conservação e congelamento).

Barreiras socioculturais

- Sugerir a substituição dos gêneros alimentícios aos quais o indivíduo está acostumado pelos disponíveis no local.
- Encaminhar para aulas de economia doméstica para preparação de alimentos.
- Auxiliar a reconhecer e usar fornecedores e fontes adicionais de alimento (mercearias, açougues e hortifrutis).
- Incentivar o encontro de grupos de amigos com antecedentes semelhantes, proporcionando o aprendizado e a troca de ideias.
- Familiarizá-lo com locais de venda de alimentos étnicos, se disponíveis.

Déficits físicos/de memória

- Promover métodos alternativos de busca e preparo de alimentos.
- Os sistemas de apoio podem:
    - Comprar ou preparar comida para o indivíduo.
    - Levar o indivíduo às compras de mercado.
    - Levar o indivíduo aos supermercados que fazem entregas.

- Promover refeições no *drive-through* ou serviços semelhantes.
- Organizar serviços domésticos.
- Organizar transportes de ônibus direto de casa ao mercado.
- Relacionar negócios locais que ofereçam refeições preparadas.
- Preparar a comida para sete refeições de uma só vez e dividir as porções em vasilhas reutilizáveis para *freezer*/micro-ondas. Se a segurança for um problema a ser considerado, remover os botões para controlar o fogão/forno. Pode-se utilizar micro-ondas e minifornos com *timer* interno.
- Caso existam problemas de memória, ligar diariamente para discutir as opções alimentares do dia ou pedir a um vizinho para lembrá-lo das opções alimentares disponíveis na sua geladeira/*freezer*.
- Auxiliar no planejamento de suas atividades diárias para possibilitar energia suficiente para comprar os alimentos e preparar as refeições, bem como períodos de descanso (se necessários) antes e depois das atividades.

J: *Indivíduos com prejuízos físicos ou cognitivos devem receber o apoio e a supervisão necessários quando selecionarem alimentos e se alimentarem sozinhos. As atividades necessárias à obtenção de alimento dependem de habilidades de cognição, equilíbrio, mobilidade, destreza manual e todos os cinco sentidos (Miller, 2015).*

> **ALERTA CLÍNICO** Algumas vezes, as famílias são muito rápidas em retirar um parente idoso de suas casas devido a questões de autocuidado/segurança. Se o indivíduo apresenta alto risco para sofrer lesão ou é incapaz de realizar as atividades da vida diária com segurança, então provavelmente serão necessárias outras providências de vida. Entretanto, quando um indivíduo não apresenta alto risco de lesão mas se encontra comprometido, considere a questão "Você quer que seu familiar esteja feliz ou seguro?". Encoraje a família a se adaptar criativamente para ajudar seus entes queridos a viverem onde eles estão.

Ensinar técnicas para o planejamento e a preparação de refeições para um indivíduo

- Comprar alimentos em embalagens pequenas (podem ser mais caros, mas o alimento desperdiçado também tem custos).
- Ao comprar frutas, escolher três estágios de amadurecimento (madura, média, verde).
- Embalagens de carne e verduras tamanho família podem ser repartidas e congeladas.
- Ao comprar em grandes quantidades, fazer sopas e cozidos com o excedente.
- Usar leite em pó em vez de leite fresco nas receitas.
- Comprar leite fresco em quantidades menores.
- Estocar os itens de grande quantidade (arroz, farinha de milho, leite em pó, cereais) em potes de vidro. Colocar os vidros bem fechados no congelador, durante uma noite, para matar qualquer organismo e seus ovos.
- Experimentar vegetais (couve chinesa, aipo) refogados em uma porção de caldo de galinha.
- Se houver espaço no *freezer*, preparar 4 a 6 vezes mais do que o necessário e congelar em porções individuais, colocando a data nas embalagens.
- Usar pequenas *zip-bags* para congelar porções. Selar quase completamente e usar um canudo para extrair o ar para um armazenamento mais longo.
- Guardar a metade de um pão bem embalado no *freezer*. (Ficará mofado na geladeira.)
- Comprar embalagens grandes de vegetais congelados, usar pequenas quantidades e lacrar para guardar.
- Picar e congelar os temperos (salsa, endro, manjericão) em pequenos sacos plásticos. Armazenar em pequenas porções que possam ser trituradas após congeladas.
- Comprar grande quantidade de carne e congelar, envolta em papel laminado (não utilizar papel para *freezer*).

J: *Pessoas com dificuldade para preparar as refeições podem receber ajuda para diminuir o tempo dos preparativos diários por meio de um planejamento específico (Mahan & Arlin, 1996).*

Iniciar as orientações para a saúde e os encaminhamentos, conforme indicado

- Encaminhar ao assistente social, ao terapeuta ocupacional ou ao enfermeiro domiciliar, conforme necessário.
- Encaminhar a filiais locais de serviços para obter informações sobre hortas, hortas comunitárias e técnicas de congelamento e conservação de alimentos.
- Encaminhar ao nutricionista para o planejamento das refeições.

OBESIDADE

Obesidade
Sobrepeso
Risco de sobrepeso

Definição da NANDA-I
Condição em que o indivíduo acumula gordura excessiva para a idade e o sexo, que excede o sobrepeso.

Características definidoras
Adultos: IMC > 30
Crianças < 2 anos: termo não aplicável/não utilizado para lactentes/crianças nesta idade
Crianças de 2 a 18 anos: IMC > 30 ou > percentil 95 para idade e sexo

Fatores relacionados
Média da atividade física diária menor que a recomendada para o sexo e a idade
Consumo de bebidas açucaradas
Padrões de alimentação alterados
Percepções de alimentação alteradas
Desvantagem econômica
Gasto de energia inferior à ingestão de energia com base na avaliação padrão (p. ex., avaliação WAVE[25])
Consumo excessivo de álcool
Medo em relação à falta de alimentos
Lactentes com alimentação por fórmula ou mista
Hábito de "beliscar" com frequência
Distúrbio genético
Hereditariedade de fatores inter-relacionados (p. ex., distribuição de tecido adiposo, gasto de energia, atividade da lipoproteína lipase, síntese de lipídeos, lipólise)
Escore elevado de comportamento de desinibição e restrição alimentar
Frequência elevada a restaurantes ou consumo de alimentos fritos
Baixa ingestão dietética de cálcio nas crianças
Diabete melito materno
Tabagismo materno
Sobrepeso na infância
Obesidade dos pais
Tamanho das porções maior do que o recomendado
Nascimento prematuro de pelos púbicos
Ganho de peso rápido durante a infância
Ganho de peso rápido enquanto lactente, incluindo a primeira semana, os primeiros 4 meses e o primeiro ano
Comportamento sedentário ocorrendo em mais de 2 horas/dia
Período de sono diminuído
Distúrbio do sono
Alimentos sólidos como principal fonte de alimento antes dos 5 meses de idade

Nota da autora
Considerando o problema de saúde pública de sobrepeso e obesidade durante a vida, os três diagnósticos anteriores representam excelentes adições à classificação da NANDA-I.
As intervenções para estes diagnósticos serão focadas em estratégias para motivar e engajar indivíduos/famílias a terem um estilo de vida mais saudável.[26]
A obesidade é uma condição complexa, com implicações socioculturais, psicológicas e metabólicas. Quando o foco reside na limitação da ingestão de alimento, como em muitos programas para perda de peso, cirurgia bariátrica, a chance de perda

---

[25] Avaliação WAVE = peso, atividade, variedade na dieta, excesso (do inglês *weight*, *activity*, *variety in diet*, *excess*).
[26] *Nutrição desequilibrada* e *Risco de desequilíbrio da nutrição: Mais do que as Necessidades do Corpo* foram deletados da Classificação da NANDA-I.

permanente de peso é limitada. Para que se tenha sucesso em um programa de perda de peso, o indivíduo precisa se concentrar na modificação de seu comportamento e nas alterações de seu estilo de vida, por meio de exercícios, redução da ingestão e trabalhando o componente emocional da superalimentação.

Se alguém possui um peso saudável, mas se alimenta rotineiramente de alimentos com baixo teor de nutrientes, seria útil *Comportamento de saúde propenso a risco relacionado à ingestão de nutrientes insuficientes e/ou à inatividade na presença de um peso saudável que não satisfaz a ingestão nutricional recomendada*. Para algumas pessoas com alimentação disfuncional, *Enfrentamento ineficaz* relacionado com o aumento da alimentação em resposta aos fatores de estresse seria válido e demandaria um encaminhamento após a alta.

Erros nos enunciados diagnósticos

Obesidade relacionada à depressão

Este enunciado diagnóstico está incompleto e, portanto, não deveria guiar as intervenções de enfermagem. Com uma avaliação focalizada, o enfermeiro poderá determinar o nível de atividade, os padrões de alimentação e os tipos de alimentos/líquidos que poderão ser melhorados. Além disso, as respostas de enfrentamento e depressão requerem atenção.

Conceitos-chave

- Ogden, Carroll, Kit e Flegal (2014) observaram o seguinte:
  - De 2011 a 2012, 8,1% dos lactentes e das crianças pequenas apresentaram alto peso para o comprimento medido na posição reclinada.
  - Mais de 23 milhões de indivíduos de 2 a 19 anos de idade apresentaram sobrepeso ou obesidade.
  - Aproximadamente 34,9% dos adultos (agrupados por idade) com 20 anos ou mais apresentaram obesidade.
  - Não houve nenhuma alteração significativa de 2003 a 2004 até 2011 a 2012 na obesidade de indivíduos de 2 a 19 anos ou na obesidade em adultos.
  - Houve uma redução significativa na obesidade de crianças entre 2 e 5 anos de idade (de 13,9% para 8,4%).
  - Houve um aumento significativo na obesidade entre mulheres com 60 anos ou mais (de 31,5% para 38,1%).
- Incidência de doenças crônicas relacionadas com a dieta (U.S. Department of Agriculture e U.S. Department of Health and Human Services, 2010):
  - Doença cardiovascular: 81,1 milhões de americanos – 37% da população – apresentam doença cardiovascular. Os riscos principais incluem níveis sanguíneos elevados de colesterol e outros lipídeos, diabete tipo 2, hipertensão (pressão arterial alta), síndrome metabólica, sobrepeso e obesidade, inatividade física e tabagismo. Aproximadamente 16% da população adulta americana apresenta níveis sanguíneos elevados de colesterol total.
  - Hipertensão: 74,5 milhões de americanos – 34% dos adultos americanos – apresentam hipertensão.
  - A hipertensão é o principal fator de risco para insuficiência cardíaca, acidente vascular encefálico, insuficiência cardíaca congestiva e insuficiência renal.
  - Os fatores nutricionais que elevam a pressão arterial incluem ingestão excessiva de sódio e insuficiente de potássio, sobrepeso e obesidade e consumo de álcool em excesso.
  - Trinta e seis por cento dos adultos americanos apresentam pré-hipertensão – valores de pressão arterial superiores ao normal, mas que ainda não se encontram na faixa de hipertensão.
  - Diabete: aproximadamente 24 milhões de indivíduos – quase 11% da população – com idade igual ou superior a 20 anos apresentam diabete. A grande maioria dos casos é de diabete tipo 2, que é fortemente influenciado pela dieta e pela atividade física.
  - Aproximadamente 78 milhões de americanos – 35% da população adulta americana com 20 anos ou mais – apresentam pré-diabete. O pré-diabete (também chamado de comprometimento da tolerância à glicose ou da sensibilidade à glicose de jejum) significa que os níveis sanguíneos de glicose estão acima do normal, porém não elevados o suficiente para serem classificados como diabete.
  - Câncer: quase um em cada dois homens e mulheres – aproximadamente 41% da população – receberá um diagnóstico de câncer ao longo de sua vida.
  - Fatores nutricionais estão associados ao risco de se contrair alguns tipos de câncer, incluindo mama (pós-menopausa), endométrio, cólon, rim, boca, faringe, laringe e esôfago.
  - Osteoporose: uma em cada duas mulheres e um em cada quatro homens com 50 anos ou mais sofrerão uma fratura relacionada com a osteoporose ao longo de suas vidas.
  - Aproximadamente 85 a 90% da massa óssea do adulto é adquirida até os 18 anos nas mulheres e até os 20 anos nos homens. A nutrição adequada e a participação regular em uma atividade física são fatores importantes na obtenção e na manutenção da massa óssea ideal.
- Comer em excesso é um problema complexo, com componentes físicos, sociais e psicológicos.
- Oitenta por cento dos filhos de dois genitores obesos ficarão obesos, em oposição a 40% com um dos genitores obesos e a 7% sem pais obesos (*Buiten & Metzger, 2000).

- O índice de massa corporal (IMC) é uma relação entre peso e altura que calcula a gordura corporal total. De acordo com o National Health and Nutrition Examination Survey (NHANES) de 2007 a 2008, 34,2% dos americanos com 20 anos ou mais apresentam sobrepeso (IMC de 25 a 29,9), 55,8% são obesos (IMC > 30) e 5,7% são extremamente obesos (IMC > 40) (Ogden et al., 2014).
- Um excesso de 50 a 100 calorias diárias causará um aumento de 2,25 a 4,5 kg durante um ano (Dudek, 2014).
- Oscilações no peso corporal são comuns, principalmente nas mulheres. Pesagens diárias podem enganar e desestimular. As medidas corporais são uma medida melhor das perdas.
- O exercício regular aumenta a massa muscular magra. Uma vez que músculos pesam mais que gordura, a balança pode refletir aumento de peso.
- Dietas limitantes não costumam durar e falham em estabelecer padrões alimentares saudáveis. Um método melhor consiste em modificar os hábitos alimentares existentes (*Wiereng & Oldham, 2002).
- WAVE (peso, atividade, variedade e excesso, do inglês *weight, activity, variety and excess*) (*Barner, Wylie-Rosett & Gans, 2001; Gans et al., 2003): este é um modelo abreviado para avaliar a nutrição de um indivíduo e a obtenção do peso saudável. Com questões de avaliação e intervenções específicas, foi escolhido para ser utilizado em setores de tratamento de saúde como uma intervenção breve para estimular um indivíduo a avaliar sua ingestão nutricional e nível de atividade. Ele também pode ser útil para o membro da família responsável pelas compras e preparação dos alimentos, para avaliar os grupos de alimentos servidos, a frequência e o tamanho das porções ingeridas. Ver *Meu Prato/My Plate* em *Nutrição desequilibrada*. Ver Tabelas 2.8 e 2.9, Avaliação WAVE e Recomendações.

Considerações pediátricas

- Resultados de 2011 a 2012 do National Health and Nutrition Examination Survey (NHANES), utilizando medidas de pesos e alturas, estimaram que 16,9% das crianças e adolescentes entre 2 e 19 anos são obesos e outros 14,9% apresentam sobrepeso (Ogden et al., 2014).
- Crianças não adolescentes não devem ser submetidas a dietas. A meta para crianças em crescimento é manter o peso, e não perder. As opções de alimentos saudáveis, como frutas, vegetais e lanches com poucas calorias (p. ex., *pretzels*), podem substituir os alimentos ricos em sal, gordura e açúcar.
- Conforme o IMC aumenta, o mesmo ocorre com a prevalência da deficiência de ferro em crianças e adolescentes com sobrepeso (*Nead, Halterman, Kaczorowski, Auinger & Weitzman, 2004).
- As taxas de obesidade e sobrepeso em crianças aumentaram de 1988-2004 a 2007-2008 (National Center for Health Statistics, 2010):
  - De 11,6 para 16,7% entre meninos brancos não hispânicos.
  - De 10,7 para 19,8% entre meninos afro-descendentes não hispânicos.
  - De 14,1 para 26,8% entre meninos americanos-mexicanos.
  - De 8,9 para 14,5% entre meninas brancas não hispânicas.
  - De 16,3 para 29,2% entre meninas afro-descendentes não hispânicas.
  - De 13,4 para 17,4% entre meninas americanas-mexicanas.
- Um bom controle do peso em crianças e adolescentes concentra-se na manutenção ou na perda lenta do peso, em necessidades de nutrientes e energia, prevenção da fome, conservação de massa corporal magra, aumento da atividade física e crescimento.
- Em um estudo com crianças claramente obesas (> 90° percentil para peso e altura), Myers e Vargas (*2000) descobriram que 35% dos pais hispânicos não percebiam os filhos como obesos.

Considerações maternas

- Há evidências crescentes de que a obesidade materna está associada a um aumento de risco de malformações congênitas, particularmente defeitos do tubo neural.
- As recomendações para o ganho de peso total durante a gestação variam (Institute of Medicine, 2009):
  - 11 a 15,8 kg no caso de apresentarem peso saudável antes da gravidez, com um IMC de 18,5 a 24,9.
  - 12,7 a 18 kg no caso de apresentarem peso abaixo do esperado antes da gravidez, com um IMC inferior a 18,5.
  - 6,8 a 11 kg no caso de apresentarem sobrepeso antes da gravidez, com um IMC entre 25 e 29,9.
  - 5 a 9 kg no caso de serem obesas antes da gravidez, com um IMC superior a 30.
- "As mulheres americanas formam atualmente um grupo mais diversificado; estão tendo mais gêmeos e trigêmeos, e tendem a estar mais velhas ao engravidar. As mulheres, hoje, também estão mais pesadas; um percentual maior delas está iniciando uma gestação com sobrepeso ou obesas, e muitas estão engordando demais durante a gestação. Muitas dessas alterações trazem a carga adicional de doenças crônicas, capazes de colocar a saúde da mãe e do bebê em risco" (Institute of Medicine, 2009).
- A ênfase na nutrição e no ganho de peso durante a gestação não deve incluir dieta, mas escolhas e porções saudáveis.

Tabela 2.8 AVALIAÇÃO DA WAVE

Peso (Weight)

Avaliar o IMC do paciente.*
O paciente apresenta sobrepeso com IMC > 25.

Altura	Peso corporal (kg)	Altura	Peso corporal (kg)
1,47 m	> 54	1,72 m	> 74
1,5 m	> 56	1,75 m	> 76
1,52 m	> 58	1,78 m	> 79
1,55 m	> 60	1,80 m	> 81
1,57 m	> 62	1,83 m	> 83
1,60 m	> 64	1,85 m	> 86
1,62 m	> 66	1,88 m	> 88
1,65 m	> 68	1,90 m	> 91
1,68 m	> 70	1,93 m	> 93
1,70 m	> 72		

*Certos pacientes podem necessitar de avaliação para peso abaixo do ideal e/ou perda de peso não intencional.

Atividade (Activity)

Perguntar ao paciente sobre qualquer atividade física realizada na última semana: caminhada acelerada, *jogging*, jardinagem, natação, bicicleta, dança, golfe, etc.
1. O paciente realiza 30 minutos de atividade física moderada na maioria dos dias/semana?
2. O paciente adota atividades saudáveis, como utilizar a escada em vez de elevadores, etc.?
3. O paciente costuma assistir menos de 2 horas de TV ou vídeos/dia?

Se o paciente responder *NÃO* às questões acima, avaliar se ele gostaria de aumentar sua atividade física.

Variedade (Variety)

O paciente costuma ingerir uma variedade de alimentos importantes da pirâmide alimentar?
Grãos (6-11 porções)
Frutas (2-4 porções)
Vegetais (3-5 porções)
Proteínas (2-3 porções)
Laticínios (2-3 porções)

Determinar Variedade e Excesso utilizando um dos seguintes métodos:
- Faça uma rápida revisão da alimentação de um dia.
- Peça que o paciente complete um questionário-padrão de alimentação autoadministrada.

Excesso (Excess)

O paciente está ingerindo grandes quantidades de certos alimentos ou nutrientes?

Excesso de gordura, gordura saturada, calorias
- > 170 g/dia de carne
- Sorvete, leite com alto teor de gordura, queijo, etc.
- Alimentos fritos ou cozidos com gordura
- Lanches com alto teor de gordura e sobremesas
- Comer fora > 4 refeições/semana

Excesso de açúcar, calorias
- Bebidas com alto teor de açúcar
- Lanches açucarados/sobremesas

Excesso de sal
- Carnes processadas, refeições enlatadas/congeladas, lanches salgados, adição de sal

    Na opinião do paciente, quais são os prós/contras de seu padrão alimentar?
    Se o paciente precisa melhorar seus hábitos alimentares, avalie sua disposição para realizar as alterações.

Fonte: Brown University School of Medicine Nutrition Academic Award. Utilizada com permissão.

Tabela 2.9 RECOMENDAÇÕES DA AVALIAÇÃO WAVE

Peso (*Weight*)

Se o paciente apresentar sobrepeso:
1. Mencione sua preocupação com o paciente (p. ex., "Estou preocupado, pois seu peso pode estar afetando sua saúde").
2. Forneça ao paciente conselho específico, ou seja,
    a) Fazer uma ou duas alterações nos hábitos alimentares para reduzir a ingestão de calorias, conforme identificado pela avaliação nutricional.
    b) Aumentar gradativamente a atividade/reduzir a inatividade.
    c) Adotar um programa de controle de peso e/ou consultar um nutricionista.
3. Se o paciente estiver pronto para fazer mudanças em seu comportamento, estabeleça em conjunto de objetivos para um plano de ação e programe o acompanhamento.
4. Forneça ao paciente materiais/recursos educativos.

Atividade (*Activity*)

- Exemplos de quantidades moderadas de atividade física:
- Caminhar 3,2 km em 30 minutos
- Subir escadas por 15 minutos
- Lavar e encerar um carro por 45-60 minutos
- Lavar janelas ou chão por 45-60 minutos
- Realizar jardinagem de 30-45 minutos
- Empurrar um carrinho por 2,4 km em 30 minutos
- Varrer folhas por 30 minutos

1. Se o paciente estiver pronto para aumentar a atividade física, estabeleça em conjunto de objetivos para uma atividade específica e programe o acompanhamento.
2. Forneça ao paciente materiais/recursos educativos.

Variedade (*Variety*)

O que é uma porção?
Grãos (6-11 porções)
  1 fatia de pão, ½ bagel, ½ pãozinho
  28 g de cereal pronto para comer, ½ xícara de arroz, massa ou cereal cozido, 3 a 4 biscoitos integrais
  O paciente está comendo grãos integrais?
Frutas (2-4 porções)
  1 fruta média fresca, ½ xícara de fruta picada em pedaços ou enlatada, ¾ xícara de suco de fruta
Vegetais (3-5 porções)
  1 xícara de folhas de vegetais cruas, ½ xícara de vegetais cozidos ou crus picados, ¾ xícara de sucos de vegetais
Proteínas (2-3 porções)
  57-85 g de aves, peixe ou carne magra, 1-1½ xícara de feijões secos cozidos, 1 ovo
  28 g de carne, 113 g ou ½ xícara de tofu
Laticínios (2-3 porções)
  1 xícara de leite ou iogurte, 42 g de queijo
Ver instruções 1 a 4 na seção Excesso.

Excesso (*Excess*)

1. Discuta os prós e contras do padrão alimentar do paciente considerando Variedade e Excesso.
2. Se o paciente estiver pronto, estabeleça em conjunto de objetivos nutricionais específicos e programe o acompanhamento.
3. Forneça ao paciente materiais/recursos educativos.
4. Considere o encaminhamento a um nutricionista para aconselhamento e apoio mais abrangentes.

Sugestões para reduzir o excesso:
- Comer frango e peixe (não fritos) ou refeições sem carne, em vez de carne vermelha.
- Escolher cortes magros da carne vermelha.
- Escolher leite desnatado ou com 1% de gordura.
- Comer menos queijo/escolher queijos com baixo teor de gordura.
- Preferir alimentos cozidos, fervidos ou grelhados em vez de fritos.
- Escolher molhos de salada e maioneses com baixo teor de gordura, etc.
- Comer mais grãos integrais, frutas e vegetais.
- Beber água em vez de bebidas açucaradas.
- Usar ervas em vez de sal.

Fonte: Brown University School of Medicine Nutrition Academic Award. Utilizada com permissão.

Dicas da Carpenito

Indivíduos que estejam muito doentes provavelmente não estarão prontos para participar de discussões sobre alterações no estilo de vida.
   Forneça a eles fontes de ajuda.

Metas

O indivíduo irá se comprometer com um programa de perda de peso, conforme evidenciado por estes indicadores:

- Identifica os padrões de alimentação associados ao desequilíbrio no consumo/gasto de energia.
- É capaz de dar exemplos de alimentos ricos em nutrientes *versus* aqueles com "calorias vazias".
- É capaz de identificar três formas para aumentar a sua atividade.
- Compromete-se a aumentar os alimentos ricos em nutrientes e reduzir aqueles com "calorias vazias".
- Compromete-se a fazer 3 a 5 alterações nas opções de alimentos/líquidos que sejam mais saudáveis.

A criança (com mais de 8 anos) verbalizará o que é alimentação saudável por meio dos seguintes indicadores:

- É capaz de descrever o "*Meu prato*" (*MyPlate*).
- É capaz de descrever o que significa "calorias vazias".
- É capaz de citar as bebidas com "calorias vazias" e as substituições mais saudáveis.
- É capaz de citar os alimentos ricos em nutrientes.
- É capaz de citar os alimentos com alto teor de açúcar e "calorias vazias" e as substituições mais saudáveis.

A mulher grávida verbalizará a alimentação saudável e o ganho de peso recomendado durante a gestação por meio dos seguintes indicadores:

- É capaz de descrever as necessidades de vitaminas, minerais, proteínas e gordura durante a gestação.
- É capaz de dar exemplos de alimentos ricos em nutrientes *versus* aqueles com "calorias vazias".
- É capaz de identificar três formas para aumentar a sua atividade.
- Relatará o ganho de peso apropriado específico relacionado com o seu peso anterior à gestação.
- É capaz de explicar por que a "alimentação" é problemática.

NOC Estado nutricional: Ingestão de nutrientes, Controle do peso, Participação em programas de exercícios, Estado nutricional do lactente, Índice de massa corporal, Comportamento de adesão: Dieta saudável, Comportamento para perda de peso

Intervenções

Alerta clínico Os indivíduos podem estar desnutridos mesmo quando obesos ou com sobrepeso devido à ingestão de alimentos ricos em gorduras e carboidratos, que possuem baixo teor de nutrientes por caloria ingerida. O indivíduo com peso saudável também poderá se apresentar nutricionalmente deficiente por ingerir alimentos com alto teor de gorduras e carboidratos, que apresentam baixo teor de nutrientes por caloria ingerida.

- Ver Apêndice C: Estratégias para promover a participação de indivíduos/famílias para melhores resultados na saúde para técnicas específicas, a fim de melhorar a ativação e o comprometimento.

Iniciar discussão: "Como você pode ser mais saudável?"

- Focar na resposta do indivíduo (p. ex., parar de fumar, fazer mais exercícios, comer de forma mais saudável e reduzir a bebida).

    Justificativa: *O enfermeiro deve ter o cuidado de não aplicar o diagnóstico de enfermagem para uma pessoa com excesso de peso ou obesa que não deseje participar do programa de perda de peso. A motivação para perda de peso deve vir dela mesma.*

NIC Fortalecimento da autoeficácia, Fortalecimento da autorresponsabilidade, Aconselhamento nutricional, Controle do peso, Ensino: nutrição (idade apropriada), Modificação do comportamento, Promoção do exercício, Melhora do enfrentamento

Antes que um indivíduo possa mudar, ele precisará (Martin, Haskard Zolnierek & DiMatteo, 2010)

- Saber que mudança será necessária (informação) e por quê.
- Desejar a mudança (motivação).
- Possuir as ferramentas para alcançar e manter a mudança (estratégia).
- Confiar no profissional de saúde, que terá uma presença amigável (Pelzang, 2010).

J: *A comunicação empática envolvendo uma compreensão completa da perspectiva do paciente melhora a adesão. Pacientes que estiverem informados e motivados de maneira eficaz também apresentam maior probabilidade de aderir às recomendações de seu tratamento (*Martin Williams, Haskard & DiMatteo, 2005).*

Quando apropriado, discutir sábia e delicadamente os riscos da obesidade, porém respeitar o direito de escolha do indivíduo, o direito de autodeterminação

- "Como você acha que o sobrepeso lhe afeta?"
- Focar no que o indivíduo lhe diz (p. ex., "Meu açúcar está alto, meus joelhos doem"). Não o sobrecarregue.

Se o indivíduo não identificar quaisquer efeitos negativos que sinta pelo excesso de peso, explicar que os efeitos do excesso de peso são insidiosos e que, em geral, não são sentidos até que ameacem a sua saúde ou causem dor

Para estimular o envolvimento de um indivíduo em uma atividade, faça a ele uma das seguintes perguntas. Escolha a melhor pergunta que se aplique a este indivíduo. Use uma linguagem que ele entenda (p. ex., veias sanguíneas ou vasos que levam o sangue)

- As suas pernas incham durante o dia e voltam ao normal durante a noite?
  - Explicar que o tecido adiposo comprime os vasos de suas pernas e impede a boa circulação dos fluidos. Eventualmente, o inchaço poderá ser permanente, 24 horas por dia, causando dificuldade para caminhar e calçar sapatos.
- Você tem pressão alta, ou ela está ficando um pouco mais alta a cada ano?
  - Explicar que os vasos sanguíneos ficam comprometidos quando pressionados pelo excesso de peso e se esticam, ficando mais finos e perdendo sua força. O seu coração agora precisará bater com mais força, levando ao aumento da pressão arterial. Ao longo do tempo, o coração aumenta e não bombeia com eficiência. Esse é o processo da insuficiência cardíaca.
- O seu nível de colesterol está aumentando a cada ano?
  - Explicar que o estiramento dos vasos sanguíneos compromete o seu interior. O colesterol se adere aos vasos lesionados e retarda o fluxo sanguíneo para os rins, os olhos, o cérebro e as pernas. Esse processo poderá provocar acidente vascular encefálico, insuficiência renal, problemas de visão e coágulos sanguíneos nas suas pernas.
  - Você pode achar que nada está errado, porém a pressão alta poderá comprometer permanentemente seu coração, cérebro, olhos e rins antes que você sinta qualquer sintoma. Mesmo a perda de 4,5 kg poderá reduzir sua pressão.
- A sua glicemia está ficando um pouco mais alta a cada ano? Há casos de diabete na sua família?
  - Explicar que quanto mais tecido adiposo você tiver, mais resistentes as suas células ficarão à insulina.
  - A insulina leva o açúcar do sangue para as células. Quando você apresenta sobrepeso, as células ficam comprometidas e não absorvem insulina. Portanto, seu nível de açúcar no sangue aumenta. Altos níveis sanguíneos de açúcar lesionam os vasos sanguíneos dos olhos, dos rins e do coração.
- Você sente dor nas costas, nos joelhos ou em outras articulações?
  - Explicar que o peso excessivo causa pressão nas suas articulações e nos ossos. Essa pressão desgasta a cartilagem, o amortecedor nas extremidades dos ossos. Isso faz um osso ter atrito contra o outro, causando dor.
- Você acha que os indivíduos com sobrepeso apresentam dificuldades para se curar de lesões ou cirurgias?
  - Explicar que o tecido adiposo recebe menos suprimento sanguíneo, que é necessário para a cicatrização. A incisão recebe uma pressão maior sobre ela, quando você apresenta sobrepeso, o que poderá causar a sua ruptura. No caso da necessidade do uso de antibióticos para infecção, o medicamento não funcionará bem devido à fraca circulação para a ferida cirúrgica.

Dicas da Carpenito

É aconselhável mencionar que indivíduos magros ou com peso normal podem apresentar hipertensão, artrite, colesterol elevado e diabete, porém não com a mesma taxa elevada observada naqueles com sobrepeso.

Rever a ingestão diária usual para identificar padrões que contribuam para o excesso de peso

- Café da manhã, almoço e jantar habituais.
- Lanches, ceias.
- Refeições não realizadas.

Dicas da Carpenito

"Antes de comer ou beber algo com "calorias vazias",[27] pergunte a si mesmo, "Isso vale a pena?". Em caso afirmativo, *aproveite*. Não existe o que se chama de "alimentos ruins", apenas quantidades inadequadas.

Promover a ativação para envolver o indivíduo em um comportamento mais saudável. Focar no que o indivíduo quer mudar. Limitar a três alterações

> **J:** *"Ativação refere-se à capacidade de um indivíduo e à vontade de assumir o papel de controlar a sua saúde e cuidados de saúde" (Hibbard & Cunningham, 2008).*

Verificar os excessos ou deficiências que existem, usando a informação que o indivíduo forneceu, por exemplo

- Eu comi asas de frango fritas no jantar da noite passada.
- Mais alguma coisa? Não.
- Como você poderia alterar o que comeu para melhorar os nutrientes e reduzir a gordura?
- Escutar. Se não houver resposta, sugirir:
  - Um ou dois pedaços de frango frito em vez de 12 asas.
  - Um pedaço de frango frito não empanado tem 158 calorias/coxa ou 131 calorias/peito.
  - Uma asa de frango médio frito não empanada tem 102 calorias.
  - Dez asas têm 1.020 calorias.
- Que vegetal você poderia comer junto com o frango frito (p. ex., salada)?

> **J:** *Asas de frango têm mais gordura antes de serem fritas do que uma coxa ou peito. Carne branca tem menos calorias do que as carnes escuras.*

Evitar descrever alimentos como ruins ou bons. Explicar a densidade de nutrientes dos alimentos
(*Hunter & Cason, 2006)

> **J:** *A densidade de nutrientes dos alimentos pode ser alta, média, baixa ou ausente. Alimentos com alta densidade de nutrientes possuem poucas calorias e muitos nutrientes.*

> **J:** *Alimentos ricos em nutrientes fornecem a maior parte deles com a menor quantidade de calorias.*

- Alimentos ricos em nutrientes (baixas calorias):
  - Frutas e vegetais de cores vivas ou escuras.
  - Alimentos fortificados.
  - Versões de refeições com menos gordura de carne, leite, laticínios e ovos.
- Alimentos menos ricos em nutrientes (calorias elevadas, nutrientes baixos ou ausentes):
  - Têm cor mais clara ou esbranquiçada.
  - Contêm muito açúcar refinado.
  - São produtos refinados (pão branco comparado a grãos integrais).
  - Apresentam grandes quantidades de gordura em relação à quantidade de nutrientes na comparação com produtos similares (leite desnatado vs. sorvete). Por exemplo:
    - A maçã é uma escolha melhor do que um pacote de *pretzels* com a mesma quantidade de calorias, pois oferece fibras, vitamina C e potássio.
    - Uma laranja é melhor do que um suco de laranja porque tem fibras.
    - A água é melhor do que qualquer bebida açucarada; mesmo suco de fruta 100%.

Sobrepeso

Definição

Condição em que o indivíduo acumula gordura excessiva para a idade e o sexo.

Características definidoras

Adultos: IMC > 25 kg/m^2
Crianças < 2 anos: peso-altura > percentil 95
Crianças de 2 a 18 anos: IMC > percentil 85, porém < percentil 95 ou 25 kg/m^2 (o que for menor)

---

[27] "Calorias vazias" são alimentos/bebidas ricos em calorias, porém com pouco ou nenhum valor nutricional, como refrigerantes, *chips*, batatas fritas.

Fatores relacionados

Fisiológicos

Distúrbio genético
Hereditariedade de fatores inter-relacionados (p. ex., distribuição de tecido adiposo, gasto de energia, atividade da lipoproteína lipase, síntese de lipídeos, lipólise)

Relacionados ao tratamento

Terapia prolongada com esteroides
Sensibilidade reduzida do paladar e/ou odor (reduzirá a saciedade)

Situacionais (pessoais, ambientais)

Desvantagem econômica
Medo em relação à falta de alimentos
Ingestão excessiva para as necessidades metabólicas
Relato de padrões alimentares indesejáveis
    Hábito de "beliscar" com frequência
    Escore elevado de comportamento de desinibição e restrição alimentar
    Frequência elevada a restaurantes ou consumo de alimentos fritos
    Tamanho das porções maior do que o recomendado
    Consumo de bebidas açucaradas
    Padrões de alimentação alterados (p. ex., compulsão alimentar, controle de peso extremo)
    Percepções de alimentação alteradas
Gasto de energia inferior à ingestão de energia com base na avaliação padrão (p. ex., avaliação WAVE[26])
    Padrões sedentários de atividade
    Comportamento sedentário ocorrendo em mais de 2 horas/dia
    Média da atividade física diária menor que a recomendada para o sexo e a idade
Distúrbio do sono, período de sono diminuído
Consumo excessivo de álcool
Baixa ingestão dietética de cálcio nas crianças
Obesidade na infância
Obesidade dos pais

Gravidez

Diabete melito materno
Tabagismo materno

Maturacionais

Neonatos/lactentes

Lactentes com alimentação por fórmula ou mista
Nascimento prematuro de pelos púbicos
Ganho de peso rápido durante a infância
Ganho rápido de peso enquanto lactente, incluindo a primeira semana, os primeiros 4 meses e o primeiro ano
Alimentos sólidos como principal fonte de alimento antes dos 5 meses de idade

Metas

O indivíduo irá se comprometer com um programa de perda de peso, conforme evidenciado por estes indicadores:

- Identifica os padrões de alimentação associados ao desequilíbrio no consumo/gasto de energia.
- É capaz de dar exemplos de alimentos ricos em nutrientes *versus* aqueles com "calorias vazias".
- É capaz de identificar três formas para aumentar a sua atividade.
- Compromete-se a aumentar os alimentos ricos em nutrientes e reduzir aqueles com "calorias vazias".
- Compromete-se a fazer 3 a 5 alterações nas opções de alimentos/líquidos que sejam mais saudáveis.

A criança (com mais de 8 anos) verbalizará o que é alimentação saudável por meio dos seguintes indicadores:

- É capaz de descrever o "*Meu prato*" (*MyPlate*).
- É capaz de descrever o que significa "calorias vazias".
- É capaz de citar as bebidas com "calorias vazias" e as substituições mais saudáveis.
- É capaz de citar os alimentos ricos em nutrientes.
- É capaz de citar os alimentos com alto teor de açúcar e "calorias vazias" e as substituições mais saudáveis.

A mulher grávida verbalizará a alimentação saudável e o ganho de peso recomendado durante a gestação por meio dos seguintes indicadores:

- É capaz de descrever as necessidades de vitaminas, minerais, proteínas e gordura durante a gestação.
- É capaz de dar exemplos de alimentos ricos em nutrientes *versus* aqueles com "calorias vazias".
- É capaz de identificar três formas para aumentar a sua atividade.
- Relatará o ganho de peso apropriado específico relacionado com o seu peso anterior à gestação.
- É capaz de explicar por que a "alimentação" é problemática.

NOC Estado nutricional: Ingestão de nutrientes, Controle do peso, Participação em programas de exercícios, Estado nutricional do lactente, Índice de massa corporal, Comportamento de aderência: Dieta saudável comportamento para perda de peso

Intervenções

- Ver *Risco de sobrepeso* para intervenções em indivíduos com sobrepeso.

NIC Fortalecimento da autoeficácia, Fortalecimento da autorresponsabilidade, Aconselhamento nutricional, Controle do peso, Ensino: Nutrição (idade apropriada), Modificação do comportamento, Promoção do exercício, Melhora do Enfrentamento

Risco de sobrepeso

Definição da NANDA-I
Suscetibilidade a acúmulo de gordura excessiva para a idade e o sexo, que pode comprometer a saúde.

Fatores de risco

Adultos: IMC próximo a > 25 kg/m²
Média da atividade física diária menor que a recomendada para o sexo e a idade
Crianças < 2 anos: peso-altura > percentil 95
Crianças de 2 a 18 anos: IMC próximo ou > percentil 85 ou 25 kg/m² (o que for menor)
Crianças ultrapassando os percentis do IMC
Crianças com percentis elevados do IMC
Consumo de bebidas açucaradas
Padrões de alimentação alterados (p. ex., compulsão alimentar, controle de peso extremo)
Percepções de alimentação alteradas
Alimentar-se em resposta a estímulos externos (p. ex., momento do dia, situações sociais)
Alimentar-se em resposta a estímulos internos distintos da fome (p. ex., ansiedade)
Desvantagem econômica
Gasto de energia inferior à ingestão de energia com base na avaliação padrão (p. ex., avaliação WAVE[26])
Consumo excessivo de álcool
Medo em relação à falta de alimentos
Lactentes com alimentação por fórmula ou mista
Hábito de "beliscar" com frequência
Distúrbio genético
Hereditariedade de fatores inter-relacionados (p. ex., distribuição de tecido adiposo, gasto de energia, atividade da lipoproteína lipase, síntese de lipídeos, lipólise)
Escore elevado de comportamento de desinibição e restrição alimentar
Frequência elevada a restaurantes ou consumo de alimentos fritos
Peso acima da linha basal no início de cada gestação
Baixa ingestão dietética de cálcio nas crianças
Diabete melito materno
Tabagismo materno
Obesidade na infância
Obesidade dos pais
Tamanho das porções maior do que o recomendado
Nascimento prematuro de pelos púbicos
Ganho de peso rápido durante a infância
Ganho de peso rápido enquanto lactente, incluindo a primeira semana, os primeiros 4 meses e o primeiro ano
Comportamento sedentário ocorrendo > 2 horas/dia

Período de sono diminuído
Distúrbio do sono
Alimentos sólidos como principal fonte de alimento antes dos 5 meses de idade

Situacionais (pessoais, ambientais)

Relacionados ao risco de aumento de peso acima de 11 a 14 quilos durante a gestação

Relacionados à falta de conhecimento nutricional básico

Maturacionais

Adultos/idosos

Relacionados à diminuição dos padrões de atividade e necessidades metabólicas diminuídas

Metas

O indivíduo descreverá por que motivo apresenta risco de ganho de peso, conforme evidenciado por estes indicadores:

- Descreve as razões para a ingestão aumentada com déficits de paladar e olfato.
- Discute as necessidades nutricionais durante a gestação.
- Discute os efeitos do exercício sobre o controle de peso.

NOC Estado nutricional, Controle do peso

Intervenções

> **Alerta clínico** Os indivíduos podem estar desnutridos mesmo quando obesos ou com sobrepeso devido à ingestão de alimentos ricos em gorduras e carboidratos, que possuem baixo teor de nutrientes por caloria ingerida. O indivíduo com peso saudável também poderá se apresentar nutricionalmente deficiente por ingerir alimentos com alto teor de gorduras e carboidratos. Para indivíduos que não apresentam sobrepeso, mas que se encontram nutricionalmente fracos, ver *Nutrição desequilibrada*.

Iniciando o programa

- Ver Apêndice C: Estratégias para promover a participação de indivíduos/famílias para melhores resultados na saúde com técnicas específicas, a fim de melhorar a ativação e o comprometimento.

Iniciar discussão: "Como você pode ser mais saudável?"

- Focar na resposta do indivíduo (p. ex., parar de fumar, fazer mais exercícios, comer de forma mais saudável e reduzir a bebida).

   J: *O enfermeiro deve ter o cuidado de não aplicar o diagnóstico de enfermagem para uma pessoa com excesso de peso ou obesa que não deseje participar do programa de perda de peso. A motivação para perda de peso deve vir dela mesma.*

Antes que um indivíduo possa mudar, ele precisará (Martin et al., 2010)

- Saber que mudança será necessária (informação) e por quê.
- Desejar a mudança (motivação).
- Possuir as ferramentas para alcançar e manter a mudança (estratégia).
- Confiar no profissional de saúde, que terá uma presença amigável (Pelzang, 2010).

   J: *A comunicação empática envolvendo uma compreensão completa da perspectiva do paciente melhora a adesão. Pacientes que estiverem informados e motivados de maneira eficiente também apresentam maior probabilidade de aderir às recomendações de seu tratamento (*Martin et al., 2005).*

NIC Fortalecimento da autoeficácia, Fortalecimento da autorresponsabilidade, Aconselhamento nutricional, Controle do peso, Ensino: Nutrição (idade apropriada), Modificação comportamental, Promoção do exercício, Melhora do enfrentamento

Quando apropriado, discutir sábia e delicadamente os riscos da obesidade, porém respeitar o direito de escolha do indivíduo, o direito de autodeterminação

- "Como você acha que o sobrepeso lhe afeta?"

Se o indivíduo não apresentar queixas, explicar que os efeitos do excesso de peso são insidiosos e que, em geral, não são sentidos até que ameacem a sua saúde ou causem dor

- Focar no que o indivíduo lhe diz (p. ex., "Meu açúcar está alto, meus joelhos doem"). Não o sobrecarregue.

Se o indivíduo não identificar quaisquer efeitos negativos que sinta pelo excesso de peso, faça a ele uma das seguintes perguntas. Escolha a melhor pergunta que se aplique a este indivíduo. Use uma linguagem que ele entenda

- As suas pernas incham durante o dia e voltam ao normal durante a noite?
  - Explicar que o tecido adiposo comprime os vasos de suas pernas e impede a boa circulação dos fluidos. Eventualmente, o inchaço poderá ser permanente, 24 horas por dia, causando dificuldade para caminhar e calçar sapatos.
- Você tem pressão alta, ou ela está ficando um pouco mais alta a cada ano?
  - Explicar que os vasos sanguíneos ficam comprometidos quando pressionados pelo excesso de peso e se esticam, ficando mais finos e perdendo sua força. O seu coração agora precisará bater com mais força, levando ao aumento da pressão arterial. Ao longo do tempo o coração aumenta e não bombeia com eficiência. Este é o processo da insuficiência cardíaca.
- O seu nível de colesterol está aumentando a cada ano?
  - Explicar que o estiramento dos vasos sanguíneos compromete o seu interior. O colesterol se adere aos vasos lesionados e retarda o fluxo sanguíneo para os rins, os olhos, o cérebro e as pernas. Esse processo poderá provocar acidente vascular encefálico, insuficiência renal, problemas de visão e coágulos sanguíneos nas suas pernas.
  - Você pode achar que nada está errado, porém a pressão alta poderá comprometer permanentemente seu coração, cérebro, olhos e rins antes que você sinta qualquer sintoma. Mesmo a perda de 4,5 kg poderá reduzir sua pressão.
- A sua glicemia está ficando um pouco mais alta a cada ano? Há casos de diabete na sua família?
  - Explicar que quanto mais tecido adiposo você tiver, mais resistentes as suas células ficarão à insulina.
  - A insulina leva o açúcar do sangue para as células. Quando você apresenta sobrepeso, as células ficam comprometidas e não absorverão insulina. Portanto, seu nível de açúcar no sangue aumenta. Altos níveis sanguíneos de açúcar lesionam os vasos sanguíneos dos olhos, dos rins e do coração.
- Você sente dor nas costas, nos joelhos ou em outras articulações?
  - Explicar que o peso excessivo causa pressão nas suas articulações e nos ossos. Essa pressão desgasta a cartilagem, o amortecedor nas extremidades dos ossos. Isso faz um osso ter atrito contra o outro, causando dor.
- Você acha que as pessoas com sobrepeso apresentam dificuldades para se curar de lesões ou cirurgias?
  - Explicar que o tecido adiposo recebe menos suprimento sanguíneo, que é necessário para a cicatrização. A incisão recebe uma pressão maior sobre ela, quando você apresenta sobrepeso, o que poderá causar a sua ruptura. No caso da necessidade do uso de antibióticos para infecção, o medicamento não funcionará bem devido à fraca circulação para a ferida.

Dicas da Carpenito

É aconselhável mencionar que indivíduos magros ou com peso normal podem apresentar hipertensão, artrite, colesterol elevado e diabete, porém não com a mesma taxa elevada observada nos indivíduos com sobrepeso.

- Aconselhar a focar em uma meta de perder 2,5 kg. Enfatizar o quão pesados são 2,5 kg de açúcar e que a perda de 2,5 kg representará menos trabalho para o coração e menos sobrecarga nas articulações. Uma redução das calorias e um aumento na atividade podem levar a uma perda de peso de aproximadamente 900 g por semana.

J: *O foco na perda de 25 kg pode ser desencorajador. Uma meta de 2,5 kg é uma perspectiva mais realista.*

- Mencionar para o indivíduo interessado o artigo "Você conhece alguns riscos do sobrepeso para a saúde?", acessado no *website* do National Institute of Diabetes and Digestive and Kidney Diseases.

Comendo de forma mais saudável

Dicas da Carpenito

Antes de comer ou beber algo com "calorias vazias", pergunte a si mesmo, "Isso vale a pena?". Em caso afirmativo, *aproveite*. Não existe o que se chama de "alimentos ruins", apenas quantidades inadequadas.

Promover a ativação para envolver o indivíduo em um comportamento mais saudável. Focar no que o indivíduo quer mudar. Limitar a três alterações

J: *"Ativação refere-se à capacidade de um indivíduo e à vontade de assumir o papel de controlar a sua saúde e cuidados de saúde" (Hibbard & Cunningham, 2008).*

Verificar os excessos ou deficiências que existem, usando a informação que ele o indivíduo forneceu, por exemplo

- Eu comi asas de frango fritas no jantar da noite passada.
- Mais alguma coisa? Não.
- Como você poderia alterar o que comeu para melhorar os nutrientes e reduzir a gordura?
- Escutar. Se não houver resposta, sugerir:
  - Um ou dois pedaços de frango frito em vez de 12 asas.
  - Um pedaço de frango frito não empanado tem 158 calorias/coxa ou 131 calorias/peito.
  - Uma asa de frango médio frito não empanada tem 102 calorias.
  - Dez asas têm 1.020 calorias.
- Que vegetal você poderia comer junto com o frango frito (p. ex., salada)?

J: *Asas de frango têm mais gordura antes de serem fritas do que uma coxa ou peito. A carne branca tem menos calorias do que as carnes escuras.*

Evitar descrever alimentos como ruins ou bons. Explicar a densidade de nutrientes dos alimentos
(*Hunter & Cason, 2006)

J: *A densidade de nutrientes dos alimentos pode ser alta, média, baixa ou ausente. Alimentos com alta densidade de nutrientes possuem poucas calorias e muitos nutrientes.*

J: *Alimentos ricos em nutrientes fornecem a maior parte deles com a menor quantidade de calorias.*

- Alimentos ricos em nutrientes (baixas calorias):
  - Frutas e vegetais de cores vivas ou escuras.
  - Alimentos fortificados.
  - Versões de refeições com menos gordura de carne, leite, laticínios e ovos.
- Alimentos menos ricos em nutrientes (calorias elevadas, nutrientes baixos ou ausentes):
  - Têm cor mais clara ou esbranquiçada.
  - Contêm muito açúcar refinado.
  - São produtos refinados (pão branco comparado a grãos integrais).
  - Apresentam grandes quantidades de gordura em relação à quantidade de nutrientes na comparação com produtos similares (leite desnatado vs. sorvete).
  - Por exemplo:
    - A maçã é uma escolha melhor do que um pacote de *pretzels* com a mesma quantidade de calorias, pois oferece fibras, vitamina C e potássio.
    - Uma laranja é melhor do que um suco de laranja porque têm fibras.
    - A água é melhor do que qualquer bebida açucarada; mesmo suco de fruta 100%.

Familiarizar-se com estímulos que geralmente levam à fome, tentar não comer quando não estiver com fome

- Outra atividade (p. ex., assistir à televisão).
- Momento em que todos estão comendo.
- Monotonia ou estresse.

J: *É comum que uma resposta inadequada a estímulos externos, incluindo estressores, facilite ou agrave a obesidade. Essa resposta inicia um padrão ineficaz em que o indivíduo come em resposta a estímulos de estresse, em vez da fome fisiológica.*

Movimentando-se mais

Auxiliar na identificação de um programa realista de exercícios. Não é necessário inscrever-se em uma academia

Discutir os aspectos do início do programa de exercícios. Informar que um programa regular de exercícios deve

- Ser agradável.
- Ser realista.
- Encontrar alguém para conversar.
- Começar devagar e com calma. Obter autorização do prestador de cuidados primários.
- Não há problemas em ficar um pouco sem fôlego e poder falar. Se você estiver com falta de ar para falar, diminua sua velocidade ou repouse.
- Planejar um programa diário de caminhadas.

Obesidade 469

- Iniciar com 5 a 10 quadras, de 800 a 1.500 metros/dia; aumentar uma quadra ou 150 metros/semana.
- Gradualmente, aumentar o ritmo e a duração da caminhada; lembrar-se de progredir lentamente.
- Evitar esforço ou exageros e ficar excessivamente cansado.
- Parar imediatamente se aparecerem quaisquer dos seguintes sintomas:
  - Dor no tórax (procurar tratamento de emergência).
  - Tontura.
  - Falta de ar intensa.
  - Perda do controle muscular.
  - Mal-estar.
  - Náusea.
- Ver o diagnóstico de enfermagem *Estilo de vida sedentário* para orientações dos exercícios.

Iniciar as orientações para a saúde, conforme indicado

- Encaminhar para um programa comunitário de perda de peso (p. ex., Vigilantes do Peso).
- Participar de hidroginástica em clubes ou academias.
- Aconselhar a consulta ao cuidador primário para a assistência continuada na perda do peso.

    J: *As estratégias são necessárias após a alta para ajudar o indivíduo a começar/manter uma mudança nos hábitos alimentares e nos padrões de exercício que terão foco no motivo, no local e no que será ingerido e nos métodos de redução da ingestão e aumento das atividades.*

Intervenções geriátricas

- Ver Intervenções em *Risco de sobrepeso – iniciando o programa e comendo de forma mais saudável*.

Dicas da Carpenito
Os idosos se beneficiarão de atividades específicas para aumentar a massa muscular, flexibilidade e alcançar um peso saudável. Existem diversas fontes excelentes na internet escritas para que os idosos comecem a se movimentar mais. Os enfermeiros devem acessá-las para passar alguns exercícios simples, como ficar de pé atrás de uma cadeira, segurando e levantando os calcanhares e mantendo os dedos dos pés no chão. Esse exercício fortalece os músculos do tornozelo e da perna para evitar uma queda mesmo que o indivíduo tropece.

Consultar a seguinte fonte

- Exercício e atividade física – seu guia diário, acessado no National Institute on Aging, parte do site do National Institutes of Health:
  - Capítulo 1: fala sobre o "porquê" do exercício e da atividade física. Explica os benefícios de ser ativo e descreve os diferentes tipos de exercício.
  - Capítulo 2: orienta a se organizar e a rever seus níveis atuais de atividade física, a traçar objetivos de curto e longo prazo e a criar um planejamento realista para se tornar ativo ao longo do tempo.
  - Capítulo 3: trata-se do "como". O guia fornece dicas para ajudá-lo a começar. Também apresenta ideias para ajudá-lo a manter a sua decisão de estar ativo todos os dias e trazê-lo de volta ao objetivo caso tenha de interromper a prática por alguma razão.
  - Capítulo 4: mostra algumas atividades e exercícios específicos, incluindo exercícios para aumentar a força, melhorar o equilíbrio, tornar-se mais flexível e aumentar a resistência. Todos os exercícios apresentam orientações fáceis para ajudá-lo a realizá-los com segurança.
  - Capítulo 5: oferece algumas formas para testar o seu progresso e recompensar o seu sucesso.
  - Capítulo 6: discute sucintamente outro ponto-chave para a boa saúde – hábitos alimentares nutritivos.
  - Capítulo 7: inclui planilhas para acompanhar o seu progresso.
- Você também encontrará uma lista de fontes para obter mais informações. Algumas das fontes são dirigidas especialmente aos indivíduos com problemas de saúde ou incapacidades específicas que desejam ser ativos.

Intervenções maternas

Iniciar discussão: "Como você pode ser mais saudável?"

- Focar na resposta (p. ex., parar de fumar, fazer mais exercícios, comer de forma mais saudável e parar de beber álcool).

Discutir a ingestão nutricional e o ganho de peso durante a gestação

Discutir o ganho de peso total apropriado para o indivíduo (Institute of Medicine, 2009)

- 11 a 15,8 kg no caso de apresentarem peso saudável antes da gravidez, com um IMC de 18,5 a 24,9.
- 12,7 a 18 kg no caso de apresentarem peso abaixo do esperado antes da gravidez, com um IMC inferior a 18,5.
- 6,8 a 11 kg no caso de apresentarem sobrepeso antes da gravidez, com um IMC entre 25 e 29,9.
- 5 a 9 kg no caso de serem obesas antes da gravidez, com um IMC superior a 30.

J: *O peso extra adquirido durante a gravidez é necessário para a nutrição do feto em desenvolvimento. Ele também armazena nutrientes para a amamentação. A quantidade de peso que se deve adquirir dependerá da sua altura e do seu IMC antes da gravidez.*

Explicar o ganho de peso saudável para cada trimestre (Institute of Medicine, 2009)

- 450 g a 2 kg durante o primeiro trimestre.
- Aproximadamente 450 a 900 g/semana no segundo trimestre.
- Aproximadamente 450 a 900 g/semana no terceiro trimestre.

J: *A obesidade está relacionada com alimentação inadequada, excesso de carboidratos, poucas fibras e vegetais, assistir TV por mais de 6 horas e se alimentar quando estiver triste e/ou frustrado, evidenciada pelo IMC de 34.*

J: *Ganhar peso de forma estável dentro dos limites recomendados também poderá reduzir suas chances de ter hemorroidas, veias varicosas, estrias, dor lombar, fadiga, indigestão e falta de ar durante a gravidez.*

Explicar os problemas que podem ocorrer com o ganho de peso excessivo durante a gestação (Institute of Medicine, 2009)

- Diabete gestacional.
- Dor nas pernas.
- Veias varicosas.
- Pressão arterial elevada.
- Dores lombares.
- Fadiga aumentada.
- Risco aumentado de parto por cesariana.

Reforçar a importância de consumir porções recomendadas e evitar alimentos ricos em gordura/carboidratos, em vez de não se alimentar adequadamente e pular as refeições

J: *Uma dieta de emagrecimento durante a gestação pode resultar em ingestão materna insuficiente para proporcionar ao feto a energia necessária ao crescimento. O feto depende da ingestão dietética materna para crescer e desenvolver-se, retirando apenas o ferro e o folato das reservas maternas (Pillitteri, 2014).*

- Estar atento à racionalização (p. ex., falta de tempo pode ser falta de prioridades).
- Manter uma lista de resultados positivos e benefícios à saúde, por exemplo, sono melhor, pressão arterial mais baixa.
- A perda de peso na faixa de 2 a 4 kg está associada a uma redução da pressão arterial sistólica na faixa de 3 a 8 mmHg, um impacto clinicamente significativo (Harsha & Bray, 2008).

J: *A perda de peso é um acontecimento que muda uma vida, quando mantida. A motivação deve ser preservada. Uma perda de peso mesmo de 5 a 10% pode reduzir a pressão e melhorar os perfis de lipídeos e da glicose (Dennis, 2004).*

Reduzir respostas inadequadas aos agentes estressores

- Distinguir entre necessidade e fome.
- Usar distração, relaxamento e imagens.
- Usar treinamento de respostas alternativas:
  - Listar indicadores/situações externas que levem a um comportamento desviado do alvo.
  - Listar comportamentos construtivos (p. ex., caminhar) que substituam comportamentos fora do almejado.
  - Fixar a lista de comportamentos construtivos alternativos no refrigerador.
  - Reavaliar se o plano é realista e eficaz a cada 1 a 2 semanas.

J: *Comer em excesso costuma estar associado à monotonia e ao estresse.*

Iniciar as orientações para a saúde e os encaminhamentos, conforme indicado

- Encaminhar o indivíduo a grupos de apoio (p. ex., Vigilantes de peso).

J: *Estratégias de perda de peso são para a vida toda e podem demandar ajuda de programas e grupos de apoio.*

Obesidade 471

Intervenções pediátricas

Dicas da Carpenito

O ganho de peso em crianças ocorre quando a ingestão excede o gasto de energia (atividade). Fatores que contribuem para o aumento da taxa de sobrepeso/obesidade em crianças e adolescentes são o tamanho das porções, o hábito de "beliscar" alimentos de "calorias vazias", alimentar-se fora de casa, a ingestão de bebidas açucaradas e o aumento de atividades sedentárias (p. ex., assistir à TV, jogos de computador, eletrônicos [p. ex., *tablets*]). Reedy e Kerbes-Smith (2010) mostraram que 40% das calorias totais consumidas diariamente por crianças e adolescentes são "calorias vazias". Fontes frequentes de "calorias vazias" são pizza, refrigerantes, bebidas artificiais de fruta e sobremesas com leite.

> **ALERTA CLÍNICO** As crianças não devem ser submetidas a dietas. A meta para crianças em crescimento é manter o peso, não perder ou ganhar peso. Se o peso for mantido e a criança crescer, seu IMC diminuirá. Este fato com certeza requer diferentes escolhas de alimentos/bebidas e aumento da atividade. Isso não é verdadeiro para os adolescentes quando atingem sua altura final (p. ex., 13 anos para as meninas, 18 a 19 no caso dos meninos).

Tentar envolver a criança e a família para compreender a importância da boa nutrição e do exercício

> **J:** "*Múltiplos fatores influenciam o sobrepeso e as taxas de obesidade em crianças, porém, ao final, um equilíbrio entre a energia consumida e a energia gasta é o fator determinante*" (Reedy & Kerbes-Smith, 2010, p. 1477).

- Conversar com a família sobre os riscos de ser uma criança com excesso de peso.
- A obesidade infantil leva à obesidade adulta.
- O excesso de peso eleva a pressão arterial, a frequência cardíaca e o débito cardíaco em crianças (ver Conceitos-chave, Considerações pediátricas a respeito de outros riscos para a saúde).
- Com aumento do peso, diminuem as atividades.

> **J:** *Ver Conceitos-chave.*

Abordar as barreiras aos pais que tomam a atitude de ajudar seu filho a comer melhor e a se exercitar mais, como segue (Dudek, 2014, p. 308)

- Uma crença de que as crianças vão superar seu excesso de peso.
- Os pais com excesso de peso sentem que não dão um bom exemplo.
- A falta de conhecimento sobre como ajudar seus filhos a controlar seu peso.
- Um temor de que poderão levar seus filhos a um distúrbio nutricional.

Fornecer uma cópia colorida do "Meu prato"

- Ver *Nutrição desequilibrada* para intervenções na alimentação saudável em crianças e adolescentes.

> **J:** *Reedy e Kerbes-Smith (2010, p. 1478) mostraram que crianças e adolescentes ingerem muito poucos vegetais, grãos integrais, frutas e derivados do leite. "Portanto, as crianças e os adolescentes norte-americanos nem sempre consomem os tipos e quantidades de alimentos de que necessitam para sustentar um estilo de vida saudável e ativo."*

Utilizar métodos criativos com crianças mais jovens para ensinar a boa nutrição

- Criar um quadro de feltro contendo cada dia da semana. Utilizar gravuras dos grupos alimentares, verduras, grãos, leite, carnes, queijo, iogurte e frutas, levando a criança a fixá-las no quadro para cada dia.
- Ler livros que salientem os bons alimentos que proporcionam mais energia, músculos e ossos fortes, etc.

> **J:** *As crianças respondem favoravelmente às atividades que funcionam como uma ponte entre experiências concretas e ideias abstratas (Hockenberry & Wilson, 2015).*

A Academia Americana de Pediatria recomenda alguns comportamentos realizáveis mais saudáveis (Barlow, 2007, S. 182)

- Consumir cinco porções de frutas e vegetais por dia. As famílias poderão, em seguida, aumentar para nove porções diárias, conforme recomendado pela USDA.
- Reduzir bebidas açucaradas, como refrigerantes, energéticos e sucos. Idealmente, essas bebidas serão eliminadas da dieta de uma criança, embora crianças que consomem grandes quantidades venham a se beneficiar de uma redução para uma porção por dia; limitar alimentos de "calorias vazias" (p. ex., *chips*, biscoitos doces, balas).
- Reduzir o tempo para assistir televisão (e outros tipos de tela) para 2 horas/dia. Se a criança tiver menos de 2 anos, então a meta deverá ser a de não assistir à televisão.
- Ser fisicamente ativo durante 1 hora por dia. Brincadeiras não estruturadas são mais apropriadas para crianças pequenas. Crianças mais velhas poderão descobrir atividades físicas que lhe agradem, as quais poderão incluir

esportes, dança, artes marciais, andar de bicicleta e fazer caminhadas. Em brincadeiras estruturadas, as crianças poderão realizar vários períodos mais curtos de atividade durante o dia.
- Preparar mais refeições em casa, em vez de encomendar refeições de restaurantes.
- Fazer as refeições à mesa como uma família pelo menos 5 a 6 vezes/semana.
- Tomar café da manhã saudável todos os dias.
- Envolver toda a família nas alterações do estilo de vida.
- Permitir que a criança autorregule suas refeições e evitar comportamentos nutricionais excessivamente restritivos.
- Ajudar as famílias a adaptarem as suas recomendações de comportamento aos seus valores culturais (sugerir).

Quando comer "comidas prontas" (*fast-food*), escolher opções mais saudáveis

- Encorajar o controle das porções; orientar as crianças/adolescentes no sentido de que "grande", "extra", "dobro" ou "triplo" terão muitas calorias e gordura.
- Recomendar porções menores, já que uma porção regular é suficiente para a maioria das crianças, ou dividir com os pais ou irmãos.
- Procurar alimentos integrais, frutas, vegetais e alimentos ricos em cálcio.
- Ao planejar uma refeição rápida, escolher um estabelecimento que ofereça opções mais saudáveis.
- Abordar estratégias para melhorar a alimentação quando comer *fast-food*:
  - Beber leite desnatado.
  - Evitar batatas fritas ou reparti-las.
  - Escolher alimentos grelhados.
  - Comer saladas e verduras.
  - Explorar comidas prontas mais saudáveis em casa (p. ex., comidas congeladas com três grupos de alimentos).

  J: *A comida pronta geralmente contém grandes quantidades de gordura e açúcar e em geral não oferece opções nutricionais mais saudáveis, como grãos integrais, frutas, alimentos cozidos vs. fritos, porções menores.*

Sugerir lanches saudáveis em casa

- Oferecer frutas e vegetais frescos, queijos e biscoitos, leite desnatado, sucos fortificados com cálcio e de iogurte congelado como lanches rápidos.

  J: *Disponibilizar alimentos saudáveis e fáceis e aumentar lanches saudáveis reduz a pressão para que a criança coma determina quantidade às refeições.*

Iniciar as orientações para a saúde e os encaminhamentos, conforme indicado

- Encaminhar para programas comunitários (grupos de apoio a adolescentes).
- Acessar informação adicional sobre *fast-food* no *site* – www.uptodate.com/contents/fast-food-for-children-and-adolescents.

  J: *Os recursos comunitários podem ser necessários para ajudar crianças a modificarem o estilo de vida.*

PADRÃO DE SEXUALIDADE INEFICAZ

Padrão de sexualidade ineficaz

Relacionado a mudanças no pré-natal e pós-parto

Disfunção sexual

Definição da NANDA-I

Expressões de preocupação quanto à própria sexualidade.

Características definidoras

Preocupações reais acerca do comportamentos sexuais, saúde sexual, funcionamento sexual ou identidade sexual

Expressão de preocupação sobre o impacto que o diagnóstico médico ou o tratamento para uma condição clínica possa ter sobre o funcionamento sexual ou desejo sexual

Fatores relacionados

Padrões sexuais ineficazes podem ocorrer em resposta a vários problemas de saúde, situações e conflitos. Algumas fontes comuns são:

Fisiopatológicos

Relacionados aos efeitos bioquímicos sobre a energia e a libido secundários a:

Endócrinos

Diabete melito
Hipertireoidismo
Doença de Addison
Produção diminuída de hormônios
Mixedema
Acromegalia

Geniturinários

Insuficiência renal crônica

Neuromusculares e esqueléticos

Artrite
Esclerose lateral amiotrófica
Esclerose múltipla
Distúrbios do suprimento nervoso cerebral, da medula espinal, dos nervos sensoriais ou autonômicos

Cardiorrespiratórios

Distúrbios vasculares periféricos
Câncer
Infarto agudo do miocárdio
Insuficiência cardíaca congestiva
Distúrbios respiratórios crônicos

Relacionados aos medos associados com (doenças sexualmente transmissíveis [DSTs])* (especificar):

Vírus da imunodeficiência humana (HIV)/síndrome da imunodeficiência adquirida (Aids)
Papilomavírus humano
Herpes
Gonorreia
Clamídia
Sífilis

Relacionados aos efeitos do álcool sobre o desempenho

Relacionados à diminuição da lubrificação vaginal secundária a (especificar)

Relacionados ao medo de ejaculação precoce

Relacionados à dor durante a relação sexual

Relacionados ao tratamento

Relacionados aos efeitos de:

Medicamentos (Tabela 2.10)
Radioterapia

Relacionados ao autoconceito alterado por mudança na aparência (trauma, cirurgia radical)

Relacionados ao déficit de conhecimento/habilidades sobre respostas alternativas às transições relacionadas à saúde, função ou estrutura corporal alterada, doença ou tratamento médico*

Situacionais (pessoais, ambientais)

Relacionados ao medo de engravidar*

Relacionados à perda de pessoa significativa*

Relacionados aos conflitos com preferências de orientação sexual*

Relacionados aos conflitos com preferências variantes

Relacionados ao problema do parceiro (especificar):

Falta de desejo
Não disponível
Desinformado
Conflitos
Comportamento abusivo
Separado, divorciado

Relacionados à falta de privacidade*

Relacionados aos modelos de papéis ineficazes*

Tabela 2.10	MEDICAMENTOS/SUBSTÂNCIAS QUE AFETAM A SEXUALIDADE
Substâncias	**Efeito sobre a sexualidade**
Álcool	Em pequenas quantidades, pode aumentar a libido e diminuir as inibições sexuais Em grandes quantidades, compromete reflexos neurais envolvidos na ereção e na ejaculação O uso crônico causa impotência e esterilidade nos homens; diminuição do desejo e disfunção orgásmica nas mulheres
Nitrato de amila	Vasodilatador periférico que pode levar a orgasmos intensificados quando inalado no momento do orgasmo Pode causar perda de ereção, hipotensão e síncope
Antidepressivos	Bloqueio periférico da inervação aos órgãos sexuais Porcentagem significativa de impotência e disfunção ejaculatória em homens Redução da libido em ambos os sexos
Anti-histamínicos	Bloqueio da inervação parassimpática dos órgãos sexuais O efeito sedativo pode diminuir o desejo Diminuição da lubrificação vaginal
Anti-hipertensivos	A libido pode estar reduzida em ambos os sexos Alguns causam impotência e problemas ejaculatórios em até 50% dos homens Ver classe específica de medicamentos
Antiespasmódicos	Inibem a inervação parassimpática dos órgãos sexuais Podem causar impotência
Quimioterápicos	A terapia combinada pode causar azospermia ou oligospermia em homens e menopausa temporária ou permanente em mulheres; a fertilidade pode ser alterada temporária ou permanentemente; a libido pode diminuir e a imagem corporal ser alterada
Cocaína	O uso a curto prazo é tido como incrementador da experiência sexual O uso crônico causa perda de desejo e disfunção sexual em ambos os sexos
Hormônios	O estrogênio inibe a função sexual nos homens A testosterona pode aumentar a libido em ambos os sexos, porém causa virilização nas mulheres O uso crônico de esteroides anabólicos causa atrofia testicular, redução de testosterona e diminuição da produção de esperma; pode causar esterilidade permanente
Maconha	Pode diminuir as inibições sexuais O uso crônico pode causar redução da libido e impotência
Narcóticos	O uso crônico causa diminuição da libido em ambos os sexos Redução dos níveis de testosterona e da quantidade de sêmen Disfunção erétil e ejaculatória comum
Contraceptivos orais	Eliminam o medo de gravidez Podem causar redução na libido
Sedativos/tranquilizantes	Inicialmente e em pequenas doses podem aumentar o prazer sexual devido ao relaxamento e à diminuição das inibições O uso a longo prazo reduz a libido e pode causar disfunção orgásmica e impotência
Diuréticos	Podem causar problemas de ereção, ejaculação e na libido, principalmente em altas doses
Ansiolíticos	Libido alterada em ambos os sexos; problemas eréteis e ejaculação retardada em homens
Citrato de sildenafila (Viagra)	Aumenta a capacidade erétil em homens com potência prejudicada

Relacionados aos agentes estressores secundários a:
  Problemas de trabalho   Preocupações financeiras
  Conflitos de valores   Conflitos de relacionamento

Relacionados às informações erradas ou à falta de conhecimento

Relacionados à fadiga

Relacionados ao medo de rejeição secundário à obesidade

Relacionados ao medo do fracasso sexual

Relacionados ao medo de engravidar

Relacionados à depressão

Relacionados à ansiedade

Relacionados à culpa

Relacionados à história de experiências sexuais insatisfatórias

Relacionados às diversas questões associadas à identificação como transexual, lésbica ou gay

Relacionados aos programas sociais inadequados dirigidos e/ou apropriados à juventude LGBT, adultos e idosos

Maturacionais

Adolescentes

*Relacionados aos modelos de papéis ineficazes/ausentes**

Relacionados à educação sexual negativa

Relacionados à ausência de educação sexual

Adultos

Relacionados à adaptação à paternidade/maternidade

Relacionados aos efeitos da menopausa sobre a libido e a atrofia do tecido vaginal

Relacionados ao conflito de valores

Relacionados aos efeitos da gestação sobre os níveis de energia e na imagem corporal

Relacionados aos efeitos do envelhecimento sobre os níveis de energia e na imagem corporal

Relacionados aos desafios e barreiras para expressão sexual de residentes em ambientes de tratamento

Nota da autora

Os diagnósticos *Padrão de sexualidade ineficaz* e *Disfunção sexual* são difíceis de diferenciar. *Padrão de sexualidade ineficaz* representa um diagnóstico amplo, do qual disfunção sexual pode ser uma parte. *Disfunção sexual* pode ser usado mais adequadamente pelo enfermeiro especialista em terapia sexual. Até que *Disfunção sexual* seja bem diferenciado de *Padrão de sexualidade ineficaz*, não deve ser utilizado pela maior parte dos enfermeiros.

Erros nos enunciados diagnósticos

Padrão de sexualidade ineficaz relacionado a relatos de ausência de libido

Relatos de ausência de libido representam um sintoma de *Padrão de sexualidade ineficaz*, não uma afirmação de "relacionado a". Se a investigação posterior revelar a insatisfação da pessoa com os atuais padrões sexuais, o enfermeiro pode redigir o diagnóstico como *Padrão de sexualidade ineficaz* relacionado à etiologia desconhecida, conforme evidenciado por relatos de ausência de libido. O uso de "etiologia desconhecida" nesse enunciado diagnóstico ajudará a investigação focalizada a determinar os fatores contribuintes (p. ex., estresse, efeitos colaterais de medicação).

Disfunção sexual relacionada à impotência secundária à lesão na medula espinal

Como o enfermeiro trataria esse diagnóstico? A impotência não mudará. Um enfermeiro pode se concentrar em explorar sentimentos, fornecendo informações sobre métodos alternativos para alcançar a satisfação sexual e fazendo encaminhamentos para especialistas. Assim, o foco é melhorar a satisfação de ambos os parceiros com o diagnóstico de enfermagem *Padrão de sexualidade ineficaz* relacionado ao conhecimento insuficiente de métodos alternativos de expressão sexual.

Conceitos-chave

Considerações gerais

- A saúde sexual é a integração dos aspectos somáticos, emocionais, intelectuais, físicos e sociais do ser sexual, de forma enriquecedora e que favoreça a personalidade, a comunicação e o amor.
- Comportamentos sexuais são os comportamentos que o indivíduo usa para comunicar sentimentos e atitudes sobre sua sexualidade. Estes incluem os comportamentos usados na liberação da tensão sexual, seja isoladamente ou com um parceiro, para alcançar a satisfação sexual íntima e/ou a procriação.
- Todas as pessoas são seres sexuais. A sexualidade é parte integrante da identidade independentemente da faixa etária.
- A sexualidade engloba a forma como a pessoa se sente em relação a si mesma e como um indivíduo interage com os outros.
- A função sexual refere-se à capacidade psicológica e fisiológica de desempenhar de maneira sexualmente satisfatória, com ou sem parceiro, na velhice ou na juventude.
- As características de um indivíduo sexualmente saudável são as seguintes:
  - Imagem corporal positiva.
  - Aceitação das funções orgânicas e sexuais como normais e naturais.
  - Conhecimento correto da sexualidade humana e do funcionamento sexual.
  - Reconhecimento e aceitação dos próprios sentimentos sexuais.
  - Capacidade de manter relacionamentos interpessoais íntimos.
  - Aceitação dos erros/imperfeições em si mesmo e nos outros.

- Prevenção da gravidez, quando não desejada.
- Proteção de si mesmo contra as DSTs.

Medicamentos e sexualidade

- Os medicamentos podem ter influência positiva ou negativa sobre o funcionamento sexual (ver Tabela 2.10).
- O indivíduo tem o direito de ser orientado sobre todos os efeitos colaterais dos medicamentos, incluindo aqueles que afetam a sexualidade.

Papel do enfermeiro na discussão sobre sexualidade

- O enfermeiro deve ser educado em relação à sexualidade e saúde sexual ao longo da vida. É importante para o enfermeiro examinar as suas próprias crenças e sentimentos a respeito da sexualidade, função sexual e o que é considerado sexualmente normal e anormal.
- Muitos enfermeiros têm dificuldade em oferecer atendimento na área da sexualidade e não abordam assuntos sexuais a menos que o indivíduo faça perguntas específicas. Pesquisas indicam, no entanto, que muitos indivíduos gostariam que os enfermeiros e outros profissionais de saúde iniciassem uma discussão sobre sexualidade e satisfação com o funcionamento sexual.
- O modelo PLISSIT (*Annon, 1976) é útil para o enfermeiro que fornece atendimento na área da sexualidade:
  - *Permissão* (*Permission*): transmitir ao indivíduo e à pessoa significativa o desejo de discutir os pensamentos e os sentimentos sexuais (p. ex., "Algumas pessoas com seu diagnóstico têm preocupações sobre como a enfermidade afeta o funcionamento sexual. Isso preocupa você ou seu parceiro?").
  - *Informação limitada* (*Limited Information*): fornecer ao indivíduo e à pessoa significativa informações sobre os efeitos que determinadas situações (p. ex., gestação), condições (p. ex., câncer) e tratamentos (p. ex., medicamentos) podem exercer sobre a sexualidade e a função sexual.
  - *Sugestões específicas* (*Specific Suggestion*): fornecer instruções específicas que possam facilitar a atividade sexual positiva (p. ex., mudança na posição do coito).
  - *Terapia intensiva* (*Intensive Therapy*): encaminhar as pessoas que necessitam de mais ajuda a um profissional de saúde apropriado (p. ex., sexólogo, cirurgião).
- Dar à pessoa "permissão" para discutir as preocupações sexuais é certamente o aspecto mais importante do papel da enfermagem na área da sexualidade. O enfermeiro deverá dar a permissão por:
  - Incluir a sexualidade na história de saúde inicial e abordar as questões sobre a sexualidade de forma similar àquelas sobre o funcionamento urinário e intestinal. Isso ajuda o indivíduo a ver que o enfermeiro encara a sexualidade como parte rotineira da saúde humana.
  - Oferecer-se para discutir as preocupações sexuais em momentos apropriados durante a hospitalização/consulta do indivíduo (Wilmoth, 1994).
  - O enfermeiro deve garantir ao indivíduo a confidencialidade de todos os dados sobre a sexualidade e obter a sua permissão antes de fazer um encaminhamento de um problema sexual.

Contracepção e DSTs

- Pesquisas mostram que o uso de métodos de barreira mecânica (preservativo, diafragma, espuma vaginal, tampão cervical) e/ou barreiras químicas contendo nonoxinol-9 (espuma, gel, creme) são efetivos na redução da transmissão do HIV e de outras DSTs.
- O uso de dispositivo intrauterino (DIU), contraceptivos orais, Norplant, Depo-Provera ou esterilização não proporciona qualquer proteção contra as DSTs. Os indivíduos que usam esses métodos devem ser aconselhados a usar um método de barreira química ou mecânica para se protegerem contra as doenças.

Considerações pediátricas

- O Sistema de Vigilância do Comportamento de Risco Juvenil (YRBSS – The Youth Risk Behavior Surveillance System) monitora seis categorias de comportamentos prioritários de risco para a saúde entre jovens e adultos jovens: (1) comportamentos que contribuem para lesões não intencionais e violência; (2) tabagismo; (3) uso de álcool e outras drogas; (4) comportamentos sexuais que contribuem para gravidez indesejada e infecções sexualmente transmissíveis, incluve a infecção pelo HIV; (5) comportamentos alimentares não saudáveis; e (6) inatividade física. Além disso, esse sistema monitora a prevalência de obesidade e asma. Ele inclui um levantamento nacional de comportamentos de risco de jovens em escolas feito pelo Centers for Disease Control and Prevention (CDC), bem como grandes levantamentos estaduais e municipais em distritos escolares, realizados por instituições estaduais e municipais de educação e de saúde. Este relatório resume os resultados para 104 comportamentos de risco para a saúde, mais obesidade, sobrepeso e asma, do levantamento nacional de 2013, 42 levantamentos estaduais e 21 levantamentos em grandes escolas municipais, feitos entre alunos dos níveis escolares norte-americanos 9 a 12 (equivalentes ao ensino médio) (CDC, 2015).

- Os resultados do YRBSS relacionados ao comportamento sexual/controle da natalidade são (CDC, 2015):
  - 46,8% dos alunos tiveram relação sexual.
  - 5,6% dos alunos tiveram relação sexual pela primeira vez antes dos 13 anos de idade.
  - 15% dos estudantes tiveram relações sexuais com quatro ou mais pessoas em sua vida.
  - 34% dos alunos tiveram relação sexual com, pelo menos uma pessoa durante os três meses anteriores ao levantamento.
    - Dos 34% dos alunos sexualmente ativos atualmente em todo o país, 59,1% relataram que eles ou os parceiros usaram preservativo durante a última relação sexual.
    - Dos 34% dos alunos sexualmente ativos atualmente em todo o país, 19% relataram que eles ou os parceiros usaram pílulas anticoncepcionais para evitar gravidez antes da última relação sexual.
    - Dos 34% dos alunos sexualmente ativo atualmente sem todo o país, 25,3% relataram que eles ou os parceiros usaram pílulas anticoncepcionais; um DIU (como Mirena ou ParaGard), ou implante (como Implanon ou Nexplanon); ou uma injeção (como Depo-Provera), adesivo (como OrthoEvra), ou anel de controle de natalidade (como NuvaRing) para prevenir a gravidez antes da última relação sexual.
    - Dos 34% dos alunos atualmente sexualmente ativos em todo o país, 13,7% relataram que nem eles, nem os parceiros, usaram qualquer método de prevenção da gravidez durante a última relação sexual.
    - Dos 34% dos alunos sexualmente ativos atualmente em todo o país, 22,4% beberam álcool ou usaram drogas antes da última relação sexual.
- A identificação do papel sexual começa na infância e é determinada na adolescência.
  - Os bebês são capazes de identificar partes do corpo no final do primeiro ano.
  - As crianças de 1 a 3 anos aprendem a diferenciação dos sexos.
  - Os pré-escolares frequentemente praticam masturbação e brincadeiras sexuais com os amigos (p. ex., comparar os genitais).
  - As crianças em idade escolar continuam a conscientizar-se sobre suas identidades do papel sexual. Enquanto a masturbação e as brincadeiras sexuais são comuns nos escolares mais jovens, os mais velhos se envolvem em comportamentos sexuais resolutos (p. ex., abraçar e beijar membros do sexo oposto) (Hockenberry & Wilson, 2015).
  - Os adolescentes apresentam alteração na imagem corporal em resposta às mudanças físicas da puberdade. A etapa de desenvolvimento fundamental da adolescência é a formação da identidade, que é influenciada pela maturidade sexual e pelo ato de assumir o papel sexual (Hockenberry & Wilson, 2015).
- Os pais são a principal fonte de informação na educação sexual da vida do filho. Isso inclui tanto o que é dito como o que não é dito.
- A educação sexual formal, apresentada a partir de uma abordagem da vida inteira, é mais bem entendida durante a metade da infância. Os tópicos devem incluir informações sobre a maturação sexual e o processo reprodutivo.
- As DSTs continuam a ser a principal causa de morbidade entre adolescentes e adultos jovens. Os maiores índices de infecções por clamídia nas mulheres ocorrem nas adolescentes (CDC, 2015).
- O comportamento de risco dos adolescentes e adultos jovens aumenta sua vulnerabilidade a DSTs, doença inflamatória pélvica, infertilidade, Aids e condições crônicas incuráveis, como infecção pelo vírus da hepatite B ou C, infecção pelo papilomavírus humano (HPV) e herpes genital.
- Metade dos alunos das séries finais do ensino médio relata a prática de relações sexuais (CDC, 2015).
- Cerca de 16% dos alunos do ensino médio relatam a existência de quatro ou mais parceiros sexuais (CDC, 2015).
- Somente 58% dos alunos do ensino médio relataram uso de preservativo. Apenas 16% citaram a utilização de métodos anticoncepcionais (CDC, 2015).
- Katsufrakis e Nusbaum (2011) relataram:
  - Cinquenta por cento dos meninos e 24% das meninas praticam sexo por curiosidade.
  - Quarenta e oito por cento das meninas e 25% dos meninos praticam sexo por afeição.
  - Outra razão para praticar sexo, ainda que de forma relutante, é a pressão do grupo de amigos (30%).

Considerações maternas

- A gestante tem graus variados de desejo sexual durante a gravidez. Algumas mulheres são sexualmente muito excitáveis e outras, não.
- A libido modifica-se em vários graus durante os diferentes estágios da gestação.
- A vasocongestão da pelve inferior durante a gravidez pode causar um aumento do orgasmo em algumas mulheres durante o seu primeiro trimestre (Pillitteri, 2014).
- A imagem corporal da mulher afeta sua sexualidade. (Se a magreza for um atributo, muitas gestantes ficam confusas com a mudança de tamanho.)

- A atitude da mulher em relação ao seu corpo pode influenciar a atração sexual de seu parceiro.
- O período pós-parto é um momento de dúvidas sobre si própria. Durante as primeiras seis semanas, a nova mãe sente-se perdida, sobrecarregada, cansada, deprimida, ignorante e isolada. A sua autoestima, bem como a sua sexualidade, podem ficar abaladas.
- Polomeno (1999) observou as seguintes preocupações sexuais pós-parto em homens e mulheres (H, homens; M, mulheres):
    - Ter tempo para dedicar ao outro (H, M).
    - Primeira relação sexual (H, M).
    - Separar-se do bebê (M).
    - Contracepção (H, M).
    - Reativação da paixão, da diversão e do romance (H, M).
    - Ser desejada (M).
    - Fadiga e seu impacto sobre o desejo sexual (M).
    - Depressão pós-parto (H).
    - Equilíbrio entre intimidade e bebê (M).
    - Tempo necessário para cicatrização (M).
    - Medo de dor (H, M).
    - A percepção que ele tem dela e de seu corpo (M).

Considerações geriátricas

- "A sexualidade é uma construção multidimensional ampla que abrange relacionamentos, romance, intimidade (que vão do simples toque e abraço ao contato sexualmente explícito), gênero, ato de se arrumar, vestuário e estilo. Ser capaz de expressar a nossa sexualidade é sabidamente importante para a saúde, o bem-estar, a qualidade de vida e, além disso, para os direitos humanos. O desejo ou a necessidade de expressar a própria sexualidade não expiram com a idade, e para muitas pessoas idosas, incluindo as que vivem em instituições de cuidados para idosos, a sexualidade continua sendo importante" (Bauer, Fetherstonhaugh, Tarzia, Nay & Beattie, 2014).
- A pessoa idosa é psicológica e fisicamente capaz de se engajar em atividades sexuais, apesar das modificações na anatomia e na fisiologia sexuais ocasionadas pelo envelhecimento.
- A atividade sexual é muitas vezes benéfica para os idosos, reduzindo a ansiedade, ao mesmo tempo em que promove intimidade e melhora da qualidade de vida.
- As mulheres apresentam, devido à idade, diminuição do tônus das mamas, perda da elasticidade e afinamento da parede vaginal, diminuição da lubrificação vaginal e encurtamento da vagina pela perda do estrogênio circulante (Miller, 2015).
- Com o envelhecimento, os homens apresentam menor produção de espermatozoides, redução da força ejaculatória e testículos menores e menos firmes. A estimulação direta pode ser exigida para atingir a ereção; no entanto, ela pode ser mantida por um período mais longo (Miller, 2015).
- A necessidade de intimidade e toque é especialmente importante para os idosos que podem estar vivenciando a diminuição dos relacionamentos significativos.
- A atividade sexual passada (prazer, interesse, frequência) é um preditor da atividade sexual nos idosos. Para ser capaz de atividade sexual na velhice, o indivíduo deve participar dela ao longo da vida.
- Os filhos dos idosos, já adultos, e os cuidadores em geral encaram a atividade sexual dos idosos como imoral, inapropriada e negativa (Miller, 2015).
- O funcionamento sexual dos idosos é muito influenciado por mitos e incompreensões. De acordo com Miller (2015), uma vez que o sexo é tão identificado com a juventude, o estereótipo do "idoso assexuado" é amplamente difundido.

Considerações transculturais

- Pessoas de algumas culturas são muito hesitantes em discutir a sexualidade (p. ex., hispânicos, índios americanos).
- Algumas culturas consideram o período pós-parto como um estado de impureza. Alguns alimentos e práticas são tabu (p. ex., a relação sexual). A mulher pode ser isolada durante o período do sangramento pós-parto. Algumas culturas finalizam o isolamento com o ritual do banho (p. ex., navajos, hispânicos, judeus ortodoxos; Andrews & Boyle, 2012).
- As mulheres indígenas americanas acreditam na importância da menstruação mensal para a manutenção da harmonia e do bem-estar físico (Andrews & Boyle, 2012).

Critérios para a investigação focalizada

Diretrizes para a obtenção do histórico sexual

Discutir a sexualidade em um ambiente privativo, relaxado, para garantir a confidencialidade
Não julgar o indivíduo segundo as suas próprias crenças/práticas
Permitir que o indivíduo se recuse a responder
Esclarecer seu vocabulário; usar termos de gíria, se necessário, para transmitir o significado
Investigar apenas as áreas pertinentes a este indivíduo nesta ocasião
Esforçar-se para ser aberto, caloroso, objetivo, desembaraçado e tranquilizador
Ter em mente que é mais apropriado presumir que o indivíduo tenha tido alguma experiência sexual do que nenhuma
Várias sessões podem ser necessárias para completar a entrevista

Dados subjetivos

Determinar o histórico

Idade, sexo, situação conjugal/relacionamento
Orientação/preferência sexual
Número de filhos e irmãos
Abuso sexual
Depressão
Medicamentos
Padrões de comunicação com pessoas significativas
Qualidade do relacionamento com pessoa significativa
Antecedentes culturais e religiosos
Situação de trabalho e financeira
História médica e cirúrgica
Uso de drogas e álcool (presente e passado)

Investigar preocupações e padrões de sexualidade

Como seu problema de saúde afetou sua capacidade de funcionamento no papel de esposa, mãe, parceiro, pai, marido? (Wilmoth, 1994)
De que forma seu problema de saúde afetou a maneira como se sente sobre si mesmo, como homem/mulher? (Wilmoth, 1994)
Como seu problema de saúde afetou sua capacidade de atuar sexualmente? (Wilmoth, 1994)

Atividade sexual

Padrão habitual
Padrão atual
Satisfação (individual, do parceiro)
Desejo (individual, do parceiro)
Problemas de ereção do homem (obtenção, sustentação)
Problemas de ejaculação do homem (precoce, retardada, retrógrada)
Lubrificação diminuída nas mulheres
Orgasmo diminuído nas mulheres

Problema sexual

Descrição
Surgimento (quando, gradual/súbito)
Padrão ao longo do tempo (aumentado, diminuído, sem modificação)
Conceito pessoal da causa
Conhecimento do problema por outros (parceiro, médico, outros)
Expectativas

Crianças em idade escolar

Conhecimento:
 "Qual é a diferença entre meninos e meninas?"
 "O que você sabe sobre o nascimento dos bebês?"
 "Quem ensinou para você? Com que idade?"
Modificações no corpo:
 "Seu corpo está mudando de alguma maneira? Como? Por quê?"
 "Como você se sente em relação a essas modificações?"
Masturbação:
 "Quase todas as pessoas tocam os seus corpos; como você se sente a esse respeito?"

Adolescentes
Conhecimento e atitudes:
"Quais são as atitudes de seus pais em relação ao sexo, à nudez e ao toque?"
"Como esses assuntos são discutidos em sua casa?"
"Como ocorre a gravidez?"
"Quais são alguns métodos de contracepção?"
"O que você sabe sobre doenças sexualmente transmissíveis?"
Modificações no corpo:
"Seu corpo está mudando de alguma maneira? Como? Por quê?"
"Como você se sente em relação a essas modificações?"
Atividade sexual
"Alguns adolescentes são sexualmente ativos e outros optam por não serem sexualmente ativos; o que você pensa a respeito?"
"Você é sexualmente ativo? Em caso afirmativo, descreva o tipo de método contraceptivo e as práticas de sexo seguro que usa."
"Você já foi tocado de forma inapropriada ou forçado a fazer sexo?"
"Alguns adolescentes são atraídos por pessoas do mesmo sexo; você já experimentou esses sentimentos?" (Smith, 1993)

Idosos
Conhecimento:
"Como você se sente quando ouve que idosos têm pouco interesse pela sexualidade?"
"O que você sabe sobre doenças sexualmente transmissíveis?"
Modificações no corpo:
"Como você se sente quanto ao envelhecimento de seu corpo?"
"O que faz para se sentir bem com sua sexualidade?"
Atividade sexual:
"Você se sente amado, valorizado pelos outros?"
"Como são atendidas suas necessidades de toque e de intimidade?"
"Você tem conseguido manter a atividade sexual?"

Investigar os fatores relacionados
Ver Fatores relacionados.

Metas

O indivíduo deverá retomar o nível de atividade sexual anterior ou engajar-se em atividades sexuais alternativas satisfatórias, conforme evidenciado pelos seguintes indicadores:

- Identifica os efeitos dos agentes estressores, perda ou mudança sobre o funcionamento sexual.
- Modifica o comportamento para reduzir os agentes estressores.
- Identifica as limitações à atividade sexual causadas pelo problema de saúde.
- Identifica as modificações apropriadas nas práticas sexuais em resposta a essas limitações.
- Relata atividade sexual satisfatória.

NOC Imagem corporal, Autoestima, Desempenho do papel, Identidade sexual

Intervenções

Investigar os fatores causadores ou contribuintes
- Ver Fatores relacionados.

Explorar os padrões de atividade sexual do indivíduo utilizando o modelo PLISSIT (*Annon, 1976)

- Estimulá-lo a compartilhar suas preocupações; presumir que os indivíduos de todas as idades tiveram alguma experiência sexual e transmitir o desejo de discutir os sentimentos e as preocupações.

    Justificativa: *Um modelo testado no tempo para o enfermeiro generalista que presta cuidados na área da sexualidade em qualquer ambiente.*

    - *Permissão* (*Permission*): transmitir ao indivíduo e à pessoa significativa o desejo de discutir os pensamentos e os sentimentos sexuais (p. ex., "Algumas pessoas com seu diagnóstico têm preocupações sobre como a enfermidade afeta o funcionamento sexual. Isso preocupa você e seu parceiro?").

- *Informação limitada (Limited Information)*: fornecer ao indivíduo e à pessoa significativas informações sobre os efeitos que determinadas situações (p. ex., gestação), condições (p. ex., câncer) e tratamentos (p. ex., medicamentos) podem exercer sobre a sexualidade e a função sexual.
- *Sugestões específicas (Specific Suggestions)*: fornecer instruções específicas que possam facilitar a atividade sexual positiva (p. ex., mudança na posição do coito).
- *Terapia intensiva (Intensive Therapy)*: encaminhar as pessoas que necessitam de mais ajuda a um profissional de saúde apropriado (p. ex., sexólogo, cirurgião).

J: *Muitos indivíduos relutam em discutir questões sobre sexualidade. Uma abordagem relaxada pode incentivá-los a partilhar sentimentos e preocupações.*

NIC Controle do comportamento, Aconselhamento sexual, Apoio emocional, Escuta ativa, Ensino: Sexualidade

Discutir a relação entre o funcionamento sexual e os estressores da vida

- Esclarecer a relação entre os estressores e o problema no funcionamento sexual.
- Explorar as opções disponíveis para redução dos efeitos do estressor sobre o funcionamento sexual (p. ex., melhorar o sono, aumentar o exercício, modificar a dieta, explorar métodos de redução do estresse).

J: *Explicar que o prejuízo na função sexual tem base fisiológica, podendo reduzir sentimentos de inadequação e autoestima diminuída, o que, na verdade, pode ajudar a melhorar a função sexual.*

Reafirmar a necessidade de uma discussão franca entre os parceiros sexuais

- Explicar como o indivíduo e o parceiro podem usar a representação para discutir as preocupações sobre sexo.

J: *A dramatização auxilia o indivíduo a obter entendimento, colocando-o na posição do outro e permitindo um compartilhamento mais espontâneo de medos e preocupações.*

- Reafirmar a necessidade de intimidade e expressões de carinho por meio de toque, massagem e outros meios.
- Sugerir que a atividade sexual não precisa sempre culminar na penetração vaginal, mas que o parceiro pode atingir o orgasmo por meio da estimulação manual ou oral.

J: *Prazer e gratificação sexuais não se limitam à relação sexual. Outras manifestações de carinho podem se mostrar mais importantes.*

Informar fatores para indivíduos com doenças agudas ou crônicas

- Eliminar ou reduzir os fatores causadores ou contribuintes, se possível, e ensinar a importância de aderir ao tratamento médico prescrito para reduzir ou controlar os sintomas da doença.
- Oferecer informações limitadas e sugestões específicas.
  - Fornecer ao indivíduo e ao parceiro informação apropriada sobre limitações reais na atividade sexual causadas pela doença (informação limitada).
  - Ensinar as possíveis modificações nas práticas sexuais para auxiliar a lidar com as limitações causadas pela doença. Ver Tabela 2.11 para mais detalhes.

J: *Ambos os parceiros provavelmente possuem preocupações sobre a atividade sexual. Reprimir tais sentimentos fere o relacionamento.*

Tabela 2.11 DISTÚRBIOS QUE ALTERAM A SEXUALIDADE

Problema de saúde	Complicação sexual	Intervenção da enfermagem
Diabete melito	*Homens*: dificuldades na ereção devido às neuropatias diabéticas ou microangiopatia	IL: Estimular controle metabólico adequado. SE: Eventualmente poderá precisar de implante peniano; encaminhar ao urologista.
	Mulheres: diminuição do desejo; menor lubrificação vaginal	IL: Estimular controle metabólico adequado; ensinar os sinais e sintomas de vaginite. SE: Sugerir uso de gel lubrificante à base de água.
Doença pulmonar obstrutiva crônica	Intolerância à atividade devido a dispneia de esforço, tosse e expectoração	IL: Ensinar a respiração controlada; planejar o intercurso para o momento de pico do efeito dos medicamentos; evitar sexo após refeição farta ou esforço físico ou logo após o despertar; planejar encontros sem pressa, relaxados e com pouco estresse em relação a fracassam.
	Ansiedade	SE: Sugerir posições que minimizem pressão no peito (sentado ou deitado de lado); explicar que colchões de água também ajudam a reduzir o esforço durante o sexo.

Continua

Tabela 2.11 DISTÚRBIOS QUE ALTERAM A SEXUALIDADE (*Continuação*)

Problema de saúde	Complicação sexual	Intervenção da enfermagem
Artrite	Dor, rigidez articular, fadiga	IL: Explicar que a artrite não causa efeito nos aspectos fisiológicos da atividade sexual. SE: Sugerir que o casal planeje o intercurso para o horário de pico do efeito dos medicamentos; promover relaxamento articular tomando banhos quentes/banho de banheira quente, sozinho/com o parceiro; fazer exercícios de amplitude leve de movimento.
	Redução da libido decorrente dos medicamentos esteroides	IL: Informar que a redução do desejo é um efeito colateral comum dos medicamentos.
Ressecção transuretral da próstata (RTUP) para tratar hipertrofia prostática benigna	Ejaculação retrógrada devido a danos ao esfíncter interno da bexiga	IL: Explicar que a ereção e o orgasmo ainda ocorrerão, mas que a ejaculação diminuirá ou ficará ausente; a urina estará turva.
Doença cardiovascular	Ansiedade, medo do desempenho, medo de dor no peito, morte, redução do desejo, redução do impulso, decisão do parceiro de parar a atividade sexual	IL: Explicar que o infarto não tem efeito direto na atividade sexual fisiológica; a atividade costuma ser segura entre 5 e 8 semanas após o infarto, com base no Índice de Prontidão Sexual (capacidade de andar com vigor, subir dois lances de escada sem dor no peito). Orientar a evitar atividade sexual após refeição farta, ingestão de álcool ou em locais com temperaturas extremas. Salientar que alguns medicamentos podem causar disfunção sexual (ver Tabela 2.10). SE: Estimular o toque não sexual; sugerir posições que conservem a energia (deitado de lado, deitado em supino ou sentado em cadeira, com o parceiro por cima); explorar a opção da masturbação; garantir que o sexo orogenital não acrescente mais esforço ao coração. Alertar para evitar sexo anal, porque a penetração anal estimula o nervo vago e reduz a função cardíaca.
Insuficiência renal crônica (IRC)	Uremia crônica/recorrente pode causar estado de depressão, redução do desejo sexual e da excitação	IL: Admitir que o estresse da doença e da diálise pode causar redução do desejo; estimular o toque sexual sem pressão para o desempenho.
	A IRC não tratada causa interrupção da ovulação e da menstruação em mulheres, atrofia testicular, diminuição da espermatogênese, redução da testosterona plasmática e disfunção erétil nos homens. A diálise pode restaurar a ovulação e a menstruação nas mulheres e normalizar os níveis de testosterona nos homens; o desejo sexual pode retornar aos níveis anteriores à doença com o tratamento.	Reafirmar que esses problemas costumam ser reversíveis com a diálise. Alertar que o controle da natalidade deve ser mantido, porque a fertilidade pode retornar. Explicar que a disfunção sexual pode ser consequência do estresse emocional e dos componentes fisiológicos da doença. SE: Explicar que a medição da tumescência peniana noturna pode distinguir entre as causas orgânicas e psicológicas da disfunção sexual nos homens.
Histerectomia abdominal total, com salpingooforectomia	Perda do estrogênio circulante	IL: Ensinar os sinais e os sintomas da menopausa, sugerir uso de lubrificantes vaginais hidrossolúveis.
	Adaptação psicológica pós-operatória ou mudança na identidade sexual, pesar, perda da capacidade reprodutiva Explorar o significado para a mulher da perda do útero e do ovário. Assegurar-lhe que a cirurgia não mudará sua capacidade de responder e atuar sexualmente.	Incentivar a discussão com o médico sobre cremes que repõem estrogênio. Explicar que, na maior parte dos casos, o intercurso pode ser reiniciado após a consulta pós-operatória de seis semanas.

Continua

Tabela 2.11 DISTÚRBIOS QUE ALTERAM A SEXUALIDADE (*Continuação*)

Problema de saúde	Complicação sexual	Intervenção da enfermagem
Cirurgia enterostomal		
Ressecção anteroposterior	*Mulheres*: perda do útero e dos ovários; encurtamento da vagina *Homens*: disfunção erétil, redução na quantidade/força da ejaculação ou ejaculação retrógrada devido à interrupção do suprimento a nervo simpático e parassimpático *Nota*: a quantidade de tecido retal removido parece determinar o grau de disfunção.	IL: Ver acima. SE: Sugerir posições para o coito que reduzam a profundidade da penetração (p. ex., deitado de lado, homem por cima com as pernas pelo lado de fora das da mulher, mulher por cima). IL: Explicar que a disfunção erétil pode ser temporária ou permanente. Estimular o uso do toque e de outras formas que não o coito para a comunicação sexual.
Colostomia/ileostomia	Alteração no autoconceito sexual e na imagem corporal	IL: Permitir que o indivíduo expresse os sentimentos sobre a mudança na aparência do corpo; incentivar a comunicação com o parceiro.
	Redução do desejo, da excitação e do orgasmo	IL: Ensinar que a fadiga e a redução do desejo são comuns após uma cirurgia. Discutir formas de aumentar a atratividade sexual; sugerir o uso de roupa íntima atraente ou outro tipo de roupa que esconda o dispositivo.
	Ansiedade acerca de vazamento, odor	Ensinar a esvaziar a bolsa antes da atividade sexual; estimular a manter o senso de humor, porque podem ocorrer acidentes.
Traumatismo da medula espinal	Disfunção erétil nos homens (varia com a idade e o tipo de cirurgia) A incapacidade sexual depende do nível e do tipo de lesão medular: após a lesão, separação da atividade sexual genital e da capacidade erótica do cérebro	Incentivar formas alternativas de expressar a sexualidade quando o intercurso não for possível. IL: Discutir opções sexuais disponíveis, dependendo do alcance da lesão (p. ex., colchão de água para amplificar os movimentos pélvicos). Estimular o uso contínuo de contraceptivos, quando adequado.
	Homens com lesão neuronal motora superior total podem não conseguir ejacular.	SE: Discutir posições alternativas (p. ex., parceiro por cima). Estimular experiências com vibradores, massagem e outros recursos de expressão sexual. Pode ser um candidato a implante peniano. Pode ter infecção do trato urinário. Encaminhar ao urologista.
Nota: há muitas informações disponíveis sobre implicações sexuais da lesão na medula espinal. O leitor é encaminhado à literatura disponível sobre o assunto.		
Câncer	Implicações sexuais dependem do local e do tratamento da doença Pode haver culpa relativa ao desejo de tocar, necessidade de atividade sexual	IL: Incentivar a expressão da ansiedade e do medo; estimular o pesar quanto às perdas. Garantir que a expressão sexual, mesmo em caso de câncer, é natural e que a necessidade de intimidade costuma aumentar durante esse período.
	Mudanças de comportamentos e de papéis sexualmente definidos de cada gênero	Estimular a discussão entre os paceiros a respeito disso; estimular negociação quanto às mudanças de papéis, algo que pode ser temporário.
	Medo de ser contagioso	Garantir ao indivíduo e ao parceiro que a doença não pode ser transmitida pela atividade sexual.
	Mudança na imagem corporal	Discutir a compra de uma peruca ou cílios artificiais antes da perda dos cabelos; sugerir roupa íntima atraente e outras formas de agradar a si mesmo para aumentar sentimentos de desejo e atratividade sexuais.
	Fadiga	Explicar que fadiga intensa pode impedir o desejo sexual e que ela não indica rejeição do parceiro. Estimular a comunicação verbal e não verbal entre o indivíduo e o parceiro.

Continua

Tabela 2.11 DISTÚRBIOS QUE ALTERAM A SEXUALIDADE (Continuação)		
Problema de saúde	**Complicação sexual**	**Intervenção da enfermagem**
Quimioterapia	*Agentes alquilantes, antimetabólitos e antibióticos antitumorais*: amenorreia, oligospermia, azoospermia, desejo diminuído, disfunção ovariana, disfunção erétil	IL: Estimular a conversa sobre as mudanças na aparência/função corporais. Explorar a opção do banco de esperma. Insistir em manter o uso dos contraceptivos. Possibilidade de esfregaço de Papanicolau falso-positivo.
	Alcaloides da vinca: ejaculação retrógrada, disfunção erétil, redução do desejo, disfunção ovariana, redução temporária do desejo/excitação sexual	Estimular o toque não sexual; repousar; evitar bebidas alcoólicas, narcóticos e sedativos antes da atividade sexual; usar lubrificantes hidrossolúveis para reduzir irritação vaginal; evitar sexo oral e anal durante períodos de neutropenia.
	Teratogenicidade e mutagenicidade genéticas	Estimular o casal a buscar aconselhamento genético antes da concepção.
Radioterapia	A maior parte dos efeitos colaterais depende do local; no entanto, efeitos colaterais como fadiga, neutropenia e anorexia, geralmente estão presentes em todas as pessoas.	IL: Ensinar a planejar a atividade sexual para após períodos de descanso e a usar posições que exijam menos esforço do indivíduo. Estimular o toque não sexual e a comunicação. Explicar que o indivíduo não fica radioativo durante tratamento externo. Ensinar os efeitos colaterais específicos do local e o impacto na atividade sexual.

IL, informações limitadas; SE, sugestões específicas.

Facilitar a adaptação à mudança em parte do corpo ou perda de parte do corpo

- Avaliar o estágio de adaptação do indivíduo e do parceiro à perda (negação, depressão, raiva, resolução; ver *Pesar*).
- Estimular a adesão à terapêutica médica para promover o máximo de recuperação.
- Estimular o casal a discutir os pontos fortes de sua relação e a investigar a influência da perda nesses pontos fortes.
- Esclarecer a relação entre perda e mudança e o problema na atividade sexual.

    J: *Oferecer informações precisas sobre efeitos da lesão medular na atividade sexual pode prevenir falsas esperanças ou dar esperanças reais, conforme adequado.*

- Ver também *Distúrbio na imagem corporal*.

Providenciar encaminhamentos, quando indicados

- Terapeuta enterostomal.
- Médico.
- Enfermeiro especialista.
- Terapeuta sexual.

    J: *Intervenções de especialistas podem ser necessárias.*

Intervenções geriátricas

ALERTA CLÍNICO Lindau e colaboradores (2007) revelaram que, em um estudo sobre a prevalência de atividade, comportamentos e problemas sexuais em uma amostra nacional probabilística de 3.005 adultos americanos (1.550 mulheres e 1.455 homens) de 57 a 85 anos de idade, a atividade sexual atual foi relatada em 73% dos adultos de 57 a 64 anos, 53% dos adultos de 65 a 74 anos e 26% dos adultos de 75 a 84 anos.

- Várias publicações relataram os desafios e dificuldades para as pessoas idosas em relação à expressão de sua sexualidade no ambiente de cuidados (Bauer et al., 2014). Complicam o problema as atitudes negativas e os julgamentos da equipe; conhecimento e treinamento inadequados (Bauer et al., 2014), inclusive acerca das necessidades de pessoas que se identificam como lésbicas, gays, bissexuais, transexuais ou intersexuais (LGBTI) (uma visão baseada em problemas da sexualidade para pessoas com demência); a priorização de outros aspectos do bem-estar de um residente em relação à sexualidade e à falta de privacidade.

- Utilizar o modelo PLISSIT para avaliar as preocupações e interesses sexuais dos idosos. Ver as considerações específicas antes citadas (Kazer, 2012a).
- O modelo PLISSIT e as perguntas sugeridas podem ser utilizados com idosos em uma variedade de ambientes clínicos. Apesar das descobertas de que a sexualidade continua ao longo de todas as fases da vida, há pouco material, científico ou não, na literatura para orientar os enfermeiros na avaliação da sexualidade dos idosos (Kazer, 2012b).

Dicas da Carpenito

É comum que os profissionais de saúde se sintam desconfortáveis com a avaliação dos desejos e das funções sexuais de todos os indivíduos. A confiança confortável só virá, primeiro, com a consideração, por parte do profissional de enfermagem, da importância da expressão sexual para muitos indivíduos e parceiros e, segundo, mediante discussões/avaliações. Considere por que os enfermeiros estão confortáveis fazendo perguntas detalhadas sobre movimentos intestinais, por exemplo, frequência, cor, consistência, quantidade, e não sobre preocupações sexuais.

Demonstrar a informação real dos efeitos negativos relacionados ao tratamento sobre o desejo/atividade sexual

- Discutir as alterações fisiológicas normais relacionadas com a faixa etária.
  - As mulheres apresentam diminuição do tônus das mamas, perda da elasticidade e afinamento da parede vaginal, diminuição da lubrificação vaginal e encurtamento da vagina pela perda do estrogênio circulante (Miller, 2015).
  - Os homens apresentam menor produção de espermatozoides, redução da força ejaculatória e testículos menores e menos firmes. A estimulação direta pode ser exigida para atingir a ereção; no entanto, ela pode ser mantida por um período mais longo (Miller, 2015).
- Mencionar como os efeitos dos medicamentos e das condições médicas podem afetar a atividade sexual de alguém. Ver Tabela 2.10.

Facilitar a comunicação com idosos e suas famílias em relação à saúde sexual, conforme desejado, incluindo os seguintes itens (Kazer, 2012a)

- Estimular encontros familiares com discussão aberta de temas quando desejado.
- Ensinar sobre práticas sexuais seguras.
- Discutir o uso de preservativos para prevenir a transmissão de infecções sexualmente transmissíveis e HIV.
- Garantir a privacidade e a segurança entre o acompanhamento de longo prazo e os residentes da comunidade.

  J: *Alta qualidade de vida medida por uma avaliação de qualidade de vida padronizada.*

- Privacidade, dignidade e respeito em torno da sua sexualidade.
- Comunicação e educação em relação à saúde sexual conforme desejadas.
- Capacidade de buscar a saúde sexual livre de comportamentos sexuais patológicos e problemáticos.

  J: *Quando as preocupações sexuais são discutidas e as oportunidades de expressão sexual fornecidas, os comportamentos sexuais problemáticos podem ser reduzidos.*

Garantir que a instituição comunitária residencial possua um programa para

- Prestação de educação sobre as necessidades sexuais em curso dos idosos e intervenções adequadas para manejar essas necessidades com dignidade e respeito.
- Inclusão de questões de saúde sexual na história de rotina e física.
- Reavaliação frequente de indivíduos para mudanças na saúde sexual.
- Disponibilização de privacidade necessária para que os indivíduos mantenham a intimidade e a saúde sexual (p. ex., em tratamentos de longo prazo).

  J: *Isso é fundamental para assegurar abordagens empáticas e corretas para a sexualidade e a expressão.*

Intervenções pediátricas

Dicas da Carpenito

Esta seção representa exemplos de conselhos práticos sobre discussão de sexo e atividade sexual com pré-adolescentes/adolescentes. Ver Ginsburg, K. R. (2015). *Talking to your child about sex*. Recuperado do *website* do Healthy Children da American Academy of Pediatrics.

O ensino relacionado à idade sobre menstruação, atividade sexual, gravidez, controle de natalidade etc. é apropriado sob o diagnóstico de enfermagem *Risco de manutenção ineficaz da saúde* ou *Comportamento de saúde propenso a risco*.

> **Alerta clínico** Esclareça que a segurança é inegociável. Pense nas prioridades básicas para seus filhos. As possibilidades são de que nada é mais importante para você do que a segurança deles. Seja bem claro e repita com frequência que nada importa mais para você do que vê-los bem. Estabeleça uma palavra de código que eles possam usar para chamar sua atenção e ajudar quando precisam sair de uma situação potencialmente perigosa ou desconfortável. Defina um padrão para os protegê-los de doenças e gravidez indesejada, independentemente de você concordar com a tomada de decisões sobre sexo. Certifique-se de que eles sabem que podem vir até você para obter ajuda se algo der errado (Ginsburg, 2015).
>
> - Para reduzir a tensão, tenha a conversa no carro ou enquanto cozinha para diminuir a necessidade de contato visual e reduzir a interrupção antecipada do diálogo.
> - Não se abstenha da educação de seus próprios filhos (Ginsburg, 2015).
> - Momento certo, lugar certo (Ginsburg, 2015).
> - Evite conversas sobre sexualidade que sejam sempre do tipo "não faça" (Ginsburg, 2015).
> - Descubra o que seu filho está pensando quando fala sobre seus relacionamentos ou experiências sexuais (Ginsburg, 2015).
> - Conversar sobre sexo é difícil. Quando necessário, identifique e incentive-os a pedir ajuda a outros adultos confiáveis; não precisa ser sempre você.
> - Enfatize que "não" significa "não" para adolescentes do sexo feminino e masculino.

Disfunção sexual

Definição da NANDA-I

Estado em que um indivíduo passa por mudança na função sexual durante as fases de resposta sexual de desejo, excitação e/ou orgasmo, que é vista como insatisfatória, não compensadora ou inadequada.

Características definidoras*

Alterações na satisfação sexual e/ou no papel sexual percebido
Limitações reais ou percebidas impostas pela doença e/ou terapia
Alteração no interesse em outros e/ou em si mesmo
Incapacidade de alcançar a satisfação desejada
Alteração percebida na excitação sexual
Deficiência percebida no desejo sexual
Busca de confirmação de ser desejável
Verbalização do problema

Fatores relacionados

Ver *Padrão de sexualidade ineficaz*.

Nota da autora

Ver *Padrão de sexualidade ineficaz*.

Padrão de sexualidade ineficaz • Relacionado a mudanças no pré-natal e pós-parto

Metas

O indivíduo expressará aumento da satisfação com os padrões sexuais, conforme evidenciado pelos seguintes indicadores:

- Identifica os fatores que possam impedir a sexualidade.
- Compartilha as preocupações.

NOC Autoestima, Imagem corporal, Desempenho de papel

Intervenções

Investigar os padrões sexuais antes, durante e após a gestação

Pré-natal

- A gestação provocou algumas mudanças em sua vida e em seu relacionamento sexual? Aumentou/diminuiu?
- Existe alguma preocupação ou dúvida relacionada à atividade sexual durante a gestação ou no pós-parto?
- O que disse seu médico/enfermeiro obstetra sobre o sexo durante a gestação?
- Como a gestação faz vocês se sentirem? (Perguntar a ambos os parceiros.)
- Como vocês se sentem em relação à experiência da gestação?
- Quais seus sentimentos sobre o sexo durante a gestação? Influências culturais?
- O que você ouviu falar sobre o que deve ou não ser feito sexualmente durante a gestação?
- Você já apresentou alguma dificuldade física com a relação sexual durante a gestação?
- Como você acha que a chegada do bebê modificará sua vida? Como planeja administrar essas mudanças?
- Que medicamentos você utiliza?
- Você teve alguma modificação recente em sua saúde?

J: *Preparar a mulher e o parceiro para as mudanças associadas com gravidez, trabalho de parto, nascimento e pós-parto pode reduzir a ansiedade.*

NIC Aconselhamento sexual, Orientação antecipada, Ensino: Sexualidade, Melhora da imagem corporal, Melhora do sistema de apoio

Pós-parto

- Você ainda está sangrando?
- A atividade sexual já foi retomada?
- Você está preocupada sobre a possibilidade de engravidar novamente?
- A amamentação alterou seu relacionamento sexual?
- Como ter um filho afetou sua sexualidade?
- A sua episiotomia está cicatrizada e confortável durante a relação sexual?
- Você apresentou falta de lubrificação desde o parto?
- Você dispõe de algum tempo a sós com seu parceiro?

J: *Explorar os padrões, as preocupações e os medos relativos ao sexo pode fornecer oportunidades de corrigir informações erradas e iniciar um diálogo entre os parceiros.*

Proporcionar fatos relativos aos efeitos da atividade sexual na gravidez e no feto (Pillitteri, 2014)

- O orgasmo não causará aborto espontâneo ou parto prematuro.
- Preliminares envolvendo os seios (p. ex., massageamento) poderão liberar ocitocina. Isso pode ser contraindicado em uma mulher com histórico de trabalho de parto prematuro.
- A vasoconstrição e o novo crescimento dos vasos sanguíneos durante a gravidez podem aumentar o prazer sexual durante e após a gravidez.
- Em mulher com aborto prévio ou sangramento vaginal, a relação sexual pode ser contraindicada.

Reduzir ou eliminar os fatores contribuintes

Modificações no corpo

- Indicar literatura ou sugerir uma lista de livros e materiais para o estabelecimento dos conhecimentos sobre a gravidez e as mudanças.
- Encaminhar a recursos na comunidade.
- Encaminhar o quanto antes para aulas sobre a gestação.
- Encaminhar a aulas de preparo para o nascimento.
- Assistir a vídeo sobre sexo na gestação.
- Sugerir posições sexuais alternativas para o final da gestação, evitando pressão abdominal.
    - Deitar de lado.
    - Mulher sobre as mãos e joelhos.
    - Mulher ajoelhada.
    - Mulher por cima.
    - Mulher de pé.
    - Mulher com uma perna de cada lado do homem.
- Discutir as mudanças após o parto.
- Fornecer literatura.

- Tranquilizar a respeito destas mudanças:
  - Episiotomia.
  - Lóquios – quanto tempo durarão, como ocorrerão mudanças.
  - Lubrificação.
  - Resolução uterina.
  - Musculatura abdominal flácida.
  - Ingurgitamento das mamas.
  - Saída de leite das mamas durante a relação sexual.
- Tranquilizar a mulher de que esse é um estágio temporário e se resolverá em 2 a 3 meses.
- Encaminhar para aulas de exercícios pós-parto.

  J: *A gravidez é um período de estresse para o homem e a mulher; negar a proximidade física em um momento em que ambos os parceiros estão estressados pode acrescentar mais tensão e alienação.*

  J: *Preparar a mulher e o parceiro para as mudanças associadas com gravidez, trabalho de parto, nascimento e pós-parto pode reduzir a ansiedade.*

Mudança no impulso sexual

- Tranquilizar a mulher de que as atitudes sexuais mudam durante a gravidez, desde sentir muito desejo sexual até desejar ser apenas acariciada.
- Encorajar a aceitação de qualquer tipo de prazer que possa ser desejado. Estimular a flexibilidade e padrões sexuais alternativos (p. ex., sexo oral, masturbação recíproca, carícias, movimentos, massagem, vibradores).
- Incentivar a comunicação honesta com o parceiro quanto ao desejo ou às mudanças de interesse.

  J: *A mulher pode se preocupar acerca da aceitação pelo parceiro; o homem pode ter medo de machucar a mulher e precisa saber que a atividade sexual não prejudica o feto.*

Fadiga

- Reconhecer a fadiga como um fator, em especial no primeiro trimestre e novamente durante o último mês.
- A fadiga pode ser o principal fator a contribuir para problemas sexuais no período pós-parto.
- Estimular o indivíduo a reservar tempo para seus relacionamentos, sexuais ou em outros contextos.
- Incentivá-lo a pedir ajuda, contratar uma babá, etc.

  J: *Ajudar o casal a compreender os fatores que afetam a libido (p. ex., fadiga) pode reduzir os sentimentos de rejeição.*

Instabilidade emocional

- Estimular a mulher e/ou o parceiro a discutir as emoções:
  - As mudanças emocionais pós-parto podem ser intensas. Podem ser influenciadas pelos hormônios, mas são agravadas pela fadiga e perda de identidade.
  - Os sentimentos conflitantes são comuns. A mulher e o parceiro precisam de oportunidades para discuti-los.
  - O ressentimento do parceiro é comum; isso certamente afetará a afinidade sexual.
  - O ressentimento para com o bebê pode provocar culpa intensa e talvez faça a mulher ficar mais apegada à criança e rejeitar os outros. Ela pode, ainda, ficar deprimida e menos responsiva ao bebê e ao parceiro.
  - A expressão e a aceitação de seus sentimentos são imperativas.
- Ouvir – dar tempo ao indivíduo para elaborar seus sentimentos.
- Garantir que esses sentimentos são normais.
- Sugerir material de leitura.
- Possibilitar o contato com outros casais na mesma situação para confirmação.
- Relatar suas próprias experiências, se apropriado.
- Encaminhar para terapia, se indicado.

  J: *Problemas de comunicação são o tipo mais comum de problema conjugal. Os casais são estimulados a partilhar as necessidades e as preferências sexuais.*

Medo de machucar o feto

- Garantir que a relação sexual é permitida até que se inicie o trabalho de parto, exceto se houver problemas (trabalho de parto prematuro, aborto precoce anterior, sangramento ou ruptura da bolsa).
- Encaminhar ao médico para tranquilizar.
- Explorar informação equivocada. Usar gráficos anatômicos para mostrar a proteção do bebê no útero.
- Informar ao casal que o orgasmo provoca contrações que não são prejudiciais e que desaparecerão.

  J: *Exceto quando há complicações, a mulher grávida está livre para envolver-se em atividade sexual com o na medida em que se sinta confortável e desejada.*

Dispareunia na gestação
- Explorar que tipo de dor é sentida e quando.
- Sugerir posições alternativas:
  - A mulher por cima.
  - Penetração vaginal posterior.
  - Deitar de lado.
- Sugerir o uso de lubrificante hidrossolúvel.
- Encaminhar ao médico/enfermeiro obstetra se a dor continuar.

J: *Posições alternativas para o sexo podem evitar pressão abdominal e penetração profunda.*

Dispareunia no pós-parto
- Explorar que tipo de dor é sentida e em que circunstâncias.
- Investigar a cicatrização da episiotomia:
  - A incisão tem a superfície cicatrizada após uma semana.
  - Os pontos absorvíveis podem levar até um mês para desaparecer; pode haver edema e sensibilidade até então.
  - A inervação pode permanecer sensível e rija por até seis meses.
- Sugerir posições variadas.
- Sugerir o uso de lubrificante hidrossolúvel (as mulheres que amamentam relatam a redução da lubrificação vaginal durante o tempo integral da amamentação).
- Ensinar a mulher a identificar os músculos do assoalho pélvico e a fortalecê-los com exercícios:
  - "Para a musculatura do assoalho pélvico posterior, imagine tentar interromper a passagem de fezes, contraindo os músculos do ânus, sem contrair as pernas ou os músculos abdominais."
  - "Para a musculatura do assoalho pélvico anterior, imagine tentar interromper a passagem de urina; contraia os músculos (posteriores e anteriores) por 4 segundos e, então, relaxe-os; repetir 10 vezes, quatro vezes por dia" (pode ser aumentado para quatro vezes por hora, se houver indicação).
- Instruir a mulher a interromper e iniciar o fluxo urinário várias vezes durante a micção.
- Encaminhar ao médico, enfermeiro obstetra ou enfermeiro assistencial se a dor continuar.

J: *O desconforto na atividade sexual reduzirá a libido feminina.*

Culpa em relação ao bebê
- Estimular a discussão; garantir que esses sentimentos são normais; permitir tempo para a elaboração.
- A expressão desses sentimentos muitas vezes provoca alívio e relaxamento.
- Incluir o parceiro na discussão. (Ambos podem ter sentimentos semelhantes de não se sentirem livres para expressá-los um ao outro.)
- Encaminhar para grupos de apoio pós-parto.
- Encaminhar para assistência psicológica ou social se for observada alguma patologia.
- Incentivar o casal a permitir ajuda nos cuidados ao bebê. Eles necessitam de tempo sozinhos. Sugerir que marquem um "encontro" no qual possam estar sós, sem a ameaça de intrusão de uma criança chorando. Então, talvez eles sejam capazes de redescobrir ou renovar a sua intimidade.

Iniciar a discussão com seu parceiro pessoal
- Estimular o parceiro sozinho para explorar preocupações, perguntas, vida após o nascimento do filho.
- Aconselhar a acessar informações *on-line* sobre gravidez, nascimento, etc. para pais e parceiros é um excelente recurso para parceiros durante a gravidez (ver o *site* do National Health Service, Reino Unido).

J: *Os pais/parceiros precisam realizar sua própria adaptação, no pré e no pós-natal. Eles podem se sentir perdidos, deslocados ou abandonados. Podem apresentar sentimentos confusos de ressentimento, sobretudo quando o bebê está mamando (Pillitteri, 2014).*

Medo da gestação
- Estimular a discussão.
- Explorar as opções de contracepção.
- Encaminhar a mulher a um enfermeiro obstetra ou médico para contracepção.
- Informar à mulher que a amamentação não proporciona contracepção eficaz e que os dispositivos contraceptivos utilizados antes da gestação podem não servir mais.
- Alertar que, mesmo que alguns anticoncepcionais orais possam ser utilizados durante a amamentação, eles costumam reduzir significativamente o suprimento de leite.

J: *O medo de engravidar pode diminuir a libido em homens e mulheres.*

Ensinar técnicas para aumentar o vínculo do casal (*Polomeno, 1999)
- Explorar medos e ansiedades (em separado).
- Discutir barreiras para revelar medos e ansiedades.
- Encenar a revelação dos medos e das ansiedades.
- Estimular o casal a partilhar as "pequenas coisas" que representem carinho.

    J: *Para as mulheres, "pequenas coisas" que representem carinho têm o mesmo valor, seja ajuda nas tarefas em casa ou planejamento de um jantar fora de casa. Para os homens, atos menores têm menos valor, enquanto presentes maiores são mais valorizados (*Gray, 1995).*

- Orientar sobre "falar com o coração". Um dos parceiros fala por cinco minutos, sem interrupção ou discussão. O outro parceiro, então, tem a chance de falar. No final, ambos se abraçam e dizem "Eu te amo" (*Polomeno, 1999).
- Orientar sobre "conversas sobre sexo" (*Gray, 1995). As perguntas usuais são:
  - Do que você gosta ao fazer sexo comigo?
  - Você gostaria de mais sexo?
  - Você gostaria de mais ou menos preliminares?
  - Há uma forma pela qual gostaria de ser tocado?
- Falar sobre manter vivo o romance.
- Reservar um tempo sistemático para estarem juntos.
- Darem as mãos.
- Enviar mensagens de que o parceiro é querido.

    J: *"O romance é importante para manter o amor, a paixão e o sexo vivos na relação de um casal" (*Polomeno, 1999). O romance transmite à mulher a ideia de que ela é importante e respeitada. Quando uma mulher valoriza os esforços de seu parceiro, ele se sente mais amado e estimulado a ser mais romântico (*Gray, 1995).*

Iniciar as orientações para a saúde e os encaminhamentos
- Orientar os casais a absterem-se das relações sexuais e a procurarem orientação de seu profissional da saúde se qualquer das situações seguintes ocorrer (Gilbert & Harmon, 1998):
  - Sangramento vaginal.
  - Dilatação prematura.
  - Gestação múltipla.
  - Cabeça fetal encaixada ou insinuada.
  - Placenta prévia.
  - Rompimento da bolsa.
  - História de partos prematuros.
  - História de aborto.
- Se qualquer dessas situações citadas estiver presente, o casal não deve ter nenhuma atividade sexual. Os casais devem ser orientados a fazer perguntas muito específicas sobre o que é permitido e o que não é.

    J: *A relação sexual e o orgasmo são seguros para a maior parte das mulheres, exceto nas gestações de alto risco. O sêmen contém prostaglandinas que podem acelerar o afinamento cervical (Gilbert & Harmon, 1998). O orgasmo, mesmo sem intercurso, é contraindicado nas gestações de alto risco na maior parte das circunstâncias.*

PADRÃO DE SONO PREJUDICADO*

Padrão de sono prejudicado

Insônia

Privação de sono

Definição da NANDA-I

Despertares com tempo limitado em razão de fatores externos.

Características definidoras

Adultos

Dificuldade para adormecer ou permanecer dormindo

Fadiga ao acordar ou durante o dia

---

*N. de R.T. Este diagnóstico consta na NANDA-I 2018-2020 como *Distúrbio no padrão de sono*.

Sonolência durante o dia
Agitação
Alterações de humor

Crianças

Relutância em ir para a cama
Persistência em dormir com os pais
Despertar frequente durante a noite

Fatores relacionados

Muitos fatores podem contribuir para um padrão de sono prejudicado. Alguns fatores comuns são listados a seguir.

Fisiopatológicos

Relacionados a despertares frequentes secundários a:

Transporte prejudicado, de oxigênio:
  Angina
  Distúrbios respiratórios
  Arteriosclerose periférica
  Distúrbios circulatórios
Eliminação prejudicada; intestinal ou vesical

| Diarreia | Retenção | Constipação |
| Disúria | Incontinência | Alteração da frequência |

Metabolismo prejudicado

| Hipertireoidismo | Distúrbios hepáticos | Úlceras gástricas |

Relacionados ao tratamento

*Relacionados a interrupções (p. ex., para monitoramento terapêutico, exames laboratoriais)**

*Relacionados a restrições físicas**

Relacionados à dificuldade em assumir a posição habitual secundária a (especificar)

Relacionados ao sono excessivo durante o dia ou à hiperatividade secundários a (especificar medicação):

Tranquilizantes	Sedativos	Anfetaminas
Inibidores da monoaminoxidase	Hipnóticos	Barbitúricos
Antidepressivos	Corticosteroides	Anti-hipertensivos

Situacionais (pessoais, ambientais)

*Relacionados à falta de privacidade/controle do sono**

*Relacionados a luz, ruídos, odores nocivos**

*Relacionados ao parceiro de sono (p. ex., ronco)**

*Relacionados a ambientes de quarto desconhecidos**

*Relacionados à temperatura do ambiente, umidade**

*Relacionados às responsabilidades de cuidador**

*Relacionados à exposição à luz do dia-escuridão**

Relacionados à hiperatividade excessiva secundária a:

Transtorno bipolar   Transtorno do pânico
Transtorno do déficit de atenção   Uso de drogas ilícitas
Ansiedade

Relacionados ao sono excessivo durante o dia

Relacionados à depressão

Relacionados às atividades inadequadas durante o dia

Relacionados à dor

Relacionados à reação de ansiedade

Relacionados ao desconforto secundário à gestação

Relacionados a problemas no estilo de vida

Profissional   Social   Financeiro
Sexual   Emocional

Relacionados às mudanças ambientais (especificar):

Hospitalização (ruído, companheiro de quarto que perturba, medo)
Viagem

Relacionados a medos

Relacionados às mudanças no ritmo circadiano

Maturacionais

Crianças

Relacionados ao medo do escuro

Relacionados ao medo

Relacionados à enurese

Relacionados às respostas inconsistentes dos pais

Relacionados a rituais de sono inconsistentes

Mulheres adultas

Relacionados às mudanças hormonais (p. ex., perimenopausa)

Nota da autora

Os distúrbios do sono podem ter muitas causas ou fatores contribuintes. Alguns exemplos incluem asma, uso de tabaco, estresse, problemas conjugais e viagens. *Padrão de sono prejudicado* descreve uma situação provavelmente transitória devido a uma mudança no indivíduo ou no ambiente (p. ex., dor aguda, viagem, hospitalização). *Risco de padrão de sono prejudicado* pode ser usado quando o indivíduo está em risco devido a uma viagem ou trabalho por turnos. *Insônia* descreve um indivíduo com um problema persistente para adormecer ou permanecer dormindo, como dor crônica ou múltiplos agentes estressores crônicos. Pode ser de utilidade clínica encarar os problemas do sono como sinal ou sintoma de outro diagnóstico de enfermagem, como *Sobrecarga de estresse, Dor, Enfrentamento ineficaz, Enfrentamento familiar comprometido* ou *Comportamento de saúde propenso a risco*.

Erros nos enunciados diagnósticos

Insônia relacionada à apneia

Este diagnóstico exige monitoramento e controle conjunto do enfermeiro e do médico; por isso, o enfermeiro deve redigi-lo como o problema colaborativo *RC de Apneia do sono*.

Padrão de sono prejudicado relacionado à hospitalização

Este diagnóstico não reflete o tratamento necessário. Os efeitos da hospitalização sobre o sono devem ser especificados, como em *Padrão de sono prejudicado* relacionado às mudanças no ambiente habitual de dormir, ruídos desconhecidos e interrupções para investigações.

Conceitos-chave

Considerações gerais

- A insuficiência crônica do sono é comum na sociedade moderna e pode resultar de vários fatores, incluindo demandas de trabalho, responsabilidades sociais e familiares, condições médicas e distúrbios do sono. À medida que a dívida de sono se acumula, os indivíduos podem experimentar desempenho reduzido, aumento do risco de acidentes e morte e efeitos prejudiciais na saúde física e psicológica (Cirelli & Tononi, 2015).
- O sono possui duas dimensões: duração (quantidade) e profundidade (qualidade). Quando os indivíduos não conseguem obter a duração ou a qualidade do sono adequada, a supervisão e a atividade diurna ficam comprometidas. Em resposta à privação do sono, ele é, em geral, mais longo e mais profundo. Entretanto, em alguns casos, a intensidade do sono pode mudar sem que ocorram alterações importantes na sua duração. A duração do sono por si só não é, portanto, um bom indicador de quanto tempo é necessário para se sentir revitalizado pela manhã e funcionar adequadamente.

- O sono envolve dois estágios distintos: movimento rápido dos olhos (REM) e não movimento rápido dos olhos (NREM). O sono NREM constitui aproximadamente 75% do total de tempo do sono; o sono REM representa os 25% restantes (Grossman & Porth, 2014).
- O ciclo completo do sono é realizado em um intervalo de 70 a 100 minutos; esse ciclo se repete de 4 a 5 vezes durante o período de sono.
- O sono é um processo restaurador e recuperador que facilita o crescimento celular e a reparação dos tecidos orgânicos danificados ou em envelhecimento. Durante o sono NREM, as frequências metabólica, cardíaca e respiratória diminuem a níveis basais, e a pressão arterial também diminui. Há profundo relaxamento muscular, atividade mitótica medular e aceleração no reparo de tecidos e na síntese proteica. Durante o sono REM, o sistema nervoso simpático acelera-se, com aumentos erráticos no débito cardíaco e nas frequências cardíaca e respiratória. A perfusão para a massa cinzenta dobra, e as informações cognitivas e emocionais são armazenadas, filtradas e organizadas (Boyd, 2004).
- A fase ativa do ciclo do sono, o sono REM, é caracterizada por aumento irregular dos sinais vitais, ereções penianas, musculatura flácida e liberação de hormônios suprarrenais. O sono REM ocorre aproximadamente 4 a 5 vezes por noite e é fundamental para a sensação de bem-estar de um indivíduo. O sono REM é essencial para facilitar a adaptação emocional; um indivíduo necessita substancialmente de mais sono REM após períodos de estresse ou de aprendizado aumentado (Blissitt, 2001).
- A percepção da qualidade do sono é influenciada pela porcentagem de tempo realmente adormecido, na cama, à noite, ou seja, a *eficiência do sono*. Estudos demonstram que as pessoas mais jovens relatam em geral uma eficiência do sono de 80 a 95%, enquanto as mais velhas relatam 67 a 70% (Hayashi & Endo, 1982).
- A privação do sono resulta em comprometimento do funcionamento cognitivo (memória, concentração, julgamento) e da percepção, fadiga mental, controle emocional reduzido, manifestações comportamentais semelhantes àquelas vivenciadas na psicose, desconfiança aumentada, irritabilidade, depressão e desorientação. Ela também diminui o limiar da dor e a produção de catecolaminas, corticosteroides e hormônios (Boyd, 2004; Hickey, 2014).
- A National Sleep Foundation (2015) recomenda as seguintes necessidades de sono de acordo com a faixa etária:
  - Recém-nascidos (0-3 meses): período de sono encurtado para 14 a 17 horas por dia (anteriormente era de 12 a 18).
  - Bebês (4-11 meses): período de sono aumentado em 2 horas para 12 a 15 horas (anteriormente era de 14 a 15).
  - Crianças pequenas (1-2 anos): período de sono aumentado em 1 hora para 11 a 14 horas (anteriormente era de 12 a 14).
  - Pré-escolares (3-5): período de sono aumentado em 1 hora para 10 a 13 horas (anteriormente era de 11 a 13).
  - Crianças em idade escolar (6-13): período de sono aumentado em 1 hora para 9 a 11 horas (anteriormente era de 10 a 11).
  - Adolescentes (14-17): período de sono aumentado em 1 hora para 8 a 10 horas (anteriormente era de 8,5 a 9,5).
  - Adultos jovens (18-25 anos): o período de sono é de 7 a 9 horas (nova faixa etária).
  - Adultos (26-64): o período de sono não foi alterado e permanece de 7 a 9 horas.
  - Idosos (65+): o período de sono é de 7 a 8 horas (nova faixa etária).
- Hammer (1991) identificou três subcategorias de *Padrão de sono prejudicado*: latência ou dificuldade para adormecer, interrompido e despertar precoce pela manhã.
- Os indivíduos com depressão relatam despertar precoce pela manhã e incapacidade para voltar a dormir. Os ansiosos queixam-se de insônia e múltiplos despertares (Boyd, 2005).
- Os hipnóticos contribuem para os distúrbios do sono por meio dos seguintes mecanismos:
  - Exigência de dosagens crescentes devido à tolerância.
  - Depressão do funcionamento do sistema nervoso central (SNC).
  - Produção de efeitos paradoxais (pesadelos, agitação).
  - Interferência no sono REM e nos estágios de sono profundo.
  - Sonolência diurna devido a uma meia-vida prolongada.
- Distúrbios do sono são relatados por cerca de 50 a 100% das mulheres na perimenopausa e na pós-menopausa. Esses distúrbios são causados por "calorões" e sudorese ocasionados pelas mudanças hormonais (Landis & Moe, 2004).
- Os distúrbios do sono nas mulheres em perimenopausa e pós-menopausa são ocasionados pela nova regulação da função hipotalâmica neuroendócrina e por mudanças na quantidade e no tipo de hormônios esteroides sexuais. Essas mudanças afetam o humor, a cognição, a reatividade ao estresse, a temperatura corporal e os ciclos dormir/acordar (Landis & Moe, 2004).

Considerações pediátricas

- As crianças apresentam amplas variações na quantidade e distribuição do sono (National Sleep Foundation, 2015). Ver as necessidades de sono relacionadas à faixa etária descritas anteriormente.
- O sono afeta o crescimento e o desenvolvimento da criança, assim como a unidade familiar como um todo.
- À medida que a criança amadurece, o número de horas despendidas dormindo diminui. Além disso, há uma mudança na qualidade do sono com a maturidade. O sono é caracterizado como profundo e repousante em 50% do tempo em um bebê, e em 80% do tempo em uma criança mais velha (Hockenberry & Wilson, 2015).

Considerações maternas

- A atividade do feto no final da gestação pode interferir no sono. Pode ocorrer dispneia se a mãe estiver completamente deitada (Pillitteri, 2014).
- Os efeitos da privação de sono/repouso na mãe podem afetar negativamente a capacidade da mulher para adquirir e manter seu novo papel (Larkin & Butler, 2000).

Considerações geriátricas

- Pesquisas demonstraram que a eficiência do sono declina com o avançar da idade; assim, mais tempo na cama é necessário para ser atingido o sono restaurador. O tempo de sono diminui com a idade (p. ex., 6 horas aos 70 anos). Há uma diminuição nos estágios 3 e 4 e no sono REM com o envelhecimento (Hammer, 1991).
- Padrão de sono prejudicado é a queixa mais frequente entre os idosos (Hammer, 1991).
- Os idosos têm mais dificuldade para adormecer, acordam mais facilmente e passam mais tempo no estágio de sonolência e menos no estágio de sonho em comparação com os mais jovens (Miller, 2015).
- Miller (2015) afirma que cerca de 70% dos idosos se queixam de distúrbios do sono, em geral envolvendo sonolência diurna, dificuldade para adormecer e despertar frequente.

Critérios para a investigação focalizada

Dados subjetivos

Investigar as características definidoras

Padrões de sono (presente, passado)

Avaliar o sono em uma escala de 1 a 10 (10 = repousado, refeito)
Hora habitual para dormir e para levantar
Dificuldade em adormecer, permanecer dormindo, despertar (em números)
Cochilos
Observar a supervisão da equipe de enfermagem na observação dos pacientes para ronco, apneias durante o sono, movimentos excessivos das pernas durante o sono e dificuldade em permanecer acordado durante atividades diurnas normais.

Exigências de sono

Para estabelecer a quantidade de sono que um indivíduo necessita, fazê-lo ir para a cama e dormir até acordar de manhã (sem despertador). O indivíduo deverá proceder assim por alguns dias. Calcular a média do total de horas dormidas, subtraindo 20 a 30 minutos, que é o tempo que a maioria das pessoas leva para adormecer.

Histórico de sintomas

Queixas de
  Falta de sono
  Medo (pesadelos, escuro, situações maturacionais)
  Depressão
  Ansiedade
  Irritabilidade

Investigar os fatores relacionados

Ver Fatores relacionados.

Dados objetivos

Investigar as características definidoras

Características físicas
Aparência cansada (palidez, olheiras, olhos inchados)

Bocejos
Sonolência durante o dia
Diminuição do tempo de atenção
Irritabilidade

Metas

O indivíduo informará um equilíbrio ideal entre descanso e atividade, conforme evidenciado pelos seguintes indicadores:

- Descreve os fatores que impedem ou inibem o sono.
- Identifica técnicas que induzem o sono.

NOC Repouso, Sono, Bem-estar pessoal, Desempenho dos pais

Intervenções

Visto que muitos fatores podem perturbar os padrões de sono, o enfermeiro deve consultar o índice em busca de intervenções específicas para reduzir determinados fatores (p. ex., dor, ansiedade, medo). A seguir, são sugeridas intervenções gerais para promoção do sono e intervenções específicas para situações clínicas selecionadas.

Discutir as razões para diferenciar necessidades individuais de sono, incluindo idade, estilo de vida, nível de atividade e outros fatores possíveis

Justificativa: *Embora muitos acreditem que uma pessoa precisa de oito horas de sono por noite, nenhuma evidência científica apoia este fato. Há muita variação quanto a exigências individuais de sono. Em geral, uma pessoa que pode relaxar e descansar facilmente precisa de menos sono para se sentir revitalizada. Com o envelhecimento, menos tempo é gasto nos estágios 3 e 4 do ciclo de sono, que são os estágios mais restauradores do sono. Os resultados são dificuldade em adormecer e permanecer dormindo (Cole & Richards, 2007).*

NIC Controle da energia, Melhora do sono, Terapia de relaxamento, Promoção do exercício, Controle do ambiente, Educação aos pais: Auxiliar a família na orientação dos filhos

Explicar que a insuficiência do sono pode ser consequência de uma quantidade reduzida da duração e/ou qualidade do sono

J: *A qualidade do sono é determinada pelo número de interrupções (ou despertares) do sono durante a noite, bem como pela porcentagem, duração e pelo tipo de estágios do sono. É possível que um indivíduo durma oito horas ou mais e ainda se sinta em privação de sono. Nesses casos, a privação do sono é geralmente devida a distúrbios na qualidade do sono.*

Explicar os efeitos da privação do sono (p. ex., cognição, controle do estresse)

J: *A privação do sono resulta em prejuízo do funcionamento cognitivo (p. ex., memória, concentração e julgamento) e da percepção, controle emocional reduzido, aumento de desconfiança, irritabilidade e desorientação. Ela também reduz o limiar de dor e diminui a produção de catecolaminas, corticosteroides e hormônios. O distúrbio do sono é a principal causa de complicações hospitalares, como quedas e* delirium *(Colten & Altevogt, 2006).*

Explicar a necessidade do ciclo do sono

J: *Ciclo do sono – um indivíduo geralmente passa por quatro ou cinco ciclos completos de sono por noite. Despertar durante um ciclo pode levá-lo a se sentir muito pouco descansado pela manhã.*

Perguntar sobre as práticas habituais na hora de dormir – horário, práticas de higiene, rituais, como leitura – e aderir a elas o máximo possível

J: *O sono é difícil sem relaxamento, o que pode ser impedido pelo ambiente hospitalar desconhecido.*

Estimular ou oferecer cuidados noturnos

- Banheiro ou urinol.
- Higiene pessoal (cuidados da boca, banho de banheira ou chuveiro, banho parcial).
- Roupa de cama e pijamas limpos (cama recém-arrumada, cobertores em quantidade suficiente).

J: *Um ritual de sono familiar poderá promover relaxamento e sono.*

J: *O sono é difícil sem relaxamento, o que pode ser impedido pelo ambiente hospitalar desconhecido.*

Aumentar as atividades diurnas em instituições de assistência, casas de repouso ou em casa, conforme indicado

- Estabelecer com o indivíduo um horário para a programação de atividades diurnas (caminhada, fisioterapia).
- Desestimular cochilos que durem mais de 90 minutos.
- Estimular cochilos pela manhã.
- Limitar a quantidade e a duração do sono diurno, se excessivas (i.e., mais de 1 hora).
- Incentivar os outros a se comunicarem com o indivíduo e o estimularem a se manter desperto.

   J: Os cochilos bem cedo pela manhã produzem mais sono REM que os cochilos à tarde. Os cochilos mais longos que 90 minutos reduzem o estímulo para ciclos maiores de sono nos quais ocorre o sono REM.

Apneia do sono

- Todos os pacientes se beneficiam de reforço positivo enquanto tentam se acostumar ao uso noturno de um dispositivo de pressão positiva nas vias aéreas.

Promover um ritual ou uma rotina de sono. Reduzir as barreiras ao sono

   J: Rituais de sono preparam mente, corpo e espírito para o descanso e reduzem as respostas corticais.

- Ingerir um pequeno lanche desejável à hora de dormir (evitar alimentos com muito tempero e produtores de muito resíduo) e tomar leite morno.

   J: O leite morno contém triptofano-L, um indutor do sono.

- Evitar álcool, cafeína e tabaco no mínimo 4 horas antes de dormir.

   J: Cafeína e nicotina são estimulantes do SNC que aumentam a latência do sono e os despertares à noite (Miller, 2009). O álcool induz a sonolência, mas suprime o sono REM e aumenta a quantidade de despertares (Miller, 2015).

Usar travesseiros para apoio

   J: Travesseiros são capazes de apoiar um membro dolorido, o abdome grávido ou obeso ou as costas.

Explicar a necessidade de evitar medicamentos sedativos e hipnóticos

   J: Os medicamentos para o sono podem aumentar os despertares e reduzir as horas totais de sono (LaReau, Benson, Watcharotone & Manguba, 2008). Esses medicamentos começam a perder sua eficácia após uma semana de uso, exigindo doses aumentadas e levando ao risco de dependência.

- Reunir os procedimentos para minimizar os momentos em que você precisa acordar o indivíduo durante a noite. Se possível, planejar pelo menos quatro períodos de sono ininterrupto de 90 minutos.

   J: Para se sentir descansada, uma pessoa geralmente precisa completar um ciclo inteiro de sono (70 a 90 minutos), 4 ou 5 vezes por noite.

- Se o indivíduo está sendo despertado para monitoramento, usar o procedimento SHAR (SBAR) com prescrição profissional.

   SBAR **Situação:** O Sr. Nelo dormiu apenas _ horas nas últimas 24 horas.
   ***Background* (contexto):** Ele não está dormindo porque...
   ***Avaliação*:** Ele está se queixando de aumento de dor, pede uma pílula para dormir.
   ***Recomendação*:** Seria útil... (p. ex., não medir os sinais vitais das 22 horas às 6 horas) a menos que necessário, alterar as horas para administração da medicação.

Realizar os tratamentos antes das 22 horas e depois das 6 horas, quando possível

- Discutir com o médico/enfermeiro o uso de um "protocolo do sono". Isso concederá à equipe de enfermagem a autoridade para não despertar um indivíduo para coletas de sangue ou verificação dos sinais vitais, se apropriado (Bartick, Thai, Schmidt, Altaye & Solet, 2010):
  - Fechar a porta do quarto ou puxar as cortinas.
  - Estabelecer um "período de silêncio" entre 22 horas e 6 horas.
  - Tocar músicas calmas.
  - Usar temporizador para desligar as luzes dos corredores às 22 horas.
  - Tirar o som dos telefones perto dos quartos, evitar o uso do interfone, exceto em situações de emergência.
  - Verificar sinais vitais às 22 horas e novamente às 6 horas, exceto quando indicado de outro modo.
  - Prescrever medicamentos duas vezes ao dia, três vezes ao dia, quatro vezes ao dia, e não em determinada hora, quando possível.

- Não administrar diurético após as 16 horas.
- Evitar transfusões sanguíneas durante o "período de silêncio" devido ao monitoramento frequente.

J: *Um pequeno estudo mostrou que o "protocolo do sono" pode reduzir o número de indivíduos que relatam sono prejudicado para 38%, além de uma redução de 49% nos indivíduos que necessitam de sedativos (Bartick et al., 2010). A implementação do protocolo de higiene do sono permitiu que pacientes gravementes feridos ou doentes unidade de tratamento intensivo conciliassem o sono mais rapidamente e experimentassem menos interrupções durante o sono (Faraklas et al., 2013).*

Orientar a equipe auxiliar/estudantes para informar a quantidade de horas passadas dormindo, incluindo cochilos, período da noite

J: *A qualidade e quantidade de tempo de sono com pelo menos quatro períodos de 90 minutos ininterruptos é o objetivo.*

Iniciar as orientações para a saúde, conforme indicado

- Se o sono inadequado está contribuindo para a fadiga diurna e a dor, experimentar as seguintes dicas para melhorar o sono em casa (Arthritis Foundation, 2012):
  - Manter um cronograma diário ordenado de atividades, incluindo um horário de sono regular
  - Fazer exercícios, porém não tarde da noite.
  - Reservar uma hora para relaxar antes de dormir.
  - Ingerir um lanche leve antes de dormir. Não se deve ir para a cama com fome, nem após comer demais.
  - Deixar seu quarto tão silencioso e confortável quanto possível. Manter uma temperatura ambiente confortável. Investir em um colchão confortável e/ou experimentar um travesseiro de corpo para proporcionar mais apoio.
  - Usar seu quarto apenas para dormir e para estar fisicamente próximo ao seu parceiro.
  - Acordar na mesma hora todos os dias, mesmo nos finais de semana e feriados.
  - Evitar cochilos longos. Se um cochilo for necessário durante o dia, mantê-lo curto e agendá-lo com bastante antecedência da hora de dormir. Tentar se exercitar à tarde em vez de tirar um cochilo.
  - Evitar remédios para dormir.
  - Evitar beber álcool próximo à hora de dormir e consumir alimentos/bebidas contendo cafeína, como café, chá, chocolate.
  - Não fumar. Se tiver que fumar, não fazê-lo próximo à hora de dormir.
  - Usar um rádio relógio com desligamento automático para tocar música suave à hora de dormir. Se você não tem sono pesado, acordar com música em vez de um despertador.
  - Tomar um banho morno antes de ir para a cama.
  - Ouvir música suave ou uma fita de relaxamento.
  - Ler antes de dormir se quiser, mas evitar suspense, ação ou material relacionado ao trabalho que possam preocupar seus pensamentos e causar uma noite de sono ruim.
  - Usar tampões de ouvido ou ruído de fundo para bloquear barulhos/sons perturbadores.
  - Antes de ir para a cama, anotar suas preocupações e elaborar uma lista de "coisas a fazer". Em seguida, deixá-la para o dia seguinte para que você possa parar de pensar nelas.
  - Se você não consegue dormir dentro de 30 minutos depois de ir para a cama, ou se acorda no meio da noite e não consegue voltar a dormir, levantar e ir para um ambiente diferente. Tentar uma técnica de relaxamento, ler, ou escutar uma música suave.

Intervenções pediátricas

Explicar as diferenças do sono dos bebês e das crianças que começam a andar
(*Murray, Zentner & Yakimo, 2009)

15 meses	Cochilo da manhã mais curto, necessidade de cochilo à tarde
17-24 meses	Tem dificuldades para adormecer
18 meses	Tem um brinquedo, um travesseiro ou um cobertor favorito para dormir
19 meses	Tenta sair da cama
20 meses	Pode despertar com pesadelos
21 meses	Dorme melhor, cochilos mais curtos à tarde
24 meses	Quer deitar mais tarde à noite, precisa do cochilo da tarde, dorme menos
2-3 anos	Pode passar do berço para a cama, precisa de grades laterais pouco espaçadas

J: *Há exigências e comportamentos do sono associados à idade.*

- Explicar a noite para a criança (estrelas e lua).
- Discutir como algumas pessoas (enfermeiros, operários) trabalham à noite.

- Explicar que, quando a noite chega para alguns, o dia está chegando para outros em algum lugar do mundo.
- Se ocorrer um pesadelo, incentivar a criança a falar sobre ele, se possível. Tranquilizá-la de que é um sonho, mesmo que pareça muito real. Compartilhar com a criança que você também sonha.

J: *As crianças necessitam entender o período da noite e ser auxiliadas a preparar-se para ela. A preparação para a hora de dormir envolve a passagem gradual da criança da atividade para esse momento. É um tempo para calma, tranquilidade e proximidade.*

Salientar a importância de estabelecer uma rotina do sono (*Murray et al., 2009)

- Fixar um horário definido e uma rotina para a hora de dormir. Iniciar 30 minutos antes de dormir. Tente evitar que a criança fique excitada e agitada.
- Estabelecer um ritual de dormir com banho, leitura de uma história e música suave.
- Certificar-se de que a criança tenha seu objeto favorito/brinquedo, travesseiro, cobertor e assim por diante.
- Conversar calmamente com ela e abraçá-la.
- Evitar TV e vídeos.
- Se a criança chorar, permanecer alguns minutos mais e tranquilizá-la por menos de um minuto. Não tirar a criança da cama. Se o choro continuar, voltar em 5 minutos e repetir o procedimento.
- "Se continuar o choro já iniciado, aumentar o tempo antes de você voltar ao quarto da criança para 10 minutos" (*Murray et al., 2009). Em algum momento, ela ficará cansada e adormecerá.
- "A criança deve permanecer em sua cama em vez de passar alguma parte da noite, ou toda ela, com os pais" (*Murray et al., 2009). Exceções ocasionais podem ser feitas durante crises familiares, trauma e doença.

J: *"Os rituais da hora de dormir precedem outras separações e ajudam a criança a fortalecer um sentimento de confiança, construindo sua autonomia" (*Murray et al., 2009). Dormir com os pais interfere no sono reparador deles, além de fazer a criança ser o comandante.*

- Providenciar iluminação noturna, ou lanterna, para que a criança tenha o controle da escuridão.
- Tranquilizá-la de que você ficará por perto toda a noite.

J: *As crianças podem ser auxiliadas a aprender que a cama em que dormem é um lugar seguro. Ir para a cama costuma ser difícil com problemas para dormir, normalmente relacionados à resistência à separação, além de medos normais.*

Intervenções maternas

- Discutir as razões das dificuldades para dormir durante a gestação (p. ex., cãibras nas pernas, dor nas costas, movimentos fetais).
- Ensinar a posicionar travesseiros na posição de decúbito lateral (um entre as pernas, um sob o abdome, um sob o braço que está em cima, um sob a cabeça).

J: *Intervenções que reduzem o desconforto do útero aumentado podem promover o sono (Pillitteri, 2014).*

- Ver *Estratégias de Promoção do Sono* em Intervenções.

Intervenções geriátricas

> **ALERTA CLÍNICO** A sonolência excessiva pode ser causada por dificuldade em iniciar o sono, manutenção prejudicada do sono, despertar prematuro, distúrbios do sono ou fragmentação do sono (Chasens & Umlauf, 2012).
> Os idosos relatam apneia obstrutiva do sono, insônia e síndrome das pernas inquietas (Chasens & Umlauf, 2012).
> Os idosos relatam sonolência excessiva como sintoma comum; infelizmente, isso muitas vezes é ignorado. Uma investigação focalizada neste sintoma relatado é indicada para determinar os fatores contribuintes e o tratamento (Chasens & Umlauf, 2012).

Ver também as intervenções gerais discutidas anteriormente

Explicar os efeitos do envelhecimento sobre a eficiência do sono. Pessoas mais jovens apresentam 80 a 90% de eficiência do sono e idosos apresentam 50 a 70% (Miller, 2015)

J: *A eficiência do sono é a porcentagem de tempo que um indivíduo passa dormindo quando está na cama (Miller, 2015).*

Explicar os efeitos relacionados à idade sobre o sono

J: *Os idosos têm mais dificuldade para adormecer, acordam mais facilmente e passam mais tempo no estágio de sonolência e menos no estágio de sonho em comparação com os mais jovens (Miller, 2015).*

Consultar clínico geral para o tratamento de queixas médicas que interferem no sono

J: *Controle das condições médicas, distúrbios psicológicos e sintomas que interferem com o sono, como depressão, dor, ondas de calor, anemia ou uremia (Chasens & Umlauf, 2012).*

Explicar que devem ser evitados medicamentos (prescritos ou não) devido aos riscos de dependência e sonolência

- Se, ocasionalmente, o indivíduo necessitar de medicamentos para dormir, recomendar que consulte o clínico geral em busca de um tipo de medicamento com uma meia-vida curta.

    J: *Soníferos que não precisam de receita médica contêm anti-histamínicos que podem causar tontura e risco de quedas.*

Insônia

Definição da NANDA-I
Distúrbio na quantidade e na qualidade do sono que prejudica o desempenho normal das funções da vida diária.

Características definidoras*
Mudanças observadas no afeto
Maior absentismo (p. ex., escola, trabalho)
Relatos de:
    Alterações de humor
    Insatisfação com o sono (atual)
    Falta de energia
    Falta de energia observada
Qualidade de vida diminuída
Dificuldade para concentrar-se
Dificuldade para adormecer ou permanecer dormindo
Sono não restaurador
Distúrbios do sono que produzem consequências no dia seguinte

Estado de saúde diminuído
Aumento de acidentes
Acordar muito cedo

Fatores relacionados
Ver *Padrão de sono prejudicado*.

Intervenções
- Pedir ao indivíduo que faça um diário sobre dormir-acordar durante um mês, incluindo hora de ir para a cama, hora de acordar, dificuldade para adormecer, número de despertares (razão) e cochilos.

    J: *Os diários de sono fornecem dados para melhorar a validade da avaliação. Revisar o diário com o indivíduo.*

    J: *O exame do diário pode identificar se existe um problema relacionado ao sono.*

    NOC Ver *Padrão de sono prejudicado*.

- Avaliar se existe alguma condição fisiológica que esteja interferindo no sono. Ver Fatores relacionados em Fisiopatológicos e Relacionados ao tratamento em *Padrão de sono prejudicado*. Encaminhar ao clínico geral para controle.
- Avaliar se algum estado psicológico está interferindo no sono. Ver Situacionais em Fatores relacionados. Consultar profissionais de saúde mental.
- Determinar se o estilo de vida ou os acontecimentos na vida estão interferindo com o sono. Ver outros diagnósticos de enfermagem se adequado: *Pesar, Sobrecarga de estresse, Enfrentamento ineficaz* ou *Comportamento de saúde propenso a risco*.

    J: *Os distúrbios do sono podem ter várias causas com intervenções variadas.*

    NIC Ver *Padrão de sono prejudicado*.

Ver *Padrão de sono prejudicado* para intervenções e estabelecimento de um ritual ou uma rotina de sono

Privação de sono

Definição da NANDA-I
Períodos prolongados de tempo sem suspensão sustentada natural e periódica do estado de consciência relativa que proporciona o descanso.

Nota da autora
Este diagnóstico representa uma situação na qual o sono do indivíduo é insuficiente. É difícil distinguir este diagnóstico de outros. Ver *Padrão de sono prejudicado* para intervenções.

Características definidoras
Ver *Padrão de sono prejudicado*.

Fatores relacionados
Ver *Padrão de sono prejudicado*.

Metas/intervenções
Ver *Padrão de sono prejudicado*.

PERAMBULAÇÃO

Definição da NANDA-I
Vagar a esmo, ou locomoção repetitiva, que expõe o indivíduo a danos; frequentemente incongruente com divisas, limites ou obstáculos.

Características definidoras*
- Movimento contínuo de um lugar para outro
- Ato de perder-se
- Locomoção inquieta
- Movimento frequente de um lugar para outro
- Locomoção aleatória
- Hiperatividade
- Incapacidade de localizar marcos significativos em um ambiente familiar
- Locomoção resultando na saída não intencional de um prédio
- Períodos de locomoção intercalados com períodos de ausência de locomoção (p. ex., sentado, parado, dormindo)
- Ato de andar de um lado para outro
- Ato de ultrapassar limites
- Comportamentos de exploração
- Comportamentos de examinar atentamente
- Locomoção que não pode ser facilmente dissuadida
- Ato de seguir um cuidador
- Locomoção em espaços não autorizados ou privados
- Longos períodos de locomoção sem um destino aparente
- Locomoção persistente em busca de algo

Fatores relacionados

Fisiopatológicos

Relacionados ao prejuízo na função cerebral* secundário a:
- Acidente vascular encefálico (AVE)
- Deficiência intelectual
- Doença de Alzheimer ou outra demência

Relacionados ao estado ou necessidades fisiológicas (p. ex., fome, sede, dor, vontade de urinar, constipação)*

Situacionais (pessoais, ambientais)

Relacionados ao estado emocional (p. ex., frustração, ansiedade, monotonia, depressão ou agitação)*
Relacionados a excesso*/carências de estimulação ambiental
Relacionados à separação do ambiente familiar* (p. ex., pessoas, objetos)

Maturacionais

Idosos

Relacionados ao julgamento falho secundário a:

Medicamentos* (p. ex., sedação, hiperatividade)
Doença de Alzheimer ou outra demência

Relacionados à separação do ambiente familiar* (p. ex., pessoas, objetos)

Crianças

Relacionados ao julgamento falho secundário a (especificar) (p. ex., autismo, síndrome de Asperger)

Nota da autora

Este diagnóstico de enfermagem é mais útil que *Risco de lesão*, que foi previamente utilizado. *Risco de lesão* concentra-se em estratégias de proteção de um indivíduo contra lesões. *Perambulação* direciona as intervenções para proteger o indivíduo contra lesão além de abordar as razões do comportamento de perambulação, se possível.

Erros nos enunciados diagnósticos

Perambulação relacionada a episódios repetidos de "se perder" na vizinhança

Este diagnóstico, tal como escrito, não apresenta fatores relacionados. Os fatores relacionados são sinais de *Perambulação*. Se os fatores contribuintes para *Perambulação* não forem conhecidos, o enfermeiro pode registrar o diagnóstico como *Perambulação* relacionada à etiologia desconhecida, conforme evidenciado por episódios repetidos de "se perder" na vizinhança.

Conceitos-chave

- Existem 5,5 milhões de pessoas com doença de Alzheimer nos Estados Unidos, e cerca de 70% delas perambulam pelo menos uma vez por ano, totalizando quase 3 milhões de pessoas. Algumas nunca serão encontradas (Alzheimer's Association, 2015).
- Estima-se que até 31% dos residentes das casas de repouso perambulem pelo menos uma vez por ano (Lai & Arthur, 2003).
- "Além do comprometimento cognitivo, os fatores de risco para andar a esmo incluem idade mais avançada, sexo masculino, padrões de sono insatisfatórios, agitação, agressão e um estilo de vida pré-mórbido mais socialmente ativo e extrovertido" (Lester, Garite & Kohen, 2012).
- As consequências negativas de perambular para os indivíduos incluem fuga, quedas, outras lesões e até mesmo a morte (Alzheimer's Association, 2015).

Critérios para a investigação focalizada

Dados subjetivos

Investigar os fatores relacionados

Padrões emocionais de enfrentamento
Ver *Enfrentamento ineficaz*.

Dados objetivos

Investigar as características definidoras

Relato de episódios de
    Ultrapassar limites
    Locomover-se persistentemente
    Perder-se
    Seguir o cuidador
    Estar hiperativo
    Andar de um lado para outro
    Locomover-se sem destino aparente

Metas

O indivíduo não escapará ou se perderá, conforme evidenciado pelos seguintes indicadores para indivíduo e familiares:

- Caminha em segurança.
- Cuidadores identificarão fatores que contribuem para os comportamentos de perambulação.
- Cuidadores anteciparão os comportamentos de perambulação.

NOC Controle de riscos, Risco de propensão à evasão, Deslocamento seguro, Funcionamento familiar

Intervenções

ALERTA CLÍNICO O ato de perambular, conforme aplicado a indivíduos que estão desorientados ou prejudicados cognitivamente, costuma ser caracterizado por deambulação excessiva que tende a levar a preocupações relacionadas a segurança ou perturbação do ambiente. É um comportamento proposital desencadeado pelo desejo de satisfazer uma necessidade. Embora a natureza da necessidade varie, ela pode se relacionar com desconforto físico, como a urgência de urinar, ou desconforto emocional, como a necessidade de mais ou menos estimulação (Lester et al., 2012).

NIC Supervisão: Segurança, Controle do ambiente: Segurança, Encaminhamento, Identificação de risco, Aumento da segurança

Investigar os fatores contribuintes

- Ansiedade.
- Confusão.
- Frustração.
- Monotonia.
- Agitação.
- Separação de pessoas e locais conhecidos.
- Julgamentos errados.
- Impulso fisiológico (fome, sede, dor, micção, constipação).
- Distúrbios do sono (ver *Padrão de sono prejudicado*).

Reduzir ou eliminar os fatores contribuintes, se possível

ALERTA CLÍNICO "As deficiências físicas e a falta de tentativas anteriores de perambulação ou fuga não são garantia contra a fuga. Mesmo os residentes não ambulatoriais com prejuízo cognitivo podem apresentar alto risco para perambular, especialmente se forem capazes de impulsionar sozinhos as cadeiras de rodas" (Lester et al., 2012).

Ansiedade/agitação

- Se possível, cercar uma área com trancas de segurança.

  Justificativa: *Isso pode encorajar o movimento ao ar livre, o que pode reduzir a ansiedade, agitação e inquietação.*

- Tentar levar o indivíduo para uma caminhada antes ou depois do jantar.
- Oferecer uma via segura para caminhar.
- Estimular atividades que envolvam exercício (p. ex., varrer, revolver a terra de jardins).

  J: *Caminhos seguros internos ou externos em uma unidade podem proporcionar alívio à necessidade de perambular.*

Ambiente desconhecido

- Não deixar alguém com demência desacompanhado em ambientes estranhos.
- Escolher um quadro familiar para expor na porta do quarto do indivíduo.
- Redirecionar o indivíduo se estiver perdido.
- Criar cenas da natureza nos corredores (Cohen-Mansfield, 1998).
- Marcar a porta de saída com sinais bem visíveis.
- Colocar faixas horizontais nas portas de saída ou usar painel de tecido na largura da porta.

  J: *Caminhos seguros internos ou externos em uma unidade podem proporcionar alívio à necessidade de perambular* (Logsdon et al., 1998).

  J: *Quando um ambiente é realçado com murais, gravuras e assim por diante, as pessoas com demência ultrapassam limites e saem com menos frequência* (Cohen-Mansfield, 1998).

Impulsos fisiológicos
- Antecipar a necessidade de uso do vaso sanitário por meio de uma programação.
- Agendar horários para líquidos e alimentos.
- Avaliar se há presença de dor.
- Garantir o conforto do indivíduo.

   J: *Necessidades não satisfeitas e fatores ambientais também podem contribuir para o risco de perambulação. Sabe-se que as pessoas com demência têm um limiar mais baixo para o estresse, e sua capacidade de lidar com o estresse interno e ambiental continua a se desgastar à medida que a doença avança.*

Proporcionar um ambiente seguro. Proteger sua casa
- Instalar trancas em portas e janelas.
- Instalar dispositivos eletrônicos, com som, em portas e limites da propriedade.
- Usar alarmes sensíveis à pressão (corrimãos, sensor em camas e cadeiras).
- Oportunizar, com regularidade, momentos para que o indivíduo caminhe acompanhado ou em área segura.

   J: *Modificar o ambiente em vez de usar imobilizadores pode reduzir o estresse e a agitação (Logsdon et al., 1998).*

   J: *Pessoas com prejuízo cognitivo precisam de controles externos para sua proteção.*

Notificar outras pessoas (vizinhos, polícia, outros residentes da casa, funcionários, recursos da comunidade) sobre os comportamentos de perambulação da pessoa
- Vestir seu ente querido com roupas de cores vivas.

   J: *Roupas de cores vivas são mais facilmente visíveis na multidão, etc.*

- Explicar o uso de dispositivos eletrônicos.
- Certificar-se de que a pessoa sempre usa pulseira ou tornozeleira com identificação, e não apenas uma carteira com o documento de identidade.
- Orientar os outros para avisar o cuidador se virem o indivíduo perambulando.
- Oferecer-lhes foto recente e informações atualizadas para identificação (idade, altura, peso, cor do cabelo, descrição das roupas, características de identificação) do indivíduo.
- Para recursos sobre fuga e perambulação, ver fontes *on-line* como o National Council of Certified Dementia Practitioners (pesquisar *wandering*) e o "Safety Center" no *site* da Alzheimer's Association.

   J: *Moradores da comunidade, funcionários e policiais precisam ser alertados quanto ao risco da perambulação e lesão.*

PERFUSÃO TISSULAR INEFICAZ[28]

Perfusão tissular ineficaz

Perfusão tissular periférica ineficaz

Risco de perfusão tissular periférica ineficaz

Risco de disfunção neurovascular periférica

Risco de perfusão renal ineficaz

Risco de perfusão tissular cardíaca diminuída

Risco de perfusão tissular cerebral ineficaz

Risco de perfusão tissular gastrintestinal ineficaz

Definição
Redução do oxigênio que resulta em falha em nutrir os tecidos ao nível capilar.

---

[28] Este diagnóstico não consta na NANDA-I 2018-2020, mas foi incluído por sua clareza ou utilidade.

Nota da autora

O uso de algum diagnóstico de *Perfusão tissular ineficaz* que não a *periférica* apenas fornece novos títulos para diagnósticos médicos, títulos que não descrevem o foco ou o compromisso do enfermeiro.

Ao utilizarem esses diagnósticos, os enfermeiros não podem ser responsabilizados por prescrever as intervenções que levam ao alcance do resultado. Em vez de usar *Perfusão tissular ineficaz*, o enfermeiro deve se concentrar nos diagnósticos de enfermagem e problemas colaborativos que estão presentes ou em risco para alteração da perfusão tecidual renal, cardíaca, cerebral, pulmonar ou gastrintestinal (GI). Ver a Parte 3 para problemas colaborativos específicos, por exemplo, *Risco de Complicações Pressão intracraniana aumentada*, *Risco de Complicações de Sangramento gastrintestinal*, *Risco de diminuição do débito cardíaco*, *Risco de insuficiência renal*, *Risco de hipoxemia*.

Perfusão tissular periférica ineficaz pode ser um diagnóstico de enfermagem clinicamente útil quando usado para descrever insuficiência venosa ou arterial crônica ou tromboflebite potencial. Em contrapartida, embolia aguda e tromboflebite representam problemas colaborativos como *Risco de Complicações de Embolia pulmonar* ou *Risco de Complicações de Trombose venosa profunda*. Um enfermeiro que focalize a prevenção de trombose venosa profunda em um indivíduo no pós-operatório escreveria o diagnóstico *Risco de perfusão tissular periférica ineficaz relacionado a imobilidade pós-operatória e desidratação*.

Erros nos enunciados diagnósticos

Perfusão tissular GI ineficaz relacionada a varizes esofágicas hemorrágicas

Uma vez que este diagnóstico realmente representa uma situação que os enfermeiros monitoram e controlam com intervenções médicas e de enfermagem, ele deveria ser reformulado como o problema colaborativo *Risco de Complicações de Varizes esofágicas*.

Perfusão tissular cerebral ineficaz relacionada a edema cerebral secundário a infecções intracranianas

Este diagnóstico representa um novo rótulo para encefalite, meningite ou abscesso. Em vez disso, o enfermeiro deve especificar os problemas colaborativos que descrevam e designem claramente a responsabilidade da enfermagem: *Risco de Complicações de Aumento da pressão intracraniana* e *Risco de Complicações de Sepse*. Além disso, alguns diagnósticos de enfermagem talvez sejam indicados (p. ex., *Risco de transmissão de infecção*, *Dor aguda*).

Perfusão tissular periférica ineficaz relacionada à trombose venosa profunda

A trombose venosa profunda é um diagnóstico médico que evoca respostas pelas quais os enfermeiros são responsáveis: monitoramento e manejo, com intervenções prescritas por médicos e enfermeiros, complicações fisiológicas (p. ex., embolia, úlceras venosas). Essa situação deveria ser representada por problemas colaborativos como *Risco de Complicações de Embolia*. Além disso, o enfermeiro deveria intervir de forma independente para prevenir as complicações da imobilidade e ensinar como prevenir a recorrência, empregando diagnósticos de enfermagem como *Risco de síndrome do desuso* e *Risco de manutenção ineficaz da saúde relacionado a conhecimento insuficiente dos fatores de risco*.

Perfusão tissular periférica ineficaz

Definição da NANDA-I

Redução da circulação sanguínea para a periferia que pode comprometer a saúde.

Características definidoras

Presença de um dos seguintes tipos (ver Conceitos-chave para as definições):

- Claudicação (arterial)*
- Dor em repouso (arterial)
- Modificações na cor da pele*
- Hiperemia reativa (arterial)
- Mudanças na temperatura da pele
    - Mais quente (venosa)
    - Mais fria (arterial)
- Tempo de enchimento capilar > 3 segundos (arterial)
- Edema* (venoso)
- Modificação na função motora (arterial)
- Unhas duras e grossas
- Perda de cabelo
- Dor contínua (arterial ou venosa)
- Pulsos arteriais diminuídos ou ausentes* (arterial)
- Palidez (arterial)
- Cianose (venosa)
- Pressão sanguínea diminuída (arterial)
- Modificação na função sensorial (arterial)
- Mudanças tróficas no tecido (arterial)
- Ferimento que não cicatriza

Fatores relacionados

Fisiopatológicos

Relacionados ao comprometimento do fluxo sanguíneo secundário a:

Distúrbios vasculares
  Arteriosclerose
  Doença/síndrome de Raynaud
  Trombose arterial
  Crise de anemia falciforme
  Artrite reumatoide
Diabete melito
Hipotensão
Discrasias sanguíneas
Insuficiência renal
Câncer/tumor

Síndrome de Leriche
Aneurisma
Doença de Buerger
Doença vascular colagenosa
Alcoolismo

Hipertensão venosa
Varicosidades
Trombose venosa profunda
Cirrose

Relacionados ao tratamento

Relacionados à imobilização

Relacionados à presença de vias invasivas

Relacionados a locais de pressão/constrição (ataduras elásticas de compressão, meias, contenções)

Relacionados ao trauma ou compressão do vaso sanguíneo

Situacionais (pessoais, ambientais)

Relacionados à pressão do útero em crescimento sobre os vasos pélvicos

Relacionados à pressão do abdome aumentado sobre os vasos pélvicos

Relacionados aos efeitos vasoconstritores do tabaco

Relacionados à diminuição do volume circulatório secundária a desidratação

Relacionados ao acúmulo venoso pendente

Relacionados à hipotermia

Relacionados à pressão da massa muscular secundária a levantamento de peso

Nota da autora

Ver *Perfusão tissular periférica ineficaz*.

Conceitos-chave

Considerações gerais

- A oxigenação celular adequada depende dos seguintes processos (Grossman & Porth, 2014):
  - Capacidade dos pulmões para realizar adequadamente a troca de ar (O_2-CO_2).
  - Capacidade dos alvéolos pulmonares para difundir o oxigênio e o dióxido de carbono através da membrana celular para o sangue.
  - Capacidade dos eritrócitos (hemoglobina) para transportar oxigênio.
  - Capacidade do coração de bombear com força suficiente para distribuir o sangue à microcirculação.
  - Capacidade dos vasos sanguíneos íntegros para distribuir o sangue à microcirculação.
- A hipoxemia (diminuição do conteúdo de oxigênio no sangue) resulta em hipóxia celular, que causa edema celular e contribui para lesão ao tecido.
- O fluxo sanguíneo arterial é aumentado por uma posição pendente e inibido por uma posição elevada. (A gravidade puxa o sangue para baixo, longe do coração.)
- Quando existe uma alteração na perfusão tissular periférica, o enfermeiro deve levar em conta a sua natureza. Os dois principais componentes do sistema vascular periférico são os sistemas arterial e venoso. Os sinais, os sintomas, a etiologia e as intervenções de enfermagem são diferentes para os problemas que ocorrem em cada um deles e, portanto, são abordados em separado.
- Alterações nas paredes arteriais aumentam a incidência de AVE e doença arterial coronariana (choque) (Grossman & Porth, 2014).
- Altos níveis de lipídeos circulantes aumentam o risco de doença cardíaca coronariana, doença vascular periférica e AVE (Grossman & Porth, 2014).

Considerações geriátricas

- Alterações vasculares relacionadas à idade incluem o enrijecimento dos vasos sanguíneos, que causa aumento da resistência periférica, prejuízo no funcionamento dos barorreceptores e diminuição da capacidade para aumentar o fluxo sanguíneo ao órgão (Miller, 2015). Essas modificações relacionadas à idade provocam maior dilatação e menor elasticidade das veias. As válvulas das grandes veias das pernas tornam-se menos eficientes. As reduções da massa muscular relacionadas à idade e à inatividade diminuem ainda mais a circulação periférica (Miller, 2015).
- A falta de condicionamento físico ou de exercícios acentua as consequências funcionais das modificações cardiovasculares relacionadas à idade. Fatores que contribuem para o descondicionamento incluem doença aguda, limitações na mobilidade, doença cardíaca, depressão e falta de motivação (Miller, 2015).

Critérios para a investigação focalizada

Ver Tabelas 2.12 e 2.13.

Tabela 2.12 INSUFICIÊNCIA ARTERIAL *VERSUS* INSUFICIÊNCIA VENOSA: UMA COMPARAÇÃO DE DADOS SUBJETIVOS

Sintoma	Insuficiência arterial	Insuficiência venosa
Dor		
Localização	Pés, músculos das pernas, dedos dos pés	Tornozelos, parte inferior das pernas
Qualidade	Queimação, choque, formigamento, latejamento, cãibras, aguda	Dor contínua, compressão
Quantidade	Aumenta em gravidade com o aumento da atividade muscular ou elevação	Varia com ingestão de líquidos, uso de meias de compressão e atividade muscular diminuída
Cronologia	Torna-se previsível pelo exercício	Maior à noite do que pela manhã
Classificação	Uso de grupos musculares afetados	Aumenta durante o transcurso do dia com longos períodos em pé ou sentado
Fatores agravantes	Exercício Elevação das extremidades	Imobilidade Extremidades em posição pendente
Fatores que aliviam	Interrupção do exercício Extremidades em posição pendente	Elevação das extremidades Meias de compressão ou ataduras elásticas
Parestesia	Dormência, formigamento, ardência, sensibilidade diminuída ao toque	Sem alterações, exceto se forem afetados o sistema arterial ou os nervos

Tabela 2.13 INSUFICIÊNCIA ARTERIAL *VERSUS* INSUFICIÊNCIA VENOSA: UMA COMPARAÇÃO DE DADOS OBJETIVOS

Sinal	Insuficiência arterial	Insuficiência venosa
Temperatura	Pele fria	Pele quente
Cor	Pálida na elevação, rubor na pendência (hiperemia reativa)	Ruborizada, cianótica
		Despigmentação marrom típica em torno dos tornozelos
Enchimento capilar	< 3 segundos	Não aplicável
Pulsos	Ausentes ou fracos	Presentes, exceto se houver doença arterial concomitante ou edema capaz de obscurecê-los
Movimento	Capacidade motora diminuída, com isquemia de nervos e músculos	Capacidade motora sem mudança, a menos que o edema seja tão grave a ponto de limitar a mobilidade articular
Ulceração	Ocorre no pé, no local de traumatismo ou nas pontas dos dedos (mais distais para serem perfundidos)	Ocorre em torno do tornozelo (área de maior pressão decorrente de estase venosa crônica devido à incompetência valvular)
	As úlceras são profundas com margens bem definidas	As úlceras são superficiais com bordas irregulares
	O tecido no entorno está brilhante e esticado com pele fina	O tecido no entorno está edemaciado com veias ingurgitadas

Dados subjetivos

Investigar as características definidoras
Dor (associada com, hora do dia)
Mudança da temperatura
Palidez, cianose, parestesias
Modificação na função motora

Investigar os fatores relacionados
História médica
Ver Fatores relacionados.

Fatores de risco
Fumo (nunca, ex-fumante, número de anos)
Imobilidade
Estresse
História de flebite

Estilo de vida sedentário
História familiar de doença cardíaca, doença vascular, AVE, doença renal ou diabete melito

Medicamentos
Tipo   Efeitos colaterais   Dosagem

Dados objetivos

Investigar as características definidoras
Pele

Temperatura (fria, quente)
Cor (pálida, rubor na pendência, ruborizada, cianótica, despigmentação marrom)
Ulcerações (tamanho, localização, descrição do tecido circundante)
Pulsos bilaterais (radial, femoral poplíteo, tibial posterior, dorsal do pé)
  Frequência, ritmo   Fraco
  Volume   Normal, facilmente palpável
  Ausente, não palpável   Aneurisma
Parestesia (dormência, formigamento, ardência)
Edema (localização, depressível)
Enchimento capilar (normal em menos de 3 segundos)
Capacidade motora (normal, comprometida)

Metas

O indivíduo informará diminuição da dor, conforme evidenciado pelos seguintes indicadores:

- Define o problema vascular periférico em suas próprias palavras.
- Identifica os fatores que melhoram a circulação periférica.
- Identifica as modificações necessárias no estilo de vida.
- Identifica o tratamento médico, a dieta, os medicamentos e as atividades que promovem a vasodilatação.
- Identifica os fatores que inibem a circulação periférica.
- Declara quando deve contatar o médico ou o profissional de saúde.

NOC Função sensorial: Cutânea, Integridade tissular, Perfusão tissular: Periférica

Intervenções

Investigar os fatores causadores e contribuintes

- Doença subjacente.
- Fluxo sanguíneo arterial inibido.
- Fluxo sanguíneo venoso inibido.
- Volume de líquidos excessivo ou deficiente.
- Hipotermia ou vasoconstrição.
- Atividades relacionadas ao surgimento do sintoma/sinal.

Promover fatores que melhorem o fluxo de sangue arterial

- Manter a extremidade em uma posição pendente.

  Justificativa: *O fluxo sanguíneo arterial é estimulado por uma posição pendente e inibido por uma posição elevada (a gravidade atrai o fluxo para baixo, para longe do coração).*

- Manter a extremidade aquecida (não usar aquecedor ou bolsa de água quente).

    J: *A doença vascular periférica reduzirá a sensibilidade. O indivíduo não será capaz de determinar se a temperatura está alta a ponto de danificar o tecido; o uso de calor externo também pode aumentar a demanda metabólica do tecido além da sua capacidade.*

> **NIC** Controle da sensibilidade periférica, Tratamento circulatório: Insuficiência venosa, Tratamento circulatório: Insuficiência arterial, Posicionamento, Promoção do exercício

Reduzir o risco de trauma

- Trocar de posição no mínimo de hora em hora.
- Evitar cruzar as pernas.
- Reduzir os pontos externos de pressão (inspecionar os sapatos diariamente em relação à aspereza do revestimento).
- Evitar os protetores de calcanhar feitos de pele de ovelha (aumentam a pressão dos calcanhares e pressionam ao longo do dorso do pé).
- Estimular os exercícios com amplitude de movimento.
- Discutir a cessação do tabagismo (ver *Manutenção ineficaz da saúde* relacionada ao uso do tabaco).

    J: *A nutrição e o funcionamento das células dependem de fluxo sanguíneo adequado através da microcirculação.*

    J: *Roupas apertadas e algumas posições da perna comprimem os vasos das pernas, reduzindo ainda mais a circulação.*

Promover fatores que melhorem o fluxo sanguíneo venoso

- Elevar a extremidade acima do nível do coração (pode haver contraindicação diante de presença de doença cardíaca ou respiratória grave).

    J: *O fluxo sanguíneo venoso é estimulado por uma posição elevada e inibido por uma posição pendente (a gravidade atrai o fluxo para baixo, para longe do coração).*

- Evitar ficar em pé ou sentado com as pernas pendentes por longos períodos de tempo.
- Considerar o uso de meias elásticas de compressão.

    J: *Meias de compressão aumentam o retorno e a taxa de fluxo venoso e reduzem o acúmulo venoso.*

Orientar a

- Evitar travesseiros atrás dos joelhos ou cama elevada na altura dos joelhos.
- Evitar cruzar as pernas.
- Trocar as posições, movimentar as extremidades ou flexionar os dedos das mãos e dos pés de hora em hora.
- Evitar cintas e meias elásticas justas acima dos joelhos.
- Medir a circunferência básica das panturrilhas e das coxas, se o indivíduo estiver em risco de trombose venosa profunda ou se houver suspeita.

    J: *Reduzir ou remover a compressão venosa externa que impeça o fluxo venoso.*

Planejar um programa diário de caminhadas

- Ver *Estilo de vida sedentário* para intervenções específicas.

Iniciar as orientações para a saúde, conforme indicado

- Ensinar o indivíduo a:
    - Evitar viagens longas de carro ou de avião (levantar e caminhar ao menos de hora em hora).
    - Manter a pele seca lubrificada (a pele ressecada elimina a barreira física à infecção).
    - Usar roupas quentes durante o clima frio.
    - Usar meias de algodão ou lã.
    - Usar luvas inteiras ou sem dedos se as mãos forem expostas ao frio (incluindo congeladores domésticos).
    - Evitar a desidratação em clima quente.

    J: *Essas medidas podem aumentar a circulação e prevenir lesões.*

- Dar atenção especial aos pés e aos dedos dos pés:
    - Lavar e secar bem os pés diariamente.
    - Não colocar os pés de molho.
    - Evitar sabonetes ou produtos químicos fortes (incluindo iodo) nos pés.

- Manter as unhas aparadas e lixadas.
- Inspecionar diariamente os pés e as pernas em busca de lesões e pontos de pressão.
- Usar meias limpas.
- Usar sapatos que ofereçam sustentação e se ajustem confortavelmente.
- Examinar o interior dos sapatos todos os dias quanto à aspereza do revestimento.

J: *Os cuidados diários dos pés reduzem danos tissulares e ajudam a prevenir ou a detectar precocemente uma redução posterior da circulação.*

Explicar a relação entre determinados fatores de risco e o desenvolvimento da aterosclerose

- Tabagismo.
- Vasoconstrição.
- Pressão arterial elevada.
- Oxigenação do sangue diminuída.
- Lipidemia aumentada.
- Agregação plaquetária aumentada.

J: *Os efeitos da nicotina sobre o sistema circulatório contribuem para doença arterial coronariana, AVE, hipertensão e doença vascular periférca (Grossman & Porth, 2014).*

- Hipertensão/hiperlipidemia.

J: *A pressão aumentada constante causa dano ao revestimento dos vasos, provocando formação de placas e estreitamento. A hiperlipidemia promove aterosclerose.*

- Estilo de vida sedentário.

J: *A inatividade diminui o tônus e a força musculares e reduz a circulação.*

- Excesso de peso (10% acima do ideal).

J: *A obesidade aumenta a resistência periférica e o acúmulo venoso; o excesso de peso aumenta a carga de trabalho do coração, causando hipertensão (Grossman & Porth, 2014).*

- Encaminhar a recursos da comunidade para mudanças no estilo de vida.

J: *Os recursos comunitários podem auxiliar o indivíduo a perder peso, parar de fumar, fazer dieta e programas de exercícios.*

Risco de perfusão tissular periférica ineficaz

Definição da NANDA-I
Suscetibilidade a uma redução da circulação sanguínea para a periferia que pode comprometer a saúde.

Fatores de risco*
Idade > 60 anos
Conhecimento deficiente sobre fatores agravantes (p. ex., tabagismo, estilo de vida sedentário, trauma, obesidade, ingestão de sal, imobilidade)
Conhecimento deficiente sobre o processo da doença (p. ex, diabete melito, hiperlipidemia)
Diabete melito
Procedimentos endovasculares
Hipertensão
Estilo de vida sedentário
Tabagismo

Metas
Ver *Perfusão tissular periférica Ineficaz*.

Intervenções
Ver *Perfusão tissular periférica Ineficaz*.

Risco de disfunção neurovascular periférica

Ver também *Risco de Complicações da Síndrome compartimental* na Parte 3.

Definição

Suscetibilidade a interrupção na circulação, na sensibilidade e no movimento de uma extremidade que pode comprometer a saúde.

Fatores de risco

Fisiopatológicos

Relacionados ao volume aumentado de (especificar extremidade) secundário a:

- Sangramento (p. ex., trauma,* fraturas*)
- Obstrução*/acúmulo venoso
- Obstrução arterial
- Distúrbio coagulatório

Relacionados a aumento da filtração capilar secundário a:

- Reação alérgica (p. ex., picada de insetos)
- Trauma
- Queimaduras graves (térmicas, elétricas)
- Lesão por exposição ao frio
- Síndrome nefrótica
- Picada de animais venenosos (p. ex., cobra)
- Hipotermia

Relacionados ao garroteamento secundário a queimaduras circunferenciais

Relacionados ao tratamento

Relacionados ao aumento da filtração capilar secundário a:

- Artroplastia do joelho
- Artroplastia do quadril

Relacionados ao garroteamento secundário a:

- Torniquete
- Ataduras elásticas
- Aparelhos em geral
- Imobilizações
- Calças antichoque
- Tração excessiva
- Talas infláveis
- Curativos circunferenciais
- Aparelho de gesso
- Fechamento prematuro ou constritivo de defeitos da fáscia

Nota da autora

Este diagnóstico representa uma situação em que os enfermeiros podem evitar complicações identificando quem está em risco e implementando medidas para reduzir ou eliminar fatores causadores ou contribuintes. *Risco de disfunção neurovascular periférica* pode mudar para síndrome compartimental. *Risco de Complicações de Síndrome compartimental* representa perfusão tissular inadequada em um músculo, normalmente do braço ou da perna, causada por edema, levando a obstrução do fluxo venoso e arterial e compressão de nervos. A enfermagem tem como foco, no caso de síndrome compartimental, o diagnóstico precoce de sinais e sintomas e a notificação ao médico. As intervenções médicas necessárias para o controle do problema são cirúrgicas, como drenagem do hematoma, reparo de vasos danificados ou fasciotomia. Ver *Risco de Complicações de Síndrome compartimental* na Parte 3, para intervenções específicas para qualquer um dos diagnósticos. Os estudantes devem consultar seus professores sobre instruções para a utilização de *Risco de disfunção vascular periférica* ou *Risco de Complicações de Síndrome compartimental*.

Risco de perfusão renal ineficaz◆

Definição da NANDA-I

Suscetibilidade a redução na circulação sanguínea para os rins que pode comprometer a saúde.

◆ N. de R.T. Este diagnóstico não consta na NANDA-I 2018-2020.

Fatores de risco*

Síndrome compartimental abdominal
Queimaduras
Diabete melito
Hiperlipidemia
Hipoxemia
Doença maligna
Traumas múltiplos
Doença renal (rim policístico)
Síndrome da resposta inflamatória sistêmica
Efeitos colaterais relacionados ao tratamento (p. ex., medicamentos, cirurgia)
Vasculite embólica vascular
Idade avançada
Cirurgia cardíaca
Exposição a toxinas
Hipertensão
Hipóxia
Hipertensão maligna
Polinefrite
Tabagismo
Necrose cortical bilateral
Bypass cardiopulmonar
Glomerulonefrite da mulher
Hipovolemia
Infecção (p. ex., sepse, infecção localizada)
Acidose metabólica
Estenose da artéria renal

Nota da autora

Este diagnóstico da NANDA-I representa uma complicação potencial que é um problema colaborativo, *Risco de Complicações de Insuficiência renal*.

Se a situação for um diagnóstico médico de *Insuficiência renal aguda* ou *Doença renal crônica*, a classificação de *Risco de Complicações de Insuficiência renal aguda* incluirá os seguintes problemas colaborativos:*

- *Risco de Complicações de Sobrecarga de fluidos*
- *Risco de Complicações de Acidose metabólica*
- *Risco de Complicações de Albuminemia aguda*
- *Risco de Complicações de Hipertensão*
- *Risco de Complicações de Edema pulmonar*
- *Risco de Complicações de Arritmias*
- *Risco de Complicações de Hemorragia gastrintestinal*

Diagnósticos de enfermagem associados a essa situação clínica:

- *Risco de infecção* relacionado a procedimentos invasivos
- *Nutrição desequilibrada* relacionada a anorexia, náusea, vômitos, perda do paladar, perda do olfato, estomatite e restrições alimentares
- *Risco de integridade tissular prejudicada* relacionado à retenção de dejetos metabólicos, aumento da fragilidade capilar e disfunção plaquetária

Metas/intervenções

- Ver a Parte 3 para metas e intervenções para *Risco de Complicações de Insuficiência renal*.
- Ver a Parte 3 para metas e intervenções para diagnósticos de enfermagem específicos relacionados.

Risco de perfusão tissular cardíaca diminuída

Definição da NANDA-I

Suscetibilidade a uma redução na circulação cardíaca (coronariana) que pode comprometer a saúde.

Fatores de risco*[29]

Agentes farmacológicos* (efeito colateral medicamentoso de uma combinação de comprimidos)
Cirurgia cardiovascular* (tratamento)
Tamponamento cardíaco* (emergência clínica)
Espasmo da artéria coronária* (emergência clínica)
Diabete melito* (diagnóstico médico apresentando complicações múltiplas com estilos de vida de risco associados passíveis de modificação)
Abuso de drogas* (situações clínicas com complicações múltiplas)
Proteína C-reativa elevada* (exame laboratorial positivo)
História familiar de doença arterial coronariana* (fator com estilos de vida de risco associados passíveis de modificação)

---

[29] O texto entre parênteses foi adicionado pela autora para indicar que o diagnóstico de enfermagem não é a terminologia clínica para comunicar emergências clínicas ou para direcionar o tratamento médico de complicações.

Hiperlipidemia* (diagnóstico médico com estilos de vida associados passíveis de modificação)
Hipertensão* (diagnóstico médico apresentando complicações múltiplas com estilos de vida de risco associados passíveis de modificação)
Hipoxemia* (complicação)
Hipovolemia* (complicação)
Hipóxia* (complicação)
Abuso de substâncias (diagnóstico médico)
Conhecimento insuficiente sobre os fatores de risco passíveis de modificação (p. ex., tabagismo, estilo de vida sedentário, obesidade)
(Esses fatores relacionados são mais apropriados aos diagnósticos de enfermagem *Comportamento de saúde propenso a risco* e/ou *Manutenção ineficaz da saúde*)

Nota da autora

Este diagnóstico de enfermagem da NANDA-I representa um conjunto de fatores de risco ou que apresentam diferentes implicações clínicas. Alguns incluem um conjunto de complicações fisiológicas que se relacionam com a situação e podem ser rotuladas como *Risco de Complicações de Cirurgia cardíaca*, *Risco de Complicações de Síndrome coronaria aguda* e *Risco de Complicações de Diabete melito*. Algumas são complicações únicas, como *Risco de Complicações de Hipovolemia* e *Risco de Complicações de Hipóxia*.

Por exemplo, *Risco de Complicações de Abuso de cocaína* descreveria o monitoramento e manejo de complicações como choque cardíaco/vascular, convulsões, coma, insuficiência respiratória, acidente vascular encefálico (AVE) e hiperpirexia. Essas complicações são diferentes do *Risco de Complicações do Abuso de álcool*, que descreve o monitoramento e manejo de complicações de *delirium tremens*, convulsões, hiperatividade autonômica, hipovolemia, hipoglicemia, alucinação por álcool e choque cardiovascular.

Algumas complicações são emergências médicas, como tamponamento cardíaco, espasmo da artéria coronária ou oclusão, todos possuindo protocolos para intervenções médicas.

Diante da necessidade de um diagnóstico para essa situação clínica, usar *Risco de Complicações de Efeitos adversos de terapia medicamentosa*, especificamente *Risco de Complicações de Terapia contraceptiva oral combinada*.

Risco de perfusão tissular cerebral ineficaz

Definição da NANDA-I
Suscetibilidade a uma redução na circulação do tecido cerebral que pode comprometer a saúde.

Fatores de risco*

Tempo de tromboplastina parcial anormal
Segmento ventricular esquerdo acinético
Dissecção arterial
Mixoma atrial
Estenose da carótida
Coagulopatias (p. ex., anemia falciforme)
Coagulação intravascular disseminada
Traumatismo craniano
Hipertensão
Trombose do apêndice do átrio esquerdo
Estenose mitral
Infarto do miocárdio recente
Abuso de substâncias
Efeitos colaterais relacionados ao tratamento (*bypass* cardiopulmonar, medicamentos)

Tempo de protrombina anormal
Aterosclerose aórtica
Fibrilação atrial
Tumor cerebral
Aneurisma cerebral
Miocardiopatia dilatada
Embolia
Hipercolesterolemia
Endocardite
Prótese valvar mecânica
Neoplasia cerebral
Síndrome do nó sinusal
Terapia trombolítica

Nota da autora

Este diagnóstico de enfermagem da NANDA-I representa um conjunto de fatores de risco que têm implicações clínicas muito diferentes. Algumas são complicações fisiológicas relacionadas a um diagnóstico ou tratamento médico, podendo receber o rótulo de *Risco de Complicações de Traumatismo craniano*, *Risco de Complicações de Tumor cerebral* ou *Risco de Complicações de Terapia trombolítica*. Essas situações clínicas têm diagnósticos de enfermagem e problemas colaborativos que exigem intervenções.

Por exemplo, *Risco de Complicações de Cirurgia craniana* poderia apresentar os seguintes problemas colaborativos:

- *Risco de Complicações de Pressão intracraniana aumentada*
- *Risco de Complicações de Sangramento, Hipovolemia/choque*
- *Risco de Complicações de Tromboembolismo*
- *Risco de Complicações de Disfunção de nervo craniano*
- *Risco de Complicações de Arritmias cardíacas*
- *Risco de Complicações de Convulsões*
- *Risco de Complicações de Alterações sensoriais/motoras*

Diagnósticos de enfermagem associados a essa situação clínica:*

- *Ansiedade* relacionada à cirurgia iminente e ao medo das consequências
- *Dor aguda* relacionada à compressão/deslocamento de tecido cerebral e aumento da pressão intracraniana
- *Risco de manutenção ineficaz da saúde* relacionado ao conhecimento insuficiente de sinais e sintomas de complicações do cuidado da ferida, restrições e cuidados de acompanhamento

Metas/intervenções

Ver Parte 3 para problemas colaborativos específicos em *Risco de Complicações de Disfunção neurológica*.

Risco de perfusão tissular gastrintestinal ineficaz❖

Definição da NANDA-I

Suscetibilidade a redução na circulação gastrintestinal que pode comprometer a saúde.

Fatores de risco*

Aneurisma aórtico abdominal
Tempo de tromboplastina parcial anormal
Hemorragia gastrintestinal aguda
Idade > 60 anos
Coagulopatia (p. ex., anemia falciforme)
Diabete melito
Coagulação intravascular disseminada na mulher
Úlcera, colite isquêmica, pancratite isquêmica
Acidente vascular encefálico; redução no desempenho do ventrículo esquerdo
Função hepática prejudicada (p. ex., cirrose, hepatite)
Desempenho insatisfatório do ventrículo esquerdo
Instabilidade hemodinâmica
Infarto agudo do miocárdio
Doença renal (p. ex., rim policístico, estenose da artéria renal, insuficiência renal)
Trauma
Regime de tratamento
Doença vascular
Síndrome compartimental abdominal
Anemia
Condição gastrintestinal
Tabagismo

Nota da autora

Este diagnóstico é genérico demais para uso clínico, uma vez que representa várias complicações fisiológicas relacionadas à perfusão gastrintestinal. Essas complicações são problemas colaborativos e devem ser separadas de complicações mais específicas, como:

- *Risco de Complicações de Sangramento gastrintestinal*
- *Risco de Complicações de Íleo paralítico*
- *Risco de Complicações de Hipovolemia/choque*

Metas/intervenções

Ver Parte 3 para intervenções/justificativas e metas para *Risco de Complicações de Sangramento gastrintestinal* ou *Íleo paralítico* ou *Hipovolemia/choque*.

❖ N. de R.T. Este diagnóstico não consta na NANDA-I 2018-2020.

PESAR

Pesar
Pesar antecipado[30]
Pesar complicado
Risco de pesar complicado

Definição da NANDA-I

Processo normal e complexo que inclui respostas e comportamentos emocionais, físicos, espirituais, sociais e intelectuais, por meio dos quais indivíduos, famílias e comunidades incorporam uma perda real, antecipada ou percebida às suas vidas diárias.

Características definidoras

Maiores (devem estar presentes)

O indivíduo relata perda real ou percebida (pessoa, animal de estimação, objeto, função, situação ou relacionamento) com respostas como:

Negação	Desespero*	Desorganização*
Ideias suicidas	Comportamento de busca/de espera	Sentimento de inutilidade
Culpa*	Incapacidade de concentração	Dormência*
Choro	Alteraçõesno padrão de sono*	Descrença
Raiva*	Afastamento*	Ansiedade
Tristeza	Desânimo	Desamparo

Fatores relacionados

Muitas situações podem contribuir para sentimentos de perda. Seguem algumas fontes comuns.

> **Dicas da Carpenito**
> Um exemplo de enunciado de diagnóstico de enfermagem de *Pesar* é relacionado à perda de função ou independência, secundária à insuficiência cardíaca congestiva, manifestada por incapacidade de dirigir, dispneia que impede passatempos habituais (jardinagem, trabalho no pátio) e interferência nas atividades de vida diária.

Fisiopatológicos

Relacionados a perda de função ou independência secundária a distúrbios (inserir a doença, o distúrbio, a lesão):

Neurológicos	Respiratórios	Musculoesqueléticos
Digestivos	Sensoriais	Traumáticos
Cardiovasculares	Renais	

Relacionados ao tratamento

Relacionados a efeitos negativos e perdas associadas a:

Diálise de longa duração
Cirurgia (p. ex., mastectomia)

Situacionais (pessoais, ambientais)

Relacionados à perda de saúde

Relacionados à perda do emprego

Relacionados à perda de estabilidade financeira

Relacionados à morte de animal de estimação

Relacionados à perda de um sonho nutrido

---

[30]Adicionado por Lynda Juall Carpenito por sua clareza e utilidade clínica.

Relacionados à doença grave de ente querido

Relacionados à perda de uma amizade

Relacionados à perda da casa

Relacionados a efeitos negativos e perdas secundários a:

Dor crônica
Morte
Doença terminal

Relacionados a efeitos negativos e perdas percebidos associados a:

Nascimento de filho	Casamento	Separação
Filhos saindo de casa	Divórcio	Funções do papel

Maturacionais

Idosos

Relacionados a perdas e/ou modificações atribuídas ao envelhecimento:

Independência (perda da licença para dirigir, da própria casa, do preparo dos alimentos)
Amigos
Função
Profissão
Desempenho sexual

Relacionados a perda de esperança, de sonhos

Nota da autora

Pesar, *Pesar antecipado* e *Pesar complicado* representam três tipos de respostas de pessoas ou famílias que vivenciam uma perda. *Pesar* descreve o sentimento normal após uma perda e a participação nos eventos que a cercam. *Pesar antecipado* (não é um diagnóstico de enfermagem da NANDA-I) descreve um envolvimento em experiência de pesar antes de uma perda esperada, por exemplo, família com filho portador de doença terminal.

Pesar complicado representa um processo mal-adaptado, no qual a elaboração do pesar está suprimida ou ausente ou a pessoa apresenta reações exageradamente prolongadas. Para os três diagnósticos, a meta da enfermagem é promover a elaboração do pesar. Além disso, para *Pesar complicado*, o enfermeiro direciona as intervenções para a redução das respostas problemáticas, excessivas e prolongadas.

Em muitas situações clínicas, o enfermeiro antecipa uma reação de pesar (p. ex., em casos de perda de uma parte do corpo, morte de uma pessoa significativa). Outras situações que provocam fortes reações de pesar são algumas vezes ignoradas ou minimizadas (p. ex., aborto, morte de um recém-nascido, morte de um gêmeo ou trigêmeo, morte de um amante secreto, suicídio, perda de um filho para um lar adotivo ou para adoção).

Erros nos enunciados diagnósticos

Pesar complicado relacionado a reações emocionais excessivas (choro, raiva) à morte recente de um filho

As pessoas reagem às perdas de maneiras bastante individualizadas. Independentemente de sua intensidade, nenhuma reação a uma perda aguda deve ser rotulada como "disfuncional". *Pesar complicado* é caracterizado por uma resposta prejudicial, resistente ou prolongada; esse diagnóstico só pode ser validado após transcorrerem 18 a 24 meses após a perda. O enfermeiro deve reformulá-lo como *Pesar relacionado à morte recente de um filho*, conforme *evidenciado por reações emocionais de raiva e tristeza profunda*.

Pesar antecipado relacionado a efeitos percebidos de traumatismo medular nas metas de vida

O uso de *Pesar antecipado*, nessa situação, coloca o foco em perdas antecipadas, não em perdas reais. Visto que o indivíduo está lamentando tanto as perdas reais quanto as antecipadas, o diagnóstico deve ser reformulado para *Pesar relacionado a perdas reais ou antecipadas associadas a recente traumatismo medular*.

Conceitos-chave

Considerações gerais

- "O processo de pesar leva tempo. A cura acontece pouco a pouco; não pode ser forçada nem apressada – e não há uma agenda 'normal' para o pesar" (Smith & Segal, 2016).
- A cultura norte-americana é dirigida à juventude e à vida. Mesmo que a morte faça parte da vida de cada um de nós, ela é vista como relativa aos outros, e não a nós mesmos. A sociedade atual é definida como "desafiadora da morte", falhando em reconhecer e confrontar a realidade da morte e do pesar.

- Os cuidadores devem reconhecer que suas próprias atitudes e crenças sobre a morte, o morrer e o pesar têm um impacto significativo sobre os cuidados da pessoa que sofreu uma perda.
- A perda pode ocorrer sem a morte; quando uma pessoa sofre alguma perda (objeto, relacionamento), sucedem-se o luto e o pesar.
- O luto é uma reação de pesar aos eventos: perda, morte, divórcio, saúde ou parte do corpo.
- O pesar é o sentimento emocional: raiva, frustração, solidão, tristeza, culpa e arrependimento relacionados à percepção da perda da saúde ou de parte do corpo.
- O pranto é a mostra pública do pesar, influenciada pelas crenças, práticas religiosas e contexto cultural da pessoa.
- As tarefas de *Pesar* a seguir foram identificadas por Worden (*2009) e podem ser úteis ao enfermeiro na identificação da evolução atual da pessoa no processo de pesar:
  - *Tarefa 1*: aceitar a realidade da perda.
  - *Tarefa 2*: sentir a dor do pesar.
  - *Tarefa 3*: adaptar-se ao ambiente no qual falta a pessoa ou o objeto perdido.
  - *Tarefa 4*: mudar, emocionalmente, o lugar do que foi perdido e continuar a vida.
- O processo normal de pesar pode incluir (*Worden, 2009):
  - Sentimentos: torpor, choque, raiva, frustração, irritação, hostilidade mal direcionada, tristeza, medo, solidão, alívio, culpa, lamento, desamparo, falta de controle.
  - Sensações físicas:
    - Despersonalização – "Nada parece real".
    - Tremores, nervosismo.
    - Falta de energia, fraqueza.
    - Boca seca, aumento da transpiração.
    - Vazio no estômago, estômago embrulhado.
    - Cefaleia.
    - Dor no peito ou na garganta, compressão, dispneia.
    - Os mesmos sintomas físicos da pessoa falecida.
  - Pensamentos:
    - Descrença – "Isso não pode estar acontecendo".
    - Raiva – "Por que aconteceu? Não é justo."
    - Esquecimento, confusão.
    - Culpa – "E se eu _____." "Gostaria que _____."
    - Preocupação ou pensamento obsessivo sobre a pessoa falecida.
    - Continuar a vida – "Tenho de fazer mudanças/tomar decisões agora."
    - Suicídio – "A vida não tem sentido."
    - Medo – medo da própria morte, da morte de outra pessoa.
    - Experiências paranormais – sensação da "presença" do falecido, sonhos, etc.
    - Finalização – "As coisas jamais serão iguais."
  - Comportamentos:
    - Distúrbios do sono e do apetite.
    - Gritos, choro, suspiros.
    - Aumento da ingestão de álcool/uso de nicotina.
    - Comportamento ausente.
    - Atividades associadas à pessoa falecida – chamar, visitar ou evitar locais e objetos que a lembrem, conversas com ela (fotos/cinzas).
    - Comportamento de busca – esperar a pessoa falecida.
    - Retraimento social.
    - Mudança no desempenho profissional – atrasos, saídas antes da hora, trabalhar até tarde, etc.
    - Choque e descrença.
- O divórcio traz muitas perdas aos parceiros e às famílias: papéis, relacionamentos, domicílio, posses, recursos financeiros, controle, rotinas e padrões.

Perdas associadas a Aids/HIV

- O luto relativo à Aids parece diferir dos modelos tradicionais de pesar, e isso de quatro maneiras (Kain, 2016):
  - Muitas pessoas com Aids morrem jovens, algo como a falta de expectativa para o próximo ano.
  - O estigma associado à Aids impede que os entes queridos tenham pesar franco ou admitam a causa da morte.
  - Os cuidadores podem responder ao término dos cuidados com alívio da culpa. Na comunidade homossexual, os sobreviventes podem sentir culpa sobre serem HIV negativos, à luz do sofrimento dos companheiros.

- Quando os sobreviventes são HIV positivos, têm culpa sobre sua condição e preocupações quanto ao estado de saúde, coisas que podem ser confundidas com luto.
- Quando um estigma social está associado a uma morte ou doença (p. ex., suicídio ou Aids), a pessoa pode ter de elaborar o pesar sozinha, isolada emocionalmente ou com medo de expressá-lo em público, ocorrendo então pesar com afastamento (*Bateman, 1999; *Leming & Dickinson, 2010).
- Questões sociais complexas envolvendo moralidade, sexualidade, contágio e vergonha associados à perda de alguém com Aids interferem no processo de elaboração do luto e da cura (*Cotton et al., 2006; *Mallinson, 1999).
- Homens homossexuais que vivenciaram múltiplas perdas relacionadas à Aids (p. ex., perda de amigos e da comunidade, desintegração da estrutura familiar e da rede social) podem receber pouca compreensão da comunidade heterossexual (*Cotton et al., 2006; *Mallinson, 1999).

Considerações pediátricas (Hockenberry & Wilson, 2015)

O pesar dos pais
- Pode ser mais complicado que o de outros que estão em processo de luto.
  - Não apenas é vivida a perda primária do filho, mas também perdas secundárias. Estas podem incluir a perda da identidade dos pais como pai/mãe, suas esperanças e sonhos relativos ao futuro do filho que não ocorrerão e o vazio criado na unidade familiar pela perda.
  - É comum que o pesar dos pais seja diferente. A perda de um filho pode causar tensão matrimonial e na família, na medida em que os pais elaboram seu pesar, mas também tentam manter as responsabilidades com a casa e a família.
  - Ao lidar com o próprio pesar, os pais podem ter dificuldades para reagir às necessidades de pesar do filho sobrevivente.
- Usar enunciados terapêuticos na comunicação com pais em luto.
  - Não julgar ao fazer perguntas necessárias.
  - Mostrar empatia, e não simpatia.
  - Não está errado sentar-se e ficar em silêncio. Saber que alguém está presente pode trazer conforto. Deixe que as pessoas saibam que você está presente para escutar, caso elas queiram conversar.
  - Investigar as estratégias de enfrentamento dos pais e avaliar a necessidade de assistência.
  - Não há problemas em demonstrar emoção. Isso mostra aos pais que você, como enfermeiro da criança, preocupou-se com ela e também chorará sua perda. Se foram frequentes os cuidados da criança pelo enfermeiro, a família pode reconhecê-lo como um cuidador que partilha, encontrando conforto em sua presença.
  - Em situações de crianças com doenças crônicas, o enfermeiro pode ter passado por todo o processo com a família, durante quase o mesmo tempo, sentindo profundamente a perda também.
    - Não fique tão emotivo, porém, diante da família em processo de pesar a ponto de suas emoções precederem aquelas dos demais. Você precisa ajudá-los, e não o contrário.

O pesar dos irmãos
- Cada criança tem o próprio pesar, que difere dos adultos. Sua idade e condição de desenvolvimento, bem como personalidade e técnicas de enfrentamento já existentes, influenciam a reação dela à morte do irmão.
- Bebês e crianças que começam a andar:
  - Podem agir como se a pessoa ainda estivesse viva.
  - Ficam tristes e ansiosas quanto a mudanças na rotina diária ocorridas com a perda.
  - Respondem e reagem à ansiedade e à tristeza dos pais, mesmo que não as entendam.
- Crianças em idade pré-escolar:
  - Podem se sentir culpadas ou responsáveis pela morte do irmão, como se estivessem sendo punidas.
  - Podem apresentar respostas ou comportamentos inesperados, como regressão a um estágio anterior do desenvolvimento, envolvimento em comportamentos de busca de atenção ou em atividades estranhas que são novas para elas.
  - Mostram medo de separação dos pais.
- Crianças em idade escolar:
  - Compreendendo melhor a morte, podem apresentar receios diferentes em relação à causa da morte e se o mesmo poderia ocorrer com elas, ao processo de morte em si, bem como medo geral do desconhecido.
  - Mostram interesse por rituais pós-morte.
  - Podem indagar sobre o que ocorre ao corpo após a morte.
- Adolescentes:
  - Têm mais dificuldade no processamento e enfrentamento da morte.
  - Ficam excessivamente preocupados com o viver o presente.

- São propensos a experimentarem sozinhos o pesar, pois tendem a sentir que não conseguem conversar com alguém, ou que não há quem compreenda seus sentimentos.

Pesar e papéis do enfermeiro ao cuidar da família em sofrimento
- Os enfermeiros podem vivenciar o pesar quando compreendem o prognóstico fatal de seus pacientes. Isso muitas vezes pode levar o enfermeiro que passa por essa experiência à exaustão dependendo da sua área de atuação.
  - Esse profissional pode experienciar ou depressão diante da incapacidade de alterar o prognóstico do paciente.
  - É emocionalmente estressante cuidar rotineiramente da criança que vai morrer e sofrer com seus familiares. O enfermeiro pode se ver cuidando de criança ou pais que acabaram de sofrer uma perda, tendo que começar a cuidar do próximo paciente assim que o atendimento pós-morte termina, com pouco ou nenhum intervalo entre suas obrigações.
  - Ter autopercepção e estratégias de enfrentamento é fundamental para o enfermeiro.
  - Conversar a respeito pode trazer benefícios após esse evento, ajudando o enfermeiro a processar o ocorrido e permanecer resiliente. Buscar ajuda profissional conforme a necessidade. Praticar estilo de vida saudável.
- É comum que outro profissional do hospital (p. ex., capelão, assistente social, conselheiro) esteja disponível para auxiliar nas necessidades imediatas dos pais enlutados. Em alguns casos, entretanto, esse trabalho seria do enfermeiro.
  - Auxiliar os pais a entenderem as reações à morte que os demais filhos possam estar demonstrando.
  - Ajudar os pais na batalha para encontrar equilíbrio que lhes permita experimentar o pesar da perda profunda, ao mesmo tempo em que mantêm uma reserva emocional que lhes possibilite dar conforto aos demais filhos e cuidar de sua sobrevivência.
  - Tentar manter um ambiente e uma rotina normais.
  - Estimular os pais a responderem às perguntas dos demais filhos, sem reservas.
  - Encorajar as crianças sobreviventes a conversarem com franqueza e a usarem saídas ao seu pesar.

Considerações maternas

- Infelizmente, "o aborto ou a morte de um recém-nascido não costumam ser reconhecidos como perdas importantes, embora possam precipitar pesar prolongado" (Block, 2013).
- Jiong, Vestergaard e Obel (2011) relataram, em um grande estudo de coorte, que "crianças nascidas de mães que perderam um parente próximo (filho, pai ou mãe, irmão) durante a gestação são categorizadas como crianças expostas em razão do luto durante a vida fetal". O luto materno durante a gestação foi associado a aumento do risco de vários resultados adversos no nascimento, como baixo peso, nascimento pré-termo, baixo escore Apgar após 1 minuto e após 5 minutos.
- Jonas-Simpson, McMahon, Watson e Andrews (2013) realizaram um documentário baseado em pesquisas investigando as experiências de pesar de enfermeiros cuidadores de famílias que haviam perdido um recém-nascido. Alguns temas que derivaram desse estudo incluem o seguinte:
  - "Ao longo dos anos, aumentou o conforto com a morte e surgiu uma capacidade de estar com aqueles enlutados, não apenas nas práticas dos enfermeiros, mas também em suas vidas pessoais, conforme descrição de um dos enfermeiros."
  - "Outro enfermeiro associou o crescimento de sua capacidade de orientar enfermeiros novatos ao seu conforto crescente relativo à morte e ao luto perinatais."
  - Valorizar e nutrir ainda mais sua família; pensar sobre o que significa perder um filho; não conseguir alegrar-se completamente com a gestação.
  - Conhecer a possibilidade da perda e valorizar a importância da perda ainda mais, após tornar-se mãe.
  - "O apoio dos colegas foi muito valioso como ajuda para que fosse encontrado o próprio caminho durante o pesar."
  - "O oferecimento de compaixão autêntica e atendimento de alta qualidade, em casos de perda perinatal, ajudou-os a se sentirem melhor em relação ao próprio pesar."

Considerações geriátricas

- Pessoas idosas podem viver múltiplas perdas em curto período de tempo, como morte de cônjuge, parceiro, parente, filho, perda de rendimentos, da casa, novo endereço, da saúde física e perdas sensoriais. Tantas perdas em pouco tempo podem ser avassaladoras, tornando-se um obstáculo ao pesar (*Worden, 2009).
- O suicídio no final da vida é uma importante preocupação pública nos Estados Unidos, onde mais de 6 mil idosos acabam com a própria vida todos os anos. A prevenção do suicídio nessa faixa etária constitui um desafio em razão da elevada letalidade do comportamento suicida dos idosos; são poucos os que sobrevivem à

primeira tentativa de causar danos a si mesmos. Pesquisas revelaram quais fatores em cada um dos cinco domínios colocam o idoso em maior risco de suicídio – doença psiquiátrica, traços de personalidade e estilos de enfrentamento, doença clínica, estressores da vida e falta de conexão social e prejuízo funcional (Conwell, 2014).
- Parece haver algum apoio relativo à extensão dos períodos de luto tradicionais de, pelo menos, 24 meses para idosos que perdem o cônjuge. Mais importante que a perda de uma pessoa significativa é a perda de uma relação essencial que traz sentido à vida pessoal. Mesmo em viúvos jovens, a estimativa do período de adaptação foi aumentada, com base em pesquisa que mostra movimento de um grande sofrimento para um sofrimento menor em um período de aproximadamente dois anos (conforme medido pelo Goldberg General Health Questionnaire) (*Caserta, Lund & Dimond, 1985).
- O luto é um fator de risco de suicídio. Cerca de 25% de todos os suicídios são cometidos por idosos. As tentativas de suicídio são menos frequentes nessa população; contudo, a relação entre taxa de tentativas de suicídio e suicídio consumado aumenta em 4:1 após os 60 anos, comparada com 20:1 no grupo daqueles com menos de 40 anos. Homens com mais de 65 anos apresentam a maior incidência de suicídio: entre a idade de 65 e 74 anos ocorrem 30,4 suicídios a cada 100 mil; dos 75 aos 84 ocorrem 42,3 suicídios a cada 100 mil; e nos homens com mais de 85 anos, 50,6 suicídios a cada 100 mil (Miller, 2015).
- A morte de um animal de estimação pode ser uma perda significativa para várias pessoas. Há os mais vulneráveis, como um idoso isolado, e a perda pode resultar em um processo de pesar.
- Apoio social, crenças religiosas fortes e boa saúde mental prévia são recursos que reduzem a disfunção psicossocial e física (*Hooyman & Kramer, 2006; Miller, 2015).

Considerações transculturais

- A reação comportamental à morte ou a uma perda é culturalmente determinada. Há certa necessidade de defender populações vulneráveis para reduzir o impacto da morte por meio do entendimento das reações culturais e dos rituais em torno desta e do ato de morrer (Purnell, 2013).
- O luto é um estressor universal, mas o alcance do estresse e seu significado têm variações nas culturas. A cultura norte-americana dominante pressupõe que a morte de um filho seja mais estressante que a de um parente idoso.
- Os porto-riquenhos acreditam que o espírito da pessoa não fica livre para entrar na próxima vida se ela deixou algo sem ser dito antes da morte. O pesar pode ser agravado se o encerramento não for apropriado, como nos casos de morte súbita (Giger, 2013).
- Os hispânicos algumas vezes expressam o pesar com comportamentos semelhantes a convulsões, episódios hipercinéticos, agressividade ou estupor. Essa síndrome é denominada *elíptica* (Giger, 2013).
- A intensidade de choro na cultura chinesa depende da proximidade com aquele que lamenta e da importância da pessoa falecida (Giger, 2013). Trabalhar o pesar para os haitianos costuma incluir assumir os sintomas da última doença da pessoa que morreu (Giger, 2013).

Critérios para a investigação focalizada

Dados subjetivos

Investigar as características definidoras

Interações atuais entre os membros da família

Adultos
Crianças
    Nível maturacional
    Compreensão da crise
    Grau de participação
    Tensões familiares preexistentes
Conhecimento de reações de pesar esperadas
História de relacionamento com o doente ou o falecido, por exemplo, conflitante, totalmente dependente, abusiva, hostil

Expressões de

Ambivalência
Raiva
Negação
Depressão
Medo
Culpa

Relato de
- Distúrbios gastrintestinais
- Insônia
- Preocupação com o sono
- Fadiga (aumentada ou diminuída)
- Incapacidade para realizar o trabalho, o autocuidado, a responsabilidade social

Investigar os fatores relacionados

Família
- Padrões anteriores de enfrentamento de crise
- Qualidade do relacionamento da pessoa doente ou falecida com cada elemento da família
- Posição ou responsabilidades de papel da pessoa doente ou falecida
- Expectativas socioculturais em relação ao luto
- Expectativas religiosas relativas ao luto

Membros individuais da família
- Experiências anteriores com perda ou morte (como criança, adolescente ou adulto)
- A família compartilhou o pesar?
- Praticaram algum ritual religioso ou cultural associado ao luto?

Dados objetivos

Investigar as características definidoras

Normativas
- Raiva
- Choro
- Descrença, negação
- Desesperança
- Preocupação
- Tristeza
- Choque
- Sofrimento
- Retraimento

Padrão problemático (profundo; respostas cada vez piores ou ausência de evidências de) (subjetivo, objetivo)
- Perda duradoura dos padrões normais de comportamento social
- Regressão e depressão cada vez mais profundas
- Isolamento progressivamente maior
- Manifestações somáticas (prolongadas)
- Obsessões, fobias
- Ideias delirantes e alucinações
- Tentativa de suicídio
- Abuso de substância (p. ex., sedativos/opioides receitados, álcool, drogas ilícitas)

Metas

O indivíduo expressará seu pesar e este será livremente manifestado, conforme evidenciado por estes indicadores:

- Descreve o significado da morte ou da perda para si.
- Partilha seu pesar com as pessoas significativas.

NOC Enfrentamento, Enfrentamento familiar, Resposta da comunidade ao pesar, Resolução do pesar, Adaptação psicossocial Mudança de vida, Resiliência familiar, Resolução da culpa

ALERTA CLÍNICO Quando uma pessoa morre em uma instituição de cuidados de saúde, cabe ao enfermeiro o contato com os familiares não presentes. É importante oferecer-lhes a opção de ver o corpo. Se desejado, enviar uma carta ou cartão de condolências e/ou ir ao enterro costuma ser muito valorizado.

Intervenções

Investigar os fatores que possam retardar a elaboração do pesar

- Indisponibilidade ou falta de sistema de apoio.
- Dependência.
- Doença emocional prévia.
- Incerteza da perda (p. ex., criança desaparecida).
- Incapacidade de sentir pesar.
- Perda recente de objeto.
- Fracasso em elaborar perdas anteriores.
- Estrutura da personalidade.
- Natureza do relacionamento.
- Perdas múltiplas.

NIC Escuta ativa, Apoio familiar, Facilitação do processo de pesar, Melhora do enfrentamento, Orientação antecipada, Apoio emocional, Terapia de reminiscência

Reduzir ou eliminar os fatores, se possível

Promover um relacionamento de confiança

- Estabelecer um ambiente seguro, protegido e privativo.
- Promover sentimentos de autovalorização por meio de sessões de grupo ou individuais.
- Possibilitar um tempo estabelecido para encontros e discussão dos sentimentos.
- Comunicar-se de forma clara, simples e direta.
- Nunca tentar diminuir a perda (p. ex., "Ela não sofreu por muito tempo"; "Você pode ter outro bebê").
- Criar um meio terapêutico (mostrar que você se importa).
- Demonstrar respeito pela cultura, religião, raça e valores da pessoa.
- Proporcionar a presença de simplesmente "estar" com a pessoa enlutada.

  Justificativa: *A elaboração do pesar só pode ter início quando a pessoa reconhece a perda. Os enfermeiros podem encorajar esse reconhecimento com um diálogo aberto e honesto, oportunizando à família a visão do morto e admitindo e validando o pesar (*Leming & Dickinson, 2010; Vanezis & McGee, 1999).*

Apoiar as reações de pesar

- Explicar que cada pessoa terá um pesar diferente e em um ritmo peculiar.

  J: *Há pesquisas que refutam a ideia de que o pesar seja organizado, tenha uma sequência, seja linear e termine em um ponto arbitrário (Wright & Hogan, 2008).*

- Explicar as reações de pesar: choque e descrença, desenvolvimento da conscientização e resolução.
  - Garantir aos entes queridos que a memória do falecido continuará, embora a dor diminua com o tempo e não desaparecerá.
  - Dar apoio à pessoa no processo de dar-se conta (intelectual e emocionalmente) de que o indivíduo está morto e não voltará.
  - Possibilitar à pessoa viúva o compartilhamento dos medos de ter que desenvolver novas habilidades e assumir papéis que antes eram desempenhados pela pessoa falecida.
- Descrever várias expressões aceitáveis:
  - Comportamento exaltado ou maníaco como defesa contra a depressão.
  - Exaltação e hiperatividade como uma reação de amor e proteção contra a depressão.
  - Vários estados de depressão.
  - Várias manifestações somáticas (perda ou ganho de peso, indigestão, tontura).

Determinar se a família tem pedidos especiais relativos à visualização do corpo da pessoa falecida (*Vanezis & McGee, 1999)

- Prepará-los para possíveis mudanças no corpo.
- Remover todos os equipamentos; trocar a roupa de cama suja.
- Perguntar a eles se querem envolvimento em um ritual ou qualquer outra atividade de conforto (p. ex., segurar, lavar, tocar, beijar).
- Deixar os braços fora dos lençóis para estimular o toque, se desejado.

Promover a coesão familiar
- Apoiar a família em seu nível de funcionamento.
- Incentivar a autoinvestigação dos sentimentos com os membros da família.

  J: *Cada membro da família tem a própria percepção quanto ao sentido da morte de um ente querido (*O'Mallon, 2009).*

- Reconhecer e reforçar os pontos fortes de cada membro da família.

  J: *Compreender e fortalecer as famílias, no final da vida e durante o luto, são fundamentais para a manutenção ou a restauração da saúde (*O'Mallon, 2009).*

- Estimular a família a compartilhar os sentimentos e a apoiar-se mutuamente.

  J: *Reconhecer que as reações de pesar são esperadas e normais pode funcionar como apoio a uma pessoa ansiosa em pesar (*Hooyman & Kramer, 2006).*

- De forma específica, dialogar com os membros "fortes" da família sobre seus sentimentos.

  J: *Os enlutados bastante ocupados com a parte prática e necessária dos cuidados da pessoa que morreu podem não trabalhar a perda iminente e, assim, correr risco de adiamento do pesar.*

Promover a elaboração do pesar para cada resposta
Negação
- Reconhecer que essa é uma reação útil e necessária.
- Explicar o uso da negação por um membro da família aos demais membros.
- Não pressionar a pessoa a ultrapassar a negação enquanto não estiver em condições emocionais para fazê-lo.

Isolamento
- Transmitir um sentimento de aceitação, reconhecendo o pesar.
- Criar uma comunicação franca e honesta para proporcionar o compartilhamento.
- Estimular o indivíduo/família a aumentarem, aos poucos, as atividades de apoio (p. ex., grupos de apoio, grupos da igreja).
- Incentivá-los a permitir que as pessoas significativas saibam de suas necessidades (p. ex., necessidade de apoio, privacidade ou permissão para partilhar sua experiência).

Depressão
- Identificar o nível de depressão e desenvolver a abordagem apropriada.
- Usar a empatia ao compartilhar; reconhecer o pesar ("Deve ser muito difícil").
- Identificar qualquer indicação de comportamento suicida (declarações frequentes de intenção, plano revelado).
- Ver *Risco de autolesão* para informações adicionais.

Raiva
- Admitir a raiva como um mecanismo de enfrentamento.
- Explicar à família que a raiva serve para tentar controlar mais de perto o ambiente devido a uma incapacidade de controlar a perda.

  J: *Reconhecer que as reações de pesar são esperadas e normais pode apoiar uma pessoa ansiosa nesse processo (*O'Mallon, 2009).*

Identificar as pessoas com alto risco de reações disfuncionais de pesar complicado
- Identificar aquelas com alto risco de reações de pesar complicadas:
  - *Tempo de relacionamento*: maior que 55 anos, menor que 5 anos; levar em conta a importância e a qualidade da relação para quem está vivo.
  - *Questões clínicas*: tratamentos ou cirurgias iminentes; história de doença aguda ou crônica.
  - *História de saúde mental ou tratamento*: conselhos/acompanhamento ambulatorial; medicamentos psiquiátricos (depressão, ansiedade, sono, etc.); internações psiquiátricas, tentativas de suicídio, ideias suicidas.
  - *Abuso de substância*: tratamento para abuso de drogas ou álcool.
  - *Possibilidade de suicídio*: na história familiar; ideias ou potencial suicida.
  - *Crianças*: 17 anos ou menos, em casa ou com uma relação importante com a pessoa falecida (p. ex., avós moradores na mesma casa).
  - *Múltiplas perdas*: mortes, mudanças de endereço, aposentadoria, divórcio, acidente automobilístico.
  - *Morte traumática*: circunstâncias da morte, súbita ou inesperada, conforme a percepção dos enlutados.

J: *Morte súbita ou suicídio são catastróficos. As intervenções concentram-se em ajudar os sobreviventes a ter percepções reais do evento e, no suicídio, vergonha e embaraço. Os que ficaram passam por experiências de culpa, rejeição e desilusão (*Gibson, 2003).*

Promover o bem-estar físico: nutrição, sono/repouso e exercícios aos sobreviventes de suicídio
- Incentivá-los a marcar uma consulta com profissional de saúde mental.
- Obter sua interpretação do evento. Esclarecer distorções.
- Discutir planos para o funeral e a notificação de amigos e parentes.
- Discutir os perigos do sigilo.
- Permitir a manifestação de culpa, raiva e culpabilização (p. ex., dos profissionais).
- Acompanhar a família por meio de contatos telefônicos.
- Encaminhar todos os sobreviventes a aconselhamento, sobretudo os de alto risco (filhos, pessoas sem apoio adequado; os que reagem com culpabilização, bodes expiatórios ou os que tentam manter sigilo).

J: *Oferecer um ambiente de apoio atencioso, franqueza e envolvimento familiar pode facilitar os resultados do luto da família (*O'Mallon, 2009).*

Iniciar as orientações para a saúde e os encaminhamentos, conforme indicado
Ensinar ao indivíduo e à família sinais de resolução
- A pessoa de luto não vive mais no passado; está voltada para o futuro e estabelece novas metas.
- O indivíduo de luto redefine seu relacionamento com a pessoa/objeto perdido.
- A pessoa em processo de pesar inicia a ressocialização.
- Se for bom, sugerir a organização de encontro para rememorar lembranças e partilhar histórias e experiências enriquecedoras.

J: *A terapia de reminiscências dá às pessoas oportunidade de encontro como um grupo.*

- Identificar os serviços que possam ser úteis (p. ex., serviços comunitários, grupos religiosos).

Intervenções pediátricas

Explicar o que causou a morte
- Esclarecer as percepções da criança.
- Esclarecer com franqueza que a criança não causou a morte.

J: *As crianças precisam sentir as alegrias e as tristezas da vida para começar a incorporá-las adequadamente às suas vidas (*Hooyman & Kramer, 2006; Kübler-Ross, 1975).*

J: *Os filhos de pais que cometem suicídio correm maior risco de futuras psicopatologias e depressão, bem como de suicídio como medida de enfrentamento (Boyd, 2012; *Hooyman & Kramer, 2006).*

Com franqueza, conversar sobre possíveis reações (*Hooyman & Kramer, 2006)
- "Às vezes, quando alguém morre, nos sentimos mal por termos dito ou feito algo ruim para essa pessoa."
- "Às vezes, nos sentimos bem por não termos morrido e depois nos sentimos mal porque _____ morreu."
- "Quando alguém morre, podemos ficar com medo de morrer também."
- "Recordo quando _____ disse ou fez _____. O que você lembra?"

Explicar os rituais (p. ex., ler um livro infantil sobre a morte)

J: *As crianças podem ser incentivadas a comunicar-se de forma simbólica, por meio do desenho, da leitura de histórias ou da escrita.*

Auxiliar a família na decisão relacionada à presença da criança no funeral. Determinar se os seguintes aspectos estão presentes (Boyd, 2012; *Hooyman & Kramer, 2006):
- A criança tem uma compreensão básica da morte e boas habilidades de resolução.
- A criança não tem medo das reações emocionais dos adultos.
- O grupo étnico tem uma abordagem aberta à morte (p. ex., as crianças costumam participar de funerais).
- Um adulto conhecido que está enfrentando bem o próprio pesar está disponível para acompanhar as necessidades da criança.
- A criança expressa o desejo de ir e tem uma compreensão básica do que acontecerá.

Investigar o envolvimento modificado da criança nas atividades relacionadas ao funeral (visitar a capela antes da chegada de outras pessoas, participar da reunião posterior à cerimônia)

J: *As crianças precisam ser incluídas nos rituais do luto com base no nível de desenvolvimento ou "podem se sentir* *abandonadas e deixadas sós para enfrentar seus medos" (Boyd, 2005).*

Permitir o pesar da criança em seu próprio ritmo. Dar aos adolescentes permissão para lamentarem abertamente. Avaliar a possibilidade de um grupo de apoio aos irmãos, se indicado

> **J:** *As crianças podem se sentir rejeitadas ou não amadas quando os pais ou as pessoas próximas significativas fracassam em lhes oferecer apoio emocional e carinho em razão de seu próprio pesar (Hockenberry & Wilson, 2015).*
>
> **J:** *Os irmãos de um filho morto podem sentir culpa, raiva, inveja e medo (Hockenberry & Wilson, 2015).*

A criança que está morrendo (Ball, Bindler & Cowen, 2015)

- Diferenças culturais devem ser observadas e respeitadas, uma vez que esse aspecto pode ser básico no processo de morte, seja para a família, seja para a criança que está prestes a falecer.
- Seguem alguns exemplos de tradições envolvendo o processo de morte, com base religiosa:
    - *Catolicismo*: geralmente, é o enterro; a pessoa doente recebe os sacramentos.
    - *Judaísmo*: período de luto de sete dias; lavagem ritual do corpo; enterro logo que possível.
    - *Islamismo*: o leito do falecido deve estar voltado a Meca; necropsia é feita somente por razões médicas ou legais; o corpo é lavado apenas por muçulmano do mesmo gênero.
    - *Testemunha de Jeová*: é proibida a doação de órgãos; necropsia é feita somente por razões legais.
- Algumas vezes a criança está ciente de que está prestes a morrer antes de receber formalmente essa informação. Se os pais decidirem manter o prognóstico desconhecido pelo filho por medo de causar-lhe perda da esperança, podem, na verdade, estar dando ao filho sentimentos de isolamento. Essa criança pode achar que não pode falar sobre a morte ou os medos que associa a ela para não trazer mais pesar aos pais.
- Consultar especialista em luto ou conselheiro em busca de sugestões e como recurso para a criança e os pais/família.
- Escutar a criança. Cada uma enfrentará a situação de maneira distinta. Permitir que ela se expresse livremente e responder a suas perguntas com franqueza. As crianças podem apresentar alterações de humor, e o enfermeiro deve ajudar a facilitar válvulas de escape para suas emoções, como jogos, desenhos ou outras atividades. Possibilitar às crianças o desenvolvimento de amizades com outras crianças com interesses ou problemas comuns.

> *Nenhuma tragédia na vida se assemelha à morte de um filho. As coisas jamais voltam a ser iguais.*
>
> — Presidente Dwight Eisenhower

Intervenções maternas

Auxiliar os pais do bebê, recém-nascido ou feto morto na elaboração do luto (Hockenberry & Wilson, 2015; *Mina, 1985)

Promover o pesar

- Usar o nome do bebê ao discutir a perda.
- Permitir que os pais compartilhem as esperanças e os sonhos que tinham para o filho.
- Providenciar-lhes acesso ao capelão do hospital ou ao líder religioso de sua escolha.
- Encorajá-los a ver e segurar a criança, para que admitam a realidade da perda.
- Formular um método para comunicar aos departamentos auxiliares que os pais estão de luto (p. ex., um aviso na porta, no prontuário).
- Preparar um pacote com lembranças, enroladas em um cobertor limpo de bebê (fotografia, bracelete de identificação, impressões dos pés com a certidão de nascimento, mecha de cabelos, cartão do berço, fita do monitor fetal, cobertor). Incentivar os pais a levarem o pacote para a casa. Se preferirem não levar, guardá-lo no arquivo para o caso de mudarem de ideia.
- Encorajá-los a compartilhar a experiência com os outros filhos em casa (indicar literatura pertinente à idade deles).
- Proporcionar apoio no acompanhamento e serviços de encaminhamento após a alta (p. ex., grupos de apoio).

> **J:** *Pesquisadores descobriram que 100% dos pais que seguraram seus bebês mortos relataram experiências positivas. Os pais que não o fizeram apresentaram problemas com a resolução do processo de luto (*Ransohoff-Adler & Berger, 1989).*
>
> **J:** *Em uma pesquisa, 80% dos pais que não seguraram seus bebês mortos relataram que a decisão fora do profissional da saúde (*Ransohoff-Adler & Berger, 1989).*

Ajudar os outros a consolarem os pais enlutados

- Destacar a importância de reconhecer abertamente a morte.
- Se o bebê ou feto já tinha nome, usá-lo nas discussões.
- Nunca tentar diminuir a perda com discussões sobre futuras gestações ou outros filhos sadios.

- Enviar cartões de solidariedade. Criar uma recordação (p. ex., plantar uma árvore).
- Ser sensível à gravidade da perda, tanto para a mãe quanto para o pai.

J: *Oferecer um ambiente de atenção, conforto, franqueza e envolvimento familiar pode facilitar resultados positivos do luto familiar (*O'Mallon, 2009).*

Pesar antecipado[31]

Definição

Estado em que o indivíduo ou o grupo apresenta reações em resposta a uma perda significativa esperada.

Características definidoras

Maiores (devem estar presentes)

Sofrimento expresso pela perda potencial

Menores (podem estar presentes)

Raiva
Alteração nos padrões de comunicação, hábitos alimentares, padrões de sono e/ou padrões sociais
Diminuição da libido
Negação
Culpa
Tristeza
Retraimento

Fatores relacionados

Ver *Pesar*.

Nota da autora

"*Pesar antecipado* começa quando a pessoa é alertada acerca de uma morte iminente. O pesar antecipado pode assumir a forma de tristeza, ansiedade, tentativas de solução de questões não resolvidas de relacionamento e esforços para reconstituir ou fortalecer laços familiares. O comportamento zeloso pode ser uma maneira de pesar antecipado, pois o cuidador expressa afeto, respeito e vínculo por meio dos atos físicos de oferecimento de cuidados. A antecipação e a oportunidade de preparo psicológico para a morte podem facilitar a adaptação da pessoa enlutada após a morte" (Black, 2013).

Metas

O indivíduo identificará uma perda esperada, e as reações de pesar serão livremente manifestadas, conforme evidenciado por estes indicadores:

- Participa da tomada de decisão quanto ao futuro.
- Partilha preocupações com as pessoas significativas.

NOC Ver também *Pesar*.

Intervenções

Investigar os fatores causadores e contribuintes da perda antecipada ou potencial

- Idoso frágil.
- Alterações na imagem corporal, na autoestima ou nos papéis.
- Aposentadoria iminente.
- Doença terminal.
- Separação (divórcio, hospitalização, casamento, mudança de endereço, emprego).
- Situação socioeconômica.

NIC Ver também *Pesar*.

---

[31] Este diagnóstico não consta na NANDA-I 2018-2020, mas foi incluído por sua clareza ou utilidade.

Estimular o compartilhamento das preocupações

- Usar perguntas com final aberto e reflexivas ("Como estão seus pensamentos hoje?"; "Como se sente?").
- Reconhecer o valor da pessoa e seu pesar, utilizando o toque, sentando com ela e verbalizando sua preocupação ("Deve estar sendo um período muito difícil"; "O que é mais importante para você agora?").
- Reconhecer que algumas pessoas preferem não partilhar as preocupações, mas manifestar sua disponibilidade caso desejem fazê-lo mais tarde ("O que você espera?").

Auxiliar a pessoa e a família a identificar os pontos fortes

- "O que você faz bem?"
- "O que gostaria de fazer para abordar esse assunto?"
- "A religião/espiritualidade é uma fonte de força para você?"
- "Você tem amigos íntimos?"
- "A quem você recorre nos momentos de necessidade?"
- "O que essa pessoa faz para você?"
- "Que fontes de força funcionaram bem para você no passado?"

Promover a integridade da família, reconhecendo seus pontos fortes

- "Seu irmão está esperando sua visita."
- "Sua família está muito preocupada com você."

Apoiar as reações de pesar

- Preparar a pessoa para possíveis reações de pesar.
- Explicar essas possíveis reações.
- Concentrar-se na situação atual, até que a pessoa ou a família manifeste desejo de discutir o futuro.

Promover a coesão familiar

Identificar a disponibilidade de um sistema de apoio

- Reunir-se consistentemente com os membros da família.
- Identificar os papéis, os pontos fortes e os fracos dos membros da família.

Identificar os padrões de comunicação na unidade familiar

- Avaliar o *feedback* positivo e o negativo, a comunicação verbal e a não verbal e a linguagem corporal.
- Ouvir e esclarecer as mensagens sendo enviadas.

Proporcionar o conceito de esperança

- Dar informações corretas.
- Resistir à tentação de dar falsas esperanças.
- Discutir intencionalmente as preocupações.
- Auxiliar a família a reformular a esperança (i.e., de uma morte tranquila).

Promover a tomada de decisão do grupo para incentivar sua autonomia

- Estabelecer horários coerentes para reuniões com a pessoa e a família.
- Estimular os membros a falarem diretamente uns com os outros e a ouvirem uns aos outros.

Promover a elaboração do pesar para cada resposta

Isolamento

- Ouvir e utilizar o tempo disponível de forma consistente com a pessoa e a família.
- Oportunizar a investigação das emoções.
- Refletir sobre perdas passadas e reconhecer o comportamento de perda (passado e presente).

Depressão

- Iniciar com a resolução de problemas simples e prosseguir em direção à aceitação.
- Estimular a autovalorização por meio de reforço positivo.
- Identificar o nível de depressão e indicadores de comportamentos ou ideias suicidas.
- Ser consistente e estabelecer horários diários para falar com a pessoa e a família.

Raiva

- Permitir o choro para liberar essa energia.
- Ouvir e manifestar preocupação.
- Estimular o apoio interessado das pessoas significativas, assim como o apoio profissional.

Culpa
- Ouvir e manifestar preocupação.
- Promover a expressão mais direta dos sentimentos.
- Investigar métodos de resolução da culpa, como o perdão ritualístico.

Medo
- Auxiliar a pessoa e a família a reconhecerem o sentimento.
- Explicar que o medo é um aspecto normal do pesar.
- Investigar atitudes sobre a perda, a morte, etc.
- Investigar métodos de enfrentamento.

Rejeição
- Permitir a expressão verbal desse sentimento para diminuir a tensão emocional.
- Reconhecer que a expressão de raiva pode provocar rejeição de pessoas significativas.

Promover a expressão do pesar
- Incentivar a expressão emocional de pesar.
- Alertar contra o uso de sedativos e tranquilizantes, que podem impedir ou retardar as expressões.
- Estimular a verbalização por parte de todas as faixas etárias.
    - Apoiar a coesão familiar.
    - Promover e verbalizar os pontos fortes do grupo familiar.
- Estimular a pessoa e a família a engajarem-se na revisão da vida.
    - Concentrar-se na rede de relacionamentos sociais e apoiá-la.
    - Reavaliar as experiências da vida passada e integrá-las a um novo significado.
    - Transmitir uma compreensão empática.
    - Investigar assuntos inacabados.

Iniciar as orientações para a saúde e os encaminhamentos, conforme indicado

Encaminhar a pessoa com potencial para reações disfuncionais de pesar a acompanhamento (psiquiatra, enfermeiro-terapeuta, conselheiro, psicólogo)

Explicar o que esperar
- Raiva.
- Medo.
- Sentimentos de solidão.
- Sensação de "enlouquecer".
- Culpa.
- Emoções instáveis.
- Tristeza.
- Rejeição.

Ensinar os sinais de uma resolução
- A pessoa de luto não vive mais no passado, mas estabelece novas metas.
- Ela redefine seu relacionamento com a pessoa/objeto perdido.
- A pessoa em processo de pesar inicia a ressocialização.

Ensinar os sinais de reações complicadas e os encaminhamentos necessários
- Defesas usadas na elaboração do pesar sem complicações que se tornam reações exageradas ou mal-adaptadas.
- Ausência persistente de qualquer emoção.
- Reações intensas e prolongadas de ansiedade, raiva, medo, culpa, desamparo.

Identificar os serviços que possam auxiliar na elaboração do pesar
- Grupos de autoajuda.
- Grupos de viúvos.
- Pais de crianças falecidas.
- Grupos de pais solteiros.

> **J:** *Pesquisas comprovam que as intervenções profissionais, os serviços voluntários com apoio profissional, bem como os de autoajuda, podem reduzir o risco de transtornos psiquiátricos e psicanalíticos resultantes do luto (*Bonanno & Lilienfeld, 2008; Boyd, 2012).*

> **J:** *O cuidado domiciliar de um parente que está morrendo pode fornecer à família escolha e controle, reduzir sentimentos de desamparo e promover um pesar real após a morte (Wright & Hogan, 2008).*

Pesar complicado

Definição da NANDA-I

Distúrbio que ocorre após a morte de pessoa significativa, em que a experiência de sofrimento que acompanha o luto falha em atender às expectativas normais e manifesta-se como prejuízo funcional.

Características definidoras

Maiores (uma ou mais devem estar presentes)

Adaptação malsucedida à perda
Negação prolongada, depressão
Reação emocional tardia
Incapacidade para assumir padrões normais de vida
Esquiva do pesar*
Lamento*

Menores (podem estar presentes)

Isolamento ou retraimento social
Incapacidade para desenvolver novos relacionamentos/interesses
Incapacidade de reestruturar a vida após a perda
Ruminação mental*
Autoculpa*
Verbalização de lembranças dolorosas persistentes*

Fatores relacionados

Ver *Pesar*.

Nota da autora

Pesar complicado representa um processo mal-adaptado, no qual a elaboração do pesar está suprimida ou ausente, ou a pessoa apresenta reações exageradas e prolongadas. Na definição anterior, "falha em atender às expectativas normais" pode ser um problema. Quem julga o que seria uma reação normal a uma perda? Após uma jovem mãe perder um filho em acidente trágico, ela vai ao túmulo todos os dias e deixa ali um sanduíche. Isso seria patológico? A pergunta é: o que ela faz quando não está visitando o túmulo? Como está reagindo aos outros filhos? Essa atividade secundária grave está evitando que ela viva a própria vida? Devagar, ela estaria retornando novamente à vida? Se não for isso, o *Pesar* está complicado, mas não porque ela deixa um sanduíche para o filho. O motivo é seu não envolvimento no trabalho do pesar ou a retomada da vida anterior.

Conceitos-chave

Considerações gerais

- O pesar não resolvido pode ser difícil de determinar, pois não há um final definido com clareza para a experiência, nem uma "forma correta" de pesar (Varcarolis, 2011). Algumas pessoas apresentam fatores que interferem na evolução natural da elaboração do pesar e, assim, em sua resolução. *Rando (1984) descreve oito variações do pesar não resolvido:
  - *Pesar ausente*: como se a morte nunca tivesse ocorrido.
  - *Pesar inibido*: capaz de lamentar apenas alguns aspectos da perda.
  - *Pesar tardio:* incapaz de sentir pesar no momento da perda (p. ex., "Preciso ser forte para meus filhos agora").
  - *Pesar conflituado*: com frequência associado a um relacionamento anterior, dependente ou ambivalente.
  - *Pesar crônico*: reação intensa e constante de pesar que serve algumas vezes para manter a pessoa falecida "viva" por meio do pesar.
  - *Pesar não antecipado*: incapaz de captar todas as implicações da perda; confusão, ansiedade, autocensura e depressão extremas.
  - *Pesar abreviado*: em geral, confundido com o pesar não resolvido, esta é uma forma reduzida, porém normal, de luto; pode ocorrer quando uma parte significativa da elaboração do luto foi realizada antes da perda.
  - *Pesar dissociado*: costuma estar associado a uma perda socialmente inaceitável ou negada (p. ex., suicídio, Aids).

- O pesar não resolvido é uma reação patológica de negação prolongada da perda, ou uma profunda reação psicótica. São exemplos desse tipo de reação:
  - Recusa em remover os pertences da pessoa falecida após um período de tempo razoável.
  - Perda duradoura dos padrões normais de comportamento social.
  - Regressão e depressão cada vez mais profundas.
  - Isolamento progressivamente maior.
  - Manifestações somáticas (prolongadas).
  - Obsessões, fobias.
  - Ideias delirantes, alucinações.
  - Tentativa de suicídio.
  - Abuso de substância, álcool, abuso de opioides/sedativos receitados.
- Os fatores predisponentes atribuídos a *Pesar complicado* são os seguintes (*Worden, 2009):
  - Uma perda negada ou socialmente inaceitável (p. ex., suicídio, morte relacionada à Aids).
  - Novos sentimentos de dependência e necessidade associados à perda.
  - História de doença depressiva ou reações de pesar prévias complicadas.
  - Circunstâncias repentinas, incertas ou extremamente complicadas em torno da perda.
  - Uma relação muito ambivalente, narcisista ou dependente, com a pessoa falecida.

  J: *A elaboração do pesar só pode ter início quando a pessoa reconhece a perda. Os enfermeiros podem encorajar esse reconhecimento com um diálogo aberto e honesto, oportunizando à família a visão do morto e admitindo e validando o pesar (*Leming & Dickinson, 2010; Vanezis & McGee, 1999).*

Critérios para a investigação focalizada

Ver *Pesar*.

Metas

O indivíduo expressará intenção de buscar ajuda profissional, conforme evidenciado por estes indicadores:

- Reconhece a perda.
- Reconhece um processo de pesar não resolvido.

NOC Ver também *Pesar*.

Intervenções

Dicas da Carpenito

Os sinais de pesar exitoso são pequenas alterações positivas no comportamento. Os sinais de pesar complicado são ausência de alterações positivas no comportamento.

NIC Ver também *Pesar*.

Investigar os fatores causadores e contribuintes

- Indisponibilidade (ou falta) de sistema de apoio.
- História de dependência da pessoa falecida.
- História de relacionamento difícil com a pessoa ou o objeto perdido.
- Múltiplas perdas passadas.
- Estratégias ineficazes de enfrentamento.
- Morte inesperada ou traumática.
- Expectativas de "ser forte".

  J: *Quanto mais dependente a pessoa era daquele que morreu, mais difícil a resolução (Varcarolis, 2011).*

  J: *Conflitos não resolvidos interrompem a elaboração bem-sucedida do luto (Varcarolis, 2011).*

Promover um relacionamento de confiança

- Implementar as Intervenções gerais em *Pesar*.

Apoiar as reações de pesar da pessoa e da família

- Implementar as Intervenções gerais em *Pesar*.

Promover a coesão familiar
- Implementar as Intervenções gerais em *Pesar*.
- De forma lenta e cuidadosa, identificar a realidade da situação (p. ex., "Após a morte de seu marido, quem a ajudou mais?").

    J: *Pessoas com poucas relações de apoio têm mais dificuldade na elaboração do pesar (*Leming & Dickinson, 2010; Varcarolis, 2011).*

Investigar os entes queridos em busca de fatores capazes de impedir o pesar (*Worden, 2009)
- História de uma relação hostil e abertamente dependente, ambivalente.
- Incerteza da morte, por exemplo, incapacidade para agir.
- Múltiplas perdas concomitantes. Por exemplo, no evento de 11 de setembro, morte acidental de toda uma família.
- História de pesar complicado ou tardio.
- O familiar escolhido como "a pessoa forte" não pode ter pesar.

Promover a elaboração do pesar para cada resposta
- Explicar o uso da negação por um membro da família aos demais membros.
- Não pressionar a pessoa a ultrapassar a negação enquanto não estiver em condições emocionais para fazê-lo.

Isolamento
- Transmitir um sentimento de aceitação, permitindo o pesar.
- Criar uma comunicação aberta e honesta para proporcionar o compartilhamento.
- Reforçar a autovalorização da pessoa, permitindo a privacidade.
- Estimular a pessoa/família a aumentar gradualmente as atividades sociais (p. ex., grupos de apoio, grupos da igreja).

Depressão
- Implementar as Intervenções gerais em *Pesar*.

Raiva
- Compreender que esse sentimento costuma substituir a negação.
- Explicar para a família que a raiva serve para tentar controlar melhor o ambiente devido à incapacidade de controlar a perda.
- Estimular a verbalização da raiva.
- Ver *Ansiedade* para informações adicionais sobre raiva.

Culpa/ambivalência
- Reconhecer a visão pessoal expressa pelo indivíduo.
- Representar, permitindo ao indivíduo a "expressão" ao falecido daquilo que deseja dizer, ou como ele se sente.
- Estimulá-lo a identificar as contribuições/os aspectos positivos do relacionamento.
- Evitar discussões e participação no sistema de "devo" e "não devo" do indivíduo.
- Discutir a preocupação da pessoa com o falecido e tentar que ela verbalize não apenas sobre o presente.

Medo
- Concentrar-se no presente e manter um ambiente seguro e protegido.
- Auxiliar a pessoa a investigar razões para o significado do comportamento.
- Considerar formas alternativas de expressar seus sentimentos.

    J: *Conflitos não resolvidos interrompem a elaboração bem-sucedida do luto (*Leming & Dickinson, 2010; Varcarolis, 2011)*

Iniciar as orientações para a saúde e os encaminhamentos, conforme indicado

Ensinar ao indivíduo e à família sinais de resolução
- O indivíduo que experimenta o pesar não vive mais no passado, mas está orientado para o futuro e para o estabelecimento de novas metas.
- O indivíduo que vive o pesar redefine seu relacionamento com a pessoa/objeto perdido.
- O indivíduo inicia a ressocialização; busca novos relacionamentos, experiências.

    J: *A tarefa final envolve começar a se afastar da dor paralisante da perda, iniciando com passos pequenos de volta a uma vida produtiva. Isso está representado pela retomada do envolvimento em atividades e relacionamentos. Muitos* *sentem culpa de que os outros farão um juízo ruim. Essas medidas indicam a integração da perda à vida da pessoa. Isso não diminui o amor que havia pela pessoa falecida.*

Identificar serviços que possam ser úteis
- Grupos de apoio.
- Centros de saúde mental.
- Psicoterapeutas.
- Especialistas em luto.
- Comunidades religiosas.

J: *Durante os seis primeiros meses de perda conjugal, o risco de morte é maior nos homens do que nas mulheres. Mudanças nos padrões comportamentais de saúde, como nutrição, uso de álcool, fumo e diminuição dos níveis de atividade física, podem contribuir para o aumento do índice de mortalidade (*Leming & Dickinson, 2010).*

J: *Pessoas com poucas relações de apoio têm mais dificuldade na elaboração do pesar (*Leming & Dickinson, 2010; Varcarolis, 2011).*

Risco de pesar complicado

Definição da NANDA-I
Suscetibilidade a distúrbio que ocorre após a morte de pessoa significativa, em que a experiência de sofrimento que acompanha o luto falha em atender às expectativas normais e manifesta-se como prejuízo funcional que pode comprometer a saúde.

Fatores de risco
Morte de pessoa significativa
Apoio social insuficiente
Transtorno emocional

Conceitos-chave
Ver *Pesar*.

Critérios para a investigação focalizada
Ver *Pesar*.

Metas
Ver *Pesar*.

Intervenções/justificativas
Ver *Pesar*.

PLANEJAMENTO DE ATIVIDADE INEFICAZ

Planejamento de atividade ineficaz
Risco de planejamento de atividade ineficaz

Definição da NANDA-I
Incapacidade de preparar-se para um conjunto de ações com tempo estabelecido e sob certas condições.

Características definidoras*
Verbalização de medo diante de tarefa a ser realizada
Verbalização de preocupações diante de tarefa a ser realizada

Ansiedade em excesso diante de tarefa a ser realizada
Padrão de comportamento marcado pelo fracasso
Falta de planejamento
Falta de recursos
Falta de uma organização sequencial
Procrastinação
Metas não alcançadas para a atividade escolhida

Fatores relacionados*

Capacidade comprometida para processar informações
Comportamento defensivo de fuga diante de uma solução proposta
Hedonismo
Falta de apoio da família
Falta de apoio dos amigos
Percepção irreal dos eventos
Percepção irreal da competência pessoal

Nota da autora

Este diagnóstico de enfermagem recém-aceito pela NANDA-I pode representar uma resposta problemática associada a vários diagnósticos de enfermagem existentes, como *Confusão crônica*, *Déficit no autocuidado*, *Ansiedade*, *Negação ineficaz*, *Enfrentamento ineficaz* e *Controle ineficaz da saúde*. Esta autora recomenda que *Planejamento de atividade ineficaz* seja encarado como um sinal ou sintoma. São estas as indagações:

- Que atividades não estão sendo planejadas com eficiência? Autocuidado? Autocontrole da saúde?
- O que impede o planejamento eficaz das atividades? Confusão? Ansiedade? Medo? Negação? Sobrecarga de estresse?
  Exemplos:
    - *Sobrecarga de estresse relacionada à percepção irreal de eventos conforme evidenciado por capacidade prejudicada para planejar... (especificar a atividade)*
    - *Controle ineficaz da saúde relacionado à falta de um plano, recursos, apoio social, conforme evidenciado por prejuízo da capacidade para planejar... (especificar a atividade)*
    - *Ansiedade relacionada a comprometimento da capacidade de processar informações e percepção irreal da competência pessoal, conforme evidenciado por capacidade prejudicada para planejar... (especificar a atividade)*

Risco de planejamento de atividade ineficaz

Definição da NANDA-I

Suscetibilidade a uma incapacidade de preparar-se para um conjunto de ações com tempo estabelecido e sob certas condições que pode comprometer a saúde.

Fatores de risco*

Capacidade comprometida para processar informações
Comportamento defensivo de fuga diante de uma solução proposta
Hedonismo
História de procrastinação
Sistema de apoio ineficaz
Sistema de apoio insuficiente
Percepção irreal dos eventos
Percepção irreal da competência pessoal

Nota da autora

Ver *Planejamento de atividade ineficaz*.

PROCESSO DE CRIAÇÃO DE FILHOS INEFICAZ*

Processo de criação de filhos ineficaz

Risco de processo de criação de filhos ineficaz

Definição da NANDA-I

Incapacidade de preparar-se para e/ou manter a gestação, o processo de nascimento e os cuidados do recém-nascido saudáveis para assegurar o bem-estar.

Características definidoras*

Durante a gestação

Não acessa de forma adequada os sistemas de apoio
Não informa preparação física adequada
Não informa estilo de vida adequado no pré-natal (p. ex., dieta, eliminação, sono, movimentos corporais, exercício, higiene pessoal)
Não informa disponibilidade dos sistemas de apoio
Não informa controle de sintomas desagradáveis durante a gravidez
Não informa plano realista de nascimento
Não busca conhecimentos necessários (p. ex., sobre trabalho de parto e nascimento, cuidados do recém-nascido)
Falha na preparação de itens necessários ao recém-nascido
Consultas inconsistentes durante o pré-natal
Falta de consultas no pré-natal
Falta de respeito pelo bebê que não nasceu

Durante o trabalho de parto e o nascimento

Não acessa adequadamente os sistemas de apoio
Não informa estilo de vida (p. ex., dieta, eliminação, sono, movimentos corporais, higiene pessoal) apropriado para o estágio do trabalho de parto
Não informa disponibilidade dos sistemas de apoio
Não demonstra comportamento de vínculo com o recém-nascido
Não reage adequadamente ao começo do trabalho de parto
Ausência de proatividade durante o trabalho de parto e o nascimento

Após o nascimento

Não acessa de forma adequada os sistemas de apoio
Não demonstra técnicas adequadas para alimentar o bebê
Não demonstra cuidado adequado das mamas
Não demonstra comportamento de vínculo com o recém-nascido
Não demonstra técnicas básicas de cuidados do bebê
Não oferece um ambiente seguro ao bebê
Não informa um estilo de vida pós-parto apropriado (p. ex., dieta, eliminação, sono, movimentos corporais, exercício, higiene pessoal)
Não informa disponibilidade dos sistemas de apoio

Fatores relacionados

Conhecimento deficiente (p. ex., sobre trabalho de parto e nascimento, cuidados com o recém-nascido)
Violência doméstica
Consultas inconsistentes ao serviço de saúde durante o pré-natal
Ausência de modelos adequados de maternidade e paternidade
Falta de disposição cognitiva para a paternidade e maternidade
Falta de confiança materna
Falta de um plano realista para o nascimento
Falta de sistemas de apoio suficientes

---

* N. de R.T. Este diagnóstico consta na NANDA-I 2018-2020 como *Processo perinatológico ineficaz*.

Impotência materna
Nutrição materna subótima
Abuso de substâncias
Gravidez não planejada
Ambiente não seguro

Nota da autora

Este novo diagnóstico da NANDA-I representa inúmeras situações e fatores capazes de comprometer o bem-estar de uma mãe e sua relação com o bebê durante o trabalho de parto e o nascimento e após o nascimento. Pode ser usado para organizar um padrão de cuidados para todas as gestantes, durante o processo de trabalho de parto, o parto e após o nascimento.

Incluída nesse amplo diagnóstico está uma infinitude de respostas problemáticas específicas reais ou de risco; eis alguns exemplos:

Risco de processos familiares disfuncionais
Processos familiares interrompidos
Nutrição desequilibrada
Comportamento de saúde propenso a risco
Enfrentamento ineficaz
Sentimento de impotência
Controle ineficaz da saúde
Risco de processo de criação de filhos ineficaz seria o padrão de cuidado nas unidades apropriadas.

Se o *Processo de criação de filhos ineficaz* for confirmado, pode ser mais útil, clinicamente, o uso de um diagnóstico de enfermagem mais específico. Todavia, havendo múltiplos fatores relacionados que compliquem o processo de criação de filhos, esse diagnóstico pode ser útil.

Em razão da ampla arte e ciência da enfermagem relacionada a esse diagnóstico especializado, a autora sugere que o leitor consulte a literatura sobre enfermagem materno-infantil para metas, intervenções e justificativas.

Risco de processo de criação de filhos ineficaz❖

Definição da NANDA-I

Suscetibilidade a uma incapacidade de preparar-se para e/ou manter a gestação, o processo de nascimento e os cuidados do recém-nascido saudáveis para assegurar o bem-estar

Fatores de risco*

Conhecimento deficiente (p. ex., sobre trabalho de parto e nascimento, cuidados com o recém-nascido)
Violência doméstica
Consultas inconsistentes ao serviço de saúde durante o pré-natal
Ausência de modelos adequados de maternidade e paternidade
Falta de disposição cognitiva para a paternidade e maternidade
Falta de confiança materna
Falta de consultas no pré-natal
Falta de um plano realista para o nascimento
Falta de sistemas de apoio suficientes
Impotência materna
Sofrimento psicológico da mãe
Nutrição materna subótima
Abuso de substâncias
Ambiente não seguro
Gravidez não planejada

Nota da autora

Ver Nota da autora para *Processo de criação de filhos ineficaz*.

❖ N. de R.T. Este diagnóstico consta na NANDA-I 2018-2020 como *Risco de processo perinatológico ineficaz*.

PROTEÇÃO INEFICAZ

Proteção ineficaz
Integridade da pele prejudicada
Risco de integridade da pele prejudicada
Integridade tissular prejudicada
Risco de integridade tissular prejudicada
Mucosa oral prejudicada
Risco de mucosa oral prejudicada • Relacionada à higiene oral inadequada ou incapacidade para realizar a higiene oral
Risco de lesão na córnea
Risco de olho seco
Úlcera por pressão • Relacionada a efeitos de pressão, fricção, atrito e maceração
Risco de úlcera por pressão

Definição da NANDA-I
Diminuição na capacidade de proteger-se de ameaças internas ou externas, como doenças ou lesões.

Características definidoras*

Imunidade deficiente
Resposta mal-adaptada ao estresse
Calafrios
Fadiga
Tosse
Imobilidade

Audição prejudicada
Alterações neurossensoriais
Insônia
Dispneia
Fraqueza
Inquietação

Coagulação alterada
Úlceras por pressão
Perspiração
Anorexia
Prurido
Desorientação

Nota da autora

Este diagnóstico abrangente descreve um indivíduo com capacidade comprometida de se defender contra microrganismos, sangramento, ou ambos, devido a imunossupressão, mielossupressão, fatores coagulantes anormais, ou todos eles. O uso deste diagnóstico acarreta vários problemas potenciais.

O enfermeiro é avisado para não substituir por sistema imune comprometido, Aids, coagulação intravascular disseminada, diabete melito ou outros distúrbios por *Proteção ineficaz*. Ele deve, em vez disso, concentrar-se em diagnósticos que descrevam as capacidades funcionais do indivíduo que estejam ou possam estar comprometidas por proteção alterada, como *Fadiga*, *Risco de infecção* e *Risco de isolamento social*. Deve, ainda, tratar as complicações fisiológicas da proteção alterada que exijam intervenções médicas e de enfermagem para controle, identificando problemas colaborativos adequados.

Por exemplo, o enfermeiro poderá usar *Proteção ineficaz* em cada um destes três casos: o Sr. A, que tem leucemia, leucopenia e nenhuma evidência de infecção; o Sr. B, que tem anemia falciforme; e o Sr. C, que tem Aids. O problema é que esse diagnóstico não descreve o foco específico da enfermagem; descreve, sim, situações em que respostas mais específicas podem ser diagnosticadas. No caso do Sr. A, o diagnóstico de enfermagem *Risco de infecção relacionado a sistema imune comprometido* poderia ser usado. No caso do Sr. B, o problema colaborativo *Risco de Complicações de Crise de anemia falciforme* descreve melhor sua situação, monitorada pelo enfermeiro e controlada por intervenções prescritas pelo médico e pelo enfermeiro. O diagnóstico de enfermagem *Risco de infecção* e o problema colaborativo *Risco de Complicações de Infecções oportunistas* se aplicariam ao Sr. C. Como mostram esses exemplos, na maioria dos casos, o diagnóstico de enfermagem *Risco de infecção* e os problemas colaborativos selecionados se mostram clinicamente mais úteis do que *Proteção ineficaz*.

Fatores de risco

Fisiopatológicos

Doenças autoimunes (artrite reumatoide, diabete melito, doença da tireoide, gota, osteoporose, etc.)*
Doença vascular do cológeno
Histórico de alergias*
Problemas estruturais da pálpebra
Lesões neurológicas com perda de reflexos motores ou sensoriais (lagoftalmo, perda do reflexo de piscar espontâneo devido a redução da consciência e outras condições médicas)*

Lesão da superfície ocular*
Deficiência de vitamina A*
Glândulas lacrimais deficientes
Glândulas lacrimais inflamadas
Dificuldade para piscar devido a problemas na pálpebra (p. ex., ectrópio [virada para fora]; entrópio [virada para dentro])

Relacionados ao tratamento

Agentes farmacológicos, como inibidores da enzima conversora da angiotensina, anti-histamínicos, diuréticos, esteroides, antidepressivos, tranquilizantes, analgésicos, sedativos, bloqueadores neuromusculares*
Cirurgias*
Anti-inflamatórios (p. ex., ibuprofeno, naproxeno, pílulas anticoncepcionais, descongestionantes)
Após cirurgia ocular a *laser*
Lesão da glândula lacrimal por irradiação
Após cirurgia plástica da pálpebra
Contraceptivos orais
Ventilação mecânica*

Situacionais (pessoais, ambientais)

Longas horas em frente da tela do computador
Tabagismo
Alcoolismo pesado
Lentes de contato*
Fatores ambientais (ar-condicionado, vento excessivo, exposição à luz solar, poluição do ar, baixa umidade),*
    clima quente, seco e ventoso
Local de moradia*
Gênero feminino*
Estilo de vida (p. ex., tabagismo, uso de cafeína, leitura prolongada)*
Viagem aérea

Maturacionais

Envelhecimento
Pós-menopausa

Integridade da pele prejudicada

Definição da NANDA-I
Epiderme e/ou derme alterada.

Características definidoras*
Destruição das camadas da pele
Ruptura da superfície da pele
Invasão de estruturas corporais

Nota da autora

Integridade da pele prejudicada possui uso clínico limitado desde que os diagnósticos *Risco de úlcera por pressão* (aprovado pela NANDA-I) e *Úlcera por pressão* foram adicionados a esta edição pela autora.

Fatores relacionados
Ver *Úlcera por pressão*.

Conceitos-chave
Ver *Úlcera por pressão*.

Critérios para a investigação focalizada
Ver *Úlcera por pressão*.

Metas
Ver *Úlcera por pressão*.

NOC Ver *Úlcera por pressão*.

Intervenções
Ver *Úlcera por pressão*.

Risco de integridade da pele prejudicada

Definição da NANDA-I
Suscetibilidade à alteração na epiderme e/ou derme, que pode comprometer a saúde.

Fatores de risco
Ver Fatores relacionados em *Integridade da pele prejudicada*.

Nota da autora
Risco de integridade da pele prejudicada é de pouca utilidade clínica desde que a NANDA-I aceitou o diagnóstico *Risco de úlcera por pressão*. Ver *Risco de úlcera por pressão* para intervenções.

Integridade tissular prejudicada

Definição da NANDA-I
Dano em membrana mucosa, córnea, sistema tegumentar, fáscia muscular, músculo, tendão, osso, cartilagem, cápsula articular e/ou ligamento.

Características definidoras
Tecidos lesados ou destruídos (p. ex., córnea, mucosas, tegumento, subcutâneo).

Fatores relacionados

Fisiopatológicos

Relacionados à inflamação das junções dermicoepidérmicas secundária a:

Alterações autoimunes	Icterícia	Herpes-zóster (cobreiro)
Lúpus eritematoso	Câncer	Gengivite
Esclerodermia	Disfunção da tireoide	Herpes simples
Alterações metabólicas e endócrinas	Presença de bactérias	Aids
	Impetigo	Presença de fungos
Diabete melito	Foliculite	Tinha (dermatofitose)
Hepatite	Celulite	Pé de atleta
Cirrose	Presença de vírus	Vaginite
Insuficiência renal		

Relacionados à diminuição de sangue e nutrientes nos tecidos secundária a:

Diabete melito	Desidratação*	Arteriosclerose
Alterações vasculares periféricas	Edema*	Emagrecimento extremo
	Anemia	Desnutrição
Distúrbios cardiopulmonares	Estase venosa	
Obesidade		

Relacionados ao tratamento

Relacionados à diminuição de sangue e nutrientes nos tecidos secundária a:

- Extremos terapêuticos na temperatura corporal
- Estado de NPO
- Cirurgia

Relacionados à imobilidade imposta secundária à sedação

Relacionados a traumatismo mecânico

- Dispositivos terapêuticos de fixação
- Maxilar fixado
- Gesso
- Tração
- Dispositivos/imobilizadores ortopédicos

Relacionados a efeitos da radiação* sobre as células epiteliais e basais

Relacionados a efeitos de fatores mecânicos* ou pressão secundários a:

- Almofadas infláveis ou de espuma, com orifício central
- Pranchas para os pés
- Curativos, esparadrapo, soluções
- Sondas nasogástricas
- Fricção
- Próteses/aparelhos bucais
- Torniquetes
- Imobilizações
- Cateteres urinários externos
- Atrito
- Tubos endotraqueais
- Lentes de contato

Relacionados a efeitos de medicamentos (especificar) (p. ex., esteroides, antibióticos)

Situacionais (pessoais, ambientais)

Relacionados a irritantes químicos* secundários a:

- Excreções
- Secreções
- Agentes/substâncias nocivas

Relacionados a irritantes ambientais secundários a:

- Radiação/queimadura solar
- Umidade
- Picadas (insetos, animais)
- Plantas venenosas
- Temperaturas extremas*
- Parasitas
- Inalantes

Relacionados aos efeitos da pressão decorrente do comprometimento da mobilidade física secundários a:

- Dor
- Déficits sensoriais, cognitivos ou motores
- Fadiga
- Motivação

Relacionados a hábitos pessoais inadequados (de higiene/dentário/dietético/de sono)

Relacionados à estrutura frágil do corpo

Maturacionais

Relacionados à pele fina e seca e à diminuição da vascularização dérmica secundárias ao envelhecimento

Nota da autora

Com os recém-aceitos *Risco de úlcera por pressão*, *Risco de lesão na córnea*, *Risco de lesão do trato urinário* e a adição de *Úlcera por pressão* por esta autora, os diagnósticos de enfermagem *Integridade tissular prejudicada* e *Risco de integridade tissular prejudicada* são muito amplos para uso clínico. Quando uma úlcera por pressão está no estágio IV, necrosada ou infectada, talvez seja mais apropriado enunciar o diagnóstico como um problema colaborativo, como *Risco de Complicações de Úlcera por pressão no estágio IV*. Isso representaria uma situação em que o enfermeiro maneja com o médico, assistente de enfermagem/assistente médico as intervenções prescritas por enfermeiro. Quando uma úlcera por pressão nos estágios II ou III necessita de um curativo que exija uma prescrição médica em unidades de emergência, o enfermeiro poderá continuar a considerar a situação como um diagnóstico de enfermagem, visto que é apropriado e legal para um enfermeiro tratar a úlcera por pressão de forma independente em algumas unidades (p. ex., na comunidade).

Se um indivíduo estiver imobilizado e seus múltiplos sistemas estiverem ameaçados (respiratório, circulatório, musculoesquelético, tegumentar), o enfermeiro poderá usar *Risco de síndrome do desuso* para descrever a situação completa. Se um indivíduo apresentar risco de dano ao tecido corneano, o enfermeiro poderá usar o diagnóstico *Risco de lesão na córnea* relacionado ao seu ressecamento e à menor produção de lágrima secundários ao estado inconsciente.

Risco de integridade tissular prejudicada*

Definição da NANDA-I
Suscetibilidade a dano em membrana mucosa, córnea, sistema tegumentar, fáscia muscular, músculo, tendão, osso, cartilagem, cápsula articular e/ou ligamento, que pode comprometer a saúde.

Fatores de risco
Alteração no metabolismo
Alteração na sensibilidade
Agente químico lesivo (p. ex., queimadura, capsaicina, cloreto de metileno, agente mostarda)
Volume de líquidos excessivo
Extremos de idade
Temperaturas ambientais extremas
Fonte de energia de alta voltagem
Umidade
Estado nutricional desequilibrado (p. ex., obesidade, desnutrição)
Circulação prejudicada
Mobilidade prejudicada
Volume de líquidos insuficiente
Conhecimento insuficiente sobre manutenção da integridade tissular
Conhecimento insuficiente sobre proteção da integridade tissular
Fator mecânico
Neuropatia periférica
Agente farmacêutico
Radioterapia
Procedimento cirúrgico

Nota da autora
Ver Nota da autora em *Integridade tissular prejudicada*.

Mucosa oral prejudicada

Definição da NANDA-I
Lesão em lábios, tecidos moles, cavidade oral e/ou orofaringe.

Características definidoras
Tecidos rompidos nos lábios, na cavidade oral e/ou na orofaringe
Alterações de cor – eritema, palidez, manchas brancas, lesões e úlceras
Alterações na umidade – saliva aumentada ou diminuída
Alterações de higiene – resíduos, mau cheiro, descoloração dos dentes
Alterações na integridade da mucosa – dificuldade para engolir, redução do paladar, dificuldade para desmamar
Alterações na percepção – dificuldade para engolir, redução do paladar, dificuldade para usar dentaduras, ardência, dor e mudança na qualidade da voz

Fatores relacionados
Fisiopatológicos
Relacionados à inflamação secundária a:

Diabete melito	Câncer oral
Doença periodontal	Infecção

---
*N. de R.T. Este diagnóstico consta na NANDA-I 2018-2020 como *Integridade da membrana mucosa oral prejudicada*.

Relacionados ao tratamento

Relacionados aos efeitos do ressecamento por:

NPO de mais de 24 horas
Irradiação na cabeça ou no pescoço
Uso prolongado de esteroides ou outros imunossupressores, além de outros medicamentos, como opioides, antidepressivos, fenotiazinas, anti-hipertensivos, anti-histamínicos, diuréticos e sedativos
Uso de agentes antineoplásicos
Oxigenoterapia
Respiração pela boca
Febre
Transplante de medula óssea e transfusão de sangue

Relacionados à irritação mecânica secundária a:

Tubo endotraqueal
Sonda nasogástrica

Situacionais (pessoais, ambientais)

Relacionados a irritantes químicos* secundários a:

Alimentos ácidos
Drogas
Agentes nocivos
Álcool
Tabaco
Ingestão elevada de açúcar

Relacionados a traumatismo mecânico secundário a:

Dentes quebrados ou irregulares
Dentaduras mal-ajustadas
Imobilizadores

Relacionados à desnutrição*

Relacionados à higiene oral inadequada

Relacionados à falta de conhecimento sobre higiene oral

Nota da autora

Ver *Integridade tissular prejudicada*.

Erros nos enunciados diagnósticos

Ver *Integridade tissular prejudicada*.

Conceitos-chave

Considerações gerais

- A saúde oral influencia diretamente muitas atividades da vida diária (comer, ingerir líquidos, respirar) e as relações interpessoais (aparência, autoconceito, comunicação).
- Muitas doenças orais começam de forma silenciosa e são indolores até que ocorra um problema significativo.
- As causas comuns da diminuição da salivação são desidratação, anemia, radioterapia no pescoço e na cabeça, deficiências vitamínicas, remoção das glândulas salivares, alergias e efeitos colaterais de medicamentos (p. ex., anti-histamínicos, anticolinérgicos, fenotiazinas, narcóticos, quimioterapia e outros medicamentos antineoplásicos).
- Dano à mucosa costuma ocorrer de 7 a 14 dias após início da radioterapia e de 3 a 9 dias após início da quimioterapia.
- Gibson e colaboradores (2013) estimam que 40% dos pacientes de quimioterapia, 80% dos pacientes com transplante de medula óssea e 100% dos pacientes que recebem irradiação na cabeça e no pescoço desenvolverão mucosite oral.
- As consequências da mucosite incluem aumento do risco de mortalidade, atraso no tratamento, maior necessidade de suporte nutricional, aumento da fadiga e do sangramento, aumento do risco de infecção, dor e diminuição da qualidade de vida.

- Os protocolos iniciais de tratamentos orais diminuíram tanto a pneumonia associada à ventilação mecânica (Feider, Mitchell & Bridges, 2010) como a pneumonia adquirida não associada à ventilação mecânica (Quinn et al., 2014).
- Quando ocorrem danos à mucosa, o tratamento inclui os princípios do tratamento de feridas: umidade, higienização e promoção da cicatrização.
- O álcool e o tabaco são irritantes crônicos para a mucosa oral e podem levar ao carcinoma oral.
- A mucosite oral e a estomatite não apresentam processos idênticos. A mucosite oral é a inflamação da mucosa oral resultante de quimioterapia, outros agentes antineoplásicos e radiação ionizante que se manifesta por eritema ou ulcerações, ao passo que a estomatite se refere a qualquer inflamação dos tecidos orais (dentição/periápices, periodonto), incluindo infecções da cavidade oral e mucosite oral (National Cancer Institute [NCI], 2014).
- As mucosas são altamente suscetíveis à toxicidade devido à proliferação acelerada de suas células. Indivíduos expostos a terapias múltiplas ou que tenham fatores de risco predisponentes, como má higiene oral, cáries dentárias e uso de tabaco e álcool, têm mais probabilidade de desenvolver mucosite.
- A quimioterapia ou a radiação direta também podem causar xerostomia, que é um decréscimo na qualidade e na quantidade da saliva (NCI, 2014).
- Crioterapia, terapia com *laser* de baixo nível, protocolos de cuidados orais e uso de palifermina são intervenções recomendadas para a clínica com fortes evidências quanto ao tratamento da mucosite oral, enquanto bochechos profiláticos com clorexidina, pastilhas de lactobacilos para pacientes com câncer de cabeça e pescoço submetidos a quimio e radioterapia e lavagens com benzidamina para pacientes com câncer de cabeça e pescoço são intervenções provavelmente eficazes contra as mucosites (Eilers, Harris, Henry & Johnson, 2014).
- A palifermina, um fator de crescimento de queratinócitos, pode prevenir mucosite oral induzida por quimioterapia em indivíduos com neoplasia hematológica e que estejam recebendo um transplante de células-tronco. Outra vantagem é que a palifermina reduz a incidência e a duração da mucosite (NCI, 2014).
- O custo da mucosite em geral é dobrado quando classificada como grave em razão do aumento da estadia (Carlotto, Hogsett, Maiorini, Razulis & Sonis, 2013).

Considerações pediátricas

- A candidíase oral (sapinho) é comum em recém-nascidos. Pode ser adquirida por transmissão de pessoa a pessoa, infecção vaginal materna durante o parto ou pelo uso de bicos de mamadeiras/chupetas ou outros artigos contaminados (Pilitteri, 2014).
- A dentição pode causar desconforto e tornar a aparência das gengivas vermelha e edemaciada.

Considerações geriátricas

- As alterações na mucosa oral relacionadas com a idade incluem perda de elasticidade, atrofia de células epiteliais e diminuição do suprimento sanguíneo para o tecido conectivo (Chan, Lee, Poh & Prabhakaran, 2011).
- Nos idosos, a boca seca e as deficiências vitamínicas aumentam a vulnerabilidade a ulcerações orais e infecção (Chan et al., 2011).
- Os idosos costumam apresentar maior viscosidade e menor quantidade de saliva (Chan et al., 2011).

Critérios para a investigação focalizada

Dados subjetivos

Investigar as características definidoras
Ver Características definidoras.

Investigar os fatores relacionados
Ver Fatores relacionados.

Dados objetivos e exame físico

Usar um instrumento padronizado para avaliação/medida oral.

Reunir o equipamento a ser usado para avaliar a cavidade oral. O equipamento inclui uma boa fonte de luz, abaixador de língua, luvas não esterilizadas e gaze para retrair a língua, bem como equipamento de aspiração, se necessário. De forma sistêmica, examinar a cavidade oral em busca de mudanças na mucosa, nível de umidade, higiene, presença de úlceras ou lesões, integridade dos lábios e qualidade da fala e da voz.

Investigar as características definidoras

Lábios

Cor	Edema	Fissuras
Bolhas	Rachaduras	Sangramento
Úlceras/lesões		

Língua

Cor	Extensões pilosas	Sangramento
Rachaduras, secura	Nódulos	Exsudato
Edema	Úlceras	Bolhas
Lesões		

Mucosa oral (gengivas, céu da boca, interior das bochechas, palato)

Cor	Umidade
Sangramento	Placas
Edema (ao longo das gengivas)	Úlceras

Saliva
  Aquosidade
  Ausência
  Espessamento
  Cor

Dentes

Bordas afiadas	Dentes frouxos
Dentes lascados	Falta de dentes
Rachaduras	Placa ou resíduos

Dentaduras/próteses

Condições	
Bordas afiadas	Ajuste
Partes soltas	Rachaduras
Gengiva	Dentes lascados

  Cor
  Edema
  Sangramento
Deglutição
  Capacidade para engolir
  Dor
Voz
  Dificuldade para falar
  Voz mais estridente

Metas

O indivíduo deverá ficar livre da irritação da mucosa oral ou apresentar sinais de cicatrização com a diminuição da inflamação, conforme evidenciado pelos seguintes indicadores:
- Descreve fatores que causam lesões na mucosa oral.
- Demonstra conhecimento sobre a higiene oral ideal.
- Está livre de desconforto oral durante a ingestão de alimentos e líquidos.

NOC Integridade tissular oral

Intervenções

Investigar os fatores causadores ou contribuintes

- Avaliar utilizando uma ferramenta válida e confiável como um primeiro passo para prevenir e tratar a mucosite oral (Eilers et al., 2014).

  J: *Pesquisadores relataram que, para indivíduos com ventilação mecânica, apenas 32% apresentavam sucção para controlar secreções orais, 33% tinham os dentes escovados, 65% precisavam de limpeza com cotonete e 63% tinham um hidratante aplicado na mucosa oral. Além disso, os enfermeiros relataram realizar cuidados orais, em vez de, na verdade, completá-los (*Cutler & Davis, 2005; Fields, 2008; Goss, Coty & Myers, 2011).*

NIC Restauração da saúde oral, Controle da quimioterapia, Manutenção da saúde oral, Promoção da saúde oral

> **Alerta clínico** Com bastante frequência, os cuidados e a avaliação oral são omitidos no tratamento individual.

- Ver Fatores relacionados.
- Avaliar a capacidade da pessoa para realizar a higiene oral. Permitir que a pessoa faça a própria higiene oral, tanto quanto possível. No caso de indivíduos de alto risco, inspecionar a ocorrência de lesões na cavidade oral (p. ex., placas brancas, dentes quebrados e sinais de infecção).

    J: *Será indicada uma investigação focalizada.*

> **Alerta clínico** Aconselhe a equipe/o estudante a informar quaisquer queixas de feridas na boca, placas brancas, dentes quebrados e/ou afiados e problemas com a deglutição.

Ensinar a higiene oral preventiva a indivíduos com risco de desenvolvimento de mucosite

- Referir-se à mucosa oral prejudicada relacionada à higiene oral inadequada para as orientações específicas sobre escovação e uso do fio dental.

Orientar o indivíduo a

- Implementar o tratamento, incluindo escovação, uso do fio dental, enxágue e hidratação após as refeições e antes de dormir.
- Evitar enxaguantes bucais com álcool, compressas de limão/glicerina ou o uso prolongado de peróxido de hidrogênio.

    J: *Estas soluções podem causar anormalidades, secura e desconforto da mucosa (*Meurman et al., 1996; NCI, 2014).*

- Enxaguar a boca com solução fisiológica ou com solução fisiológica e bicarbonato de sódio.
- Aplicar um lubrificante nos lábios a cada 2 horas e sempre que necessário (p. ex., lanolina, pomada com vitamina A e D).
- Examinar diariamente a boca quanto a lesões e inflamação e comunicar as alterações.
- Evitar alimentos muito temperados, salgados, quentes, ásperos ou ácidos.
- Informar os seguintes sintomas: temperatura superior a 40°C, novas lesões ou inflamação na boca, sangramento gengival, dificuldades para engolir ou incapacidade para ingerir líquidos, bem como dores na boca.
- Manter a boca limpa e úmida.

    J: *Os fatores que contribuem para doença oral incluem higiene inadequada e mucosas ressecadas.*

Consultar o médico sobre a possível necessidade de um antifúngico ou antibacteriano para indivíduos imunocomprometidos com risco de mucosite (Freifeld et al., 2011).

- Orientar o indivíduo a consultar um dentista 2 a 3 semanas antes do início da terapia, para diagnóstico e tratamento de infecções e para garantir um tempo adequado de cicatrização.
- Consultar o dentista sobre os tratamentos diários com flúor e a higiene oral.
- Orientar o indivíduo a consultar um dentista durante o tratamento, conforme necessário e 2 meses após seu término.
- Informar quaisquer lesões orais suspeitas ao profissional de saúde para a realização de cultura que identifique o organismo.
- Administrar antibióticos, antifúngicos ou antivirais, conforme a prescrição.
- Monitorar a temperatura a cada 4 horas e informar leituras anormais ao profissional de saúde.
- Substituir a escova de dentes após tratamento de infecção oral suspeitada ou confirmada.

    J: *A doença dentária é um reservatório de infecções e exige controle criterioso por profissionais respeitados.*

Promover a cicatrização e reduzir a evolução da mucosite

- Inspecionar a cavidade oral duas vezes por dia com o abaixador de língua e a lanterna; se a mucosite for grave, examinar a boca a cada 4 horas.
- Assegurar-se de que o procedimento de higiene oral seja feito a cada 1 a 2 horas, quando a pessoa estiver acordada, e de 4 em 4 horas durante a noite no caso de pacientes com mucosite grave.
- Usar solução fisiológica como solução para a higiene oral.
- Passar o fio dental apenas uma vez por dia.
- Dispensar o fio dental se ocorrer sangramento excessivo.

J: *Protocolos aplicados de forma sistemática podem reduzir significativamente a incidência, a gravidade e a duração dos problemas orais (Eilers et al., 2014).*

J: *Usar o bicarbonato de sódio como enxaguante é eficiente e uma opção de custo menor para a prevenção do tratamento da mucosite. As escovas de espuma não se equivalem às com cerdas para a remoção da placa e das bactérias para prevenir cáries. A eficácia das loções de enxágue bucal sobre a solução fisiológica não tem apoio na literatura (Eilers et al., 2014; ONS, 2007).*

J: *Uma hidratação correta deve ser mantida para liquefazer as secreções e prevenir ressecamento da mucosa oral.*

Reduzir a dor oral e manter a ingestão adequada de alimentos sólidos e líquidos

- Avaliar a capacidade do indivíduo de mastigar e engolir.
- Administrar um analgésico leve a cada 3 ou 4 horas, conforme prescrição médica.
- Orientar o indivíduo a:
    - Evitar soluções de limpeza industrializadas, sucos de frutas cítricas, alimentos condimentados, extremos na temperatura dos alimentos (frio, quente), alimentos com crosta ou ásperos, álcool e soluções para higiene bucal contendo álcool.
    - Comer alimentos frios e doces (p. ex., sorvetes).
    - Beber líquidos frios a cada 2 horas e sempre que necessário.
- Consultar o nutricionista para intervenções específicas.
- Ver *Nutrição desequilibrada* relacionada à anorexia para intervenções adicionais.
- Consultar o médico sobre uma solução para o alívio da dor oral.
    - Xilocaína viscosa a 2% oral: bochechar e cuspir a cada 2 horas e antes das refeições. (Se a garganta estiver dolorida, a solução poderá ser engolida e, nesse caso, a xilocaína produz anestesia local e pode afetar o reflexo do vômito.) A dose da xilocaína viscosa não deverá exceder 25 mL/dia (National Comprehensive Cancer Network [NCCN], 2008).
    - Uma barreira protetora poderá ser aplicada e exigirá aplicações frequentes devido à duração limitada (p. ex., Episil, Gelclair, Mugard). A profilaxia não é recomendada (Eilers, 2014).
    - A morfina tópica proporciona redução da intensidade da dor e de sua duração. Se a fórmula da morfina for à base de álcool, poderá causar ardência.

J: *Uma hidratação correta deverá ser mantida para liquefazer as secreções e prevenir ressecamento da mucosa oral.*

J: *Mucosa oral ressecada causa desconforto e aumenta o risco de ruptura e infecção.*

Iniciar as orientações para a saúde e os encaminhamentos, conforme indicado

- Orientar a pessoa e sua família sobre os fatores que contribuem para o desenvolvimento da estomatite e a sua evolução.
- Orientar as modificações na dieta para reduzir a dor oral e manter a nutrição ideal.
- Fazer o indivíduo descrever ou demonstrar o regime de cuidados domésticos.

J: *A frequência da manutenção da saúde oral varia de acordo com o estado de saúde de um indivíduo e a sua capacidade para o autocuidado. Todos os indivíduos deverão ter os dentes e a boca limpos pelo menos uma vez após as refeições e antes de deitar. Indivíduos de alto risco (p. ex., com sonda nasogástrica, câncer, desnutridos) devem receber cuidados orais pelo menos a cada 4 horas.*

Risco de mucosa oral prejudicada • Relacionada à higiene oral inadequada ou à incapacidade para realizar a higiene oral

Definição da NANDA-I

Suscetibilidade a lesão em lábios, tecidos moles, cavidade bucal e/ou orofaringe, que pode comprometer a saúde.

Fatores de risco

Ver Fatores relacionados em *Mucosa oral prejudicada*.

Metas

O indivíduo demonstrará a integridade da cavidade oral, conforme evidenciado pelos seguintes indicadores:

- Está livre da placa nociva para prevenir infecção secundária.

- Está livre de desconforto oral durante a ingestão de alimentos e líquidos.
- Demonstra higiene oral ideal.

NOC Integridade tissular oral

Intervenções

Investigar os fatores causadores ou contribuintes

- Ver Fatores relacionados.

Discutir a importância da higiene oral diária e dos exames dentários periódicos

- Explicar a relação da placa com a doença gengival e dentária.
- Avaliar a capacidade do indivíduo para realizar a higiene oral.
- Permitir que o próprio indivíduo faça os cuidados da higiene oral, tanto quanto possível.

J: *A placa, flora microbiana encontrada na boca, é a principal causa de cáries e doença periodontal. A remoção diária da placa pela escovação e pelo uso do fio dental pode ajudar a evitar cáries e doenças dentárias.*

NIC Restauração da saúde oral, Controle da quimioterapia, Manutenção da saúde oral, Promoção da saúde oral

Ensinar os cuidados corretos com a higiene oral

- Fazer a pessoa sentar-se ou ficar em pé diante da pia (se for incapaz de chegar à pia, colocar uma cuba sob o queixo ou aparelho de aspiração junto à cama).
- Remover e limpar diariamente dentaduras e pontes.
    - Escovar a dentadura com escova especial ou escova de dentes dura, por dentro e por fora; enxaguar em água fria antes de recolocá-la.
    - Indivíduos entubados, inconscientes ou com mucosite grave não devem repor as dentaduras na boca. Guardá-las em solução de higiene e trocar a solução diariamente para evitar proliferação bacteriana.
    - Fazer a família descartar dentaduras que não se ajustem bem.

J: *Dentaduras que não são limpas ou não estão bem ajustadas podem contribuir para infecção.*

- Passar o fio dental (a cada 24 horas).
    - Introduzir um pedaço de fio dental com cerca de 50 cm de comprimento entre os dentes, enrolando-o no segundo e terceiro dedos de cada mão.
    - Iniciar com os dentes posteriores; inserir com delicadeza o fio entre os dentes evitando ferir as gengivas.
    - Enrolar o fio em torno do dente, fazendo um C, e puxar delicadamente para cima e para baixo, sobre a parte posterior de cada dente.
    - Repetir o procedimento ao contrário para limpar a parte anterior do dente.
    - Remover o fio puxando-o para cima ou liberando uma ponta e puxando-o por entre os dentes (pode ocorrer um pequeno sangramento).
    - Enxaguar.
    - Podem ser utilizadas forquilhas para fio dental para facilitar o procedimento (os dentes posteriores não podem ser alcançados com a forquilha).

J: *O uso do fio dental remove placas da gengiva e é recomendado como parte de um plano de higiene oral diária (American Dental Association, 2014).*

- Escovar os dentes (após as refeições e antes de dormir).
    - Usar uma escova de dentes macia (evitar as duras) e pasta de dentes não abrasiva com flúor ou bicarbonato de sódio (uma colher de sopa para 250 mL de água; pode ser contraindicado para pessoas com restrição ao sódio). Deixar secar naturalmente a escova entre os usos.
    - Escovar para a frente e para trás ou em um pequeno círculo, iniciando na parte posterior da boca e escovando um ou dois dentes de cada vez.
    - Escovar delicadamente a língua e os lados internos das bochechas.
    - Enxaguar com água, solução salina normal ou água estéril por 30 segundos.
    - Aplicar hidratante nos lábios e dentro da boca.

J: *A remoção diária da placa pode prevenir doença dentária.*

- Inspecionar a boca quanto a lesões, inflamações ou sangramento excessivo.

Realizar a higiene oral no indivíduo inconsciente ou com risco de aspiração tantas vezes quanto necessário

Preparação

- Reunir o equipamento: escova de dentes com cerdas macias, pasta de dentes, copo com água, equipamento para sucção, fonte de luz, bacia para êmese, toalha, pano de limpeza e luvas (pode-se usar um *kit* que contém todos os materiais necessários).
- Dizer ao indivíduo o que vai ser feito.
- Virar o indivíduo de lado, apoiando suas costas com travesseiros (proteger a cama com um forro absorvente).
- Colocar o abaixador de língua ou um bloqueador para manter a boca aberta.
- Usar luvas para se proteger.

Procedimento de escovação

- Para pessoas com dentes próprios, escovar seguindo o procedimento já detalhado. Usar uma solução de bicarbonato de sódio (uma colher de sopa para 250 mL de água), água ou solução fisiológica (poderá ser contraindicada para pessoas com restrição ao sódio).
- Colocar a cuba para êmese sob a boca do indivíduo e usar o sugador para remover as secreções da boca.
- Para pessoas com dentaduras, removê-las e limpá-las de acordo com o procedimento já descrito. Retirar a dentadura da pessoa semicomatosa, guardando-a em um copo com água.
- Utilizar palinetes orais individuais caso o paciente não tolere escovação.

J: *As cerdas de uma escova de dentes são muito mais eficientes em remover as placas do que os palinetes orais individuais (Quinn et al., 2014).*

- Usar uma seringa para enxaguar a boca; aspirar a água por sucção ou usar uma escova de dentes com aspirador.
- Mover o abaixador de língua ou o bloqueador para acessar as outras áreas; não colocar os dedos nas margens superiores ou lateral dos dentes.
- Escovar delicadamente a língua e o tecido do interior das bochechas.
- Aplicar hidratante de lábios e boca.

Fazer a higiene oral em indivíduos entubados e/ou sob ventilação mecânica

- Reunir o equipamento (o mesmo indicado para o indivíduo inconsciente).
- Posicionar a cabeceira da cama do indivíduo acima de 30°, a menos que haja contraindicação.

J: *Fornecer cuidados orais abrangentes para diminuir o volume bacteriano na boca e manter a cabeceira do leito acima de 30° ajuda a diminuir a aspiração e pode prevenir a pneumonia (Quinn et al., 2014).*

- Escovar os dentes, a língua e as gengivas, conforme descrito anteriormente, duas vezes ao dia.
- Passar cotonete na cavidade oral de 2 em 2 horas e conforme a necessidade, com solução fisiológica ou antisséptico bucal.

J: *Recomendações para cuidados orais incluem rotina de escovação dos dentes, limpeza oral a cada 2 a 4 horas e, conforme necessário, uso de antisséptico bucal (sem álcool), sucção de rotina e aplicação de hidratante oral (Goss, Coty & Myers, 2011).*

- Use antissépticos orais de gluconato de clorexidina ou géis de acordo com protocolos ou prescrições.
- Aplicar hidratante oral na boca e nos lábios.
- Remover secreções orais em excesso, usando a sucção.

J: *O uso de gluconato de clorexidina está associado a uma redução no desenvolvimento de pneumonia associada à ventilação mecânica (Shi et al., 2013). São necessários mais estudos para determinar que antissépticos orais são os mais eficazes.*

J: *Os fatores que contribuem para a doença oral são uso excessivo de álcool e tabaco, microrganismos, nutrição inadequada (quantidade, qualidade), higiene inadequada e trauma (SNG, dentaduras mal-ajustadas, dentes com bordas cortantes, próteses com bordas cortantes, uso impróprio de equipamentos de limpeza).*

J: *A saúde oral é influenciada por microrganismos que crescem na placa. Com a ventilação mecânica, os microrganismos podem se transferir para os pulmões, causando a pneumonia associada ao respirador (Needleman et al., 2012).*

J: *O NCCN (2008) recomendou que indivíduos receptores de transplante de medula óssea e de células-tronco passem por avaliação e tratamento dentário antes do transplante. Os cuidados orais devem incluir uso do fio dental, escovação dentária com escova de cerdas macias pelo menos duas vezes ao dia e uso de palinetes orais individuais no caso de o indivíduo não tolerar a escova, além de enxágues orais 4 a 6 vezes ao dia com solução fisiológica, água estéril ou bicarbonato de sódio.*

Iniciar as orientações para a saúde e os encaminhamentos, conforme indicado

- Orientar a pessoa e sua família sobre os fatores que contribuem para o desenvolvimento da estomatite e a sua evolução.
- Orientar as modificações na dieta para reduzir a dor oral e manter a nutrição ideal.
- Fazer o indivíduo descrever ou demonstrar o regime de cuidados domésticos.

    J: *A frequência da manutenção da saúde oral varia de acordo com o estado de saúde da pessoa e a capacidade para realizar o autocuidado, porém o mínimo será pela manhã e ao deitar. Indivíduos que correm alto risco (p. ex., com sonda nasogástrica, câncer ou desnutridos) devem receber uma avaliação oral diária.*

- Explicar que os fatores que contribuem para a doença oral são o uso excessivo de álcool e tabaco, microrganismos, nutrição inadequada (quantidade, qualidade), higiene inadequada e trauma (SNG, dentaduras mal-ajustadas impróprio, dentes com bordas cortantes, próteses com bordas cortantes, uso impróprio de equipamentos de limpeza).
- Encaminhar os indivíduos com distúrbios nas gengivas ou nos dentes ao dentista.

Identificar os indivíduos que necessitam de adaptação à escova de dentes para realizar a própria higiene oral

- Para indivíduos com dificuldade de fechar bem a mão, encaminhar à terapia ocupacional.
- Para indivíduos com mobilidade limitada da mão, alargar o cabo da escova de dentes com um rolo de cabelo esponjoso, papel alumínio amassado ou uma borracha de guidão de bicicleta presa com uma pequena quantidade de gesso.
- Para indivíduos com movimento limitado do braço, aumentar o cabo da escova-padrão, acrescentando o cabo de uma escova usada (depois de cortar fora as cerdas) à nova, com um cordão resistente, cola plástica ou fixando a escova de dentes a um cabo plástico. (A escova de dentes poderá ser curvada aquecendo-a levemente e, em seguida, entortando-a.)
- Encaminhar o indivíduo à terapia ocupacional.

Encaminhar os indivíduos com distúrbios nas gengivas ou nos dentes ao dentista

Intervenções pediátricas

Ensinar os pais a

- Fornecer aos seus filhos suplementos de flúor se não estiver presente em concentrações superiores a 0,7 partes por milhão na água potável.
- Evitar que as mães ingiram medicação com tetraciclina durante a gestação ou que a administrem a crianças com menos de 8 anos.
- Evitar colocar a criança para dormir com uma mamadeira de suco ou leite.
- Oferecer objetos seguros para a criança mastigar durante a erupção dentária.
- Substituir frequentemente a escova de dentes (a cada 3 meses).
- Marcar consultas dentárias a cada 6 meses após os 2 anos de idade.
- Supervisionar e auxiliar a criança pré-escolar na escovação e na utilização do fio dental à frente do espelho.
    - Falar com a criança durante a escovação.
    - "Pedir à criança para 'assobiar como um pássaro' para escovar os dentes anteriores e 'rugir como um leão' para escovar os posteriores" (Perry et al., 2014).
    - Incorporar a escovação e a utilização do fio dental aos rituais da hora de dormir.

Ensinar a criança a

- Entender a importância do cuidado com os dentes.
- Evitar líquidos, alimentos e gomas de mascar muito açucarados.
- Beber água e líquidos extras.
- Escovar os dentes utilizando um creme dental com flúor.

    J: *O objetivo da higiene oral é remover a placa que causa cárie e doença periodontal (Needleman et al., 2012).*

    J: *O uso do fio dental remove a placa da linha da gengiva.*

Intervenções maternas

- Salientar a importância da boa higiene oral e da continuidade das avaliações dentárias. Recomendar às mulheres o aumento da ingestão de vitamina C.
- Lembrar a pessoa de avisar o dentista sobre a gravidez.
- Explicar que a hipertrofia e a sensibilidade das gengivas são normais durante a gestação.

    J: *A hipertrofia, a sensibilidade e o sangramento das gengivas podem estar presentes durante a gestação normal devido ao edema vascular, chamado de epúlide gravídica (Clocheret, Dekeyser, Carels & Willems, 2014).*

Intervenções geriátricas

Explicar os fatores de alto risco relacionados à idade (Chan et al., 2011).

- Doença óssea degenerativa.
- Suprimento sanguíneo oral diminuído.
- Boca seca.
- Deficiências de vitaminas.

J: *Mudanças e deficiências nutricionais relacionadas ao envelhecimento aumentam a vulnerabilidade a ulcerações e infecção orais (Chan et al., 2011).*

Explicar que alguns medicamentos causam ressecamento da boca

- Laxantes.
- Antibióticos.
- Antidepressivos.
- Anticolinérgicos.
- Analgésicos.
- Sulfato ferroso.
- Medicamentos cardiovasculares.

J: *Boca seca contribui para lesão tissular.*

Determinar a presença de quaisquer barreiras aos cuidados dentários

- Problemas financeiros.
- Mobilidade.
- Destreza.

Risco de lesão na córnea

Definição da NANDA-I
Suscetibilidade a infecção ou lesão inflamatória no tecido da córnea que pode afetar as camadas superficiais ou profundas e que pode comprometer a saúde.

Fatores de risco

Fisiopatológicos

Escore da escala de coma de Glasgow < 7*
Doenças autoimunes (artrite reumatoide, diabete melito, distúrbio da tireoide, gota, osteoporose, etc.)
Doença vascular do colágeno
Histórico de alergias
Problemas estruturais da pálpebra
Exposição do globo ocular*
Edema periorbital*
Lesões neurológicas com perda de reflexos motores ou sensoriais (lagoftalmo, perda do reflexo de piscar espontâneo devido a redução da consciência e outras condições médicas)*
Lesão da superfície ocular
Deficiência de vitamina A
Glândulas lacrimais deficientes
Glândulas lacrimais inflamadas
Dificuldade para piscar devido a problemas na pálpebra (p. ex., ectrópio [virada para fora]; entrópio [virada para dentro])
Piscar < 5 vezes por minuto*

Relacionados ao tratamento

Hospitalização prolongada*
Uso de oxigênio suplementar*
Agentes farmacológicos,* como inibidores da enzima conversora da angiotensina, anti-histamínicos, diuréticos, esteroides, antidepressivos, tranquilizantes, analgésicos, sedativos, bloqueadores neuromusculares*

Após cirurgia ocular a *laser*
Lesão da glândula lacrimal por irradiação
Após cirurgia plástica da pálpebra
Traqueostomia*
Ventilação mecânica*
Entubação*

Maturacionais

Envelhecimento

Nota da autora

Ver Nota da autora em *Risco de olho seco*.

Conceitos-chave

- Cerca de 20 a 42% dos indivíduos em uma unidade de terapia intensiva (UTI) desenvolvem ceratopatia de exposição (Rosenberg & Eisen, 2008).
- "Os pacientes em respirador mecânico na UTI encontram-se em risco de exposição à ceratopatia. Esta condição predispõe à ceratite microbiana, que pode levar à perfuração da córnea e perda da visão" (Rosenberg e Eisen, 2008).
- As defesas imunológicas do olho são uma combinação de mecanismos de defesa mecânicos, anatômicos, fisiológicos e de barreira. Estes incluem um epitélio córneo intacto e a ação constante do piscar das pálpebras. A película lacrimal também tem componentes antimicrobianos importantes, como lactoferrina, beta-lisina e imunoglobulinas (*Ezra Lewis, Healy & Coombes, 2005; Grossman & Porth, 2014).
- O lagoftalmo é definido como a incapacidade de fechar completamente as pálpebras. O ato de piscar cobre o olho com uma fina camada de fluido lacrimal, promovendo, assim, um ambiente úmido necessário às células da parte exterior do olho. As lágrimas também expulsam corpos estranhos dos olhos (Lawrence & Morris, 2008). Mercieca Suresh, Morton e Tullo (*1999) mostraram que 75% desses pacientes que apresentam lagoftalmo estão predispostos à secura da córnea. Além disso, outros pacientes criticamente doentes estão inconscientes, predispondo-se ao lagoftalmo mesmo sem sedação farmacológica (Rosenberg & Eisen, 2008).
- Indivíduos "em ventilação mecânica apresentam alta propensão para desenvolver ceratite de exposição que pode levar à perfuração da córnea e à cegueira. Além da alteração do mecanismo protetor dos olhos, o ambiente de cuidados intensivos predispõe à exposição da superfície ocular a microrganismos e à complicação de uma reanimação exagerada que pode provocar quemose e outras complicações oculares"(Azfar, Khan & Alzeer, 2013).
- Os olhos apresentam um reflexo de piscar de ocorrência natural que facilita a limpeza de microrganismos e ajuda a espalhar lágrimas para lubrificar a superfície ocular. Infelizmente, os pacientes submetidos à ventilação mecânica em geral são mais vulneráveis à infecção ocular, uma vez que a sedação e o uso de relaxantes musculares alteram os músculos orbiculares do olho, causando o fechamento incompleto das pálpebras, a redução do ato de piscar ou a perda deste reflexo que pode levar à secura da superfície ocular (Azfar, Khan & Alzeer, 2013; Rosenberg & Eisen, 2008).

Metas

O indivíduo apresentará pouco ou nenhum sinal/sintoma de complicações oculares, evidenciado pelos seguintes indicadores:

- Conjuntiva rósea.
- Ausência de aumento ou de drenagem purulenta.
- Córnea limpa.
- Fechamento da pálpebra (normal or mecânico).

NOC Conhecimento: Cuidados da doença, Controle de Infecção, Controle de sintomas, Hidratação

Intervenções

> **ALERTA CLÍNICO** "Atualmente, é um fato bem conhecido que indivíduos em áreas de cuidados intensivos estão submetidos a um maior risco de desenvolver complicações oftálmicas, mais comumente como resultado do esforço de ressuscitação excessiva e exposição da superfície do olho levando à secura da córnea e à ulceração. Uma superfície ocular intacta é essencial à proteção contra infecção. A secura e a ruptura do epitélio da córnea podem levar a uma visão embaçada e também colocar o tecido corneano em risco de infecção que pode se complicar com perda visual considerável. É óbvio que indivíduos em UTIs são suscetíveis à desidratação da córnea, à abrasão e à perfuração corneana, cuja incidência oscila entre 3 e 60%" (Azfar, Khan & Alzeer, 2013).

NIC Cuidados de proteção de infecção de olho, Administração de medicamentos: Olho, Nível de conforto, Hidratação, Redução da ansiedade (família)

Identificar os indivíduos de alto risco com

- Perda do reflexo de piscar.
- Fechamento incompleto da pálpebra.
- Produção de lágrima reduzida, consciência reduzida.
- Forte sedação.
- Entubação mecânica.

Justificativa: *As condições supracitadas impedem o fechamento do olho, ocasionando falta de movimentos oculares aleatórios e diminuição ou perda do reflexo de piscar. A exposição e o ressecamento do olho poderão levar à ceropatia superficial. Isso pode comprometer a integridade da superfície da córnea, resultando em ulceração, perfuração e cicatrização. Os efeitos da ventilação mecânica aumentam a pressão intraocular, resultando em edema (Grossman & Porth, 2014; *Joyce, 2002; Leadingham, 2014).*

Seguir o protocolo de cuuidados oculares da instituição ou o protocolo de prevenção de olho seco (Leadingham, 2014):

- Avaliar os indivíduos de alto risco recém-listados uma vez a cada 8 horas para a perda do reflexo de piscar e a incapacidade de manter o fechamento ativo das pálpebras. Documentar os achados.

  J: *A exposição e o ressecamento do olho poderão levar à ceropatia superficial.*

- Avaliar a presença de resíduos estranhos e determinar a presença de tampão nas pálpebras.

  J: *Resíduos estranhos podem lesionar a conjuntiva e precipitar a infecção.*

- Se não houver fechamento ocular completo, aplicar um dispositivo mecânico de fechamento ocular e de alinhamento para manter a integridade e o fechamento dos olhos.

  J: *A aplicação de um dispositivo mecânico de fechamento ocular previne complicações oculares (olho seco, infecção e abrasão corneana).*

- Os indivíduos sem reflexo de piscar e com fechamento independente das pálpebras deverão receber cuidados oculares de rotina, como uso de solução salina e limpeza suave de cada olho, do canto interno para o externo, pelo menos a cada 2 horas além de instilação do lubrificante prescrito.

  J: *O protocolo de prevenção de olho seco descreve a avaliação de enfermagem apropriada, limpeza e documentação de cuidados com os olhos para prevenir a ocorrência de olho seco.*

Dicas da Carpenito

O protocolo de prevenção de olho seco foi desenvolvido por Leadingham (2014) como resultado de um projeto de melhoria da qualidade. "Este projeto de melhoria da qualidade foi selecionado porque os cuidados com os olhos muitas vezes foram negligenciados devido à maior instabilidade cardíaca, respiratória e hemodinâmica dos pacientes dentro da UTI" (p. 2). "A utilização do Modelo de Iowa de Prática Baseada em Evidências (EBP) foi escolhida como uma estrutura para este projeto de melhoria da qualidade" (p. 3). "Este modelo forneceu o quadro para orientar o desenvolvimento e a implementação de um novo protocolo de cuidados oftalmológicos com base em pesquisa na UTI" (p. 3).

- Monitorar em busca de ceratite.
  - Olhos vermelhos e lacrimejantes.
  - Dor no olho (caso possa informar).
  - Área branca ou cinza na córnea (último sinal).

  J: *A ceratite é uma inflamação da córnea causada pela sua exposição e por um comprometimento no filme lacrimal normal e/ou infecções bacterianas ou virais (*Joyce, 2002).*

- Informar quaisquer alterações na aparência do olho, dor ou embaçamento imediatamente (quando possível).

  J: *Complicações de infecções não tratadas poderão levar à perda da visão.*

- Caso seja necessária uma prescrição para um protocolo de tratamento do olho, entrar em contato imediatamente com o médico/enfermeiro assistencial.

  J: *O ressecamento da córnea pode ocorrer rapidamente em indivíduos de alto risco após 48 horas.*

- Prevenir infecção.
  - Usar luvas em todos os cuidados oculares.
  - Instruir a família para não tocar nem limpar a região ocular de um indivíduo.

- Evitar qualquer contaminação dos produtos de tratamento ocular. Nunca tocar no conta-gotas ou na ponta do tubo que vai para a pálpebra. Se isso ocorrer, descartar o medicamento.
- Proteger os olhos da contaminação respiratória durante a sucção, etc.
- Oferecer uma demonstração para um novo enfermeiro ou estudante de enfermagem.

J: *Todas as tentativas devem ser feitas para evitar a contaminação do olho. As gotas oculares podem ficar contaminadas quando o recipiente é exposto a bactérias.*

Profissionais de saúde que estejam espirrando ou tossindo deverão usar máscaras

J: *Os indivíduos de alto risco apresentam maior chance de contrair uma infecção ocular nosocomial a partir dos cuidadores de saúde devido ao comprometimento de seus mecanismos naturais de proteção ocular (Leadingham, 2014).*

- Avaliar o estado de hidratação com frequência.

J: *A desidratação moderada poderá piorar os olhos secos (Yanoff & Duker, 2009).*

- Explicar ao indivíduo e/ou demais familiares envolvidos a razão dos tratamentos oculares (p. ex., uso de protetores). Alertar a família antes de ver o membro da família.

J: *A aparência do indivíduo com tampões oculares ou protetores de polietileno poderá ser bastante perturbadora para os familiares envolvidos.*

Iniciar as orientações para a saúde, conforme indicado

- Aconselhar a consultar prestador de cuidados primários ou oftalmologista se houver sinais e sintomas de olhos secos, infecção e dor ocular quando estiver em casa.

J: *Olhos secos por tempo prolongado podem causar infecções oculares, cicatrizes na superfície da córnea e problemas de visão. As queixas oculares deverão ser tratadas imediatamente.*

Risco de olho seco*

Definição da NANDA-I

Suscetibilidade a desconforto ocular ou dano à córnea e à conjuntiva devido à quantidade reduzida ou à qualidade das lágrimas para hidratar o olho, que pode comprometer a saúde.

Fatores de risco

Fisiopatológicos

Doenças autoimunes (artrite reumatoide, diabete melito, doença da tireoide, gota, osteoporose, etc.)*
Doença vascular do colágeno
Histórico de alergias*
Problemas estruturais da pálpebra
Lesões neurológicas com perda de reflexos motores ou sensoriais (lagoftalmo, perda do reflexo de piscar espontâneo devido a redução da consciência e outras condições médicas)*
Lesão da superfície ocular*
Deficiência de vitamina A*
Glândulas lacrimais deficientes
Glândulas lacrimais inflamadas
Dificuldade para piscar devido a problemas na pálpebra (p. ex., ectrópio [virada para fora]; entrópio [virada para dentro])

Relacionados ao tratamento

Agentes farmacológicos, como inibidores da enzima conversora da angiotensina, anti-histamínicos, diuréticos, esteroides, antidepressivos, tranquilizantes, analgésicos, sedativos, bloqueadores neuromusculares*
Anti-inflamatórios (p. ex., ibuprofeno, naproxeno, pílulas anticoncepcionais, descongestionantes)
Após cirurgia ocular a *laser*
Lesão da glândula lacrimal por irradiação
Após cirurgia plástica da pálpebra
Contraceptivos orais
Ventilação mecânica* (Ver *Risco de lesão na córnea*)

---

*N. de R.T. Este diagnóstico consta na NANDA-I 2018-2020 como *Risco de ressecamento ocular*.

Situacionais (pessoais, ambientais)

Longas horas em frente da tela do computador
Tabagismo
Alcoolismo pesado
Lentes de contato*
Fatores ambientais (ar-condicionado, vento excessivo, exposição à luz solar, poluição do ar, baixa umidade),*
    clima quente, seco e ventoso
Local de moradia*
Gênero feminino*
Estilo de vida (p. ex., tabagismo, uso de cafeína, leitura prolongada)*
Viagem aérea

Maturacionais

Envelhecimento
Perimenopausa, menopausa

Nota da autora

Este novo diagnóstico de enfermagem da NANDA-I representa um problema comum experimentado pela maioria das pessoas de forma aguda ou crônica. Para alguns indivíduos, o problema é preocupante; para outros, causa um desconforto crônico significativo; e para poucos o olho seco é um fator de risco grave que pode causar abrasões da córnea. Portanto, este diagnóstico pode ser usado para prevenir ou reduzir o ressecamento ocular.

Para indivíduos que apresentam risco de abrasão da córnea, como aqueles com anormalidades estruturais da pálpebra ou aqueles tão debilitados que o sistema de lubrificação natural do olho está comprometido (p. ex., em suporte ventilatório, comatosos), o diagnóstico *Risco de abrasão da córnea* seria clinicamente mais útil do que *Risco de olho seco*. *Risco de lesão da córnea* foi aceito pela NANDA-I em 2014.

Erros nos enunciados diagnósticos

***Risco de olho seco* relacionado à incapacidade de fechar os olhos secundária ao estado comatoso**

Indivíduos que não conseguem fechar os olhos completamente e são incapazes de se queixar de sintomas de olho seco precisam de intervenções específicas para prevenir abrasões corneanas e cicatrizes conjuntivais. O problema colaborativo *Risco de Complicações de Lesão corneana* seria apropriado.

Conceitos-chave

Considerações gerais

- As lágrimas são uma mistura complexa de água, óleos gordurosos, proteínas e eletrólitos. Essa mistura mantém a superfície dos olhos lisa e clara e os protege contra infecções e lesões (Grossman & Porth, 2014; Clínica Mayo, 2010).
- As lágrimas são compostas por três camadas: (1) a camada externa, lipídica oleosa; (2) a camada média, lacrimal aquosa; e (3) a camada interna, mucosa (Grossman & Porth, 2014).
- As lágrimas lubrificam os olhos e lavam a poeira e os detritos, mantendo o olho úmido. Elas também contêm enzimas que neutralizam os microrganismos do olho (Grossman & Porth, 2014).
- A secura crônica dos olhos pode causar irritação crônica da córnea e da conjuntiva, o que pode levar a erosão, cicatrização, ulceração, desgaste ou perfuração da córnea (Grossman & Porth, 2014).
- Alguns fatores de risco resultam em uma produção de lágrimas insuficiente pela glândula lacrimal ou glândulas associadas (p. ex., artrite reumatoide, envelhecimento ou condições que causam a evaporação das lágrimas com muita rapidez, como ambientes secos) (Lin, Tsubota & Apte, 2016).
- Algumas condições de olho seco são causadas por lágrimas que deixam os olhos muito rapidamente. A cirurgia poderá ser indicada para fechar parcialmente ou completamente os ductos lacrimais a fim de diminuir a velocidade de drenagem da lágrima (Clínica Mayo, 2010).

Considerações geriátricas

As mudanças oculares relacionadas com a idade, a elasticidade reduzida das pálpebras e a diminuição da produção de lágrimas resultam em olho seco nos idosos (Miller, 2015).

Critérios para a investigação focalizada

Dados subjetivos

Investigar os fatores de risco (Clínica Mayo, 2010)

Ver Fatores de risco.

Investigar as queixas

Ressecamento
Ardência
Irritação
Sensibilidade à luz
Dificuldade em usar lentes de contato
Sensação de vista arranhada
Visão embaçada, pior no final do dia ou após a focalização por um período prolongado
Período de lacrimejamento excessivo

Metas

O indivíduo informará redução dos sintomas de olho seco, conforme evidenciado pelos seguintes indicadores:

- Descreve as causas de olho seco.
- Identifica estratégias para prevenir o olho seco.

NOC Ambiente, Comportamento promotor da saúde, Controle de sintomas

Intervenções

Explicar os fatores que contribuem para olho seco

- Ver Fatores de risco.

Ensinar o uso de lágrimas artificiais ou lubrificantes oculares vendidos sem prescrição, conforme necessário

- Usar colírio antes da leitura ou de outras atividades que aumentam os movimentos oculares.
- Utilizar colírios sem conservantes se forem usados mais de quatro vezes ao dia.
- Evitar colírios que "retirem a vermelhidão do olho", pois não são eficazes como lubrificantes oculares.

    J: *O aumento dos movimentos oculares aumenta a necessidade de lubrificação. Os conservantes poderão causar irritação ocular (Miller, 2015).*

    NIC Nível de conforto, Hidratação, Controle do ambiente, Aconselhamento nutricional

Aumentar a umidade do ambiente, principalmente no inverno e em climas secos

- Evitar quartos quentes vento forte.

    J: *Climas secos e ventos aumentam a evaporação das lágrimas (Miller, 2015).*

Usar óculos de sol com proteção lateral ou outro tipo com espuma ou outra vedação

J: *Estes tipos de óculos reduzirão a evaporação das lágrimas (Miller, 2015).*

Evitar irritantes oculares

- *Sprays* de cabelo.
- Fumaça de cigarro.
- Jato de ar nos olhos (p. ex., secador de cabelo, ventiladores).

    J: *Irritantes aumentam o risco de lesão ocular na presença de olho seco.*

Usar higienizador/filtro de ar e umidificador, se possível

J: *Estas providências reduzirão a poeira na casa e aumentarão a umidade.*

- Avisar o indivíduo sobre as medicações que podem aumentar o ressecamento e o desconforto. Aconselhá-lo a discutir a situação com o prestador de cuidados primário.

    J: *Medicações alternativas poderão causar menos ou nenhum efeito sobre o ressecamento dos olhos.*

Para usuários de lentes de contato

- Se forem usados colírios, lembrar que as lentes devem ser removidas antes da sua instilação, sem ser recolocadas nos próximos 15 minutos.
- A reposição do colírio poderá ser eficaz em casos de ressecamento leve dos olhos.
- Usar lentes de contato por poucas horas ao dia, se necessário.

    J: *As lentes de contato interferem com a lubrificação normal dos olhos.*

Informar os efeitos da nutrição e hidratação sobre o ressecamento dos olhos

- Evitar a desidratação. Aconselhar a monitorar a hidratação mantendo a urina de cor clara.
- Informar que o café e o chá são diuréticos e que há necessidade de aumentar a ingestão de água, a menos que esteja contraindicada.

    J: *A desidratação leve poderá piorar os olhos secos (Yanoff & Duker, 2009).*

- Discutir a relação da ingestão nutricional de ácidos graxos ômega-3, como peixes de água fria, sardinha, atum, salmão, bacalhau, arenque, óleo de linhaça, óleo de soja, óleo de canola, suplementos de óleo de peixe e vitamina A (p. ex., suplementos de cenouras, brócolis).

    J: *Dietas pobres em vitamina A e em ácidos graxos ômega-3 parecem contribuir para os olhos secos (Clínica Mayo, 2010).*

Quando estiver lendo ou utilizando o computador por longos períodos (Clínica Mayo, 2010)

- Fazer intervalos, fechar os olhos por alguns minutos.
- Piscar repetidamente por alguns segundos.

    J: *Essas ações ajudam a espalhar as lágrimas uniformemente sobre o olho. Posicionar o monitor do computador abaixo do nível do olho.*

    J: *Esta posição reduz a largura da abertura dos olhos e retarda a evaporação das lágrimas.*

Aconselhar consulta com médico ou oftalmologista caso existam sinais e sintomas prolongados de olhos secos

J: *Olhos secos por tempo prolongado podem causar infecções oculares, cicatrizes na superfície da córnea e problemas de visão (Clínica Mayo, 2010).*

Úlcera por pressão • Relacionada a efeitos de pressão, fricção, atrito e maceração

Definição

Uma úlcera por pressão é uma lesão localizada na pele e/ou no tecido subjacente, geralmente sobre uma proeminência óssea, como resultado da pressão, ou da pressão em combinação com atrito (p. ex., sacro, calcâneo, ísquio) (National Pressure Ulcer Advisory Panel, 2014).

Características definidoras (National Pressure Ulcer Advisory Panel, 2014)

Categoria/estágio I: Eritema não branqueável

Pele intacta com hiperemia não branqueável em uma área localizada geralmente sobre uma proeminência óssea. A área pode ser dolorosa, firme, macia, mais quente ou mais fria se comparada com o tecido adjacente.

Categoria/estágio II: Espessura parcial

Perda parcial da espessura dérmica, apresentando-se como uma úlcera aberta superficial com o leito da ferida avermelhado, sem esfacelo. Pode também apresentar-se como uma bolha preenchida com exsudato seroso ou serossanguinolento, intacta ou aberta/rompida. Apresenta-se como uma úlcera superficial brilhante ou seca sem esfacelo ou contusão. A contusão indica lesão tecidual profunda.*

Nota da autora

Suspeita de lesão tecidual profunda, Categoria/estágio III e IV, Não categorizável/não classificável requer tratamentos médicos e de enfermagem complexos. Essa úlcera por pressão seria mais apropriadamente classificada como problema colaborativo *Risco de sepse*. Os diagnósticos de enfermagem apropriados seriam *Risco de infecção*, *Mobilidade física prejudicada*, *Nutrição desequilibrada* e *Risco de controle de saúde*.

Categoria/estágio III: Perda total da espessura da pele

Perda do tecido em sua espessura total. A gordura subcutânea pode ser visível, porém o osso, o tendão ou o músculo *não* estão expostos. Esfacelo pode estar presente, mas não obscurece a profundidade da perda de tecido. *Pode* incluir escavação e tunelamento. O osso/tendão não está visível ou palpável diretamente.

A profundidade de uma úlcera por pressão de Categoria/estágio III varia de acordo com a localização anatômica.

Categoria/estágio IV: Perda total da espessura do tecido

Perda total da espessura do tecido com exposição do osso, tendão ou músculo. Esfacelo ou tecido necrosado pode estar presente. Em geral, inclui escarificação ou tunelamento. A profundidade de uma úlcera por pressão de Categoria/estágio IV varia de acordo com a localização anatômica. As úlceras de Categoria/estágio IV podem se estender para estruturas musculares e/ou de suporte (p. ex., fáscia, tendão ou cápsula articular), o que provoca a ocorrência de osteomielite ou osteíte. O osso/músculo exposto é visível ou palpável diretamente l.

Categorias/estágios adicionais para os Estados Unidos

Não categorizáveis/não classificáveis: Perda total da espessura da pele ou tecido – profundidade desconhecida

Perda total da espessura do tecido na qual a profundidade real da úlcera é completamente obscurecida por esfacelo (amarelo, castanho-amarelado, cinza, verde ou marrom) e/ou tecido necrosado (castanho-amarelado, marrom ou preto) no leito da ferida. Até que suficiente esfacelo e/ou tecido necrosado sejam removidos para expor a base da ferida, a profundidade verdadeira não pode ser determinada, porém será classificada na Categoria/estágio III ou IV.

Suspeita de lesão tecidual profunda – profundidade desconhecida

Área localizada roxa ou marrom de pele intacta descolorida ou bolha cheia de sangue devido ao dano do tecido mole subjacente consequente à pressão e/ou ao *atrito*. A área pode ter sido precedida por tecido doloroso, firme, mole, mais quente ou mais frio se comparado ao tecido adjacente. Lesões no tecido profundo podem ser de difícil detecção em indivíduos com pele mais escura. A evolução pode incluir uma fina bolha sobre um leito de ferida escura. A ferida pode evoluir posteriormente e ficar coberta por uma fina necrose. A evolução pode ser rápida, expondo camadas adicionais de tecido mesmo sob tratamento adequado.

Fatores relacionados

Alerta clínico Coleman e colaboradores (2013) relataram que "em geral, não há um único fator que possa explicar o risco de úlceras por pressão, e sim uma interação complexa de fatores que aumentam a probabilidade de desenvolvimento de úlcera por pressão".

Fisiopatológicos

Relacionados à diminuição de sangue e nutrientes nos tecidos secundária a:

Alterações vasculares periféricas	Distúrbios cardiopulmonares	Desnutrição
Obesidade	Arteriosclerose	Edema*
Anemia	Desidratação	Emagrecimento extremo
Estase venosa		

Relacionados ao tratamento

Relacionados à diminuição de sangue e nutrientes nos tecidos secundária a:

Extremos terapêuticos na temperatura corporal	Obesidade
Cirurgia	Estado de NPO

Relacionados à imobilidade imposta secundária à sedação

Relacionados a traumatismo mecânico

Dispositivos terapêuticos de fixação	Gesso	Dispositivos/imobilizadores ortopédicos
Maxilar fixado	Tração	

Relacionados a efeitos da radiação* sobre as células epiteliais e basais

Relacionados a efeitos de irritantes mecânicos* ou pressão secundários a:

Almofadas infláveis ou de espuma, com orifício central	Curativos, esparadrapo, soluções	Fricção
	Cateteres urinários externos	Tubos endotraqueais
Torniquetes	Sondas nasogástricas	Próteses/aparelhos bucais
Pranchas para os pés	Atrito	Lentes de contato
Imobilizações		

Situacionais (pessoais, ambientais)

Relacionados a irritantes químicos* secundários a:

Excreções	Secreções	Agentes/substâncias nocivas

Relacionados a irritantes ambientais secundários a:

Radiação/queimadura solar	Plantas venenosas	Parasitas
Umidade	Temperaturas extremas*	Inalantes
Picadas (insetos, animais)		

Relacionados aos efeitos da pressão decorrente do comprometimento da mobilidade física secundários a:

Dor	Motivação
Fadiga	Déficits sensoriais, cognitivos ou motores

Relacionados à pele fina e seca e à diminuição da vascularização dérmica secundárias ao envelhecimento

Erros nos enunciados diagnósticos

Úlcera por pressão de estágio II relacionada à imobilidade

O desenvolvimento de úlceras por pressão geralmente advém de vários fatores contribuintes. Para que a cicatrização ocorra, as intervenções devem se concentrar na nutrição ideal, na hidratação e no alívio das forças de pressão e atrito. Além disso, os fatores de risco individuais, como tabagismo, hiperglicemia e incontinência, devem ser abordados. Um diagnóstico mais útil clinicamente seria *Úlcera por pressão de estágio II* relacionada à nutrição comprometida, menor mobilidade secundária à obesidade e incontinência de esforço.

Conceitos-chave

Considerações gerais

- As úlceras por pressão estão entre as condições mais comuns encontradas em indivíduos com hospitalização aguda (0-46%), em tratamento intensivo (13,1-45,5%) ou naqueles que requerem cuidados institucionais de longo prazo (4,1-32,2%). Estima-se que 2,5 milhões de úlceras por pressão sejam tratadas anualmente em unidades de cuidados agudos apenas nos Estados Unidos (National Pressure Ulcer Advisory Panel, 2014).
- De acordo com a Agência de Pesquisa e Qualidade de Saúde (AHRQ) (2011), as úlceras por pressão custam de 9,1 a 11,6 bilhões de dólares anualmente ao sistema de saúde dos Estados Unidos.
- O custo médio do tratamento hospitalar associado a úlceras por pressão de estágio IV e complicações relacionadas foi de 129.248 dólares por úlceras adquiridas no hospital durante uma admissão e 124.327 dólares por úlceras adquiridas na comunidade em uma média de quatro admissões (Brem et al., 2010).
- Estudos demonstraram que o desenvolvimento de uma úlcera por pressão aumenta de forma independente o tempo de permanência hospitalar de um paciente em 4 a 10 dias. Essas estadias prolongadas no hospital também estão associadas a uma incidência maior de infecções nosocomiais e outras complicações.
- No quarto trimestre de 2011, em média, os lares de idosos apresentaram 6,9% de seus residentes de alto risco de longa permanência com úlceras por pressão e (Berlowitz, 2015; Ling & Mandl, 2013):
  - Os 10% residentes de casas geriátricas que mostraram o melhor resultado apresentaram uma prevalência de úlceras por pressão igual ou inferior a 2% entre os seus residentes de alto risco.
  - Os 10% residentes de casas geriátricas que mostraram os piores resultados apresentaram uma prevalência de úlceras por pressão igual ou superior a 12% entre os seus residentes de alto risco.
  - 6,9% das instalações não apresentaram úlceras por pressão.

- Entre os residentes de casas geriátricas de curta duração, os seguintes fatores de risco para úlceras por pressão foram identificados na admissão (Link & Mandl, 2013):
  - 89,2% apresentavam um prejuízo na mobilidade no leito.
  - 34,5% apresentavam incontinência intestinal (ocasional ou mais).
  - 42,4% tinham diabete ou doença vascular periférica.
  - 9,8% apresentavam um baixo índice de massa corporal.
- Os tecidos são grupos de células especializadas que se unem para desempenhar funções específicas. O corpo humano é composto por quatro tipos básicos de tecidos: o epitelial, o conectivo (incluindo o tecido esquelético e o sangue), o muscular e o nervoso.
- A cobertura externa do corpo é composta de tecido epitelial, chamado de tegumento. Sempre que o corpo expuser grandes aberturas para o exterior (p. ex., a boca), seu revestimento externo muda de um tegumento para um revestimento interno, a membrana mucosa. Cada camada de tegumento tem a sua contrapartida em uma camada de mucosa. O tegumento inclui tanto a pele quanto o tecido subcutâneo.
- A pele é um órgão complexo composto de duas camadas: a epiderme, externa, e a derme, profunda. A epiderme tem aproximadamente 0,04 mm de espessura, e a derme, cerca de 0,5 cm (Grossman & Porth, 2014).
- A epiderme funciona como uma barreira para a proteção dos tecidos internos (contra traumatismos, substâncias químicas, organismos); como receptora de variadas sensações (tato, dor, calor, frio); como reguladora da temperatura do corpo por meio da radiação (dispersão de calor), da condução (transferência de calor) e da convecção (movimento das moléculas de ar quente para longe do corpo); como reguladora do equilíbrio hídrico por meio da prevenção da perda de água e eletrólitos; e como uma receptora de vitamina D do sol (*Maklebust & Sieggreen, 2006).
- A regeneração epidérmica é deprimida por um inibidor mitótico hidrossolúvel, o *calônio*. Os níveis de calônio são altos durante o estresse e as atividades diurnas e baixos durante o sono. A cicatrização é, portanto, favorecida durante o repouso e o sono (Maklebust & Sieggreen, 2006).
- Abaixo da epiderme avascular localiza-se a derme, altamente vascularizada. A derme contém tecido epitelial, tecido conectivo, músculos e tecido nervoso. É rica em colágeno, que dá resistência à pele. Os folículos capilares estendem-se na derme e funcionam como ilhas de células para a rápida reepitelização de ferimentos menores. As glândulas sudoríparas na derme contribuem para controlar a água e a temperatura corporal. Os pequenos músculos no interior da derme servem para produzir a "pele de galinha". Os terminais nervosos dérmicos especializados na dor, no tato, no calor e no frio, uma vez destruídos, não podem ser substituídos (Maklebust & Sieggreen, 2006).
- O tecido subcutâneo, abaixo da derme, estoca gordura para a regulação da temperatura e contém o restante das glândulas sudoríparas e dos folículos capilares (Grossman & Porth, 2014).
- As causas da destruição do tecido podem ser mecânicas, imunológicas, bacterianas, químicas ou térmicas. A destruição mecânica inclui traumatismo físico ou incisão cirúrgica. A destruição imunológica ocorre como uma reação alérgica. Já a bacteriana resulta do crescimento excessivo de organismos. A destruição química ocorre quando uma substância cáustica entra em contato com o tecido desprotegido. Por fim, a destruição térmica acontece quando o tecido é exposto a extremos de temperatura incompatíveis com a vida celular (Grossman & Porth, 2014).
- A cicatrização de feridas é uma sequência complexa de eventos iniciada pela lesão do tecido. Os componentes da cicatrização são a coagulação do sangramento, a inflamação, a epitelização, a fibroplasia e o metabolismo do colágeno, a maturação do colágeno, a remodelação da cicatriz e a contração da ferida (Grossman & Porth, 2014; Guo & DiPietro, 2010).
- Uma lesão deve ser analisada em relação ao indivíduo como um todo. Os principais fatores que afetam a cicatrização de feridas são nutrição (vitaminas, minerais), anemia, volume sanguíneo e oxigenação tecidual, esteroides e anti-inflamatórios, diabete melito, quimioterapia, radiação, infecção, idade e hormônios sexuais, estresse, obesidade, alcoolismo, tabagismo e nutrição (Guo & DiPietro, 2010).
- A presença de tecido necrótico, material estranho e bactérias resulta na produção anormal de metaloproteases, que alteram o equilíbrio da inflamação e prejudicam a função das citocinas. As citocinas são produzidas por uma ampla gama de células, incluindo células imunes, como macrófagos, linfócitos B, linfócitos T e mastócitos, bem como por células endoteliais, fibroblastos e diversas células estromais, que servem para reduzir a inflamação e promover a cicatrização (são anti-inflamatórias) (Armstrong & Meyr, 2014).
- A profundidade de uma úlcera por pressão de Categoria/estágio III varia de acordo com a localização anatômica. A ponte do nariz, orelha, occipital e maléolo não possuem tecido subcutâneo (adiposo) e úlceras de Categoria/estágio III podem ser pouco profundas. Em contrapartida, as áreas de adiposidade significativa podem desenvolver úlceras por pressão de Categoria/estágio III extremamente profundas. O osso/tendão não é visível ou palpável diretamente (National Pressure Ulcer Advisory Panel, 2014).

Necessidades nutricionais e úlceras por pressão

- Indivíduos com úlceras por pressão encontram-se em um estado catabólico crônico. Otimizar a ingestão de proteínas e calorias totais é fundamental para a cura (Berlowitz, 2015).
- Calorias adequadas, proteínas, líquidos, vitaminas e minerais são requeridos pelo organismo para manter a integridade do tecido e prevenir a ruptura do tecido (Dorner, Posthauer & Thomas, 2009).
- Os fatores de risco nutricional para úlceras por pressão são perda de peso não intencional, subnutrição, desnutrição energético-proteica, desidratação, baixo índice de massa corporal (IMC), redução da ingestão de alimentos e capacidade prejudicada de se alimentar de forma independente (Dorner et al., 2009).

Considerações pediátricas

- O recém-nascido costuma apresentar variações normais na pele, como as manchas mongólicas, o millium e a "picada da cegonha", que podem ser desagradáveis para os pais, porém são clinicamente insignificantes.
- Várias condições comuns da pele afetam as crianças em faixas etárias específicas, incluindo dermatites atópicas, seborreicas e da fralda nos bebês e a acne nos adolescentes.
- Os lactentes e as crianças pequenas têm a epiderme fina e exigem proteção especial contra o sol.

Considerações geriátricas

- A pele muda como resultado do envelhecimento e da exposição repetida à luz ultravioleta, que aumentam o risco de úlceras por pressão e atraso na cicatrização (*Fore, 2006; Grossman & Porth, 2014).
- "O envelhecimento da pele envolve a pele cronológica ou intrinsecamente envelhecida e as alterações cutâneas resultantes do envelhecimento pela luz. A maioria das alterações cutâneas associadas ao envelhecimento é devida ao envelhecimento intrínseco e não ao dano causado pela luz ou ao estilo de vida. A exposição ao ultravioleta acelerará as alterações cronológicas da pele, sugerindo mediadores moleculares similares e alguns resultados semelhantes de danos. Com o aumento da idade, o impacto do envelhecimento pela luz aumenta e o efeito das tendências genéticas básicas diminui" (*Fore, 2006).
- A epiderme fica 20% mais fina com o envelhecimento, e a taxa de renovação em geral diminui (Grossman & Porth, 2014).
- "A espessura fica pele diminui com um declínio na espessura do estrato espinhoso e uma diminuição significativa na espessura máxima da pele. O tempo de renovação de 28 dias para a pele aumenta aproximadamente 30 a 50% por volta dos 80 anos" (*Fore, 2006).
- A elastina, que dá flexibilidade, elasticidade e força tensional à pele, diminui com a idade. É encontrada em tecidos associados ao movimento do corpo, como as paredes dos principais vasos sanguíneos, do coração, dos pulmões e da pele. O turgor diminuído leva à pele seca e enrugada, aumentando a incidência de contusões e de hemorragias cutâneas (Grossman & Porth, 2014).
- Encontrado em todos os tecidos conectivos, como o sangue, a linfa e os ossos, o colágeno liga e sustenta os outros tecidos. A matriz extracelular do tecido conectivo é composta sobretudo de colágeno e elastina, e cerca de 80% da derme consiste em colágeno. Com o envelhecimento, a força da pele diminui devido à perda de colágeno, relacionada à idade, da derme e à degeneração das propriedades elásticas do colágeno remanescente.
- Alguns idosos apresentam a pele fina, transparente, brilhante e frouxa, principalmente na porção posterior das mãos e dos antebraços. A gordura subcutânea diminui com o envelhecimento, reduzindo o amortecimento das proeminências ósseas e colocando esses indivíduos em risco maior de úlceras por pressão (Miller, 2015).
- A vascularização também diminui dentro do tecido subcutâneo, atrasando a absorção da medicação administrada por esta via e, a seguir, é complicada pelo aumento do tempo de cicatrização (Grossman & Porth, 2014).
- O envelhecimento causa redução da imunocompetência e diminuição da angiogênese, o que atrasa a cicatrização de feridas (Grossman & Porth, 2014).
- A redução da transpiração, da secreção sebácea e do número de glândulas sebáceas relacionada com a idade torna a pele mais áspera e seca, propensa a fissuras e rachaduras (Miller, 2015).
- Nos idosos, as células são maiores e proliferam de forma mais lenta, os fibroblastos diminuem em número e a vascularização dérmica é menor. Todos esses fatores contribuem para um ritmo mais lento da cicatrização da ferida (Grossman & Porth, 2014).

Considerações transculturais

- Todas as cores de pele apresentam um tom avermelhado subjacente. A palidez em pessoas de pele negra é vista como um tom pálido ou cinza. A palidez em pessoas de pele marrom aparece como uma cor castanho-amarelada. A palidez pode ser avaliada nas membranas mucosas, nos lábios, nos leitos ungueais e na conjuntiva das pálpebras inferiores (Weber & Kelly, 2014).

- As manchas mongólicas são áreas de pigmentação azul-escuro ou preta vistas na pele de recém-nascidos negros, asiáticos e de americanos nativos ou de origem mexicana. Elas são muitas vezes confundidas com hematomas. Na idade adulta, tornam-se mais claras, porém ainda visíveis (Giger, 2013).
- Alguns tratamentos populares podem ser erroneamente diagnosticados como lesões. Três práticas populares do sudeste da Ásia deixam marcas no corpo que podem ser consideradas como sinais de violência ou abuso. *Cao gio* é o ato de esfregar a pele com uma moeda para produzir sangue escuro ou listras equimóticas; é feito para tratar os sintomas de resfriado ou gripe. *Bat gio* é o ato de beliscar a pele nas têmporas, para tratar cefaleia, ou no pescoço, para tratar garganta inflamada; se aparecerem petéquias ou equimoses, o tratamento será bem-sucedido. *Poua* é a queimadura da pele com a ponta de uma gramínea seca; acredita-se que a queimadura provoque a saída dos elementos nocivos que causam a dor (Giger, 2013).

Critérios para a investigação focalizada

Dados subjetivos/objetivos

Histórico médico, cirúrgico e dentário
Uso de tabaco, álcool
Terapia medicamentosa atual
Que medicamentos? Com que frequência? Quando foi tomada a última dose?

Investigar os fatores contribuintes para o desenvolvimento ou extensão de úlceras por pressão

Idade avançada

Alterações da pele

Ressecamento	Obesidade	Sudorese excessiva
Edema	Finura	

Percepção sensorial

Neuropatia diabética	Resposta diminuída	Agudeza da doença
Lesão medular	Capacidade mental	

Variáveis relacionadas com o nível de atividade

Imóvel	Preso à cadeira	Deambulação sem limitações
Acamado	Deambulação com limitações	Capacidade para se alimentar com independência

Variáveis relacionadas à perfusão

Diabete	Circulação	Tabagismo, edema
Doença vascular	Pressão arterial	

Testes laboratoriais para avaliar fatores de risco para úlceras por pressão

Ureia	Albumina	Hemoglobina (Hb)
Proteínas eletrolíticas	Linfopenia	

Transporte de oxigênio comprometido

Distúrbios vasculares periféricos	Anemia	Distúrbios cardiopulmonares
Estase venosa	Arteriosclerose	

Irritantes químicos/mecânicos

Radioterapia	Gessos, talas, imobilizadores	Incontinência (fezes, urina)

Deficiências nutricionais

Proteína	Elementos-traço	Hidratação
Minerais	Vitaminas	

Distúrbios sistêmicos

Ver Fatores relacionados – Fisiopatológicos

Pele

Cor	Turgor	Umidade
Textura	Vascularidade	Temperatura

Lesões

Localização	Tamanho	Cor
Distribuição	Forma	Secreção
Tipo		

> **ALERTA CLÍNICO** Uma imagem de qualquer anormalidade da pele deve ser considerada de acordo com as políticas da instituição.

Circulação

O enchimento dos capilares ocorre em 3 segundos após o branqueamento?
O eritema desaparece em 30 minutos após a remoção da pressão?
Edema
  Observar o grau e a localização
  Apalpar as proeminências ósseas, verificando locais esponjosos (indica edema)

Metas

A úlcera por pressão do indivíduo será evidenciada pelos seguintes indicadores:

- Cicatrização progressiva da úlcera por pressão.
- Participação da redução do risco (especificar).

O indivíduo/família precisamente:

- Demonstrará o tratamento da úlcera por pressão.
- Identificará sinais de melhora e/ou deterioração.
- Explicará as justificativas para as intervenções.

NOC Integridade tecidual

Intervenções

Garantir a avaliação e a documentação da condição da pele e dos tecidos nos intervalos dependendo do risco do indivíduo (National Pressure Ulcer Advisory Panel, 2014)

> **ALERTA CLÍNICO** A pele superficial é menos suscetível ao dano induzido pela pressão do que os tecidos mais profundos e, portanto, a aparência externa poderá subestimar a extensão da lesão relacionada à pressão. As úlceras por pressão estão geralmente relacionadas à imobilidade (i.e., indivíduos acamados ou presos à cadeira), mas também podem resultar de gessos mal-ajustados ou outros equipamentos médicos (Berlowitz, 2015).

- Resposta de branqueamento.
- Calor localizado.
- Edema.
- Endurecimento (dureza).
- Dor localizada.

NIC Ensinando intervenções, Supervisão, Controle da nutrição, Prevenção da pressão, Posicionamento, Incontinência, Tratamento da úlcera por pressão

J: *Estudos relataram que a dor no local era um precursor da ruptura de tecido (National Pressure Ulcer Advisory Panel, 2014).*

- Perguntar ao indivíduo se ele identifica alguma área de desconforto ou dor que poderia ser atribuída aos danos por pressão.
- Observar a existência de lesões por pressão na pele causadas por dispositivos médicos (p. ex., cateteres e colar cervical).

J: *Essas observações fornecem dados iniciais para o dignóstico ou evidências de cicatrização ou deterioração.*

No caso de indivíduos com pele escura, considerar (*Bennett, 1995; Clark, 2010, p. 17)

> **ALERTA CLÍNICO** Pesquisadores relataram que a incapacidade de identificar precocemente os estágios do dano por pressão ocorre em um maior número de indivíduos com pele escura, desenvolvendo formas mais graves de dano por pressão (Baumgarten et al., 2009; National Pressure Ulcer Advisory Panel, 2014; *Rosen et al., 2006).

- A cor da pele escura intacta pode permanecer inalterada (não branqueia) quando é aplicada pressão sobre uma proeminência óssea.
- As áreas locais de pele intacta que estão sujeitas à pressão podem parecer quentes ou frescas quando tocadas. Esta avaliação deve ser realizada sem luvas para tornar mais fácil distinguir as diferenças de temperatura após a limpeza de qualquer líquido corporal antes de fazer esse contato direto.
- Áreas de pele submetidas à pressão podem apresentar coloração púrpura/azulada/violeta. Esta pode ser comparada ao eritema observado em pessoas com tons de pele mais claros.
- Queixas ou indicações de dor ou desconforto atual ou recente em locais do corpo onde a pressão está sendo aplicada.

    J: *As úlceras por pressão de estágio I são subestimadas em indivíduos com pele escura. As indicações visuais para mudanças na aparência da pele podem ser relativamente fáceis de se observar na pele branca, mas no caso da pigmentação mais escura poderá ser mais difícil detectar sinais visuais de alterações precoces devido a danos por pressão (Clark, 2010; National Pressure Ulcer Advisory Panel, 2014).*

- Certificar-se de que uma avaliação nutricional seja realizada por um nutricionista, se possível usando a MNA.

    J: *A MNA é a única ferramenta de triagem nutricional que foi especificamente validada em indivíduos com úlceras por pressão (National Pressure Ulcer Advisory Panel, 2014).*

- Informar ao profissional que fez a prescrição quando a ingestão de alimentos e/ou líquidos for reduzida.

    J: *Poderão ser necessários alimentos fortificados e/ou suplementos de nutrição oral ricos em proteínas e calorias entre as refeições (National Pressure Ulcer Advisory Panel, 2014).*

Esclarecer família/amigos sobre a importância de alimentos/bebidas ricos em nutrientes *versus* alimentos/bebidas ricos em calorias

- Os alimentos ricos em calorias, também chamados de alimentos ricos em energia, contêm níveis elevados de calorias por porção na forma de gorduras e carboidratos. Muitos alimentos processados são considerados ricos em calorias, como bolos, biscoitos, lanches, roscas e balas.
- Os alimentos ricos em nutrientes contêm níveis elevados de nutrientes, como proteínas, carboidratos, gorduras, vitaminas e minerais, porém com menos calorias. Alguns alimentos ricos em nutrientes são frutas frescas, legumes, frutas vermelhas, melões, vegetais verde-escuros, batata-doce, tomate e grãos integrais, incluindo quinoa, cevada, triguilho e aveia. Carnes magras e de porco são ricas em proteínas e contêm níveis elevados de zinco, ferro e vitaminas B.

    J: *Os indivíduos com úlceras por pressão precisam de 30 a 35 kcal/kg de peso corporal, 1,25 a 1,5 g de proteína/kg de peso corporal diariamente, além de vitaminas e minerais (National Pressure Ulcer Advisory Panel, 2014).*
    Os alimentos ricos em calorias não fornecem os nutrientes necessários e podem substituir os alimentos necessários ricos em nutrientes quando o apetite do indivíduo é insatisfatório.

- Ver *Nutrição desequilibrada* para intervenções relacionadas com a promoção da ingestão ideal de nutrientes necessários.

    J: *A desnutrição está associada ao comprometimento da cicatrização da lesão (National Pressure Ulcer Advisory Panel, 2014).*

Monitorar os resultados dos laboratórios de hematologia como (National Pressure Ulcer Advisory Panel, 2014)

- Desequilíbrios eletrolíticos.
- Ureia elevada.
- Creatinina elevada.
- Proteína C-reativa elevada.
- Linfopenia.
- Hemoglobina baixa.

    J: *Uma revisão sistemática das anormalidades dos exames laboratoriais de pesquisa básica como fatores de risco para o desenvolvimento de úlceras por pressão (Coleman et al., 2013; de Souza e de Gouveia Santos, 2010).*

Seguir o procedimento de tratamento de lesões conforme prescrito por um profissional especialista em feridas ou que faça a prescrição (médico, enfermeiro)

- Preparação do leito da lesão (manejo do tecido, controle da infecção/inflamação, barreira de umidade, avanço da borda epitelial) (National Pressure Ulcer Advisory Panel, 2014).

    J: *A preparação do leito da lesão promove um ambiente de área bem vascularizada, livre de tecido não viável e excesso de exsudato, que aumentará a progressão normal em direção à cicatrização das feridas. Um leito de lesão quente e úmido estimula a atividade do fator de crescimento e promove a reepitelização acelerada. Este procedimento não promove a infecção (National Pressure Ulcer Advisory Panel, 2014).*

- Limpeza das feridas: uso de líquidos para remover contaminantes da superfície, restos de curativos anteriores e bactérias.

    J: *A escolha de fluidos, como estéreis e antimicrobianos, depende da condição do indivíduo, por exemplo, imunocomprometido, e/ou da presença de infecção.*

- Debridamento ou retirada do tecido desvitalizado do interior do leito da ferida e nas bordas.

    J: *O tecido desvitalizado é não viável ou necrótico. Ele é normalmente úmido, amarelo, verde, castanho-amarelado ou cinza com ou sem necroses pretas/marrons.*

- Prevenção, avaliação, tratamento da infecção:
    - Suspeitar de uma infecção em caso de:
        - Ausência de sinais de cura por 2 semanas.
        - Tecido de granulação friável (que sangra com facilidade).
        - Mau cheiro.
        - Aumento da dor na úlcera.
        - Aumento do calor na área adjacente à úlcera.
        - Aumento da drenagem.
        - Mudança insatisfatória no caráter da drenagem (p. ex., sanguinolenta, purulenta).
        - Aumento no tecido necrótico no leito da ferida e/ou envolvendo ou cobrindo o leito da ferida.

    J: *A cicatrização da ferida será atrasada e/ou poderá ser anormal na presença significativa de bactérias.*

- Suspeitar de biofilme de bactérias na úlcera por pressão quando:
    - A úlcera estiver presente por mais de 4 semanas.
    - Não mostrar qualquer sinal de cicatrização nas 2 semanas anteriores.
    - Apresentar sinais e sintomas clínicos de inflamação.
    - Não responder à terapia antimicrobiana.

    J: *Os biofilmes bacterianos são responsáveis por 60% das feridas cutâneas crônicas com resistência a antibióticos endógenos e às células fagocíticas, bem como aos antibióticos e antissépticos.*

- Curativos para feridas: devem manter a ferida úmida, conter o exsudato, proteger a pele circundante, abranger o tamanho e a localização, presença de tunelamento.
    - Quando o curativo não se adaptar às características da úlcera ou a úlcera se deteriorar, consultar um especialista.

    J: *Conforme a úlcera cicatriza ou se deteriora, o tipo de curativo necessário poderá ser modificado.*

Considerar dispositivos que aliviem a pressão, equipamentos e tecidos tecnológicos (microclima) (p. ex., textura de seda) para reduzir o atrito/fricção conforme for adequado (National Pressure Ulcer Advisory Panel, 2014)

J: *Os dispositivos de controle de microclima fornecem fluxo de ar constante para esfriar a pele e promovem a evaporação da umidade da superfície da pele. A elevação dos níveis de umidade reduz a resistência à tração da pele e a estrutura intracelular do estrato córneo e aumenta a fricção (Painel Consultivo da Úlcera de Pressão Nacional, 2014).*

Considerar a aplicação de espuma de poliuretano às proeminências ósseas (p. ex., calcanhares, cotovelos, sacro). Evitar curativos que não possam ser facilmente removidos (National Pressure Ulcer Advisory Panel, 2014)

J: *O curativo com múltiplas camadas reduz a força de atrito. O curativo facilmente removível reduz lesão à pele frágil (National Pressure Ulcer Advisory Panel, 2014).*

> **ALERTA CLÍNICO** O reposicionamento regular é feito para evitar úlceras por pressão, e reduzir as pressões da interface é o padrão de tratamento, porém trabalhos anteriores mostraram que o reposicionamento padrão não alivia todas as áreas de tecido em risco em indivíduos não incapacitados.

Estimular o maior grau de mobilidade para evitar períodos prolongados de pressão: exercício e mobilidade aumentam o fluxo sanguíneo para todas as áreas

- Princípios de prevenção de úlceras por pressão incluem a redução ou a rotação da pressão nos tecidos moles. Se essa pressão ultrapassar a pressão intracapilar (aproximadamente 32 mmHg), a oclusão capilar e a hipóxia resultante podem causar dano tissular. Quanto maior a duração da imobilidade, maior a probabilidade de desenvolvimento de trombose de pequenos vasos e subsequente necrose tecidual (National Pressure Ulcer Advisory Panel, 2014).

- Não posicionar o indivíduo sobre áreas avermelhadas e/ou sensíveis.

    J: *A pressão sobre o tecido comprometido diminuirá a circulação e aumentará a lesão tecidual.*

- Evitar todas as almofadas ou anéis infláveis.

    J: *Estes dispositivos reduzem a circulação ao tecido comprometido.*

Imobilidade

- Estimular exercícios de amplitude de movimento e mobilidade com sustentação de peso, quando possível, para aumentar o fluxo sanguíneo para todas as áreas.
- Promover a circulação ideal quando estiver no leito.
- Usar um esquema de reposicionamento que alivie a área vulnerável com mais frequência (p. ex., se as costas forem a área vulnerável, o esquema de mudança de posição será do lado esquerdo para as costas, das costas para o lado direito, do lado direito para o lado esquerdo e do lado esquerdo para as costas); fixar o esquema de horários na cabeceira do leito.
- Virar ou ensinar o indivíduo a se virar ou deslocar o peso a cada 30 minutos a duas horas, dependendo dos outros fatores causadores e da capacidade da pele em se recuperar da pressão. Instalar um trapézio suspenso para permitir maior mobilidade.

Avaliar as áreas cutâneas dependentes a cada troca de posição

- Usar o dedo ou um disco transparente para avaliar se a pele é branqueável ou não.

    J: *"O eritema branqueável é uma hiperemia visível na pele que fica branca quando pressionada e hiperemiada quando a pressão é aliviada" (National Pressure Ulcer Advisory Panel, 2014, p. 63). Pode resultar da hiperemia reativa normal, que deve desaparecer em algumas horas, ou pode resultar de eritema inflamatório com leito capilar intacto. O eritema não branqueável é uma hiperemia visível que persiste com a aplicação da pressão, o que indica danos estruturais à microcirculação. Este representa uma úlcera por pressão de Categoria/estágio I (National Pressure Ulcer Advisory Panel, 2014, p. 63).*

- Avaliar temperatura da pele, edema e alteração na consistência do tecido em comparação com o tecido adjacente.

    J: *O calor localizado, o edema e a mudança na consistência do tecido, como endurecimento/dureza, em comparação com o tecido circundante são sinais de alerta para o desenvolvimento de úlcera por pressão (National Pressure Ulcer Advisory Panel, 2014).*

> **ALERTA CLÍNICO** Não use luvas ao avaliar a temperatura da pele e as mudanças na consistência do tecido. Conforme indicado, limpe a pele antes de avaliar e siga os procedimentos habituais de lavagem das mãos.
> Aumente a frequência do esquema de reposicionamento se for observado qualquer eritema não branqueável. Consulte o profissional responsável pela prescrição para a utilização de dispositivos de dispersão de pressão e dispositivos de manipulação do microclima, além do reposicionamento.

J: *Peterson, Gravenstein, Schwab, van Oostrom e Caruso (2013) relataram o uso de dispositivos de mapeamento de pressão para medir a pressão na pele/no tecido quando indivíduos de alto risco estavam posicionados de costas, do lado esquerdo e do lado direito. Os indivíduos acamados sob risco de formação de úlceras por pressão sofrem pressões elevadas da interface pele-leito sobre áreas específicas da pele que provavelmente estão sempre em risco (i.e., áreas de risco triplo e áreas sempre em risco) durante a maior parte do tempo em que permanecem acamados, apesar do cuidado rotineiro do reposicionamento. Áreas de risco triplo são áreas cutâneas que estão constantemente sob pressão em todas as três posições. "Os profissionais de saúde não têm conhecimento da real eficácia de suas intervenções de reposicionamento para o alívio dos tecidos (ou da falta delas), o que pode explicar parcialmente por que as estratégias para o abrandamento da úlcera por pressão nem sempre são bem-sucedidas. Aliviar o tecido em risco é uma etapa necessária da prevenção da úlcera por pressão, mas a própria prática de reposicionamento precisa ser melhorada."*

- Posicionar o indivíduo em posição normal ou neutra, com o peso do corpo distribuído igualmente. Utilizar a postura de inclinação lateral a 30°, quando possível.

    J: *A pressão é uma força de descida compressora sobre uma determinada área. Quando a pressão contra os tecidos moles é maior que a pressão sanguínea intracapilar (aproximadamente 32 mmHg), os capilares poderão ser ocluídos e o tecido poderá ser lesado em consequência da hipóxia.*

- Manter a cama tão reta quanto possível para reduzir as forças de atrito; limitar a posição de semi-Fowler a apenas 30 minutos de cada vez.

J: *Manter a cama o mais plana possível (ângulo inferior a 30°) e apoiar os pés em uma prancha ajuda a evitar o atrito: pressão criada quando duas camadas de tecido adjacentes se movimentam em direções opostas. Quando uma saliência óssea desliza por meio do tecido subcutâneo, os capilares subepidérmicos podem ficar dobrados e pinçados, resultando em menor perfusão tissular.*

- Alternar ou reduzir a pressão sobre a superfície da pele com uma superfície de apoio apropriada.
- Suspender os calcanhares da superfície da cama.
- Usar o número de pessoas suficientes para levantar o indivíduo da cama ou da cadeira em vez de puxar ou deslizar a superfície da pele.

J: *O uso de um lençol para levantar minimizará a fricção causada pelos movimentos de arrastar e puxar.*

- Para reduzir a força de atrito, apoiar os pés em uma prancha para evitar o deslizamento.

J: *O atrito é uma força paralela na qual uma camada de tecido se movimenta em uma direção, e a outra camada, em direção oposta. Se a pele aderir à roupa de cama e o peso do corpo fizer com que o esqueleto deslize no interior da pele (como na posição de semi-Fowler), os capilares subepidérmicos poderão ficar angulados e ser pinçados, resultando em redução da perfusão tecidual (Grossman & Porth, 2014).*

Promover a circulação ideal quando o indivíduo estiver sentado

- Limitar o tempo sentado no caso de indivíduo com alto risco de desenvolvimento de úlcera.
- Instruí-lo a levantar-se usando os braços da cadeira a cada 10 minutos, se possível, ou auxiliá-lo a levantar ao menos de hora em hora, dependendo dos fatores de risco presentes.
- Não elevar as pernas, exceto se as panturrilhas estiverem apoiadas, para reduzir a pressão sobre as tuberosidades isquiáticas.
- Forrar a cadeira com amortecedores para o alívio da pressão.
- Examinar as áreas de risco de desenvolvimento de úlceras a cada mudança de posição.
  - Orelhas.
  - Cotovelos.
  - Occipital.
  - Trocanter.
  - Escroto.
  - Calcanhares.
  - Ísquio.
  - Sacro.
  - Escápula.
- Não esfregar as áreas avermelhadas.

J: *A massagem poderá lesionar os capilares e comprometer a circulação.*

Proteger a pele próxima às sondas alimentares ou tubos endotraqueais com uma barreira protetora

- Trocar a barreira cutânea quando estiver frouxa ou vazando.
- Orientar para comunicar o desconforto.

J: *Uma sonda nasogástrica é capaz de irritar a pele e a mucosa. Os sucos gástricos podem causar ruptura grave da pele.*

J: *O efeito prejudicial do tabagismo sobre a cicatrização de feridas é multifatorial, com mecanismos que incluem vasoconstrição levando a uma isquemia relativa de tecidos operados, uma resposta inflamatória reduzida, mecanismos bactericidas comprometidos e alterações do metabolismo do colágeno (Armstrong & Meyr, 2014).*

Iniciar as orientações para a saúde e os encaminhamentos, conforme necessário

- Ensinar ao indivíduo/família medidas apropriadas para evitar pressão, atrito, fricção e maceração e a não usar almofadas ou anéis infláveis (*Bergstrom et al., 1994; National Pressure Ulcer Advisory Panel, 2014; *Wound Ostomy Continence Nursing [WOCN], 2003).
- Quando indicado, orientar o membro da família a realizar o cuidado da ferida.
- Certificar-se de que uma avaliação de saúde domiciliar esteja programada para o dia em que o indivíduo receber alta.

J: *A complexidade dos cuidados envolvidos nas úlceras por pressão requer a experiência da enfermagem o mais rápido possível em suas casas.*

- Se isso for um problema, utilizar a Mini-Avaliação Nutricional disponível em http://www.mna-elderly.com/forms/mini/mna_mini_english.pdf.

Risco de úlcera por pressão❖

Definição da NANDA-I

Suscetibilidade a lesão localizada na pele e/ou tecido subjacente, normalmente sobre saliência óssea, em consequência de pressão ou pressão combinada com forças de cisalhamento (National Pressure Ulcer Advisory Panel, 2014).

Fatores de risco

Fisiopatológicos

Adultos: escore da escala de Braden < 18
Alteração na função cognitiva
Alteração na sensibilidade
Escore de classificação do estado físico da Sociedade Americana de Anestesiologistas (ASA) ≥ 2
Anemia
Doença cardiovascular
Crianças: escala de Braden Q ≤ 16
Redução no nível sérico de albumina
Desequilíbrios eletrolíticos, ureia elevada, creatinina elevada acima de 1 mg/mL, linfopenia, proteína C-reativa elevada*
Redução na oxigenação tecidual
Redução na perfusão tecidual* (p. ex., hipertensão, hipotensão, acidente vascular encefálico, diabete melito, insuficiência renal, insuficiência vascular periférica)
Desidratação
Diabete melito*
Edema
Temperatura da pele elevada em 1 a 2°C
Histórico de acidente vascular encefálico
Histórico de úlcera por pressão
Histórico de trauma
Hipertermia
Circulação prejudicada
Escore baixo na escala de RAPS (do inglês *Risk Assessment Pressure Sore*)
Linfopenia
Classificação Funcional da New York Heart Association (NYHA) ≥ 2
Fratura do quadril
Eritema não branqueável (Nota da autora: este não é um fator de risco, porém representa úlcera por pressão em Estágio I)

Relacionados ao tratamento

Agentes farmacológicos (p. ex., anestesia geral, vasopressores, antidepressivos, norepinefrina)
Período estendido de imobilidade sobre superfície dura (p. ex., procedimento cirúrgico ≥ 2 horas)
Forças de atrito
Fricção de superfície
Uso de roupas de cama com propriedade insuficiente de absorção de umidade

Situacionais (pessoais, ambientais)

Extremos de peso
Nutrição inadequada
Incontinência
Insuficiência de cuidadores
Conhecimento da prevenção de úlceras por pressão
Imobilização física
Pressão sobre proeminência óssea
Espessura reduzida da prega cutânea do tríceps
Pele escamosa
Pele seca
Déficit no autocuidado
Umidade da pele
Tabagismo
Gênero feminino
Cognição diminuída[32]
Debilidade[32]

---

[32] Adicionada por fonte da autora: National Pressure Ulcer Advisory Panel (2014).
❖ N. de R.T. Este diagnóstico consta na NANDA-I 2018-2020 como *Risco de lesão por pressão*.

Maturacionais

Extremos de idade

Nota da autora

Ver *Úlcera por pressão*.

Conceitos-chave

Ver *Úlcera por pressão*.

Critérios para a investigação focalizada

Escala de Braden para o risco de úlcera por pressão esperado (© *Copyright* Barbara Braden e Nancy Bergstrom, 1988. Todos os direitos reservados)

PERCEPÇÃO SENSORIAL Capacidade de responder de forma significativa ao desconforto relacionado com a pressão

1. Completamente limitado	2. Muito limitado	3. Levemente limitado	4. Ausência de comprometimento
Não responde (não geme, se inclina ou aperta) a estímulos de dor, devido ao nível de consciência diminuído ou à sedação OU à capacidade limitada de sentir dor na maior parte do corpo.	Responde apenas a estímulos de dor. Não é possível comunicar o desconforto, exceto por gemidos ou inquietação OU tem um prejuízo sensorial que limita a capacidade de sentir dor ou desconforto sobre a metade do corpo.	Responde a comandos verbais, mas nem sempre pode comunicar o desconforto ou a necessidade de ser mudado de posição OU tem algum prejuízo sensorial que limita a capacidade de sentir dor ou desconforto em 1 ou 2 extremidades.	Responde a comandos verbais. Não apresenta déficit sensorial que limitaria a capacidade de sentir ou verbalizar a dor ou desconforto.

UMIDADE Grau a que a pele está exposta à umidade

1. Constantemente úmida	2. Muito úmida	3. Ocasionalmente úmida	4. Raramente úmida
A pele é mantida úmida quase sempre por transpiração, urina, etc. A umidade é detectada sempre que o paciente é movido ou virado.	A pele encontra-se úmida com frequência, porém nem sempre. A roupa de cama precisa ser trocada pelo menos uma vez a cada turno.	A pele encontra-se ocasionalmente úmida, necessitando de uma troca extra de roupa de cama aproximadamente uma vez ao dia.	A pele encontra-se frequentemente seca e a roupa de cama precisa ser trocada apenas nos intervalos de rotina.

ATIVIDADE Grau de atividade física

1. Acamado	2. Preso à cadeira	3. Caminha ocasionalmente	4. Caminha com frequência
Confinado ao leito	Capacidade para caminhar gravemente limitada ou inexistente. Não pode suportar o próprio peso e/ou precisa ser colocado em uma cadeira ou cadeira de rodas.	Caminha ocasionalmente durante o dia, porém por distâncias muito curtas, com ou sem assistência. Passa a maior parte de cada turno na cama ou na cadeira.	Caminha para fora do quarto pelo menos duas vezes ao dia e no interior do quarto pelo menos uma vez a cada 2 horas durante o período em que está acordado.

MOBILIDADE Capacidade de alterar ou controlar a posição do corpo

1. Completamente imóvel	2. Muito limitado	3. Levemente limitado	4. Ausência de limitações
Não faz nem mesmo pequenas mudanças na posição do corpo ou das extremidades sem assistência.	Faz pequenas mudanças ocasionais na posição do corpo ou das extremidades, porém é incapaz de fazer alterações frequentes ou significativas de forma independente.	Faz alterações frequentes, porém pequenas, na posição do corpo ou das extremidades de forma independente.	Faz mudanças importantes e frequentes na posição sem assistência.

NUTRIÇÃO Padrão de ingestão alimentar habitual

1. Muito fraca	2. Provavelmente inadequada	3. Adequada	4. Excelente
Nunca ingere uma refeição completa. Raramente ingere mais de um terço de qualquer alimento oferecido. Ingere duas porções ou menos de proteína (carne ou laticínios) por dia. Bebe pouco líquido. Não recebe um suplemento nutricional líquido OU está em NPO e/ou mantido com líquidos claros ou EV por mais de 5 dias.	Raramente come uma refeição completa e, em geral, come apenas metade da comida oferecida. A ingestão de proteínas inclui apenas três porções de carne ou laticínios por dia. Ocasionalmente, receberá um suplemento dietético OU receberá menos do que a quantidade ideal de dieta líquida ou alimentação por sonda.	Ingere mais da metade da maioria das refeições. Ingere um total de quatro porções de proteína (carne, laticínios) por dia. Ocasionalmente, recusará uma refeição, mas, em geral, tomará um suplemento quando oferecido OU está em dieta de alimentação por sonda ou NPT, o que provavelmente atenderá à maioria das necessidades nutricionais.	Ingere a maior parte de todas as refeições. Nunca recusa uma refeição. Geralmente, ingere um total de quatro porções ou mais de carne e laticínios. Em geral se alimenta entre as refeições. Não necessita de suplementação.

Fricção e atrito

1. Problema
Requer assistência moderada a máxima para movimentação. Levantar-se completamente sem deslizar contra os lençóis é impossível. Frequentemente, escorrega na cama ou na cadeira, necessitando de reposicionamento frequente com assistência máxima. Espasticidade, contraturas ou agitação levam à fricção quase constante.

2. Problema potencial
Move-se debilmente ou requer assistência mínima. Durante um movimento, a pele provavelmente desliza de alguma forma contra lençóis, cadeiras, barreiras ou outros dispositivos. Mantém uma posição relativamente boa na cadeira ou na cama na maioria das vezes, mas ocasionalmente escorrega.

3. Nenhum problema aparente
Movimenta-se na cama ou na cadeira de forma independente e possui força muscular suficiente para se levantar completamente durante o movimento. Sustenta uma boa postura na cama ou na cadeira.

Classificação: a escala de Braden é uma escala de classificação resumida composta por seis subescalas marcadas de 1 a 3 ou 4, para pontuações totais que variam de 6 a 23. Uma classificação inferior na escala de Braden indica um menor nível de funcionamento e, portanto, um maior nível de risco para o desenvolvimento da úlcera por pressão. Uma pontuação de 19 ou superior, por exemplo, indicaria que o paciente apresenta baixo risco de úlcera por pressão, sem necessidade de tratamento nesse momento. A avaliação também pode ser usada para acompanhar o curso de um tratamento específico.

Escore Total _____

Metas

O indivíduo exibe integridade cutânea livre de úlceras por pressão (se possível), conforme evidenciado pelos seguintes indicadores:

- Descreve a etiologia e as medidas de prevenção.
- Participa da redução do risco.
- Consome a porção nutricional diária recomendada.

NOC Integridade tecidual: Pele e membranas mucosas

Intervenções

Usar uma escala de avaliação de risco formal para identificar fatores de risco individuais além de déficit de atividade e mobilidade

- Ver Critérios para a investigação focalizada.

Realizar avaliações periódicas da pele com a frequência indicada

- A inspeção cutânea deve incluir avaliação de calor localizado, edema ou endurecimento (dureza), principalmente em indivíduos com pele escura.
- Examinar as áreas de risco de desenvolvimento de úlceras a cada mudança de posição.
  - Orelhas.
  - Cotovelos.
  - Occipital.
  - Trocanter.[33]
  - Calcanhares.
  - Ísquio.
  - Sacro.
  - Escápula.
  - Escroto.

NIC Controle da pressão, Supervisão da pele, Posicionamento, Ensinando intervenções, Supervisão, Controle da nutrição, Prevenção da pressão, Posicionamento, Incontinência

Avaliar as áreas cutâneas dependentes a cada troca de posição

- Usar o dedo ou um disco transparente para avaliar se a pele é branqueável ou não.

  J: *"O eritema branqueável é uma hiperemia visível na pele que fica branca quando pressionada e hiperemiada quando a pressão é aliviada" (National Pressure Ulcer Advisory Panel, 2014, p. 63). Pode resultar da hiperemia reativa normal, que deve desaparecer em algumas horas, ou pode resultar de eritema inflamatório com leito capilar intacto. O eritema não branqueável é uma hiperemia visível que persiste com a aplicação da pressão, o que indica danos estruturais à microcirculação. Este representa uma úlcera por pressão de Categoria/estágio I (National Pressure Ulcer Advisory Panel, 2014, p. 63).*

---

[33] Áreas com pouco tecido mole sobre uma saliência óssea correm mais risco.

- Avaliar temperatura da pele, edema e alteração na consistência do tecido em comparação com o tecido adjacente.

    J: *O calor localizado, o edema e a mudança na consistência do tecido, como endurecimento/dureza, em comparação com o tecido circundante são sinais de alerta para o desenvolvimento de úlcera por pressão (National Pressure Ulcer Advisory Panel, 2014).*

- Observar a existência de lesões por pressão na pele causadas por dispositivos médicos (p. ex., cateteres e colar cervical).

> **ALERTA CLÍNICO** Não use luvas ao avaliar a temperatura da pele e as mudanças na consistência do tecido. Conforme indicado, limpe a pele antes de avaliar e siga os procedimentos habituais de lavagem das mãos.

- Solicitar ao indivíduo para identificar quaisquer áreas de desconforto ou dor que poderiam ser atribuídas aos danos por pressão.
- Documentar todas as avaliações cutâneas, anotando detalhes de qualquer dor possivelmente relacionada com a lesão por pressão.

    J: *A frequência de inspeção pode precisar ser aumentada em resposta a qualquer deterioração na condição geral.*

- Perguntar ao indivíduo se ele identifica alguma área de desconforto ou dor que poderia ser atribuída aos danos por pressão.

    J: *Estudos relataram que a dor no local era um precursor da quebra de tecido (National Pressure Ulcer Advisory Panel, 2014).*

> **ALERTA CLÍNICO** Pesquisadores relataram que a incapacidade de identificar os estágios iniciais da lesão por pressão ocorre em um maior número de pessoas com pele escura, desenvolvendo formas mais graves de dano por pressão (Baumgarten et al., 2009; National Pressure Ulcer Advisory Panel, 2014; *Rosen et al., 2006).

No caso de indivíduos com pele escura, considerar (*Bennett, 1995; Clark, 2010, p. 17)

- A cor da pele escura intacta pode permanecer inalterada (não branqueia) quando é aplicada pressão sobre uma proeminência óssea.
- As áreas locais de pele intacta que estão sujeitas à pressão podem parecer quentes ou frias quando tocadas. Esta avaliação deve ser realizada sem luvas para tornar mais fácil distinguir as diferenças de temperatura após a limpeza de qualquer líquido corporal antes de fazer esse contato direto.
- Áreas de pele submetidas à pressão podem apresentar coloração púrpura/azulada/violeta. Esta pode ser comparada ao eritema observado em pessoas com tons de pele mais claros.
- Queixas ou indicações de dor ou desconforto atual ou recente em locais do corpo onde a pressão está sendo aplicada.

    J: *As úlceras por pressão de estágio I são subestimadas em indivíduos com pele escura. As indicações visuais para mudanças na aparência da pele podem ser relativamente fáceis de se observar na pele branca, mas, no caso da pigmentação mais escura poderá ser mais difícil detectar sinais visuais de alterações precoces devido a danos por pressão (Clark, 2010; National Pressure Ulcer Advisory Panel, 2014).*

- Aumentar a frequência do esquema de reposicionamento se for observado qualquer eritema não branqueável. Consultar o profissional responsável pela prescrição para a utilização de dispositivos de dispersão de pressão e dispositivos de manipulação do microclima, além do reposicionamento.

    J: *Princípios de prevenção de úlceras por pressão incluem a redução ou a rotação da pressão nos tecidos moles. Se essa pressão ultrapassar a pressão intracapilar (aproximdamente 32 mmHg), a oclusão capilar e a hipóxia resultantes podem causar dano tecidual. Quanto maior a duração da imobilidade, maior a probabilidade de desenvolvimento de trombose de pequenos vasos e subsequente necrose tecidual (National Pressure Ulcer Advisory Panel, 2014).*

> **ALERTA CLÍNICO** Peterson e colaboradores (2013) relataram o uso de dispositivos de mapeamento de pressão para medir a pressão na pele/no tecido quando indivíduos de alto risco estavam posicionados de costas, do lado esquerdo e do lado direito. Os indivíduos acamados sob risco de formação de úlceras por pressão sofrem pressões elevadas da interface pele-leito sobre áreas específicas da pele que provavelmente estão sempre em risco (i.e., áreas de risco triplo e áreas sempre em risco) durante a maior parte do tempo em que permanecem acamados, apesar do cuidado rotineiro do reposicionamento. Áreas de risco triplo são áreas cutâneas que estão constantemente sob pressão em todas as três posições. "Os profissionais de saúde não têm conhecimento da real eficácia de suas intervenções de reposicionamento para o alívio dos tecidos (ou da falta delas), o que pode explicar parcialmente por que as estratégias para o abrandamento da úlcera por pressão nem sempre são bem-sucedidas. Aliviar o tecido em risco é uma etapa necessária da prevenção da úlcera por pressão, mas a própria prática de reposicionamento precisa ser melhorada."

- O reposicionamento deve ser realizado usando a posição inclinada a 30° (alternadamente, lado direito, costas, lado esquerdo) ou a posição de pronação, se o indivíduo puder tolerá-la e se a sua condição médica o permitir. Evitar posturas que aumentem a pressão, como a posição de inclinação lateral a 90° ou a postura em semidecúbito.
- Certificar-se de que os calcanhares estejam livres da superfície da cama. Posicionar o joelho em leve flexão. Usar um travesseiro sob as panturrilhas para que os calcanhares fiquem elevados (i.e., "flutuantes").

    J: *Os dispositivos de proteção do calcanhar devem elevá-lo completamente (despressioná-los), de modo a distribuir o peso da perna ao longo da panturrilha sem pressionar o tendão de Aquiles.*

- Solicitar ajuda para as transferências para reduzir a fricção e o atrito. Elevar – e não arrastar – o indivíduo ao o reposicioná-lo.

    J: *O atrito é uma força paralela na qual uma camada de tecido se movimenta em uma direção, e a outra camada, em direção oposta. Se a pele aderir à roupa de cama e o peso do corpo fizer com que o esqueleto deslize no interior da pele (como na posição de semi-Fowler), os capilares subepidérmicos poderão ficar angulados e ser pinçados, resultando em redução da perfusão tecidual (Grossman & Porth, 2014).*

    J: *Atrito é o desgaste fisiológico do tecido. Se a pele for esfregada contra a roupa de cama, a epiderme poderá ficar desnudada pela abrasão.*

- Evitar posicionar o indivíduo diretamente sobre dispositivos médicos, como sondas ou sistemas de drenagem.
- Evitar posicionar o indivíduo sobre proeminências ósseas com eritema não branqueável existente.
- Se for necessário sentar na cama, evitar a elevação da parte superior do leito ou uma posição inclinada que possa fornecer pressão e atrito sobre o sacro e o cóccix.

    J: *Reposicionar o indivíduo de forma que a pressão seja aliviada ou redistribuída.*

Reposicionar o indivíduo sentado

- Posicionar o indivíduo de modo a manter sua gama completa de atividades.
- Selecionar uma postura aceitável para o indivíduo e minimizar as pressões e o atrito exercidos sobre a pele e os tecidos moles. Colocar os pés do indivíduo sobre um banquinho ou apoio para os pés quando estes não alcançarem o chão.
- Limitar o tempo que um indivíduo permanece sentado em uma cadeira sem alívio de pressão.

    J: *A prevenção em indivíduos em risco deve ser fornecida de forma contínua durante o tempo em que eles se encontram em risco.*

Utilizar superfícies de apoio para prevenir úlceras por pressão

- Utilizar uma almofada de assento de redistribuição de pressão para indivíduos sentados em uma cadeira com mobilidade reduzida.
- Limitar o tempo que um indivíduo permanece sentado em uma cadeira sem alívio de pressão.
- Utilizar alternativamente sobreposições de apoio à pressão ou colchão, conforme indicado.

    J: *Uma superfície que alivie a pressão não pode ser completamente comprimida pelo corpo. Para sua eficácia, a superfície de apoio deve ser capaz de, no início, deformar e, então, redistribuir o peso do corpo sobre ela. O conforto não é um critério válido para a determinação do alívio adequado da pressão. É preciso fazer uma verificação manual para determinar se o produto está, de fato, reduzindo a pressão. A palma da mão é colocada sob o colchão redutor de pressão; se o indivíduo puder sentir a mão ou o cuidador puder sentir o indivíduo, a pressão não estará adequada.*

Tentar modificar os fatores que contribuem para diminuir a possibilidade de desenvolvimento de úlceras por pressão

Incontinência urinária ou fecal

- Determinar a etiologia da incontinência.
- Manter a ingestão suficiente de líquidos para a hidratação adequada (aproximadamente 2.500 mL diários, salvo contraindicação); verificar a umidade da mucosa oral e a densidade específica da urina.
- Estabelecer um horário para o esvaziamento da bexiga (inicialmente, a cada 2 horas).
- Se o indivíduo estiver confuso, determinar seu padrão de incontinência e intervir antes que ela ocorra.
- Explicar o problema ao indivíduo; assegurar-se de sua cooperação com o plano.
- Ocorrendo incontinência, lavar o períneo com sabão líquido.
- Aplicar uma barreira protetora à região do períneo (*spray* com película isolante ou lenços de papel umedecidos).
- Verificar com frequência se há incontinência, quando indicado.
- Para intervenções adicionais, ver *Eliminação urinária prejudicada*.

J: *A maceração é um mecanismo pelo qual o tecido fica amolecido em decorrência de umidade ou imersão prolongada em líquido. Se a pele ficar com muita água, as células ficarão enfraquecidas e a epiderme sofrerá erosão com facilidade. A incontinência intestinal causa mais dano que a urinária devido às enzimas digestivas adicionais encontradas nas fezes. Devem ser tomados cuidados para prevenir a escoriação (National Pressure Ulcer Advisory Panel, 2014).*

Cuidados com a pele

- Não posicionar o indivíduo sobre uma superfície do corpo que ainda esteja hiperemiada por um episódio anterior de carga de pressão.
- Não usar massagem para prevenção de úlcera por pressão nem esfregar vigorosamente a pele que está em risco de ulceração por pressão.

    J: *A massagem é contraindicada na presença de inflamação aguda e onde exista a possibilidade de vasos sanguíneos danificados ou pele frágil.*

- Usar emolientes para hidratar a pele seca, a fim de reduzir o risco de danos na pele. Proteger a pele da exposição à umidade excessiva com um produto de barreira.

    J: *A umidade excessiva contribuirá para a maceração quando os tecidos estiverem amolecidos por uma umidificação prolongada, que quebra a camada protetora da epiderme/derme.*

- Evitar o uso de almofadas sintéticas de pele de carneiro, equipamentos de forma definida, em forma de anel ou rosca e luvas cheias de água.

    J: *Estes produtos são irritantes e criam pressão, o que compromete a circulação.*

- Monitorar os níveis séricos de pré-albumina.
    - Inferior a 5 mg/dL indica prognóstico ruim.
    - Inferior a 11 mg/dL indica alto risco e exige suplementação nutricional vigorosa.
    - Inferior a 15 mg/dL indica risco aumentado de desnutrição (Dudek, 2014).

    J: *Exames laboratoriais, como albumina, pré-albumina e transferrina, podem não refletir o estado nutricional atual, principalmente no indivíduo criticamente doente. Outros fatores de avaliação, como perda de peso, gravidade da doença, condições de comorbidade e função gastrintestinal, devem ser considerados para a elaboração de um planejamento nutricional (Doley, 2010).*

Nutrição

- Certifique-se de que uma avaliação nutricional seja realizada por um nutricionista, se possível usando a MNA.

    J: *A MNA é a única ferramenta de triagem nutricional que foi especificamente validada em indivíduos com úlceras por pressão (National Pressure Ulcer Advisory Panel, 2014).*

- Informar ao profissional que fez a prescrição quando a ingestão de alimentos e/ou líquidos for reduzida.

    J: *Poderão ser necessários alimentos fortificados e/ou suplementos de nutrição oral ricos em proteínas e calorias entre as refeições (National Pressure Ulcer Advisory Panel, 2014).*

- Esclarecer família/amigos sobre a importância de alimentos/bebidas ricos em nutrientes *versus* alimentos/bebidas ricos em calorias.
    - Os alimentos ricos em calorias, também chamados de alimentos ricos em energia, contêm níveis elevados de calorias por porção na forma de gorduras e carboidratos. Muitos alimentos processados são considerados ricos em calorias, como bolos, biscoitos, lanches, roscas e balas.
    - Os alimentos ricos em nutrientes contêm níveis elevados de nutrientes, como proteínas, carboidratos, gorduras, vitaminas e minerais, porém com menos calorias. Alguns alimentos ricos em nutrientes são frutas frescas, legumes, frutas vermelhas, melões, vegetais verde-escuros, batatas-doces, tomate e grãos integrais, incluindo quinoa, cevada, triguilho e aveia. Carnes magras e de porco são ricas em proteínas e contêm níveis elevados de zinco, ferro e vitaminas B.

    J: *Os indivíduos com úlceras por pressão precisam de 30 a 35 kcal/kg de peso corporal, 1,25 a 1,5 g de proteína/kg de peso corporal diariamente, além de vitaminas e minerais (National Pressure Ulcer Advisory Panel, 2014). Os alimentos ricos em calorias não fornecem os nutrientes necessários e podem substituir os alimentos necessários ricos em nutrientes quando o apetite do indivíduo é fraco.*

- Ver *Nutrição desequilibrada* para intervenções relacionadas com a promoção da ingestão ideal de nutrientes necessários.

    J: *A desnutrição está associada ao comprometimento da cicatrização da lesão (National Pressure Ulcer Advisory Panel, 2014).*

Iniciar as orientações para a saúde, conforme indicado

- Orientar o indivíduo e a família sobre técnicas específicas a serem usadas em casa na prevenção das úlceras por pressão.

- Ensinar a usar o dedo para avaliar se a pele é branqueável ou não branqueável e quando o prestador de cuidados primários deve ser notificado.
- Ressaltar a importância da plrevenção e identificação precoce de hiperemia não branqueável.
- Avaliar o uso prolongado de equipamentos de alívio de pressão no caso de incapacidades permanentes.
- Iniciar um encaminhamento a um enfermeiro domiciliar para uma avaliação em casa.

J: *A redução da pressão é a única intervenção adequada que deverá ser mantida em casa.*

RECUPERAÇÃO CIRÚRGICA RETARDADA

Recuperação cirúrgica retardada
Risco de recuperação cirúrgica retardada

Definição da NANDA-I

Extensão do número de dias de pós-operatório necessários para iniciar e desempenhar atividades que mantêm a vida, a saúde e o bem-estar.

Características definidoras

Adiamento do retorno ao trabalho/emprego*
Necessidade de ajuda para realizar o autocuidado*
Perda de apetite, com ou sem náusea*
Fadiga*
Obstrução/acúmulo venoso
Percepção de que é necessário mais tempo para as atividades*
Evidência de interrupção na cicatrização da área cirúrgica (p. ex., hiperemia, endurecida, com drenagem, imobilizada)*
Dificuldade para se movimentar*

Nota da autora

Este diagnóstico representa o indivíduo que não atingiu a recuperação de um procedimento cirúrgico durante o período de tempo esperado. Ao revisar-se as características definidoras da NANDA-I, há alguma confusão em relação à diferença entre características definidoras (sinais e sintomas) e fatores relacionados. Um possível uso desse diagnóstico é como um diagnóstico de risco. Indivíduos que estão sob alto risco de *Recuperação cirúrgica retardada*, por exemplo, obesos, pessoas com diabete melito ou câncer, podem ser identificados. As intervenções para prevenir esse estado podem ser implementadas. O diagnóstico não está desenvolvido o suficiente para uso clínico. Esta autora recomenda a utilização de outros diagnósticos de enfermagem, como *Déficit no autocuidado*, *Dor aguda* ou *Nutrição desequilibrada*.

Risco de recuperação cirúrgica retardada

Definição da NANDA-I

Suscetibilidade à extensão do número de dias de pós-operatório necessários para iniciar e desempenhar atividades que mantêm a vida, a saúde e o bem-estar que pode comprometer a saúde.

Fatores de risco

Escore ≥ 3 na classificação do Estado Físico da American Society of Anesthesiologists (ASA)
Diabete melito
Edema no sítio cirúrgico
Procedimento cirúrgico extenso
Extremos de idade
Histórico de atraso na cicatrização de feridas
Mobilidade prejudicada
Desnutrição
Obesidade
Dor
Infecção perioperatória do sítio cirúrgico
Náusea persistente

Vômitos persistentes
Agente farmacológico
Resposta emocional pós-operatória
Procedimento cirúrgico prolongado
Transtorno psicológico no período pós-operatório
Contaminação do sítio cirúrgico
Trauma no sítio cirúrgico

Nota da autora

Risco de recuperação cirúrgica retardada é um diagnóstico de enfermagem clinicamente útil para designar indivíduos em risco de atraso na transição para o lar. Os fatores que aumentam o risco de infecção de um indivíduo em geral são associados à transição tardia. O cuidado de enfermagem precisa ser mais rigoroso na redução dos fatores que contribuem para a infecção, como diabete melito não controlado e tabagismo. Além disso, é imperativo o controle estrito do meio ambiente para prevenir a transmissão de infecção para o indivíduo comprometido.

Erros nos enunciados diagnósticos

Risco de recuperação cirúrgica retardada relacionado a uma condição de sem-teto

Uma pessoa sem-teto frequentemente permanece em uma instituição por tempo prolongado, mesmo que esteja clinicamente estável. As barreiras sociais e habitacionais devem ser abordadas usando *Manutenção ineficaz da saúde* relacionada a falta de habitação, conflitos familiares e apoio social insuficiente. Esta situação seria mais bem descrita com *Risco de transição retardada*. Esse diagnóstico é muito relevante no atual ambiente de saúde, que se concentra na redução do tempo gasto nos hospitais. Tal diagnóstico não se encontra na lista da NANDA-I.

Conceitos-chave

- "Uma ferida é uma ruptura da estrutura e função normal da pele e dos tecidos moles subjacentes. As feridas agudas em indivíduos normais e saudáveis cicatrizam conforme uma sequência ordenada de eventos fisiológicos que incluem hemostasia, inflamação, epitelização, fibroplasia e maturação. Quando esse processo é alterado ou paralisado, uma ferida crônica pode se desenvolver, e isso tem mais chance de ocorrer em pacientes com distúrbios subjacentes, como doença arterial periférica, diabete, insuficiência venosa, deficiências nutricionais e outros estados patológicos" (Armstrong & Meyt, 2014).
- "As infecções do sítio cirúrgico (ISCs) continuam a ser uma causa substancial de morbidade, hospitalização prolongada e morte. A ISC está associada a uma taxa de mortalidade de 3%, e 75% das mortes associadas à ISC são diretamente atribuíveis à ISC"(Centers for Disease Control and Prevention [CDCs], 2015).
- As feridas cirúrgicas são classificadas, de acordo com o grau de contaminação por bactérias ou a contaminação da ferida cirúrgica, como limpas, contaminadas limpas, contaminadas e sujas. A maioria das feridas contaminadas limpas e limpas estão fechadas primariamente ao término da cirurgia. As feridas contaminadas e sujas (p. ex., contaminação fecal, desbridamento por infecção da ferida) são geralmente mantidas abertas (Armstrong & Meyt, 2014).
- O restabelecimento da integridade da pele após uma ferida cirúrgica em indivíduos sem fatores de risco geralmente está completo em 2 a 4 semanas (Armstrong & Meyt, 2014). A qualidade do tecido cicatrizado após a deiscência depende da gravidade do trauma tissular, do material de sutura utilizado no reparo e da presença de fatores que possam retardar a cicatrização ou reduzir a resistência à tração da cicatriz final.
- A nutrição ideal é imperativa para a prevenção da infecção, que tem efeitos deletérios sobre a cicatrização de feridas.
- O efeito prejudicial do tabagismo sobre a cicatrização de feridas é multifatorial, com mecanismos que incluem vasoconstrição, causando isquemia relativa dos tecidos operados, redução da resposta inflamatória, danos aos mecanismos bactericidas e alterações no metabolismo do colágeno. Estes presumivelmente prejudicam a cicatrização de feridas, além de causar deiscência de feridas e hérnia incisional.
- Um grau leve de hipotermia perioperatória (inferior a 36°C) pode estar associado a morbidade e mortalidade significativas. Pesquisas mostram que um aumento de três vezes na frequência das ISCs é relatado em pacientes com cirurgia colorretal que sofrem hipotermia perioperatória (Hart Bordes, Hart, Corsino & Harmon 2011).
- Certos medicamentos podem prejudicar o processo de cicatrização (anticoagulantes, ácido acetilsalicílico, colchicinas, corticosteroides sistêmicos, penicilamina, ciclosporina, metronidazol, quimioterápicos citotóxicos).

Critérios para a investigação focalizada

Investigar os fatores de risco para infecção do sítio cirúrgico

Ver Intervenções.

Metas

O indivíduo irá:

- Apresentar o sítio cirúrgico com evidências de cicatrização.
- Aumentar a sua mobilidade e participação nas atividades de autocuidado.
- Informar o alívio da dor para sua satisfação.
- Retomar a ingestão pré-cirúrgica.

Intervenções

Avaliar os seguintes fatores de risco. O total do número de fatores de risco (1 a 10) deve ser colocado entre parênteses. Quanto maior o escore, maior o risco. Por exemplo, um indivíduo que fuma, tem diabete melito e é obeso tem uma pontuação total de 15. O diagnóstico pode ser enunciado como *Alto risco para cicatrização cirúrgica retardada* (15) ou adicionando-se os fatores de risco, como, por exemplo, *Alto risco para cicatrização cirúrgica retardada* relacionado a obesidade, diabete melito e tabagismo.

- Colonização da infecção por microrganismos (1).

    Justificativa: *A colonização pré-operatória das narinas com* Staphylococcus aureus, *observada em 30% das populações mais saudáveis, e, principalmente,* S. aureus *resistente à meticilina (MRSA), predispõe os indivíduos a maior risco de ISC (Price et al., 2008).*

- Infecção remota preexistente em local do corpo (1).
- Ferida pré-operatória contaminada ou suja (p. ex., pós-trauma) (1).

    J: *O diagnóstico Risco de infecção no sítio cirúrgico é influenciado pela quantidade e virulência do microrganismo e pela capacidade do indivíduo para resistir (Pear, 2007).*

- Esteroides glicocorticoides (2).

    J: *Os glicocorticoides sistêmicos, frequentemente usados como anti-inflamatórios, são bem conhecidos por inibir a cicatrização da ferida por meio de efeitos anti-inflamatórios globais e supressão das respostas celulares na ferida, incluindo a proliferação de fibroblastos e a síntese de colágeno. Os esteroides sistêmicos induzem a cicatrização das feridas com tecido de granulação incompleto e redução da contração da ferida (Armstrong & Meyt, 2014; Franz et al., 2008).*

- Tabagismo (3).

    J: *O tabagismo tem um efeito transitório no microambiente dos tecidos e um efeito prolongado nas funções celulares inflamatórias e reparadoras, levando à cicatrização retardada e a complicações. Parar de fumar quatro semanas antes da cirurgia restabelece a oxigenação e o metabolismo do tecido rapidamente (Sørensen, 2012).*

- Desnutrição (4).

    J: *Os indivíduos desnutridos apresentam uma resposta imune menos competente à infecção e uma diminuição das reservas nutricionais que prejudicará a cicatrização de feridas (Armstrong & Meyt, 2014; Speaar, 2008).*

- Obesidade (5).

    J: *Um indivíduo obeso pode apresentar um comprometimento na cicatrização de feridas devido ao fraco fornecimento de sangue ao tecido adiposo. Além disso, os antibióticos não são bem absorvidos pelo tecido adiposo. Apesar da ingestão excessiva de alimentos, muitos indivíduos obesos apresentam desnutrição proteica, o que também impede a cicatrização (Armstrong & Meyt, 2014; Cheadle, 2006).*

- Hiperglicemia perioperatória (6).

    J: *Existem dois mecanismos principais que predispõem indivíduos com hiperglicemia aguda perioperatória a um maior risco de ISC. O primeiro mecanismo é a diminuição da circulação vascular que ocorre, reduzindo a perfusão tecidual e prejudicando as funções em nível celular. Um estudo clínico feito por Akbari e colaboradores (1998) observou que, quando indivíduos saudáveis não diabéticos ingeriram uma quantidade de glicose, a vasodilatação endotélio-dependente, tanto nas micro como nas macrocirculações, ficou comprometida de modo semelhante ao que se observa em pacientes diabéticos. O segundo mecanismo afetado é a atividade reduzida das funções de imunidade celular da quimiotaxia, fagocitose e morte de células polimorfonucleares, bem como monócitos/macrófagos que ocorrem no estado hiperglicêmico agudo.*

- Diabete melito (7).

    J: *Os resultados adversos pós-cirúrgicos relacionados ao diabete melito são considerados relacionados às complicações preexistentes da hiperglicemia crônica, que incluem doença aterosclerótica vascular e neuropatias periféricas e autonômicas (Armstrong & Meyt, 2014; *Geerlings et al., 1999).*

- Resposta imune alterada (8).

    J: *A supressão do sistema imune pela doença, medicação ou idade pode retardar a cicatrização da ferida (Cheadle, 2006).*

- Uso crônico de álcool/intoxicação aguda por álcool (9).

    J: *A exposição crônica ao álcool causa o comprometimento da cicatrização de feridas e uma maior suscetibilidade do hospedeiro às infecções. As feridas causadas por trauma na presença de exposição aguda ao álcool apresentam uma taxa maior de infecção pós-lesão devido à diminuição do recrutamento de neutrófilos e da função fagocítica (Guo & DiPietro, 2010).*

Monitorar o sítio cirúrgico quanto a hemorragia, deiscência, hematoma e fechamento incisional inadequado

J: *A deiscência da ferida é a separação parcial ou completa das camadas externas da incisão unida e a evisceração. A evisceração é a protrusão dos intestinos através da incisão aberta. A infiltração de fluido serossanguinolento através de uma ferida abdominal fechada é um sinal precoce de deiscência da ferida abdominal com possível evisceração. Quando isso ocorre, o cirurgião deve remover um ou dois pontos da sutura na pele e explorar a ferida manualmente, usando uma luva estéril. Se houver separação da fáscia do reto, o indivíduo pode ser levado para a sala de cirurgia para fechamento primário. A deiscência da ferida pode ou não estar associada à evisceração intestinal. Quando a última complicação estiver presente, a taxa de mortalidade será dramaticamente aumentada, podendo chegar a 30% (Pear, 2007).*

Investigar sinais de íleo paralítico

- Ruídos intestinais ausentes.
- Náusea, vômitos.
- Distensão abdominal.

    J: *A manipulação intraoperatória de órgãos abdominais e os efeitos depressivos dos narcóticos e anestésicos sobre o peristaltismo podem causar íleo paralítico, em geral entre o terceiro e o quinto dias de pós-operatório. A dor é geralmente localizada, aguda e intermitente.*

Explicar os efeitos da nicotina (cigarros, charutos, cigarros eletrônicos) sobre a circulação

- Se o indivíduo parar de fumar antes da cirurgia, enfatizar a importância da interrupção continuada do tabagismo para reduzir o risco de infecção.

    J: *A nicotina pode causar vasoconstrição e estado hipercoagulável, o que contribui para má circulação e formação de coágulos (Giardina, 2015). A interrupção do tabagismo durante pelo menos quatro semanas antes da cirurgia reduz infecções no sítio cirúrgico, mas não outras complicações da cicatrização.*

Ver diagnósticos específicos de enfermagem para reduzir os fatores de risco quando possível para a enfermagem, como

- *Nutrição desequilibrada.*
- *Obesidade.*
- *Comportamento de saúde propenso a risco*, por exemplo, uso de álcool e tabaco.
- *Manutenção ineficaz da saúde* relacionada a ...., conforme evidenciado pelos níveis descontrolados de glicose.
- *Falta de adesão* relacionada a ...., conforme evidenciado pelo controle inadequado da doença (especificar).

Iniciar as orientações para a saúde e os encaminhamentos, conforme necessário

- Demonstrar o cuidado com as feridas; observar um parente ou o indivíduo cuidando da ferida.
- Encaminhar para o programa de drogas/álcool, quando indicado.
- Providenciar consulta de enfermagem domiciliar.
- Encaminhar para programa de educação para diabéticos.

RELACIONAMENTO INEFICAZ*

Relacionamento ineficaz

Risco de relacionamento ineficaz

Definição da NANDA-I

Padrão de parceria mútua que é insuficiente para o atendimento das necessidades recíprocas.

Características definidoras*

Ausência de demonstração de respeito mútuo entre os parceiros
Ausência de demonstração de apoio mútuo nas atividades da vida diária entre os parceiros
Ausência de demonstração de entendimento sobre o funcionamento comprometido do parceiro (físico, social, psicológico)
Ausência de demonstração de autonomia estável entre os parceiros
Ausência de demonstração de colaboração estável entre os parceiros
Ausência de identificação do parceiro como uma pessoa importante
Incapacidade de comunicação de forma satisfatória entre os parceiros
Relato de insatisfação com a relação complementar entre os parceiros
Relato de insatisfação com o cumprimento das necessidades emocionais por parte do parceiro
Relato de insatisfação com o cumprimento das necessidades físicas por parte do parceiro
Relato de insatisfação com o compartilhamento de ideias entre os parceiros
Relato de insatisfação com o compartilhamento de informações entre os parceiros
Não alcança as metas de desenvolvimento adequadas ao estágio de vida familiar

Fatores relacionados*

Alterações na função cognitiva em um dos parceiros
Crises do desenvolvimento
História de violência doméstica
Habilidades de comunicação insatisfatórias
Eventos estressantes da vida
Abuso de drogas
Expectativas irreais

Nota da autora

Este diagnóstico da NANDA-I representa problemas ou situações que podem romper os relacionamentos de parceiros. A lista de fatores relacionados apresenta focos substancialmente diferentes para intervenções. Por exemplo, as intervenções para problemas de relacionamento associados ao abuso de drogas *versus* violência doméstica e encarceramento *versus* eventos de vida estressantes são muito diferentes.

Este livro contém avaliações e intervenções com justificativa para todos os fatores relacionados listados antes, por exemplo:

- Em relação à violência doméstica, ver *Processos familiares disfuncionais*.
- Em relação ao abuso de drogas, ver *Distúrbio do autoconceito*, *Negação ineficaz* e/ou *Processos familiares disfuncionais*.
- Em relação às expectativas irreais, ver *Processos familiares disfuncionais*.
- Em relação às habilidades de comunicação insatisfatórias e aos eventos estressantes da vida, ver *Processos familiares disfuncionais* e *Disposição para relacionamento melhorado*.
- Em relação às alterações cognitivas, ver *Confusão crônica*.

Portanto, quando o diagnóstico *Relacionamento ineficaz* ou *Risco de relacionamento (com o parceiro) ineficaz* for validado, o enfermeiro poderá encontrar metas e intervenções/justificativas nas seções listadas anteriormente ou poderá usar, em vez disso, um dos diagnósticos anteriores se o considerar mais descritivo.

Risco de relacionamento ineficaz

Definição da NANDA-I

Suscetibilidade a desenvolvimento de um padrão insuficiente para oferecimento de parceria mútua para o atendimento das necessidades recíprocas.

Fatores de risco

Alterações na função cognitiva em um dos parceiros
Crises do desenvolvimento
Violência doméstica
Encarceramento de um dos parceiros
Habilidades de comunicação insatisfatórias
Eventos estressantes da vida
Abuso de drogas
Expectativas irreais

RESILIÊNCIA INDIVIDUAL PREJUDICADA✤

Definição da NANDA-I

Capacidade diminuída de se recuperar de situações adversas ou alteradas percebidas, por meio de um processo dinâmico de adaptação.

Características definidoras*

Interesse diminuído pelas atividades acadêmicas
Interesse diminuído pelas atividades profissionais
Depressão, culpa, vergonha
Isolamento
Baixa autoestima
Estado de saúde prejudicado
Aumento renovado da angústia
Isolamento social
Uso de habilidades de enfrentamento não adaptadas (i.e., uso de drogas, violência, etc.)

Fatores relacionados*

Estatísticas demográficas que aumentam a possibilidade de má adaptação
Uso de drogas
Paternidade/maternidade inconsistentes
Baixa capacidade intelectual
Educação materna deficiente
Família grande
Estado de minoria
Doença mental dos pais
Controle insatisfatório de impulsos
Pobreza, violência
Transtornos psicológicos
Fatores de vulnerabilidade que abrangem índices que exacerbem os efeitos negativos da condição de risco

Nota da autora

Este diagnóstico da NANDA-I não representa um diagnóstico de enfermagem. As características definidoras não definem resiliência, mas sim uma variedade de problemas de enfrentamento ou transtornos mentais. A maioria dos fatores relacionados é preconceituosa, pejorativa e não pode ser modificada por intervenções. Um dos fatores relacionados listados – controle insatisfatório de impulsos – é um sinal e sintoma de transtornos de hiperatividade e de alguns transtornos mentais. Resiliência é uma força que pode ser ensinada e cultivada nas crianças. Indivíduos e famílias resilientes são capazes de enfrentar situações e crises adversas. Eles solucionam problemas e adaptam seu funcionamento à situação. Por exemplo, quando uma mãe em uma família de cinco pessoas tem de se submeter à quimioterapia, a família elabora um plano em conjunto para a divisão das responsabilidades anteriormente assumidas pela mãe. Quando um indivíduo ou uma família apresenta resiliência inadequada, encontra-se em risco de enfrentamento ineficaz. Ver *Enfrentamento ineficaz, Enfrentamento familiar comprometido ou incapacitado* em relação a Conceitos-chave, Metas e Intervenções/justificativas.

✤ N. de R.T. Este diagnóstico consta na NANDA-I 2018-2020 como *Resiliência prejudicada*.

RESPOSTA ALÉRGICA AO LÁTEX*

Resposta alérgica ao látex

Risco de resposta alérgica ao látex

Definição da NANDA-I

Reação de hipersensibilidade a produtos de borracha de látex natural.

Características definidoras

Maiores (devem estar presentes)

Teste cutâneo ou sérico positivo ao extrato de látex de borracha natural

Menores (podem estar presentes)

Conjuntivite alérgica	Rinite
Asma	Urticária

Fatores relacionados

Biofisiopatológicos

Relacionados à reação de hipersensibilidade ao componente proteico do látex da borracha natural

Conceitos-chave

- O látex da borracha natural é muito usado em vários produtos há mais de 100 anos. O primeiro caso de hipersensibilidade imediata ao látex foi comunicado em 1979 (*Reddy, 1998).
- O uso de luvas e preservativos de látex aumentou muito desde 1985. O aumento na exposição total ao látex levou ao crescimento do número de pessoas com sensibilidade a ele (Centers for Disease Control and Prevention [CDC], 2015).
- A atual estatística para pessoas sensibilizadas ao látex está fragmentada por grupos de risco e apresenta-se assim (American Latex Allergy Association, 2010):
  - Cerca de 8 a 17% dos profissionais e funcionários da área da saúde.
  - Até 68% das crianças com espinha bífida (relacionado a cirurgias frequentes – quem quer que tenha cirurgias múltiplas corre risco).
  - Menos de 1% da população em geral nos Estados Unidos (cerca de 3 milhões de pessoas).
- Os grupos de risco de resposta alérgica ao látex são os profissionais de saúde, os trabalhadores da indústria de borracha, as pessoas com espinha bífida, com história de enema de bário, história de sonda de demora, sondagens repetidas, anormalidades urogenitais ou história de cirurgias repetidas ou prolongadas, ou exposição da mucosa ao látex, além de pessoas com história de atopia ou alergia alimentar (banana, abacate, manga, kiwi, maracujá, castanha, melão, tomate, aipo).
- Algumas reações a derivados do látex incluem respostas imunes tardias, causadas por irritantes químicos usados na produção de luvas de borracha. Trata-se de um tipo de reação alérgica endovenosa que não constitui uma alergia real ao látex. A verdadeira alergia ao látex (reação do tipo I) ocorre logo após exposição às proteínas do látex da borracha natural (CDC, 2015; Kleinbeck, English, Sherley & Howes, 1998).
- A dermatite de contato irritante é a reação mais comum aos derivados do látex. Não se trata de uma alergia real. É um desdobramento de áreas ressecadas, pruriginosas e irritadas na pele, comumente as mãos. Essa é uma reação causada por irritação decorrente de luvas e por exposição a talcos nelas colocados. A dermatite alérgica de contato (por vezes chamada de dermatite por sensibilidade química) resulta de substâncias químicas adicionadas ao látex na coleta, processamento ou manufatura. Essas substâncias podem causar exantema na pele similar ao de um envenenamento por planta (CDC, 2015).

---

*N. de R.T. Este diagnóstico consta na NANDA-I 2018-2020 como *Reação alérgica ao látex*.

Critérios para a investigação focalizada

Dados subjetivos

Investigar as características definidoras

História de edema, prurido, espirros, garganta irritada, olhos lacrimejantes ou hiperemia na pele ou nas mucosas após exposição a qualquer um destes

Tratamento dentário	Uso de preservativo	Soprar um balão
Fita adesiva	Cola de borracha	Roupa íntima com algum tipo de elástico
Luvas de borracha	Sapatos	
Cabo do taco de golfe	Mangueira de jardim	Raquete de tênis

História pessoal de qualquer um dos seguintes

Exantemas na pele	Asma	Eczema
Rubor	Urticária	Reação anafilática
Sintomas nasais, oculares ou sinusiais		

Alergias a qualquer um dos seguintes

Abacate	Maracujá	Pêssego
Castanha	Tomate	Banana
Manga	Batata crua	Kiwi
Mamão papaia		

História de reação adversa a uma cirurgia ou complicação em cirurgia

Exame diagnóstico positivo (p. ex., IgE antilátex)

Investigar os fatores de risco

Trabalho com contato frequente com látex no presente ou no passado
História de cirurgias, sondagem urinária, enema de bário (antes de 1992)
Presença de anomalias congênitas; espinha bífida

Metas

O indivíduo não irá se expor ao látex, conforme evidenciado por estes indicadores:

- Descreve os produtos de látex de borracha natural.
- Descreve estratégias para evitar a exposição.

NOC Controle de hipersensibilidade imune

Intervenções

Investigar os fatores causadores e contribuintes

- Ver Critérios para a investigação focalizada.

Eliminar a exposição a derivados do látex

Usar suprimentos alternativos que não contenham látex

- Bolsas descartáveis transparentes.
- Bicos de silicone para bebês.
- Bandagens de gaze com fita de seda em lugar de bandagens adesivas.
- Cateteres de plástico transparente ou Silastic.
- Luvas de vinil ou neoprene.
- Gaze tipo Kling

Justificativa: *Itens sem látex estão algumas vezes disponíveis.*

NIC Controle de alergias, Precauções no uso de artigos de látex, Proteção contra riscos ambientais

Proteção contra a exposição ao látex

- Cobrir a pele com um tecido antes de colocar o manguito do aparelho de pressão.
- Não permitir que a parte de borracha do estetoscópio encoste no indivíduo.

- Não injetar pelas partes de borracha (p. ex., heparinizador); usar seringa e adaptador.
- Trocar as agulhas após cada punção do interruptor de borracha.
- Cobrir as partes de borracha com fita adesiva.

Para profissionais da área da saúde e outros que costumam usar luvas (CDC, 2015)

- Evitar luvas de látex hipoalergênicas.

    J: *As luvas de látex hipoalergênica não contêm os aditivos químicos que podem causar dermatite de contato, embora ainda contenham látex (CDC, 2015).*

Orientar sobre os produtos que geralmente são fabricados com látex

Equipamentos de atendimento de saúde

- Luvas de borracha natural de látex, com talco ou não, incluindo as rotuladas como "hipoalergênicas".
- Manguito do aparelho de pressão.
- Estetoscópios.
- Torniquetes.
- Almofadas de eletrodos.
- Tubos de vias aéreas, endotraqueais.
- Seringa: êmbolo, bulbo.
- Máscaras para anestesia.
- Aventais de borracha.
- Sondas, drenos para ferimentos.
- Orifícios para injeção.
- Tampas de frascos multidose.
- Fita adesiva.
- Bolsas de ostomia.
- Almofadas para cadeira de rodas.
- Roupas íntimas com elástico.
- Forros para muletas.
- Algumas seringas já preenchidas.

Produtos de escritório/domésticos

- Borracha de apagar.
- Atilhos de borracha.
- Luvas para lavar louça.
- Balões.
- Preservativos, diafragmas.
- Bicos de mamadeira, chupetas.
- Bolas e brinquedos de borracha.
- Cabos de raquetes.
- Guidão de bicicleta.
- Pneus.
- Bolsas para água quente.
- Forração de piso.
- Solas de sapatos.
- Elástico da roupa íntima.
- Cola de borracha.

Iniciar as orientações para a saúde, conforme indicado

- Explicar a importância de evitar completamente o contato direto com todos os produtos de látex de borracha natural.
- Alertar que uma pessoa com história de reação cutânea leve ao látex apresenta risco de anafilaxia.
- Orientar a pessoa a usar um bracelete identificador de "Alergia ao Látex" e a portar epinefrina autoinjetável.
- Instruí-la a avisar todos os profissionais de saúde (p. ex., dentista, médico, cirurgião) a respeito da alergia.

    J: *Qualquer exposição (tátil, inalada, ingerida) pode precipitar uma reação anafilática.*

- Encaminhar interessados para http://www.cdc.gov/niosh/docs/98-113/pdfs/98-113.pdf.
- Uma lista completa de produtos com látex pode ser obtida na página da American Latex Allergy Association.

Risco de resposta alérgica ao látex❖

Definição da NANDA-I
Suscetibilidade a uma reação de hipersensibilidade a produtos de borracha de látex natural que pode comprometer a saúde.

Fatores de risco

Biofisiopatológicos
Relacionados à história de eczema atópico
Relacionados à história de rinite alérgica
*Relacionados à história de asma**

Relacionados ao tratamento
*Relacionados a múltiplos procedimentos cirúrgicos, particularmente no começo da infância**
Relacionados à sondagem urinária frequente
Relacionados à remoção frequente de fecaloma
Relacionados a procedimentos cirúrgicos frequentes
Relacionados a enema de bário (antes de 1992)

Situacionais (pessoais, ambientais)
*Relacionados à história de alergias**

- História de alergia alimentar a banana, kiwi, abacate, nozes, frutas tropicais (manga, papaia, maracujá), plantas da família poinsettia,* tomate, batata crua, pêssego e assim por diante
- História de alergia a luvas, preservativos, etc.
- Exposição profissional frequente a produtos com látex da borracha natural,* como:
  - Profissionais que fabricam produtos de látex de borracha natural
  - Profissionais que manuseiam alimentos
  - Profissionais de floriculturas
  - Profissionais da área da saúde
  - Faxineiros e empregados domésticos

Nota da autora
A exposição frequente ao látex presente no ar contribui para várias alergias. Todos os indivíduos que não têm alergia ao látex devem usar luvas sem látex e sem talco (DeJong et al., 2011).

Conceitos-chave
Ver *Resposta alérgica ao látex*.

Critérios para a investigação focalizada
Ao mesmo tempo que a população em geral apresenta baixa incidência a alergia ao látex, variando de 1 a 6,7%, alguns grupos continuam em risco. Esses grupos incluem profissionais de saúde que usam luvas de látex com frequência (8-16%) e crianças com espinha bífida, trauma na medula espinal e malformações urogenitais, que podem ter passado por exposição repetida a derivados do látex em razão de múltiplas cirurgias (24-64%). Outros grupos em risco de alergia ao látex incluem (American Association of Nurse Anesthetist, 2014):
- Funcionários com exposição profissional ao látex (p. ex., cabeleireiros, fabricantes de luvas de látex, profissionais da limpeza)
- Pessoas com história de asma, dermatite ou eczema
- Pessoas expostas à sondagem repetida da bexiga, em consequência de trauma na medula ou bexiga neurogênica
- Pessoas com alergias alimentares, particularmente banana, abacate, kiwi ou nozes

---

❖ N. de R.T. Este diagnóstico consta na NANDA-I 2018-2020 como *Risco de reação alérgica ao látex*.

Pessoas com história de anafilaxia de etiologia incerta, principalmente durante cirurgias prévias, hospitalizações ou consultas ao dentista

Pessoas com história de múltiplas cirurgias ou procedimentos médicos na infância

Mulheres que enfrentam maior exposição a produtos com látex em razão de procedimentos obstétricos, exames ginecológicos e contato com contraceptivos

Metas

Ver *Resposta alérgica ao látex*.

NOC Resposta de hipersensibilidade imune

Intervenções

Ver *Resposta alérgica ao látex*.

NIC Controle de alergias, Precauções no uso de artigos de látex, Proteção contra riscos ambientais

RISCO DE AUTOLESÃO[34]

Risco de autolesão

Automutilação
Risco de automutilação
Risco de suicídio

Definição

Estado em que o indivíduo está em risco de infligir lesão direta em si mesmo. Isso pode incluir um ou mais dos seguintes: autoabuso, automutilação, suicídio.

Características definidoras

Expressa o desejo ou a intenção de causar dano a si mesmo
Desejo expresso de morrer ou cometer suicídio
História anterior de tentativas de causar danos a si mesmo

Comunicadas ou observadas

Depressão	Desesperança	Baixo autoconceito
Desamparo	Alucinações/ideias delirantes	Falta de sistema de apoio
Abuso de substâncias	Dor emocional	Controle insatisfatório de impulsos
Hostilidade	Agitação	

Fatores relacionados

Risco de autolesão pode ocorrer como resposta a uma variedade de problemas de saúde, situações e conflitos. Algumas fontes estão listadas a seguir.

Fisiopatológicos

Relacionados aos sentimentos de desamparo, solidão ou desesperança secundários a:

Incapacidades
Doença terminal
Doença crônica
Dor crônica
Dependência química
Abuso de substâncias

---

[34] Este diagnóstico não consta na NANDA-I 2018-2020, mas foi incluído aqui por sua clareza ou utilidade.

Diagnóstico recente positivo para HIV
Prejuízo mental (orgânico ou traumático)
Transtorno psiquiátrico
    Esquizofrenia
    Transtorno da personalidade
    Transtorno bipolar
    Transtorno de adaptação do adolescente
    Síndrome pós-trauma
    Transtornos somatoformes

Relacionados ao tratamento

Relacionados ao resultado insatisfatório do tratamento (médico, cirúrgico, psicológico)

Relacionados à dependência prolongada de:

Diálise	Injeções de insulina
Quimioterapia/radioterapia	Ventilação mecânica

Situacionais (pessoais, ambientais)

Relacionados a:

Encarceramento	Habilidades de enfrentamento ineficazes	Abuso de substâncias na família
Depressão	Conflito conjugal/paterno/materno	Abuso infantil

Perda real ou suposta secundária a:

Finanças/emprego	Separação/divórcio	*Status*/prestígio	Desastre natural
Morte de pessoa querida	Ameaça de abandono	Pessoa que sai de casa	

Relacionados ao desejo de vingança de traumatismo real ou suposto (corpo ou autoestima)

Maturacionais

Relacionados à indiferença à dor secundária ao autismo

Adolescentes

Relacionados aos sentimentos de abandono

Relacionados à pressão dos amigos

Relacionados às expectativas irreais dos pais sobre a criança

Relacionados à depressão

Relacionados à mudança de ambiente

Relacionados à perda significativa

Idosos

Relacionados às perdas múltiplas secundárias a:

Aposentadoria	Perda significativa
Isolamento social	Doenças

Nota da autora

Risco de autolesão (adicionado por esta autora) representa um diagnóstico amplo que pode englobar autoabuso, automutilação e/ou risco de suicídio. Apesar de, inicialmente, poderem parecer iguais, a diferença reside na intenção. A automutilação e o autoabuso são tentativas patológicas de aliviar temporariamente o estresse, ao passo que o suicídio é uma tentativa de morrer para alívio permanente do estresse (J. S. Carscadden, comunicação pessoal, 1998).

    Risco de autolesão pode ser também um diagnóstico inicial útil quando não existirem dados suficientes para diferenciar um diagnóstico de outro. Em algumas situações clínicas, a pessoa pode apresentar *delirium* ou demência. Esta pessoa está em risco de se prejudicar (p. ex., puxar um cateter de Foley ou endovenoso). *Risco de lesão* poderia ser clinicamente útil.

    Risco de suicídio tem sido parte do trabalho desta autora há mais de 20 anos. *Risco de suicídio* foi adicionado à lista da NANDA-I em 2006. Antes disso, *Risco de violência direcionada a si mesmo* foi incluído em *Risco de violência*. O termo "violência" é definido como uma força repentina e intensa ou uma força física brutal e traumática. Como se sabe, o suicídio pode ser tanto violento quanto não violento (p. ex., dose excessiva de barbitúricos). O uso do termo "violência" nesse contexto diagnóstico pode infelizmente levar à não detecção de um indivíduo com risco de suicídio devido à suposição de que ele não seja capaz de violência.

Risco de suicídio denota com clareza que a pessoa está em alto risco de suicídio e necessita de proteção. O tratamento desse diagnóstico envolve a validação do risco, o contrato com a pessoa e o oferecimento de proteção. O tratamento da depressão subjacente e da desesperança deve ser abordado por meio de outros diagnósticos de enfermagem aplicáveis (p. ex., *Enfrentamento ineficaz, Desesperança*).

Erros nos enunciados diagnósticos

Risco de suicídio **relacionado ao diagnóstico recente de câncer**

Nessa situação, o diagnóstico recente de câncer, em si, não é um fator de risco de suicídio. O indivíduo pode estar deprimido, gravemente estressado e/ou demonstrando intenções suicidas. Todos os enunciados diagnósticos para *Risco de autolesão* devem conter tanto indicações verbais quanto não verbais de intenção suicida (p. ex., *Risco de suicídio* relacionado às declarações de que a vida é insuportável e relato de doação dos pertences).

Conceitos-chave

Considerações gerais

- Em 2013, o ano mais recente com dados disponíveis, 494.169 pessoas visitaram um hospital por lesões devido ao comportamento de autoagressão, sugerindo que aproximadamente 12 pessoas se autolesionam (não necessariamente pretendendo tirar a vida) para cada morte relatada por suicídio.
- A violência, dirigida contra si mesmo ou contra os outros, pode provocar fortes reações nas pessoas. Os enfermeiros, cuja profissão engloba o cuidado, a promoção da saúde e o ensino, devem examinar suas próprias atitudes, reações e comportamentos em relação à violência.
- Por ser a prática da automutilação um problema "baseado em culpa", a condição tem mais probabilidade de ser pouco denunciada do que relatada em excesso. A identificação é difícil, pois muitos que praticam a autolesão se tornam especialistas em ocultar as causas de suas lesões.
- A autolesão é encontrada em todas as classes econômicas e educacionais, tanto em homens quanto em mulheres. Aparece geralmente no início da adolescência, embora possa começar antes dessa fase. Costuma estar associada a efeitos de longo prazo de abuso físico, psicológico e sexual durante a infância.
- Muitas pessoas que se autolesionam recebem, com frequência, um diagnóstico psiquiátrico de transtorno da personalidade ou, mais especificamente, transtorno de personalidade *borderline*, ainda que possam existir outros diagnósticos psiquiátricos associados a alguém que se autolesiona (ver Fatores fisiopatológicos). Uma consideração importante é que nem todas as pessoas que apresentam esse diagnóstico se autolesionam, e nem todos os que se autolesionam estão qualificados para esses diagnósticos. O tratamento será diferente, dependendo do diagnóstico (*Carscadden, 1997).
- A automutilação também pode ser prevalente nas pessoas mentalmente desafiadas, e o controle nessa população em particular será outra vez diferente devido ao nível cognitivo daquele que se autolesiona.
- Frequentemente repetitiva e de natureza crônica, a autolesão muitas vezes pode distorcer ou interromper o relacionamento entre o indivíduo e o terapeuta e aumentar a necessidade e a duração das hospitalizações. Essas hospitalizações, em geral, exacerbam ainda mais o problema. A hospitalização aumenta com frequência a dependência do indivíduo e diminui sua responsabilidade.

Automutilação

- Existem vários níveis ou estágios na autolesão iminente. A transição de um nível para outro pode ser rápida ou evoluir lentamente. O indivíduo pode ou não estar consciente dos estágios e da transição. A conscientização de cada estágio e suas características facilita a intervenção. Quanto mais inicial o estágio, mais claro é o raciocínio, menos intensos os sentimentos e maior o controle que o indivíduo tem. Um indivíduo pode identificar com facilidade os estágios assim que aprender as características definidoras (*Carscadden, 1993a).
- Embora a autolesão possa criar sensação de urgência, desastre iminente e sensação forte e imediata de responsabilidade no ouvinte e no observador, deve-se ter cuidado para não ser influenciado por essas ideias e sentir compulsão por fazer alguma coisa. (Isso exclui a população psicótica e mentalmente desafiada.) O ato em si de tentar intervir nos comportamentos ou preveni-los pode aumentar a probabilidade de danos mais graves, incluindo até mesmo a efetivação do suicídio. O risco aumenta devido aos seguintes motivos:
  - Quanto mais frequentemente ocorre a intervenção, mais provável a morte por erro (pílulas erradas, doses excessivas, o resgate esperado sendo frustrado).
  - Pode haver necessidade de serem usados métodos cada vez mais perigosos para se obter o mesmo resultado.
  - Em pouco tempo, o ódio de contratransferência se instala. De forma empática, porém determinada, o enfermeiro deverá transmitir que as ações do indivíduo estão apenas em suas mãos e que ninguém poderá ser seu guardião ou salvador.
    Esta é a informação mais difícil de ser dita por qualquer um; no entanto, para a sobrevivência e a maturidade daquele que se autolesiona, ele deverá se responsabilizar pelas próprias ações. Quando outra pessoa assume o controle, não ocorrerá evolução de quem se autolesiona (Carscadden, 1998).

- As famílias costumam ser os sofredores esquecidos da síndrome da autolesão. Elas estão envolvidas no mesmo sistema baseado na vergonha do indivíduo que se autolesiona, e isso muitas vezes impede que busquem ajuda devido a perplexidade, frustração e desamparo experimentados no dia a dia com o indivíduo. As famílias necessitam de ajuda para desmistificar a autolesão, identificar como ela as afeta e examinar alguns métodos de enfrentamento para apoiarem a si mesmas e ao indivíduo em seu caminho de recuperação. Grupos de apoio e educacionais, assim como o aconselhamento familiar, são boas formas de iniciar o processo (*Carscadden, 1997).

Critérios para a investigação focalizada

O enfermeiro deve ser capaz de diferenciar os diagnósticos *Risco de suicídio* e *Risco de automutilação* ou *Autolesão*. Apesar de inicialmente poderem parecer (na ação) ou soar (nas afirmações) iguais, a distinção reside na intenção. A automutilação e o autoabuso são tentativas patológicas de aliviar o estresse (suspensão temporária), ao passo que o suicídio é uma tentativa de morrer (para aliviar de forma permanente o estresse). O enfermeiro deve estar apto a coletar dados na investigação que permitam a distinção apropriada do diagnóstico para o indivíduo. É prudente lembrar que alguns indivíduos podem se tornar tão perigosos para si próprios que eventualmente morrem, mesmo não tendo intenções suicidas.

Dados subjetivos

Investigar os fatores de risco

Estado psicológico

Preocupações atuais:
- Você vivenciou recentemente alguma situação gravemente estressante?
- Como está se sentindo?
- Você deseja se ferir?
- Pode me dizer a razão?

Avaliar os riscos de suicídio:
- Idade: o indivíduo tem 19 anos ou menos, ou 45 anos ou mais (principalmente mais de 65 anos)?
- Gênero: o indivíduo é um homem?
- Estado emocional: o indivíduo está deprimido? O indivíduo é alcoólatra? Apresenta dependência química/abuso de drogas?
- Apoio social: o indivíduo tem parentes queridos, amigos, emprego importante e apoio espiritual ou religioso?
- Tentativa anterior: o indivíduo tentou suicídio anteriormente?
- Método: existe um plano específico (p. ex., pílulas, corte dos pulsos, tiro)? Planos de resgate?
- Disponibilidade: o método está acessível? O acesso é fácil ou difícil?
- Especificidade: quão específico é o plano?
- Letalidade: quão letal é o método?

Histórico de problemas psiquiátricos
- Doença aguda ou crônica – como está afetando a vida?

Medicamentos prescritos:
- Avaliação da consciência das práticas de autolesão
- Reconhecimento ou negação

Autolesão/mutilação

A pessoa consegue identificar fatos específicos no processo?
- Desencadeadores pessoais
- Situações
- Tipos especiais de pessoas ou lugares
- *Flashbacks* ou pesadelos

O indivíduo fica desligado ou "ausente"?

Sistema de apoio

- Em quem o indivíduo confia durante os períodos de estresse?
- Essas pessoas estão disponíveis?

Dados objetivos

Comportamento durante a entrevista
Agitado
Inquieto
Retraído

Hostil
Cooperativo
Desligado

Padrão de comunicação
Desespero/desamparo (subjetivo)
Negação

Alusões
Expressões suicidas

Evidências de autolesão
Suspeitar fortemente de
  Acidentes repetidos
  Uso de mangas compridas em clima quente
  Relutância em descobrir partes do corpo
Procurar por
  Cicatrizes
  Edema/nódulos
  Cortes abertos
  Áreas hiperemiadas e irritadas
  Feridas
  Marcas de queimaduras
  Áreas que não cicatrizam conforme o esperado
  Áreas/partes com falta de cabelo
  Não comprometimento com o tratamento de condições físicas ou clínicas graves (p. ex., diabete)

Metas

O indivíduo escolherá alternativas que não são prejudiciais, conforme evidenciado pelos seguintes indicadores:

- Reconhece os pensamentos de autolesão.
- Admite o uso de comportamento autolesivo, se ocorrer.
- É capaz de identificar os desencadeadores pessoais.
- Aprende a identificar e a tolerar os sentimentos desagradáveis.

NOC Autocontrole da agressividade, Autocontrole de comportamento impulsivo

Intervenções

Estabelecer um relacionamento de confiança entre enfermeiro e indivíduo

- Demonstrar aceitação do indivíduo como uma pessoa de valor, por meio de declarações e comportamentos sem julgamentos.
- Fazer perguntas de forma carinhosa e interessada.
- Estimular a expressão de pensamentos e sentimentos.
- Escutar ativamente ou oferecer apoio apenas pela presença, se a pessoa estiver silenciosa.
- Estar atento para a sua hipersensibilidade.
- Rotular o comportamento, não a pessoa.
- Ser honesto em suas interações.
- Auxiliar o indivíduo a reconhecer a esperança e as alternativas.
- Proporcionar razões para os procedimentos ou as intervenções necessárias.
- Manter a dignidade do indivíduo por meio de um relacionamento terapêutico.

   Justificativa: *O contato frequente por parte do cuidador indica aceitação e pode facilitar a confiança. O indivíduo pode hesitar em aproximar-se da equipe devido ao autoconceito negativo; a iniciativa deverá ser do enfermeiro.*

   NIC Presença, Controle da raiva, Controle do ambiente: Prevenção da violência, Modificação do comportamento, Aumento da segurança, Terapia de grupo, Melhora do enfrentamento, Treinamento para controle de impulsos, Intervenção na crise

Auxiliar a reformular os padrões antigos de pensamentos/sentimentos (*Carscadden, 1993a).

- Incentivar a crença de que a mudança é possível.
- Auxiliar a avaliar as vantagens e as desvantagens da autolesão.

- Renomear as palavras que tenham uma conotação negativa (p. ex., "contratempos", e não "fracassos").
- Encorajar a identificação dos desencadeadores pessoais.
- Auxiliar a explorar alternativas viáveis.
- Incentivar o indivíduo a sentir-se confortável e a utilizar os sentimentos negativos ou a tristeza.

   J: *Expressar sentimentos e percepções aumenta a autoconsciência e ajuda o enfermeiro a planejar intervenções eficazes para o atendimento das necessidades do indivíduo. Validar percepções leva à tranquilidade e pode diminuir a ansiedade.*

Facilitar o desenvolvimento do novo comportamento

- Validar as habilidades de enfrentamento positivas já existentes.
- Incentivar o indivíduo a escrever um diário: ter um diário com registro dos motivos, dos sentimentos, dos pensamentos e das alternativas que funcionam ou não.
- Auxiliar a desenvolver a conscientização do corpo como um método de detecção dos motivos e determinação dos níveis da autolesão iminente.

   J: *Expressar sentimentos e percepções aumenta a autoconsciência do indivíduo e ajuda o enfermeiro a planejar intervenções eficazes para o atendimento de suas necessidades. Validar as percepções do indivíduo leva à tranquilidade e pode diminuir a ansiedade.*

- Seguir as políticas/procedimentos para prevenir e/ou intervir em tentativas de autolesão.

   J: *É importante não recompensar o ato de autolesão com reforços (negativos ou positivos). O tratamento da lesão deve ser feito normalmente, semelhante ao da remoção de uma tala, e também responder à pessoa com dignidade. A volta às atividades/à rotina o mais rapidamente possível devolve a responsabilidade à pessoa.*

Reduzir os estímulos excessivos

- Proporcionar uma atmosfera quieta e serena.
- Estabelecer limites firmes e coerentes, permitindo ao indivíduo o máximo de controle/opção que for possível dentro desses limites.
- Intervir nos estágios iniciais para auxiliar o indivíduo a reassumir o controle, evitar a escalada e permitir o tratamento da maneira menos restritiva.
- Manter a comunicação simples. Pessoas agitadas são incapazes de processar comunicações muito complexas.
- Providenciar uma área para onde o indivíduo possa se retirar para diminuir os estímulos (p. ex., sala para descanso, sala silenciosa; a pessoa sob efeito de alucinógenos necessita de um quarto quieto e escuro, com um observador não intrusivo).
- Remover objetos potencialmente perigosos do ambiente (se em estágio de crise).

   J: *Um ambiente calmo reduz a reatividade, reforça sentimentos de calma e diminui a probabilidade de confusão e medo.*

Promover o uso de alternativas

- Enfatizar que sempre existem alternativas.
- Salientar que a autolesão é uma opção, não algo incontrolável. "Conte-me sobre uma vez que você resistiu ao desejo de se machucar?".
- Aliviar a tensão crescente e a hiperatividade sem objetivo com atividades físicas (p. ex., uma caminhada rápida, terapia da dança, aeróbica).
- Proporcionar válvulas de escape físicas aceitáveis (p. ex., gritos, pancadas em travesseiros, rasgar jornais, usar argila ou mexer em massa de modelar, dar uma caminhada vigorosa).
- Proporcionar alternativas menos físicas (p. ex., fitas de relaxamento, música suave, banhos mornos, atividades lúdicas).

   J: *O comportamento autodestrutivo pode ser consequência de raiva ou tristeza interiorizada.*

Determinar o nível atual de autolesão iminente, se indicado

Estágio inicial (estágio do pensamento)

- Lembrar que isso é "um filme antigo" a ser substituído por padrões novos de pensamento e crenças.
- Proporcionar alternativas calmantes, não intrusivas.

Estágio de elevação (estágio do sentimento)

- Lembrar o indivíduo de considerar alternativas.
- Permitir-lhe tanto controle quanto possível para apoiar sua responsabilidade.

- Você está no controle? Como posso ajudar? Gostaria que eu ajudasse?
- Proporcionar intervenções mais intensas neste estágio.

Estágio de crise (estágio do comportamento)
- Proporcionar *feedback* positivo se o indivíduo escolher uma alternativa e não se autolesionar.
- Solicitar que entregue qualquer objeto lesivo que possuir.
- Continuar a enfatizar que sempre existem alternativas.
- Logo que possível, devolver-lhe a responsabilidade. "Você está no controle agora? Está se sentindo seguro?".
- Realizar as tarefas práticas de maneira não punitiva e sem julgamentos.

J: *O controle do ambiente é uma intervenção básica, que não deve ser desconsiderada. Um horário estruturado proporciona limites e proteção, favorecendo a sensação de segurança. Um ambiente calmo reduz a reatividade, reforça sentimentos de calma e diminui a probabilidade de confusão e medo. A atividade motora ampla em ambiente protegido pode diminuir impulsos agressivos, enquanto períodos de repouso promovem oportunidades de relaxamento, acalmam respostas emergenciais e reconectam corpo/mente/coração.*

Estágio pós-crise
- Dar reforço positivo se o indivíduo não se autolesionou.
- Auxiliá-lo a solucionar o problema de como redirecionar a atenção antes do estágio de crise.
- Investigar o grau de traumatismo/dano se o indivíduo não escolheu a alternativa.
- Prestar o mínimo de atenção possível ao ato da autolesão e dirigir o foco para os estágios anteriores (p. ex., "Você consegue lembrar o que desencadeou isso?", "Que tipo de coisas estavam passando pela sua mente?", "O que você acha que poderia ter feito em vez disso?").
- Reconduzir a pessoa às atividades normais/à rotina logo que possível.

J: *Comportamentos mal-adaptados podem ser substituídos por comportamentos saudáveis para controle do estresse e da ansiedade (Halter, 2014).*

Iniciar os sistemas de apoio comunitários, quando/onde forem indicados
Ensinar à família
- Expressão construtiva de sentimentos.
- Como reconhecer os níveis de autolesão iminente.
- Como auxiliar com intervenções apropriadas.
- Como lidar com comportamentos/consequências da autolesão.

Fornecer números de telefones para atendimento 24 horas
Providenciar encaminhamento para
- Terapeuta individual.
- Aconselhamento familiar.
- Grupo de apoio de colegas.
- Aconselhamento de lazer/profissionalizante.
- Casa de passagem.
- Outros recursos comunitários.

J: *Muitas condições de saúde mental são crônicas e requerem acesso contínuo a recursos, seja para a família ou para o indivíduo.*

Automutilação

Definição da NANDA-I
Comportamento autolesivo deliberado, causando dano tissular, com a intenção de provocar lesão não fatal para obter alívio de tensão.

Características definidoras*
Expressa o desejo ou a intenção de causar dano a si mesmo[35]
História anterior de tentativas de causar danos a si mesmo, incluindo:

---
[35] Adicionado pela autora por sua clareza ou utilidade.

Cortes no corpo
Arranhões no corpo
Manipulação feridas
Abrasões
Constrição de parte do corpo
Mordidas
Queimaduras autoinfligidas
Cortes
Inalação de substâncias nocivas
Inserção de objeto em orifício do corpo
Pancadas
Ingestão de substâncias nocivas

Fatores relacionados

Ver *Risco de autolesão*.

Nota da autora

Ver *Risco de autolesão*.

Erros nos enunciados diagnósticos

Ver *Risco de autolesão*.

Conceitos-chave

Ver *Risco de autolesão*.

Critérios para a investigação focalizada

Ver *Risco de autolesão*.

Intervenções

Ver *Risco de autolesão*.

Nota da autora

A *automutilação* é um evento; quando o evento acabar, o indivíduo continua apresentando risco de automutilação. Portanto, *Risco de automutilação* é o diagnóstico de enfermagem correto.

Risco de automutilação

Definição da NANDA-I

Suscetibilidade a comportamento autolesivo deliberado, causando dano tissular, com a intenção de provocar lesão não fatal para obter alívio de tensão.

Fatores relacionados (Varcarolis, 2011)

Fisiopatológicos

Relacionados ao desequilíbrio bioquímico/neurofisiológico secundário a:

Transtorno bipolar
Estados psicóticos
Autismo
Prejuízo mental

Situacionais (pessoais, ambientais)

Relacionados a:

História de autolesão
Necessidade desesperada de atenção
História de abuso físico, emocional ou sexual
Habilidades de enfrentamento ineficazes
Transtornos alimentares
Incapacidade de expressar verbalmente as tensões
Comportamento impulsivo
Sentimentos de depressão, rejeição, autoaversão, ansiedade de separação, culpa e/ou despersonalização

Maturacionais

Crianças/adolescentes

Relacionado às crianças emocionalmente perturbadas ou maltratadas

Nota da autora

Ver *Risco de autolesão*.

Erros nos enunciados diagnósticos

Ver *Risco de autolesão*.

Conceitos-chave

- Pesquisadores descobriram que equipes de enfermagem não qualificadas relataram mais negatividade e preocupação em trabalhar com indivíduos que sofrem de autolesão do que equipes qualificadas (Wheatley & Austin-Payne, 2009). As atitudes da enfermagem em relação à autolesão podem ser melhoradas por meio da educação e supervisão de enfermagem (Tofthagen, Talsethand & Fagerström, 2014).
- A primeira categoria principal continha estas subcategorias: atitude solícita em relação ao indivíduo, estar em um diálogo reflexivo para promover as expressões verbais do indivíduo e ser afetado emocionalmente por indivíduos que se autolesionam (Tofthagen et al., 2014).
- Os indivíduos que se autolesionaram foram prejudicados mentalmente antes na vida e, por isso, são vulneráveis nas relações com outras pessoas (Tofthagen et al., 2014). Esse comportamento inibe a formação de relacionamentos saudáveis. Ver *Risco de autolesão*.

Metas

O indivíduo identificará pessoas a serem contatadas caso ocorram pensamentos de autolesão, conforme evidenciado pelos seguintes indicadores:

NOC Controle de comportamento impulsivo, Contenção da automutilação

De longo prazo (Varcarolis, 2011)

- Demonstra redução na frequência e na intensidade da lesão autoinfligida em (data).
- Participa do plano terapêutico.
- Demonstra duas novas habilidades de enfrentamento que funcionam quando a tensão se acumula e o impulso está presente em vez de realizar os comportamentos em (data).

De curto prazo

- Responde a limites externos.
- Expressa sentimentos relacionados ao estresse e à tensão, em vez de realizar os comportamentos em (data).
- Discute maneiras alternativas de como a pessoa possa atender às demandas da situação atual em (data).

Intervenções (Varcarolis 2011)

> **ALERTA CLÍNICO** Os enfermeiros relatam que "são afetados emocionalmente por indivíduos que se autolesionam. Eles descreveram que as recaídas podem ser experimentadas como uma 'derrota'". Os enfermeiros podem se desencorajar ou experimentar uma sensação de impotência. Eles temem projetar suas frustrações para o indivíduo (Tofthagen et al., 2014).

Transmitir a confiança de que a pessoa pode mudar seu comportamento com uma atitude carinhosa

> **J:** *"A implicação para a prática clínica é de que os enfermeiros de saúde mental estão em uma posição em que podem favorecer os processos de recuperação dos pacientes, oferecendo atividades alternativas aos indivíduos e trabalhando em parceria com os pacientes para promover seus pontos fortes e conhecimentos de vida" (Tofthagen et al., 2014).*

- Iniciar o procedimento da instituição para identificar e remover todas as fontes potenciais de danos (p. ex., busca de pessoas, pesquisa de pertences). Limitar os pertences pessoais.
- Tentar conhecer a pessoa (p. ex., interesses, objetivos).

> **J:** *Os enfermeiros relataram que queriam entender e ver a pessoa por trás do "ser humano sofredor".*

- Investigar o histórico de automutilação (Varcarolis, 2011):

> **J:** *Quanto mais os indivíduos se lesionam, maior a probabilidade de se viciarem à autolesão (Tofthagen et al., 2014; Ystgaard, 2003).*

  - Tipos de comportamentos mutilantes (p. ex., corte, queimadura, autoespancamento, estrangulamento, puxão de cabelos, agravamento de feridas crônicas e/ou inserção de objetos no corpo).
  - Frequência dos comportamentos.
  - Desencadeantes dos eventos anteriores (p. ex., estar sozinho, rejeição, conversas com um médico ou enfermeiro, anoitecer e/ou circunstâncias privadas). Alguns indivíduos podem não estar cientes dos agentes desencadeantes.

> **J:** *Os agentes desencadeadores podem incluir situações, pensamentos e/ou sentimentos que podem gerar uma necessidade de autolesão direta.*

> **NIC** Escuta ativa, Melhora do enfrentamento, Treinamento para controle de impulsos, Controle do comportamento: Autolesão, Promoção de esperança, Fazer acordo, Supervisão: Segurança

Explorar os sentimentos que antecedem o ato de mutilação e seu significado (p. ex., adquirir controle sobre outras pessoas, obter atenção, método para sentir-se vivo, expressão de culpa ou ódio contra si mesmo)

> **J:** *O sentimento de exploração pode ajudar a compreender a automutilação, orientando a recuperação do indivíduo como um processo ou uma situação de aprendizagem para ele (Tofthagen et al., 2014).*

Caso ocorra uma autolesão

- Responder aos episódios de automutilação de maneira prática; manter a crença de que a pessoa pode melhorar.

> **J:** *Uma abordagem neutra reduz a culpa e desestimula a atenção especial sobre o episódio.*

- Colaborar com os comportamentos alternativos à automutilação.
- Evitar algumas atividades que desencadeiem o comportamento.
- Discutir seus sentimentos anteriores à automutilação.
- Estabelecer limites claros de comportamento.

> **J:** *"A consistência pode estabelecer uma sensação de proteção" (Varcarolis, 2011).*

Estar atento aos sinais de piora e ao aumento do risco de suicídio

- Ver *Risco de suicídio*.

> **J:** *"Os indivíduos podem ser ambivalentes quanto ao fato de viver ou morrer, de modo que o dano que eles causam a si próprios pode oscilar entre a autolesão e a tentativa de suicídio" (Tofthagen et al., 2014).*

Iniciar os encaminhamentos, conforme necessário

- Conectar-se com os recursos da comunidade (terapeuta, grupos de apoio).

> **J:** *"A autolesão pode, portanto, ser descrita como uma doença de longo prazo e, consequentemente, muitas pessoas que sofrem de autolesão devem aprender a lidar com a doença" (Tofthagen et al., 2014).*

Risco de suicídio

Definição da NANDA-I

Suscetibilidade a lesão autoinfligida que ameaça a vida.

Fatores de risco

Comportamento suicida (ideação, conversas, plano, recursos disponíveis) (Varcarolis, 2011)
Pessoas em alto risco de suicídio (ver Conceitos-chave do Suicídio, adiante)
Sistema de apoio inadequado*
História familiar de suicídio*
Desesperança/desamparo*
História de tentativas anteriores de suicídio*
Abuso de álcool e drogas*
Problemas legais ou disciplinares*
Pesar/luto (perda de pessoa, trabalho, lar)
Indicadores de suicídio (Varcarolis, 2011)
    Explícitos ("Ninguém sentirá minha falta", "Estarei melhor morto", "Não tenho motivo para viver")
    Implícitos (elaboração de testamento, doação de pertences, bilhetes de amor sem esperanças, compra de seguro de vida)

Conceitos-chave

- A American Foundation for Suicide Prevention (2015), utilizando as estatísticas dos Centros de Controle e Prevenção de Doenças (CDCs) dos Estados Unidos, relatou o seguinte:
  - Em 2013, a taxa mais elevada de suicídio (19,1%) foi observada entre pessoas de 45 a 64 anos de idade. A segunda taxa mais elevada (18,6%) ocorreu naqueles com 85 anos ou mais. A terceira taxa mais elevada (15%) foi observada entre pessoas de 65 a 83 anos. Os grupos mais jovens apresentaram taxas de suicídio consistentemente mais baixas que os adultos de meia-idade e idosos. Em 2013, adolescentes e jovens adultos de 15 a 24 anos apresentaram uma taxa de suicídio de 10,9% (American Foundation for Suicide Prevention, 2015).
  - Dos que morreram por suicídio em 2013, 77,9% eram do sexo masculino e 22,1% eram do sexo feminino (American Foundation for Suicide Prevention, 2015).
  - Em 2013, a maior taxa de suicídio dos Estados Unidos (14,2%) foi entre brancos, e a segunda maior taxa (11,7%), entre índios americanos e nativos do Alasca. Foram encontradas taxas muito mais baixas e aproximadamente semelhantes entre os asiáticos e os oriundos das ilhas do Pacífico (5,8%), negros (5,4%) e hispânicos (5,7%).
  - Em 2013, as armas de fogo foram o método mais comum de morte por suicídio, representando um pouco mais da metade (51,4%) de todas as mortes por suicídio. Os próximos métodos mais comuns foram sufocação (incluindo enforcamentos) em 24,5% e envenenamento em 16,1%.

Suicídio

- O comportamento suicida é uma tentativa de escapar dos agentes estressores intoleráveis da vida acumulados ao longo do tempo. É acompanhado por sentimentos intensos de desesperança, apoio social insuficiente e carência de habilidades de enfrentamento para lidar com os agentes estressores presentes (Boyd, 2012).
- Depressão, baixa autoestima, desamparo e desesperança estão relacionados com o suicídio. Quanto maior o grau de desesperança, maior o risco de suicídio. A perda aumenta significativamente o risco de suicídio. As perdas acumuladas aumentam o risco dramaticamente (Halter, 2014).
- Pessoas que apresentam avaliação insatisfatória da realidade, ideias delirantes e fraco controle dos impulsos estão em alto risco. O álcool e as drogas tendem a diminuir o controle dos impulsos.
- Mudanças de comportamento (p. ex., doação de posses) podem sinalizar um aumento no risco. Um indivíduo pode aparentar uma melhora pouco antes de uma tentativa. Isso pode ser resultante de sentimentos de alívio após a tomada de decisão.
- Quanto mais recursos estiverem disponíveis, maior a probabilidade de que a crise seja controlada de maneira eficaz. Os recursos incluem os sistemas de apoio pessoais, o emprego, as capacidades físicas e mentais, as finanças e a moradia.
- Alguns indivíduos usam a tentativa de suicídio como uma maneira de enfrentar o estresse. Quanto mais frequentes e mais letais as tentativas, maior o risco atual. A ideação suicida vai do geral para o específico, com os planos mais detalhados representando maior risco. Um evento pode precipitar uma tentativa. A diferença entre um evento de vida negativo e um que possa levar a uma tentativa de suicídio é que, no último caso, o indivíduo já se comprometeu em 26%.
- A letalidade descreve "a probabilidade de uma pessoa obter sucesso na tentativa de suicídio". Ela é determinada pela "seriedade da intenção e pela possibilidade de o método planejado para a morte ser bem-sucedido" (Boyd, 2012).

- Noventa por cento dos adultos que cometem suicídio apresentam um transtorno psiquiátrico associado, como depressão maior, transtorno bipolar, abuso de substâncias, transtorno da conduta, transtornos de ansiedade, transtorno da personalidade *borderline*, esquizofrenia, transtornos alimentares (Fowler, 2012).
- Vinte e seis por cento dos indivíduos com HIV relataram tentativa de suicídio desde o seu diagnóstico de HIV, com 27% tendo feito a tentativa na primeira semana de diagnóstico – 47% no primeiro mês após o diagnóstico (Fowler, 2012).
- A previsão do risco de suicídio não é uma ciência exata. Alguns erros que podem ser feitos resultam dos seguintes motivos:
  - Excesso de confiança no humor como um indicador; nem todas as pessoas que cometem suicídio estão deprimidas do ponto de vista clínico.
  - Confiança na intuição; muitas pessoas conseguem dissimular bem sua intenção.
  - Fracasso na avaliação do sistema de apoio.
  - Contratransferência, em particular o fracasso do terapeuta em reconhecer os sentimentos negativos que surgem.
- As múltiplas perdas relacionadas à AIDS que podem ser vivenciadas por homens homossexuais HIV-negativos podem resultar em repetidos excessos de emoções, exaustão física e desmoralização espiritual. Quando associado ao afastamento e isolamento, o desespero aumenta e se torna crônico (*Mallinson, 1999).

Considerações pediátricas

- A pré-puberdade e o início da adolescência são períodos em que a autolesão em geral começa a se manifestar. Os adultos devem estar sintonizados com as mudanças no comportamento e na aparência, suspeitando fortemente de múltiplos "acidentes".
- Dos adolescentes suicidas, quase 50% fizeram tentativas anteriores (Hockenberry & Wilson, 2015).
- Indicadores importantes de risco de suicídio são condições psiquiátricas e uso de álcool. Estes adolescentes buscam a fuga de seus problemas psiquiátricos e sociais (Hockenberry & Wilson, 2015).
- Os suicídios em crianças (5-14 anos) tendem a ser mais impulsivos do que em qualquer outra faixa etária. A hiperatividade também parece contribuir para a natureza impulsiva.
- O reconhecimento da depressão em adolescentes é bastante difícil, pois eles mascaram seus sentimentos com um comportamento de estar zangados e aborrecidos. Alguns sintomas incluem tristeza ou melancolia, fuga das atividades sociais, problemas de concentração, queixas somáticas, mudanças nos padrões alimentares ou de sono e sentimentos de culpa ou inadequação.
- O suicídio é a principal causa de morte entre gays e lésbicas jovens a nível nacional. Trinta por cento da juventude homossexual tenta suicídio por volta dos 15 anos (CDC, 2012). Os amigos, a família e os parentes que dão apoio podem ser fatores de proteção para prevenir o suicídio (Saewyc et al., 2007).
- O suicídio é a terceira principal causa de morte entre os adolescentes. Um fator frequente é a falta ou a perda de um relacionamento significativo (Hockenberry & Wilson, 2015).

Considerações geriátricas

- A geração dos "Baby Boomers" apresentou uma taxa de suicídio consistentemente elevada durante cada estágio de suas vidas (Morbidity and Mortality Weekly Report, 2013).
- Homens brancos com mais de 65 anos apresentam uma taxa de suicídio duas vezes maior em relação às outras faixas etárias. Eles constituem 18,5% da população, mas cometem 23% de todos os suicídios (Miller, 2015).
- Aposentadoria, perda de vigor e perda de um papel significativo afetam a autoestima dos homens idosos.
- Os idosos tendem a concluir o suicídio quando o tentam. O índice de tentativas em relação ao sucesso é de 4:1, ao passo que, em pessoas mais jovens, a relação é de aproximadamente 25:1 (Miller, 2015).
- O álcool contribui para a depressão. A depressão aumenta o uso de álcool. Ambos são fatores de risco significativos para o suicídio em idosos.
- Os idosos deprimidos em geral falam menos sobre suicídio do que os adultos mais jovens, porém usam meios mais violentos e com frequência têm mais sucesso (Miller, 2015).
- O suicida em potencial costuma ser desconsiderado devido à visão prevalente de que os idosos são via de regra passivos e não violentos. Além disso, as queixas sobre depressão e desesperança podem ser sutis e, por essa razão, facilmente ignoradas nos idosos (Miller, 2015).

Considerações transculturais

- A aceitação da morte repentina e violenta é difícil para os membros da família na maior parte das sociedades (Andrews & Boyle, 2012).

- O suicídio é estritamente proibido pela lei islâmica. As cerimônias funerais religiosas não são permitidas para as vítimas de suicídio em algumas religiões (p. ex., catolicismo).
- Os índios Cheyenne do Norte (Estados Unidos) acreditam que o suicídio, ou qualquer morte violenta, impeça que o espírito entre no mundo espiritual (Andrews & Boyle, 2012).
- O suicídio dos esquimós idosos, que não podiam mais contribuir para o sustento da tribo, era esperado (Giger, 2013).

Critérios para a investigação focalizada

Ver *Risco de autolesão*.

Metas

O indivíduo identificará pessoas para contato caso ocorram pensamentos suicidas e não cometerá suicídio, conforme evidenciado pelos seguintes indicadores:

NOC Controle de comportamento impulsivo, Autorrepressão do suicídio

De longo prazo (Varcarolis, 2011)

- Declara o desejo de viver.
- Elege duas pessoas que possam ser chamadas em caso de recorrência do pensamento suicida antes da alta hospitalar.
- Nomeia pelo menos uma alternativa aceitável para a sua situação.
- Identifica no mínimo uma meta realista para o futuro.

De curto prazo

- Permanece seguro enquanto está no hospital.
- Fica com um amigo ou família se a pessoa apresenta potencial para suicídio (quando na comunidade).
- Marca um encontro para o dia seguinte com um conselheiro de crise (quando na comunidade).
- Junta-se à família no aconselhamento familiar da crise.
- Estabelece ligações com grupos de autoajuda na comunidade.

> **ALERTA CLÍNICO** Após o câncer e as doenças cardíacas, o suicídio é responsável por mais anos de vida perdidos do que qualquer outra causa de morte (American Foundation for Suicide Prevention, 2015).
> Os fatores protetores resguardam os indivíduos de pensamentos e comportamentos suicidas (CDC, 2014; Serviço de Saúde Pública Americano, 1999).
>
> - Cuidados clínicos eficazes para distúrbios mentais, físicos e de abuso de substâncias.
> - Acesso fácil a uma variedade de intervenções clínicas e apoio à busca de ajuda.
> - Apoio familiar e comunitário (conexão).
> - Apoio dos relacionamentos advindos dos tratamentos médicos e mentais em andamento.
> - Habilidades na resolução de problemas, resolução de conflitos e formas não violentas de lidar com disputas.
> - Crenças culturais e religiosas que desencorajam o suicídio e apoiam os instintos para a autopreservação.

NIC Escuta ativa, Melhora do enfrentamento, Prevenção do suicídio, Treinamento para controle de impulsos, Controle do comportamento: Autolesão, Promoção de esperança, Fazer acordo, Supervisão: Segurança

Intervenções

> **ALERTA CLÍNICO** Conversar com alguém sobre suicídio não lhe dá a ideia de cometê-lo. Isso confirma que o enfermeiro suspeita que a pessoa está sofrendo sozinha.

Auxiliar o indivíduo a reduzir o risco atual de autodestruição

Avaliar o nível do risco atual (ver Tabela 2.14)

Tabela 2.14 AVALIAÇÃO DO GRAU DE RISCO DE SUICÍDIO (Varcarolis, 2011; Halter, 2014; Hockenberry & Wilson, 2015)

Comportamento ou sintoma	Intensidade do risco		
	Baixa	*Moderada*	*Alta*
Ansiedade	Leve, moderada	Alta, ou estado de pânico	
Depressão	Leve	Moderada	Grave ou mudança repentina para um estado de felicidade ou paz
Isolamento/retraimento	Alguns sentimentos de isolamento, ausência de retraimento	Alguns sentimentos de desesperança e retraimento	Desesperança, retraimento e autodepreciação, isolamento
Funcionamento diário	Eficiente	Temperamental	Deprimido
	Boas notas na escola[a]	Alguns amigos	Notas escolares ruins[a]
	Amigos próximos	Ideias suicidas anteriores	Poucos amigos ou nenhum
	Nenhuma tentativa prévia de suicídio		Tentativas de suicídio anteriores
	Emprego estável		História profissional errática ou insatisfatória
Estilo de vida	Estável	Moderadamente estável	Instável
Uso de drogas/álcool	De infrequente a excessivo	De frequente a excessivo	Abuso contínuo
Tentativas de suicídio anteriores	Nenhuma ou de letalidade baixa (poucos comprimidos)	Uma ou mais (comprimidos, corte superficial dos pulsos)	Uma ou mais (frasco inteiro de comprimidos, arma de fogo, enforcamento)
Eventos associados	Nenhum ou uma discussão	Ação disciplinar[a]	Rompimento de relação
		Notas escolares em queda[a]	Morte de ente querido
		Problemas profissionais	Perda de emprego
		Doença na família	Gravidez[a]
Propósito do ato	Nenhum ou indefinido	Alívio de vergonha ou culpa	Desejos de morrer
		Para punir outras pessoas	Fuga para unir-se aos mortos
		Para obter atenção	Doença debilitante
Resposta e estrutura familiares	Apoiadora	Resposta mista	Com raiva e sem apoio
	Família íntegra	Divorciado/separado	Desorganizado
	Bom enfrentamento e saúde mental	Costuma enfrentar e compreender	Rígido/abusivo
	Nenhuma história de suicídio		História anterior de suicídio na família
Plano suicida (método, local, momento)	Ausência de plano	Pensamentos frequentes, ideias ocasionais sobre um plano	Plano específico
Letalidade das tentativas de suicídio		Corte dos pulsos	Armas de Fogo
		Overdose de medicamentos não prescritos, exceto ácido acetilsalicílico e paracetamol	Enforcamento
			Pular de altura
			Monóxido de carbono
			Overdose de antidepressivos, barbitúricos, ácido acetilsalicílico, paracetamol

[a]Aplica-se apenas a crianças e adolescentes.

- Alto.
- Moderado.
- Baixo.

Avaliar o nível do risco a longo prazo

- História de uma tentativa de suicídio (preditor de risco mais elevado).
- Estilo de vida.
- Letalidade do plano.
- Mecanismos de enfrentamento habituais.
- Apoio disponível.

Proporcionar um ambiente seguro com base no nível de risco; avisar a toda a equipe que o indivíduo está em risco de autolesão; usar comunicação escrita e oral (Varcarolis, 2011)

- Quando a pessoa está sendo observada constantemente, não é permitido sair da supervisão, mesmo que perca a privacidade.
- O comprimento do braço é a distância mais apropriada no caso de indivíduos de alto risco.
- Iniciar observações voltadas ao suicídio no caso de pessoas de risco.
- Fazer verificação visual de 15 minutos do humor, dos comportamentos e das declarações literais.

    J: *O nível de proteção do indivíduo será determinado por seu risco de suicídio. Pessoas com alto risco de suicídio devem ser internadas em ambiente sob forte supervisão, sem acesso a determinados itens.*

- Restringir vidros, objetos para unhas, tesouras, removedor de esmalte, espelhos, agulhas, navalhas, latas de refrigerante, sacolas plásticas, isqueiros, equipamento elétrico, cintos, cabides, facas, pinças, álcool e armas.
- Oferecer as refeições em uma área estritamente supervisionada, em geral na unidade ou no quarto do indivíduo.
- Garantir ingestão adequada de comida e líquidos.
- Usar pratos plásticos/de papel, assim como utensílios.
- Checar se todos os itens retornaram para a bandeja.
- Ao administrar medicação oral, verificar para garantir que todos os medicamentos tenham sido engolidos.
- Escolher um membro da equipe para realizar verificações no indivíduo, conforme a política da instituição. Oferecer descanso para esse membro da equipe.
- Limitar o indivíduo à unidade, a menos que ordenado de forma específica pelo médico/enfermeiro. Quando o indivíduo sair da unidade, providenciar um membro da equipe para acompanhá-lo.
- Orientar as visitas sobre os objetos proibidos (p. ex., garantir que não seja oferecida comida ao indivíduo em sacola plástica).
- O indivíduo pode usar os itens restritos na presença da equipe, dependendo do nível de risco.
- No caso de indivíduos com alto risco de suicídio, providenciar um jaleco de hospital para impedir que a pessoa saia da instalação. Com a diminuição do risco, poderá se permitir que o indivíduo use suas próprias roupas.
- Realizar buscas periódicas no quarto, conforme a política institucional.
- Usar isolamento e restrição se necessários (ver *Risco de violência* para discussões).
- Avisar a polícia se o indivíduo sair da instituição e estiver sob risco de suicídio.
- Manter registros precisos e completos dos comportamentos do indivíduo e de todas as avaliações e intervenções da enfermagem.

    J: *Pessoas com alto risco de suicídio devem ser internadas em ambiente sob forte supervisão, sem acesso a determinados itens.*

Enfatizar o seguinte (Varcarolis, 2011)

- Que a crise é temporária.
- Que pode se sobreviver à dor insuportável.
- Que existe ajuda disponível.
- Que a pessoa não está só.

    J: *"Essas declarações oferecem uma perspectiva à pessoa e ajudam a oferecer esperança para o futuro"* (Varcarolis, 2011).

Observar ocorrência de mudança repentina nas emoções, de triste e deprimido a exultante, alegre ou em paz

J: *Uma mudança repentina nas emoções pode indicar que o risco de suicídio é muito alto, uma vez que o indivíduo procura uma forma de acabar com a dor emocional.*

Ajudar a construir a autoestima e desencorajar comportamentos de isolamento

- Ser empático não fazer julgamentos.
- Estar atento às próprias respostas à situação.
- Estimular as interações com os outros.
- Desviar a atenção para o mundo exterior (p. ex., empregos bizarros).
- Transmitir a sensação de que a pessoa não está sozinha (usar terapia de grupo ou com amigos).
- Procurar o indivíduo para com ele interagir.
- Oferecer agenda diária planejada para pessoas com controle insatisfatório dos impulsos.

    J: *Pessoas suicidas costumam ser ambivalentes acerca da decisão. A equipe pode atuar com as metas positivas para a realização de uma mudança de atitude e promoção da socialização.*

Auxiliar o indivíduo na identificação e no contato com o sistema de apoio

- Informar a família e os entes queridos.
- Recrutar apoio.
- Não proporcionar falsa garantia de que o comportamento não terá recorrência.
- Estimular um aumento na atividade social.

    J: *Os cuidadores podem ficar imobilizados ou desgastados diante do indivíduo suicida agudo. Sentimentos de desesperança costumam ser comunicados ao indivíduo.*

Auxiliar no desenvolvimento de mecanismos positivos de enfrentamento

- Encorajar a expressão apropriada da raiva e da hostilidade.
- Estabelecer limites nas reflexões sobre o suicídio ou tentativas anteriores.
- Ajudar o indivíduo a reconhecer os fatores predisponentes: "O que estava acontecendo antes de você começar a ter esses pensamentos?".
- Facilitar o exame dos agentes estressantes da vida e dos mecanismos de enfrentamento do passado.
- Explorar comportamentos alternativos.
- Antecipar os futuros agentes estressantes e auxiliar no planejamento de alternativas.
- Ajudar a identificar padrões de pensamento negativos e dirigir o indivíduo para a prática da alteração desses padrões.
- Ver *Ansiedade*, *Enfrentamento ineficaz* e *Desesperança* para intervenções adicionais.

    J: *A participação da pessoa em seu plano de tratamento pode aumentar sua sensação de responsabilidade e controle (Halter, 2014).*

Iniciar as orientações para a saúde e os encaminhamentos, conforme indicado

- Encaminhar para acompanhamento psiquiátrico continuado.
- Encaminhar para terapia de grupo ou com amigos.
- Encaminhar para terapia familiar, sobretudo quando uma criança ou um adolescente estiver envolvido.
- Instruir as pessoas significativas sobre como reconhecer um aumento do risco: mudança no comportamento, na comunicação verbal e não verbal, retraimento, sinais de depressão.
- Fornecer um número telefônico para emergência durante as 24 horas.

    J: *As intervenções baseiam-se no tipo de risco apresentado pelo indivíduo. O tratamento de longa duração costuma ser mais difícil de ser instituído do que o atendimento emergencial em algumas comunidades.*

Intervenções pediátricas

Levar a sério todas as ameaças de suicídio, ouvir com atenção

J: *Todas as ameaças ou gestos de autolesão devem ser levados a sério, independentemente da idade do desenvolvimento da criança. Tentativas ou ameaças de suicídio podem não representar um real desejo de morte, mas, sem dúvida, significam um pedido de ajuda.*

Determinar se a criança entende a finalidade da morte (p. ex., "O que significa morrer?")

- "Você já viu um animal morto na estrada? Ele pode levantar e correr?".
- Explorar os sentimentos e as razões para os sentimentos suicidas.

    J: *Ameaças e ideias suicidas sinalizam uma crise que exige atendimento específico.*

Consultar um psiquiatra especialista quanto ao ambiente mais apropriado para o tratamento

J: *As estratégias de tratamento dependem da situação de vida, da história psiquiátrica e do sistema disponível de apoio à criança.*

Participar de programas nas escolas para ensinar os sintomas da depressão e os sinais de comportamento suicida

J: *Crianças que tentam o suicídio podem ter depressão grave (Varcarolis, 2011).*

No caso de adolescentes, explorar (Hockenberry & Wilson, 2015) **o seguinte:**

- Transtornos mentais crônicos (p. ex., transtornos de conduta, transtornos do espectro autista, depressão).
- Abuso físico, emocional ou sexual.
- Problemas familiares.
- Força do sistema de apoio.
- Rompimento de amizade ou de namoro.
- Presença de fracasso no desempenho (p. ex., exame, curso).
- Mudança recente ou próxima (mudança de escola, ambiente/endereço).
- Orientação sexual (LGBT).

Transmitir empatia relacionada aos problemas e/ou às perdas

- Não minimizar a perda; em vez disso, manter o foco no desapontamento.

J: *Determinados agentes estressores são especialmente significativos para os adolescentes, que, pelo estágio de desenvolvimento, estão preocupados com a posição social, os amigos e a aparência (Varcarolis, 2011).*

RISCO DE CHOQUE

Ver também *Risco de Complicações de Hipovolemia*.

Definição da NANDA-I

Suscetibilidade a fluxo sanguíneo inadequado para os tecidos do corpo, que pode levar à disfunção celular que ameaça a vida e que pode comprometer a saúde.

Fatores de risco*

Hipertensão
Hipovolemia
Hipoxemia
Hipóxia
Infecção
Sepse
Síndrome da resposta inflamatória sistêmica

Nota da autora

Este diagnóstico da NANDA-I representa vários problemas colaborativos. Para decidir quais dos problemas colaborativos a seguir são adequados para cada indivíduo, determinar o que está sendo monitorado. Quais entre os seguintes descrevem o foco da enfermagem para este indivíduo?

- *Risco de Complicações de Hipertensão*
- *Risco de Complicações de Hipovolemia*
- *Risco de Complicações de Sepse*
- *Risco de Complicações de Débito cardíaco diminuído*
- *Risco de Complicações de Hipoxemia*
- *Risco de Complicações de Reação alérgica*
- Ver Parte 3 para Metas e Intervenções nos diagnósticos recém-citados.

RISCO DE DESEQUILÍBRIO ELETROLÍTICO

Ver também *Risco de complicações de desequilíbrios eletrolíticos* na Parte 3.

Definição da NANDA-I
Suscetibilidade a mudanças nos níveis de eletrólitos séricos que pode comprometer a saúde.

Fatores de risco*
Disfunção endócrina
Diarreia
Desequilíbrio hídrico (p. ex., desidratação, intoxicação pela água)
Mecanismos regulatórios prejudicados (p. ex., diabete insípido, síndrome da secreção inadequada de hormônios antidiuréticos)
Disfunção renal
Efeitos colaterais relacionados a tratamento (p. ex., medicamentos, drenos)
Vômitos

Nota da autora
Este diagnóstico da NANDA-I é um problema colaborativo. Ver a Parte 3 em relação a *Risco de complicações de desequilíbrios eletrolíticos*.

RISCO DE DESEQUILÍBRIO NA TEMPERATURA CORPORAL❖

Risco de desequilíbrio na temperatura corporal
Hipertermia

Hipotermia

Termorregulação ineficaz

Termorregulação ineficaz • Relacionada à transição do recém-nascido para o ambiente extrauterino

Definição da NANDA-I
Suscetibilidade à oscilação da temperatura entre hipotermia e hipertermia que pode comprometer a saúde.

Fatores de risco

Relacionados ao tratamento

Relacionados a efeitos de resfriamento por:

Infusão de líquidos parenterais/transfusão de sangue
Cobertor para resfriamento
Diálise
Sala de cirurgia

Situacionais (pessoais, ambientais)

Relacionados a

Consumo de álcool
Exposição a extremos de temperatura ambiental*
Roupas inadequadas à temperatura do ambiente*
Incapacidade de pagar por abrigo, calefação ou ar-condicionado
Extremos de peso*
Desidratação*/desnutrição
Exposição do recém-nascido ao ambiente

Maturacionais

Relacionados à regulação ineficaz de temperatura secundária a extremos de idade (p. ex., recém-nascidos, idosos)

❖ N. de R.T. Este diagnóstico consta na NANDA-I 2018-2020 como *Risco de termorregulação ineficaz*.

Nota da autora

Risco de desequilíbrio na temperatura corporal inclui os riscos para *Hipertermia, Hipotermia, Termorregulação ineficaz*, ou todos esses. Se o indivíduo apresentar risco de apenas um (p. ex., *Hipotermia*, mas não *Hipertermia*), será melhor rotular o problema com o diagnóstico mais específico (*Risco de hipotermia*). Se ele apresentar risco de dois ou mais diagnósticos, então o mais apropriado será *Risco de desequilíbrio na temperatura corporal*. O foco do cuidado de enfermagem é prevenir as temperaturas anormais do corpo, identificando e tratando aqueles que, com temperatura normal, apresentam fatores de risco que possam ser controlados por intervenções prescritas pelo enfermeiro (p. ex., remoção de cobertas, ajuste da temperatura do ambiente). Se o desequilíbrio estiver relacionado a uma complicação fisiopatológica que exija intervenções de enfermagem e médicas, então o problema deve ser rotulado como um problema colaborativo (p. ex., *Risco de Complicações de Hipotermia grave, Risco de Complicações de Síndrome neuroléptica maligna*). O foco da preocupação passa a ser o monitoramento para a detecção e a comunicação de flutuações significativas da temperatura e a implementação de intervenções colaborativas (p. ex., um cobertor para aquecer ou resfriar), conforme prescrição. Ver também Nota da autora para *Hipertermia* e *Hipotermia*.

Conceitos-chave

Considerações gerais

- *Condução*: transferência direta de calor do corpo para objetos mais frios, sem movimento (p. ex., das células e dos capilares para a pele e as roupas).
- *Convecção*: transferência de calor por circulação (p. ex., de áreas nucleares mais quentes para áreas periféricas e a partir do movimento do ar próximo à pele).
- *Radiação*: transferência de calor entre a pele e o ambiente.
- *Evaporação*: transferência de calor quando a pele ou a roupa está molhada e o calor é perdido por meio da umidade para o ambiente.
- A produção de calor ocorre no núcleo, que é inervado por estimulação termorreceptora pelo hipotálamo.
- Em vez de 37°C como a norma de temperatura corporal, Waalen e Buxbaum (2011) relataram os resultados de uma grande pesquisa (> 18.000) em que a temperatura de adultos saudáveis é de 36,7°C e de idosos, 36,1°C.
- A perda e o ganho de calor variam de indivíduo para indivíduo e são influenciados pela área de superfície do corpo, pelo tônus vasomotor periférico e pela quantidade de tecido subcutâneo. Os tremores, tentativa fisiológica do corpo de criar mais calor, produzem profundas respostas fisiológicas:
  - Aumento do consumo de oxigênio de 2 a 5 vezes acima do índice normal.
  - Aumento da demanda metabólica de 400 a 500%.
  - Aumento do esforço do miocárdio, produção de dióxido de carbono, vasoconstrição cutânea e eventual produção de ácido láctico.
- A confiabilidade da temperatura depende da técnica precisa usada para verificá-la, da minimização das variáveis que influenciam o instrumento de medição e do local escolhido para medi-la.
  - Os valores da temperatura oral podem ser pouco confiáveis (devido a muitas variáveis, como contato insatisfatório entre o termômetro e a mucosa, movimento do ar, fumo e ingestão de bebida antes da verificação); a temperatura oral é 0,3°C mais baixa do que a central (*Giuliano, Giuliano, Scott & MacLachlan, 2000; Grossman & Porth, 2014).
  - A leitura da temperatura retal, com menos variáveis influenciadoras, é mais confiável do que a oral; as temperaturas retais estão 0,6°C *acima* dos dados da temperatura oral, com a temperatura normal em 37,6°C.
  - Os dados da temperatura axilar são confiáveis apenas para a temperatura da pele; estão um grau *abaixo* dos dados da temperatura oral, com temperatura normal de 36,4°C.
  - Smitz, Van De Winckel e Smitz (2009) relataram que uso do termômetro auricular pode prever temperaturas retais em idosos com e sem febre.

Hipertermia

- O corpo responde a ambientes quentes aumentando a dissipação de calor por meio de aumento da produção de suor e dilatação de vasos sanguíneos periféricos.
- A taxa metabólica aumentada eleva a temperatura corporal e vice-versa (o aumento na temperatura do corpo provoca um aumento na taxa metabólica).
- A febre é um sinal importante de início de infecção, inflamação e doença. O tratamento com ácido acetilsalicílico ou paracetamol, sem consulta médica, pode mascarar sintomas importantes que deveriam receber atenção clínica.
- O sangue é o fluido resfriador do corpo: um volume baixo de sangue devido à desidratação predispõe a pessoa à febre.

Hipotermia
- O corpo responde a ambientes frios com mecanismos destinados a prevenir a perda de calor e a aumentar sua produção:
  - Contração muscular.
  - Frequência cardíaca aumentada.
  - Tremores e vasodilatação.
  - Vasoconstrição periférica.
  - Dilatação dos vasos sanguíneos dos músculos.
  - Liberação de tiroxina e corticosteroides.
- Uma hipotermia grave pode causar arritmias que ameaçam a vida, exigindo intervenções imediatas.
- A hipotermia (temperatura central menor do que 35°C) no período pós-operatório, sem reaquecimento seguro e eficaz, tem efeitos negativos profundos (funções miocárdica e cerebral diminuídas, acidose respiratória, funções hematológicas e imunes prejudicadas e diurese pelo frio). Também reduz a pressão arterial e contribui para choque.
  - A hipotermia terapêutica (28-32°C) pode ser usada após lesão encefálica, parada cardíaca e durante algumas cirurgias para reduzir o metabolismo do cérebro e diminuir a inflamação.

Considerações pediátricas

- Quase todas as crianças apresentarão febre de 37,8 a 40°C em alguma ocasião. Isso não costuma prejudicar crianças normais. Apenas cerca de 4% das crianças com febre são suscetíveis a convulsões.
- Termogênese sem tremores é um mecanismo de produção de calor, localizado na gordura marrom (tecido adiposo altamente vascularizado), encontrada apenas em bebês. Quando a temperatura da pele começa a cair, os receptores térmicos transmitem impulsos ao sistema nervoso central (SNC). Esta sequência explica esse mecanismo:
  - SNC → estimula o sistema nervoso simpático → liberação de norepinefrina da glândula suprarrenal e terminais nervosos da gordura marrom → produção de calor.
  - A termorregulação é controlada pelo hipotálamo. Uma hipotermia não tratada pode resultar em perda de peso do recém-nascido, uso da glicose, hipoxemia metabólica, hipóxia e morte.
- Não é necessário tratar toda febre na criança. A febre relacionada à insolação pode ser tratada com compressas mornas ou frias. A febre de 40°C na criança previamente bem, sem história de convulsões febris e sem uma doença ameaçadora, pode ser deixada sem tratamento ou, se desejado, tratada com paracetamol.
- O banho com esponja morna, em vez de medicamentos antipiréticos, é indicado para bebês muito jovens e crianças pequenas com doença hepática grave ou história de hipersensibilidade a fármacos antipiréticos.

Considerações geriátricas

- Idosos podem ficar hipotérmicos ou hipertérmicos em ambientes moderadamente frios ou quentes, se comparados com adultos mais jovens, que exigem exposição a temperaturas de frio e calor intensos (Miller, 2015).
- Modificações relacionadas à idade que interferem na capacidade de adaptação do corpo a temperaturas frias incluem vasoconstrição ineficaz, circulação periférica diminuída, redução do tecido subcutâneo e sudorese diminuída ou tardia (Miller, 2015).
- Os idosos têm um limiar mais elevado de surgimento e menor eficiência da sudorese, além de percepção mais difusa de frio e calor e podem, portanto, não encontrar estímulo para iniciar ações protetoras. O mecanismo da sede torna-se menos eficaz com o envelhecimento, assim como a capacidade do rim de concentrar urina, aumentando o risco de desidratação relacionada ao calor (Miller, 2015).
- A inatividade e a imobilidade aumentam a suscetibilidade à hipotermia pela supressão de tremores e a redução de atividade muscular geradora de calor.
- Setenta por cento de todas as vítimas de insolação são pessoas acima dos 60 anos de idade.
- Os idosos podem não apresentar sinal de febre com infecção em razão de temperatura corporal geralmente baixa (*Günes & Zaybak, 2008).
- A maior parte dos idosos com 80 anos de idade só mostram sinais de tremor se sua temperatura central cair para 35,1°C (*Günes & Zaybak, 2008).

Critérios para a investigação focalizada

Dados subjetivos

Investigar as características definidoras

História e surgimento de sintomas (temperatura anormal da pele, alteração na atividade mental, cefaleias, náusea, letargia, vertigem).

Investigar os fatores relacionados

Hipertermia

Desidratação
Exposição recente a uma doença contagiosa sem imunização conhecida (p. ex., sarampo sem vacina, ou enfermidade anterior)
Exposição ou atividade excessiva recentes sob sol, calor, umidade
Radiação/quimioterapia/imunossupressão
Cafeína
Julgamento prejudicado
Ambiente doméstico
Ventilação adequada?
Ambiente no automóvel?
Ar-condicionado?
Temperatura ambiente?

Medicamentos
Diuréticos
Antidepressivos
Anticolinérgicos
Betabloqueadores, inibidores da enzima conversora da angiotensina
Vasoconstritores
Tomados com que frequência?
Última dose tomada quando?

Hipotermia

Exposição recente a frio/umidade
Inatividade
Apatia
Julgamento prejudicado
Fala arrastada
Arritmias
Vasodilatadores
Depressores do SNC
Ambiente doméstico
Aquecimento, cobertores
Vestuário adequado (p. ex., meias, chapéu, luvas)
Abrigo

Dados objetivos

Investigar as características definidoras

Sinais vitais

Temperatura < 36,1°C, > 37,5°C
Sinais vitais anormais
Alterações no nível de consciência
Indisposição/fadiga/fraqueza
Pele: fria, pálida,* arrepios*
Tremores*
Capilaridade lenta
Sinais de desidratação: boca seca/língua áspera/lábios ressecados
Densidade específica da urina aumentada

Metas

O indivíduo demonstrará uma temperatura nos limites normais para a idade, conforme evidenciado pelos seguintes indicadores:

- Relata medidas de prevenção das oscilações de temperatura.
- Relata episódios de calafrios, sudorese, tremor, pele fria.

NOC Termorregulação, Hidratação, Detecção do risco

Intervenções

Dicas da Carpenito

Hipotermia e doença relacionada ao calor são acontecimentos graves para pessoas idosas (Miller, 2015).
Noe, Jin e Wolken (2012) relataram que a busca por atendimento hospitalar associada à hipertermia (n =10.007) foi mais frequente que a associada à hipotermia (n = 8.761) ao longo de 2004 e 2005. Comparativamente, a busca por atendimento por hipotermia resultou em mais mortes (359 vs. 42), taxas mais elevadas de mortalidade (0,50/100.000 vs. 0,06/100.000), taxas mais altas de internação (5,29/100.000 vs. 1,76/100.000), permanências hospitalares mais prolongadas (média de dias = 4 vs. 2) e custos mais elevados (98 milhões vs. 36 milhões de dólares). Infelizmente, pode-se dizer que a maior parte ou todos esses acontecimentos poderiam ter sido evitados.

NIC Regulação da temperatura, Controle do ambiente, Monitoramento do recém-nascido, Monitoramento de sinais vitais

- Monitorar a temperatura conforme a necessidade (1-4 horas). Usar monitoramento contínuo da temperatura em indivíduos vulneráveis, como adultos com doenças críticas, neonatos e bebês.

    Justificativa: *A monitoração contínua da temperatura possibilitará a detecção precoce das mudanças para prevenir complicações cardiovasculares (*Smith, 2004).*

- Usar termômetros orais, se possível.

    J: *A via oral é mais confiável do que a timpânica ou a axilar.*

- Manter uma temperatura ambiente consistente com 22,2°C. Evitar correntes de ar.

    J: *Essa temperatura evitará perda de calor por radiação.*

- No banho, expor apenas partes pequenas do corpo. Após a lavagem, cobrir a área com cobertor absorvente.

    J: *Essas intervenções reduzirão a perda de calor pela evaporação.*

- Assegurar nutrição e hidratação excelentes.

    J: *A desidratação pode diminuir a temperatura corporal pela redução do volume de líquidos. Mais calorias são necessárias para manter o funcionamento metabólico durante a febre (*Edwards, 1999).*

    J: *Embora o uso de termômetro a mercúrio❖ debaixo da língua continue uma opção muito aceita para medir a temperatura corporal, a temperatura retal é vista como a mais precisa para que seja obtida a temperatura central (*Moran & Mendal, 2002).*

- Ver *Termorregulação ineficaz* quanto a intervenções para recém-nascidos.
- Ver *Hipotermia* ou *Hipertermia* quanto a intervenções para evitar desregulações na temperatura corporal.

Hipertermia

Definição da NANDA-I

Temperatura corporal central acima dos parâmetros diurnos normais devido a falha na termorregulação.

Características definidoras

Maiores (devem estar presentes)

Temperatura oral acima de 37,8°C e retal acima de 38,8°C

Menores (podem estar presentes)

Pele ruborizada*
Taquicardia*
Taquipneia*
Tremores/pele arrepiada
Pele quente ao toque*
Indisposição/fadiga/fraqueza
Perda de apetite
Dores específicas ou generalizadas (p. ex., cefaleia)

Fatores relacionados

Relacionados ao tratamento

Relacionados à diminuição da capacidade de transpirar* secundária a (especificar)

Situacionais (pessoais, ambientais)

Relacionados a:

Exposição a ambiente aquecido*
Roupas* inadequadas para o clima

❖ N. de R.T. No Brasil, a Agência Nacional de Vigilância Sanitária (Anvisa) aprovou a RDC Nº 145, de 21 de março de 2017, que proíbe em todo o território nacional a fabricação, importação e comercialização, assim como o uso em serviços de saúde, dos termômetros e esfigmomanômetros com coluna de mercúrio. A medida vale a partir de 1º de janeiro de 2019. De acordo com a Anvisa, a proposta de proibir o uso desses equipamentos no país faz parte do compromisso do Brasil de banir produtos com mercúrio até 2020.

Falta de acesso a ar-condicionado
Equipamento de aquecimento para recém-nascido em ambiente hospitalar

Relacionados à diminuição da circulação secundária a:

Extremos de peso
Desidratação*

*Relacionados à hidratação insuficiente para atividade vigorosa**

Maturacionais

Relacionados à regulação ineficaz da temperatura secundária à idade (ver Termorregulação ineficaz*).*

Nota da autora

Os diagnósticos de enfermagem *Hipotermia* e *Hipertermia* representam condições de indivíduos com temperaturas abaixo e acima do normal, respectivamente. Alguns desses estados são tratáveis por intervenções de enfermagem, como correção das causas externas (p. ex., roupas inadequadas, exposição aos elementos [calor ou frio] e desidratação). O foco do cuidado de enfermagem está na prevenção ou no tratamento da hipotermia e da hipertermia leves. A hipotermia e a hipertermia graves, como situações que trazem risco à vida e exigem intervenções médicas e de enfermagem, representam problemas colaborativos e devem ser denominadas *Risco de Complicações de Hipotermia* ou *Risco de Complicações de Hipertermia*.

A elevação de temperatura devido à infecção ou outros distúrbios (p. ex., hipotalâmicos) ou a tratamentos (p. ex., unidades de hipotermia) exige tratamento colaborativo. Se desejar, o enfermeiro pode usar o diagnóstico de enfermagem *Conforto prejudicado* e o problema colaborativo *Risco de Complicações de Hipotermia* ou *Risco de Complicações de Hipertermia*.

Erros nos enunciados diagnósticos

Hipertermia relacionada a hipermetabolismo farmacogênico intraoperatório

Essa situação descreve a hipertermia maligna, um distúrbio hereditário que determina risco de morte, resultando em um estado hipermetabólico relacionado a uso de agentes anestésicos e relaxantes musculares despolarizantes. O *Risco de Complicações de Hipertermia maligna* descreve mais apropriadamente essa situação, que demanda detecção rápida e tratamento conjunto da enfermagem e da medicina.

Hipertermia relacionada a efeito de endotoxinas circulantes no hipotálamo secundário à septicemia

O cuidado de enfermagem para pessoas com temperatura elevada, em um serviço de atendimento a pacientes graves, concentra-se no monitoramento e no controle da febre, com prescrições da enfermagem e médicas, ou na promoção de conforto por meio das prescrições de enfermagem. O diagnóstico de enfermagem *Conforto prejudicado* descreve, de forma mais adequada, uma situação tratada pela enfermagem, com o *RC de Sepse* representando a complicação fisiológica que os enfermeiros monitoram e controlam com intervenções prescritas por eles e por médicos.

Critérios para a investigação focalizada

Ver *Risco de desequilíbrio na temperatura corporal*.

Metas

O indivíduo manterá a temperatura corporal, conforme evidenciado por estes indicadores:

- Identifica os fatores de risco para hipertermia.
- Reduz os fatores de risco para hipertermia.

NOC Termorregulação, Hidratação, Detecção do risco

Intervenções

Reduzir ou eliminar os fatores de risco que contribuem para a desidratação

- Monitorar a ingestão e a eliminação e oferecer as bebidas preferidas. Ensinar a importância da manutenção de uma ingestão adequada de, no mínimo, 2.000 mL/dia de líquidos frios, exceto se houver contraindicação por doença cardíaca ou renal.
- Explicar a importância de não confiar na sensação de sede como uma indicação da necessidade de líquidos.
- Monitorar quantidade e cor da urina.

NIC Tratamento da febre, Regulação da temperatura, Controle do ambiente, Controle hídrico

J: *Um bom indicador de hidratação é a ingestão suficiente de líquidos, de modo que o organismo não tenha sede física e que produza uma urina regular e clara.*

- Reposição recomendada de líquido em atividades moderadas no calor (*DeFabio, 2000):
  - 25,6°C a 29,4°C   472 mL a cada hora
  - 29,4°C a 32,2°C   708 mL a cada hora
  - Acima de 32,2°C   956 mL a cada hora

Ver também *Volume de líquidos deficiente*.

J: *São usadas estratégias para manter o equilíbrio entre ingestão e eliminação.*

Para o calor de ambiente/exercício

- Orientar para que seja investigado se as roupas ou os cobertores são muito quentes para o ambiente ou para a atividade planejada.
- Remover o excesso de roupas ou cobertores (remover chapéu, luvas ou meias, se adequado) para promover perda de calor. Incentivar o uso de roupas folgadas de algodão.

J: *Acrescentar roupas ou cobertores inibe a capacidade natural do organismo de reduzir a temperatura corporal; removê-los reforça a capacidade natural do organismo de reduzir sua temperatura.*

J: *A exposição da cabeça, do rosto, das mãos e dos pés pode afetar bastante a temperatura corporal. O calor é conduzido dos vasos sanguíneos dessas áreas vascularizadas para a pele e da pele para o ar. O frio é conduzido do ar para a pele e da pele para os vasos sanguíneos.*

- Providenciar ar-condicionado, desumidificadores, ventiladores, banhos frios ou compressas, se apropriados.
- Explicar os fatores que aumentam o risco de hipo/hipertermia em adultos idosos (Miller, 2015):
  - Condições médicas (hipertireoidismo, doença cardiovascular, desequilíbrios eletrolíticos, doença de Parkinson).
  - Medicamentos (diuréticos, anticolinérgicos, betabloqueadores, inibidores da enzima conversora da angiotensina, antidepressivos inibidores seletivos da recaptação da serotonina, inibidores da bomba de prótons).
  - Ingestão excessiva de álcool.
  - Pessoais (mais de 75 anos de idade), variação extrema do clima-temperatura, condições de vida abaixo do padrão (sem ar-condicionado, ventilação insatisfatória)

Iniciar as orientações para a saúde, conforme indicado

- Orientar a respeito de precauções a serem tomadas quando de envolvimento em atividades externas, em clima quente, de modo a evitar desidratação e insolação.

J: *Recomenda-se que os homens consumam cerca de 13 xícaras de líquidos totais e que as mulheres consumam aproximadamente 9 xícaras, incluindo a água de outras bebidas e alimentos com alto teor hídrico. Um bom indicador de hidratação é a ingestão suficiente de líquidos, de modo que o organismo não tenha sede física e que produza uma urina regular e clara.*

- Para a reposição de líquidos durante atividade externa:
  - Beber 250 mL de água antes de sair para tempo quente.
  - Beber água não tão gelada, uma vez que a água menos fria é absorvida com mais facilidade.
  - Evitar bebidas com cafeína, proteínas e álcool (p. ex., refrigerantes coloridos, café, chá).
  - Beber entre 150 e 250 mL a cada 30 minutos a 1 hora, dependendo do índice de calor.
  - Não esperar ter sede para beber água.
  - Evitar bebidas esportivas, a menos que esteja se exercitando durante 1 hora no calor e transpirando em demasia.

J: *Durante atividades e exercícios no calor, ocorre desidratação com maior frequência, com consequências mais graves. Beber logo e a intervalos regulares. A percepção da sede é um índice insatisfatório da magnitude do déficit hídrico.*

- Considerar:
  - Evitar o sol do meio-dia, fazendo exercícios antes das 10h da manhã e após as 18h, sempre que possível.
  - Usar protetor solar com fator de proteção 15 ou menor, dependendo do tipo de pele. Taxas de fator de proteção acima de 15 podem interferir na regulação térmica da pele.
  - Vestir roupas leves que permitam transpiração.
  - Diante de fraqueza, cefaleia, tontura, cãibras musculares, náusea e vômito
    - Interromper a atividade e sair do calor.
    - Beber água, umedecer a pele.
    - Ligar para serviço de emergência se perceber que irá perder os sentidos, sentir fraqueza ou confusão, ou chamar alguém para cuidar de sua condição de saúde.

J: *Insolação grave é uma emergência médica e pode resultar em morte se não tratada.*

- Ensinar os sinais precoces de hipertermia ou insolação:
  - Pele ruborizada
  - Fadiga
  - Cefaleia/confusão
  - Perda de apetite
  - Náusea/vômito
  - Cãibras musculares

Hipotermia

Definição da NANDA-I

Temperatura corporal central abaixo dos parâmetros diurnos normais devido à falha na termorregulação.

Características definidoras[36]

Temperatura corporal abaixo da variação normal*
Pele fria*
Hipertensão*
Palidez*
Pele arrepiada*
Tremor*
Enchimento capilar lento*
Taquicardia*

Fatores relacionados

Situacionais (pessoais, ambientais)

Relacionados a:

Exposição a ambiente frio* (p. ex., centro cirúrgico)
Evaporação da pele em ambiente frio* (p. ex., durante o banho, em uma cirurgia)
Vestuário inadequado*
Incapacidade para pagar por abrigo ou calefação
Desnutrição*

Relacionados à diminuição da circulação secundária a:

Extremos de peso
Consumo de álcool*
Desidratação
Inatividade*

Maturacionais

Relacionados à regulação ineficaz da temperatura secundária à idade (p. ex., neonatos, idosos)

Nota da autora

Visto que a hipotermia grave (temperatura retal abaixo de 35°C) pode ter consequências fisiopatológicas importantes, como a diminuição da função respiratória e miocárdica, o enfermeiro deve comunicar esses dados baixos ao médico. Trata-se de um problema colaborativo: *Risco de Complicações de Hipotermia*. Os enfermeiros seguidamente iniciam as intervenções prescritas por eles na hipotermia leve (temperatura retal entre 35 e 36°C) para evitar agravamento. Eles costumam ser responsáveis pela identificação e a prevenção de *Risco de hipotermia*. Ver também *Risco de desequilíbrio na temperatura corporal*.

Erros nos enunciados diagnósticos

Ver *Risco de desequilíbrio na temperatura corporal* e *Hipertermia*.

Critérios para a investigação focalizada

Ver *Risco de desequilíbrio na temperatura corporal*.

Metas

O indivíduo manterá a temperatura do corpo nos limites normais, conforme evidenciado por estes indicadores:

- Identifica os fatores de risco para hipotermia.
- Reduz os fatores de risco para hipotermia.

---

[36]Adaptadas de Carroll, S. M. (1989). Diagnóstico de enfermagem: Hipotermia. Em R. M. Carroll-Johnson (Ed), *Classification of nursing diagnoses: Proceedings of the eighth conference*. Philadelphia: J. B. Lippincott.

NOC Termorregulação, Hidratação, Detecção do risco

Intervenções

Investigar os fatores de risco

- Ver Fatores relacionados.

NIC Tratamento da hipotermia, Regulação da temperatura, Regulação da temperatura: Intraoperatório, Controle do ambiente

Reduzir ou eliminar os fatores causadores ou contribuintes, se possível

Exposição prolongada a ambiente frio

- Investigar a temperatura do ambiente doméstico.
- Ensinar a manter temperaturas do ambiente em 21,1 a 23,9°C, ou a usar roupas em camadas.
- Explicar a importância do uso de chapéu, luvas, meias e sapatos quentes para evitar a perda de calor.
- Incentivar a limitação das saídas para a rua quando as temperaturas estão muito baixas.
- Adquirir um cobertor elétrico, cobertas quentes e lençóis de flanela para a cama.
- Ensinar a usar roupa justa por baixo para prevenir perda de calor.
- Explicar que mais roupas podem ser necessárias pela manhã, quando o metabolismo do corpo está baixo.

J: *As pessoas podem se reaquecer mesmo quando muito hipotérmicas (*Nicoll, 2002).*

- Consultar assistente social para identificar fontes de auxílio financeiro/roupas quentes/cobertores/abrigo.
- Ensinar a importância da prevenção da perda de calor antes que a temperatura do corpo realmente diminua (p. ex., meias, blusas, luvas quentes e chapéu).

J: *Minimizar evaporação, convecção, condução e radiação pode evitar grandes perdas de calor.*

Doença neurovascular/vascular periférica

- Manter a temperatura do ambiente entre 21,1 e 23,3°C.
- Investigar circulação adequada nas extremidades (i.e., pulsação periférica satisfatória).
- Orientar a pessoa quanto a uso de luvas e meias quentes para reduzir a perda de calor.
- Ensinar a pessoa a tomar um banho quente se incapaz de se aquecer.

J: *A circulação diminuída pode esfriar as extremidades.*

Iniciar as orientações para a saúde, se indicado

- Ensinar os sinais de hipotermia (National Institutes of Health, 2010):
  - Sinais precoces
    - Pele fria
    - Palidez
    - Manchas claras
    - Vermelhidão
    - Fala arrastada
    - Confusão (*Nicoll, 2002)
  - Sinais tardios
    - Confusão ou sonolência
    - Fala arrastada, confusa, ou respiração lenta
    - Pulso fraco
    - Alteração no comportamento ou na aparência da pessoa
    - Tremor acentuado ou sua ausência; rigidez nos braços ou nas pernas
    - Controle insatisfatório dos movimentos corporais, ou lentidão de reações
- Explicar a necessidade de ingerir 8 a 10 copos de água diariamente, a menos que orientado a limitar a ingesta hídrica, e consumir refeições pequenas e frequentes com líquidos quentes.
- Explicar a necessidade de evitar álcool durante os períodos de clima muito frio.

J: *A detecção precoce de hipotermia pode evitar danos a tecidos.*

Intervenções pediátricas e geriátricas

Para os extremos de idade (recém-nascidos, idosos)

- Manter a temperatura do ambiente entre 21,1 e 23,3°C.

- Orientar o paciente adulto a usar chapéu, luvas e meias, se necessário, para prevenir a perda de calor.
- Explicar aos membros da família que recém-nascidos, bebês e pessoas idosas são mais suscetíveis à perda de calor (ver também *Termorregulação ineficaz*).

J: *Idosos podem ficar hipotérmicos ou hipertérmicos em ambientes moderadamente frios ou quentes, se comparados com adultos mais jovens, que exigem exposição a temperaturas de frio e calor intensos (Miller, 2015).*

J: *Bebês são vulneráveis a perda de calor devido à grande área de superfície corporal em relação à massa corporal, taxa metabólica basal aumentada e menos tecido adiposo para o isolamento (Pillitieri, 2014).*

Termorregulação ineficaz

Definição da NANDA-I
Oscilação da temperatura entre hipotermia e hipertermia.

Características definidoras
Ver Características definidoras para *Hipotermia* e *Hipertermia*.

Fatores relacionados

Situacionais (pessoais, ambientais)

Relacionados a:

Oscilações da temperatura ambiental
Objetos frios ou molhados (roupas, berços, equipamento)
Abrigo inadequado
Superfície do corpo molhada
Roupa inadequada para o clima (excessiva, insuficiente)

Maturacionais

Relacionados à regulação metabólica compensatória limitada secundária à idade (p. ex., neonatos, idosos)

Nota da autora

Termorregulação ineficaz é um diagnóstico útil para indivíduos com dificuldade de manter estável a temperatura corporal central nos limites de uma variação de temperaturas ambientais. Esse diagnóstico é aplicado mais comumente a pessoas idosas e neonatos. A termorregulação envolve o equilíbrio entre produção e perda de calor. O foco do cuidado de enfermagem está na manipulação dos fatores externos (p. ex., roupas e condições ambientais) para manter a temperatura do corpo dentro dos limites normais, bem como no ensino de estratégias preventivas.

Erros nos enunciados diagnósticos

Termorregulação ineficaz **relacionada a efeitos de um tumor hipotalâmico**

Os tumores hipotalâmicos podem afetar os centros reguladores da temperatura, resultando em mudanças na temperatura corporal. Essa situação exige supervisão constante e resposta rápida às modificações, com cuidados de enfermagem e médicos apropriados. Assim, tal condição seria mais bem descrita como um problema colaborativo: *Risco de Complicações de Hipo/Hipertermia*.

Termorregulação ineficaz **relacionada a oscilações de temperatura**

As oscilações de temperatura representam uma manifestação do diagnóstico, não um fator relacionado. Se as oscilações resultarem de regulação compensatória limitada associada à idade, o diagnóstico seria escrito como *Termorregulação ineficaz relacionada à capacidade diminuída de aclimatação ao calor ou ao frio, secundária à idade*, conforme evidenciado por oscilações da temperatura.

Critérios para a investigação focalizada

Dados objetivos

Investigar as características definidoras

Pele

Cor
Temperatura
Leito ungueal
Erupções cutâneas

Temperatura

Ambiental (domicílio, bebê [ambiente, incubadora, aquecedor irradiador])
Corporal (adulto, criança [retal, oral], recém-nascido [axilar])

Respiração

Frequência
Presença de retração
Ritmo
Sons respiratórios
Frequência cardíaca

Termorregulação ineficaz • Relacionada à transição do recém-nascido para o ambiente extrauterino

Metas

- O bebê deverá manter a temperatura entre 36,4 e 37°C.
- Os pais conhecerão técnicas para evitar a perda de calor em casa.

Indicadores

- Listar situações em que haja intensificação da perda de calor.
- Demonstrar como conservar o calor durante o banho.
- Demonstrar como verificar a temperatura do bebê.
- Determinar roupas adequadas ao bebê para vários climas, internos e externos.

NOC Termorregulação, Hidratação, Detecção de risco

Intervenções

Investigar os fatores contribuintes

- Fontes ambientais de perda de calor.
- Falta de conhecimento (cuidadores, pais).

NIC Regulação da temperatura, Controle do meio ambiente, Monitoramento do recém-nascido, Monitoramento de sinais vitais

Reduzir ou eliminar as fontes de perda de calor

- Evaporação (perda de calor quando a água na pele se transforma em vapor).
  - Na sala de parto, secar rapidamente a pele e o cabelo com uma toalha quente e colocar o bebê em um ambiente aquecido.
  - Ao dar banho, providenciar um ambiente ou banho quente, acompanhado de fonte de calor.
  - Lavar e secar o bebê por partes para reduzir a evaporação.
  - Limitar o tempo de contato com fraldas e cobertas molhadas.
- Convecção (perda de calor quando o ar frio sopra sobre a pele).
  - Reduzir as correntes de ar na sala de parto.
  - Colocar sempre as laterais do aquecedor irradiador em nível acima da cama.
  - Usar, sempre que possível, apenas as portinholas para chegar ao bebê na incubadora.
  - Evitar as correntes de ar sobre o bebê (ar-condicionado, ventilador, janela, portinholas da incubadora).
- Condução (transferência de calor quando a superfície da pele fica em contato direto com uma superfície fria).
  - Aquecer todos os objetos para prestar o cuidado (estetoscópio, balança, mãos dos cuidadores, roupas, roupas de cama, berço).
  - Colocar o bebê bem perto da mãe para conservar o calor (e incentivar o vínculo).
  - Aquecer ou cobrir todo o equipamento que possa entrar em contato com a pele do bebê.

- Radiação (transferência de calor entre a pele e o ambiente).
  - Colocar o bebê ao lado da mãe na sala de parto.
  - Reduzir os objetos que absorvam calor na sala (metais).
  - Colocar o berço ou a incubadora tão afastados das paredes (externas) e das janelas quanto possível.
  - Preaquecer a incubadora.

  J: *O recém-nascido perde calor por meio de evaporação, convecção, radiação e condução (Hockenberry & Wilson, 2015).*

  J: *Os recém-nascidos têm uma superfície corporal maior em relação ao peso corporal, na comparação com a situação do adulto; logo, podem perder mais calor (Pillitteri, 2014).*

Monitorar a temperatura do recém-nascido, de modo a manter a temperatura axilar em 36,5°C

- Verificar a temperatura axilar inicialmente a cada 30 minutos até a estabilização e, então, a cada 4 a 8 horas.

  J: *As temperaturas axilares devem ser verificadas durante 5 minutos. Em bebês e crianças, a via axilar é a preferida. Termômetros retais devem ser evitados em recém-nascidos em razão do risco de dano à mucosa retal (Pillitteri, 2004).*

- Se a temperatura for menor do que 36,3°C
  - Enrolar o bebê em dois cobertores.
  - Colocar uma touca.
  - Investigar as fontes ambientais de perda de calor.
  - Informar o médico (se a hipotermia persistir por mais de 1 hora).
  - Investigar as complicações do estresse pelo frio: hipóxia, acidose respiratória, hipoglicemia, desequilíbrios hídrico e eletrolítico, perda de peso.

  J: *Perdas importantes de calor nos meses iniciais após o nascimento podem reduzir a temperatura do bebê. Cobertas secas e aquecidas, além do uso de faixas, podem reduzir essas perdas (*Varda & Behnke, 2000).*

  J: *Bebês prematuros ou com baixo peso ao nascer são mais suscetíveis a perdas de calor devido a reservas metabólicas reduzidas disponíveis (p. ex., glicogênio), tecido adiposo marrom aumentado, água total do organismo aumentada e pele fina.*

- Se a temperatura for mais alta do que 37°C
  - Afrouxar as cobertas.
  - Remover a touca, se estiver usando.
  - Investigar o ambiente quanto a ganho térmico.
  - Informar o médico (se a hipotermia persistir por mais de 1 hora).

  J: *A exposição da cabeça, do rosto, das mãos e dos pés pode afetar bastante a temperatura corporal. O calor é conduzido dos vasos sanguíneos dessas áreas vascularizadas para a pele e da pele para o ar. O frio é conduzido do ar para a pele e da pele para os vasos sanguíneos.*

Iniciar as orientações para a saúde

- Explicar ao cuidador por que o bebê é vulnerável às oscilações de temperatura (frio e calor).
- Esclarecer quais são as fontes de perda de calor do ambiente.
- Demonstrar como reduzir a perda de calor durante o banho.
- Instruir que não é necessário verificar a temperatura do bebê, rotineiramente, em casa.

  J: *Os pais aprendem a evitar perda de calor via evaporação, convecção, condução e radiação, durante os cuidados do bebê e no ambiente domiciliar (Hockenberry & Wilson, 2015).*

- Ensinar a verificar a temperatura do bebê se ele estiver quente, doente ou irritável. Usar a via axilar ou da pele. Jamais usar termômetro retal.

  J: *Dispositivos timpânicos não funcionam em recém-nascidos em razão da presença de substância gordurosa que recobre a pele do bebê (vernix) nos ouvidos. Termômetros retais devem ser evitados em recém-nascidos, pois há risco de dano à frágil mucosa retal (Pillitteri, 2014).*

RISCO DE DIGNIDADE HUMANA COMPROMETIDA

Definição da NANDA-I

Suscetibilidade à perda percebida de respeito e honra que pode comprometer a saúde.

Fatores de risco

Decisões de final de vida*

Relacionados a oferecimento de tratamentos percebidos como fúteis para pessoas com doença terminal (p. ex., transfusões de sangue, quimioterapia, transplantes de órgão, ventilação mecânica)

Relacionados a atitudes conflitantes em relação a orientações antecipadas

Relacionados à participação em ações de manutenção da vida quando elas apenas prolongam o processo de morrer

Decisões quanto ao tratamento

Relacionados a discordâncias entre profissionais de saúde, familiares e/ou a pessoa em relação a:

    Tratamentos
    Transferência para casa, casa de parentes ou instituição na comunidade
    Testamento e desejos da pessoa
    Cuidados no final da vida

Relacionados a recusa do indivíduo/família aos tratamentos considerados apropriados pela equipe de cuidados de saúde

Relacionados à incapacidade da família de tomar a decisão de interromper o suporte ventilatório de pessoa com doença terminal

Relacionados aos desejos de uma família de continuar o suporte à vida mesmo que não atenda ao melhor interesse do paciente

Relacionados a procedimentos que aumentam o sofrimento da pessoa

Relacionados à prestação de cuidados que não aliviam o sofrimento da pessoa

Relacionados a conflitos entre reconhecer a prática médica insatisfatória e manter a confiança no médico

Conflitos culturais

Relacionados a decisões tomadas para as mulheres pelos homens da família

Relacionadas a conflitos culturais com o sistema norte-americano de saúde

Relacionados à capacidade comprometida do paciente de compreender e/ou comunicar preferências, decisões

Nota da autora

Risco de dignidade humana comprometida foi aceito pela NANDA-I em 2006.
    Este diagnóstico de enfermagem apresenta uma nova aplicação à prática da enfermagem. Todas as pessoas estão em risco desse diagnóstico. Respeitar, honrar e proteger todos os indivíduos, famílias e comunidades é um elemento essencial, central, da enfermagem. Prevenir o comprometimento da dignidade humana deve ser um foco de todas as intervenções de enfermagem. Trata-se da ideia central de uma profissão que presta cuidado.
    Esse é um diagnóstico que também se aplica a prisioneiros, que, como parte de sua pena, estarão privados de alguns direitos, por exemplo, privacidade e movimentação. Os prisioneiros, no entanto, devem ser sempre tratados com respeito, sem tortura e humilhações. Os enfermeiros têm obrigação de honrar e "não causar dano" em todos os locais de prática.
    Esta autora recomenda que esse diagnóstico seja elaborado e integrado a um Manual de Padronização de Cuidados para todos os indivíduos e as famílias. Os resultados e as intervenções aplicam-se a todos os indivíduos, famílias e grupos. Um manual de padronização de práticas de enfermagem pode, ainda, incluir *Risco de infecção, Risco de transmissão de infecção, Risco de quedas* e *Risco de enfrentamento familiar comprometido.*

Erros nos enunciados diagnósticos

Risco de dignidade humana comprometida relacionado a tratamentos desumanos percebidos
Este diagnóstico representa comprometimento real da dignidade humana, e não um diagnóstico de risco. É uma situação que deve ser informada e investigada, relatada à autoridade adequada na instituição, para que ocorra ação imediata.

Conceitos-chave

- "Dignidade é um conceito escorregadio, compreendido mais facilmente quando ela foi perdida" (*Reed, Smith, Fletcher & Bradding, 2003). Os enfermeiros têm uma responsabilidade e um compromisso de proteger e preservar a dignidade do indivíduo (*Walsh & Kownako, 2002).

- Há dignidade quando um indivíduo é "capaz de exercer controle ou ter opções em relação a seu comportamento, ambiente no entorno e a maneira como é tratado pelos outros. Ele deve ser capaz de entender as informações, tomar decisões e se sentir confortável com sua situação física e psicossocial" (*Mairis, 1994).
- A capacidade de manter a dignidade depende da capacidade pessoal diante das ameaças em manter intactas as crenças sobre si mesmo (*Haddock, 1994).
- "Dignidade é a capacidade de se sentir importante e valorizado em relação aos outros, em contextos percebidos como ameaçadores. A dignidade é uma crença subjetiva dinâmica, embora tenha um sentido compartilhado entre a humanidade. Luta-se por dignidade, e sua manutenção depende da capacidade de cada um de manter intacto o limite que contém as crenças sobre si mesmo e a extensão da ameaça. O contexto e a posse da dignidade na pessoa influenciam a capacidade pessoal de manter ou promover a dignidade do outro" (*Haddock, 1996).
- Ter dignidade é ter controle sobre si mesmo. Os efeitos da perda da dignidade são sofrimento espiritual, humilhação e vergonha (*Mairis, 1994; Walsh & Kowanko, 2002).
- O texto The Principles of Medical Ethics (*American Medical Association [AMA], 2001) traz nove elementos, três aplicáveis à dignidade e à necessidade de contar a verdade, que são:
  - Um médico deve dedicar-se a oferecer atendimento competente, com compaixão e respeito à dignidade e aos direitos humanos.
  - Um médico deve agir conforme os padrões profissionais, ser honesto em todas as interações profissionais e se esforçar para denunciar às instituições adequadas médicos com desvios de caráter ou sem competência, ou envolvimento em erro médico ou fraude.
  - Um médico deve, ao cuidar de um indivíduo, encarar a responsabilidade por ele como fundamental.
- A American Nursing Association (ANA) publicou, em 2012, o *Nursing Care and Do Not Resuscitate* (DNR) e *Allow Natural Death* (AND) *Decisions* (Decisões de Cuidados de Enfermagem e Não Reanimar, e Permitir a Morte Natural), que incluíram:
  - Os cuidados de enfermagem são direcionados para atender de forma abrangente as necessidades dos indivíduos e suas famílias, ao longo de toda a duração do cuidado. Isso é particularmente importante no cuidado aos indivíduos e suas famílias no final da vida, para prevenir e aliviar a cascata de sintomas e o sofrimento comumente associados ao processo de morrer. Os enfermeiros são líderes e defensores vigilantes da prestação de cuidados humanos e dignificantes. Participam, de forma ativa, da investigação e garantia do uso responsável e adequado de intervenções para minimizar tratamentos inseguros ou indesejados e o sofrimento do indivíduo.

Dicas da Carpenito

Favor consultar a página da ANA na internet quanto ao acesso a todas as declarações de posicionamento dessa instituição. Os papéis dos enfermeiros na ética e nos direitos humanos: proteger e promover o valor do indivíduo, sua dignidade e direitos humanos nos locais de atuação, nas decisões de cuidados de enfermagem e de não reanimar e de permitir uma morte natural.

- Nos Estados Unidos, menos de 1 em cada 5 mortes envolve hospitalização em unidade de terapia intensiva (UTI) (*Angus et al., 2004). Vinte por cento de todas as mortes em hospitais ocorrem nas UTIs (*Halcomb, Daly, Jackson & Davidson, 2004). A diferença entre doença crítica e doença terminal não está clara (*Elpern, Covert & Kleinpell, 2005). Morrer enquanto recebe intervenções agressivas para prolongar a vida causa confusão, conflitos e sofrimento a cuidadores, pacientes e familiares (*Elpern et al, 2005; *Zomorodi & Lynn, 2010).
- Elpern e colaborares (2005), usando a escala de sofrimento moral, relataram os seguintes fatores, com os níveis mais altos de sofrimento moral, como relacionados a:
  - Continuar participando dos cuidados de pacientes em final de vida, mantidos em ventilação, quando ninguém toma a decisão pelo seu "desligamento".
  - Atender aos desejos de uma família de continuar o suporte à vida, mesmo que não vise aos melhores interesses do paciente.
  - Iniciar ações de manutenção da vida quando o enfermeiro acredita que apenas prolonguem a morte.
  - Atender aos desejos dos familiares quanto ao tratamento do paciente quando não concorda com eles, mas age assim porque a administração da instituição teme processos legais.
  - Realizar as prescrições médicas relativas a exames e tratamentos desnecessários para pacientes com doenças terminais.
  - Prestar atendimento que não traz alívio ao sofrimento do paciente, uma vez que o médico receia aumentar as doses do medicamento para dor pelo risco de causar morte.
- Zuzelo (*2007) usou a escala de sofrimento moral, de Corley, com uma escala Likert de 0 a 6 (0 = sem sofrimento moral; 6 = sofrimento moral extremo). Eis os eventos que mais causam sofrimento:
  - Trabalhar com uma equipe de enfermagem na qual não se pode confiar.

- Trabalhar com médicos ou outros profissionais de saúde sem competência para prestar o atendimento necessário ao paciente.
- Prescrições ineficazes de medicamentos para a dor.
- Desejos de uma família de continuar o suporte à vida, mesmo que isso não atenda ao melhor interesse do paciente.
- Implementar uma prescrição médica para realização de exames ou tratamentos desnecessários.
- Quando os pacientes são usados por estudantes, estagiários, residentes para a prática de procedimento doloroso.

Critérios para a investigação focalizada

Não há necessidade de uma investigação focalizada para este diagnóstico de enfermagem. Qualquer pessoa ou grupo que esteja em uma instituição de saúde – por exemplo, hospitais, serviços ambulatoriais, consultórios particulares e instituição de longa permanência, ou outros locais, como casas geriátricas, prisões – apresenta risco de comprometimento da dignidade humana. *Risco de dignidade humana comprometida* está relacionado a múltiplos fatores negativos associados aos procedimentos e ao ambiente de uma instituição de saúde.

Metas

O indivíduo/família informará cuidados respeitosos e atenciosos, conforme evidenciado por estes indicadores:

- Respeitar a privacidade.
- Levar em conta as emoções.
- Antecipar os sentimentos.
- Oferecer opções e controle.
- Pedir permissão.
- Fornecer informações precisas.
- Minimizar a exposição de partes do corpo.
- Ausência de procedimentos ou tratamentos desnecessários.

NOC Proteção contra abuso, Nível de conforto, Término de vida com dignidade, Processamento de informações, Conhecimento: Cuidados da doença, Autoestima, Bem-estar espiritual

Intervenções

Determinar e aceitar sua própria responsabilidade moral

- Um enfermeiro pode manter e defender a dignidade de um indivíduo ou grupo se não é capaz de manter e defender a própria dignidade?

    Justificativa: *Enfermeiros relatam sentimentos de impotência no ambiente de trabalho em razão de não abordarem condições de trabalho inaceitáveis e seu próprio sofrimento moral (*Hamric, Borchers & Epstein, 2012).*

    NIC Satisfação do indivíduo: Proteção dos direitos, Satisfação do indivíduo: Cuidar, Satisfação do indivíduo: Atendimento às necessidades culturais, Satisfação do indivíduo: Cuidados físicos, Satisfação do indivíduo: Cuidados psicológicos, Satisfação do indivíduo: Comunicação, Término de vida com dignidade, Morte confortável, Recuperação de negligência, Orientação antecipada, Apoio familiar, Estabelecimento de metas mútuas, e Ensino: Procedimento/tratamento, Toque

Determinar se a instituição possui uma política de prevenção de dignidade humana comprometida (*nota*: esse tipo de política ou padrão pode ter outro nome)

J: *As políticas institucionais podem auxiliar o enfermeiro diante da ocorrência de situações problemáticas; no entanto, a obrigação moral de proteger e defender a dignidade dos indivíduos ou de grupos não depende da existência de políticas.*

Revisar as políticas (*Walsh & Kowanko, 2002)

- Verificar se incluem:
  - Proteção da privacidade e do espaço privativo.
  - Obtenção contínua de permissão.
  - Oferecimento de tempo para a tomada de decisão.
  - Defesa do paciente.

Assegurar a existência de diretrizes claras relativas à quantidade de funcionários (p. ex., estudantes, enfermeiros, médicos, residentes, estagiários) que podem estar presentes quando são discutidas informações confidenciais e/ou causadoras de estresse, ou diante de procedimentos em que o indivíduo fica exposto

J: *Esse tipo de política pode projetar a filosofia e a cultura de cuidados morais e respeitosos da instituição entre seus funcionários. "Exercer sua prática de maneira a honrar e proteger a dignidade de pessoas/grupos não é um valor, mas uma forma de ser" (*Soderberg, Lundman & Norberg, 1999).*

Quando adequado, solicitar que o indivíduo ou os familiares consigam estas informações

- Pessoa a contatar em caso de emergência.
- Pessoa em quem o indivíduo confia para decisões pessoais, procuração.
- Testamento assinado/desejo de assinar um testamento.
- Decisão relativa à doação de órgãos.

J: *Indivíduos e familiares devem ser estimulados a conversarem sobre as orientações para possíveis decisões clínicas futuras, e suas decisões devem ser documentadas. Deve ser dada uma cópia à pessoa escolhida como o tomador de decisão, em situação de incapacitação ou incompetência do indivíduo, ficando outra cópia retida em cofre e uma no prontuário do paciente.*

Ao prestar cuidados

- Oferecer cuidados a cada paciente e família da forma como você espera ou exige para sua família, parceiro, filho, amigos ou colegas.
- Oportunizar a participação máxima possível no autocuidado.

J: *Fixar esse padrão pessoal pode estimulá-lo a defender o indivíduo/grupo, sobretudo quando eles não pertencem a seu próprio grupo socioeconômico.*

- Priorizar o oferecimento de opções e controle ao indivíduo quanto aos cuidados e à sua própria vida, de acordo com suas capacidades.

J: *Escolher e controlar são aspectos-chave que definem a dignidade. A abstenção de respeito inibe escolhas e controle (European Commission, 2016).*

Reduzir a exposição do corpo do indivíduo utilizando lençóis e limitando a presença de pessoas que não são necessárias

J: *Há relatos de pessoas que se sentiram humilhadas e altamente indignados quando expostas (*Walsh & Kowanko, 2002).*

Ao realizar um procedimento, envolver o indivíduo em uma conversa; agir como se a situação fosse normal para você, de modo a reduzir a vergonha; usar o bom humor quando adequado; conversar com o indivíduo, mesmo que não haja reação

J: *Indivíduos relataram que quando em situações embaraçosas que eram inevitáveis (p. ex., incontinência intestinal ou urinária), enfermeiros que agiram normalmente fizeram com que eles se sentissem à vontade com pequenas conversas ou bom humor (*Walsh & Kowanko, 2002).*

Durante a prestação de cuidados, explicar aos indivíduos os procedimentos dolorosos ou embaraçosos e o que pode ser sentido

J: *Indivíduos relataram que não gostaram de ser apressados e que precisavam de tempo para compreender o procedimento a ser feito.*

Determinar a presença ou não de funcionários desnecessários antes de iniciar procedimento vulnerável ou estressante (p. ex., procedimento de emergência, doloroso ou embaraçoso). Solicitar que não permaneçam no local

J: *Proteger a dignidade e a privacidade inclui também indivíduos inconscientes ou falecidos (*Mairis, 1994).*

- Dar ao indivíduo uma oportunidade de partilhar os sentimentos após uma situação difícil e manter a privacidade das informações e de suas reações emocionais.

J: *Possibilitar ao indivíduo o compartilhamento de seus sentimentos pode ajudá-lo a manter ou recuperar a dignidade. Reconhecer no paciente um ser humano vivo, pensante e que vive experiências fortalece a dignidade (*Walsh & Kowanko, 2002).*

Representar e defender a manutenção da dignidade do indivíduo em vida e após sua morte

> **J:** *A demonstração de um atendimento com atenção e respeito pode ajudar os outros a aumentarem a conscientização, estimulando-os a prestar cuidado igual.*

Envolver-se em um diálogo com o indivíduo e os familiares sobre como compreendem a condição, o prognóstico e o atual plano de cuidados, bem como as decisões que possam requerer explicação. Em situações assim, pode ser importante conversar com enfermeiros mais experientes

> **ALERTA CLÍNICO** É imperativo que os indivíduos e familiares recebam informações atualizadas e exatas sobre a condição, o prognóstico e as opções de tratamento. Devem ser explicadas as sequelas esperadas ou os efeitos posteriores da doença, condição ou lesão. As opções de tratamento são descritas para abordar finalidade (cura, instituição de cuidados paliativos), riscos e vantagens. Quando a pessoa está terminalmente doente, quais são suas decisões de final da vida?
>
> As decisões que protegem a pessoa contra dor e sofrimento desnecessários, protegendo a dignidade, têm origem em indivíduos e/ou famílias informadas. Essas informações devem ser dadas pelo médico ou enfermeiro de referência do paciente. É responsabilidade do enfermeiro investigar a compreensão, encorajar o diálogo e o questionamento e assegurar que a verdade seja dita.

- Em sua opinião, como você está se saindo? Em sua opinião, como ele/ela está se saindo?
- O que lhe disseram sobre sua condição?
- Para a família, qual será sua condição dentro de 1 mês?
- Quando a pessoa estiver terminalmente doente, quais são suas decisões para o final da vida?
- A família concorda com elas?
- Explicar a situação do momento, por exemplo, função renal, metástase e insuficiência cardíaca congestiva.

> **J:** *Oferecer instrução com questionamentos pode ser útil para corrigir ideias erradas, negação, segredos e a necessidade de esclarecimento e/ou outras intervenções.*

Fazer contato com o médico ou enfermeiro para esclarecimento de ideias erradas e/ou isolamento deliberado da pessoa em relação a informações sobre o prognóstico

Com delicadeza, saber quais são as decisões de final de vida do cliente e da família

- Explicar as opções (p. ex., "Se você ou seu ente querido morrer...").
  - Medicamentos, oxigênio.
  - Desfibrilação cardíaca (choque).
  - Reanimação cardiopulmonar (RCP).
  - Intubação e uso de respirador.

> **J:** *Quando uma pessoa está morrendo, evitar termos como "Se você ou um ente querido parar de respirar, ou o coração dessa pessoa parar..." Isso pode implicar à pessoa ou à família que o acontecimento é inesperado e, assim, uma RCP deve ser implementada. A reanimação exitosa pode causar dor e ser temporária; logo, a pessoa morrerá "outra vez".*

- Dizer ao paciente/família que eles podem escolher todos, alguns ou nada do exposto anteriormente. A família, no entanto, precisa apoiar as decisões do paciente.
- Quando membros da família discordam, a pessoa pode ser aconselhada a nomear um parente que dê apoio a suas decisões como seu representante legal/procurador.
- Diferenciar entre prolongar a vida e prolongar o processo de morrer.
- Documentar a conversa e as decisões conforme as políticas institucionais.

> **J:** *Perguntas diretas, mas educadas, assim como discussões, podem ajudar o paciente e a família a examinarem a situação com clareza, bem como as implicações das opções e decisões de tratamento.*

Quando indicado, explicar a condição de "não reanimar", bem como o foco do cuidado paliativo que substitui cuidados agressivos e desnecessários (p. ex., controle da dor, controle de sintomas, procedimentos menos invasivos ou não invasivos/dolorosos)

> **J:** *É normal as famílias acharem que a condição "não reanimar" significa ausência de cuidado. Os cuidados paliativos concentram-se no conforto durante o processo de morrer.*

> **ALERTA CLÍNICO** As escolhas e os valores do paciente competente devem sempre ser da mais alta prioridade, mesmo quando estão em conflito com os da família e os da equipe de saúde. Uma exceção a isso é quando um ou mais médicos determinam que tentativas de reanimar serão ineficazes clinicamente ou quando a decisão do paciente/procurador esteja em conflito com a opinião informada da instituição/provedor de cuidados quanto ao que compõe cuidados benéficos do paciente. Nesse caso, não serão atendidas as solicitações do paciente ou de seu representante (ANA, 2012; *Ditillo, 2002).

Tentar transferir a pessoa da UTI, quando possível

> **J:** *Ambientes de cuidados intensivos têm várias barreiras a um ambiente de cuidados paliativo (p. ex., ruídos, interrupções frequentes, instalações próximas).*

Quando medidas extremas que são fúteis são planejadas ou oferecidas para um indivíduo, discutir a situação com o médico ou com o enfermeiro

- "Usar a cadeia de comando para partilhar e discutir aspectos que ultrapassaram a capacidade de solucionar problemas e/ou o alcance dos imediatamente envolvidos" (LaSala & Bjarnason, 2010, p. 6).
- A urgência da situação demanda atenção imediata.

> **SBAR** **Situação:** (ao médico/enfermeiro) Acabei de examinar o Sr. Black. A frequência do pulso é 90 bpm, com respiração difícil.
> **Background (contexto):** Como você sabe, ele tem insuficiência cardíaca congestiva terminal. Ele está letárgico, sem comer ou beber. A família está perguntando se ele deve receber alimento por sonda.
> **Avaliação:** Cuidei dele ontem. Sua condição está piorando.
> **Recomendação:** Gostaria de consultar o especialista em cuidados paliativos, para que ele conversasse com a família sobre a condição alternante do paciente e medidas de conforto que possam ser implementadas, de modo a prevenir o prolongamento de seu sofrimento, com uma terapia alimentar enteral.

> **J:** *Proteger a dignidade é reconhecer a humanidade nas pessoas, vivas ou mortas, em vez de tratá-las como objetos inanimados (*Haddock, 1996). Quando as pessoas estão desamparadas ou inconscientes, preservar sua dignidade é a mais alta prioridade (*Mairis, 1994).*

- "Medidas extremas, quando fúteis, infringem o respeito básico à dignidade inata de ser uma pessoa" (*Walsh & Kowanko, 2002, p. 146).

Havendo discordâncias quanto ao atendimento proposto ou prestado, considerar:

- *Rounds* multidisciplinares.
- Consulta a um enfermeiro especialista.
- Contato com especialista em ética na instituição.

> **J:** *"A finalidade é trazer esclarecimento a partir de outros pontos de vista. Esses comitês, todavia, podem lidar com a questão ética, mas não com o sofrimento moral associado a ela", diz Hamric.*

Dicas da Carpenito

Algumas situações clínicas preocupantes são dilemas éticos, no sentido de que os dois lados são sinceros em suas crenças, ainda que discordem.

Discutir com os profissionais envolvidos os incidentes desrespeitosos com algum paciente ou família e relatar à pessoa certa qualquer incidente que possa violar a dignidade do paciente

> **J:** *É responsabilidade profissional uma prática ética e moral, bem como abordar situações e pessoas que comprometam a dignidade humana.*

- Uma tolerância zero para abuso ou negligência deve ser o modelo da instituição.
- Informar, de forma adequada, incidentes repetidos ou qualquer flagrante que seja uma violação da dignidade da pessoa.

STAR		
	Stop (Pare)	Você testemunhou ou recebeu informação de tratamento insatisfatório de um paciente e/ou família?
	Think (Pense)	Consegue falar sobre isso com a equipe/profissionais envolvidos, ou é grave demais para ser relatado ao coordenador da enfermagem?
	Act (Aja)	Se desejado, discuta a situação com um colega de sua confiança. Relate o incidente ao coordenador da enfermagem. Faça um relatório do incidente. Não registre o incidente no prontuário do paciente, a menos que orientado pelo coordenador.
	Review (Revise)	Está satisfeito com as ações implementadas em resposta ao seu relatório? Em caso negativo, converse sobre suas opções com um colega de confiança.

Caso decidir conversar com o colega de trabalho envolvido, usar o SBAR

> **SBAR** **Situação:** Ouvi por alto sua conversa com a família do Sr. White. Você lhes disse que "parassem de usar a campainha" e que estavam sendo exigentes demais.
> *Background* **(contexto):** O Sr. White é um doente crítico, com prognóstico ruim.
> **Avaliação:** Sabe quanto a família conhece da situação desse paciente? A família entende a ideia de cuidados paliativos?
> **Recomendação:** Sugiro que você investigue o que a família sabe sobre a situação. Pergunte a eles "Como acham que está seu pai?". Envolva-se em um diálogo com a pessoa e a família a respeito das ideias que têm sobre o atual plano de cuidados e as decisões que possam carecer de explicação. Diante da necessidade de mais informação, faça contato com a pessoa certa (p. ex., médico, enfermeiro ou coordenador da enfermagem).

Se insatisfeito com a reação do enfermeiro à sua conversa, abordar esse assunto com o coordenador da enfermagem

- Exercer sua prática de maneira a honrar e proteger a dignidade de pessoas/grupos não é um valor, mas uma forma de ser.

RISCO DE FUNÇÃO HEPÁTICA PREJUDICADA

Ver também *Risco de Complicações de Disfunção hepática*.

Definição da NANDA-I

Suscetibilidade à diminuição na função hepática que pode comprometer a saúde.

Fatores de risco*

Medicamentos hepatotóxicos (p. ex., paracetamol, estatinas)
Coinfecção por HIV
Abuso de substâncias (p. ex., álcool, cocaína)
Infecção viral (p. ex., hepatite A, hepatite B, hepatite C, vírus Epstein-Barr)

Nota da autora

Este diagnóstico representa uma situação que exige intervenção em cooperação com a medicina. Exames diagnósticos que não podem ser prescritos por enfermeiros são necessários para monitorar a ocorrência de função hepática prejudicada. Esta autora recomenda o uso do problema colaborativo *Risco de Complicações de Disfunção hepática*. Ver a Parte 3 a respeito das intervenções. Os estudantes devem consultar seus professores em busca de aconselhamento sobre o uso de *Risco de função hepática prejudicada* ou *Risco de Complicações de Disfunção hepática*.

RISCO DE FUNÇÃO RESPIRATÓRIA INEFICAZ[37]

Risco de função respiratória ineficaz

Desobstrução ineficaz de vias aéreas

Padrão respiratório ineficaz

Resposta disfuncional ao desmame ventilatório

Risco de resposta disfuncional ao desmame ventilatório

Troca de gases prejudicada

Ventilação espontânea prejudicada

Definição

Suscetibilidade de experimentar uma ameaça à passagem do ar pelo trato respiratório e/ou às trocas gasosas (O_2–CO_2) entre os pulmões e o sistema vascular.

---

[37] Este diagnóstico não não consta na NANDA-I 2018-2020, mas foi incluído por sua clareza ou utilidade.

Fatores de risco

Presença de fatores de risco que podem alterar a função respiratória (ver Fatores relacionados).

Fatores relacionados

Fisiopatológicos

Relacionados às secreções excessivas ou espessas secundárias a:

Infecção
Inflamação
Alergia
Doença pulmonar ou cardíaca

Relacionados a imobilidade, estase de secreções e tosse ineficaz secundárias a:

Doenças do sistema nervoso (p. ex., síndrome de Guillain-Barré, esclerose múltipla, miastenia grave)
Depressão do sistema nervoso central (SNC) traumatismo encefálico
Acidente vascular encefálico (AVE)
Quadriplegia

Situacionais (pessoais, ambientais)

Relacionados à imobilidade secundária a:

Cirurgia ou traumatismo
Fadiga
Dor
Prejuízo cognitivo/da percepção
Medo
Ansiedade

Relacionados aos efeitos do tabagismo

Relacionados à exposição a agentes químicos nocivos

Relacionados à umidade extremamente alta ou baixa:

No caso dos lactentes, relacionados à sua colocação deitado sobre o abdome (de bruços) para dormir
Exposição ao frio, riso, choro, alergênicos, fumaça de cigarro

Relacionados ao tratamento

Relacionados à imobilidade secundária a:

Efeitos sedativos ou paralisantes de medicamentos, drogas ou substâncias químicas (especificar)
Anestesia, geral ou raquidiana

Relacionados à supressão do reflexo da tosse secundária a (especificar)

Relacionados aos efeitos da traqueostomia (secreções alteradas)

Nota da autora

As diversas responsabilidades da enfermagem associadas aos problemas da função respiratória incluem a identificação e a redução ou eliminação dos fatores de risco (contribuintes), a antecipação de complicações potenciais, a monitoração do estado respiratório e o controle da disfunção respiratória aguda.

Risco de função respiratória ineficaz foi acrescentado pela autora para descrever um estado no qual todo o sistema respiratório pode estar afetado, e não apenas áreas isoladas, como a desobstrução de vias aéreas ou a troca gasosa. A alergia e a imobilidade são exemplos de fatores que afetam o sistema por inteiro; portanto, é incorreto afirmar que *Troca de gases prejudicada* está relacionada com a imobilidade, pois esta também afeta a desobstrução de vias aéreas e os padrões respiratórios. Os diagnósticos *Desobstrução ineficaz de vias aéreas* e *Padrão respiratório ineficaz* podem ser usados quando o enfermeiro é capaz de aliviar definitivamente os fatores contribuintes que estão influenciando a função respiratória (p. ex., tosse improdutiva, estresse).

O enfermeiro é alertado a não usar esse diagnóstico para descrever distúrbios respiratórios agudos, que são de responsabilidade conjunta dos profissionais da área médica e de enfermagem (i.e., problemas colaborativos). Esses problemas podem ser enunciados como *Risco de Complicações de Hipóxia aguda* ou *Risco de Complicações de Edema pulmonar*. Quando a imobilidade de um indivíduo é prolongada e ameaça múltiplos sistemas – por exemplo, o tegumentar, o musculoesquelético, o vascular e o respiratório –, o enfermeiro deve usar o diagnóstico *Risco de síndrome do desuso* para descrever a situação em sua totalidade.

Erros nos enunciados diagnósticos

Padrões respiratórios ineficazes relacionados à compensação respiratória devido à acidose metabólica

Esse diagnóstico representa o padrão respiratório associado à cetoacidose diabética. As responsabilidades da enfermagem incluem a monitoração, a detecção precoce de mudanças e a rápida implementação das intervenções médicas e de enfermagem. Esse caso não representa uma situação na qual o enfermeiro diagnostica e é responsável pela prescrição do tratamento. Ao contrário, o problema colaborativo *Risco de Complicações de Cetoacidose* representa a responsabilidade da enfermagem pela situação.

Desobstrução ineficaz das vias aéreas relacionada ao edema da mucosa e à perda da ação ciliar secundária à lesão térmica

Após queimaduras contínuas das vias aéreas superiores, um indivíduo encontra-se em risco de edema pulmonar e desconforto respiratório. Essa situação com potencial risco à vida exige intervenções prescritas tanto pelo enfermeiro quanto pelo médico. O problema colaborativo *Risco de Complicações Respiratórias secundárias à lesão térmica* deverá alertar os enfermeiros para o fato de que o monitoramento rigoroso e o controle das complicações respiratórias, caso ocorram, estão indicados.

Desobstrução ineficaz das vias aéreas relacionada à diminuição da tosse e do reflexo de regurgitação secundária à anestesia

O enfoque da enfermagem para esse problema está na prevenção da aspiração mediante posicionamento apropriado e boa higiene oral, e não na orientação sobre a tosse produtiva. Assim, o diagnóstico deverá ser reformulado para *Risco de aspiração relacionado à diminuição do reflexo de regurgitação e de tosse secundário à anestesia*.

Conceitos-chave

Considerações gerais

- A ventilação exige o movimento sincronizado das paredes do tórax e do abdome. Na inspiração, o diafragma movimenta-se para baixo, os músculos intercostais contraem-se, a parede torácica eleva-se e expande-se, a pressão no interior do tórax diminui e o ar é transportado para dentro. A expiração ocorre quando o ar é expelido dos pulmões por sua contração elástica e pelo relaxamento do tórax e do diafragma. A expiração está diminuída nos idosos e nos indivíduos portadores de doença pulmonar crônica, aumentando a probabilidade de retenção de CO_2 (Grossman & Porth, 2014).
- A função pulmonar depende das seguintes condições:
  - Perfusão adequada (passagem de sangue através dos vasos pulmonares).
  - Difusão satisfatória (movimento de oxigênio e dióxido de carbono pela membrana capilar alveolar).
- Ventilação bem-sucedida (troca de ar entre os espaços alveolares e a atmosfera).
- A oxigenação depende da capacidade dos pulmões de fornecerem oxigênio ao sangue e do coração de bombear sangue suficiente para o fornecimento de oxigênio à microcirculação das células.
- Apesar de a gasometria arterial e a saturação de oxigênio serem muito úteis no diagnóstico dos problemas de oxigenação, os sinais vitais e a função mental são pontos-chave na determinação da gravidade do problema (alguns indivíduos conseguem suportar os problemas de oxigenação melhor do que outros).
- A tosse ("a guardiã dos pulmões") é acompanhada pelo fechamento da glote e pela expulsão explosiva de ar dos pulmões, com a participação dos músculos abdominais e torácicos. Apesar de a maior parte da tosse servir a uma finalidade benéfica, as seguintes situações podem ser sinais de problemas médicos que exigem intervenção (Grossman & Porth, 2014):
  - Tosse que dura mais de duas semanas ou associada à febre alta.
  - Tosse constantemente desencadeada por alguma coisa (pode ser, na realidade, asma brônquica alérgica).
  - Tosse "de cachorro", sobretudo na criança.
  - A suspensão da respiração pode resultar em uma manobra de Valsalva: um notável aumento na pressão intratorácica e intra-abdominal, com profundas modificações circulatórias (frequência cardíaca diminuída, menor débito cardíaco e menor pressão arterial).
- Os termos taquipneia, hiperpneia, hiperventilação, bradipneia, hipoventilação e hipopneia são frequentemente confundidos (Grossman & Porth, 2014).
  - Taquipneia: frequência respiratória rápida e superficial.
  - Hiperpneia: frequência respiratória rápida com profundidade aumentada.
  - Hiperventilação: frequência ou profundidade aumentadas da respiração, causando ventilação alveolar acima das exigências metabólicas normais do organismo.
  - Bradipneia: frequência respiratória lenta.
  - Hipoventilação: frequência ou profundidade diminuídas da respiração, causando ventilação alveolar mínima, menor do que as exigências orgânicas.
  - Hipopneia: sub-respiração; mais lenta e/ou mais superficial que a normal.

- A hipóxia e a hipoxemia contribuem para aumento de pressão intracraniana, edema cerebral, dano cerebral e choque. A demanda de oxigênio é maior durante a doença febril, o exercício, a dor e o estresse físico e emocional.
- A nicotina é uma das substâncias mais tóxicas e causadoras de dependência entre todas as substâncias nocivas. Educação, práticas de saúde preventiva, intervenções para fomentar a cessação do tabagismo, tratamento para a dependência da nicotina e prevenção de recaídas devem ser práticas padronizadas de enfermagem.
- Os enfermeiros devem ser persistentes na ajuda a seus pacientes para deixarem de fumar, incentivando suas tentativas de parar sempre que necessário (em muitos casos, a cada encontro com o indivíduo). Ver *Manutenção ineficaz da saúde relacionada a conhecimento insuficiente dos efeitos do uso do tabaco*.

Considerações pediátricas

- As características da respiração normal do recém-nascido diferem das de lactentes maiores e crianças (Hockenberry & Wilson, 2015).
- As respirações são irregulares e abdominais; para ter exatidão, contar as respirações durante 1 minuto inteiro.
- A frequência é de 30 a 50 movimentos por minuto.
- Períodos de apneia, de menos de 15 segundos, podem ocorrer.
- A respiração nasal obrigatória ocorre nas primeiras três semanas de vida.
- As características do sistema respiratório do lactente e da criança pequena incluem o seguinte:
  - A respiração abdominal continua até a criança atingir aproximadamente 5 anos.
  - O diâmetro menor das vias aéreas aumenta o risco de obstrução.
  - Os bebês e as crianças pequenas engolem o catarro quando produzido.
- Huckabay e Daderian (*1989) observaram que os pacientes pediátricos que puderam escolher a cor da água nas garrafas de soprar realizavam melhor os exercícios respiratórios do que os que não fizeram a escolha.
- Estudos demonstram que a prática de colocar o lactente para dormir de bruços – tão comum no passado – aumenta a incidência de síndrome da morte súbita do bebê, tornando a posição de costas ou de lado uma opção mais segura.

Considerações maternas

- Níveis aumentados de estrogênio e progesterona aumentam o volume corrente pela diminuição da resistência pulmonar (Pillitteri, 2014).
- O consumo de oxigênio aumenta em 14% durante a gravidez: metade para o desenvolvimento do feto e metade para outras necessidades aumentadas (p. ex., útero, mamas; Pillitteri, 2014).

Considerações geriátricas

- As modificações no sistema respiratório relativas à idade têm pouco efeito no funcionamento dos adultos saudáveis, exceto quando interagem com fatores de risco, como fumo, imobilidade ou comprometimento do sistema imune (Miller, 2015).
- As seguintes modificações relacionadas à idade costumam ocorrer no sistema respiratório (Miller, 2015):
  - Ausência de alteração no volume total.
  - Cinquenta por cento de aumento no volume residual.
  - Troca gasosa comprometida nas regiões inferiores dos pulmões.
  - Complacência menor da caixa torácica.
  - Força diminuída dos músculos respiratórios e do diafragma.
  - A cifose relacionada à idade e a resposta imune diminuída comprometem a função respiratória e aumentam o risco de pneumonia e outras infecções respiratórias.
  - Distúrbios de deglutição são comuns. Os idosos apresentam maior risco de aspiração (que pode levar à pneumonia) (Miller, 2015).
- Os adultos com 65 anos ou mais apresentam uma taxa de mortalidade anual de 9 a cada 100 mil decorrente de pneumonia ou gripe. Nos casos de tabagismo, exposição aos poluentes do ar ou exposição ocupacional a substâncias tóxicas, a taxa aumenta para 217 a cada 100 mil. Quando estiverem presentes dois ou mais fatores de risco, a taxa se elevará para 979 a cada 100 mil (Miller, 2015).

Critérios para a investigação focalizada

Dados subjetivos

Investigar o histórico de sintomas (p. ex., dor, dispneia, tosse)

Aparecimento: precipitada pelo quê? Aliviada com o quê?
Descrição: aliviada com o quê?

Investigar os fatores de risco

Tabagismo ("maços-ano": número de maços por dia multiplicado pelo número de anos de tabagismo)
Fumar durante as oito semanas anteriores a uma cirurgia ou anestesia
Alergia (medicação, alimentos, fatores ambientais – poeira, pólen, outros)
Traumatismo, fechado ou aberto (tórax, abdome, vias aéreas superiores, craniano)
Cirurgia/dor
    Incisão em tórax/pescoço/cabeça/abdome
    Entubação recente
Fatores ambientais
    Fumaça tóxica (produtos de limpeza, cigarro)
    Frio ou calor extremos
    Ar inspirado diariamente no trabalho e em casa (úmido, seco, nível de poluição, nível de pólen)

Para os bebês, histórico de

Posicionamento sobre o estômago para dormir
Prematuridade
Baixo peso ao nascer
Parto cesáreo
Parto complicado
Fórmula de amamentação

Dados objetivos

Investigar as características definidoras

Estado mental

Estado respiratório

Frequência (por minuto)
Ritmo
Profundidade
Simetria

Tosse

Eficaz/produtiva (expele escarro e desobstrui os pulmões)
Ineficaz/não produtiva (não expele escarro e não desobstrui os pulmões)
Desencadeada pelo quê? Aliviada com o quê?
Necessita de ajuda para tossir

Escarro

Cor
Características
Quantidade
Odor

Sons respiratórios

Detectados por ausculta: comparar as regiões superior e inferior direitas com as regiões superior e inferior esquerdas
Auscultar os quatro quadrantes do tórax

Estado circulatório

Pulso
Pressão arterial
Cor da pele

Metas

O indivíduo apresentará uma frequência respiratória dentro dos limites normais em comparação com os valores basais, conforme evidenciado pelos seguintes indicadores:

- Expressa vontade de estar ativamente envolvido no controle da respiração e maximização da função respiratória.

- Relata intervenções apropriadas para maximizar a condição respiratória (variáveis dependentes do estado de saúde).
- Apresenta função pulmonar satisfatória, medida por testes de função pulmonar.

NOC Controle da aspiração, Estado respiratório

Intervenções

Determinar os fatores causadores

- Ver Fatores relacionados.

Eliminar ou reduzir os fatores causadores, se possível

- Incentivar a deambulação logo que seja compatível com o plano de tratamento.
- Se o indivíduo for incapaz de andar, estabelecer um plano de cuidados para a permanência fora do leito, em uma cadeira, várias vezes por dia (p. ex., uma hora após as refeições e uma hora antes de dormir).
- Aumentar gradualmente a atividade. Explicar que a função respiratória melhorará e a dispneia diminuirá com a prática.

   Justificativa: *Deitar com o corpo esticado faz os órgãos abdominais se deslocarem em direção ao tórax, dessa forma congestionando os pulmões e dificultando a respiração.*

- No caso de comprometimento neuromuscular:
  - Variar a posição da cama, mudando de forma gradual as posições horizontal e vertical do tórax, exceto quando contraindicado.
  - Auxiliar o reposicionamento, virando de um lado para o outro com frequência (de hora em hora, se possível).
  - Estimular a realização de exercícios de respiração profunda e tosse controlada cinco vezes por hora.
  - Ensinar a utilizar a garrafa de soprar ou o espirômetro de incentivo, de hora em hora, quando acordado. (Em caso de comprometimento neuromuscular grave, o indivíduo talvez tenha de ser acordado também durante a noite.)
  - No caso de uma criança, usar água colorida na garrafa de soprar; fazer soprar balões.

   J: *Os exercícios e o movimento promovem a expansão pulmonar e a mobilização de secreções. O espirômetro de incentivo promove a respiração profunda, oferecendo um indicador visual da eficácia do esforço respiratório.*

- Garantir o estado de hidratação e a ingestão nutricional ideais.

   J: *A hidratação e a umidade adequadas liquefazem secreções, possibilitando a expectoração mais fácil e prevenindo a estase de secreções, o que constitui um meio de proliferação de microrganismos (Halm & Krisko-Hagel, 2008). A hidratação ainda ajuda a reduzir a viscosidade do sangue, o que diminui o risco de formação de coágulos.*

NIC Controle de vias aéreas, Estimulação à tosse, Monitoração respiratória, Posicionamento

Para o indivíduo com nível de consciência reduzido

- Posicionar o indivíduo de um lado para outro em horários estabelecidos (p. ex., lado esquerdo nas horas pares, lado direito nas horas ímpares); não deixar o indivíduo deitado em posição dorsal.
- Posicionar o indivíduo sobre seu lado direito após a alimentação (alimentação por sonda nasogástrica, gastrostomia) para evitar regurgitação e aspiração.

   J: *Deitar com o corpo esticado faz os órgãos abdominais se deslocarem em direção ao tórax, dessa forma congestionando os pulmões e dificultando a respiração.*

- Manter a cabeceira da cama elevada em 30°, exceto se houver contraindicação (Institute for Healthcare Improvement, 2008).

Identificar os indivíduos sem sucesso em suas tentativas de eliminar secreções e que possam precisar de sucção (Nance-Floyd, 2011)

- Investigar:
  - Trabalho respiratório aumentado.
  - Alterações na frequência respiratória.
  - Saturação de oxigênio reduzida.
  - Secreções copiosas, chiados.

- Proceder à sucção (Sharma, Sarin & Bala, 2014):
  - Colocar o indivíduo em posição de supinação com a cabeça levemente estendida.
  - Colocar o indivíduo no oxímetro de pulso para avaliar a oxigenação.
  - Hiperoxigenar de 30 a 60 segundos antes da sucção.
  - Certificar-se de não realizar a sucção enquanto estiver inserindo o cateter de sucção.
  - Aplicar sucção contínua cobrindo o orifício de controle de sucção.
  - Remover o cateter com movimentos de rotação.
  - Um único episódio de sucção desde a remoção do respirador até a sua religação não deve exceder 10 a 15 segundos.
  - Monitorar o nível de saturação de O_2 do paciente entre cada episódio de sucção.
  - Obedecer aos protocolos relacionados à faixa etária em relação à pressão de sucção no caso de recém-nascidos, lactentes, crianças e adolescentes.
- Não usar solução salina normal ou tabletes de salinas normais rotineiramente para dissolver as secreções traqueais porque essa prática (Nance-Floyd, 2011):
  - Pode alcançar apenas áreas limitadas.
  - Pode arrastar partículas para o interior do trato respiratório inferior.
  - Pode levar à redução da saturação de oxigênio pós-sucção.
  - Aumenta a colonização bacteriana.
  - Compromete o surfactante brônquico.

  J: Os métodos ideais para liquefazer secreções são o uso de um umidificador e a manutenção da hidratação do indivíduo.
- Ver também *Risco de aspiração*.
- Consultar um fisioterapeuta e um terapeuta respiratório, conforme indicado.

  J: Intervenções para reforçar a função pulmonar incluem condicionamento com exercícios para melhorar a complacência pulmonar, relaxamento e treinamento respiratório, percussão torácica, drenagem postural e reabilitação psicossocial.

Prevenir as complicações da imobilidade
- Ver *Risco de síndrome do desuso*.

Desobstrução ineficaz de vias aéreas

Definição da NANDA-I
Incapacidade de eliminar secreções ou obstruções do trato respiratório para manter a via aérea desobstruída.

Características definidoras
Tosse ausente ou improdutiva
Incapacidade para remover as secreções das vias aéreas
Sons respiratórios anormais
Frequência, ritmo e profundidade respiratória anormais

Fatores relacionados
Ver *Risco de função respiratória ineficaz*.

Conceitos-chave
Ver *Risco de função respiratória ineficaz*.

Critérios para a investigação focalizada
Ver *Risco de função respiratória ineficaz*.

Metas
O indivíduo não experimentará aspiração, conforme evidenciado pelos seguintes indicadores:
- Demonstra tosse produtiva.
- Demonstra aumento das trocas gasosas.

NOC Controle da aspiração, Estado respiratório

Intervenções

As intervenções da enfermagem para o diagnóstico *Desobstrução ineficaz de vias aéreas* representam intervenções para qualquer indivíduo com esse diagnóstico, independentemente dos fatores relacionados.

Investigar os fatores causadores ou contribuintes

- Ver Fatores relacionados.

Investigar e avaliar

- Escarro (cor, volume, odor).
- Estado respiratório antes e depois dos exercícios para a tosse (sons respiratórios, frequência, ritmo).

    J: *Essas investigações conseguem detectar escarro anormal (esverdeado, amarelado, sanguinolento e secreções retidas).*

NIC Estimulação à tosse, Sucção das vias aéreas, Posicionamento, Controle da energia

Supervisionar ou fornecer cuidado oral, conforme indicado

- Quando sob ventilação, a cada duas horas ou 12 vezes em 24 horas.
- Escovar os dentes às 8 horas e às 20 horas com clorexidina.
- Higienizar a boca com esponjas de higiene oral 10 vezes/dia.

    J: *A higiene oral com uma escova de dentes reduz a placa e as bactérias. A higiene oral ideal pode melhorar o apetite e promover interações positivas, reduzindo o mau hálito. A clorexidina reduz a colonização bacteriana e previne a pneumonia associada à ventilação mecânica (*Munro & Grap, 2004; Sedwick, Lance-Smith, Reeder & Nardi, 2012).*

- Ver *Risco de mucosa oral prejudicada* para intervenções adicionais.

Reduzir ou eliminar barreiras à desobstrução das vias aéreas

Incapacidade para manter a posição adequada

- Auxiliar com frequência no posicionamento; monitorar o risco de aspiração (ver *Risco de aspiração*).

Tosse improdutiva

- Orientar a respeito do método apropriado de tosse controlada.
    - Respirar profunda e lentamente enquanto se mantém sentado o mais ereto possível.

    J: *O ato de sentar-se ereto afasta os órgãos abdominais dos pulmões, permitindo maior expansão.*

    - Usar respiração diafragmática.

    J: *A respiração diafragmática reduz a frequência respiratória e aumenta a ventilação alveolar.*

    - Segurar a respiração por 3 a 5 segundos e, em seguida, expirar tanto quanto possível pela boca (a caixa torácica inferior e o abdome deverão afundar).
    - Inspirar uma segunda vez; segurar, expirar lentamente e tossir com força a partir do tórax (não a partir da parte posterior da boca ou da garganta), procedendo duas tossidas curtas e fortes.
    - Aumentar a ingestão de líquidos, se não houver contraindicação.

    J: *A respiração profunda dilata as vias aéreas, estimula a produção de surfactantes e expande a superfície tissular pulmonar, melhorando, assim, a troca de gases. O ato de tossir solta secreções e empurra-as para os brônquios, a fim de serem expectoradas ou aspiradas. Em alguns indivíduos, a respiração "soprada" poderá ser eficiente e causar menos dor.*

Dor ou medo da dor relacionado a cirurgia ou trauma

- Avaliar o esquema atual de analgésicos.
    - Administrar medicação para dor, conforme necessário.
    - Coordenar as doses de analgésicos com as sessões de tosse (p. ex., administrar a dose 30 a 60 minutos antes da sessão de tosse).
    - Avaliar a eficácia da medicação: o indivíduo está letárgico demais? Ainda sente dor?
    - Observar o momento em que o indivíduo aparenta ter o melhor alívio da dor e apresenta o nível ideal de alerta e desempenho físico. Esse é o momento para a respiração ativa e os exercícios de tosse.
- Proporcionar apoio emocional.
    - Explicar a importância de tossir após o alívio da dor.
    - Garantir ao indivíduo que as linhas de sutura estão firmes e que a compressão com as mãos ou o travesseiro minimizam a dor do movimento.

- Usar medidas apropriadas de conforto para o local da dor.
  - Comprimir as incisões abdominais ou torácicas com as mãos, travesseiro ou ambos.
- No caso de inflamação da garganta:
  - Providenciar umidificação, se não for contraindicada.
  - Considerar um gargarejo com solução fisiológica morna a cada 2 a 4 horas.
  - Considerar o uso de pastilhas anestésicas ou gargarejo, principalmente antes da sessão de tosse.
  - Examinar a garganta quanto a exsudato, hiperemia e edema; observar se estão associados à febre.
  - Explicar que garganta inflamada é comum após anestesia e que deve ser um problema de curta duração.
- Manter o bom alinhamento corporal para prevenir dor e distensão muscular.
  - Obter e usar travesseiros extras em ambos os lados, sobretudo no lado afetado, como apoio.
  - Posicionar o indivíduo de modo a prevenir posições de contração ou relaxamento do tórax e do abdome; reavaliar com frequência o posicionamento.
- Avaliar a compreensão do uso da analgesia para facilitar a respiração e o esforço para tossir:
  - Proceder as orientações durante os períodos de nível ideal de consciência.
  - Reforçar continuamente a justificativa do plano de cuidados de enfermagem. ("Voltarei para ajudá-lo a tossir quando o medicamento para a dor estiver agindo e você puder ser mais eficaz").

J: *A dor ou o medo da dor podem inibir a participação nos exercícios de tosse e respiração. O alívio adequado da dor é essencial.*

J: *Os exercícios para tossir causam fadiga e dor. O apoio emocional oferece encorajamento.*

Secreções viscosas (espessas)
- Manter a hidratação adequada (aumentar a ingestão de líquidos para cerca de 2 a 3 litros por dia, se não houver contraindicação por débito cardíaco diminuído ou insuficiência renal).

J: *As secreções devem estar líquidas o suficiente para permitir a expulsão.*

- Manter a umidade adequada do ar inspirado.

J: *Secreções espessas são difíceis de expectorar, podendo originar tampões de muco que levam à atelectasia.*

Fadiga, fraqueza e sonolência
- Planejar e negociar períodos de repouso. ("Procure tossir bem agora; depois poderei deixá-lo descansar.")
- Treinar com vigor e estimular a tosse, usando reforço positivo. ("Você fez um bom trabalho; sei que não é fácil, porém é importante.")
- Garantir que a sessão de tosse ocorra no pico do período de conforto após a analgesia, mas não no pico do nível de sonolência.
- Permitir o repouso após a tosse e antes das refeições.
- No caso de letargia ou nível de consciência diminuído, estimular o indivíduo a respirar profundamente. ("Respire profundamente.")

J: *Exercícios de tosse causam fadiga e dor. O apoio emocional oferece encorajamento.*

No caso de tosse crônica persistente
- Minimizar os irritantes no ar inspirado (p. ex., poeira, alergênicos).
- Providenciar períodos para repouso sem interrupções.
- Administrar os medicamentos prescritos – supressor de tosse, expectorante – conforme orientação médica (suspender alimentos e bebidas logo após a administração de medicamentos para melhores resultados).

J: *A tosse não controlada causa cansaço e é ineficaz, podendo contribuir para bronquite.*

Iniciar orientações para a saúde e os encaminhamentos, conforme indicado

- Orientar o indivíduo e sua família quanto a:
  - Exigências de hidratação.
  - Cuidados com a boca.
  - Técnicas para tosse eficaz.
  - Sinais de infecção (alteração na cor do escarro, febre).
  - Encaminhamento para atendimento de enfermagem domiciliar, se necessário.

J: *Há necessidade de instruções para manter a tosse eficaz em casa, a fim de prevenir retenção de secreções e infecção.*

Intervenções pediátricas
- Orientar os pais sobre a necessidade de tossir da criança, mesmo sendo doloroso.

- Permitir aos adultos e às crianças mais velhas que auscultem os pulmões, descrevendo se estão limpos ou se existe crepitação.
- Consultar com o fisioterapeuta para auxílio, se necessário.

J: *Ao explicar e demonstrar os benefícios da tosse, é possível aumentar a cooperação dos pais e da criança.*

Padrão respiratório ineficaz

Definição da NANDA-I
Inspiração e/ou expiração que não proporciona ventilação adequada.

Características definidoras*

Taquipneia, hiperpneia
Pânico e ansiedade
Queixas de dor de cabeça, dispneia, dormência e formigamento, tonturas, dor torácica, palpitações e, ocasionalmente, síncope, bradicardia
Pressão expiratória reduzida
Pressão inspiratória reduzida
Alterações na profundidade da respiração
Ortopneia
Respirações irregulares

Adoção da posição de três pontos
Ventilação-minuto reduzida
Dispneia
Diâmetro anteroposterior aumentado
Fase expiratória prolongada
Excursão torácica alterada
Uso dos músculos acessórios para respirar
Respirações com apoio/proteção
Batimentos de asas do nariz
Respiração com lábios semicerrados

Fatores relacionados
Ver *Risco de função respiratória ineficaz*.

Nota da autora
A hipoventilação representa um problema colaborativo como *Risco de Complicações de Hipóxia*. Ver a parte de problemas colaborativos para intervenções. Este diagnóstico será focalizado na hiperventilação, que é mais sensível às intervenções da enfermagem.

Erros nos enunciados diagnósticos
Ver *Risco de função respiratória ineficaz*.

Conceitos-chave
- A hiperventilação é a respiração mais profunda e mais rápida do que a normal. Ela leva a uma redução no dióxido de carbono (CO_2) e à alcalose respiratória (Grossman & Porth, 2014).
- As causas da síndrome de hiperventilação são orgânicas (efeitos de drogas, lesões do SNC); fisiológicas (resposta à altitude elevada, calor, exercício); emocionais (ansiedade, histeria, raiva, depressão); e hábitos de respiração deficientes (respiração rápida e superficial) (Grossman & Porth, 2014).
- Observou-se que a prevalência de síndrome de hiperventilação variou de 25 a 83% em indivíduos com transtorno de ansiedade e até 11% em indivíduos com comorbidades médicas não psiquiátricas (Schwartzstein & Richards, 2014).
- Os sintomas de hiperventilação são cefaleia, dispneia, dormência e formigamento, tonturas, dor torácica, palpitações e, ocasionalmente, síncope (Grossman & Porth, 2014).
- O pânico e a ansiedade podem se manifestar com hiperventilação.
- Os enfermeiros envolvidos no cuidado de indivíduos com doença pulmonar obstrutiva crônica devem ser capacitados para o ensino da respiração com os lábios semicerrados, uma habilidade de sobrevivência crítica que esses indivíduos devem aprender para manter a função. Estudos mostram que a respiração com os lábios semicerrados diminui a frequência respiratória, aumenta o volume corrente, diminui o CO_2 arterial, aumenta o oxigênio arterial e melhora o desempenho no exercício.

Metas

O indivíduo alcançará uma melhora da função respiratória, conforme evidenciado pelos seguintes indicadores:

- Demonstra frequência respiratória dentro dos limites normais, comparada com os valores basais (8-24 respirações/minuto).
- Expressa alívio ou melhora das sensações de dispneia.
- Relata fatores causadores.
- Demonstra técnicas de adequação respiratória.

NOC Estado respiratório, Condição dos sinais vitais, Controle da ansiedade

Intervenções

Investigar o histórico de hiperventilação, sintomas e fatores causadores

- Episódios anteriores – quando, onde, circunstâncias.
- Orgânicos e fisiológicos.
- Emocionais (p. ex., transtorno de pânico/ansiedade).
- Hábitos respiratórios deficientes.

Considerar outras condições médicas que possam se apresentar com hiperventilação (Schwartzstein & Richards, 2014)

- Distúrbios metabólicos (cetoacidose, com menor frequência hipoglicemia ou hipocalcemia).
- Síndrome coronariana aguda.
- Arritmia.
- Insuficiência cardíaca.
- Embolia pulmonar.
- Pneumotórax.
- Exacerbação de asma.
- Exacerbação de doença pulmonar obstrutiva crônica.
- Distúrbio convulsivo
- Hipertireoidismo.

J: *"Várias condições médicas graves e potencialmente emergentes podem se apresentar com sintomas também comuns na condição de hiperventilação" (Schwartzstein & Richards, 2014).*

NIC Monitoração respiratória, Relaxamento muscular progressivo, Ensino, Redução da ansiedade

Explicar os sinais e sintomas que o indivíduo possa estar apresentando (Schwartzstein & Richards, 2014)

- Sensação de ansiedade, nervosismo ou tensão.
- Sensação de destruição iminente.
- Suspiro ou bocejo frequente.
- Sensação de que não consegue obter ar suficiente (fome de ar) ou de que precisa se sentar para respirar.
- Batimento cardíaco forte e acelerado.
- Problemas de equilíbrio, tonturas ou vertigem.
- Enjoo ou formigamento em mãos, pés ou ao redor da boca.
- Aperto no peito, sensação de dilatação, pressão, sensibilidade ou dor.
- Espasmo carpopodálico (tetania).

J: *Também foi proposto que parestesias ou tetania em indivíduos com um episódio agudo de hiperventilação podem ser devidas à vasoconstrição local, levando à hipoxemia e/ou vasoconstrição cerebral (Schwartzstein & Richards, 2014).*

- Cefaleia.
- Meteorismo, edema, eructação.
- Contrações musculares.
- Sudorese.
- Alterações na visão, como visão turva ou visão em túnel.
- Problemas de concentração ou memória.
- Perda de consciência (desmaio).

J: *Os sinais e sintomas são resultantes do aumento dos níveis de dióxido de carbono (Schwartzstein & Richards, 2014).*

Durante um episódio agudo, orientar o indivíduo a respirar com você (WebMD, 2012)
- Respirar com os lábios semicerrados, como se estivesse assobiando, ou apertar uma narina e respirar pelo nariz. É mais difícil hiperventilar quando se respira pelo nariz ou com os lábios semicerrados, porque não se pode deslocar tanto ar.
- Desacelerar a respiração para uma respiração a cada 5 segundos, ou desacelere o suficiente para que os sintomas desapareçam gradualmente.
- Experimentar a respiração abdominal, que preenche completamente os pulmões, desacelera a frequência respiratória e ajuda a relaxar.
- Posicionar uma mão sobre o abdome, logo abaixo das costelas. Posicionar a outra mão no tórax. Pode-se fazer isso enquanto se está de pé, mas pode ser mais confortável deitado no chão com os joelhos dobrados.
- Fazer uma respiração profunda pelo nariz. Ao inspirar, deixar que o abdome empurre a mão para fora. Manter o tórax imóvel.
- Ao expirar pelos lábios semicerrados, sentir a mão descendo. Usar a mão sobre o abdome para ajudar a empurrar todo o ar para fora. Respeitar o tempo de expiração.
- Repetir esses passos de 3 a 10 vezes. Fazer cada respiração em seu próprio tempo.
- Instruí-los para sempre tentar procedimentos para controlar sua respiração ou respirar inicialmente pelo abdome. Se essas técnicas não funcionarem e não houver outros problemas de saúde como cardíacos ou pulmonares, como doença arterial coronariana, asma, doença pulmonar obstrutiva crônica (DPOC, enfisema) ou histórico de trombose venosa profunda, acidente vascular encefálico ou embolia pulmonar, tentar inalar e exalar em um saco de papel (WebMD, 2014).

> **ALERTA CLÍNICO** "O procedimento de orientar o indivíduo a respirar novamente no interior de um saco de papel poderá ser tentado logo que esteja claro que o paciente não está apresentando um evento hipóxico ou cardíaco agudo; quando possível, no entanto, existem relatos de casos **muito raros** de apneia pós-hiperventilação que foram associados à hipoxemia grave e até à morte" (Schwartzstein & Richards, 2014)

- Fazer 6 a 12 respirações naturais e fáceis, com um pequeno saco de papel posicionado sobre a boca e o nariz. Em seguida, remover o saco do nariz e da boca e fazer respirações naturais e fáceis (WebMD, 2012).
- Na sequência, tentar a respiração abdominal (respiração diafragmática).
- Alternar essas técnicas até que a hiperventilação cesse.
- Se a hiperventilação prosseguir por mais de 30 minutos, orientá-los a procurar uma unidade de emergência (p. ex., chamar 190); não dirigir sozinho para o hospital.

Remover ou controlar os fatores causadores
- Explicar a causa, quando conhecida.
- Permanecer com a pessoa.
- Se o medo ou o pânico desencadeou o episódio:
  - Eliminar a causa do medo, quando possível.
  - Garantir que estão sendo tomadas medidas para manter a segurança.
  - Distrair o indivíduo do pensamento de seu estado ansioso, fazendo com que mantenha contato visual com você (ou, talvez, com outra pessoa em quem confie) e dizendo: "Agora olhe para mim e respire lentamente, dessa maneira, comigo".
  - Garantir ao indivíduo que ele é capaz de controlar sua respiração; dizer-lhe que terá a sua ajuda.

J: *As intervenções estão concentradas em tornar mais lento o padrão respiratório e em educar o indivíduo para controlar a resposta.*

J: *Acalmar um indivíduo com falta de ar, dizendo-lhe que algo está sendo feito para melhorar a situação (p. ex., "Estou aqui e você vai sair dessa") é uma intervenção fundamental para reduzir o pânico e minimizar os sintomas (WebMD, 2012).*

Iniciar as orientações para a saúde e os encaminhamentos, conforme necessário
- Explicar que em altitude elevada (superior a 1.829 m) ocorre uma respiração mais rápida do que o normal.

J: *O aumento da respiração é uma resposta natural a uma altitude elevada onde existe menos oxigênio no ar (Schwartzstein & Richards, 2014).*

- Encaminhar para a reabilitação pulmonar em caso de treinamento respiratório.

J: *O treinamento respiratório, que se concentra em aumentar a consciência de uma pessoa sobre o padrão de respiração e as estratégias para normalizar o padrão quando os sintomas ocorrem, é mais comumente realizado no contexto da reabilitação pulmonar (Schwartzstein & Richards, 2014).*

- Encaminhar para saúde mental em caso de suspeita de transtorno de pânico ou ansiedade.

J: *O treinamento respiratório, que se concentra em aumentar a consciência de uma pessoa sobre o padrão de respiração e as estratégias para normalizar o padrão quando os sintomas ocorrem, é também um componente da terapia psiquiátrica e cognitivo-comportamental (Schwartzstein & Richards, 2014).*

Resposta disfuncional ao desmame ventilatório

Risco de resposta disfuncional ao desmame ventilatório

Definição da NANDA-I

Incapacidade de ajustar-se a níveis diminuídos de suporte ventilatório mecânico que interrompe e prolonga o processo de desmame.

Características definidoras*

A resposta disfuncional ao desmame ventilatório é um estado progressivo, e os enfermeiros experientes identificam três níveis (*Logan & Jenny, 1990): leve, moderada e grave. Essas características definidoras ocorrem em resposta ao desmame.

Leve

Inquietação
Leve aumento da frequência respiratória em relação aos valores basais
Sensações expressas de necessidade aumentada de oxigênio, desconforto respiratório, fadiga e calor
Indagação sobre possível disfunção da máquina
Maior concentração na respiração

Moderada

Pressão arterial levemente superior em relação aos parâmetros basais (< 20 mmHg)*
Frequência cardíaca levemente superior em relação aos parâmetros basais (< 20 batimentos/minuto)*
Frequência respiratória aumentada em relação aos valores basais (< 5 respirações/minuto)
Hipervigilância às atividades
Incapacidade para responder às instruções
Entrada de ar diminuída à ausculta
Incapacidade para cooperar
Apreensão
Diaforese
Aparência de olhos arregalados
Alterações de coloração: palidez, leve cianose
Pouco uso da musculatura respiratória acessória

Grave

Agitação*
Deterioração na gasometria arterial em relação aos valores basais
Aumento da pressão arterial em relação aos parâmetros basais (> 20 mmHg)
Aumento da frequência cardíaca superior em relação aos parâmetros basais (> 20 batimentos/minuto)
Respirações superficiais
Cianose
Respirações ofegantes
Respiração abdominal paradoxal
Diminuição do nível de consciência
Sons respiratórios adventícios
Uso total da musculatura respiratória acessória
Diaforese profusa
Respiração dessincronizada com o respirador
Respiração abdominal paradoxal

Fatores relacionados

Fisiopatológicos

Relacionados a fraqueza muscular e fadiga secundárias a:

Estado hemodinâmico instável
Diminuição do nível de consciência
Incapacidade neuromuscular crônica
Anormalidades metabólicas/acidobásicas
Processo de doença grave
Doença respiratória crônica
Doença multissistêmica
Desequilíbrio hidreletrolítico
Anemia
Infecção
Déficit nutricional crônico
Condição debilitada
Dor

*Relacionados à desobstrução ineficaz de vias aéreas**

Relacionados ao tratamento

Relacionados às vias aéreas obstruídas

Relacionados a fraqueza muscular e fadiga secundárias a:

Sedação, analgesia excessivas
Dor não controlada

*Relacionados à nutrição inadequada (déficit de calorias, excesso de carboidratos, ingestão inadequada de gorduras e proteínas)**

Relacionados à dependência prolongada do respirador (por mais de uma semana)

Relacionados às tentativas anteriores malsucedidas de desmame ventilatório

Relacionados ao andamento excessivamente rápido demais do processo de desmame

Situacionais (pessoais, ambientais)

Relacionados ao conhecimento insuficiente do processo de desmame

Relacionados às demandas excessivas de energia (atividades de autocuidado, procedimentos diagnósticos e de tratamento, visitas)

*Relacionados ao apoio social inadequado**

Relacionados ao ambiente inseguro (ruidoso, eventos desagradáveis, quarto movimentado)

Relacionados à fadiga secundária a padrões de sono interrompidos

Relacionados a autoeficácia inadequada

Relacionados à ansiedade, de moderada a alta, relativa aos esforços respiratórios

Relacionados ao medo da separação do respirador

*Relacionados aos sentimentos de impotência**

*Relacionados aos sentimentos de desesperança**

Nota da autora

Resposta disfuncional ao desmame ventilatório é definida como a incapacidade de se ajustar aos níveis reduzidos do suporte ventilatório mecânico, o que interrompe e prolonga o processo de desmame. Quando isso ocorre, o suporte ventilatório continua. Quando o momento do desmame for confirmado, o diagnóstico *Risco de resposta disfuncional ao desmame ventilatório* estaria correto de acordo com as tentativas insatisfatórias, como fatores relacionados e outros fatores que contribuíram para o desmame malsucedido. Assim, este diagnóstico deveria ser *Risco de resposta disfuncional ao desmame ventilatório*, definido como a vulnerabilidade de experimentar incapacidade de se ajustar a níveis reduzidos do suporte ventilatório mecânico, o que interrompe e prolonga o processo de desmame e pode comprometer a saúde. Os fatores relacionados antes listados se tornariam fatores de risco para este diagnóstico de risco. O processo de desmame é uma arte e uma ciência. Como o desmame é de um processo colaborativo, a capacidade do enfermeiro para obter a confiança e a disposição do indivíduo para a tarefa é um determinante importante dos resultados, sobretudo com indivíduos em longa permanência. Essa confiança é estimulada pelo conhecimento e pela autoconfiança que os enfermeiros demonstram e por sua capacidade para lidar com as preocupações específicas dos indivíduos (*Jenny & Logan, 1991).

Erros nos enunciados diagnósticos

Resposta disfuncional ao desmame ventilatório relacionada a aumento da pressão arterial, frequência cardíaca, frequência respiratória e agitação durante o desmame

Este diagnóstico não mostra as razões para os problemas do desmame. Os fatores relacionados representam evidências da *Resposta disfuncional ao desmame ventilatório*, mas não fatores causadores e contribuintes. O enfermeiro deve redigir o diagnóstico com os fatores relacionados, quando conhecidos, ou mencionando "etiologia desconhecida", se for o caso.

Conceitos-chave

Considerações gerais

- O desmame é o processo de ajudar os indivíduos a respirar espontaneamente sem ventilação mecânica. O sucesso do desmame tem sido definido como respiração espontânea por 24 horas sem suporte ventilatório, com ou sem uma via aérea artificial.

- O desmame ventilatório é um esforço multidisciplinar, no qual a presença de enfermeiros experientes afeta de maneira positiva os resultados. Enfermeiros experientes concordam que o desmame é um processo colaborativo compartilhado com o indivíduo que possui tanto um aspecto físico quanto psicológico. Para os indivíduos dependentes do respirador, pode representar uma experiência muito estressante (*Logan & Jenny, 1990; *Rose, Dainty, Jordan & Blackwood, 2014).
- Em uma revisão de 42 estudos qualitativos de profissionais de saúde, indivíduos e familiares envolvidos no desmame, "as principais questões identificadas foram a percepção da importância da colaboração interprofissional e da comunicação, a necessidade de combinar conhecimento subjetivo dos indivíduos com dados clínicos objetivos, o equilíbrio da sistematização do desmame com necessidades individuais e a apreciação do trabalho físico e psicológico do desmame" (*Rose et al., 2014, p. e54).
- Embora o desmame tão precoce quanto possível seja importante para evitar o descondicionamento muscular e as complicações relativas à entubação endotraqueal prolongada e à traqueostomia, as tentativas prematuras podem ser contraproducentes devido aos efeitos fisiológicos e psicológicos adversos.
- Como o desmame é um processo colaborativo, a capacidade do enfermeiro para obter a confiança e a disposição do indivíduo para a tarefa é um determinante importante dos resultados, sobretudo com indivíduos em longa permanência. Essa confiança é estimulada pelo conhecimento e pela autoconfiança que os enfermeiros demonstram e por sua capacidade para lidar com as preocupações específicas dos indivíduos (*Jenny & Logan, 1991).
- O desmame ventilatório disfuncional é geralmente multifatorial. Marini (*1991) observa que, à beira do leito, a avaliação subjetiva da tentativa de desmame feita por um clínico experiente continua sendo a previsão mais confiável do sucesso ou fracasso do procedimento. A monitoração estrita do esforço de desmame do indivíduo é necessária para prevenir fadiga respiratória grave, que pode exigir de 24 a 48 horas para recuperação antes que o indivíduo possa prosseguir (*Rose, Nelson, Johnston & Presneill, 2007).
- O teste de prontidão tem dois principais propósitos. O primeiro é identificar indivíduos que estejam preparados para se desligar da ventilação mecânica. Este é importante porque os médicos tendem a subestimar a capacidade dos indivíduos de respirar com independência. A ventilação mecânica dispensável aumenta desnecessariamente o risco de complicações relacionadas com a ventilação mecânica (Epstien, 2015).
- Critérios necessários – os seguintes critérios são necessários (*Macintyre et al., 2001; *Krieger, Ershowsky, Becker & Gazeroglu, 1989; *Meade et al., 2001; citados em Epstien, 2015):
  - A causa da insuficiência respiratória apresentou melhora.
  - Oxigenação adequada – esta pode ser indicada por uma proporção da tensão do oxigênio arterial pela fração do oxigênio inspirado (PaO_2/FiO_2) $\geq$ 150 mmHg ou pela saturação da oxiemoglobina (SpO_2) $\geq$ 90% enquanto estiver recebendo uma $FiO_2 \leq$ 40% e uma pressão positiva expiratória final (PEEP) $\leq$ 5 cmH_2O. No caso de pacientes que apresentam hipoxemia crônica, uma $PaO_2/FiO_2 \geq$ 120 mmHg pode ser usada alternativamente. Estes limiares são empíricos, já que nenhum estudo estabeleceu valores aceitáveis mínimos de PaO_2, PaO_2/FiO_2, SpO_2 ou gradiente de oxigênio alveolar-arterial para o desmame.
  - pH arterial > 7,25.
  - Estabilidade hemodinâmica, sem isquemia miocárdica – os limiares da pressão arterial abaixo ou acima dos quais não é seguro proceder o desmame do paciente não foram estabelecidos. Entretanto, parece razoável a exigência de que a pressão arterial sistólica seja > 90 mmHg ou < 180 mmHg para se iniciar o desmame. O uso de vasopressores para manter a pressão arterial sistólica > 90 mmHg é aceitável, mas apenas baixas doses deverão ser necessárias (p. ex., dopamina < 5 µg/kg/min).
  - O indivíduo é capaz de iniciar um movimento inspiratório.
- Critérios opcionais – por outro lado, os seguintes critérios são opcionais:
  - Nível de hemoglobina $\geq$ 7 a 10 mg/dL – anteriormente, qualquer grau de anemia era considerado uma contraindicação para o desmame pelo fato de reduzir a capacidade carreadora de oxigênio. Entretanto, apenas a anemia grave é atualmente considerada uma contraindicação para o desmame. A mudança é, em grande parte, devida a uma análise secundária de um estudo randomizado que comparou uma estratégia restritiva de transfusão de sangue (i.e., manter o nível de hemoglobina de 7-10 g/dL) com uma estratégia liberal (i.e., manter um nível de hemoglobina de 10-12 g/dL). A análise mostrou que as estratégias não apresentaram efeito sobre a taxa de desmame bem-sucedido (78% vs. 82%).
  - Temperatura central $\leq$ 38 a 38,5°C – a justificativa para este critério é que a presença de febre facilita o desmame bem-sucedido porque aumenta a ventilação-minuto e, portanto, a carga no sistema respiratório. Ela também está associada à respiração ofegante. O indivíduo cuja febre for causada por sepse também pode apresentar função reduzida dos músculos respiratórios. Um limiar de temperatura superior em que o desmame é considerado inseguro ainda não foi identificado.

- Um estado mental considerado acordado e alerta ou facilmente despertável – este critério é considerado opcional porque, embora um paciente acordado ou facilmente despertável seja ideal para o desmame, um estado mental anormal (i.e., classificação na escala de coma de Glasgow < 8 ou incapacidade de seguir comandos simples) não parece estar associado a uma taxa maior de falha na extubação. Portanto, logo que um indivíduo possa proteger a via aérea, um estado mental anormal não impedirá a extubação. A avaliação da capacidade de proteger a via aérea é descrita separadamente.
- O trabalho inspiratório fisiológico para respirar inclui três componentes (Grossman & Porth, 2014):
  - Esforço complacente para expandir as forças elásticas do pulmão.
  - Esforço da resistência tissular para superar a viscosidade do pulmão e da caixa torácica.
  - Esforço de resistência das vias aéreas para superar a resistência ao fluxo de ar para dentro e para fora dos pulmões.
- A ventilação mecânica aumenta o esforço respiratório, diminuindo o diâmetro das vias aéreas e aumentando seu comprimento e, assim, a resistência. Durante o processo do desmame, o médico manipula as alterações de pressão/volume para promover o recondicionamento dos músculos respiratórios sem causar fadiga excessiva (Grossman & Porth, 2014).
- A resposta disfuncional ao desmame ventilatório pode envolver a fadiga do músculo inspiratório, que pode levar de 24 a 48 horas para se recuperar. A fadiga aumenta a dispneia, que, por sua vez, cria ansiedade, desencadeando mais fadiga e falta de ar.

Critérios para a investigação focalizada

Dados subjetivos

Investigar as características definidoras

Preocupações sobre o início ou a continuação do processo de desmame
Prontidão
Experiência prévia
Expectativas
Possibilidade de fracasso
Sentimentos de conforto, repouso, estado de energia
Conhecimento do processo de desmame

Investigar os fatores relacionados

História medicamentosa
Uso de tabaco, álcool

Dados objetivos

Investigar as características definidoras

Estado respiratório: avaliação respiratória completa (ver Critérios para a investigação focalizada em *Risco de função respiratória ineficaz*)
Nível de consciência
Cor da pele inicial
Desobstrução das vias aéreas
Secreções (tipo e quantidade)
Sons respiratórios adventícios
Gasometria arterial
Uso dos músculos acessórios
Sinais vitais

Investigar os fatores relacionados

Doença respiratória, doenças agudas e crônicas
Informação sobre ventilação mecânica
  Ajustes do respirador e tamanho do tubo endotraqueal ou da traqueostomia
  Histórico da ventilação, incluindo a sua justificativa
  Tempo de permanência no respirador
  Se o desmame já foi tentado anteriormente e, em caso positivo, com que resultados
Atual estado hemodinâmico, nutricional, da infecção e da dor

Metas

O indivíduo alcançará as metas progressivas para o desmame, conforme evidenciado pelos seguintes indicadores:

- Respira espontaneamente por 24 horas sem suporte ventilatório.
- Demonstra uma atitude positiva em relação à nova tentativa de desmame.
- Colabora voluntariamente com o plano de desmame.
- Comunica estado de conforto durante o processo de desmame.
- Tenta controlar o padrão respiratório.
- Tenta controlar as reações emocionais.
- Fica cansado pelo esforço do desmame, mas não exausto.

NOC Controle da ansiedade, Estado respiratório, Sinais vitais, Conhecimento: Desmame, Conservação de energia

Intervenções

Se aplicável, investigar os fatores causadores do insucesso da tentativa anterior de desmame

- Ver Fatores relacionados.

Determinar a prontidão para o desmame (Morton et al., 2005).

J: *A interrupção da ventilação mecânica é um processo de duas etapas que consiste no teste para prontidão e no desmame (Epstien, 2015).*

> **ALERTA CLÍNICO** Os indivíduos submetidos à ventilação mecânica deverão ser avaliados diariamente quanto à sua protidão para o desmame. Recomenda-se que o desmame seja iniciado apenas com base nos critérios clínicos objetivos, em vez de se considerar um preditor para o desmame ou a impressão subjetiva de um médico (Epstien, 2015). Em uma revisão de estudos de numerosos preditores para o desmame, nenhum foi considerado superior aos critérios clínicos objetivos na previsão de uma indicação para o desmame de um paciente (Epstien, 2015). A resposta disfuncional a uma tentativa de desmame pode influenciar a motivação do indivíduo e sua autoeficácia, criando dúvidas sobre sua capacidade de realizá-lo e enfraquecendo a resolução de esforçar-se (*Jenny & Logan, 1991).

Critérios necessários

- A causa da insuficiência respiratória apresentou melhora.
- $PaO_2/FiO_2 \geq 150$ ou $SpO_2 \geq 90\%$ com uma $FiO_2 \leq 40\%$ e PEEP ≤ 5 cmH$_2$O. Um limiar de $PaO_2/FiO_2 \geq 120$ pode ser usado no caso de pacientes com hipoxemia crônica. pH > 7,25. (Alguns indivíduos precisam de níveis elevados de PEEP para evitar a atelectasia durante a ventilação mecânica.)
- Estabilidade hemodinâmica (medicamentos vasopressores de baixa dose ou ausentes).
- Capacidade para iniciar um movimento inspiratório.

Critérios adicionais (critérios opcionais)

- Hemoglobina ≥ 8 a 10 mg/dL.
- Temperatura central ≤ 38 a 38,5°C.
- Estado mental acordado e alerta ou facilmente despertável.

J: *"O objetivo do teste de prontidão é identificar indivíduos que estejam preparados para realizar o desmame, já que os médicos tendem a subestimar a capacidade dos indivíduos de respirar com independência. Também se pretende identificar indivíduos que não estejam preparados para o desmame, protegendo-os assim contra os riscos potenciais de um desmame prematuro (Epstien, 2015).*

NIC Redução da ansiedade, Informações sensoriais preparatórias, Monitoração respiratória, Assistência ventilatória, Presença, Resistência

> **ALERTA CLÍNICO** O enfermeiro responsável por educar e apoiar o indivíduo/família por meio do processo de desmame deve ser experiente, para não projetar sua inexperiência para o indivíduo/família. Episódios de desmame malsucedidos aumentarão a ansiedade do indivíduo e afetarão negativamente as tentativas subsequentes.

Se houver indicação para o desmame, incluir o indivíduo no estabelecimento do plano

- Explicar o processo de desmame.

J: *O desmame poderá abranger um período de respiração sem a ventilação mecânica (i.e., um ensaio de respiração espontânea) ou uma redução gradativa na quantidade de suporte ventilatório (Epstien, 2015).*

- Negociar as metas progressivas do desmame.
- Criar um quadro visual das metas com o uso de símbolos para indicar o progresso (p. ex., gráficos de barra e linha para indicar o aumento do tempo fora do respirador).
- Explicar que essas metas serão reexaminadas diariamente.
- Consultar o protocolo da unidade para os procedimentos específicos de desmame.

J: *Como etapa inicial do plano de desmame está o preparo criterioso dos indivíduos. Este incluirá ensiná-los sobre seu papel colaborativo no desmame, a maximização de seus recursos de energia e repouso físico, o fortalecimento do desejo psicológico de continuar e o reforço da crença de que eles serão capazes de realizar o procedimento do desmame (*Jenny & Logan, 1998). Os indivíduos podem ter dificuldade para expressar seus pensamentos, de modo que os enfermeiros precisam usar vários métodos de comunicação e ser persistentes até encontrarem um que funcione.*

Explicar o papel do indivíduo no processo de desmame

J: *A colaboração no desmame envolve papéis específicos tanto para os enfermeiros quanto para os indivíduos. O enfermeiro deve conhecer o indivíduo, conservar sua energia e auxiliá-lo no trabalho de desmame. O trabalho de colaboração do indivíduo exige uma relação de confiança e a crença de que estará protegido durante o processo (*Jenny & Logan, 1991).*

- A partir da entubação inicial, promover a compreensão de que a ventilação mecânica é temporária, quando apropriado.
- Compartilhar as expectativas dos enfermeiros sobre sua participação colaborativa quando o indivíduo for julgado apto para o desmame.
- Auxiliar o indivíduo a compreender a importância de comunicar o estado de conforto e tentar atingir as metas atuais do desmame e informá-lo de que será permitido repouso ao longo do processo.

J: *As estratégias podem aumentar a prontidão psicológica.*

Reforçar os sentimentos de autoestima, autoeficácia e controle

- Reforçar a autoestima, a confiança e o controle por meio de estratégias normalizadoras, como arrumar-se, vestir-se, movimentar-se e conversar socialmente sobre assuntos de interesse do indivíduo.
- Permitir tanto controle quanto possível por meio de informações dadas ao indivíduo sobre a situação e o seu progresso, possibilitar decisões partilhadas sobre os detalhes do cuidado, respeitando ao máximo as preferências do indivíduo e melhorando seu estado de conforto.
- Aumentar a confiança, elogiando as atividades bem-sucedidas, incentivando o pensamento positivo e revisando o progresso alcançado até a ocasião. Explicar que as pessoas em geral têm sucesso no desmame; reafirmar ao indivíduo que você estará ao seu lado em cada etapa do processo.
- Demonstrar confiança na capacidade do indivíduo para o desmame.
- Manter a confiança do indivíduo adotando um ritmo para o desmame que assegure o sucesso e minimize o fracasso.
- Explicar o que você está fazendo e os motivos, de modo a reduzir a necessidade do indivíduo de manifestar maior supervisão e sentimentos de incerteza.
- Perceber preocupações que atrapalhem o conforto e a confiança (familiares, tópicos da conversa, eventos no ambiente, fracassos anteriores de desmame); discuti-las abertamente, quando possível.

J: *Um desmame de sucesso é uma arte e uma ciência. A arte dependerá do uso do julgamento clínico subjetivo sobre a situação do indivíduo. A ciência abrange as teorias de trocas de oxigênio, trocas de dióxido de carbono e de eficiência mecânica (*Henneman, 2001). Os enfermeiros constituem um fator essencial na transmissão de um prognóstico positivo, criando um ambiente seguro, fortalecendo sentimentos de autoestima e autoconfiança e ajudando os indivíduos a lidarem com os reveses por meio de sua capacidade de combinar a arte e a ciência do desmame (*Jenny & Logan, 1994; *Rose et al., 2007).*

Reduzir os efeitos negativos da ansiedade e da fadiga

J: *Um estudo qualitativo de indivíduos durante o processo do desmame revelou que "ser dependente de outras pessoas e equipamentos médicos técnicos para a sobrevivência criou um sentimento de vulnerabilidade em uma situação ansiosa e um sentimento de incerteza sobre a própria capacidade de respirar. Ter acessos venosos e tubos em seu próprio corpo foi estressante" (Engström, Nyström, Sundelin & Rattray, 2013).*

- Monitorar frequentemente as condições do indivíduo para evitar fadiga e ansiedade indevidas. Usar uma ferramenta sistemática e completa. Um oxímetro de pulso é uma forma não invasiva e não obstrutiva de monitorar os níveis de saturação de oxigênio.
- Proporcionar períodos regulares de repouso, antes que a fadiga esteja avançada.
- Reduzir as atividades.

- Manter ou aumentar o suporte ventilatório e/ou o oxigênio, de acordo com a prescrição médica.
- Durante os períodos de repouso, baixar as luzes, colocar avisos de "não perturbe" e música instrumental com 60 a 80 batimentos/minuto. Permitir ao indivíduo que selecione o tipo de música (*Chan, 1998).
- Estimular a tranquilidade e o controle respiratório reassegurando ao indivíduo que ele pode e terá sucesso.
- Considerar o uso de terapias alternativas, como música, hipnose e *biofeedback*.
- Se o indivíduo estiver ficando agitado, acalmá-lo, permanecendo à cabeceira da cama e orientando-o a readquirir o controle respiratório. Monitorar a saturação de oxigênio e os sinais vitais com maior frequência durante essa intervenção.
- Se a tentativa de desmame for interrompida, abordar as percepções do indivíduo sobre o fracasso do processo. Assegurar ao indivíduo que a tentativa foi um bom exercício e uma forma útil de treinamento. Lembrar ao indivíduo que o esforço é bom para a musculatura respiratória e que melhorará o desempenho futuro.

  J: *O desmame bem-sucedido depende dos recursos de energia adequados, da utilização cuidadosa da energia disponível e da retirada hábil do suporte ventilatório nos limites da capacidade de tolerância do indivíduo ao esforço adicional de respirar. As reservas de energia alteradas ou exauridas aumentam a fadiga. Por essa razão, técnicas de conservação de energia são cruciais para todas as abordagens de desmame (*Jenny & Logan, 1998; *Logan & Jenny, 1990).*

Criar um ambiente favorável ao desmame que aumente os sentimentos de segurança do indivíduo

J: *Chen, Lin, Tzeng e Hsu (2009) relataram que os participantes revelaram que o profissionalismo dos enfermeiros e a preocupação dos membros da família foram fontes essenciais de apoio para o desmame bem-sucedido.*

- Proporcionar um quarto com atmosfera quieta, pouca atividade, música suave e sem conversas no campo auditivo do indivíduo.

  J: *A música do tipo 60 a 80 batimentos/minuto reduz a possibilidade de despertar estímulos do SNC e exerce um efeito hipnótico e relaxante (*Chan, 1998).*

- Delegar à equipe mais capacitada a tarefa de desmame de indivíduos que tenham apresentado respostas moderadas a graves ou que tenham alto risco de as apresentar. Atrasar o desmame caso os enfermeiros experientes em desmame não estejam disponíveis.
- Permanecer à vista no quarto para reforçar os sentimentos de segurança.
- Garantir ao indivíduo que a ajuda estará imediatamente disponível, se necessária.
- Monitorar os efeitos das visitas sobre os indivíduos; auxiliar os visitantes a compreenderem como podem ajudá-los da melhor maneira possível. Explorar seus sentimentos a respeito da situação.
- Estimular visitantes que forneçam apoio, quando possível, durante o processo de desmame. Postergar visitas de pessoas que aborreçam o indivíduo.
- Assegurar a inclusão dos indivíduos em discussões que provavelmente ouviriam por acaso.

  J: *Os fracassos do desmame são comuns e o indivíduo necessitará de apoio. Durante desmame prolongado, o indivíduo deverá estar psicologicamente motivado para o procedimento. A musicoterapia parece trazer efeitos benéficos na promoção do relaxamento em indivíduos sob ventilação mecânica (*Chan, 1998). Sentimentos de impotência, desesperança e depressão são combatidos com a tomada de decisão ativa do indivíduo, a explicação das sensações apresentadas, o* feedback *positivo e a transmissão de esperança, incentivo e apoio (*Logan & Jenny, 1991).*

Promover recursos energéticos ideais

- Auxiliar o indivíduo a tossir e a respirar profundamente com regularidade e a usar os broncodilatadores prescritos, bem como umidificação e aspiração para melhorar a entrada de ar.
- Assegurar que o apoio nutricional faça parte das diretrizes atualizadas para indivíduos sob ventilação e submetidos ao desmame.
- Proporcionar períodos suficientes de repouso para prevenir fadiga desnecessária.
- Usar o suporte ventilatório à noite, se necessário, para aumentar o tempo de sono e tentar evitar o despertar desnecessário.

  J: *Para manter os níveis adequados de energia, há necessidade de suporte nutricional. Deve-se evitar a criação de complicações por lipogênese, excesso alimentar e carga demasiada de carboidratos para prevenir níveis excessivos de dióxido de carbono e acidose respiratória (Dudek, 2014).*

Controlar as demandas de atividades

- Coordenar as atividades necessárias para promover o tempo adequado para repouso ou relaxamento.
- Garantir que toda a equipe obedeça ao plano de tratamento personalizado.
- Orientar o controle respiratório do indivíduo por meio de demonstrações regulares de padrões de respiração lenta, profunda e rítmica. Ajudar o indivíduo a sincronizar a respiração com o respirador.

- Se a concentração do indivíduo criar tensão e aumentar a ansiedade, providenciar distração, como visitas apoiadoras, rádio, televisão ou conversas.

    J: *À medida que o suporte ventilatório é retirado, o indivíduo terá de se esforçar mais. Seu esforço envolverá o controle da respiração, a comunicação de seu estado de conforto, a cooperação com o plano terapêutico e a tentativa de controlar suas reações emocionais aos sentimentos de fadiga e ansiedade (*Jenny & Logan, 1991).*

Seguir o protocolo multidisciplinar de desmame da instituição

- Documentar os detalhes do planejamento usando uma agenda de eventos.
- Estabelecer critérios predeterminados para concluir o processo de desmame.
- Delinear as responsabilidades de cada disciplina.
- Revisar metas e evolução a cada turno. Documentar a resposta.
- Colaborar diante da necessidade de revisões.

    J: *Planejamentos colaborativos de desmame com metas e responsabilidades claras, bem como uma agenda de eventos, costumam reduzir os dias no respirador e na UTI.*

Risco de resposta disfuncional ao desmame ventilatório*

Definição

Suscetibilidade à incapacidade de ajustar-se a níveis diminuídos de suporte ventilatório mecânico durante o processo de desmame, relacionada à falta de preparo físico e/ou psicológico para o procedimento.

Fatores de risco

Fisiopatológicos

Relacionados à obstrução de vias aéreas

Relacionados a fraqueza muscular e fadiga secundárias a:

Funcionamento respiratório prejudicado	Diminuição do nível de consciência	Estado hemodinâmico instável
Anormalidades metabólicas	Febre	Anormalidades acidobásicas
Arritmias	Anemia	Infecção
Desequilíbrio hídrico e/ou eletrolítico	Doença grave	Confusão mental
		Doença multissistêmica

Relacionados ao tratamento

Relacionados à desobstrução ineficaz de vias aéreas

Relacionados ao excesso de sedação, analgesia

Relacionados à dor não controlada

Relacionados à fadiga

Relacionados à nutrição inadequada (déficit de calorias, excesso de carboidratos, ingestão inadequada de gorduras e proteínas)

Relacionados à dependência prolongada do respirador (por mais de uma semana)

Relacionados às tentativas anteriores malsucedidas de desmame ventilatório

Relacionados ao andamento excessivamente rápido do processo de desmame

Situacionais (pessoais, ambientais)

Relacionados a fraqueza muscular e fadiga secundárias a:

Déficit nutricional crônico
Obesidade
Padrões de sono ineficazes

Relacionados ao déficit de conhecimento relativo ao processo de desmame

---

*N. de R.T. Este diagnóstico não consta na NANDA-I 2018-2020.

Relacionados à autoeficácia inadequada relativa ao desmame

Relacionados à ansiedade, de moderada a alta, relativa aos esforços respiratórios

Relacionados ao medo da separação do respirador

Relacionados aos sentimentos de impotência

Relacionados ao estado depressivo

Relacionados aos sentimentos de desesperança

Relacionados às demandas não controladas de energia (atividades de autocuidado, procedimentos diagnósticos e terapêuticos, visitas)

Relacionados ao apoio social inadequado

Relacionados ao ambiente inseguro (ruidoso, eventos desagradáveis, quarto movimentado)

Nota da autora

Ver *Resposta disfuncional ao desmame ventilatório*.

Erros nos enunciados diagnósticos

Ver *Resposta disfuncional ao desmame ventilatório*.

Conceitos-chave

- Indivíduos em alto risco de resposta disfuncional ao desmame ventilatório são aqueles que, por alguma razão ou outra, não atendem aos critérios tradicionais de prontidão para o procedimento, como (Morton et al., 2005):
  - Frequência respiratória menor que 25 a 35 respirações por minuto.
  - Concentração de O_2 de 40% ou menos em respirador.
  - Pressão inspiratória negativa inferior a – 29 a – 30 cmH_2O.
  - Pressão expiratória positiva superior a + 20 a + 30 cmH_2O.
  - Volume corrente espontâneo de 2 a 6 mL/kg.
  - Capacidade vital superior de 10 a 15 mL/kg.
  - Gasometria arterial adequada ao indivíduo.
  - Desconforto controlado, tranquilo.
- Embora o desmame tão precoce quanto possível seja importante para evitar o descondicionamento muscular e as complicações relacionadas à entubação endotraqueal prolongada e à traqueostomia, as tentativas prematuras podem ser contraproducentes devido aos efeitos fisiológicos e psicológicos adversos.
- Como o desmame é um processo colaborativo, a capacidade do enfermeiro para obter a confiança e a disposição do indivíduo para a tarefa é um determinante importante para os resultados, sobretudo com indivíduos em longa permanência. Essa confiança é estimulada pelo conhecimento e pela autoconfiança que os enfermeiros demonstram e por sua capacidade para lidar com as preocupações específicas dos indivíduos (Jenny & Logan, 1991).
- A colaboração no desmame envolve papéis específicos, tanto para o enfermeiro quanto para o indivíduo. O enfermeiro deverá conhecer o indivíduo, controlar sua energia e auxiliá-lo no trabalho de desmame. A colaboração do indivíduo requer uma relação de confiança e a crença de que estará protegido durante o processo.
- Os músculos respiratórios deverão ser distendidos até um certo ponto de fadiga e, em seguida, permitido o repouso. O ponto crítico de fadiga e a duração do repouso não foram documentados na literatura, e esse julgamento dependerá da experiência clínica (Slutsky, 1993).
- O desmame ventilatório disfuncional é geralmente multifatorial. Marini (1991) observa que, à beira do leito, a avaliação subjetiva da tentativa de desmame feita por um clínico experiente continua sendo a previsão mais confiável do sucesso ou fracasso do procedimento. A monitoração estrita do esforço de desmame do indivíduo é necessária para prevenir fadiga respiratória grave, que pode exigir de 24 a 48 horas para recuperação antes que o indivíduo possa prosseguir (Rose et al., 2007).
- A resposta disfuncional a uma tentativa de desmame pode também influenciar a motivação do indivíduo e sua autoeficácia, criando dúvidas sobre sua capacidade de realizá-lo e enfraquecendo a resolução de esforçar-se (Jenny & Logan, 1991).

Critérios para a investigação focalizada

Ver *Resposta disfuncional ao desmame ventilatório*.

Metas

O indivíduo deverá:

- Demonstrar vontade de iniciar o desmame.
- Demonstrar atitude positiva em relação à capacidade de ter sucesso.
  - Manter o controle emocional.
  - Colaborar com o planejamento do desmame.

NOC Redução da ansiedade, Informações sensoriais preparatórias, Monitoramento respiratório, Assistência ventilatória, Presença, Resistência

Intervenções

Ver *Resposta disfuncional ao desmame ventilatório*.

NIC Ver *Resposta disfuncional ao desmame ventilatório*.

Troca de gases prejudicada

Ver também *Risco de Complicações de Hipoxemia*.

Definição da NANDA-I

Excesso ou déficit na oxigenação e/ou na eliminação de dióxido de carbono na membrana alveolocapilar.

Características definidoras

Principais (devem estar presentes)

Dispneia aos esforços

Secundárias (podem estar presentes)

Tendência a assumir a posição de três pontos (sentado com uma mão em cada joelho, inclinado para a frente)
Respiração com os lábios semicerrados
Letargia e fadiga
Redução do conteúdo de oxigênio, saturação diminuída de oxigênio
Cianose

Fatores relacionados

Ver Fatores relacionados em *Padrão respiratório ineficaz*.

Nota da autora

Os problemas respiratórios que os enfermeiros podem tratar como diagnósticos de enfermagem são *Desobstrução ineficaz de vias aéreas*, *Padrão respiratório ineficaz* e *Risco de padrão respiratório ineficaz*. Se a troca gasosa não apresentar melhora quando estes diagnósticos de enfermagem forem tratados, então o problema será colaborativo. Este deverá ser enunciado como *Risco de Complicações de Hipóxia*. Além disso, o enfermeiro deverá avaliar o padrão de saúde funcional do indivíduo para determinar os efeitos da oxigenação reduzida sobre o sono, o estado emocional, a fadiga e a nutrição e formular os diagnósticos de enfermagem adequados.

Ventilação espontânea prejudicada

Definição da NANDA-I

Incapacidade de iniciar e/ou manter respiração independente que seja adequada para sustentação da vida.

Características definidoras*

Principais (devem estar presentes)

Dispneia
Aumento da taxa metabólica

Secundárias (podem estar presentes)

Aumento da inquietação
Frequência cardíaca aumentada
Relato de apreensão
PO_2 diminuída
Uso aumentado da musculatura acessória
PCO_2 aumentada
Diminuição do volume corrente
Cooperação reduzida
SaO_2 diminuída

Nota da autora

Este diagnóstico representa a insuficiência respiratória, com as correspondentes mudanças metabólicas que são incompatíveis com a vida. Tal situação exige uma rápida intervenção médica e de enfermagem, especificamente a reanimação e a ventilação mecânica. O diagnóstico de enfermagem *Incapacidade de manter a ventilação espontânea* não é apropriado; seria hipoxemia, um problema colaborativo. A hipoxemia é a saturação insuficiente de oxigênio no plasma devida à hipoventilação alveolar, ao *shunt* pulmonar ou ao desequilíbrio da ventilação-perfusão. Como um problema colaborativo, os médicos prescrevem os tratamentos definitivos; contudo, tanto as intervenções prescritas pelo médico quanto as prescritas pela enfermagem são exigidas para o manejo. A responsabilidade da enfermagem é monitorar continuamente a situação e controlar as mudanças do estado, com intervenções apropriadas, conforme os protocolos.

RISCO DE GLICEMIA INSTÁVEL

Ver também *Risco de Complicações de Hipo/Hiperglicemia*, na Parte 3.

Definição da NANDA-I

Suscetibilidade à variação dos níveis séricos de glicose em relação à faixa normal que pode comprometer a saúde.

Fatores de risco*

Conhecimento deficiente do controle do diabete (p. ex., plano de ação)
Nível de desenvolvimento
Ingestão alimentar
Monitoramento inadequado da glicemia
Falta de aceitação do diagnóstico
Falta de adesão ao controle do diabete (p. ex., adesão ao plano de ação)
Falta de controle do diabete (p. ex., plano de ação)
Controle de medicamentos
Nível de atividade física
Condição da saúde física
Gravidez
Períodos de crescimento rápido
Estresse
Aumento de peso
Perda de peso

Nota da autora

Este novo diagnóstico de enfermagem representa uma situação que requer intervenção colaborativa com a medicina. Esta autora recomenda o uso do problema colaborativo *Risco de Complicações de Hipo/hiperglicemia*. Os estudantes devem consultar seus professores em busca de aconselhamento acerca do uso ou não de *Risco de nível de glicemia instável* ou *Risco de Complicações de Hipo/hiperglicemia*. Ver a Parte 3 quanto a intervenções para esses diagnósticos. Além disso, o diagnóstico de enfermagem *Controle ineficaz da saúde* tem relação com conhecimento insuficiente de monitoramento da glicemia, exigências alimentares no diabete melito, necessidade de exercícios e prevenção de complicações, bem como risco de infecção. Ver a Seção 2, Parte 1, em *Controle ineficaz da saúde*, para mais informações.

RISCO DE INFECÇÃO

Definição da NANDA-I
Suscetibilidade a invasão e multiplicação de organismos patogênicos, que podem comprometer a saúde.

Fatores de risco
Ver Fatores relacionados.

Fatores relacionados
Diversos problemas de saúde e situacionais podem criar condições que favoreçam o desenvolvimento de infecções (ver Conceitos-chave). Alguns dos mais comuns são listados a seguir.

Fisiopatológicos

Relacionados a comprometimento das defesas do hospedeiro:

- Câncer
- Leucócitos insuficientes ou alterados
- Artrite
- Distúrbios respiratórios
- Doença periodontal
- Insuficiência renal
- Distúrbios hematológicos
- Distúrbios hepáticos
- Diabete melito*
- Aids
- Alcoolismo
- Imunossupressão*
- Imunodeficiência secundária a (especificar)

Relacionados a comprometimento da circulação secundário a:

- Linfedema
- Obesidade*
- Doença vascular periférica

Relacionados ao tratamento

Relacionados a local de invasão do organismo secundário a:

- Cirurgia
- Acessos invasivos
- Diálise
- Intubação
- Nutrição parenteral total
- Dieta enteral

Relacionados a comprometimento das defesas do hospedeiro secundário a:

- Radioterapia
- Transplante de órgãos
- Terapia medicamentosa (especificar; p. ex., quimioterapia, imunossupressores)

Situacionais (pessoais, ambientais)

Relacionados a surto disseminado de doença

Relacionados a informações insuficientes sobre medidas preventivas

Relacionados a comprometimento das defesas do hospedeiro secundário a:

- História de infecções
- Desnutrição*
- Imobilidade prolongada
- Estresse
- Permanência prolongada no hospital
- Tabagismo

Relacionados a local de invasão do organismo secundário a:

- Trauma (acidental, intencional)
- Lesões térmicas
- Período pós-parto
- Ambiente quente, úmido e escuro (dobras de pele, gesso)
- Mordidas (animais, insetos, humanos)

Relacionados a contato com agentes contagiosos (adquiridos no hospital ou na comunidade)

Maturacionais

Recém-nascidos
Relacionados a maior vulnerabilidade do bebê secundária a:

Mãe HIV-positivo
Falta de anticorpos maternos (dependendo das exposições maternas)
Falta da flora normal
Adicção da mãe a substâncias
Feridas abertas (umbigo, circuncisão)
Sistema imune imaturo

Bebês/crianças/adolescentes
Relacionados a maior vulnerabilidade secundária a:

Falta de imunização
Múltiplos parceiros sexuais

Idosos
Relacionados a maior vulnerabilidade secundária a:

Resposta imune diminuída
Condição debilitada
Doenças crônicas

Nota da autora

Todas as pessoas têm risco de infecção, e o risco aumenta em uma instituição de saúde. Assim, *Risco de infecção* representa a ativação de um padrão de cuidados para prevenir infecção (p. ex., lavagem das mãos, protocolos de cuidados com cateter).

O controle de secreções, o controle ambiental e a lavagem das mãos, antes e depois do cuidado ao paciente, reduzem o risco de transmissão de organismos. Incluído na população de risco de infecção está um grupo menor com alto risco de infecção. *Alto risco de infecção* descreve um indivíduo cujas defesas hospedeiras estão comprometidas, aumentando, assim, a suscetibilidade aos patógenos ambientais ou à própria flora endógena (p. ex., uma pessoa com disfunção hepática crônica ou um acesso invasivo). As intervenções de enfermagem para essa pessoa concentram-se em minimizar a introdução de organismos e aumentar a resistência à infecção (p. ex., melhorando o estado nutricional). Para um indivíduo com infecção, a situação é mais bem descrita pelo problema colaborativo *RC de Septicemia*.

Risco de transmissão de infecção descreve o indivíduo com alto risco de transmitir um agente infeccioso para outros. Algumas pessoas apresentam alto risco tanto para adquirir agentes oportunistas quanto para transmitir organismos infecciosos, permitindo o uso de *Risco de infecção* e *Risco de transmissão de infecção*.

Erros nos enunciados diagnósticos

Risco de infecção relacionado à evolução da septicemia secundária a falha em tratar a infecção

A septicemia é um problema colaborativo, não um diagnóstico de enfermagem. Essa pessoa não está em risco de infecção, mas exige intervenções médicas e de enfermagem para tratar a septicemia e evitar o choque séptico.

Risco de infecção relacionado a acesso direto à mucosa da bexiga secundário a sonda de Foley e falta de conhecimento da equipe sobre a técnica asséptica

Se comprovada a falta de conhecimento da equipe sobre a técnica asséptica, o enfermeiro deve comunicar a situação em um relatório de incidentes. Acrescentar isso ao enunciado diagnóstico de enfermagem seria legal e profissionalmente desaconselhável. Os enunciados diagnósticos de enfermagem não devem jamais ser usados para criticar uma pessoa, um grupo ou um membro da equipe de saúde, ou para expor práticas ou comportamento inseguro e não profissional. Outros canais de comunicação organizacional devem ser empregados pelos enfermeiros para esse propósito.

Conceitos-chave

Considerações gerais

- O relatório atual baseia-se em dados de 2014. Em nível nacional, o relatório encontrou aumentos e reduções, a saber (Centers for Disease Control and Prevention [CDC], 2016; Magill et al., 2014):
  - Uma redução de 46% (Nova Jersey, NJ < 39%, Pensilvânia, PA < 51%) em infecções na corrente sanguínea associadas a linha central entre 2008 e 2014.
  - Uma redução de 19% (NJ < 17%, PA < 7%) em infecções de sítio cirúrgico (histerectomia) relacionadas aos 10 procedimentos selecionados rastreados no relatório entre 2008 e 2014.

- Um aumento de 6% (NJ > 2%, PA > 2%) em infecções do trato urinário associadas a cateteres, entre 2009 e 2013, embora os dados iniciais de 2014 pareçam indicar que essas infecções começaram a decrescer.
- Uma redução de 8% (NJ > 14%, PA > 8%) na bacteremia por *Staphylococcus aureus* resistente à meticilina (MRSA) com início nosocomial entre 2011 e 2014.
- Um aumento de 10% (NJ > 2%, PA > 8%) em infecções por *Clostridium difficile* iniciadas em hospital entre 2011 e 2014.

Dicas da Carpenito

Há uma variação importante de estado para estado na incidência de infecções, conforme antes listado. (Esta autora inseriu o achado anterior de Nova Jersey, onde mora, e da Pensilvânia, onde atua profissionalmente.) O leitor é encorajado a consultar esta página na internet para ter acesso a dados de seu estado.❖

Os patógenos comuns, que são os agentes específicos causadores de doenças, são (Grossman & Porth, 2014):

- Vírus
- Bactérias
- Fungos
- Protozoários
- Vermes

Os patógenos entram no organismo (Grossman & Porth, 2014):

- Por penetração na pele/mucosas (p. ex., abrasão, queimadura, cirurgia).
- Por contato direto com mucosas/tecido – infecções sexualmente transmissíveis, exposição de recém-nascido durante o nascimento através da placenta (p. ex., herpes [HSV]).
- Ingestão – parasitas, intoxicação alimentar (p. ex., hepatite A).
- Inalação – sarampo, meningite, tuberculose, pneumonia.

Ferimentos/feridas cirúrgicas (2015d)

- A pele proporciona uma primeira linha de defesa; a abertura da pele, de forma cirúrgica ou traumática, potencializa a infecção.
- O tipo de procedimento também está associado a taxas diferentes de infecções de sítios cirúrgicos (Owens et al., 2014, citado em Anderson & Sexton, 2015).
- As taxas mais elevadas ocorrem após cirurgia abdominal: cirurgia do intestino delgado (5,3-10,6%), cirurgia de cólon (4,3-10,5%), cirurgia gástrica (2,8-12,3%), cirurgia de fígado/pâncreas (2,8-10,2%), laparotomia exploratória (1,9-6,9%) e apendicectomia (1,3-3,1%).
- Cirurgias de grande porte estão associadas a taxas mais altas de infecção do sítio cirúrgico; assim, as infecções mais comuns incluem cirurgia de revascularização miocárdica (3,3-3,7%), cesariana (3,4-4,4%), cirurgia vascular (1,3-5,2%), prótese articular (0,7-1,7%) e fusão da coluna (1,3-3,1%).
- Cirurgias oftalmológicas estão associadas a uma taxa muito baixa de infecção do sítio cirúrgico (0,14%).
- A taxa de infecção do sítio cirúrgico após cirurgias ambulatoriais é relativamente baixa (3 a cada 1.000 procedimentos em 14 dias, e 4,8 a cada 1.000 procedimentos em 30 dias).
- O processo de cicatrização de uma ferida começa com um coágulo formado entre 1 e 6 horas após uma cirurgia ou lesão. A epitelização é a proliferação de células basais e a migração epitelial que ocorre dentro de um coágulo, começando a formar uma crosta em 48 horas, completando-se em 3 a 5 dias. A camada superficial do epitélio cria uma barreira contra bactérias e outros corpos estranhos. Trata-se de uma barreira muito fina, facilmente lesionada, com pouca força (Armstrong & Mayr, 2014).
- Uma ferida fecha-se em geral em 24 horas, eliminando o risco de inoculação direta de organismos.
- As infecções nas feridas dependem da capacidade de outras defesas do hospedeiro para o auxílio na cura.
- Os fatores de risco associados às infecções de feridas dependem de (1) fatores endógenos, como a presença de fatores que confundem, a preparação da pele e o uso de antibióticos profiláticos, e (2) fatores exógenos, como a escovação pré-operatória, as técnicas de barreira, a contaminação transmissível pelo ar, a desinfecção ambiental, o cuidado com a ferida e as suas condições no momento do fechamento.
- As feridas estão em risco de infecção devido aos seguintes fatores:
    - As suturas e grampos, diferentemente dos adesivos, criam seus próprios ferimentos, agem como drenos e provocam sua própria resposta inflamatória.
    - Os drenos proporcionam um local para a entrada de microrganismos.
    - A incidência de infecção em pacientes não depilados ou que não têm os pelos aparados é de 0,9%. Aumenta para 1,4% com a depilação elétrica, 1,7% se os pelos forem aparados e 2,5% se depilados com lâminas (*Kovach, 1990).

❖N. de R.T. Sugere-se que o leitor busque dados brasileiros sobre infecções hospitalares no site da Anvisa ou nos sites dos seus respectivos estados.

- Havendo necessidade de remoção dos pelos antes de uma cirurgia, pesquisas informam que cortar e usar creme depilatório resulta em menos infecção do que barbear com lâmina (Grade A).
- Se os pelos forem removidos com cortador, sugere-se que isso seja feito no dia da cirurgia (The Joanna Briggs Institute, 2007; Tanner, Norrie & Melen, 2011).

Doenças/infecções sexualmente transmissíveis

- Desde 2012, as taxas de infecção por gonorreia diminuíram 0,6%, as de clamídia diminuíram 1,5%, as de sífilis congênita aumentaram em torno de 4%, e as de sífilis aumentaram em torno de 10%. "Esse aumento da taxa nacional ocorreu apenas entre homens, principalmente gays e bissexuais" (CDC, 2015b).
- "Ao mesmo tempo que dados de vigilância mostram sinais de progresso potencial na redução de clamídia e gonorreia entre jovens de 15 a 24 anos, os números e as taxas dos casos relatados dessas duas doenças continuam os mais elevados nesse grupo, na comparação com outras faixas etárias" (CDC, 2015a, 2015e).
- Homens e mulheres jovens são bastante afetados por doenças sexualmente transmissíveis (DSTs) – no entanto, em mulheres jovens, essas infecções podem causar graves infecções uterinas (doença pélvica inflamatória) e infertilidade (CDC, 2015e).
- O Sistema de Vigilância de Comportamento de Risco de Jovens (Youth Risk Behavior Surveillance System) relatou comportamento sexual de risco entre adolescentes, contribuindo para as taxas elevadas de infecções sexualmente transmissíveis e gravidez (CDC, 2015e).
  - 46,8% dos estudantes já tiveram relação sexual.
  - 5,6% dos alunos tiveram sua primeira relação sexual antes dos 13 anos de idade.
  - Dos 34% de alunos sexualmente ativos atualmente em todo o país, 59,1% informaram que eles, ou o parceiro, usaram preservativo durante a relação sexual.
  - Dos 34% de alunos sexualmente ativos atualmente em todo o país, 19% informaram que eles, ou os parceiros, usaram anticoncepcionais em comprimido para prevenção da gravidez, antes da última relação sexual.
  - Dos 34% de alunos sexualmente ativos atualmente em todo o país, 25,3% relataram que eles, ou os parceiros, usaram comprimidos anticoncepcionais; um dispositivo intrauterino (DIU) (como Mirena ou Paragard), ou implante (como Implanon ou Nexplanon); ou injeção (como Depoprovera), adesivo (como Ortho evra), ou anel de controle de natalidade (como Nuvaring) para evitar gravidez, antes da última relação sexual.
  - Dos 34% de alunos sexualmente ativos atualmente em todo o país, 13,7% informaram que nem eles, nem os parceiros, usaram qualquer método de prevenção da gravidez, durante a última relação sexual.
  - Dos 34% de alunos sexualmente ativos atualmente em todo o país, 22,4% ingeriram álcool ou usaram drogas antes da última relação sexual.
- A taxa de DSTs mais que dobrou entre adultos de meia idade e entre os idosos, na última década (CDC, 2013b), provavelmente devido a:
  - Tratamentos medicamentosos para disfunção erétil.
  - A cultura dos "*baby boomers*" de permanecerem sexualmente ativos à medida que envelhecem.
  - A baixa taxa de uso de preservativos devido à crença de não haver risco de DSTs ou de gravidez.

Considerações pediátricas

- As doenças infecciosas são a principal causa de morte nas crianças (Pillitteri, 2014).
- As infecções congênitas, aquelas adquiridas no útero, geralmente resultam da exposição a vírus, como o citomegalovírus, a rubéola, a hepatite B, o herpes simples, o herpes-zóster, a varicela e o Epstein-Barr. Agentes não virais também podem causar infecções, como a toxoplasmose, a sífilis, a tuberculose, a tripanossomíase, o HIV e a malária (Grossman & Porth, 2014).
- "Cerca de 62% das crianças em países desenvolvidos têm o primeiro episódio de otite média (OM) por volta de um ano de idade, mais de 80% no terceiro aniversário e quase 100% terá, no mínimo, um episódio aos 5 anos de idade. Somente nos Estados Unidos, essa doença responde por 25 milhões de consultas médicas todos os anos, com custos diretos de tratamento calculados em $3 bilhões" (American Academy of Otolaryngology, 2014).
- Os recém-nascidos têm risco aumentado de infecções devido à sua incapacidade de produzir anticorpos antes dos 2 anos de idade. Ao atingir aproximadamente 3 anos, a criança tem a produção de anticorpos bem estabelecida. A fagocitose é bem mais eficiente nas crianças que começam a caminhar na comparação com os bebês (Hockenberry & Wilson, 2015).

Considerações geriátricas

- O trato urinário é um dos locais mais comuns de infecções associadas aos cuidados de saúde, respondendo por 20 a 30% das infecções informadas por instituições de atendimento prolongado (Centers for Disease Control and Prevention, 2016).

- As infecções são a principal causa de morte em um terço das pessoas com 65 anos ou mais, contribuindo para a morte de muitas outras.
- As infecções têm ainda impacto marcante na morbidade dos idosos, exacerbando doenças subjacentes e iniciando o declínio funcional (High, 2015), aumentando, então, o risco de infecção.
- Fatores que contribuem para o aumento do risco de infecção nos idosos:
  - O suprimento de nervos cutâneos e vasos sanguíneos diminui com a idade. Ocorre uma redução de 20% do espessamento da derme. Há perda de colágeno e redução da capacidade de produzir mais colágeno, o que reduz a força e a elasticidade. Essas alterações fisiológicas, associadas ao envelhecimento, contribuem para uma cicatrização desacelerada ou prejudicada nos idosos (Grossman & Porth, 2014).
  - A diminuição da reação dos anticorpos a vacinas é causada por reduções nos receptores tipo Toll, senescência de células T CD8+, reduções nas células T CD4+ ingênuas (*naive*) e alterações na biologia das células B.
  - A função imune fica também comprometida pelo aumento no número de problemas médicos concomitantes que ocorrem com o envelhecimento. Uma imunidade prejudicada tem mais correlação com a carga de doenças de uma pessoa do que com a idade cronológica. Idosos com doença crônica (p. ex., diabete, doença pulmonar obstrutiva crônica ou insuficiência cardíaca) são mais suscetíveis a infecções comuns e mostram reações mais insatisfatórias às vacinas que as pessoas sem problemas de saúde subjacentes (High, 2015).
  - As modificações na função respiratória relacionadas à idade não aumentam de forma significativa o risco de infecção. Em vez disso, a presença de fatores de risco não relacionados à idade, como o fumo e a exposição a toxinas ocupacionais, amplia o risco.
  - Estudos demonstram que 5 a 20% dos moradores de instituições de cuidados de longa permanência têm infecções. As mais frequentes são as do trato urinário, do sistema respiratório, da pele e dos tecidos moles (em geral, úlceras por pressão) (Miller, 2015).
- A suscetibilidade aumentada dos idosos a infecções é multifatorial (tanto fatores do hospedeiro quanto ambientais). Os fatores do hospedeiro incluem alterações associadas ao envelhecimento, doenças subjacentes, modalidades invasivas de tratamento, uso indiscriminado de antibióticos, desnutrição, desidratação, mobilidade prejudicada e incontinência. Os fatores ambientais presentes na instituição incluem supervisão limitada de infecções, superlotação, contaminação cruzada e demora na detecção.
- A colonização da pele e do trato urinário é um problema maior nos idosos do que nas pessoas mais jovens. Mudanças na competência imunológica, como função reduzida das células T auxiliares, com o envelhecimento, aumentam a suscetibilidade a patógenos fúngicos, virais e micobacterianos (Miller, 2015).
- A prevalência usual de bacteriúria assintomática em moradores de instituições de atendimento prolongado varia de 25 a 50% (CDC, 2013b). Os idosos não apresentam os sinais habituais de infecção (febre, calafrios, taquipneia, taquicardia, leucocitose), mas, sim, anorexia, fraqueza, mudança no estado mental, normotermia ou hipotermia (Miller, 2015).
- "Febres > 38°C indicam um potencial de infecção grave, ao passo que uma hipotermia relativa a temperaturas basais do corpo pode significar infecção grave e mesmo septicemia" (High, 2015).

Considerações transculturais

- A incidência de tuberculose entre indígenas norte-americanos é 7 a 15 vezes mais elevada do que entre não indígenas. Afro-americanos apresentam uma incidência três vezes mais alta que a dos norte-americanos brancos. Judeus norte-americanos moradores de centros urbanos são os mais resistentes à tuberculose.
- A suscetibilidade a doenças pode ser também ambiental, ou uma combinação de fatores genéticos, psicossociais e ambientais (Giger, 2013).
- Indígenas norte-americanos e nativos do Alasca apresentam duas vezes a taxa de incidência comunicada de gonorreia e sífilis, quando comparados a outros norte-americanos (Giger, 2013).

Critérios para a investigação focalizada

Dados subjetivos

Investigar sinais/sintomas de infecção

A pessoa apresenta alguma destas queixas?

Dor ou edema (generalizado, localizado)	Calafrios
Hemoptise	Perda de apetite
Tosse prolongada, produtiva	Suores noturnos
Dor no peito associada a outros critérios	Perda de peso
Sintomas sistêmicos	Idade avançada
Febre, contínua ou intermitente	Anorexia, alteração no estado mental
Fadiga fácil	Normotermia, ou fraqueza por hipotermia

História de viagem recente
- Dentro do país
- Fora do país

História de exposição a doenças infecciosas

Transmissíveis pelo ar (a maior parte das infecções da infância resulta de doenças contagiosas, como varicela, tuberculose)
Transmissíveis por vetores e outras infecções associadas a vetores (malária, peste)
Transmissíveis por veículos e outras infecções transmissíveis por alimentos e pela água (hepatite A, salmonelose)
Transmissíveis por contato (tipo mais comum de exposição)
Direto (pessoa a pessoa)
Indireto (por instrumentos, roupas, etc.)
Contato de partículas de saliva (p. ex., pneumonias, resfriados)

Dados objetivos

Investigar se há os seguintes fatores de risco para infecção de sítio cirúrgico

Registrar a quantidade de fatores de risco no ( ) como alto risco de infecção de sítio cirúrgico (1 a 10), ou acrescentar os fatores de risco, por exemplo, como alto risco de infecção de sítio cirúrgico associado a obesidade, diabete melito e uso de tabaco

Justificativa: *O risco de infecção de sítio cirúrgico é influenciado pela quantidade e virulência do microrganismo, bem como pela capacidade do indivíduo de resistir a ele (Pear, 2007)*

Infecção por colonização de microrganismos (1)
Infecção remota e preexistente no local da cirurgia (1)
Pré-operatório com ferida suja ou contaminada (p. ex., pós-trauma) (1)
Esteroides glicocorticoides (2)
Uso de tabaco (3)
Desnutrição (4)
Obesidade (5)
Hiperglicemia perioperatória (6)
Diabete melito (7)
Resposta imune alterada (8)
Uso crônico de álcool/intoxicação alcoólica aguda (9)

1. A colonização pré-operatória das narinas com o *Staphylococcus aureus*, observada em 30% das populações majoritariamente saudáveis, e particularmente o *S. aureus* resistente à meticilina (MRSA), predispõe as pessoas a alto risco de infecção de sítio cirúrgico (Price et al., 2008). A presença de dispositivos invasivos (cateteres de demora, traqueostomia, endovenosos [EV], drenos) pode ser fonte de colonização de microrganismos.
2. Os glicocorticoides sistêmicos, bastante usados como agentes anti-inflamatórios, reconhecidamente inibem o reparo de feridas *via* efeitos globais anti-inflamatórios e supressão das respostas celulares da lesão, inclusive proliferação de fibroblastos e síntese do colágeno. Os esteroides sistêmicos levam as feridas a cicatrizarem com tecido granular incompleto e contração reduzida da ferida (Franz et al., 2008).
3. "Fumar tem um efeito transitório no microambiente tissular e um efeito prolongado na função inflamatória e reparadora das células, causando demora na cicatrização e complicações." Parar de fumar quatro semanas antes de uma cirurgia restaura rapidamente a oxigenação tissular e o metabolismo (Sørensen, 2012).
4. Pessoas desnutridas parecem ter uma reação imune menos competente a infecções e menor reserva nutricional, o que prejudicará a cicatrização (Speaar, 2008).
5. Uma pessoa obesa pode ter comprometimento na cicatrização de lesões em razão de suprimento insatisfatório de sangue ao tecido adiposo. Além disso, os antibióticos não são bem absorvidos pelo tecido adiposo. Apesar de ingesta alimentar excessiva, muitas pessoas obesas têm desnutrição proteica, o que impede ainda mais a cicatrização (Guo & DiPietro, 2010).
6. Há dois mecanismos primários que colocam as pessoas com hiperglicemia perioperatória aguda em risco aumentado de infecção de sítio cirúrgico. O primeiro é a circulação vascular reduzida, que diminui a perfusão tissular e prejudica funções no nível das células. Um estudo clínico feito por Akbari, Fazle e Onji (*1998) observou que, quando sujeitos saudáveis não diabéticos ingeriram uma carga de glicose, a vasodilatação dependente do endotélio, na circulação micro e macro, ficou prejudicada da mesma forma que nos pacientes diabéticos. O segundo mecanismo afetado é a atividade diminuída das funções da imunidade celular de quimiotaxia, fagocitose e morte de células polimorfonucleares, bem como monócitos/macrófagos que parecem ocorrer no estado hiperglicêmico agudo.

7. Desfechos adversos pós-cirúrgicos relacionados ao diabete melito parecem estar associados a complicações preexistentes de hiperglicemia crônica, que incluem doença aterosclerótica vascular e periférica, bem como neuropatias autonômicas (Geerlings et al., 1999).
8. A supressão do sistema imune por doença, medicamento ou idade pode atrasar a cicatrização de lesões (Guo & DiPietro, 2010).
9. A exposição crônica ao álcool causa prejuízo na cicatrização de lesões e aumento da suscetibilidade do hospedeiro a infecções. Feridas por trauma, na presença de exposição aguda ao álcool, têm uma taxa maior de infecção pós-lesão devido ao recrutamento diminuído de neutrófilos e da função fagocítica (Guo & DiPietro, 2010).

Metas

O indivíduo relatará os fatores de risco associados a infecções e as precauções necessárias, conforme evidenciado por estes indicadores:

- Demonstra técnica meticulosa de lavagem das mãos na ocasião da alta.
- Descreve os métodos de transmissão de infecção.
- Descreve a influência da nutrição na prevenção da infecção.

NOC Gravidade da infecção, Cicatrização de feridas: Intenção primária, Estado imunológico, Conhecimento: Controle de infecção

> **ALERTA CLÍNICO** Administre o antibiótico pré-operatório no momento certo, conforme prescrito. A investigação de antibióticos na reação inflamatória à incisão cirúrgica acarretou as atuais recomendações de administrar profilaxia antibiótica uma hora antes da incisão (Diaz & Newman, 2015).

Intervenções

Identificar os indivíduos com alto risco de infecções hospitalares

- Ver Conceitos-chave.

Identificar os indivíduos com alto risco de infecções adquiridas no atendimento de saúde

- Ver Conceitos-chave.

   J: *Uma pesquisa recente de prevalência relatou que as infecções de sítio cirúrgico respondem por 31% de todas as internações hospitalares, sendo a infecção mais comum associada a cuidados de saúde (Magill et al., 2014).*

NIC Controle de infecção, Cuidados com lesões, Cuidados com o local de incisão, Educação em saúde

Usar precauções universais adequadas para todos os indivíduos

   J: *Pressupor que todos estão potencialmente infectados ou colonizados por organismo que pode ser transmitido no local do atendimento de saúde (Grossman & Porth, 2014).*

Higiene e antissepsia das mãos (citado de Diaz & Newman, 2015; CDC, 2015c)

- Lavar as mãos com sabão antisséptico e água durante, pelo menos, 15 segundos, seguido por aplicação de álcool esfregado nas mãos.
- Se as mãos não tiveram contato com ninguém nem nada no ambiente, esfregá-las com álcool até secarem (CDC, 2015c).
- Os sabão comum é bom para reduzir as contagens bacterianas, mas o sabão antimicrobiano é melhor, sendo que melhor ainda é esfregar as mãos com álcool (CDC, 2015c).

Antes de calçar as luvas e depois de removê-las

- Antes e depois de tocar em um paciente, antes de manusear dispositivo invasivo (cateter Foley, cateter vascular periférico), independentemente de usar luvas ou não.
- Após contato com líquidos e excreções corporais, mucosas, pele não intacta ou curativos de feridas.
- Ao tocar em um local contaminado do corpo e mudar para outro local durante o cuidado do mesmo paciente.
- Após contato com superfícies e objetos inanimados (inclusive equipamento médico) na área imediata do paciente.
- Após a remoção de luvas esterilizadas ou não.
- Antes de manusear medicamentos ou preparar alimentos.

   J: *Várias pesquisas comprovam que as mãos dos profissionais de saúde transmitem microrganismos aos pacientes (CDC, 2015). Evidências comprovam que a lavagem eficiente das mãos é o elemento central da prevenção de infecções* associadas ao atendimento de saúde. É também importante na prevenção de infecções em locais específicos, como aquelas na corrente sanguínea relacionadas a cateter, do trato urinário relacionadas a cateter, pneumonia associada a ventilador e infecções cirúrgicas. Pesquisas continuam a demonstrar que as práticas de higiene das mãos entre os profissionais de saúde têm uma taxa de implementação surpreendentemente baixa (Diaz & Newman, 2015).

Equipamento de proteção padrão (EPP) (2013a)

- Usar EPP quando a interação individual indicar possibilidade de contato com sangue/fluidos corporais.

  J: *Isso prevenirá a contaminação das roupas e da pele durante o processo de atendimento.*

- Antes de sair da sala, retirar e descartar o EPP na sala ou em cesto especial.

Luvas

- Usar luvas ao fornecer cuidados diretos ao paciente.

  J: *As luvas oferecem uma barreira contra o contato com secreções e excreções infectadas.*

- Usar luvas quando houver potencial contato com pele não intacta, mucosas, sangue e fluidos corporais. Manusear o sangue de todos os indivíduos como potencialmente infeccioso.
- Retirar as luvas da maneira correta para evitar a contaminação das mãos. Depositar as luvas no recipiente correto na sala.
- Depois de retirar as luvas, lavar as mãos com sabão e água.
- Não substituir por esfregação com álcool a ação física de lavar e enxaguar as mãos com sabão antimicrobiano e água após qualquer contato com pessoas ou objetos na sala. Álcool, clorexidina e outros agentes antissépticos por si só têm atividade insatisfatória contra certos organismos (p. ex., esporos de *C. difficile*) (*Siegel, Rhinehart, Jackson, Chiarello & The Healthcare Infection Control Practices Advisory Committee, 2007, p. 78).

Máscaras

- Usar EPP (máscaras, óculos, protetores faciais) para proteger a mucosa dos olhos, da boca e do nariz durante procedimentos e atividades de atendimento da pessoa que possam gerar respingos ou borrifos de sangue, fluidos corporais, secreções e excreções.

Aventais

- Usar avental para contato direto com secreções ou excreções não contidas.

  J: *Há necessidade de aventais para evitar sujeira ou contaminação das roupas durante procedimentos e atividades de atendimento de pessoas.*

- Tirar o avental e fazer a higiene das mãos antes de sair do quarto do paciente.
- Não reutilizar aventais, ainda que com a mesma pessoa.
- Ao fazer aspiração de secreção oral, usar luvas e máscara/óculos, ou protetor da face – avental, algumas vezes (CDC, 2013a).

  J: *Essas precauções previnem a transmissão de patógenos ao cuidador e, em seguida, a outras pessoas (p. ex., outros indivíduos, visitantes, demais funcionários).*

Orientar todos os funcionários, visitantes e pessoas sobre a importância de prevenir a transmissão de perdigotos de si para os outros

- Oferecer máscara cirúrgica a pessoas com tosse.

  J: *As máscaras cirúrgicas reduzem a contaminação do ambiente no entorno.*

Orientar para

- Cobrir a boca e o nariz ao tossir e espirrar.
- Usar lenços de papel para conter secreções respiratórias, com descarte imediato, em recipiente que dispensa contato para abrir, lavando as mãos com sabão e água.
- Virar a cabeça para longe dos outros e manter distância idealmente imediato, de > 1,00 m ao tossir.

  J: *Essas medidas visam a todas as pessoas com sintomas de infecção respiratória e aos familiares acompanhantes ou amigos, iniciando no ponto do primeiro encontro, em local de atendimento de saúde (p. ex., recepção/triagem em departamentos de emergência, clínicas ambulatoriais, consultórios médicos) (www.cdc.gov).*

> **ALERTA CLÍNICO** Quando a pessoa doente ou as visitas se recusarem a atender às exigências de prevenção de infecções, relate a situação à chefia ou ao serviço de controle de infecções.

Determinar a localização do quarto da pessoa doente com base em (*Siegel et al., 2007, p. 81)
- Via de transmissão de agente infeccioso conhecido ou suspeito.
- Fatores de risco de transmissão na pessoa infectada.
- Fatores de risco de desfechos adversos resultantes de uma internação hospitalar para outras pessoas na área ou no quarto.
- Disponibilidade de quartos individuais.
- Opções individuais de partilhamento de quarto (p. ex., colocar pessoas com a mesma infecção em um mesmo quarto).
- Informar, imediatamente, qualquer situação que aumente o risco de transmissão de infecção a pessoas, visitas ou equipe profissional.

Investigar o equipamento de cuidados individuais, os instrumentos, os dispositivos e o ambiente em relação à contaminação por sangue ou fluidos corporais
- Atender às políticas e procedimentos quanto a recipientes, transporte, manuseio, limpeza, antes da confirmação de um agente infeccioso.

Iniciar precauções específicas para o agente suspeito
- Meningite: precauções quanto a gotículas e ar.
- Exantema maculopapular com tosse, febre.
- Rubéola: precauções aéreas.
- Abscesso.
- MRSA: precauções por contato, gotículas.
- Infiltrado via tosse/febre/pulmonar, em pessoa infectada pelo HIV, ou com alto risco de infecção pelo HIV.
- Tuberculose: via aérea/contato (respiradores).

   J: *Estratégias de prevenção são indicadas quando há suspeita de infecções de alto risco, ainda que sem confirmação.*

Reduzir a entrada de organismos

Infecção de sítio cirúrgico (2015d)
- Identificar as pessoas com alto risco de cicatrização retardada de feridas (ver Critérios para a investigação focalizada).

   J: *Intervenções podem ser implementadas para controle ou influência do grau de risco associado a preditores e fatores confundidores.*

Manter a normotermia
- Monitorar a temperatura a cada 4 horas; comunicar o médico/outro profissional diante de temperatura superior a 40,5°C.

   J: *Uma hipotermia também aumenta o risco de infecção de sítio cirúrgico. Uma hipotermia prejudica, de forma direta, a função imune, inclusive a produção de anticorpos mediada pelas células T. A vasoconstrição termorreguladora reduz a tensão subcutânea de oxigênio e aumenta o risco de infecção de feridas (Sessler, 2006).*

Monitorar a ocorrência de oxigenação tissular inadequada em pessoas de alto risco (p. ex., oximetria de pulso)

   J: *Oxigênio tissular diminuído prejudica o reparo tissular (Grossman & Porth, 2014).*

Avisar aos fumantes que o risco de infecção de feridas triplica devido ao tabaco (Armstrong & Mayr, 2014; Sessler, 2006)

Monitorar a ocorrência de hiperglicemia em pessoas diabéticas e não diabéticas (Armstrong & Mayr, 2014)

   J: *Uma grande pesquisa descobriu que "hiperglicemia perioperatória e pós-operatória, em pacientes de uma cirurgia geral com e sem diabete, estava associada a um risco de infecção quase duas vezes maior, a mortalidade nosocomial e a complicações operatórias. É interessante observar que o risco maior de infecção se localizou entre pacientes sem história de diabete que tiveram hiperglicemia" (Kwon, Thompson & Dellinger, 2013).*

- Consultar o médico/enfermeiro/outro profissional de saúde quanto a intervenções para controle pós-operatório rigoroso da glicose.

   J: *Descobriu-se que infecções de sítio cirúrgico duplicam em indivíduos diabéticos e não diabéticos após cirurgia cardíaca quando a glicemia ultrapassa 200 mg/dL nas primeiras 48 horas. O protocolo de infusão intensiva de insulina parece reduzir infecções em feridas, falência de múltiplos órgãos, sepse e mortalidade em pessoas com cuidados críticos (Sessler, 2006).*

- Controlar, de forma ativa, a dor pós-operatória, usando prevenção *versus* administração medicamentosa SN.

    J: *A dor pós-operatória provoca uma reação autonômica que produz vasoconstrição arteriolar e reduz a circulação necessária à cicatrização de feridas (Sessler, 2006). Dados novos sugerem que o estresse altera múltiplas vias fisiológicas envolvidas em processos de reparo de feridas (Gouin & Kiecolt-Glaser, 2010).*

- Prevenir hipovolemia.

    J: *Pequenos déficits de volume podem, de forma substancial, reduzir a circulação periférica (Sessler, 2006).*

- Investigar o local de uma ferida a cada 24 horas e aplicar curativo, se indicado; informar achados anormais (p. ex., aumento de eritema, alteração na secreção, falha no fechamento das bordas).

    J: *A cicatrização de feridas por primeira intenção requer curativo protetor contra contaminação até o fechamento das bordas da ferida (normalmente, 24 horas). A cicatrização por segunda intenção exige um curativo para a manutenção da hidratação adequada; o curativo não é necessário após o fechamento das bordas da ferida.*

- Avaliar a condição nutricional para oferecer ingestão proteica e calórica adequada à cicatrização.

    J: *Para o reparo tissular, o corpo precisa de reservas adequadas de proteína, carboidratos, gorduras, vitaminas A, B_{12}, C, K e minerais, além de hidratação apropriada para o transporte vascular de oxigênio e detritos (Grossman & Porth, 2014).*

Infecção do trato urinário associada a cateter

> **ALERTA CLÍNICO** Cerca de 20% das bacteremias adquiridas em hospitais decorrem do trato urinário, e a mortalidade associada a essa condição está em torno de 10% (Fekete, 2015; Gould et al., 2009). Quando um cateter está colocado, lembrar a quem o prescreveu de, a cada 2 dias, reavaliar se ele é ainda indicado (p. ex., usar protocolos de lembrete ou instituir protocolo de enfermagem que possibilite novas investigações e a determinação de o cateter ser ou não retirado).

Inserir cateter urinário somente diante de indicações apropriadas (Fekete, 2015; Gould et al., 2009)

J: *"O fator isolado mais importante de prevenção de complicações relacionadas a cateter urinário é a limitação de seu uso a indicações apropriadas" (Schaeffer, 2015).*

- Presença de retenção urinária aguda ou obstrução de saída da bexiga.
- Necessidade de medidas precisas do débito urinário em pessoas criticamente doentes.
- Uso perioperatório para procedimentos cirúrgicos selecionados:
    - Pessoas submetidas a cirurgia urológica ou outra cirurgia em estruturas contíguas ao trato – geniturinário – colorretal.
    - Controle de hematúria associada a coágulos.
    - Controle de pacientes com bexiga neurogênica.
    - Duração prolongada antecipada de uma cirurgia (cateteres inseridos por esse motivo devem ser retirados na sala de recuperação pós-anestésica.
    - Pessoas que, antecipadamente, receberão infusões ou diuréticos em grande volume durante uma cirurgia.
    - Necessidade de monitoramento intraoperatório de eliminação de urina.
    - Auxílio à cicatrização de feridas abertas no sacro ou no períneo em pessoas incontinentes.
    - Terapia farmacológica intravesical (p. ex., câncer na bexiga).
    - Imobilização prolongada prescrita (p. ex., coluna lombar ou torácica potencialmente instável, múltiplas lesões traumáticas, como fraturas pélvicas).
    - Para melhorar o conforto em atendimento no final da vida, quando necessário.

J: *Um aumento de 6% em infecções do trato urinário associadas a cateter foi relatado entre 2009 e 2013; todavia, dados iniciais de 2014 parecem indicar que tais infecções começaram a diminuir (CDC, 2015f).*

> **ALERTA CLÍNICO** Fekete (2015) mencionou que "Cateteres urinários desnecessários são colocados em 21 a 50% dos pacientes hospitalizados. A indicação inadequada mais comum de colocação de um cateter uretral de demora é o controle da incontinência urinária. Ao mesmo tempo que uso de cateter nesses pacientes pode causar benefício de curto prazo, o risco aumentado de complicações associadas a seu uso ultrapassa qualquer benefício".

Avaliar preservativos ou alternativas a sondagens de demora, como cateterismo intermitente, quando possível

Seguir procedimento baseado em evidências para inserção do cateter urinário e controle da sondagem

- Utilizar embalagem de uso único de geleia lubrificante no cateter, além de julgamento clínico ao decidir entre lubrificante anestésico ou lubrificante comum.
- Usar o cateter de menor calibre possível.

    J: *Isso previne trauma uretral.*

- Manter fluxo de urina desobstruído; manter a sonda sem dobras.
- Limpar a área genital do paciente com antisséptico antes da inserção do cateter. Não usar antisséptico para higienizar a área periuretral enquanto o cateter estiver inserido, para prevenção de infecção. Higiene de rotina (lavando a região com água e sabão durante o banho diário) é adequada.
- Fixar na coxa com dispositivo para prender.

    J: *Isso evitará movimentação e tração uretral, que podem causar irritação e ruptura tissulares, passando a ser entrada a patógenos.*

- Manter a bolsa de drenagem abaixo do nível da bexiga, sempre.
- Esvaziar a bolsa a cada 8 horas e quando estiver dois terços cheia, ou antes de todas as transferências do paciente. Esvaziar, usando um recipiente de coleta limpo e separado para cada pessoa.

    J: *Uma bolsa de drenagem cheia causará tração no cateter, com pressão na uretra, o que poderá ocasionar irritação e ruptura tissulares, tornando-se local para entrada de patógenos.*

- Consultar o médico/enfermeiro para discussão de uso inadequado de sonda de demora em determinado paciente.
    - A critério da equipe de enfermagem.
    - Pessoa com incontinência.
    - Acesso para obtenção de urina para cultura ou outros exames diagnósticos, quando a pessoa pode urinar voluntariamente.
    - Em caso de duração prolongada do pós-operatório, sem indicações apropriadas (p. ex., reparo estrutural da uretra ou estruturas contíguas, efeito prolongado de anestesia peridural).
- Se a sonda de demora estiver colocada há mais de 2 horas, providenciar um lembrete diário ao profissional de saúde para que seja avaliada a necessidade de mantê-la.
- Logo que retirada, se o paciente não urinar em 4 a 6 horas, usar equipamento para exame da bexiga junto ao leito para determinar o volume de urina. Realizar cateterismo intermitente se o volume superar 500 mL; evitar recolocar o cateter.
- Ao retirar a sonda, manter junto ao leito uma comadre, caso o paciente não consiga deambular em segurança até o banheiro.

    J: *Tentar sempre minimizar o uso de cateter urinário e sua duração do uso em todas as pessoas, particularmente naquelas com alto risco de infecção ou mortalidade por cateterização, como mulheres, idosos e pessoas com imunidade prejudicada.*

- Evitar uso de sondas de demora para controle de incontinência.
- Nas pessoas a serem operadas, com indicação de sonda de demora, retirá-la logo que possível no pós-operatório, de preferência, em 24 horas.

    J: *Não usar antisséptico para higienizar a área periuretral enquanto o cateter estiver inserido, para prevenção de infecção. Higiene de rotina (lavando a região com água e sabão durante o banho diário) é adequada.*

    J: *Agentes antissépticos podem causar ruptura tissular e penetração de bactérias resistentes no meato (Fekete, 2015).*

Obter de forma asséptica as amostras de urina

- Para amostra fresca de urina (i.e., análise ou cultura da urina), aspirar a urina de um orifício de amostra sem agulha, com seringa/adaptador de cânula, após a limpeza do orifício com desinfetante.
- Para amostras de grandes volumes de urina para análises especiais (não culturas), conseguir de forma asséptica da bolsa de drenagem.
- Após a remoção de uma sonda urinária de demora, realizar cateterismo de 4 horas, até que a pessoa urine e o resíduo pós-urina seja inferior a 150 mL (Newman, 2015).

    J: *A prevenção do surgimento de retenção urinária após retirada da sonda de demora (Foley) e o auxílio no retreinamento da bexiga, determinando a necessidade de urinar, são baseados no volume da bexiga. A sondagem da bexiga pode minimizar a instrumentação, ao mesmo tempo em que previne a distensão da bexiga e outras complicações, como infecção (Newman, 2015).*

- Para determinar a indicação de cateterismo intermitente, realizar ultrassom para avaliar a bexiga junto ao leito.

    J: *Esse procedimento não invasivo apresenta alto grau de precisão e pode evitar a cateterização desnecessária (Newman, 2015).*

Locais de acesso invasivo

> **ALERTA CLÍNICO** O'Grady e colabodores (2011) resumiram pesquisas assim: "Relatórios durante as quatro décadas passadas consistentemente demonstraram que o risco de infecção declina após a padronização de cuidados assépticos, e que a inserção e a manutenção de cateteres intravasculares por profissionais inexperientes poderiam aumentar o risco de colonização dos cateteres e de infecção da corrente sanguínea relacionada a cateter. Equipes especializadas em punção venosa mostraram eficiência inequívoca na redução da incidência de infecções relacionadas a cateter, complicações associadas e custos. Além disso, o risco aumenta com a diminuição do número de profissionais de enfermagem abaixo de um nível crítico".

- Seguir o protocolo para locais de acesso invasivo quanto a inserção e manutenção. Algumas intervenções gerais (O'Grady et al., 2011) incluem:
  - Supervisionar diariamente o local de inserção do cateter por palpação através do curativo para avaliar sensibilidade e por inspeção visual se o curativo for transparente. Quando o paciente estiver diaforético, ou o local sangrando ou drenando secreção, usar curativo com gaze até resolver. Curativos com gaze e opacos não devem ser retirados se o paciente não apresenta sinais clínicos de infecção. Quando o paciente apresentar sensibilidade local ou outros sinais de possível infecção relacionada a cateter, um curativo opaco deve ser removido e o local, examinado visualmente (O´Grady et al., 2011).

J: *Curativos de poliuretano, transparentes e semipermeáveis, permitem exame visual contínuo do local do cateter. Curativos transparentes podem ser deixados em segurança em cateteres venosos periféricos durante o tempo de inserção do cateter, sem aumento do risco de tromboflebite (O'Grady et al., 2011).*

- Encorajar a pessoa a relatar quaisquer mudanças no local de inserção, ou qualquer desconforto, ao enfermeiro.
- Monitorar a temperatura, pelo menos, a cada 24 horas ou mais, quando indicado; informar ao médico assistente ou o rotineiro se a temperatura ultrapassar 40,5°C.
- Remover cateteres venosos periféricos quando a pessoa mostrar sinais de flebite (calor, sensibilidade, eritema ou cordão venoso palpável), infecção ou mau funcionamento do cateter.
- Manter técnica asséptica em relação a todos os dispositivos invasivos, trocando locais, curativos, sondas e soluções, conforme a política institucional.
- Usar precauções de barreira máxima, estéreis, inclusive gorro, máscara, avental estéril, luvas esterilizadas e cobertura esterilizada para inserir cateter venoso central, cateter central de inserção periférica, ou trocar o fio condutor.
- Usar clorexidina a 2% em vez de sabão e água para a limpeza diária da pele.
- A higiene diária de pacientes de UTIs, com clorexidina a 2%, pode ser uma estratégia simples e eficiente para reduzir a taxa de infecções primárias da corrente sanguínea (O'Grady et al., 2011).
- Avaliar todos os achados laboratoriais anormais, principalmente culturas e sensibilizações, além de contagem sanguínea completa.

J: *O CDC (2016) relatou uma redução de 46% em infecções da corrente sanguínea associadas a linha central, que teria sido informada entre 2008 e 2013, atribuída à adesão aos protocolos.*

J: *Vias invasivas constituem local de entrada de organismos. As intervenções concentram-se na prevenção e na identificação dos primeiros sinais de infecção.*

Infecções do trato respiratório

- Praticar medidas de proteção:
  - Manter higiene respiratória (oferecimento de máscaras, lenços de papel, produtos para higiene das mãos, pias para lavagem de mãos e lixeiras de abertura automática sem toque).
  - Investigar os hábitos de higiene pessoal do paciente. Corrigir todos os comportamentos que aumentem o risco de infecção.
  - Se indicado, usar salas de isolamento para infecção aérea.
- Monitorar a temperatura pelo menos a cada 8 horas e avisar o médico assistente, ou rotineiro, se ultrapassar 40,5°C.
- Avaliar características do escarro, quanto a frequência, purulência, sangue e odor.
- Avaliar sons pulmonares a cada 8 horas, ou sempre que necessário.
- Se for necessária tosse, respirar profundamente de hora em hora.
- Se o paciente tiver feito anestesia, monitorar a limpeza adequada de secreções nos campos pulmonares.
- Avaliar a necessidade de aspirar se o paciente não conseguir liberar as secreções de forma correta.
- Investigar se há risco de aspiração, mantendo a cabeceira da cama elevada em 30°, a menos que haja contraindicação.

- Assegurar controle ideal da dor para reforçar a tosse eficaz.

   J: *Indivíduos com dor, em pós-anestesia, com capacidade de movimentação comprometida, bem como pessoas com tosse ineficaz, apresentam risco de infecção por acúmulo de secreções respiratórias.*

Proteger o paciente com imunodeficiência contra infecção
- Alojá-lo em quarto privativo.
- Orientá-lo a solicitar a todas as visitas e funcionários que lavem as mãos antes da aproximação.
- Limitar as visitas, quando adequado.
- Investigar todas as visitas em relação a infecções conhecidas ou exposição a infecções.
- Limitar os dispositivos invasivos aos necessários.
- Ensinar os sinais e sintomas de infecção que devem ser informados.
- Avaliar os hábitos de higiene pessoal do paciente.

J: *Pessoas com sistemas imunes comprometidos são mais vulneráveis a infecções.*

RISCO DE LESÃO

Risco de lesão

Relacionado à falta de atenção aos riscos ambientais

Relacionado à falta de atenção aos riscos ambientais secundária à idade maturacional

Relacionado à vertigem secundária à hipotensão ortostática

Risco de aspiração

Risco de envenenamento

Risco de lesão do trato urinário

Risco de lesão por posicionamento perioperatório

Risco de lesão térmica

Risco de quedas

Risco de sufocação

Risco de trauma

Definição da NANDA-I

Suscetibilidade à lesão física por condições ambientais que interagem com os recursos adaptativos e defensivos do indivíduo, que pode comprometer a saúde.

Fatores de risco

Presença de fatores de risco (ver Fatores relacionados).

Fatores relacionados

Fisiopatológicos

Relacionados à função cerebral alterada secundária à hipóxia

Relacionados a síncope

Relacionados a vertigem ou tontura

Relacionados à mobilidade prejudicada secundária a:

   Pós-AVE   Parkinsonismo
   Artrite   Membro(s) artificial(is)

Relacionados a prejuízo visual

Relacionados a prejuízo auditivo

Relacionados à fadiga

Relacionados à hipotensão ortostática

Relacionados a distúrbios vestibulares

Relacionados à falta de atenção aos riscos ambientais secundária a:

Confusão
Ambiente desconhecido

Relacionados a movimentos tônico-clônicos secundários a convulsões

Relacionados ao tratamento

Relacionados a repouso prolongado no leito

Relacionados a efeitos de (especificar) ou ao sensório:

Sedativos
Anti-histamínicos
Anti-hipertensivos
Relaxantes musculares
Diuréticos
Psicotrópicos
Antiespasmódicos
Vasodilatadores
Medicamentos para diabete
Fenotiazinas
Medicação para dor

Relacionados a aparelhos gessados, muletas, bengalas, andadores

Situacionais (pessoais, ambientais)

Relacionados à diminuição ou perda da memória de curto prazo

Relacionados a julgamento falho secundário a:

Estresse
Depressão
Abuso de drogas
Abuso de álcool
Desidratação

Relacionados a perigos domésticos (especificar):

Calçadas inseguras
Piso escorregadio
Banheiros (banheiras, vasos sanitários)
Escadas
Iluminação inadequada
Venenos estocados inadequadamente
Brinquedos inseguros
Instalação elétrica defeituosa
Tapetes soltos

Relacionados a riscos automobilísticos:

Falta de uso do cinto de segurança ou dos assentos para crianças
Carro mecanicamente inseguro

Relacionados a riscos de incêndio

Relacionados a ambiente desconhecido (hospital, casa geriátrica)

Relacionados a calçados inadequados

Relacionados à desatenção do cuidador

Relacionados ao uso impróprio do equipamento auxiliar (muletas, bengalas, andadores, cadeiras de rodas)

Relacionados à história de acidentes

Relacionados à marcha instável

Maturacionais

Bebês/crianças

Relacionados à falta de atenção aos riscos

Idosos

Relacionados a julgamento falho secundário a déficits cognitivos
Relacionados a estilo de vida sedentário e perda de força muscular

> **Nota da autora**
>
> Este diagnóstico tem oito subcategorias: *Risco de aspiração, de envenenamento, de sufocação, de quedas, de lesão por posicionamento perioperatório, de lesão térmica, de trauma e de trauma do trato urinário*. As intervenções para prevenção do envenenamento, da sufocação, das quedas e do trauma são incluídas sob a categoria geral *Risco de lesão*. Caso o enfermeiro escolha

isolar as intervenções apenas para prevenção do envenenamento, da sufocação ou do trauma, então os diagnósticos *Risco de envenenamento*, *Risco de sufocação*, *Risco de quedas*, *Risco de trauma* ou *Risco de trauma do trato urinário* serão úteis.

As intervenções de enfermagem relacionadas a *Risco de lesão* concentram-se na proteção da pessoa contra a lesão e no ensino das precauções para redução do risco de lesão. Quando o enfermeiro está ensinando a uma pessoa ou a uma família as medidas de segurança para prevenção da lesão, mas não está proporcionando a proteção no local (como em ambulatórios, serviços comunitários ou no planejamento da alta), o diagnóstico *Risco de lesão relacionado a conhecimento insuficiente das precauções de segurança* talvez seja mais apropriado.

Erros nos enunciados diagnósticos

Risco de lesão: **sangramento relacionado a perfil sanguíneo anormal secundário à cirrose**

Este diagnóstico não representa uma situação que o enfermeiro possa prevenir, mas que ele monitora e maneja com os médicos, como o problema colaborativo *RC de Sangramento relacionado à alteração nos fatores de coagulação*. Ver a Parte 3, Manual de Problemas Colaborativos, a respeito de intervenções adicionais.

Conceitos-chave

Considerações gerais

- Lesão é a principal causa de morte nas idades de 1 a 44, e a quinta causa de morte em todas as faixas etárias (Centers of Disease Prevention and Control [CDC], 2011).
- Atividades educativas concentradas em segurança contra incêndios, segurança doméstica, segurança na água, segurança no automóvel, treinamento em reanimação cardiopulmonar, controle de venenos e primeiros socorros podem reduzir a taxa de acidentes (*Clemen-Stone, Eigasti & McGuire, 2002).
- A obesidade parece estar associada a risco maior de quedas entre os idosos, bem como a risco maior de incapacidade para as atividades da vida diária após uma queda (Himes & Reynolds, 2012).
- Atualmente, estima-se que o uso do telefone celular esteja envolvido em 26% de todas as batidas entre veículos automotivos.
- O envenenamentos, inclusive os não intencionais, decorrentes de prescrições de *overdoses* de opioides para a dor foram a causa principal de morte em 18 estados e em Washington, DC (National Safety Council, 2014).
- A Tabela 2.15 lista as fontes comuns de envenenamento doméstico.
- Taxa estimada de lesões associadas aos esportes entre pessoas com mais de 25 anos:
  - Bicicletas: 126,5 a cada 100 mil pessoas.
  - Basquete: 61,2 a cada 100 mil pessoas.
  - Beisebol e *softball*: 41,3 a cada 100 mil pessoas.
  - Futebol americano: 25,2 a cada 100 mil pessoas.
  - Futebol: 23,8 a cada 100 mil pessoas (Misra, 2014).

Tabela 2.15 SUBSTÂNCIAS VENENOSAS EM CASA

Fármacos			
Ácido acetilsalicílico	Medicamentos para tosse	Laxantes	Tranquilizantes
Vitaminas	Contraceptivos orais	Barbitúricos	Paracetamol
Derivados do petróleo			
Artigos de limpeza	Sabão e lustradores	Desinfetantes	Desentupidores
Plantas venenosas			
Amarílis	Íris	Filodendro	Azaleia
Jack-in-the-pulpit (Arisaema triphyllum)	Poinsetia	*Baneberry (Actaea spicata)*	Cereja de Jerusalém
Erva-dos-cancros	Beladona	Estramônio	Erva-impigem
Mamona	Lírio do vale	*Phytolacca*	*Ricinus comunnis*
Maconha	Folhas de batata	Sanguinária canadense	Nabo selvagem
Rododendro	*Solanum dulcamara L.*	Ipomeia	Folhas de ruibarbo
Narciso silvestre	Laurel da montanha	*Schefflera*	*Epipremnum aureum*
Cogumelos	Folhas de tomate	*Dieffenbachia*	Oleandro
Glicínia	Funcho selvagem	Lírio da paz	Dedaleira
Azevinho			
Outros			
Talco de bebê	Cosméticos	Tinta com chumbo	

Hipotensão ortostática

- Quando os reflexos autonômicos ficam prejudicados ou o volume intravascular está exageradamente exaurido, ocorre uma redução significativa na pressão arterial ao levantar, fenômeno chamado de hipotensão ortostática. Essa hipotensão pode causar tontura, síncope e mesmo angina ou acidente vascular encefálico (Kaufman & Kaplan, 2015a).
- A hipotensão postural (ortostática) é diagnosticada quando, em 2 a 5 minutos de pé, calmamente (após período de 5 minutos de repouso em supino), um ou mais dos seguintes estão presentes (Kaufman & Kaplan, 2015a).
  - Pelo menos uma queda de 20 mmHg na pressão sistólica.
  - Pelo menos uma queda de 10 mmHg na pressão diastólica.
- A hipotensão postural pode afetar a qualidade de vida se contribuir para quedas ou para o medo de cair. Também pode precipitar acidente vascular encefálico e infarto agudo do miocárdio (Miller, 2015).

Considerações pediátricas

- Lesões involuntárias – como as causadas por queimaduras, afogamento, quedas, envenenamento e acidentes nas estradas – são a principal causa de morbidade e mortalidade entre crianças nos Estados Unidos. Anualmente, entre 0 e 19 anos de idade, mais de 12 mil pessoas morrem em decorrência de lesões involuntárias e mais de 9,2 milhões são tratadas nos setores de emergência em decorrência de lesões não fatais (CDC, 2012).
- As três principais causas de morte de norte-americanos na faixa dos 20 anos de idade estão associadas a comportamentos arriscados e bastante passíveis de prevenção: acidentes (lesões involuntárias), homicídio e suicídio.
- Mais de 9 mil crianças morrem a cada ano (o equivalente a 150 ônibus escolares lotados com crianças anualmente).
- Mais de 225 mil crianças são hospitalizadas anualmente.
- Quase 9 milhões de crianças são tratadas por lesões em setores de emergência nos hospitais anualmente.
- O CDC relata uma sequência de causas de morte relacionadas à faixa etária por causas involuntárias. Ver Tabela 2.16 (CDC, 2012).
  - A cada ano, os acidentes de carro ferem e matam mais crianças do que qualquer doença. Usados adequadamente, os assentos e os cintos de segurança protegem crianças e adultos nos acidentes e ajudam a salvar vidas (National Safety Council, 2014).
  - As crianças devem aprender cedo (aos 2 anos) e ser constantemente lembradas das regras a respeito das ruas, dos equipamentos do pátio, do fogo, da água (piscina, banheira), dos animais e dos estranhos.
  - Programas de natação que usam submersão total colocam os bebês em risco de intoxicação por água, hipotermia e infecções bacterianas. Além disso, eles podem aprender a ter medo da água.
  - Crianças entre 1 e 3 anos têm alto risco de queimadura por água quente. Mais de um terço das crianças entre 3 e 8 anos se queima ao brincar com fósforos. Quando um incêndio é iniciado, as crianças pequenas necessitam de ajuda para escapar (Hockenberry & Wilson 2015).
  - Para as crianças com idade inferior a 3 anos, engasgar-se é a quarta causa principal de morte acidental.
  - Crianças entre 1 e 3 anos têm alto risco de envenenamento. Elas são envenenadas por medicamentos e itens domésticos comuns (p. ex., plantas, maquiagem e produtos de limpeza).
  - Para crianças entre 1 e 4 anos, a causa principal de morte acidental e lesão grave são as quedas em casa (Hockenberry & Wilson, 2015).

Tabela 2.16 AS CINCO PRINCIPAIS CAUSAS E A QUANTIDADE DE MORTES POR LESÃO INVOLUNTÁRIA ENTRE CRIANÇAS, POR FAIXA ETÁRIA, NOS ESTADOS UNIDOS, EM 2009

Idade < 1	Idades 1-4	Idades 5-9	Idades 10-14	Idades 15-19
Sufocação 907 (77%)	Afogamento 450 (31%)	Trânsito de veículo automotivo (VA) 378 (49%)	Trânsito de veículo automotivo 491 (68%)	Trânsito de veículo automotivo 3.242 (67%)
Trânsito de veículo automotivo 91 (8%)	Trânsito de veículo automotivo 363 (25%)	Afogamento 119 (15%)	Transporte-Outro 117 (15%)	Envenenamento 715 (15%)
Afogamento 45 (4%)	Fogo/queimaduras 169 (12%)	Fogo/queimaduras 88 (11%)	Afogamento 90 (10%)	Afogamento 279 (6%)
Fogo/queimaduras 25 (2%)	Transporte-outro 147 (10%)	Transporte-outro 68 (9%)	Fogo/queimaduras 53 (6%)	Transporte-outro 203 (4%)
Envenenamento 22 (2%)	Sufocação 125 (9%)	Sufocação 26 (3%)	Sufocação 41 (5%)	Queda 58 (1%)

- Aproximadamente 2 milhões de pessoas a cada ano, comumente muitas saudáveis, sofrem lesões associadas aos esportes e recebem tratamento em setores de emergência. Algumas lesões associadas ao esporte, como torção de tornozelo, podem ser relativamente pequenas, ao passo que outras, como lesões encefálicas e de pescoço, podem ser muito graves.

Considerações geriátricas

Quedas

- O CDC (2015) informa:
    - Um a cada três idosos (com 65 anos ou mais) cai a cada ano, embora menos de metade informe seu médico a respeito disso.
    - Entre essa população, as quedas são a principal causa de lesões fatais e não fatais.
    - Em 2013, 2,5 milhões de quedas não fatais entre pessoas idosas foram tratadas em setores de emergência e mais de 734 mil desses pacientes foram hospitalizados.
    - Mais de 95% das fraturas de quadril decorrem de quedas. Anualmente, há mais de 258 mil fraturas de quadril, e a taxa entre mulheres é quase duas vezes a dos homens.
    - Uma a cada cinco pessoas com fratura de quadril (16,9%) morre em um ano, em decorrência de sua lesão.
- As quedas ocorrem com maior frequência nos idosos, e a mortalidade, a disfunção, a incapacidade e a necessidade de serviços médicos resultantes são maiores do que nas faixas etárias mais jovens. As lesões não intencionais, categoria que inclui as quedas, os acidentes com veículos motorizados e as queimaduras, são a sétima causa de morte nos idosos, e a incidência de quedas representa mais de 60% dessa categoria.
- O medo de cair afeta 20 a 50% dos idosos, o que pode ser uma reação psicológica normal a quedas anteriores, embora isso seja também relatado por pessoas que nunca caíram. A reação ao medo de cair é a redução nas atividades, a evitação de exercícios e saídas de casa cada vez menos frequentes. A consequência da redução nas atividades é uma redução da força muscular e uma menor capacidade de evitar uma queda, caso ocorram tropeços (Jefferis et al., 2014).
- Uma existência livre de quedas nem sempre é possível para alguns indivíduos. Uma maior independência e mobilidade talvez sejam importantes e valiosos motivos para o aumento do risco de quedas. A colaboração entre o paciente, a família e os membros da equipe ajuda na decisão sobre um ambiente menos restritivo.
- Com a idade, surgem algumas perdas no sistema de controle postural. Para não cair, a pessoa deve ser capaz de manter seu centro de gravidade sobre uma base adequada, assim como processar e responder rapidamente a informações sensoriais (*Baumann, 1999).
- É comum os idosos não terem extremidades inferiores saudáveis, e, portanto, não conseguirem produzir força muscular nessas extremidades, de modo a evitar quedas, além de torque insuficiente nos tornozelos, resultando em incapacidade de, rapidamente, reagir a um escorregão ou um tropeço inesperado (*Baumann, 1999; Miller, 2015). O fortalecimento da força nas extremidades inferiores contribuiu para melhoras na estabilidade do equilíbrio, demonstrado por maior produção de força nos tornozelos em resposta a ameaças ao equilíbrio.
- Caminhadas regulares durante, pelo menos, 60 minutos, duas vezes por semana, podem melhorar a função sensorial, o equilíbrio, a estabilidade, a força de flexão e a extensão do quadril e a dorsiflexão, todos capazes de reduzir as quedas (Schoenfelder, 2000).

Critérios para a investigação focalizada

Esta avaliação completa é indicada apenas quando o indivíduo apresenta alto risco de lesão devido a déficits pessoais, alterações (p. ex., problemas de mobilidade) ou idade madura. Em lares onde um membro da família não apresente essas condições, a avaliação funcional do indivíduo pode ser suspensa, com foco no ambiente.

Instrumentos investigativos que avaliem o risco de quedas podem ser encontrados em *Risco de quedas*.

Dados subjetivos

Consistem nas capacidades físicas da pessoa (comunicada por ela ou pelo cuidador).

Investigar os fatores de risco

Visão

Corrigida (data da última prescrição)
Queixas de:

Visão nublada	Dificuldade de foco	Perda da visão lateral
Incapacidade para adaptar-se à escuridão	Sensibilidade à claridade	

Audição
Necessidade de leitura labial, uso de aparelho auditivo, inadequação (condição, pilhas)

Térmico/tátil
Sensação alterada para calor/frio/pressão/afiado/sem fio

Estado mental
Sonolento
Confuso
Orientado para tempo, lugar, eventos
Queixas de:
    Vertigem   Sentido de equilíbrio alterado
    Hipotensão ortostática   Estágio cognitivo (raciocínio/julgamento imaturo)

Mobilidade
Relatos de:
    Sensações de incômodo, tontura   Perda de equilíbrio   Dificuldade para ficar em pé,
    Perambulação   Quedas ou quase quedas   sentar
Capacidade para deambular:
    Pelo quarto, pela casa, subir e descer escadas e fora da casa
Capacidade para viajar:
    Dirigir um carro (data da retirada da última carteira)
    Uso de transporte público
    Cadeira de rodas motorizada/motoneta (*scooter*)
Equipamentos auxiliares:
    Bengala   Andador   Condição dos dispositivos
    Cadeira de rodas   Próteses   Competência no uso
Sapatos/chinelos
Capacidade de comunicação:
    Escrever   Usar o telefone   Comunicar as necessidades
Solicitar auxílio de emergência
Sistema de apoio/cuidador principal
Auxílio disponível de parentes, amigos, vizinhos, contatos em clubes e igrejas
História de "ausências"
Frequência ou incontinência urinária

Dados objetivos

Investigar os fatores relacionados
Pressão arterial (braço esquerdo, direito, sentado/deitado por mais de 5 minutos, 1 minuto após estar em pé)

Marcha
    Firme   Exige auxílio   Instável

Força
    Consegue apoiar-se em uma só perna   Consegue sentar-se – levantar-se – sentar-se

Processos cognitivos
Capacidade para comunicar as necessidades
Capacidade para interagir
História de perambulação (testemunhada e comunicada por outros)
Capacidade para compreender causa e efeito

Presença de
    Raiva   Retraimento   Depressão
    Julgamento falho

Capacidade para atividades de autocuidado
    Vestir-se e despir-se   Tomar banho   Arrumar-se
    Alimentar-se   Chegar até o vaso sanitário

Investigar os fatores de risco em casa

Segurança

Instalações sanitárias	Suprimento de água	Aquecimento
Esgoto	Ventilação	Descarte do lixo

Segurança das calçadas (internas e externas)

Laterais (irregulares, quebradas)
Escadas (internas e externas):
    Degraus quebrados   Iluminação   Sem corrimão
    Proteção para crianças
Corredores:
        Entulhados   Pouca iluminação

Riscos elétricos

Ausência de cobertura/proteção nas tomadas
Fios rompidos ou desencapados
Tomadas sobrecarregadas; acessíveis a crianças; próximas da água
Interruptor muito afastado da cama

Iluminação inadequada

À noite
Parte externa da casa
No caminho até o banheiro à noite

Pisos inseguros

Regulares ou irregulares
Muito encerados
Tapetes soltos

Riscos da cozinha

Cabos das panelas virados para fora no fogão
Fogão (óleo ou objetos inflamáveis sobre o fogão)
Refrigerador (alimentos estocados de maneira imprópria; temperatura inadequada)

Substâncias tóxicas

Armazenadas em recipientes de alimentos; não rotuladas adequadamente; acessíveis às crianças
Medicamentos vencidos
Plantas domésticas venenosas

Riscos de incêndio

Fósforos/isqueiros acessíveis a crianças
Ausência de extintores de incêndio
Armazenagem imprópria de corrosivos, combustíveis
Falta de manutenção na caldeira
Ausência de plano de fuga em caso de incêndio
Telefone de emergência não acessível (bombeiros, polícia)

Riscos para crianças no berço

Berço próximo às cordas de cortinas
Berço com espaço grande entre as grades
Sacos plásticos
Travesseiros no berço
Criança desacompanhada, com as grades do berço abaixadas
Espaço entre o colchão e as grades do berço
Criança desacompanhada sobre o trocador
Chupeta pendurada no pescoço da criança
Mamadeira apoiada no berço da criança
Brinquedos pontiagudos, partes removíveis

Riscos para crianças em casa

Andadores
Medicamentos, isqueiros, fósforos e produtos de limpeza acessíveis
Objetos com pintura de chumbo
Plantas venenosas (ver Tabela 2.15)
Janelas abertas sem telas ou com telas folgadas
Sacos plásticos
Móveis com vidros ou cantos pontiagudos
Portas e escadas abertas

Riscos para crianças fora de casa

Marquises sem pilares
Local de brincadeiras sem cercas
Piscinas no pátio
Animais domésticos/selvagens, animais de estimação como fontes de bactérias (p. ex., tartaruga) ou perigosos (p. ex., cobra)

Metas

O indivíduo informará menos ou nenhuma lesão, conforme evidenciado por estes indicadores:

- Identifica os fatores que aumentam o risco de lesão.
- Relata intenção de usar medidas de segurança para prevenir lesão (p. ex., remover tapetes soltos ou fixá-los).
- Relata intenção de praticar medidas de prevenção selecionadas (p. ex., usar óculos de sol para reduzir a luminosidade excessiva).
- Aumenta a atividade diária, se possível.

NOC Controle de riscos, Ambiente domiciliar seguro, Ocorrência de quedas, Comportamento de prevenção de quedas

Intervenções

Ver Fatores causadores

Reduzir ou eliminar os fatores causadores ou contribuintes, se possível

Arredores desconhecidos

- Orientar cada paciente em relação ao novo ambiente já na admissão hospitalar, explicar o sistema de chamados e avaliar a capacidade para utilizá-lo.
- Com atenção, supervisioná-lo durante as primeiras noites para avaliar a segurança.
- Usar iluminação noturna.
- Encorajá-lo a solicitar assistência durante a noite.
- Ensinar os efeitos colaterais de alguns fármacos (p. ex., tontura, fadiga).
- Manter o nível da cama o mais baixo possível durante a noite.
- Avaliar o uso de monitor de detecção de movimentos (alarme na cama ou na pessoa), se necessário.

Justificativa: *Ambiente desconhecido e problemas com a visão, a orientação, a mobilidade e a fadiga podem aumentar o risco de quedas.*

NIC Prevenção contra quedas, Controle do ambiente: Segurança, Educação em saúde, Supervisão: Segurança, Identificação de risco

Visão prejudicada

- Providenciar iluminação segura e ensinar a pessoa a:
  - Garantir iluminação adequada em todos os cômodos, com luz mais branda à noite.
  - Ter o interruptor da luz em acesso fácil, perto da cama.
  - Ter uma luz de fundo mais suave.
- Ensinar a reduzir a luminosidade:
  - Evitar superfícies brilhantes (p. ex., vidro, assoalho muito encerado).
  - Usar luz mais difusa que direta; usar cortinas para escurecer as peças.
  - Afastar o olhar ao acender luz forte.
  - Usar óculos de sol ou bonés com abas ou carregar sombrinha para reduzir a claridade na rua.
  - Evitar olhar direto para luzes fortes (p. ex., lâmpadas de cabeceira).

- Ensinar a pessoa ou a família a providenciar contraste suficiente de cor para a discriminação visual e a evitar o verde e o azul:
  - Margens com código de cores em escadas (p. ex., fita adesiva colorida).
  - Evitar paredes, louça e armários brancos.
  - Evitar vidros transparentes (usar os mais escuros).
  - Escolher objetos de cor preta sobre branca (p. ex., telefone preto).
  - Evitar cores indistintas (p. ex., interruptores bege em paredes bege).
  - Pintar as maçanetas das portas com cores fortes.

  J: *A dificuldade visual devido ao brilho costuma ser responsável por quedas nos idosos, que apresentam maior suscetibilidade ao brilho. Lâmpadas incandescentes (não fluorescentes) causam menos brilho; assim, fornecem iluminação melhor para indivíduos idosos.*

Sensibilidade tátil diminuída

- Ensinar medidas preventivas:
  - Medir a temperatura da água do banho e as almofadas de aquecimento antes do uso.
  - Usar termômetros para a água da banheira.
  - Investigar, diariamente, as extremidades quanto a lesões não percebidas.
  - Manter os pés aquecidos e secos e a pele suavizada com loção emoliente (lanolina, óleo mineral). (Nota: usar meias com antiderrapante após loção recém-colocada, para evitar escorregão/queda.)

  J: *A perda da sensação nos membros pode aumentar o risco de queimaduras e lesões não detectadas.*

- Ver *Perfusão tissular periférica ineficaz* a respeito de outras intervenções.

Hipotensão ortostática

- Ver *Risco de lesão relacionado à vertigem secundária à hipotensão ortostática* para intervenções adicionais.

Força/flexibilidade diminuídas

- Fazer exercícios de fortalecimento diariamente (Schoenfelder, 2000). O CDC (2015) descreve um programa inicial e seguro de exercícios de aquecimento e esfriamento para adultos (procurar atividades físicas na página do CDC, em www.cdc.gov/):
  - Agachamentos.
  - Flexões na parede.
  - De pé sobre os dedos dos pés.
  - Simular andar, movimentando os dedos das mãos.
- Fazer exercícios diários de fortalecimento (Schoenfelder, 2000):
  - Segue um exemplo de colocação de pé sobre os dedos dos pés (CDC, 2015).

  J: *Erguer-se sobre os dedos dos pés é uma boa maneira de fortalecer as panturrilhas e os tornozelos e recuperar a estabilidade e o equilíbrio, capazes de auxiliar a evitar queda caso ocorra escorregão ou tropeço.*

  - Próximo de um armário ou cadeira firme, ficar de pé com os pés afastados na largura dos ombros. Usar cadeira ou armário para equilibrar-se.
  - Ao contar até quatro, lentamente erguer-se até onde for possível, apoiado na parte macia da sola dos pés, ali ficando durante 2 a 4 segundos.
  - Em seguida, contando até 4, lentamente baixar os calcanhares, encostando-os no chão.
  - Repetir 10 vezes ininterruptamente. Descansar por 1 a 2 minutos. Depois, fazer mais 10 repetições.
- Andar pelo menos de 2 a 3 vezes na semana.
  - Usar os exercícios para os tornozelos como aquecimento para deambulação.
  - Começar as caminhadas com um acompanhante, se necessário, durante 10 minutos.
  - Aumentar o tempo e a velocidade conforme as capacidades.

  J: *Um programa para fortalecer os tornozelos e para deambulação pode melhorar o equilíbrio, aumentar a força dos tornozelos, melhorar a velocidade da deambulação, reduzir quedas e quase quedas e aumentar a confiança na realização das atividades da vida diária (CDC, 2015; Schoenfelder, 2000).*

Fatores de risco ambiental

- Instruir a:
  - Eliminar tapetes soltos, lixo e assoalho muito encerado.
  - Garantir superfícies não escorregadias em banheiras ou chuveiros, aplicando adesivos encontrados no comércio.
  - Instalar barras de apoio no banheiro.

- Instalar corrimãos em corredores e escadas.
- Remover objetos salientes (p. ex., cabides para casacos, prateleiras, fixadores de luminárias) das paredes das escadas.
- Orientar a equipe de profissionais a:
  - Manter as laterais da cama sempre erguidas e a cama na posição mais baixa possível, quando o indivíduo ficar sem atenção.
  - Manter a cama na posição mais baixa, com as rodas travadas, quando parada.
  - Ensinar o indivíduo em cadeira de rodas a travar e destravar as rodas.
  - Garantir que os sapatos ou chinelos das pessoas tenham solas antiderrapantes.

  J: *As metas de prevenção ou controle de quedas concentram-se na redução de sua probabilidade por meio da minimização dos riscos ambientais e do fortalecimento da competência individual para resistir a quedas e a lesões a elas associadas.*

- Se houver prejuízo cognitivo, ver *Perambulação*.
- Ensinar a segurança com cortador de grama e removedor de neve (acessar www.aboutorthowest.com/data/fact/thr_771.htm).

Risco de lesão • Relacionado à falta de atenção aos riscos ambientais

Metas

O pai/mãe ou familiar deverá identificar e reduzir os riscos ambientais, conforme evidenciado por estes indicadores:

- Ensina às crianças hábitos de segurança.
- Armazena artigos perigosos em local seguro.
- Dissipa os perigos conforme a necessidade.
- Remove perigos ambientais, quando possível.
- Instala medidas de segurança (p. ex., fechaduras, corrimãos).

NOC Ambiente domiciliar seguro, Controle de riscos, Paternidade/Maternidade: Segurança do bebê, da criança na 1ª e na 2ª infâncias, do adolescente

Intervenções

Identificar as situações que contribuam para acidentes

- Ambiente desconhecido (casa de outras pessoas, hotéis).
- Períodos de pico de atividades (preparo das refeições, feriados).
- Equipamento novo (bicicleta, serra, cortador de grama, limpador de neve).
- Falta de atenção ou desconsideração quanto aos riscos ambientais (direção perigosa).

J: *Lesão é a quarta principal causa de morte na população em geral e a principal causa de morte em crianças e adultos jovens (*Clemen-Stone et al., 2002).*

NIC Restrição de área, Supervisão: Segurança, Controle do ambiente: Segurança, Assistência para a manutenção do lar, Identificação de risco, Ensino: Bebê, Segurança da criança que começa a andar

Reduzir ou eliminar as situações perigosas

- Ensinar sobre segurança com equipamento potencialmente perigoso.
- Ensinar a pessoa a ler todas as instruções antes de usar um novo aparelho ou equipamento.
- Ensinar as crianças a ficarem afastadas de todos os cortadores de grama em uso.
- Crianças não podem brincar ou ficar perto de cortador de grama em uso.
- Jamais permitir que uma criança use cortador de grama, mesmo com os pais. Médicos costumam atender crianças com lesões graves nos pés causadas por subir em cortador de grama em uso por pai ou avô.
- As crianças devem ter, no mínimo, 12 anos de idade para usarem um cortador de grama simples, de empurrar, e, pelo menos, 16 anos para usarem um com motor.
- Remover pedras, brinquedos e outros objetos da grama antes do uso do cortador.
- Desligar qualquer aparelho que não esteja funcionando antes de examiná-lo (p. ex., cortador de grama, batedeira elétrica).
- Muitas lesões ocorrem quando você tenta limpar uma das peças de aparelhos elétricos usando as mãos.

- Não remover dispositivos de segurança, protetores ou tampa para tomada, e manter as mãos e os pés longe de partes móveis.
- Colocar o combustível antes de ligar o aparelho e não quando ele estiver em funcionamento ou aquecido.
- Usar uma vara ou cabo de vassoura – e não mãos ou pés – para remover detritos de cortadores de grama ou limpadores de neve.
- Não deixar cortador de grama ou limpador de neve sem supervisão, se ligado. Caso tenha que se afastar da máquina, desligá-la (American Academy of Orthopedic Surgeons, 2012).

J: Anualmente, milhares de pessoas têm cortes profundos, perda dos dedos das mãos e dos pés, ossos esmagados ou quebrados, lesões articulares, queimaduras, infecções, outras lesões e mesmo morte em razão de uso inadequado ou descuidado de cortadores de grama e limpadores de neve. As lesões ocorrem em pessoas de todas as idades, a maioria entre 25 e 64 anos.

Revisar práticas não seguras

Automóveis
- Dirigir:
  - Carro com problemas mecânicos.
  - Sem cinto de segurança em todos os passageiros.
  - Com bebês ou crianças soltas no carro.
  - A velocidades excessivas.
  - Sem auxiliares visuais necessários.
  - Em estradas ou ruas com condições inseguras.
  - Enquanto medicado ou tonto/intoxicado (drogas ilegais, fármacos receitados, álcool, etc.).
  - Se cansado.
  - Se distraído (usando telefone móvel, digitando, ajustando o rádio, etc.).
  - Com crianças no assento dianteiro do carro.
- Dar marcha a ré sem verificar a presença de crianças pequenas.
- Aquecer o carro em garagem fechada.

Inflamáveis
- Fogo junto a vazamento de gás.
- Acendimento demorado do fogão ou do forno a gás.
- Experiências com produtos químicos ou gasolina.
- Uso de fogueira, lareiras ou aquecedores sem proteção.
- Combustíveis, fósforos ou pedaços de pano com gasolina armazenados de forma inadequada.
- Hábito de fumar na cama ou próximo a oxigênio.
- Brinquedos ou roupas infantis altamente inflamáveis.
- Brincadeiras com fogos de artifício ou pólvora.
- Brincadeiras com fósforos, velas, cigarros, isqueiros.
- Uso de aventais plásticos ou roupas esvoaçantes próximo a chamas.

Cozinha
- Deixar resíduo gorduroso no fogão.
- Usar aventais plásticos ou roupas esvoaçantes próximo a chamas.
- Usar copos ou louças trincados.
- Usar métodos impróprios para enlatar, congelar ou conservar alimentos.
- Guardar facas sem bainha.
- Manter os cabos das panelas voltados para a frente do fogão.
- Usar luvas finas ou material desgastado para segurar pratos quentes.
- Botões do fogão na parte dianteira.
- Presença de chumbo nos utensílios de cozinha.

Banheiro
- Armário de medicamentos destrancado.
- Falta de barra de apoio na banheira.
- Falta de tapetes antiderrapantes na banheira ou no banheiro em geral.
- Iluminação deficiente no banheiro e nos corredores.
- Colocação imprópria de tomadas elétricas.

Produtos químicos e irritantes

- Recipientes de medicamentos rotulados de forma inadequada.
- Medicamentos mantidos em recipientes não originais.
- Iluminação inadequada no armário de medicamentos.
- Recipientes contendo venenos e substâncias corrosivas mal rotulados.
- Não descartar medicamentos com prazo de validade vencido cuja decomposição seja perigosa.
- Estocar substâncias tóxicas em áreas acessíveis (p. ex., sob a pia).
- Estocar inadequadamente corrosivos (p. ex., lixívia).
- Contato com o frio intenso.
- Exposição excessiva a sol, lâmpadas de bronzeamento ou almofadas térmicas.

Iluminação e eletricidade

- Ter as tomadas sem cobertura.
- Ter fiação elétrica solta.
- Usar tomadas elétricas sobrecarregadas.
- Caixas de fusíveis sobrecarregadas.
- Usar plugues elétricos defeituosos, fios desencapados ou aparelhos elétricos com defeito.
- Manter iluminação inadequada em escadas e descansos.
- Manter interruptores inacessíveis (p. ex., próximo à cama).
- Usar máquinas ou aparelhos sem instruções prévias.

    J: *Orientações específicas podem reduzir a taxa de acidentes e lesão (Clemen-Stone et al., 2002).*

Iniciar as orientações para a saúde e os encaminhamentos, conforme indicado

Ensinar medidas de prevenção de acidentes automobilísticos

- Reavaliar com frequência a capacidade para dirigir.
- Usar óculos de sol de boa qualidade (lente cinza ou esverdeada) para reduzir a luminosidade.
- Manter o para-brisa limpo e os limpadores em boas condições.
- Ter espelhos em ambos os lados do carro.
- Parar periodicamente para alongar e descansar os olhos.
- Conhecer os efeitos de medicamentos sobre a capacidade para dirigir.
- Não fumar ao dirigir nem dirigir após ingerir bebida alcoólica.
- Não usar telefone celular enquanto dirige.

Ensinar medidas de prevenção de acidentes com pedestres

- Dar tempo suficiente para atravessar as ruas.
- Usar roupas que reflitam a luz (bege, branco), ou fitas refletoras, à noite.
- Esperar para atravessar ainda na calçada, e não na via para os carros.
- Olhar para ambos os lados da rua.
- Não confiar apenas na luz verde do semáforo para realizar um cruzamento seguro (algum motorista pode estar desobedecendo às leis de trânsito).

Ensinar medidas de prevenção de queimaduras

- Equipar a casa com sistema de alarme para fumaça e checar mensalmente seu funcionamento.
- Ter um extintor de incêndio portátil.
- Checar os termostatos do aquecedor de água para obter água quente, mas não escaldante.
- Usar bicarbonato de sódio ou tampa de panela para abafar pequenos incêndios decorrentes de óleo derramado.
- Não vestir roupas largas (p. ex., roupão, camisola) ao cozinhar.
- Não fumar quando estiver sonolento.
- Garantir o uso seguro de aquecedores portáteis.
- Fornecer orientação em saúde e encaminhamentos, quando necessário.

Os acidentes ocorrem com maior frequência

- Durante período inicial de hospitalização e entre as 18 e as 21 horas.
- Durante períodos de picos de atividade (refeições, brincadeiras).
- Em ambientes desconhecidos.
- Com iluminação adequada.
- Nos feriados.
- Nas férias.
- Durante consertos domésticos.

J: *A prevenção de lesões exige antecipação e reconhecimento de onde são aplicáveis as medidas de segurança. As estratégias passivas proporcionam proteção automática sem escolha (p. ex., airbags, design do produto). As estratégias ativas exigem persuasão por meio do ensino ou da legislação para a prática de medidas de segurança (Hockenberry & Wilson, 2009).*

Encaminhar pessoas com déficits motores ou sensoriais à assistência para identificação de riscos ambientais

- Bombeiros da localidade.
- Serviço de enfermagem da comunidade.
- Informações sobre prevenção de acidentes (ver Referências).

Encaminhar ao fisioterapeuta para avaliação da marcha

Intervenções pediátricas

Ensinar os pais sobre investigação e medidas básicas de segurança

- Orientar os pais a esperarem mudanças frequentes na capacidade dos bebês e das crianças e a tomarem precauções (p. ex., o bebê que, repentinamente, rola pode estar desacompanhado sobre o trocador).
- Discutir a necessidade de monitoração constante das crianças pequenas.
- Explicar que andadores são perigosos e que seu uso costuma retardar o desenvolvimento motor e cognitivo. Eles possibilitam à criança chegar a locais mais altos e movimentar-se mais depressa, o que pode levá-la a rolar por escadas, aproximar-se do fogão onde café pode derramar sobre ela, inclusive possibilitando que pegue cabos de panelas, toque radiadores, lareiras ou aquecedores portáteis (American Academy of Pediatrics, 2015).

J: *"Calcula-se que 197.200 lesões relacionadas a andador para bebês tenham ocorrido com crianças com menos de 15 meses de vida, tratadas em setores de emergência, entre 1990 e 2001" (*Shields & Smith, 2015).*

> **Alerta clínico** A venda de andadores está proibida no Canadá, mas não nos Estados Unidos.

- Dar informações que auxiliem os pais na seleção de uma babá:
    - Determinar experiência prévia e conhecimento das medidas de emergência.
    - Observar a interação da babá com a criança (p. ex., observar a babá por meia hora antes de deixá-la com a criança).
- Ensinar os pais a esperarem que as crianças os imitem e o que elas podem fazer com ou sem supervisão.
    - Pedir à criança para perguntar antes de tentar uma atividade nova.
- Explicar e esperar obediência a algumas regras (dependendo da idade) em relação a:
    - Ruas.
    - Fogo.
    - Equipamentos da área para brincadeiras.
    - Animais.
    - Água (piscinas, banheiras).
    - Estranhos.
    - Bicicletas.
- Dramatizar com as crianças para verificar a compreensão do problema.
    - "Você está indo para casa. Um homem desconhecido estaciona um carro perto de você. O que você faz?"
    - "Ao passar perto de uma churrasqueira, seu vestido pega fogo. O que você faz?"

Identificar situações que contribuem para acidentes

Esportes

Bicicletas, carrinhos, *skates*, patins

- Sem refletores ou faróis.
- Não andar em fila única.
- Andar em uma bicicleta grande demais.
- Ausência das rodinhas auxiliares em bicicletas.
- Uso de *skate* ou patins em ruas ou estradas movimentadas.
- Falta de conhecimento das regras da rodovia.
- Falta de capacete, protetores para outras partes do corpo.
- Área de segurança para crianças pequenas em bicicleta (que não na rua).

J: *Quase 50% dos traumatismos encefálicos ocorrem durante a prática de esportes, como ciclismo recreacional, uso de skate ou assemelhado (American Academy of Orthopedic Surgeons, 2016).*

J: *A estratégias de prevenção para reduzir lesões graves resultantes da prática do skate incluem alertas contra seu uso por crianças menores de 5 anos, proibição do uso nas ruas e rodovias e promoção do uso de capacetes e outros equipamentos de proteção (Hockenberry & Wilson, 2015).*

Água e piscinas

- Desencorajar o uso de auxiliares para flutuação ou natação (asas, boias em tira, tipo espaguete) para crianças que não saibam nadar.
- Ensinar o comportamento seguro na água:
  - Não correr nem empurrar.
  - Não pular sobre os outros.
  - Não nadar sozinho.
  - Não gritar por socorro de brincadeira.
  - Não mergulhar em água com profundidade inferior a 2,5 m.
  - Não nadar após as refeições.
  - Evitar o uso excessivo de álcool.
  - Manter objetos cortantes longe da água.
  - Não nadar durante tempestades com raios.
- Fechar a piscina:
  - Usar uma cerca com aproximadamente 1,5 m.
  - Usar uma cerca que as crianças não consigam pular.
  - Usar portões que se fechem automaticamente, com sistema de alarme.
- Remover por completo a cobertura da piscina.
- Evitar coberturas que flutuem livremente.
- Ensinar a técnica segura para mergulhar e escorregar:
  - Permitir mergulhos apenas dos trampolins.
  - Desestimular as competições de mergulho.
  - Ensinar a voltar à tona com as mãos e a cabeça.
  - Entrar na piscina com os pés em primeiro lugar.
- Ter equipamento de socorro próximo à piscina (corda, gancho, salva-vidas).
- Aprender reanimação cardiopulmonar e a forma de reagir a afogamento acidental:
  - Tirar a criança da água (trazer sua cabeça acima da linha d'água, apoiar cabeça/pescoço).
  - Se houver suspeita de lesão na medula, imobilizar em superfície reta e rija e aplicar colar cervical.
  - Remover resíduos (apenas os visíveis).
  - Com a pessoa sem reação, embora com pulso e respirando, colocá-la de lado para vomitar.
  - Remover as roupas molhadas, secar e cobri-la com cobertores (inclusive a cabeça).
  - Iniciar reanimação cardiopulmonar, prosseguindo até a chegada do socorro, diante de ausência de pulso.

J: *Afogamento é a segunda principal causa de morte decorrente de lesões na infância. Crianças com menos de 4 anos estão em alto risco (National Safety Council, 2009).*

J: *Muitos quase afogamentos ocorrem enquanto um dos pais supervisiona o filho, mas tem um lapso momentâneo de atenção (Hockenberry & Wilson, 2015).*

J: *Natação eficiente depende de maturidade intelectual e física. Aulas organizadas de natação podem dar aos pais uma falsa sensação de proteção, no sentido de que o filho "sabe nadar".*

Outros

- Contato sem supervisão com animais e venenos ambientais (plantas, produtos químicos para piscinas, comprimidos).
- Vias obstruídas.
- Janelas sem segurança em casa com crianças pequenas.
- Armas e munição guardadas em local inadequado.
- Bicicletas grandes penduradas no alto.
- Caminhos derrapantes.
- Portas de vidro de correr que parecem abertas quando fechadas.
- Corda para secagem de roupas colocada muito baixo.
- Refrigeradores ou congeladores descartados ou sem uso, sem remoção das portas.

Bebês e crianças que começam a andar

- Em casa.
  - Travesseiros no berço.

- Escadas sem portões.
- Colchão que não se ajusta bem no berço.
- Berço com grades que permitam a saída do corpo da criança, prendendo a cabeça.
- Mesas com vidro ou com cantos ásperos.
- Marquises e *decks* sem grades.
- Plantas venenosas (ver Tabela 2.15).
- Móveis pintados com tinta à base de chumbo.
- Banho sem supervisão.
- Janelas abertas.
- Mamadeiras apoiadas no berço.
- Brinquedos.
  - Bordas afiadas.
  - Balões.
  - Partes facilmente quebráveis.
  - Pirulitos.
  - Peças pequenas removíveis.
  - Chupeta em torno do pescoço.
- Outros.
  - Criança desacompanhada em carrinho de compras.
  - Criança desacompanhada no carro.
  - Berços, andadores, cadeiras altas com partes móveis que prendam a criança (p. ex., tiras).
  - Colocar a criança em cadeira de segurança no carro somente no banco traseiro.

Auxiliar os pais a analisarem um acidente

- O que aconteceu?
- Como aconteceu?
- Onde, quando?
- Por que aconteceu o acidente?

    J: *A análise de um acidente pode prevenir sua recorrência.*

- Ensinar a manobra de Heimlich em caso de sufocação/engasgo com objeto ou pedaço de alimento.

    J: *Esse procedimento cria uma tosse artificial que obriga a saída do ar e do objeto estranho da via aérea da criança.*

Ensinar como prevenir envenenamento

- Orientar como tornar a casa "à prova de crianças".
- Orientar a manter venenos e substâncias corrosivas em recipientes muito bem fechados, cuidadosamente rotulados, em armários trancados.
- Orientar os pais a evitarem tomar medicamentos na frente das crianças.
- Os pais devem descartar os suprimentos medicamentosos não usados e manter a medicação necessária em armário trancado e de difícil acesso.
- Os pais devem aprender a administrar os antídotos para substâncias tóxicas específicas, se houver essa orientação do Centro Toxicológico.
- Os pais devem ter também o telefone do Centro Toxicológico em local acessível.
- Encaminhar os indivíduos ao Centro Toxicológico local para obtenção de adesivos de alerta e conselhos sobre procedimentos de emergência; ensinar às crianças o significado do adesivo.
- Orientar os pais a telefonarem para o Centro Toxicológico. Ter na cozinha o número do telefone do Centro Toxicológico/Secretaria de Saúde.✤

    J: *Envenenamentos são comuns com crianças pequenas que começam a andar. Elas colocam tudo na boca.*

Iniciar as orientações para saúde e os encaminhamentos, conforme indicado

- Auxiliar a família a avaliar os riscos ambientais em casa e ao visitar outras pessoas.
- Instalar fechaduras especiais para evitar que crianças abram armários onde estão estocados materiais combustíveis, corrosivos ou inflamáveis ou medicamentos.
- Orientar os pais a vedar as tomadas elétricas para prevenir choques acidentais em crianças.
- Ensinar sobre os riscos de ingestão da pintura à base de chumbo e como identificar sinais de envenenamento na criança.

✤ N. de R.T. No Brasil, os Centros de Informação Toxicológica (CIT) são estaduais. Cada estado oferece diferentes telefones de contato.

- Encaminhar os pais para o departamento de saúde pública se houver necessidade de investigação quanto a alguma tinta à base de chumbo.
- Incentivar o uso de tampas à prova de crianças.
- Aconselhar a evitar a estocagem de substâncias perigosas em recipientes normalmente usados para alimentos.

J: *Nem todos os riscos ambientais podem ser removidos. Estratégias que incluem supervisão e educação dos pais podem reduzir acidentes (*Clemen-Stone et al., 2002).*

J: *A análise de um acidente pode prevenir sua recorrência.*

J: *A prevenção de lesões exige antecipação e reconhecimento de onde são aplicáveis as medidas de segurança. As estratégias passivas proporcionam proteção automática sem escolha (p. ex., airbags, design do produto). As estratégias ativas exigem persuasão por meio do ensino ou da legislação para a prática de medidas de segurança.*

J: *As estratégias de prevenção para reduzir lesões graves resultantes da prática do skate incluem alertas contra seu uso por crianças menores de 5 anos, proibição do uso nas ruas e rodovias e promoção do uso de capacetes e outros equipamentos de proteção.*

Risco de lesão • Relacionado à falta de atenção aos riscos ambientais secundária à idade maturacional

Metas

- A criança/adolescente deverá se manter livre de lesões por fatores potencialmente perigosos identificados no ambiente hospitalar.
- A família deverá reforçar e demonstrar práticas de segurança no hospital.

NOC Controle de riscos, Comportamento de prevenção de quedas

Intervenções

Proteger o bebê/criança das lesões no hospital, controlando os riscos relacionados à idade

Investigar cada situação peculiar de risco de lesão a bebês, crianças pequenas, crianças em idade escolar ou adolescentes. Informar os pais sobre risco de lesão

NIC Ver *Risco de lesão*.

Bebês (1-12 meses)

- Assegurar que o bebê possa ser identificado por uma pulseira de identificação e uma etiqueta no berço.
- Não colocar talco diretamente sobre o bebê; de preferência, colocá-lo sobre a mão e, então, sobre a pele.
- Manter o talco longe do alcance de crianças.
- Manter brinquedos sem segurança fora do alcance de bebês (p. ex., botões, balões, contas de colar, brinquedos quebrados, brinquedos pontiagudos, outros brinquedos pequenos).
- Usar luvas sem dedos para evitar que o bebê retire sondas, protetor de olhos, infusões endovenosas (EV), curativos e sondas alimentares, conforme a necessidade.
- Manter erguidas as laterais quando a criança estiver no berço.
- Forrar as laterais do berço quando o bebê conseguir sair dele, ou se houver risco de convulsão.
- Usar vaporizador frio.
- Não usar andador para o bebê.
- Confirmar a identidade de todos os visitantes.
- Usar colchão firme que sirva bem no berço.
- Não oferecer mel a bebês com menos de 12 meses devido ao risco de botulismo.
- Amarrar com firmeza tiras de contenção em assentos para bebês, balanço, cadeira alta e carrinho.
- Não deixar mamadeiras apoiadas no berço. O bebê deve ser segurado por um adulto, com a cabeça erguida.
- Não colocar travesseiros no berço.
- Colocar uma das mãos debaixo da criança ao pesá-la, trocar suas fraldas e assim por diante, mantendo-a em segurança na balança ou no trocador.
- Não deixar o bebê usar chupeta presa ao pescoço com cordão.
- Conferir a água do banho para ter certeza da adequação da temperatura. Jamais deixar um bebê sozinho no banho! Apoiar sua cabeça fora da água.

- Verificar a temperatura da mamadeira, em especial quando aquecida em micro-ondas. Sacudir a mamadeira antes de verificar sua temperatura.
- Colocar o berço afastado de mesas de cabeceira, bombas de infusão e assim por diante, evitando que a criança pegue objetos sem segurança (p. ex., aspirador, tomadas elétricas, flores, botões de controle em bombas de infusão).
- Não deixar os pais fumarem ou beberem líquidos quentes no quarto do bebê.
- Não oferecer à criança alimentos que tenham que ser mastigados ou que sejam pequenos demais e ocluam as vias aéreas (p. ex., amendoins e similares, pipoca, balas, cachorro-quente inteiro). Garfos e facas não são utensílios apropriados para bebês.
- Descartar seringas, agulhas, embalagens de medicamentos e sacolas plásticas de maneira adequada.
- Proteger com sapatos ou chinelos os pés do bebê que consiga andar.
- Transportar o bebê em segurança para outros locais no hospital (p. ex., radiologia, laboratório).
- Lembrar os pais que devem ter assento para automóvel apropriado, a fim de levar o bebê para casa.

Infância inicial (13 meses a 5 anos)

- Ter certeza de que a criança pequena possa ser identificada pela pulseira com o nome e pela etiqueta no berço.
- Manter erguidas e travadas as laterais do berço quando o bebê estiver ali – parte superior e inferior; usar grades nas camas de crianças pequenas.
- Monitorar a criança sempre, ao alimentar-se, tomar banho, brincar e usar o vaso sanitário.
- Manter produtos de limpeza, itens cortantes e sacolas plásticas longe do alcance.
- Firmar o termômetro ao verificar a temperatura (usar método retal ou axilar com a criança que começa a andar, e o método oral quando ela tiver idade suficiente para não morder o termômetro), ou usar termômetro instantâneo, com infravermelho, no canal auditivo.
- Verificar se há dentes frouxos e documentar os achados em registros/prontuários.
- Verificar a temperatura da água do banho antes de imergir a criança.
- Usar camas elétricas com muito cuidado. Por exemplo, as crianças podem prender os dedos ou ficar embaixo da cama e apresentar risco de lesão por esmagamento.
- Posicionar o berço/a cama longe de mesa de cabeceira, bombas de infusão, flores e assim por diante, para evitar que a criança pegue objetos sem segurança.
- Manter a criança em segurança quando em movimento:
  - Proteger seus pés com sapatos ou chinelos ao deambular.
  - Manter bem fechadas as portas do banheiro e dos armários.
  - Verificar todas as sondas fixas na criança para evitar dobras ou deslocamento.
  - Aplicar tiras de segurança quando ela estiver em cadeira alta ou no carrinho.
  - Transportá-la em segurança para outras áreas do hospital (p. ex., radiologia).
  - Usar luvas sem dedos para evitar que remova sondas e protetor para olhos, infusão EV, curativos e sondas alimentares, se necessário.
  - Colocar uma das mãos sob a criança, ao pesá-la, trocar fraldas e assim por diante, para evitar quedas.
- Não se referir a medicamentos como "balas".
- Não permitir que a criança mastigue balas ou chiclete, amendoins e similares, cachorro-quente inteiro ou peixe com espinhas.
- Fixar limites. Reforçar e repetir o que a criança pode fazer no hospital e as áreas em que pode ir.
- Oferecer brinquedos adequados à idade e seguros (ver as orientações do fabricante).
- Não permitir que os pais fumem ou ingiram bebidas quentes no quarto da criança.
- Alimentar a criança em ambiente silencioso; assegurar que esteja sentada ao comer para evitar sufocação.
- Lembrar os pais que devem ter assento de segurança para automóveis para transportar a criança.
- Confirmar a identidade de todos os visitantes.

Escolares/adolescentes (6-12 anos/13-18 anos)

- Assegurar que o escolar/adolescente possa ser identificado pela pulseira de identificação com o nome e pela etiqueta em sua cama. Os escolares talvez aleguem ser outra pessoa para brincar com o enfermeiro, não percebendo o risco disso.
- Investigar os dentes perdidos; documentá-los nos registros.
- Investigar as dificuldades de autocuidado e a intolerância à atividade, porque o escolar/adolescente talvez não procure ajuda para deambular, tomar banho, usar o vaso sanitário, e assim por diante.
- Colocar as tiras de segurança ao transportá-los em maca ou cadeira de rodas.
- Fixar limites. Reforçar e reiterar para a criança o que pode fazer e a quais áreas pode ir no hospital.
- Proporcionar atividades apropriadas à idade. Supervisionar as brincadeiras terapêuticas com atenção. Não permitir que a criança brinque com seringas para expelir água.

- Não permitir que os pais fumem ou ingiram bebidas quentes no quarto da criança.
- Incentivar a criança/o adolescente a usar o colar ou o bracelete de Alerta Médico (Estados Unidos), se apropriado. Incentivar a criança a ter sempre uma identificação em carteira ou bolsa.
- Lembrar a criança de usar o cinto de segurança no carro ao ter alta.
- Desestimular o fumo e o uso de drogas ilícitas, inclusive o álcool.

J: *O enfermeiro deve investigar o risco singular de cada criança relativo a potencial de lesão. Isso inclui a criança com deficiências sensoriais ou motoras e com atraso no desenvolvimento. Mudanças ambientais, como hospitalização, visita a casas de parentes e comemoração de feriados, trazem risco especial às crianças (Hockenberry & Wilson, 2015).*

J: *Para proteger crianças contra lesão, os cuidadores devem estar atentos às características comportamentais associadas à idade, responsáveis por aumento da vulnerabilidade das crianças a lesões (Hockenberry & Wilson, 2015).*

J: *Do ponto de vista anatômico, as crianças são mais suscetíveis a lesões encefálicas devido à cabeça maior, a lesões hepáticas e de baço, visto que esses órgãos são maiores, e a serem arremessados com maior facilidade (em carros) em razão de seus corpos pequenos e leves (Hockenberry & Wilson, 2015).*

J: *Os bebês exploram o ambiente por meio do paladar e do tato.*

Risco de lesão • Relacionado à vertigem secundária à hipotensão ortostática

Metas

O indivíduo informará menos episódios de tontura ou vertigem, conforme evidenciado por estes indicadores:

- Identifica situações que provoquem vertigem.
- Relata os métodos de prevenção da diminuição súbita do fluxo sanguíneo cerebral.
- Demonstra manobras para mudar de posição e evitar a queda repentina da pressão cerebral.

NOC Ver *Risco de lesão*.

Intervenções

Identificar os fatores contribuintes (Kaufamn & Kaplan, 2015a)

- História médica recente de perda potencial de volume (vômito, diarreia, restrição de líquidos, febre).
- História médica de insuficiência cardíaca congestiva, tumor maligno, diabete, alcoolismo.
- Evidências de história neurológica e exame de parkinsonismo, ataxia, neuropatia periférica ou disautonomia (p. ex., reação pupilar anormal, história de constipação ou disfunção erétil).
- Problemas cardiovasculares (hipertensão sistólica, infarto cerebral, insuficiência cardíaca, anemia, arritmias).
- Desequilíbrio hídrico ou eletrolítico.
- Diabete.
- Alguns medicamentos (p. ex., diuréticos, anti-hipertensivos, betabloqueadores, alfabloqueadores anticolinérgicos, biturados, vasodilatadores, antidepressivos, fármacos antipsicóticos: olanzapina, risperidona).
- Fármacos anti-hipertensivos, nitratos, inibidores da monoaminoxidase, fenotiazina, sedativos narcóticos, relaxantes musculares, vasodilatadores, medicamentos anticonvulsivantes (Perlmuter, Sarda, Casavant & Mosnaim, 2013).
- Uso de álcool.
- Idade de 75 anos ou mais.
- Repouso prolongado no leito.
- Simpatectomia cirúrgica.
- Manobra de Valsalva durante ato urinário ou intestinal.
- Artrite (hérnias nas vértebras cervicais).

NIC Ver *Risco de lesão*.

Investigar se há hipotensão ortostática

- Verificar as pressões braquiais bilaterais com a pessoa em posição supina.
- Se as pressões braquiais forem diferentes, usar o braço com a leitura mais alta e verificar a pressão arterial logo após a pessoa ter se levantado rapidamente. Comunicar as diferenças ao médico ou a outro profissional de saúde.

J: *A hipotensão postural (ortostática) é diagnosticada quando, em 2 a 5 minutos de pé, calmamente (após período de 5 minutos de repouso em supino), um ou mais dos seguintes estão presentes: mínimo de 20 mmHg de queda na pressão sistólica e/ou mínimo de 10 mmHg de queda na pressão diastólica (Kaufman & Kaplan, 2015a).*

- Solicitar que descreva as sensações (p. ex., incômodo, tontura).
- Investigar a pele e os sinais vitais.

J: *O uso do braço com a pressão mais elevada proporciona verificação mais precisa da pressão arterial.*

Ensinar técnicas para redução da hipotensão ortostática

- Trocar lentamente de posição, sobretudo pela manhã, quando é menor a tolerância ortostática.
- Mudar de uma posição horizontal para uma vertical em estágios.
  - Sentar na cama.
  - Colocar primeiro uma perna, depois a outra, balançando-as, para fora da cama.
  - Esperar alguns minutos antes de seguir ao próximo passo.
  - Gradualmente, passar da posição sentada para a posição em pé.
  - Colocar próximo uma cadeira, um andador, uma bengala ou outro objeto auxiliar para proporcionar apoio ao sair da cama.
- Dormir com a cabeceira da cama elevada entre 10 e 20°.

J: *Isso "diminui a perfusão renal, ativando, então, o sistema renina-angiotensina-aldosterona e reduzindo a diurese noturna, que pode ser acentuada nesses pacientes. Essas alterações aliviam a hipotensão ortostática ao expandir o volume líquido extracelular, podendo reduzir danos a órgãos, diminuindo a hipertensão supina" (Kaufamn & Kaplan, 2015b).*

- Durante o dia, repousar em cadeira reclinada, e não na cama.

J: *O repouso prolongado no leito aumenta o acúmulo de sangue venoso que reduz a circulação ao cérebro. A mudança gradativa de posição possibilita ao corpo uma compensação ao acúmulo de sangue (Grossman & Porth, 2014).*

- Evitar repouso prolongado no leito.

J: *O repouso prolongado no leito promove redução no volume de plasma (após 3 a 4 dias), diminuição do tônus muscular, vasoconstrição periférica e fraqueza muscular (após 2 semanas).*

- Evitar ficar em pé por longos períodos.
- Evitar se inclinar para pegar algo do chão; usar um equipamento auxiliar disponível em serviços ou lojas de produtos ortopédicos.
- Evitar esforço, tosse e deambulação nos dias quentes; essas atividades reduzem o retorno venoso e pioram a hipotensão ortostática.
- Manter a hidratação e evitar excesso de aquecimento. Beber água antes de exposição a clima quente.
- Conversar com o profissional que prescreve sobre a possível eficácia de meias até a cintura.

J: *A compressão de meias-calças expande o volume do líquido extracelular e pode reduzir dano a órgão terminal, diminuindo a hipertensão supina (Kaufamn & Kaplan, 2015b).*

Incentivar o aumento da atividade diária, se permitido

- Discutir o valor do exercício diário.
- Estabelecer um programa de exercícios.

J: *O exercício aumenta a circulação e os níveis de energia, diminui o estresse e o processo de osteoporose e contribui para o bem-estar geral.*

Ensinar a evitar desidratação e vasodilatação

- Repor líquidos antes, durante e depois de períodos de perda hídrica excessiva (p. ex., em clima quente).
- Minimizar o consumo de líquidos diuréticos (p. ex., café, chá, refrigerantes à base de cola).
- Minimizar o consumo de álcool.
- Evitar fontes de calor intenso (p. ex., sol direto, banhos quentes, banheiras, cobertores térmicos).
- Evitar tomar nitroglicerina enquanto estiver em pé.

J: *Uma hidratação adequada é necessária à prevenção de volume circulatório reduzido. Alguns líquidos são diuréticos e reduzem os líquidos do organismo. Calor e álcool podem causar vasodilatação.*

Ensinar a reduzir a hipotensão pós-prandial (Kaufamn & Kaplan, 2015b)

- Tomar medicamentos anti-hipertensivos após as refeições, não antes.
- Evitar refeições grandes; em vez disso, planejar cinco pequenas refeições.
- Ingerir alimentos com pouco carboidrato.

- Minimizar a ingestão de álcool.
- Beber água com as refeições.
- Evitar atividades ou colocar-se repentinamente de pé logo após alimentar-se.
- Comunicar-se com o profissional de saúde para determinar se há ou não indicação de aumento do sal na dieta.

  J: *Isso pode aumentar o volume de sangue central.*

  J: *Há estudos mostrando que, em adultos mais velhos saudáveis, a pressão arterial fica diminuída em 20 mmHg em uma hora após a ingestão da refeição da manhã e da tarde. Acredita-se que isso resulte de uma resposta compensatória barorreflexa prejudicada a acúmulo de sangue esplênico durante a digestão (Kaufmann, Freeman & Kaplan, 2010).*

Instituir medidas de segurança ambiental
- Ver *Risco de lesão relacionado à falta de atenção aos riscos ambientais*.

Risco de aspiração

Definição da NANDA-I
Suscetibilidade à entrada de secreções gastrintestinais, secreções rofaríngeas, sólidos ou líquidos nas vias traqueo-brônquicas que pode comprometer a saúde.

Fatores de risco

Fisiopatológicos

Relacionados à diminuição do nível de consciência secundária a:

Demência pré-senil
Traumatismo encefálico
AVE
Doença de Parkinson
Indução por álcool/drogas
Coma
Convulsões
Anestesia

Relacionados à depressão do reflexo da tosse/vômito

Relacionados ao aumento da pressão intragástrica secundário a:

Posição de litotomia
Ascite
Obesidade
Útero aumentado

Relacionados à deglutição prejudicada ou à diminuição dos reflexos da glote e da laringe secundárias a:

Acalasia
AVE
Miastenia grave
Catatonia
Distrofia muscular
Estenose esofágica
Condições debilitantes
Esclerose múltipla
Esclerodermia
Doença de Parkinson
Síndrome de Guillain-Barré

Relacionados à fístula traqueoesofágica

Relacionados a reflexos protetores prejudicados secundários a:

Cirurgia ou trauma facial/oral/do pescoço*
Paraplegia ou hemiplegia

Relacionados ao tratamento

Relacionados à depressão dos reflexos da glote e da laringe secundária a:

Presença de tubo de traqueostomia/endotraqueal*
Sedação
Alimentação por sondas

Relacionados à capacidade de tossir prejudicada secundária a:

Maxilar fixado*
Posição de pronação imposta

Situacionais (pessoais, ambientais)

Relacionados à incapacidade/capacidade prejudicada para elevar a parte superior do corpo

Relacionados à alimentação, quando intoxicado

Maturacionais

Prematuros

Relacionados a reflexos de sucção/deglutição prejudicados

Neonatos

Relacionados à diminuição do tônus muscular do esfíncter esofágico inferior

Idosos

Relacionados à má dentição

Nota da autora

Risco de aspiração é um diagnóstico clinicamente útil para pessoas com alto risco de aspiração devido a nível reduzido de consciência, déficits estruturais, equipamentos mecânicos e distúrbios neurológicos e gastrintestinais. Pessoas com dificuldades de deglutição têm seguidamente risco de aspiração; o diagnóstico de enfermagem *Deglutição prejudicada* deve ser usado para descrever o indivíduo com dificuldade de deglutição e também risco de aspiração. *Risco de aspiração* deve ser usado para descrever pessoas que precisem de intervenções de enfermagem para prevenir a aspiração, mas que não têm problemas de deglutição.

Erros nos enunciados diagnósticos

Risco de aspiração relacionado à broncopneumonia

Este enunciado diagnóstico não orienta o enfermeiro para os fatores de risco que podem ser reduzidos. Se o enfermeiro estivesse monitorando e colaborando no controle da broncopneumonia, o enunciado correto seria o problema colaborativo *RC de Broncopneumonia*.

Risco de aspiração relacionado à dificuldade para deglutir

Dificuldade para deglutir confirma *Deglutição prejudicada*; portanto, *Deglutição prejudicada relacionada à dificuldade para deglutir secundária a efeitos da doença de Parkinson* informaria mais. As medidas de enfermagem incluiriam prevenção da aspiração.

Conceitos-chave

Considerações gerais

- A depressão do sistema nervoso central (SNC) interfere no mecanismo protetor dos esfíncteres.
- Sondas nasogástricas e tubos endotraqueais causam o fechamento incompleto dos esfíncteres do esôfago e deprimem os reflexos do vômito e da tosse.
- Dificuldade para deglutir é um sintoma perturbador que ocorre na grande maioria dos pacientes em cuidados paliativos. Na verdade, problemas de deglutição são parte do processo natural de final da vida, independentemente da etiologia (Goldsmith & Cohen, 2014).
- O risco de aspiração é alto com uma pneumonia associada.
- Os alimentos e o ato alimentar são eventos sociais importantes. Uma disfunção na deglutição pode ter impacto negativo sobre as interações sociais, a comunicação, a intimidade, o consumo de alimentos e a nutrição (Goldsmith & Cohen, 2014).
- O volume e as características do conteúdo aspirado influenciam a morbidade e a mortalidade. Partículas de alimento podem provocar bloqueio mecânico. O suco gástrico causa a erosão dos alvéolos e capilares, bem como pneumonite química.

Considerações pediátricas

- O diâmetro de via aérea, proporcionalmente superdimensionado em bebês e crianças pequenas, aumenta o risco de aspiração de objetos estranhos (Hockenberry & Wilson, 2015).
- Crianças, em especial as que começam a andar, têm uma curiosidade natural, buscam objetos atrativos e, com frequência, colocam coisas na boca. Não são capazes de entender o perigo para elas mesmas e para os outros.
- Objetos domésticos comuns e alimentos aspirados incluem balões (balões de borracha para brincar são a principal causa de morte por sufocação entre os produtos infantis), talco para bebês, cachorros-quentes, balas, amendoins, uvas e pilhas pequenas.
- Crianças com determinadas anomalias congênitas (p. ex., fístula traqueoesofágica, fenda palatina e refluxo gastresofágico) estão em maior risco de aspiração.

Critérios para a investigação focalizada

Dados subjetivos

Investigar os fatores relacionados

História de problema com deglutição ou aspiração
Presença ou história de (ver Fatores relacionados – Fisiopatológicos)

Dados objetivos

Investigar os fatores relacionados

Capacidade de deglutir, mastigar, alimentar-se
Dano neuromuscular:
    Reflexo do vômito diminuído/ausente
    Força reduzida da excursão da musculatura envolvida na mastigação
    Dano na percepção
    Paralisia facial
Obstrução mecânica:
    Edema
    Cânula de traqueostomia
    Tumor
Padrão percepção/atenção
Nível de consciência
Condição da cavidade orofaríngea
Regurgitação nasal
Rouquidão
Aspiração
Tosse 1 ou 2 segundos após deglutir
Desidratação
Apraxia

Metas

O indivíduo não irá aspirar, conforme evidenciado por estes indicadores:

- Relata medidas para prevenir aspiração.
- Cita alimentos ou líquidos que tenham alto risco de causar aspiração.

O pai/mãe reduzirá oportunidades de aspirações, conforme evidenciado por estes indicadores:

- Remove pequenos objetos do alcance da criança.
- Examina os brinquedos em busca de pequenas partes removíveis.
- Desestimula a criança a colocar objetos na boca.

NOC Controle da aspiração

Intervenções

Investigar os fatores causadores ou contribuintes

- Ver Fatores causadores.

Consultar um fonoaudiológo

J: *Fonoaudiólogos são especialistas em investigar e controlar problemas de deglutição orofaríngea.*

NIC Precauções de aspiração, Controle de vias aéreas, Posicionamento, Aspiração de vias aéreas

Reduzir o risco de aspiração em

Pessoas com força reduzida, diminuição do sensório ou distúrbios autonômicos

- Manter a cabeceira da cama elevada em um ângulo de 30 a 45°, a menos que contraindicado.

    J: *Há evidências de que a posição supina prolongada (elevação de zero grau da cabeceira da cama) aumenta o refluxo gastresofágico e a probabilidade de aspiração (*American Association of Critical Care Nurses, 2011).*

- Usar o mínimo possível de sedativos.

    J: *A sedação causa redução dos reflexos de tosse e vômito. Pode prejudicar a capacidade da pessoa de retirar secreções orofaríngeas e conteúdos gástricos decorrentes de refluxo (American Association of Critical Care Nurses, 2011).*

- Manter posição de decúbito lateral, se não houver contraindicação pela lesão.
- Se a pessoa não puder ser posicionada em decúbito lateral, abrir a via aérea orofaríngea, erguendo a mandíbula para cima e para a frente, com a cabeça inclinada para trás. (No bebê, hiperestender o pescoço pode não funcionar.)
- Investigar a posição da língua, assegurando que não caia para trás, ocluindo a via aérea.
- Manter a cabeceira da cama elevada, se não houver contraindicação por hipertensão ou trauma.
- Manter boa higiene oral. Escovar os dentes e usar enxaguante bucal com gaze. Aplicar um hidratante nos lábios, removendo delicadamente as crostas.
- Retirar secreções da boca e da garganta com lenço ou aspiração delicada.
- Reavaliar com frequência quanto à presença de material obstrutivo na boca e na garganta.
- Reavaliar frequentemente em relação ao bom posicionamento anatômico.
- Manter a posição de decúbito lateral após as refeições.

    J: *A regurgitação costuma ser silenciosa em pessoas com o sensório reduzido ou estados de depressão mental.*

- As posições são mantidas para reduzir aspiração.

    J: *O aumento de pressão intragástrica pode contribuir para regurgitação e aspiração. As causas incluem alimentação em bolo via sonda, obstruções, obesidade, gravidez e disfunção autonômica.*

Pessoas com sondas e nutrição enteral

- Confirmar se a localização da sonda foi verificada por radiografia ou e houve aspiração do conteúdo gástrico (conferir política hospitalar/da organização quanto ao método preferido).

    J: *A verificação da colocação correta das sondas de alimentação é feita com mais exatidão por meio de radiografia. A aspiração de líquido de coloração verde ou aspirado gástrico com pH de 6,5 ou menos também é confiável.*

> **ALERTA CLÍNICO** A confirmação da colocação pela instilação de ar e ausculta simultânea, ou por aspiração de líquido, tem-se mostrado inexata.

- Observar se há alteração no comprimento da porção externa da sonda de alimentação, conforme determinado por movimento da parte marcada da sonda (American Association of Critical Care Nurses, 2011).
- Se houver dúvida sobre a posição da sonda, solicitar radiografia.
- Manter a cabeceira da cama elevada em um ângulo de 30 a 45°, a menos que contraindicado.

    J: *Isso ajuda a prevenir refluxo por uso de gravidade reflexa.*

- Aspirar o conteúdo residual antes de iniciar dieta por sondas gástricas.
- Medir os volumes gástricos residuais a cada 4 horas em pessoas gravemente doentes. Retardar a dieta por sonda se os volumes residuais gástricos forem maiores que 150 mL.

    J: *A distensão gástrica predispõe à regurgitação.*

- Regular a nutrição gástrica usando um horário intermitente que permita períodos para o esvaziamento do estômago entre os intervalos alimentares.
- Monitorar a tolerância às dietas enterais observando distensão abdominal, queixas de dor abdominal, além de eliminação de gases e fezes a intervalos de 4 horas (American Association of Critical Care Nurses, 2011).
- Evitar alimentação em bolo nas pessoas com alto risco de aspiração.

J: *A administração de todo um volume de fórmula para 4 horas em um período de poucos minutos pode predispor muito mais à regurgitação de conteúdos gástricos do que a administração contínua do mesmo volume durante 4 horas (American Association of Critical Care Nurses, 2011).*

Para idoso com dificuldade de mastigação e deglutição
- Ver *Deglutição prejudicada*.

Iniciar as orientações para a saúde e os encaminhamentos, conforme indicado
- Orientar sobre causas e prevenção de aspiração.
- Manter a higiene oral para evitar pneumonia relacionada à aspiração de bactérias orais.
- Solicitar que a família demonstre a técnica de alimentação por sonda.
- Procurar um serviço de atendimento domiciliar.
- Ensinar a manobra de Heimlich ou a projeção abdominal para remover corpos estranhos aspirados.

J: *O risco de aspiração aumenta após a alta hospitalar devido à menor supervisão.*

Risco de envenenamento

Definição da NANDA-I
Suscetibilidade à exposição acidental ou ingestão de substâncias ou produtos perigosos em doses suficientes que podem comprometer a saúde.

Fatores de risco
Presença de fatores de risco (ver Fatores relacionados em *Risco de lesão*).

Risco de lesão do trato urinário

Definição
Suscetibilidade a dano às estruturas do trato urinário em decorrência do uso de cateteres que pode comprometer a saúde.

Fatores de risco
Condição que impeça a fixação da sonda vesical (p. ex., queimadura, trauma, amputação)
Uso prolongado de sonda vesical
Múltiplas sondagens
Manutenção de balonete inflado a ≥ 30 mL
Uso de cateter de grosso calibre

Nota da autora
Este novo diagnóstico da NANDA-I representa a prevenção de trauma da uretra durante sondagem vesical e/ou com uso prolongado de sonda. As estratégias preventivas para reduzir ou eliminar trauma de uretra são parte dos protocolos de prevenção de infecção. As intervenções primárias incluem prevenção de sondagens desnecessárias, redução do tempo e controle da sonda, de modo a evitar trauma/infecção. Logo, esse diagnóstico está incorporado a *Risco de infecção*.

Metas
Ver *Risco de infecção*.

Intervenções
Nota: Essas intervenções são também encontradas em *Risco de infecção*.

> **ALERTA CLÍNICO** Cerca de 20% das bacteremias adquiridas em hospital decorrem do trato urinário, e a mortalidade associada a essa condição está em torno de 10% (Fekete, 2015; Gould et al., 2009). Quando uma sonda vesical está colocada, lembrar a quem prescreveu de, a cada 2 dias, reavaliar se ainda está indicada (p. ex., usar protocolos de lembrete ou instituir o protocolo de enfermagem que possibilita novas investigações e a determinação de a sonda vesical ser ou não retirada).

Inserir sonda vesical apenas com indicações adequadas

J: *"O fator isolado mais importante de prevenção de complicações relacionadas a cateter urinário é a limitação de seu uso a indicações apropriadas" (Fekete, 2015; Gould et al. 2009; Schaeffer, 2015).*

- Presença de retenção urinária aguda ou obstrução da via de saída da bexiga.
- Necessidade de medidas precisas do débito urinário em pessoas criticamente doentes.
- Uso perioperatório para procedimentos cirúrgicos selecionados.
- Cirurgia urológica ou outra cirurgia em estruturas contíguas ao trato urogenital ou colorretal.
- Controle de hematúria associada a coágulos.
- Controle de bexiga neurogênica.
- Duração prolongada de uma cirurgia eletiva (sondas inseridas por esse motivo devem ser retiradas ainda na sala de recuperação).
- Necessidade de monitoração transoperatória de débito urinário.
- Infusões ou diuréticos em grande volume durante uma cirurgia.
- Auxílio à cicatrização de feridas abertas no sacro ou no períneo, em pessoas incontinentes.
- Terapia farmacológica intravesical (p. ex., câncer na bexiga).
- Imobilização prolongada prescrita (p. ex., coluna torácica ou lombar potencialmente instável, múltiplas lesões traumáticas, como fraturas pélvicas).
- Melhorar o conforto em cuidados de final de vida, se necessário.

J: *Um aumento de 6% em infecções do trato urinário associadas a sondagem vesical foi relatado entre 2009 e 2013; todavia, dados iniciais de 2014 parecem indicar que essas infecções começaram a diminuir (CDC, 2015f).*

> **ALERTA CLÍNICO** Fekete citou que "Cateteres urinários desnecessários são colocados em 21 a 50% dos pacientes hospitalizados. A indicação inadequada mais comum para colocação de sonda vesical de demora é o controle da incontinência urinária. Ao mesmo tempo que o uso de sonda nesses pacientes pode causar benefício de curto prazo, o risco aumentado de complicações associadas a seu uso ultrapassa qualquer benefício" (Fekete, 2015).

Avaliar o uso de preservativos ou alternativas à sondagem de demora, como cateterismo intermitente, quando possível

Seguir procedimento baseado em evidências para inserção e controle de cateteres

- Utilizar embalagem de uso único de geleia lubrificante na colocação de qualquer sonda, além de fazer uma avaliação crítica ao decidir por lubrificante anestésico ou lubrificante comum.
- Usar o cateter de menor calibre possível.

J: *Isso pretende reduzir trauma uretral.*

- Manter o fluxo de urina desobstruído; manter a sonda sem dobras.
- Limpar a área genital do paciente com agente antisséptico, antes da inserção do cateter. Não limpar a área periuretral com antissépticos para evitar infecção, enquanto o cateter estiver colocado. Higiene de rotina (p. ex., higiene com água e sabão durante o banho diário ou o banho de chuveiro) é adequada.
- Fixar na coxa com dispositivo de fixação.

J: *Isso evitará movimento e tração uretral, o que pode causar irritação e ruptura tissular, passando a ser via de entrada de patógenos.*

- Manter a bolsa de drenagem abaixo do nível da bexiga em todos os momentos.

J: *Isso evita que urina estagnada retorne à pessoa.*

- Esvaziar a bolsa de drenagem a cada 8 horas e quando ela estiver com dois terços da sua capacidade, ou antes de todas as transferências do paciente. Esvaziar usando um recipiente de coleta limpo e individualizado.

J: *A bolsa de drenagem cheia causará tração no cateter, com compressão na uretra, o que poderá ocasionar irritação e ruptura tissulares, tornando-se local para ingresso de patógenos.*

- Consultar o enfermeiro/médico assistente para discussão de uso desnecessário de sonda de demora em determinado paciente.
    - Conveniência da equipe de enfermagem.
    - Pessoa com incontinência.
    - Acesso para obtenção de urina para cultura ou outros exames diagnósticos quando a pessoa pode urinar voluntariamente.
    - Em caso de duração prolongada do pós-operatório sem indicações apropriadas (p. ex., reparo estrutural da uretra ou estruturas contíguas, efeito prolongado de anestesia peridural).

- Se a sonda vesical de demora estiver colocada há mais de 2 horas, providenciar um lembrete diário ao profissional de saúde para que seja avaliada a necessidade de mantê-la.
- Retirada a sonda vesical de demora, se a pessoa não urinar em 4 a 6 horas, realizar ultrassom junto ao leito para determinar o volume de urina. Realizar cateterismo intermitente quando o volume superar 500 mL; evitar reposição da sonda de demora.
- Retirada a sonda, oferecer ao paciente urinol para cama, caso ele não consiga deambular em segurança até o banheiro.

Risco de lesão por posicionamento perioperatório

Definição da NANDA-I

Suscetibilidade a mudanças físicas e anatômicas inadvertidas em consequência de postura ou equipamento usado durante procedimento invasivo/cirúrgico que pode comprometer a saúde.

Fatores de risco

Presença de fatores de risco (ver Fatores relacionados).

Fatores relacionados

Predisposição hereditária/fisiopatológicos

Relacionados a aumento da vulnerabilidade secundário a (Webster, 2012):

Neuropatia generalizada preexistente
Anomalia estrutural/congênita (p. ex., constrição no desfiladeiro torácico ou sulco condilar, ou estreitamento artrítico do espaço articular)
Doença crônica
Câncer
Estrutura corporal frágil
Radioterapia
Osteoporose
Sistema imunológico comprometido
Disfunção hepática, renal
Infecção

Relacionados a comprometimento da perfusão tissular secundário a:

Diabete melito
Anemia
Ascite
Doença cardiovascular
Hipotermia
Desidratação
Hipovolemia
Doença vascular periférica
História de trombose
Edema*
Coagulopatia ou presença de hematoma próximo a nervo
Infecção/presença de abscesso próximo a nervo

Relacionados à vulnerabilidade do estoma durante o posicionamento

Relacionados a contraturas preexistentes ou danos físicos secundários a:

Artrite reumatoide
Poliomielite

Relacionados ao tratamento

Relacionados a exigências de posicionamento e perda das reações sensoriais protetoras habituais secundárias a anestesia

Relacionados a procedimentos cirúrgicos de 2 horas ou mais

Relacionados à vulnerabilidade de implantes ou próteses (p. ex., marca-passo) durante o posicionamento

Situacionais (pessoais, ambientais)

Relacionados a comprometimento da circulação secundário a:

Obesidade*
Tabagismo
Gravidez
Estado do bebê
Frio na sala de cirurgia
Condições do idoso

Maturacionais

Relacionados a maior vulnerabilidade à lesão tissular secundária à diminuição do volume cirulatório (bebês, idosos):

Nota da autora

Este diagnóstico concentra-se na identificação da vulnerabilidade dos tecidos, nervos e articulações a lesão resultante de posições exigidas para cirurgia. A adição dos termos *por posicionamento perioperatório* ao diagnóstico *Risco de lesão* acrescenta etiologia ao título.

Se o paciente não tiver fatores de risco preexistentes que o tornem mais vulnerável à lesão, esse diagnóstico poderá ser usado sem fatores relacionados, pois eles são evidentes. Se desejados os fatores relacionados, o enunciado fica *Risco de lesão por posicionamento perioperatório relacionado a exigências de posicionamento para cirurgia e perda das medidas protetoras sensoriais normais secundário à anestesia.*

Quando um paciente apresenta fatores de risco preexistentes, o enunciado deve incluí-los – por exemplo, *Risco de lesão por posicionamento perioperatório relacionado à perfusão tissular comprometida secundária à doença arterial periférica.*

Erros nos enunciados diagnósticos

Risco de lesão por posicionamento perioperatório relacionado a medidas protetoras inadequadas

Esses fatores relacionados são legalmente problemáticos. Mesmo que medidas protetoras inadequadas constituam o problema, não devem ser incluídas no enunciado diagnóstico. Esse problema deve ser encaminhado à coordenação de enfermagem.

Conceitos-chave

Considerações gerais

- Lesões perioperatórias a nervos periféricos são uma complicação comum e potencialmente alarmante de anestesia e cirurgia. Essas lesões incluem uma gama de morbidades decorrentes de lesões clinicamente menores e passageiras a lesões graves e permanentes (Webster, 2012).
- Pesquisas retrospectivas descobriram que a incidência de dano permanente a nervo, após procedimento cirúrgico e anestesia, está entre 0,03% e 1,4% (Webster, 2012).
- Os nervos geralmente lesionados incluem o ulnar (28%), o plexo braquial (20%), a raiz lombossaral (16%) e a medula espinal (13%). Lesões são mais raras no nervo ciático, mediano, radial e femoral (Webster, 2012).
- O volume do fluxo sanguíneo capilar pulmonar diminui com a imobilidade prolongada. A expansão pulmonar é limitada pela pressão da posição sobre as costelas ou pela capacidade do diafragma de forçar conteúdos abdominais para baixo.
- A anestesia provoca dilatação dos vasos sanguíneos periféricos, resultando em hipotensão, e diminui o retorno do sangue ao coração e aos pulmões. A imobilidade prolongada provoca acúmulo nos leitos vasculares.
- Hipotermia (há uma elevada incidência de lesão a nervos após hipotermia induzida) (Webster, 2012).
- Pessoas obesas têm maior risco de lesões por posicionamento cirúrgico devido aos seguintes fatores:
  - Dificuldade para levantá-las até a posição.
  - O tecido maciço e as áreas de pressão necessitam de acolchoamento extra.
  - Os mecanismos de manipulação do tecido adiposo podem prolongar a duração da cirurgia.
  - O período de recuperação pode se prolongar porque o tecido adiposo retém os agentes lipossolúveis e retarda sua eliminação.
  - A estase venosa diminui a circulação, e o tecido adiposo tem um suprimento sanguíneo insatisfatório.
  - A anestesia faz as defesas normais diminuírem a capacidade de proteção contra manipulação excessiva.

Considerações geriátricas

- Osteoartrite, perda de gordura subcutânea, diminuição da circulação periférica e músculos flácidos desgastados podem contribuir para lesão ou trauma em ossos, articulações, nervos e pele na mesa cirúrgica (*Martin, 2000).

Critérios para a investigação focalizada

Dados subjetivos

Investigar os fatores de risco preexistentes

Ver Fatores relacionados.

Dados objetivos

Investigar os fatores de risco pré-cirúrgicos

Pele
    Temperatura (fria, quente)
    Coloração (pálida, hiperemiada, ruborizada, cianótica, manchas marrons)
    Ulcerações (tamanho, localização, descrição do tecido circundante)
Pulsos bilaterais (radial, tibial posterior, pedioso)
    Frequência, ritmo
    Volume
    + 0 = Ausente, não palpável
    + 1 = Filiforme, fraco, aparece e desaparece
    + 2 = Presente, mas diminuído
    + 3 = Normal, facilmente palpável
    + 4 = Aneurisma
Parestesia (dormência, formigamento, ardência)
Edema (localização, depressível)
Enchimento capilar (normal em menos de 3 segundos)
Amplitude de movimento (normal, comprometida)
Dor presente em músculo ou articulação
    0 = Sem dor; 10 = A pior dor

Metas

O indivíduo não deverá apresentar dano neuromuscular ou lesão relacionada à posição cirúrgica, conforme evidenciado por estes indicadores:

- Acolchoamentos são utilizados, como indicados, para o procedimento.
- Os membros são imobilizados, quando em risco.
- Os membros ficam flexionados, quando indicado.

NOC Estado circulatório, Estado neurológico, Perfusão tissular: Periférica

Intervenções

- Determinar se o paciente tem fatores de risco preexistentes (ver Fatores de risco); comunicar os achados à equipe cirúrgica.
- Antes de posicionar, investigar e documentar:
  - Capacidade de amplitude de movimento.
  - Anormalidades físicas (pele, contrações).
  - Próteses ou implantes externos/internos.
  - Estado neurovascular.
  - Estado circulatório.
- Informar se houver algum fator preexistente e determinar se a posição será implementada antes ou depois da anestesia.

  J: Documentar todas as anormalidades visíveis é essencial antes de uma cirurgia. O tecido e a pele podem ficar lesionados devido a excesso de pressão ou hematomas decorrentes de contato com superfície dura. Pessoas mais vulneráveis à lesão por pressão incluem as muito jovens, as idosas, as desidratadas, as muito magras ou obesas e as que ficam imóveis por mais de duas horas.

- Discutir com o cirurgião a posição cirúrgica desejada.

- Levar o paciente da maca para a mesa cirúrgica.
  - Ter no mínimo duas pessoas com as mãos livres (p. ex., não segurando uma bolsa de solução EV).
  - Explicar a transferência ao paciente. Travar todas as rodas da maca e da cama.
  - Solicitar-lhe que se mova lentamente para a mesa cirúrgica. Auxiliar durante a passagem. Não se deve puxá-lo, nem arrastá-lo.
  - Quando ele estiver na mesa cirúrgica, fixar o cinto de segurança alguns centímetros acima dos joelhos, com um espaço de três dedos.
  - Cuidar para que as pernas não estejam cruzadas e os pés estejam um pouco separados e não sobre a beirada.
  - Não deixar o paciente desacompanhado.

  J: *Essas estratégias reduzem lesão por cisalhamento ou trauma.*

- Solicitar sempre permissão ao anestesista ou enfermeiro-anestesista antes de mover ou reposicionar o indivíduo anestesiado. Movimentá-lo delicadamente, observando todas as sondas, drenos, linhas, etc.

  J: *Se houver necessidade de reposicionamento após a indução, erguer em vez de rolar ou puxar o paciente evita as forças de cisalhamento e o atrito. Essas forças ocorrem quando as camadas da pele permanecem fixas devido ao atrito entre os lençóis e a pele, e os tecidos presos às estruturas ósseas movimentam-se com o peso do torso. As camadas de tecido deslizam umas sobre as outras, resultando em dobras ou estiramento de vasos sanguíneos subcutâneos, obstruindo, assim, o fluxo sanguíneo para as áreas e a partir delas (Grossman & Porth, 2014).*

  NIC Posicionamento transoperatório, Supervisão, Controle de pressão

> **ALERTA CLÍNICO** O corpo do paciente nunca deve servir de apoio, sofrer pressão ou algo do tipo pelos profissionais, pelos equipamentos ou pelos dispositivos usados para a conservação de uma posição segura (Conner, 2006).

- Reduzir a vulnerabilidade a lesões (tecido mole, articulação, nervos, vasos sanguíneos).
  - Alinhar o pescoço e a coluna em todos os momentos.
  - Manipular com delicadeza as articulações. Não abduzir mais do que 90°.
  - Não permitir a extensão dos membros para fora da mesa cirúrgica. Reposicionar lenta e delicadamente.
  - Usar lençol acima dos cotovelos para comprimir os braços nos lados, ou abduzir o braço sobre uma tala acolchoada.
- Tentar manter posições naturais sem tensão a nervos/músculos/tendões/vasos.

  J: *Os agentes anestésicos interferem na vasodilatação e na constrição normais, reduzindo, assim, a perfusão para as saliências ósseas ou para os membros comprimidos ou pendentes.*

- Proteger os olhos e os ouvidos contra lesão.
  - Usar um acolchoamento ou um apoio especial para a cabeça, a fim de proteger as orelhas, os nervos superficiais e os vasos sanguíneos da face se a cabeça estiver de lado.
  - Assegurar que a orelha não esteja dobrada, quando posicionada.
  - Se necessário, proteger os olhos contra abrasões, usando um tapa-olho ou uma venda.

  J: *A pressão excessiva resultante da posição, do equipamento ou de cirurgia pode lesionar o rosto e os olhos. A pressão excessiva sobre os olhos pode causar trombose da artéria renal central. Os olhos devem ser mantidos fechados e lubrificados para prevenir ressecamento e arranhões.*

- Dependendo da posição cirúrgica utilizada, proteger as áreas vulneráveis; documentar a posição e as medidas protetoras usadas (*Rothrock, 2003).

Posição supina

- Quando a posição supina é mantida por longo período, rupturas na pele, tensão lombar, lesão a nervos e comprometimento circulatório podem ocorrer, além de comprometimento respiratório, se a pessoa estiver na posição de Trendelenburg (Conner, 2006).
  - Acolchoar o calcâneo, o sacro, o cóccix, o olécrano, a escápula, a tuberosidade isquiática e o occipital.
  - Manter os braços nas laterais, com as palmas para baixo, ou abduzidos sobre a tala.
  - Proteger a cabeça e as orelhas se a cabeça estiver virada para o lado.

Trendelenburg

- Se a posição supina é mantida por longo período, rupturas na pele, tensão lombar, lesão a nervos e comprometimento circulatório podem ocorrer, além de comprometimento respiratório, se a pessoa estiver na posição de Trendelenburg (Conner, 2006).
  - Usar um apoio de ombros bem acolchoado sobre o acrômio, não sobre o tecido mole, e afastado do pescoço.

Trendelenburg reversa

- Usar prancha acolchoada para os pés.

Posição canivete (prona modificada)

- Os efeitos adversos da posição canivete incluem rupturas na pele, lesão a nervos e respiração diminuída (Conner, 2006).
    - Usar talas acolchoadas para os braços na altura correta que permita aos cotovelos dobrar com conforto.
    - Colocar um travesseiro macio sob a orelha que ficou para baixo.
    - Acolchoar o quadril e as coxas com travesseiros grandes.
    - Acolchoar as mamas.
    - Acomodar a genitália masculina em posição natural.
    - Usar um travesseiro grande sob a parte inferior das pernas e os tornozelos para afastar da cama os dedos dos pés.
    - Usar acolchoamento adicional sobre a cintura escapular, o olécrano, a espinha ilíaca anterossuperior, a patela e o dorso do pé.
    - Aplicar uma cinta de segurança nas coxas.

Pronação

- A posição pronada pode causar rupturas na pele, respiração e circulação diminuídas, danos a nervos, danos aos olhos ou aos ouvidos, danos às mamas nas mulheres e na genitália nos homens (Conner, 2006).
    - Posicionar dois rolos grandes longitudinalmente ao corpo, da articulação acromioclavicular à crista ilíaca.
    - Ver a posição *jackknife* para mais informações.

Laminectomia

- Após indução anestésica, pelo menos seis pessoas ajudam a rolar o paciente da maca para a mesa cirúrgica, sobre o equipamento de laminectomia.
- Manter o alinhamento do corpo.
- Proteger os membros contra torsão.
- Colocar toalhas enroladas na região axilar.
- Seguir as precauções para a posição *jackknife* (canivete).

Litotomia

- Os riscos potenciais da posição litotômica incluem rupturas de pele, danos a nervos, lesão musculoesquelética (erguer e baixar impróprios das pernas) e comprometimento circulatório. A pessoa pode ainda ter hipotensão se as pernas forem erguidas ou baixadas muito depressa (Conner, 2006).
- Preparar os estribos com acolchoamento.
- Ter duas pessoas presentes para levantar, lentamente, as pernas, com leve rotação do quadril. Posicionar os joelhos, com suavidade, levemente flexionados.
- Posicionar as nádegas cerca de 2,5 cm acima do final da mesa.
- Usar um pequeno apoio lombar e acolchoamento extra na área sacral.
- Cobrir as pernas com botas de algodão.
- Posicionar os braços sobre talas ou relaxados sobre o abdome, apoiados por um lençol.

Fowler

- Posicionar o pescoço em alinhamento perfeito.
- Usar uma tala acolchoada para os pés.
- Apoiar os joelhos com travesseiro.
- Cruzar os braços relaxadamente sobre o abdome e prendê-los no travesseiro.

Sims (lateral)

J: *Lesões potenciais na posição lateral incluem rupturas de pele, lesão a nervos e respiração reduzida (Conner, 2006).*

- Posicionar de lado, com os braços estendidos em talas duplas.
- Flexionar a porção inferior das pernas.
- Usar um travesseiro pequeno sob a cabeça.
- Usar uma toalha enrolada na região axilar do braço que ficou para baixo.
- Elevar e acolchoar o flanco.
- Flexionar a porção inferior da perna e colocar um travesseiro comprido ao longo do comprimento da perna até a virilha.

- Usar uma fita adesiva de 10 cm de largura fixada a um lado da mesa, sobre a crista ilíaca, até o outro lado.
- Proteger os tornozelos e os pés contra pressão.
- Proteger a genitália nos homens, as mamas nas mulheres e a orelha, como na posição de canivete (prona modificada).

  J: *O posicionamento prolongado pode causar pressão mecânica nos nervos periféricos e superficiais. A hiperextensão (maior que um ângulo de 90°) de um membro de paciente anestesiado pode causar lesões nervosas (Conner, 2006; *Rothrock, 2003).*

- Hiperestender um braço sobre tala específica pode causar lesão ao plexo braquial (no braço). A posição incorreta da tala pode também lesionar o mesmo plexo.
- Lesões ao nervo ulnar ocorrem quando um dos cotovelos escorrega, saindo do colchão e ficando comprimido entre a mesa e o epicôndilo medial.
- Posicionar em supino o antebraço, o que ajuda a proteger o nervo ulnar, uma vez que a pronação prolongada do antebraço pode comprimir o nervo ulnar no túnel cubital (Conner, 2006).
- Ocorrem lesões ao nervo radial quando ele é comprimido entre o corpo do paciente e a superfície da mesa, ou em decorrência de golpe na mesa.
- Os danos aos nervos safeno e fibular ocorrem com o uso de estribos na litotomia – compressão do nervo fibular contra os estribos ou de safeno entre o estribo de metal para apoio poplíteo ao joelho e o côndilo tibial médio.

  J: *A anestesia e os relaxantes musculares ocasionam perda das limitações protetoras normais à amplitude de movimento (p. ex., alongamento e estiramento de músculos, ocasionando lesões articulares, em tendões ou ligamentos) (Conner, 2006).*

  J: *Os agentes anestésicos interferem na vasodilatação e constrição normais, reduzindo, assim, a perfusão para as saliências ósseas ou para os membros comprimidos ou pendentes. O acolchoamento protege saliências ósseas e membros contra lesão.*

- Se possível, perguntar ao paciente se ele sente dor, ardência, pressão ou qualquer desconforto após estar posicionado.

  J: *Isso pode levar o enfermeiro a avaliar a área.*

- Investigar continuamente se os integrantes da equipe não estão apoiados no indivíduo, sobretudo em seus membros.
- Garantir que a cabeça seja levantada ligeiramente a cada 30 minutos.
- Lentamente, reposicionar ou colocar o paciente na posição supina após determinadas posições cirúrgicas (p. ex., Trendelenburg, litotomia, Trendelenburg reversa, prona modificada, lateral).

  J: *As posições são modificadas lentamente para prevenir hipotensão grave.*

- Avaliar a condição da pele ao término da cirurgia; documentar os achados; manter a investigação e aliviar a pressão em áreas vulneráveis no pós-operatório.

  J: *O enfermeiro do centro cirúrgico continuamente investiga e comunica dados anormais aos profissionais adequados para aliviar a pressão sobre áreas vulneráveis.*

Risco de lesão térmica

Definição da NANDA-I

Suscetibilidade a danos à pele e às membranas mucosas devido a temperaturas extremas que podem comprometer a saúde.

Fatores de risco*

Prejuízo cognitivo (p. ex., demência, psicoses)
Nível de desenvolvimento (bebês, idosos)
Exposição a temperaturas exageradas
Fadiga
Supervisão inadequada
Desatenção
Intoxicação (álcool, drogas)
Falta de conhecimentos (indivíduo, cuidador)

Ausência de roupas de proteção (p. ex., calçados que retardam chamas, luvas, tapa-ouvidos)
Prejuízo neuromuscular (p. ex., acidente vascular encefálico, esclerose lateral amiotrófica, esclerose múltipla)
Neuropatia
Tabagismo
Efeitos secundários relacionados a tratamento (p. ex., agentes farmacológicos)
Ambiente sem segurança

Nota da autora

Risco de lesão térmica é um novo diagnóstico da NANDA-I que se concentra apenas na lesão térmica. Os fatores de risco arrolados representam os relacionados à maior parte das lesões. É provável que seja mais útil usar *Risco de lesão* para abarcar todos os tipos de lesão, inclusive a térmica. Pessoas com risco de lesão térmica estão também em risco de múltiplas lesões. *Risco de lesão térmica* pode ser usado em um padrão de cuidados para enfatizar riscos ambientais, como combustíveis, fogos de artifício, aquecedores e incêndios.

Metas

Ver *Risco de lesão* relacionado à falta de atenção aos riscos ambientais.

Intervenções

Ver *Risco de lesão* relacionado à falta de atenção aos riscos ambientais.

Risco de quedas

Definição da NANDA-I

Suscetibilidade aumentada a quedas que pode causar dano físico e comprometer a saúde.

Fatores de risco

Fisiopatológicos

Relacionados à função cerebral alterada secundária à hipóxia

Relacionados a síncope, vertigem ou tontura

Relacionados à mobilidade prejudicada secundária a (p. ex., acidente vascular encefálico, artrite, parkinsonismo)

Relacionados à perda de um membro

Relacionados a prejuízo visual

Relacionados a prejuízo auditivo

Relacionados à fadiga

Relacionados à hipotensão ortostática

Relacionados ao tratamento

Relacionados à falta de atenção aos riscos ambientais secundária a (p. ex., confusão)

Relacionados a uso impróprio do equipamento auxiliar (p. ex., muletas, bengalas, andadores, cadeiras de rodas)

Relacionados a dispositivos de contenção (p. ex., EV, Foley, terapia compressiva, telemetria)

Relacionados a repouso prolongado no leito

Relacionados a efeitos colaterais de medicamento(s)

Situacionais (pessoais, ambientais)

Relacionados à história de quedas

Relacionados a calçados inadequados

Relacionados à marcha instável

Idosos

Relacionados a julgamento falho secundário a déficits cognitivos

Relacionados a estilo de vida sedentário e à perda de força muscular

Relacionados a medo de queda e ao descondicionamento fisiológico resultante

Nota da autora

Este diagnóstico de enfermagem pode ser utilizado para especificar um indivíduo em risco de quedas. Se a pessoa apresenta risco de vários tipos de lesões (p. ex., paciente com distúrbio cognitivo), o diagnóstico mais abrangente de *Risco de lesão* é mais útil.

Erros nos enunciados diagnósticos

Risco de quedas relacionado à supervisão inadequada

Este diagnóstico representa uma afirmação legalmente inadequada. Mesmo que verdadeiro, o diagnóstico deverá ser reescrito como *Risco de quedas relacionado à inabilidade para identificar os riscos ambientais*.

Conceitos-chave

- Ver *Risco de lesão*.

Critérios para a investigação focalizada

Investigação de risco de quedas

Investigar se há estes fatores de risco

Registrar o número de verificações nos escores de investigação de quedas entre parênteses ( ) como *Alto risco de quedas* (escore), ou adicionar os fatores de risco, por exemplo, *Alto risco de quedas relacionado a* instabilidade, hipotensão postural e equipamento EV.

Investigar todas as pessoas quanto a fatores de risco de quedas, usando o instrumento investigativo da instituição. Representantes de um instrumento de investigação:

Escore de variáveis

História de quedas

Não (escore 0)
Sim (escore 25)

Diagnóstico secundário

Não (escore 0)
Sim (escore 15)

Auxílio na deambulação

Repouso no leito/assistência de enfermagem (escore 0)
Muletas/bengala/andador (escore 15)
Mobiliário (escore 30)

Terapia endovenosa

Não (escore 0)
Sim (escore 20)

Marcha

Normal/repouso no leito/imóvel (escore 0)
Fraca (escore 10)
Prejudicada (escore 20)

Estado mental

Conhece os próprios limites (escore 0)
Superestima ou esquece limites (escore 15)

Escore total _____

Escore de nível de risco pela escala Morse (MFS – Morse Fall Scale)

Risco ausente

0 a 24: Bom – cuidados básicos de enfermagem.

Risco baixo a moderado

25 a 45: Implementar intervenções-padrão de prevenção de quedas.

Alto risco

46+: Implementar intervenções de prevenção de alto risco de quedas.
Escala Morse de Quedas (*Morse, 1979). Usada com permissão.

Timed up and go (TUG) (*Podsiadlo & Richardson, 1991)

Para pessoas independentes e que deambulam, embora frágeis, fatigadas e/ou com deambulação possivelmente comprometida, investigar a capacidade pessoal para TUG:

Fazer a pessoa usar seus calçados normais e qualquer dispositivo auxiliar de uso normal.
Fazer a pessoa sentar-se em cadeira, com as costas apoiadas e os braços nos apoios específicos.
Solicitar à pessoa para levantar de cadeira padrão e andar uma distância de 3 metros.
Fazer a pessoa virar-se, andar de volta até a cadeira e sentar-se novamente.
A contagem de tempo inicia quando a pessoa começa a erguer-se da cadeira e termina com seu retorno a ela, sentando-se.

A pessoa deve poder ensaiar uma vez, e em seguida fazer três tentativas reais, se necessário. É feita a média dos tempos das três tentativas reais.

Resultados previsíveis

Classificação em segundos

< 10	Movimenta-se livremente
10 a 19	Independente na maior parte do tempo
20 a 29	Mobilidade variável
> 29	Mobilidade prejudicada

Metas

O indivíduo não irá se lesionar durante a hospitalização, conforme evidenciado por estes indicadores:

- Identifica os fatores que aumentam o risco de lesão.
- Descreve medidas de segurança adequadas.
- Concordará em solicitar ajuda, se necessário.

NOC Controle de riscos, Ocorrência de quedas, Comportamento de prevenção de quedas, Comportamento de segurança Pessoal, Ambiente domiciliar seguro

Intervenções

Envolver todos os funcionários do hospital, a cada plantão ou turno, no programa de prevenção de quedas

J: Cerca de 14% de todas as quedas em hospitais são acidentais, outros 8% são quedas fisiológicas imprevistas e 78% são quedas fisiológicas previstas.

- Sempre dar uma olhada geral ao passar perto do quarto de pessoa com alto risco de quedas.
- Alertar outros setores acerca de pessoas com alto risco, quando fora da unidade para exames, procedimentos.
- Abordar prevenção de quedas e riscos a cada passagem de plantão e transferência.
- Tentar identificar fatores de risco reversíveis em todas as pessoas. Estar atento a alterações nas condições individuais e mudança na condição de risco.
- Identificar, em salas privadas, o número de quedas na unidade, mensalmente (p. ex., pôster).

J: Uma abordagem intradisciplinar à prevenção de quedas funciona quando as quedas são vistas não como acidentes inevitáveis, mas como eventos passíveis de prevenção.

NIC Prevenção contra quedas, Controle do ambiente: Segurança, Educação em saúde, Supervisão: Segurança, Identificação de risco, Controle de tecnologia, Controle de medicamentos, Promoção do envolvimento familiar, Controle do ambiente: Preparação da casa

Identificar o risco de quedas de uma pessoa
- Avaliar a capacidade da pessoa para TUG (Podsiadlo & Richardson, 1991).
- Fazer a pessoa vestir o calçado normal e usar os dispositivos auxiliares usuais.
- Ver Critérios para a investigação focalizada.

    J: *Vários pesquisadores relataram que o teste TUG é confiável (87% de sensibilidade e especificidade) para idosos que vivem na comunidade (Beling & Roller, 2009). A perda de força nas pernas e nos tornozelos é uma causa comum de quedas em idosos; entretanto, não é uma consequência do envelhecimento, mas de um estilo de vida sedentário. Não é inevitável; é passível de prevenção.*

- Iniciar o padrão e o protocolo de prevenção de quedas da instituição. Eis um exemplo:
    - "Tanto o Hospital Carondelet St. Joseph (Tucson, Az) quanto o Providence Health Center usaram o Programa Chinelos Vermelhos (Ruby Slippers Program) como parte de seus programas de prevenção de quedas. Pacientes com alto risco de quedas receberam um par de meias vermelho-claro, com solado duplo, como um chinelo. A equipe de funcionários nas duas instituições foi orientada para o fato de pacientes que usam essas meias terem alto risco de quedas. Funcionários não envolvidos no cuidado direto dos pacientes (p. ex., manutenção) sabiam solicitar ajuda se observassem essas pessoas tentando sair da cama ou desassistidas. No hospital St. Joseph, uma foto da meia vermelha foi colocada na porta do quarto de pacientes com alto riso de quedas, ao passo que no hospital Providence foi usada uma estrela cadente vermelha nas portas, além de cartazes identificando esses pacientes para a equipe" (Lancaster et al., 2007, p. 372).

    J: *Intervenções-padrão para prevenir que qualquer pessoa caia são instituídas na internação hospitalar. Além disso, as pessoas de alto risco são identificadas, usando-se o protocolo da instituição (p. ex., chinelos vermelhos, pulseira colorida). Assegurar-se de que todas as mesas e cadeiras com braços são estáveis. Pessoas com fraqueza nas extremidades inferiores beneficiam-se com cadeiras firmes.*

Reduzir ou eliminar os fatores contribuintes para quedas

Relacionados a ambiente desconhecido
- Orientar quanto ao ambiente (p. ex., localização do banheiro, controles da cama, campainha). Deixar uma luz acesa no banheiro à noite. Assegurar-se da desobstrução do caminho até o banheiro.

    J: *A orientação ajuda a dar familiaridade; a luz noturna ajuda a pessoa a encontrar o caminho com segurança.*

- Ensinar o paciente a manter a cama em posição baixa, com as laterais erguidas à noite.

    J: *A posição baixa facilita à pessoa deitar-se e sair da cama.*

- Garantir que o telefone, os óculos, o urinol e pertences pessoais de uso frequente estejam ao alcance das mãos.

    J: *Manter objetos ao alcance fácil ajuda a evitar quedas em razão de movimentos exagerados para tentar alcançá-los.*

- Orientar a solicitar ajuda sempre que necessário.

    J: *Obter a ajuda necessária para deambular e para outras atividades reduz o risco de lesão individual.*

- No caso de pessoas com dificuldade de acesso ao banheiro:
    - Diante de urgência, avaliar ocorrência de infecção do trato urinário.

    J: *Novo surgimento de urgência urinária pode sinalizar infecção.*

    - Oportunizar o uso do banheiro/urinol a cada 2 horas, enquanto desperto, à hora de dormir e ao acordar.

    J: *Trinta por cento das quedas têm relação com tentativa de acesso ao banheiro, podendo ser evitadas com uma agenda controlada (Alcee, 2000).*

- Fiscalizar, com frequência, o chão, em busca de áreas molhadas.
- Implementar um protocolo de eliminação, por exemplo, rondas de banheiro, de hora em hora, para oferecimento de assistência.

    J: *Proporcionar horários regulares de eliminação pode reduzir saídas do leito para uso do banheiro ou por incontinência.*

Relacionados a instabilidade da marcha/problemas de equilíbrio
- Explicar que problemas com a marcha e o equilíbrio se devem à subutilização e ao descondicionamento, e *não ao envelhecimento*.
- Alertar as pessoas que elas podem não conseguir evitar uma queda se tropeçarem.

    J: *Músculos fracos nas pernas e redução da amplitude de movimentos nos tornozelos impedem uma recuperação segura de um escorregão ou tropeço.*

- Explicar que deficiências de vitamina D interferem no equilíbrio postural, na propulsão e no deslocamento das pessoas e que deficiências de vitamina B_{12} causam fraqueza, cansaço ou mal-estar.

  J: *Os suplementos de vitamina D melhoram o desempenho na marcha e previnem quedas em mais de 22% em idosos (Annweiler et al., 2010).*

- Procurar incluir avaliação do nível de vitamina D e vitamina B_{12} nos próximos exames laboratoriais. Explicar que a variação normal fica entre 30 e 100 nmol/L.

  J: *Pesquisadores relataram que o nível deve estar em, pelo menos, 60 nmol/L para influenciar uma redução nas quedas (Annweiler et al., 2010).*

- Orientar a pessoa a usar chinelos com solado antiderrapante e a evitar sapatos com solado grosso e macio.

  J: *Essas são precauções que ajudam a evitar quedas resultantes de escorregões. O solado grosso exige erguimento adequado dos pés enquanto a pessoa caminha, ou as solas prendem-se e fazem a pessoa tropeçar.*

- Garantir que auxiliares da mobilidade estejam disponíveis e ao alcance. Cadeiras de rodas sempre devem estar travadas. Lembrar que hastes EV têm rodinhas e não propiciam firmeza.

  J: *Ocorrem quedas quando uma pessoa está tentando alcançar um auxiliar da mobilidade, ou quando uma cadeira de rodas não está na posição travada.*

- Assegurar de que campainha, controles da TV e telefone estejam sempre ao alcance.

  J: *Esticar-se e tentar alcançar objetos pode contribuir para quedas da cama.*

Relacionados a dispositivos de contenção (sistema de infusão venosa, Foley, telemetria, terapia compressiva)

- Avaliar se os dispositivos podem ser afastados à noite.
- O sistema de infusão venosa pode ser salinizado?
- Quando a pessoa é capaz, ensinar-lhe que é possível deambular em segurança até o banheiro, mesmo com os dispositivos, ou aconselhá-la a chamar assistência.

  J: *As pessoas podem ficar presas em sondas e equipos e cair.*

- Criação de protocolo de eliminação.
- Fiscalização do farmacêutico quanto a medicamentos de alto risco.
- Uso de camas em altura baixa.
- Pré-embalagem de componentes usados para conjuntos com itens de prevenção de quedas.
- Uso de alarmes na cama.
- Colaboração entre as equipes para a redução das quedas (p. ex., avaliar prescrição de medicamentos como os sedativos).
- Terapia ocupacional.
- Roteiro de fala para funcionários (p. ex., o que dizer aos pacientes ao entrarem no quarto e saírem dele).

Relacionados à hipotensão ortostática

- Ver *Risco de lesão relacionado à vertigem secundária à hipotensão ortostática*.

Relacionados a efeitos colaterais de medicamentos

- Revisar a reconciliação medicamentosa da pessoa, realizada na internação.
- Perguntar sobre uso de álcool.

  J: *O álcool pode potencializar os efeitos colaterais de sonolência/tontura.*

- Perguntar se o paciente tem efeitos colaterais ao tomar certos medicamentos.
- Perguntar se, na opinião do paciente, ele está tomando algum medicamento para dor que não está causando efeito.

  J: *Há medicamentos que podem precisar ser interrompidos em razão dos efeitos secundários ou de resposta terapêutica ineficaz.*

- Revisar com farmacêutico/médico/enfermeiro os atuais fármacos e avaliar os que possam causar tontura, podendo então ser interrompidos, ter a dose reduzida, ou serem substituídos por alternativos (Kaufamn & Kaplan, 2015a; *Riefkohl, Bieber, Burlingame & Lowenthal, 2003).
  - Antidepressivos (p. ex., ISRSs).
  - Antipsicóticos.
  - Benzodiazepínicos.
  - Anti-histamínicos (p. ex., Benadryl, hidroxizina).
  - Anticonvulsivantes.

- Anti-inflamatórios não esteroides.
- Relaxantes musculares.
- Analgésicos narcóticos.
- Antiarrítmicos (tipo 1A).
- Digoxina.

J: *O uso de fármacos é um entre vários fatores capazes de contribuir para equilibrar problemas e risco de quedas. Pesquisa sugere uma associação entre o uso desses fármacos ou classe de fármacos e risco aumentado de quedas (Riefkohl et al., 2003).*

Relacionados a estado de confusão/cognição prejudicada/não colaborativo

- Analisar uso de dispositivos eletrônicos no leito, em cadeira, além de acompanhamento com vídeo.
- Seguir a política da instituição quanto a laterais do leito.
- Avaliar possibilidade de acompanhante.
- Movimentar a pessoa até local passível de mais observação.
- Permanecer no quarto da pessoa com alto risco de queda o máximo de tempo possível.

J: *Em alguns casos, há necessidade de medidas extras para garantir a segurança da pessoa e prevenir lesões a ela e aos outros. O custo de supervisão extra será menor que o de uma lesão e sofrimento humano relacionado a uma queda.*

Se a pessoa cair ou comunicar ter tido uma queda

- Chamar ajuda imediatamente e atender a pessoa.
- Conduzir a situação da seguinte forma:
  - Inicialmente, não movimentar a pessoa.
  - Se ela bateu a cabeça ou se isso for desconhecido, imobilizar a coluna cervical.
  - Investigar se há perda de consciência, queixas de dor e confusão.
  - Medir sinais vitais e glicemia.
  - Determinar escala de coma de Glasgow.
  - Investigar risco de sangramento intracraniano (anticoagulantes, trombocitopenia, coagulopatia).
  - Investigar se há lacerações, fraturas, contusões, amplitude de movimento diminuída.
  - Limpar e aplicar curativo em feridas.
  - Implementar verificações neurológicas a cada 2 horas por 24 horas.
  - Fazer contato com o médico/enfermeiro apropriado para discutir achados e implicações.

J: *Uma investigação imediata, com aviso ao corpo médico, é indicada para a determinação da extensão das lesões e da necessidade de exames diagnósticos e tratamentos.*

J: *Reuniões pós-queda podem servir para identificar aquelas quedas passíveis de intervenções preventivas, como educação da pessoa, maior atenção da equipe e redução de fatores de risco (Gray-Miceli, Ratcliffe & Johnson, 2010).*

> **SBAR** **Situação:** perguntar à pessoa e a testemunhas o que ocorreu, o horário, local e quem testemunhou.
>
> **Background (contexto):** escore de risco de quedas anterior, história de quedas.
>
> **Avaliação:** avaliar:
> | | | |
> |---|---|---|
> | Laterais da cama erguidas/não erguidas | Presença de sinais de alerta de risco de queda (cartazes, pulseira) | |
> | Posição da cama | Campainha ao alcance | Presença de acompanhante |
> | Calçado antiderrapante | Uso de dispositivos auxiliares | Visitas presentes |
> | Presença de bagunça | Alarme da cama ligado | Presença de EV, Foley |
> | Disponibilidade de funcionários | | |
>
> **Recomendação:** comunicar fatores identificados, causadores ou contribuintes de quedas.

- Reunir e envolver toda a equipe em até 1 hora após um evento de queda. Evitar culpabilização. Consultar protocolo da instituição quanto a orientações de como documentar essas reuniões.

Ensinar estratégias para reduzir o risco de quedas em casa

- Garantir o uso correto dos dispositivos auxiliares. Consultar fisioterapeuta.

  J: *Orientação especializada é necessária para assegurar equipamento e uso corretos.*

- Fazer exercícios diários de fortalecimento dos tornozelos (*Schoenfelder, 2000):
  - Colocar-se em pé atrás de uma cadeira reta, com os pés um pouco separados.
  - Lentamente, erguer os dois calcanhares até que o peso do corpo esteja sobre a parte macia dos pés; ficar contando até 3 (p. ex., pausa 1, pausa 2, pausa 3).
  - Fazer entre 5 e 10 repetições; aumentá-las à medida que aumenta a força.

- Andar pelo menos de 2 a 3 vezes na semana.
  - Usar os exercícios para os tornozelos como aquecimento da deambulação.
  - Começar as caminhadas com um acompanhante, se necessário, durante 10 minutos.
  - Aumentar o tempo e a velocidade conforme as capacidades.

J: *Um programa para fortalecer os tornozelos e a deambulação pode melhorar o equilíbrio, aumentar a força dos tornozelos, melhorar a velocidade da marcha, reduzir quedas e medo de quedas e aumentar a confiança na realização das atividades da vida diária (Schoenfelder, 2000).*

Idosos
- Ver *Risco de lesão*.

Risco de sufocação

Definição da NANDA-I
Suscetibilidade à disponibilidade inadequada de ar para inalação que pode comprometer a saúde.

Fatores de risco

Externos

Acesso a refrigerador/*freezer* vazios
Ingestão de grandes bocadas de alimento
Vazamento de gás
Corda para roupas colocada muito baixo
Chupeta ao redor do pescoço do bebê
Brincadeira com saco plástico
Mamadeira apoiada, colocada na boca do bebê
Objeto pequeno em via aérea
Fumar na cama
Objetos macios no berço
Ausência de supervisão na água
Aquecedor sem ventilação por perto
Carro ligado em garagem

Outros

Conhecimento insuficiente de precauções de segurança
Função cognitiva, motora-emocional, olfatória prejudicada

Nota da autora
Esses fatores de risco podem ser ensinados a crianças/cuidadores e adultos de modo a ajudarem a evitar sufocação. Ver *Risco de lesão* quanto a tópicos adicionais a serem focalizados.

Risco de trauma*

Definição da NANDA-I
Suscetibilidade à lesão física de início e gravidade súbitos que exige atenção imediata.

Fatores de risco
Presença de fatores de risco (ver Fatores relacionados em *Risco de lesão*).

RISCO DE REAÇÃO ADVERSA A MEIO DE CONTRASTE COM IODO**

Definição da NANDA-I
Suscetibilidade a uma reação nociva ou não intencional associada a uso de meio de contraste iodado que pode ocorrer dentro de sete dias após injeção do meio de contraste e que pode comprometer a saúde.

---

*N. de R.T. Este diagnóstico consta na NANDA-I 2018-2020 como *Risco de trauma físico*.
**N. de R.T. Este diagnóstico consta na NANDA-I 2018-2020 como *Risco de reação adversa a meio de contraste iodado*.

Fatores de risco

Fisiopatológicos

Para reação aguda

História de asma
Reação anterior a contraste
Atopia (normalmente associada a reações imunes aumentadas a alergênios comuns, sobretudo os inalados e os alimentares)

Para reação tardia

Reação anterior a contrastes
Tratamentos com interleucina 2
Exposição ao sol

Para nefropatia induzida por contraste

Disfunção renal preexistente
Uso concomitante de fármacos nefrotóxicos
Uso de agente de contraste de alta osmolalidade
Volumes elevados de agente de contraste
Hipertensão
Insuficiência cardíaca
Instabilidade hemodinâmica
Inibidores da enzima conversora da angiotensina (ECA)
Diabete melito
Perfusão renal insatisfatória
Infarto agudo do miocárdio (IAM)
Doença subjacente (p. ex., doença cardíaca, doença pulmonar, discrasias sanguíneas, doença endócrina, doença renal, feocromocitoma, doença autoimune)*
Doença vascular colagenosa
Anemia falciforme
Mieloma
Policitemia
Síndrome/doença da paraproteinemia (p. ex., mieloma múltiplo)
História de transplante renal, tumor renal, cirurgia renal ou portador de rim único
História de doença hepática em estágio terminal
Desidratação*
Níveis elevados de creatinina
História recente (1 mês) de (Robbins & Pozniak, 2010):
  Infecção importante (p. ex., pneumonia, sepse, osteomielite)
  Isquemia vascular de extremidades (p. ex., amputação, trombose arterial)
  Trombose venosa ou arterial
  Cirurgia ou procedimento vascular importante (p. ex., amputação, transplante, revascularização miocárdica
  Falência de múltiplos órgãos

Relacionados ao tratamento

Mais do que 20 mg de iodo
Quimioterapia ou aminoglicosídeo no mês anterior
Uso concomitante de medicamentos (p. ex., inibidores da ECA, betabloqueadores, interleucina 2, metformina, medicamentos nefrotóxicos,* AINEs, aminoglicosídeos)
Rede venosa friável (p. ex., antes ou no momento de tratamento quimioterápico ou com radiação no membro a ser injetado, tentativas múltiplas de conseguir acesso endovenoso, punções venosas com mais de 24 horas, dissecção anterior de nódulo axilar no membro a ser injetado, locais de acesso endovenoso distal: mão, punho, pé, tornozelo)*
Propriedades físicas e químicas dos meios de contraste (p. ex., concentração de iodo, viscosidade, alta osmolalidade, toxicidade de íons, inconsciência)*

Situacionais (pessoais, ambientais)

Mulheres > homens
Ansiedade*
Debilidade generalizada*
História de efeito adverso anterior resultante de meios de contraste*

Maturacionais

Mais de 60 anos
Extremos de idade*

Nota da autora

Este diagnóstico de enfermagem da NANDA-I representa uma situação clínica em que meios de contraste com iodo são infundidos para exames diagnósticos radiográficos. Complicações de injeção intravascular de contraste com iodo incluem reação anafilactoide, nefropatia induzida por contraste e extravasamento de meio de contraste (Pasternak & Williamson, 2012). As reações podem ser leves e autolimitadas (p. ex., coceira disseminada, náusea) a graves e com risco à vida (p. ex., arritmias cardíacas, convulsões). Os enfermeiros que cuidam de pessoas com agendamento para esses exames devem estar atentos às pessoas com risco aumentado de eventos adversos. Os enfermeiros em setores de radiologia são responsáveis por investigar se a pessoa é de alto risco, revisar a condição da função renal dela antes do procedimento, monitorar primeiros sinais ou reações e usar protocolos quando houver indicação.

Essa situação clínica pode ser descrita com esse diagnóstico de enfermagem. Diferentemente, *Risco de Complicações de Meios de contraste* é mais adequado como problema colaborativo, já que as intervenções necessárias são prescritas pelo enfermeiro e pelo médico, com protocolos para tratamento de efeitos adversos. As intervenções incluídas nesse diagnóstico podem ser usadas com *Risco de reação adversa a meio de contraste com iodo* ou *Risco de Complicações com Meios de contraste*.

Conceitos-chave

- O risco de reações relacionadas a meio de contraste com iodo (MCI) é separado em três categorias: (1) risco aumentado de reações idiossincráticas, (2) risco aumentado de nefropatia induzida por meio de contraste e (3) risco aumentado de reações não idiossincráticas (Siddiqi, 2011).
- A incidência de qualquer reação adversa a MCI é relatada como estando em torno de 15% (Siddiqi, 2011). Pessoas com asma têm de 1,2 a 2,5 vezes mais risco de uma reação adversa, e sua reação pode ser mais grave (mais de 5 a 9 vezes maior do que em pessoas não asmáticas). Pessoas com alergias (p. ex., febre do feno) têm de 1,5 a 3,0 vezes mais risco de uma reação adversa (Siddiqi, 2011).
- Reações adversas a MCI são classificadas como idiossincráticas (anafiláticas) e não idiossincráticas. Reações idiossincráticas são reações reais de hipersensibilidade; não há envolvimento da imunoglobulina E (IgE). Essas reações anafiláticas não exigem sensibilidade prévia, nem têm nova ocorrência consistente em pessoa com uma reação anterior. As reações podem ser leves, moderadas ou graves. Reações não idiossincráticas não são anafiláticas e acredita-se que tenham relação com os meios que alteram a homeostasia corporal, sobretudo a circulação sanguínea, o que resulta em ruptura das cargas elétricas para a função neural e cardíaca e altera a osmolalidade, ocasionando trocas de líquido (Siddiqi, 2011).
- A profilaxia das reações adversas a MCI é indicada para pessoas com história de reações moderadas ou graves (p. ex., metilprednisona e anti-histamínicos H_1 com bloqueadores dos receptores histamínicos H_2; Siddiqi, 2011).
- Indivíduos com insuficiência renal antes da administração de um meio de contraste têm entre 5 e 10 vezes mais probabilidade de desenvolvimento de insuficiência renal induzida por contraste na comparação com a população em geral (Pasternak & Williamson, 2012).
- Um extravasamento de MCI nos tecidos moles durante a injeção pode causar dano tissular resultante de toxicidade direta do agente de contraste. A reação pode ser autolimitada (edema, dor, eritema) até uma síndrome compartimental, que pode exigir intervenção cirúrgica (Siddiqi, 2011) (Tabela 2.17).

Critérios para a investigação focalizada

Dados subjetivos

Investigar os fatores de risco

Medicamentos atualmente em uso ou de uso recente (receitados ou não, como AINEs)
Gravidez
Administração anterior de contraste (p. ex., reações, data do procedimento)
Nível sérico de creatinina ou depuração de cretinina

Metas

A pessoa informará fatores de risco de reação adversa e todos os sintomas vividos durante uma infusão, conforme evidenciado pelos seguintes indicadores:

- Enumera fatores de risco de reações adversas.
- Informa todas as sensações experimentadas durante e após a infusão.
- Descreve reações tardias e a necessidade de comunicá-las.

NOC Sinais vitais, Enfrentamento, Reação a medicamento, Acesso vascular periférico, Reação alérgica, Gravidade de sintomas, Detecção do risco

Tabela 2.17 REAÇÕES A MEIO DE CONTRASTE

Idiossincráticas

Reações leves (autolimitadas)

Edema cutâneo limitado	Rubor passageiro	"Coceira" na garganta
Coceira disseminada	Prurido limitado	Congestão nasal
Náusea e vômitos limitados	Ansiedade	Calafrios
Espirros	Hipertensão leve	Tontura

Reações moderadas

Náusea e vômitos persistentes	Coceira e prurido difusos	Respiração difícil/ broncospasmo
Edema de face, sem dispneia	Taquicardia	
Palpitações	Garganta irritada/com rouquidão	Urgência hipertensiva
Reação vasovagal (bradicardia, desmaios) que requer e responde a tratamento		Cólicas abdominais

Reações graves[a]

Broncospasmo, hipóxia significativa	Choque anafilático (hipotensão + taquicardia)	Evidência de broncospasmo
Arritmias com ameaça à vida	Edema de laringe	
Edema pulmonar	Convulsões	Síncope
		Emergência hipertensiva

Não idiossincráticas

Bradicardia	Hipotensão	Reações vasovagais
Neuropatia	Reações cardiovasculares	Extravasamento
Reação oral tardia	Sensações de calor	Gosto metálico na boca
Náusea/vômitos		

[a]Sinais e sintomas costumam ser uma ameaça à vida e podem resultar em morbidade permanente ou morte se não controlados de maneira adequada.

Fontes: Siddiqi, N. (2015). Reações a meio de contraste. Em *Medscape*. Recuperado em http://emedicine.medscape.com/article/422855-overview; American College of Radiology Committee on Drugs and Contrast Media. (2013). *Manual de reação a compressão abdominal (ACR, abdominal compression reaction) sobre meios de contraste: Versão 9*. Reston, VA: American College of Radiology. Recuperado em www.acr.org/quality-%20 safety/resources/~/media/37D84428BF1D4E1B9A3A2918DA9E27A3.pdf/.

Intervenções

Investigar os fatores que aumentam o risco de reações adversas a meio de contraste

- Ver Fatores de risco.
- Rever com o indivíduo/pessoas próximas sobre experiências anteriores com infusões de meios de contraste.
- Consultar radiologista quando indicado.

Justificativa: *Dependendo do tipo de reação anterior, especificar a profilaxia que pode ser indicada (Pasternak & Williamson, 2012).*

NIC Ensino: individual, Monitoração de sinais vitais, Manutenção dos dispositivos de acessos venosos, Redução da Ansiedade, Precauções circulatórias, Controle da sensibilidade periférica, Informações sensoriais preparatórias, Procedimentos, Controle de alergias, Identificação de risco, Supervisão

Preparar a pessoa para o procedimento

Na unidade

- Explicar o procedimento (p. ex., administração, sensações que podem ser sentidas, como rubor leve e quente no local da injeção, que pode se espalhar pelo corpo e intensificar-se no períneo, gosto metálico).
- Avaliar o nível de ansiedade. Consultar o médico ou o enfermeiro que prescreveu quando a ansiedade for intensa.
- Ter certeza de que o indivíduo está bem hidratado antes do procedimento. Consultar o médico e/ou o enfermeiro quanto ao aumento da hidratação quando indicada.
- No caso de pessoas que conseguem ingerir líquidos: ofertar 500 mL antes do procedimento e 2.500 mL ao longo das 24 horas após o procedimento.
- Endovenosa, 0,95 ou 0,45% de solução salina, 100 mL/hora, iniciando 4 horas antes do procedimento e mantendo durante 24 horas após, A MENOS que haja contraindicação.

J: *Hidratar minimiza ou diminui a incidência de insuficiência renal induzida por meio de contraste (Pasternak & Williamson, 2012).*

- Garantir que sejam documentados os resultados da creatinina sérica/depuração. Consultar radiologista quando houver anormalidade.

J: *A insuficiência renal pode contribuir para falência renal após administração de MCI (Siddiqi, 2011).*

- Investigar se a pessoa recebeu metformina ou outros agentes hipoglicemiantes orais anteriormente. Interromper a metformina durante 48 horas após o procedimento.

  J: *A metformina e outros agentes hipoglicemiantes orais estão associados a desenvolvimento de acidose láctica grave após administração de MCI (Pasternak & Williamson, 2012).*

- Determinar quando foi infundido o meio de contraste.

  J: *Diante da necessidade de muitos exames, devem ser dados 5 dias entre cada um para possibilitar a recuperação dos rins (Siddiqi, 2011).*

- Consultar o radiologista/médico/enfermeiro de prática avançada se necessário.

No departamento de radiologia

- Ter certeza da disponibilidade de equipamento e medicamentos para emergências:
  - Aparelho de ECG.
  - Equipamento respiratório (oxigênio, máscara bolsa-válvula, vias aéreas).
  - Medicamentos de emergência.
  - Carro de parada cardiorrespiratória (PCR).
  - Soluções para infusão venosa.
- Ter certeza de que o indivíduo está bem hidratado antes do procedimento.

  J: *Hidratar minimiza ou diminui a incidência de falência renal induzida por meio de contraste (Pasternak & Williamson, 2012).*

- Explicar o procedimento (p. ex., administração, sensações que podem ser sentidas, como rubor leve e quente no local da injeção, que pode se espalhar pelo corpo e intensificar-se no períneo, gosto metálico).
- Avaliar o nível de ansiedade. Consultar o médico ou outro profissional que prescreveu quando a ansiedade for intensa.
- Estimular a conversa e o *feedback* contínuos da pessoa durante o procedimento (Singh & Daftary, 2008).

  J: *Informações concretas e objetivas diminuem o sofrimento durante o procedimento (*Maguire, Walsh & Little, 2004). Há relatos de evidências de que efeitos adversos graves a meios de contraste ou a procedimentos podem ser minimizados, pelo menos em parte, pela redução da ansiedade (American College of Radiology Committee, 2013).*

- Seguir o protocolo para administração dos meios de contraste (p. ex., preparo do local, taxa de infusão, aquecimento do MCI).

  J: *A infusão muito rápida está associada a reações adversas. Aquecer o MCI até a temperatura do corpo reduz a viscosidade e pode diminuir o desconforto durante a infusão (Siddiqi, 2011).*

- Monitorar a reação emocional e fisiológica da pessoa, continuamente, durante a infusão.
- Ver a Tabela 2.17 em relação a sinais/sintomas de reações adversas.
- Monitorar quanto à ocorrência de extravasamento do contraste, investigando ocorrência de edema, eritema e dor que diminuem, normalmente, sem problemas residuais.
- Em caso de suspeita de extravasamento (Robbins & Pozniak, 2010):
  - Interromper a infusão.
  - Informar o médico responsável.
  - Elevar a extremidade afetada acima do nível do coração.
  - Fazer compressão rápida, por não mais de 1 minuto.
  - Seguir protocolo da instituição para documentar e relatar.
  - Consultar cirurgião plástico se o edema ou a dor evoluírem, diante da presença de enchimento capilar diminuído, alterações na sensibilidade e/ou lesões bolhosas na pele.

  J: *Essas intervenções reduzem a absorção do contraste nos tecidos e buscam identificar os primeiros sinais de extravasamento.*

Explicar reações tardias ao contraste

- Advertir a pessoa/família que uma reação tardia ao contraste pode ocorrer a qualquer momento, entre 3 horas e 7 dias após sua administração.
- Aconselhar que seja evitada exposição direta ao sol durante uma semana.
- Explicar que uma reação tardia pode incluir exantema cutâneo, prurido sem erupção, náusea e vômito, tontura e cefaleia.
- Aconselhar as pessoas a relatarem sinais e sintomas ao médico ou enfermeiro responsável.

- Aconselhar a procurar o setor de emergência se os sintomas aumentarem ou ocorrer dificuldade para deglutir ou respirar (Siddiqi, 2011).

J: *A maior parte das reações tardias são autolimitadas, embora algumas possam ser graves (p. ex., anafilaxia, síndrome de Stevens-Johnson) (Robbins & Pozniak, 2010).*

RISCO DE RESILIÊNCIA COMPROMETIDA*

Definição da NANDA-I

Suscetibilidade a uma capacidade diminuída de se recuperar de situações adversas ou alteradas percebidas, por meio de um processo dinâmico de adaptação, que pode comprometer a saúde.

Fatores de risco*

Cronicidade das crises existentes
Múltiplas situações adversas coexistentes
Presença de nova crise adicional (p. ex., gravidez não planejada, morte de cônjuge, perda do emprego, doença, perda da moradia, morte de membro da família)

Nota da autora

Este novo diagnóstico da NANDA-I não define uma resposta, mas uma etiologia de um problema de enfrentamento. Resiliência é uma força que pode ser ensinada e cultivada nas crianças. Indivíduos e famílias resilientes são capazes de enfrentar situações e crises adversas. Eles solucionam problemas e adaptam seu funcionamento à situação. Por exemplo, quando uma mãe em uma família de cinco pessoas tem de se submeter à quimioterapia, a família elabora um plano em conjunto para a divisão das responsabilidades anteriormente assumidas pela mãe.

Quando um indivíduo ou uma família está experienciando situações adversas múltiplas e crônicas ou uma nova crise, ver *Risco de enfrentamento ineficaz*. Nas situações que envolvem a perda de membro da família, pessoa significativa ou amigo, ver *Pesar* quanto a Conceitos-chave, Metas e Intervenções/justificativas.

RISCO DE RESPOSTA ALÉRGICA**

Definição da NANDA-I

Suscetibilidade a uma reação ou resposta imunológica exagerada a substâncias que pode comprometer a saúde.

Fatores de risco

Relacionados ao tratamento

Agentes farmacológicos (p. ex., penicilina,* sulfa)
Fita adesiva
Látex

Situacionais (pessoais, ambientais)

Produtos químicos (p. ex., alvejante,* solventes, tinta, cola)
Animais
Substâncias ambientais* (p. ex., mofo, ácaros da poeira, feno)
Alimentos (p. ex., amendoim, frutos do mar, cogumelos,* frutas cítricas, sulfitos)
Picadas de insetos*
Exposição repetida a substâncias do ambiente*
Travesseiros, colchas sacudidas
Cosméticos,* loções, cremes, perfumes
Níquel
Plantas (p. ex., tomate, hera venenosa)

---

* N. de R.T. Este diagnóstico consta na NANDA-I 2018-2020 como *Risco de resiliência prejudicada*.
** N. de R.T. Este diagnóstico consta na NANDA-I 2018-2020 como *Risco de reação alérgica*.

Maturacionais

Predisposição genética à doença atópica

Nota da autora

Este novo diagnóstico da NANDA-I pode representar um diagnóstico com as investigações e as intervenções educativas dos enfermeiros capazes de auxiliar as pessoas e as famílias a prevenirem reações alérgicas. O problema colaborativo na Parte 3, *Risco de Complicações de Reação alérgica*, é indicado quando intervenções médicas e de enfermagem são necessárias para uma reação alérgica.

Conceitos-chave

- Entre 20 e 30% das pessoas relatam alergia alimentar em si e nos filhos. No entanto, apenas 6 a 8% das crianças com menos de 5 anos e 3 a 4% dos adultos têm uma alergia alimentar verdadeira" (Burks, 2014).
- Uma reação alérgica é uma manifestação de lesão tissular resultante de uma nova exposição entre um antígeno e um anticorpo. Essa reação imune pode causar lesão e doença tissulares. Pode ocorrer hipersensibilidade imediata em minutos ou poucas horas (Porth, Gaspard & Noble, 2010).
- As manifestações clínicas das reações de tipo I são atribuídas aos efeitos da histamina em um grande número de mastócitos no tecido-alvo no trato GI, na pele e no trato respiratório.
- Existe uma predisposição genética ao desenvolvimento de algumas alergias. Se um dos pais tem doença atópica, há incidência de 40% nos filhos. Se ambos os pais têm doença atópica, a incidência aumenta em 80% (Grossman & Porth, 2014).
- A anafilaxia é uma reação rápida e grave, que pode ser sistêmica (generalizada) ou local (cutânea). Os sintomas de anafilaxia sistêmica incluem prurido, eritema, diarreia, vômito, cólicas abdominais e dificuldades respiratórias. Reações graves causam edema de laringe e colapso vascular, podendo evoluir para hipotensão, choque, sofrimento respiratório e morte (Grossman & Porth, 2014).

Critérios para a investigação focalizada

Para uso com pessoas que têm alguns sintomas de alergia.

Sintomas alérgicos sentidos:

Olhos

Prurido
Edema
Ardência
Lacrimejamento
Vermelhidão
Secreção

Orelhas

Prurido
Sensação de entupimento
Estalos
Infecções frequentes

Nariz

Espirros
Rinorreia
Obstrução
Prurido
Respiração pela boca
Secreção purulenta

Garganta

Sensibilidade
Gotejamento pós-nasal
Prurido no palato
Muco matinal

Tórax

Tosse
Dor
Sibilos
Descrição de catarro
Dispneia associada a (especificar)

Pele

Dermatite
Eczema
Urticária
Alergias da família
Testes cutâneos anteriores

Exacerbados por:
Álcool
Inseticidas
Jornais
Fita adesiva

Calor
Cosméticos
Clima quente e úmido

Frio
Látex
Laquê para o cabelo

Perfume
Ar-condicionado
Mudanças no clima

Tintas
Produtos químicos
Animais

Os sintomas ocorrem perto de?

Folhas velhas das árvores	Feno	Arredores de	Celeiros
Casas de veraneio	Sótão seco	um lago	Animais
Corte de grama	Outras	Porão úmido	

Os sintomas ocorrem após comer?

Queijo	Cogumelos	Cerveja	Melões
Bananas	Peixe	Nozes	Frutas cítricas
Crustáceos	Vinho	Sulfitos	

O que é feito quando os sintomas ocorrem?

Que medicamentos são administrados, como Benadryl, prednisona, Epi-pen (caneta injetora de epinefrina) (especificar)

Visitas a setor de emergência? Quando?

Ambiente doméstico

Tipo de carpete, travesseiros, colchas
Tipo de sistema de aquecimento/resfriamento
Animais de estimação (tipo, há quanto tempo?)

Metas

A pessoa informará menos ou nenhum sintoma de alergia, conforme evidenciado pelos seguintes indicadores:

- Descreve estratégias para evitar a exposição.
- Descreve métodos para redução de exposição ao ambiente.
- Descreve controle farmacológico a uma reação.

NOC Controle imunológico da hipersensibilidade, Reação alérgica: Localizada, Reação alérgica: sistêmica, Gravidade dos sintomas

Intervenções

Para alergias alimentares

- Explicar que os sintomas de uma alergia alimentar podem variar de leves a graves, ou mesmo ser uma ameaça à vida. Não é possível prever a gravidade da reação na comparação com reações anteriores. As reações não são, necessariamente, piores após cada exposição.

   Justificativa: *Não é aconselhável que a pessoa ou a família ignore uma reação associada a alimentos, pois ela pode se tornar um risco à vida, mesmo sem reação anterior grave (Burks, 2014).*

NIC Identificação de risco. Supervisão, Controle de alergias, Proteção contra riscos ambientais, Ensino.

Orientar para procurar uma emergência se um ou mais de um dos sintomas a seguir ocorrerem após a ingestão alimentar (Burks, 2014)

- Náusea ou vômitos.
- Cólicas, dor abdominal ou diarreia, sobretudo havendo sangue ou muco nas fezes.
- Coceira ou listras avermelhadas e salientes na pele.
- Pele ruborizada (avermelhada e quente).
- Inchaço nos lábios, na boca, no rosto ou na garganta.
- Chiado, tosse ou dificuldade para respirar.
- Tontura ou perda dos sentidos.

   J: *A reação acima pode decorrer de intolerância ou alergia alimentar; há necessidade de avaliação médica (Burks, 2014).*

Encaminhar para especialista em reações alérgicas para testes e tratamento se o indivíduo apresentar alergias alimentares

   J: *Indivíduos/famílias podem ser orientados a usarem anti-histamínicos e corticosteroides para prevenção e controle de uma reação. Testes cutâneos podem ser indicados. A dessensibilização pode ser feita para prevenir reações de hipersensibilidade mediadas por IgE (Burks, 2014).*

Orientar a pessoa sobre formas de reduzir alergênios em casa

- Encaminhar o indivíduo/família a profissionais de saúde da família.

Elaborar uma rotina de limpeza semanal/mensal

- Limpar com pano úmido piso de madeira ou linóleo e usar aspirador nos tapetes. Usar aspirador para pequenas partículas ou com filtro especial, eficiente para partículas.
- Usar pano úmido para limpeza de outras superfícies, como parte superior de portas, parapeito e marcos de janelas.

    J: *Essas ações reduzirão a umidade e o mofo.*

- Usar semanalmente o aspirador para partículas pequenas ou com filtro especial. Lavar pequenos tapetes semanalmente. Lavar os carpetes com produto especial.
- Se você tiver alergias, usar máscara contra o pó ao limpar, ou pedir que uma pessoa sem alergias faça a limpeza.
- Trocar ou limpar os filtros dos sistemas de aquecimento e resfriamento uma vez ao mês.
- Usar filtros HEPA (High Efficiency Particulated Air) em todo o sistema de ar central da casa, ou em dispositivos de ar usados nos quartos. Substituir os filtros com regularidade.

    J: *A poeira comum das casas, na verdade, apresenta uma coleção de todos os tipos de alergênios – pólen do exterior, caspa de animais de estimação e de pessoas, ácaros, sujidades, substâncias de insetos, mofo e mais – tudo isso capaz de desencadear um ataque de asma assustador em pessoas com asma alérgica ou outras reações alérgicas.*

Quarto de dormir

- Colocar protetor em travesseiros, colchões, cobertores, bem como na parte inferior de camas, à prova de ácaros.
- Lavar lençóis uma vez por semana em água quente para matar ácaros e seus ovos.
- Substituir os colchões a cada 10 anos.
- Substituir os travesseiros a cada 5 anos.
- Remover, lavar ou cobrir tecidos usados por crianças ou outras pessoas. Escolher cama fabricada com materiais sintéticos.

    J: *Essas ações matam os ácaros da poeira e seus ovos.*

Cozinha

- Pesquisar métodos específicos de redução das fontes de reações alérgicas na cozinha (p. ex., instalar e usar exaustor). A maioria dos exaustores de fogão simplesmente filtra partículas de preparo dos alimentos, sem ventilação externa.

    J: *Esses métodos podem reduzir a umidade, o mofo, insetos e suas fezes. Resíduos de baratas e mesmo elementos microscópicos delas podem desencadear reações alérgicas. Umidade pode causar mofo. Também ocorre mofo nas cozinhas, debaixo da pia, do refrigerador e da máquina de lavar louça, que são espaços úmidos em que o mofo prolifera.*

Banheiro

- Consultar especialistas quanto a métodos de redução da umidade e do mofo.

    J: *Essas ações reduzirão a umidade e o mofo. Ambientes quentes e úmidos favorecem o crescimento do mofo. Tal como nas cozinhas, o mofo pode surgir sob pias de banheiro, bem como no chuveiro e box, toalhas, tapetes e azulejos ou cerâmica de revestimento.*

Janelas/portas

- Fechar as janelas e usar ar-condicionado durante o período da polinização. Limpar mofo e condensação de marcos e parapeitos de janelas. Usar janelas com vidro duplo em climas frios.
- Usar cortinas que possam ser lavadas, feitas de algodão puro ou tecido sintético. Substituir persianas por material lavável.

    J: *Essas ações diminuem o pólen e o mofo.*

Umidade

- Colocar as roupas para arejar fora da casa.
- Escolher filtro de ar HEPA para partículas pequenas. Tentar ajustar o filtro do ar-condicionado para que direcione ar limpo para a cabeceira da cama enquanto você dorme.
- Manter a temperatura em 21°C, bem como umidade relativa abaixo de 50%. Limpar ou substituir filtros para pequenas partículas em sistemas de aquecimento e resfriamento centrais e em aparelhos de ar-condicionado em peças da casa uma vez ao mês, no mínimo.

    J: *Casas quentes e úmidas contribuem para a proliferação de ácaros e mofo.*

Animais de estimação
- Jamais permitir animais nas camas.
- Manter áreas de dormir para os animais ou gaiolas de pássaros longe dos quartos.
- Dar banho nos animais de estimação pelo menos duas vezes na semana, já que isso pode reduzir a quantidade de alergênios na caspa existente e propagada.

   J: *Os animais de estimação podem levar mofo e pólen para dentro das casas. A caspa dos animais de estimação (pequenos flocos que saem da pele e das roupas que usam) fixa-se na roupa de cama e vira alimento para os ácaros da poeira.*

Lareiras
- Evitar uso de lareiras e fogões alimentados por lenha.

   J: *A fumaça e os gases podem piorar as alergias respiratórias. A maioria das lareiras a gás natural não causa tal problema.*

Quarto das crianças
- Consultar especialista quanto a métodos de redução de alergênios.

   J: *Os alergênios podem abrigar-se em locais bastante improváveis: animais de pelúcia, gavetas, debaixo de pequenos tapetes. Ácaros da poeira, mofo e caspa dos animais de estimação acumulam-se nos brinquedos das crianças, sobretudo quando os animais brincam com as crianças, podendo desencadear sintomas de asma alérgica. Roupas úmidas jogadas pelo quarto após as brincadeiras tornam-se um abrigo para mofo e ácaros em gavetas e outros locais escuros. O espaço sob o carpete que cobre o quarto é outro esconderijo para o mofo.*

Sala de estar
- Consultar especialista quanto a métodos de redução de ácaros nas salas de estar, por exemplo, aspirar a mobília, as cortinas e todo tipo de tecido uma vez na semana.

   J: *Os ácaros conseguem entrar nos móveis tão facilmente quanto nas camas. Eles colocam ovos e deixam resíduos no estofamento, capazes de desencadear sintomas de asma alérgica. O mofo pode crescer em mobiliário com estofamento, além de cortinas e tecidos/mantas sobre o estofamento. Baratas são atraídas por migalhas.*

Porão
- Consultar especialista quanto a métodos de redução de ácaros nos porões das moradias.

   J: *Baratas e ratos gostam de porões, onde costumam deixar seus resíduos. O mofo cresce facilmente em ambientes escuros e úmidos, especialmente ao redor de vigas e canos. O mofo libera esporos que podem causar sintomas alérgicos.*

Orientar sobre tratamentos em casa se ocorrerem sintomas
- Orientar para que seja feita consulta a médico alergologista, em razão do controle clínico dos sintomas em casa (p. ex., Benadryl).
- Assegurar que a pessoa tenha uma Epi-pen, saiba quando e como usar o dispositivo e que tenha como chegar à emergência.
- Aconselhar acerca da necessidade de verificar datas de validade.

   J: *Intervenções farmacológicas precoces podem reduzir reações adversas.*

Não permitir que se fume dentro de casa
J: *O tabagismo passivo e a fumaça nas roupas podem desencadear reações alérgicas.*

Buscar cuidados de emergência imediatamente se
- Ocorrer edema facial.
- A voz for alterada.
- Ocorrer dificuldade para respirar ou deglutir.

   J: *O broncospasmo pode levar à parada respiratória.*

Usar telefones de emergência; não dirigir até o serviço de emergência
J: *Equipes de atendimento de emergência têm medicamentos e equipamento para prevenção de anafilaxia.*

Usar pulseira de identificação de alergia, ter sempre consigo uma lista das alergias e/ou guardar uma lista das alergias no telefone celular, em local específico

RISCO DE SANGRAMENTO

Ver também *Risco de Complicações de Sangramento*, na Parte 3.

Definição da NANDA-I

Suscetibilidade à redução no volume de sangue que pode comprometer a saúde.

Fatores de risco*

Aneurisma
Circuncisão
Conhecimento deficiente
Coagulopatia intravascular disseminada
História de quedas
Distúrbios gastrintestinais (p. ex., úlcera gástrica, pólipos, varizes)
Função hepática prejudicada (p. ex., cirrose, hepatite)
Coagulopatias inerentes (p. ex., trombocitopenia)
Complicações pós-parto (p. ex., atonia uterina, retenção placentária)
Complicações relacionadas à gestação (p. ex., placenta prévia, gravidez molar, ruptura de placenta)
Traumatismo
Efeitos secundários associados a tratamento (p. ex., cirurgia, medicamentos, administração de derivados do sangue com deficiência de plaquetas, quimioterapia)

Nota da autora

Este novo diagnóstico de enfermagem da NANDA-I representa vários problemas colaborativos.

Metas/intervenções

Ver a Parte 3 a respeito de problemas colaborativos específicos, como *Risco de Complicações de Hipovolemia, Risco de Complicações de Sangramento, Risco de Complicações de Sangramento Gastrintestinal* ou *Risco de Complicações de Efeitos adversos da terapia anticoagulante*.

RISCO DE SÍNDROME DA MORTE SÚBITA DO LACTENTE*

Definição da NANDA-I

Suscetibilidade de um lactente à morte imprevisível.

Fatores de risco

Não há fator de risco isolado. Existem vários fatores de risco combinados que podem contribuir (ver Fatores relacionados).

Fatores relacionados (American Association of Pediatrics, 2011; Corwin, 2015)

Fisiopatológicos

Relacionados à maior vulnerabilidade secundária a:

Cianose
Hipotermia
Febre
Alimentação insatisfatória
Irritabilidade
Sofrimento respiratório

---

*N. de R.T. Este diagnóstico consta na NANDA-I 2018-2020 como *Risco de morte súbita do lactente*.

Taquicardia
Taquipneia
Baixo peso ao nascer*
Pequeno para idade gestacional*
Prematuridade*
Baixo escore Apgar (< 7)
História de diarreia, vômito ou inquietação duas semanas antes da morte

Relacionados à maior vulnerabilidade secundária ao pré-natal da mãe:

Anemia*
Infecção do trato urinário
Ganho insatisfatório de peso
Infecções sexualmente transmissíveis

Situacionais (pessoais, ambientais)

Relacionados à maior vulnerabilidade secundária à condição materna:

Tabagismo*
Uso de drogas durante a gravidez
Falta de amamentação*
Cuidado pré-natal inadequado*
Níveis baixos de instrução*
Mãe solteira*
Multiparidade na primeira gestação
Idade precoce (menos de 20 anos)*
Idade precoce durante a gravidez*

Relacionados à maior vulnerabilidade secundária a:

Condições de vida com superlotação*
Dormir em pronação*
Situação financeira familiar insatisfatória
Ambiente frio
Situação socioeconômica ruim

Relacionados à maior vulnerabilidade secundária a:

Sexo masculino*
Nativos norte-americanos*
Morte anterior por síndrome da morte súbita do lactente (SMSL) na família
Origem africana*
Nascimentos múltiplos

Erros nos enunciados diagnósticos

Risco de síndrome da morte súbita do lactente relacionado a pais com baixa renda

Embora condições insatisfatórias de vida tenham sido associadas a SMSL, a redação desse diagnóstico é problemática. O diagnóstico a seguir seria clinicamente mais útil: *Risco de síndrome da morte súbita do lactente* relacionado ao conhecimento insuficiente dos cuidadores a respeito das causas e da prevenção da SMSL.

Conceitos-chave

- A cada ano nos Estados Unidos, ocorrem aproximadamente 3.500 mortes súbitas das lactentes. Essas mortes ocorrem entre crianças com menos de 1 ano de idade e não têm nenhuma causa imediatamente óbvia (Centers for Disease Control and Prevention [CDCs], 2015).
- Há três tipos comumente relatados de SMSL:
  - SMSL – aproximadamente 1.500 bebês morreram de SMSL em 2013.
  - Causa desconhecida.
  - Sufocação acidental e estrangulamento na cama.
- A SMSL é a terceira causa da morte de lactentes entre 7 e 365 dias de idade (CDC, 2015).
- As taxas de SMSL diminuíram consideravelmente de 130,3 mortes por 100 mil nascidos vivos em 1990 para 39,7 mortes por 100 mil nascidos vivos em 2013, desde que a Academia Americana de Pediatria (AAP) recomendou a posição de dormir de costas para lactentes em 1996.
- A SMSL apresenta fatores de risco semelhantes a outras mortes infantis relacionadas ao sono, incluindo as atribuídas a sufocação, asfixia e aprisionamento (Corwin, 2015).

- Ainda que a etiologia seja desconhecida, as autópsias revelam achados patológicos consistentes de edema pulmonar e hemorragias intratorácicas.
- "A SMSL geralmente ocorre entre o segundo e o quarto meses de vida, um período de mudanças de desenvolvimento notáveis nos padrões cardíacos, ventilatórios e de sono/vigília em lactentes normais. Essa coincidência de tempo sugere que os lactentes em risco de SMSL são vulneráveis à morte súbita durante um período crítico de maturação autonômica" (Corwin, 2015).
- O risco de SMSL é ainda mais forte quando um bebê compartilha a cama com um fumante. Para reduzir o risco, aconselhar as mulheres a não fumar durante a gravidez e não fumar ou permitir que se fume próximo ao seu bebê (CDC, 2015).
- Não há evidência disponível que confirme que os monitores de apneia previnam a SMSL (Corwin, 2015; *Sherratt, 1999).

Critérios para a investigação focalizada

Ver Fatores relacionados.

Metas

O cuidador irá reduzir ou eliminar os fatores de risco passíveis de mudança, conforme evidenciado pelos seguintes indicadores:

- Posiciona o lactente sobre as costas ou de lado.
- Elimina o fumo em casa, próximo ao lactente e durante a gravidez.
- Participa do pré-natal e dos cuidados médicos ao recém-nascido.
- Melhora a saúde da mãe (p. ex., trata anemia, promove nutrição ideal).
- Inscreve-se em programas sobre drogas e álcool, se indicado.

NOC Conhecimento: Saúde da mãe e da criança, Controle de riscos: Uso de tabaco, Controle de riscos, Conhecimento: Segurança do lactente

Intervenções

Explicar a SMSL aos cuidadores e identificar os fatores de risco presentes

Justificativa: *O principal foco da enfermagem com os pais que cuidam de um lactente em risco de SMSL é oferecer apoio emocional.*

NIC Ensino: Segurança do lactente, Identificação de risco

Reduzir ou eliminar os fatores de risco que possam ser modificados (Corwin, 2015)

- Fatores maternos:
  - Pouca idade da mãe (< 20 anos).
  - Tabagismo materno durante a gestação.
  - Cuidado pré-natal tardio ou ausente.
- Fatores ambientais e do lactente:
  - Nascimento prematuro e/ou baixo peso ao nascer.
  - Posição de pronação para dormir.
  - Dormir sobre uma superfície macia e/ou com acessórios de cama, como cobertores folgados e travesseiros.
  - Compartilhamento da cama (p. ex., dormir na cama dos pais).
  - Aquecimento excessivo.

J: *Mais de 95% dos casos de SMSL estão associados a um ou mais fatores de risco, e em muitos casos os fatores de risco são modificáveis (Corwin, 2015).*

Ensinar práticas ambientais para reduzir os riscos de SMSL

- Posicionar o lactente de costas.
- Usar chupeta.

J: *A AAP (2011) sugere oferecer chupeta durante o sono visto que ela está associada a uma menor incidência de SMSL, desde que não interfira na rotina de amamentação.*

- Evitar superaquecer o lactente durante o sono (p. ex., excesso de roupas e cobertas, quarto aquecido).
- Evitar roupas de cama soltas ou macias (p. ex., colchões).

- Evitar travesseiros, posicionadores para dormir.
- Evitar dormir com o bebê (Anderson, 2000).
- Evitar o uso do tabaco.

    J: *O hábito de dormir sobre o abdome está associado à SMSL (Hockenberry & Wilson, 2015).*

    J: *O tabagismo materno durante a gestação e a exposição ao cigarro após o nascimento estão associados à SMSL (American Academy of Pediatrics, 2000).*

- Evitar o uso de assentos de carro para dormir fora do carro. Os assentos de carro, carrinhos infantis ou balanços não devem ser usados rotineiramente para dormir.

    J: *Os lactentes mais novos não respiram tão bem na posição sentada. O uso de um assento de carro para viagens de carro tem benefícios de segurança que compensam claramente o pequeno risco de SMSL associado ao ato de dormir nesses equipamentos.*

Iniciar as orientações para a saúde e os encaminhamentos, conforme indicado

- Encaminhar o(s) pai(s) para programas de tratamento de drogas e álcool, quando indicado.
- Discutir estratégias para parar de fumar (ver Índice – *Tabagismo*).
- Providenciar números de telefones de emergência, quando indicado.
- Encaminhar a instituições de serviço social, quando indicado.

RISCO DE SÍNDROME DO DESUSO

Definição da NANDA-I

Suscetibilidade à deterioração de sistemas do corpo como resultado de inatividade musculoesquelética prescrita ou inevitável que pode comprometer a saúde.

Características definidoras

Presença de um conjunto de diagnósticos de enfermagem com foco no problema ou de risco relacionados à inatividade:

Risco de úlcera por pressão
Risco de constipação
Risco de função respiratória ineficaz
Risco de perfusão tissular periférica ineficaz
Risco de infecção
Risco de intolerância à atividade
Risco de mobilidade física prejudicada
Risco de lesão
Sentimento de impotência
Distúrbio na imagem corporal

Fatores relacionados

(Opcionais) Ver Nota da autora.

Fisiopatológicos

Relacionados a:

Nível de consciência diminuído
Inconsciência

Prejuízo neuromuscular secundário a:

Esclerose múltipla
Distrofia muscular
Parkinsonismo
Paralisia total/parcial
Síndrome de Guillain-Barré
Lesão da medula espinal

Deficiência musculoesquelética secundária a:
- Fraturas
- Doenças reumáticas

Doença em estágio terminal
- Aids
- Cardíaca
- Câncer de rim

Transtornos de saúde mental/psiquiátricos
- Depressão grave
- Estado catatônico
- Fobias graves

Relacionados ao tratamento

Relacionados a:
- Cirurgia (amputação, esquelética)
- Ventilação mecânica
- Tração/gessos/talas
- Acessos vasculares invasivos
- Imobilidade prescrita

Situacionais (pessoais, ambientais)

Relacionados a:
- Depressão
- Debilidade física
- Fadiga
- Dor

Maturacionais

Recém-nascidos/bebês/crianças/adolescentes

Relacionados a:
- Síndrome de Down
- Colete de Risser-Turnbuckle
- Doença de Legg-Calvé-Perthes
- Artrite juvenil
- Paralisia cerebral
- Osteogênese imperfeita
- Incapacidade física/mental
- Autismo
- Espinha bífida

Idosos

Relacionados a:
- Menor agilidade motora
- Fraqueza muscular
- Demência pré-senil

Nota da autora

Risco de síndrome do desuso descreve uma pessoa em risco para efeitos adversos da imobilidade. Identifica o indivíduo vulnerável a certas complicações e também a alteração no funcionamento em um padrão de saúde. Uma vez que um diagnóstico de síndrome contém sua etiologia ou seus fatores contribuintes no título diagnóstico (*Desuso*), não é necessária a expressão "relacionado a". Conforme discutido no Capítulo 2, um diagnóstico de síndrome compreende um conjunto de diagnósticos de enfermagem de risco ou com foco no problema previstos devido à situação. Onze diagnósticos de enfermagem, de risco ou com foco no problema, estão agrupados sob *Risco síndrome do desuso* (ver as Características definidoras).

O enfermeiro não necessita mais usar diagnósticos separados, como *Risco de função respiratória ineficaz* ou *Risco de integridade da pele prejudicada*, pois eles estão incorporados na categoria de síndrome. Se um paciente imobilizado manifestar sinais ou sintomas de úlcera por pressão ou outro diagnóstico, deverá ser usado o diagnóstico específico. Deve-se continuar a usar *Risco de síndrome do desuso* para que não ocorra a deterioração dos outros sistemas corporais.

Erros nos enunciados diagnósticos

Risco de síndrome do desuso relacionado à área sacral hiperemiada (3 cm)
Uma área sacral hiperemiada é evidência do diagnóstico *Integridade da pele prejudicada*. Assim, o enfermeiro deve usar dois diagnósticos: *Úlcera por pressão* relacionada a efeitos da imobilidade, conforme evidenciado por área hiperemiada na região sacral (3 cm), continuando também a usar *Risco de síndrome do desuso*.

Conceitos-chave

Considerações gerais

- "Uma observação de 45 pacientes hospitalizados indicou que, em média, 83% da sua permanência no hospital restringiu-se ao leito. A quantidade de tempo em pé ou andando variou de 0,2 a 21%" (Kalisch, Lee & Dabney, 2013).
- "A imobilidade é incompatível com a vida humana." A mobilidade proporciona o controle da pessoa sobre o seu ambiente; sem mobilidade, ela está à mercê do ambiente (Christian, 1982).
- A imobilidade prolongada diminui a motivação para aprender e a capacidade para reter novas informações. Mudanças afetivas são ansiedade, medo, hostilidade, alterações rápidas de humor e distúrbio dos padrões de sono (Halter, 2014).
- O repouso no leito diminui o gradiente da pressão hidrostática no sistema circulatório, reduz a força muscular, praticamente elimina a compressão óssea e baixa o gasto de energia total (Stuempfle & Drury, 2007).
- A imobilidade restringe a capacidade de a pessoa buscar estimulação sensorial. De modo inverso, pessoas imobilizadas podem não conseguir se retirar de um ambiente estressante ou ruidoso demais (*Christian, 1982).
- A inatividade musculoesquelética ou imobilidade têm efeitos adversos sobre todos os sistemas corporais (Tabela 2.18).
- A falta de uso dos músculos leva à atrofia e à perda de força muscular a uma taxa de 12% a cada semana. Quase metade da força normal de um músculo é perdida após 3 a 5 semanas de repouso no leito (Jiricka, 2008).
- O repouso no leito pode causar perda óssea vertical média de 1% por semana (*Nigam, Knight & Jones, 2009).
- A imobilidade prolongada tem efeitos adversos na saúde psicológica, na aprendizagem, na socialização e na capacidade de enfrentamento. A Tabela 2.19 exemplifica esses efeitos.
- As possíveis complicações de longo prazo em uma pessoa com lesão traumática de medula são pneumonia, atelectasia, disreflexia autonômica, trombose venosa profunda, embolia pulmonar, úlceras por pressão, fraturas e cálculo renal.

Unidades de tratamento intensivo (UTI)

- "Embora a média de permanência em uma UTI seja de 3,86 dias atualmente, os pacientes em atendimento crítico que correm risco de imobilidade em geral precisam de permanências hospitalares mais prolongadas. Esses pacientes costumam estar em ventilação mecânica, restritos ao leito e sedados, o que, além de sua doença grave, contribui para o descondicionamento de múltiplos sistemas. Isso pode ocorrer em poucos dias de inatividade, com alguns relatos indicando que pacientes criticamente doentes podem perder até 25% da força dos músculos periféricos em 4 dias, quando em ventilação mecânica, e 18% do peso corporal até a alta. A perda de massa muscular, sobretudo musculoesquelética, é maior nas primeiras 2 a 3 semanas de imobilização durante permanência em UTI" (Zomorodi, Topley & McAnaw, 2012).
- Após a transferência para casa, até 60% dos indivíduos criticamente doentes evidenciam complicações de longo prazo, o que impede que eles tenham uma total recuperação das funções (*Timmerman, 2007).

Considerações pediátricas

- A mobilidade é essencial para o crescimento físico, o desenvolvimento e o domínio das tarefas desenvolvimentais (Hockenberry & Wilson, 2015). A movimentação restrita pode frustrar a realização das tarefas do desenvolvimento. Ver Tabela 2.20 na categoria diagnóstica *Atraso no crescimento e no desenvolvimento*.

Tabela 2.18	EFEITOS ADVERSOS DA IMOBILIDADE NOS SISTEMAS CORPORAIS
Sistema	**Efeito**
Cardíaco	Desempenho diminuído do miocárdio
	Capacidade aeróbica diminuída
	Volume sistólico diminuído
	Frequência cardíaca aumentada em repouso e com aumento da atividade
	Saturação de oxigênio diminuída
	Redução no volume plasmático diminuindo a pré-carga cardíaca, o volume de batimentos e o débito cardíaco

Continua

Tabela 2.18	EFEITOS ADVERSOS DA IMOBILIDADE NOS SISTEMAS CORPORAIS (*Continuação*)
Sistema	**Efeito**
Circulatório	Redução no volume plasmático diminuindo a pré-carga cardíaca, o volume de batimentos e o débito cardíaco
	Estase venosa
	Intolerância ortostática
	Edema dependente
	Frequência cardíaca de repouso diminuída
	Retorno venoso reduzido
Respiratório	Pressão intravascular aumentada
	Estase das secreções
	Discinesia ciliar
	Ressecamento de parte das mucosas
	Expansão do tórax diminuída
	Respiração mais lenta e superficial
Musculoesquelético	Atrofia muscular
	Redução do volume dos músculos esqueléticos, mais acentuada nos músculos antigravitacionais
	Encurtamento de fibras musculares (contratura)
	Diminuição da força e do tônus (p. ex., nas costas)
	Densidade óssea diminuída
	Degeneração articular
	Fibrose das fibras colágenas (articulações)
Metabólico/ hematopoiético	Aumento da reabsorção óssea levando a balanço negativo de cálcio (hipercalcemia) e, finalmente, redução de massa óssea
	Excreção de nitrogênio diminuída
	Diminuição da condução de calor dos tecidos
	Tolerância à glicose diminuída
	Resistência à insulina
	Diminuição dos eritrócitos
	Diminuição da fagocitose
	Mudanças no ritmo circadiano de hormônios (p. ex., insulina, epinefrina)
	Anorexia
	Taxa metabólica diminuída
	Níveis elevados de creatinina
Gastrintestinal	Constipação
	Anorexia
Geniturinário	Estase urinária
	Cálculo urinário
	Retenção urinária
	Força gravitacional inadequada
Tegumentar	Fluxo capilar diminuído
	Acidose do tecido até necrose
Neurossensorial	Inervação reduzida
	Diminuição da visão para perto
	Aumento da sensibilidade auditiva
	Aumento da sensibilidade a estímulos térmicos
	Ritmo circadiano alterado

Fonte: Hockenberry, M. J. e Wilson, D. (2015). *Wong's essentials of pediatric nursing* (10th ed.). New York: Elsevier; Grossman, S. e Porth, C. A. (2014). *Fisiopatologia de Porth: Concepts of altered health states* (9 ed.). Filadélfia: Wolters Kluwer; *Stuempfle, K. e Drury, D. (2007). The Physiological Consequences of Bed Rest. *Journal of Exercise Physiology Online*, 10(3), 32-41.

Tabela 2.19 EFEITOS PSICOLÓGICOS DA IMOBILIDADE

Psicológicos	Tensão aumentada
	Mudança negativa no autoconceito
	Medo, raiva
	Mudanças rápidas no humor
	Depressão
	Hostilidade
Aprendizagem	Menor motivação
	Capacidade diminuída de reter e transferir o aprendizado
	Menor tempo de atenção
Socialização	Mudança de papéis
	Isolamento social
Crescimento e desenvolvimento	Dependência

Fonte: Grossman, S. e Porth, C. A. (2014). *Porth's pathophysiology: Concepts of altered health states* (9 ed.). Filadélfia: Wolters Kluwer; Miller, C. (2015). *Nursing for wellness in older adults* (7 ed.). Filadélfia: Lippincott Williams e Wilkins; *Stuempfle, K. e Drury, D. (2007). The Physiological Consequences of Bed Rest. *Journal of Exercise Physiology Online*, 10(3), 32-41.

- A atividade física funciona como um veículo para a comunicação e a expressão das crianças. As principais consequências psicológicas da imobilidade incluem:
  - Privação sensorial, levando a alterações na autopercepção e na consciência ambiental.
  - Isolamento dos companheiros.
  - Sensação de desesperança, frustração, ansiedade e tédio (Hockenberry & Wilson, 2012).
- Crianças submetidas a uso de gessos, talas ou outros aparelhos durante os três primeiros anos de vida têm mais dificuldade com a linguagem do que as que não sofrem restrição de atividades (Hockenberry & Wilson 2012).
- A resposta da criança à imobilidade pode variar de protesto ativo a retraimento ou regressão (Hockenberry & Wilson, 2012).

Considerações geriátricas

- "Com início ao redor dos 40 anos de idade, a força muscular declina lentamente, com uma redução geral de 30 a 50% por volta dos 80 anos" (Miller, 2015, p. 468). As extremidades inferiores apresentam grande declínio em relação às superiores. Resistência e coordenação musculares diminuem em consequência de alterações relativas ao envelhecimento que se dão nos músculos e no sistema nervoso central (Miller, 2015).
- Alterações relativas ao envelhecimento em articulações e tecidos conectivos, como degeneração do colágeno e de cartilagens, calcificação das cápsulas articulares e viscosidade menor do líquido sinovial, resultam em prejuízo dos movimentos de flexão e extensão, menor flexibilidade e redução da proteção almofadada das articulações (Miller, 2015).
- O envelhecimento desacelera a resposta do sistema nervoso central para manter o equilíbrio, aumentando, assim, o risco de quedas (Miller, 2015).

Critérios para a investigação focalizada

Isso pode ser investigado pelo fisioterapeuta.

Dados subjetivos

Investigar os fatores que contribuem para a imobilidade

Neurológicos
Musculoesqueléticos
Doenças debilitantes
História de sintomas (queixas) de dor, fraqueza muscular, fadiga
Cardiovasculares
Respiratórios
História de trauma ou cirurgia recente
Doença mental grave (p. ex., depressão, catatonia, paranoia)

Dados objetivos

Investigar se há:

Capacidade de uso dos braços esquerdo e direito e das pernas esquerda e direita

Investigar se há capacidade ou necessidade de assistência para

> Virar-se
> Sentar
> Ficar em pé
> Transferir-se
> Deambular

Capacidade de suportar peso (investigar tanto o lado direito quanto o esquerdo)

> Completa
> Parcial
> Conforme tolerado
> Sem sustentação de peso

Marcha

> Estável
> Instável

Variação de movimentos de ombros, cotovelos, braços, quadris e pernas

Investigar:

Equipamentos auxiliares

Muletas	Cadeira de rodas	Bengala
Prótese	Aparelhos	Outros
Andador		

Equipamentos restritivos

Gesso ou tala	Sonda Foley	Tração
Acesso endovenoso	Bengala	Monitor
Ventilador	Diálise	Dreno

Motivação (conforme percebida pelo enfermeiro, comunicada pelo indivíduo, ou por ambos)

Metas

O indivíduo não terá complicações de imobilidade passíveis de prevenção, conforme evidenciado por estes indicadores:
- Pele íntegra/integridade dos tecidos.
- Função pulmonar máxima.
- Fluxo sanguíneo periférico máximo.
- Movimento de alcance total.
- Funcionamento intestinal, renal e da bexiga *dentro dos limites normais*.
- Uso de contatos sociais e atividades, quando possível.

O indivíduo será reposicionado ou mobilizado, de modo dependente, se hemodinamicamente estável em repouso (Zomorodi et al., 2012).

NOC Resistência, Consequências da imobilidade: Fisiológicas, Consequências da imobilidade: Psicocognitivas, Nível de mobilidade, Movimento articular, Deambulação, Movimento articular

- Colocar em posição ereta logo que possível.
- Implementar trocas contínuas extremas de posição, de hora em hora, conforme indicação.
- Implementar cama cinética/rotativa, quando indicado.

O indivíduo, quando possível:
- Explicará a justificativa para os tratamentos.
- Tomará decisões relativas ao cuidado.
- Compartilhará sentimentos em relação ao estado de imobilização.

> **Alerta clínico** "Em várias pesquisas sobre a falta de cuidados de enfermagem, definida como atendimento de enfermagem necessário que foi omitido ou bastante retardado, a deambulação dos pacientes foi identificada como o elemento mais comumente não realizado entre os cuidados de enfermagem a pacientes internados, de 76,1 a 88,7% do tempo" (Kalisch et al., 2013).

Intervenções

Identificar os fatores causadores e contribuintes

- Dor; ver também *Conforto prejudicado*.
- Fadiga; ver também *Fadiga*.
- Motivação diminuída; ver também *Intolerância à atividade*.
- Depressão; ver também *Enfrentamento ineficaz*.
- Barreiras à mobilidade no leito e/ou à deambulação.

Iniciar um protocolo de mobilidade para deambulação para paciente hemodinamicamente estável (ver *Mobilidade física prejudicada*)

No caso de pessoas que não conseguem deambular, fazer reposicionamento ativo (de hora em hora se possível) (Zomorodi et al., 2012)

- Colocar em posição ereta logo que possível.

> **NIC** Terapia ocupacional, Controle da energia, Estabelecimento de metas mútuas, Terapia com exercícios, Prevenção de quedas, Prevenção de úlceras por pressão, Correção da mecânica corporal, Supervisão da pele, Posicionamento, Melhora do enfrentamento, Tomada de decisão, Apoio ao jogo terapêutico

Justificativa: *Essa meta terapêutica difere de deambulação ou mobilização.*

- Virar com frequência, de um lado para o outro, ou parcialmente.
- Elevar ou baixar a cabeceira da cama.
- Passar da cama para a cadeira.

J: *"A mobilidade precoce está associada à redução da morbidade e da mortalidade, uma vez que a inatividade causa efeito adverso profundo no cérebro, na pele, na musculatura esquelética, nos pulmões e no coração" (Zomorodi et al., 2012).*

Promover a função respiratória ideal

- Estimular a realização de exercícios de respiração profunda e tosse, cinco vezes por hora.
- Ensinar a pessoa a usar o frasco de sopro ou espirômetro de incentivo a cada hora, quando acordado (no dano neuromuscular grave, o paciente talvez tenha de ser acordado também durante a noite).
- Para a criança, usar água colorida no frasco de sopro; fazê-la soprar balões, bolhas de sabão e bolas de algodão com canudos.
- Auscultar os campos pulmonares a cada 8 horas; aumentar a frequência se houver sons respiratórios alterados.
- Estimular pequenas e frequentes refeições para evitar distensão abdominal.

J: *O repouso no leito diminui a expansão torácica e a atividade ciliar e aumenta a retenção de muco, aumentando os riscos de pneumonia (Grossman & Porth, 2014).*

Manter o padrão habitual de eliminação intestinal

- Ver *Constipação* para intervenções específicas.

Prevenir úlceras por pressão

- Ver *Risco de úlcera por pressão*.

Promover fatores que melhorem o retorno venoso

- Elevar a extremidade acima do nível do coração (pode haver contraindicação se o paciente estiver hemodinamicamente instável).
- Ensinar a evitar ficar em pé ou sentado com as pernas pendentes por longos períodos de tempo.
- Reduzir ou remover a compressão venosa externa que impede o fluxo venoso.
- Evitar travesseiros atrás dos joelhos, ou sugerir elevação da cama na região dos joelhos.
- Orientar para que evite cruzar as pernas.
- Lembrar o indivíduo de trocar as posições, movimentar as extremidades ou flexionar os dedos das mãos e dos pés de hora em hora.

- Monitorar as pernas todos os dias quanto a edema, calor tissular e hiperemia.

   J: *O cálcio sérico aumentado, resultante de destruição óssea causada por falta de movimentos e sustentação de peso, aumenta a coagulabilidade sanguínea. Isso, além de estase circulatória, torna o paciente vulnerável a formação de trombos (Grossman & Porth, 2014).*

Manter a mobilidade dos membros e prevenir contraturas (*Maher, Salmond & Pellino, 2006)

Aumentar a mobilidade dos membros

- Realizar exercícios de amplitude de movimentos (frequência determinada pela condição do paciente).
- Apoiar as extremidades com travesseiros para evitar ou reduzir edema.
- Estimular o paciente a realizar exercícios para articulações específicas, conforme prescritos pelo médico ou pelo fisioterapeuta.

Posicionar em alinhamento para prevenir complicações

- Direcionar os dedos dos pés e os joelhos para o teto quando em posição supina. Mantê-los em posição plana quando estiver na cadeira.
- Usar apoio para os pés.
- Orientar o paciente a movimentar os dedos dos pés, apontando-os para cima e para baixo, rotar os tornozelos para dentro e para fora, de hora em hora.

   J: *Essas estratégias evitam o pé caído, uma complicação grave da imobilidade e trombose venosa profunda.*

- Evitar colocar travesseiros debaixo dos joelhos; em vez disso, apoiar a panturrilha.
- Evitar períodos prolongados de flexão do quadril (i.e., posição sentada).
- Para posicionar os quadris, colocar uma toalha enrolada ao lado do quadril para impedir a rotação externa.
- Manter os braços afastados do corpo com travesseiros.
- Manter os cotovelos em leve flexão.
- Manter o pulso em posição neutra, com os dedos das mãos levemente flexionados e o polegar afastado e ligeiramente fletido.
- Modificar a posição da articulação do ombro durante o dia (p. ex., abdução, adução, amplitude de movimento circular).

   J: *A compressão de nervos causada por gesso, imobilizadores ou posições incorretas pode provocar isquemia e degeneração de nervos. A compressão do nervo fibular resulta em pé caído; a compressão do nervo radial, em pulso caído e possível dano permanente ao nervo após 6 a 8 horas (Hockenberry & Wilson, 2012).*

Providenciar ou ajudar com exercícios de amplitude de movimentos a intervalos adequados à condição de cada paciente

   J: *Articulações sem variação de movimentos desenvolvem contraturas em 3 a 7 dias, porque os músculos flexores são mais fortes que os extensores.*

Prevenir estase urinária e formação de cálculos

- Providenciar ingestão diária de 3.000 mL de líquidos (exceto se houver contraindicação); ver *Volume de líquidos deficiente* para intervenções específicas.

   J: *As contrações peristálticas dos ureteres são insuficientes quando em posição reclinada; assim, há estase urinária na pelve renal. A urina concentrada proporciona um meio para que os cristais se combinem e se precipitem, formando os cálculos renais (Lutz & Przytulski, 2011).*

Reduzir e monitorar a desmineralização óssea

   J: *A imobilidade prolongada causa aumento de reabsorção óssea, resultando em hipercalcemia. Pessoas com disfunção renal preexistente correm risco maior (Lim et al., 2011).*

- Monitorar os níveis séricos de cálcio.
- Monitorar o surgimento de sinais de hipercalcemia, náusea/vômitos, polidipsia, poliúria, letargia.
- Promover sustentação de peso, quando possível (mesa inclinada).

   J: *A posição ereta melhora a força dos ossos, aumenta a circulação e previne hipotensão postural (Grossman & Porth, 2014).*

Promover o compartilhar e a sensação de bem-estar

- Encorajar a pessoa a compartilhar sentimentos e medos relativos à restrição de movimentos.
- Incentivar a pessoa a usar as próprias roupas em vez de pijamas, bem como acessórios exclusivos, para expressar individualidade (p. ex., bonés esportivos, meias coloridas).

Reduzir a monotonia da imobilidade
- Variar a rotina diária, quando possível (p. ex., dar o banho na parte da tarde, de forma que o paciente possa assistir a um programa especial ou conversar com um visitante pela manhã).

Incluir o indivíduo/família no planejamento da agenda diária
- Permitir que o indivíduo tome o maior número de decisões possível.
- Tornar a rotina diária tão normal quanto possível (p. ex., fazer o indivíduo usar roupas normais durante o dia, se possível).
- Incentivá-lo a planejar um horário para visitas, para que não venham todos ao mesmo tempo, ou em ocasião inoportuna.
- Passar um tempo com o indivíduo, apenas ouvindo-o (i.e., não se trata de tempo destinado apenas às obrigações; trata-se de sentar e conversar).

Ser criativo; variar o ambiente físico e a rotina diária quando possível
- Atualizar os quadros de avisos, mudar os quadros das paredes, trocar os móveis de lugar.
- Manter um ambiente agradável, alegre (p. ex., muita luz, flores).
- Colocar o paciente próximo a uma janela, se possível.
- Proporcionar material de leitura (impresso ou em áudio), rádio, televisão.
- Desestimular o uso da televisão como fonte principal de recreação, exceto se for muito desejada.
- Considerar o uso de um voluntário para ler para o paciente, ou auxiliar em alguma atividade.
- Incentivar sugestões e ideias novas (p. ex., "Você se lembra de alguma coisa que gostaria de fazer?").

   J: *Menos atividade reduz os contatos sociais, diminui a capacidade de resolver problemas e reduz a capacidade de enfrentamento e a orientação no tempo. As estratégias concentram-se no aumento de estímulos visuais e auditivos, no envolvimento na tomada de decisão e em atividades para reduzir a monotonia.*

Intervenções pediátricas

Explicar os tipos de jogos e brincadeiras no local de atendimento de saúde
- Jogos para exercitar/liberar energia: promovem o uso das extremidades superiores e inferiores (p. ex., arremesso de bola, brincadeiras na água).
- Jogos para divertir/recreativos: constituem atividades agradáveis que combatem a monotonia.
- Jogos de apoio ao desenvolvimento: atividades selecionadas e adequadas à idade para desafiarem o bebê/criança.
- Jogos terapêuticos: propiciam à criança atividades que, mediante interações com profissional de saúde, facilitam a expressão de sentimentos e medos relativos à experiência em cuidados de saúde. Esse diálogo esclarece mal-entendidos e dá significado para alguns tratamentos.

Explicar aos pais/cuidadores que o jogo e a brincadeira são capazes de[38]
- Aliviar o estresse causado pela imobilidade.
- Permitir a continuidade de crescimento e desenvolvimento físico, mental e emocional.
- Possibilitar aos pais e ao filho o diálogo sobre preocupações ou mal-entendidos em relação aos cuidados, procedimentos, etc.
- Estimular a expressão dos sentimentos.
- Proporcionar opções à criança de modo a aumentar sua sensação de controle.
- Oportunizar o "papel de quem está sadio", à medida que a criança percebe que ainda pode fazer as coisas.
- Oferecer apoio e envolvimento à família.
- Propiciar uma válvula de escape da dor, da monotonia e da tristeza.
- Ajudar a minimizar qualquer efeito físico secundário possível em razão da redução das atividades.

Planejar atividades apropriadas para a criança
- Proporcionar um ambiente com brinquedos acessíveis e adequados à fase de desenvolvimento da criança, garantindo que estejam ao seu alcance.
- Estimular a família a trazer os brinquedos favoritos da criança, incluindo itens da natureza que manterão seu "mundo real" vivo (p. ex., um peixe de aquário, folhas de árvore no outono).
- Limitar o tempo de TV a uns poucos programas preferidos.

   J: *Assistir à TV pode superestimular uma criança, interferindo na socialização (Pillitteri, 2014).*

---

[38] *Fonte*: Arkansas Children's Hospital, A Parent's Guide. Play and Your Immobilized Child. Acessado em www.archildrens.org/documents/child_life/PlayImmoblizedChild.pdf.

Usar a ludoterapia (Pillitteri, 2014)
- Para liberação de energia:
    - Bancada com pregos de madeira para bater.
    - Corte de madeira com serrote imaginário.
    - Manuseio de argila.
    - Socos em bola de borracha pendurada.

    J: *As brincadeiras que liberam energia são substitutos das atividades infantis normais de bater, correr e gritar.*

- Como jogo de dramatização:
    - Fornecer equipamento de saúde, como bonecos, camas para bonecos, estetoscópios, equipamento EV, seringas, máscaras e aventais para brincar.
    - Deixar a criança escolher os objetos.
    - Oportunizar-lhe o brinquedo e a expressão dos sentimentos.
    - Usar as oportunidades para fazer-lhe perguntas.
    - Refletir apenas o que ela expressa.
    - Não criticar.

    J: *O jogo de dramatização possibilita à criança a expressão de seus sentimentos sobre doenças e tratamentos.*

- Como jogo criativo:
    - Oportunizar o desenho de figuras.
    - Pedir à criança que descreva uma figura ou um quadro.

    J: *O desenho pode expressar emoções que a criança não consegue verbalizar.*

- Variar o ambiente.
- Transportar a criança para partes externas o máximo possível.

    J: *Mudanças no ambiente oferecem estímulos variados e aumento do contato social (Hockenberry & Wilson, 2015).*

- Acessar informações sobre manejo na imobilidade prolongada em www.archildrens.org/documents/child_life/PlayImmoblizedChild.pdf; www.chop.edu/health-resources/play-and-recreation-during-hospitalization#.VVdzYPlVhBc.

RISCO DE SOLIDÃO

Definição da NANDA-I

Suscetibilidade a desconforto associado a desejo ou necessidade de ter mais contato com os outros que pode comprometer a saúde.

Fatores de risco

Fisiopatológicos

Relacionados a medo de rejeição secundário a:

Obesidade
Câncer (cirurgia que desfigure cabeça ou pescoço, preconceito dos outros)
Defeitos físicos (paraplegia, amputação, artrite, hemiplegia)
Deficiências emocionais (ansiedade extrema, depressão, paranoia, fobias)
Incontinência (vergonha, odor)
Doenças contagiosas (síndrome da imunodeficiência adquirida [Aids], hepatite)
Doenças psiquiátricas (esquizofrenia, transtorno afetivo bipolar, transtornos da personalidade)

Relacionados à dificuldade de acesso a eventos sociais secundária a:

Doenças debilitantes
Incapacidades físicas

Relacionados ao tratamento

Relacionados a isolamento terapêutico

Situacionais (pessoais, ambientais)

*Relacionados à privação de afeto ou por questões religiosas**

*Relacionados a isolamento físico ou social**

Relacionados a planejamento inadequado da aposentadoria

Relacionados à morte de pessoa significativa

Relacionados a divórcio

Relacionados a deficiências físicas visíveis

Relacionados a medo de rejeição secundário a:

Obesidade
Hospitalização ou doença terminal (processo de morte)
Pobreza extrema
Desemprego

Relacionados à mudança para outra cultura (p. ex., idioma desconhecido)

Relacionados à história de experiências sociais insatisfatórias secundárias a:

Abuso de drogas
Comportamento social inaceitável
Abuso de álcool
Pensamentos delirantes
Comportamento imaturo

Relacionados à perda dos meios habituais de transporte

Relacionados à mudança na moradia habitual secundária a:

Cuidados de longo prazo
Mudança de endereço/ambiente

Maturacionais

Crianças

Relacionados a isolamento protetor ou a uma doença contagiosa

Relacionados a autismo

Idosos

Relacionados à perda de contatos sociais habituais secundária a:

Aposentadoria
Mudança de endereço/ambiente
Morte de (especificar)
Perda da capacidade de dirigir

Nota da autora

Risco de solidão foi acrescentado à lista da NANDA em 1994. Atualmente, *Isolamento social* também está na lista. *Isolamento social* é um diagnóstico incorreto do ponto de vida conceitual, pois não representa uma resposta, mas uma causa. ElSadr, Noureddine e Kelley (2009), analisando o conceito de solidão, encontraram literatura que fundamenta o isolamento social como causa possível de solidão. *Solidão* e *Risco de solidão* descrevem melhor o estado negativo de estar só.

A solidão é um estado subjetivo que existe sempre que a pessoa disser que existe, percebendo-o como imposto pelos outros. O isolamento social *não* é a solidão voluntária necessária para a renovação pessoal, nem a solidão criativa do artista ou a solidão – e o possível sofrimento – que a pessoa talvez apresente como resultado da busca da individualidade e da independência (p. ex., mudança para outra cidade, ida para uma universidade distante).

Erros nos enunciados diagnósticos

Solidão relacionada à incapacidade de engajar-se em relacionamentos sociais satisfatórios desde a morte da esposa, há um ano

Quando uma pessoa fracassa em retomar as atividades, renovar ou iniciar os relacionamentos sociais após a morte do cônjuge, o enfermeiro deve suspeitar de *Pesar complicado*. O isolamento social prolongado após a morte é um indício de pesar não resolvido.

O enfermeiro deve fazer uma investigação focalizada para a identificação de outros indícios, como negação prolongada, depressão ou outras evidências de adaptação malsucedida à perda. Até que os dados adicionais sejam confirmados, o diagnóstico *Possível pesar complicado relacionado a fracasso em retomar ou iniciar relacionamentos após a morte da esposa, há um ano,* seria apropriado.

Solidão relacionada à esclerose múltipla

O uso de esclerose múltipla como um fator relacionado agrupa todas as pessoas com esclerose múltipla como socialmente isoladas e pelas mesmas razões. Isso não apenas viola a singularidade de cada indivíduo, como também não especifica de que forma o enfermeiro pode intervir. Se problemas de mobilidade e incontinência estiverem presentes, mas não existirem dados apoiando o isolamento social, o enfermeiro pode registrar o diagnóstico como *Risco de solidão relacionado a problemas de mobilidade e de incontinência secundários à esclerose múltipla*.

Conceitos-chave

Considerações gerais

- Estar socialmente conectado não somente influencia o bem-estar psicológico e emocional, mas também tem uma influência importante e positiva no bem-estar físico (Uchino, 2006) e na longevidade como um todo (Holt-Lunstad, Smith & Layton, 2010; Holt-Lunstad, Smith, Baker, Harris & Stephenson, 2015).
- Uma metanálise de 148 pesquisas (308.849 participantes) descobriu "um aumento de 50% na probabilidade de sobrevida dos participantes com relações sociais mais sólidas. Esse achado permaneceu consistente em relação a idade, sexo, condição inicial de saúde, causa da morte e período de acompanhamento da longevidade geral" (Holt-Lunstad et al., 2010, 2015).
- "Enquanto o isolamento social pode ser uma variável quantificável objetivamente, a solidão é um estado emocional subjetivo" (Holt-Lunstad et al., 2015). A solidão é a percepção de isolamento social, ou a experiência subjetiva de estar só, envolvendo, assim, uma medida subjetiva. Ela pode também ser descrita como a insatisfação com a discrepância entre relacionamentos sociais desejados e reais (Holt-Lunstad et al., 2015).
- A solidão difere do estar só, do isolamento e do pesar. O *estar só* se refere a estar sem companhia (não necessariamente um estado negativo). *O isolamento* envolve estar só, com um estado afetivo negativo. O *pesar* é uma reação a uma perda traumática (*Hillestad, 1984).

Considerações pediátricas

- Crianças com alto risco de isolamento social incluem as doentes crônicas ou incapacitadas, aquelas com doenças terminais, as desfiguradas e seus irmãos.
- A criança em isolamento protetor, ou com uma doença contagiosa, talvez não entenda a justificativa para sua separação dos outros.
- Adolescentes homossexuais sofrem muitas vezes isolamento emocional e falta de acesso a informações específicas para suas necessidades (p. ex., apresentam maior risco de doenças sexualmente transmissíveis, uso de drogas e violência; *Bidwell & Deisher, 1991).

Considerações geriátricas

- Adaptar-se às mudanças que acompanham a velhice exige que a pessoa seja flexível e desenvolva habilidades de enfrentamento para se ajustar às alterações comuns nesse período de suas vidas (*Warnick, 1995).
- "Pesquisas sobre o envelhecimento demonstram uma correlação positiva entre as crenças religiosas, as relações sociais, a saúde percebida, a autoeficiência, a condição socioeconômica e as habilidades de enfrentamento da pessoa, além de outros elementos, com a capacidade de envelhecer com mais sucesso" (Singh & Misra, 2009).
- "Embora persista a crença de que depressão seja sinônimo de envelhecimento e inevitável de fato, pesquisas recentes afastam essa ideia errônea" (Singh & Misra, 2009).
- É comum a sociedade desvalorizar os idosos por seu declínio (real ou percebido) nos conhecimentos, habilidades, poder e importância. Há quem encare os idosos como preocupados em relaxar e serem livres de certas preocupações e responsabilidades, ou como lentos e sem valor. As duas percepções rotulam essas pessoas como nada tendo a contribuir para a sociedade (Elsen & Blegen, 1991).
- Os papéis familiares ficam alterados e tensos quando os pais se tornam dependentes dos filhos, e os filhos começam a assumir as tarefas tradicionais ou a tomada de decisões dos pais. Para auxiliar a pessoa idosa a atender às suas necessidades de companhia e aumentar a satisfação com os encontros sociais, sugere-se que sejam formados pequenos grupos para promover a interação (em vez de grupos maiores e grandes multidões) e que sejam encorajados um ou dois relacionamentos significativos (confidentes).
- Os fatores que aumentam o isolamento social nos idosos incluem deficiência auditiva, mobilidade limitada, fadiga, responsabilidades de prestar cuidados, incapacidade de dirigir, prejuízos mentais ou psicossociais e separação do cônjuge, de amigos e/ou parentes por morte, doença ou distância física (Miller, 2015).

- Alterações de vida, inclusive viuvez e mudança de endereço, estão associadas a aumento da vulnerabilidade à solidão. Gênero, fatores sociais e culturais influenciam a experiência de solidão nas mulheres idosas.
- Os déficits sensoriais estão no topo da lista de problemas dos idosos com potencial para causar isolamento social (Miller, 2015).

Depressão

- "Depressão, ou ocorrência de sintomatologia depressiva, é uma condição de destaque entre os idosos, com grande impacto no bem-estar e na qualidade de vida. Embora persista a crença de que depressão seja sinônimo de envelhecimento e inevitável de fato, pesquisas recentes afastam essa ideia errônea" (Singh & Misra, 2009).
- A depressão tem um vínculo de causa com vários problemas sociais, físicos e psicológicos. Essas dificuldades costumam surgir na velhice, aumentando a possibilidade de depressão; esta, porém, não é uma consequência normal desses problemas (Singh & Misra, 2009).
- Pesquisas descobriram que a idade nem sempre tem relação significativa com o nível de depressão, e que o mais idoso entre os idosos pode ter melhores habilidades de enfrentamento para lidar com a depressão, tornando seus sintomas mais comuns, ainda que não tão graves quanto nas populações mais jovens (Singh & Misra, 2009).

Critérios para a investigação focalizada

O isolamento social pode resultar em sentimentos intensos de solidão e sofrimento. O sofrimento associado ao isolamento social não é sempre visível. Para diagnosticar esse estado, os enfermeiros devem primeiro conseguir identificar as pessoas com risco (Hawkley & Cacioppo, 2010; Holt-Lunstad et al., 2015).

Dados subjetivos

Investigar os fatores relacionados

Autorrelatos de

Não ser incluído
Insatisfação com a atual quantidade e/ou qualidade dos relacionamentos
Falta de companhia
Incapacidade de aumentar a quantidade e/ou a qualidade dos relacionamentos no nível desejado

Recursos sociais (apoio)

"Quem mora com você?"
"Onde mora sua família?"
"Aproximadamente, quantas vezes você falou com alguém – amigos, parentes ou outras pessoas – ao telefone na última semana (ligou ou as pessoas ligaram para você)?" Se a pessoa não possuir telefone, perguntar da seguinte forma: "Quantas vezes durante a última semana você esteve com alguém que não vive com você; isto é, foi visitar alguém ou alguém o visitou, ou vocês saíram juntos?".
A quem a pessoa se dirige em caso de necessidade?
Existem pessoas amigas ou vizinhos com quem ela possa contar para coisas como refeições ou transporte?
"Você vê os parentes e amigos com a frequência que gostaria, ou está um tanto infeliz pelo pouco que os vê?"
Se a pessoa estiver em uma instituição, perguntar: "No último ano, aproximadamente quantas vezes você saiu para visitar sua família ou amigos durante os fins de semana ou feriados ou para fazer compras ou passear, ou a maior parte dos seus amigos está aqui na instituição com você?".

Barreiras aos contatos sociais

A pessoa desconhece os recursos disponíveis que lhe permitam encontrar outras pessoas, como iniciar uma conversa com desconhecidos?
A pessoa não pode sair de casa? (Doença ou incapacidade – falta de mobilidade em degraus ou meio-fio – e riscos decorrentes das condições do tempo podem isolar, fisicamente, pessoas idosas, da mesma forma que a perda do transporte usual, morar em região perigosa e falta de acesso a transporte público).
Há mudanças na capacidade sensorial da pessoa (sentido tátil, auditivo, acuidade visual, capacidade de escrever cartas)?

Mudança de moradia

A pessoa mudou-se recentemente (para casa geriátrica, casa de filho, apartamento, local desconhecido)?

Dados objetivos

Investigar os fatores relacionados

Problemas estéticos

Cirurgia mutilante
Odor (p. ex., tumor em ulceração)
Obesidade extrema
Incontinência

Problemas de personalidade

O indivíduo não tem algumas habilidades sociais, ou há aspectos em sua personalidade que possam desencorajar a aproximação de outras pessoas (p. ex., agressividade, egocentrismo, racismo, machismo, queixas, críticas, alcoolismo)?

Metas

O indivíduo informará redução dos sentimentos de solidão, conforme evidenciado por estes indicadores:

- Identifica as razões para seus sentimentos de isolamento.
- Discute as formas de aumentar relacionamentos significativos.

NOC Solidão, Envolvimento social

Intervenções

As intervenções de enfermagem para diversos fatores contribuintes que possam estar associados a *Risco de solidão* são semelhantes.

Identificar os fatores causadores e contribuintes

- Ver Fatores relacionados.

Reduzir ou eliminar os fatores causadores e contribuintes

- Apoiar o indivíduo que sofreu uma perda enquanto ele supera sua dor (ver *Sentimento de pesar*).
- Encorajar a pessoa a falar sobre seus sentimentos de solidão e as razões.
- Estimular a criação de um sistema de apoio ou mobilizar a família existente da pessoa, os amigos e os vizinhos disponíveis a comporem um.
- Discutir a importância de uma boa qualidade de socialização, em vez de um grande número de interações.
- Encaminhar para o ensino de habilidades sociais (ver *Interação social prejudicada*).
- Oferecer *feedback* sobre como a pessoa se apresenta para os outros (ver *Interação social prejudicada*).

Justificativa: *Longino e Karl (*1982) informaram que o tipo e a qualidade das interações sociais são mais importantes que a quantidade. Atividades informais promovem bem-estar, mais do que atividades formais e estruturadas.*

NIC Melhora da socialização, Apoio espiritual, Modificação do comportamento: Habilidades sociais, Presença, Orientação antecipada

Reduzir as barreiras ao contato social e que promovem interações sociais

- Determinar o transporte disponível na comunidade (público, relacionado à igreja, voluntário).
- Auxiliar no desenvolvimento de meios alternativos de comunicação para pessoas com capacidade sensorial comprometida (p. ex., amplificador ao telefone, cartas gravadas em vez de escritas; ver *Comunicação prejudicada*).
- Ver *Eliminação urinária prejudicada* a respeito das intervenções específicas para controle da incontinência.

Identificar estratégias para expandir o mundo dos isolados. Dialogar com a pessoa para determinar as atividades nas quais ela está interessada

- Centros de idosos e grupos da igreja.
- Tarefas como voluntários (p. ex., hospital, igrejas).
- Programa de avós adotivos.
- Centros de cuidado a idosos durante o dia.
- Comunidades de aposentados.
- Casas compartilhadas, alojamento em grupo, cozinhas comunitárias.
- Educação aberta às pessoas idosas, cursos de interesses especiais.
- Animais de estimação.
- Contato regular para que a necessidade de obter atenção precipitando uma crise (p. ex., gesto suicida) seja diminuída.
- Hospital psiquiátrico ou programa de atividades.

J: *Os idosos estão em alto risco de solidão porque costumam ter menos oportunidades naturais de estar entre outras pessoas. Aposentadoria, dificuldades de obter transporte, problemas de saúde que limitam as visitas, deficiências sensoriais que dificultam ou frustram as comunicações ou o isolamento do movimento nas instituições (hospitais ou casas geriátricas) podem limitar de forma significativa os encontros interpessoais naturais (Osborne, 2012).*

Implementar os seguintes comportamentos para os indivíduos com habilidades sociais ineficazes

- Ver *Interação social prejudicada*.

Intervenções geriátricas

Discutir os efeitos previsíveis da aposentadoria

J: *O desafio psicológico mais importante resultante de uma aposentadoria é a perda da estrutura profissional/de vida, e a tarefa de construir uma estrutura de aposentadoria/de vida em substituição.*

- Preparar para sentimentos ambivalentes e efeitos negativos de curto prazo na autoestima:
  - "Algumas perdas deixam saudade (p. ex., amigos de trabalho, vários benefícios secundários, motivos de satisfação, e as formas pelas quais o trabalho se torna um ponto central na estrutura profissional/de vida)" (Osborne, 2012, p. 47).

J: *Em nossa sociedade, as pessoas que trabalham têm um* status *mais elevado do que as que não trabalham. Aposentar-se exige enfrentar uma mudança no* status *social (Miller, 2015).*

Orientar antecipadamente quanto aos efeitos do envelhecimento na pessoa e no estilo de vida

- Investigar algumas das perdas associadas ao envelhecimento: aposentadoria, morte de entes queridos, amigos, doenças crônicas, alterações sensoriais, mudança de endereço, perda da carteira de motorista.

J: *Ao envelhecer, os adultos veem-se diante de várias alterações físicas, psicológicas e sociais nos papéis que desafiam o senso de si mesmos e a capacidade de viver com alegria.*

Discutir os padrões de atividade e exercício da pessoa

- Ver *Estilo de vida sedentário* para detalhes a respeito de aumento de atividades para pessoas idosas.

J: *Pesquisas informaram que o nível de atividades físicas e/ou cognitivas diárias em comportamentos profissionais, voluntariado e/ou em casa pode ajudar a manter a saúde física de quem se aposenta. A percepção da falta de saúde física é a principal causa de depressão no final da vida. Um idoso ativo, com boa saúde física, corre um risco relativamente baixo de depressão.*

Enfatizar a necessidade de evitar o isolamento capaz de levar a solidão e depressão

- Avaliar possível emprego intermediário (trabalho com limite de horário, após a aposentadoria, para ajudar na adaptação à ausência de trabalho em horário integral).
- Investigar oportunidades de fazer novos amigos, encontrar novos interesses, descobrir oportunidades de serviços/voluntariado, passar mais tempo com companheiros, em clubes, organizações religiosas.

J: *O voluntariado dá um propósito para o dia, demanda vestir-se e arrumar-se e promove a sensação de engajamento e realização (*Edelman & Mandle, 2010).*

- Enfatizar que não é a quantidade de atividades que conta, mas a satisfação pessoal com o estilo de vida (Singh & Misra, 2009).

J: *"Adaptar-se a alterações que são parte do envelhecimento exige que a pessoa seja flexível e desenvolva novas habilidades de enfrentamento às mudanças comuns nesse momento de sua vida" (*Warnick, 1995, citado em Singh & Misra, 2009).*

Discutir os fatores que contribuem para uma aposentadoria exitosa

J: *"Aposentar-se é um evento importante na vida que exige pré-planejamento e expectativa realista quanto a alterações de vida" (*Edelman & Mandle, 2010).*

- Estado de saúde estável.
- Renda e benefícios de saúde adequados.
- Ser ativo na comunidade, na igreja ou em organizações profissionais.
- Nível educacional superior e capacidade de buscar novas metas/atividades.
- Rede social ampliada, amigos da família, colegas.
- Ter satisfação com a vida antes de aposentar-se.
- Ter satisfação com a forma como vive.
- Planejar de modo a garantir renda adequada.

- Reduzir o tempo no trabalho, pelo menos, nos últimos 2 a 3 anos (p. ex., horário mais curto, férias mais longas).
- Cultivar amizades fora do local de trabalho.
- Desenvolver rotinas em casa em substituição à estrutura profissional.
- Contar com outras pessoas, mais do que com o cônjuge, para atividades de lazer.
- Cultivar atividades realistas de lazer (energia, custos).
- Envolver-se em programas comunitários ou da igreja, ou em organizações profissionais.

J: *"Entre as atividades pós-aposentadoria, pesquisas mostram, inequivocamente, que aposentados que se envolveram em empregos temporários e trabalho voluntário tiveram menos doenças graves e limitações funcionais na comparação com aqueles que se aposentaram completamente" (Wang & Hesketh, 2012, p. 15).*

Dicas da Carpenito

Singh e Misra (2009) escreveram (2009) "... a fase da velhice pode ser, ao mesmo tempo, também uma oportunidade e algo bem-vindo, ou vazia e triste, dependendo muito da fé e das bênçãos da pessoa envolvida". Os enfermeiros podem oferecer orientações e acabar com o mito de que envelhecer bem pode ser reforçado por encarar o futuro e não o passado. Assuma uma vida nova e diferente. Um idoso pode comemorar o fato de não ter morrido jovem!

Iniciar as orientações para a saúde e os encaminhamentos, conforme indicado

- Voluntariado (p. ex., para ser preceptor, ler para crianças/idosos, fazer trabalhos em bibliotecas).
- Grupos comunitários que entram em contato com os socialmente isolados.
- Grupos de autoajuda para pessoas isoladas devido a problemas médicos específicos (p. ex., associação de ostomizados).
- Grupos de cadeirantes.
- Associação de direitos do consumidor do paciente psiquiátrico.

J: *A doença crônica pode contribuir para o isolamento social devido a falta de energia, diminuição da mobilidade, desconforto, medo de exposição a patógenos e distanciamento dos antigos amigos, que ficam desconfortáveis com a incapacidade da pessoa doente ou com o estigma associado aos problemas psiquiátricos (Miller, 2015).*

RISCO DE TRANSMISSÃO DE INFECÇÃO[39]

Risco de transmissão de infecção

Relacionado à falta de conhecimento sobre a redução do risco de transmissão do HIV

Definição

Vulnerável ao risco de transmissão de agente oportunista ou patogênico a outras pessoas.

Fatores de risco

Presença de fatores de risco (ver Fatores relacionados).

Fatores relacionados

Fisiopatológicos

Relacionados a:

Colonização por organismo altamente resistente a antibióticos
Exposição à transmissão pelo ar (espirros, tosse, cuspidas)
Exposição à transmissão por contato (direto, indireto, gotículas)
Exposição à transmissão por veículo (comida, água, drogas ou sangue contaminado, locais contaminados, cateteres EV)
Exposição à transmissão por vetor (animais, roedores, insetos)

Relacionados ao tratamento

Relacionados à exposição à ferida contaminada

---

[39] Este diagnóstico não consta na NANDA-I 2018-2020, mas foi incluído por sua clareza ou utilidade.

Relacionados a equipamentos com secreção contaminada:
   Sondas urinárias, drenos torácicos, tubos endotraqueais
   Equipamento de aspiração

Situacionais (pessoais, ambientais)

Relacionados a:
   Condições de vida insalubres (esgoto, higiene pessoal)
   Áreas consideradas de alto risco de doenças transmissíveis por vetores (malária, raiva, peste bubônica)
   Áreas consideradas de alto risco de doenças transmissíveis por veículos (hepatite A, *Shigella*, *Salmonella*)
   Exposições a fontes de infecção, como:
      Uso de drogas endovenosas/intranasais/intradérmicas (compartilhamento de agulhas, itens para drogas [canudos])
      Objetos sexuais contaminados
      Múltiplos parceiros sexuais
      Desastre natural (p. ex., enchente, furacão)
      Acidente com material perfurocortante

Maturacionais

Recém-nascidos

Relacionados a nascimento fora do ambiente hospitalar, em ambiente sem controle

Relacionados a exposição, durante o período pré-natal ou perinatal, a doenças transmissíveis pela mãe

Conceitos-chave

Considerações gerais

- Para disseminar uma infecção, são exigidos três elementos (Figura 2.7):
  - Uma fonte de organismos infecciosos.
  - Um hospedeiro suscetível.
  - Um meio de transmissão do organismo.
- As fontes de organismos infecciosos incluem:
  - Pessoas, funcionários e visitantes com doença aguda, infecção incubada ou organismos colonizados sem doença aparente.
  - A própria flora endógena do paciente (infecção autógena).
  - O ambiente inanimado, incluindo equipamentos e medicamentos.

FIGURA 2.7
Rompimento da cadeia de infecção. (Adaptada do APIC Starter Kit, com permissão, da Association for Professionals in Infection Control and Epidemiology. Washington, DC, copyright APIC, 1978.)

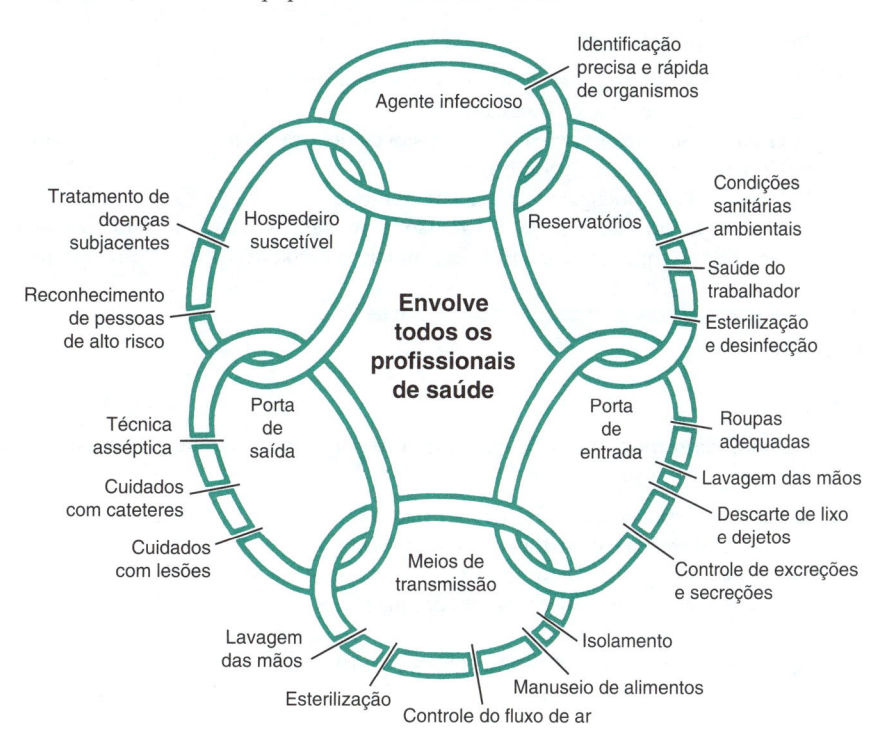

- A suscetibilidade do hospedeiro varia de acordo com:
  - O estado imunológico.
  - A capacidade para desenvolver um relacionamento comensal com o organismo infeccioso e tornar-se um portador assintomático.
  - Doenças preexistentes.
- Os meios de transmissão dos organismos consistem em um ou mais dos seguintes:
  - A transmissão por contato, o método mais frequente de transferência de organismos, pode ser dividida em quatro subgrupos:
    - *Contato direto* – envolve transferência física direta entre uma pessoa suscetível a outra infectada ou colonizada: infecções sexualmente transmissíveis (p. ex., rubéola, vírus do herpes simples, varicela [catapora], herpes-zóster, HIV); transmissão vertical (da mãe ao recém-nascido no nascimento) (p. ex., herpes simples); infecção congênita (transmissão ao bebê durante a gestação) (p. ex., HIV, citomegalovírus, sífilis, varicela-zóster); sangue infectado em contato com o sangue de outra pessoa (p. ex., HIV, hepatite C e B).
    - *Penetração* – rompimento da pele e das mucosas (p. ex., abrasão, queimaduras, ferida penetrante, mordidas, abertura da pele ou uso de dispositivo EV).
    - *Ingestão* – ingresso de microrganismos patogênicos ou toxinas na cavidade oral e no trato gastrintestinal (p. ex., parasitas, alimentos contaminados, hepatite A, disenteria).
    - *Inalação/contato por gotículas* – envolve a transferência de organismos da pessoa infectada pela tosse, por espirros ou pela fala, para as conjuntivas, o nariz ou a boca de hospedeiro suscetível. Gotículas não se deslocam além de um metro (p. ex., tuberculose, pneumonia bacteriana, pneumonia viral, meningite).
- Precauções universais relativas a substâncias corporais exigem precauções com todos os fluidos corporais e o sangue. No entanto, pessoas com diagnóstico médico suspeitado ou confirmado, indicativo de um processo de doença infecciosa, precisam ser documentadas com um plano de cuidados completo para a infecção existente ou potencial. O diagnóstico de enfermagem *Risco de transmissão de infecção* pode ser usado para documentar práticas de precauções universais específicas.

Vírus da imunodeficiência humana

- A Aids é causada por um retrovírus, denominado vírus da imunodeficiência humana (HIV). A transmissão ocorre pela exposição a sangue, sêmen, líquido pré-seminal, secreções vaginais e cervicais contaminadas e leite materno contaminado.
- A infecção pelo HIV tem um período de latência ou incubação de 18 meses a 5 anos. Durante esse período, o indivíduo está transmitindo a doença por meio da atividade sexual, pelo sangue ou fluidos corporais contaminados.
- O HIV destrói os linfócitos T e B do organismo, tornando o hospedeiro suscetível a um grupo seleto de doenças (Tabela 2.20).

Considerações pediátricas

- As infecções em recém-nascidos podem ser adquiridas por via transplacentária ou transcervical. Podem ocorrer antes, durante ou após o nascimento.
- As crianças têm maior risco de transmissão da doença devido aos seguintes fatores:
  - Contato direto com outras crianças.
  - Frequência de doença infecciosa em crianças.
  - Falta de hábitos de higiene (p. ex., não lavar as mãos após ir ao banheiro ou antes de comer).
  - Atividade frequente de mão à boca, aumentando o risco de infecção e reinfecção (p. ex., por oxiúros).

Critérios para a investigação focalizada

Ver *Risco de infecção*.

Metas

O indivíduo descreverá o modo de transmissão da doença no momento da alta, conforme evidenciado por estes indicadores:

- Relata a necessidade de ser isolado até não ter mais infecção (p. ex., tuberculose).
- Relata os fatores que contribuem para a transmissão de infecções.
- Relata métodos para reduzir ou prevenir a transmissão de infecção.
- Demonstra uma meticulosa lavagem das mãos.

NOC Gravidade da infecção, Controle de riscos, Detecção de riscos

Tabela 2.20 | INFECÇÕES E NEOPLASIAS MAIS FREQUENTES NA AIDS

Problema	Local
Complexo relacionado à Aids	
Candida albicans	Boca (sapinho); garganta
Herpes-simples	Mucocutâneo; pode ser grave
Herpes-zóster	Disseminado; pode ser grave
Linfadenopatia	Generalizada (sempre mais de um gânglio linfático)
Febre	Geralmente superior a 40°C; persistente durante meses
Diarreia	Sem a recuperação de organismos, ou organismos convencionais recuperados
Perda de peso	Progressiva e constante
Suores noturnos	Caracteristicamente graves, provocando encharcamento; persistentes e constantes durante meses
Trombocitopenia	Seguidamente acompanhada por petéquias; pode ser grave e com risco à vida
Encefalopatia pelo HIV	Achados clínicos de disfunção cognitiva ou motora incapacitante, na ausência de enfermidade ou condição concomitante que não a infecção por HIV
Síndrome do consumo por HIV	Profunda, na ausência de doença ou condição concomitante que não a infecção por HIV
Infecções	
Candida albicans	Boca (sapinho); garganta
Cryptococcus neoformans	Sistema nervoso central (SNC); pulmonar; disseminado
Pneumocystis carinii	Pneumonia
Toxoplasma gondii	SNC
Histoplasma gondii	SNC
Cryptosporidium	Intestino; diarreia
Citomegalovírus	Retinas; intestino; pulmonar; disseminado
Herpes simples	Mucocutâneo; grave
Herpes-zóster	Disseminado; grave
Demência pelo HIV	SNC; disseminado
Leucoencefalopatia progressiva multifocal	SNC
Mycobacterium avium-intracellulare (MAI)	Disseminado
Mycobacterium tuberculosis	Pulmonar; tuberculose
Neoplasias	
Sarcoma de Kaposi	Pele, disseminado
Linfoma de Burkitt	Sistema linfático
Linfoma não Hodgkin	Sistema linfático
Micose fúngica	Pele (linfoma dérmico)

Intervenções

Identificar o modo de transmissão com base no agente infeccioso

- Inalação/aéreo.
- Contato direto:
  - Sangue infectado.
  - Ingestão.
  - Penetração.

Justificativa: *Para prevenir a transmissão de infecção, o modo de transmissão (p. ex., ar, contato, veículo, vetor) precisa ser conhecido. Por exemplo, a tuberculose dissemina-se pelo ar, por meio de tosse, espirros e cuspidas.*

NIC Ensino: Processo da doença, Controle de infecção, Proteção contra infecção

Reduzir a transferência de patógenos

- Isolar os pacientes com doenças contagiosas transmitidas pelo ar (Tabela 2.21).
- Assegurar a designação apropriada de acomodação, dependendo do tipo de infecção e das práticas de cuidados com a pessoa infectada.
- Usar as precauções universais para prevenir a transmissão para si ou para outro indivíduo que seja um hospedeiro suscetível.
- Ver *Risco de infecção* para intervenções específicas.

J: *Os enfermeiros devem usar precauções relativas ao sangue e aos fluidos corporais de todos os pacientes para sua proteção contra exposição a HIV e hepatite B e C.*

Tabela 2.21 DOENÇAS CONTAGIOSAS TRANSMITIDAS PELO AR ❖

Doença	Tempo de aplicação das precauções aéreas	Comentários
Antraz, inalação	Duração da doença	Informar imediatamente o departamento de controle de infecções
Catapora (varicela)	Até todas as lesões terem crosta	Pessoas imunes não precisam usar máscara. Pessoas suscetíveis expostas devem ser colocadas em quarto particular com fluxo de ar especial, com sinal de alerta de ISOLAMENTO, iniciando 10 dias após a primeira exposição até 21 dias após a última exposição. Informar o serviço de epidemiologia
Difteria faríngea	Até que duas culturas do nariz e da garganta, feitas pelo menos 24 h após o término da terapia antimicrobiana, sejam negativas para *Corynebacterium diphtheriae*	Informar imediatamente o serviço de epidemiologia
Epiglotite devido ao *Haemophilus influenzae*	Durante 24 h após o término da terapia antimicrobiana	Informar o serviço de epidemiologia
Eritema infeccioso	Durante 7 dias após o surgimento	Informar o serviço de epidemiologia
Febres hemorrágicas	Duração da doença	Solicitar imediatamente auxílio de órgãos especializados em busca de aconselhamento sobre como lidar com caso suspeitado
Herpes-zóster (varicela-zóster) disseminado	Duração da doença	Localizada; não exige ISOLAMENTO
Febre de Lassa	Duração da doença	Informar imediatamente o serviço de epidemiologia
Doença do vírus de Marburg		Solicitar auxílio de órgãos especializados em busca de aconselhamento sobre como lidar com caso suspeitado
Sarampo	Durante 4 dias após o começo do exantema, exceto em pacientes imunocomprometidos, para quem as precauções devem ser mantidas enquanto perdurar a doença	Pessoas imunes não precisam usar máscara. Pessoas suscetíveis expostas devem ser colocadas em quarto particular, com fluxo de ar especial, com sinal de alerta de ISOLAMENTO, iniciando no 5º dia após a exposição até o 21º dia após a última exposição
Meningite, *Haemophilus influenzae* conhecido ou suspeitado	Durante 24 h após o início da terapia eficaz com antibiótico	Relatar ao serviço de epidemiologia
Neisseria meningitidis (meningocócica), conhecido ou suspeito	Durante 24 h após o início da terapia eficaz com antibiótico	Informar imediatamente o serviço de epidemiologia
Pneumonia meningocócica	Durante 24 h após o início da terapia eficaz com antibiótico	Informar imediatamente o serviço de epidemiologia
Meningococcemia	Durante 24 h após o início da terapia eficaz com antibiótico	Consultar o serviço de epidemiologia
Múltiplos organismos resistentes	Até cultura negativa ou conforme determinação do epidemiologista	Consultar o serviço de epidemiologia
Caxumba (parotidite infecciosa)	Durante 9 dias após o início do inchaço	Pessoas com história não precisam usar máscara. Relatar ao serviço de epidemiologia
Coqueluche (tosse convulsiva)	Durante 7 dias após o início da terapia eficaz	Relatar ao serviço de epidemiologia

Continua

Tabela 2.21 DOENÇAS CONTAGIOSAS TRANSMITIDAS PELO AR ✣ (Continuação)		
Doença	**Tempo de aplicação das precauções aéreas**	**Comentários**
Peste pneumônica	Durante 3 dias após o início da terapia eficaz	Informar imediatamente o serviço de epidemiologia
Pneumonia, *Haemophilus*, em bebês e crianças de qualquer idade	Durante 24 h após o início da terapia eficaz	Informar o serviço de epidemiologia
Pneumonia meningocócica	Durante 24 h após o início da terapia eficaz com antibiótico	Informar imediatamente o serviço de epidemiologia
Rubéola (sarampo alemão)	Durante 7 dias após o início do exantema	Pessoas imunes não precisam usar máscara Informar imediatamente o serviço de epidemiologia
Tuberculose dos brônquios, da laringe, dos pulmões, confirmada ou suspeita	As pessoas não são consideradas infectadas se atenderem aos seguintes critérios: Terapia adequada recebida durante 2 a 3 semanas Resposta clínica favorável à terapia Três resultados negativos de esfregaços consecutivos de escarro a partir de material coletado em dias diferentes	Relatar ao serviço de epidemiologia; agilizar o uso de fármacos tuberculostáticos eficazes é a melhor forma de limitar a transmissão
Varicela (catapora)	Até que as lesões apresentem crostas	Ver Catapora

Fonte: Centers for Disease Control and Prevention, www.cdc.gov.
✣ N. de R.T. Ver no Brasil a Lista de Doenças de Notificação Compulsória de acordo com o Ministério da Saúde. Disponível em: http://bvsms.saude.gov.br/bvs/saudelegis/gm/2016/prt0204_17_02_2016.html.

Iniciar as orientações para a saúde e os encaminhamentos, conforme indicado
- Discutir o modo de transmissão de infecções com a pessoa doente, familiares e pessoas próximas.

    J: *As práticas de prevenção de transmissão de infecções devem ser mantidas após a alta hospitalar.*

Risco de transmissão de infecção • Relacionado à falta de conhecimento sobre a redução do risco de transmissão do HIV

Metas

O indivíduo informará práticas de redução da transmissão do HIV, conforme evidenciado por estes indicadores:
- Descreve as causas da Aids.
- Identifica comportamentos de risco que contribuem para sua transmissão.
- Descreve como desinfetar o equipamento.

    NOC Estado da infecção, Controle de riscos, Detecção de riscos

Intervenções

> **ALERTA CLÍNICO** O Centers for Disease Control and Prevention (CDC) (2015) estima que 1.201.100 pessoas com 13 anos de idade ou mais tenham infecção por HIV, inclusive 168.300 (14%) que desconhecem que estão infectadas. Há cerca de 50 mil novas infecções por HIV por ano. Em 2010, o número calculado de novas infecções por HIV entre homens que têm relações sexuais com homens foi de 29.800 entre as 50 mil novas infecções por HIV. Foi um aumento significativo de 12% das 26.700 novas infecções entre homens que se relacionam sexualmente com homens em 2008.

   NIC Ensino: Processo da doença, Controle de infecção, Proteção contra infecção, Aconselhamento sexual, Controle do comportamento: Comportamento sexual

Identificar os indivíduos suscetíveis

- Práticas homossexuais.
- Práticas bissexuais.
- Usuários de drogas endovenosas/intranasais/intradérmicas.
- Transfusões sanguíneas anteriores a 1985.
- Múltiplos parceiros sexuais com doenças sexualmente transmissíveis.
- Comportamentos de alto risco.
- Profissionais da área da saúde.
- Tatuagem feita por pessoas não credenciadas.
- Primeiros socorristas (policiais, profissionais de salvamento, profissionais em equipes de ambulância, bombeiros).

Aconselhar os indivíduos suscetíveis a fazerem o teste de HIV

- Destacar que o diagnóstico precoce pode aumentar resultados positivos com o tratamento para evitar a Aids.
- Conhecer a condição de HIV-positivo pode reduzir o risco de transmissão.

  J: *Exames podem proporcionar dados básicos e auxiliar a prever o início de uma infecção, possibilitando à pessoa receber tratamento.*

Discutir o modo de transmissão do vírus

- Sexo vaginal, anal ou oral sem proteção, com hospedeiros infectados ou objetos sexuais infectados.
- Compartilhamento de seringas e agulhas endovenosas, objetos intranasais usados por drogados.
- Contato da pele ou da mucosa lesada com líquidos infectados.
- Aleitamento materno, transmissão perinatal.

  J: *O HIV é transmissível por contato sexual, contato com sangue infectado, fluidos corporais e derivados do sangue infectado, e no período perinatal (da mãe para o feto).*

Usar precauções adequadas para todos os fluidos corporais

J: *As precauções universais reduzem o contato com substâncias contagiosas.*

- Lavar as mãos antes e depois de todos os contatos com pessoas ou amostras.

  J: *A lavagem das mãos é uma das formas mais importantes de prevenção da disseminação de infecções.*

- Manusear o sangue de todos os pacientes como potencialmente infeccioso.
- Usar luvas no provável contato com sangue e fluidos corporais.
- Manusear toda roupa de cama suja de sangue ou fluidos corporais como potencialmente infecciosa.
- Processar todas as amostras laboratoriais como potencialmente infecciosas.

  J: *As luvas oferecem uma barreira contra o contato com secreções e excreções infecciosas.*

- Colocar imediatamente as seringas usadas em recipiente impermeável nas proximidades; não colocar o protetor de volta na agulha ou manipulá-la de forma alguma! Usar seringas com agulhas retráteis sempre que possível.

  J: *Picadas de agulha podem transmitir sangue infectado.*

- Usar protetor para os olhos e máscara diante de possibilidade de respingos de sangue ou fluidos corporais, sempre que possível.

  J: *As coberturas para os olhos protegem-nos contra exposição acidental a secreções infectadas; os aventais evitam sujar as roupas diante de probabilidade de contato com secreções/excreções. Usar máscara para tuberculose e outros organismos respiratórios (o HIV não é transmissível pelo ar).*

  J: *As máscaras evitam transmissão de agentes infecciosos por aerossol, quando presentes lesões na mucosa oral.*

Reduzir o risco de transmissão do HIV

- Explicar comportamentos sexuais de baixo risco:
  - Masturbação mútua.
  - Massagem.
- Penetração vaginal com preservativo.

  J: *O risco de infecções sexualmente transmissíveis é evitado com a abstinência. Atividades que não incluam contato peniano, vaginal, anal ou oral representam risco baixo ou nulo. A transmissão fica reduzida com o uso de preservativo e limitação de parceiros.*

- Explicar outros riscos, como uso de álcool e drogas e ter múltiplos parceiros.

    J: *O uso de álcool e drogas reduz a capacidade da pessoa de tomar decisões sobre a atividade sexual. O risco de adquirir uma infecção sexualmente transmissível é maior com o aumento da quantidade de parceiros.*

- Explicar os efeitos de infecções sexualmente transmissíveis no risco de transmissão de infecção por HIV.
- "As DSTs causam inflamação da mucosa na boca, no pênis, na vagina e no reto. Quando esses tecidos inflamam, o sistema imune ativa-se para combater a infecção com mais células imunes, inclusive as células CD4+, levadas à área infectada. As células imunes ativadas, particularmente as células CD4+, são mais facilmente infectadas pelo HIV. Também é mais fácil que o HIV passe pela corrente sanguínea na presença de uma inflamação."
- Algumas DSTs, como herpes e sífilis, podem causar feridas ou lesões abertas, que constituem pontos de entrada do HIV no organismo.
- Homens com inflamação uretral (uretrite) apresentam 10 vezes mais presença de HIV em seu sêmen, na comparação com sua condição posterior ao recebimento de tratamento para a sua infecção (Cohen et al., 1997).
- Explicar o risco do contato do material ejaculado na pele ou em mucosas lesionadas (oral, anal).

    J: *Essas medidas buscam evitar o contato dos fluidos corporais com as mucosas.*

Promover o uso de preservativo

- Ensinar a usar preservativos de látex, não de "membrana natural"; ensinar a armazenagem apropriada para não danificar o látex. Evitar espermicidas com nonoxinol-9.
- Explicar a necessidade de usar lubrificantes à base d'água para reduzir rompimentos profiláticos. Evitar lubrificantes à base de petróleo, que dissolvem o látex.
- Explicar que um preservativo com espermicida pode proporcionar proteção adicional pela diminuição do número de partículas viáveis do HIV.

    J: *Espermicidas com nonoxinol-9 podem aumentar o risco de transmissão do HIV. Preservativos com membrana natural não impedem a transferência de fluidos infectados.*

Ensinar o indivíduo a desinfetar o equipamento em casa (agulhas, seringas, objetos sexuais e os usados com drogas)

- Lavar em água corrente.
- Usar alvejante com cloro doméstico.
- Enxaguar bem com água.

    J: *A exposição a agentes desinfetantes inativa, com rapidez, o HIV. Uma solução caseira com alvejante (diluir de 1:10 em água) é uma opção barata.*

Proporcionar informações que dissipem os mitos sobre a transmissão do HIV

- O vírus da Aids não é transmissível por mosquitos, piscinas, roupas, talheres, telefones, assentos de vasos sanitários ou contato próximo (p. ex., na escola, no trabalho).
- A saliva, o suor, as lágrimas, a urina e as fezes não transmitem o HIV.
- A Aids não pode ser contraída durante doação de sangue.
- O sangue para transfusões é testado para reduzir substancialmente o risco de contaminação pelo vírus da Aids.

    J: *Dissipar mitos e corrigir informações erradas pode reduzir a ansiedade e permitir que todos interajam de forma mais normal com o indivíduo.*

Iniciar as orientações para a saúde e os encaminhamentos, conforme indicado

- Explicar a quimioprofilaxia pré-exposição para o HIV em indivíduos de alto risco (p. ex., Truvada). Encaminhar ao profissional de saúde primária (Grant et al., 2010).
- Proporcionar à comunidade e às escolas informações relativas à transmissão da Aids e dissipar os mitos.
- No caso de exposição aguda ao HIV (p. ex., estupro, picada de agulha, quebra de barreira protetora com pessoa infectada por HIV), encaminhar em seguida a uma instituição de saúde para início imediato da terapia profilática antiviral pós-exposição.

    J: *Os protocolos para casos de exposição a fluidos corporais possivelmente contaminados pelo HIV estão disponíveis em todas as instituições de saúde.*

RISCO DE TRAUMA VASCULAR

Risco de trauma vascular
Relacionado à infusão de medicamentos vesicantes

Definição da NANDA-I
Suscetibilidade a dano em veia e tecidos ao redor relacionado à presença de cateter e/ou soluções infundidas que pode comprometer a saúde.

Fatores de risco*
Relacionados ao tratamento

Tipo de cateter[40]
Largura do cateter[40]
Dificuldade de visualizar o local da inserção
Fixação inadequada do cateter[40]
Velocidade de infusão[40]
Local de inserções[40]
Duração do tempo da inserção
Natureza da solução (p. ex., concentração, irritante químico, temperatura, pH)

Nota da autora
Este diagnóstico da NANDA-I representa um risco a todos os indivíduos com cateteres endovenosos. Manuais de procedimento na unidade clínica devem informar a colocação, a fixação e a monitoração corretas de todos os locais endovenosos. Enfermeiros que precisarem dessas diretrizes deverão consultar os manuais. Enfermeiros clínicos não precisam ter esse diagnóstico no plano de cuidados. Os estudantes devem consultar os fundamentos de enfermagem em busca de técnicas específicas para iniciar, fixar e monitorar a terapia endovenosa. Consultar os professores para determinar se este procedimento deverá ser escrito no plano de cuidados do indivíduo.

Clinicamente, alguns medicamentos endovenosos (p. ex., quimioterapia, medicamentos vesicantes) são de extrema toxicidade, exigindo, assim, intervenções específicas que evitem a ocorrência de necrose tissular. As intervenções e as metas de prevenção e resposta ao extravasamento dos medicamentos vesicantes endovenosos serão delineadas para esse diagnóstico. Tais intervenções também costumam ser encontradas em manuais de procedimentos.

Erros nos enunciados diagnósticos

Risco de trauma vascular relacionado à fixação inadequada do cateter
Este enunciado diagnóstico contém um fator relacionado que é legalmente problemático. Se o cateter foi fixado de modo inadequado, então deverá ser corrigido. Esta não é uma questão de diagnóstico de enfermagem, mas representa um problema clínico que precisa ser tratado e corrigido.

Revisar os Fatores de risco anteriores; esta autora adicionou uma nota de rodapé (1) próximo a todas as questões listadas que possam indicar prática clínica insatisfatória. Essas situações não devem ser arroladas como fatores relacionados para esse diagnóstico; em vez disso, elas requerem correção imediata.

Conceitos-chave (Payne & Savares, 2015)
- A administração de agentes antineoplásicos endovenosos prescritos requer do enfermeiro uma revisão e um conhecimento sobre dosagem (variações), restrições às soluções diante da indicação de redução de doses, precauções na administração (tempo, armazenamento), efeitos colaterais e efeitos adversos.
- Fármacos endovenosos são classificados como irritantes, não irritantes ou vesicantes.
- Uma reação local à quimioterapia (p. ex., doxorrubicina) é a dilatação venosa. Caracteriza-se por eritema localizado, listras venosas e prurido ao longo da veia injetada. Não ocorre dor ou edema e há retorno de sangue.
- Outra reação local decorre do agente carmustina (irritante) causador de dor, irritação venosa e flebite química. Estes agentes não causam ulceração quando infiltrados.

---
[40] Pode indicar pouca prática clínica.

- Um vesicante é um fármaco que, quando infiltrado (extravasamento), causa dor, ulceração, necrose e laceração de tecido danificado. O extravasamento prolongado pode causar perda da mobilidade articular ou de tendões, da vascularidade ou da função dos tendões.
- Vesicantes podem ser fármacos não antineoplásicos (p. ex., Levofed, Dilantin). Muitos fármacos antineoplásicos são vesicantes.
- O impacto físico e emocional de uma lesão extensa por extravasamento pode levar a um processo judicial.
- A melhor defesa contra processos por negligência relacionados ao extravasamento inclui:
  - Preveni-lo, quando possível.
  - Detectá-lo rapidamente.
  - Intervir prontamente.
- Indivíduos que recebem vesicantes endovenosos precisam de monitoração atenta e devem ser orientados sobre os sinais e os sintomas a serem informados.

Critérios para a investigação focalizada

Dados objetivos

Investigar o local da inserção antes da infusão quanto a

Vazamentos
Vermelhidão
Edema
Retorno de sangue

Investigar o local durante a infusão quanto a

Vermelhidão
Edema (sangramento no local da injeção)
Retorno de sangue

Perguntar ao indivíduo se sente alguma ardência ou dor no local da injeção

Solicitar que o indivíduo relate quaisquer sensações que ocorram no local durante a infusão

Risco de trauma vascular • Relacionado à infusão de medicamentos vesicantes

Metas

O indivíduo informará ou será monitorado para quaisquer sinais e sintomas precoces de extravasamento, conforme evidenciado pelos seguintes indicadores:

- Edema.
- Sensação de picada, ardência ou dor no local da injeção.
- Vermelhidão.
- Falta de retorno de sangue.

NOC Conhecimento: Procedimento de tratamento, Controle de riscos

Intervenções

> **ALERTA CLÍNICO** O efeito total da lesão de extravasamento em geral não é aparente de imediato, mas pode evoluir ao longo de dias ou semanas. Os primeiros sintomas locais de um extravasamento de vesicantes são semelhantes aos de um extravasamento irritante: dor local, eritema, queimação, prurido ou edema. No decurso da reação, no entanto, à medida que a necrose tecidual evolui e se torna clinicamente aparente, pode ocorrer eritema progressivo, descoloração, bolhas ou descamação. A gravidade da reação local pode variar tanto em relação ao agente extravasado quanto sobre a dose total de material extravasado (Al-Benna, O'Boyle & Holley, 2013).

NIC Punção intravenosa, Administração de medicamentos: Endovenoso, Supervisão, Ensino: Procedimento/tratamento, Manutenção dos dispositivos para acesso venoso, Controle da quimioterapia

Antes da administração de um medicamento vesicante prescrito, rever o protocolo da instituição para o tratamento de medicamentos perigosos, a prescrição médica e a informação sobre a medicação

Justificativa: *A política institucional existe para ajudar a prevenir extravasamento e direcionar o manejo, caso ele ocorra.*

Se não tiver experiência neste procedimento, consultar um enfermeiro experiente para auxiliá-lo

J: *Lesões graves por extravasamento podem ser evitadas.*

Identificar indivíduos com maior risco de extravasamento (idosos, debilitados, confusos, incapazes de comunicar-se, diabéticos que apresentam fragilidade venosa, que receberam medicamentos irritantes no passado ou aqueles com doença vascular generalizada) e monitorá-los continuamente durante a infusão

J: *Indivíduos incapazes de identificar e comunicar sensação de picada, ardência ou dor no local da injeção não são confiáveis para a detecção precoce de extravasamento (Al-Benna et al., 2013; Hayden & Goodman, 2005).*

Evitar a infusão de fármacos vesicantes

- Sobre articulações, saliências ósseas, tendões, feixes neurovasculares ou fossas antecubitais.
- Quando a circulação venosa ou linfática está enfraquecida (p. ex., o lado operado após mastectomia).
- Em locais que já sofreram irritação prévia.

J: *Essas precauções podem prevenir a movimentação do cateter e o extravasamento.*

Nunca administrar vesicantes por via intramuscular ou subcutânea; o fármaco é tóxico para os tecidos antes da infusão

- Verificar com cuidado o retorno rápido do sangue e o fluxo fácil de fluidos por gravidade.
- Checar todas as agulhas ou sítios do cateter quanto a vazamentos, evidências de edema ou trombose venosa.

J: *A pressão excessiva sobre a veia pode ser evitada com movimentos suaves. Deslocamento, danos ou bloqueio podem ser detectados antes da infusão.*

Usar o equipamento correto (agulha intravenosa, para punção de *port-a-cat*, com ponta tipo huber); infundir soluções lentamente, em um fluxo constante e uniforme; verificar o retorno do sangue a cada 3 a 5 mL, de acordo com a política

J: *A identificação precoce de um extravasamento pode prevenir danos tissulares graves.*

Avaliar o indivíduo a cada 3 a 5 mL ou de acordo com a política da instituição para (Wilkes, 2011)

- Edema (mais comum).
- Picada, ardência ou dor no local da injeção (nem sempre presente).
- Vermelhidão (nem sempre observada inicialmente).
- Ausência de retorno sanguíneo (caso este seja o único sintoma, reavaliar o acesso intravenoso).

J: *Os extravasamentos podem ocorrer com ou sem sintomas e sinais.*

Se os sinais ou sintomas supracitados ocorrerem, interromper a infusão e contatar imediatamente um enfermeiro experiente, médico ou enfermeiro clínico

J: *Esta situação exige diagnóstico e ação rápida.*

Caso ocorra extravasamento, seguir o protocolo da instituição quanto a interrupção, administração de antídoto, diluentes, cuidados locais, aplicação de gelo e elevação da extremidade

J: *A política institucional e o kit de extravasamento deverão estar disponíveis para uso.*

Documentar o evento do extravasamento, incluindo (Wilkes, 2011)

- Nome do medicamento.
- Diluição.
- Volume estimado infundido e método de infusão.
- Tipo de equipamento.
- Tamanho do cateter e qualidade do retorno sanguíneo em caso de uso de uma bomba de infusão.
- Queixas subjetivas (desconforto com movimento).
- Observações objetivas (medidas, fotografias).
- Amplitude de movimentos.
- Ações realizadas ao longo do tempo.

J: *A melhor defesa contra processos por negligência relacionados às lesões por extravasamento inclui a sua prevenção na máxima extensão possível, sua rápida detecção e intervenções adequadas.*

RISCO DE VIOLÊNCIA DIRECIONADA A OUTROS

Definição

Suscetibilidade a comportamentos nos quais um indivíduo demonstra que pode ser física, emocional e/ou sexualmente nocivo a outros (NANDA-I).

Estado em que o indivíduo está agressivo, ou apresenta risco de estar agressivo, com outras pessoas ou com o ambiente.[41]

Fatores de risco

Presença de fatores de risco (ver Fatores relacionados).

Fatores relacionados

Fisiopatológicos

Relacionados à história de atos agressivos e percepção do ambiente como ameaçador secundária a:

ou

Relacionados à história de atos agressivos e pensamento delirante secundária a:

ou

Relacionados à história de atos agressivos e excitação maníaca secundária a:

ou

Relacionados à história de atos agressivos e incapacidade para verbalizar os sentimentos secundária a:

ou

Relacionados à história de atos agressivos e sobrecarga psíquica secundária a:

- Epilepsia do lobo temporal
- Traumatismo craniano
- Deterioração progressiva do sistema nervoso central (tumor cerebral)
- Desequilíbrio hormonal
- Encefalopatia viral
- Deficiência intelectual
- Disfunção cerebral mínima

Relacionados à resposta tóxica a álcool ou drogas

Relacionados à síndrome cerebral orgânica

Relacionados ao tratamento

Relacionados à reação tóxica a medicamentos

Situacionais (pessoais, ambientais)

Relacionados à história de atos agressivos manifestos

Relacionados ao aumento de estressores em um curto período

Relacionados à agitação aguda

Relacionados à desconfiança

Relacionados às ideias delirantes persecutórias

Relacionados às ameaças verbais de agressão física

Relacionados à baixa tolerância às frustrações

Relacionados ao controle deficiente dos impulsos

Relacionados ao medo do desconhecido

---

[41] Esta afirmação foi adicionada por Lynda Juall Carpenito para fins de clareza e utilidade.

Relacionados à reação a um evento catastrófico
Relacionados à resposta de uma família disfuncional ao longo dos estágios de desenvolvimento
Relacionados aos padrões disfuncionais de comunicação
Relacionados ao abuso de álcool ou drogas

Nota da autora

O diagnóstico *Risco de violência direcionada a outros* descreve um indivíduo que tem sido violento ou que, devido a certos fatores (p. ex., resposta tóxica a álcool ou drogas, alucinações ou ideias delirantes, disfunção cerebral), encontra-se em alto risco para agredir os outros. Nessa situação, o foco da enfermagem está na diminuição dos episódios violentos e na proteção do indivíduo e dos outros.

O enfermeiro não deve usar esse diagnóstico para abordar problemas subjacentes, como ansiedade ou baixa autoestima; ao contrário, deve recorrer aos diagnósticos *Ansiedade*, *Enfrentamento ineficaz* ou ambos para manter o foco nas origens da violência (cônjuge, filhos, idoso). Quando a violência doméstica está presente ou é suspeitada, o enfermeiro deve explorar o diagnóstico *Enfrentamento familiar incapacitado*. Um indivíduo em risco de suicídio mereceria o diagnóstico *Risco de suicídio*.

Erros nos enunciados diagnósticos

Risco de violência direcionada a outros relacionado a relatos de abuso pela esposa

Os "relatos de abuso por um cônjuge" representam uma disfunção familiar, não incluída em *Risco de violência direcionada a outros*. O abuso conjugal é uma situação complexa que necessita de terapia individual e familiar. De uma perspectiva clínica, os diagnósticos de enfermagem *Enfrentamento familiar incapacitado* e *Enfrentamento ineficaz* seriam mais úteis para a pessoa que abusa e para a vítima.

Risco de violência direcionada a outros relacionado ao manejo insatisfatório ou à agitação pela equipe

Este enunciado diagnóstico é legalmente problemático e não oferece estratégias construtivas. Quando o controle da equipe sobre um indivíduo agitado é inapropriado, o enfermeiro deve tratar a situação como um problema da equipe, e não do indivíduo. Se os membros da equipe aumentarem a agitação do indivíduo devido à falta de conhecimento, o enfermeiro deverá estabelecer determinações específicas sobre o que "fazer" e "não fazer" no plano de cuidados de enfermagem. Além disso, deve ser mantido um programa interno sobre a identificação de precursores da violência e de estratégias de redução da agitação para a equipe. Para o indivíduo, o enfermeiro poderia reformular o diagnóstico como *Risco de violência direcionada a outros* relacionado à disfunção mental e ideias delirantes persecutórias.

Conceitos-chave

Considerações gerais

- Existe uma relutância entre os enfermeiros em denunciar a violência no local de trabalho e uma alta incidência de hospitais que não denunciam a violência às autoridades (Roche, Diers, Duffield & Catling-Paull, 2010).
- Roche e colaboradores (2010) observaram que 30% dos enfermeiros em unidades médico-cirúrgicas relataram abuso emocional e 50% relataram ameaças ou agressões reais.
- Um tema central entre os indivíduos violentos é o desamparo. O comportamento violento é uma defesa contra a passividade e o desamparo.
- O comportamento agressivo é uma defesa contra a ansiedade. Esse mecanismo de enfrentamento é reforçado, pois reduz a ansiedade pelo aumento da sensação de poder e controle do indivíduo. (Ver Conceitos-chave em *Ansiedade* para uma discussão adicional sobre raiva.) As intervenções que encorajam a "representação da raiva" reforçam o comportamento agressivo, devendo, por isso, ser evitadas.
- A violência costuma ser precedida por uma sequência previsível de eventos (p. ex., um estressor ou uma série de estressores).
- Mesmo quando a disfunção cerebral é o fator principal ou contribuinte para o comportamento violento, as variáveis sociais e ambientais ainda precisam ser avaliadas. A deficiência orgânica pode interferir na capacidade de um indivíduo para lidar com determinados estresses. O comportamento normal do indivíduo pode ser alterado pela exposição ou ingestão de substâncias químicas tóxicas, como chumbo e pesticidas. Exemplos de comportamentos violentos na disfunção cerebral são o morder, o arranhar, as explosões de temperamento e a instabilidade do humor.
- O medo e a ansiedade podem distorcer as percepções do ambiente. A pessoa desconfiada e delirante muitas vezes interpreta de maneira errônea os estímulos. O álcool e as drogas também prejudicam o julgamento e diminuem o controle interno sobre o comportamento.
- Os indivíduos com história de privação emocional na infância são particularmente vulneráveis aos ataques à sua autoestima.

- Embora o indivíduo possa identificar a pessoa com quem está zangado, ela pode não ser o objeto real de sua agressão. Os indivíduos com frequência não se permitem expressar a raiva dirigida à pessoa de quem são dependentes.
- Os membros da equipe muitas vezes respondem aos indivíduos violentos com medo real ou reações excessivas. Isso pode levar a sanções punitivas, como medicamento mais forte, reclusão ou tentativas de enfrentar ignorando o indivíduo ou afastando-se dele. A equipe deve identificar as suas próprias reações aos indivíduos violentos para poder controlar a situação com mais eficiência. A equipe deve confiar na intuição de que o indivíduo é potencialmente violento (Farrell, Harmon & Hastings, 1998).
- Em estudos sobre a percepção da reclusão pelos indivíduos, a sensação de impotência parece ser o pior sentimento, seguida por medo, humilhação, solidão e vergonha (*Norris & Kennedy, 1992).
- A agressão física no atendimento de longa duração, como dizer palavrões, morder, chutar, cuspir e agarrar, pode ser a resposta à perda de controle sobre a própria vida. É provável que, quanto maior a importância atribuída pelo indivíduo à liberdade e à escolha, mais forte seja sua resposta.

Considerações pediátricas

- Em 2015, 13.396 pessoas foram mortas devido à violência por armas de fogo (Gun Violence Archive, 2015).
- O homicídio é a 16ª causa de morte nos Estados Unidos. O homicídio é a segunda causa de morte em crianças de 5 a 14 anos e a segunda causa de óbito em jovens de 15 a 24 anos (Centers for Disease Control and Prevention, 2013).
- A taxa de homicídio entre afro-americanos é de 18,71 por 100 mil, em comparação com a taxa nacional de homicídios de 4,86 para hispânicos e de 2,97 por 100 mil para brancos.
- Sacudir a criança com violência, principalmente se ela tiver menos de 6 meses, pode causar trauma intracraniano fatal sem sinais de lesão craniana externa (Hockenberry & Wilson, 2015).
- Crianças expostas à violência na comunidade apresentam mais depressão, ansiedade, medo e comportamentos exibicionistas agressivos, se comparadas àquelas não expostas (*Veenema, 2006).
- Em 2013, nos Estados Unidos, 679 mil crianças foram vítimas de abuso infantil ou estiveram em risco de abuso. O abuso físico de crianças geralmente resulta de castigos físicos graves não razoáveis ou punições injustificáveis (p. ex., bater em um bebê por causa do choro, Child Trends Data Bank, 2015).

Critérios para a investigação focalizada

Ver também Critérios para a investigação focalizada em *Enfrentamento ineficaz*, *Enfrentamento familiar incapacitado*, *Confusão* e *Ansiedade*).

Dados subjetivos

Investigar os fatores de risco

História médica

Desequilíbrio hormonal
Traumatismo craniano
Doença cerebral
Abuso de drogas (anfetaminas, hidrocloreto de fenciclidina, maconha, álcool, cocaína)

História psiquiátrica

Hospitalizações prévias
Terapia ambulatorial

Histórico de dificuldades emocionais no indivíduo, na família ou em ambos

Deficiência intelectual
Brutalidade dos pais
Crueldade com animais
Piromania

Padrões de interação (observar modificações)

Família
Colegas de trabalho
Amigos
Outros

Padrões de enfrentamento (passados e presentes)

Fontes de estresse no ambiente atual

Histórico profissional/escolar

    Como o indivíduo se comporta?
    Brigas na escola?
    Sob estresse?
    Emprego estável
    Nível educacional atingido
    Frequência de trocas de emprego
    Dificuldades de aprendizagem
    Períodos de desemprego

História legal

    Prisões e condenações por crimes violentos
    Contravenção juvenil por comportamento violento

História de violência

    Avaliar a história recente, a gravidade e a frequência.
        "Qual foi a coisa mais violenta que você já fez?"
        "Quando você esteve mais perto de bater em alguém?"
        "Em que tipo de situações você já bateu em alguém ou destruiu alguma propriedade?"
        "Quando foi a última vez que isso aconteceu?"
        "Com que frequência isso ocorre?"
        "Você estava usando álcool ou drogas quando esses episódios ocorreram?"

Pensamentos atuais sobre violência

    Identificar a possível vítima e a arma.
        "Como você se sente após um incidente?"
        "Você está atualmente pensando em ferir alguém?"
        "Existe alguém em particular que você pense ferir?" (Identificar a vítima e o acesso do indivíduo à vítima.)
        "Você tem um plano específico para fazer isso?" (Identificar o plano, o tipo de arma e a disponibilidade da arma.)

Conteúdo dos pensamentos

    Desamparo
    Desconfiança ou hostilidade
    Intenção perceptível (p. ex., "Ele queria me bater" em resposta a uma pequena colisão)
    Medo da perda de controle
    Delírios persecutórios
    Desorientação

Crianças-adolescentes

Controle do conflito – Controle dos impulsos

    Como a criança responde ao conflito?
    História de brigas
    História de ter sido vítima de *bullying*

Relacionamentos

    A criança já foi submetida a empurrões, pancadas, ou foi ameaçada, ferida ou forçada a ter contato sexual?

Segurança

    "Você se sente seguro?"
    "Você tem medo de alguém conhecido?"
    "Já conversou com algum adulto sobre essa situação?"
    Se houver suspeita de abuso, ver *Enfrentamento familiar incapacitado*.

Dados objetivos

Investigar os fatores de risco

Linguagem corporal

Postura (relaxada, rígida)
Mãos (relaxadas, tensas, punhos cerrados)
Expressão facial (calma, zangada, tensa)

Atividade motora

Dentro dos limites normais
Anda de um lado para outro
Imóvel
Agitada
Aumentada

Afeto

Dentro dos limites normais
Apático
Lábil
Inapropriado
Controlado

Metas

O indivíduo irá abster-se de comportamentos abusivos (em todas as formas) em relação a outros, conforme evidenciado pelos seguintes indicadores (Varcarolis, 2011):

- Busca assistência diante da escalada das emoções.
- Evita ameaçar ou usar linguagem em voz alta direcionada a outros.
- Reage a controles externos quando em alto risco de perda do controle.
- Identifica fatores que contribuem para comportamentos abusivos.
- Identifica estratégias calmantes.
- Utiliza métodos apropriados para expressar raiva.

NOC Cessação de abuso, Autorrestrição de comportamento abusivo, Autocontrole da agressividade, Autocontrole dos impulsos

Intervenções

As intervenções de enfermagem para *Risco de violência direcionada a outros* aplicam-se a qualquer indivíduo potencialmente violento, independentemente dos fatores relacionados.

NIC Apoio à proteção contra abuso, Assistência no controle da raiva, Controle do ambiente: Prevenção de violência, Treinamento para controle de impulsos, Intervenção na crise, Reclusão, Contenção física

Promover interações que aumentem a sensação de confiança do indivíduo

- Reconhecer os sentimentos do indivíduo (p. ex., "Você está passando por tempos difíceis").
  - Ser verdadeiro e empático.
  - Dizer ao indivíduo que você o auxiliará a controlar o seu comportamento, não permitindo que faça algo destrutivo.
  - Ser direto e franco ("Posso ver que você está zangado").
  - Ser consistente e firme.
- Estabelecer limites quando o indivíduo representar risco para os outros. Ver *Ansiedade* para intervenções adicionais sobre estabelecimento de limites.
- Oferecer escolhas e opções. Algumas vezes, é necessário ceder em algumas exigências para evitar uma disputa de poder.

   Justificativa: *Fixar limites esclarece regras, diretrizes e padrões de comportamento aceitável e estabelece as consequências da violação de regras.*

- Estimular o indivíduo a expressar a raiva e a hostilidade verbalmente em vez de "manifestá-la".
- Incentivar caminhadas ou exercícios como atividades que podem dissipar a agressividade.

   J: *A atividade física pode ajudar a reduzir a tensão muscular.*

- Conservar o espaço pessoal do indivíduo:
  - Não tocar o indivíduo.
  - Evitar sentimentos de falta de liberdade por parte dele ou da equipe.
- Estar consciente de seus próprios sentimentos e reações.
- Não tomar o abuso verbal como pessoal.
- Permanecer calmo se estiver se zangando; deixar outra pessoa responsável pela situação, se possível.
- Após uma situação ameaçadora, discutir seus sentimentos com outra equipe.

J: Atividades em equipe podem ser contraproducentes para o controle do comportamento agressivo. Reconhecer e substituir atitudes como "Eu preciso estar calmo e relaxado em todos os momentos" por "Independentemente de meu nível de ansiedade, continuarei raciocinando e tomando decisões quanto à melhor abordagem" costumam evitar uma escalada de agressividade.

- Observar indícios de aumento da raiva (Boyd, 2012).
  - Relato de torpor, náusea e vertigens.
  - Sensações de asfixia, calafrios e formigamentos.
  - Aumento do tônus muscular, punhos cerrados, mandíbula projetada, sobrancelhas mais baixas e juntas.
  - Lábios pressionados, formando uma linha fina.
  - Enrubescimento ou palidez.
  - Arrepios.
  - Espasmos.
  - Suor.

J: A violência pode ter um padrão. A detecção precoce pode prevenir a escalada (Varcarolis, 2011).

Iniciar o controle imediato do indivíduo de alto risco

- Conceder ao indivíduo em agitação aguda um espaço cinco vezes maior do que a um indivíduo que está sob controle. Não tocar o indivíduo a menos que tenha um relacionamento de confiança com ele.
- Evitar o confinamento físico do indivíduo ou da equipe.
- Transmitir empatia reconhecendo os sentimentos do indivíduo. Fazer o indivíduo saber que não o deixará perder o controle. Relembrar ao indivíduo seus sucessos anteriores com o autocontrole.
- Não abordar um indivíduo violento sozinho. Com frequência, a presença de três ou quatro membros da equipe será suficiente para garantir que o indivíduo não perca o controle. Usar um tom positivo; não exigir ou bajular.

J: Sempre colocar a segurança da equipe em primeiro lugar. A presença de quatro ou cinco membros da equipe tranquiliza o indivíduo no sentido de que você não permitirá que ele perca o controle. O foco está no respeito, na preocupação e na segurança.

J: O comportamento agressivo tende a ocorrer quando as condições estão conturbadas, sem estrutura e envolvem atividade "exigida" pela equipe (Farrell et al., 1998).

- Dar controle ao indivíduo, oferecendo-lhe alternativas (p. ex., andar, conversar).
- Estabelecer limites às ações, não aos sentimentos. Usar declarações concisas, facilmente compreensíveis.

J: Minimizar a raiva e o enfrentamento ineficaz são os fatores mais frequentes a contribuir para a escalada da violência (Varcarolis, 2011).

- Manter contato visual, mas não encarar. Posicionar-se em um ângulo amigável (45°); manter uma postura aberta se o indivíduo estiver em pé e sentar-se quando ele o fizer.

J: Manter o mesmo nível físico (p. ex., as duas pessoas sentadas ou em pé) evita sentimentos de intimidação. A postura menos agressiva ocorre a um ângulo de 45° em relação ao indivíduo, em vez de face a face.

- Não fazer promessas que não possam ser mantidas.
- Evitar o uso de "sempre" e "nunca".

J: Embora as pessoas possam verbalizar ameaças hostis e ter uma postura defensiva, muitas temem perder o controle e querem ajuda para sua manutenção (Halter, 2014).

- Quando intervenções interpessoais e farmacológicas falham em controlar o indivíduo com raiva e agressivo, as intervenções físicas (imobilização, reclusão) são o último recurso. Sempre obedecer aos protocolos do hospital (Varcarolis, 2011).

J: Os protocolos do hospital devem ser claros em relação a como, quando e por quanto tempo um indivíduo pode ser contido ou ficar recluso e também aos cuidados de enfermagem associados necessários (Varcarolis, 2011).

Estabelecer um ambiente que reduza a agitação (Farrell et al., 1998)
- Diminuir o nível de ruído.
- Fornecer explicações curtas e concisas.
- Controlar o número de pessoas presentes ao mesmo tempo.
- Providenciar quarto privativo ou semiprivativo.
- Permitir que o indivíduo organize os objetos pessoais.
- Estar atento, pois a escuridão pode aumentar a desorientação e favorecer a desconfiança.
- Diminuir situações em que o indivíduo fique frustrado.
- Proporcionar música, se a pessoa for receptiva.

   J: *O indivíduo está em um estado agitado/mentalmente comprometido. Os estímulos ambientais que ampliam de forma desnecessária esse estado podem aumentar a agressão.*

Auxiliar o indivíduo a manter o controle sobre seu comportamento
- Estabelecer a expectativa de que o indivíduo pode controlar o comportamento e continuar a reforçá-la. Explicar exatamente qual o comportamento inapropriado e o motivo.
- Fornecer três opções: oferecer duas escolhas, enquanto a terceira será a consequência do comportamento agressivo.
- Dar tempo ao indivíduo para que ele faça a escolha.
- Proporcionar *feedback* positivo quando o indivíduo for capaz de exercitar o controle.
- Fazer cumprir as consequências, quando indicado.
- Tranquilizar o indivíduo de que você fornecerá controle se ele não puder. ("Estou preocupado com você. Vou obter [mais funcionários, medicamentos] para evitar que você faça algo impulsivo.")
- Definir limites firmes e claros quando um indivíduo apresenta perigo para si ou para os outros. ("Coloque a cadeira para baixo").
- Chamar o indivíduo pelo nome, de maneira tranquila, respeitosa e calma.
- Evitar ameaças; referir-se a você mesmo, não a políticas, regras ou supervisores.
- Permitir expressões verbais apropriadas de raiva. Fornecer *feedback* positivo.
- Estabelecer limites para abuso verbal. Não encarar os insultos como pessoais. Apoiar os outros (indivíduos, equipe) que possam ser alvo de abuso.
- Não dar atenção ao indivíduo que está sendo verbalmente abusivo. Dizer-lhe o que você está fazendo e por quê.
- Auxiliar com controles externos, se necessário:
  - Manter a observação a cada 15 a 30 minutos.
  - Remover os objetos que possam ser usados pelo indivíduo como arma (p. ex., copos, objetos afiados).
  - Avaliar a capacidade do indivíduo de tolerar os procedimentos fora da unidade.
  - Se o indivíduo estiver em agitação aguda, ter cuidado com itens como café quente.

   J: *Técnicas de controle em crises podem ajudar a prevenir a escalada da agressão e auxiliar o indivíduo a conseguir o autocontrole. A medida de segurança menos restritiva e eficaz deve ser usada (Alvarey, 1998).*

   J: *O enfermeiro e o indivíduo devem colaborar para encontrar soluções e alternativas à agressão (Boyd, 2005).*

Plano para a violência imprevisível
- Monitorar indicadores de agressão potencial (Halter, 2014).

Verbais
- Silêncio moroso.
- Observações em voz alta, exigentes.
- Respostas ilógicas.
- Resposta negativa às solicitações.
- Comentários humilhantes.
- Hostilidade manifesta.
- Ameaças.
- Sarcasmo.
- Desconfiança.

Expressão facial não verbal
- Mandíbula tensa.
- Olhar fixo.
- Dentes cerrados.

- Pupilas dilatadas.
- Ato de morder os lábios.
- Carótida pulsante.

Linguagem corporal não verbal
- Girar objetos com as mãos.
- Retraimento sem expressão.
- Comportamento agressivo.
- Atitude de confronto.
- Abrir e cerrar os punhos (bater portas).
- Socar, chutar.
- Andar de um lado para outro.
- Assegurar a disponibilidade da equipe antes do comportamento violento potencial (nunca tentar auxiliar o indivíduo sozinho quando for necessária contenção física).
- Determinar quem será encarregado de orientar a equipe para intervir no comportamento violento, caso ocorra.
- Assegurar a proteção para si mesmo (porta próxima para sair, travesseiro para proteger o rosto).

J: *Técnicas de controle em crises podem ajudar a prevenir a escalada da agressão e auxiliar o indivíduo a conseguir o autocontrole. A medida de segurança menos restritiva e eficaz deve ser usada (Halter, 2014).*

Utilizar isolamento e/ou contenção, se indicado

- Retirar o indivíduo de situações se o ambiente estiver contribuindo para o comportamento agressivo, usando a menor quantidade de controle possível (p. ex., pedir que os outros saiam e levar o indivíduo para um local tranquilo).
- Reforçar que você vai auxiliar o indivíduo a se controlar.
- Dizer repetidamente ao indivíduo o que irá acontecer antes de iniciar o controle externo.
- Garantir a presença de funcionários em número suficiente (cinco).
- Proteger o indivíduo contra ferimentos a si próprio ou aos outros por meio de contenção ou reclusão.[42]
- Ao usar a reclusão, a política institucional fornece informações específicas. As medidas gerais são estas:
  - Observar o indivíduo pelo menos a cada 15 minutos.
  - Revistar o indivíduo antes da reclusão e remover objetos perigosos.
  - Verificar o local de reclusão para observar a manutenção da segurança.
  - Oferecer periodicamente líquidos e alimentos (em recipientes inquebráveis).
  - Ao aproximar-se de um indivíduo que será recluso, ter a presença de funcionários em número suficiente.
  - Explicar de maneira concisa o que irá acontecer ("Você será colocado em um quarto sozinho até poder controlar melhor seu comportamento"); dar ao indivíduo a chance de cooperar.
  - Auxiliar no uso do vaso sanitário e na higiene pessoal (avaliar a capacidade do indivíduo para sair da reclusão; talvez seja necessário usar um urinol).
  - Se o indivíduo for retirado da reclusão, alguém deverá estar sempre presente.
  - Manter a interação verbal durante a reclusão (oferecer informações necessárias para investigar o grau de controle do indivíduo).
  - Quando permitida sua saída da reclusão, um membro da equipe deve verificar constantemente e determinar se o indivíduo poderá lidar com estímulo adicional.
- Ao usar a contenção, a política institucional fornece informações específicas. As medidas gerais são estas:
  - Um indivíduo com uma contenção de quatro ou dois pontos deve estar em reclusão ou sob cuidados individuais de enfermagem para sua proteção. Devem ser obedecidas as diretrizes da reclusão.
  - Os dispositivos de contenção devem ser afrouxados de hora em hora (um membro de cada vez).
  - A contenção dos pulsos deve possibilitar a movimentação suficiente do braço para permitir a alimentação/o fumo e a autoproteção contra quedas.
  - Os dispositivos de contenção devem ser acolchoados.
  - A contenção nunca deve ser fixada às grades da cama, mas à sua estrutura.
- Oferecer oportunidade para esclarecer a justificativa para a reclusão e discutir as reações do indivíduo após o término do período.

J: *Reclusão e contenção são opções para um indivíduo que mostra agressão grave e persistente. O enfermeiro deve proteger, sempre, a segurança do indivíduo. O uso das medidas menos restritivas permite ao indivíduo mais possibilidades de readquirir o autocontrole (Farrell et al., 1998).*

---

[42] Podem exigir prescrição médica.

Convocar uma discussão em grupo após um episódio violento em uma unidade de internação

- Incluir todos os que testemunharam o episódio (indivíduos, equipe).
- Incluir o(s) indivíduo(s) que apresenta(m) comportamento violento, se possível.
- Discutir o que aconteceu, as consequências e os sentimentos da comunidade.

    J: *Após um ato de violência, organizar uma discussão em grupo sobre o evento, as consequências e os sentimentos pode reduzir a ansiedade, aumentar a compreensão da violência e tratar de problemas passíveis de prevenção que tenham ocorrido.*

Auxiliar o indivíduo a desenvolver estratégias alternativas de enfrentamento quando a crise passar e o aprendizado puder ocorrer

- Investigar o que desencadeia a perda de controle do indivíduo ("O que estava acontecendo antes de você ter vontade de bater nela?").
- Auxiliar o indivíduo a lembrar-se dos sintomas físicos associados à raiva.
- Ensinar o uso de exercícios de respiração profunda e relaxamento.

    J: *Estudos demonstraram que a terapia de relaxamento é uma intervenção eficaz para indivíduos em estado de raiva (*Del Vecchio & O'Leary, 2004).*

- Auxiliar o indivíduo a avaliar em que ponto, na cadeia de eventos, teria sido possível uma mudança.
    - Usar a dramatização para praticar técnicas de comunicação.
    - Discutir como os temas de controle interferem na comunicação.
    - Auxiliar o indivíduo a reconhecer padrões negativos de pensamento associados à baixa autoestima.
- Ajudar o indivíduo a praticar as habilidades de negociação com pessoas significativas e pessoas com autoridade.
- Estimular um aumento nas atividades recreacionais.
- Usar a terapia de grupo para diminuir a sensação de solidão e aumentar as habilidades de comunicação.
- Orientar sobre ou encaminhar para treinamento assertivo.
- Orientar sobre ou encaminhar para desenvolvimento das habilidades de negociação.

    J: *Discussões após uma crise podem ajudar a fortalecer abordagens novas e mais eficazes para o controle dos indivíduos agressivos (Halter, 2014).*

Intervenções pediátricas

- Discutir com os pais métodos para disciplinar a criança: Eles são realistas? Apropriados? Eficientes?

Controlar o comportamento disruptivo em crianças (Varcarolis, 2011)

- Usar um gesto ou sinal predefinido para lembrar a criança/adolescente de usar o autocontrole.

    J: *Isso pode impedir a escalada.*

- Aproximar-se da criança, colocar o braço em torno dela gentilmente.

    J: *Isso pode proporcionar um efeito calmante.*

- Redirecionar a atenção para outra atividade.
- Usar humor ou brincadeiras.

    J: *Isso pode impedir a escalada e a frustração.*

- Retirar a criança da situação.
- Iniciar a exploração terapêutica.

    J: *Isso pode interromper o ciclo disruptivo.*

- Usar promessas e recompensas com cuidado.
- Usar ameaças e punições cuidadosamente.

    J: *Isso poderá encorajar a criança a barganhar uma recompensa. Ameaças e punições devem ser realistas, e o seguimento é fundamental para que seja efetivo.*

- Discutir os riscos de ter armas de fogo em casa. Avaliar o local onde são guardadas e os dispositivos de proteção (p. ex., caixas lacradas, travas de gatilho).
- Avaliar várias fontes de violência na mídia (p. ex., televisão, *videogames*, música, filmes).
- Explicar as estratégias para prevenir os efeitos adversos da mídia (p. ex., violência, comerciais [Hockenberry & Wilson, 2015; *Willis & Strasburger, 1998]).
    - Assistir à televisão e aos vídeos com as crianças: limitar a duas horas ou menos por dia.
    - Se possível, evitar programas que enfatizem a violência.

- Ilustrar criativamente quando os atos violentos forem punidos.
- Explorar alternativas ao uso da violência (p. ex., "O que o homem poderia ter feito além de atirar?").
- Quando selecionar os programas, considerar as seguintes perguntas:
  - Os personagens bons são violentos?
  - A violência é justificável?
  - Existem consequências negativas da violência?
- Levar em conta a idade da criança ao escolher programas de televisão e filmes.

J: *Discussões relacionadas ao real testemunho de comportamento violento são mais significativas (*Davies & Flannery, 1998).*

- Discutir o conteúdo dos programas e comerciais com a criança para enfatizar (Hockenberry & Wilson, 2015):
  - Você é mais esperto do que o que vê na televisão.
  - O mundo da televisão não é real.
  - Alguém está ganhando dinheiro tentando lhe vender alguma coisa.
  - A televisão mostra que algumas pessoas são mais importantes que outras.
- Engajar a criança e os amigos, de maneira não ameaçadora, na discussão da violência relacionada à idade (p. ex., agressões, *bullying*, arremessar objetos, estupro pelo namorado).

J: *A violência é um comportamento aprendido. Se aprendido, o comportamento pró-social pode, então, ser ensinado como uma alternativa (*Davies & Flannery, 1998).*

- Dramatizar situações de alto risco, como:
  - Encontrar uma arma na casa de um amigo.
  - Intimidar uma vítima.
  - Recusar avanços sexuais.

J: *Os pais podem ser modelos para as estratégias apropriadas de resolução de problemas. Os ambientes (famílias, escolas, comunidades) que proporcionam cuidados e apoio apresentam altas expectativas e fornecem oportunidades para as crianças participarem de discussões capazes de aumentar sua coragem e invulnerabilidade à violência (*Edari & McManus, 1998).*

RISCO DE VIOLÊNCIA DIRECIONADA A SI MESMO

Definição da NANDA-I

Suscetibilidade a comportamentos nos quais um indivíduo demonstra que pode ser física, emocional e/ou sexualmente nocivo a si mesmo.

Fatores de risco*

Idade entre 15 e 19 anos
Idade maior ou igual a 45 anos
Envolvimento em atos sexuais autoeróticos

Nota da autora

Os fatores de risco remanescentes são fatores de risco de suicídio (p. ex., ideação suicida ou história de múltiplas tentativas de suicídio). *Risco de violência direcionada a si mesmo* deveria ser substituído por *Risco de suicídio*. Ver esse diagnóstico para conteúdos adicionais.

RISCO DE VOLUME DE LÍQUIDOS DESEQUILIBRADO

Definição da NANDA-I

Suscetibilidade a diminuição, aumento ou rápida mudança de uma localização para outra do líquido intravascular, intersticial e/ou intracelular, podendo comprometer a saúde. Refere-se à perda, ao ganho, ou a ambos, dos líquidos corporais.

Fatores de risco*

Cirurgia abdominal
Ascite
Queimaduras
Obstrução intestinal
Pancreatite
Em aférese
Sepse
Lesão traumática (p. ex., fratura do quadril)

Nota da autora

Este diagnóstico pode representar uma série de condições clínicas, como edema, hemorragia, desidratação e síndrome compartimental. Se o enfermeiro estiver monitorando um indivíduo quanto a volume de líquidos desequilibrado, rotular o desequilíbrio específico como um problema colaborativo, como hipovolemia, síndrome compartimental, aumento da pressão intracraniana, sangramento gastrintestinal ou hemorragia pós-parto, será clinicamente mais útil. Por exemplo, a maior parte dos pacientes em intraoperatório seria monitorada quanto à hipovolemia. Se o procedimento for neurocirúrgico, a pressão craniana também será monitorada. Se o procedimento for ortopédico, a síndrome compartimental será abordada. Ver a Parte 3 para os problemas colaborativos e as intervenções específicas.

SENTIMENTO DE IMPOTÊNCIA

Sentimento de impotência

Risco de sentimento de impotência

Definição da NANDA-I

Experiência vivida de falta de controle sobre uma situação, inclusive uma percepção de que as próprias ações não afetam, de forma significativa, um resultado.

Características definidoras

Manifestações explícitas (raiva, apatia) ou implícitas de insatisfação diante da incapacidade de controlar uma situação (p. ex., trabalho, doença, prognóstico, tratamento, ritmo da recuperação) que afeta negativamente as perspectivas, as metas e o estilo de vida
Incapacidade de acessar recursos valorizados (alimentação, abrigo, renda, educação, emprego)
Crença de que se tem pouco ou nenhum controle sobre a causa ou as soluções de seus problemas

Ausência de comportamentos de busca por informação

Dependência excessiva dos outros
Comportamento exibicionista
Comportamento violento
Incapacidade de resolver efetivamente um problema
Passividade
Apatia
Raiva
Sentimentos de alienação
Autoeficácia baixa
Resignação
Ansiedade
Depressão
Sensação de vulnerabilidade
Sentimentos de desesperança

Fatores relacionados

Fisiopatológicos

Qualquer processo de doença, agudo ou crônico, pode causar ou contribuir para o sentimento de impotência. Algumas fontes comuns são:

Relacionados à incapacidade de se comunicar secundária a:

Acidente vascular encefálico
Doença de Alzheimer ou Parkinson (disartria)
Entubação, ventilação mecânica ou traqueostomia

Relacionados à incapacidade de realizar atividades da vida diária ou assumir as responsabilidades secundária a cirurgia, traumatismo ou artrite

Relacionados à doença debilitante progressiva secundária a doenças como esclerose múltipla, câncer terminal ou Aids

Relacionados ao abuso de drogas

Relacionados às distorções cognitivas secundárias a transtornos de saúde mental

Situacionais (pessoais, ambientais)

Relacionados à mudança do estado curativo para o paliativo

Relacionados ao sentimento de perda de controle e restrições ao estilo de vida secundários a (especificar)

Relacionados ao padrão de comer em excesso

Relacionados às características pessoais que valorizem enfaticamente o controle (p. ex., centro de controle interno)

Relacionados aos efeitos das limitações hospitalares ou institucionais

Relacionados ao medo excessivo da reprovação

Relacionados ao feedback negativo consistente

Relacionados aos relacionamentos abusivos de longa duração

Relacionados aos valores patriarcais opressivos com mulheres

Relacionados à presença de um relacionamento abusivo com um histórico de doença mental (Orzeck, Rokach & Chin, 2010)

Maturacionais

Idosos

Relacionados a múltiplas perdas secundárias ao envelhecimento (p. ex., aposentadoria, déficits sensoriais, déficits motores, dinheiro, pessoas significativas)

Nota da autora

Impotência é um sentimento que todas as pessoas apresentam em graus variados, em diferentes situações. Stephenson (*1979) descreveu dois tipos de impotência: (1) a *impotência situacional* ocorre em um evento específico e é provavelmente de curta duração; (2) a *impotência peculiar* é mais penetrante, afetando perspectiva geral, metas, estilo de vida e relacionamentos.

A desesperança difere da impotência, pois um indivíduo com desesperança não vê solução para seus problemas ou forma de alcançar o que deseja, mesmo que esteja se sentindo no controle de sua vida. O indivíduo impotente pode ver uma alternativa ou resposta para seu problema, sendo, no entanto, incapaz de fazer algo sobre isso devido à percepção da falta de controle e recursos. A impotência prolongada pode levar à desesperança.

Erros nos enunciados diagnósticos

Impotência relacionada à hospitalização

A hospitalização desencadeia respostas variadas nas pessoas e nas famílias, incluindo ansiedade, medo e impotência. Se for prevista uma hospitalização curta, o diagnóstico de *Ansiedade* relacionada a ambiente desconhecido, perda das rotinas habituais e invasão de privacidade poderá ser útil para descrever a impotência situacional. Se a hospitalização for uma readmissão para um problema continuado, *Sentimento de impotência* talvez seja mais apropriado para a descrição de impotência peculiar. O enfermeiro deverá reformular o diagnóstico como *Impotência* relacionada à readmissão por infecção pulmonar e aos efeitos da doença na carreira e no casamento.

Conceitos-chave

Considerações gerais

- A resposta de um indivíduo à perda de controle depende do significado da perda, dos padrões individuais de enfrentamento, das características pessoais (psicológicas, sociológicas, culturais, espirituais) e da resposta dos outros.
- Quando um indivíduo não tem expectativa de conseguir controlar os resultados, a atenção e a retenção das informações são insatisfatórias.
- A *impotência* está intimamente relacionada com o conceito de centro de controle interno *versus* externo, ainda que não sejam sinônimos. O centro de controle é um traço de personalidade bastante estável, enquanto a impotência é socialmente determinada.
- Pessoas com centro de controle interno acreditam ser capazes de influenciar os resultados, manipulando de forma ativa a si mesmas ou o ambiente. Exemplos de comportamento interno incluem participar em exercícios regulares, adquirir livros sobre um novo diagnóstico ou aprender habilidades de assertividade.

- Pessoas com centro de controle externo acreditam que os resultados estejam fora de seu controle e atribuem o que lhes acontece a outras pessoas ou ao destino. Exemplos de comportamento externo incluem perder peso devido ao medo da reação do profissional e culpar os outros pela posição atual (p. ex., depressão, raiva).
- As pessoas cujo controle é interno motivam a si mesmas, ao passo que as controladas externamente costumam precisar de outras pessoas para motivá-las. Crianças pequenas costumam ter controle interno, embora possam aprender a ser controladas de forma externa. Por exemplo, uma criança pode aprender a manter um registro dos nutrientes necessários diariamente, bem como de sua ingestão, ajudando-a a compreender o conceito de uma boa nutrição, além de incentivá-la a assumir a responsabilidade pelos padrões alimentares.
- Pessoas com centro de controle interno podem experienciar a perda da capacidade de tomar decisões de forma mais profunda do que aquelas com centro de controle externo. Indivíduos com centro de controle externo parecem mais propensos a desenvolver impotência.
- A impotência é parte de um *continuum*, junto com a desesperança e a incapacidade.

Considerações pediátricas

- A criança hospitalizada costuma apresentar sentimento de impotência.
- Pode ser difícil diferenciar o diagnóstico de *Impotência* de *Ansiedade* e *Medo*, principalmente nas crianças. Ver Conceitos-chave e Considerações pediátricas em *Ansiedade* e *Medo*.
- Crianças com autoconceito mais positivo e uma capacidade superior percebida para controle da própria saúde apresentam maior probabilidade de aderir aos tratamentos (*Burkhart & Rayens, 2005).

Considerações geriátricas

- Os idosos apresentam alto risco de sentimento de impotência, pois múltiplas perdas (papéis anteriores, família, saúde e funcionamento) podem acompanhar o processo de envelhecimento.
- Uma fonte de poder é obtida quando se é capaz de controlar a própria vida; isso, no entanto, pode ser interrompido pela impotência sentida nas relações negativas enfermeiro-indivíduo (Haugan, Innstrand & Moksnes, 2013).
- Os traços de personalidade, os vários efeitos das doenças e as condições ambientais afetam o sentimento de impotência. Para os idosos, condições de doença podem impor restrições à mobilidade. Modificações no ambiente (p. ex., a mudança para uma instituição de cuidados de longa permanência) podem impedir oportunidades para as tomadas de decisão e para a autonomia. A política institucional pode exigir restrições físicas ou químicas para determinados comportamentos agitados (Miller, 2015).
- Mudanças nos papéis ao final da vida, nos recursos e na responsabilidade podem contribuir para os sentimentos de perda de controle.
- Interações prolongadas com os cuidadores, mais do que com os amigos, podem levar a uma sensação de impotência. Isso tem implicações para o indivíduo idoso que, com maior chance de múltiplas doenças crônicas, pode permanecer no papel de doente por um longo período (Miller, 2015).
- No idoso, o controle percebido de resultados desejados está associado a elevado bem-estar emocional; por outro lado, o controle percebido exercido por outros é um fator de risco emocional.

Considerações transculturais

- O diagnóstico de *Impotência* pode ser problemático para indivíduos de outras culturas. Nas culturas latinas, o conceito de fatalismo (p. ex., "o que tiver de ser, será") pode ser um desafio para o enfermeiro que está tentando introduzir uma modificação no estilo de vida para melhorar a saúde (Andrews & Boyle, 2012; Giger, 2013).
- A interação apropriada com a linguagem, a inclusão do indivíduo e da família e a capacidade do profissional de saúde em demonstrar respeito e compaixão podem evitar muitos problemas relacionados ao tratamento de saúde encontrados por (*Garrett, Dickson, Young & Whelan, 2008) indivíduos com pouca proficiência em inglês (Nápoles-Springer, Ortíz, O'Brien & Díaz-Méndez, 2009).
- Thomas e Gonzalez-Prendes (*2009) descobriram que as experiências de impotência das mulheres afro-americanas estão associadas a condições socioeconômicas opressivas, incluindo o sexismo e o racismo; nesse sentido, a impotência leva à raiva e ao estresse e, eventualmente, a condições de saúde adversas.
- Hinton e Earnst (2010) descobriram que as condições de vida das mulheres em Papua-Nova Guiné exerceram uma influência poderosa sobre a sua saúde. As mulheres entrevistadas expressaram sentimentos de impotência, desamparo e desesperança em resposta à sua luta constante com relações sociais desiguais, constrangimentos econômicos, demandas de carga de trabalho e abuso e violência regulares.

Critérios para a investigação focalizada

Uma vez que a impotência é um estado subjetivo, o enfermeiro deverá validar com o indivíduo todas as inferências relacionadas aos seus sentimentos de impotência. O enfermeiro investigará cada indivíduo para determinar seu nível habitual de controle e tomada de decisão e os efeitos que a perda de elementos de controle ocasionou. Para planejar intervenções eficazes, cabe ao enfermeiro determinar se o indivíduo, em geral, busca mudar os próprios comportamentos para controlar os problemas ou se ele espera que outras pessoas ou fatores externos os controlem.

Dados subjetivos

Investigar as características definidoras

Padrões de tomadas de decisão

"Como você descreveria seu método habitual de tomar decisões (profissão, finanças, tratamento de saúde)?"

"Você toma suas decisões sozinho?" "Você pede conselho aos outros? Quem?"

"Você permite que outros tomem decisões por você (cônjuge, filhos, outros)?" "Em caso positivo, sob que circunstâncias?"

Responsabilidades individuais e de papel

Pergunte que responsabilidades o indivíduo possui
- Na escola
- Em casa
- No trabalho
- Nas organizações comunitárias e religiosas

Investigar os fatores relacionados

Percepção do controle

"Como você descreveria sua capacidade – alta, moderada, regular ou baixa – para controlar ou curar seu atual problema de saúde (p. ex., diabete melito, afasia, intolerância à atividade, obesidade)?"

"A que você atribui sua capacidade (alta, moderada, regular, baixa) de controle?"

Dados objetivos

Investigar as características definidoras

Aparência

Participação nos cuidados de aparência (arrumação e higiene) (quando indicado)

- Busca ativamente o envolvimento
- Requer lembretes ou incentivos
- Reluta em participar; requer encorajamento
- Recusa-se a participar

Comportamentos de busca por informação

- Busca ativamente a informação e a literatura relativas às suas condições
- Necessita de encorajamento para fazer perguntas
- Recusa-se a receber informações
- Expressa falta de interesse

Resposta aos limites impostos à tomada de decisão e aos comportamentos de autocontrole

- Aceitação
- Apatia
- Depressão
- Tentativa de contornar os limites
- Ignorância dos limites
- Aumento das tentativas de exercer controle
- Raiva
- Retraimento

Linguagem não verbal

- Postura
- Tom de voz
- Contato visual
- Gestos

Metas

O indivíduo verbalizará a capacidade de controlar ou influenciar situações e resultados, conforme evidenciado por estes indicadores:

- Identifica os fatores que ele pode controlar.
- Toma decisões relativas aos próprios cuidados, ao tratamento e ao futuro (quando possível).

NOC Controle da depressão, Crenças de saúde: Habilidade percebida para realizar, Crenças de saúde: Percepção de controle, Participação: Decisões sobre tratamento de saúde

Intervenções

Investigar os fatores causadores e contribuintes

- Falta de conhecimento.
- Padrões anteriores de enfrentamento inadequados (p. ex., depressão; para discussão, ver *Enfrentamento ineficaz* relacionado à depressão).
- Oportunidades insuficientes para tomada de decisão.

Eliminar ou reduzir os fatores contribuintes, quando possível

NIC Controle do humor, Ensino: Individual, Apoio à tomada de decisão, Facilitação da responsabilidade própria, Orientação quanto ao uso do sistema de saúde, Apoio espiritual

Falta de conhecimento

- Aumentar a comunicação efetiva entre o indivíduo e o profissional de saúde.
- Explicar ao indivíduo todos os procedimentos, regras e opções; evitar o jargão médico. Auxiliar o indivíduo a antecipar as situações que ocorrerão durante o tratamento (proporcionar imagens cognitivas orientadas para a realidade que favoreçam uma sensação de controle e estratégias de enfrentamento).
- Proporcionar tempo para responder às perguntas; solicitar ao indivíduo que escreva as perguntas, pois só assim não se esquecerá delas.
- Providenciar um horário específico (10 a 15 minutos) em cada turno que o indivíduo saiba ser um tempo que pode ser usado para fazer perguntas ou discutir assuntos desejados. Permitir que o indivíduo verbalize suas preocupações e sentimentos.
- Antecipar perguntas e oferecer informações. Ajudar o indivíduo a antecipar os eventos e os resultados.
- Permanecendo realista, salientar as mudanças positivas nas condições do indivíduo, como diminuição das enzimas séricas após infarto agudo do miocárdio ou boa cicatrização da incisão cirúrgica.
- Fornecer oportunidades para que o indivíduo e sua família se identifiquem com um enfermeiro de cuidados primários para estabelecer continuidade na prestação de cuidados e na implementação do plano de tratamento.

Justificativa: *O sentimento de impotência pode ser diminuído implementando-se estratégias de enfrentamento e tendo serviços de enfermagem consistentes e confiáveis em um ambiente centrado no paciente (Haugan, Innstrand & Moksnes, 2013).*

- Se os fatores contribuintes forem a dor e a ansiedade, fornecer informações sobre como usar as técnicas de controle comportamental (p. ex., relaxamento, mentalização de imagens, respiração profunda).

J: *Sentimentos de impotência e desamparo têm associação íntima com doenças incuráveis (Meeker, Waldrop, Schneider & Case, 2013).*

Dar oportunidades ao indivíduo para controlar decisões e identificar metas pessoais de cuidado

- Permitir ao indivíduo que manipule o que o cerca, decidindo o que deve ser mantido e onde (sapatos sob a cama, fotografias na janela).
- Se o indivíduo desejar, e a política hospitalar permitir, incentivá-lo a trazer objetos pessoais de casa (p. ex., travesseiros, fotografias).
- Não oferecer opções se não houver nenhuma (p. ex., necessidade de mudar de posição, tosse e respiração profunda após cirurgia cardíaca, apesar da dor). Se houver opções, respeitar e seguir a decisão do indivíduo.
- Registrar as escolhas específicas do indivíduo no plano de cuidados para assegurar que os outros membros da equipe tenham conhecimento das preferências ("não gosta de suco de laranja", "prefere banho de chuveiro", "planejar a troca do curativo para as 7h30min, antes do banho").
- Manter as promessas.
- Trocar a ênfase para o que pode ser feito, em vez do que não pode ser feito.

- Estabelecer metas de curto prazo, comportamentais, práticas e realistas (caminhar mais um metro a cada dia; assim, em uma semana, o indivíduo poderá caminhar até a sala de televisão).
- Permitir que o indivíduo experimente os resultados originados de suas próprias ações.

J: *Os indivíduos com doença crônica necessitam de ajustes em suas percepções de si enquanto seu nível de autonomia muda. Integrar as limitações que vêm com a doença crônica pode ajudar o indivíduo em direção ao estado máximo de independência possível (Abad-Corpa et al., 2012). Pessoas com sentimento de esperança, autocontrole, direção, propósito e identidade estão mais capacitadas para atender aos desafios de sua doença.*

Envolver ativamente o indivíduo com estado de controle externo para monitorar o progresso

- Fazer o indivíduo manter um registro (p. ex., ingestão de alimentos durante uma semana; gráfico de perda de peso; programa de exercícios; tipo e frequência dos medicamentos usados).
- Providenciar orientações escritas explícitas (p. ex., planos de refeições; programa de exercícios – tipo, frequência, duração; lições práticas de fala para afasia).

J: *Criar um ambiente de aprendizagem que ajude o indivíduo a identificar estratégias de autocontrole significativas para ele.*

Auxiliar o indivíduo a obter energia de outras fontes

- Apoiar o uso de outras fontes de energia (p. ex., oração, técnicas de redução do estresse). Proporcionar privacidade e apoio para medidas que o indivíduo ou a família possam solicitar (p. ex., meditação, visualização de imagens, rituais especiais).
- Sugerir grupos de autoajuda focando o empoderamento.
- Oferecer encaminhamento para recursos comunitários baseados na fé (p. ex., líderes religiosos, enfermeiros da comunidade religiosa, casa de culto).

J: *Grupos de autoajuda concentrados em questões de empoderamento proporcionaram aos participantes um progresso valioso na direção da recuperação (*Stang & Mittelmark, 2008).*

J: *O indivíduo pode ser fortalecido por experiências educativas intensificadas e oportunidades de partilhar os medos e as preocupações (*Johansson, Salantera & Katajisto, 2007).*

J: *Estabelecer metas realistas pode aumentar a motivação e a esperança.*

J: *O autoconceito pode ser fortalecido quando os indivíduos se envolvem ativamente nas decisões sobre saúde e estilo de vida.*

Iniciar as orientações para a saúde e os encaminhamentos, conforme indicado (assistente social, enfermeiro/médico psiquiatra, enfermeiro domiciliar, líder religioso, grupos de autoajuda)

Avaliar a situação com o indivíduo

- Quando os sentimentos de impotência tiverem diminuído, rever com o indivíduo o que melhor funcionou para diminuir ou aliviar a intensidade da experiência.

J: *O autoconceito pode ser fortalecido quando os indivíduos se envolvem ativamente nas decisões sobre saúde e estilo de vida.*

Intervenções pediátricas

- Proporcionar oportunidades para a criança tomar decisões (p. ex., estabelecer o horário para banho, ficar imóvel para a injeção).
- Engajar a criança na terapia lúdica antes e depois da situação traumática (consultar *Atraso no crescimento e no desenvolvimento* para intervenções específicas para necessidades de desenvolvimento relativas à idade).

J: *As metas das intervenções de enfermagem para tratar o sentimento de impotência incluem modificar o ambiente para se assemelhar à casa da criança e proporcionar oportunidades para controle aceitável. As crianças podem ganhar domínio sobre situações estressantes participando de atividades lúdicas enquanto estiverem doentes ou hospitalizadas (Hockenberry & Wilson, 2015).*

Risco de sentimento de impotência

Definição da NANDA-I

Suscetibilidade à experiência vivida de falta de controle sobre uma situação, inclusive uma percepção de que as próprias ações não afetam, de forma significativa, um resultado, que pode comprometer a saúde.

Fatores de risco

Ver Fatores relacionados em *Sentimento de impotência*.

Critérios para a investigação focalizada

Ver *Sentimento de impotência*.

Metas

Ver *Sentimento de impotência*.

Intervenções

Ver *Sentimento de impotência*.

SÍNDROME DA INTERPRETAÇÃO AMBIENTAL PREJUDICADA*

Definição da NANDA-I

Falta consistente de orientação quanto a pessoa, lugar, tempo ou circunstâncias, por mais de 3 a 6 meses, necessitando de um ambiente protetor.

Características definidoras*

Maiores (uma ou mais devem estar presentes)

   Desorientação consistente
   Estados de confusão crônica

Menores (podem estar presentes)

   Perda do trabalho
   Incapacidade de concentração
   Perda da função social
   Incapacidade de raciocinar
   Lentidão ao responder a perguntas
   Incapacidade de seguir instruções simples

Fatores relacionados

   Demência* (doença de Alzheimer, demência com múltiplos infartos, doença de Pick, demência relacionada a Aids)
   Doença de Parkinson
   Doença de Huntington*
   Depressão*
   Alcoolismo

Nota da autora

Síndrome da interpretação ambiental prejudicada descreve um indivíduo que necessita de um ambiente protetor devido à falta consistente de orientação quanto a pessoas, lugar, tempo ou circunstâncias. Esse diagnóstico está descrito sob *Confusão crônica*, *Perambulação* e *Risco de lesão*. As intervenções enfocam a manutenção de um nível máximo de independência e a prevenção de lesão. Até que a pesquisa clínica diferencie esse diagnóstico dos mencionados anteriormente, usar *Confusão crônica*, *Perambulação* ou *Risco de lesão*, conforme os dados apresentados.

---

*N. de R.T. Este diagnóstico não consta na NANDA-I 2018-2020.

SÍNDROME DO DÉFICIT NO AUTOCUIDADO

Síndrome do déficit no autocuidado[43]

Déficit no autocuidado instrumental[43]

Déficit no autocuidado para alimentação

Déficit no autocuidado para banho

Déficit no autocuidado para higiene íntima

Déficit no autocuidado para vestir-se

Definição[42]

Estado em que um indivíduo apresenta prejuízo na função motora ou cognitiva, causando uma diminuição na capacidade de realizar cada uma das cinco atividades de autocuidado.

Características definidoras

Maiores (um déficit deverá estar presente em cada atividade)

Déficit no autocuidado para alimentação

Incapacidade (ou relutância) para[44]
- Trazer o alimento à boca a partir de um recipiente
- Completar uma refeição
- Posicionar o alimento sobre os talheres
- Segurar os talheres
- Ingerir o alimento de uma forma socialmente aceitável
- Abrir recipientes
- Segurar uma xícara ou um copo
- Preparar o alimento para ingestão
- Usar dispositivos auxiliares

Déficit no autocuidado para banho (inclui lavar o corpo inteiro, pentear o cabelo, escovar os dentes, cuidar da pele e das unhas e maquiar-se)

Incapacidade (ou relutância) para[44]
- Ter acesso ao banheiro
- Pegar os utensílios para o banho
- Lavar o corpo
- Enxugar o corpo
- Obter uma fonte de água
- Regular a água do banho

Déficit no autocuidado para vestir-se (inclui vestir roupas normais ou especiais, e não roupas de dormir)

Incapacidade (ou relutância) para[44]
- Escolher a roupa ou vesti-la na parte inferior do corpo
- Vestir a roupa na parte superior do corpo
- Arrumar os itens necessários para vestir-se
- Manter a aparência em um nível satisfatório
- Pegar as roupas
- Calçar/descalçar sapatos
- Calçar/descalçar meias
- Usar dispositivos auxiliares
- Utilizar zíperes
- Abrir ou fechar roupas
- Obter as roupas

---

[43]Estes diagnósticos não constam na NANDA-I 2018-2020, mas foram incluídos por sua clareza ou utilidade.
[44]Esta característica foi adicionada pela autora por sua clareza ou utilidade.

Déficit no autocuidado para higiene íntima

Incapacidade (ou relutância) para[44]
Ter acesso ao vaso sanitário ou a cadeira higiênica
Realizar uma higiene adequada
Manipular as roupas durante as atividades de higiene íntima
Elevar-se do vaso sanitário ou da cadeira higiênica
Sentar no vaso sanitário ou na cadeira higiênica
Dar a descarga no vaso sanitário ou esvaziar a cadeira higiênica

Déficit no autocuidado instrumental[44]

Dificuldade para usar o telefone
Dificuldade para acessar o transporte
Dificuldade para lavar e passar as roupas
Dificuldade para controlar o dinheiro
Dificuldade para preparar as refeições
Dificuldade para administrar de medicação
Dificuldade para fazer compras

Fatores relacionados

Fisiopatológicos

Relacionados à falta de coordenação secundária a (especificar)

Relacionados à espasticidade ou flacidez secundárias a (especificar)

Relacionados à fraqueza muscular secundária a (especificar)

Relacionados à paralisia parcial ou total secundária a (especificar)

Relacionados à atrofia secundária a (especificar)

Relacionados a contraturas musculares secundárias a (especificar)

Relacionados aos distúrbios visuais secundários a (especificar)

Relacionados ao funcionamento deficiente ou à falta de membro(s)

Relacionados à regressão a um nível anterior de desenvolvimento

Relacionados aos comportamentos excessivamente ritualísticos

Relacionados às deficiências somatoformes (especificar)

Relacionados ao tratamento

Relacionados aos equipamentos externos (especificar: gessos, talas, aparelhos imobilizadores, equipamento endovenoso [EV])

Relacionados a fadiga e dor pós-operatória

Situacionais (pessoais, ambientais)

Relacionados a déficits cognitivos

Relacionados à fadiga

Relacionados à dor

Relacionados à motivação diminuída

Relacionados à confusão

Relacionados à ansiedade incapacitante

Maturacionais

Idosos

Relacionados à diminuição da capacidade motora e visual, fraqueza muscular

---

[44]Esta característica foi adicionada pela autora por sua clareza ou utilidade.

Nota da autora

O autocuidado engloba as atividades essenciais para a satisfação das necessidades diárias, conhecidas comumente como atividades da vida diária (AVDs), que são aprendidas ao longo do tempo e se tornam hábitos de vida. As atividades de autocuidado envolvem não apenas o que deve ser feito (higiene, banhar-se, vestir-se, higiene íntima, alimentar-se), mas também quanto, quando, onde, com quem e como é feito (Miller, 2015).

Para todas as pessoas, a ameaça ou a realidade do déficit no autocuidado provoca pânico. Muitas declaram temer mais a perda da independência do que a morte. O déficit no autocuidado afeta o núcleo do autoconceito e da autodeterminação. Por essa razão, o foco da enfermagem para o déficit no autocuidado não deve ser o de oferecer medidas de cuidados, mas o de identificar técnicas adaptativas que permitam ao indivíduo o grau máximo de participação e independência possível.

O diagnóstico *Déficit total no autocuidado* era usado para descrever a incapacidade de um indivíduo para alimentar-se, banhar-se, realizar higiene íntima, vestir-se e arrumar-se (*Gordon, 1982). A intenção da especificação "total" era descrever um indivíduo com déficits em diversas AVDs. Infelizmente, algumas vezes sua aplicação induzia a utilização, segundo M. A. Magnan (comunicação Pessoal, 1989), "de julgamentos preconcebidos sobre o estado de um indivíduo e as intervenções de enfermagem exigidas". O indivíduo podia ser considerado como em estado vegetativo, exigindo somente cuidados mínimos de custódia. *Déficit total no autocuidado* foi eliminado porque seu enunciado não incluía potencial para crescimento ou reabilitação.

Atualmente ausente da lista da NANDA, o diagnóstico *Síndrome do déficit no autocuidado* foi acrescentado aqui para descrever uma pessoa com habilidade comprometida em todas as cinco atividades de autocuidado. Para esse indivíduo, o enfermeiro avalia o funcionamento em cada uma das áreas, identificando o nível de participação do qual ele é capaz. A meta é manter o nível atual de atividade, para aumentar a participação e a independência, ou ambos. A distinção de síndrome agrupa todos os cinco déficits no autocuidado juntos, para permitir a reunião das intervenções, quando indicadas, possibilitando também intervenções especializadas para um déficit específico.

O perigo de aplicar um diagnóstico de *Déficit no autocuidado* reside na possibilidade de rotular a pessoa prematuramente como incapaz de participar em qualquer nível, eliminando o enfoque da reabilitação. É importante que o enfermeiro classifique o nível funcional do indivíduo para promover a independência. Ver a escala de classificação do nível funcional nos Critérios para a investigação focalizada. Utilizar essa escala com o diagnóstico de enfermagem (p. ex., *Déficit no autocuidado para higiene íntima 2 = ajuda mínima*). A reavaliação contínua também é necessária para identificar mudanças na capacidade do indivíduo em participar do autocuidado.

Erros nos enunciados diagnósticos

***Déficit no autocuidado para higiene íntima* relacionado ao conhecimento insuficiente sobre o cuidado com a ostomia**

O diagnóstico *Déficit no autocuidado para higiene íntima* descreve um indivíduo que não consegue ir até o vaso sanitário, sentar-se, sair dele ou realizar as atividades de vestir-se ou de higiene relacionadas ao uso do vaso sanitário. O conhecimento insuficiente sobre o cuidado da ostomia não se aplica a esse diagnóstico. Dependendo da presença de fatores de risco ou dos sinais e sintomas, o diagnóstico *Controle ineficaz do regime terapêutico* relacionado ao conhecimento insuficiente do cuidado da ostomia poderia se aplicar a essa situação.

***Déficit no autocuidado para vestir-se* relacionado à incapacidade para fechar as roupas**

A incapacidade de fechar as roupas representa um sinal ou sintoma do *Déficit no autocuidado para vestir-se*, e não um fator relacionado. Usando a investigação focalizada, o enfermeiro precisará determinar os fatores contribuintes (p. ex., conhecimento insuficiente de técnicas adaptativas necessárias).

***Síndrome do déficit no autocuidado* relacionada aos déficits cognitivos**

Como um diagnóstico de síndrome, não são indicados os fatores relacionados e, de fato, eles não são muito úteis para o tratamento. Ao contrário, o enfermeiro deverá redigir o diagnóstico como *Síndrome do déficit no autocuidado: Alimentação (1), Banho (4), Vestir-se (4), Higiene íntima (5), Instrumental (2)*. O código numérico indica o nível atual de funcionamento. As metas ou os critérios para os resultados esperados devem mostrar o funcionamento melhorado ou aumentado.

Conceitos-chave

Considerações gerais

- O conceito de autocuidado enfatiza o direito de cada indivíduo de manter o controle individual sobre seu próprio padrão de vida. (Isso se aplica tanto ao indivíduo sadio quanto ao doente.)
- A negligência de uma extremidade refere-se à perda da memória da presença da extremidade (p. ex., um indivíduo que sofreu um acidente vascular encefálico (AVE) ou uma lesão cerebral, resultando em paralisia parcial, talvez ignore o braço ou a perna do lado afetado do corpo). Ver *Negligência unilateral*.
- Os seguintes elementos-chave promovem o reaprendizado das tarefas de autocuidado:
  - Oferecer um ambiente e uma rotina estruturados e compatíveis.
  - Repetir as orientações e as tarefas.
  - Ensinar e praticar as tarefas durante períodos de menor fadiga.
  - Manter um ambiente e um professor conhecidos.
  - Ter de paciência, determinação e atitude positiva (tanto por parte do aluno quanto do professor).
  - Praticar, praticar, praticar.

Resistência

- A resistência, ou a capacidade do indivíduo para manter determinado nível de desempenho, é influenciada pela capacidade de usar o oxigênio para produzir energia (relacionada ao funcionamento ideal do coração e dos sistemas respiratório e circulatório) e pelo funcionamento dos sistemas neurológico e musculoesquelético. Assim, indivíduos com alterações nesses sistemas apresentam maiores demandas de energia ou menor capacidade para produzi-la.
- O estresse consome energia; quanto mais o indivíduo é submetido a agentes estressores, mais fadiga apresentará. Os agentes estressores podem ser pessoais, ambientais, relacionados à doença e ao tratamento. A seguir, são apresentados exemplos de possíveis estressores:

Pessoais	*Ambientais*	*Relacionados à doença*	*Relacionados ao tratamento*
Idade	Isolamento	Dor	Andador
Sistema de apoio	Ruído	Anemia	Medicamentos
Estilo de vida	Ambiente desconhecido	Exames diagnósticos	

- Os sinais e os sintomas de oxigênio diminuído em resposta à atividade (p. ex., autocuidado, mobilidade) são os seguintes:
  - Manutenção da frequência cardíaca aumentada 3 a 5 minutos após cessar a atividade ou uma mudança no ritmo da pulsação.
  - Falha na leitura do aumento da pressão arterial sistólica com a atividade ou uma diminuição do valor.
  - Redução ou aumento excessivo na frequência respiratória e dispneia.
  - Fraqueza, palidez, hipóxia cerebral (confusão, descoordenação).
  - Ver Conceitos-chave em *Intolerância à atividade* para informações adicionais.

Considerações pediátricas

- Os pais/cuidadores podem facilitar o domínio das habilidades de autocuidado pela criança. O resultado desejado é que a criança participe de seus cuidados ao máximo (Hockenberry & Wilson, 2015).
- O enfermeiro deverá avaliar a capacidade individual da criança para engajar-se nas atividades de autocuidado promovendo o controle de si mesma e do ambiente.
  - As crianças com câncer cujos escores de autoestima eram mais altos realizaram mais atividades de autocuidado e receberam cuidados com menos dependência de suas mães (*Mosher & Moore, 1998).

Considerações geriátricas

- As modificações relacionadas à faixa etária por si só não provocam déficit no autocuidado. Os idosos, no entanto, apresentam maior incidência de doenças crônicas que podem comprometer sua capacidade funcional (p. ex., artrite, distúrbios cardíacos, prejuízos visuais).
- Idosos com demência apresentam graus variados de dificuldades com as atividades de autocuidado dependendo dos déficits de memória, da capacidade de seguir instruções e do julgamento (Miller, 2015).

Considerações transculturais

- Em algumas culturas, a família pode mostrar sua preocupação pelo membro doente fazendo o máximo possível por ele (p. ex., alimentando-o, banhando-o). Essa prática pode impedir que o indivíduo participe ativamente de um programa de reabilitação (Giger, 2013).
- Todas as culturas possuem regras, em geral não mencionadas, sobre quem toca quem, quando e onde. Por exemplo, na cultura afegã, tocar uma pessoa do sexo oposto é desencorajado mesmo por enfermeiros e médicos. Na cultura japonesa, os indivíduos ficam desconfortáveis com o uso excessivo do contato pessoal. Na cultura mexicana, um profissional de enfermagem do sexo feminino sempre deverá auxiliar um médico do sexo masculino ao examinar uma paciente mulher (Giger, 2013).

Critérios para a investigação focalizada

Dados subjetivos e objetivos

Investigar cada atividade da vida diária (AVD) usando a seguinte escala

0 = É completamente independente
1 = Exige uso de equipamento auxiliar
2 = Necessita de ajuda mínima
3 = Necessita de ajuda e/ou alguma supervisão
4 = Necessita de supervisão total
5 = Necessita de assistência total ou é incapaz de ajudar

Investigar as características definidoras

Capacidade para alimentar-se sozinho
Ver Características definidoras.

Capacidade para banhar-se sozinho
Ver Características definidoras.

Capacidade para vestir-se/arrumar-se sozinho
Ver Características definidoras.

Capacidade para realizar higiene íntima sozinho
Ver Características definidoras.

AVDs instrumentais

Telefone

    Capacidade para discar
    Capacidade para falar, ouvir
    Capacidade para atender

Transporte

    Capacidade para dirigir
    Acesso ao transporte

Lavanderia

    Disponibilidade de máquina de lavar
    Capacidade para lavar, passar
    Capacidade para guardar

Busca e preparo do alimento

    Capacidade para cozinhar
    Capacidade para selecionar alimentos
    Capacidade para comprar

Medicamentos

    Capacidade para lembrar
    Capacidade para administrar

Finanças

    Capacidade para preencher cheques e pagar contas
    Capacidade para manejar transações em dinheiro (simples, complexas)

Investigar os fatores relacionados

Capacidade para lembrar
Julgamento
Capacidade para seguir instruções
Capacidade para identificar/expressar as necessidades
Capacidade para antecipar necessidades (alimentos, lavanderia)
Apoio social:
    Pessoas de apoio
    Disponibilidade de ajuda com transporte, compras, controle do dinheiro, lavanderia, administração doméstica, preparo do alimento
    Recursos da comunidade
Motivação
Resistência

Metas

O indivíduo participará das atividades de alimentação, vestuário, banho e higiene íntima, conforme evidenciado pelos seguintes indicadores (especificar o que o indivíduo pode realizar com ou sem assistência):

- Identifica preferências nas atividades de autocuidado (p. ex., horário, produtos, local).
- Demonstra higiene ideal após o auxílio no cuidado.

NOC Ver Banho, Alimentação, Vestuário, Higiene íntima, e/ou Déficit no autocuidado instrumental

Intervenções

Investigar os fatores causadores ou contribuintes

- Ver Fatores relacionados.

Usar a escala a seguir para classificar a capacidade de desempenho do indivíduo

- 0 = É completamente independente
- 1 = Exige uso de equipamento auxiliar
- 2 = Necessita de ajuda mínima
- 3 = Necessita de ajuda e/ou alguma supervisão
- 4 = Necessita de supervisão total
- 5 = Necessita de assistência total ou é incapaz de ajudar

NIC Ver Alimentação, Banho, Vestuário, Higiene íntima, e/ou Déficit no autocuidado instrumental

Justificativa: *Este código permite estabelecer um parâmetro inicial para avaliar a evolução.*

Promover a participação ideal

- Consultar um fisioterapeuta para avaliar o nível atual de participação e para elaborar um plano.
    - Determinar as áreas de aumento potencial na participação em cada atividade de autocuidado.
    - Investigar as metas do indivíduo e determinar o que ele percebe como suas próprias necessidades.
    - Comparar com o que o enfermeiro acredita que sejam as necessidades e as metas do indivíduo e, em seguida, atuar no sentido de estabelecer metas mutuamente aceitáveis.
    - Permitir tempo suficiente para completar as atividades sem ajuda. Promover a independência, mas auxiliar quando o indivíduo for incapaz de desempenhar uma atividade.

J: *Oferecer opções e incluir o indivíduo no planejamento dos cuidados reduz sentimentos de impotência, promove sensação de liberdade, controle e autovalorização e aumenta o seu desejo de atender aos planos terapêuticos. Uma orientação ideal promove o autocuidado.*

Promover a autoestima e a autodeterminação

- Determinar preferências quanto a:
    - Horário.
    - Produtos.
    - Métodos.
    - Escolha de roupas.
    - Penteado.
- Durante as atividades de autocuidado, proporcionar opções e solicitar preferências.
- Não se concentrar na incapacidade.
- Elogiar as realizações independentes.

J: *A incapacidade de cuidar de si mesmo produz sentimentos de dependência e diminui a autoestima. Com o aumento da capacidade de autocuidado, aumenta a autoestima.*

Avaliar a capacidade do indivíduo de participar de cada atividade de autocuidado (alimentar-se, vestir-se, banhar-se, higiene íntima, instrumental)

- Reavaliar frequentemente a capacidade e revisar o código numérico conforme apropriado.

J: *Codificar cada uma das capacidades de autocuidado fornece um parâmetro inicial para avaliar a evolução.*

Ver as intervenções de cada diagnóstico – déficit no autocuidado para alimentação, banho, vestir-se, higiene íntima e instrumental – conforme indicado

J: *O fomento das capacidades do indivíduo para o autocuidado pode aumentar sua sensação de controle e independência, promovendo o bem-estar geral.*

Déficit no autocuidado instrumental[45]

Definição

Capacidade prejudicada de desempenhar certas atividades ou acessar determinados serviços essenciais à manutenção doméstica.

Características definidoras

Dificuldade observada ou relatada em um ou mais dos seguintes itens:
- Usar o telefone
- Acessar o transporte
- Lavar e passar as roupas
- Preparar as refeições
- Fazer compras (alimentos, roupas)
- Controlar o dinheiro
- Administrar a medicação

Fatores relacionados

Ver *Síndrome do déficit no autocuidado*.

Nota da autora

Déficit no autocuidado instrumental não está atualmente na classificação da NANDA-I, porém foi acrescentado aqui por sua clareza e utilidade. Esse diagnóstico descreve problemas na realização de certas atividades ou no acesso a determinados serviços necessários para viver na comunidade (p. ex., usar o telefone, fazer compras, controlar o dinheiro). É importante considerar esse diagnóstico no planejamento da alta hospitalar e durante as visitas domiciliares por enfermeiros da comunidade.

Erros nos enunciados diagnósticos

Déficit no autocuidado instrumental relacionado à possível incapacidade de planejar as refeições e controlar a lavagem de roupas

Quando um enfermeiro suspeita que um indivíduo ou sua família possam ter capacidade prejudicada para se engajar em certas atividades necessárias para viver e administrar uma casa, deve enunciar o diagnóstico como *Possível déficit no autocuidado instrumental* e acrescentar os fatores relacionados que representam o porquê da sua suspeita do diagnóstico (p. ex., relacionado à dificuldade de lembrar as tarefas de rotina ou relacionado à capacidade diminuída para planejamento). O enfermeiro que detecte evidências de dificuldades de memória ou julgamento pode interpretar isso como um fator de risco para o diagnóstico de *Risco de déficit no autocuidado instrumental*.

Conceitos-chave

- As atividades instrumentais da vida diária incluem manutenção doméstica, busca e preparo de alimentos, compras, lavagem de roupa, capacidade para automedicação de forma segura, capacidade de controlar o dinheiro e acesso ao transporte (Miller, 2015). As atividades instrumentais da vida diária exigem tarefas mais complexas do que as atividades da vida diária.
- Manter as pessoas na comunidade, em vez de em casas geriátricas, também conserva a autonomia, fortalece a vida em família e afirma o valor dos idosos em nossa sociedade.

Critérios para a investigação focalizada

Ver *Síndrome do déficit no autocuidado*.

Metas

O indivíduo e sua família informarão que estão satisfeitos com a gestão doméstica, conforme evidenciado pelos seguintes indicadores:

- Demonstra o uso dos equipamentos adaptativos (p. ex., dispositivos para telefonar, cozinhar).
- Descreve um método para garantir a adesão ao horário da medicação.
- Comunica a capacidade para fazer uma ligação e atender ao telefone.

---

[45] Este diagnóstico não consta na NANDA-I 2018-2020, mas foi incluído por sua clareza ou utilidade.

- Comunica a lavagem regular das roupas por si mesmo ou por outros.
- Comunica a ingestão diária de pelo menos duas refeições nutritivas.
- Identifica opções de transporte para lojas, atendimento médico, igreja e atividades sociais.
- Demonstra o controle de transações simples com dinheiro.
- Identifica as pessoas que auxiliarão em assuntos monetários.

NOC Autocuidado: Atividades instrumentais da vida diária (AIVD)

Intervenções

Investigar os fatores causadores e contribuintes
- Ver Fatores relacionados.

Usar a escala a seguir para classificar a capacidade de desempenho do indivíduo
- 0 = É completamente independente
- 1 = Exige uso de equipamento auxiliar
- 2 = Necessita de ajuda mínima
- 3 = Necessita de ajuda e/ou alguma supervisão
- 4 = Necessita de supervisão total
- 5 = Necessita de assistência total ou é incapaz de ajudar

   J: *Este código permite estabelecer um parâmetro inicial para avaliar a evolução.*

NIC Ensino: Individual, Encaminhamento, Promoção do envolvimento familiar

Auxiliar o indivíduo a identificar os recursos de autoajuda

Equipamentos auxiliares para vestir-se/arrumar-se
- Ver *Mobilidade física prejudicada*.

Equipamentos auxiliares para cozinhar e alimentar-se
- Pratos com bordas levantadas de um lado.
- Cabos colocados nos talheres (usar rolos de espuma para cabelo).
- Prendedor para fixar o canudo ao copo.
- Apoio especial para fixar e segurar alimentos ou potes (p. ex., para colocar manteiga na torrada ou amassar batatas).
- Abridor fixo para frascos.
- Material antiderrapante aplicado sob a louça (o mesmo adesivo usado para evitar escorregar na banheira).
- Fixador de sucção dos dois lados para manter a louça no lugar.

   J: *Há uma variedade de dispositivos auxiliares a serem usados na cozinha.*

Comunicação/segurança
- Luzes ativadas pelo movimento em corredores e entradas.
- Luz noturna no trajeto para o banheiro.
- Luz próxima à cama.
- Telefones especialmente adaptados (amplificados, com teclas grandes).
- Dispositivos de segurança especialmente adaptados (alarme na pulseira).

   J: *Uma variedade de dispositivos auxiliares está disponível para prevenir lesão e chamar assistência.*

Promover o autocuidado e a segurança para a pessoa com déficit cognitivo

Avaliar as atividades que são realizáveis
- Acender as luzes antes de escurecer.
- Usar iluminação noturna.
- Manter o ambiente sem obstáculos e simples.
- Usar relógios e calendários como indicadores.
- Marcar no calendário (usando símbolos figurativos) os lembretes para compras, lavanderia, limpeza da casa, consultas médicas e lazer.

   J: *As intervenções concentram-se em ajudar o indivíduo e sua família a manterem a independência funcional o mais segura possível (Miller, 2015).*

Para as tarefas de lavanderia, ensinar a
- Separar as roupas escuras das claras.
- Usar figuras para ilustrar os passos da lavagem de roupa.
- Marcar o copo com uma linha para indicar a quantidade de sabão necessária.
- Minimizar a passagem de roupas.
- Usar um ferro elétrico com mecanismo automático para desligar.

J: *As intervenções concentram-se em ajudar o indivíduo e sua família a manterem a independência funcional o mais segura possível (Miller, 2015).*

Avaliar a capacidade do indivíduo para procurar, selecionar e preparar alimentos nutritivos diariamente
- Preparar uma lista permanente de compras, com indicações dos alimentos e produtos essenciais.
- Ensinar a rever a lista antes das compras, verificar os itens necessários e, na loja, assinalar os itens selecionados. (Usar um lápis que possa ser apagado para reutilizar a lista.)
- Orientá-lo para comprar refeições para uma única pessoa (ver *Nutrição desequilibrada* para as técnicas específicas).
- Se possível, ensinar a usar o micro-ondas para reduzir o risco de lesões e acidentes relacionados ao calor.

J: *As intervenções concentram-se em ajudar o indivíduo e sua família a manterem a independência funcional o mais segura possível (Miller, 2015).*

Oferecer indicadores para melhorar a adesão à agenda dos medicamentos
- Colocar os medicamentos em um estojo comercial com divisórias para sete dias.
- Separar a quantidade exata de medicamentos para o dia. Dividi-los em pequenos copos, cada um rotulado com a hora do dia.
- Se necessário, desenhar os medicamentos e a quantidade em cada copo.
- Educar o indivíduo para transferir os medicamentos do copo para um saco plástico quando planejar sair de casa.
- Dizer ao indivíduo quem ele deve chamar para pedir orientações no caso de perder uma dose.

J: *Estratégias simples podem ser usadas como lembrete da agenda de medicamentos e prevenção de erros.*

J: *As intervenções concentram-se em ajudar o indivíduo e sua família a manterem a independência funcional o mais segura possível (Miller, 2015).*

Iniciar as orientações para a saúde e os encaminhamentos, conforme indicado
- Discutir a importância de identificar a necessidade de auxílio.
- Discutir possibilidades de troca de serviços (p. ex., lavar as roupas do vizinho em troca de ajuda nas compras).
- Identificar uma pessoa que possa oferecer ajuda imediata (p. ex., vizinho, amigo, serviço via telefone).
- Identificar fontes de auxílio na lavagem das roupas, nas compras e nos assuntos financeiros.

Determinar as fontes disponíveis de transporte (vizinhos, familiares, centros comunitários)
- Grupos religiosos ou agência de serviço social.
- Encaminhar o indivíduo às agências na comunidade que possam ajudar (p. ex., Secretaria de Assistência Social, agência local voltada aos idosos, vizinhos mais velhos, enfermagem de saúde pública, agências especializadas em refeições prontas).

J: *Recursos da comunidade, vizinhos, grupos religiosos ou todos os três podem auxiliar o indivíduo quando não houver cuidadores ou se eles não estiverem disponíveis (Miller, 2015).*

Déficit no autocuidado para alimentação

Definição da NANDA-I
Incapacidade de alimentar-se de forma independente.

Características definidoras*

Incapacidade (ou relutância) para[46]
    Trazer o alimento à boca a partir de um recipiente
    Completar uma refeição
    Posicionar o alimento sobre os talheres

---
[46] Estas características foram adicionadas pela autora por sua clareza ou utilidade.

Segurar os talheres
Ingerir o alimento de uma forma socialmente aceitável
Abrir recipientes
Segurar uma xícara ou um copo
Preparar o alimento para ingestão
Usar dispositivos auxiliares

Fatores relacionados

Ver *Síndrome do déficit no autocuidado*.

Nota da autora

Este diagnóstico é apropriado para um indivíduo que apresenta dificuldade com as atividades de autocuidado para alimentação. Indivíduos que têm dificuldade em mastigar e ingerir calorias suficientes precisam de um diagnóstico adicional de *Nutrição desequilibrada*.

Erros nos enunciados diagnósticos

Ver *Síndrome do déficit no autocuidado*.

Conceitos-chave

Ver *Síndrome do déficit no autocuidado*.

Critérios para a investigação focalizada

Ver *Síndrome do déficit no autocuidado*.

Metas

O indivíduo demonstrará capacidade aumentada para alimentar-se ou comunica que necessita de assistência, conforme evidenciado pelos seguintes indicadores:

- Demonstra capacidade para uso de equipamentos adaptativos, se indicado.
- Demonstra maior interesse e desejo de comer.
- Descreve a justificativa e o procedimento para o tratamento.
- Descreve os fatores causadores do déficit na alimentação.

NOC Estado nutricional, Autocuidado: Alimentação, Estado da deglutição

Intervenções

Investigar os fatores causadores

- Ver Fatores relacionados.

Usar a escala a seguir para classificar a capacidade de desempenho do indivíduo

- 0 = É completamente independente
- 1 = Exige uso de equipamento auxiliar
- 2 = Necessita de ajuda mínima
- 3 = Necessita de ajuda e/ou alguma supervisão
- 4 = Necessita de supervisão total
- 5 = Necessita de assistência total ou é incapaz de ajudar

J: *Este código permite estabelecer um parâmetro inicial para avaliar a evolução.*

NIC Alimentação, Assistência nos cuidados pessoais: Alimentação, Terapia para deglutição, Ensino, Precauções contra aspiração

Proporcionar oportunidades para reaprender ou adaptar-se à atividade

Intervenções comuns de enfermagem para alimentação

- Investigar com o indivíduo ou membros da família quais alimentos ele aprecia ou não.
- Fornecer refeições no mesmo ambiente, em local agradável e sem muitas distrações.

- Manter a temperatura correta dos alimentos (alimentos quentes, alimentos frios).
- Proporcionar alívio da dor, porque ela pode alterar o apetite e a capacidade de se alimentar.
- Proporcionar boa higiene oral antes e depois das refeições.
- Estimular o uso de dentaduras e óculos.
- Auxiliá-lo a posicionar-se da forma mais normal para comer, de acordo com sua incapacidade física (o melhor é sentar-se em uma cadeira à mesa).
- Proporcionar contato social durante a alimentação.

    J: *Essas estratégias tentam normalizar o momento da refeição para aumentar a participação e a ingestão.*

Intervenções específicas para pessoas com déficits sensoriais/perceptivos

- Incentivar o uso das lentes corretivas prescritas.
- Descrever a localização dos utensílios e do alimento na bandeja ou na mesa.
- Descrever os itens de alimentação para estimular o apetite.
- No caso de déficits de percepção, escolher pratos de cores diferentes para ajudar a distinguir itens (p. ex., bandeja vermelha, pratos brancos).
- Descobrir os padrões alimentares habituais e proporcionar os tipos de alimentos de acordo com a preferência (ou arrumar os tipos de alimentos no sentido horário); registrar no plano de cuidados o tipo de organização usada (p. ex., carne, 6 horas; batatas, 9 horas; vegetais, 12 horas).
- Incentivar a ingestão de alimentos que possam ser manipulados (p. ex., pão, *bacon*, frutas, salsichas) para promover a independência.
- Evitar colocar o alimento no lado cego com interrupção no campo visual até a adaptação visual ao ambiente; estimular, a seguir, o exame do campo inteiro pelo indivíduo.

    J: *O fomento das capacidades do indivíduo para o autocuidado pode aumentar sua sensação de controle e independência, promovendo o bem-estar geral.*

Intervenções específicas para pessoas com ausência de membros

- Proporcionar um ambiente para refeições que não seja embaraçoso para o indivíduo; permitir tempo suficiente para a tarefa de comer.
- Proporcionar apenas a supervisão e o auxílio necessários para o reaprendizado ou a adaptação.
- Para melhorar a independência, fornecer os equipamentos de adaptação necessários:
  - Bordas no prato para evitar que o alimento seja empurrado para fora.
  - Base de sucção sob o prato ou a tigela para estabilização.
  - Cabos dos talheres forrados para maior firmeza.
  - Tala com pinça no punho ou na mão para segurar os talheres.
  - Copo de bebida especial.
  - Faca especial para cortar.
- Auxiliar a servir, se necessário, abrindo embalagens, guardanapos, pacotes de temperos; cortando a carne; passando manteiga no pão.
- Organizar o alimento de forma que exista espaço suficiente para realizar a tarefa de comer.

    J: *Os dispositivos auxiliares podem melhorar as capacidades de autocuidado.*

Intervenções específicas para pessoas com déficits cognitivos

- Providenciar um ambiente isolado, calmo, até que o indivíduo seja capaz de se concentrar na alimentação e não seja distraído com facilidade.
- Supervisionar o programa alimentar até que não haja mais perigo de sufocação ou aspiração.
- Orientar quanto à localização e à finalidade do equipamento para a alimentação.
- Evitar distrações externas e conversas desnecessárias.
- Colocar o indivíduo na posição mais normal que possa assumir fisicamente para se alimentar.
- Estimular a prestar atenção na tarefa, mas ficar alerta quanto aos sinais de fadiga, frustração ou agitação.
- Fornecer um alimento de cada vez na sequência habitual até que o indivíduo seja capaz de comer a refeição inteira na sequência normal.
- Estimular a ser cuidadoso, comer em pequenas quantidades e colocar o alimento no lado não afetado da boca, se houver paresia ou paralisia.
- Verificar a presença de alimento nas bochechas.
- Ver *Deglutição prejudicada* para intervenções adicionais.

    J: *Há necessidade de estratégias para reduzir as distrações do ambiente e aumentar a atenção à tarefa.*

Iniciar as orientações para a saúde e os encaminhamentos, conforme indicado

- Garantir que tanto o indivíduo quanto sua família compreendam a razão e a finalidade de todas as intervenções.
- Prosseguir com a orientação conforme a necessidade.
  - Manter métodos seguros de alimentação.
  - Prevenir a aspiração.
  - Usar talheres apropriados (evitar instrumentos afiados).
  - Testar a temperatura dos líquidos quentes e usar proteção para a roupa (p. ex., babador de papel).
  - Ensinar o uso de equipamentos adaptativos.

J: *Comer tem implicações fisiológicas, psicológicas, sociais e culturais. Aumentar o controle do indivíduo sobre as refeições promove a bem-estar geral.*

Déficit no autocuidado para banho

Definição da NANDA-I
Incapacidade de completar as atividades de limpeza do corpo de forma independente.

Características definidoras*

Déficit no autocuidado para banho (inclui lavar o corpo inteiro, pentear o cabelo, escovar os dentes, cuidar da pele e das unhas e maquiar-se)[47]

Incapacidade (ou relutância) para[47]
  - Ter acesso ao banheiro
  - Pegar os utensílios para o banho
  - Lavar e/ou enxugar o corpo
  - Obter uma fonte de água
  - Regular a água do banho

Fatores relacionados
Ver *Síndrome do déficit no autocuidado*.

Nota da autora
Ver *Síndrome do déficit no autocuidado*

Erros nos enunciados diagnósticos
Ver *Síndrome do déficit no autocuidado*.

Conceitos-chave
Ver *Síndrome do déficit no autocuidado*.

Critérios para a investigação focalizada
Ver *Síndrome do déficit no autocuidado*.

Metas
O indivíduo realizará as atividades de banho no nível ideal esperado ou comunicará satisfação com o que consegue, apesar das limitações, conforme evidenciado pelos seguintes indicadores:

- Comunica sensação de conforto e satisfação com a limpeza do corpo.
- Demonstra capacidade de uso dos equipamentos adaptativos.
- Descreve os fatores causadores do déficit para banho.

NOC Autocuidado: Atividades da vida diária (AVD), Autocuidado: Banho

---

[47] Estas características foram adicionadas pela autora por sua clareza ou utilidade.

Intervenções

Investigar os fatores causadores

- Ver Fatores relacionados.

Usar a escala a seguir para classificar a capacidade de desempenho do indivíduo

- 0 = É completamente independente
- 1 = Exige uso de equipamento auxiliar
- 2 = Necessita de ajuda mínima
- 3 = Necessita de ajuda e/ou alguma supervisão
- 4 = Necessita de supervisão total
- 5 = Necessita de assistência total ou é incapaz de ajudar

J: Este código permite estabelecer um parâmetro inicial para avaliar a evolução.

NIC Assistência no autocuidado: Banho, Ensino: Indivíduo

Proporcionar oportunidades para reaprender ou adaptar-se à atividade

Intervenções gerais de enfermagem para a incapacidade de banhar-se

- O horário e a rotina do banho devem ser adequados para incentivar um maior grau de independência.
- Estimular a usar as lentes corretivas ou o aparelho auditivo prescritos.
- Manter o banheiro aquecido; averiguar a temperatura da água.
- Proporcionar privacidade durante a rotina do banho.
- Estimular sua rotina normal no banho.
- Manter o ambiente sem obstáculos e simples.
- Observar as condições da pele durante o banho.
- Facilitar o alcance a todo o equipamento para o banho.
- Providenciar segurança no banheiro (tapetes antiderrapantes, barras de apoio).
- Quando o indivíduo é fisicamente capaz, estimular o uso da banheira ou do chuveiro, dependendo do que ele utiliza em sua casa. (O indivíduo deverá praticar no hospital, preparando-se para a alta).
- Providenciar o equipamento adaptativo, conforme necessário:
    - Cadeira ou banco na banheira ou no chuveiro.
    - Esponja com cabo longo para alcançar as costas ou as extremidades inferiores.
    - Barras de apoio na parede do banheiro para auxiliar a mobilidade.
    - Prancha para transferir-se para a cadeira ou para o banco na banheira.
    - Listras ou tapete antiderrapante no piso do banheiro, do box ou da banheira.
    - Luvas para banho, com bolso para o sabonete.
    - Escovas de dentes adaptadas.
    - Suporte para barbeador.
    - Chuveiro com comando manual.
- Proporcionar alívio à dor que possa afetar a sua capacidade de banhar-se.[48]

J: Oferecer opções e incluir o indivíduo no planejamento dos cuidados reduz sentimentos de impotência, promove sensação de liberdade, controle e autovalorização e aumenta o seu desejo de atender aos planos terapêuticos. Os dispositivos auxiliares podem melhorar as capacidades de autocuidado.

Intervenções específicas de banho para pessoas com déficits visuais

- Colocar o equipamento para o banho no local mais adequado ao indivíduo. Assegurar-se de sua capacidade para localizar os objetos para o banho.
- Evitar colocar o equipamento de banho no lado cego do indivíduo com limite de campo visual.
- Manter a campainha de chamada ao seu alcance.
- Dar ao indivíduo deficiente visual o mesmo grau de privacidade e dignidade de qualquer outra pessoa.
- Anunciar-se verbalmente antes de entrar no banheiro ou ao sair dele.
- Observar a sua capacidade para realizar o cuidado oral, pentear o cabelo e banhar-se.
- Providenciar um local de fácil alcance para a roupa limpa.

J: A incapacidade de cuidar de si mesmo produz sentimentos de dependência e diminui a autoestima. Com o aumento da capacidade de autocuidado, aumenta a autoestima.

---

[48] Pode exigir prescrição médica.

Intervenções específicas de banho para pessoas com déficits cognitivos

- Providenciar um horário coerente para a rotina do banho como parte de um programa estruturado para ajudar a diminuir a confusão.
- Manter orientações simples e evitar distrações; orientar sobre a finalidade do equipamento para o banho e colocar pasta de dentes na escova.
- Se o indivíduo não for capaz de lavar o corpo inteiro, solicitar que ele lave uma parte até fazê-lo corretamente; dar reforço positivo para o sucesso.
- Supervisionar a atividade até que o indivíduo possa realizar a tarefa por si mesmo com segurança.
- Estimular a atenção para a tarefa, mas ficar atento à fadiga, que pode aumentar a confusão.
- Preservar a dignidade e diminuir a agitação.
- Fornecer avisos verbais ao indivíduo antes de qualquer procedimento (p. ex., tocá-lo, borrifar com água).
- Aplicar uma pressão firme sobre a pele ao dar banho; isso tem menos probabilidade de ser mal-interpretado do que o toque delicado.
- Usar uma banheira ou um chuveiro com água quente para auxiliar o indivíduo confuso ou agitado a relaxar.
- Adicionar óleo de lavanda à água do banho, quando desejado.
- Determinar o melhor método para dar banho no indivíduo (p. ex., banho de toalha, chuveiro, banheira).

   J: *A agressão pode ser precipitada por banhos. Foi observado que sabonete e toalhas em um ambiente aquecido reduzem a agressão.*

Iniciar as orientações para a saúde e os encaminhamentos, conforme indicado

- Comunicar à equipe e à família a capacidade e o desejo de aprender do indivíduo.
- Ensinar o uso de equipamentos adaptativos.
- Verificar as instalações para o banho em casa e auxiliar na determinação da necessidade de fazer adaptações; encaminhar à terapia ocupacional ou ao serviço social para ajudá-lo na obtenção do equipamento doméstico necessário.
- Ensinar a usar a banheira ou o chuveiro, dependendo do que é utilizado em casa.
- Se o indivíduo estiver paralisado, orientar a família a demonstrar a verificação completa da pele quanto a hiperemia em áreas importantes (nádegas, proeminências ósseas).
- Orientar a família a manter a segurança no ambiente do banho.

   J: *O asseio é importante para oferecer conforto, autoestima positiva e interações sociais.*

   J: *A incapacidade de cuidar de si mesmo produz sentimentos de dependência e diminui a autoestima. Com o aumento da capacidade de autocuidado, aumenta a autoestima.*

Déficit no autocuidado para higiene íntima

Definição da NANDA-I

Incapacidade de realizar tarefas associadas à eliminação vesical e intestinal de forma independente.

Características definidoras*

Incapacidade (ou relutância) para[49]
   Ter acesso ao vaso sanitário ou à cadeira higiênica
   Realizar uma higiene adequada
   Manipular as roupas durante as atividades de higiene íntima
   Elevar-se do vaso sanitário ou da cadeira higiênica
   Sentar no vaso sanitário ou na cadeira higiênica
   Dar a descarga no vaso sanitário ou esvaziar a cadeira higiênica

Fatores relacionados

Ver *Síndrome do déficit no autocuidado*.

Nota da autora

Ver *Síndrome do déficit no autocuidado*.

---

[49] Estas características foram adicionadas pela autora por sua clareza ou utilidade.

Erros nos enunciados diagnósticos

Ver *Síndrome do déficit no autocuidado*.

Conceitos-chave

Ver *Síndrome do déficit no autocuidado*.

Critérios para a investigação focalizada

Ver *Síndrome do déficit no autocuidado*.

Metas

O indivíduo deverá demonstrar maior habilidade no uso do vaso sanitário ou comunicar a necessidade de alguém para ajudá-lo a realizar a tarefa, conforme evidenciado pelos seguintes indicadores (especificar quando há necessidade de ajuda).

- Demonstra a capacidade de usar dispositivos de adaptação para facilitar a higiene íntima.
- Descreve fatores causadores do déficit para a higiene íntima.
- Informa a justificativa e os procedimentos para o tratamento.

NOC Autocuidado: Atividades da vida diária (AVD), Autocuidado: Higiene íntima, Autocuidado: Uso do vaso sanitário

Intervenções

Investigar os fatores causadores

- Ver Fatores relacionados.

Usar a escala a seguir para classificar a capacidade de desempenho do indivíduo

- 0 = É completamente independente
- 1 = Exige uso de equipamento auxiliar
- 2 = Necessita de ajuda mínima
- 3 = Necessita de ajuda e/ou alguma supervisão
- 4 = Necessita de supervisão total
- 5 = Necessita de assistência total ou é incapaz de ajudar

NIC Assistência no autocuidado: Higiene íntima, Assistência no autocuidado: Uso do vaso sanitário, Ensinando ao indivíduo, Estabelecimento de metas mútuas

J: *Este código permite estabelecer um parâmetro inicial para avaliar a evolução.*

Intervenções comuns de enfermagem para dificuldades no uso do vaso sanitário

- Estimular a usar as lentes corretivas ou o aparelho auditivo prescritos.
- Obter o histórico do funcionamento da bexiga e do intestino pelo indivíduo e sua família (ver *Incontinência intestinal* ou *Eliminação urinária prejudicada*).
- Verificar o sistema de comunicação que o indivíduo usa para expressar a necessidade de usar o vaso sanitário.
- Manter um registro dos hábitos urinário e intestinal para determinar os padrões de uso do vaso sanitário.
- Providenciar a ingestão apropriada de líquidos e uma dieta equilibrada para promover a eliminação urinária adequada e a evacuação intestinal normal.
- Promover a eliminação normal, incentivando atividades e exercícios de acordo com as capacidades do indivíduo.
- Evitar o desenvolvimento da "fixação na evacuação", falando menos no assunto e não indagando sobre os hábitos intestinais.
- Estar alerta quanto à possibilidade de quedas quando for utilizar o vaso sanitário (estar preparado para facilitar sua queda ao chão sem que nenhum dos dois se machuque).
- Adquirir independência no uso do vaso sanitário pela prática contínua e sem auxílio.
- Permitir tempo suficiente para que o indivíduo utilize o vaso sanitário no intuito de evitar fadiga. (A falta de tempo suficiente para usar o vaso sanitário poderá causar incontinência ou constipação.)
- Evitar o uso de sondas permanentes ou cateteres tipo condom para facilitar a continência da bexiga (se possível).

J: *O envolvimento máximo do indivíduo nas atividades de uso do vaso sanitário pode reduzir o constrangimento associado ao auxílio necessário para sua utilização.*

J: *Essas são estratégias que propiciam um ambiente e uma rotina estruturados e corentes para o alcance das metas do indivíduo.*

Intervenções específicas de uso do vaso sanitário para pessoas com déficits visuais

- Manter a campainha acessível, de forma que o indivíduo possa obter auxílio rápido para uso do vaso sanitário; atender ao chamado prontamente para diminuir a ansiedade.
- Se necessário usar urinol, garantir que esteja ao alcance do indivíduo.
- Evitar colocar os equipamentos (urinol) do lado cego em indivíduos com limite do campo visual. (Quando o indivíduo está visualmente adaptado ao ambiente, pode-se sugerir que ele busque em todo o campo visual para encontrar o equipamento.)
- Anunciar-se verbalmente antes de entrar na área do vaso sanitário ou ao sair dela.
- Observar a sua capacidade para acessar o equipamento ou para chegar ao vaso sanitário sem ajuda.
- Proporcionar um trajeto seguro e sem obstáculos até a área do vaso sanitário.

J: *Essas são estratégias que propiciam um ambiente e uma rotina estruturados e coerentes para o alcance das metas do indivíduo.*

Intervenções específicas de uso do vaso sanitário por pessoas com membros afetados ou amputados

- Proporcionar apenas a supervisão e o auxílio necessários para o reaprendizado ou a adaptação à prótese.
- Encorajar o indivíduo a olhar para a área ou o membro afetado e usá-lo durante os procedimentos de uso do vaso sanitário.
- Incentivar técnicas de transferência úteis ensinadas pelo terapeuta ocupacional ou fisioterapeuta. (O enfermeiro se familiariza com o modo de transferência planejado.)
- Fornecer os equipamentos adaptativos necessários para estimular o máximo de independência e segurança (cadeiras com urinol, urinol à prova de vazamento, urinol articulado, assento elevado no vaso sanitário, barras de apoio para o vaso sanitário).
- Proporcionar um trajeto seguro e sem obstáculos até a área do vaso sanitário.

J: *Há uma variedade de dispositivos e técnicas auxiliares disponíveis para prevenir lesão e promover o autocuidado.*

Intervenções específicas de uso do vaso sanitário para pessoas com déficits cognitivos

- Fornecer lembretes a cada duas horas, após as refeições e antes de dormir, para indicar a necessidade do uso do vaso sanitário.
- Quando o indivíduo for capaz de indicar a necessidade de usar o vaso sanitário, iniciar o uso a cada duas horas, após as refeições e antes de deitar.
- Responder imediatamente ao chamado da campainha para evitar frustração e incontinência.
- Estimular o uso de roupas normais. (Muitas pessoas desorientadas se mostram continentes quando estão vestindo roupas normais.)
- Evitar o uso de urinóis; quando possível fisicamente, proporcionar uma atmosfera normal de eliminação no banheiro. (O banheiro usado deverá permanecer constante para promover familiaridade.)
- Fornecer indicações verbais sobre o que é esperado e dar reforço positivo ao sucesso.
- Trabalhar na obtenção da continência diurna antes de esperar a continência noturna. (A incontinência noturna poderá continuar após a volta da continência diurna.)
- Ver *Eliminação urinária prejudicada* para informações adicionais sobre incontinência.

J: *As intervenções concentram-se em ajudar o indivíduo e sua família a manterem a independência funcional o mais segura possível (Miller, 2015).*

Iniciar as orientações para a saúde e os encaminhamentos, conforme indicado

- Avaliar a compreensão e o conhecimento do indivíduo e de sua família sobre intervenções futuras e suas justificativas.
- Garantir uma avaliação domiciliar por um enfermeiro domiciliar.

J: *Recursos da comunidade, vizinhos, grupos religiosos ou todos os três podem auxiliar o indivíduo a manter o autocuidado, mesmo quando não houver cuidadores ou se eles não estiverem indisponíveis (Miller, 2015).*

Déficit no autocuidado para vestir-se

Definição da NANDA-I

Incapacidade de vestir e retirar as roupas de forma independente.

Características definidoras

Déficit para vestir-se (inclui roupas normais ou especiais, e não roupas de dormir)[50]
Incapacidade (ou relutância) para[50]
    Escolher a roupa
    Vestir a roupa na parte inferior ou superior do corpo
    Manter a aparência em um nível satisfatório
    Pegar as roupas
    Calçar/descalçar sapatos
    Calçar/descalçar meias
    Usar dispositivos auxiliares
    Utilizar zíperes
    Abrir ou fechar roupas
    Obter as roupas

Fatores relacionados

Ver *Síndrome do déficit no autocuidado*.

Nota da autora

Ver *Síndrome do déficit no autocuidado*.

Erros nos enunciados diagnósticos

Ver *Síndrome do déficit no autocuidado*.

Conceitos-chave

Ver *Síndrome do déficit no autocuidado*.

Critérios para a investigação focalizada

Ver *Síndrome do déficit no autocuidado*.

Metas

O indivíduo demonstrará capacidade aumentada para vestir-se ou comunicar a necessidade de ter alguém para ajudá-lo a realizar a tarefa, conforme evidenciado pelos seguintes indicadores:

- Demonstra capacidade para usar os equipamentos adaptativos, de modo a facilitar a independência ao vestir-se.
- Demonstra interesse aumentado em usar roupas de sair.
- Descreve os fatores causadores das deficiências para vestir-se.
- Comunica a justificativa e os procedimentos para os tratamentos.

NOC Autocuidado: Atividades da vida diária (AVD), Autocuidado: Vestir-se

Intervenções

Investigar os fatores causadores

- Ver Fatores relacionados.

Usar a escala a seguir para classificar a capacidade de desempenho do indivíduo

- 0 = É completamente independente
- 1 = Exige uso de equipamento auxiliar
- 2 = Necessita de ajuda mínima
- 3 = Necessita de ajuda e/ou alguma supervisão
- 4 = Necessita de supervisão total
- 5 = Necessita de assistência total ou é incapaz de ajudar

    J: *Este código permite estabelecer um parâmetro inicial para avaliar a evolução.*

---

[50]Estas características foram adicionadas pela autora por sua clareza ou utilidade.

NOC Assistência no autocuidado, Vestir-se/arrumar-se, Ensino: Indivíduo, Vestir-se

Intervenções gerais de enfermagem para vestir-se

- Providenciar roupas de tamanho maior e de mais fácil colocação, incluindo roupas com cintura elástica, mangas e pernas largas, vestidos abertos nas costas para mulheres em cadeiras de rodas e vestidos com fechos de velcro ou botões maiores.
- Estimular a usar as lentes corretivas ou o aparelho auditivo prescritos.
- Promover a independência ao vestir-se por meio da prática contínua e sem ajuda.
- Permitir tempo suficiente para vestir-se e despir-se, pois a tarefa pode ser exaustiva, dolorosa ou difícil.
- Planejar para que o indivíduo aprenda e demonstre uma parte da atividade antes de evoluir para a próxima.
- Organizar as roupas na sequência em que o indivíduo deverá vesti-las.
- Providenciar equipamentos auxiliares para vestir-se, conforme necessários (alguns comumente usados incluem fitas adesivas, puxador de zíper, alça para os botões, calçadeira com cabo longo e cordões de sapato adaptados com elástico).
- Se necessário, aumentar a participação no ato de se vestir, prescrevendo medicamento para alívio da dor 30 minutos antes da hora de se vestir ou se despir, quando indicado.[51]
- Oferecer privacidade durante a rotina de vestir-se.
- Oferecer segurança garantindo acesso fácil a todas as roupas e constatando o nível de desempenho do indivíduo.

J: *A incapacidade de cuidar de si mesmo produz sentimentos de dependência e diminui o autoconceito. Com o aumento da capacidade de autocuidado, aumenta a autoestima. O cuidado ideal da aparência promove o bem-estar psicológico.*

Intervenções específicas no vestir-se para pessoas com déficits visuais

- Permitir que o indivíduo escolha o local mais conveniente para se vestir e adaptar o ambiente para a melhor realização da tarefa (p. ex., remover barreiras desnecessárias).
- Anunciar-se verbalmente antes de entrar ou sair do local.
- Evitar colocar a roupa no lado cego do indivíduo com problemas no campo visual até que ele esteja adaptado ao ambiente; estimulá-lo, então, a virar a cabeça, percorrendo todo o campo visual.

J: *As estratégias usadas incluem a colocação coerente dos itens necessários para o ato de vestir-se.*

Intervenções específicas no vestir-se para pessoas com déficits cognitivos (Miller, 2015)

- Manter a comunicação verbal simples.
  - Fazer perguntas com respostas sim/não.
  - Usar comandos simples (p. ex., "coloque as meias").
  - Elogiar após cada etapa.
  - Ser específico e conciso.
  - Chamar a pessoa pelo nome.
  - Usar sempre a mesma palavra para o mesmo objeto (p. ex., "camisa").
  - Vestir a parte inferior e depois a superior.
- Preparar um ambiente sem obstáculos.
  - Garantir boa iluminação.
  - Arrumar a cama; minimizar a bagunça visual.
  - Dispor as roupas com a parte frontal para baixo.
  - Colocar as roupas na sequência em que serão usadas.
  - Permitir a opção entre apenas duas peças.
  - Colocar roupas combinadas juntas no cabide.
  - Remover as roupas sujas da área de vestir.
- Providenciar indicações não verbais.
  - Alcançar cada item de roupa separadamente e na ordem correta.
  - Colocar os sapatos ao lado do pé correto.
  - Usar gestos para explicar.
  - Apontar ou tocar a parte do corpo a ser usada.
  - Se o indivíduo não conseguir completar todos os passos, permitir sempre que termine a etapa de vestir-se, se possível – puxar o zíper, afivelar o cinto.
  - Diminuir gradualmente a ajuda.

J: *Há necessidade de estratégias para reduzir as distrações do ambiente e aumentar a atenção à tarefa.*

---

[51] Pode exigir prescrição médica.

Iniciar as orientações para a saúde e os encaminhamentos, conforme indicado
- Ter acesso a um enfermeiro domiciliar para uma avaliação domiciliar.

    J: Uma avaliação domiciliar, feita por enfermeiro domiciliar, é fundamental para a manutenção das atividades de autocuidado e/ou a evolução para um nível superior.

SÍNDROME DO IDOSO FRÁGIL

Síndrome do idoso frágil

Risco de síndrome do idoso frágil

Definição da NANDA-I
Estado dinâmico de equilíbrio instável que afeta o idoso que passa por deterioração em um ou mais domínios de saúde (físico, funcional, psicológico ou social) e leva ao aumento da suscetibilidade a efeitos de saúde adversos, em particular a incapacidade.

Características definidoras
Presença de um grupo de diagnósticos de enfermagem (mínimo de dois), de ocorrência simultânea:

- Intolerância à atividade
- Déficit no autocuidado para banho
- Débito cardíaco diminuído
- Déficit no autocuidado para vestir-se
- Fadiga
- Déficit no autocuidado para alimentação
- Desesperança
- Nutrição desequilibrada: menor do que as necessidades corporais
- Memória prejudicada
- Mobilidade física prejudicada
- Deambulação prejudicada
- Isolamento social
- Déficit no autocuidado para higiene íntima

Fatores relacionados
- Função anormal em sistemas inflamatórios
- Função anormal em sistemas neuroendócrinos
- Alteração na função cognitiva
- Doença crônica
- Depressão
- História de quedas
- Morar sozinho
- Desnutrição
- Regulação insatisfatória de energia
- Hospitalização prolongada
- Transtorno psiquiátrico
- Sarcopenia
- Obesidade sarcopênica
- Estilo de vida sedentário
- Estresse

Nota da autora
Síndrome do idoso frágil e *Risco de síndrome do idoso frágil* são diagnósticos de enfermagem recentemente aceitos pela NANDA-I. De acordo com a definição da NANDA-I, os diagnósticos de enfermagem de síndrome possuem um grupo de diagnósticos de enfermagem. A etiologia de todos os diagnósticos de enfermagem no grupo constitui os efeitos da condição do idoso frágil. Esse diagnóstico, tal como escrito, não apresenta fatores relacionados. As intervenções para *Síndrome do idoso frágil* concentram-se na redução ou na prevenção dos diagnósticos de enfermagem do grupo.

Risco de síndrome do idoso frágil representa uma condição clínica importante que os enfermeiros podem abordar para prevenir ou reduzir. Além disso, fisioterapeutas, nutricionistas, terapeutas ocupacionais e assistentes sociais participam da prevenção. Escolhas do estilo de vida, como, por exemplo, exercício, socialização e alimentação, podem causar impacto no seu surgimento e nos profundos efeitos negativos sobre o funcionamento.

Conceitos-chave
Fragilidade pode ser descrita como um contínuo (Ahmed, Mandel & Fain, 2007; deVries et al., 2011)

Hígido (robusto)
- Não há características diagnósticas de fragilidade a longo prazo.

Pré-fragilidade
- Menos de três características diagnósticas de fragilidade.
- Risco aumentado de quedas, internação e mortalidade.
- Nesse estágio, a síndrome de fragilidade pode ser revertida.

Frágil
- Declínio na medida de marcadores de fragilidade ao longo de 3 anos.
- Risco maior de quedas, internação e mortalidade.
- Curso progressivo.

Falha em melhorar
- Apatia progressiva.
- Apetite diminuído.
- Declínio funcional irreversível.
- Estágio final que resulta em morte.
- Fatores do estilo de vida ao longo do ciclo de vida, como inatividade física, alimentação inadequada, ingestão de álcool e obesidade, podem ter impacto sobre o desenvolvimento da síndrome do idoso frágil.
- "A obesidade está associada à síndrome de fragilidade em mulheres idosas, em dados de estudos transversais. Essa associação continua importante, mesmo quando consideradas condições múltiplas associadas à fragilidade" (*Blaum, Xue, Michelon, Semba & Fried, 2005).
- Outras condições de saúde, como fatores de risco cardiovascular, diabete, infecções, doença vascular subclínica, colesterol e pressão arterial elevada podem contribuir para o surgimento da síndrome do idoso frágil.
- A identificação é mais útil precocemente, quando as intervenções são mais eficazes (Pijpers, Ferreira, Stehouwer, Nieuwenhuijzen & Kruseman, 2012).
- Há oito fatores que colocam um idoso em risco. Os fatores físicos incluem estado nutricional, atividade física, mobilidade, força e energia. Os fatores psicológicos incluem cognição e humor, e os fatores sociais incluem falta de contatos sociais e de apoio social (deVries et al., 2011).
- A síndrome da fragilidade caracteriza-se por uma reserva funcional reduzida e capacidade de adaptação prejudicada, consequência do declínio cumulativo de múltiplos subsistemas, causando aumento da vulnerabilidade que leva a resultados adversos (Xue, 2011).
- A desregulação em múltiplos sistemas fisiológicos, particularmente na resposta ao estresse, é um aspecto central de fragilidade. A base dessa desregulação pode estar associada a alterações moleculares relativas à idade (dano ao DNA, senescência celular e disfunção mitocondrial), à genética e a estados específicos de doenças inflamatórias. Isso resulta em anorexia, osteopenia, diminuição da função imune, cognição, metabolismo da glicose e aumento da formação de coágulos (Walston, 2013; *Walston et al., 2006).
- São multidimensionais os fatores de risco de fragilidade. Fatores fisiológicos, estado psicológico e emocional, enfrentamento e fatores sociais e ambientais e sua interação contribuem para um equilíbrio instável.
- Fried e colaboradores (*2001) relataram que "a predominância generalizada de fragilidade nessa população que vive na comunidade foi de 6,9%; aumentou com o envelhecimento e foi maior nas mulheres do que nos homens. A incidência em quatro anos foi de 7,2%. A fragilidade foi associada a identidade afro-americana, pouca formação acadêmica e baixa renda, saúde mais insatisfatória e taxas mais elevadas de doenças crônicas comórbidas, além de incapacidade".
- Existe uma sobreposição entre fragilidade, doença crônica e incapacidade; cada uma delas é uma condição clínica separada.
- Insuficiência cardíaca, dano renal, acidente vascular encefálico, osteoartrite de quadril e joelho e depressão são condições muito associadas à fragilidade (Pijpers et al., 2012).
- A presença de prejuízo cognitivo aumenta o potencial de resultados insatisfatórios.

Deficiências de vitamina D
- A incidência de deficiências de vitamina D foi relatada em (Kennel, Drake & Hurley, 2010):
  - Indivíduos em instituições para idosos/impossibilitados de saírem de casa, com uma média de idade de 81 anos (25-50%).
  - Mulheres idosas que deambulam, com idade > 80 anos (0-25%).
  - Mulheres com osteoporose, com idade entre 70 e 79 anos (30%).
  - Pessoas com fratura de quadril, com idade média de 77 anos (23%).
  - Pacientes adultos hospitalizados, com média de idade de 62 anos (57%).
  - Mulheres afro-americanas, com idade entre 15 e 49 anos (42%).
- A suplementação de vitamina D funciona para prevenir quedas e melhorar o equilíbrio. Em um dos relatos, níveis séricos mais baixos de hidroxivitamina D-25 (< 20 ng/mL) foram associados a uma prevalência mais alta de fragilidade nos dados básicos em um grupo de 1.600 homens com mais de 65 anos, mas não foram preditores de risco maior para o desenvolvimento de fragilidade em 4,6 anos (Walston, 2013).

Obesidade e fragilidade

- "Ainda que a obesidade seja bastante conhecida como associada à incapacidade, sua associação com a síndrome da fragilidade é menos clara, sobretudo porque a fragilidade é vista como um problema de desgaste, com perda de peso sendo um componente possível, mas não necessário, dessa síndrome" (*Blaum et al., 2005, p. 927).
- Blaum e colaboradores (*2001) relataram que vários pesquisadores descreveram uma síndrome diferenciada de "obesidade sarcopênica" em 10 a 13% dos obesos, com um desequilíbrio entre gordura e músculo. Sabe-se que essa síndrome está fortemente associada à redução da força e ao aumento de deficiências na mobilidade. Marcadores bioquímicos associados à fragilidade são maiores em pessoas com sobrepeso, principalmente marcadores inflamatórios, como a proteína C-reativa (PCR) e IL-6,14.

Critérios para a investigação focalizada

O fenótipo de fragilidade, ou propriedades observáveis, é definido como três ou mais dos cinco critérios descritos a seguir. Pré-fragilidade é definida como uma ou duas dessas características; ausência de fragilidade não apresenta nenhum dos cinco critérios a seguir (Fried et al., 2001; Walston, 2013).

- Perda de peso (≥ 5% do peso corporal no ano anterior).
- Exaustão (resposta positiva a perguntas acerca do esforço necessário para a atividade).
- Fraqueza (força menor de preensão).
- Desaceleração da velocidade de caminhada (velocidade da marcha) (> 6 a 7 segundos para andar 4,5 m).
- Atividade física reduzida (quilocalorias [kcal] gastas por semana: homens com gasto < 383 kcal, e mulheres, < 270 kcal).

Ver *Risco de síndrome do idoso frágil*.

Metas

O indivíduo e/ou pessoa próxima terá envolvimento em cuidados de conforto, conforme evidenciado por estes indicadores:

- Relata uma redução nos sintomas especificados.
- Descreve desejos/decisões pessoais.
- Relata aumento na interação social com pessoas próximas.
- Planeja transição do atendimento à nova instituição de cuidados de saúde, quando antecipada.

Intervenções

Identificar os fatores causadores e contribuintes

- Ver *Risco de síndrome do idoso frágil*.
- Ver *Insuficiência da capacidade do adulto para melhorar*.

Pesar benefícios e riscos das intervenções de saúde com o indivíduo/pessoas próximas

- Assim que diagnosticada a síndrome do idoso frágil, aconselhar o indivíduo e o cuidador sobre os benefícios e os riscos das intervenções de saúde.
- Informar sobre intervenções de saúde e oportunizar escolhas informadas sobre os cuidados.

    Justificativa: *Uma vez que a fragilidade é um estado vulnerável, todos os procedimentos invasivos ou medicamentos prejudiciais devem ser avaliados em relação a risco versus benefícios (Clegg, Young, Lliffe, Rickert & Rockwood, 2013).*

Cuidados paliativos

- Providenciar comunicação entre o médico ou outro profissional de saúde preparado e o indivíduo/família para discussão das opções disponíveis de tratamento.
- Investigar o que o indivíduo e as pessoas próximas compreendem acerca da condição médica relevante do indivíduo e cada uma das expectativas, esperanças e preocupações relacionadas a essa condição.
- Defender as expectativas do indivíduo com o médico e/ou outros profissionais de saúde.
- Planejar as transições de atendimento, garantindo que as expectativas individuais de cuidados sejam comunicadas à instituição/provedor de cuidados que receberá o indivíduo.
- Encorajar uma comunicação franca entre o indivíduo e as pessoas próximas a respeito das expectativas de cuidado.
- Garantir que as conversas no final da vida tenham ocorrido e que documentos importantes tenham sido preparados. Por exemplo, testamento, procurações.
- Investigar se há fontes de desconforto e tratá-las de forma adequada.

J: *As emergências em cuidados paliativos, quando há expectativa de morte, diferem daquelas em outras situações médicas, que, se não tratadas, imediatamente ameaçarão a vida. No atendimento paliativo, se a condição que não foi tratada ameaçar seriamente a qualidade do que resta da vida, pode haver indicação de intervenções (Carpenito, 2014). A fragilidade é um processo contínuo. A progressão para um nível pior de fragilidade costuma ocorrer com mais frequência do que uma melhora dessa condição. A fragilidade em geral provoca a declínio e deterioração da condição, colocando a pessoa em risco maior de piora das debilidades, quedas, internações hospitalares e em instituições de atendimento de longo prazo e morte (Clegg et al., 2013).*

Iniciar as orientações para a saúde e os encaminhamentos, conforme necessário

- Encaminhar a uma instituição de atendimento de saúde domiciliar para que seja feita uma visita de enfermagem domiciliar.
- Encaminhar ao serviço social para terapia ocupacional e/ou fisioterapia.

J: *O ambiente domiciliar precisa ser avaliado quanto à segurança e adequação/disponibilidade de auxiliares para o autocuidado, como banho, arrumação pessoal, uso do vaso sanitário, refeições (acesso, qualidade) e sistemas de apoio (disponibilidade, eficiência).*

Risco de síndrome do idoso frágil

Definição da NANDA-I

Suscetibilidade a estado dinâmico de equilíbrio instável que afeta o idoso que passa por deterioração em um ou mais domínios de saúde (físico, funcional, psicológico ou social) e leva ao aumento da suscetibilidade a efeitos de saúde adversos, em particular a incapacidade.

Fatores de risco

Intolerância à atividade*
Idade > 70 anos
Alteração na função cognitiva
Alteração nos processos de coagulação (p. ex., fator VII, dímeros D)*
Anorexia*
Ansiedade
Atividade física diária média inferior à recomendada para o gênero e a idade*
Doença crônica
Espaço de vida limitado
Redução da energia*
Redução da força muscular*
Redução da concentração de hidroxivitamina D-25 sérica
Depressão
Situação financeira precária

Disfunção endócrina regulatória (p. ex., intolerância à glicose, aumento no IGF-1, androgênio, DHEA e cortisol)
Outra etnia que não branca
Exaustão*
Medo de quedas
Gênero feminino
História de quedas*
Imobilidade
Equilíbrio prejudicado*
Mobilidade prejudicada*
Apoio social insuficiente*
Morar sozinho
Baixo nível de escolaridade
Desnutrição*
Fraqueza muscular*
Obesidade
Hospitalização prolongada

Tristeza*
Sarcopenia (perda de músculos esqueléticos e de força muscular associada ao envelhecimento), obesidade sarcopênica
Estilo de vida sedentário
Déficit sensorial (p. ex., visual, auditivo)
Isolamento social*
Vulnerabilidade social (p. ex., sem poder de decisão, controle da vida diminuído)
Reação inflamatória diminuída (p. ex., IL-6, PCR)*
Perda não intencional de 25% do peso corporal em um ano*
Perda de peso corporal não intencional (> 4,5 kg) em um ano*
Caminhada de 4,5 metros exigindo > 6 segundos (4 m > 5 segundos)*
Fraqueza na força de preensão (relacionada a IMC, gênero) nos 20% mais baixos da população*

Dicas da Carpenito

Os asteriscos (*) na lista acima indicam que se trata de características definidoras, ou sinais/sintomas de síndrome do idoso frágil, e não de fatores de risco (determinados em colaboração com esse diagnóstico – colaborador: Collen Galambos).

Conceitos-chave

Ver *Síndrome do idoso frágil*.

Critérios para a investigação focalizada

> **ALERTA CLÍNICO** O fenótipo de fragilidade, ou propriedades observáveis, é definido como atendendo a três ou mais dos critérios a seguir. Pré-fragilidade é definida como uma ou duas das características a seguir, e não fragilidade apenas.
>
> - Perda de peso (≥ 5% do peso corporal no ano anterior).
> - Exaustão (resposta positiva a perguntas acerca do esforço necessário para a atividade).
> - Fraqueza (força menor de preensão).
> - Desaceleração da velocidade de caminhada (velocidade da marcha) (> 6 a 7 segundos para andar 4,5 m).
> - Atividade física reduzida (quilocalorias [kcals] gastas por semana: homens com gasto < 383 kcal, e mulheres, < 270 kcal) Prejuízo cognitivo também foi associado à incapacidade crônica.
>
> Achados laboratoriais (Walston, 2013; *Walston et al., 2006; Lab Test Online, 2015)
> - Aumento da proteína C-reativa (uma proteína fabricada pelo fígado e liberada no sangue em poucas horas após lesão tissular, início de uma infecção, ou outra causa de inflamação).
> - Aumento de IL-6 (uma proteína produzida por células imunológicas, que age sobre outras células para auxiliar na regulação e/ou promoção de uma reação imune).
> - Fator de crescimento semelhante a insulina diminuído (auxilia a promoção de crescimento e desenvolvimento ósseo e tissular normais).
> - Diminuição de DHEA-S (para avaliar a função da glândula suprarrenal no auxílio ao diagnóstico de tumores, câncer suprarrenal, hiperplasia suprarrenal congênita e hiperplasia suprarrenal com início na vida adulta).
> - Aumento de cortisol. (O cortisol é um hormônio com um papel no metabolismo de proteínas, lipídeos e carboidratos.)
> - A hidroxivitamina D-25 (25-hidroxivitamina D) (< 20 ng/mL) está associada a fraqueza muscular e fragilidade em idosos (Ensrud et al., 2011).

Investigar os fatores relacionados
Ver Fatores relacionados.

Modelos de investigação
Os cinco modelos de fenótipos (Fried Ferrucci, Darer, Williamson & Anderson, 2004)

Perda de peso: autorrelatada, mais de 4,5 kg, ou perda de peso superior a 5% por ano
Exaustão autorrelatada: uso da Escala de Estudos Epidemiológicos da Depressão do US Center (US Center for Epidemiological Studies Depression Scale) (3 a 4 dias/semana, ou na maior parte do tempo)
Baixo gasto de energia: < 383 kcal/semana (homens), ou < 270 kcal/semana (mulheres)
Baixa velocidade de marcha: quantidades de pontos de corte padronizados para andar 4,57 m, com estratificação por sexo e altura
Força de preensão fraca: força de preensão estratificada por sexo e índice de massa corporal

Dados objetivos e exame físico

Usar os critérios dos Cinco Modelos de Fenótipos, antes mencionado. Acrescentar um instrumento de investigação cognitiva.
Obter história de perda de peso, exaustão, nível de energia.
Medir o tempo para andar 4,57 m em teste de caminhada.
Obter a força da preensão usando um dinamômetro.
A sarcopenia, ou perda de músculo esquelético e força muscular relacionada ao envelhecimento, é um importante componente fisiológico de fragilidade.

O modelo de déficit cumulativo (*Rockwood, 2005)

A fragilidade é definida pela presença de sintomas, sinais, dados laboratoriais anormais, estados de doença e incapacitação.
O Índice de Fragilidade (Frailty Index) é usado para cálculo do efeito cumulativo dos déficits individuais.

Outras opções de investigação

Uma ferramenta como instrumento padronizado de fragilidade
Instrumento-padrão de investigação cognitiva
Escala-padrão da depressão
Desempenho de equilíbrio e marcha (Teste Levantar e Seguir)
Escala de fadiga
Investigação da depressão
Investigação do domicílio
Apoios sociais (disponibilidade)
História médica, inclusive diagnóstico e prognóstico para cada diagnóstico ou problema de saúde

Metas

O indivíduo colaborará para o aumento da capacidade funcional, conforme evidenciado por estes indicadores:

- Controla todas as doenças que contribuem para fraqueza funcional.
- Participa de exercícios de fortalecimento muscular.
- Melhora a ingestão alimentar.
- Reforça o sistema de apoio social.
- Demonstra otimismo com as opções.

> **ALERTA CLÍNICO** "Embora possam ser usadas muitas estratégias diferentes no tratamento da deficiência de vitamina D, um equívoco comum no controle inclui interrupção do tratamento, ou oferecimento da dose de manutenção inadequada de vitamina D, assim que o nível de D-25 (OH) atinge a variação ideal. Independentemente da terapia inicial com vitamina D, e pressupondo-se ausência de alteração no estilo de vida ou na dieta, uma dose diária de manutenção/prevenção de 800 a 2.000 IU ou mais será necessária para evitar deficiência recorrente." "Algumas pessoas podem parecer hígidas, mas tolerar de modo insatisfatório o estresse médico, jamais recuperando o funcionamento total após uma doença ou hospitalização." "Há ainda aqueles que mostram declínio funcional gradual, mas contínuo, na ausência de fatores aparentes de estresse" (Walston, 2013).

Intervenções

> **ALERTA CLÍNICO** Fragilidade e incapacidade são duas condições de saúde diferentes, embora relacionadas. A fragilidade pode estar presente sem incapacitação. Ocorre superposição de fragilidade e comorbidade com comorbidade, definida como duas ou mais destas doenças: infarto agudo do miocárdio, angina, insuficiência cardíaca congestiva, claudicação, artrite, câncer, diabete, hipertensão e doença pulmonar obstrutiva crônica (Clegg et al., 2013).

Identificar os fatores causadores e contribuintes

- Ver Fatores relacionados.

Encorajar uma atitude positiva de promoção de envolvimento (ver o Apêndice C quanto a estratégias práticas para aumento da participação do indivíduo no controle da própria saúde)

- Interagir de modo amigável, receptivo e sem julgar.
- Encenar interação positiva.
- Encorajar uma interação positiva entre o indivíduo e os familiares/cuidadores.

Envolver os indivíduos na investigação de seu estilo de vida e alternativas aceitáveis

J: *Alguns fatores que contribuem para a fragilidade em idosos podem ser evitados.*

Estilo de vida sedentário

- Investigar atividades diárias e semanais. Descobrir entre as opções individuais as que aumentam a movimentação.
- Enfatizar a caminhada, mesmo que de apenas 1,6 km, como associada a uma progressão mais lenta das limitações funcionais.
- Elaborar um programa de exercícios em casa para aumento do funcionamento muscular.
  - Planejar regime de exercícios com base na força e nas capacidades.
  - Estimular programa de exercícios com duração de até 30 minutos/dia, três vezes por semana.
  - O foco dos exercícios deve estar na força e no equilíbrio para um efeito ideal.
- Ver *Estilo de vida sedentário* se a pessoa não possuir barreiras físicas para aumento da mobilidade, ou *Mobilidade física prejudicada*, se indicado programa de deambulação progressiva.

J: *Tudo indica que os exercícios estão entre as mais eficientes intervenções propostas para melhorar a qualidade de vida e a funcionalidade em pessoas idosas. Os benefícios demonstrados dos exercícios para os idosos incluem mobilidade aumentada, melhor desempenho nas atividades de vida diária (AVDs), melhora da marcha, redução de quedas, melhora da densidade mineral óssea e aumento do bem-estar geral. Os exercícios também diminuem a sarcopenia, ou perda de músculo esquelético, e a força muscular associada ao envelhecimento, um componente fisiológico importante da fragilidade (Clegg et al., 2013; Walston, 2013).*

Nutrição inadequada

J: *Em geral, os idosos necessitam do mesmo tipo de dieta equilibrada como qualquer outro grupo, porém com menos calorias. No entanto, as dietas dos indivíduos idosos tendem a ser insuficientes em ferro, cálcio e vitaminas. A combinação de padrões alimentares estabelecidos há longo tempo, renda, transporte, habitação, interações sociais e efeitos de doenças crônicas ou agudas influencia a ingestão nutricional e a saúde (Miller, 2015).*

Encorajar a ingestão alimentar e bons hábitos alimentares

- Aconselhar a pessoa e o cuidador sobre a importância de uma boa alimentação.
- Identificar todas as barreiras que impedem a ingestão alimentar e solucioná-las.
- Identificar formas de aumentar o apetite.
- Providenciar consulta com nutricionista.

   J: *O termo fragilidade nutricional é usado para descrever a alimentação inadequada no idoso fragilizado, associada a uma variedade de problemas de saúde física e social (Byard, 2015).*

- Ver também *Nutrição desequilibrada* quanto a intervenções específicas.

Obesidade (IMC > 30)

   J: *A obesidade está associada à síndrome da fragilidade em mulheres idosas em dados de estudos transversais. Essa associação continua importante, mesmo quando condições múltiplas associadas à fragilidade são levadas em consideração (*Blaum et al., 2005).*

- Ver *Obesidade* ou *Sobrepeso* em relação a intervenções específicas.

Mobilidade prejudicada

- Ver *Mobilidade física prejudicada* quando indicado programa de deambulação progressiva.

Cognição comprometida

- Ver também *Confusão crônica*, *Confusão aguda*, ou *Memória prejudicada*.

Socialização inadequada

Aumentar a rede de apoio social

- Investigar barreiras à conexão com contatos sociais e oferecer sugestões sobre solução das barreiras.
- Investigar com o indivíduo os recursos pessoais e comunitários disponíveis para aumento do apoio social.
- Elaborar plano para fazer contato com um ou mais de um recurso identificado. Aumentar as conexões conforme as capacidades da pessoa.
- Conferir o progresso em relação ao aumento dessas conexões.
- Ver *Risco de solidão*, *Isolamento social*, *Enfrentamento familiar comprometido*, ou *Enfrentamento familiar incapacitado* em relação a múltiplos estressores associados ao cuidado de idosos.

Autocuidado prejudicado

- Ver *Déficits no autocuidado*.

Providenciar a realização de uma investigação geriátrica interdisciplinar completa

- Envolver o geriatra ou o médico da atenção primária na equipe interdisciplinar composta por enfermeiro geriatra, assistente social, terapeuta ocupacional e fisioterapeutas.
- Conseguir uma investigação que abranja saúde, capacidade física, psiquiátrica, psicossocial e restauradora/reabilitadora.
- Com base nessa investigação, elaborar plano de tratamento.

   J: *"Uma investigação geriátrica completa é cada vez mais aceita, internacionalmente, como um método de avaliar pessoas idosas na prática clínica. A investigação geriátrica completa é sensível à detecção confiável de graus de fragilidade" (Clegg et al., 2013).*

Providenciar revisão médica e elaborar programa de automedicação

- Consultar geriatra, enfermeiros especialistas em geriatria e farmacêutico bioquímico e fazer uma revisão de todos os fármacos e suplementos sem receita médica usados pelo indivíduo.
- Investigar a capacidade do indivíduo de controlar os fármacos com independência.
- Providenciar cuidador para administrar os fármacos a pessoas sem independência nessa capacidade.
- Providenciar orientação e treinamento ao cuidador e ao indivíduo sobre medicamentos receitados e formas corretas de administrá-los.

   J: *"Efeitos colaterais de fármacos não reconhecidos, bem como interações entre eles, podem causar efeitos adversos inesperados capazes de predispor os pacientes a fraqueza, lentidão (física e mental) e quedas" (Palace & Flood-Sukhdeo, 2014).*

Explicar os efeitos da deficiência de vitamina D, se indicado, e a importância da reposição permanente, com monitoramento laboratorial periódico (Kennel et al., 2010)

   J: *"Mesmo que expostos regularmente ao sol, os idosos produzem 75% menos D3 cutânea que os adultos jovens"*

(Kennel et al., 2010). "Fraqueza muscular por deficiência de vitamina D predomina nos grupos musculares proximais, manifestando-se por sensação de peso nas pernas, cansaço fácil e dificuldade de subir escadas e erguer-se de uma cadeira; a deficiência é reversível com suplementação" (Janssen, Samson & Verhaar, 2002).

Iniciar as orientações para a saúde e os encaminhamentos, conforme necessário

- Se parentes/cuidadores estão estressados, buscar recursos da comunidade, como grupos de apoio, recursos *on-line* ou telefones, para outros cuidadores.

> **ALERTA CLÍNICO** Um equívoco comum no controle inclui interrupção do tratamento, ou oferecimento da dose de manutenção inadequada de vitamina D, assim que o nível de D-25 (OH) atinge a variação ideal. Independentemente da terapia inicial com vitamina D, e pressupondo-se ausência de mudanças no estilo de vida ou na dieta, uma dose diária de manutenção/prevenção de 800 a 2.000 IU ou mais será necessária para evitar deficiência recorrente" (Kennel et al., 2010).

SÍNDROME PÓS-TRAUMA

Síndrome pós-trauma
Risco de síndrome pós-trauma
Síndrome do trauma de estupro (síndrome do trauma por abuso sexual)

Definição

Resposta mal-adaptada e sustentada a evento traumático e opressivo (NANDA-I).

Uma resposta a um evento horrível e avassalador "caracterizada por pensamentos invasivos, pesadelos e *flashbacks* repetidos de eventos traumáticos passados, evitação das lembranças do trauma, hipervigilância e distúrbios do sono, que levam a consideráveis disfunções sociais, ocupacionais e interpessoais" (Ciechanowski, 2014).

Características definidoras

Presença de um conjunto de diagnósticos de enfermagem com foco no problema ou diagnósticos de enfermagem de risco relacionados com as respostas ao(s) evento(s) traumático(s)

Ansiedade (pânico, grave, moderada)
Medo
Interações sociais prejudicadas
Isolamento social
Insônia
Desesperança
Déficits no autocuidado
Risco de autolesão
Tristeza crônica
Risco de enfrentamento familiar incapacitado

Critérios diagnósticos para síndrome de estresse pós-traumático[52]

Critério de estressor

"Exposição a um evento catastrófico envolvendo morte ou lesão, reais ou ameaçadas, ou uma ameaça à integridade física de si mesmo ou de outros (como a violência sexual). A exposição indireta inclui ficar sabendo de morte violenta ou acidental ou perpetração de violência sexual a um ente querido" (Friedman, 2016).[52]

Critério de recordação invasiva

Nova experiência persistente do evento traumático por meio de recordações invasivas recorrentes do evento, sonhos sobre o evento, *flashbacks*.

Critério de evitação

Evitação dos estímulos associados ao evento, de falar sobre ele, esquivando-se de atividades, pessoas ou lugares que despertem lembranças, sensação de entorpecimento, afeto restringido, distanciamento, alienação.[52]

---

[52] DSM-5, Sete Critérios para o Diagnóstico de TEPT (American Psychiatric Association, 2013; Friedman, 2016).

Critério de cognição e humor negativos
Alterações no humor, depressão crônica.

Alterações no critério de excitação ou reatividade
Sintomas persistentes de aumento da excitação, hipervigilância, dificuldade para dormir, dificuldade de concentração.

Critério de duração
Os sintomas devem persistir por pelo menos 1 mês antes que seja feito o diagnóstico de transtorno de estresse pós-traumático (TEPT).

Critério do significado funcional
Deve experimentar sofrimento social, ocupacional ou de outro tipo como resultado desses sintomas.

Fatores relacionados

Situacionais (pessoais, ambientais)

Relacionados à exposição a eventos traumáticos de origem natural, incluindo:

Enchentes	Tempestades	Desastres*
Terremotos	Avalanches	Erupções vulcânicas
Epidemias*		

Relacionados a eventos traumáticos de origem humana, como:

História de vitimização criminal*	Estupro	Testemunho de mutilação*
Prisão em campo de concentração	Bombardeio	Detenção como prisioneiro de guerra*
Acidentes graves (p. ex., industrial, veículo automotivo)*	Grandes incêndios	Vitimização criminal*
	Testemunho de morte violenta*	Desastres de avião
Agressão	Ataques terroristas	Abuso (p. ex., físico, psicológico)*
Tortura*	Exposição à guerra*	

Relacionados a desastres industriais* (nucleares, químicos ou outros acidentes com risco à vida)

Relacionado a ameaça grave ou lesões a entes queridos e/ou a si próprio*

Relacionado à exposição a eventos envolvendo mortes múltiplas*

Relacionado a eventos fora do âmbito da experiência humana habitual*

Relacionado à destruição súbita da casa e/ou comunidade da pessoa*

Relacionado a histórico de abuso (p. ex., físico, psicológico, sexual)

Nota da autora

Síndrome pós-trauma representa um grupo de respostas emocionais a um evento traumático de origem natural (p. ex., enchentes, erupções vulcânicas, terremotos) ou humana (p. ex., guerra, tortura). As respostas emocionais (p. ex., hipervigilância, evitação, *flashbacks*, medo, raiva) podem interferir nas relações interpessoais e nas responsabilidades da vida diária. Esta avaliação fornecerá dados para formular os diagnósticos de enfermagem. É por meio desses diagnósticos de enfermagem que se direcionam as intervenções de enfermagem, e não a Síndrome *pós-trauma*, que é muito ampla.

De uma perspectiva histórica, a mudança significativa introduzida pelo conceito de TEPT foi a estipulação de que o agente etiológico estava fora do indivíduo (i.e., um evento traumático), em vez de uma fraqueza individual inerente (i.e., uma neurose traumática). A chave para compreender a base científica e a expressão clínica do TEPT é o conceito de "trauma" (Friedman, 2016).

Erros nos enunciados diagnósticos

Síndrome pós-trauma relacionada a expressões de culpa por sobreviver e pesadelos recorrentes sobre o acidente de carro

A culpa por sobreviver e os pesadelos sobre um evento traumático representam possíveis manifestações da síndrome pós-trauma, e não fatores relacionados. O enfermeiro poderá utilizar a *Avaliação do Padrão Funcional de Saúde* para determinar como este evento afetou negativamente a vida do indivíduo e de sua família. O diagnóstico deve ser reformulado como *Síndrome pós-trauma relacionada a acidente de carro, conforme evidenciado por pesadelos recorrentes e expressões de culpa por sobreviver.*

Conceitos-chave

Considerações gerais

- "Como resultado das alterações baseadas em pesquisas o diagnóstico TEPT não é mais classificado como um *transtorno de ansiedade*. O TEPT é atualmente classificado em uma nova categoria, Transtornos relacionados a trauma e a estressores, na qual o aparecimento de cada transtorno tem sido precedido pela exposição a um evento ambiental traumático ou adverso" (Freidman, 2016).
- Freidman (2016) apresentou os resultados de diversos estudos da prevalência do TEPT como:
    - Veteranos: > 30,9% para homens e 26,9% para mulheres.
    - Veteranos da Guerra do Golfo: 13%.
    - A prevalência do TEPT ao longo da vida varia de 6,8 a 12,3% na população geral de adultos norte-americanos.
    - Em locais pós-conflito 37% na Argélia, 28% no Camboja, 16% na Etiópia e 18% em Gaza.
    - Utilizando os critérios do *DSM-IV* para o TEPT, a prevalência por 6 meses foi estimada em 3,7% para meninos e 6,3% para meninas (Kilpatrick et al., 2003).
- Friedman (2016) postulou,

    Assim como a dor, a experiência traumática é filtrada por processos cognitivos e emocionais antes que possa ser avaliada como uma ameaça extrema. Devido às diferenças individuais neste processo de avaliação, diferentes indivíduos parecem ter diferentes limiares de trauma, alguns mais protegidos e outros mais vulneráveis ao desenvolvimento de sintomas clínicos após a exposição a situações extremamente estressantes. Embora haja atualmente um renovado interesse pelos aspectos subjetivos da exposição traumática, deve-se enfatizar que eventos como estupro, tortura, genocídio e estresse de zona de guerra são vivenciados como eventos traumáticos por quase todos.

- Trauma é definido em termos da experiência subjetiva de um evento que não pode ser enfrentado ou assimilado de forma habitual. As situações traumáticas diferem das experiências comuns pois envolvem o perigo real de destruição fisiológica ou psicológica, que pode mobilizar o medo da morte. Um evento traumático poderá afetar apenas um indivíduo ou muitos de uma só vez. Poderá ser de origem humana (p. ex., estupro, guerras) ou de origem natural (p. ex., avalanches, vulcões).
- Em geral, os eventos traumáticos de origem natural são menos graves ou duradouros do que os de origem humana. Aqueles de origem humana são muitas vezes percebidos como resultantes de indiferença, negligência ou maldade.
- Horowitz (*1986) conceituou esses fenômenos e postulou uma tendência à existência de fases nas respostas humanas aos eventos traumáticos.
    - A resposta inicial ao trauma é sobreviver e funcionar na situação imediata à ameaça à vida utilizando todos os recursos.
    - O poderoso método de enfrentamento por meio do "entorpecimento" reduz o impacto emocional e psicológico.
    - Na tentativa de vencer a experiência traumática, a recordação intrusiva ou reencenação do trauma irrompe para a consciência.
    - Existe um padrão de oscilação entre o "entorpecimento" e as reações intrusivas peculiares para cada indivíduo.
    - Gradualmente, o indivíduo assimila o trauma usando uma percepção mais ampla e uma justificativa para o evento e suas consequências.
    - Por fim, cada experiência é assimilada pelo indivíduo a um todo significativo, congruente com as crenças e os valores básicos.
- Policiais, bombeiros, veteranos de guerra e socorristas são mais vulneráveis ao TEPT do que os cidadãos tradicionais.
- As características individuais, como experiência na primeira infância, fase de desenvolvimento e força de caráter, podem afetar o resultado das respostas ao trauma.
    - Conflitos não resolvidos da infância talvez sejam reativados pelo trauma atual.
    - A idade pode ser um fator crucial, pois o trauma pode interromper um estágio do desenvolvimento humano.
    - Os recursos individuais de enfrentamento são importantes quando a pessoa é confrontada com uma situação traumática e terão influência na eficácia da adaptação.

Abuso de drogas e TEPT

- "Entre os veteranos de todas as épocas, os sintomas de TEPT foram altamente correlacionados com consumo prejudiciais de álcool, levando a maiores danos na saúde em geral e maiores dificuldades de readaptação à vida civil. De fato, um diagnóstico de TEPT simultâneo ao transtorno de uso de álcool tem se mostrado mais prejudicial do que um diagnóstico de TEPT ou de transtorno de uso de álcool isoladamente" (Bernardy, Lund, Alexander & Friedman, 2011).

- Entre as pessoas que apresentam TEPT durante toda a vida, o abuso de drogas é estimado em 21 a 43%, comparado com valores entre 8 e 25% naqueles sem TEPT (Jacobsen, Southwick & Kosten, 2001).

Risco de suicídio
- A Health Research Funding.org (2015) relata: "Qualquer um que esteja sofrendo de TEPT apresenta um risco incrivelmente elevado para suicídio. Vinte e dois por cento das pessoas que apresentaram TEPT após sofrerem estupro tentaram o suicídio em algum momento de suas vidas. Vinte e três por cento dos indivíduos que apresentaram TEPT após sofrerem um evento de agressão física tentaram o suicídio em algum momento de suas vidas. Vinte e quatro por cento dos indivíduos que sofreram abuso sexual quando crianças tentaram o suicídio ao longo de suas vidas".

Considerações pediátricas

- As estimativas de prevalência de estudos deste tipo variam muito; entretanto, uma pesquisa indica que as crianças expostas a eventos traumáticos podem ter maior prevalência de TEPT do que os adultos na população em geral (Gabbay, Oatis, Silva & Hirsch, 2004).
- Hockenberry e Wilson (2015, p. 643) descreveram três fases das respostas das crianças a um evento terrível:
    - "Após um evento terrível, a resposta da criança inclui medo intenso, impotência ou horror, resultando em um comportamento desorganizado, deprimido ou agitado."
    - Na segunda fase, a criança usa mecanismos de defesa e parece não apresentar reação. Eles estão entorpecidos e podem estar em negação.
    - Na terceira fase, a criança quer saber o que aconteceu e por quê. Em comparação à fase 2, a criança parece estar piorando, mas não está. As manifestações de medo, ansiedade, fobias, *flashbacks* e reprodução repetitiva da situação são tentativas da criança para lidar com seus medos.
    - A fase 3 pode se prolongar e se transformar em uma obsessão.
- As características individuais, como experiência na primeira infância, fase de desenvolvimento e força de caráter, podem afetar o resultado das respostas ao trauma.
    - Conflitos não resolvidos da infância talvez sejam reativados pelo trauma atual.
    - A idade pode ser um fator crucial, pois o trauma pode interromper um estágio do desenvolvimento humano.
    - Os recursos individuais de enfrentamento são importantes quando a pessoa é confrontada com uma situação traumática e terão influência na eficácia da adaptação.
- A resposta de uma criança ao trauma depende da natureza e da extensão do trauma, da idade de desenvolvimento, do seu ambiente social e da resposta dos cuidadores adultos. O ato de enfrentar o trauma é uma resposta que se aprende (Hockenberry & Wilson, 2015).
- A criança pode apresentar sintomas de estresse pós-traumático depois que um amigo ou pessoa conhecida é morto (*Pfefferbaum et al., 2000).
- O fourth National Incidence Study of Child Abuse and Neglect (NIS-4) (2010) relatou o seguinte:
    - O número de crianças que sofreram abuso nos Estados Unidos é de 553.300. O número de crianças que sofreram abuso sexual é de 135.300.
    - O número de crianças que sofreram abuso físico é de 323.000.
    - O número de crianças que sofreram abuso emocional é de 148.500.
    - Quase 3 milhões de crianças (uma estimativa de 2.905.800) sofreram risco de maus-tratos.

Critérios para a investigação focalizada

Dados subjetivos e objetivos

Pesquisar indivíduos de todas as idades que sofreram abuso, pois alguém poderá estar preso a este "segredo" por uma vida toda

Justificativa: *Indivíduos que experimentam violência e abuso, sobretudo a violência doméstica/do parceiro relatam frequentemente "Ninguém me perguntou".*

Identificar a(s) situação(ões) traumática(s)

Investigar com o indivíduo e a família separadamente

Pensamentos, sentimentos ou comportamentos que ele acredita terem sido diferentes desde o trauma.
De que forma estas alterações afetaram a sua vida.

Discutir mudanças no estilo de vida ou padrão geral desde o(s) evento(s) traumático(s), para investigar quaisquer dificuldades de reajustamento para aqueles padrões funcionais que sejam relevantes como

Padrão de percepção da saúde-controle da saúde

Padrão percebido de saúde e bem-estar
Participação no plano de saúde com o profissional de saúde
Conhecimento de práticas de prevenção da saúde
Participação em atividades de promoção da saúde

Padrão nutricional-metabólico

Peso real, perda ou ganho de peso
Apetite, preferências

Padrão de eliminação

Padrão de eliminação intestinal, alterações
Padrão de eliminação vesical, alterações

Padrão de atividade-exercício

Padrão de exercício, atividade, lazer, recreação
Capacidade de realizar as atividades da vida diária (autocuidado, manutenção do lar, trabalho, alimentação, compras, cozinhar)

Padrão de sono-repouso

Padrões de sono, repouso
Percepção de qualidade, quantidade

Padrão cognitivo-perceptivo

Memória
Capacidade para tomada de decisão, padrões

Padrão de autopercepção-autoconceito

Atitudes sobre si mesmo, sentido de valor
Percepção das capacidades
Padrões emocionais

Padrões de papéis-relacionamento

Padrões de relacionamentos
Responsabilidades do papel
Satisfação com relacionamentos e responsabilidades

Padrão de sexualidade-reprodução

Satisfação com o relacionamento sexual, identidade sexual

Padrões de enfrentamento-tolerância ao estresse

Capacidade para controlar o estresse
Conhecimento da tolerância ao estresse
Redes de apoio
  Eventos estressantes de vida no último ano
  Uso de álcool, uso indevido de drogas
Pensamentos de autoflagelação

Padrão de valores-crenças

Crenças/práticas espirituais
Conflitos percebidos nos valores

Ver o diagnóstico de enfermagem no padrão funcional de saúde específico para intervenções.

> **Alerta clínico** "Para os indivíduos com TEPT, o evento traumático permanece, às vezes, por décadas ou uma vida inteira, uma experiência psicológica dominante que mantém seu poder de evocar pânico, terror, pavor, dor ou desespero" (Friedman, 2016).

Metas

A curto prazo, o indivíduo será capaz de:

- Reconhecer o evento traumático e começar a elaborar o trauma.
- Fazer contatos com indivíduos/recursos de apoio.
- Participar de atividades que reduzem o estresse e melhoram o enfrentamento.

Conforme evidenciado por estes indicadores:

- Conversa sobre a experiência expressando sentimentos, como medo, raiva e culpa.
- Identifica fontes de apoio.
- Identifica três estratégias de enfrentamento que podem melhorar sua qualidade de vida (p. ex., exercícios, *hobbies*, caminhadas ao ar livre, meditação).

> **NOC** Recuperação de abuso, Enfrentamento, Controle do medo, Resiliência pessoal, Adaptação psicossocial: Mudança de vida, Apoio social, Autocontrole de comportamento impulsivo

A longo prazo, o indivíduo deverá assimilar a experiência em um todo significativo e prosseguir com sua vida, conforme evidenciado pelo estabelecimento de metas e por estes indicadores:

- Comunica uma diminuição da recordação do trauma ou dos sintomas de entorpecimento.
- Relata sentimentos de apoio e conforto de indivíduos e/ou grupos de apoio (Halter, 2014; Varcarolis, 2011).
- Relata o envolvimento em atividades regulares (diárias, semanais) que melhoram o enfrentamento.
- Relata estratégias de enfrentamento cognitivo que melhoram seu senso de controle.

Intervenções

Se este for seu primeiro encontro no ambiente de saúde, determinar a(s) fonte(s) de sua resposta pós-trauma

- Durante a entrevista, assegurar um local tranquilo onde não haja interrupções, mas de fácil acesso fácil para outros membros da equipe, no caso de problemas de manejo.
- Estar ciente de que falar sobre uma experiência traumática pode causar desconforto significativo ao indivíduo.
- Se a pessoa ficar muito ansiosa, interromper a investigação e ajudá-la a retomar o controle do sofrimento ou fornecer outras intervenções adequadas.

    J: *A intervenção na crise de curto prazo deverá começar assim que as vítimas forem identificadas.*

> **NIC** Aconselhamento, Redução da ansiedade, Apoio emocional, Apoio familiar, Melhora do sistema de apoio, Melhora do enfrentamento, Escuta ativa, Presença, Trabalho de luto, Facilitação, Encaminhamento

Avaliar a gravidade das respostas e os efeitos sobre o atual funcionamento

- Ver *Critérios para a investigação focalizada*.
- Em caso positivo, ver *Risco de suicídio*. Recorrer à aplicação da lei, quando necessário.
- Em caso de abuso de álcool/drogas, encaminhar para aconselhamento.

    J: *Em 2012, mais de 5 mil suicídios isolados nos Estados Unidos ocorreram como resultado do TEPT baseado em combate. O suicídio associado ao TEPT é a 10ª principal causa de morte nos Estados Unidos.*

Auxiliar o indivíduo a reduzir os extremos das recordações ou os sintomas de entorpecimento

- Oferecer um ambiente seguro e terapêutico onde o indivíduo possa retomar o controle.
- Tranquilizá-lo, informando que esses sentimentos/sintomas são frequentemente apresentados por pessoas submetidas a eventos traumáticos.
- Permanecer com o indivíduo e oferecer apoio durante um episódio de grande ansiedade (ver *Ansiedade* para informações adicionais).
- Auxiliar a controlar o comportamento impulsivo estabelecendo limites, promovendo ventilação e redirecionando o excesso de energia para atividade ou exercício físico (p. ex., caminhada, corrida). (Ver *Risco de autolesão* e *Risco de violência* para informações adicionais.)
- Oferecer técnicas de redução da ansiedade (p. ex., relaxamento progressivo, respiração profunda).

    J: *Tentativas de reduzir sintomas extremos podem ajudar o indivíduo a readquirir algum controle. As intervenções que focalizam a ajuda à pessoa no enfrentamento podem reduzir o sentimento de impotência (Halter, 2014).*

Ajudar o indivíduo a reconhecer o evento traumático e a iniciar a superação do trauma falando sobre a experiência e expressando sentimentos, como medo, raiva e culpa

- Proporcionar um ambiente seguro e estruturado.
- Explicar que falar sobre o evento traumático talvez intensifique os sintomas (p. ex., pesadelos, *flashbacks*, emoções dolorosas, sensação de entorpecimento).
- Auxiliar o indivíduo a prosseguir em seu ritmo individual.
- Escutar atentamente, com empatia e sem pressa.

   J: *Oferecer empatia e apoio imediatos e contínuos prepara as vítimas para o encaminhamento a um aconselhamento psicológico mais aprofundado. As questões principais no estágio agudo incluem estar no controle, medo de ficar só e ter alguém que os escute.*

- Auxiliar a falar sobre o trauma, compreender o que ocorreu e validar a realidade do envolvimento pessoal.
- Ajudar a expressar os sentimentos associados ao evento traumático e a tornar-se consciente do vínculo entre a experiência e a raiva, a depressão ou a ansiedade.
- Auxiliar a diferenciar a realidade da fantasia e a refletir e falar sobre as áreas de sua vida que sofreram modificações.
- Reconhecer e apoiar os valores culturais e religiosos ao lidar com o evento traumático.

   J: *Auxiliar a recordar e esclarecer o evento coloca-o em perspectiva e ajuda a evitar repressão. Os indivíduos/vítimas precisam elaborar o trauma em seu próprio ritmo.*

   J: *O manejo da ansiedade constitui uma forma de manter algum controle sobre suas respostas emocionais (Boyd, 2012).*

Auxiliar a identificar e a fazer contato com pessoas e recursos de apoio

- Ajudar o indivíduo a identificar seus pontos fortes e recursos.
- Explorar os sistemas de apoio disponíveis.
- Auxiliar o indivíduo a fazer contatos com o apoio e os recursos, de acordo com suas necessidades.

   J: *Oferecer empatia e apoio imediatos e contínuos prepara os indivíduos/as vítimas para o encaminhamento a um aconselhamento psicológico mais aprofundado. As questões principais no estágio agudo incluem estra no controle, medo de ficar só e ter alguém que os escute.*

- Ajudar a retomar atividades antigas e explorar algumas novas, como exercícios, caminhadas ao ar livre e *hobbies*.

   J: *Atividades que promovem relaxamento e confiança podem aumentar o autocontrole de sentimentos ou respostas destrutivas.*

Auxiliar a família/pessoas significativas

- Auxiliá-los a entender o que está acontecendo e por quê.
- Estimular a expressão de seus sentimentos.
- Oferecer sessões de aconselhamento ou vinculá-los a recursos da comunidade adequados, quando necessário.

   J: *As estratégias concentram-se em ajudar as pessoas significativas a identificarem como podem ser mais úteis para evitar o isolamento do indivíduo, o que pode levar ao retraimento e à depressão.*

Fornecer cuidados de enfermagem apropriados à experiência traumática e às necessidades de cada indivíduo

Proporcionar ou organizar tratamento de acompanhamento, em que o indivíduo possa continuar a elaborar o trauma e a integrar a experiência a um novo autoconceito

   J: *O aconselhamento no acompanhamento e a terapia de apoio de longo prazo na comunidade devem ser agendados. Postergar a ajuda profissional estende o tempo em que persistem as reações, podendo prolongar a recuperação (Halter, 2014).*

Intervenções pediátricas

- Auxiliar as crianças a entenderem e a integrarem a experiência de acordo com seu estágio de desenvolvimento.
- Responder às emoções atuais da criança. Evitar forçar a criança a compartilhar seus sentimentos/medos.

   J: *Hockenberry e Wilson (2015) descreveram três fases das reações das crianças a um evento terrível. Ver Considerações pediátricas nos Conceitos-chave.*

- Auxiliá-las a descrever a experiência e a expressar os sentimentos (p. ex., medo, culpa, raiva) em locais seguros e com apoio, como nas sessões de ludoterapia, em vez de proceder perguntas diretas.

   J: *A ludoterapia, como desenhar, escrever, contar histórias ou brincar com bonecas, deve ser oferecida para que as crianças possam representar, expressar seus sentimentos e comunicar sua experiência com segurança.*

- Proporcionar informações exatas e explicações em termos que a criança possa compreender.
- Proporcionar aconselhamento familiar para promover o entendimento das necessidades da criança.

    J: *O aconselhamento dos pais e da criança é uma necessidade para auxiliar na avaliação do trauma e assimilação da experiência em suas vidas.*

- Encaminhar a um especialista para terapia contínua.

    J: *A ludoterapia, como desenhar, escrever, contar histórias ou brincar com bonecas, deve ser oferecida para que as crianças possam representar, expressar seus sentimentos e comunicar sua experiência com segurança.*

Risco de síndrome pós-trauma

Definição

Suscetibilidade a resposta mal-adaptada e sustentada a evento traumático e opressivo que pode comprometer a saúde (NANDA-I).

Em risco de uma resposta a um evento horrível e avassalador "caracterizada por pensamentos intrusivos, pesadelos e *flashbacks* de eventos traumáticos passados, evitação das lembranças do trauma, hipervigilância e distúrbios do sono, que levam a consideráveis disfunções sociais, ocupacionais e interpessoais" (Ciechanowski, 2015).

Fatores de risco

Ver fatores relacionados em *Síndrome pós-trauma*.

Metas

O indivíduo continuará mostrando enfrentamento eficaz após o evento traumático e relata que vai procurar ajuda profissional, conforme evidenciado pelos seguintes indicadores:

- Identifica sinais ou sintomas que demandam consulta profissional.
- Expressa sentimentos relativos ao evento traumático.
- Relata qualquer deterioração em sua capacidade de enfrentamento e funcionamento.

    NOC Ver *Síndrome pós-trauma*.

Intervenções

- Ver *Síndrome pós-trauma*.

    NIC Ver *Síndrome pós-trauma*.

Síndrome do trauma de estupro (síndrome do trauma por abuso sexual)[53]

Definição

Resposta mal-adaptada e sustentada a uma penetração sexual forçada, violenta, contra a vontade e o consentimento da vítima (NANDA-I).

Estado em que um indivíduo é submetido a abuso sexual forçado, violento (penetração vaginal ou anal), contra a sua vontade e sem seu consentimento. A síndrome traumática que se desenvolve a partir do ataque ou da tentativa de ataque inclui uma fase aguda de desorganização no estilo de vida da vítima e de sua família e um processo de longo prazo de reorganização no estilo de vida (*Burgess, 1995).

Características definidoras

Comunicação ou evidência de abuso sexual
Se a vítima for uma criança, os pais talvez apresentem reações semelhantes

---

[53] Ver a Nota da autora para uma explicação desta alteração da terminologia.

Fase aguda
Respostas somáticas

Trauma físico (hematomas, dor)
- Irritabilidade gastrintestinal (náusea, vômitos, anorexia, diarreia)
- Desconforto urogenital (dor, prurido, secreção vaginal)
- Tensão musculoesquelética (espasmos, dor, cefaleias, distúrbios do sono)

Respostas psicológicas

Explícitas
- Choro, soluços
- Sentimentos de vingança
- Mudança nos relacionamentos*
- Estado hiperalerta*
- Volatilidade, raiva
- Confusão, incoerência, desorientação*

Reações ambíguas
- Confusão,* incoerência, desorientação*
- Rosto com expressão de máscara
- Calma, entorpecimento
- Choque,* entorpecimento, confusão* ou descrença
- Distração e dificuldade em tomar decisões

Reação emocional
- Autoculpa
- Medo* – de estar sozinho ou de que o estuprador volte (uma vítima criança temerá a punição, as repercussões, o abandono e a rejeição)
- Negação, choque, humilhação e vergonha*
- Desejo de vingança; raiva*
- Culpa, vergonha
- Fadiga

Respostas sexuais
- Desconfiança dos homens (se a vítima for mulher)
- Alteração no comportamento sexual, disfunção sexual*

Fase de longa duração
Qualquer resposta da fase aguda poderá continuar se a resolução não ocorrer. Além disso, as reações a seguir podem ocorrer em duas ou mais semanas após o abuso.

Respostas psicológicas
- Mudança nos relacionamentos associada à falta de apoio dos pais, parceiro, parentes, amigos (p. ex., culpam a vítima pelo evento, "demora demais para superá-lo")
- Pensamentos invasivos (raiva do abusador, *flashbacks* do evento traumático, sonhos, insônia)
- Aumento da atividade motora (movimentação, viagens, permanência em outro lugar)
- Maior instabilidade emocional (ansiedade intensa, mudanças do humor, crises de choro, depressão)
- Medos e fobias (de ambientes internos ou externos, de onde ocorreu o trauma, de ficar sozinho, de multidões, de encontros sexuais [com o parceiro ou parceiros potenciais])

Nota da autora

A palavra *estupro* possui um histórico de ser vista como um crime passional e não como um crime de violência. As mulheres foram (ou são) perguntadas sobre o que estavam vestindo ou fazendo antes do estupro. O abuso sexual é definido como qualquer atividade sexual envolvendo uma pessoa que não quer ou não pode consentir (devido a álcool, drogas ou algum tipo de incapacitação). A expressão *abuso sexual* denota violência não provocada, que define o autor como criminoso e a vítima como uma "vítima de um crime". O estupro/abuso sexual pode ser definido de forma diferente. Conforme o Estado norte-americano.

Portanto, o diagnóstico de enfermagem *Síndrome do trauma de estupro* deverá ser revisado para *Síndrome por trauma de abuso sexual*. Com base na definição mais recente de diagnósticos de enfermagem de síndrome como um conjunto de diagnósticos de enfermagem associados, este diagnóstico não representa uma síndrome, motivo pelo qual precisa ser revisado.

Adicionando-se diagnósticos de enfermagem relacionados, a inclusão de fatores contribuintes ou causadores será desnecessária nessa categoria, pois a etiologia é sempre o estupro. Assim, o enfermeiro omite a segunda parte do enunciado diagnóstico; no entanto, pode acrescentar o relato do indivíduo sobre o estupro ao enunciado diagnóstico. Por exemplo, *Síndrome do trauma de estupro conforme evidenciado por relato de abuso sexual e sodomia, em 22 de junho, e por hematomas faciais múltiplos* (consultar o boletim da sala de emergência para a descrição).

Como enfermeira de cuidados domiciliares, esta autora interagiu com muitas meninas e mulheres que compartilharam o seu abuso sexual, algumas pela primeira vez em suas vidas. Dois temas são narrados em suas histórias: (1) culpa em relação a terem contribuído para o estupro e (2) profunda decepção com a resposta de sua mãe. Muitas mães culpam suas filhas pelo evento e algumas vezes se recusam a acreditar nelas se um parente ou amante estiver envolvido; ou elas sugerem que as filhas provocaram o evento. Talvez essa seja a única reação que uma mãe poderia ter naquele momento, por não poder enfrentar a verdade. Eu discuti o perdão com essas mulheres. O perdão nunca significará que você aceitou o que aconteceu, apenas que você estará se libertando da dor. É um presente para si mesmo.

Meninas e mulheres compartilham histórias de que o estupro poderia não ter acontecido se elas não:

- Estivessem usando aquela saia curta
- Tivessem bebido demais
- Voltassem para casa no escuro
- Tivessem ficado aos beijos e abraços
- Tivessem ido a algum lugar sozinhas com ele

Eu compartilho com cada menina ou mulher o seguinte cenário: em vez de ter sido abusada sexualmente, imagine que você foi atingida na cabeça com uma pá. Faria diferença o que você estivesse usando, fazendo ou dizendo naquele momento? O abuso sexual não é sexo, é um ato violento atingindo alguém com uma pá. Eu sugiro a essas mulheres que quando surgirem pensamentos de autocensura, elas pensem na pá.

Kevin Caruso escreveu: "E lembre-se de que todos os estupradores são covardes, criminosos e perdedores, e que seu lugar é na prisão. Nunca existirá uma desculpa para o estupro e ele sempre será um crime muito grave" (Acessado em http://www.suicide.org/rape-victims-prone-to-suicide.html).

Erros nos enunciados diagnósticos

Ver *Síndrome pós-trauma*.

Conceitos-chave

ALERTA CLÍNICO As leis estaduais nos Estados Unidos diferem quanto à notificação obrigatória de abuso ou agressão a Adultos. Alguns Estados exigem relatos de abuso de idosos aos Serviços de Proteção aos Adultos e/ou à polícia. Outros exigem a notificação obrigatória de evidências visíveis de violência doméstica. É importante entender que um profissional de saúde pode relatar uma suspeita de abuso ou negligência para a instituição apropriada. Uma investigação determinará se a suspeita é válida. As suspeitas deverão ser informadas: é melhor que sejam provadas como erradas do que um abuso não relatado ser mantido.

Considerações gerais

- Conforme a Pesquisa Nacional de Vitimização por Crime do Departamento de Justiça (NCVS, do inglês *National Crime Victimization Survey*), há uma média de 293.066 vítimas (com 12 anos ou mais) de estupro e agressão sexual a cada ano (Departamento de Justiça dos Estados Unidos, 2014).
- O abuso sexual é um crime que utiliza o sexo para humilhar ou degradar a vítima. Alguém comete atos sexuais sem o consentimento do indivíduo. O estupro viola o direito à privacidade, à sensação de proteção, à segurança e ao bem-estar da vítima.
- As seguintes estatísticas são relatadas sobre abuso sexual: Departamento de Justiça dos Estados Unidos, *Estudo Nacional de Crime e Vitimização: 2009 a 2013* (*Fonte*: Rape, Abuse and Incest National Network [RAINN], 2009).
    - Quarenta e quatro por cento das vítimas têm menos de 18 anos.
    - Oitenta por cento têm menos de 30 anos.
    - Aproximadamente quatro quintos dos abusos são cometidos por alguém conhecido da vítima.
    - Quarenta e sete por cento dos estupradores são amigos ou conhecidos.
    - Cinco por cento são parentes.
    - Aproximadamente 50% de todos os incidentes de violação/abuso sexual, conforme os relatos das vítimas ocorreram a 1,5 km de sua casa ou em sua casa.
- Foi relatado o seguinte (Departamento de Saúde e Serviços Humanos, 2012):
    - Indivíduos com menos de 18 anos constituem 67% de todas as vítimas de abuso sexual relatadas a delegacias de polícia. Crianças com menos de 12 anos representam 34% desses casos, e crianças menores de 6 anos representam 14% desses casos.

- A maioria das vítimas, tanto mulheres quanto homens conhecia o indivíduo que as estuprou.
- Vítimas de estupro são quatro vezes mais propensas a pensarem em suicídio após a violação do que pessoas não vitimas de crime, e têm 13 vezes mais probabilidade do que pessoas não vitimas de crime de terem tentado suicídio.
- As mulheres que sofrem estupro, perseguição e/ou violência de parceiro íntimo são significativamente mais propensas a experimentar asma, síndrome do intestino irritável, diabete, dores de cabeça frequentes, dor crônica, dificuldade para dormir, limitações de atividade, saúde física deficiente e saúde mental ruim do que as mulheres que não tiveram tais experiências.
- Os homens que sofrem estupro, perseguição e/ou violência de parceiro íntimo são significativamente mais propensos a experimentar dores de cabeça frequentes, dor crônica, dificuldade para dormir, limitações de atividade, saúde física deficiente e saúde mental ruim do que os homens que não tiveram tais experiências.
- Diversas instituições (Departamento de Justiça, Pesquisa de Crime de Vitimização Nacional: 2008 a 2012, FBI, Relatórios de Crime Uniforme, Dados da Prisão: 2006 a 2010, FBI, Relatórios de Crime Uniforme, Dados Apagados das Infrações: 2006 a 2010, Departamento de Justiça, Réus da Acusação em Grandes Condados Urbanos: 2009. [acessado em https://rainn.org/get-information/statistics/reporting-rates]) relataram que de cada 100 estupros:
  - Trinta e dois são informados.
  - Sete são levados à prisão.
  - Três são encaminhados ao Ministério Público.
  - Dois são condenados por crime.
  - Dois estupradores passarão um único dia na prisão.
  - Os demais 98 ficarão livres.
- Alguns mitos sobre o estupro incluem o que segue (*Heinrich, 1987):
  - O estuprador é um homem sexualmente insatisfeito e incapaz de controlar seus impulsos.
  - Cometer um estupro é um incidente único, representando um lapso momentâneo de julgamento.
  - Os estupradores são desconhecidos.
  - O estupro é provocado pela vítima.
  - Apenas mulheres promíscuas são estupradas.
  - Estupros acontecem com mulheres que saem sozinhas à noite. Se a mulher permanecer em casa, estará a salvo.
  - As mulheres não podem ser estupradas contra sua vontade – elas podem evitar o estupro pela resistência.
  - A maioria dos estupros envolve homens negros e mulheres brancas.
  - As mulheres respeitam os homens que as dominam; elas podem até mesmo gostar do estupro.
  - Os estupradores são doentes ou retardados mentais e, por isso, não são responsáveis por seus atos.
- As vítimas, as famílias, a sociedade e os cuidadores que concordam com esses mitos talvez não se vejam como vítimas ou não reconheçam o abuso sexual como crime, podendo não procurar ajuda ou ter negado intervenções de apoio (*Heinrich, 1987).
- Os estupradores podem ser divididos em três grandes categorias (*Petter & Whitehill, 1998):
  - **Estupradores de poder** (55% dos abusos sexuais): atacam pessoas com aproximadamente a mesma idade deles e usam intimidação e violência mínima para exercer controle. O ataque é premeditado.
  - **Estupradores de raiva** (40% dos abusos sexuais): atingem os muito jovens ou idosos. Eles se utilizam de força extrema e contenção, resultando em lesões físicas.
  - **Estupradores sádicos** (5% dos abusos sexuais): o ataque é premeditado. A satisfação erótica é proveniente da tortura.

Barreiras para relatar abuso sexual (Departamento de Justiça dos Estados Unidos, 2014)

- Os indivíduos que foram abusados sexualmente podem estar relutantes em denunciar o abuso para aplicação da lei e procurar atendimento médico por uma variedade de razões, como segue:
  - Culpam-se pelo abuso sexual e sentem-se envergonhados.
  - Temem retaliação por parte do(s) agressor(es).
  - Preocupam-se se os outros irão acreditar nelhes.
  - Podem não ter capacidade ou força emocional para acessar os serviços.
  - Podem não ter seu próprio transporte ou acesso ao transporte público.
  - Podem não ser fluentes no idioma.
  - Receiam que relatar o abuso possa comprometer seu *status* de imigração.
  - Podem não ter seguro de saúde e podem não estar cientes de que, como vítima de um crime, eles são elegíveis para reembolsos financeiros para determinados serviços.
  - Podem interpretar o exame médico forense como mais uma violação.

- Devido à sua natureza extensa e invasiva nas consequências imediatas do abuso, em vez de procurar ajuda, uma vítima de abuso sexual poderá simplesmente querer ir a um lugar seguro, higienizar-se e tentar esquecer que o abuso aconteceu.

    J: *O abuso sexual é um crime de violência contra o corpo e a vontade de uma pessoa. Os agressores sexuais usam agressão física e/ou psicológica ou coerção para vitimizar, ameaçando no processo o sentimento de privacidade, segurança, autonomia e bem-estar da vítima.*

Abuso sexual entre homens

- O estupro entre homens tem sido fortemente *estigmatizado*. De acordo com a psicóloga Sarah Crome, menos de 1 em cada 10 estupros entre homens são relatados. Como grupo, as vítimas de estupro do sexo masculino relataram falta de serviços e apoio, e os sistemas legais muitas vezes não estão preparados para lidar com esse tipo de crime (Masho & Anderson, 2009).
- Masho e Anderson (2009) relataram que a agressão sexual entre homens tem uma prevalência ao longo da vida de 12,9%, com 94% sendo agredidos pela primeira vez antes dos 18 anos. Também é evidente que os homens vitimizados eram mais propensos a estar deprimidos e a idealizar o suicídio e mesmo assim não procuraram serviços de saúde. Menos de 1 em 10 estupros entre homens são relatados.
- A RAINN (2009) relatou o seguinte a respeito do ataque sexual entre homens:
    - Ansiedade, depressão, medo terrível ou transtorno de estresse pós-traumático.
    - Preocupações ou perguntas sobre orientação sexual.
    - Sensação de culpa ou vergonha por não ter sido capaz de interromper a agressão ou abuso, especialmente se ele experienciou uma ereção ou ejaculação.
    - Sentir-se no limite, sendo incapaz de relaxar e tendo dificuldade para dormir.
    - Sentir-se "menos homem" ou que não tem mais controle sobre seu próprio corpo.
    - Evitação de pessoas ou lugares relacionados com o ataque ou abuso.
    - Medo de que aconteça algo pior e sensação de um futuro abreviado.
    - Fuga de relacionamentos ou amizades e sensação aumentada de isolamento.
- As vítimas de estupro do sexo masculino (incluindo os homossexuais) têm menos probabilidade de denunciar o fato, mas são bastante propensas a apresentar os sintomas da síndrome do trauma de estupro (*Carson & Smith-DiJulio, 2006).

Considerações transculturais

- A mulher espancada pode vir de uma cultura que aceite a violência doméstica, podendo ficar isolada pela dinâmica cultural, que não permite a busca por ajuda. Além disso, barreiras linguísticas podem interferir em sua capacidade de chamar ajuda de emergência ou aprender sobre seus direitos ou opções legais.
- O enfermeiro tem obrigação de denunciar lesões e proteger a vítima. Nas situações de estupro pelo próprio cônjuge sem lesões visíveis, a vítima deve ser informada a respeito das opções disponíveis. As leis estaduais diferem quanto a relatórios obrigatórios.

Considerações pediátricas

- Dube e colaboradores (2005) relataram "que meninos e meninas são vulneráveis a esta forma de maus-tratos na infância; a semelhança na probabilidade de múltiplos resultados comportamentais, mentais e sociais entre homens e mulheres sugere a necessidade de identificar e tratar todos os adultos afetados por abuso sexual na infância".
- Nos Estados Unidos, é ilegal ter uma relação sexual com uma criança com menos de 12 anos. Os adolescentes não possuem a mesma proteção legal (Hockenberry & Wilson, 2015).
- Indivíduos com menos de 18 anos constituem 67% de todas as vítimas de agressão sexual relatadas a delegacias de polícia. Crianças com menos de 12 anos representam 34% desses casos, e crianças menores de 6 anos representam 14% desses casos.
- O estupro estatutário ocorre quando a vítima não consegue legalmente dar seu consentimento em razão de idade (a idade varia entre os Estados), deficiências mentais, psicose ou estado alterado de consciência (sono, drogas, doença, álcool) (Hockenberry & Wilson, 2015).
- O estuprador de uma criança pode ser alguém que ela conheça, e os ataques em geral ocorrem por um período de tempo dentro da própria casa da criança ou na vizinhança. Maior sofrimento emocional e efeitos prolongados têm sido relatados quando o abusador da criança é conhecido e de confiança.
- Os adolescentes, sobretudo os do sexo masculino, são mais propensos a cometer suicídio em consequência de estupro.
- O estupro cometido por pessoa conhecida é predominante entre mulheres universitárias e acredita-se que seja o menos reconhecido e denunciado.

- As adolescentes frequentemente não denunciam o estupro praticado por uma pessoa conhecida porque acreditam ter contribuído de alguma forma para o ato (p. ex., uso de álcool).
- Abusos sexuais facilitados por drogas são causados pela colocação não percebida de drogas em uma bebida. As drogas tipo "boa noite cinderela" são gama-hidroxibutirato (GHB), burundanga, datura e cetamina, que causam desinibição, passividade, relaxamento muscular e amnésia (Women's Health.org, 2012).

Considerações maternas
- Ver *Enfrentamento familiar incapacitado – violência doméstica*.

Considerações geriátricas
- O abuso de idosos, incluindo negligência e exploração, é vivenciado por 1 em cada 10 pessoas com 60 anos ou mais que vive em casa (Acierno et al., 2010). Para cada caso de abuso de idosos que é detectado ou relatado, estima-se que aproximadamente 23 casos permaneçam ocultos (Lifespan of Greater Rochester, Inc., 2011).
- Os pesquisadores analisaram dados de 5.777 adultos com 60 anos ou mais em uma amostra nacional selecionada aleatoriamente. A prevalência em um ano foi de 4,6% para abuso emocional, 1,6% para abuso físico, 0,6% para abuso sexual, 5,1% para negligência potencial e 5,2% para abuso financeiro atual por um membro da família. Pouco menos de 7% relataram maus-tratos sexuais antes dos 60 anos (Acierno et al., 2010).
- Somente 7% dos casos de abuso de idosos são informados e, entre eles, menos de 1% incluem abuso sexual (Teaster, Dugar, Mendiondo, Abner & Cecil, 2005).
- Os residentes em casas geriátricas são os mais vulneráveis a abuso. A falha em não abordar o problema do abuso sexual pode ser resultado da falta de compreensão da agressão sexual por parte dos residentes em geriatrias e de atitudes negativas generalizadas ou hostilidade para com os idosos e as pessoas com prejuízo cognitivo (*Burgess, Dowdell & Prentley, 2000).
- Burgess e colaboradores (*2000) constataram que de 20 vítimas de abuso sexual em casas geriátricas, 11 morreram em até um ano após o ataque. Essas vítimas não estão preparadas física, constitucional ou psicologicamente para se defender ou enfrentar as consequências.
- O abuso de idosos pode incluir abuso físico e sexual, abuso psicológico, negligência, exploração e abuso médico (*Goldstein, 2005).

Critérios para a investigação focalizada

> **ALERTA CLÍNICO** Uma investigação e um exame detalhados são necessários para o indivíduo que foi abusado sexualmente. Devido às emoções excepcionais e devastadoras que estão envolvidas e à possibilidade de litígio, o enfermeiro deverá ser um Especialista de Enfermagem em Abuso Sexual – EEAS (*Sexual Assault Nurse Examiner* – SANE). O EEAS é uma qualificação para enfermeiros forenses que receberam treinamento especial para conduzir exames de evidências de abuso sexual em vítimas de abuso sexual e podem prestar depoimento pericial se um caso for julgado.
>
> Sob o modelo EEAS de cuidados, as vítimas de abuso sexual recebem de forma consistente serviços rápidos, compassivos, culturalmente sensíveis e adequados ao desenvolvimento por parte de enfermeiros com conhecimentos sobre questões de vitimização e especialistas em avaliação e coleta de evidências que apoiarão futuros processos legais (Stokowski, 2008, p.1).

A equipe de resposta ao abuso sexual é uma equipe de base comunitária que coordena a resposta às vítimas de abuso sexual. A equipe pode ser composta de EEAS, funcionários do hospital, defensores de vítimas de abuso sexual, policiais, promotores, juízes e outros profissionais com interesse específico em ajudar vítimas de agressão sexual.

Os profissionais enfermeiros que não são certificados pelo EEAS devem ter acesso a um enfermeiro certificado. Se for impossível, o enfermeiro deverá seguir as diretrizes nacionais. Essas diretrizes devem estar disponíveis em suas unidades de tratamento de saúde.

Dicas da Carpenito
Os enfermeiros que não são do EEAS podem fornecer cuidados sensíveis, compassivos e competentes ao indivíduo que foi sexualmente agredido e a seus familiares. Se o enfermeiro for negativo, parcial ou julgador, é responsabilidade dele afastar-se do caso e "não fazer mal", ou um colega de enfermagem pode lhe solicitar que assim o faça.

Dados subjetivos (devem ser registrados)
Ver o Padrão de assistência para um indivíduo que tenha sido abusado sexualmente.

Dados objetivos

Investigar a existência de lesões (equimoses, lacerações, abrasões)

Sistema gastrintestinal (boca, ânus, abdome)
Sistema musculoesquelético
Sistema urogenital

Investigar as respostas emocionais

Choro
Serenidade
Histeria
Afastamento
Retraimento

Investigar a mudança de comportamento em indivíduo com prejuízo cognitivo (*Burgess et al., 2000)

Comportamento de evitar homens
Permanecer próximo ao posto de enfermagem
Deitar em posição fetal
Medo de homens
Comportamento de afastamento

Metas

O indivíduo, os pais, o parceiro/cônjuge ou outra pessoa significativa retornarão ao nível de funcionamento anterior à crise e a criança expressará sentimentos sobre o abuso e o tratamento com base nos seguintes indicadores:

Metas de curto prazo

- Compartilha os sentimentos.
- Descreve a justificativa e os procedimentos do tratamento.
- Identifica os membros do sistema de apoio e usa-os apropriadamente.

Metas de longo prazo

- Relata bom sono.
- Relata retorno ao padrão alimentar anterior.
- Relata ausência ou ocorrência ocasional de reações somáticas.
- Demonstra calma e relaxamento.

NOC Proteção contra abuso, Recuperação de abuso, Enfrentamento

Intervenções

Perguntar ao indivíduo: "Como posso ajudá-lo"?

Auxiliar na identificação das principais preocupações (psicológicas, médicas, legais) e na percepção da ajuda necessária

J: *Quanto mais cedo começarem as intervenções com uma vítima de estupro, menor dano psicológico ela terá. Muitas vítimas tentam suprimir a lembrança do abuso. Postergar o aconselhamento mesmo em um dia pode enfraquecer a busca, pela vítima, de atendimento de acompanhamento. O contato imediato com um conselheiro pode superar essa relutância.*

Explicar o cuidado e o exame

- Oferecer intervenções de uma forma tranquila.
- Não deixar o indivíduo sozinho.
- Ajudá-lo a atender suas necessidades pessoais (banho *após* exames e evidências terem sido obtidas).
- Explicar cada detalhe antes de agir e aguardar permissão.

J: *Devido ao direito de recusa ou de consentimento do indivíduo ter sido violado, é importante buscar permissão para o cuidado (*Heinrich, 1987). A meta é estabelecer um ambiente seguro e empático.*

- Se um membro da família, parceiro ou cônjuge é suspeito, solicitar uma amostra de urina e acompanhar o indivíduo sozinho ao banheiro. Investigar delicadamente quem o machucou.

NIC Apoio à proteção contra abuso, Melhora do enfrentamento, Tratamento do trauma de estupro, Grupo de apoio, Redução da ansiedade, Presença, Apoio emocional, Técnica para acalmar, Escutar ativamente, Apoio familiar, Facilitação do trabalho de luto

Explicar os aspectos legais e a investigação policial (*Heinrich, 1987)

Promover uma relação de confiança

- Permanecer com o indivíduo durante o estágio agudo ou providenciar outro tipo de apoio.
- Orientá-lo sobre os procedimentos policiais e hospitalares durante o estágio agudo.
- Explicar que a opção de informar o estupro é da vítima. Investigar os prós e contras decorrentes da informação à polícia.

    J: *Há relatos de melhoras emocionais por vítimas que prestaram queixa do crime.*

- Ver o Padrão de assistência ou consultar enfermeiro certificado pelo EEAS para orientação no atendimento pós-abuso.

    J: *Exames em busca de evidências costumam causar especial sofrimento, já que podem recordar a agressão (*Ledray, 2001). O exame médico-legal existe para avaliar a condição da vítima e reunir prova documental. Consiste em um exame geral; exames retal, pélvico e oral; cultura para doenças sexualmente transmissíveis e para esperma; teste sérico de gravidez, tipagem sanguínea e sondagem quanto a drogas e álcool. Resíduos óbvios são colocados em envelopes separados. Coleta-se esperma seco. Pelos públicos e cabelos da vítima são penteados, e amostras são colocadas em envelopes separados. Raspagens das unhas são colocadas em envelopes separados para cada mão (*Heinrich, 1987).*

- Se a entrevista da polícia for permitida:
    - Negociar com o indivíduo e a polícia um horário conveniente.
    - Explicar ao indivíduo que tipo de perguntas serão feitas.
    - Permanecer com o indivíduo durante a entrevista; não fazer perguntas nem oferecer respostas.

Sempre que possível, providenciar o aconselhamento para crise em até 1 hora após o estupro

> **ALERTA CLÍNICO** Se o policial for insensível, intimidante, ofensivo ou fizer perguntas impróprias, discutir o assunto com ele em particular. Se o comportamento continuar, usar os meios apropriados e fazer queixa.

- Pedir permissão para contatar o conselheiro para crises de estupro.
- Ser flexível e individualizar a abordagem de acordo com as necessidades do indivíduo.
- Observar cuidadosamente o comportamento da vítima e registrar os dados objetivos.
- Encorajá-la a verbalizar pensamentos, sentimentos ou percepções do evento.
- Investigar os sistemas de apoio disponíveis; envolver as pessoas significativas, se apropriado.
- Investigar a tolerância ao estresse.
- Respeitar os direitos da vítima; respeitar a restrição aos visitantes indesejados e oferecer privacidade quando apropriado.
- Explicar para a vítima que essa experiência perturbará sua vida e que os sentimentos que ocorrerem durante a fase aguda podem retornar; encorajá-la a prosseguir em seu próprio ritmo.
- Aconselhar a família e os amigos ao nível deles.
- Partilhar as necessidades imediatas de amor e de apoio à vítima.

    J: *Centros para crise motivada por estupro proporcionam às vítimas e às pessoas significativas informações sobre exames médicos, interrogatório policial e procedimentos legais; oferecem serviços de acompanhamento até o hospital, departamento policial e judiciário; e dão informações sobre aconselhamento.*

Explicar os riscos de doenças sexualmente transmissíveis (Centers for Disease Control and Prevention, 2013; *Ledray, 2001)

- Doenças sexualmente transmissíveis (amostras, exames de sangue): gonorreia, vírus da imunodeficiência humana (HIV), tricomoníase, sífilis, hepatite B, A, C, clamídia.
- Consultar o protocolo ou médico/enfermeiro para profilaxia de clamídia, HIV, tricomoníase, gonorreia.

    J: *Algumas doenças sexualmente transmissíveis (DSTs) podem ser tratadas com medicação para eliminar os patógenos. Os Centros de Controle e Prevenção de Doenças (2008) recomendam a profilaxia pós-exposição ao HIV se iniciada dentro de 48 horas.*

- Vacinar os indivíduos, se necessário, para tétano e hepatite A, B.

    J: *Um abuso sexual em ambiente externo traz risco de infecção tetânica. As hepatites A e B podem ser transmitidas via fluidos corporais.*

- Determinar se a vítima está em risco de engravidar e, em caso positivo, explicar os comprimidos contraceptivos emergenciais.
- Ausência de uso de contraceptivo.
- Ausência de esterilização cirúrgica.
- Pós-menopausa.

Eliminar ou reduzir a sintomatologia somática

Irritabilidade gastrintestinal

Anorexia
- Oferecer refeições menores e frequentes.
- Oferecer alimentos atraentes.
- Registrar a ingestão.
- Ver *Nutrição desequilibrada* diante de anorexia prolongada.

Náusea
- Evitar alimentos formadores de gases.
- Limitar bebidas gaseificadas.
- Observar se ocorre distensão abdominal.
- Oferecer antieméticos.
- Explicar que os efeitos colaterais das pílulas anticoncepcionais de emergência são náuseas e vômitos.

Desconforto urogenital

Dor
- Investigar a qualidade e a duração.
- Monitorar a ingestão e a eliminação.
- Examinar a urina e a genitália externa quanto a sangramento.
- Ouvir com atenção a descrição que a vítima faz da dor.
- Oferecer medicação para a dor, conforme prescrição médica (ver *Conforto prejudicado*).

Secreção
- Avaliar quantidade, cor e odor da secreção.
- Permitir à vítima tempo para lavar-se e trocar de roupa após o término do exame inicial.

Tensão musculoesquelética

Cefaleias
- Evitar mudanças repentinas de posição da vítima.
- Abordar a vítima de forma calma.
- Elevar um pouco a cama (a menos que contraindicado).
- Discutir as medidas de redução da dor que foram eficientes em outras ocasiões.

Hematomas e edema generalizados
- Evitar roupas justas e apertadas.
- Lidar de forma delicada com as partes afetadas do corpo.
- Elevar a parte do corpo afetada se houver edema.
- Aplicar compressa fria e úmida em área edemaciada durante as primeiras 24 horas e, a seguir, compressa quente após 24 horas.
- Estimular a vítima a expressar o desconforto.
- Registrar quaisquer hematomas, lacerações, edema ou abrasões.

J: *As intervenções para síndrome do trauma de estupro estão listadas em relação à utilidade com base em respostas variadas de cada vítima; minimizar a ocorrência de mais trauma.*

Proceder a orientação de saúde ao indivíduo e sua família

- Antes que o indivíduo deixe o hospital, providenciar um cartão com informações sobre as consultas de acompanhamento e os nomes e números de telefone dos centros locais de atendimento a crises e de aconselhamento.
- Planejar uma visita domiciliar ou um telefonema.
- Providenciar aconselhamento legal ou pastoral, se apropriado.
- Recomendar e encaminhar a psicoterapeuta, clínica de saúde mental, serviços de defesa de grupos comunitários e de cidadania.

J: *Alguns problemas de longo prazo podem ser prevenidos se a família e os amigos da vítima reconhecerem os sintomas como normais. As respostas dos outros podem ajudar muito a recuperação ou criar obstáculos a ela. Outras pessoas significativas envolvidas poderão também enfrentar uma crise e a necessidade de recuperação (Adams & Fay, 1989).*

Ensinar o controle dos desconfortos

Riscos para indivíduos agredidos sexualmente na faculdade ou na universidade

> **J:** *Em uma pesquisa com mulheres na faculdade, 13,3% indicaram que foram forçadas a ter relações sexuais em uma situação de namoro (Black, 2011).*

- Como se proteger do "boa noite cinderela". (Fonte: fichas de informações sobre drogas "boa noite cinderela" acessadas em https://www.womenshealth.gov/publications/our-publications/fact-sheet/date-rape-drugs.html.)

Aconselhar mulheres e homens a

- Insistir em servir sua própria bebida ou observar enquanto sua bebida é misturada ou preparada.
- Não aceitar bebidas do grupo, como tigelas de ponche.
- Ficar de olho em sua bebida ou lata aberta; não confiar em mais ninguém para tomar conta de sua bebida.
- Se a sua bebida aberta apresentar gosto, aparência ou cheiro estranho, não beber!
- Se você achar que foi drogado, não ter medo de procurar atendimento médico imediatamente.
- Obter ajuda para qualquer indivíduo que pareça ter sido drogado – mesmo se você não o conhecer, ficar com ele.

Orientar sobre como alguém pode dizer que foi drogado

- Você se sente bêbado e não bebeu nenhum álcool – ou você sente que os efeitos do álcool são mais fortes do que o habitual.
- Você acorda sentindo-se com forte ressaca e desorientado ou sem lembrança de um período de tempo.
- Você se lembra de ter tomado uma bebida, mas não consegue se lembrar de nada depois disso.
- Você observa que suas roupas estão rasgadas ou do avesso.
- Você se sente como se tivesse praticado sexo, mas não consegue se lembrar disso.

> **J:** *A maioria das vítimas não se lembra de ter sido drogada ou abusada sexualmente. A vítima pode não estar ciente do ataque até 8 ou 12 horas após a sua ocorrência. Essas drogas também são eliminadas do corpo muito rapidamente. Uma vez que uma vítima recebe ajuda, pode não haver nenhuma prova do envolvimento de drogas no abuso. Mas haverá alguns sinais de que você pode ter sido drogado.*

Se um indivíduo pensa que foi drogado e sexualmente abusado, aconselhe-o a

- Obter cuidados médicos imediatamente. Ligar para a emergência ou pedir que um amigo de confiança o leve para a emergência de um hospital. Não urinar, tomar ducha ou banho, escovar os dentes, lavar as mãos, trocar de roupa, comer ou beber antes de ir. Estes detalhes poderão fornecer evidências do estupro. O hospital usará um "kit de estupro" para coletar evidências.
- Chamar a polícia do hospital. Dizer à polícia exatamente o que você se lembra. Ser honesto sobre todas as suas atividades. Nada do que você disser – incluindo beber álcool ou usar drogas – poderá justificar o estupro.
- Pedir ao hospital para colher uma amostra de urina que poderá ser usada para testar drogas do tipo "boa noite cinderela". As drogas são eliminadas rapidamente do seu corpo. O rohypnol permanece no corpo por várias horas e pode ser detectado na urina até 72 horas após ter sido tomado. O GHB é eliminado do corpo em 12 horas. Não urine antes de ir ao hospital.
- Não mexer nem limpar o local onde você acha que o abuso pode ter ocorrido. Poderá haver evidências deixadas para trás, como em um copo ou nos lençóis.
- Obter aconselhamento e tratamento. Sentimentos de vergonha, culpa, medo e choque são normais. Um conselheiro poderá ajudá-lo a lidar com essas emoções e iniciar o processo de cura. Chamar um centro de crise ou uma linha direta é uma boa forma de começar.

Para pais de indivíduos que sofreram abuso sexual (Appalachian State University, 2015)

- Compreender que seus sentimentos iniciais são válidos.
- Passar algum tempo com seu filho, mas aceitar que ele pode precisar de tempo e espaço.
- Procurar recursos externos e apoio para ajudar a superar este momento difícil: conversar com um conselheiro, amigo íntimo ou outros pais de crianças que foram sexualmente agredidas.
- Não fazer com que seu filho sinta que precisa cuidar de você; deixar outro adulto de confiança ser sua pessoa de apoio.
- Deixar seu filho dizer-lhe as suas necessidades.
- Dizer-lhes que você os ama e acredita neles.
- Tentar entender o máximo que puder sobre abuso sexual para melhor apoiar seu filho e você mesmo.
- Formular perguntas como "Por que você..." (usou aquelas roupas, entrou no carro, etc.) poderá ser interpretado como culpa e trazer mais prejuízo.
- Lembrar-se de que a mensagem mais importante que poderá dar aos seus filhos é que você não os culpa.

> **Dicas da Carpenito**
>
> Os pais podem experimentar uma variedade de sentimentos conflitantes, como culpa, acusação do filho, raiva em resposta ao abuso sexual. Não existem maus pensamentos, apenas palavras e ações ruins. Seu filho provavelmente sente que pode ser a causa do abuso; uma má decisão não justifica um abuso sexual. A resposta de seus pais será lembrada por toda a vida.

Intervenções geriátricas

Suspeitar de abuso sexual se o idoso apresentar equimose envolvendo seios ou genitália, sangramento vaginal ou anal inexplicado, roupa íntima manchada ou rasgada, preocupação com o sexo ou uma infecção sexualmente transmissível (Lifespan of Greater Rochester, Inc., 2011).

J: *Estudos nacionais descobriram que as pessoas de 50 anos ou mais constituem 3% das vítimas de estupro/abuso sexual (Acierno et al., 2010).*

Avaliar indivíduos de todas as faixas etárias em relação a terem sido vítimas de abuso ou agressão

J: *Em um amplo estudo envolvendo adultos com mais de 60 anos, quase 7% relataram maus-tratos sexuais antes dos 60 anos (Acierno et al., 2010).*

> **Dicas da Carpenito**
>
> Fortes emoções podem ocorrer, mas isso pode proporcionar ao indivíduo a primeira oportunidade de compartilhar seu horror. São errôneas as suposições de que iniciar o diálogo sobre abuso no passado é inadequado. A simpatia gentil aliada à escuta sem julgamento tem poder curativo poderoso.

Encaminhar o indivíduo a uma instituição para avaliar as condições de vida para o autocuidado e a disponibilidade de apoio social

J: *O apoio social insuficiente foi associado a uma probabilidade triplicada de relatos de qualquer forma de maus-tratos (Acierno et al., 2010). "Os adultos mais velhos que precisavam de assistência com atividades da vida diária ou que relataram saúde deficiente eram mais propensos a serem alvos, um achado que reflete pesquisas anteriores sobre fraude e abuso financeiro de adultos idosos comprometidos (Acierno et al., 2010).*

> **Dicas da Carpenito**
>
> Em sua própria comunidade, defenda os recursos para melhorar o apoio social aos adultos idosos por meio de uma variedade de canais, como a religação com os recursos da comunidade, melhores projetos de moradia para adultos mais velhos que maximizam a interação comunitária, financiamento para programas familiares e comunitários que reúnem os idosos e seus vizinhos ou membros da família, ou – talvez mais importante – transporte acessível (Acierno et al., 2010).

SOBRECARGA DE ESTRESSE

Definição da NANDA-I

Excessivas quantidades e tipos de demandas que requerem ação.

Características definidoras

Relato de estresse situacional excessivo (p. ex., classificão do nível de estresse como igual ou superior a 7 em uma escala de 10 pontos)*
Relato de impacto negativo do estresse (p. ex., sintomas físicos, angústia psicológica, sensação de estar doente ou de estar ficando doente)*

Fisiológicas

Cefaleias	Fadiga	Inquietação
Dificuldades de sono	Indigestão	

Emocionais

Choro	Sensação de pressão*	Facilidade para aborrecer-se
Irritação	Raiva aumentada*	Sensação de estar doente
Nervosismo	Impaciência aumentada*	Sensação de tensão*
Opressão		

Cognitivas

Perda de memória
Esquecimento

Problemas na tomada de decisão*
Preocupação constante

Falta de senso de humor
Problemas para pensar com clareza

Comportamentais

Isolamento
Falta de intimidade
Fumo excessivo

Funcionamento prejudicado*
Intolerância

Alimentação compulsiva
Ressentimento

Fatores relacionados

Os fatores relacionados de *Sobrecarga de estresse* representam os múltiplos agentes estressores coexistentes, que podem ser fisiopatológicos, maturacionais, relacionados ao tratamento, situacionais, ambientais, pessoais ou todos eles. Um indivíduo pode ser capaz de reduzir ou eliminar alguns agentes estressores, enquanto outros fatores crônicos podem exigir novas estratégias para o seu manejo.

Fisiopatológicos

Relacionados ao enfrentamento de:

Doença ajuda (infarto agudo do miocárdio, fratura do quadril)
Doença crônica* (artrite, depressão, doença pulmonar obstrutiva crônica)
Doença terminal*
Diagnóstico recente (câncer, herpes genital, HIV, esclerose múltipla, diabete melito)
Condição desfigurante

Situacionais (pessoais, ambientais)

Relacionados à perda real ou antecipada de ente querido secundária a:

Morte, processo de morte
Mudança de endereço

Divórcio
Serviço militar

Relacionados ao enfrentamento de:

Processo de morte
Guerra

Agressão

Relacionados à mudança real ou percebida na situação socioeconômica secundária a:

Desemprego
Novo emprego
Promoção

Doenças
Aposentadoria antecipada
Destruição de propriedade pessoal

Relacionados ao enfrentamento de:

Violência familiar*
Novo membro na família
Abuso de drogas

Problemas de relacionamento
Declínio da atividade funcional de parente idoso

Maturacionais

Relacionados ao enfrentamento de:

Aposentadoria
Mudanças financeiras

Perda da moradia
Perdas funcionais

Nota da autora

Este diagnóstico representa um indivíduo em uma situação de sobrecarga, influenciado por múltiplos e variados agentes estressores. Se a sobrecarga de estresse não for reduzida, o indivíduo piorará, ficando em risco de lesão e doença.

Conceitos-chave

- O programa *Health People 2020* possui as seguintes metas, que podem influenciar o estresse e o controle do estresse (U.S. Department of Health and Human Service, 2015):
    - Melhorar a qualidade de vida e o bem-estar relacionados à saúde de todos os indivíduos.
    - Melhorar a saúde mental por meio da prevenção e garantir o acesso a serviços de saúde mental adequados e de qualidade.

- Reduzir a doença, a deficiência e a morte relacionadas ao tabagismo e à exposição passiva ao fumo.
- Reduzir o abuso de substâncias para proteger a saúde, segurança e qualidade de vida para todos, sobretudo as crianças.
- Melhorar a saúde, a condição física e a qualidade de vida por meio da atividade física diária.
- Melhorar a saúde e o bem-estar de mulheres, lactentes, crianças e famílias.
- O estresse está presente em todos os indivíduos. Estresse é o efeito físico, psicológico, social ou espiritual das pressões e dos eventos da vida (Edelman, Kudzma & Mandle, 2014).
- Estresse é um estado psicológico e emocional vivido por um indivíduo como resposta a um ou mais agentes estressores ou uma exigência específica que resulta em dano, temporário ou permanente, ao indivíduo (*Ridner, 2004).
- O estresse em excesso requer reconhecimento, percepção e adaptação (*Cahill, Gorski & Le, 2003).
- Um estado crônico de estresse ou episódios repetidos de estresse psicológico (depressão, raiva, hostilidade, ansiedade) podem provocar doença cardiovascular, arteriosclerose, cefaleias e distúrbios gastrintestinais (Edelman et al., 2014).

Critérios para a investigação focalizada

Subjetivos/objetivos

Pedir ao indivíduo para classificar seu nível normal de estresse

0 = baixo
> 10 = excessivo

Pedir para descrever como o estresse está afetando a sua capacidade de funcionamento

Trabalho
Sono
Relacionamentos

Investigar (Edelman et al., 2014)

Estado emocional

Descontrolado	Infeliz	Deprimido
Impaciente	Sobrecarregado	Irritável
Incapaz de relaxar ou agitado	Solitário	Mal-humorado
Facilmente aborrecido	Isolado	

Estado físico

Indigestão	Maxilar rígido	Diarreia ou constipação
Fadiga	Náusea	Cefaleias
Inquietação	Tontura	Problemas/dores nas costas
Dores e áreas sensíveis	Batimento cardíaco acelerado	Resfriados frequentes
Tensão muscular	Dor no peito	

Comportamento

Dormir demais ou pouco — Dominar, interromper os outros
Comer demais ou pouco — Adiar ou negligenciar responsabilidades
Falar e comer rapidamente — Usar ou abusar de álcool, cigarros ou drogas para relaxar

Cognição

Julgamento prejudicado, preocupação constante — Esquecimento
Pensamentos ansiosos ou rápidos — Preocupação constante
Incapacidade de concentração — Problemas de memória ou foco apenas no negativo

Relacionamentos

Isolamento
Agressões — Perda de desejo sexual
Mau humor — Solidão
— Perda do senso de humor

Investigar se há excesso de

Sono
Tabaco — Comida
Álcool — Medicamentos (prescritos, de rua)

Metas

O indivíduo verbalizará a intenção de mudar dois comportamentos para diminuir ou controlar os agentes estressores, conforme evidenciado pelos seguintes indicadores:

- Identifica agentes estressores que podem ser controlados e aqueles que não podem ser controlados.
- Identifica uma mudança de comportamento bem-sucedida para aumentar o controle do estresse.
- Identifica um comportamento a ser reduzido ou eliminado para aumentar o controle bem-sucedido do estresse.

NOC Bem-estar: Crenças de saúde, Redução da ansiedade, Enfrentamento, Conhecimento: Promoção da saúde, Conhecimento: Recursos de saúde

Intervenções

> **ALERTA CLÍNICO** No *site* Peaceful Parenting Institute (2015), os efeitos do excesso de estresse crônico são discutidos:
> A pessoa que cresceu em um ambiente relativamente relaxado e emocionalmente seguro em geral será mais capaz de identificar que seus níveis de estresse estão muito altos e será menos tolerante em viver com esse desconforto de forma contínua; portanto, provavelmente será mais proativa em relação a atingir suas necessidades de autocuidado.
> No entanto, quando alguém cresce em um ambiente emocionalmente sufocante, exigente ou caótico, seu corpo se acostuma aos altos picos regulares de estresse e ansiedade e às descargas de epinefrina. Eventualmente, o estado de repouso fisiológico da criança, mesmo quando não há uma ameaça aparente, permanece em estado de estresse aumentado e nível baixo (ou alto) de ansiedade.
> O resultado é sempre viver no limite de um lado ou de outro, mas, visto que isso era normal como criança, é difícil para a pessoa, como adulto, reconhecer que ela precisa e merece viver em um estado mais relaxado.

NIC Redução da ansiedade, Modificação do comportamento, Promoção do exercício

Auxiliar a reconhecer seus pensamentos, sentimentos, ações e respostas fisiológicas

- Ver Critérios para a investigação focalizada.

    Justificativa: *A autoconsciência pode ajudar o indivíduo a reconfigurar e a reinterpretar suas experiências (Edelman et al., 2014).*

Ensinar a interromper o ciclo do estresse e como diminuir a frequência cardíaca, as respirações e os fortes sentimentos de raiva (Edelman et al., 2014)

- Voluntariamente distrair a si mesmo, pensando em algo agradável.
- Envolver-se em uma atividade de lazer.
- Ensinar a usar técnicas de minirrelaxamento (Edelman et al., 2014).
  - Inspirar pelo nariz durante 4 segundos, expirar pela boca por 4 segundos.
  - Repetir essa respiração controlada e pensar em algo que faça você sorrir, por exemplo, uma criança, seu animal de estimação.
- Consultar recursos para aprender técnicas de relaxamento, como fitas gravadas, material impresso, ioga.

    J: *Diante de múltiplos agentes estressores que sobrecarregam, a pessoa pode ser ajudada a distinguir os estressores que podem ser modificados ou eliminados (Edelman & Mandle, 2010).*

Pedir para elaborarem uma lista com uma ou duas mudanças que gostariam de realizar na próxima semana

- Dieta (ingerir uma verdura por dia).
- Exercício (andar uma ou duas quadras diariamente).

    J: *Em uma pessoa já sobrecarregada, pequenas mudanças no estilo de vida podem significar uma oportunidade maior de sucesso, aumentando a confiança (Bodenheimer, MacGregor & Shariffi, 2005).*

Diante da presença de distúrbios do sono, ver *Insônia*

Diante da identificação de necessidades espirituais deficientes, ver *Sofrimento espiritual*

- Perguntar sobre alguma atividade que proporcione ao indivíduo paz, alegria, felicidade. Pedir que inclua uma dessas atividades a cada semana.

    J: *Indivíduos sobrecarregados costumam negar tais atividades a si mesmos. O lazer pode interromper o ciclo de estresse (Edelman et al., 2014).*

- Perguntar ao indivíduo o que é importante e se há necessidade de mudança em sua vida.

J: *Esclarecer valores ajuda ao indivíduo sobrecarregado a identificar o que tem significado e valor e se isso está presente em seus hábitos de vida atuais (Edelman et al., 2014).*

Auxiliar a estabelecer metas realistas para alcançar um estilo de vida mais equilibrado para a promoção da saúde

- O que é mais importante?
- Quais aspectos de sua vida que você mais gostaria de mudar?
- Qual é a primeira etapa?
- Quando?

J: *Fixar metas realistas aumenta a confiança e o sucesso (*Bodenheimer et al., 2005).*

Iniciar as orientações para a saúde e os encaminhamentos, conforme necessário

- Se o indivíduo estiver envolvido em abuso de álcool ou drogas, ver este assunto.
- Se o indivíduo apresentar depressão ou ansiedade intensa, encaminhar para aconselhamento profissional.
- Se o funcionamento familiar estiver comprometido, encaminhar para aconselhamento familiar.

SOFRIMENTO ESPIRITUAL

Sofrimento espiritual

Risco de sofrimento espiritual

Religiosidade prejudicada

Risco de religiosidade prejudicada

Relacionado ao conflito entre crenças religiosas ou espirituais e o tratamento de saúde prescrito

Definição da NANDA-I

Estado de sofrimento relacionado à capacidade prejudicada de experimentar significado na vida por meio de conexões consigo mesmo, com os outros, com o mundo ou com um poder maior.

Características definidoras

Questiona o significado da vida, a morte e o sofrimento
Relata ausência de significado e propósito na vida
Carece de entusiasmo pela vida, sentimentos de alegria, paz interior ou amor
Demonstra desencorajamento ou desespero
Tem uma sensação de vazio
Apresenta alienação da comunidade espiritual ou religiosa
Expressa necessidade de reconciliar-se consigo mesmo, com os outros, com Deus ou o Criador
Apresenta interesse repentino por assuntos espirituais (lê livros religiosos ou espirituais, assiste a programas espirituais ou religiosos na TV)
Evidencia mudanças repentinas nas práticas espirituais (rejeição, negligência, dúvida, devoção fanática)
Expressa que a família, os entes queridos, os colegas ou os profissionais da saúde fazem oposição a crenças ou práticas espirituais
Questiona a credibilidade do sistema de crenças espirituais ou religiosas
Solicita assistência para um distúrbio nas crenças espirituais ou na prática religiosa

Fatores relacionados

Fisiopatológicos

Relacionados ao desafio à saúde espiritual ou separação dos laços espirituais secundário a:

Hospitalização	Perda de parte ou função do corpo	Doença debilitante
Dor		Aborto, natimorto
Doença terminal	Trauma	

Relacionados ao tratamento

Relacionados ao conflito entre (especificar o tratamento prescrito) e as crenças:

Aborto
Isolamento
Cirurgia
Transfusão de sangue
Medicamentos
Restrições dietéticas
Procedimentos médicos
Diálise

Situacionais (pessoais, ambientais)

Relacionados à morte* ou à doença de pessoa significativa

Relacionados ao constrangimento em expressar espiritualidade ou religião, como orações, meditação ou outros rituais

Relacionados às barreiras à prática de rituais religiosos

Restrições do tratamento intensivo
Falta de privacidade
Indisponibilidade de alimentos/dieta especial ou objetos para rituais
Confinamento ao leito ou ao quarto

Relacionados às crenças espirituais ou religiosas que têm a oposição da família, dos amigos ou dos profissionais de saúde

Relacionados a divórcio, separação da pessoa amada ou outras perdas percebidas

Nota da autora

O bem-estar representa uma resposta a um potencial do indivíduo para o crescimento pessoal, envolvendo a utilização de todos os seus recursos (sociais, psicológicos, culturais, ambientais, espirituais e fisiológicos).

Para promover a espiritualidade positiva, o enfermeiro pode auxiliar as pessoas com preocupações ou sofrimentos espirituais fornecendo-lhes recursos para ajuda espiritual, ouvindo-as sem fazer julgamentos e proporcionando-lhes oportunidades para a satisfação das necessidades espirituais (O'Brien, 2010; *Wright, 2004).

Espiritualidade e religiosidade são dois conceitos diferentes. Burkhart e Solari-Twadell (*2001) definem espiritualidade como a "capacidade de vivenciar e integrar sentido a si mesmo, aos outros, à arte, à música, à literatura, à natureza ou a um poder superior a si mesmo". Religiosidade é "a capacidade de exercitar a participação nas crenças de determinado tipo de comunidade de fé, bem como nos rituais relacionados" (*Burkhart & Solari-Twadell, 2001). Embora a dimensão espiritual da integralidade humana esteja sempre presente, pode ou não existir no contexto das tradições ou das práticas religiosas.

Religiosidade prejudicada foi aprovado pela NANDA em 2004. Esse diagnóstico pode ser utilizado para *Sofrimento espiritual* quando houver uma barreira para que a pessoa pratique seus rituais religiosos, a qual o enfermeiro possa ajudar a diminuir ou remover. *Religiosidade prejudicada* poderia ser apropriado.

Erros nos enunciados diagnósticos

***Sofrimento espiritual* relacionado à doença crítica e às dúvidas sobre afirmações de crenças religiosas, como "Meu Deus me abandonou"**

Afirmações como "Meu Deus me abandonou" não representam fatores relacionados, e sim evidências de *Sofrimento espiritual* (Características definidoras). Até que sejam conhecidos os fatores relacionados, o enfermeiro pode registrar o diagnóstico como *Sofrimento espiritual* relacionado à etiologia desconhecida, conforme evidenciado por expressões como "Meu Deus me abandonou".

Por exemplo, a doença crítica pode desafiar as crenças espirituais da pessoa e evocar sentimentos de culpa, raiva, desapontamento e impotência. Se, depois de mais avaliações, a doença crítica estiver contribuindo para o sofrimento espiritual, então o diagnóstico de *Sofrimento espiritual* relacionado à doença crítica e dúvidas sobre afirmações de crenças religiosas, como "Meu Deus me abandonou", seria apropriado.

Conceitos-chave

Considerações gerais

- Todas as pessoas possuem uma dimensão espiritual, participando ou não de práticas religiosas formais (O'Brien, 2010; Puchalski & Ferrell, 2010; *Wright, 2004). O indivíduo é um ser espiritual, mesmo quando desorientado, confuso, emocionalmente enfermo, irracional ou deficiente cognitivo.
- A natureza espiritual da pessoa deve ser considerada pelo enfermeiro como parte do cuidado integral, junto com as dimensões física e psicossocial. Pesquisas mostram que a maior parte dos indivíduos acha que a religião é muito importante nos tempos de crise (*Kendrick & Robinson, 2000; Puchalski & Ferrell, 2010).
- O espiritual pode incluir a religião, mas não está limitado a ela; as necessidades espirituais incluem encontrar significado, esperança, relacionamentos, perdão ou aceitação, ou transcendência (*Kemp, 2006; *Mauk & Schmidt, 2004). Outras descrições de espiritualidade incluem forças internas, significado e propósito, os atos de saber e se tornar (*Burkhart, 1994; O'Brien, 2010), e mediante conexão com si mesmo/outros/Deus ou com um poder superior (Puchalski & Ferrell, 2010).

- Os sistemas de saúde muitas vezes dão pouca prioridade às preocupações espirituais no planejamento e na prestação dos cuidados. Isso ocorre menos em instituições de pacientes terminais/casas geriátricas, onde o componente espiritual é provavelmente mais reconhecido e incluído (*Kemp, 2006; O'Brien, 2010).
- A religião influencia as atitudes e o comportamento relacionados ao certo e errado, família, criação dos filhos, trabalho, dinheiro, política e a muitas outras áreas funcionais.
- Para lidar de forma eficaz com as necessidades espirituais da pessoa, o enfermeiro deve reconhecer seus próprios valores e crenças, admitir que eles talvez não sejam aplicáveis aos outros e respeitar as crenças da pessoa, auxiliando-a a satisfazer as necessidades espirituais percebidas.
- O valor das orações ou dos rituais espirituais para a pessoa que acredita não é afetado pelo fato de eles poderem ou não ser "comprovados" cientificamente como benéficos.
- Pesquisas indicam que muitos enfermeiros se sentem preparados de maneira inadequada para oferecer cuidado espiritual e que menos de 15% deles incluem a espiritualidade no cuidado de enfermagem (*Piles, 1990). "Entre as razões para o fracasso do enfermeiro em proporcionar cuidado espiritual estão: (1) ver a religião e as necessidades espirituais como um assunto particular que concerne apenas ao indivíduo e a seu Criador; (2) não se sentir confortável a respeito das próprias crenças religiosas ou negar ter necessidades espirituais; (3) ter falta de conhecimento sobre a espiritualidade e as crenças religiosas dos outros; (4) confundir necessidade espiritual com necessidade psicossocial; e (5) encarar a satisfação das necessidades espirituais dos indivíduos como uma responsabilidade familiar ou pastoral, e não da enfermagem" (Andrews & Boyle, 2012).

Considerações pediátricas

- Os *Estágios de Desenvolvimento da Fé* (*1995), de James Fowler, incluem "Fé Não Diferenciada" (infância), na qual o enfermeiro deve se preocupar com assuntos como vínculo pais-bebê, ao mesmo tempo em que o bebê luta para estabelecer confiança, coragem, esperança e amor.
- No estágio de "Fé Intuitivo-Projetiva" (3-6 anos; *Fowler, 1995), os enfermeiros pediátricos são estimulados a admitir que o desenvolvimento da fé na criança é influenciado por exemplos, humores, ações e histórias de sua tradição de fé.
- O estágio de "Fé Mítico-Literal" (7-12 anos) de desenvolvimento inclui a internalização pela criança de suas histórias de fé, crenças e observações (*Fowler, 1995).
- O estágio de "Fé Sintético-convencional" (13-20 anos) descreve o desenvolvimento da fé do adolescente fora do contexto familiar no qual ela é parte da própria identidade e aparência (*Fowler, 1995). Isso proporciona ao enfermeiro um entendimento de como a pessoa interage com os membros da família e os amigos de fora.

Considerações geriátricas

- O National Council on Aging define bem-estar espiritual como "a afirmação da vida em relação a Deus, a si próprio, à comunidade e ao ambiente que nutre e celebra a integridade" (*Thorson & Cook, 1980).
- Existe uma discordância entre os estudiosos quanto a idosos (mais de 65 anos) se tornarem mais ou menos envolvidos em assuntos religiosos ou espirituais à medida que envelhecem (*O'Brien, 2010).
- Os idosos tendem a encarar a prática da religião como algo mais importante em comparação aos adultos mais jovens (Nelson-Becker, Nakashima & Canda, 2008).
- Embora algumas das deficiências físicas e psicossociais da velhice possam ser obstáculos às práticas religiosas de alguém, a espiritualidade pessoal pode tornar-se mais profunda (*Kelcourse, 2004).
- Há estudos de religiosidade entre idosos que demonstram práticas religiosas comuns entre as várias denominações: oração, meditação, participação como membro de uma igreja, participação em serviços religiosos, estudo de ensinamentos religiosos e leituras espirituais (*Halstead, 2004).
- No caso de idosos com comprometimentos cognitivos, a aprendizagem das orações tradicionais na juventude é algumas vezes lembrada, podendo oferecer conforto (O'Brien, 2010).
- Fatores que contribuem para o sofrimento espiritual e colocam os idosos em risco incluem as questões sobre vida após a morte à medida que as pessoas envelhecem, a separação da comunidade religiosa formal e um sistema de crenças e valores continuamente desafiado por perdas e sofrimento (*Nelson-Becker, 2004).
- Cerca de 75% dos idosos são membros de organizações religiosas. Isso não significa necessariamente que eles frequentem as cerimônias formais e as reuniões com regularidade (*Nelson-Becker, 2004).
- Os *Estágios de Desenvolvimento da Fé* (*1995), de James Fowler, para adultos incluem o estágio da "Fé Conjuntiva" (meia-idade e além), em que o idoso pode começar a reincorporar crenças e tradições religiosas que foram previamente descartadas. Nesse caso, o enfermeiro reconhece a espiritualidade mais madura do indivíduo, ajudando-o a encontrar significado em sua doença (O'Brien, 2010).
- Como um método comum de enfrentamento para idosos, a oração aumenta os sentimentos de autovalorização e esperança, reduzindo a sensação de solidão e abandono. Além da oração e da meditação particulares, a televisão e o rádio proporcionam com frequência o estímulo adicional para a vida espiritual (*Kelcourse, 2004).

- Os idosos talvez contem mais com a vida espiritual do que a maior parte dos jovens devido a outras limitações em suas vidas. O reino espiritual permite uma conexão satisfatória com outras pessoas. Um indivíduo mais idoso pode contrabalançar alguns aspectos negativos e isoladores do envelhecimento por meio da identificação com a tradição e os valores institucionais. A religião particular pode ajudar a motivar e proporcionar um propósito para a vida.

Considerações transculturais

- As crenças religiosas, um componente integrante da cultura, podem influenciar a explicação do indivíduo sobre as causas da doença, a percepção de sua gravidade e a opção de cura. Em momentos de crise, como em doenças graves ou morte iminente, a religião pode ser uma fonte de consolo para a pessoa e a família, podendo influenciar no curso da ação considerada apropriada (Andrews & Boyle, 2012; *Tinoco, 2006).
- Pertencer a um grupo cultural específico não implica que a pessoa professe a religião dominante dessa cultura. Além disso, mesmo quando a pessoa se identifica com determinada religião, ela pode não aceitar todas as suas crenças ou práticas (Andrews & Boyle, 2012; *Lipson & Dibble 2006; *Tinoco, 2006).
- O papel do enfermeiro não é "julgar as virtudes religiosas dos indivíduos, mas entender" os aspectos relativos à religião que são importantes para a pessoa e os membros da família (Andrews & Boyle, 2012). O Quadro 2.5 foi compilado com a intenção de auxiliar os enfermeiros nessa compreensão.

Critérios para a investigação focalizada

A maior parte dos instrumentos investigativos reflete uma teologia cristã, mais do que práticas espirituais não religiosas. Esses instrumentos variam em relação à área de trabalho (capelão, enfermeiro, assistente social, médico), e cada um pode identificar determinado aspecto da espiritualidade em que se concentra. Uma investigação espiritual abrangente deve ser feita por provedor de atendimento espiritual, embora uma reinvestigação das necessidades espirituais deva ser feita rotineiramente à medida que muda ou evolui a experiência da doença. Uma investigação espiritual mais abrangente só pode ser realizada quando uma relação de confiança entre o enfermeiro e o indivíduo for estabelecida. Ao investigar:

- Usar perguntas com final aberto.
- Avaliar coerência entre afeto, comportamento e comunicação.
- Anotar quaisquer objetos no ambiente que tenham significado para o indivíduo, como pinturas, símbolos religiosos, fotos da natureza ou música.
- Iniciar a investigação reconhecendo que as perguntas podem ser de natureza pessoal ou sensível e levantar dados do nível de conforto da pessoa por meio das respostas.
- Observar a linguagem da resposta da pessoa e adaptar as perguntas a ela.

Dados subjetivos

Investigar as características definidoras

Qual é sua fonte de força ou sentido espiritual?
Qual é sua fonte de paz, conforto, fé, bem-estar, esperança ou valor?
Como você pratica suas crenças espirituais?
Que práticas são importantes para seu bem-estar espiritual?
Você tem um líder espiritual? Em caso positivo, gostaria de fazer contato com ele?
Como estar doente ou ferido afetou suas crenças espirituais?
Quais as influências de sua fé ou crenças na forma como você se cuida?
Como suas crenças influenciam seu comportamento durante a doença?
Que papel desempenham suas crenças na reobtenção de sua saúde?

Investigar os fatores relacionados

Como posso ajudá-lo a manter sua força espiritual (p. ex., entrar em contato com o líder espiritual, proporcionar privacidade em momentos especiais, solicitar material de leitura)?

Dados objetivos

Investigar as características definidoras

Práticas atuais

Presença de artigos religiosos ou espirituais (vestuário, medalhas, textos)
Visitas do líder espiritual
Visitas a locais de adoração ou meditação
Solicitações de aconselhamento ou assistência espiritual

Quadro 2.5 VISÃO GERAL DAS CRENÇAS RELIGIOSAS

Adventistas do Sétimo Dia (Igreja Adventista Cristã)
Doenças
Podem desejar o batismo ou a comunhão
Alguns acreditam na cura divina
Podem se opor ao hipnotismo
Podem recusar o tratamento no Sabbath (entardecer de sexta-feira ao entardecer de sábado)
Destacam a dieta e o estilo de vida saudáveis
Dieta
Sem álcool, café, chá, narcóticos ou estimulantes (obrigatório)
Alguns se abstêm de carne de porco, outras carnes e crustáceos
Nascimento
Opõem-se ao batismo dos bebês
Textos
Bíblia, especialmente os Dez Mandamentos e o Antigo Testamento

Agnósticos
Crenças
É impossível saber se Deus existe (valores morais específicos podem orientar o comportamento)

Amigos (Quakers)
Sem ministros ou padres; a experiência direta, individual e interna com Deus é vital
Dieta
A maioria evita álcool e drogas e é favorável à prática da moderação
Morte
Muitos não acreditam em outra vida
Crenças
O pacifismo é importante; muitos têm objeção consciente à guerra

Amish
Doenças
Geralmente os cuidados ocorrem na própria família
Textos
Bíblia; Ausbund (hinário alemão do século XVI)
Crenças
Rejeição do auxílio governamental; rejeição da modernização
Legalmente isentos de vacinas

Armênios
Ver Ortodoxos Orientais

Ateus
Crenças
Deus não existe (valores morais específicos podem orientar o comportamento)

Baha'i
Doenças
Religião e ciência são importantes
Rotina e tratamentos hospitalares habituais são geralmente aceitos
Morte
Enterro obrigatório, próximo ao local da morte
Crenças
A finalidade da religião é promover a harmonia e a paz
A educação é muito importante

Batistas, Igrejas de Deus, Igrejas de Cristo e Pentecostais (Assembleias de Deus, Igreja Quadrangular)
Doenças
Alguns praticam de mãos dadas a cura divina por meio das preces
Podem solicitar Comunhão
Algumas proíbem a terapia médica
Podem considerar a doença como punição divina ou intrusão do demônio
Dieta
Sem álcool (obrigatório para a maioria); sem café, chá, tabaco, carne de porco ou animais estrangulados (obrigatório para algumas)
Alguns jejuam

continua

Quadro 2.5 VISÃO GERAL DAS CRENÇAS RELIGIOSAS (continuação)

Batistas, Igrejas de Deus, Igrejas de Cristo e Pentecostais (Assembleias de Deus, Igreja Quadrangular) (continuação)

Nascimento
Oposição ao batismo do bebê

Textos
Bíblia

Crenças
Algumas praticam a glossolalia (falar em línguas desconhecidas)

Budismo

Doenças
São consideradas um processo que aperfeiçoa a alma
Podem desejar conselhos do sacerdote
Podem recusar o tratamento em dias sagrados (1/1, 16/1, 15/2, 21/3, 8/4, 21/5, 15/6, 1/8, 23/8, 8/12, 31/12)

Dieta
Vegetarianismo rígido (obrigatório para alguns)
Desestimula o uso de álcool, tabaco e drogas

Morte
Ritos finais cantados pelo sacerdote
A morte leva ao renascimento; muitos desejam permanecer conscientes e lúcidos

Textos
Sermão de Buda sobre as "oito trilhas"; a Tripitaka, ou "três cestas" de sabedoria

Crenças
A limpeza tem grande importância
O sofrimento é universal

Católicos Romanos

Doenças
Permitidas por Deus devido aos pecados do homem, mas não são consideradas punição pessoal
Podem desejar a confissão (penitência) e a Comunhão
Unção dos enfermos para todos os pacientes gravemente doentes (alguns podem encarar como os "rituais finais" e presumir que estejam morrendo)
Permitida a doação e o transplante de órgãos
Enterro de membros amputados (obrigatório para alguns)

Dieta
Jejum ou abstinência de carne obrigatória na Sexta-Feira Santa e no Sábado de Aleluia (os gravemente enfermos estão dispensados); opcional durante a Quaresma e às sextas-feiras
Jejum de alimentos sólidos por 1 hora e abstenção de álcool por 3 horas antes de receber a comunhão (obrigatório; os gravemente enfermos estão dispensados)

Nascimento
O batismo de bebês e fetos abortados é obrigatório (o enfermeiro pode batizar em caso de morte iminente, aspergindo água sobre a testa e dizendo "Eu te batizo em nome do Pai, do Filho e do Espírito Santo")

Morte
Unção dos enfermos (obrigatória)
Meios artificiais extraordinários de sustentação da vida são desnecessários

Textos
Bíblia; livro de orações

Artigos Religiosos
Rosário, crucifixo, medalhas de santos, estátuas, água benta, velas acesas

Outras
Exigida a frequência à missa (os gravemente enfermos estão dispensados) aos domingos ou aos sábados à tarde e nos dias santos (1/1, 15/8, 1/11, 8/12, 25/12 e 40 dias após a Páscoa)
Sacramento da Penitência ao menos uma vez por ano (obrigatório)
Opõem-se ao aborto

Ciência Cristã

Doenças
Causadas pelos erros do pensamento e da mente
Podem se opor a drogas, líquidos endovenosos, transfusões de sangue, psicoterapia, hipnose, exames físicos, biópsias, verificação de pressão arterial, olhos e ouvidos e outras intervenções médicas e de enfermagem
Aceitam apenas as vacinas legalmente exigidas
Podem desejar o apoio de um leitor da Ciência Cristã ou o tratamento por um enfermeiro ou profissional da Ciência Cristã (uma lista desses profissionais pode ser encontrada no *Christian Science Journal*)
A cura é uma renovação espiritual

continua

Quadro 2.5 VISÃO GERAL DAS CRENÇAS RELIGIOSAS (continuação)

Ciência Cristã (continuação)
Morte
A necropsia é permitida apenas nos casos de morte súbita
Textos
Bíblia; *Science and Health With Key to the Scriptures*, de Mary Baker Eddy

Confucionismo
Doenças
O corpo foi dado pelos pais e por isso deve ser bem cuidado
Podem ter grande motivação para manter ou readquirir a saúde
Crenças
O respeito pela família e pelas pessoas idosas é importante

Cultos (Variedade de Grupos, Geralmente com o Líder Vivo)
Doenças
A maioria pratica a cura pela fé
Podem rejeitar a medicina moderna e considerar os profissionais da saúde como inimigos
O comprometimento com a terapia e o acompanhamento geralmente são insatisfatórios
A doença pode representar um pensamento errado ou a possessão pelo demônio
Crenças
A expansão do culto por meio de conversões é importante
Talvez dependa do ambiente do culto para a definição da realidade

Episcopal
Doenças
Podem acreditar na cura espiritual
Podem desejar a confissão e a Comunhão
Dieta
Muitos se abstêm de carne nas sextas-feiras
Poderão jejuar durante a Quaresma ou antes da Comunhão
Nascimento
O batismo dos bebês é obrigatório (o enfermeiro pode batizar o bebê quando a morte é iminente, derramando água sobre a testa e dizendo "Eu te batizo em nome do Pai, do Filho e do Espírito Santo")
Morte
Os rituais finais são opcionais
Textos
Bíblia; livro de orações

Gregos Ortodoxos
Ver Ortodoxos Orientais

Hinduísmo
Doenças
Podem minimizar a doença e enfatizar sua natureza temporária
Vistas como resultado do carma (ações/destino) trazido da vida anterior
Causadas pela falta de harmonia entre o corpo e o espírito ou por tensão nos relacionamentos interpessoais
Acreditam nas respostas de cura desencadeadas pelo tratamento
Crença forte nas práticas alternativas de cura (p. ex., tratamentos com ervas, cura pela fé)
Dieta
Várias doutrinas, muitas vegetarianas; muitas se abstêm do álcool (obrigatória para alguns); carne de gado e de porco são proibidas; preferem alimentos frescos, cozidos
Morte
Acreditam na imortalidade da alma
Vista como um renascimento; podem querer ficar conscientes; orações cantadas
Padres podem amarrar um cordão em torno do pescoço, do pulso ou do corpo – não remover
A água é derramada na boca, e a família lava o corpo
Preferência pela cremação – deve ser logo após a morte
Crenças
Ênfase na disciplina física, mental e espiritual e na purificação do corpo e da alma
Acreditam no mundo como uma manifestação de Brahman, ser divino que está em tudo
Textos
Vedas	Ramayana
Upanishads	Mahabharata
Bhagavad-Gita	Puranas

continua

Quadro 2.5 VISÃO GERAL DAS CRENÇAS RELIGIOSAS (*continuação*)

Hinduísmo (*continuação*)
Devoção
Preces diárias, geralmente em casa; meditação silenciosa
Os rituais podem incluir uso de água, fogo, luzes, sons, objetos naturais, posturas especiais e gestos

Igreja de Cristo
Ver Batistas

Igreja de Deus
Ver Batistas

Judaísmo
Doenças
Ênfase no atendimento médico
É necessária a consulta ao rabino para doação e transplante de órgãos
Podem se opor a procedimentos cirúrgicos no Sabbath (entardecer de sexta-feira ao entardecer de sábado; os gravemente enfermos estão dispensados)
Podem preferir que os órgãos ou os tecidos removidos do corpo sejam enterrados
Podem se opor ao barbear
Podem usar sempre chapéu e meias, acreditando que a cabeça e os pés devam ser cobertos

Dieta
Jejum de 24 horas nos dias santos do Yom Kippur (em setembro ou outubro) e Tishah-b'Ab (em agosto)
Matzo substituiu o pão ázimo durante a semana da Páscoa (em março ou abril)
Podem observar as rígidas leis da dieta Kosher (obrigatória para alguns), que proíbe a carne de porco, os crustáceos e comer carne e laticínios na mesma refeição ou nos mesmos pratos (os laticínios, servidos em primeiro lugar, podem ser seguidos pela carne, em alguns minutos; o contrário não é Kosher; os gravemente enfermos estão dispensados)

Nascimento
Ritual de circuncisão, 8 dias após o nascimento (obrigatória para alguns); os fetos são enterrados

Morte
Ritual do enterro; membros da sociedade lavam o corpo
Enterro logo que possível
Podem se opor à cremação
Muitos se opõem à necropsia e à doação do corpo para a ciência
A maioria não acredita em vida após a morte
Em geral, opõem-se ao prolongamento da vida após dano cerebral irreversível

Textos
Torah (cinco primeiros livros do Antigo Testamento)
Talmud
Livro de preces

Artigos Religiosos
Menorah (candelabro de sete braços)
Yarmulke (chapéu, pode ser usado continuamente)
Tallith (xale para as preces matutinas)
Tefillin ou phylacteries (caixas de couro com tiras, contendo passagens da escritura)
Estrela de David (pode ser usada no pescoço)

Crenças
Em respeito ao Sabbath (entardecer de sexta-feira ao entardecer de sábado), podem exigir não escrever, viajar, usar aparelhos elétricos ou receber tratamento

Krishna
Dieta
Vegetariana; sem alho ou cebola
Sem drogas, álcool; apenas chás de ervas

Morte
Cremação obrigatória

Textos
Vedas
Srimad-Bhagavatam

Crenças
Prática contínua do mantra (cântico)
Acreditam na reencarnação

continua

Quadro 2.5 VISÃO GERAL DAS CRENÇAS RELIGIOSAS (continuação)

Luteranos, Metodistas, Presbiterianos

Doenças
Podem solicitar Comunhão, unção e bênçãos ou a visita do ministro ou dos mais velhos
Em geral, incentivam o uso da ciência médica

Nascimento
Batismo, por aspersão ou imersão dos bebês, crianças ou adultos

Morte
Rituais finais ou leitura das escrituras são opcionais

Textos
Bíblia; livro de orações

Menonitas

Doenças
Opõem-se ao posicionamento das mãos; podem se opor ao tratamento de choque e medicamentos

Textos
Bíblia; 18 artigos do *Dondecht Confession of Faith*

Crenças
Evitam a modernização; não participam de planos de governo, de pensões ou planos de saúde

Metodista
Ver Luteranos

Mórmons (Igreja de Jesus Cristo dos Santos dos Últimos Dias)

Doenças
Podem evitar o uso de substâncias nocivas, como álcool, tabaco, drogas, etc.
Podem ser vistas como parte necessária do plano de salvação
Podem desejar o sacramento do Senhor Supremo a ser administrado por um pastor da igreja
Cura divina por meio do posicionamento das mãos
A igreja pode proporcionar apoio financeiro durante a doença

Dieta
Proíbem álcool, tabaco e bebidas quentes (chá e café); uso escasso de carne

Nascimento
Não batizam os bebês; os bebês nascem inocentes

Morte
Opõem-se à cremação

Textos
Bíblia
Livro dos Mórmons

Crenças
Uma roupa íntima especial pode ser utilizada por homens e mulheres, não devendo ser removida, exceto durante doença grave, parto, emergências, etc.
Opõem-se ao aborto
Batismo indireto para o morto que não foi batizado em vida

Muçulmano (Islâmico, Moslem) e Muçulmano Negro

Doenças
Opõem-se à cura pela fé; são favoráveis a todos os esforços para prolongar a vida
Podem não assumir compromisso com o tratamento devido à visão fatalista (a doença é o desejo de Deus)
As preces em grupo podem ser de ajuda – sem padres

Dieta
A carne de porco é proibida
Podem se opor ao álcool e aos alimentos tradicionais dos negros americanos (pão de milho, couve)
Jejum do amanhecer ao entardecer durante o Ramadan (nono mês do ano muçulmano – em diferentes datas no calendário ocidental; os gravemente enfermos estão dispensados)

Nascimento
Circuncisão praticada com cerimônia de acompanhamento
Feto abortado após 30 dias é tratado como um ser humano

Morte
Confissão dos pecados antes da morte, com a família presente, se possível; podem desejar se virar para Meca
A família segue os procedimentos específicos para a lavagem e a preparação do corpo, que então é virado em direção a Meca
Podem se opor a transplantes de órgãos e necropsia
O funeral geralmente é realizado dentro de 24 horas após a morte

continua

Quadro 2.5 VISÃO GERAL DAS CRENÇAS RELIGIOSAS (continuação)

Muçulmano (Islâmico, Moslem) e Muçulmano Negro (continuação)

Textos
Corão (escrituras); Hadith (tradições)

Oração
Cinco vezes por dia – ao levantar, ao meio-dia, à tarde, cedo à noite e antes de deitar – virados em direção a Meca e ajoelhados sobre o tapete de oração
Ritual de lavagem após a prece

Crenças
Todas as atividades (incluindo o sono) restritas ao que é necessário para a saúde
A limpeza pessoal é muito importante
Todos os Muçulmanos: o jogo e a adoração dos ídolos são proibidos

Ortodoxos Orientais (Grego Ortodoxo, Russo Ortodoxo, Armênio)

Doenças
Podem desejar a Sagrada Comunhão, a postura das mãos, a unção ou o sacramento da Extrema-unção
A maioria opõe-se à eutanásia e é a favor de todos os esforços para preservar a vida
Os homens ortodoxos russos só devem ser barbeados se isso for necessário para cirurgia

Dieta
Podem fazer jejum nas quartas-feiras, sextas-feiras, durante a Quaresma, antes do Natal ou por 6 horas antes da Comunhão (os gravemente enfermos estão dispensados)
Podem evitar a carne, os laticínios e o azeite de oliva durante o jejum (os gravemente enfermos estão dispensados)

Nascimento
Batismo 8 a 40 dias após o nascimento, em geral por imersão (obrigatório para alguns)
Pode ser imediatamente seguido pela confirmação; apenas os Gregos Ortodoxos: se a morte de um bebê for iminente, o enfermeiro deverá batizar a criança tocando sua testa três vezes com uma pequena quantidade de água

Morte
Ritos finais e administração da Sagrada Comunhão (obrigatórios para alguns)
Podem se opor a necropsia, embalsamamento e cremação

Textos
Bíblia; livro de orações

Artigos Religiosos
Ícones (figuras de Jesus, Maria, santos) são importantes
Água benta e velas acesas
Os russos ortodoxos usam um colar com a cruz, que deve ser removido apenas se necessário

Outras
Os gregos ortodoxos opõem-se ao aborto
Confissão ao menos uma vez por ano (obrigatória para alguns)
Sagrada Comunhão quatro vezes por ano: Natal, Páscoa, 30/6 e 15/8 (obrigatória para alguns)
As datas dos dias santos podem ser diferentes do calendário cristão ocidental

Pentecostais
Ver Batistas

Presbiterianos
Ver Luteranos

Quakers
Ver Amigos

Russos Ortodoxos
Ver Ortodoxos Orientais

Siquismo

Dieta
Frequentemente vegetariana; podem excluir ovos e peixe

Artigos Religiosos
Os homens podem não cortar o cabelo, um pente de madeira, uma pulseira de ferro, uma pequena espada e calças curtas. Esses símbolos não devem ser perturbados.

Morte
Cremação obrigatória, geralmente nas 24 horas seguintes à morte

Textos
Guru Granth Sahib

continua

> **Quadro 2.5 VISÃO GERAL DAS CRENÇAS RELIGIOSAS (continuação)**
>
> **Taoísmo**
> **Doenças**
> A doença é vista como parte do dualismo saúde/doença
> Podem se resignar e aceitar a doença
> Podem considerar o tratamento médico uma interferência
>
> **Testemunhas de Jeová**
> **Doenças**
> Opõem-se às transfusões de sangue e transplante de órgãos (obrigatório)
> Podem se opor a outros tratamentos médicos e a toda ciência moderna
> Opõem-se à cura pela fé; opõem-se ao aborto
> **Dieta**
> Recusam alimentos aos quais tenha sido acrescentado sangue; podem comer carnes que tenham sido desidratadas
> **Textos**
> Bíblia
>
> **Universalista Unitária**
> **Doenças**
> A razão, o conhecimento e a responsabilidade individual são enfatizados; assim, podem preferir não ver o clérigo
> **Nascimento**
> A maioria não pratica o batismo dos bebês
> **Morte**
> Preferência pela cremação
>
> **Xintoísmo**
> **Doenças**
> Podem acreditar na cura pelas orações
> Grande preocupação com a limpeza pessoal
> A saúde física pode ser valorizada devido à ênfase na alegria e na beleza da vida
> A família é extremamente importante no atendimento e oferecimento de apoio emocional
> **Crenças**
> Adoram os antepassados, os heróis antigos e a natureza
> Tradições enfatizadas; é importante uma área esteticamente agradável para a adoração
> **Morte**
> Vista como parte natural da vida; o corpo é mantido na casa por 49 dias
> O luto obedece a padrões específicos de rituais
> **Textos**
> *Tao-te-ching*, de Lao-tzu
> **Crenças**
> É importante uma área esteticamente agradável para meditação
>
> **Zen**
> Meditação, usando a posição de lótus (muitas horas e anos são gastos em meditação e contemplação): a meta é descobrir a simplicidade
> **Doenças**
> Podem desejar uma consulta ao mestre Zen

Resposta à entrevista sobre necessidades espirituais

Medo
Dúvida
Ansiedade
Raiva

Participação em práticas espirituais

Rejeição ou negligência de práticas anteriores
Maior interesse por assuntos espirituais

Metas

O indivíduo encontrará significado e propósito na vida, mesmo durante a doença, conforme evidenciado pelos seguintes indicadores:

- Expressa os sentimentos relacionados às crenças e à espiritualidade.
- Descreve o sistema de crenças espirituais tal como se relaciona à doença.
- Encontra sentido e conforto na prática religiosa e espiritual.

NOC Esperança, Bem-estar espiritual

Intervenções

Criar um ambiente de confiança (Puchalski & Ferrell, 2010)

- Estar aberto para ouvir a história do paciente, não apenas os fatos médicos.
- Escutar o conteúdo, a emoção e a maneira, além dos significados espirituais.
- Dê "permissão" para discutir os assuntos espirituais com o enfermeiro, mencionando o tema do bem-estar espiritual, se necessário.
- Estar totalmente presente.

    Justificativa: *O enfermeiro deverá atuar com confiança para iniciar diálogos espirituais e como defensor do reconhecimento e respeito das necessidades espirituais do indivíduo (*Mauk & Schmidt, 2004).*

NIC Facilitação do crescimento espiritual, Promoção da esperança, Escuta ativa, Presença, Apoio emocional, Apoio espiritual

Eliminar ou reduzir os fatores causadores e contribuintes, se possível

Sentir-se ameaçado e vulnerável devido aos sintomas ou à possibilidade de morte

- Informar os indivíduos e suas famílias sobre a importância de encontrar significado na doença.
- Sugerir o uso da oração, criação de imagens mentais e meditação para reduzir a ansiedade e proporcionar esperança e um senso de controle.

Fracasso das crenças espirituais em proporcionar explicações ou conforto durante as crises de doença/sofrimento/morte iminente

- Fazer perguntas sobre crenças anteriores e experiências espirituais, auxiliando o indivíduo a colocar esse evento da vida em uma perspectiva mais ampla.
- Oferecer-se para contatar o líder espiritual habitual ou um novo.
- Oferecer-se para rezar/meditar/ler com o indivíduo caso se sinta à vontade com isso, ou providenciar outra pessoa da equipe de saúde, se mais apropriado.
- Proporcionar um horário de silêncio, sem interrupção, para as preces/meditação/leitura sobre as preocupações espirituais.

    J: *O enfermeiro deverá atuar com confiança para iniciar diálogos espirituais e como defensor do reconhecimento e respeito das necessidades espirituais do indivíduo (*Mauk & Schmidt, 2004).*

Conflito entre crenças religiosas ou espirituais e o tratamento de saúde prescrito

Reduzir ou eliminar os fatores causadores e contribuintes

- Falta de informação ou de compreensão sobre as restrições espirituais.
- Falta de informação ou de compreensão sobre o tratamento de saúde.
- Conflito verdadeiro, informado.
- Conflito dos pais em relação ao tratamento do filho.
- Falta de tempo para deliberação antes de tratamento de emergência ou cirurgia.
- Atuar como defensor da pessoa e de sua família.

Dúvida sobre a qualidade de sua própria fé para lidar com a situação atual de doença/sofrimento/morte

- Estar disponível e desejando ouvir quando a pessoa expressa as próprias dúvidas, a culpa ou outros sentimentos negativos.
- O silêncio e/ou toque podem ser úteis na comunicação da presença do enfermeiro e do apoio durante momentos de dúvida e desespero.
- Oferecer-se para contatar o líder espiritual habitual ou um novo.

    J: *Pesquisas mostram que pessoas com níveis mais altos de bem-estar espiritual tendem a apresentar menores níveis de ansiedade. Para muitos indivíduos, as atividades espirituais proporcionam uma ação direta de enfrentamento e podem influenciar a adaptação à doença (Puchalski & Ferrell, 2010).*

Raiva dirigida a Deus/divindade suprema ou em relação às crenças espirituais por permitir ou causar doença/sofrimento/morte

- Expressar que a raiva dirigida a Deus/divindade suprema é uma reação comum a doença/sofrimento/morte.
- Ajudar a reconhecer e a discutir os sentimentos de raiva.

  J: *O indivíduo pode considerar a raiva em relação a Deus e a um líder religioso como "proibida" e pode relutar em iniciar discussões sobre conflitos espirituais (*Kemp, 2006).*

- Permitir que solucione os problemas, descobrindo meios para expressar e aliviar a raiva.
- Oferecer-se para contatar o líder espiritual ou oferecer-se para contatar outra pessoa que dê apoio espiritual (p. ex., o cuidador pastoral, o capelão do hospital), se a pessoa não conseguir compartilhar seus sentimentos com o líder espiritual habitual.

  J: *O enfermeiro deve ser o elo entre a família e os outros membros da equipe de saúde.*

Falta de informação sobre as restrições espirituais

- Fazer o líder espiritual discutir as restrições e as isenções conforme se aplicam aos que estão gravemente enfermos ou hospitalizados.
- Oferecer material de leitura sobre as restrições e as isenções religiosas e espirituais.
- Incentivar a pessoa a buscar informações e a discutir as restrições com o líder espiritual e/ou outros em seu grupo espiritual.
- Registrar os resultados dessas discussões.

  J: *As intervenções concentram-se no fornecimento de informações sobre todas as alternativas e as consequências de c ada opção.*

Conflito verdadeiro, informado

- Encorajar o indivíduo e o médico/enfermeiro a considerarem métodos alternativos de terapia.
- Apoiar a tomada de decisão informada pelo indivíduo – mesmo que a decisão esteja em conflito com os próprios valores do enfermeiro.

  J: *As intervenções concentram-se no fornecimento de informações sobre todas as alternativas e as consequências de cada opção.*

Conflito dos pais em relação ao tratamento do filho

- Se os pais recusarem o tratamento da criança, seguir as intervenções supracitadas em Conflito verdadeiro, informado.
- Se o tratamento ainda assim for recusado pelos pais, o médico ou o administrador hospitalar podem obter uma ordem judicial, apontando guarda temporária que consinta no tratamento.

  J: *Ordens judiciais para salvar a vida de uma criança retiram o direito de recusa dos pais (Hockenberry & Wilson, 2015).*

- Chamar o líder espiritual para dar apoio aos pais (e possivelmente à criança).
- Estimular a expressão de sentimentos negativos.

  J: *O enfermeiro deve ser o elo entre a família e os outros membros da equipe de saúde.*

Risco de sofrimento espiritual

Definição da NANDA-I

Suscetibilidade à capacidade prejudicada de experimentar e integrar significado e objetivo à vida por meio de conexões consigo mesmo, com a literatura, a natureza e/ou com um poder maior que si mesmo, que pode comprometer a saúde.

Fatores de risco

Ver *Sofrimento espiritual*.

Nota da autora

Ver *Sofrimento espiritual*.

Erros nos enunciados diagnósticos

Ver *Sofrimento espiritual*.

Conceitos-chave

Ver *Sofrimento espiritual*.

Metas

O indivíduo encontrará significado e propósito na vida, incluindo a experiência da doença, conforme evidenciado pelos seguintes indicadores:

- Pratica rituais espirituais.
- Expressa conforto com as crenças.

NOC Ver *Sofrimento espiritual*.

Intervenções

Ver *Sofrimento espiritual*.

NIC Ver *Sofrimento espiritual*.

Religiosidade prejudicada

Definição da NANDA-I

Capacidade prejudicada de confiar em crenças e/ou participar de rituais de alguma fé religiosa.

Características definidoras

Os indivíduos experimentam desconforto em razão da dificuldade em aderir a rituais religiosos prescritos, como os seguintes:

Cerimônias religiosas
Dietas alimentares
Alguns tipos de indumentária
Oração
Solicitação para adoração
Observância de feriados
Separação do grupo religioso*
Sofrimento emocional em relação às crenças religiosas e/ou rede social religiosa
Necessidade de reconectar-se com os padrões e costumes de crença anteriores
Questionamento de padrões e costumes da crença religiosa*

Fatores relacionados

Fisiopatológicos

*Relacionados à doença/enfermidade**

Relacionados ao sofrimento

*Relacionados à dor**

Situacionais (pessoais, ambientais)

Relacionados a alguma crise pessoal secundária à atividade*

*Relacionados ao medo da morte**

Relacionados à vergonha pela prática de rituais religiosos

Relacionados às barreiras à prática de rituais religiosos

Restrições a cuidados intensivos
Confinamento ao leito ou ao quarto
Falta de privacidade
Falta da disponibilização de alimentos/dietas especiais
Hospitalização

Relacionados à crise no grupo religioso causadora de sofrimento no crente

Nota da autora

Ver *Sofrimento espiritual*.

Conceitos-chave

- Ver *Sofrimento espiritual*.
- Para auxiliar pessoas em sofrimento espiritual, o enfermeiro precisa conhecer algumas crenças e práticas de vários grupos espirituais. O Quadro 2.6 traz informações sobre crenças e práticas relacionadas mais diretamente à saúde e à doença. Ele pretende ser apenas uma referência. As principais religiões, denominações e grupos espirituais estão organizados em ordem alfabética. Denominações com práticas e restrições similares estão agrupadas. Nem todos os membros das várias religiões obedecem a todas as práticas e crenças estabelecidas. É importante confirmar com a pessoa as suas práticas e tradições exclusivas ao fazer perguntas sobre a sua preferência religiosa. Não se objetiva discutir de forma abrangente as crenças e filosofias dos grupos selecionados; ver Bibliografia no caso de necessidade de textos mais aprofundados.

Critérios para a investigação focalizada

Ver *Sofrimento espiritual*.

Metas

O indivíduo deverá expressar satisfação com a capacidade de desempenhar ou exercitar crenças e práticas, conforme evidenciado pelos seguintes indicadores:

- Mantém as práticas espirituais que não prejudicam a saúde.
- Mostra diminuição dos sentimentos de culpa e ansiedade.

NOC Bem-estar espiritual

Intervenções

Investigar se a pessoa deseja se envolver em uma prática ou ritual religioso ou espiritual permitido; em caso positivo, oferecer oportunidades para que isso aconteça

J: *No caso de um indivíduo que valoriza muito a oração ou outras práticas espirituais, essas práticas podem fornecer sentido e propósito e podem representar uma fonte de conforto e força (*Carson, 1999).*

J: *A privacidade e o silêncio oferecem ambiente que possibilita a reflexão e a contemplação.*

J: *Essas medidas podem ajudar a pessoa a manter os laços espirituais e a praticar rituais importantes.*

NIC Apoio espiritual

Expressar compreensão e aceitação da importância das crenças e práticas religiosas ou espirituais do indivíduo

J: *Transmitir uma atitude de não julgamento pode ajudar a reduzir o mal-estar da pessoa quanto à expressão de suas crenças e práticas.*

J: *O enfermeiro – mesmo aquele que não compartilhe das mesmas crenças ou valores religiosos da pessoa – pode, ainda assim, auxiliá-la na satisfação de suas necessidades espirituais.*

Investigar os fatores causadores e contribuintes

- Ambiente hospitalar ou casa de saúde.
- Limitações relacionadas ao processo da doença ou ao plano de tratamento (p. ex., não consegue se ajoelhar para orar por causa da tração; a dieta prescrita é diferente da dieta religiosa habitual).
- Medo de se impor à equipe médica e de enfermagem ou de ficar contra eles com solicitações referentes a rituais espirituais.

- Vergonha das crenças ou dos costumes espirituais (especialmente comum em adolescentes).
- Separação de artigos, textos ou ambiente de importância espiritual.
- Falta de transporte a local ou serviço espiritual.
- Líder espiritual indisponível devido a emergências ou falta de tempo.

J: *A privacidade e o silêncio oferecem ambiente que possibilita a reflexão e a contemplação.*

J: *O enfermeiro – mesmo aquele que não compartilhe das mesmas crenças ou valores religiosos da pessoa – pode, ainda assim, auxiliá-la na satisfação de suas necessidades espirituais.*

J: *Essas medidas podem ajudar a pessoa a manter os laços espirituais e a praticar rituais importantes.*

Eliminar ou reduzir os fatores causadores e contribuintes, se possível

Limitações impostas pelo ambiente hospitalar ou pela casa geriátrica

- Proporcionar privacidade e silêncio, conforme a necessidade, para orações diárias, visita do líder espiritual, leitura e contemplação espirituais.
    - Fechar as cortinas ou a porta.
    - Desligar televisão e rádio.
    - Solicitar à recepção que não transfira ligações telefônicas, se possível.
    - Registrar no prontuário as intervenções espirituais, além de incluí-las no plano de tratamento.
- Fazer contato com líder espiritual para esclarecer as práticas e realizar os rituais ou os serviços religiosos, se desejado.
    - Comunicar-se com o líder espiritual a respeito da condição da pessoa.
    - Tratar os representantes das religiões ortodoxa, católica e episcopal como "padre", outros ministros cristãos como "pastor" e os rabinos judeus como "rabino".
- Evitar interrupções durante as visitas, se possível.
- Oferecer-se para conseguir uma mesa ou bancada coberta com toalha branca e limpa.
- Informar à pessoa sobre serviços e materiais religiosos à disposição na instituição.

J: *Transmitir uma atitude de não julgamento pode ajudar a reduzir o mal-estar da pessoa quanto à expressão de suas crenças e práticas.*

J: *A privacidade e o silêncio oferecem ambiente que possibilita a reflexão e a contemplação.*

J: *O enfermeiro – mesmo aquele que não compartilhe das mesmas crenças ou valores religiosos da pessoa – pode, ainda assim, auxiliá-la na satisfação de suas necessidades espirituais.*

Limitações relacionadas ao processo da doença ou ao tratamento

- Estimular rituais espirituais não prejudiciais à saúde (ver Quadro 2.6):
    - Ajudar os indivíduos com limitações físicas nas orações e observâncias espirituais (p. ex., ajuda para segurar o rosário; ajuda para ajoelhar-se, se adequado).
    - Auxiliar nos hábitos de higiene pessoal.
    - Evitar o barbear, caso a barba tenha significado espiritual.
    - Permitir à pessoa que vista indumentária ou joias religiosas, sempre que possível.
    - Fazer agendamentos especiais para enterro de membros ou órgãos do corpo que sofreram ressecção.
    - Permitir que a família ou o líder espiritual realize ritual de cuidado do corpo.
    - Tomar providências, conforme a necessidade, relativas a outros rituais espirituais importantes (p. ex., circuncisões).
- Manter a dieta com restrições espirituais quando não forem prejudiciais à saúde (ver Quadro 2.6):
    - Consultar nutricionista.
    - Permitir o jejum por breves períodos, se possível.
    - Mudar a dieta terapêutica, quando necessário.
    - Solicitar aos familiares ou amigos que tragam comidas especiais, se possível.
    - Pedir aos membros do grupo espiritual que providenciem as refeições para a pessoa em casa.
    - Ser o mais flexível possível quanto a forma de servir os alimentos, horários das refeições, etc.

J: *No caso de um indivíduo que valoriza muito a oração ou outras práticas espirituais, essas práticas podem fornecer sentido e propósito e podem representar uma fonte de conforto e força (*Carson, 1999).*

J: *Essas medidas podem ajudar a pessoa a manter os laços espirituais e a praticar rituais importantes.*

J: *Muitas religiões proíbem alguns comportamentos; obedecer às restrições pode ser um elemento importante da devoção da pessoa.*

Medo de imposição ou vergonha

- Comunicar aceitação de várias crenças e práticas espirituais.
- Transmitir atitude de não julgamento e respeitosa.
- Admitir a importância das necessidades espirituais.
- Expressar o desejo da equipe de tratamento de saúde de ajudar a pessoa a satisfazer suas necessidades espirituais.
- Oferecer privacidade e assegurar a confidencialidade.

J: *Transmitir uma atitude de não julgamento pode ajudar a reduzir o mal-estar da pessoa quanto à expressão de suas crenças e práticas.*

J: *O enfermeiro – mesmo aquele que não compartilhe das mesmas crenças ou valores religiosos da pessoa – pode, ainda assim, auxiliá-la na satisfação de suas necessidades espirituais.*

Separação de artigos, textos ou ambiente de importância espiritual

- Perguntar à pessoa sobre artigos religiosos ou espirituais ou material de leitura que estejam faltando (ver Quadro 2.6).
- Conseguir os itens que faltam com religiosos no hospital, com o líder espiritual, com a família ou com membros do grupo espiritual.
- Tratar esses artigos e livros com respeito.
- Permitir à pessoa que mantenha os artigos e livros espirituais a seu alcance ou em local de alcance visual.
- Proteger os artigos de perdas ou danos (p. ex., uma medalha presa ao avental pode ser perdida na lavanderia).
- Reconhecer que artigos sem sentido religioso expresso podem ter significado espiritual para a pessoa (p. ex., anel de casamento).
- Usar textos espirituais com letras maiores, em braile ou gravados, quando adequado e disponíveis.
- Oportunizar à pessoa que faça orações com outros ou que leia material de leitura feito por membros do próprio grupo religioso ou membro da equipe de saúde, quando se sentir à vontade com esse tipo de atividade.

Leituras sugeridas

- Judeus e Adventistas do Sétimo Dia acharão apropriados os Salmos 23, 34, 42, 63, 71, 103, 121 e 127.
- Cristãos também apreciariam Coríntios I,13; Mateus 5:3-11, Romanos 12 e O Pai Nosso.

J: *No caso de um indivíduo que valoriza muito a oração ou outras práticas espirituais, essas práticas podem fornecer sentido e propósito e podem representar uma fonte de conforto e força (*Carson, 1999).*

J: *A privacidade e o silêncio oferecem ambiente que possibilita a reflexão e a contemplação.*

J: *Essas medidas podem ajudar a pessoa a manter os laços espirituais e a praticar rituais importantes.*

Falta de transporte

- Levar a pessoa à capela ou a um ambiente silencioso nos arredores do hospital.
- Agendar transporte até uma igreja ou sinagoga para a pessoa em casa.
- Oferecer acesso a programas espirituais no rádio e na televisão, quando adequado.

J: *A privacidade e o silêncio oferecem ambiente que possibilita a reflexão e a contemplação.*

Líder espiritual indisponível devido à situação de emergência ou falta de tempo

- Batizar o recém-nascido, em situação crítica de saúde, de pais greco-ortodoxos, católicos romanos ou episcopais (ver Quadro 2.6).
- Realizar outros ritos espirituais obrigatórios, se possível.
- Oferecer uma visita do profissional de atendimento espiritual do hospital.

J: *No caso de um indivíduo que valoriza muito a oração ou outras práticas espirituais, essas práticas podem fornecer sentido e propósito e podem representar uma fonte de conforto e força (*Carson, 1999).*

J: *O enfermeiro – mesmo aquele que não compartilhe das mesmas crenças ou valores religiosos da pessoa – pode, ainda assim, auxiliá-la na satisfação de suas necessidades espirituais.*

J: *Essas medidas podem ajudar a pessoa a manter os laços espirituais e a praticar rituais importantes.*

Risco de religiosidade prejudicada

Definição da NANDA-I

Suscetibilidade à capacidade prejudicada de confiar em crenças e/ou de participar de rituais de alguma fé religiosa, o que pode comprometer a saúde.

Fatores relacionados

Ver *Religiosidade prejudicada*.

Metas

O indivíduo expressará satisfação contínua com as atividades religiosas, conforme evidenciado pelos seguintes indicadores:

- Continua a praticar os rituais religiosos.
- Descreve um conforto aumentado após a investigação.

NOC Bem-estar espiritual

Intervenções

Ver *Religiosidade prejudicada* para intervenções.

NIC Apoio espiritual

Sofrimento espiritual • Relacionado ao conflito entre crenças religiosas ou espirituais e o tratamento de saúde prescrito

Metas

O indivíduo encontrará significado e propósito na vida, incluindo a experiência da doença, conforme evidenciado pelos seguintes indicadores:

- Expressa sentimentos diminuídos de culpa e medo.
- Relata que a pessoa é apoiada em decisões sobre o tratamento de saúde.
- Constata que o conflito foi eliminado ou reduzido.

NOC Ver *Sofrimento espiritual*.

Intervenções

Investigar os fatores causadores e contribuintes (ver Quadro 2.6)

- Falta de informação ou de compreensão sobre as restrições espirituais.
- Falta de informação ou de compreensão sobre o tratamento de saúde.
- Conflito verdadeiro, informado.
- Conflito dos pais em relação ao tratamento do filho.
- Falta de tempo para deliberação antes de tratamento de emergência ou cirurgia.

    J: *O papel do enfermeiro é defender a família.*

    J: *As intervenções concentram-se no fornecimento de informações sobre todas as alternativas e as consequências de cada opção.*

    J: *O enfermeiro deve ser o elo entre a família e os outros membros da equipe de saúde.*

    J: *Ordens judiciais para salvar a vida de uma criança retiram o direito de recusa dos pais (Hockenberry & Wilson, 2015).*

    NIC Ver *Sofrimento espiritual*.

Eliminar ou reduzir os fatores causadores e contribuintes, se possível

Falta de informação sobre restrições espirituais

- Fazer o líder espiritual discutir as restrições e as isenções conforme se aplicam aos que estão gravemente enfermos ou hospitalizados.
- Oferecer material de leitura sobre as restrições e as isenções religiosas e espirituais.
- Incentivar a pessoa a buscar informações e a discutir as restrições com outros em seu grupo espiritual.
- Registrar os resultados dessas discussões.

    J: *O papel do enfermeiro é defender a família.*

J: *As intervenções concentram-se no fornecimento de informações sobre todas as alternativas e as consequências de cada opção.*

J: *O enfermeiro deve ser o elo entre a família e os outros membros da equipe de saúde.*

Falta de informação sobre o tratamento de saúde
- Fornecer informações precisas sobre o tratamento de saúde, exames e medicamentos.
- Explicar a natureza e a finalidade da terapia.
- Discutir os possíveis resultados sem tratamento; ser realista e honesto, mas não tentar assustar ou forçar a pessoa a aceitar o tratamento.

J: *O papel do enfermeiro é defender a família.*

J: *As intervenções concentram-se no fornecimento de informações sobre todas as alternativas e as consequências de cada opção.*

Conflito verdadeiro, informado
- Encorajar a pessoa e o médico a considerarem métodos alternativos de terapia.*
- Apoiar a tomada de decisão informada pela pessoa – mesmo que a decisão esteja em conflito com os próprios valores do enfermeiro.
- O enfermeiro pode consultar seu próprio líder espiritual.
- Alterar a atribuição para que um enfermeiro com crenças compatíveis possa cuidar da pessoa.
- Promover discussões entre os membros da equipe de saúde para partilhar sentimentos.

J: *O papel do enfermeiro é defender a família.*

J: *As intervenções concentram-se no fornecimento de informações sobre todas as alternativas e as consequências de cada opção.*

Conflito dos pais em relação ao tratamento do filho
- Se os pais recusarem o tratamento da criança, seguir as intervenções supracitadas em Conflito verdadeiro, informado.
- Se o tratamento ainda assim for recusado pelos pais, o médico ou o administrador hospitalar podem obter uma ordem judicial, apontando guarda temporária que consinta no tratamento.
- Chamar o líder espiritual para dar apoio aos pais (e possivelmente à criança).
- Estimular a expressão de sentimentos negativos.

J: *O papel do enfermeiro é defender a família.*

J: *As intervenções concentram-se no fornecimento de informações sobre todas as alternativas e as consequências de cada opção.*

J: *O enfermeiro deve ser o elo entre a família e os outros membros da equipe de saúde.*

J: *Ordens judiciais para salvar a vida de uma criança retiram o direito de recusa dos pais (Hockenberry & Wilson, 2015).*

Tratamento de emergência
- Consultar a família, se possível.
- Retardar o tratamento, se possível, até que as necessidades espirituais tenham sido satisfeitas (p. ex., receber os rituais finais antes da cirurgia);[54] enviar o líder espiritual à sala de procedimentos ou de cirurgia, se necessário.
- Antecipar as reações e proporcionar apoio quando a pessoa optar por aceitar ou for obrigada a aceitar tratamento espiritualmente inaceitável.
  - Depressão, retraimento, raiva, medo.
  - Perda da vontade de viver.
  - Redução na qualidade e na velocidade da recuperação.

J: *O papel do enfermeiro é defender a família.*

J: *As intervenções concentram-se no fornecimento de informações sobre todas as alternativas e as consequências de cada opção.*

---

[54] Podem necessitar de prescrição médica.

SOFRIMENTO MORAL

Sofrimento moral

Risco de sofrimento moral

Definição

Resposta à incapacidade de pôr em prática as decisões e/ou ações éticas ou morais escolhidas (NANDA-I).

Estado em que o indivíduo apresenta desequilíbrio psicológico, desconforto físico, ansiedade e/ou angústia que resulta de uma decisão moral da pessoa, mas que não acompanha o comportamento moral.[55]

Características definidoras*

Expressa angústia (p. ex., impotência, culpa, frustração, ansiedade, autodúvida, medo) em relação à dificuldade de agir conforme a opção moral.

Fatores relacionados

Quando *Sofrimento moral* é usado para descrever uma resposta nos enfermeiros, conforme explicação nesta parte do livro, os fatores relacionados não são necessários ou úteis. Esses diagnósticos não são documentados no prontuário de saúde do paciente; representam, outrossim, uma resposta que exige ações do enfermeiro, da unidade e/ou da instituição. A instituição deve ter um padrão de prática que trata do conflito moral e ético.

Os fatores relacionados listados a seguir representam as várias fontes de sofrimento moral na enfermagem.

Situacionais (pessoais, ambientais)

Decisões de término da vida*

Relacionados a oferecimento de tratamentos percebidos como inúteis para pessoas com doença terminal (p. ex., transfusões de sangue, quimioterapia, transplante de órgão, ventilação mecânica)

Relacionados a atitudes conflitantes em relação a orientações antecipadas

Relacionados a participação de ações de manutenção da vida, quando elas apenas prolongam o morrer

Decisões quanto ao tratamento

Relacionados à recusa do paciente/da família aos tratamentos considerados apropriados pela equipe de saúde

Relacionados à incapacidade da família de tomar a decisão de interromper o suporte ventilatório de pessoa com doença terminal

Relacionados aos desejos de uma família de continuar o suporte à vida mesmo que não atenda ao melhor interesse do paciente

Relacionados a desempenho de procedimento que aumenta o sofrimento da pessoa

Relacionados à prestação de cuidados que não aliviam o sofrimento da pessoa

Relacionados a conflitos entre desejar a revelação de prática médica ineficaz e desejar manter a confiança no médico

Conflitos profissionais

Relacionados a recursos de atendimento insuficientes (p. ex., tempo, funcionários)

Relacionados a fracasso em ser incluído no processo decisório

Relacionados à maior ênfase dada nas habilidades técnicas e nas tarefas do que nas relações e no cuidado

Conflitos culturais

Relacionados a decisões tomadas para as mulheres pelos homens da família

Relacionados a conflitos culturais com o sistema norte-americano de saúde

Nota da autora

Há mais de 180 diagnósticos de enfermagem aprovados pela NANDA-I. Nenhum é mais essencial à prática da enfermagem profissional que *Sofrimento moral* e *Risco de dignidade humana comprometida*.

---

[55] Esta definição foi adicionada por Lynda Juall Carpenito, por sua clareza e utilidade.

Sofrimento moral e *Risco de dignidade humana comprometida* são diagnósticos representativos das principais competências que são obrigatórias pela American Nurses Association, no âmbito dos padrões da enfermagem (*Nursing scope and standards*) e no código de ética para enfermeiros (*Code of ethics for nurses with interpretive statements*). Quando um enfermeiro não tem essas competências, os indivíduos e seus entes queridos estão sujeitos a maior sofrimento, desrespeito e desmoralização. Oitenta e seis por cento dos norte-americanos consultados relataram que os enfermeiros têm padrões éticos muito elevados ou elevados, classificando esses profissionais acima de todas as demais profissões (Gallup Poll, 2014).

Para ter êxito em manter esses altos padrões éticos, os enfermeiros devem lutar por competência moral, evitando *Sofrimento moral* e *Risco de dignidade humana comprometida* naqueles cuidados e em si mesmos. A competência moral tem oito atributos: bondade afetuosa, compaixão, alegria com simpatia, equanimidade, responsabilidade, disciplina, honestidade e respeito por valores, dignidade e direitos das pessoas.

"Ambientes profissionais saudáveis são importantes para a saúde geral dos enfermeiros, para o recrutamento e retenção exitosos dos enfermeiros e para a qualidade e segurança do atendimento ao paciente" (Kupperschmidt, Kientz, Ward & Reinholz, 2010). "Ambientes profissionais saudáveis são os que curam, fortalecem ambientes correlacionados com o envolvimento dos profissionais e seu compromisso com a organização" (Kupperschmidt et al., 2010).

"(...) um ambiente de trabalho saudável deve começar com cada enfermeiro tendo uma intenção e refletindo sobre suas experiências" (Kupperschmidt et al., 2010). Ou seja, deve-se evitar a autodescrição, por exemplo, "Não está tão ruim*", "não o meu paciente", admitindo a realidade, responsabilizando os próprios sentimentos, partilhando ideias sobre preocupações difíceis ou desafiadoras, e ouvindo o que os outros pensam (Kupperschmidt et al., 2010). Quando os enfermeiros se sentem apoiados em um ambiente seguro e ético, em que o raciocínio e o juízo clínicos são valorizados, diminui o sofrimento moral e aumenta a satisfação profissional (Kupperschmidt et al., 2010).

Em caso de sofrimento moral em um paciente ou uma família, esta autora sugere encaminhamento a especialista na área, por exemplo, conselheiro, terapeuta ou conselheiro espiritual. Ver também *Sofrimento espiritual*. Os enfermeiros devem esperar passar pela experiência de sofrimento moral ao lutarem para a tomada de decisões clínicas envolvendo princípios éticos conflitantes (Zuzelo, 2007).

Na 14ª edição deste livro, esta autora elaborou e incluiu *Risco de sofrimento moral*.

Risco de sofrimento moral representa estratégias proativas para pessoas, grupos e instituições, de modo a prevenir sofrimento moral em si mesmos e em outros enfermeiros. Esse diagnóstico ainda não foi enviado para análise pela NANDA-I.

"A maioria dos norte-americanos teme a forma de morrer, mais do que a morte em si" (*Beckstrand, Callsiter & Kirchkoff, 2006).

Conceitos-chave

- Hamric, Borchers e Epstein (2012, p. 1) relataram que "a proporção de médicos e enfermeiros que deixaram cargo anterior ou foram considerados como abandonando seus cargos atuais em razão de sofrimento moral era elevada (16 e 31%, respectivamente)".
- Coragem moral é o desejo das pessoas, apesar da adversidade, do medo e do risco pessoal, de agirem com base em responsabilidades éticas e de darem a elas todo o apoio (*Gallagher, 2010; *Lachman, 2010; *Murray, 2010).
- "Competência moral é a capacidade pessoal de viver em coerência com um código pessoal e responsabilidades do papel. A sociedade espera competência moral dos enfermeiros" (*Jormsri, Kunaviktikul, Ketefian & Chaowalit, 2005, pp. 582-583).
- Baxter (2012) relatou pesquisa sobre "a experiência e o significado de passar a ter certeza do rumo correto de um ato no contexto do sofrimento moral". "Os participantes 'reconheceram' ou 'souberam' a ação correta ao considerarem a situação no contexto e em seu próprio contexto." Diante da escassez de recursos para oferecimento de visões alternativas, os participantes tiveram de contar apenas com o que sabiam, criando, assim, uma convicção moral.
- Convicção moral (ou certeza) é o termo empregado para descrever uma crença muito firme, baseada em uma convicção interna. Pessoas com certeza moral acreditam estar corretas em suas crenças a ponto de não terem reservas de qualquer tipo acerca da correção delas (*Murray, 2010).
- "Arrogância moral envolve crer, realmente, que o próprio padrão ou juízo moral é a única opção correta em relação a um tópico controvertido, mesmo que os demais avaliem decisões morais ou julgamentos diferentes como moralmente aceitáveis" (*Gert, Culver & Clouser, 2006, em *Murray, 2010; *Jameton, 1984).
- A arrogância e a convicção morais inibem a investigação criteriosa necessária à prática ética. Essas atitudes trazem com elas o risco da supressão de um diálogo franco e uma deliberação firme em relação a questões éticas (*Murray, 2010).
- Gutierrez (*2005) relatou "que o julgamento e as percepções morais de enfermeiros em relação a ações morais adequadas [estão] associados a valores morais sólidos para minorar o sofrimento (não fazer o mal), respeitar os desejos da pessoa (autonomia), manter a confiança (veracidade) e distribuir recursos escassos de saúde de forma apropriada (justiça)".
- Os enfermeiros estão em posição singular para defender o indivíduo e a família e ajudar nas tomadas de decisão, uma vez que estão intimamente integrados a eles durante os cuidados e não têm benefícios financeiros decorrentes das decisões de tratamento oferecidas.
- Rodney e colaboradores (*2002) relataram que os enfermeiros eram influenciados por fatores de constrangimento e facilitadores percebidos como fora de seu controle. Exemplos de fatores de constrangimento incluem privilégios de médicos e ética corporativa. Exemplos de fatores facilitadores incluem colegas que apoiam, diretrizes profissionais, padrões e encontros éticos educativos (*Rodney et al., 2003; Zuzelo, 2007).

- As barreiras à ação contra sofrimento moral pessoal são externas e internas (*Wilkinson, 1988). Estes limitadores poderosos podem impedir atos morais.
    - Externos.
        - Médicos.
        - Medo de processos legais.
        - Administradores de enfermagem e políticas administrativas das instituições que não oferecem suporte.
    - Internas.
        - Medo de perder o emprego.
        - Dúvidas pessoais.
        - Futilidade de ações passadas.
        - Socialização para atender as prescrições.
        - Falta de coragem.
- Em 2010, 29% dos norte-americanos morreram em hospitais, menos que os 32% em 2000, possivelmente devido à maior utilização de serviços de casas geriátricas (Hall, Levant & DeFrances, 2013).
- Conforme relato da Aging Stats.gov (2012) :
    - A permanência em casas geriátricas e UTIs é comum no último mês de vida. Em 2009, 43% dos idosos falecidos usaram serviços de casas geriátricas nos 30 últimos dias de vida, e 27% usaram serviços em UTIs.
    - A permanência em casas geriátricas aumentou substancialmente nos últimos anos, de 19% dos falecidos em 1999 para 43% em 2009. O uso de serviços de UTIs aumentou mais lentamente, de 22% em 1999 para 27% em 2009.
- A diferença entre doença crítica e doença terminal não está clara (Elpern, Covert & Kleinpell, 2005). Morrer enquanto recebe intervenções agressivas para prolongar a vida causa confusão, conflitos e sofrimento a cuidadores, indivíduos e familiares (*Elpern et al, 2005; Zomorodi, 2010).
- Em *2001, Corley e colaboradores relataram que 15% dos enfermeiros estudados informaram ter deixado o emprego por sofrimento moral. Em 2005, os mesmos pesquisadores relataram que o percentual era superior a 25,5%. Estima-se que 30 a 50% de todos os novos enfermeiros registrados optaram por trocar de cargo ou abandonar completamente a enfermagem nos três primeiros anos de prática clínica (American Association of Colleges of Nursing, 2010; *Cipriano, 2006).
- Pesquisadores, em um estudo descritivo correlacional de novos enfermeiros registrados (n = 187), descobriram que até a metade deles avaliou a possibilidade de deixar a enfermagem no primeiro ano. Por volta do terceiro ano, quase um terço dos novos enfermeiros registrados haviam abandonado a enfermagem ou reduzido as horas de trabalho para meio período (*Cowin & Hengstberger-Sims, 2006).
- Em uma pesquisa fenomenológica, MacKusick e Minick (2010) entrevistaram enfermeiros que não trabalhavam mais na profissão. Três temas surgiram nas entrevistas:
    - "Local de trabalho nada amigável foi informado por todos os enfermeiros da pesquisa. Os participantes descreveram terem sido abandonados ou ignorados como novos profissionais da área, ou terem recebido a recomendação de 'serem rígidos' para tornarem-se 'enfermeiros melhores'" (p. 337).
    - "Tratamento francamente agressivo, falta de colaboração entre médicos e equipe e falta de respeito pelos desejos do paciente e da família causaram sofrimento emocional recorrente entre os entrevistados" (p. 338).
    - "O trabalho em um local nada amigável e estar exposto com frequência a dilemas causadores de sofrimento emocional foram acompanhados, em geral, por fadiga e exaustão incalculáveis" (p. 339).

> **ALERTA CLÍNICO** Ao revisar os conflitos narrados que ocorreram e ainda ocorrem para desmoralizar enfermeiros novatos e antigos, é triste perceber que nós, como enfermeiros, seguimos errando ao não nos unirmos para o aperfeiçoamento de nossas experiências coletivas profissionais. Será que estamos tão "estragados" assim que não conseguimos cuidar de nós mesmos e uns dos outros? Nós, e apenas nós, sabemos como é difícil ser enfermeiro. Continuamos
> - A oferecer uma mão em vez de uma crítica
> - A elogiar e defender cada um de nós em público
> - A discutir conflitos em particular e apenas entre nós
> - A não propagar fofocas que chegam até nós
> - A interromper esse rito assustador de passagem para nossos novos colegas de profissão. Sabemos que eles precisam da nossa ajuda
> - A segurar nossas críticas. Nossa memória é tão curta que esquecemos a forma insatisfatória como fomos tratados como novos formandos?
> - E, quando novos enfermeiros chegam à nossa unidade, a oferecer uma recepção calorosa, com um bolo ou uma rosa de boas-vindas.
>
> Passamos mais tempo com aqueles com quem trabalhamos do que com aqueles com quem moramos; assim, que passemos a rir e a chorar juntos.

- Elpern e colaboradores (*2005), usando a escala de sofrimento moral, relataram estes fatores com os níveis mais altos de sofrimento moral relativos a:
    - Continuar participando dos cuidados de paciente terminal, mantido em ventilação, quando ninguém toma a decisão pelo seu "desligamento".

- Atender aos desejos de uma família de continuar o suporte à vida mesmo que não vise aos melhores interesses do paciente.
- Iniciar ações amplas de manutenção da vida quando o enfermeiro acredita que apenas prolonguem a morte.
- Atender aos desejos de uma família relativos a tratamentos ao paciente quando o enfermeiro não concorda com eles, mas age assim porque a administração da instituição receia processos legais.
- Realizar as prescrições médicas relativas a exames e tratamentos desnecessários para pacientes terminais.
- Prestar atendimento que não traz alívio ao sofrimento do paciente, porque o médico teme que aumentar as doses de medicamento para dor venha a causar morte (*Elpern et al., 2005).

- Zuzelo (2007) usou a escala de sofrimento moral, de Corley, com uma escala Likert de 0 a 6 (0 = ausência de sofrimento moral; 6 = sofrimento moral extremo). Os eventos causadores de maior sofrimento foram:
  - Trabalhar com enfermeiros inseguros.
  - Trabalhar com médicos (enfermeiros especialistas, médicos assistentes) incompetentes no oferecimento de cuidados necessários à pessoa.
  - Regimes medicamentosos prescritos ineficazes para a dor.
  - Desejos da família de manter medidas de suporte à vida quando não eram do melhor interesse para o paciente.
  - Implementar uma prescrição médica (ou de outro profissional da saúde) de exames ou tratamentos desnecessários.
  - Situações em que pessoas são usadas por estudantes, residentes, internos para a prática de procedimento doloroso.

- Edmonson (2015) realizou um trabalho importante para fortalecer a coragem moral das lideranças de enfermagem, identificando "os fatores que aumentariam sua capacidade de agir com coragem em situações causadoras de sofrimento moral". Na primeira fase da pesquisa, os participantes autoavaliaram seu atual nível de coragem moral profissional, como dados iniciais. Na segunda fase, o grupo aprendeu sobre ética e coragem moral. Na terceira fase, duas semanas após o curso, os participantes fizeram uma autoavaliação pós-curso de seu nível de coragem moral profissional.

- Edmonson (2015) escreveu que "lideranças organizacionais precisam admitir a necessidade de um ambiente que leve a atos morais, por meio de um fórum de discussão equilibrado, seguro e franco. As discussões poderiam incluir fatores internos/externos de influência, emoções do participante/observador, um ambiente de aprendizagem, uma sólida fundamentação ética e um ambiente de estímulo a ações que sejam encorajadas, reconhecidas e recompensadas".

Critérios para a investigação focalizada

Dados subjetivos

Investigar a presença de efeitos psicológicos e físicos de sofrimento moral e fadiga do cuidador, em si e nos colegas (*American Association of Critical Care Nurses, 2004)

J: *Ódio autodirigido, baixa autoestima, exaustão ou insensibiliade podem surgir em enfermeiros que vivenciem exposição prolongada a sofrimento moral sem alívio.*

- Fadiga, exaustão, cefaleias, letargia, esquecimento.
- Distúrbios de hiperatividade gastrintestinal, aumento/perda de peso.
- Prejuízo do sono, processos prejudicados de suscetibilidade a doença mental, rancor, sarcasmo, culpa, rompantes emocionais, cinismo.
- Apatia, indiferença, esquiva, agitação, culpabilização de outros, comportamentos de vitimização.
- Envolvimento excessivo/envolvimento insuficiente/ausência de envolvimento em situações de atendimento.
- Sofrimento espiritual, perda de significado, perda da autoestima.

J: *O sofrimento moral "costuma ser vivenciado por profissionais da saúde ao lutarem para tomar decisões clínicas que envolvem princípios éticos conflitantes" (Zuzelo, 2007). Os enfermeiros podem também deslocar sentimentos ou atos negativos para a fonte da ofensa, por meio de violência horizontal, abuso, insatisfação profissional, ausência de foco no trabalho primário, ou comportamento de agitação. Isso cria um ambiente profissional tóxico (Edmonson, 2015).*

Metas

O enfermeiro informará as estratégias para tratar o sofrimento moral, conforme evidenciado por estes indicadores:

- Identifica a(s) fonte(s) do sofrimento moral.
- Partilha seu sofrimento com colega.
- Identifica duas estratégias para melhorar a tomada de decisão com o paciente e seus familiares.
- Identifica duas estratégias para melhorar a discussão da situação com o profissional que prescreve.

NOC Não se aplica

Sofrimento moral

Intervenções

> **ALERTA CLÍNICO** "A maioria dos norte-americanos teme a forma de morrer, mais do que a morte em si" (*Beckstrand et al., 2006). Oitenta e seis por cento dos norte-americanos consultados relataram que os enfermeiros têm padrões éticos muito elevados ou elevados, classificando esses profissionais acima de todas as demais profissões (Gallup Poll, 2014).

NOC Não se aplica

Identificar as fontes de sofrimento moral (*American Association of Critical Care Nurses, 2004)
- Quantidade inadequada de profissionais.
- Competência dos membros da equipe (p. ex., enfermeiros, médicos, chefes, técnicos).
- Resposta insatisfatória a solicitações.
- Cuidados fúteis.
- Dor e sofrimento desnecessários.
- Conflitos de término da vida.
- Engano/informações incompletas.
- Controle inadequado dos sintomas.
- Interações desrespeitosas.
- Violência no local de trabalho.

> **ALERTA CLÍNICO** Jameton (*1984) foi o primeiro a descrever o sofrimento moral como um sentimento doloroso, capaz de causar desequilíbrio psicológico, quando os enfermeiros sabem o que é correto fazer, embora se sintam incapazes de fazê-lo. Jameton também descreveu a arrogância ou a certeza moral, situações em que alguém acha que o próprio juízo moral é a única opção correta.

Usar o método CODE antes de reagir a uma situação problemática (*Lachman, 2010)
- Ver Quadro 2.6.

    Justificativa: Platão escreveu que o caráter moral se compõe de coragem, temperança, justiça e sabedoria (*Lachman, 2010; Stanford Encyclopedia of Philosophy, 2007). "Coragem moral é a capacidade de lidar com os dilemas inerentes e essas quatro virtudes, juntamente com a capacidade de resistir ao sofrimento e a capacidade de sobrepujar o medo e defender os próprios valores" (*Lachman, 2010).

Quadro 2.6 O MÉTODO CODE ANTES DE REAGIR A UMA SITUAÇÃO PROBLEMÁTICA (Courage, Obligations, Danger, Expression) (Lachman, 2010)

- **C**oragem moral requer:
- **O**brigações com a honra (Qual a coisa certa a fazer?).
    - Estes documentos servem para descrever as obrigações éticas e morais a todos os enfermeiros.
        - ANA. (2010a). *Nursing social policy statement*/the essence of the profession. Silver Springs, MD: Author.
        - ANA. (2010b). *Nursing scope and standards*. Silver Springs, MD: Author.
        - ANA. (2015). *Code of ethics for nurses with interpretive statements*. Silver Springs, MD: Author.
        - ANA. (2012). *Nursing care and Do Not Resuscitate (DNR) and Allow Natural Death (AND) decisions*. Silver Springs, MD: Author.
    - Por exemplo, no *Standard II Communication in the ANA Scope of Practice* (2010)
        - O enfermeiro comunica-se, efetivamente, em todas as áreas de atuação, com estas competências relacionadas:
            – Busca aperfeiçoamento contínuo nas habilidades de comunicação e solução de conflitos.
            – Transmite informações aos usuários dos serviços de saúde, às famílias, à equipe multiprofissional e aos demais, nos formatos comunicativos promotores de exatidão.
            – Questiona as justificativas em apoio aos processos de cuidado, bem como as decisões, quando não parecem ser do melhor interesse ao paciente.
            – Revela observações e preocupações relativas a perigos e erros no atendimento ou no ambiente de atuação, no nível adequado.
- **C**ontrole de perigos (O que devo fazer para lidar com meu receio?).
J: "Um dos perigos, ou obstáculo à coragem moral, é a incompetência ética. Competência ética exige estratégias cognitivas, inclusive a capacidade de analisar e reagir, criteriosamente, a um problema moral, sem contenção em razão de respostas automáticas e fixações de crença/emoções" (*Lachman, 2010). Essa competência exige controle emocional que reforça o entendimento da situação e da reação da pessoa à situação (*Lachman, 2010).
    - Deliberar uma análise de riscos é importante – "Qual seria o pior resultado a acontecer se eu usasse de franqueza?", "Qual seria o pior resultado a ocorrer se eu não usasse de franqueza?". Você está preparado para esses possíveis resultados se ocorrerem?
- **E**xpressão e ação (O que preciso fazer para manter minha integridade?)
    - "Sólidas habilidades de comunicação, inclusive assertividade e negociação, são necessárias em situações que requerem coragem moral" (*Lachman, 2010). "Essas habilidades fundamentais ajudam as pessoas na hostilidade, na defesa e em uma variedade de outras táticas empregadas por indivíduos para evitar que alguém aja com coragem moral" (*Lachman, 2010).

> ### Dicas da Carpenito
> O leitor é encaminhado à fonte, Lachman, V. D. (2010). Strategies necessary for moral courage. *The Online Journal of Issues in Nursing, 15*, 3. Acessado em www.nursingworld.org.

Evitar racionalização

J: *Ocorre racionalização quando os enfermeiros têm justificativas para seus comportamentos para sua proteção contra o pesar e o sofrimento. Esse autoengano pode, com o tempo, transformar o enfermeiro de alguém que cuida em alguém que não se importa (Coverston & Lassetter, 2010).*

"Usar a cadeia de comando para compartilhar e discutir problemas que superaram a capacidade de solução de problemas e/ou o alcance dos imediatamente envolvidos" (LaSala & Bjarnason, 2010)

J: *A urgência da situação exige atenção imediata.*

Investigar trabalho e ação morais

- Educar-se sobre sofrimento moral. Ver artigos nas Referências.
- Compartilhar suas histórias de sofrimento moral. Obter relatos de histórias com colegas.
- Ler histórias de ações morais. Ver o texto de Gordon, *Life Support: Three Nurses on the Front Lines*, e *Reflections on Healing: A Central Construct* (ver Referências).

J: *Histórias podem ajudar os enfermeiros a identificarem pontos positivos, entendimentos, sofrimento compartilhado e opções de atos morais (*Tiedje, 2000). Os enfermeiros reagiram de forma positiva quando solicitados a conversar sobre seus sentimentos a respeito de questões morais (*Elpern et al., 2005).*

Investigar como situações clínicas moralmente problemáticas são controladas na instituição

J: *Práticas organizacionais que apoiam discussões francas sobre assuntos de atendimento aos indivíduos e problemas com implicações éticas e morais contribuem para percepções de uma atmosfera ética para os profissionais. "Limites organizacionais incluíram finanças escassas (recursos), padrões insatisfatórios de vagas funcionais e políticas fracas. Essas limitações resultam em culpabilização organizacional dos enfermeiros que têm sofrimento ininterrupto, pois eles não defendem, realmente, o próprio bem-estar ou o de seus pacientes" (Edmonson, 2015).*

Havendo um comitê de ética, determinar sua missão e procedimentos

Iniciar o diálogo com o paciente, se possível, e com a família

- Investigar qual é a percepção da situação (p. ex., "Como acha que está ___?")
- Trazer questionamentos (p. ex., "Que opções você tem nessa situação?"). Provocar sentimentos sobre a situação atual. A família sabe que o paciente é terminal? Ele está melhorando?
- Acessar o médico em busca de esclarecimentos de informação. Permanecer no quarto para promover o compartilhamento.
- Encorajar a pessoa/os familiares a escreverem perguntas ao médico.
- Estar presente durante os *rounds*, assegurando a compreensão da pessoa/dos familiares.
- Evitar enganar ou apoiar enganação.

J: *A comunicação inadequada ou insatisfatória é a principal causa de situações problemáticas que contribuem para o sofrimento moral (*Gutierrez, 2005; LaSala & Bjarnason, 2010; Zuzelo, 2007).*

Com delicadeza, investigar as decisões de final de vida do paciente e da família

- Explicar as opções (p. ex., "Quando o seu coração/respiração ou o de seus entes queridos parar..."):
  - Medicamentos, oxigênio.
  - Desfibrilação cardíaca (choque).
  - Reanimação cardiopulmonar.
  - Intubação ou uso de ventilador mecânico.
- Informar a pessoa/os familiares que podem escolher tudo, alguns ou nenhum dos elementos anteriores.
- Diferenciar entre prolongamento da vida e prolongamento do ato de morrer.
- Documentar a conversa e as decisões, conforme as políticas institucionais.

J: *Perguntas diretas, mas educadas, bem como discussões, podem ajudar o paciente e a família a examinarem a situação com clareza, assim como as implicações das opções e decisões de tratamento.*

Quando indicado, explicar a condição "não reanimar" e o foco dos cuidados paliativos em substituição a cuidados agressivos e desnecessários (p. ex., controle da dor, controle de sintomas, menos ou nenhum procedimento invasivo/doloroso)

J: *É normal as famílias acharem que a condição "não reanimar" signifique ausência de cuidado. Os cuidados paliativos concentram-se no conforto durante o processo de morte.*

Procurar transferir a pessoa da UTI, quando possível

J: O ambiente de UTIs tem várias barreiras a um ambiente de cuidados paliativos (p. ex., ruído, interrupções frequentes, box fechados).

Dialogar com os colegas da unidade sobre a situação que lhe causa sofrimento moral

J: Elpern e colaboradores (2005) descobriram que os enfermeiros sentiam alívio quando seu sofrimento pessoal era partilhado, percebendo não serem os únicos com esse tipo de sentimento. Compartilhar preocupações morais pode levar a menos sofrimento moral (Zuzelo, 2007).

Buscar apoio e informação com a coordenação de enfermagem

J: "Os coordenadores de enfermagem podem ser um primeiro passo importante no fortalecimento do raciocínio ético e da assertividade moral dos enfermeiros " (Zuzelo, 2007).

Recrutar um colega para ser instrutor ou agir como instrutor para um colega de trabalho

- Necessitando de conselhos, procurar colegas que implementem ações, quando em sofrimento.

J: Um instrutor é um colega que consegue escutar, aconselhar e dar um retorno durante o processo (*Tiedje, 2000). Gutierrez (*2005) relatou que 67% dos enfermeiros buscaram apoio de colegas. Esses enfermeiros informaram apoio para seus sentimentos negativos, mas não receberam ajuda para iniciarem ações morais.

Envolver-se em uma comunicação franca com médicos ou chefia de enfermagem envolvidos; começar a conversa trazendo sua preocupação, por exemplo, "não me sinto a vontade com...", "a família está solicitando/questionando/sentindo..."

J: Todo profissional tem direitos e deveres, e é possível resolver conflitos por meio da comunicação franca e do compartilhar de sentimentos e valores (*Caswell & Cryer, 1995; LaSala & Bjarnason, 2010). O uso de linguagem sem ameaças pode reduzir embaraço e acusações.

Dialogar com outros profissionais: capelão, assistentes sociais ou comitê de ética

J: Os enfermeiros podem ser auxiliados no trabalho moral mediante apoio de outras pessoas na instituição.

Defender diálogo sobre decisões de final de vida com todas as pessoas e seus familiares, sobretudo quando a situação não for crítica; orientar a pessoa a criar documentos escritos sobre suas decisões, e informar a família sobre

J: A investigação das decisões de final de vida, quando não há ameaças iminentes à sobrevivência, proporciona o melhor local para conversa. Decisões encaradas como bem pensadas podem ajudar a família a honrar a decisão do ente querido.

Integrar a promoção da saúde e a redução do estresse a seu modo de vida (p. ex., parar de fumar, controlar o peso, exercitar-se regularmente, ter atividades importantes de lazer)

J: Estilos de vida saudáveis podem reduzir o estresse e aumentar os níveis de energia para as tarefas morais.

Risco de sofrimento moral

Definição[56]

Estado em que o indivíduo tem risco de apresentar desequilíbrio psicológico, desconforto físico, ansiedade e/ou angústia que resulta de uma decisão moral da pessoa, a qual não acompanha o comportamento moral.

Nota da autora

Ver *Sofrimento moral*.

Fatores de risco

Ver *Sofrimento moral* – Fatores relacionados.

Conceitos-chave

Ver *Sofrimento moral*.

---

[56] Esta definição foi adicionada por Lynda Juall Carpenito, por sua clareza e utilidade.

Critérios para a investigação focalizada

Ver *Sofrimento moral*.

Metas

O enfermeiro informará as estratégias para tratar o sofrimento moral, conforme evidenciado por estes indicadores:

- Identifica situações de risco de sofrimento moral.
- Partilha seu sofrimento com colega.
- Identifica duas estratégias para melhorar a tomada de decisão com os pacientes e suas famílias.
- Identifica duas estratégias para melhorar os padrões de comunicação com os profissionais que prescrevem.
- Envolve-se em estratégias de autocuidado para melhorar sua saúde e prevenir ou reduzir sofrimento moral.
- Envolve-se em estratégias de autocuidado para melhorar sua saúde e evitar a fadiga por compaixão.

NOC Não se aplica

Intervenções

Estas intervenções são indicadas à instituição e ao setor de enfermagem:

Criar uma cultura justa que estimule a coragem moral (American Nurses Association [ANA], 2010a)

- Compromisso com o aperfeiçoamento organizacional.
- Resiliência.
- Missão, visão e valores que apoiem resultados individuais de alta qualidade e aumentem a percepção da situação.
- Identificar comportamento de risco cria incentivos a comportamentos saudáveis.
- Abordar o problema de comportamentos que ameaçam o desempenho da equipe de saúde.
- Fazer escolhas alinhadas com os valores da organização.

    J: *Uma cultura justa admite que o atendimento, a segurança e a qualidade individuais baseiam-se em trabalho de equipe, comunicação e em um ambiente de trabalho colaborativo (ANA, 2010a; LaSala & Bjarnason, 2010).*

    NIC Não se aplica

Investigar trabalho e ação morais

- "Determinar, investigar e examinar valores pessoais para, depois, identificar seu impacto na prática do enfermeiro são essenciais para tratar com questões éticas cotidianas" (*Scanlon & Fleming, 1989, em *Jormsri et al., 2005, p. 584).
    - Educar-se sobre sofrimento moral. Ver artigos nas Referências.
    - Compartilhar suas histórias de sofrimento moral. Obter relatos de histórias com colegas.
    - Ler histórias de ações morais. Ver *Life Support: Three Nurses on the Front Lines*, de Gordon, e *Reflections on Healing: A Central Construct* (ver Referências).

    J: *Histórias podem ajudar os enfermeiros a identificarem pontos positivos, entendimentos, sofrimento compartilhado e opções de atos morais (*Tiedje, 2000).*

- Levar em conta as palavras do Dr. Arthur Frank (2007), um sociólogo, de soluções provisórias para um cuidador em recuperação, oferecidas para diálogo e revisão por profissionais que sentem necessidade de refletir sobre o significado do cuidado em suas vidas e suas condições de trabalho (6 de 13 neste trabalho são aqui trazidas):
    - Perguntarei a mim mesmo: dizer ou não dizer a verdade agora significa que estou servindo a quem (ou estou magoando quem)?
    - Sou responsável pela forma como ofereço atendimento, embora não trabalhe nas condições de minha escolha.
    - Perdoo-me por fazer o que minhas condições de trabalho exigem, embora perdoar requeira trabalhar para alterar o que for prejudicial ao atendimento.
    - Minhas palavras e gestos, e as atitudes que projeto por meio de meus atos, influenciam a cura de meus pacientes, o estado de ânimo de meus colegas de trabalho e o ser moral que me torno.
    - Se alguma vez sentir que meu trabalho foge a meu controle, deixarei então de ser um profissional eficiente e precisarei ou de uma folga ou liderar um protesto, ou ambos.
    - Reconhecerei quem – paciente, colega de trabalho, ou eu mesmo – paga o preço em alguma moeda – dinheiro, tempo, risco físico, dignidade – para manter a instituição funcionando.

Investigar como situações clínicas moralmente problemáticas são controladas na instituição; havendo um comitê de ética, determinar sua missão, procedimentos e possibilidade de acesso

J: Práticas organizacionais que apoiam discussões francas sobre assuntos de atendimento aos indivíduos e problemas com implicações éticas e morais contribuem para percepções de uma atmosfera ética para os profissionais. Barreiras ao relato de situações problemáticas (p. ex., acesso, retaliação) são informadas.

Assegurar a existência de diretrizes claras a respeito da quantidade de funcionários (p. ex., estudantes, enfermeiros, médicos [residentes, estagiários]) que podem estar presentes quando são discutidas informações confidenciais e/ou causadoras de estresse, ou quando procedimentos que deixam um paciente exposto têm de ser implementados

J: Esse tipo de política pode projetar a filosofia e a cultura de cuidados morais e respeitosos da instituição entre seus funcionários. Praticar a expectativa de que honrar e proteger a dignidade de pessoas/grupos "não é um valor, mas uma forma de ser" (Sodenberg et al., 1997).

Criar ou reorganizar o comitê de ética, de maneira multiprofissional (p. ex., medicina, enfermagem, especialista em ética, administração)

J: O comitê de ética deve ter uma disciplina neutra e franca para a discussão de todas as situações que evoquem sofrimento moral.

Garantir possível acesso de profissionais de saúde sem resultados punitivos por seus relatos

J: Gordan e Hamric (2006) relataram que enfermeiros que buscaram consulta ética em sua instituição passaram por indignação de médicos, estranhamento de relações com outros membros da equipe e ameaças de desligamento.

Seguem intervenções indicadas a unidades de enfermagem e corpo de enfermeiros.

Esclarecer a diferença entre cuidado de unidade médica/cirúrgica, UTIs e cuidados paliativos/casas geriátricas ou instituições de atendimento prolongado

Definir e promover "uma boa morte" (Beckstrand et al., 2006). **Por exemplo:**

- Não permitir que a pessoa morra sozinha.
- Controlar dor e desconforto.
- Conhecer os desejos da pessoa sobre cuidados no final da vida.
- Atender aos seus desejos.
- Promover a parada de tratamentos invasivos o mais cedo possível.
- Não iniciar nenhum tratamento agressivo ou causador de sofrimento.
- Comunicar-se, efetivamente, como equipe de cuidados de saúde com a prioridade de opções da pessoa.

Defender a família do paciente junto aos profissionais de cuidados primários, ou com o especialista que prescreve, antes que surjam conflitos

- Investigar o que os médicos/enfermeiros especialistas/médicos assistentes compreendem acerca da situação, do prognóstico.
- Descobrir a percepção da pessoa e/ou da família acerca da situação a ser comunicada.
- Investigar as expectativas da pessoa e da família.
- Investigar se as expectativas da pessoa e da família são realistas.
- Perguntar: como estará _____ daqui a um mês?
- Oferecer suas observações do que compreende a pessoa/família acerca da situação aos profissionais de saúde envolvidos (p. ex., chefia, colegas enfermeiros, especialistas).

    J: Ser menos que confiável, não realista, ou ambos, constitui uma barreira ao oferecimento de atendimento adequado e, finalmente, de uma "boa morte" (Beckstrand et al., 2006), desobedecendo ao código de ética para enfermeiros da ANA.

- Consultar enfermeiro de cuidado paliativo para conversar sobre a transição do atendimento agudo para o paliativo.

Quando indicado, explicar a condição "não reanimar" e o foco dos cuidados paliativos em substituição a cuidados agressivos e desnecessários (p. ex., controle da dor, controle de sintomas, menos ou nenhum procedimento invasivo/doloroso)

J: É normal as famílias acharem que a condição "não reanimar" signifique ausência de cuidado. Os cuidados paliativos concentram-se no conforto durante o processo de morte.

- Se a situação do código (não reanimar) não foi determinada, perguntar se você (ou seu _____) morrer, o que quer que seja feito ou o que seu _____ quer se morrer? Não perguntar "se seu coração parar ou o coração do seu _____ parar, o que quer que seja feito?"

    J: *Quando alguém está com uma doença terminal, é importante que a pessoa e sua família compreendam que ela está morrendo e morrerá. Tentar reanimar é fútil e ruim. Quando a reanimação "dá certo", a pessoa terá de morrer uma vez mais.*

- Com delicadeza, concentre a pessoa e a família no que pode ser feito para promover conforto.
- Arrolar os serviços de cuidados paliativos ou de instituições de cuidados prolongados, quando indicado.

    J: *O enfermeiro de instituições de cuidados prolongados tem conhecimentos específicos e recursos para oferecer cuidados no final da vida ao paciente e aos seus entes queridos.*

- Procurar transferir o paciente da UTI, quando possível.

    J: *Os ambientes de UTI têm muitas barreiras aos cuidados paliativos (p. ex., ruído, interrupções frequentes, espaços próximos, intervenções agressivas).*

- Se possível, planejar uma transição para a pessoa do hospital para outro local. Examinar a "Iniciativa Ida para Casa ("Going Home Initiative"), no Baystate Medical Center, Springfield, Massachusetts (Lusardi et al., 2011).

Elaborar um processo na unidade para enfermeiros que buscam assistência em situações capazes de precipitar estresse moral

J: *Os enfermeiros precisam saber que conflitos relativos a estresse moral são esperados e estão sempre presentes no atendimento de saúde e que compartilhar sentimentos para começar uma solução construtiva de problemas é esperado.*

Estabelecer reuniões formais na unidade para discutir casos que apresentem tensão moral ou que tenham causado sofrimento moral; registrar as discussões para serem compartilhadas com outros profissionais

- Avaliar as causas de resultados insatisfatórios.
- Discutir medidas alternativas de abordagem.
- Discutir as intervenções que resultaram em consequências ideais.

    J: *Discussões planejadas de situações capazes de causar sofrimento ou tensão moral comunicam a importância de oferecer cuidados atentos, respeitosos e individualizados.*

Defender diálogos sobre decisões de final de vida com todas as pessoas e seus familiares, sobretudo quando a situação não for crítica

- Encaminhar essas pessoas aos Cinco desejos do envelhecimento com dignidade (2013) que informam a família e os médicos sobre:
    - Quem você quer que tome decisões de saúde, quando você não as puder tomar.
    - Que tipo de tratamento médico deseja ou não deseja.
    - Que grau de conforto deseja.
    - Como quer que as pessoas o tratem.
    - O que quer que seja informado aos entes queridos.
- O Projeto Conversa (The Conversation Project) dedica-se a ajudar pessoas a conversarem sobre seus desejos de atendimento no final da vida. O *kit* para Início de Conversa pode ser acessado em theconversationproject.org/.

Orientar a pessoa a criar documentos escritos sobre suas decisões e informar a família sobre. Se filhos adultos discordarem das decisões dos pais, orientar os pais a selecionarem a pessoa que concorda com estes últimos para serem seus representantes legais

J: *Avaliar decisões de final de vida, quando não há ameaças iminentes à sobrevivência, proporciona o melhor cenário para discussão. Decisões encaradas como bem pensadas podem ajudar a família a honrar a decisão do ente querido.*

Indicar fontes de ajuda para planejamento de cuidados avançados, como

- Centers for Disease Control and Prevention (2012). *Advance Care Planning: Ensuring Your Wishes Are Known and Honored If You Are Unable to Speak for Yourself.* Acessado em www.cdc.gov/.
- "Making your healthcare wishes known," acessado em www.practicalbioethics.org.

    J: *Apenas 28% dos pacientes cuidados em casa, 65% dos moradores de instituições especiais e 88% dos pacientes em instituições de cuidados prolongados têm orientações antecipadas nos prontuários (Jones, Moss & Harris-Kojetin, 2011). Mesmo entre pacientes grave ou terminalmente doentes, menos de 50% apresentavam uma orientação antecipada no prontuário médico. Entre 65 e 76% dos médicos cujos pacientes tinham uma orientação antecipada não sabiam de sua existência (*Kass-Bartelmes, Hughes & Rutherford, 2003).*

Integrar a seu estilo de vida promoção da saúde e redução de tensões (Barnsteiner, Disch & Walton, 2014)
- Cessação do tabagismo.
- Controle do peso.
- Exercícios com regularidade.
- Atividades de lazer significativas.

Ver *Manutenção ineficaz da saúde*
- Avaliar o uso de "The Compassion Fatigue Workbook", de Mathieu (2012) New York: Routledge.

    J: *Estilos de vida saudáveis podem reduzir o estresse e aumentar os níveis de energia para as tarefas morais.*

TENSÃO DO PAPEL DE CUIDADOR

Tensão do papel de cuidador
Risco de tensão do papel de cuidador

Definição
Dificuldade para atender a responsabilidades, expectativas e/ou comportamentos de cuidados relacionados à família ou a pessoas significativas (NANDA-I).

Estado em que o indivíduo está apresentando sobrecarga física, emocional, social e/ou financeira no processo de cuidar de outra pessoa.[57]

Características definidoras
Comunicadas ou observadas

Tempo ou energia física insuficientes
Dificuldade para realizar as atividades exigidas para o cuidado
Conflitos entre as responsabilidades do cuidado e outras tarefas importantes (p. ex., trabalho, relacionamentos)
Apreensão quanto ao futuro da saúde da pessoa cuidada e à sua capacidade de oferecer cuidados
Apreensão quanto à prestação de cuidados caso o cuidador fique doente ou morra
Sentimentos depressivos ou de raiva
Sensação de exaustão e ressentimento

Fatores relacionados
Fisiopatológicos

Relacionados à exigência de cuidados complexos e permanentes secundária a:

Adicção*
Doença mental crônica
Problemas cognitivos*
Condições debilitantes (agudas, progressivas)
Incapacidade
Demência progressiva
Imprevisibilidade da evolução da doença*

Relacionados ao tratamento

*Relacionados a responsabilidades do cuidado nas 24 horas**

Relacionados a atividades que consomem tempo (p. ex., diálise, transporte)

*Relacionados à complexidade das atividades**

*Relacionados ao aumento das necessidades de cuidado**

---

[57] Esta definição foi adicionada por Lynda Juall Carpenito, por sua clareza e utilidade.

Situacionais (pessoais, ambientais)

*Relacionados a anos de prestação de cuidados**

*Relacionados à imprevisibilidade da situação de cuidados ou evolução da doença**

*Relacionados a apoio informal inadequado**

*Relacionados a expectativas irreais em relação ao cuidador por parte da pessoa cuidada, de si mesmo ou de outros**

*Relacionados ao padrão de enfrentamento individual prejudicado (p. ex., abuso, violência, adicção)**

*Relacionados ao comprometimento da saúde física ou mental do cuidador**

Relacionados à história de relacionamento insatisfatório ou disfunção familiar**

*Relacionados à história de enfrentamento familiar marginal**

Relacionados à duração do cuidado exigido

Relacionados ao isolamento

Relacionados a folgas insuficientes do cuidador

*Relacionados a recursos financeiros insuficientes**

*Relacionados a recursos comunitários inadequados**

Relacionados à falta ou indisponibilidade de apoio

Relacionados a recursos insuficientes

*Relacionados à inexperiência no oferecimento de cuidados**

*Relacionados a conhecimento deficiente sobre recursos da comunidade**

Maturacionais

Bebês/crianças/adolescentes

Relacionados a exigências contínuas de cuidados secundárias a:

Atraso no desenvolvimento
Deficiências mentais (especificar)
Deficiências físicas (especificar)

Nota da autora

Tensão do papel de cuidador e *Risco de tensão do papel de cuidador* são dois diagnósticos de enfermagem que, quando tratados por enfermeiros, oferecerão apoio e educação a indivíduos e seus cuidadores, o que pode influenciar de forma marcante os fatores que unem as famílias e não que as destroem.

"As políticas de atendimento de saúde que contam com o sacrifício de cuidadores podem ser feitas para parecerem custo-efetivas somente quando os custos emocionais, sociais, físicos e financeiros incorridos pelo cuidador forem ignorados" (*Winslow & Carter, 1999, p. 285). No mundo todo, os cuidadores nas famílias fornecem a maior parte do atendimento de pessoas dependentes de todas as idades, seja nos países em desenvolvimento ou nos países desenvolvidos (AARP, 2009). As pessoas cuidadas apresentam deficiências físicas e/ou mentais que podem ser temporárias ou permanentes. Algumas são permanentes, porém estáveis (p. ex., cegueira), enquanto outras sinalizam deterioração progressiva (p. ex., doença de Alzheimer).

A atenção e a prestação de cuidado são intrínsecas a todos os relacionamentos íntimos. São "encontrados no contexto de papéis sociais estabelecidos, como marido-mulher, pais-filho" (*Pearlin, Mullan, Semple & Skaff, 1990, p. 583). Cuidar, sob certas circunstâncias, é "transformado da inter-relação comum de assistência entre pessoas com relacionamento íntimo entre si em encargo extraordinário e distribuído desigualmente" (ibid). O cuidado torna-se um componente dominante e prevalente, ocupando toda a situação (ibid).

Tensão do papel de cuidador representa o peso do cuidado sobre a saúde física e emocional do cuidador e seus efeitos sobre a família e o sistema social do cuidador e da pessoa cuidada. *Risco de tensão do papel de cuidador* pode ser um diagnóstico de enfermagem muito significativo, pois os enfermeiros têm a possibilidade de identificar os indivíduos em alto risco, auxiliando-os a prevenir essa grave situação.

A tristeza crônica está associada a cuidadores de pessoas com doença mental e de crianças com doenças crônicas. Ver *Tristeza crônica* para mais informações.

Erros nos enunciados diagnósticos

Tensão do papel de cuidador relacionada a depressão e raiva na família, conforme evidenciado pelas expectativas irreais do cuidador em relação a si mesmo e por parte dos outros

Frequentemente, cuidadores com responsabilidades múltiplas e ininterruptas relutam em admitir que precisam de ajuda. Essa relutância pode ser interpretada como dispensa da ajuda pelos outros. O cuidador torna-se mais isolado, sentindo que ninguém se importa ou valoriza de fato o trabalho envolvido, o que pode contribuir para depressão e raiva. Assim, esse diagnóstico deve ser reescrito de modo a refletir as expectativas irreais, como os *Fatores relacionados*, e os sintomas resultantes, como evidências. É útil citar os dados se relevantes: *Tensão do papel de cuidador relacionada a expectativas irreais do cuidador em relação a si mesmo e por parte dos outros, conforme evidenciado por sentimentos depressivos e raiva da família que "não entende a minha sobrecarga".*

Conceitos-chave

Considerações gerais

- Conforme o National Women's Health Information Center (2011), 52 milhões de pessoas prestam cuidados a outros indivíduos, das quais 13% têm mais de 65 anos de idade e 52% são mulheres.
- Quase um terço dos adultos jovens com idade entre 18 e 44 anos sofre de doença crônica, e tem ocorrido um aumento na sobrevida de bebês com baixo peso ao nascer e prematuros, com aumento das responsabilidades pelos familiares (National Center for Health Statistics, 2011).
- "A qualidade de vida fica afetada por quatro características principais de uma situação de prestação de cuidados: (1) altas exigências de cuidados, (2) perda da saúde física do cuidador, (3) sofrimento psicológico e (4) interferência nos papéis da vida" (Yarbro, Wujcik & Gobel, 2013). A tristeza crônica está associada a cuidadores de pessoas com doença mental e de crianças com doenças crônicas. Ver *Tristeza crônica* para mais informações.
- Smith, Smith e Toseland (*1991) relataram os seguintes problemas (por prioridade), identificados por cuidadores da família:
  - Melhora das habilidades de enfrentamento (p. ex., controle do tempo, controle do estresse).
  - Problemas familiares (conflito entre irmãos, outros conflitos de papéis).
  - Resposta às necessidades de cuidados do receptor de cuidados (emocionais, físicas, financeiras).
  - Busca de apoio formal e informal.
  - Culpa e sentimentos de inadequação.
  - Planejamento de longo prazo.
  - Qualidade do relacionamento com a pessoa cuidada.

Avós como cuidadores

- "Estimativas recentes de uma amostra nacionalmente representativa de 13.626 avós revelaram que 28% dos avós ofereciam, no mínimo, 50 horas de cuidados por ano aos netos com quem não moravam" (Luo et al., 2012, p. 1153; em Yahirun, 2012, p. 37).
- Miller (2015, p. 17 de Numkung, 2016) relatou que "cerca de 6,5 milhões de crianças (8,8%) moram com, pelo menos, um dos avós, com 1,6 milhão de crianças morando em lares comandados por avós sem a presença dos pais".
- A AAUP (2014) relatou achados de uma colaboração com várias organizações de que 72% dos avós cuidam de seus netos regularmente e 13% são os cuidadores principais.
- Yahirun (2012, p. 44) escreveu

Que a rede de segurança familiar ainda funciona como evidência do desejo das avós de se tornarem os principais cuidadores dos netos cujos pais não podem cuidar deles. Mesmo que as avós em custódia dos netos tenham mais problemas de saúde e taxas mais altas de pobreza do que outras avós que moram com um neto, elas continuam a cuidar da geração mais jovem. Trata-se de um grande exemplo do papel importante que as pessoas idosas desempenham na rede de segurança familiar.

Considerações pediátricas

- Crianças consideradas candidatas a serviços de cuidado domiciliar são as seguintes:
  - As dependentes de ventilação mecânica.
  - As que precisam de terapia farmacológica ou nutricional endovenosa prolongada.
  - As que têm uma doença terminal.
  - As que demandam apoio nutricional (p. ex., alimentação por sonda) ou suporte respiratório (p. ex., traqueostomia, aspiração).
  - As que precisam de cuidado de enfermagem diário ou quase diário para o monitoramento de apneia, diálise, sondas urinárias ou bolsas de colostomia.
- Pais com responsabilidades de cuidado de crianças com doença crônica têm (além das responsabilidades paternas e maternas usuais) os seguintes encargos concomitantes (Cousino & Hazen, 2013):
  - Consultas médicas e terapêuticas.
  - Tratamentos.

- Questões escolares pelas hospitalizações frequentes.
- Testemunho do sofrimento do filho.
- Equilíbrio entre as responsabilidades paternas e maternas para com os outros filhos.

Considerações transculturais

- *Os avós em famílias de filipinos são vistos como membros integrais da família, e não como um fardo.* Os avós são, com frequência, cuidadores e moram com os netos nos grupos étnicos afro-americanos, hispânicos e asiáticos (Giger, 2013).
- Dilworth-Anderson, Williams e Gibson (*2002) relataram que famílias de minorias étnicas usavam menos serviços formais e mais apoio informal de membros da família nas atividades de cuidado na família.

Critérios para a investigação focalizada

Dados subjetivos

Investigar as características definidoras

Como você controla:
Suas responsabilidades de cuidado?
Suas responsabilidades de trabalho em casa?
Suas responsabilidades de cuidados fora de casa?
Suas responsabilidades profissionais?
Suas responsabilidades familiares?
A vida social?
Em uma escala de 0 a 10 (0 = sem cansaço e 10 = exaustão total), classifique a fadiga geralmente sentida. Ela se modifica durante o dia ou a semana? Se positivo, por que se modifica?
O que você faz quando está muito estressado?
O que mais o preocupa? No momento? Em relação ao futuro?

Investigar os fatores relacionados

História do cuidador

Estilo de vida

Saúde

Capacidade de realizar as atividades da vida diária
Condições crônicas

Membros da família em casa

Pais, cônjuge, filhos
Avós – família ampliada
Sogros

Recursos econômicos

Fontes
Adequação

Características da pessoa que recebe cuidado

Estado cognitivo (p. ex., memória, fala)

História de relacionamento com o cuidador

Comportamentos problemáticos (*Pearlin et al., 1990)

Desatenção
Ameaças
Uso de palavrões
Incontinência
Suspeita
Inadequação sexual
Choro com facilidade
Repetição de perguntas e pedidos
Apego excessivo

Depressão
Insônia
Abuso de substâncias

Sistema de apoio

Quem? (família, amigos, religioso, instituições, grupo)
O quê? (visitas, folgas do cuidador, tarefas domésticas, empatia)
Com que frequência?
O que você perdeu por causa das suas responsabilidades de cuidador?

Metas

O cuidador relatará um plano para diminuir sua sobrecarga:

- Partilha as frustrações em relação às responsabilidades do cuidado.
- Identifica uma fonte de apoio.
- Identifica duas alterações que melhorariam a vida diária se implementadas.

A família deverá estabelecer um plano semanal de apoio ou ajuda

- Relata duas estratégias para aumentar o apoio.
- Transmite empatia ao cuidador tendo em vista as responsabilidades diárias.

NOC Bem-estar do cuidador, Ruptura do estilo de vida do cuidador, Saúde emocional do cuidador, Cuidados da casa pelo cuidador: Disposição potencial de resistência no papel de cuidador, Enfrentamento familiar, Integridade familiar

Intervenções

Investigar os fatores causadores ou contribuintes

- Ver Fatores relacionados.

Para um novo cuidador (Smith & Segal, 2015)

- Aprender o máximo possível sobre a doença do membro de sua família e sobre como ser um cuidador.
- Buscar outros cuidadores para partilhamento e apoio recíprocos.
- Diante de um conselho questionável, solicitar mais discussão a respeito.
- Encorajar o ente querido a fazer o máximo que puder. Isso promoverá a autoestima e a independência dele.
- Conhecer seus limites. Ser realista acerca de quanto de seu tempo e de si mesmo você poderá oferecer. Estabelecer limites claros e comunicá-los aos médicos, parentes e outras pessoas envolvidas.

NIC Apoio ao cuidador, Cuidados durante o descanso do cuidador, Melhora do enfrentamento, Mobilização familiar, Estabelecimento de metas mútuas, Melhora do sistema de apoio, Orientação antecipada

Investigar com os cuidadores a história e a qualidade de suas relações com o(s) parente(s) e como eles se sentem sendo cuidadores (Smith & Segal, 2015)

- Ansiedade acerca da própria capacidade e medos relacionados ao futuro.
- Raiva da pessoa, de não receber ajuda, de outros membros da família, em relação a responsabilidades cotidianas.
- Culpa por não realizar mais, por não ser um cuidador "melhor" ou ter mais paciência, aceitar sua situação com mais equanimidade ou, no caso de atendimento de longa distância, não estar disponível com mais frequência.
- Pesar pelas "inúmeras perdas que possam ocorrer com o oferecimento dos cuidados (o futuro saudável que planejara com seu cônjuge ou filho; as metas e sonhos deixados de lado)". Além disso, se o ente querido tem uma doença terminal, o processo de luto já está presente.

Proporcionar empatia e promover uma sensação de competência

- Permitir ao cuidador compartilhar os sentimentos.
- Enfatizar as dificuldades da responsabilidade do cuidador.
- Quando indicado, encorajar oportunidades ao cuidador para compartilhar os aspectos positivos do atendimento.

    Justificativa: *Compartilhar seus aspectos pessoais positivos, como gratificação pessoal, aprovação social, devolvendo aos pais a dedicação previamente recebida, pode trazer clareza e significado, compensando a sobrecarga dos cuidados oferecidos (Shim, Barroso, Giles & Davis, 2013).*

- Avaliar periodicamente os efeitos da tarefa de cuidar (depressão, exaustão).

    J: *Lindgren (*1990) relatou que a exaustão nos cuidadores tinha relação com exaustão emocional e baixo senso de realização. Cuidadores com suas realizações reconhecidas relataram níveis inferiores de exaustão.*

    J: *Cuidar de membro familiar ou amigo com doença crônica, com vários problemas de comportamento, é a situação mais estressante que alguém pode encontrar.*

Promover discernimento acerca da situação

- Pedir para o cuidador descrever um "dia típico":
    - Tarefas dos cuidados e da casa.
    - Trabalho fora de casa.
    - Responsabilidades do papel.
- Pedir para descrever:
    - Atividades de lazer em casa (diárias, semanais).
    - Atividades sociais fora de casa (semanais).
- Incluir os outros membros da família na discussão, se apropriado.
- Chamar a atenção do cuidador sobre os riscos de encarar os auxiliares como menos competentes ou menos essenciais.

    J: *O estresse do cuidador não é um evento, mas "um misto de circunstâncias, experiências, reações e recursos que variam de forma considerável entre os cuidadores e que, consequentemente, variam quanto ao impacto na saúde e no comportamento do cuidador" (Pearlin et al., 1990).*

Auxiliar o cuidador a identificar para quais atividades a assistência é desejada

- Aconselhar a (lista de necessidades de cuidados; Smith & Segal, 2015)
    - Lavagem da roupa
    - Limpeza da casa
    - Refeições
    - Compras, tarefas na rua
    - Transporte
    - Consultas (provedores de cuidados primários, especialistas, exames, cabeleireiro ou barbeiro)
    - Jardinagem
    - Consertos em casa
    - Descanso (número de horas por semana)
    - Controle do dinheiro
    - Repassar com os parentes a lista, um item de cada vez. Perguntar à pessoa em que áreas ela pode ser útil. (Assumir a responsabilidade de alguma coisa eles próprios, pagar pela folga.)
    - Salientar que a ajuda deles é benéfica a você e ao ente querido.

    J: *Shields (*1992) relatou uma fonte primária de conflito entre os membros da família e o cuidador como sendo necessidades não atendidas. O cuidador quer que os outros confirmem os encargos, quando, na verdade, a família reage às suas queixas com técnicas de solução de problemas. O cuidador parece rejeitar as sugestões, o que desagrada a família. Os resultados são "o cuidador sentir-se desvalorizado, sem apoio e deprimido, e os membros da família sentirem-se zangados e rejeitando o cuidador".*

Reforçar a importância de cuidar de si mesmo

- Equilíbrio entre repouso/exercício.
- Controle eficaz do estresse (p. ex., ioga, treino de relaxamento, arte criativa).
- Dieta com baixo teor de gorduras, rica em carboidratos complexos.
- Redes sociais de apoio.
- Práticas de rastreamento apropriadas para a idade.
- Manutenção do senso de humor; ligação com pessoas alegres.
- Recomendação de realização de contatos telefônicos e visitas a amigos ou parentes, sem esperar que os outros façam isso.

    J: *Os cuidadores precisam manter a própria saúde para que tenham sucesso no enfrentamento das responsabilidades como tal.*

Envolver a família na avaliação da situação (sem a presença do cuidador) (Shields, 1992)

- Permitir que a família compartilhe as frustrações.
- Compartilhar a necessidade de o cuidador sentir-se valorizado.

- Discutir a importância de reconhecer regularmente a sobrecarga da situação para o cuidador.
- Diferenciar os tipos de apoio social (emocional, incentivador, informativo, instrumental).
- Enfatizar a importância do apoio emocional e incentivador e identificar fontes desse apoio (p. ex., contato telefônico regular, cartões e cartas, visitas).
- Salientar "que em muitas situações não existem problemas a serem resolvidos, apenas dor a ser compartilhada" (*Shields, 1992).
- Discutir a necessidade de dar ao cuidador "permissão" para divertir-se (p. ex., férias, passeios de um dia).
- Aconselhar a família a perguntar ao cuidador "Como posso ajudá-lo?"

J: *Inúmeros pesquisadores identificaram os apoios sociais consistentes como o fator isolado mais significativo para a redução ou a prevenção da tensão do papel de cuidador (*Clipp & George, 1990; *Pearlin et al., 1990; *Shields, 1992).*

Auxiliar no acesso a apoio informativo e instrumental

- Fornecer as informações necessárias relativas a estratégias de resolução de problemas.
- Oferecer informações para a construção de habilidades.

Demonstrar como solicitar ajuda com as atividades

- Por exemplo: "Tenho três compromissos nesta semana; você poderia me dar uma carona até um deles?" "Eu poderia cuidar de seus filhos uma ou duas vezes na semana, em troca de você fazer companhia a meu esposo".
- Identificar todas as fontes possíveis de auxílio voluntário: família (irmãos, primos), amigos, vizinhos, igreja e grupos comunitários.

J: *Intervenções para a construção de habilidades melhoram o otimismo e o sucesso no oferecimento dos cuidados.*

- Discutir como a maior parte das pessoas se sente bem ao proporcionar uma "pequena ajuda".

J: *A quantidade de pessoas em uma casa influencia a quantidade de cuidadores secundários e informais em relação à ajuda dada ao cuidador principal. Cuidadores primários no papel de cônjuges têm menos propensão a ter cuidadores secundários para ajudá-los nas atividades de cuidar. Pessoas idosas cuidadas pelos cônjuges receberam "cerca de 15 a 20% menos pessoas-dias de auxílio do que pessoas cuidadas por filhos adultos".*

Iniciar as orientações para a saúde e os encaminhamentos, se indicado

- Explicar os benefícios de compartilhar os problemas com outros cuidadores.
  - Grupo de apoio.
  - Aconselhamento individual e em grupo.
  - Sistema de contato telefônico com outros cuidadores.

J: *Há relatos de que o aconselhamento individual e em grupo aumentou a quantidade de pessoas de apoio e reduziu o estresse do cuidador (*Roth et al., 2005; Halter, 2014).*

- Acessar informações *on-line*; por exemplo, duas boas fontes incluem o *website* do Office on Women's Health (norte-americano), onde pode ser encontrada a publicação "Caregiver stress fact sheet", e o *website* HelpGuide.Org, onde se encontra o artigo "Caregiving Support and Help: Tips for Making Family Caregiving Easier and More Rewarding".
- Identificar recursos comunitários disponíveis (p. ex., aconselhamento, assistência social, cuidados-dia).
- Agendar visita domiciliar de enfermeiro ou fisioterapeuta para proporcionar estratégias que melhorem a comunicação, o controle do tempo e o fornecimento de cuidados.
- Engajar outros para trabalharem ativamente, aumentando o apoio financeiro de entidades estaduais, federais e particulares com recursos para aperfeiçoar o cuidado domiciliar.

J: *Essas estratégias enfatizam a necessidade de o cuidador proteger sua saúde, equilibrando trabalho, sono, lazer e apoio, além da identificação de fontes de ajuda na comunidade.*

Intervenções pediátricas

- Determinar a compreensão e as preocupações dos pais sobre a doença da criança, seu curso, prognóstico e as necessidades de cuidado relacionadas.
- Definir os efeitos da responsabilidade pelos cuidados:
  - Na vida pessoal (trabalho, descanso, lazer);
  - No casamento (tempo a sós, comunicação, decisões, atenção).

J: *Estratégias que promovem a coesão familiar reduzem o isolamento ou a solidão.*

- Auxiliar os pais no atendimento das necessidades dos outros filhos, saudáveis, quanto a
  - Conhecimentos sobre a doença do irmão e relacionamento com a própria saúde.
  - Compartilhamento dos sentimentos de raiva, injustiça e vergonha.

- Discussões sobre o futuro do irmão doente e de seu próprio (p. ex., planejamento familiar, responsabilidades de cuidados).

J: *Abordar as tarefas de desenvolvimento da criança doente e dos irmãos saudáveis oportuniza o crescimento, o desenvolvimento, o aumento da independência e o domínio de habilidades eficazes de enfrentamento.*

- Discutir estratégias para auxiliar a adaptação dos irmãos.
  - Incluí-los nas decisões familiares, quando apropriado.
  - Mantê-los informados sobre as condições da criança enferma.
  - Manter as rotinas (p. ex., refeições, férias).
  - Prepará-los para as mudanças na vida familiar.
  - Promover atividades com amigos.
  - Evitar tornar a criança enferma o centro da família.
  - Determinar o quanto de assistência diária nos cuidados é realista.
  - Planejar tempo a sós.

J: *Estratégias para promover a coesão familiar e as necessidades individuais da família podem reforçar um controle eficaz do estresse (Williams, 2000).*

- Avisar os professores sobre a situação doméstica.
- Abordar as necessidades de desenvolvimento. Ver *Atraso no crescimento e no desenvolvimento*.
- Avisar que as atividades do cuidador produzem fadiga, que pode aumentar com o tempo (Williams, 2000).

Risco de tensão do papel de cuidador

Definição da NANDA-I

Suscetibilidade a dificuldade para atender a responsabilidades, expectativas e/ou comportamentos de cuidados relacionados à família ou a pessoas significativas que pode comprometer a saúde.

Fatores de risco

Responsabilidades do cuidador principal com a pessoa que precisa de assistência no autocuidado ou na supervisão devido à incapacidade física ou mental, além de um ou mais de um fator relacionado para *Tensão do papel de cuidador*.

Nota da autora

Ver *Tensão do papel de cuidador*.

Erros nos enunciados diagnósticos

Ver *Tensão do papel de cuidador*.

Conceitos-chave

Ver *Tensão do papel de cuidador*.

Critérios para a investigação focalizada

Ver *Tensão do papel de cuidador*.

Metas

O indivíduo relatará um plano sobre a continuidade das atividades sociais, apesar das responsabilidades de cuidador.

- Identifica as atividades importantes para si mesmo.
- Relata intenção de solicitar a ajuda de, pelo menos, duas pessoas a cada semana.

NOC Ver *Tensão do papel de cuidador*.

Intervenções

Explicar as causas da tensão do papel de cuidador

- Ver Fatores relacionados para *Tensão do papel de cuidador*.

NIC Ver *Tensão do papel de cuidador*.

Ensinar o cuidador e as pessoas próximas a ficarem atentos a sinais de perigo
(*Murray, Zentner & Yakimo, 2009)

- Independentemente do que se faça, nunca é suficiente.
- Você acredita ser a única pessoa no mundo que faz isso.
- Você não tem tempo ou lugar para estar só por breve período de descanso.
- As relações familiares estão se deteriorando devido às pressões dos cuidados.
- Seus deveres de cuidador estão interferindo em seu trabalho e sua vida social.
- Você está em situação "ruim" e não admite dificuldades.
- Você está só, porque rejeitou todos os que poderiam ajudar.
- Você come demais ou de menos, abusa de drogas ou álcool ou é grosseiro e abusivo com as outras pessoas.
- Não há mais momentos felizes. Amor e atenção deram lugar a cansaço e ressentimento. Você não se sente mais bem consigo mesmo, nem se orgulha do que faz.

J: *Os sinais de perigo devem ser alvo de atenção para a preservação da saúde e das relações e para prevenir abuso.*

Explicar os quatro tipos de apoio social a todos os envolvidos

- Emocional (p. ex., preocupação, confiança).
- Incentivador (p. ex., afirmação da autovalorização).
- Informativo (p. ex., conselhos úteis, informações para solucionar problemas).
- Assistência instrumental (p. ex., cuidados) ou assistência concreta (p. ex., dinheiro, ajuda em pequenas tarefas diárias).

J: *Identificar as várias fontes de apoio social pode ajudar o cuidador a buscar apoio específico.*

Reforçar a importância de atividades diárias de promoção da saúde

- Equilíbrio entre repouso/exercício.
- Controle eficaz do estresse.
- Dieta com baixo teor de gorduras, rica em carboidratos complexos.
- Redes sociais de apoio.
- Práticas de rastreamento apropriadas para a idade.
- Manutenção do senso de humor; ligação com pessoas alegres.
- Recomendação de contatos telefônicos e visitas a amigos ou parentes, sem esperar que os outros façam isso.

J: *Os cuidadores precisam manter a própria saúde para que tenham sucesso no enfrentamento das responsabilidades como tal.*

Auxiliar o cuidador a identificar para quais atividades a assistência é desejada

- Ver *Tensão do papel de cuidador*.

Auxiliar no acesso a apoio informativo e instrumental

- Ver *Tensão do papel de cuidador*.

Iniciar as orientações para a saúde e os encaminhamentos, se indicado

- Ver *Tensão do papel de cuidador*.

TRISTEZA CRÔNICA

Definição

Padrão cíclico, recorrente e potencialmente progressivo de tristeza disseminada, vivenciada (por pai/mãe, cuidador, indivíduo com doença crônica ou deficiência) em resposta à perda contínua ao longo da trajetória de uma doença ou deficiência (NANDA-I).

Estado em que um indivíduo apresenta, ou está em risco de apresentar, dor psíquica e tristeza disseminada, permanente, de intensidade variável, em resposta a uma mudança permanente de um ente querido, causada por um evento ou uma condição e à perda contínua de normalidade (*Teel, 1991).

Características definidoras

Episódios de tristeza durante a vida pela perda de um ente querido ou perda da normalidade de um ente querido que foi modificada por evento, distúrbio ou incapacidade
Intensidade variável
Expressão de sentimentos que interferem na capacidade de alcançar o mais alto nível de bem-estar pessoal e/ou social*
Sentimentos negativos de intensidade variável, periódicos, recorrentes*
Raiva
Solidão
Tristeza
Frustração
Culpa
Autoacusação
Medo
Opressão
Vazio
Desamparo
Confusão
Desapontamento

Fatores relacionados

Situacionais (pessoais, ambientais)

Relacionados à perda crônica da normalidade secundária à condição de um filho pequeno ou adulto, por exemplo:

Síndrome de Asperger	Deficiência mental
Autismo	Espinha bífida
Escoliose grave	Anemia falciforme
Transtorno psiquiátrico crônico	Diabete melito tipo I
Síndrome de Down	Vírus da imunodeficiência humana

Relacionados às perdas ao longo da vida associadas à infertilidade

Relacionados às perdas contínuas associadas a condição degenerativa (p. ex., esclerose múltipla, doença de Alzheimer)

Relacionados à perda de ente querido

Relacionados às perdas associadas ao ato de cuidar de um filho com doença fatal

Nota da autora

Visto que nossa sociedade é tão "capaz de fazer", há uma pressão sobre as famílias para que elas possam rapidamente afastar seus sentimentos de tristeza ou negá-los. As famílias são pressionadas a "pensar positivamente" e "continuar com suas vidas". Elas ouvem que Deus as "selecionou" para receber esta criança especial por serem pessoas muito fortes. Esses tipos de comentários, embora bem intencionados, negam a validade do sofrimento parental a longo prazo. O desconforto de observar a dor naqueles que nos preocupam pode ser parte da razão pela qual os outros fazem esses comentários. O pesar é um processo que permanece por um período, muitas vezes anos.

Tristeza crônica foi identificada, em 1962, por Olshansky. Ela é diferente do pesar, que é limitado pelo tempo e leva à adaptação à perda. *Tristeza crônica* varia de intensidade, porém persiste enquanto o indivíduo com a deficiência ou a condição crônica viver (Burke et al., 1992). *Tristeza crônica* também pode acompanhar a perda de um filho com aumento da tristeza ao à medida que o tempo passa e eventos importantes como aniversários, formaturas e casamentos não acontecem. *Tristeza crônica* pode acometer, ainda, o indivíduo que sofre de uma doença crônica que regularmente prejudique sua capacidade de "levar uma vida normal" (p. ex., paraplegia, Aids, anemia falciforme).

"A tristeza crônica não significa que as famílias não amem nem se sentem orgulhem de seus filhos. Esses sentimentos, e muitos outros, convivem com a tristeza. É como se muitos fios fossem colocados lado a lado, claros e escuros, no tecido da vida dos pais/cuidadores" (Rhode Island Department of Health, 2011, p. 22).

Erros nos enunciados diagnósticos

Tristeza crônica relacionada à morte recente de irmã

Tristeza crônica está relacionada às perdas contínuas secundárias à perda de normalidade e participação em eventos que caracterizem nossas vidas, como feriados, realizações escolares, tornar-se avós. Essa perda de normalidade pode estar relacionada a um ente querido com uma condição que impossibilite determinado relacionamento. A morte de um dos pais, irmão ou filho pode afetar um indivíduo por toda a sua vida. A resposta a essa perda, inicialmente, pode ser o pesar; entretanto, ao longo do tempo, o indivíduo pode continuar a vivenciar uma dor psíquica disseminada. Essa resposta pode ser *Tristeza crônica* ou *Pesar complicado*. A investigação e a discussão criteriosas podem ajudar o enfermeiro a diferenciá-los.

Conceitos-chave

- A tristeza crônica é cíclica ou recorrente. Ela é desencadeada por situações que trazem à mente as perdas, os desapontamentos ou os medos do indivíduo (*Lindgren, Burke, Hainsworth & Eakes, 1992).
- A doença mental crônica produz uma situação sem um fim previsível e, portanto, pode ser uma interrupção ao longo da vida dos membros da família (*Eakes, 1995; Halter, 2014).
- O processo de pesar habitual é de natureza linear com um objetivo final de aceitação e adaptação. "Há prolongamento do pesar crônico ou do luto quando a adaptação não é feita; isso é considerado uma resposta anormal. Esses modelos de pesar contrastam com a teoria de Olshansky (*1962), que descrevia a tristeza crônica como contínua e periódica, bem como normal" (Gordon, 2009).
- A tristeza crônica é uma resposta de enfrentamento funcional. Ela é normal, ao contrário do pesar patológico ou depressão (*Burke et al., 1992; Gordon, 2009).
- A resposta à morte de uma pessoa amada pode ser tristeza crônica. Por exemplo, a morte de uma mulher aos 30 anos pode evocar uma resposta de tristeza crônica na irmã sobrevivente.
- Quando um filho é deficiente, a resposta inicial dos pais será ansiedade, desorganização familiar, negação e pesar. Depois, eles procurarão ajuda externa. Diferentemente das respostas de pesar pela morte, quando ocorre alguma forma de encerramento, pais com *Tristeza crônica* revivem periodicamente o pesar (*Kearney & Griffin, 2001).
- Quando um ente querido se torna inacessível, tanto no aspecto emocional quanto cognitivo, existem lembranças diárias da perda do relacionamento (*Teel, 1991). Muitas situações podem desencadear o reconhecimento da perda de um relacionamento agradável, como uma peça de teatro na escola, os bailes na escola, as férias em família, os namoros, os casamentos e os netos.
- Mallow e Bechtel (*1999) constataram que as mães de crianças com deficiência respondiam com tristeza crônica, ao passo que os pais respondiam com resignação.
- Mallow e Bechtel (*1999) relataram que a maioria dos pais neste estudo descreviam seu ajuste à situação como estável e gradual, ao passo que a maioria das mães descrevia seu ajuste como tendo altos e baixos.
- Os pais de crianças com deficiências no desenvolvimento vivenciam alegria e tristeza, esperança e desesperança e desafio e desespero (*Kearney & Griffin, 2001).
- "A qualidade de vida das crianças com câncer não pode ser promovida sem o apoio adequado às famílias e aos cuidadores. Como as mães são os principais cuidadores nas famílias iranianas (Rassouli & Sajjadi, 2014), é essencial identificar os componentes psicológicos que afetam a capacidade das mães para lidar e se adaptar à doença de seus filhos"(Nikfarid, Rassouli, Borimnejad & Alavimajd, 2015, p. 4).
- Pesquisadores observaram que a tristeza crônica em mães de crianças com câncer, classificada como "ausência de tristeza crônica", "tristeza crônica provavelmente presente" e "tristeza crônica presente", foi encontrada em uma frequência de 2,3% ($n = 6$), 63,6% ($n = 168$) e 34,1% ($n = 90$) das mães, respectivamente (Nikfarid et al., 2015).

Critérios para a investigação focalizada

Dados subjetivos

A situação ou fonte da tristeza

Percepção/enfrentamento
Percepção das capacidades da criança, competências linguísticas, motoras e sociais, amizades, habilidades de autocuidado, doenças passadas/recentes (*Melnyk & Small, 2001)
Marcos que aumentam a tristeza crônica
Barreiras ao enfrentamento (*Melnyk et al., 2001)
Relações interfamiliares
Apoio social
Questões financeiras e de emprego
Mudanças/agentes estressores na família

Metas

O indivíduo deverá ser auxiliado para antecipar eventos capazes de desencadear aumento da tristeza, conforme evidenciado pelos seguintes indicadores:

- Expressa tristeza.
- Discute periodicamente a(s) perda(s).

NOC Nível de depressão, Enfrentamento, Aceitação do equilíbrio do humor: Estado de saúde

Intervenções

Explicar a tristeza crônica

- Reação normal.
- Foco na perda da normalidade.
- Não limitada pelo tempo.
- Episódica.
- Persiste ao longo da vida

Justificativa: *Olshansky (1962) observou que os pais de crianças com deficiência mental podem sofrer de tristeza crônica ao longo de suas vidas como uma reação à perda das expectativas que eles tinham para a criança perfeita e aos lembretes diários de dependência (Gordon, 2009). Ele também incentivou os profissionais a reconhecerem a tristeza crônica como uma resposta natural a uma situação trágica, a fim de ajudar os pais a alcançar maior conforto vivendo e lidando com uma criança com deficiência mental (Gordon, 2009). As emoções da tristeza crônica ocorrem periodicamente e são contínuas (*Gamino, Hogan & Sewell, 2002).*

NIC Orientação antecipada, Melhora do enfrentamento, Encaminhamento, Escuta ativa, Presença, Promoção da resiliência

> **ALERTA CLÍNICO** Gordon (2009) escreveu muito sabiamente:
> Em um dia atarefado, pode ser difícil ter tempo para ouvir os pais; então, em vez de ignorar os sentimentos deles, o enfermeiro pode dizer: "Eu tenho cinco minutos para conversar se você estiver disponível" ou "Seus sentimentos são muito importantes para mim; por favor, me dê dez minutos para que eu consiga outro enfermeiro para cuidar de meus pacientes e então podemos conversar". Após cinco minutos, o enfermeiro pode concluir a conversa dizendo: "Agradeço que você compartilhe seus sentimentos comigo e acho importante que você continue conversando com alguém sobre isso. Você gostaria de conversar com um conselheiro ou alguém da pastoral?".

Dicas da Carpenito

Os enfermeiros que estabelecem cinco minutos de diálogo empático específico *prosperam*. Os enfermeiros que não o fazem simplesmente sobrevivem. Ao final, tanto o enfermeiro como o indivíduo triunfam ou não. Tenha cuidado para não acreditar que você nunca tem tempo. Talvez você ache que precisará de soluções se iniciar uma conversa. Dar conselhos ou soluções não é o propósito ou o importante, e sim ouvir, esclarecer e validar. Nunca subestime o poder de 1, 2, 3, 4 ou 5 minutos de atenção!

Estimular o indivíduo a compartilhar os sentimentos desde a mudança (p. ex., nascimento de um filho, acidente)

J: *Os profissionais reconhecem a tristeza crônica como uma resposta natural a uma situação trágica, a fim de ajudar os pais a alcançar maior conforto vivendo e lidando com uma criança com deficiência intelectual. As famílias relatam os benefícios da comunicação franca e honesta (Gordon, 2009). Eles precisam saber o que esperar para ajudar a diminuir as crises ao longo da vida (*Eakes, 1995).*

Respostas úteis (Gordon, 2009)

- "Parece que você esteve chorando; gostaria de falar sobre isso?"
- "Não é errado sentir-se triste."
- "Parece que participar do casamento desencadeou sentimentos de tristeza relacionados com o fato de seu filho não poder se casar/ter filhos devido à sua deficiência."

Respostas inúteis

- "Casar não é importante."
- "Seus outros filhos se casarão."
- "Pelo menos seu filho está vivo."

J: *Ao validar os sentimentos dos pais, eles são tranquilizados de que o que estão experimentando é uma resposta normal a um sofrimento vivo (Gordon, 2009). Respostas inúteis descartam os sentimentos da pessoa.*

Promover a esperança (Hockenberry & Wilson, 2015)

J: *O profissional de saúde pode projetar a situação como sem esperança e interpretar as expressões dos pais de otimismo como inadequadas (Gordon, 2009; *Kearney & Griffin, 2001). A esperança é uma qualidade interna que mobiliza as pessoas a agirem voltadas às metas (Hockenberry & Wilson, 2015).*

- Aconselhar sobre as necessidades de promoção da saúde associadas à faixa etária.
- Fornecer orientações antecipadas acerca dos estágios maturacionais (p. ex., puberdade).
- Discutir as possíveis responsabilidades pelo autocuidado associadas ao envelhecimento.
- Informar como negociar atividades de autocuidado entre pais e filhos.

Explorar atividades que a criança e/ou os pais gostem de realizar

J: *Viver com alguém portador de uma deficiência pode incluir dor, sofrimento e tristeza, mas também alegria, esperança e otimismo (Gordon, 2009; *Kearney & Griffin, 2001).*

Consultar um ludoterapeuta

J: *Os pais podem receber "treinamento em métodos de ludoterapia e supervisão direta de um ludoterapeuta" (Gordon, 2009). Por meio da ludoterapia, as crianças aprendem a se comunicar com os outros, a modificar comportamentos e a expressar sentimentos (Gordon, 2009).*

Mostrar interesse em cada indivíduo e família

J: *Conhecer a família pode ajudar a dissipar estereótipos e a obter uma apreciação "desta unidade familiar".*

Preparar para crises subsequentes ao longo da vida

- Incentivar gentilmente os indivíduos envolvidos a compartilhar sonhos ou esperanças perdidos.
- Ajudar a identificar marcos do desenvolvimento que exacerbarão a perda de normalidade (p. ex., brincadeiras escolares, esportes, formatura, namoro).
- Esclarecer que os sentimentos oscilarão (intensos, reduzidos) durante os anos, mas que a tristeza não desaparecerá.
- Avisar que essas crises podem parecer como a primeira reação às "novidades".
- Fornecer oportunidades aos irmãos para compartilharem seus sentimentos.

J: *Uma presença empática que se concentre nos sentimentos pode reduzir sentimentos de isolamento (*Eakes, Burke & Hainsworth, 1998).*

Explorar atividades que possam melhorar o enfrentamento do dia a dia, como (Gordon, 2009)

- Acessar fontes para aprender mais sobre a condição, por exemplo, biblioteca, internet.
- Praticar atividades regulares de redução do estresse, por exemplo, exercícios (ioga em casa, caminhadas, leitura, artesanato).
- Manter um diário.

J: *"Manter um diário pode ser benéfico ao permitir que os pais reconheçam, desabafem, em expressem e/ou processem seus sentimentos" (Gordon, 2009).*

- Ajudar no planejamento para "uma noite livre".

Estimular a participação em grupos de apoio com outras pessoas vivenciando tristeza crônica e expressão de pesar

- Salientar a importância de manter sistemas de apoio e amizades.
- Compartilhar as dificuldades decorrentes dos seguintes comportamentos (*Monsen, 1999):
  - Viver preocupado.
  - Tratar o filho como os outros filhos.
  - Permanecer na batalha.

J: *Os pais podem aprender mecanismos bem-sucedidos de enfrentamento e evitar o isolamento social de outros pais que passam pela mesma experiência. Os pesquisadores relataram que as mães apresentaram maior frequência de tristeza crônica do que os pais (*Damrosch & Perry, 1989; Hobdell et al., 2007).*

- Abordagens profissionais que envolveram encorajar/permitir expressões de tristeza, bem como oferecer *feedback* positivo sobre como eles lidaram com certas situações, foram atitudes apreciadas (*Damrosch & Perry, 1989).

J: *Monsen (*1999) relatou que pais de crianças com espinha bífida tinham um padrão de enfrentamento que abrangia viver preocupado, tentar tratar o filho como os outros filhos e permanecer forte ao longo da luta.*

Reconhecer que os pais são os especialistas no cuidado do filho (*Melnyk et al., 2001).

- Descobrir as rotinas dos pais.
- Preparar a família para a transição a outro cuidador da área de saúde (p. ex., de cuidador de criança para cuidador de adulto).
- Diferenciar entre tristeza crônica e depressão. Se houver suspeita de depressão, os pais devem ser encaminhados a um psiquiatra/enfermeiro psiquiátrico para avaliação e diagnóstico adequados (Gordan, 2009).

J: *O transtorno depressivo grave é considerado um estado de duas humor deprimido ou menor interesse por quase todas as atividades habituais durante pelo menos duas semanas. "Roos (*2002) acredita que a depressão é uma complicação relacionada aos agentes estressantes que influenciam as pessoas que sofrem de dor crônica, enquanto Hobdell e colaboradores (2007) sugerem que a depressão é um componente da tristeza crônica" (Gordan, 2009).*

Vincular a família aos serviços apropriados (p. ex., atendimento domiciliar, cuidadores/conselheiros temporários) (Gordon, 2009)

- Apoio espiritual para lidar com o sofrimento.
- Serviços sociais, serviços governamentais, por exemplo, apoio financeiro, necessidades de equipamentos médicos, tratamento de emergência, voluntários.
- Encaminhar os pais de crianças com diagnóstico de transtorno do espectro autista ao "Guia de Recursos para Famílias de Crianças com Transtornos do Espectro Autista", acessado no *site* do Rhode Island Department of Health; procurar o *guia de recursos para o autismo*.

Dicas da Carpenito

O recurso recém-citado traz muitas histórias narradas por cuidadores que refletem realidade, esperança e inspiração. Mesmo que o indivíduo afetado não apresente transtorno do espectro autista, os cuidadores de indivíduos com necessidades intermináveis encontrarão nessas histórias uma visão singular.

J: *À medida que as necessidades mudam, novos recursos poderão ser necessários.*

Ver *Tensão do papel do cuidador* para intervenções adicionais

VOLUME DE LÍQUIDOS DEFICIENTE

Definição

Diminuição do líquido intravascular, intersticial e/ou intracelular. Refere-se à desidratação, perda de água apenas, sem mudança no sódio (NANDA-I).

Estado em que o indivíduo que pode ingerir líquidos (não está em NPO) apresenta – ou está em risco de apresentar – desidratação.[58]

Características definidoras

Maiores (uma ou mais devem estar presentes)

Ingestão oral de líquidos insuficiente
Pele*/mucosas secas*
Equilíbrio negativo entre ingestão e alimentação
Perda de peso

Menores (podem estar presentes)

Sódio sérico aumentado
Sede*/náusea/anorexia
Urina concentrada
Frequência urinária
Débito urinário excessivo ou diminuído*

---

[58] Adicionado por Lynda Juall Carpenito por sua clareza e utilidade clínica.

Fatores relacionados

Fisiopatológicos

Relacionados a débito urinário excessivo.

Diabete não controlado
Diabete insípido (hormônio antidiurético inadequado)

Relacionados a aumento da permeabilidade capilar e perda por evaporação em decorrência de queimadura (não aguda)

Relacionados a perdas secundárias a:

Drenagem anormal
Diarreia
Menstruação excessiva
Febre ou taxa metabólica aumentada
Peritonite
Ferimento

Situacionais (pessoais, ambientais)

Relacionados a vômitos/náusea

Relacionados à menor motivação para ingerir líquidos secundária a:

Depressão
Fadiga

Relacionados a dietas da moda/jejum

Relacionados à alimentação enteral rica em solutos

Relacionados à dificuldade de deglutição ou de alimentar-se secundária a:

Dor na cavidade oral ou na garganta
Fadiga

Relacionados a calor extremo/sol/clima seco

Relacionados a perda excessiva por:

Sonda de demora
Drenos

Relacionados a líquidos insuficientes para o esforço do exercício ou para as condições do clima

Relacionados a uso excessivo de:

Laxantes ou enemas
Diuréticos, álcool ou cafeína

Maturacionais

Bebês/crianças

Relacionados à maior vulnerabilidade secundária a:

Reserva reduzida de líquidos e capacidade diminuída de concentrar urina

Idosos

Relacionados à maior vulnerabilidade secundária a:

Reserva reduzida de líquidos e menor sensação de sede

Nota da autora

Volume de líquidos deficiente é frequentemente usado para descrever pessoas que estão em NPO, em choque hipovolêmico ou com hemorragia. Esta autora recomenda seu uso apenas quando a pessoa pode beber, embora tenha uma ingesta inadequada para as necessidades metabólicas ou as perdas excessivas. Quando a pessoa não pode beber, ou precisa de terapia endovenosa, ver os problemas colaborativos na Parte 3, *Risco de Complicações de Hipovolemia* e *Risco de Complicações de Desequilíbrios eletrolíticos*.

Volume de líquidos deficiente deveria ser usado para representar situações clínicas como choque, insuficiência renal ou lesão térmica? A maior parte dos enfermeiros concordaria com a ideia de esses serem problemas colaborativos que exigem intervenções de enfermagem e médicas para tratamento.

Erros nos enunciados diagnósticos

Risco de volume de líquidos deficiente relacionado a permeabilidade capilar aumentada, trocas proteicas, processo inflamatório e evaporação secundários a lesão por queimadura

Este diagnóstico não representa uma situação para a qual o enfermeiro possa prescrever intervenções visando a resultados passíveis de obtenção (p. ex., "O indivíduo terá sinais vitais estáveis e débito urinário adequado [0,5-1 mL/kg/hora]"). Visto que as intervenções prescritas pelo médico e pelo enfermeiro são necessárias para a obtenção desse resultado, essa situação é, na realidade, um problema colaborativo. *RC de Desequilíbrio hídrico/eletrolítico*, com a seguinte meta de enfermagem: "o enfermeiro fará a monitoração para detectar desequilíbrio hídrico e eletrolítico".

Volume de líquidos deficiente relacionado a efeitos de estado NPO

O controle do equilíbrio hídrico em paciente em NPO é uma responsabilidade da enfermagem, envolvendo tanto intervenções prescritas pelo médico quanto pelo enfermeiro. Assim, essa situação é mais bem descrita como *RC de Desequilíbrio hídrico/eletrolítico*. Se o enfermeiro desejar especificar a etiologia, o diagnóstico poderá ser formulado como *RC de Desequilíbrio hídrico/eletrolítico relacionado a estado NPO*. Isso, no entanto, não costuma ser necessário.

Quando um paciente pode beber, mas não em quantidades suficientes, o diagnóstico de enfermagem *Volume de líquidos deficiente relacionado a desejo reduzido de ingerir líquidos secundário à fadiga e à dor* pode ser aplicado.

Conceitos-chave

Considerações gerais

- Existem duas causas principais para o volume de líquidos deficiente: ingestão inadequada de líquidos e aumento das perdas de líquidos e eletrólitos (p. ex., gastrintestinais, urinárias, pele, terceiro espaço [edema]).
- Vômitos ou aspiração gástrica resultam em perda de líquidos, potássio e hidrogênio.
- A ingestão de líquidos é regulada sobretudo pela sensação de sede. A eliminação de líquidos é basicamente regulada pela capacidade dos rins para concentrar urina.
- A densidade específica da urina reflete a capacidade de concentração de urina pelo rim; a variação dessa densidade depende do estado de hidratação e dos sólidos a serem excretados. (A densidade específica é elevada quando a desidratação está presente, significando urina concentrada.) Os valores normais são 1.010 a 1.025. Os valores diluídos são inferiores a 1.010. Os valores concentrados são superiores a 1.025 (variações da normalidade podem ocorrer, conforme o laboratório).
- Pessoas com alto risco de desequilíbrio hídrico incluem:
  - Aquelas sob medicação para retenção de líquidos, pressão arterial elevada, convulsões ou "ansiedade" (tranquilizantes).
  - Aquelas que sofrem de diabete, doença cardíaca, ingestão excessiva de álcool, desnutrição, obesidade ou distúrbios gastrintestinais.
  - Adultos acima dos 60 anos e crianças abaixo dos 6 anos (diminuição da sensação de sede).
  - Pessoas confusas, deprimidas, comatosas ou letárgicas (sem sensação de sede).
  - Atletas que desconheçam a necessidade de reposição de eletrólitos e líquidos.
- Uma perda excessiva de líquidos e eletrólitos pode ser esperada durante:
  - Febre ou taxa metabólica aumentada.
  - Extremos climáticos (calor/seca, umidade).
  - Exercício extremo ou sudorese.
  - Vômitos ou diarreia excessiva.
  - Queimaduras, lesão tissular, fístulas.
- A manutenção do equilíbrio hídrico é uma importante preocupação para atletas que competem em climas quentes. O seguinte é válido para homens e mulheres (*Maughan, Leiper & Shirreffs, 1997):
  - Beber grandes quantidades de água pura inibirá a sede e promoverá uma resposta diurética.
  - Para manter a hidratação durante exercícios extremos, são necessários altos níveis de sódio (até 50-60 mmol) e possivelmente também algum potássio para repor as perdas pela sudorese.
  - A palatabilidade das bebidas é importante para estimular a ingestão e assegurar a reposição adequada do volume.
  - Uma vez que a hidratação adequada afeta muito o desempenho atlético, a meta deve ser estar hidratado *no início* do exercício e manter a hidratação tanto quanto possível daí em diante, focalizando a reposição da perda de sal e de água.

Considerações pediátricas

- Os bebês são vulneráveis à perda de líquidos devido aos seguintes fatores:
  - Mais líquido é perdido com rapidez, porque seus corpos têm um conteúdo proporcionalmente maior de água.
  - Há mais líquido no espaço extracelular, de onde é perdido com mais facilidade.
  - Apresentam uma troca metabólica maior de água.
  - A regulação homeostática (i.e., função renal) é imatura.
  - Têm uma área de superfície corporal maior em relação à massa corporal.
- Pesquisas recentes comprovaram que crianças e adolescentes "não têm a capacidade termorreguladora e cardiovascular menos eficientes ou menor tolerância a esforço físico quando comparados a adultos durante exercícios no calor, caso seja mantida uma hidratação adequada" (American Academy of Pediatrics, 2011, p. 1).
- Um condição insatisfatória da hidratação (antes, durante, depois), além de um ou mais de um dos que seguem, pode causar desempenho menor e risco de doença por esforço no calor (American Academy of Pediatrics, 2011):
  - Esforço físico indevido.
  - Recuperação insuficiente entre episódios repetidos de exercícios ou treinamento.
  - Treino ou competição desportiva no mesmo dia, com poucos intervalos.
  - Roupas, uniformes e equipamento protetor inadequados.
- "A lesão por esforço severo no calor ou intermação (*heat stroke*) está associada a morbidade e mortalidade significativas, em especial se o diagnóstico é demorado e o manejo médico não for rapidamente iniciado" (American Academy of Pediatrics, 2011, p. 1).
- Distinguir estresse, exaustão, intermação por esforço e lesão por calor (American Academy of Pediatrics, 2011, p. 5):
  - *Estresse por calor*: alta temperatura do ar, umidade e radiação solar que provocam desconforto e tensão psicológica percebidos, quando crianças e adolescentes são expostos a tais condições ambientais, particularmente durante exercício ou outra atividade física vigorosa.
  - *Doença por esforço no calor:* um espectro de condições clínicas que variam de cãibras musculares (calor), síncope cardíaca e exaustão pelo calor a intermação com risco à vida, que se dão em consequência de exercícios ou outra atividade física.
  - *Exaustão pelo calor*: doença moderada em razão de calor, caracterizada pela incapacidade de manter a pressão sanguínea e sustentar débito cardíaco adequado, resultado de exercício ou outra atividade física severa, estresse pelo calor do ambiente, desidratação aguda e depleção de energia. Os sinais e sintomas incluem fraqueza, tontura, náusea, síncope e cefaleia; a temperatura corporal central é de 40°C.
  - *Intermação por esforço*: doença multissistêmica grave por calor, caracterizada por anormalidades do sistema nervoso central, como *delirium*, convulsões ou coma, endotoxemia, insuficiência circulatória, desregulação do controle da temperatura e, potencialmente, dano a órgãos e tecidos, resultante de elevada temperatura corporal central (40°C), induzida por exercício ou outra atividade física vigorosa e, geralmente, elevado estresse pelo calor do ambiente.
  - *Lesão por calor*: dano profundo e disfunção a cérebro, coração, fígado, rins, intestinos, baço ou músculos, induzido por temperatura corporal central excessiva prolongada, como consequência de intermação, sobretudo nas vítimas em que os sinais e/ou sintomas não são rapidamente identificados e tratados com eficácia (rapidamente resfriadas) de maneira oportuna.

Considerações geriátricas

- Uma diminuição geral da sede, com o envelhecimento, deixa o idoso em risco por não ingerir líquidos suficientes para manter a hidratação adequada.
- Os idosos são mais suscetíveis a perda de líquidos e a desidratação devido a (MIller, 2015):
  - Porcentagem de água total do corpo reduzida.
  - Fluxo sanguíneo renal e filtração glomerular diminuídos.
  - Capacidade prejudicada para regular a temperatura.
  - Capacidade diminuída para concentrar a urina.
  - Aumento das incapacidades físicas (reduz o acesso aos líquidos).
  - Autolimitação de líquidos por medo de incontinência.
  - Sensação de sede diminuída.
- Aproximadamente 75% da ingestão de líquidos nos idosos ocorre entre as 6 e as 18 horas (Miller, 2015).
- Danos cognitivos podem interferir no reconhecimento dos indícios de sede.

- A desidratação, definida como diminuição do conteúdo total de água no organismo, é o distúrbio hídrico e eletrolítico mais comum entre os idosos. Visto estar associada a índices de morbidade e mortalidade, são essenciais a triagem cuidadosa e a prevenção no ambiente de atendimento de saúde.
- A desidratação nos moradores de casas geriátricas é um problema complexo que exige uma abordagem abrangente, incluindo o envolvimento total da instituição e o uso de listas de verificação para garantir a hidratação adequada (Zembruski, 1997).

Critérios para a investigação focalizada

Dados subjetivos

Investigar as características definidoras
Sede diminuída.

Investigar os fatores relacionados
Ver Fatores relacionados.

Dados objetivos

Investigar as características definidoras

Peso atual/peso normal

Perda de peso (Quanto? Desde quando?)
Ingestão de líquidos (quantidades, tipo, últimas 24-48 horas)
Mucosa (lábios, gengivas) (seca)
Umidade da pele (seca ou sudorética)
Cor (pálida ou ruborizada)
Língua (áspera/seca)
Fontanelas dos bebês (deprimidas)
Globo ocular (fundo)
Taquicardia

Eliminação de urina

Quantidade (variada; muito grande ou mínima)
Cor (âmbar; muito escura ou muito clara; transparente? Turva?)
Densidade específica (aumentada ou diminuída)
Odor

Investigar os fatores relacionados

Perda anormal ou excessiva de líquidos

Fezes líquidas
Vômito ou aspiração gástrica (p. ex., fístulas, drenos)
Diurese aumentada ou poliúria
Secreção anormal ou excessiva
Sudorese
Febre
Perda de superfícies de pele (p. ex., queimaduras em processo de cicatrização)

Ingestão reduzida de líquidos relacionada a:

Fadiga
Diminuição do nível de consciência
Depressão/desorientação
Náusea ou anorexia
Limitações físicas (p. ex., incapacidade de segurar um copo)

Metas

O indivíduo manterá a densidade específica da urina em uma variação normal, conforme evidenciado por estes indicadores:

- Aumenta a ingestão de líquidos até determinada quantidade, de acordo com a idade e as necessidades metabólicas.

- Identifica fatores de risco de déficit de líquidos e associa à necessidade de aumento da ingestão conforme indicado.
- Não demonstra sinais e sintomas de desidratação.

NOC Equilíbrio eletrolítico e acidobásico, Equilíbrio hídrico, Hidratação

Intervenções

Investigar os fatores causadores

Prevenir a desidratação em pessoas de alto risco (ver Conceitos-chave)

- Monitorar a ingestão do indivíduo; garantir no mínimo 2.000 mL de líquidos por via oral a cada 24 horas, a não ser que haja contraindicação. Oferecer, de hora em hora, os líquidos desejados.
- Ensinar a pessoa a evitar café, chá, suco de grapefruit, bebidas açucaradas e álcool.

NIC Controle hidreletrolítico, Monitoração hídrica

Justificativa: *Grandes quantidades de açúcar, álcool e cafeína agem como diuréticos, o que aumenta a produção de urina, podendo causar desidratação.*

- Monitorar a eliminação; garantir um mínimo de 5 mg/kg por hora.

J: *A monitoração da eliminação ajudará na avaliação precoce do estado da hidratação.*

- Pesar o cliente diariamente, com as mesmas roupas, no mesmo horário. Uma perda de peso de 2 a 4% indica desidratação leve; de 5 a 9%, desidratação moderada.

J: *Para monitorar realmente o peso, as pesagens devem ser feitas no mesmo horário, na mesma balança e com as mesmas roupas.*

- Monitorar urina e eletrólitos séricos, ureia sanguínea, osmolalidade, creatinina, hematócrito e hemoglobina.

J: *Esses exames laboratoriais refletirão o estado da hidratação.*

- No caso de pessoas idosas agendadas para entrar em NPO antes de exames diagnósticos, aconselhá-las a aumentar a ingestão de líquidos 8 horas antes do NPO.

J: *Isso reduzirá os riscos de desidratação.*

- Revisar os medicamentos do indivíduo. Contribuem para desidratação (p. ex., diuréticos)? Exigem aumento da ingestão de líquidos (p. ex., lítio)?

J: *Alguns medicamentos podem contribuir para a desidratação.*

J: *A eliminação pode ultrapassar a ingestão, o que já pode ser inadequado para compensar perdas insensíveis.*

Iniciar as orientações para a saúde, conforme indicado

- Fornecer orientações verbais e por escrito sobre os líquidos desejados e as quantidades.
- Incluir o paciente/família na manutenção de registro escrito diário da ingestão de líquidos, eliminação e pesagem.
- Providenciar uma lista de líquidos alternativos (p. ex., sorvetes, pudins).
- Explicar a necessidade de aumentar os líquidos durante exercícios, febre, infecção e clima quente.
- Ensinar a pessoa/família a observarem se ocorre desidratação (sobretudo em bebês e idosos) e intervir, aumentando a ingestão de líquidos (ver Dados objetivos e subjetivos quanto a sinais de desidratação).

J: *A monitoração cuidadosa após a alta será necessária no caso de pessoas de risco.*

- Nos atletas, enfatizar a necessidade de hidratação antes do exercício e durante, de preferência com bebidas com bastante sódio. (Ver *Hipertermia* para intervenções adicionais.)

Intervenções pediátricas

Para aumentar a ingestão de líquidos, oferecer:

- Líquidos apetecíveis (picolés, barras de suco congelado, sorvete, água, leite, gelatinas coloridas); deixar que a criança ajude a preparar.
- Recipientes incomuns (copos coloridos, canudos).

- Um jogo ou uma atividade.
  - Em um cartaz, deixar a criança marcar a quantidade de xícaras que bebe diariamente.
  - Ler um livro para a criança e fazê-la tomar um gole quando a página é virada, ou organizar um "chá".
  - Fazer a criança tomar um gole quando for sua vez de jogar.
  - Estabelecer um horário para líquidos suplementares, promovendo o hábito de ingestão de líquidos nos intervalos das refeições (p. ex., suco ou gelatina às 10 e às 14 horas, todos os dias).
  - Decorar os canudos.
  - Deixar que a criança encha copinhos com uma seringa.
  - Fazer um cartaz com os progressos; usar adesivos ou estrelas para indicar as metas de líquido atingidas.

  J: *Pode ser usada uma variedade de estratégias apropriadas à idade para aumentar a ingestão de líquidos.*

- Crianças mais velhas costumam responder ao desafio de atingir uma meta específica de ingestão.
- Recompensas e contratos também funcionam (p. ex., um adesivo porque bebeu determinada quantidade).
- Crianças menores costumam responder a jogos que integrem líquidos para beber.

Tomar medidas em caso de febre em crianças com menos de 5 anos de idade

- Tentar manter a temperatura abaixo de 38,4°C apenas com medicação (paracetamol ou ibuprofeno). Orientar os pais para acompanharem atentamente as orientações relativas à idade.

  J: *Ácido acetilsalicílico não deve ser usado em crianças com febre devido à sua associação com síndrome de Reye.*

- A superdosagem desses medicamentos pode causar toxicidade hepática.
- Vestir a criança com pijamas leves, e os bebês, apenas com fraldas.

  J: *Colocar muitas roupas aumenta a temperatura da criança e não evita tremores (Pillitteri, 2014).*

- Caso ocorra convulsão, orientar os pais a:
  - Não dar medicação oral.
  - Colocar panos frios na testa, nas axilas e nas virilhas.
  - Levar a criança para o setor de emergência.

  J: *Podem ocorrer convulsões com febre alta (41-42,5°C); nesses casos, há necessidade de avaliação médica imediata.*

Para a reposição de líquidos, ver Intervenções pediátricas em *Diarreia*

Prevenção de doença por esforço no calor (American Academy of Pediatrics, 2011)

- Ensinar fatores de risco às crianças e aos pais:
  - Clima quente e/ou úmido.
  - Má preparação.
  - Sem aclimatação ao calor.
  - Pré-hidratação inadequada.
  - Pouco sono/repouso.
  - Aptidão física insatisfatória.
  - Esforço físico em excesso.
  - Tempo insuficiente de descanso/recuperação entre fases repetidas de exercícios com alta intensidade (p. ex., corridas repetidas de pequena velocidade).
  - Acesso insuficiente a líquidos e a oportunidades de reidratação.
  - Múltiplas sessões em um mesmo dia.
  - Repouso/tempo de recuperação insuficientes entre práticas, jogos ou partidas.
  - Sobrepeso/obesidade (IMC no percentil 85 para a idade).
  - Condições clínicas (p. ex., diabete) ou medicamentos (p. ex., fármacos para déficit de atenção/hiperatividade).
  - Doença atual ou recente (particularmente se envolver/envolveu sofrimento gastrintestinal ou febre).
  - Roupas, uniformes ou equipamento protetor que contribua para retenção excessiva de calor.

  J: *"Igualmente, com aumento da quantidade de fatores de risco de doença por esforço no calor, diminui o nível máximo de calor e umidade do ambiente para o exercício seguro e a participação também segura em esportes ou outras atividades físicas"* (American Academy of Pediatrics, 2011, p. 3).

Intervenções preventivas

- Propiciar e promover consumo de líquidos prontamente acessíveis, a intervalos regulares, antes de uma atividade, durante e após.

Volume de líquidos deficiente 839

> **ALERTA CLÍNICO** Em geral, de 100 a 250 mL (por volta de 88-236 mL), de 20 em 20 minutos, para crianças com 9 a 12 anos de idade, e até 1 a 1,5 L de hora em hora, para adolescentes é o suficiente para minimizar déficits de água corporal induzidos por transpiração durante exercícios e outras atividades físicas, desde que seja bom o estado de hidratação pré-atividade. Bebidas que suplementem eletrólitos, com muito sódio, podem ser justificadas em condições climáticas de calor leve a normal, quando a perda de líquido pelo calor é alta, de modo a otimizar a reidratação (American Academy of Pediatrics, 2011).

- Permitir a introdução e a adaptação graduais ao clima, à intensidade e à duração das atividades, além de fornecer equipamento protetor/uniforme.
- A atividade física deve ser modificada.
- Reduzir a duração e/ou a intensidade.
- Aumentar a frequência e a duração dos intervalos (de preferência na sombra).
- Cancelar ou remarcar para temperatura mais fria.
- Oferecer repouso/tempo de recuperação maiores entre sessões em um mesmo dia, jogos ou torneios.
- Evitar/limitar a participação se a criança ou o adolescente está ou esteve recentemente doente.
- Monitorar atentamente sinais e sintomas de surgimento de doença pelo calor nos participantes.
- Assegurar que instalações e profissionais para o tratamento eficaz de doenças resultantes do calor estejam rapidamente disponíveis no local.
- Em resposta a uma criança ou adolescente afetado (estresse moderado a grave em decorrência de calor), ativar rapidamente os serviços de emergência médica e, com rapidez, resfriar a vítima.

J: *"Cada criança e adolescente deve ter a oportunidade, de forma segura e gradual, de adaptar-se à prática e ao condicionamento antes da temporada, da participação no esporte ou de outra atividade física em clima quente mediante aclimatação adequada e progressiva. Esse processo inclui exposição lenta (normalmente em um período de 10-14 dias) ao ambiente, a intensidade, duração e volume da atividade física e aos efeitos de isolamento e metabolismo do uso de várias configurações de uniformes e equipamento protetor"* (American Academy of Pediatrics, 2011 pp. 3, 4).

Ensinar sempre a monitoração atenta de todas as crianças e adolescentes durante esportes e outras atividades físicas em clima quente, na busca de sinais e sintomas de surgimento de doença causada pelo calor

- Qualquer deterioração significativa no desempenho com sinais marcantes de dificuldades.
- Alterações negativas na personalidade ou no estado mental.
- Outros marcadores clínicos preocupantes de bem-estar, incluindo palidez, rubor, tontura, cefaleia, fadiga excessiva, vômitos.
- Queixas de frio ou calor extremo.

J: *Os primeiros socorros para doença causada pelo calor não devem ser retardados. Pessoas que tenham doença por esforço no calor não devem voltar à prática ou à competição, ao jogo recreativo ou a outra atividade física durante o restante do jogo ou partida ou período de atividade (American Academy of Pediatrics, 2011).*

> **ALERTA CLÍNICO** Deve ser imediatamente ativada uma comunicação dos serviços de emergência médica a toda criança ou adolescente que entrou em colapso ou mostra disfunção moderada ou grave do SNC, ou encefalopatia, durante ou após prática, competição ou outra atividade física em clima quente, particularmente se a criança ou o adolescente estiver usando uniforme e/ou equipamento protetor com potencial de contribuir para o armazenamento de mais calor.

Orientar para o início imediato do tratamento

- Se factível, verificar rapidamente a temperatura retal por profissional treinado e, se indicado (temperatura retal de 40°C), o resfriamento rápido de todo o corpo no local, mediante uso de técnicas comprovadas, deve ser iniciado sem retardo. Levar a vítima a local com sombra e, imediatamente, retirar as roupas e o equipamento de proteção.
- Iniciar resfriamento por imersão em água fria ou gelada (de preferência, o método mais eficiente), ou por aplicação de compressas de gelo na nuca, nas axilas e na virilha e com rotação de toalhas molhadas em água gelada em outras áreas do corpo, até que a temperatura retal chegue a algo abaixo de 39°C, ou a vítima mostrar melhora clínica.
- Quando a temperatura retal não puder ser medida em criança ou adolescente com sinais ou sintomas clínicos sugestivos de estresse de moderado a grave por calor, não atrasar o tratamento adequado.

- Resfriamento rápido, durante 10 a 15 minutos, e se a criança ou o adolescente estiver suficientemente alerta para ingerir líquidos, deve ser imediatamente iniciada hidratação pelos atendentes, enquanto é aguardada a chegada da assistência médica.

Intervenções geriátricas

- Monitorar o aparecimento de sinais de desidratação, tontura, fraqueza, mucosas secas e ingestão *versus* eliminação.

  J: *Os idosos correm alto risco de desidratação devido a menor sensação de sede, redução do volume de líquidos e menor capacidade de concentrar urina (Miller, 2015).*

- Evitar cafeína, álcool, alimentos e bebidas com muito açúcar.

  J: *Grandes quantidades de açúcar, álcool e cafeína agem como diuréticos, o que aumenta a produção de urina, podendo causar desidratação.*

- Explicar à pessoa a necessidade de beber líquidos e usar um sistema que o lembre de não confiar na sede.
- Incorporar estratégias para promover a ingestão de líquidos:
  - Encher uma jarra grande de água pela manhã e monitorar a ingestão.
  - Beber um copo a mais de água junto com os medicamentos.
  - Nas instituições de atendimento, estruturar um horário para passagem de carrinho com bebidas de vários tipos.

  J: *Estratégias que incluam lembretes verbais e opções de líquidos aumentarão a ingestão líquida. Idosos que moram sozinhos precisam de ajuda para fazer anotações que os lembrem de ingerir líquidos.*

VOLUME DE LÍQUIDOS EXCESSIVO

Definição da NANDA-I

Entrada excessiva e/ou retenção de líquidos.

Características definidoras

Edema (periférico, sacral)
    Pele distendida e brilhante
    Ingestão maior do que a eliminação
    Aumento de peso

Fatores relacionados

Fisiopatológicos

Relacionados a comprometimento dos mecanismos reguladores secundário a:

Insuficiência renal (aguda ou crônica)	Disfunção endócrina
Anormalidades sistêmicas e metabólicas	Lipedema

Relacionados a hipertensão portal, pressão osmótica do plasma coloidal baixa e retenção de sódio secundárias a:

Doença hepática	Ascite
Cirrose	Câncer

Relacionados a anormalidades no retorno venoso e arterial secundárias a:

Veias varicosas	Doença vascular periférica	Trombos
Flebite	Imobilidade	Linfedema
Infecção	Traumatismo	Neoplasias

Relacionados ao tratamento

Relacionados a retenção de sódio e água secundária à terapia com corticosteroides
Relacionados à drenagem linfática inadequada secundária a mastectomia

Situacionais (pessoais, ambientais)

Relacionados à ingestão excessiva de sódio e de líquidos

Relacionados à baixa ingestão de proteínas:

Dietas da moda
Desnutrição

Relacionados a acúmulo venoso dependente/estase venosa secundários a:

Ficar em pé ou sentado por longos períodos
Imobilidade
Colete ou bandagem justa

Relacionados à compressão venosa por útero grávido

Maturacionais

Idosos

Relacionados a retorno venoso prejudicado secundário a aumento da resistência periférica e diminuição da eficiência das válvulas

Nota da autora

Volume de líquidos excessivo costuma ser usado para descrever edema pulmonar, ascite ou insuficiência renal. Esses são todos problemas colaborativos que não devem ser renomeados como *Volume de líquidos excessivo*. Ver a Parte 3 a respeito de problemas colaborativos como *Risco de Complicações de Insuficiência renal, Risco de Complicações de Edema pulmonar, Risco de Complicações de Disfunção hepática*. Esse diagnóstico representa uma situação para a qual os enfermeiros podem prescrever, se o enfoque for edema periférico. As intervenções de enfermagem centralizam-se em ensinar o paciente ou a família a minimizarem o edema e protegerem o tecido contra lesão.

Erros nos enunciados diagnósticos

Risco de volume de líquidos excessivo relacionado à mastectomia no lado esquerdo

Para este diagnóstico, o enfermeiro institui estratégias a fim de reduzir o edema e ensinar a pessoa a controlá-lo. Assim, o diagnóstico deve ser formulado como *Risco de volume de líquidos excessivo relacionado à falta de conhecimento das técnicas de redução do edema, secundário à função linfática comprometida*. Se houver edema, o enfermeiro pode usar *Risco de mobilidade física prejudicada relacionado a efeitos de linfedema nos movimentos*.

Volume de líquidos excessivo relacionado a hipertensão portal e diminuição da pressão osmótica coloidal secundárias à cirrose

Este diagnóstico exige monitoração frequente, reposição eletrolítica, terapia diurética, restrições dietéticas e terapia expansora do plasma. Essas intervenções necessitam de três problemas colaborativos: *Risco de Complicações de Disfunção hepática*. Uma vez que o edema predispõe a pele a lesão e rompimento, o enfermeiro também pode usar *Risco de integridade da pele prejudicada relacionado à vulnerabilidade da pele secundária à edema*.

Conceitos-chave

Considerações gerais

- Ver *Volume de líquidos deficiente*.
- O edema resulta do acúmulo de líquidos no compartimento intersticial do espaço extravascular. Sem intervenção, o edema pode evoluir, levando a maior dano ao tecido e a edema permanente (Cooper, 2011).
- Determinar a causa subjacente do edema é essencial para identificar as intervenções específicas.
- O edema periférico deve ser classificado como unilateral ou bilateral. O *unilateral* é geralmente devido a anormalidades venosas e arteriais, linfedema, infecção, trauma e neoplasias. O *bilateral* deve-se a insuficiência cardíaca congestiva, anormalidades sistêmicas e metabólicas, disfunção endócrina, lipedema e gestação.
- Pessoas com falência da bomba cardíaca têm alto risco de excesso de líquido, tanto vascular quanto tissular (i.e., edema pulmonar e periférico). O edema pulmonar é uma emergência médica.

Considerações maternas

- Níveis aumentados de estrogênio durante a gestação causam retenção de água, entre 6 e 8 litros, para suprir as necessidades de água e eletrólitos do tecido.

Considerações geriátricas

- Os idosos são propensos a edema de estase dos pés e dos tornozelos devido a aumento da tortuosidade e dilatação das veias e diminuição da eficiência das válvulas (Miller, 2015).

Critérios para a investigação focalizada

Dados subjetivos

Investigar as características definidoras

História dos sintomas

Queixas de:
Aumento de peso
Edema

Início/duração

Investigar os fatores relacionados

Ver Fatores relacionados.

Dados objetivos

Investigar as características definidoras

Sinais de sobrecarga de líquidos

Pulso (oscilante ou arrítmico)
Respirações
Pressão arterial (elevada)
Edema
  Pressionar o polegar sobre a pele durante pelo menos 5 segundos e observar qualquer endentação que permaneça.
  Avaliar o edema de acordo com a seguinte escala:
    Nenhum = 0
    Traços = + 1
    Moderado = + 2
    Profundo = + 3
    Muito profundo = + 4
Observar o grau e a localização (pés, tornozelos, pernas, braços, sacro, generalizado)
Ganho de peso (pesar diariamente, na mesma balança, à mesma hora)
Distensão da veia do pescoço (veias do pescoço distendidas com elevação da cabeça a 45° podem indicar sobrecarga de líquidos ou débito cardíaco diminuído)

Metas

O indivíduo demonstrará edema diminuído (especificar local), conforme evidenciado por estes indicadores:

- Relata os fatores causadores.
- Relata métodos de prevenção do edema.

NOC Equilíbrio eletrolítico e acidobásico, Equilíbrio hídrico, Hidratação, Perfusão tissular

Intervenções

Identificar os fatores contribuintes e causadores

Ver Fatores relacionados.

NIC Controle de eletrólitos, Controle hídrico, Monitoração hídrica, Supervisão da pele

Reduzir ou eliminar os fatores causadores e contribuintes

Dieta inadequada

- Investigar a ingestão e os hábitos alimentares que possam contribuir para a retenção de líquidos.
- Ser específico; registrar a ingestão diária e semanal de alimentos e líquidos.

- Investigar semanalmente a dieta quanto à inadequação da ingestão de proteína e a ingestão excessiva de sódio.
    - Conversar sobre o que agrada e desagrada entre os alimentos que fornecem proteína.
    - Ensinar a planejar um cardápio semanal que proporcione proteínas com preço acessível.
    - Ensinar a reduzir a ingestão de sal.
    - Ler o conteúdo de sal nos rótulos.
    - Evitar alimentos prontos, enlatados e congelados.
    - Cozinhar sem sal e usar temperos para acrescentar sabor (limão, manjericão, salsa, menta).
    - Usar vinagre em vez de sal para temperar sopas e carnes (p. ex., 2 a 3 colheres de chá de vinagre para 2 a 3 litros, de acordo com o gosto).

    Justificativa: *A alta ingestão de sódio causa aumento da retenção hídrica. Alimentos ricos em sódio incluem salgadinhos, bacon, queijo cheddar, picles, molho de soja, carnes embutidas, glutamato monossódico, vegetais enlatados, ketchup e mostarda. Alguns medicamentos sem prescrição médica, como os antiácidos, também possuem altas taxas de sódio.*

Acúmulo venoso dependente

- Investigar evidência de acúmulo venoso dependente, ou venostase.
- Incentivar a alternância de períodos de repouso horizontal (pernas elevadas) com a atividade vertical (em pé); isso pode ser contraindicado na insuficiência cardíaca congestiva.
    - Manter as extremidades edemaciadas elevadas acima do nível do coração, sempre que possível (exceto se houver contraindicação por insuficiência cardíaca).
    - Manter os braços edemaciados elevados sobre dois travesseiros ou com tala de apoio EV.
    - Elevar as pernas, sempre que possível, usando travesseiros sob elas (evitar os pontos de pressão, sobretudo atrás dos joelhos).
    - Desestimular o cruzar de pernas e tornozelos.

    J: *Essas estratégias reduzem a estase venosa.*

- Reduzir a constrição dos vasos.
    - Verificar se as roupas servem bem e não apertam partes do corpo.
    - Orientar a pessoa a evitar o uso de cintas e ligas, meias na altura do joelho, cruzar de pernas e a praticar a elevação das pernas, sempre que possível.

    J: *O edema inibe o fluxo sanguíneo ao tecido, resultando em má nutrição celular e maior suscetibilidade a lesões.*

Pontos de pressão venosa

- Investigar os pontos de pressão venosa associados a aparelhos gessados, ataduras, meias elásticas apertadas.
    - Observar a circulação nas margens de aparelhos gessados, ataduras, meias elásticas.
    - Nos aparelhos gessados, inserir material macio para forrar os pontos de pressão nas bordas.
- Verificar frequentemente a circulação.
- Trocar o peso do corpo no aparelho gessado para redistribuir o peso em seu interior (exceto se houver contraindicação).
    - Incentivar a pessoa a fazer o que foi explicado, a cada 15 a 30 minutos, durante o tempo em que estiver acordado, para a prevenção da venostase.
    - Estimular a movimentação dos dedos das mãos e dos pés e os exercícios isométricos dos músculos não afetados no interior do aparelho gessado.
    - Se ele não for capaz de fazer por si mesmo, auxiliar a trocar o peso do corpo pelo menos a cada hora.

    J: *Essas estratégias aumentam a circulação e o retorno venoso.*

- Ver *Mobilidade física prejudicada*.

Drenagem linfática inadequada

- Manter as extremidades elevadas sobre travesseiros.
    - Se o edema for acentuado, o braço deverá ser elevado, *mas não em adução* (essa posição pode comprimir a axila).
    - O cotovelo deve ficar mais alto que o ombro.
    - A mão deve ficar mais alta que o cotovelo.
- Verificar a pressão arterial do braço não afetado.
- Não aplicar injeções ou iniciar fluidos endovenosos no braço afetado.
- Proteger o braço afetado de trauma.

- Ensinar a pessoa a evitar detergentes fortes, carregar objetos pesados, segurar cigarro, machucar ou levantar pele da cutícula, mexer em forno quente, usar joias ou relógio de pulso ou ataduras.
- Recomendar que aplique lanolina ou um creme similar, várias vezes ao dia, para evitar que a pele se torne seca e escamosa.
- Incentivá-la a usar um crachá de alerta médico com a inscrição "*Cuidado:* braço com linfedema – não fazer exames ou usar agulhas de injeção".
- Alertá-la para que procure um médico se o braço ficar hiperemiado, edemaciado ou mais endurecido que o normal.
- Após mastectomia, incentivar exercícios de amplitude de movimentos e o uso do braço afetado para facilitar o desenvolvimento do sistema colateral de drenagem linfática (explicar que o linfedema diminui em um mês, mas que as massagens, os exercícios e a elevação do braço devem continuar durante os 3 ou 4 meses posteriores à cirurgia).

    J: *A drenagem linfática prejudicada compromete as defesas do organismo contra infecções. O trauma tissular pode aumentar o linfedema.*

Imobilidade/déficit neurológico

- Planejar exercícios de amplitude de movimentos, ativos ou passivos, para todas as extremidades, a cada 4 horas, incluindo a dorsiflexão do pé.
- Alternar a posição da pessoa, pelo menos, a cada 2 horas, usando as quatro posições (lado esquerdo, lado direito, de costas, de bruços) se não houver contraindicação (ver *Integridade da pele prejudicada*).
- Se a pessoa for mantida na posição de Fowler alta, avaliar as nádegas e a área sacral quanto a edema, auxiliando a alternar o peso do corpo a cada 2 horas para evitar pressão sobre o tecido edemaciado.

    J: *A contração dos músculos esqueléticos aumenta o fluxo linfático. O exercício aumenta a eficiência muscular e pode evitar trombo.*

Proteger a pele edemaciada de traumas

- Inspecionar a pele quanto a hiperemia e palidez.
- Reduzir a pressão sobre áreas da pele; forrar as cadeiras, usar bancos para os pés.
- Prevenir ressecamento da pele.
- Usar sabonete com moderação.
- Enxaguar por completo o sabonete.
- Usar loção para umedecer a pele.
- Avaliar possível terapia de colchões com baixa perda de ar.

    J: *A terapia de baixa perda ar, com várias camadas de colchões ou substituição de colchão por outros itens, pode ajudar a reduzir a umidade da pele por meio de movimento constante de ar pela superfície do colchão (Cooper, 2011).*

- Ver *Integridade da pele prejudicada* para informações adicionais sobre a prevenção de traumatismos.

    J: *O edema inibe o fluxo sanguíneo aos tecidos, resultando em nutrição celular inadequada e aumento da suscetibilidade a lesões. Lacerações de pele sobre saliências ósseas e úlceras por pressão, sobretudo nos calcanhares, são comuns em edema de extremidades inferiores (Cooper, 2011).*

Iniciar as orientações para a saúde e os encaminhamentos, conforme indicado

- Fornecer orientações verbais por escrito claras sobre os medicamentos: o quê, quando, com que frequência, por quê, efeitos colaterais; dar especial atenção aos medicamentos que influenciem diretamente o equilíbrio hídrico (p. ex., diuréticos, esteroides). Identificar se houve interrupção de algum fármaco anterior.
- Escrever orientações sobre dieta, atividades, uso de ataduras Ace.
- Fazer o indivíduo demonstrar as orientações.
- No caso de oscilações graves no edema, pesar o paciente todos os dias, pela manhã e ao deitar, registrando os resultados. Para doenças menos graves, o indivíduo pode precisar de pesagem e registro do peso somente uma vez ao dia.
- Aconselhar a comunicar o profissional da atenção primária em caso de edema/aumento de peso excessivos (além de cerca de 900 g/dia) ou aumento de dispneia à noite ou após esforço. Explicar que esses sinais podem indicar início de problemas cardíacos, podendo exigir medicação para evitar agravamento.
- Considerar o cuidado ou o acompanhamento de enfermeiro domiciliar.
- Proporcionar literatura relacionada a dietas com baixo teor de sal; consultar um nutricionista, se necessário.

    J: *O controle domiciliar do edema exigirá orientações específicas e monitoração.*

Intervenções maternas

- Explicar a causa do edema dos tornozelos e dos dedos das mãos.

    J: *O aumento dos níveis de estrogênio causa retenção de líquidos.*

- Orientar para a limitação moderada da ingestão de sal (p. ex., eliminar carnes processadas, salgadinhos) e a manutenção da ingestão de água de 8 a 10 copos por dia, se não houver contraindicação.

    J: *O sódio é importante para manter volume adequado de sangue em circulação. Um profissional da saúde deve supervisionar as restrições.*

- Consultar enfermeiro ou médico no caso de pressão arterial elevada, proteinúria, edema facial, edema sacral, edema depressível ou ganho de peso superior a cerca de 900 g por semana.

    J: *Há necessidade de avaliação médica.*

    J: *Durante a gestação, considera-se que o edema seja causado por vasodilatação arterial periférica; retenção de sódio e água; diminuição do limiar de sede; crescimento do útero, aumentando a pressão capilar nas extremidades inferiores; e mudanças no sistema renina-angiotensina-aldosterona (Pillitteri, 2014).*

- Recomendar que a mulher evite se reclinar para trás, sentar por períodos prolongados sem elevar os pés ou ficar em pé por longo tempo (Davis, 1996.)
- Orientá-la a deitar sobre o lado esquerdo durante curtos períodos, várias vezes ao longo do dia, e a tomar diariamente um banho morno de banheira.

    J: *Deitar sobre o lado esquerdo alivia o peso do útero grávido dos vasos, aumenta o retorno venoso ao coração e melhora a função renal. Há pesquisas sugerindo que o edema durante a gestação possa ser mais bem reduzido com períodos de repouso na água (i.e., banho de banheira) do que pelo repouso no leito.*

Seção 2
Diagnósticos de enfermagem da família/do lar

Esta seção do livro focaliza diagnósticos de enfermagem da família e do lar. Esses diagnósticos podem ser usados em qualquer local de atuação, seja hospital, instituição de cuidados especializados ou domicílio. Diagnósticos de promoção da saúde da comunidade e de manutenção da saúde relacionados à família podem ser encontrados nas Seções 3 e 4. Os conceitos-chave relacionados à família serão relevantes para todos os tipos de diagnósticos da família e do lar.

Conceitos-chave

Considerações gerais

- Uma família é um conjunto de indivíduos que interagem, integrados por sangue, casamento, coabitação ou adoção, e que interdependentemente executam funções e desempenham papéis esperados (Edelman, Kudzma & Mandle, 2014).
- Pillitteri (2014) relata estes tipos de famílias:
  - Díade – duas pessoas que moram juntas (p. ex., casadas, não casadas, gays, lésbicas).
  - Nuclear – família tradicional com esposo, esposa e filhos.
  - Multigeracional – uma família nuclear com outros membros da família, como avós, primos, netos.
  - Coabitação – casais não casados, com filhos, que vivem juntos.
  - Polígamos – ainda que ilegal nos Estados Unidos, a família de um homem com várias esposas pode imigrar para esse país.
  - Misturada – recasamento ou família reconstituída, com filhos (p. ex., divorciados, viúvos).
  - Pai/mãe solteiro(a) – 51% das famílias são de pais solteiros (Vespa, Lewis & Kreider, 2009).
  - Comunitária – grupos de pessoas que optam por morar juntas.
  - De mesmo gênero – cerca de uma em cinco famílias têm pais do mesmo gênero.
- As famílias saudáveis (Edelman et al., 2014; Kaakinen Coehlo, Steele, Tabacco & Hanson, 2015):
  - São resilientes.
  - São adaptáveis.
  - Passam tempo juntas.
  - São coesas.
  - Têm sentimento de bem-estar espiritual.
  - Têm senso de bem-estar.
  - Conseguem lidar com o estresse.
  - Têm comprometimento.
  - Exibem comunicação positiva.
  - Evidenciam valorização e afeto recíprocos.
  - Cada elemento de uma família influencia toda a unidade familiar. Assim, a saúde de uma pessoa influencia a saúde da família. O equilíbrio familiar depende do equilíbrio de papéis na família e da reciprocidade (*Duvall, 1977; Edelman et al., 2014).

Estresse/crise

- Os mecanismos de enfrentamento construtivos ou funcionais das famílias que passam por uma crise de estresse incluem (Halter, 2014):
  - Maior confiança recíproca.
  - Manutenção do senso de humor.
  - Compartilhamento aumentado de sentimentos e pensamentos.
  - Promoção da individualidade de cada membro.
  - Avaliação exata do significado do problema.
  - Busca de conhecimentos e recursos sobre o problema.
  - Uso dos sistemas de apoio.

- Os mecanismos de enfrentamento destrutivos ou disfuncionais das famílias que passam por uma crise incluem (Halter, 2014):
    - Negação do problema.
    - Exploração de um membro ou mais (ameaças, violência, negligência, culpabilização).
    - Separação (hospitalização, internação em instituição especial, divórcio, abandono).
    - Autoritarismo (sem negociação).
    - Preocupação de familiares (que carecem de afeição) em parecer próximos.
- As características das famílias propensas a uma crise incluem (Varcarolis, 2011):
    - Apatia (resignação quanto à situação de vida).
    - Baixo autoconceito.
    - Baixa renda.
    - Incapacidade de lidar com dinheiro.
    - Preferências irrealistas (materialistas).
    - Falta de habilidades e educação.
    - História profissional instável.
    - Mudanças frequentes de endereço.
    - História de solução de problemas repetidamente inadequada.
    - Falta de modelos de papel adequados.
    - Falta de participação em atividades religiosas ou comunitárias.
    - Isolamento ambiental (sem telefone, transporte público inadequado).
- Conforme o National Coalition for the Homeless Report (Relato da Coalizão Nacional para os Sem-Teto) (2015):
    - Nos Estados Unidos, a cada ano, mais de 3,5 milhões de pessoas ficam sem ter um lar para viver.
    - 35% da população sem-teto são famílias com filhos, segmento que cresce mais rapidamente na população nessa condição.
    - 23% são veteranos de guerra norte-americanos.
    - 25% incluem crianças com idade inferior a 18 anos.
    - 30% já foram vítimas de violência doméstica.
    - 20 a 25% sofrem de doença mental.
    - Em comunidades urbanas, as pessoas vivenciam a situação de não ter um lar por 8 meses, em média.

Considerações transculturais

- A cultura dominante norte-americana valoriza duas metas para as famílias: (1) estímulo e criação de cada indivíduo e (2) criação de filhos saudáveis e autônomos. Os cônjuges devem oferecer apoio e partilhar um sentimento de significado. Cada parceiro é livre para desenvolver sua personalidade. Os filhos são estimulados a desenvolver a própria identidade e rumos de vida (Giger, 2013).
- Famílias em grupos oprimidos: nas famílias latinas, as necessidades familiares são mais importantes que as individuais. O pai é o provedor, o líder da casa e o responsável pelas decisões (Andrews & Boyle, 2012).
- Campinha-Bacote (2011) elaborou um modelo para tornar-se culturalmente competente, como um processo contínuo e mutante, que inclui o seguinte:
    - Percepção das próprias crenças e tendências.
    - Aquisição de conhecimentos sobre culturas no mundo.
    - Aquisição de habilidades para realizar uma investigação cultural.
    - Motivação para compreender, conhecer e trabalhar com pessoas e grupos diferentes, de modo a evitar conflitos culturais.
- É esperado que as famílias árabe-americanas ofereçam suporte aos seus membros. Uma família costuma ser criticada como fracassada quando um membro é enviado a um hospital para atendimento psiquiátrico. As famílias árabe-americanas podem parecer indulgentes em excesso e interferem muito para compensar críticas (Giger, 2013).
- Os japoneses-americanos identificam-se pela geração em que nasceram. A primeira e segunda gerações encaram a família como um dos fatores mais importantes em suas vidas. Eles controlam os problemas na estrutura familiar. O pai e outros membros do sexo masculino ocupam a posição superior. O sucesso ou o fracasso de um membro reflete em toda a família. O cuidado dos mais velhos, em geral, é feito pelo filho mais velho ou pelo filho solteiro. Os filhos adultos voluntariamente fornecem aos pais os itens do cotidiano, dinheiro e assistência (Andrews & Boyle, 2012).
- A família nuclear e a comunidade judia maior constituem o centro da cultura judaica. As famílias são fortemente unidas e voltadas aos filhos. Os mandamentos regulam o comportamento esperado em relação aos pais e na comunidade (Giger, 2013).
- Para os vietnamitas, a família é a principal fonte de coesão e continuidade há centenas de anos. A família imediata inclui os pais, os filhos solteiros e, por vezes, os pais do esposo e filhos, com suas esposas e filhos.

O comportamento individual reflete na família inteira. É esperado que um membro abra mão dos desejos ou ambições pessoais quando estes romperem a harmonia familiar. A lealdade familiar é "devoção filial", que comanda os filhos no sentido de obedecerem aos pais e os honrarem, mesmo após a morte (Giger, 2013).

Abuso nas famílias

- A Organização Mundial da Saúde define violência como "o uso intencional de força física ou poder, ameaçado ou real, contra si mesmo, outra pessoa ou um grupo ou comunidade, podendo resultar, ou apresentando grande probabilidade de resultar, em lesão, morte, prejuízo psicológico, desenvolvimento inadequado ou privação".
- Vagianos (2014) relatou:[1]
  - Setenta por cento das mulheres no mundo passam por abuso físico e/ou sexual por parceiro íntimo durante suas vidas.
  - Três mulheres são assassinadas diariamente por parceiro do sexo masculino, atual ou anterior, nos Estados Unidos.
  - Nos Estados Unidos, a quantidade de mulheres que sofrem violência física por parceiro íntimo, anualmente, é de 4.774.000.
  - O percentual de homossexuais ou bissexuais do sexo masculino que sofrerá violência física por parceiro íntimo em suas vidas é de 40,1%.
  - Cinquenta por cento das mulheres homossexuais sofrem violência doméstica (não necessariamente violência pelo parceiro íntimo) em suas vidas.
  - O abuso financeiro está presente em 98% do tempo em todos os casos de violência doméstica. A principal razão que leva os sobreviventes de violência doméstica a permanecerem em uma relação abusiva, ou a ela retornarem, inclui o fato de o abusador controlar o fornecimento de dinheiro, deixando as vítimas sem recursos financeiros ao se libertarem.
  - A incidência da probabilidade de uma mulher ser assassinada nas semanas subsequentes, após abandonar parceiro abusivo é 70% maior do que em qualquer outra época da relação.
- "Mais importante, no entanto, são os contextos distorcidos em que a mídia apresenta a violência." "Nas descrições midiáticas, 75% dos atos violentos são cometidos sem remorso, crítica ou penalidade; 41% estão associados com humor; 38% são cometidos por perpetradores atraentes; e 58% envolvem vítimas que não mostram dor" (American Academy of Family Physicians, 2015).
- Violência familiar é "a intimidação intencional, o abuso ou a negligência de crianças, adultos ou idosos por membro da família, cônjuge ou cuidador, para obter poder e controle sobre a vítima" (American Academy of Family Physicians, 2015).
- Pessoas envolvidas em violência familiar apresentam níveis mais elevados de depressão, sentimentos suicidas, autocomiseração e incapacidade para confiar e desenvolver relações íntimas na fase final da vida (*Carson & Smith-DiJulio, 2006).
- Crianças que testemunham abuso em casa após os 5 ou 6 anos de idade começam a se identificar com o agressor e perdem o respeito pela vítima (*Carson & Smith-DiJulio, 2006).

Abuso conjugal

O Departmento de Justiça dos Estados Unidos (2014) define violência doméstica como um padrão de comportamento abusivo em qualquer relacionamento, usado por um dos parceiros, para obter ou manter poder e controle sobre o outro parceiro íntimo. A violência doméstica pode ser física, sexual, emocional, financeira ou psicológica, por meio de atos ou ameaças de atos que influenciam outra pessoa. Inclui todos os comportamentos que intimidam, manipulam, humilham, isolam, assustam, aterrorizam, coagem, ameaçam, culpam, machucam, lesionam ou ferem alguém.

Esse tipo de violência é a terceira principal causa da existência de famílias sem-teto.

- A síndrome da esposa espancada tem três componentes principais: ciclo de violência (Figura 2.8), desamparo aprendido e medo antecipado (*Blair, 1986).
- Carlson-Catalano (*1998) descobriu em seu estudo que, entre as mulheres espancadas, todas relataram que saíram da relação para proteger outra pessoa querida (filho ou animal de estimação). Nenhuma mulher informou ter feito isso por sua própria segurança ou desconforto.
- Os fatores que contribuem para que uma mulher vítima de espancamento continue na relação incluem:
  - Crença de que os filhos precisam de uma família com pai e mãe.
  - Falta de suporte financeiro.

---

[1] Para acesso à bibliografia de cada uma das estatísticas exibidas, ver o artigo "30 Shocking Domestic Violence Statistics That Remind Us It's An Epidemic", no *site* do Huffington Post.

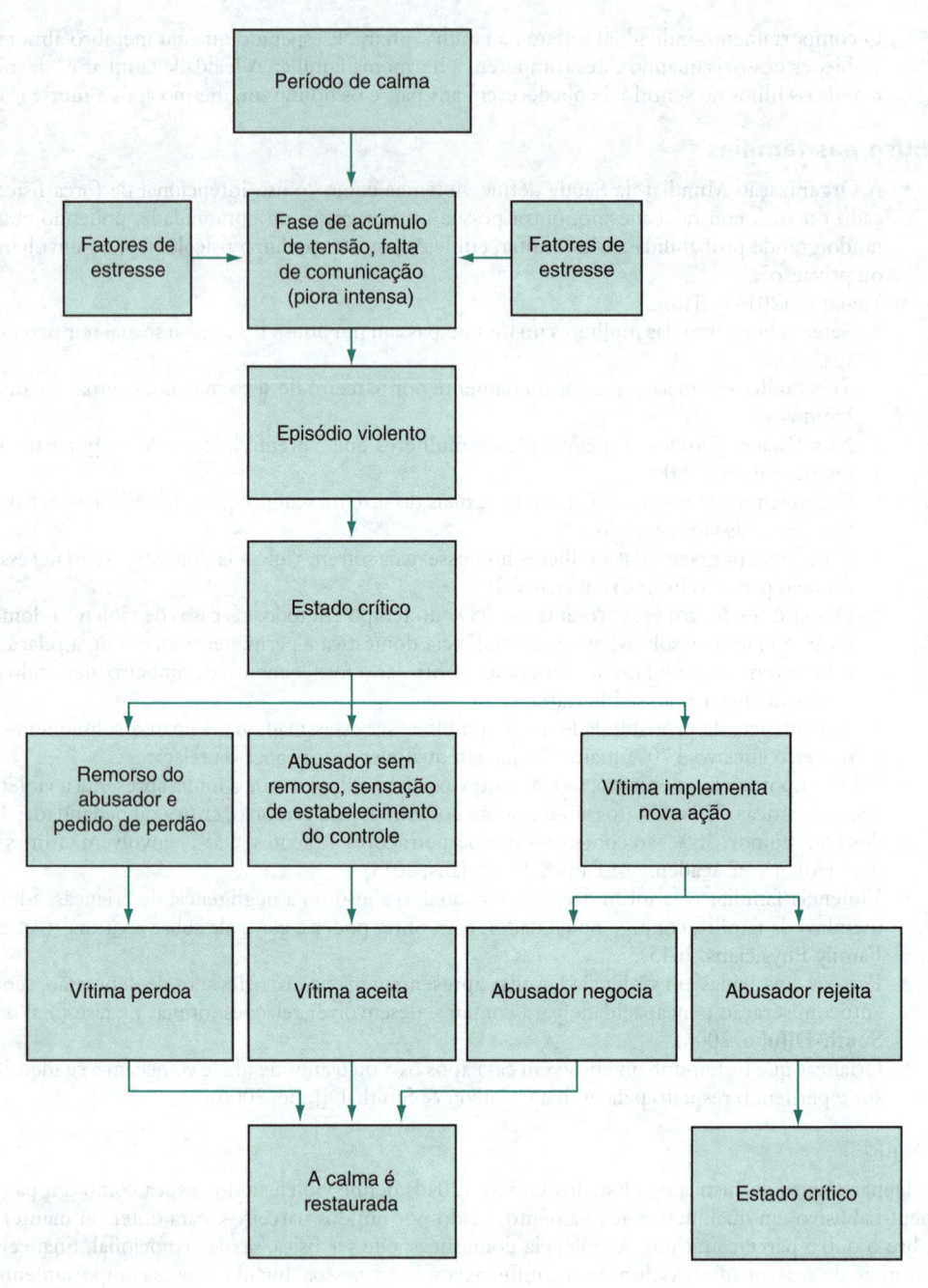

FIGURA 2.8 Escalada da violência.

[Fluxograma: Período de calma → Fase de acúmulo de tensão, falta de comunicação (piora intensa) ← Fatores de estresse (de ambos os lados) → Episódio violento → Estado crítico → três ramos: (1) Remorso do abusador e pedido de perdão → Vítima perdoa; (2) Abusador sem remorso, sensação de estabelecimento do controle → Vítima aceita / Abusador negocia; (3) Vítima implementa nova ação → Abusador rejeita. "Vítima perdoa", "Vítima aceita" e "Abusador negocia" levam a "A calma é restaurada"; "Abusador rejeita" leva a "Estado crítico".]

- Falta de um local para onde ir.
- Crença de que o abuso cessará.
- Medo por sua vida e pela vida dos filhos.
- Medo de um futuro desconhecido.
- As características pessoais do abusador incluem (Halter, 2014; *Smith-DiJulio & Holzapfel, 1998):
  - História de uma família sem amor, afeto e proteção.
  - Necessidade não satisfeita e muito grande de amor e proteção.
  - Expectativas irrealistas quanto aos outros (em geral, esposa ou filhos) como capazes de preencher as carências da infância, resultando em sentimentos de rejeição, raiva e abuso.
  - Culpabilização de fatores externos por tudo o que ocorre de errado; culpabilização da esposa por deixá-lo com raiva.
  - Negação da violência ou minimização de sua gravidade.

- Impulsividade.
- Dependência e ciúme excessivos da esposa (normalmente, a única relação significativa que o abusador tem).
- Medo de perdê-la, o que pode contribuir para suicídio, homicídio, depressão ou raiva.
- Crença na supremacia do homem.
- As características pessoais da mulher vítima de espancamento (Halter, 2014) incluem:
  - Autoestima baixa, com definição de si mesma em termos do parceiro.
  - Esperanças irrealistas de mudança.
  - Crença de que ela é que incita o parceiro a espancá-la, sendo dela a culpa.
  - Oriunda de família que restringiu a expressão emocional (p. ex., raiva, abraços).
  - Aceitação do estereótipo do papel sexual feminino.
  - História de casamento para fugir de uma família controladora e fechada.
  - Desempenho extremo e autossuficiência para sobreviver.
  - Via de regra, não foi vítima de abuso quando criança e não testemunhou abuso.
  - Visão de si mesma como uma vítima, sem opção a não ser agradar o esposo.
  - Pouco a pouco aumenta o isolamento social.
  - Crença de que o parceiro "não consegue evitar".
- A probabilidade de uma mulher procurar e usar assistência em caso de abuso aumenta quando (*Sammons, 1981):
  - Ela está em uma relação há menos de cinco anos.
  - Está empregada.
  - Tem amigos ou parentes que moram nas proximidades (distância de poucos quilômetros).
  - Conversa sobre o abuso com outras pessoas.
  - O abuso é continuado (diário, semanal), grave (exige tratamento médico/hospitalização) ou aumenta em frequência.

Considerações pediátricas

- O Department of Health and Human Services: Administration for Children & Families (2013) relatou:
  - Um número estimado de 679 mil crianças vítimas de abuso e negligência (casos exclusivos).
  - Quarenta e sete estados informaram algo em torno de 3,1 milhões de crianças que receberam serviços preventivos de agências de proteção à criança nos Estados Unidos.
  - Crianças no primeiro ano de vida apresentaram a taxa mais elevada de vitimização (23,1 a cada mil crianças) na população do país.
  - Entre as crianças que foram vítimas de maus-tratos ou abuso, quase 80% sofreram negligência, 18% sofreram abuso físico e 9% sofreram abuso sexual.
  - Menos de 80% das fatalidades com crianças informadas em consequência de abuso ou negligência foram causadas por um ou ambos os pais da vítima.
  - Houve 678.932 vítimas de abuso infantil e informadas negligência aos serviços de proteção à criança no ano de 2013.
  - As crianças mais jovens são as mais vulneráveis, com cerca de 27% delas tendo menos de 3 anos de idade.
- Os maus-tratos a crianças incluem abuso físico ou negligência intencional, abuso ou negligência emocional e abuso sexual de crianças por adultos (Hockenberry & Wilson, 2015).
- "Negligência infantil é definida como o fracasso dos pais ou do cuidador da criança em atender às suas necessidades básicas de vida quando, do ponto de vista financeiro, podem fazer isso ou quando têm oferta dos meios razoáveis de realizarem isso" (*Cowen, 1999). As necessidades básicas incluem abrigo, alimentação, cuidados de saúde, supervisão, educação, afeto e proteção (*Cowen, 1999). A negligência é a forma mais comum de maus-tratos a crianças (Hockenberry & Wilson, 2015).
- As interações familiares em famílias negligentes são "mais caóticas, menos capazes de resolver conflitos, menos coesas, menos expressivas verbalmente e menos calorosas e empáticas" (*Cowen, 1999).
- Em um estudo, 85% dos casos de crianças negligenciadas possuíam um dos genitores indiferente, intolerante ou ansioso em excesso (*Browne, 1989).
- Abusadas por alguém que conhecem: pai ou mãe, babá, parente ou amigo da família.
- Os fatores que contribuem para o abuso infantil incluem (Hockenberry & Wilson, 2015):
  - Vida em condição ou próximo do limite da pobreza (alto risco).
  - Falta de disponibilidade de outros parentes.
  - Falta de um modelo de papel quando criança.
  - Crianças de alto risco (p. ex., indesejadas, de sexo ou aparência indesejada, com deficiência física ou mental, hiperativas, com doença terminal).
  - Pais de alto risco (p. ex., solteiros, adolescentes, com transtornos emocionais, alcoolizados, usuários de drogas, fisicamente doentes).

- Os padrões característicos dos abusadores (*Kaufman & Straus, 1987) incluem:
  - História de abuso pelos pais e falta de carinho e afeto por parte deles.
  - Isolamento social (poucos amigos ou válvulas de alívio de tensão).
  - Falta marcante de autoestima, com baixa tolerância a críticas.
  - Imaturidade e dependência emocionais.
  - Falta de confiança nos outros.
  - Incapacidade de admitir a necessidade de ajuda.
  - Expectativas irrealistas para a/da criança.
  - Desejo de que a criança lhes proporcione prazer.

Considerações maternas

- A violência do cônjuge é a principal causa de homicídio e mortes relacionadas a lesões em mulheres durante a gestação (American Psychological Association [APA], 2015b).
- Conforme o Centers for Disease Control and Prevention (2013), pelo menos 4 a 8% das gestantes – algo além de 300.000 ao ano – relatam sofrer abuso durante a gestação.

Prematuridade como um risco de maus-tratos a crianças

- A separação do bebê dos pais, como no caso de prematuridade, pode reduzir o vínculo e os comportamentos de carinho por parte da mãe para com a criança. Uma quantidade desproporcional de crianças abusadas envolvia prematuros ou crianças doentes ao nascer (Kauffman et al., 1986).
- Características maternas que preveem risco aumentado de resultados gestacionais insatisfatórios podem contribuir para maus-tratos ao bebê/criança (*Spencer Wallace, Sundrum, Bacchus & Logan, 2006).
- Spencer e colaboradores (*2006), em uma grande pesquisa retrospectiva, com um grupo populacional integral, relataram que "níveis mais baixos de crescimento fetal e duração gestacional menor estão associados a aumento da probabilidade de registro de proteção à criança em todas as categorias, inclusive abuso sexual, independentemente da idade materna ou da situação socioeconômica".
- Needell e Barth (*1998) relataram que "bebês que foram colocados em lares adotivos em consequência de maus-tratos apresentaram mais que o dobro de possibilidade, em comparação com outros bebês, de terem nascido com baixo peso após ajustes voltados a paternidade solteira, tamanho da família e etnia" (*Spencer et al., 2006).

Considerações geriátricas

- O abuso de idosos constitui ato de dano físico, emocional/psicológico, sexual ou financeiro de uma pessoa idosa. Esse tipo de abuso pode ainda assumir a forma de negligência intencional ou não de um idoso pelo cuidador (APA, 2015a). Seguem tipos de abuso ou negligência de pessoa idosa:
  - Abuso físico.
  - Abuso sexual.
  - Abuso ou exploração financeira.
  - Abuso verbal, emocional ou psicológico.
  - Negligência do cuidador.
- A negligência do cuidador pode variar desde estratégias dessa pessoa que impedem a atenção adequada do idoso até o fracasso intencional no atendimento das suas necessidades físicas, sociais ou emocionais. A negligência pode incluir falha no oferecimento de alimento, água, vestuário, medicamentos e assistência nas atividades cotidianas, ou ajuda na higiene pessoal. Quando o cuidador é responsável pelo pagamento das contas do idoso, a negligência também pode incluir falha em pagar ou em controlar as responsabilidades do idoso relativas ao dinheiro. Cuidadores na família podem, de forma inadvertida, negligenciar os parentes idosos devido à sua própria falta de conhecimentos, recursos ou maturidade, ainda que isso seja menos frequente como forma de abuso.
- Os idosos estão cada vez mais vulneráveis a essa situação, uma vez que passam a ser mais dependentes econômica, física, social e emocionalmente, além de os recursos dos cuidadores serem limitados (Miller, 2015).
- Acierno e colaboradores (2010) informaram um cálculo de mais de dois milhões de idosos abusados ou maltratados anualmente (APA, 2003). As teorias sobre as causas incluem violência intrafamiliar, comportamento aprendido (ciclo de violência familiar), psicopatologia do abusador, dependência do idoso, dependência do cuidador, falta de apoio social, encargos do cuidador e saúde insatisfatória do idoso ou do cuidador, além de abuso de substâncias.
- Conforme Miller (2015), as leis que obrigam a informar não exigem que os informantes saibam da ocorrência de abuso ou negligência; elas exigem apenas que os informantes relatem suas suspeitas.

Considerações transculturais

- A violência doméstica é transcultural. Existe em todas as culturas e indica disfunção individual ou familiar.
- A vida dos índios norte-americanos tradicionais não incluía abuso conjugal ou infantil. Infelizmente, a violência doméstica evoluiu e, com frequência, tem relação com o álcool. Nos Estados Unidos, 54% das mulheres hispânicas nascidas no país relataram abuso, na comparação com 22% das mulheres hispânicas nascidas no México (Harris, Firestone & Vega, 2005).
- Montalvo-Liendo Koci, McFarlane, Nava, Gilroy e Maddoux (2013) descobriram que mulheres de ascendência mexicana que não relatavam abuso eram influenciadas por orientações "fatalistas" e de papel de gênero. Outros fatores informados incluíam tentativa de proteger os parceiros e não preocupar suas mães, mães que não davam apoio, medo de perder os filhos e sua condição de imigrantes (Montalvo-Liendo et al., 2013).

Crianças com necessidades especiais

- As tarefas dos pais para a adaptação bem-sucedida dos filhos com necessidades especiais incluem:
  - Percepção realista da condição da criança e das necessidades do cuidador.
  - Adaptação ao ambiente hospitalar.
  - Aceitação do papel de cuidador principal.
  - Progresso em assumir total responsabilidade pelos cuidados na alta hospitalar.
- Os comportamentos dos pais são aprendidos por modelagem, ensaio de papéis e interação com grupos de referência. Fatores externos, tanto desenvolvimentais (nascimento de um filho) quanto situacionais (doença e/ou hospitalização de um filho), exigem a aquisição de novos comportamentos ou a modificação dos existentes. Dificuldades em dominar os comportamentos necessários à transição de papel levam à sua tensão. Incertezas sobre os comportamentos necessários ao novo papel provocam uma falta de clareza quanto a ele. A incompatibilidade entre a expectativa do novo papel e expectativas já existentes leva a conflitos de papéis.
- Pais que tiveram filhos doentes, em situação aguda ou crônica, veem-se diante do desafio de uma transição de papel, para que continuem mais eficientes, seja temporária ou permanentemente. Os pais devem abrir mão do papel de pais de uma criança com saúde e assumir o papel de pais de um filho doente.
- Conflitos de papéis podem surgir com facilidade quando um filho recebe atendimento em casa por parte de um dos genitores ou uma combinação de pais e profissionais de saúde. A confusão de papéis causada pela intrusão de tratamentos, profissionais de saúde ou ambos em casa constitui fonte de estresse para toda a família, exigindo negociação criteriosa de papéis (*Melnyk, Feinstein, Moldenhouer & Small, 2001).
- Resultados pouco saudáveis decorrentes da má adaptação a uma crise familiar incluem:
  - Relação perturbada entre pais e filhos.
  - Falha em progredir.
  - Síndrome da criança vulnerável.
  - Equilíbrio conjugal e familiar perturbado.
  - Abuso ou negligência infantil.
- Clements, Copeland e Loftus (*1990) relataram, em um estudo de 30 famílias com filhos cronicamente doentes, que a paternidade é mais difícil em alguns momentos críticos: diagnóstico inicial; aumento dos sintomas físicos; transferência do filho, como nova hospitalização; mudanças desenvolvimentais na criança, como ingresso na escola; e ausência física ou emocional de um dos genitores (p. ex., doença, gestação).
- Cuidar de um filho com necessidades especiais acarreta elevadas exigências de energia, tempo e recursos financeiros dos pais.
- Os pais de crianças com necessidades especiais são desafiados com uma situação em relação à qual não conseguem proteger ou controlar a família. Eles têm mais dificuldades de adaptação a um filho com necessidades especiais devido à perda das futuras brincadeiras conjuntas.
- Em um estudo com 45 mães de crianças gravemente doentes, Schepp (*1991) descobriu que a previsibilidade dos eventos e a ansiedade influenciaram as tentativas de enfrentamento materno. Mães que sabiam o que esperar se mostraram menos ansiosas.
- Famílias mais fortes valorizam e estimulam todos os seus membros. Existe um compromisso pela unidade de cada membro e da família. Há um conjunto inequívoco de regras, valores e crenças familiares.
- As famílias têm os filhos por meio do nascimento, da adoção e de novos casamentos. Algumas vezes, os avós assumem o papel de pais dos netos devido à perda dos pais, ao abuso de substâncias ou à história de paternidade/maternidade ineficaz (*Clemen-Stone, Eigasti & McGuire, 2001).
- Embora muitos pais antecipem o nascimento do filho com prazer, a maior parte está despreparada para as mudanças resultantes. Após o nascimento de um filho, desenvolvem-se autoconceitos parentais. No caso da mulher, seu papel de mãe costuma sobrepujar o de esposa e indivíduo. No caso do homem, a paternidade fortalece o papel de esposo e profissional. A paternidade/maternidade costuma ser um papel dominante para a mulher e um papel secundário para o homem (*Clemen-Stone et al., 2001).

- Situações que contribuem para abuso costumam ter relação com enfrentamento individual ou familiar ineficaz. (Ver *Enfrentamento familiar incapacitado*, conforme evidenciado por abuso infantil.)

Vínculo pais-bebê

- O vínculo não pode ser determinado "por certos comportamentos, mas por padrões de comportamento" (Goulet, Bell & Tribble, 1998). O vínculo pais-bebê é interativo. O apego requer proximidade, reciprocidade e comprometimento (*Goulet et al., 1998).
- "Filhos criados de uma forma relativamente consistente e previsível desenvolvem confiança em sua capacidade de ter uma influência positiva no ambiente, tendo maior probabilidade de expressar sua necessidade de amor e proteção" (*Goulet et al., 1998).
- A relação entre mãe e filho começa antes da concepção: ao planejar, confirmar e aceitar a gestação; ao sentir os movimentos fetais e aceitar o feto como indivíduo; ao dar à luz; ao ouvir e olhar o bebê; ao tocar e segurá-lo, e ao cuidar dele.
- A participação do pai nas atividades de cuidado aumentou nos Estados Unidos. Os pais que optam pelo papel tradicional (deixar a mãe completamente responsável pelas atividades de cuidado) devem ser investigados em seu contexto cultural.
- Mercer e Ferketich (*1990) estudaram o vínculo parental de 121 mulheres de alto risco, 61 parceiros de mulheres de alto risco, 182 mulheres de baixo risco e 117 parceiros de mulheres de baixo risco. Eles descobriram que o principal elemento de previsão de vínculo parental em todos os quatro grupos era a competência de ambos os genitores.

Critérios para a investigação focalizada

Abuso/negligência de idosos

Investigar os fatores de risco do perpetrador

Doença mental
Alcoolismo, abuso de drogas
Hostilidade
Dependência financeira da vítima

Investigar os fatores de risco da vítima idosa

Demência
Comportamentos problemáticos
Incapacidade

Investigar os fatores de risco ambientais do perpetrador/vítima

Providências de vida compartilhadas
Isolamento social ou falta de apoio social

Investigação geral

Composição familiar (quem mora na casa)
Escolaridade (capacidade de leitura/escrita, segunda língua)
Pontos fortes da família
Decisões (compartilhadas, autocráticas)
Regras/disciplina
Responsabilidades dos membros da família
Condição financeira
Participação nas atividades comunitárias
Presença de mais membros da família
Uso de álcool, drogas, tabaco (pais, parentes, filhos)
Estilo de vida da família (atividades, lazer [individual, da família], trabalho, tempo na televisão e na internet)
Rituais familiares
Cuidados de saúde (plano, acesso, custo)

Padrões de comunicação de cada membro da família

Expressão franca dos sentimentos
Expressão controlada dos sentimentos
Mensagens claras
Diálogo escasso ou inexistente

Padrão emocional/de apoio

Construtivo
   Otimista
   Confiança recíproca
Destrutivo
   Isolado
   Negação de problemas
   Exploração de membros (ameaças, violência, negligência, culpabilização, autoritarismo)

Investigar a ocorrência de mudanças recentes

Acréscimo de novo membro à família

Nascimento
Adoção
Casamento
Parente idoso

Perda de membro da família

Mudança de endereço/ambiente
Mudança nos papéis familiares
   Crise financeira
   Desastre

Investigar o comportamento dos pais (pré-natal, pós-parto)

Pré-natal

Verbalização de antecipação
Busca de atendimento pré-natal
Planejamento do quarto, das roupas

Intraparto

Participação nas decisões e no processo de nascimento
Verbalização de sentimentos positivos
Tentativa de ver o bebê assim que nasce
Resposta positiva (feliz) ou negativa (triste, apático, desapontado, enraivecido, ambivalente)
Ato de segurar e conversar com o bebê
Uso do nome do bebê

Pós-parto

Verbalização de sentimentos positivos
Busca de proximidade, segurando bem próximo o bebê, tocando e abraçando-o
Sorriso e olhar para o bebê; busca de contato visual
Referência ao bebê pelo nome e sexo
Expressão de interesse em aprender os cuidados do bebê
Realização de comportamento de criação (i.e., alimentar, trocar)

Investigar se há violência doméstica

Você já sofreu abuso emocional ou físico de seu parceiro ou de alguém importante para você?
No último ano, foi espancada, recebeu bofetadas, chutes ou outra agressão física de alguém?
Está ou já esteve grávida? Em caso positivo, já foi espancada, esbofeteada, chutada ou sofreu outra agressão física causada por alguém? Em caso positivo, quem? Quantas vezes?
Durante o último ano, alguém a obrigou a ter atividades sexuais? Em caso positivo, quem? Quantas vezes?
Você tem medo de seu parceiro ou de outra pessoa?
Seu parceiro:
   Ameaçou-a com suicídio?
   Ameaçou matá-la?
   Bebe excessivamente?
   Controla todo o dinheiro?
   Usa drogas?

Destrói os pertences?
Tenta controlar suas atividades diárias?
Tenta controlar quem são seus amigos?
Evidencia ciúme violento?
Tem uma arma?

Investigar se há suspeita de abuso infantil

Trauma (fraturas, lacerações, hematomas, vergões, queimaduras, luxações)
Lesões inexplicadas ou não testemunhadas
Natureza e extensão das lesões não consistentes com a explicação
Lesões em estágios variados de cicatrização
Lesões no rosto
Lesões abdominais
Múltiplos hematomas (tronco, nádegas, pulsos, tornozelos, orelhas, pescoço, em torno da boca)
Fraturas (costelas, metafisárias, escapulares, distais na clavícula, todas as fraturas de úmero [exceto as supracondilares], em crianças com menos de 3 anos, fraturas ou luxações em vértebras, fraturas ulnares na haste média, fraturas bilaterais)
Hematomas de cores variadas:
    Avermelhados, escuros ou azulados: logo que ocorre até 5 dias
    Esverdeados: 5 a 7 dias
    Amarelados: 7 a 10 dias
    Amarronzados: 10 a 14 dias
Indicadores físicos de abuso sexual
    Secreções vaginais ou penianas
    Doenças sexualmente transmissíveis
    Lesões ou edema na região genital ou anal
    Dor ou prurido em área genital
    Interação cuidador-irmãos

CONFLITO NO PAPEL DE PAI/MÃE

Conflito no papel de pai/mãe

Relacionado a efeitos da doença e/ou hospitalização de filho

Definição

Pai/mãe experimenta confusão e conflito no desempenho de seu papel em resposta a uma crise (NANDA-I).

Estado em que um dos pais ou cuidador principal apresenta ou percebe uma mudança de papel em resposta a fatores externos (p. ex., doença, hospitalização, divórcio, separação, nascimento de criança com necessidades especiais).

Características definidoras

Maiores (uma ou mais devem estar presentes)

Pai/mãe ou cuidador expressa preocupações acerca das mudanças no papel paterno/materno
Rompimento claro nos cuidados e/ou nas rotinas de cuidado

Menores (podem estar presentes)

Pai/mãe ou cuidador expressa preocupações/sentimentos de inadequação em prover as necessidades físicas e emocionais da criança durante a hospitalização ou em casa
Pai/mãe ou cuidador expressa preocupações quanto ao efeito da doença da criança sobre os outros filhos
Pai/mãe ou cuidador expressa preocupações sobre o cuidado dos outros filhos em casa
Pai/mãe ou cuidador expressa preocupações em relação à perda de controle percebida sobre as decisões relativas ao filho

Fatores relacionados

Relacionados à separação do filho secundária a:

Nascimento de criança com defeito congênito, doença crônica ou ambos
Hospitalização de criança com doença grave ou crônica
Mudança na gravidade, no prognóstico ou no ambiente de cuidado (p. ex., transferência da ou para a unidades de terapia intensiva)

Relacionados à intimidação relativa a modalidades invasivas ou restritivas de tratamento (p. ex., isolamento, entubação)

Relacionados a interrupções da vida familiar secundárias a:

Atendimento domiciliar a crianças com necessidades especiais (p. ex., monitoração de apneia, traqueostomia, gastrostomia, ou todas as três)
Visitas frequentes ao hospital
Acréscimo de novo membro à família (parentes mais velhos, recém-nascido)

Relacionados à mudança na capacidade parental secundária a:

Doença de um dos pais
Novo casamento
Exigências de viagem
Namoro
Responsabilidades profissionais
Morte
Divórcio
Mudança na situação conjugal

Nota da autora

Este diagnóstico difere de *Paternidade ou maternidade prejudicada*, que descreve práticas parentais que não promovem crescimento e desenvolvimento ideais. *Conflito no papel de pai/mãe* descreve um pai/mãe eficiente cujo papel foi desafiado ou alterado por fatores externos.

Erros nos enunciados diagnósticos

Conflito no papel de pai/mãe relacionado à hospitalização de filho
Este diagnóstico não descreve por que a hospitalização causou *Conflito no papel de pai/mãe*. Há indicação de mais investigação. Quando o pai ou mãe, ou ambos, não estão envolvidos nos cuidados do filho, o enfermeiro precisa determinar o motivo. Por exemplo, *Conflito no papel de pai/mãe* relacionado a medo de interferir no atendimento e cometer algum erro conforme evidenciado ao se recusar a alimentar ou ajudar no banho do filho.

Conceitos-chave

- Ver Conceitos-chave no início da Seção 2, Diagnósticos de enfermagem da família/do lar.

Critérios para a investigação focalizada

Ver Critérios para a investigação focalizada no início da Seção 2, Diagnósticos de enfermagem da família/do lar.

Metas

O pai/mãe ou cuidador e a criança demonstrarão controle do processo decisório, conforme evidenciado pelos seguintes indicadores:

- Expressa sentimentos sobre a situação.
- Identifica fontes de apoio.

NOC Ver Paternidade ou maternidade prejudicada.

Intervenções

NIC Ver Paternidade ou maternidade prejudicada.

Investigar a situação do momento

- Percepções do pai/mãe ou cuidador, e dos filhos quanto à situação e respostas a ela.
- Entendimento que os pais têm dos efeitos da situação sobre os filhos e suas respostas características.
- Mudanças nas práticas e rotinas diárias de cuidados com os filhos (emprego ou mudança nas providências de atendimentos aos filhos).
- Outros estressores relacionados (financeiros, profissionais).
- Nível de conflito entre pais/mãe ou cuidador.
- Apoio social a ambos os pais/cuidador.

    Justificativa: *O nascimento de um filho traz muitas alterações às vidas dos atuais membros da família, sendo que cada um deles precisa se ajustar a um novo papel ou a outras responsabilidades. A capacidade de adaptação da família deve ser investigada (Durham & Chapman, 2014).*

Estimular o envolvimento do pai nos cuidados (Durham & Chapman, 2014)

- Fortalecer seus pontos fortes.
- Proporcionar um local adequado à discussão de problemas e preocupações.
- Estimular o partilhamento de sentimentos e preocupações, conforme a cultura.
- Incluir o pai nos cuidados do filho.

Auxiliar pais/mãe ou cuidador no estabelecimento de limites com a criança (Hockenberry & Wilson, 2015)

- Explicar os limites de comportamentos aceitáveis.
- Oferecer opções apropriadas à faixa etária (p. ex., "Que medicamento quer tomar primeiro?").
- Ter a expectativa de que a criança desempenhará atividades de autocuidado apropriadas à idade, quando capaz.
- Dar à criança tarefas apropriadas à idade.
- Canalizar sentimentos indesejados para uma atividade construtiva.

Encorajar pais/mãe ou cuidador a abordarem as reações dos irmãos da criança (Durham & Chapman, 2014)

- Ajudá-los a conversar com os outros filhos sobre a condição da criança.
- Encorajar pai/mãe ou cuidador a passarem um tempo especial com os outros filhos, a reconhecerem seus sentimentos e a permitirem sua participação nos cuidados do irmão, conforme for adequado.
- Permitir que os irmãos tenham uma vida fora dos cuidados.

Auxiliar a família a aumentar as habilidades de decidir

- Enfatizar a responsabilidade dos pais quanto ao atendimento de necessidades e à solução de problemas.
- Enfatizar a construção de recursos de paternidade ou maternidade.
- Proporcionar escuta ativa e reflexiva.
- Oferecer ajuda normativa coerente com a avaliação das necessidades dos pais.
- Assegurar apoio cultural e linguístico apropriado por meio de recursos orais e escritos.
- Promover a aquisição de competências.
- Usar a colaboração pais-profissionais como mecanismo de atendimento das necessidades.
- Possibilitar que o centro de controle fique com os pais.
- Aceitar e apoiar as decisões dos pais.

    J: *Os pais/cuidadores devem ser apoiados e estimulados à medida que se adaptam aos novos papéis parentais, fazendo adaptações em suas vidas atuais. Podem precisar de ajuda para a identificação das causas das dificuldades e dos recursos que possam aliviá-los (Durham & Chapman, 2014).*

Facilitar a parceria pais/cuidador-enfermeiro

- Reconhecer a competência geral e os conhecimentos específicos dos pais/cuidadores.
- Explicar tudo o que se refira a cuidados. Envolver os pais em reuniões da equipe.
- Negociar as diferenças, ser flexível e oferecer tempo de descanso dos cuidados.
- Os enfermeiros não devem julgar, tendo de aceitar as diferenças entre as famílias em relação ao que notam como uma unidade familiar não tradicional (p. ex., famílias LGBT, poligâmicas, comunitárias, combinadas). Mostrar desaprovação dessas situações familiares pode causar um efeito negativo na relação pais/cuidadores-enfermeiro, prejudicando o atendimento centralizado na família (Hockenberry & Wilson, 2015).

Iniciar as orientações para a saúde e os encaminhamentos, conforme necessário

- Garantir que a rede de atenção primária de saúde, os serviços especializados e o enfermeiro escolar conheçam as necessidades de cuidados.
- Iniciar os encaminhamentos, quando necessários (p. ex., ensino especializado sobre cuidados domiciliares, atendimento-dia, atendimento para folga dos cuidadores).
- Identificar organizações locais e nacionais dedicadas a doenças, conforme for adequado à criança/família.

Conflito no papel de pai/mãe • Relacionado a efeitos da doença e/ou hospitalização de filho

Metas

O pai/mãe demonstrará controle das decisões referentes ao filho, colaborando com os profissionais de saúde para tomar as decisões sobre os cuidados desse filho, conforme evidenciado pelos seguintes indicadores:

- Informa a condição de saúde e o plano de tratamento do filho.
- Participa dos cuidados da criança em casa/no hospital até o nível desejado.
- Expressa sentimentos sobre a doença da criança e a hospitalização.
- Identifica e usa os sistemas de apoio disponíveis que proporcionem tempo e energia aos pais para o enfrentamento das necessidades do filho doente.

Intervenções

Auxiliar na adaptação do papel de pai ou mãe durante uma doença/hospitalização (Hockenberry & Wilson, 2015)

- O atendimento centralizado na família é da mais alta importância nos cuidados de uma unidade familiar que tem uma criança com condição crônica ou hospitalizada.
- Reconhecer os pontos fortes da família.
- Reforçar a competência da família nos cuidados da criança.
- Fortalecer a família para que defenda a criança e suas necessidades como uma família.
- Envolver pais/cuidadores no processo decisório.
- Partilhar informações sobre a condição e os recursos disponíveis aos pais e à criança.
- Na ausência dos pais/cuidador, no hospital, o enfermeiro tenta manter a rotina domiciliar/familiar da criança o máximo possível em termos de seus cuidados.

Permitir que os pais participem dos cuidados do filho até onde desejarem (Ball, Bindler & Cowen, 2015)

- Possibilitar alojamento conjunto, o que significa permanência dos pais/cuidador no quarto da criança no hospital.
- Encorajar os pais a auxiliarem no preparo do filho para algum procedimento ou hospitalização planejada, na forma de explicações adequadas à sua idade, leitura de livros sobre o assunto, ou jogos que envolvam uma demonstração do que ocorrerá, usando bonecos.
- Permitir que os pais estejam presentes, o máximo possível, durante a hospitalização do filho, inclusive nos preparativos para procedimentos (p. ex., deixar o pai ou mãe com o filho e ajudar com a recreação, enquanto um profissional punciona um acesso venoso ou realiza uma sutura).
- Encorajar os pais/cuidadores a alimentarem os filhos, trocarem fraldas, dar banho e auxiliar em outras atividades cotidianas úteis.

Dar apoio à capacidade dos pais de normalizarem o ambiente hospitalar/domiciliar (Hockenberry & Wilson, 2015)

- Levantar dados sobre a rotina diária da criança e tentar incorporá-la o máximo possível ao período da hospitalização.
- Ajudar a criança/família a concentrar-se nos aspectos "normais" da aparência do filho com deformidades ou anomalias físicas das quais possam estar conscientes. Auxiliar a promover uma autoimagem positiva. Oferecer oportunidades para tornar a aparência o mais próximo da normalidade desejada, seja com uso de perucas, próteses ou cosmética que encubra cicatrizes.
- O comportamento dos pais/cuidadores e a reação da criança à condição podem ser prejudiciais ou positivas na aprendizagem da criança de enfrentar sua condição. Ajudar e estimular os pais/cuidadores a ter uma atitude saudável e benéfica relativa à condição do filho.

    J: Um importante fator contribuinte no enfrentamento, por parte da criança/família, da sensação de sentir-se diferente em razão da doença ou de uma hospitalização pode ser tentar maximizar a normalidade tanto quanto possível na vida da criança e da família (Hockenberry & Wilson, 2015).

Dar apoio emocional e físico aos pais/cuidadores (Hockenberry & Wilson, 2015)

- Auxiliar os pais a controlarem seus possíveis sentimentos de pesar em relação à perda do "filho perfeito" e enfrentarem a tensão das demandas dos cuidados.

- A tensão do cuidador é uma possibilidade real à medida que se tenta equilibrar as exigências dos cuidados da casa e, provavelmente, os cuidados dos demais filhos, ao mesmo tempo em que são enfrentados os desafios de cuidar de criança com condição crônica ou hospitalizada.
- Auxiliar a família a controlar seus sentimentos e tensões enquanto se adapta à situação e oferece os recursos necessários (aconselhamento, grupos de apoio, educação, serviços da comunidade).
- Encorajar pais/cuidadores a lembrar cuidados consigo mesmos (p. ex., repouso suficiente, boa alimentação, atendimento às necessidades de saúde física).
- Ajudá-los no desenvolvimento de estratégias de enfrentamento do estresse contínuo relacionado à hospitalização ou aos cuidados do filho, além de causas repentinas de tensão que podem surgir.
- Levantar dados em busca de sistema de apoio e, não havendo algum disponível ou em funcionamento, auxiliar pais ou cuidadores a elaborarem um.

Iniciar os encaminhamentos, conforme indicado

- Religioso, assistência social, serviços da comunidade (substituição do cuidador para folgas), grupo de autoajuda aos pais.
- Informá-los sobre autoencaminhamento.

Relacionados à falta de modelo de papel disponível

Relacionados à adaptação ineficaz a estressores associada a:

Doenças
Problemas econômicos
Novo bebê
Abuso de substâncias

DISPOSIÇÃO PARA ENFRENTAMENTO FAMILIAR MELHORADO

Definição da NANDA-I

Padrão de controle das tarefas adaptativas por pessoa importante (membro da família, parceiro ou amigo próximo) envolvida com o desafio de saúde do paciente que pode ser melhorado.

Características definidoras*

A pessoa significativa tenta descrever o crescente impacto da crise.
A pessoa significativa busca um estilo de vida enriquecedor.
A pessoa significativa busca a promoção da saúde.
A pessoa significativa opta por experiências de otimização do bem-estar.*
O indivíduo manifesta interesse em fazer contato com outras pessoas que passam ou passaram por situação similar.

Fatores relacionados

Ver *Enfrentamento familiar comprometido*.

Nota da autora

Este diagnóstico de enfermagem descreve os componentes encontrados em *Enfrentamento familiar comprometido*. Até que pesquisas clínicas diferenciem a categoria das antes mencionadas, usar *Enfrentamento familiar comprometido*, dependendo dos dados apresentados.

DISPOSIÇÃO PARA PATERNIDADE OU MATERNIDADE MELHORADA

Definição da NANDA-I

Padrão de provimento de ambiente que favorece o crescimento e o desenvolvimento das crianças e que pode ser melhorado.

Características definidoras*

Expressa desejo de melhorar a paternidade/maternidade
Os filhos ou outro dependente expressa satisfação com o ambiente familiar
Apoio emocional de filhos ou dependente(s)
As necessidades dos filhos ou de outro dependente são satisfeitas (p. ex., físicas e emocionais)
Mostra expectativas realistas em relação aos filhos/dependente

Nota da autora

Ver *Paternidade ou maternidade prejudicada* para estratégias de apoio a uma paternidade ou maternidade eficaz.

DISPOSIÇÃO PARA PROCESSOS FAMILIARES MELHORADOS

Definição da NANDA-I

Padrão de funcionamento familiar para sustentar o bem-estar de seus membros que pode ser melhorado.

Características definidoras*

Há desejo expresso de melhorar a dinâmica familiar
O funcionamento familiar atende às necessidades dos membros da família
As atividades apoiam a segurança e o crescimento dos membros da família
A comunicação é adequada
As relações costumam ser positivas; há interdependência com a comunidade, e as tarefas familiares são realizadas
Os papéis familiares são flexíveis e apropriados aos estágios de desenvolvimento
O respeito aos membros da família é evidente
A família adapta-se à mudança
Os limites dos membros da família são mantidos
O nível de energia da família dá suporte às atividades cotidianas
A resiliência familiar é evidente
Há equilíbrio entre autonomia e coesão

Meta

A família expressará desejo de melhorar sua dinâmica e crescimento.

NIC Promoção do envolvimento familiar, Promoção da integridade familiar

Intervenções

NOC Funcionamento familiar: Interno

Discutir os elementos que influenciam a promoção da saúde na família (Edelman, Kudzma & Mandle, 2014; Kaakinen et al., 2015)

- Cultura familiar.
- Estilo de vida padrão/modelos de papel.
- Nutrição da família.
- Religião/espiritualidade.
- Processos familiares.

    Justificativa: *Esses elementos interagem entre si e devem ser abordados para o sucesso das intervenções de promoção da saúde familiar. Sugestões de promoção da saúde que entram em conflito com a cultura, a religião ou a espiritualidade da família serão rejeitadas (Kaakinen et al., 2015).*

- Estimular a família a examinar seus padrões de comunicação (verbal, não verbal) e suas interações familiares (Kaakinen et al., 2015).
    - São eficazes?
    - Todos os membros estão envolvidos no compartilhamento de sentimentos e no processo decisório?

- Há interações positivas e de reforço?
- Há processos familiares positivos de modelagem de papéis dos pais?

J: *As interações reais e positivas melhoram o estilo de vida e a adaptação a transições/estressores. Elas promovem coesão e estilos de vida familiar mais saudáveis (Kaakinen et al., 2015).*

- Transmitir a noção de que a família é capaz de atingir um nível mais alto de saúde e que tem direito a informações de saúde para a tomada de decisões.

J: *O enfermeiro que se importa e tem competência cultural é capaz de transmitir a noção de que a família tem potencial para promover a saúde (Giger, 2013).*

- Desencadear na família áreas de crescimento e mudança. Garantir o compromisso de todos os membros da família (p. ex., melhorar a alimentação, exercitar-se, fazer as refeições em família, realizar atividades grupais de relaxamento, ter tempo para a família) (Edelman et al., 2014).

J: *Essa colaboração promove o fortalecimento familiar para que sejam feitas escolhas mais saudáveis.*

- Determinar uma área a ser melhorada e redigir contrato de autocuidado da família (*Bomar, 2005; Kaakinen et al., 2015).
- Fixar uma meta e prazo de início, bem como a frequência.
- Elaborar um plano.
- Definir as responsabilidades.
- Avaliar os resultados.
- Modificar, renegociar ou concluir.

J: *Um contrato de autocuidado por escrito representa negociação e compromisso de todos os seus membros (Kaakinen et al., 2010).*

- Orientar a família a buscar recursos de forma independente (p. ex., na comunidade, na internet).

J: *As famílias querem informações sobre tópicos de desenvolvimento e promoção da saúde, e essa é uma busca que fortalece (Edelman et al., 2014; Kaakinen et al., 2015).*

- Ver *Processos familiares interrompidos* em relação a mais intervenções para fortalecimento do funcionamento familiar, promoção da integridade familiar, apoio mútuo e funcionamento positivo.

ENFRENTAMENTO FAMILIAR COMPROMETIDO

Definição da NANDA-I

Uma pessoa importante, geralmente apoiadora (membro da família, parceiro ou amigo próximo), oferece apoio, conforto, assistência ou encorajamento insuficiente, ineficaz ou comprometido, que pode ser necessário ao paciente para administrar ou dominar as tarefas adaptativas relacionadas a seu desafio de saúde.

Características definidoras*

Subjetivas

O indivíduo relata preocupação em relação à resposta de pessoa significativa ao problema de saúde.
A pessoa significativa relata preocupação com a reação pessoal (p. ex., medo, pesar antecipado, culpa, ansiedade) às necessidades do indivíduo.
A pessoa significativa relata compreensão inadequada, o que interfere nos comportamentos eficazes de apoio.

Objetivas

A pessoa significativa tenta comportamentos assistenciais ou de apoio com resultados insatisfatórios.
A pessoa significativa inicia comunicação pessoal limitada com o indivíduo.
A pessoa significativa exibe comportamento protetor desproporcional à necessidade de autonomia do indivíduo.

Fatores relacionados

Ver *Processos familiares interrompidos*.

Nota da autora

Este diagnóstico de enfermagem descreve situações semelhantes ao diagnóstico *Processos familiares interrompidos* ou *Risco de processos familiares interrompidos*. Usar *Processos familiares interrompidos* até que pesquisas clínicas distingam esse diagnóstico do anteriormente referido.

Processos familiares interrompidos descreve uma família que relata funcionamento construtivo normal, mas que está passando por alteração devido a um desafio atual relacionado a estresse. A família é encarada como um sistema, com interdependência entre os membros. Assim, os desafios da vida para cada membro são também desafios ao sistema familiar. Algumas situações podem influenciar de forma negativa o funcionamento familiar; exemplos incluem doença, chegada de parente idoso, mudança de endereço, separação e divórcio. *Risco de processos familiares interrompidos* pode representar uma situação assim.

Enfrentamento familiar comprometido difere de *Tensão do papel de cuidador*. Há situações que exigem que um ou mais membros da família assumam um papel de cuidador de um parente. As responsabilidades desse papel podem variar, desde garantir que um parente idoso tenha três refeições diárias balanceadas até providenciar todas as atividades de higiene e autocuidado para um adulto ou uma criança. *Tensão do papel de cuidador* descreve os encargos mentais e físicos que esse papel atribui às pessoas, com influências em todas as relações e responsabilidades dos papéis concomitantes. Concentra-se basicamente no indivíduo, ou indivíduos, com múltiplas responsabilidades de cuidador direto.

Erros nos enunciados diagnósticos

Enfrentamento familiar comprometido relacionado ao fato de a família não discutir a situação

A falha na família em discutir uma situação não representa um fator relacionado, mas uma possível validação do problema. Se o fracasso dos familiares em se apoiarem mutuamente representar uma reação a um estressor que afete o sistema familiar, poderá ser apropriado *Processos familiares interrompidos* relacionados a (especificar o estressor), conforme evidenciado por relato de a família não conversar sobre a situação.

Metas

A família manterá o sistema funcional de apoio mútuo dos membros, conforme evidenciado pelos seguintes indicadores:

- Verbaliza com frequência os sentimentos ao enfermeiro e aos membros da família.
- Identifica recursos externos apropriados disponíveis.

NOC Enfrentamento familiar, Ambiente familiar: interno, Normalização da família, Paternidade/Maternidade

Intervenções

Investigar os fatores causadores e contribuintes

Fatores relacionados à doença

- Natureza repentina e inesperada da doença.
- Problemas crônicos, onerosos.
- Natureza potencialmente incapacitante da doença.
- Sintomas que criam mudança desfigurante na aparência física.
- Estigma social associado à doença.
- Encargos financeiros.

NIC Promoção do envolvimento familiar, Melhora do enfrentamento, Promoção da integridade familiar, Terapia familiar, Aconselhamento, Encaminhamento

Fatores relacionados ao comportamento do membro doente na família

- Recusa em cooperar com as intervenções necessárias.
- Envolvimento em comportamento social desviante, associado à doença: tentativas de suicídio, violência, abuso de substâncias.
- Isolamento da família.
- Exibicionismo ou comportamento verbal abusivo direcionado a profissionais de saúde e familiares.

Fatores relacionados ao funcionamento geral da família

- Culpa, responsabilização, hostilidade, ciúme não resolvidos.
- Incapacidade de resolver os problemas.
- Padrões de comunicação ineficientes entre os membros.
- Mudanças nas expectativas dos papéis e tensão consequente.
- Limites indefinidos dos papéis.

Fatores relacionados à doença na família (ver também *Tensão do papel de cuidador*)

Fatores relacionados à comunidade

- Falta de apoio de recursos espirituais (filosóficos e/ou religiosos).
- Falta de conhecimento relevante sobre saúde.
- Falta de amigos que apoiem.
- Falta de recursos de atendimento de saúde adequados na comunidade (p. ex., acompanhamento de longo prazo, instituição de saúde mental, folgas ao cuidador).

As fontes habituais de estresse na família incluem (*Carson & Smith-DiJulio, 2006):

- Fontes externas de estresse (p. ex., relacionadas à vida profissional ou escolar) que um dos membros esteja enfrentando.
- Fontes externas de estresse (p. ex., finanças, mudança de local) que influenciem a unidade familiar.
- Estressores do desenvolvimento (p. ex., gravidez, bebê recém-nascido, criação dos filhos, adolescência, chegada de avô/avó, casamento de pais solteiros, perda do cônjuge).
- Estressores situacionais (p. ex., doença, hospitalização, separação, responsabilidades de cuidados).

Promover a coesão

- Aproximar-se da família com cordialidade, respeito e apoio.
- Manter os membros da família à frente das mudanças na condição do familiar doente, quando adequado.
- Evitar discussões sobre o que causou o problema ou o uso de responsabilização.
- Estimular a verbalização de culpa, raiva, responsabilização e hostilidade, além do reconhecimento posterior dos próprios sentimentos nos membros da família.

    Justificativa: *Nenhuma família é 100% funcional; as saudáveis, no entanto, preocupam-se com as necessidades de todos e estimulam a expressão dos sentimentos (Halter, 2014).*

- Explicar a importância das comunicações funcionais que usam a comunicação verbal e não verbal para ensinar comportamento, partilhar sentimentos e valores e fazer ir adiante decisões sobre práticas de saúde na família (Kaakinen et al., 2015).

    J: *É necessária uma real comunicação nas famílias para que haja adaptação a estressores e desenvolvimento de coesão (Kaakinen et al., 2015).*

Auxiliar a família na avaliação da situação

- O que está em jogo? Estimular a família a ter uma perspectiva realista, oferecendo informações precisas e respostas às perguntas. Assegurar que todos os membros possam participar.
- Quais são as opções? Ajudar a família a identificar os papéis em casa e a estabelecer prioridades para manter a integridade familiar e reduzir o estresse.
- Iniciar discussões sobre estressores no atendimento domiciliar (físicos, emocionais, ambientais e financeiros).

    J: *"Abordagens voltadas à família que incluem auxílio à família para que obtenha compreensão e faça alterações comportamentais têm mais sucesso" (Halter, 2014).*

- Promover limites claros entre os indivíduos na família.
- Garantir que todos os membros na família compartilhem as preocupações.
- Obter as responsabilidades de cada membro.
- Admitir as diferenças.

    J: *O funcionamento emocional, social e físico de um indivíduo tem uma relação direta com a clareza com que seu papel é distinguido na família (Halter, 2014).*

Iniciar as orientações para a saúde e os encaminhamentos, conforme necessário

- Incluir os membros da família nas sessões de educação em grupo.
- Encaminhar as famílias para apoio de leigos e grupos de apoio.
    - Alcoólicos Anônimos
    - Drogados Anônimos
    - Jogadores Anônimos
    - Grupos de apoio a pacientes com câncer
    - Grupos de apoio a pacientes com Alzheimer
    - Outros, grupos de apoio de acordo com a situação.
- Facilitar o envolvimento da família com apoios sociais.
- Auxiliar os membros da família a identificarem amigos confiáveis (p. ex., religiosos, pessoas significativas); estimular a busca de ajuda (emocional, técnica) quando adequado.

- Conseguir ajuda de outros profissionais (assistente social, terapeuta, psiquiatra, enfermeiro escolar).

    J: *Famílias que experimentam estresse precisarão de encorajamento extra para participar de grupos de autoajuda ou de outras instituições na comunidade (Hockenberry & Wilson, 2015).*

ENFRENTAMENTO FAMILIAR INCAPACITADO

Enfrentamento familiar incapacitado

Relacionado a (especificar), conforme evidenciado por abuso/negligência infantil

Relacionado a (especificar), conforme evidenciado por violência do parceiro

Relacionado a estressores múltiplos associados a cuidados de idosos

Definição

Comportamento de pessoa importante (membro da família, parceiro ou amigo próximo) que inabilita suas próprias capacidades e as capacidades do paciente para tratar, de maneira eficaz, das tarefas essenciais para a adaptação de qualquer uma dessas pessoas ao desafio de saúde (NANDA-I).

Estado em que uma família demonstra, ou está em risco de demonstrar, comportamento destrutivo em resposta a uma incapacidade de controlar estressores internos ou externos devido a recursos inadequados (físicos, psicológicos, cognitivos, financeiros).[2]

Características definidoras

Decisões/atos prejudiciais ao bem-estar da família*
Cuidado negligente da pessoa em relação às necessidades humanas básicas*
Cuidado negligente da pessoa em relação ao tratamento da doença*
Relacionamentos negligentes com outros membros da família*
Comportamentos da família prejudiciais ao bem-estar*
Distorção da realidade em relação ao problema de saúde da pessoa*
Rejeição*
Agitação*
Agressão*
Reestruturação prejudicada de uma unidade familiar
Intolerância*
Abandono*
Depressão*
Hostilidade*

Fatores relacionados

Fisiopatológicos

Relacionados à capacidade prejudicada de atender às responsabilidades do papel secundária a:

Qualquer doença aguda ou crônica

Situacionais (pessoais, ambientais)

Relacionados à capacidade prejudicada de controlar construtivamente os estressores secundária a:

Abuso de substância (p. ex., alcoolismo)
Modelo de papel negativo
História de relação ineficiente com os próprios pais
História de relação abusiva com os pais

Relacionados a expectativas irrealistas da criança pelos pais

Relacionados a expectativas irrealistas dos pais pelo filho

---

[2] Esta definição e as características foram adicionadas pela autora por sua clareza e utilidade.

Relacionados a necessidades psicossociais da criança insatisfeitas pelos pais
Relacionados a necessidades psicossociais dos pais não atendidas por parte do filho
Relacionados a estressores conjugais secundários a:
- Dificuldades financeiras
- Separação
- Infidelidade
- Filhos problemáticos
- Parentes problemáticos

Maturacionais

Crianças

Relacionados à capacidade prejudicada de controlar construtivamente os estressores secundária a:
- Bebê prematuro
- Criança com deficiência

Idosos

Relacionados à capacidade prejudicada de controlar construtivamente múltiplos estressores associados ao cuidado de idosos

Nota da autora

Enfrentamento familiar incapacitado descreve uma família com história de comportamento ou respostas destrutivas, implícitas ou explícitas, a estressores. Este diagnóstico demanda cuidados de longo prazo por parte de enfermeiro-terapeuta com especialização avançada em abuso e sistemas familiares.

O uso desse diagnóstico neste livro focaliza as intervenções de enfermagem apropriadas a um enfermeiro generalista, em uma relação de curto prazo (p. ex., unidade de emergência, unidade de internação não psiquiátrica), e a qualquer enfermeiro em posição de evitar *Enfrentamento familiar incapacitado* por meio de ensino, conselhos ou encaminhamentos.

Erros nos enunciados diagnósticos

Enfrentamento familiar incapacitado relacionado a relatos de espancamento por esposo alcoolista

Este enunciado diagnóstico está formulado de maneira incorreta, sendo legalmente desaconselhado que o enfermeiro o escreva. Espancamento relatado, causado pelo esposo alcoolista, não é fator contribuinte, mas um indicador diagnóstico. Esse diagnóstico deve ser escrito como *Enfrentamento familiar incapacitado* relacionado à etiologia desconhecida, conforme evidenciado pelo relato da esposa de que "Meu marido é um alcoólatra e me espanca com frequência". O enunciado entre aspas representa os dados tal como informados pela esposa, e não o julgamento do enfermeiro.

Metas

Cada membro da família responderá à crise com maiores habilidades de enfrentamento, crescimento emocional e recursos que os preparam para futuros estressores, conforme evidenciado pelos seguintes indicadores:

- Avalia comportamentos nada saudáveis de enfrentamento dos membros da família.
- Relata expectativas para si mesmo e para a família.
- Estabelece metas de curto e longo prazos.
- Relata os recursos disponíveis na comunidade.

NOC Saúde emocional do cuidador, Estressores do cuidador, Enfrentamento familiar, Normalização da família

Intervenções

NIC Apoio ao cuidador, Encaminhamento, Apoio emocional, Terapia familiar, Promoção do envolvimento familiar

Identificar os pontos fortes com cada elemento da família

Justificativa:: *A identificação dos pontos fortes dá "à família informações referentes aos elementos positivos, apoiando suas capacidades de enfrentamento e funcionamento e encorajando uma movimentação à saúde por meio da educação" (Kaakinen et al., 2015).*

Identificar os estressores em cada membro da família

J: *A identificação dos estressores inicia o processo de ajuda aos familiares para que encontrem e usem tratamento adequado e solicitem intervenção na crise, quando necessário (Kaakinen et al., 2015).*

Ajudar os membros da família a avaliarem os comportamentos familiares (eficazes, ineficazes, destrutivos)

Discutir os efeitos dos comportamentos no indivíduo e na unidade familiar (p. ex., interações, apoio, destrutivos)

J: *Famílias com um membro disfuncional (p. ex., alcoolista) são auxiliadas a perceberem que toda a família está disfuncional, e não apenas o indivíduo.*

Auxiliar a família a estabelecer metas de curto e longo prazos

J: *A família que reage a uma crise volta ao funcionamento anterior a ela, desenvolve funcionamento melhorado (adaptação) ou funcionamento destrutivo (adaptação insatisfatória). Metas de curto prazo concentram-se em estabilizar o máximo possível a família. Metas de longo prazo focalizam as mudanças necessárias para o funcionamento e o estabelecimento de padrões para reforço de mudanças duradouras.*

Promover a resiliência familiar

- Pedir que cada membro identifique uma atividade que gostaria de adicionar à sua família.

Promover a adaptação a estressores e crises (Kaakinen et al., 2015)

- Identificar os estressores que podem ser reduzidos ou eliminados.

  J: *Há estressores normativos e não normativos.*

- Envolver os membros da família na discussão da situação.
- Permitir que cada membro partilhe ideias e sugestões para melhorar a situação.
- Negociar as alterações necessárias.
- Identificar os recursos disponíveis.

  J: *A resiliência familiar e os recursos influenciarão o modo como enfrentam estressores e crises (Kaakinen et al., 2015).*

- Pedir que cada membro da família identifique um comportamento que seja capaz de controlar. Auxiliar os membros a trabalharem os ressentimentos do passado.

  J: *Cada membro da família tem uma oportunidade de partilhar os sentimentos sobre o presente e o passado (*Smith-DiJulio & Holzapfel, 2006). As intervenções focalizam a ajuda à família, para que renegocie papéis e padrões de interação e funcionamento.*

Melhorar a coesão familiar

- Determinar as atividades recreacionais da família que incluam todos os membros e que sejam agradáveis.

  J: *As atividades familiares recreativas fortalecem a coesão familiar com experiências positivas.*

Oferecer orientação antecipada (Kaakinen et al., 2015)

- Identificar alterações relevantes que ocorrerão nessa família (p. ex., nascimento de uma criança, mudança de endereço, "ninho vazio"). Discutir os ajustes necessários nas rotinas familiares.
- Identificar as responsabilidades dos membros da família. Avaliar o equilíbrio dessas responsabilidades.

  J: *O enfermeiro pode preparar a família para as alterações e os estressores antes que se tornem críticos (Kaakinen et al., 2015).*

Iniciar os encaminhamentos, conforme necessário (p. ex., apoio)

- Grupos de apoio, terapia familiar, apoio financeiro.

  J: *Famílias disfuncionais têm uma história de isolamento. As intervenções concentram-se no aumento da sua socialização e no uso de recursos da comunidade.*

Enfrentamento familiar incapacitado • Relacionado a (especificar), conforme evidenciado por abuso/negligência infantil

Definição

Os maus-tratos a crianças incluem abuso físico ou negligência intencional, abuso ou negligência emocional e abuso sexual de crianças por adultos (Hockenberry & Wilson, 2015). "Negligência infantil é definida como o fracasso dos pais ou do cuidador da criança em atender às suas necessidades básicas de vida quando, do ponto de vista financeiro, podem fazer isso ou quando têm oferta dos meios razoáveis de realizarem isso" (*Cowen, 1999). As necessidades básicas incluem abrigo, alimentação, cuidados de saúde, supervisão, educação, afeto e proteção (*Cowen, 1999). A negligência é a forma mais comum de maus-tratos a crianças (Hockenberry & Wilson, 2015).

Metas

A criança estará livre de lesão ou negligência, conforme evidenciado pelos seguintes indicadores:

- Recebe conforto de outro cuidador.
- Os pais receberão assistência para o comportamento abusivo.
- Admite comportamentos abusivos.

NOC Enfrentamento familiar, Normalização da família, Funcionamento familiar, Proteção contra abuso, Cessação do abuso

Intervenções

NIC Apoio ao cuidador, Apoio emocional, Aconselhamento, Apoio à tomada de decisão, Grupo de apoio, Assistência no controle da raiva, Apoio à proteção contra abuso: Infantil, Mediação de conflitos, Encaminhamento

Identificar as famílias com risco de abuso infantil

- Diferenciação insatisfatória do indivíduo na família.
- Falta de autonomia.
- Isolamento social.
- Competição desesperada por afeto e carinho entre os membros.
- Sentimentos de desamparo e desesperança.
- Abuso/violência aprendidos como forma de reduzir tensão.
- Baixa tolerância a frustrações; controle insatisfatório de impulsos.
- Proximidade e carinho confundidos com abuso e violência.
- Padrões de comunicação de mensagens misturados e confusos.
- Alto nível de conflitos em torno das tarefas familiares.
- Coalizão inexistente dos pais.

Interferir nas famílias de risco

- Estabelecer uma relação com os pais que os estimule a partilhar as dificuldades ("Ser pai é certamente difícil [frustrante], não?").
  - Deixar claro que você compreende os estresses, embora não compartilhe dos abusos.
  - Focalizar as necessidades dos pais; evitar uma abordagem autoritária.
  - Usar as oportunidades para demonstrar métodos construtivos de trabalho com as crianças (dar-lhes opções; escutá-las com atenção).
- Enfatizar a importância dos sistemas de apoio (p. ex., estimular os pais a trocarem experiências com outros pais).
- Estimular os pais a propiciarem tempo para suas necessidades (p. ex., exercitar-se três vezes na semana).
- Conversar a respeito de como reagem a frustrações como pais (partilhar sentimentos com outros pais) e orientá-los a não disciplinarem os filhos quando estiverem com raiva.
- Investigar outros métodos de disciplina que não incluam punição física.

J: *Interações bem-sucedidas com pais abusivos devem ser proporcionadas no contexto de aceitação e aprovação para compensar sua baixa autoestima e o medo de rejeição (Halter, 2014). Programas que ensinem os pais a interpretar e compreender os comportamentos dos filhos e que ofereçam respostas apropriadas podem reduzir os maus-tratos infantis.*

Identificar casos suspeitos de abuso infantil

- Investigar e avaliar:
  - Evidências de maus-tratos.
  - História de incidente ou lesão.
    - Histórias conflitantes.
    - História improvável para a idade da criança.
    - História sem consistência com a lesão.
  - Comportamentos dos pais.
    - Procurar atendimento por uma queixa menor (p. ex., resfriado) quando outras lesões são visíveis.
    - Mostrar reação exagerada ou nenhuma resposta emocional à lesão.

- Estar indisponível para perguntas.
- Não conseguir mostrar empatia pelo filho.
- Manifestar raiva ou crítica ao filho por ter sido lesionado.
- Exigir levar a criança para casa diante de pressão para dar respostas.
• Comportamentos da criança.
- Não espera ser confortada.
- Adapta-se, de forma inadequada, à hospitalização.
- Defende os pais.
- Culpa-se por incitar a raiva nos pais.

J: *A identificação do abuso infantil depende do reconhecimento de sinais físicos, comportamento específico dos pais e da criança, incoerências na história da lesão e fatores contribuintes (Hockenberry & Wilson, 2015).*

J: *A prioridade no atendimento de uma criança abusada é a prevenção de mais lesões (Hockenberry & Wilson, 2015).*

Informar casos suspeitos de abuso infantil

J: *Todos os estados e norte-americanos têm leis de notificação obrigatória de maus-tratos infantis. O enfermeiro informa casos suspeitos para mais investigações (Hockenberry & Wilson, 2015).*

- Conhecer os procedimentos para notificação de abuso (p. ex., serviços específicos de informação, delegacias de polícia, serviços de proteção à criança).
- Manter um registro objetivo:
  - História de saúde, incluindo lesões acidentais ou ambientais.
  - Descrição detalhada do exame físico (estado nutricional, higiene, crescimento e desenvolvimento, estado cognitivo e funcional).
  - Levantamento do ambiente domiciliar (se na comunidade).
  - Descrição das lesões, fotos das lesões.
  - Conversas com os pais e com a criança, sob a forma de citação.
  - Descrição de comportamentos, e não sua interpretação (p. ex., evitar "pai com raiva"; em vez disso, registrar "Pai gritou com o filho, 'Se você não fosse tão mau, isso não teria ocorrido'").
  - Descrição das interações pais-filhos (p. ex., afastamento do toque da mãe).

J: *O enfermeiro deve consultar a legislação que obriga a notificação de abuso infantil em relação a detalhes da definição legal, penalidades pela falha em relatar, procedimento para a notificação e imunidade legal por informar.*

Promover um ambiente terapêutico

Proporcionar aceitação e afeto à criança

- Mostrar atenção à criança sem reforçar comportamento inadequado.
- Usar ludoterapia para permitir sua autoexpressão.
- Providenciar cuidadores consistentes e limites razoáveis ao comportamento; evitar sentir pena.
- Evitar fazer perguntas demais e criticar as ações dos pais.
- Explicar todas as rotinas e procedimentos com detalhes e em linguagem adequada à idade.

J: *Essas estratégias podem reduzir o estresse da criança e modelar o comportamento apropriado para os pais.*

Ajudar a criança no pesar diante da necessidade de colocação em lar adotivo

- Admitir que a criança não desejará deixar os pais, apesar da gravidade do abuso.
- Oportunizar-lhe a expressão dos sentimentos.
- Explicar as razões de não lhe ser permitido voltar para casa; dissipar a crença de se tratar de uma punição.
- Incentivar os pais adotivos a visitarem a criança no hospital.

J: *As crianças têm vínculo com os pais apesar do abuso (Hockenberry & Wilson, 2015).*

Providenciar intervenções que promovam a autoestima e a sensação de confiança dos pais

- Dizer-lhes que foi bom terem trazido o filho ao hospital.
- Recebê-los na unidade e orientá-los quanto às atividades.
- Promover sua confiança, apresentando uma atitude calorosa e de ajuda, além de reconhecer qualquer uma de suas atividades competentes.
- Oportunizar-lhes a participação no atendimento do filho (p. ex., alimentar, dar banho).

J: *Sentimentos negativos fortes podem interferir no julgamento e na eficiência do enfermeiro, além de alienar a família (*Carlson & Smith-DiJulio, 2006).*

Promover o conforto e reduzir o medo da criança (*Carlson & Smith-DiJulio, 2006)
- Não mostrar raiva, horror ou choque.
- Não culpar o abusador.
- Tranquilizar a criança de que ela não foi "má" nem cometeu qualquer erro.
- Não pressioná-la a responder.
- Não obrigá-la a tirar a roupa.

J: *As crianças, por serem egocêntricas, pressupõem que são responsáveis pelos maus-tratos.*

Iniciar as orientações para a saúde e os encaminhamentos, conforme indicado

Fornecer orientação antecipada às famílias de risco
- Ajudar as pessoas a reconhecerem o estresse e a praticarem técnicas de controle (p. ex., planejar um momento a sós, longe do filho).
- Discutir a necessidade de expectativas realistas em relação às capacidades da criança.
- Ensinar desenvolvimento infantil e métodos construtivos para lidar com os problemas de desenvolvimento (enurese, treinamento para uso do vaso sanitário, explosões temperamentais).
- Discutir outros métodos de disciplina que não os castigos físicos (p. ex., privar a criança de seu passatempo favorito: "Você não poderá andar de bicicleta um dia inteiro"; "Não poderá usar o aparelho de som"; "Nada de celular durante um dia").
- Enfatizar recompensa pelos comportamentos positivos.

J: *Expectativas irrealistas para a idade da criança e técnicas severas de punição aumentam os episódios de violência.*

Disseminar informações à comunidade sobre abuso infantil (p. ex., associações de pais e professores, rádio, televisão, jornais)
- Deixar claro que você compreende os estresses, embora não compartilhe dos abusos.
- Focalizar as necessidades dos pais; evitar uma abordagem autoritária.
- Usar as oportunidades para demonstrar métodos construtivos de trabalho com as crianças (dar-lhes opções; escutá-las com atenção).

J: *A prevenção primária (conscientização pública, educação da comunidade, aulas para pais, programas nutricionais) está voltada à população em geral. A prevenção secundária está voltada aos grupos de alto risco. Programas centrados nos lares e em centros especiais têm resultados positivos (p. ex., programas de visitas domiciliares, encaminhamentos por abuso de substância/saúde mental, intervenção em crises) (*Cowen, 1999).*

- Encaminhar as famílias de risco a programas de saúde domiciliar para investigação de:
  - Interação dos membros da família.
  - Tipo de contato físico (p. ex., conforto, desapego, raiva).
  - Atitudes/conflitos dos pais sobre paternidade/maternidade.
  - História parental de abuso.
  - Condições do ambiente (áreas para dormir e brincar, organização domiciliar).
  - Condição financeira.
  - Necessidade de serviços imediatos (serviços financeiros, cuidado dos filhos, aconselhamento, proteção).

J: *O melhor ambiente para investigar o funcionamento familiar é a própria casa.*

Enfrentamento familiar incapacitado • Relacionado a (especificar), conforme evidenciado por violência do parceiro

Definição

Abuso doméstico é definido por qualquer ação de um indivíduo para causar dano a outro (físico, emocional, financeiro, social e sexual) em um lar compartilhado.

Metas

A pessoa buscará assistência diante de comportamentos abusivos, conforme evidenciado pelos seguintes indicadores:
- Discute as agressões físicas e os medos.
- Identifica as características dos abusadores.

- Descreve um plano de proteção.
- Busca ajuda legal e emocional diante de comportamento abusivo.
- Relata os recursos da comunidade disponíveis quando há necessidade de ajuda.

NOC Enfrentamento familiar, Normalização da família, Funcionamento familiar, Proteção contra abuso, Cessação do abuso

Intervenções

NIC Apoio ao cuidador, Apoio emocional, Encaminhamento, Aconselhamento, Apoio à tomada de decisão, Grupo de apoio, Assistência no controle da raiva, Apoio à proteção contra abuso: Parceiro no lar, Mediação de conflitos

> **ALERTA CLÍNICO** Como profissionais de saúde, vocês podem ser úteis em um papel importante como defensores de mudança na vida de pessoas vítimas de abuso oferecendo informações, compaixão e apoio. O ato de investigar a si mesmo pode ser uma intervenção fundamental capaz de ajudar a pessoa a começar a melhorar a qualidade de sua vida (Centers for Disease Control and Prevention [CDC], 2013).
>
> As intervenções para tratar a complexidade e a magnitude dos problemas inerentes à violência doméstica costumam se situar além do alcance de um enfermeiro generalista. As aqui oferecidas buscam auxiliar o enfermeiro quando em interação breve com uma pessoa e seus familiares.

Desenvolver *rapport*

- Entrevistar em ambiente de privacidade. Ser empático.
    - Se o parceiro insistir em estar presente todo o tempo:
        - Solicitar à pessoa que saia com você para coleta de amostra de urina e perguntar se há alguém que a está machucando.
- Não pressupor que conhece as necessidades da pessoa.
- Perguntar "Como posso ajudá-lo"?
- Evitar mostrar choque ou surpresa em relação aos detalhes.
- Se feito contato por telefone, descobrir como contatar a vítima.

    J: *A vítima está tensa e com medo, sente-se desamparada, aceita a culpa e espera uma mudança no parceiro (*Carlson & Smith-DiJulio, 2006).*

Avaliar o risco potencial para a vítima e outras pessoas

Investigar o real abuso físico

- Abuso físico/sexual atual e anterior.
- Os filhos estão machucados?
- Quando ocorreu pela última vez?
- Há risco para os filhos?
- Você está ferida agora?

Investigar o sistema de apoio

- Ela tem um lugar seguro para onde ir?
- Quer chamar a polícia?
- Precisa de uma ambulância?

Investigar uso de drogas e álcool

- A vítima está usando drogas/álcool?
- O abusador está usando drogas/álcool?

    J: *As intervenções de enfermagem devem se concentrar no nível de risco, na segurança e na proteção. As consequências de decisões apressadas podem ser fatais.*

Investigar se há fatores que inibam as vítimas de buscar ajuda

Crenças individuais

- Medo pela sua segurança e a dos filhos.
- Medo de embaraço.
- Autoestima baixa.
- Culpa (punição justificada).
- Mitos ("É normal" ou "Isto vai parar").

    J: *O enfermeiro deve dissipar com clareza os mitos que oferecem explicações e tolerância ao espancamento e erroneamente dão uma ilusão de controle e racionalidade (*Carson & Smith-DiJulio, 2006).*

Falta de independência financeira ou sistema de apoio

J: *O abuso financeiro está presente em 98% do tempo em todos os casos de violência doméstica. A principal causa que leva os sobreviventes de violência doméstica a permanecerem em uma relação abusiva, ou a ela retornarem, é o controle do abusador.*

Falta de conhecimento sobre
- Gravidade do problema.
- Recursos da comunidade.
- Direitos legais.

J: *Quando estressados, os indivíduos resolvem os problemas de forma insatisfatória e não buscam ajuda externa.*

> **ALERTA CLÍNICO** Mitos também mantidos pelos profissionais de saúde incluem a ideia de que a pessoa abusada pode sair se realmente desejar, que a violência ocorre somente em casais heterossexuais, que o uso de álcool ou drogas é o responsável, e que a violência familiar é mais predominante entre casais pobres e sem educação.

Delicadamente, discutir os efeitos da violência sobre os filhos

J: *Carlson-Catalano (*1998) descobriu em seu estudo que, entre as mulheres espancadas, todas relataram que saíram da relação para proteger outra pessoa querida (filho ou animal de estimação). Nenhuma mulher informou ter feito isso por sua própria segurança ou desconforto.*

- Obter a impressão que a pessoa tem dos efeitos da violência sobre os filhos.
- Riscos maiores para toda a vida quanto a problemas comportamentais e emocionais.
- Após os 5 a 6 anos de idade, os filhos perdem o respeito pela vítima e identificam-se com o agressor.

J: *"Violência familiar é comum em histórias de criminosos juvenis, fugitivos, criminosos violentos, prostitutas e aqueles que, em contrapartida, usam de violência contra os outros" (*Carson & Smith-DiJulio, 2006).*

Estimular as tomadas de decisão

- Proporcionar oportunidade de confirmar o abuso e falar sobre os sentimentos e os mitos. Ser direto e não julgar:
  - Como você controla o estresse?
  - Como seu parceiro ou cuidador lida com o estresse?
  - Como você e seu parceiro discutem?
  - Você tem medo do parceiro?
  - Já foi machucada, empurrada ou ferida pelo parceiro?
- Oferecer opções, mas permitir à pessoa tomar uma decisão em seu próprio tempo.
- Estimular uma avaliação realista da situação, dissipar culpa e mitos.
  - A violência não é normal na maior parte das famílias.
  - A violência pode parar, mas costuma ficar cada vez pior.
  - A vítima não é responsável pela violência.

J: *Os enfermeiros devem ser cautelosos no sentido de não pressionar a vítima para uma decisão prematura. Vítimas de abuso sofrem uma "lavagem cerebral pelo terror". Usam a negação e o racionalismo quando mantêm a relação abusiva (*Blair, 1986; Halter, 2014).*

Estabelecer um plano de segurança e/ou de fuga (encaminhar a especialistas em abuso/telefones para situação de emergência)

- Recrutar a ajuda de colegas de trabalho, familiares, vizinhos, colegas da escola.
- Se permanecer em casa, aumentar as medidas de segurança, como fechaduras novas, sistemas de segurança.
- Alertar os vizinhos para chamar a polícia se escutarem ou virem o indivíduo problemático.

J: *Um plano de segurança é um plano específico para uma fuga rápida se a vítima identificar que "agora é a hora de ir".*

Providenciar informações legais e de encaminhamentos

- Informar de forma discreta sobre as agências na comunidade disponíveis à vítima e ao abusador (de emergência e a longo prazo).
  - Números de telefone para emergências.
  - Serviços legais.
  - Abrigos.
  - Agências de aconselhamento.
- Discutir questões relativas à notificação obrigatória.
- Discutir a disponibilidade do serviço social para ajuda.

- Consultar recursos legais na comunidade, familiarizando a vítima com as leis a respeito de:
  - Abuso.
  - Afastamento judicial do abusador.
  - Aconselhamento.
  - Apoio temporário.
  - Medidas cautelares.
  - Legislação criminal.
  - Tipos de intervenções policiais.
- Documentar os achados e o diálogo, fotografar as lesões (*Carson & Smith-DiJulio, 2006).

  J: *Alguns estados e cidades possuem leis que possibilitam à polícia dar queixa contra o abusador quando há evidências físicas de espancamento. Isso reduz a pressão para que a vítima preste queixa.*✢

- Encaminhar a aconselhamento individual, de grupo ou para casais.
- Investigar estratégias que reduzam o estresse e controlem de forma mais construtiva os estressores (p. ex., exercícios de relaxamento, caminhadas, treinamento da assertividade).

  J: *Intervenções quanto a espancamento precisam ocorrer no contexto de uma resposta coordenada da comunidade e da justiça criminal ao ato agressor.*

Iniciar as orientações para a saúde, se indicado

- Ensinar à comunidade (p. ex., associações de pais e professores, clubes femininos e programas para crianças em idade escolar) os problemas de abuso conjugal/de idosos.
- Orientar os cuidadores sobre formas de lidar adequadamente com um paciente idoso em casa (p. ex., transferência para a cadeira, dispositivos modificados, como manter a orientação).
- Encaminhar para ajuda financeira e providências de transporte.
- Encaminhar para treinamento da assertividade.
- Encaminhar o abusador ao serviço apropriado na comunidade (encaminhar homens somente quando solicitarem ajuda ou reconhecerem o abuso, já que revelar a informação confidencial dada pela vítima pode desencadear mais abuso). Para garantir mais informações, fazer contato com entidades específicas.

  J: *Informações e encaminhamentos são disponibilizados para o encorajamento da tomada de decisão quando pessoas estressadas têm dificuldade de acesso a apoio externo (*Carson & Smith-DiJulio, 2006).*

Enfrentamento familiar incapacitado • Relacionado a estressores múltiplos associados a cuidados de idosos

Metas

O cuidador admitirá a necessidade de assistência ao comportamento abusivo ou negligente, conforme evidenciado pelos seguintes indicadores:

- Discute os estressores dos cuidados ao idoso.
- Informa estratégias para reduzir os estressores.
- Identifica recursos da comunidade disponíveis.

NOC Enfrentamento familiar, Normalização da família, Funcionamento familiar, Proteção contra abuso, Cessação do abuso

O idoso ficará livre do comportamento abusivo.

- Descreve métodos para aumentar a socialização para além do cuidador.
- Identifica recursos disponíveis para assistência.

Intervenções

ALERTA CLÍNICO "O abuso ocorre de várias formas, mas o efeito em rede é o mesmo. Ele cria, potencialmente, situações perigosas e sentimentos de desvalorização, além de isolar o idoso das pessoas capazes de ajudar" (American Psychological Association, 2015a). "Há pesquisas que mostram as causas do abuso do idoso como muito abrangentes – não necessariamente uma consequência de estresse do cuidador. Ver no estresse do cuidador uma das principais causas de abuso traz consequências involuntárias e prejudiciais que afetam as tentativas de terminar com esse problema disseminado" (Brandl & Raymond, 2012).

✢ N. de R.T. No Brasil, de acordo com a Secretaria de Políticas para as Mulheres (SPM), qualquer pessoa pode e deve denunciar violência contra a mulher, inclusive de forma anônima por telefone.

NIC Apoio ao cuidador, Apoio emocional, Aconselhamento, Grupo de apoio, Apoio à tomada de decisão, Assistência no controle da raiva, Apoio à proteção contra abuso: Idoso, Mediação de conflitos, Encaminhamento

Identificar os indivíduos (cuidador, idoso) de alto risco em relação a abuso ou negligência

J: Os fatores de risco de abuso/negligência de idosos incluem a invisibilidade do problema, a vulnerabilidade dos idosos, fatores de risco psicossociais e do cuidador (Miller, 2015).

Cuidador

- Isolamento social.
- Dependência do idoso (financeira, emocional); residência conjunta.
- Problemas de saúde (físicos, mentais).
- Abuso de substâncias.
- História de relacionamento insatisfatório com o idoso.
- Problemas financeiros.
- Violência transgeracional.
- Problemas de relacionamento.

Ramsey-Klawsnik (*2000) postulou cinco tipos de pessoas que podem cometer abuso: (1) a sobrecarregada, (2) a prejudicada, (3) a narcisista, (4) a dominadora ou aquela que provoca e (5) a sádica (Brandl & Raymond, 2012).

Idoso

- Dependência dos outros para as atividades cotidianas.
- Isolamento.
- Insegurança financeira.
- Funcionamento cognitivo prejudicado.
- Mentalidade depressiva.
- História de abuso do cuidador.
- Incontinência.

*J: O perpetrador que inicia a violência ou a negligência avalia suas próprias necessidades como mais importantes que as de quem quer que seja. O idoso dependente para as atividades cotidianas está mais vulnerável (*Carson & Smith-DiJulio, 2006).*

- Estabelecer uma relação com os cuidadores que os estimule a compartilhar as dificuldades.
- Estimulá-los a partilhar experiências com outros na mesma situação.
- Avaliar a capacidade do cuidador para oferecer atendimento domiciliar de longo prazo.
- Investigar fontes de ajuda (p. ex., manutenção da casa, refeições entregues em casa, atendimento-dia, atendimento nas folgas do cuidador, assistência para transporte).
- Incentivar o cuidador a partilhar responsabilidades com outros membros da família.
- Discutir fontes alternativas de cuidados (p. ex., casa geriátrica, abrigo para pessoas idosas).
- Discutir como o cuidador pode possibilitar tempo para as necessidades da pessoa.
- Discutir os recursos disponíveis na comunidade (p. ex., telefone para emergências, serviço social, cuidadores voluntários para emergências). Ver *Tensão do papel de cuidador*.

Auxiliar os cuidadores a reduzirem os estressores

J: "Há variações na habilidade individual de manutenção da resiliência e de enfrentamento eficaz, quando as demandas ultrapassam as capacidades" (Brandl & Raymond, 2012).

J: As intervenções concentram-se na assistência aos cuidadores para reduzir o estresse e selecionar respostas construtivas de enfrentamento (Miller, 2015).

Auxiliar os idosos a reduzirem os riscos de abuso

- Estimular o contato com velhos amigos e vizinhos se morar com parente.
- Encorajar a planejar um contato semanal com um amigo ou um vizinho.
- Incentivar idoso a participar o máximo possível de atividades na comunidade.
- Estimulá-lo a ter o próprio telefone.
- Ajudá-lo a obter conselhos sobre legislação.

J: Estratégias de redução do isolamento podem proteger a pessoa de abuso não detectado. Conselhos sobre a legislação podem ser necessários para a proteção dos bens.

- Garantir que a pessoa não esteja aceitando atendimento em troca de transferência de bens ou propriedade sem aconselhamento legal.

- Assegurar-se de que ela não esteja morando com alguém com história de violência ou abuso de substância.

    J: *Estratégias voltadas a idosos de alto risco incluem acesso e levantamento de dados, intervenções, acompanhamento e prevenção.*

Identificar casos suspeitos de abuso de idosos (Miller, 2015)

J: *Sinais de abuso de idosos podem escapar aos profissionais que trabalham com norte-americanos idosos em razão da falta de treinamento para detecção de abuso. O idoso pode relutar em relatar, ele próprio, o abuso por medo de retaliação, falta de capacidade física e/ou cognitiva para informar, ou por não querer colocar o abusador (90% deles são membros da família) em situação problemática (National Center for Elder Abuse, 2015).*

- Os sinais incluem:
    - Falha em aderir aos regimes terapêuticos, o que pode acarretar ameaças à vida (p. ex., administração de insulina, condições ulcerativas).
    - Evidência de desnutrição, desidratação, problemas de eliminação.
    - Hematomas, edemas, lacerações, queimaduras, mordidas.
    - Úlceras por pressão.
    - O cuidador não permite que o enfermeiro fique sozinho com o idoso.
- Consultar o enfermeiro de atendimento domiciliar para planejar uma visita à casa do paciente com o propósito de investigar sinais de abuso ou negligência (*Smith-DiJulio & Holzapfel, 1998):
    - Casa em condições insatisfatórias de manutenção.
    - Aquecimento, iluminação, mobília ou utensílios de cozinha inadequados.
    - Odores desagradáveis.
    - Alimentos inacessíveis.
    - Comida velha.
    - Idoso deitado sobre materiais sujos (p. ex., urina, comida).
    - Medicação que não está sendo tomada.
    - Lixo.

    J: *Os idosos vítimas de abuso em geral não o relatam por medo de represália ou abandono.*

Notificar os casos suspeitos

J: *O enfermeiro não precisa comprovar o abuso antes de notificar; um alto nível de suspeita demanda investigação.*

- Consultar supervisor quanto a procedimentos para notificar casos de suspeita de abuso.
- Manter um registro objetivo que inclua:
    - Descrição das lesões.
    - Conversas com o idoso e os cuidadores.
    - Descrição dos comportamentos.
    - Estado nutricional e de hidratação.
- Levar em conta o direito do idoso de escolher viver com risco de dano, desde que ele seja capaz de fazer essa escolha.
- Não iniciar ação capaz de aumentar o risco de danos ao idoso ou de antagonizar o abusador.
- Respeitar o direito do idoso ao sigilo e seu direito à autodeterminação.

    J: *Cada estado possui diretrizes específicas para notificar casos suspeitos de abuso de idosos.*

Iniciar as orientações para a saúde e os encaminhamentos, conforme indicado

- Vincular famílias de alto risco na rede de atenção básica para atendimento domiciliar e investigação do seguinte (*Carson & Smith-DiJulio, 2006; Miller, 2015):

Condições ambientais

- Iluminação e aquecimento inadequados.
- Presença de lixo, comida velha na cozinha, odores desagradáveis.
- Escadas bloqueadas, trancas no refrigerador.

Cuidador

- Conflitos de atitude, raiva, depressão.
- Interação com o idoso.
- Recursos financeiros insuficientes.
- Abuso de álcool/drogas.

Condição do idoso
- Má higiene do corpo, roupas e roupa de cama sujas.
- Medicamentos não tomados de maneira adequada.
- Falta de dispositivos auxiliares.
- Acompanhamento inadequado na rede de atenção primária.
- Necessidade de serviços imediatos (serviços financeiros, atendimento-dia, folga do cuidador, proteção, aconselhamento).
- Encaminhar o idoso para aconselhamento de modo a investigar suas opções. Tranquilizá-lo de que nada fez de errado para merecer os maus-tratos (Varcarolis, 2011).

J: *Os programas educativos funcionam como defesa dos idosos e forma de conscientização da comunidade.*

MANUTENÇÃO DO LAR PREJUDICADA

Definição da NANDA-I
Incapacidade de manter, de forma independente, um ambiente seguro para promoção do crescimento.

Características definidoras

Maiores (uma ou mais devem estar presentes)

Expressões ou observações de:

Dificuldade para manter a casa limpa
Dificuldade para manter a segurança domiciliar
Incapacidade de manter a casa arrumada
Falta de recursos financeiros suficientes

Menores (podem estar presentes)

Infecções repetidas
Infestações
Lixo acumulado
Utensílios não lavados
Odores desagradáveis
Excesso de objetos/móveis

Fatores relacionados

Fisiopatológicos

Relacionados à capacidade funcional prejudicada* secundária à doença crônica debilitante*

Diabete melito
Artrite
Doença pulmonar obstrutiva crônica (DPOC)
Esclerose múltipla
Insuficiência cardíaca congestiva
Acidente vascular encefálico (AVE)
Doença de Parkinson
Distrofia muscular
Câncer

Situacionais (pessoais, ambientais)

Relacionados à alteração na capacidade funcional do (especificar membro da família) secundária a:

Lesão* (membro fraturado, lesão na coluna vertebral)
Cirurgia (amputação, ostomia)
Estado mental prejudicado (lapsos de memória, depressão, ansiedade-pânico grave)
Abuso de substância (álcool, drogas)

*Relacionados a sistema de apoio inadequado**
Relacionados à perda de membro da família
Relacionados a conhecimentos deficientes
*Relacionados a recursos financeiros insuficientes**
*Relacionados à falta de familiaridade com recursos da vizinhança**

Maturacionais

Bebês
Relacionados a exigências múltiplas de cuidados secundárias a:
Recém-nascido de alto risco

Idosos
Relacionados a exigências múltiplas de cuidados secundárias a:
Membro da família com deficiência (cognitiva, motora, sensorial)

Nota da autora

Com o aumento da expectativa de vida e o declínio das taxas de mortalidade, o número de idosos vem aumentando de forma consistente, com muitos deles morando sozinhos na própria casa. Oitenta por cento das pessoas com 65 anos ou mais referem uma ou mais doenças crônicas. Dos adultos entre 65 e 74 anos, 20% relatam limitações nas atividades e 15% não conseguem realizar pelo menos uma atividade da vida diária de forma independente (Miller, 2015). A mudança do atendimento de saúde, basicamente nos hospitais, para reduzir os períodos de permanência resultou na alta de muitas pessoas com comprometimento funcional para suas casas. É comum um falso pressuposto de que alguém assumirá o controle das responsabilidades domésticas até a recuperação do paciente.

Manutenção do lar prejudicada descreve situações em que uma pessoa ou família precisa de orientação, supervisão ou assistência no controle da vida domiciliar. Em geral, um enfermeiro de saúde comunitária é o melhor profissional para fazer uma investigação completa de como as pessoas funcionam no seu domicílio. Enfermeiros em instituições de atendimento de urgência ou emergência podem fazer encaminhamentos para visitas domiciliares para avaliações.

Um enfermeiro que diagnostica necessidade de orientações para prevenir problemas na manutenção do lar pode usar *Risco de manutenção do lar prejudicada* relacionado a conhecimentos insuficientes de (especificar).

Erros nos enunciados diagnósticos

Manutenção do lar prejudicada relacionada a esgotamento do cuidador

O esgotamento do cuidador não sinaliza nem é fator relacionado para *Manutenção do lar prejudicada*. Está associado a *Tensão do papel de cuidador*. *Manutenção do lar prejudicada* pode estar presente quando múltiplas responsabilidades sobrecarregam o cuidador. Nesse caso, os dois diagnósticos são necessários, já que as intervenções específicas diferem.

Conceitos-chave

- Ver Capítulo 7: Cuidados centrados no processo de transição (alta ou transferência) do indivíduo e da família.

Considerações pediátricas

- As crianças dependem dos familiares para o cuidado em casa.
- Tendências no tratamento de crianças com doenças crônicas ou deficiência incluem atendimento domiciliar, alta precoce, foco na idade de desenvolvimento, investigação de pontos fortes e singularidade. As intervenções buscam atingir toda a família, em vez de apenas a criança doente (Hockenberry & Wilson, 2015).
- Crianças classificadas como de alto risco, egressas de unidades de tratamento intensivo neonatal, exigem atendimento domiciliar tecnicamente complexo. A alta é planejada o mais cedo possível para contenção de custos e ajuda na redução dos efeitos adversos da hospitalização sobre o sistema familiar.

Considerações geriátricas

- Os idosos apresentam incidência maior de doenças crônicas, prejuízo funcional e menos recursos econômicos, bem como uma rede social menor em comparação com as pessoas mais jovens (Miller, 2015).
- A capacidade funcional inclui atividades da vida diária (AVDs) e atividades instrumentais da vida diária (AIVDs) – aquelas habilidades necessárias a uma vida independente (p. ex., obtenção e preparo dos alimentos, uso de telefone, manutenção da casa, controle financeiro). As AIVDs estão ligadas integralmente às capacidades físicas

e cognitivas. O idoso que mora sozinho está em alto risco de ser institucionalizado se não for capaz de realizar as AIVDs. É grande a possibilidade de nenhuma rede social ser capaz de dar atendimento a essas deficiências (Miller, 2015).
- Além da capacidade cognitiva ou física diminuída, o idoso com frequência apresenta menos recursos financeiros, parentes esporádicos ou poucos suportes sociais na vizinhança. Pode também viver em locais abaixo dos padrões ou que não permitam adaptações simples que atendam a deficiências físicas ou cognitivas (Miller, 2015).
- Em certas culturas e estruturas familiares, os idosos podem buscar assistência em algumas áreas de controle domiciliar e ainda manter certa sensação de independência. Essas pessoas determinaram que, por meio da escolha de recursos selecionados para atendimento de suas necessidades, serão capazes de manter uma vida independente por longo tempo (Miller, 2015).

Metas

A pessoa, ou o cuidador, informará satisfação com a situação domiciliar, conforme evidenciado pelos seguintes indicadores:

- Identifica fatores que restringem o autocuidado e o controle da casa.
- Demonstra capacidade de realizar habilidades necessárias aos cuidados domiciliares.

NOC Funcionamento familiar

Intervenções

As intervenções a seguir aplicam-se a muitos indivíduos com manutenção do lar prejudicada, independentemente da etiologia.

NIC Assistência para a manutenção do lar, Controle do ambiente: Segurança, Controle do ambiente

Investigar os fatores causadores ou contribuintes

- Falta de conhecimento.
- Recursos financeiros insuficientes.
- Falta de equipamento ou dispositivos auxiliares necessários.
- Incapacidade (doença, déficits sensoriais, déficits motores) para realizar as atividades domésticas.
- Funcionamento cognitivo prejudicado.
- Funcionamento emocional prejudicado.

Reduzir ou eliminar os fatores causadores ou contribuintes, se possível

Falta de conhecimento

- Determinar as informações que devem ser aprendidas:
  - Habilidades de monitoração (pulso, circulação, urina).
  - Administração de medicamentos (procedimento, efeitos colaterais, precauções).
  - Tratamento/procedimentos.
  - Uso/manutenção de equipamentos.
  - Questões de segurança (p. ex., ambientais).
  - Recursos da comunidade.
  - Cuidados de acompanhamento.
  - Orientação antecipada (p. ex., necessidades emocionais e sociais, alternativas aos cuidados domiciliares).
  - Iniciar orientação: dar instruções escritas detalhadas.

Recursos financeiros insuficientes

- Consultar o serviço social em busca de assistência.
- Consultar os serviços de organizações (p. ex., associações de cardíacos, de portadores de doenças respiratórias, portadores de câncer) em busca de assistência.

Falta de equipamento ou dispositivos auxiliares necessários

- Determinar o tipo de equipamento necessário, considerando disponibilidade, custo e durabilidade.
- Buscar assistência com agências que aluguem ou emprestem itens.
- Ensinar os cuidados e a manutenção dos itens para aumento do tempo de uso.
- Considerar a adaptação do equipamento para reduzir custos.

Incapacidade para realizar as atividades domésticas
- Determinar o tipo de assistência necessária (p. ex., refeições, trabalhos domésticos, transporte); auxiliar a pessoa a conseguir essa assistência.

Refeições
- Conversar com parentes sobre possibilidade de congelamento de refeições completas que requeiram apenas o aquecimento (p. ex., pequenos recipientes com sopas, cozidos, pratos com molho).
- Determinar a disponibilidade de serviços de refeição para pessoas doentes (p. ex., grupos religiosos).
- Ensinar sobre alimentos nutritivos de preparo fácil (p. ex., ovos bem cozidos, atum, manteiga de amendoim).

Trabalho doméstico
- Estimular o indivíduo a contratar pessoa jovem para limpeza diária da casa.
- Encaminhá-lo a um serviço na comunidade em busca de assistência.

Transporte
- Determinar a disponibilidade de transporte para compras e atendimento de saúde.
- Sugerir ao indivíduo que solicite carona a vizinhos para locais onde costumem ir rotineiramente.

Funcionamento cognitivo prejudicado
- Investigar a capacidade da pessoa para manter um ambiente domiciliar seguro.
- Ver *Risco de lesão* relacionado à falta de conscientização dos perigos.
- Iniciar os encaminhamentos adequados.

Funcionamento emocional prejudicado
- Investigar a gravidade da disfunção.
- Ver *Enfrentamento ineficaz* a respeito de investigação e intervenções adicionais.

   Justificativa: *Ao determinar a capacidade da pessoa de realizar o autocuidado em casa, o enfermeiro deve levantar dados sobre sua capacidade de funcionamento e autoproteção. O enfermeiro leva em conta deficiências motoras e sensoriais, além do estado mental (Miller, 2015).*

Iniciar as orientações para a saúde e os encaminhamentos, conforme indicado
- Encaminhar a um serviço de atenção primária para uma visita domiciliar.

   J: *Uma visita domiciliar é essencial para a investigação e a avaliação dos serviços necessários (Edelman, Kudzma & Mandle, 2014). O ambiente domiciliar deve ser investigado quanto à segurança antes da alta: localização do banheiro, acesso à água, instalações para cozinhar e barreiras no ambiente (escadas, vãos de portas estreitos).*

- Informar sobre como deixar seguro e limpo o ambiente em casa (Edelman et al., 2014). Encaminhar a serviços comunitários (p. ex., visitas, programas de refeições, limpeza da casa, cuidados-dia para adultos).
- Encaminhar a grupos de apoio (como diversas associações locais).

   J: *O planejamento da alta inicia-se já na internação hospitalar, com o enfermeiro antecipando as necessidades após a alta: capacidade de autocuidado, disponibilidade de apoio, serviços domiciliares, equipamentos, serviços comunitários, terapia (fisioterapia, fonoaudiologia, terapia ocupacional) (Barnsteiner, Disch & Walton, 2014; National Transitions of Care Coalition, 2009).*

PATERNIDADE OU MATERNIDADE PREJUDICADA

Paternidade ou maternidade prejudicada
Risco de vínculo prejudicado

Definição da NANDA-I
Incapacidade do cuidador principal de criar, manter ou recuperar um ambiente que promova o ótimo crescimento e desenvolvimento da criança.

Características definidoras
O ambiente domiciliar deve ser investigado quanto à segurança antes da alta: localização do banheiro, acesso à água, instalações para cozinhar e barreiras no ambiente (p. ex., escadas, vãos de portas estreitos)

Comportamentos inadequados e/ou não propiciadores da paternidade/maternidade
Falta de comportamento indicativo de vínculo parental
Controle inconsistente do comportamento
Cuidados inconsistentes
Verbalização frequente de insatisfação ou desapontamento com o bebê/criança
Verbalização de frustração com papéis
Verbalização de inadequação percebida ou real
Estimulação visual, tátil ou auditiva diminuída ou inadequada do bebê
Evidências de abuso ou negligência infantil
Desafios de crescimento e desenvolvimento do bebê/criança

Fatores relacionados

Indivíduos ou famílias que possam estar em risco de desenvolver ou vivenciar dificuldades de paternidade/maternidade

Pai/mãe

Recursos financeiros
Solteiro
Dependente de drogas
Adolescente
Doente terminal

Comportamento abusivo
Com deficiência grave
Com transtorno psiquiátrico
Vítima de acidente
Alcoolista

Criança

De gravidez indesejada
Com características indesejadas
Doente terminal
Com características hiperativas

Deficiente mental
De gênero indesejado
Deficiente físico

Situacionais (pessoais, ambientais)

Relacionados à interrupção do processo de vínculo secundária a:

Doença (filhos, pais)
Mudança de endereço/no ambiente cultural
Prisão

Relacionados à separação da família nuclear

Relacionados à falta de conhecimento

Relacionados a cuidadores ou técnicas inconsistentes

Relacionados a problemas de relacionamento (especificar):

Discórdia conjugal
Pais adotivos
Divórcio

Parceiro que habita o mesmo endereço
Separação
Mudança de endereço/ambiente

Relacionados a pouco apoio externo e/ou família socialmente isolada

Relacionados à falta de modelo de papel disponível

Relacionados à adaptação ineficaz a estressores associada a:

Doenças
Problemas econômicos
Novo bebê
Abuso de substâncias
Cuidado de idoso

Maturacionais

Pais/mães adolescentes

Relacionados ao conflito de atendimento das próprias necessidades em detrimento das do filho

Relacionados à história de relações ineficazes com os próprios pais

Relacionados à história parental de relação abusiva com os pais

Relacionados a expectativas irrealistas da criança pelos pais
Relacionados a expectativas irrealistas de si mesmo pelos pais
Relacionados a expectativas irrealistas dos pais pelo filho
Relacionados a necessidades psicossociais insatisfeitas pelos pais

Nota da autora

O ambiente familiar deve prover as necessidades básicas para o crescimento físico e o desenvolvimento da criança: estimulação do potencial emocional, social e cognitivo; reforço estável e consistente para o aprendizado do controle de impulsos. É papel dos pais oferecer esse tipo de ambiente. A maior parte das dificuldades dos pais deriva da falta de conhecimentos ou da incapacidade de controlar estressores de forma construtiva. A capacidade de ser pai/mãe está, sem dúvida, em alto risco quando o filho ou os pais apresentam uma condição que aumenta o estresse sobre a unidade familiar (p. ex., doença, problemas financeiros) (Gage, Everett & Bullock, 2006).

Paternidade ou maternidade prejudicada descreve um pai ou uma mãe com dificuldade para criar ou manter um ambiente de carinho para um filho. *Conflito no papel de pai/mãe* descreve um ou ambos os pais cujo funcionamento eficiente anterior está desafiado por fatores externos. Em algumas situações, como doença, divórcio ou novo casamento, a confusão de papéis e os conflitos são esperados; portanto, *Risco de paternidade ou maternidade prejudicada* é útil. No momento, *Risco de paternidade ou maternidade prejudicada* não é um diagnóstico de enfermagem aprovado pela NANDA-I.

Erros nos enunciados diagnósticos

Paternidade ou maternidade prejudicada relacionada a abuso infantil

Abuso infantil é um sinal de disfunção familiar. Normalmente, cada situação envolve um adulto abusivo e um adulto não abusivo sabedor; o plano de tratamento deve incluir os dois. Assim, o diagnóstico *Enfrentamento familiar incapacitado* seria mais descritivo. *Paternidade ou maternidade prejudicada* é mais adequado quando um fator externo desafia os pais. Fatores externos não causam abuso infantil; transtornos emocionais e enfrentamento ineficaz é que o causam.

Conceitos-chave

- Ver Conceitos-chave no início da Seção 2, Diagnósticos de enfermagem da família/do lar.

Critérios para a investigação focalizada

Ver Critérios para a investigação focalizada no início da Seção 2, Diagnósticos de enfermagem da família/do lar.

Metas

O pai ou mãe/cuidador principal demonstra duas habilidades eficazes para aumento da eficiência da paternidade ou maternidade, conforme evidenciado pelos seguintes indicadores:

- Admitirá algo a resolver quanto a habilidades de paternidade ou maternidade.
- Identifica os recursos disponíveis para assistência no aperfeiçoamento das habilidades de paternidade e maternidade culturalmente consideradas.

NOC Desempenho da paternidade/maternidade, Desempenho da paternidade/maternidade: Especificar a idade, por exemplo, adolescente, criança que começa a andar, Desenvolvimento infantil, Cessação do abuso, Recuperação de abuso

Intervenções

NIC Orientação antecipada, Aconselhamento, Melhora do desenvolvimento, Apoio familiar, Terapia familiar, Promoção da paternidade/maternidade, Integridade familiar: Promoção

Estimular os pais a expressarem frustrações quanto a responsabilidades dos papéis, paternidade/maternidade, ou ambos

- Transmitir empatia.
- Não julgar.
- Transmitir/oferecer informações educativas com base em investigações.
- Ajudar a fortalecer expectativas realistas.
- Estimular a discussão de sentimentos relativos a expectativas insatisfeitas.
- Discutir estratégias individualizadas, implementáveis e culturalmente válidas (p. ex., conversar com o parceiro, com a criança; estabelecer metas pessoais).

Justificativa: *Vários aspectos do pai/mãe têm a ver com sua capacidade de ser pai/mãe de um bebê/criança. Esses aspectos incluem sua personalidade geral, bem-estar mental e sistemas de apoio. Tais fatores podem influenciar o sucesso dos pais no papel de pais. Compreendendo e avaliando cada aspecto, a necessidade de mais investigações pode ficar aparente (Hockenberry & Wilson, 2015).*

J: *O modelo Calgary de investigação familiar (Calgary Family Assessment Model) pode ser usado para ajudar a obter e investigar dados da família (Ball, Bindler & Cowen, 2015).*

Orientar os pais sobre crescimento e desenvolvimento normais e comportamentos esperados associados à idade (ver *Atraso no crescimento e desenvolvimento*)

J: *A teoria Duvall do desenvolvimento (Duvall Developmental Theory) pode ser útil para descrever a família como algo que se aperfeiçoa ao longo do ciclo de vida. Ela propõe que, à medida que o bebê se torna uma criança e, depois, um adolescente, a família como um todo passa a novos estágios de desenvolvimento. Com essa ideia, podemos ajudar pais/cuidadores a crescerem com os filhos, conforme os marcos vão sendo alcançados (Hockenberry & Wilson, 2015).*

Investigar com os pais o comportamento problemático do filho

- Frequência, duração, contexto (quando, onde, desencadeadores).
- Consequências (atenção dos pais, disciplina, respostas inconsistentes).
- Comportamento desejado pelos pais.

J: *O estilo paterno ou materno dos pais/cuidadores deve ser investigado para, então, serem avaliadas intervenções com técnicas disciplinares e de estabelecimento de limites. Os estilos de paternidade/maternidade incluem autoritário, permissivo e indiferente (Ball et al., 2015).*

Conversar sobre diretrizes de promoção de comportamentos aceitáveis nos filhos (Hockenberry & Wilson, 2015)

- Transmitir ao filho que ele é amado.
- O reforço positivo é uma técnica disciplinar eficaz e recomendada para todas as idades.
- O redirecionamento funciona até a idade escolar, ao passo que instruções/explicações verbais são mais eficazes com crianças em idade escolar e adolescentes.
- Fixar expectativas realistas de comportamento com base no nível de entendimento e estágio do desenvolvimento da criança.
- Ao reprimi-la, concentrar-se no mau comportamento ou ato, sem insinuar que a criança é má.
- Obvservar cenários potenciais em que haja possibilidade de a criança se comportar mal, como quando está muito cansada ou excitada. Alterar as condições quando possível, ou ter estratégias prontas para minimizar maus comportamentos.
- Ajudar a criança a desenvolver técnicas de autocontrole.
- Demonstrar e discutir comportamentos sociais aceitos e esperados.
- Minimizar um mau comportamento, ignorando pequenas transgressões que, em dado momento, cessarão (Ball et al., 2015).
- Fazer promessas somente quando puderem ser cumpridas (Ball et al., 2015).

J: *Jamais esquecer o estilo dos pais/cuidadores ao levar em conta formas de encorajar bons comportamentos nas crianças (Hockenberry & Wilson, 2015).*

Explicar a técnica disciplinar "*time-out*"✤ (Ball et al., 2015)

- O "*time-out*" refere-se à técnica disciplinar que coloca a criança em uma área específica e isolada. Esse local não inclui brinquedos ou jogos, funcionando como uma consequência de comportamentos indesejáveis. O tempo recomendado ali é de 1 minuto a cada ano de idade.
- Esse momento de intervalo propicia um período de restabelecimento da calma para a criança e os pais.
- Explicar à criança o que esperar desse intervalo ou pausa, bem como o motivo de estar ali.
- Começar a marcar o tempo somente quando a criança estiver quieta e reiniciar a contagem quando ocorrerem atos indesejados durante a pausa.
- Certificar-se de minimizar distrações de qualquer tipo enquanto a criança estiver no intervalo (p. ex., desligar a televisão, ou certificar-se de que ela não pode ser vista ou ouvida).

J: *Técnicas disciplinares devem ser implementadas no momento da infração para aumento de sua eficácia (Hockenberry & Wilson, 2015).*

J: *A consistência é importante para o desenvolvimento de padrões de bom comportamento (Hockenberry & Wilson, 2015).*

✤N. de R.T. Termo sem tradução específica para o português; assemelha-se à ideia de "dar um tempo", "cadeirinha do pensamento" ou "cantinho do pensamento".

Reconhecer os impactos culturais nos métodos disciplinares dos pais/cuidadores (Ball et al., 2015)
- Os comportamentos esperados surgem de valores e crenças culturais familiares preexistentes.
- A criança aprende valores culturais, comportamentos e papéis esperados à medida que cresce.
- Famílias imigrantes podem enfrentar desafios à medida que trabalham para educar os filhos na cultura nativa, embora tenham que se adaptar àquela para a qual imigraram.
- Culturas diferentes atribuem níveis variados de importância a aspectos diferentes da criação de filhos (p. ex., avós como cuidadores ativos, famílias com muitos filhos, responsabilidades esperadas da criança).

Reconhecer e encorajar os pontos fortes dos pais/cuidadores no papel de pai ou mãe (Ball et al., 2015)
- Ter o foco na competência da família.
- Validar as emoções dos membros da família.
- Ajudar cada membro da família a reconhecer que pode trazer experiências de vida anteriores positivas à situação atual ao enfrentar alguma preocupação com cuidados de saúde de um filho.

Oferecer orientações gerais sobre paternidade/maternidade (Hockenberry & Wilson, 2015)
- Ser coerente com as técnicas disciplinares em termos de tipo de punição com relação à infração.
- Ser passível de adaptação e flexível no que diz respeito ao comportamento da criança e estabelecimento de limites.
- À medida que a criança cresce, dar privacidade ao administrar alguma punição para evitar vergonha em público.
- Evitar repreensões longas ou lembranças de infrações após um incidente específico já ter ocorrido e ter sido punido.
- Mostrar unidade entre pais/cuidadores em relação à disciplina e ao comportamento esperado.
- Levar adiante as punições e os detalhes iniciais combinados. Evitar distrair-se.
- Elogiar as crianças em razão de comportamentos aceitáveis e desejados.
- Servir como modelo de papéis da maneira como quer que seu filho aja.
- Tratar o mau comportamento assim que for detectado.
- Estabelecer e explicar regras claras e esperadas de comportamento, levando em conta a idade e o nível de compreensão da criança.

Iniciar os encaminhamentos apropriados, conforme indicado

Risco de vínculo prejudicado

Definição da NANDA-I
Suscetibilidade à ruptura do processo interativo, entre pais ou pessoa significativa e a criança, que promove o desenvolvimento de uma relação recíproca de proteção e cuidado.

Fatores de risco

Fisiopatológicos

Relacionados à interrupção do processo de vínculo secundária a:

Doença dos pais
Doença do bebê

Relacionados ao tratamento

Relacionados a barreiras ao vínculo secundárias a:

Falta de privacidade
Monitoramento intensivo dos cuidados
Criança doente
Visitas estruturadas
Visitas restritas por equipamento
Barreiras físicas
Separação
Bebê prematuro

Situacionais (pessoais, ambientais)

Relacionados a expectativas irrealistas (p. ex., quanto à criança ou a si mesmo)

Relacionados a gravidez não planejada/indesejada

Relacionados a desapontamento com o bebê (p. ex., sexo, aparência)

Relacionados a enfrentamento ineficaz associado ao novo bebê e às outras responsabilidades sobre:

- Assuntos de saúde
- Abuso de substâncias
- Doença mental
- Dificuldades de relacionamento
- Dificuldades econômicas

Relacionados à falta de conhecimento e/ou de modelo de papel disponível ao papel de pai ou mãe

Relacionados a deficiências físicas dos pais (p. ex., cegueira, paralisia, surdez)

Relacionados a estar emocionalmente despreparado devido a nascimento prematuro do bebê

Maturacionais

Pais/mães adolescentes

Relacionados à dificuldade de retardar a própria satisfação para satisfazer o bebê

Nota da autora

Este diagnóstico descreve pai ou mãe, ou um cuidador, em risco de dificuldades de vínculo com seu bebê. As barreiras ao vínculo podem ser devidas ao ambiente, a conhecimento, à ansiedade e à saúde dos pais ou do bebê. Esse diagnóstico é apropriado como um diagnóstico de risco ou alto risco. Quando o enfermeiro diagnostica um problema de vínculo pais-bebê, o diagnóstico *Risco de paternidade ou maternidade prejudicada* relacionado a dificuldades no vínculo pais-bebê é mais útil, possibilitando-lhe concentrar-se em melhorar o vínculo e prevenir padrões destrutivos de maternidade ou paternidade.

Erros nos enunciados diagnósticos

Risco de vínculo prejudicado relacionado ao fato de o marido não ser o pai biológico

O fator relacionado é sem dúvida de risco, associado a problemas de vínculo; entretanto, essa é uma informação sigilosa e requer cuidado para evitar sua revelação. Se a família partilhar essa informação durante uma investigação ou interação, cabe ao enfermeiro registrá-la exatamente com as palavras usadas nas anotações da evolução. Ele pode escrever o diagnóstico de enfermagem como *Risco de vínculo prejudicado* relacionado a possível rejeição do bebê pelo pai.

Conceitos-chave

- Ver Conceitos-chave no início da Seção 2, Diagnósticos de enfermagem da família/do lar.

Critérios para a investigação focalizada

Ver Critérios para a investigação focalizada no início da Seção 2, Diagnósticos de enfermagem da família/do lar.

Metas

O pai/mãe demonstrará aumento dos comportamentos de vínculo, como segurar bem próximo o bebê, sorrir e conversar com ele, além de buscar contato visual, conforme evidenciado pelos seguintes indicadores:

- Recebe apoio em sua necessidade de envolver-se nos cuidados do bebê.
- Começa a expressar sentimentos positivos em relação ao bebê.
- Envolve-se nos cuidados do bebê/criança.

NOC Ver Paternidade ou maternidade prejudicada.

Intervenções

Investigar os fatores causadores ou contribuintes

NIC Ver Paternidade ou maternidade prejudicada.

Maternos
- Gravidez indesejada.
- Trabalho de parto e nascimento prolongados ou difíceis.
- Dor ou fadiga pós-parto.
- Falta de sistemas de apoio positivos (mãe, marido, amigos).
- Falta de um modelo positivo de papel (mãe, parente, amigos/vizinhos).
- Incapacidade de preparar-se emocionalmente (p. ex., parto inesperado).

Padrões inadequados de enfrentamento (um ou ambos os pais)
- Tensão financeira/econômica.
- Alcoolismo.
- Adicção a drogas.
- Dificuldades conjugais (separação, divórcio, violência/abuso).
- Mudança no estilo de vida relacionada a um novo papel.
- Pai/mãe adolescente.
- Mudança profissional (p. ex., mulher ou mãe que trabalha).
- Doença na família.

Bebê
- Nascimento prematuro, anomalias congênitas, doença.
- Nascimentos múltiplos.

Eliminar ou reduzir os fatores contribuintes, se possível

Doença/fadiga
- Estabelecer com a mãe ou pai/cuidador que atividades de cuidado do bebê são factíveis.
- Propiciar à mãe/cuidador períodos ininterruptos de sono, de pelo menos 2 horas durante o dia e de 4 horas durante a noite. Oferecer alívio aos desconfortos.

Falta de experiência ou de modelo positivo do papel materno ou paterno
- Investigar os sentimentos dos pais e suas atitudes relativas aos próprios pais.
- Auxiliar pais/cuidadores a identificarem alguém que seja uma mãe ou um pai positivo e encorajá-los a procurar sua ajuda ou conselhos.
- Elaborar um programa de ensino possível durante a hospitalização.
- Determinar quem, no começo, irá ajudar os pais em casa.
- Identificar programas na comunidade e material de consulta capazes de aumentar seu aprendizado sobre cuidado infantil após a alta (p. ex., grupos de apoio, atividades em grupo mãe/bebê).

J: *As pessoas têm múltiplos papéis no ciclo de vida (p. ex., filho/filha, irmão/irmã, neto/neta, esposa/esposo, pai/mãe). Elas têm de aprender as expectativas e responsabilidades de cada papel à medida que crescem mediante observação de outras pessoas com os mesmos papéis em seu entorno. Pela identificação desses modelos de papéis e sua eficácia e positividade, o novo pai, mãe ou cuidador consegue fazer a transição ao seu papel mais recente (Durham & Chapman, 2014).*

Falta de sistema de apoio positivo (Ball et al., 2015)
- Identificar o sistema de apoio dos pais; investigar seus pontos fortes e fracos.
- Investigar a necessidade de aconselhamento.
- Estimular os pais a expressarem os sentimentos sobre a experiência e o futuro.
- Ser um ouvinte ativo dos pais.
- Observá-los interagindo com o bebê.
- Investigar se há recursos (financeiros, emocionais e culturais) já disponíveis para a família.
- Ficar atento aos recursos disponíveis no hospital e na comunidade.
- Encaminhar a serviços hospitalares, comunitários ou a especialistas.

Barreiras à prática de crenças culturais que possam influenciar a unidade familiar durante a hospitalização
- Apoiar as crenças de mãe-bebê-família.
- Integrar cultura e tradições aos cuidados de rotina sempre que possível.
- Identificar os recursos da comunidade.

J: *Os enfermeiros devem estar conscientes da diversidade cultural na população e saber como conseguir informações e recursos relativos a crenças e práticas culturais que desconhecem (Kyle & Carman, 2013).*

Eliminação de barreiras institucionais que possam inibir a individualização do atendimento
- Sensibilizar a equipe de saúde para a prática de atendimento centralizado na família.
- Usar as famílias para uma revisão das práticas e das políticas.
- Estimular a sensibilização cultural da equipe de saúde.

J: *Os enfermeiros devem conseguir investigar intervenções culturalmente aceitas e integrá-las aos cuidados da criança, para que seja dado atendimento culturalmente adequado e centralizado na família. Agindo assim, o enfermeiro consegue, realmente, cuidar de uma população infantil de outra cultura (Kyle & Carman, 2013).*

Oportunizar o processo de interação mútua

Promover o vínculo imediatamente após o nascimento e durante o pós-parto (Durham & Chapman, 2014)
- Estimular a mãe a segurar o bebê após o nascimento (pode haver necessidade de um breve período de recuperação).
- Propiciar/encorajar o contato pele a pele.
- Elogiar a mãe/pai pelos cuidados dados ao bebê.
- Oportunizar à mãe a amamentação imediata após o nascimento, se possível.
- Dar à família o tempo suficiente desejado para que seus membros fiquem juntos, com um mínimo de interrupção da equipe.
- Estimular o pai a segurar o bebê.
- Proporcionar apoio cultural apropriado à família.
- Checar a mãe com regularidade quanto a sinais de fadiga, especialmente se foi anestesiada.
- Oferecer à mãe alojamento conjunto com seu bebê; estabelecer com ela os cuidados que assumirá no começo e apoiar suas solicitações de assistência.

Dar suporte aos pais (Durham & Chapman, 2014)
- Escutar quando a mãe relembrar o parto e o nascimento e avaliar se há possíveis sinais de alerta ou declarações preocupantes.
- Possibilitar a expressão dos sentimentos.
- Indicar aceitação dos sentimentos.
- Indicar os pontos positivos do bebê e as características individuais dos pais/cuidadores.
- Demonstrar as reações do bebê aos pais/cuidadores.
- Ter um sistema de acompanhamento após a alta, em especial para famílias consideradas de alto risco (p. ex., telefonemas ou visitas domiciliares por enfermeiros da atenção básica ou domiciliares).
- Conhecer os recursos e os grupos de apoio disponíveis no hospital e na comunidade; encaminhar a família, conforme a necessidade.
- Proporcionar atendimento culturalmente adequado, conforme solicitação da família.

Investigar a necessidade de apoiar a confiança emergente dos pais/cuidadores sobre os cuidados dados ao filho (Durham & Chapman, 2014)
- Observar a interação dos pais/cuidadores com o bebê.
- Apoiar os pontos fortes de cada um dos pais/cuidador.
- Ajudar os pais a compreenderem os indicadores e o temperamento do bebê.
- Auxiliar cada um dos pais naquelas áreas em que haja desconforto (modelagem de papéis).
- Investigar o nível de conhecimento quanto a crescimento e desenvolvimento; informar sempre que necessário.
- Oferecer folhetos, audiovisuais e recursos na internet aos pais/família adequados a seu nível de compreensão e linguagem.

Proporcionar experiências de ligação/vínculo assim que possível quando uma separação imediata entre os pais e a criança for necessária, secundária à prematuridade ou à doença (Durham & Chapman, 2014)
- Convidar os pais para verem e tocarem o bebê assim que possível.
- Estimulá-los a passarem tempo prolongado com o bebê.
- Apoiar atividades que promovam vínculo, como segurar e tocar o bebê, e necessidades básicas de oferecimento de cuidado.
- Se o bebê for transportado para outra instituição e separado da mãe:
  - Fazer os profissionais telefonarem com frequência para a mãe.
  - Estimular a família a passar algum tempo na unidade de terapia intensiva neonatal; dar aos pais relatos verbais e fotos do bebê.
  - Investigar os recursos da família e da comunidade para fornecimento dos meios de reunir a mãe com o filho assim que possível.

Para pais adotivos

- Dizer aos pais adotivos que muitas emoções são normais na primeira interação com os filhos.
- Falar-lhes da possibilidade de depressão pós-adoção.
- Incentivá-los a frequentar aulas para pais antes de receberem o bebê.

   J: *Os pais adotivos nem sempre têm as mesmas oportunidades de se prepararem para a chegada da criança, como ocorre com os pais biológicos. Nem sempre há muitos recursos disponíveis para eles. O enfermeiro pode ajudar a conectar os pais adotivos a recursos disponíveis em sua área (Hockenberry & Wilson, 2015).*

   J: *Quanto mais cedo a criança adotada conseguir ser colocada sob os cuidados dos pais adotivos, melhor. Isso estimula um vínculo ideal entre a criança e os pais adotivos (Hockenberry & Wilson, 2015).*

Iniciar os encaminhamentos, conforme necessário

- Consultar serviços na comunidade para visitas domiciliares, se indicadas.
- Encaminhar os pais a organizações/especialistas pertinentes na área.

PROCESSOS FAMILIARES DISFUNCIONAIS • Relacionados a efeitos do abuso de álcool

Definição da NANDA-I
Funcionamento familiar que falha em sustentar o bem-estar de seus membros.

Características definidoras[3]

Maiores (devem estar presentes)

Comportamentos

Expressão inadequada da raiva*
Compreensão ou conhecimento inadequado do alcoolismo
Manipulação*
Negação dos problemas*
Dependência*
Perda de controle da bebida
Recusa em obter ajuda*
Comunicação prejudicada*
Abuso de álcool
Racionalização*
Comportamentos que favorecem
Culpabilização*
Solução ineficaz de problemas*
Incapacidade para atender às necessidades emocionais
Não cumprimento de promessas*
Crítica*

*Sentimentos**

Desesperança
Raiva
Culpa
Sentimento de impotência
Solidão
Responsabilidade pelo comportamento de alcoolista
Embaraço
Isolamento emocional
Desvalorização
Vulnerabilidade
Raiva suprimida
Emoções reprimidas
Ansiedade
Vergonha
Desconfiança

Papéis e relacionamentos

Relações familiares deterioradas
Paternidade/maternidade inconsistentes
Dinâmica familiar perturbada
Sistemas fechados de comunicação
Negação familiar
Problemas conjugais
Comunicação ineficiente com o cônjuge
Disfunção da intimidade
Ruptura dos papéis familiares

---
[3] Lindeman, Hokanson & Bartek (*1994).

Menores (podem estar presentes)

Comportamentos

Incapacidade de aceitar uma gama ampla de sentimentos*
Incapacidade de obter ou receber ajuda de forma adequada*
Orientação na direção do alívio das tensões e não na da obtenção das metas*
Tomada de decisão ineficaz
Incapacidade para lidar com conflitos
Comunicação contraditória e paradoxal*
Ocasiões familiares especiais centradas no álcool*
Autojulgamento rígido*
Escalada de conflitos*
Isolamento
Mentira*
Falha em enviar mensagens claras
Dificuldade para divertir-se*
Imaturidade*
Perturbações na concentração*
Caos*
Incapacidade para adaptar-se a mudanças*
Disputas de poder*
Abuso de outras substâncias além do álcool
Dificuldade nas transições do ciclo de vida*
Abuso verbal do cônjuge ou dos pais*
Doenças físicas relacionadas ao estresse*
Fracasso em realizar tarefas de desenvolvimento presentes ou passadas*
Falta de confiabilidade*
Perturbações no desempenho escolar dos filhos*

Sentimentos

Ser diferente de outras pessoas*
Falta de identidade*
Pesar não resolvido
Sentimentos incompreendidos
Perda*
Depressão*
Medo*
Hostilidade*
Abandono*
Oscilações de humor*
Amor e piedade confundidos
Controle emocional pelos outros*
Insatisfação*
Confusão*
Fracasso*
Não se sentir amado*
Autoculpa

Papéis e relacionamentos

Relações familiares triangulares*
Incapacidade de satisfazer às necessidades espirituais dos membros
Capacidade reduzida de relacionamento recíproco para crescimento e amadurecimento mútuos*
Falta de habilidades necessárias para os relacionamentos*
Falta de coesão*
Rituais familiares interrompidos ou ausência de rituais familiares*
Incapacidade de atender às necessidades de proteção dos membros
Falta de demonstração de respeito pela individualidade dos membros da família
Comunicação sexual e individualidade diminuídas dos membros da família
Baixa percepção de apoio dos pais*
Padrão de rejeição
Negligência das obrigações*

Fatores relacionados

Relacionados a habilidades inadequadas de enfrentamento e/ou habilidades inadequadas de solução de problemas secundárias a:

Abuso de álcool
Abuso de substâncias*
Doença mental
Funcionamento cognitivo comprometido

Nota da autora

Enfrentamento familiar incapacitado pode representar as consequências de uma dinâmica familiar perturbada relacionada a doença mental crônica, declínio cognitivo progressivo, abuso de substâncias e de álcool por membro da família. O alcoolismo é uma doença da família. Esse diagnóstico de enfermagem pode representar os efeitos do abuso de álcool em cada elemento da família. Além disso, uma pessoa com abuso de substâncias terá um diagnóstico específico de *Enfrentamento ineficaz* ou *Negação ineficaz*.

Conceitos-chave

A família alcoolista

- O beber problemático que se torna grave recebe o diagnóstico médico de "transtorno do uso de álcool". Cerca de 7,2%, ou 17 milhões de adultos, nos Estados Unidos, com idades de 18 anos ou mais, tiveram esse problema em 2012. Isso inclui 11,2 milhões de homens e 5,7 milhões de mulheres. Os adolescentes também podem ser diagnosticados com esse transtorno e, em 2012, por volta de 855 mil adolescentes com idades entre 12 e 17 anos apresentaram o problema (National Institute of Alcohol Abuse and Addiction [NIAAA], 2013).
- O consumo excessivo de álcool é a terceira principal causa de morte passível de prevenção nos Estados Unidos. Mais de 85 mil mortes a cada ano, nos Estados Unidos, são diretamente atribuídas a uso de álcool, inclusive doenças médicas resultantes, fatalidades no trânsito, afogamentos e suicídio (Tetrault & O'Connor, 2015).
- Por volta de uma em cada quatro crianças está exposta a abuso ou dependência de álcool na família.
- O alcoolismo, ou a dependência do álcool, é uma doença causadora de
  - Fissura – uma forte necessidade de beber.
  - Perda de controle – não conseguir parar de beber logo que começou.
  - Dependência física – sintomas de abstinência.
  - Tolerância – a necessidade de beber mais álcool para obter o mesmo efeito.
- A American Academy of Pediatrics alerta que o beber em excesso é um problema comum na adolescência, associado a algumas das principais causas de morte e lesão grave nessa faixa etária, inclusive acidentes automotivos, homicídio e suicídio. O relatório informa que 21% dos estudantes tiveram mais de uma pequena prova do álcool por volta dos 13 anos de idade e 79% ao atingirem o final do ensino médio. Além disso, 28 a 60% dos estudantes do ensino médio nos Estados Unidos relatam beber em excesso, e 72% dos que bebem, com 18 a 20 anos de idade, fazem-no de forma exagerada (Siqueira, Smith & Committee on Substance Abuse, 2015).
- O alcoolismo e sua negação dominam as famílias dos alcoolistas. Quando o álcool é o centro da família, as tarefas de desenvolvimento são frustradas ou ignoradas. "Para manter intacta a unidade familiar, cada membro deve mudar suas percepções cognitivas para se adaptar ao esquema familiar de permitir a continuidade do uso do álcool enquanto nega que se trata de um problema" (*Starling & Martin, 1990).
- Os alcoolistas, no começo, usam a negação do álcool para aliviar o estresse. Instalada a dependência, usam a negação para disfarçar de si e dos outros a importância do álcool para o funcionamento (Halter, 2014; *Smith-Di Julio & Holzapfel, 1998; Varcarolis, 2011).
- Com a continuação das interações destrutivas, os membros da família e o alcoolista afastam-se uns dos outros. Este se volta para a bebida, e a família busca outras formas de fuga (*Collins, Leonard & Searles, 1990).
- "A sobriedade significativa caracteriza-se por mais do que apenas abstinência da pessoa alcoolista. Há necessidade de um processo de crescimento contínuo de todos os membros da família para um trabalho conjunto na direção da meta de uma família com bom funcionamento" (*Grisham & Estes, 1982).
- Wegscheider-Cruse e Cruse (2012) descreveram seis papéis característicos nas famílias afetadas pelo alcoolismo:
  - Alcoolista.
  - Principal facilitador – em geral, o cônjuge; super-responsável, assume os deveres do alcoolista.
  - Herói da família – extremamente empreendedor para propiciar à família algum orgulho, encobrindo os fracassos.
  - Bode expiatório – desafiador e enraivecido, desvia o foco familiar do alcoolismo.
  - Criança perdida – desamparada, impotente.
  - Mascote – palhaço, piadista; uma forma de aliviar a tensão, mascarando os terrores subjacentes.
- Wing (*1995) descreve uma teoria do alcoolismo, da recuperação e do estabelecimento de metas em quatro estágios:
  - *Estágio I*: negação – os alcoolistas são coagidos ao tratamento; suas metas incluem evitar punição, sem desejo sincero de parar de beber.
  - *Estágio II*: dependência – os alcoolistas admitem ter um problema com a bebida e buscam tratamento para manter o emprego ou uma relação.
  - *Estágio III*: mudança de comportamento – os alcoolistas tentam substituir comportamentos não saudáveis por saudáveis.
  - *Estágio IV*: planejamento de vida – os alcoolistas integram-se à família, à carreira e às metas educativas com sobriedade.
- Os homens que ingressam nos serviços de tratamento percebem no álcool a causa de seus problemas. As mulheres informaram que bebiam devido a seus problemas (*Kelly, Day & Streissguth, 2000).

- A partir da literatura, Kalmakis (2010) informou:
  - O álcool foi um fator contribuinte em metade das agressões sexuais.
  - Setenta por cento das universitárias vítimas de estupro estavam sob influência de álcool.
  - Seu consumo está associado a um risco aumentado de agressão sexual.
- Ullman e Brecklin (*2003) descrevem um modelo bidirecional de agressão sexual e uso de álcool desta forma:
  - Beber pode anteceder a agressão sexual.
  - As vítimas de agressão sexual podem ter bebido em excesso.
  - Essa agressão e a bebida podem se influenciar reciprocamente com o tempo.

Considerações pediátricas

- As crianças aprendem definições de amor, intimidade e confiança nas famílias de origem. O ambiente na família com um alcoolista é caótico e imprevisível. Os papéis estão indefinidos. Por vezes, os filhos passam a ser pais e o alcoolista torna-se um estranho na família.
- As crianças relatam ter ficado mais perturbadas com as discussões dos pais do que com o fato de um deles beber álcool. Elas são capazes de reagir de maneiras variadas (p. ex., pacificador, agressor na escola).
- Os problemas comportamentais nas crianças precisam ser investigados no contexto de sua finalidade na família.
- Os filhos de alcoolistas estão acostumados a responsabilidades extras e inadequadas (*Smith-DiJulio, 1998; Varcarolis, 2011).

Considerações transculturais

- O alcoolismo é o principal problema de saúde na comunidade afro-americana, reduzindo a longevidade, com incidências elevadas de doenças graves e crônicas relacionadas ao álcool. O desemprego é identificado como principal fator contribuinte. Os programas de tratamento devem ser fáceis de acessar na comunidade ou por transporte público. As igrejas de pessoas negras funcionam com duplo papel, como local de reuniões terapêuticas e serviço de encaminhamento (Giger, 2013).
- Entre os méxico-americanos, o consumo de álcool é uma forma de celebração da vida. O álcool contribui para o aumento de incidentes e violência. O orgulho familiar protege o homem alcoolista enquanto ele for o provedor na família (Giger, 2013).
- Encontra-se alcoolismo entre os índios norte-americanos em percentuais bastante elevados. O abuso de álcool é responsável por violência, suicídios e síndrome alcoólica fetal nessa população étnica.

Critérios para a investigação focalizada

Investigar se há abuso de álcool

Negação do problema

Respostas dos familiares

Uso do álcool influenciando as decisões
Medo
Constrangimento
Preocupação
Efeitos sobre cada um dos membros
Sentimentos gerais
Problemas de comportamento (crianças)
Sentimentos de culpa

Características da pessoa alcoolista

Tem amigos que bebem muito
Justifica o uso do álcool
Promete abandonar ou reduzir
É abusivo, verbal e fisicamente
Dirige alcoolizado
Não lembra acontecimentos
Evita conversas sobre álcool
Tem períodos de remorso

Funções familiares/sociais
Insatisfatórias, tensas
Sempre incluem álcool
Problemas financeiros, legais
Comentários negativos de outros sobre o comportamento de bebida

Metas

A família reconhecerá o alcoolismo em seu centro e estabelecerá metas de curto e longo prazos, conforme evidenciado pelos seguintes indicadores:

- Relata os efeitos do alcoolismo na unidade familiar e nos indivíduos.
- Identifica padrões destrutivos de resposta.
- Descreve os recursos disponíveis para terapia individual e familiar.

NOC Enfrentamento familiar, Funcionamento familiar, Consequências da dependência de substâncias

Intervenções

NIC Melhora do enfrentamento, Encaminhamento, Manutenção do processo familiar, Tratamento do uso de substâncias, Promoção da integridade familiar, Estabelecimento de limites, Grupo de apoio

Estabelecer uma relação de confiança

- Ser coerente; manter as promessas.
- Aceitar e não criticar.
- Não julgar o que lhe revelado.
- Concentrar-se nas reações dos membros da família.

Possibilitar que os membros da família, como indivíduos e como grupo, partilhem sentimentos reprimidos

- Validar a normalidade dos sentimentos.
- Corrigir crenças imprecisas.

   Justificativa: *O alcoolismo perturba a comunicação na família. Compartilhar sentimentos é raro devido a uma história de desapontamento. O alcoolismo envolve vergonha e estigma, que promovem segredos e silêncio. A diminuição do partilhamento e o silêncio podem manter as famílias perturbadas por longos períodos. A comunicação concentra-se principalmente na tentativa de os membros da família tentarem controlar o comportamento de beber do outro (*Grisham & Estes, 1982).*

Salientar que os membros da família não são responsáveis pelo hábito de beber do indivíduo (*Carson & Smith-Dijulio, 2006; Starling & Martin, 1990)

- Explicar que dificuldades emocionais se baseiam mais nas relações do que em elementos "psiquiátricos".
- Orientar que os sentimentos dos familiares e suas experiências estão associados, com frequência, ao alcoolismo na família.

   J: *"O valor potencial de alcançar o alcoolista, auxiliando, em primeiro lugar, os membros da família não deve ser subestimado" (*Grisham & Estes, 1982). A família e o profissional de saúde devem aceitar a incerteza dos resultados prometidos para o alcoolista, mesmo quando a família obtém ajuda.*

Discutir a adicção com os filhos de pais adictos (*National Association for Children of Alcoholics [NACoA], 2001)

- O alcoolismo/dependência de drogas é uma doença.
- Você não pode melhorar a situação.
- Você merece ser ajudado.
- Você não está só.
- Há pessoas e locais seguros capazes de ajudar.
- Existe esperança.

   J: *Os filhos de pais adictos são o maior grupo de crianças com risco de se tornarem abusadores de álcool e drogas em razão de fatores genéticos e do ambiente familiar.*

Envolver a criança/adolescente na discussão de seus sentimentos

- Explicar que falar sobre o que preocupa em casa não significa fazer algo ruim à família.
- Partilhar os sentimentos pode ajudar a se sentir menos só.
- Aconselhar a não andar de carro se o motorista estiver bebendo.
- Quando você mora com pais adictos, é comum sentir amor e ódio ao mesmo tempo.

Ensinar os sete Cs (*NACoA, 2001)
- Não CAUSEI isso.
- Não posso CURAR isso.
- Não posso CONTROLAR isso.
- Posso cuidar de mim por meio da
  - COMUNICAÇÃO dos meus sentimentos.
  - Fazendo ESCOLHAS (*CHOICES*) saudáveis.
  - CELEBRANDO a mim mesmo.

J: As crianças precisam saber que não são culpadas pelo fato de os pais beberem demais ou abusarem de drogas e que não são capazes de controlar o comportamento deles (NIH, 2012).

Explicar quem tem alto risco de abuso de álcool (Aronson, 2015)
- Aqueles indivíduos com outro problema de saúde mental, como ansiedade grave, depressão ou transtorno de personalidade.
- Aqueles com idade entre 18 e 25 anos.

J: "Problemas de uso de álcool ocorrem em famílias, sendo que a genética torna as pessoas mais vulneráveis a problemas com a bebida." "Na verdade, pessoas que têm um irmão, pai ou mãe ou filho que abusa do álcool têm de três a quatro vezes o risco médio de desenvolver de um problema com bebida" (Aronson, 2015).

Investigar as crenças familiares sobre a situação e as metas
- Conversar sobre as características do alcoolismo; revisar uma forma de triagem (p. ex., teste de triagem MAST, questionário CAGE) que delineie as características dessa condição.
- Conversar sobre as causas e corrigir informações erradas.
- Ajudar a estabelecer metas de curto e longo prazos.

*J: Wing (*1995) propõe a ocorrência de recaídas por diversas razões em cada estágio. No primeiro, a recaída acompanha a retirada da ameaça de punição. A recaída no segundo estágio ocorre quando o objeto da dependência (p. ex., casamento, emprego) é mantido ou perdido. Recaídas nos terceiro e quarto estágios são menos frequentes, desencadeadas por eventos estressantes inesperados. As interações dos enfermeiros voltadas a pessoas nos estágios I e II concentram-se no confronto da negação e na ajuda para se tornarem internamente mais focadas. Pessoas no terceiro e quarto estágios precisam de ajuda para aprender a enfrentar os eventos estressantes inesperados.*

Auxiliar a família a compreender o comportamento; discutir o uso de métodos ineficazes
- Esconder as bebidas alcoólicas ou as chaves do carro.
- Raiva, silêncio, ameaças, choro.
- Encontrar desculpas para o trabalho, a família ou os amigos.
- Pagar fiança para tirar a pessoa da cadeia.
- Não parar de beber.
- Aumentar a raiva da família.
- Remover da pessoa a responsabilidade pela bebida.
- Evitar que ela sofra as consequências de seu comportamento em relação à bebida.

*J: As intervenções concentram-se em auxiliar a família a modificar a comunicação e os padrões de resposta ineficazes (*Carson & Smith-DiJulio, 2006).*

Enfatizar à família que ajudar o alcoolista significa, primeiro, ajudar a si mesmo
- Focalizar as mudanças em suas reações.
- Permitir que a pessoa seja responsabilizada pelo comportamento com a bebida.
- Descrever atividades que melhorarão suas vidas, como indivíduos e como família.
- Iniciar uma técnica de controle do estresse (p. ex., exercício aeróbico, curso de assertividade, meditação).
- Planejar tempo com toda a família fora de casa (p. ex., museus, zoológico e piquenique). Se o alcoolista for incluído, deverá combinar com a família que não irá ingerir álcool durante a atividade e concordar com a consequência se isso ocorrer.

*J: Os membros da família usam a negação para evitar admitir o problema e lidar com a sua contribuição para ele; também esperam que o problema desapareça se não for revelado (*Collins et al., 1990).*

Discutir com a família que a recuperação mudará, de forma significativa, a dinâmica familiar habitual
- O alcoolista é retirado do centro das atenções.
- Todos os papéis familiares serão desafiados.

- Os membros da família terão de se concentrar em si mesmos, em vez de no indivíduo alcoolista.
- Os membros da família terão de assumir a responsabilidade por seu comportamento, em vez de culpar os outros.
- Os problemas comportamentais dos filhos funcionam como uma finalidade para a família.

J: *Acabar com o comportamento de beber ameaça a integridade da família, porque seu funcionamento está centralizado no alcoolismo (*Carson & Smith-DiJulio, 2006).*

Discutir a possibilidade de recaída e os fatores contribuintes

J: *Wing (*1995) propõe a ocorrência de recaídas por diversas razões em cada estágio. No primeiro, a recaída acompanha a retirada da ameaça de punição. A recaída no segundo estágio ocorre quando o objeto da dependência (p. ex., casamento, emprego) é mantido ou perdido. Recaídas nos terceiro e quarto estágios são menos frequentes, desencadeadas por eventos estressantes inesperados. As interações dos enfermeiros voltadas a pessoas nos estágios I e II concentram-se no confronto da negação e na ajuda para se tornarem internamente mais focadas. Pessoas no terceiro e quarto estágios precisam de ajuda para aprender a enfrentar os eventos estressantes inesperados.*

Se houver outros diagnósticos de família ou individualizados, ver diagnósticos específicos (p. ex., abuso infantil, violência doméstica)

Iniciar as orientações para a saúde sobre recursos da comunidade e os encaminhamentos, quando indicado

- Al-Anon.
- Terapia familiar com os Alcoólicos Anônimos.
- Terapia individual.
- Grupos de autoajuda.

J: *A família é a unidade de tratamento quando um dos membros é alcoolista. Há necessidade de encaminhamento para terapia de longo prazo.*

- Hospitalização de membro doente na família.

PROCESSOS FAMILIARES INTERROMPIDOS

Definição

Ruptura na continuidade do funcionamento familiar que falha em sustentar o bem-estar de seus membros (NANDA-I).

Estado em que uma família que costuma dar apoio experimenta, ou está em risco de experimentar, um estressor que desafia seu funcionamento antes eficaz.[4]

Características definidoras

Maiores (devem estar presentes)

O sistema familiar não consegue ou não:

Se adapta à crise de forma construtiva
Tem comunicação franca e eficiente entre seus membros

Menores (podem estar presentes)

O sistema familiar não consegue ou não:

Atende às necessidades físicas de todos os seus membros
Atende às necessidades emocionais de todos os seus membros
Atende às necessidades espirituais de todos os seus membros
Expressa ou aceita uma gama ampla de sentimentos
Busca ou aceita ajuda de forma adequada

Fatores relacionados

Qualquer fator capaz de contribuir para *Processos familiares interrompidos*. Os fatores comuns estão listados a seguir.

---

[4] Esta definição foi adicionada pela autora por sua clareza e utilidade.

Relacionados ao tratamento

Relacionados a:

Rompimento das rotinas familiares devido a tratamentos que consomem tempo (p. ex., diálise domiciliar)
Mudanças físicas devido a tratamentos de membro doente na família
Mudanças emocionais em todos os membros da família devido a tratamentos de membro doente na família
Encargos financeiros dos tratamentos para membro doente na família
Hospitalização de membro doente na família

Situacionais (pessoais, ambientais)

Relacionados à perda de um membro da família:

- Morte
- Prisão
- Afastamento para estudo
- Deserção
- Separação
- Hospitalização
- Divórcio

Relacionados a acréscimo de novo membro à família:

- Nascimento
- Casamento
- Adoção
- Parente idoso

Relacionados a perdas associadas a:

- Pobreza
- Crise financeira
- Mudança nos papéis familiares (p. ex., aposentadoria)
- Nascimento de criança com deficiência
- Mudança de endereço/ambiente
- Desastre

Relacionados a conflito (moral, metas, cultural)

Relacionados à quebra de confiança entre membros

Relacionados a desvio social por elemento da família (p. ex., crime)

Nota da autora

Este diagnóstico de enfermagem descreve situações semelhantes às do diagnóstico *Enfrentamento familiar comprometido*. Usar *Enfrentamento familiar comprometido* até que pesquisas clínicas distingam esse diagnóstico do anteriormente referido.

Seção 3
Diagnósticos de enfermagem da comunidade

Esta seção inclui todos os diagnósticos da comunidade e outros com aplicação na comunidade aprovados pela NANDA-I. Na Seção 1, muitos diagnósticos concentram-se no indivíduo, ainda que úteis na comunidade; por exemplo, *Nutrição desequilibrada* relacionada à ingestão frequente de alimentos com muita gordura e sal, conforme evidenciado por relatos de uma ingesta média de lanches de rua de mais de 10 a 15 refeições por semana funciona como diagnóstico individual e comunitário. Quando uma comunidade é obrigada a mudar de local, o diagnóstico *Pesar antecipado* relacionado à venda de apartamento e mudança obrigatória de endereço, conforme evidenciado por manifestação de raiva, choro e medo pode ser aplicável como diagnóstico individual.

A função da enfermagem comunitária constitui um elemento importante no cenário sempre mutante de cuidados de saúde atual, chamada saúde coletiva. De acordo com o *Affordable Care Act* de 2012, a saúde coletiva é foco importante da reforma da saúde. Os enfermeiros comunitários têm papel importante na saúde das pessoas, aplicando os processos de enfermagem e os diagnósticos de enfermagem comunitários nas comunidades em que atuam.

A enfermagem comunitária pode ser apresentada aos alunos como tendo o foco em uma pequena população geográfica, como uma vizinhança, moradores de determinada instituição ou um grupo de mulheres em um abrigo. Pode também tratar de comunidades com interesses comuns, como centro para idosos, comunidade de um grupo religioso ou um local de grupos específicos de indivíduos.

Conceitos-chave

- Os cuidados comunitários de saúde diferem dos cuidados domiciliares de saúde (Allender, Rector & Warner, 2014).
  - Atendimento de saúde da comunidade: contínuo.
    - Tem como alvo as populações.
    - Tem como foco os grupos que não procuram atendimento.
    - Dá ênfase ao bem-estar e à prevenção primária.
  - Atendimento de saúde domiciliar: episódico.
    - Tem como alvo os indivíduos e as famílias.
    - Tem como foco os indivíduos que procuram atendimento.
    - Dá ênfase à restauração da saúde após algum episódio agudo.
- A competência de uma comunidade descreve o funcionamento saudável de toda a unidade comunitária. Uma comunidade competente possui quatro características importantes (Allender et al., 2014):
  - Coopera de forma eficaz para identificar as necessidades e os problemas da comunidade.
  - Busca um consenso que funcione quanto a metas e prioridades.
  - Concorda com formas e meios para implementar as metas acordadas.
  - Coopera com eficiência nas ações necessárias.
- As condições essenciais para a competência e a saúde da comunidade (Allender et al., 2014) são:
  - Grau elevado de consciência de "somos uma comunidade".
  - Uso de recursos naturais com medidas para conservá-los para as gerações futuras.
  - Reconhecimento franco de subgrupos e incentivo de sua participação nos assuntos da comunidade.
  - Prontidão para o enfrentamento de crises.
  - Resolução de problemas: a comunidade identifica, analisa e organiza-se para atender às próprias necessidades.
  - Abertura de canais de comunicação que possibilitem o fluxo de informações entre todos os subgrupos de cidadãos, em todas as direções.
  - Desejo de tornar todos os recursos disponíveis a todos os membros da comunidade.
  - Formas legítimas e eficazes de resolver discordâncias.
  - Estímulo da participação máxima dos cidadãos nas tomadas de decisão.
  - Promoção de bem-estar de alto nível entre todos os seus membros.
- Comunidade se refere a "um grupo de pessoas que interagem reciprocamente e cujos interesses ou características comuns compõem uma base para um sentimento de unidade ou pertencimento" (Allender et al., 2014).

- Há três tipos de comunidades (Allender et al., 2014):
    - *Comunidade com um interesse comum* é um conjunto de pessoas, em um só local ou disseminadas, com um interesse ou uma meta compartilhada.
    - *Comunidade geográfica* é a comunidade definida como um grupo dentro de alguns limites geográficos.
    - *Comunidade de solução* é um grupo de pessoas que se unem para tratar de um problema que afete todas elas.
- Exemplos de cada tipo de comunidade:
    - Comunidade geográfica.
        - Cidade grande.
        - Cidade pequena.
        - Vizinhança ou quadra.
        - Estado.
        - País; mundo.
        - Prisão, cadeia.
    - Comunidade com um interesse comum.
        - Comunidades religiosas.
        - Indivíduos deficientes.
        - Adolescentes grávidas.
        - Grupos contra a violência de mulheres.
        - Mães que participam de campanhas de conscientização sobre o trânsito.
        - Pessoas sem moradia.
        - Profissionais da enfermagem.
    - Comunidade de solução.
        - Secretaria de água e esgotos do município.
        - Secretaria de saúde do município/estado.
        - Equipe de desastres (defesa civil).
        - Agências de proteção ambiental.
        - Serviço de ambulância.
        - Unidades básicas de saúde.
- As comunidades têm cinco componentes comuns (Allender et al., 2014; Clemen-Stone et al., 2001):
    - *Pessoas*: as pessoas são o recurso mais importante, ou a essência da comunidade. Comunidades funcionais e coesas partilham valores.
    - *Metas e necessidades*: as metas e necessidades de indivíduos e grupos na comunidade refletem as metas e as necessidades dessa comunidade. Como na hierarquia de Maslow, uma comunidade tem suas necessidades fisiológicas, de segurança e de filiação social atendidas antes do alcance das necessidades mais elevadas de valorização e autorrealização.
    - *Ambiente da comunidade*: o ambiente (clima, recursos naturais, prédios, alimentos, fornecimento de água, flora, animais, insetos, economia, serviços de saúde e assistência social, liderança, redes sociais, recreação e religião) tem importantes efeitos sobre a saúde.
    - *Sistema de serviços*: compõem uma rede de instituições e organizações na comunidade que ajudam no atendimento das necessidades básicas (bem-estar social, educação, economia) e das necessidades de saúde.
    - *Limites*: definem as comunidades. Há limites concretos, como entidades políticas ou geográficas (p. ex., cidades, estados), ou uma situação (p. ex., a casa, a escola, o local de trabalho). Os interesses definem os limites conceituais (p. ex., clube do livro).
- O projeto Healthy People 2020 concentra-se em cinco determinantes de saúde: elaboração de políticas, fatores sociais, serviços de saúde, comportamento individual e biologia e genética. São determinantes baseados em uma gama de fatores pessoais, sociais, econômicos e ambientais que influenciam a condição de saúde. "São as inter-relações entre as pessoas que determinam a saúde individual e da população. Por isso, as intervenções que buscam múltiplos determinantes de saúde têm maior probabilidade de funcionar" (http://healthypeople.gov/2020/about/DOHAbout.aspx, recuperado em 11 de agosto de 2015.) Ver Quadro 2.7, para uma lista dos 12 indicadores de saúde para os determinantes de saúde.
- Comunidades (municipais, estaduais) podem usar a nova abordagem do Healthy People 2020 para tratarem das metas maiores de:
    - Conquista de mais qualidade, vida mais longa livre de doenças passíveis de prevenção, deficiências, lesões e mortes prematuras.
    - Conquista de igualdade de saúde, eliminação de disparidades e melhora de saúde de todos os grupos.
    - Criação de ambientes sociais e físicos que promovam uma boa saúde a todos.
    - Promoção de qualidade de vida, desenvolvimento saudável e comportamentos de saúde ao longo de todas as etapas de vida (http://healthypeople.gov/2020/about/DOHAbout.aspx, recuperado em 20 de março de 2011 e 17 de agosto de 2015).

Quadro 2.7 OS PRINCIPAIS INDICADORES DE SAÚDE QUE REFLETEM AS MAIORES PREOCUPAÇÕES DE SAÚDE PÚBLICA NOS ESTADOS UNIDOS

Acesso a serviços de saúde
Serviços médicos preventivos
Qualidade ambiental
Lesão e violência
Saúde materna, do bebê e da criança
Saúde mental
Nutrição, atividade física e obesidade
Saúde oral
Saúde reprodutiva e sexual
Determinantes sociais
Abuso de substâncias
Tabaco

- As comunidades rurais possuem menos de 2.500 residentes. Essas pessoas são mais autoconfiantes e relutam em procurar assistência de outros indivíduos. Pesquisadores descobriram que "moradores de zonas rurais definem saúde como ser capaz de fazer o que se deseja fazer; trata-se de uma forma de vida e um estado mental; existe uma meta de manter o equilíbrio em todos os aspectos de suas vidas" (Lee & McDonagh, 2006, p. 314, conforme citação em Winters & Lee, 2009, p. 27).
- "Moradores mais velhos de comunidades rurais e aqueles com laços com indústrias de extração têm maior probabilidade de definir saúde de uma forma funcional – trabalhar, ser produtivo e realizar as tarefas normais" (Lee & McDonagh, 2006, conforme citação em Winters & Lee, 2009).
- As comunidades rurais costumam resistir às ideias de pessoas de fora e preferem que seus provedores de saúde sejam moradores da comunidade. Uma vez que todos se conhecem, relutam em pedir ajuda ou partilhar problemas por medo de que os vizinhos passem a saber (*Bushy, 1990).
- Saúde da população:
  - Kindig e Stoddart (*2003) definem saúde populacional como "os resultados de saúde de um grupo de pessoas, inclusive a distribuição desses resultados no grupo".
  - As populações são grupos definidos de pessoas com um foco na saúde e no bem-estar desses grupos. Há cinco segmentos de saúde comuns: (1) indivíduos sem problemas de saúde, (2) de risco, (3) em início de condição crônica, (4) com condições complexas e (5) em estágio adiantado/policrônicos (Clark & Bujnowski, 2014).

Levantamento de dados na comunidade (Allender et al., 2014)

A investigação de uma comunidade pode ser usada em seu todo ou em parte, quando desejada uma investigação com algum foco. Essa investigação direcionará a coleta de dados para determinar a presença de funcionamento eficiente ou ineficiente. Cabe, ainda, ao levantamento responder pelos determinantes de saúde do Healthy People 2020.

Fontes de dados

Indivíduos
Grupos, subgrupos (p. ex., adolescentes, sem-teto, idosos)
Mapas
Câmara de comércio
Biblioteca pública
Comitês de planejamento de saúde
Comitês de trabalho rural
Programas de assistência social
Secretaria de saúde (do município e do estado)
Ministério da saúde
Governo municipal
Programas educacionais
Serviços hospitalares de benefícios comunitários
Websites (www.followed by two-letter abbreviation for state.gov; p. ex., www.ca.gov)
Organização Mundial da Saúde (OMS)
Agência Nacional de Vigilância Sanitária (Anvisa)
Serviços de saúde pública federais
Instituto Brasileiro de Geografia e Estatística (IBGE)
Departamento de vigilância em saúde
Bens da comunidade
Matriciamento de saúde da região
Levantamento de dados de necessidades de saúde comunitária

Métodos de coleta de dados

Levantamento observacional
Entrevistas com moradores da comunidade (informantes-chave)
Observação participativa
Estudos epidemiológicos descritivos
Grupos focais
Mapeamento de bens

Geográficos

Localização: bairro, cidade, município, estado
Ambiente físico: local de desastre natural (enchentes, terremotos, vulcões, furacões, tornados)
Oportunidades recreativas
Clima: calor ou frio extremo, chuva ou neve
Flora e fauna: plantas venenosas, animais doentes, animais venenosos, insetos
Ambiente artificial: moradias, represas, fornecimento de água, lixo químico, poluição do ar, poluentes industriais, qualidade do ar
Desertos sem alimento

Demográficos

Tamanho
Densidade: alta/baixa
Composição
    Proporção de sexo
    Distribuição etária
    Origens étnicas
    Distribuições raciais
    Outros (p. ex., casados, solteiros, homossexuais)
Características
    Mobilidade
    Situação socioeconômica
    Taxas de desemprego
    Nível educacional
    Tipos de emprego
    Migrantes, provisórios (p. ex., aves migratórias, pessoas sem moradia)
    Taxa de crescimento ou declínio
    Diversidade cultural

Perguntas para análise de dados

Qual é o tamanho da população e as faixas etárias?
Qual é a distribuição por sexo, raça e estado civil?
Qual é a distribuição por nível educacional, profissional e de receita financeira?

Padrões funcionais de saúde

Esta seção do livro fornece um levantamento abrangente de uma comunidade usando os padrões funcionais de saúde (*Gordon, 1994). Ela foi desenvolvida para permitir uma investigação focalizada de somente um padrão funcional de saúde, como nutrição de uma comunidade. Perguntas para análise dos dados seguem cada padrão como auxílio para determinar se há funcionamento eficiente, algum problema ou risco de problema.

Padrão de percepção-controle da saúde

Taxas de mortalidade (relacionadas à idade, maternas e neonatais)
Dez principais causas de morte
Taxas de morbidade de câncer, doença coronariana, alcoolismo, abuso de substância, doenças transmissíveis (tuberculose, doenças sexualmente transmissíveis, vírus da imunodeficiência humana)
Doença mental
Taxas de criminalidade e tipos de crime
Acidentes com veículos automotores relacionados a álcool/drogas

Riscos ambientais

    Desastres naturais, extremos climáticos, toxinas, insetos venenosos, répteis, animais, plantas venenosas

Serviços de saúde

    Serviços hospitalares, casas geriátricas, serviços ambulatoriais, saúde escolar, secretaria de saúde, serviços comunitários, unidades básicas de saúde, programas de saúde da família

Serviços de proteção

    Polícia, bombeiros, plano de resposta a desastres, serviços ambulatoriais
    Serviços de proteção ambiental

Apoio disponível

    Financeiro, alimentar, abrigo, roupas e aconselhamento

Perguntas para análise de dados

Quais são os principais problemas de saúde?
Como a comunidade responde aos principais problemas de saúde?
Ela está satisfeita com os resultados?
Quais são os programas disponíveis para promoção da saúde? Estão ao alcance da população?
Há algum grupo (cultural, étnico, carente, transitório) cujas necessidades de saúde não são atendidas?
De que forma os desempregados e as pessoas sem planos de saúde têm acesso ao atendimento de saúde?
Qual é a incidência de crimes e acidentes relacionados a álcool/drogas?
Qual é a percepção da comunidade quanto à segurança?
Quais são os riscos climáticos?
Como a comunidade reduz os riscos de lesão em condições climáticas extremas?
Quais são os riscos relacionados à flora e fauna?
De que forma a comunidade reduz os riscos de lesão?

Padrão nutricional-metabólico

Acesso a alimentos (bancos de alimentos na comunidade)
Insegurança alimentar, custo dos alimentos
Disponibilidade de alimentos saudáveis (hortas comunitárias, feiras)
Fontes de lojas de alimentos, mercados, *fast-food*, serviços nutricionais (como fornecimento de refeições em casa)
Incidência de desnutrição, excesso de peso ou obesidade
Fornecimento de água (fonte, resultados de testes)

Perguntas para análise de dados

Qual é a comparação do custo dos alimentos com outras comunidades?
Qual é a frequência do consumo de *fast-food*?
Existem programas alimentares para crianças, idosos, pessoas carentes?
Quais são os tipos de alimento encontrados nas escolas (lanchonete da escola, máquinas de venda)?

Padrão de eliminação

Sanitarismo (fornecimento de água, rede de esgoto, descarte de lixo e resíduos, controle de animais, controle de roedores e vermes)
Preocupações ecológicas (reciclagem, tipos de dejetos contaminados)

Perguntas para análise de dados

O lixo contaminado está controlado?
Depósitos de lixo constituem ou não risco de contaminação da água?
Os planos para casos de desastre estão atualizados?
Qual é o índice de poluição do ar?

Padrão de atividade-exercício

Transporte (opções, custos, acesso)
Instalações recreativas (tipos, custos, acesso)
Frequência de caminhada, uso de bicicleta, recreação (acesso, condição, segurança)
Habitação (disponibilidade, qualidade, custo)

Perguntas para análise de dados

Qual é a adequação do sistema de transporte?
São usados locais para recreação?
Há barreiras ao uso desses locais (custo, acesso, facilidade de acesso a deficientes)?
Essas áreas são seguras para crianças?
A moradia é adequada, segura, acessível quanto a custo?

Padrão cognitivo-perceptivo

Grau de instrução
Idioma
Processo de decisões comunitárias
Tomadores de decisão (com base na comunidade, nos negócios, na religião)
Instalações educacionais (educação pública, privada, de adultos, de nível superior, programas de educação de saúde, qualidade, disponibilidade, custo de cada uma)
Comunicação (publicações, estações de rádio e televisão, redes informais)

Perguntas para análise de dados

Qual é a classificação das escolas (municipais, estaduais, federais)?
Qual é a taxa de abandono/evasão?
Quais são as razões da evasão?
Há educação de adultos?
Quais são os programas educativos disponíveis para moradores não falantes nativos?
Os serviços de saúde trabalham unidos?

Padrão de papéis-relacionamento

Eventos patrocinados pela comunidade (associados a religião, centros para idosos, aulas para os pais, atividades para crianças)
Envolvimento da comunidade
Grupos socioeconômicos
Grupos étnico-raciais
Métodos de comunicação (jornais, folhetos, boletins, rádio, televisão)

Perguntas para análise de dados

Como as informações são comunicadas aos moradores?
Há reuniões públicas?
Os moradores interagem entre si?
Existe uma atmosfera amigável?
Qual é situação em relação a violência doméstica, abuso infantil, abuso de idosos?
Qual é a taxa de divórcios?

Padrão de sono-repouso

Fontes de ruído (carros, aviões, indústrias)
Rotina profissional/escolar
Ambiente que leva ao repouso/sono (iluminação, televisão, trânsito)

Perguntas para análise de dados

Como é controlado o nível de ruído?
As crianças têm 8 ou mais horas de sono?
Quais são as rotinas de sono programadas?

Padrão de enfrentamento-tolerância ao estresse

Programas assistenciais (municipais, religiosos, estaduais, federais)
Programas de intervenção em crises (serviços de saúde mental, centros de crises, números de telefone para emergências)
História de conflitos não resolvidos (raciais, gangues)
Crimes (tipos, associados a drogas)

Perguntas para análise de dados

Os programas assistenciais estão disponíveis a todos os moradores?
Existe algum problema com prostituição ou pornografia?
Quais são as estatísticas criminais?

Os moradores estão satisfeitos com os programas assistenciais?
Qual é a resposta da comunidade às crises? Raiva? Indiferença? Isolamento? Desamparo? Sobrecarga?
Quais são as barreiras para um enfrentamento eficaz?

Padrão de sexualidade-reprodução

Tamanho médio das famílias
Reprodução (taxa de natalidade, gravidez na adolescência, cuidados no pré-natal, clínicas de aborto)
Recursos para controle de natalidade
Programas educacionais (educação sexual, aulas sobre contracepção, aulas para pais)

Perguntas para análise de dados

Há serviços de planejamento familiar disponíveis a todos os moradores?
Há serviços de aconselhamento familiar disponíveis e com custo acessível?
A educação sexual tem apoio nas escolas e na comunidade?

Padrão de valores-crenças

Origens da comunidade
Tradições comunitárias
Religiões na comunidade

Perguntas para análise de dados

Quais são as prioridades da comunidade?
A maior parte dos moradores acha que é valorizada na comunidade?
Todos os grupos étnicos são aceitos?
Todos os grupos religiosos são aceitos?

CONTAMINAÇÃO: COMUNIDADE[*]

Contaminação: Comunidade

Risco de contaminação: Comunidade

Definição da NANDA-I

Exposição a contaminantes ambientais em doses suficientes para causar efeitos adversos à saúde.

Características definidoras

Grupos de indivíduos que buscam atendimento de saúde para sinais ou sintomas similares
Os sinais e sintomas dependem dos agentes causadores; estes incluem pesticidas, produtos químicos, agentes biológicos, dejetos, radiação e poluição
Grande quantidade de indivíduos com doenças agudas e potencialmente fatais
Animais ou peixes doentes, morrendo ou mortos; ausência de insetos
A medida dos contaminantes ultrapassa os níveis aceitáveis

Fatores relacionados

Fisiopatológicos

Presença de bactérias, vírus, toxinas

Relacionados ao tratamento

Uso insuficiente ou ausente de protocolo de descontaminação
Uso inadequado ou ausente de roupas protetoras

---

[*] N. de R.T. Este diagnóstico consta na NANDA-I 2018-2020 apenas como *Contaminação*.

Situacionais

    Atos de bioterrorismo
    Enchentes, terremotos ou outros desastres naturais
    Vazamentos em encanamento de esgoto
    Emissões industriais; descargas de contaminantes, intencionais ou acidentais, por indústrias ou outras empresas
    Fatores físicos (p. ex., condições climáticas, como temperatura, ventos; área geográfica)
    Fatores sociais (p. ex., multidões, pobreza, falta de acesso a atendimento de saúde, sanitarismo)
    Fatores biológicos (p. ex., presença de vetores, como mosquitos, carrapatos, roedores)

Ambientais

    Contaminação de aquíferos por tanques sépticos
    Contaminação intencional/acidental de fontes de alimento e água
    Exposição a metais pesados ou substâncias químicas, poluentes atmosféricos, radiação, bioterrorismo, desastre; exposições concomitantes ou anteriores

Maturacionais

    Dinâmica comunitária (participação, estrutura de poder e tomadas de decisão, esforços cooperativos)

Conceitos-chave

- Mais de 70 mil substâncias químicas industriais têm registro na Agência de Proteção Ambiental norte-americana para uso comercial, e em média 2.300 novas substâncias químicas são introduzidas anualmente. Hoje, todos os indivíduos estão expostos a poluentes sintéticos na água potável, no ar e no suprimento alimentar, bem como em produtos e pesticidas domésticos (*Thornton, McCally & Houlihan, 2002).

Critérios para a investigação focalizada

Dados subjetivos

Investigar as características definidoras

    Grupamentos de membros da comunidade relatam o seguinte:
        Manifestações respiratórias/cardíacas (p. ex., dificuldade para respirar, tosse, sintomas de gripe, batimentos cardíacos irregulares)
        Manifestações gastrintestinais (p. ex., dor estomacal, diarreia, cólica, náusea, vômito)
        Manifestações neurológicas (p. ex., fraqueza muscular dores articulares e musculares, alterações na visão)
        Manifestações dermatológicas (p. ex., lesões, pústulas, irritação de pele, prurido, bolhas, queimaduras)
        Exposição à radiação
        Gestações que resultam em defeitos no nascimento
        Líquidos, aerossóis ou vapores raros no trabalho ou em casa
        Animais mortos ou morrendo na área
        Explosões ou bombas
        Emprego ou moradia perto de instalações industriais, agrícolas ou comerciais

Dados objetivos

    Grupamentos de membros da comunidade com:
        Manifestações neurológicas (p. ex., alucinações, confusão, convulsões, de nível consciência diminuído, alterações pupilares e visão borrada)
        Manifestações pulmonares (p. ex., dispneia, cianose)
        Manfestações cardíacas (p. ex., arritmia cardíaca, hipertensão, hipotensão)
        Manifestações tegumentares (p. ex., lesões de pele, pústulas, descamações, bolhas, ulcerações, queimaduras, vermelhidão, descamação seca ou úmida, icterícia)
        Febre
        Cânceres (tireoide, pele, leucemia)
        Defeitos congênitos
        Doenças radioativas (p. ex., fraqueza, perda dos cabelos, alterações na química do sangue, hemorragia, funcionamento diminuído de órgãos)

Investigar os fatores relacionados

Ver Fatores relacionados.

Metas

- A comunidade usará sistemas de dados de supervisão em saúde para monitorar a ocorrência de incidentes por contaminação.
- A comunidade participará de exercícios para atendimento de múltiplas vítimas e prontidão para desastres.
- A comunidade usará um plano de desastres para evacuar e triar os membros afetados.
- Será minimizada a exposição da comunidade a contaminantes.
- Serão minimizados os efeitos à saúde associados com contaminação.

Intervenções

Intervenções gerais

Monitorar a ocorrência de incidentes por contaminação usando dados de supervisão em saúde

Justificativa: *A supervisão e a detecção precoces são componentes essenciais de preparação para ataques biológicos potenciais (*Veenema, 2003).*

Fornecer informações precisas sobre os riscos envolvidos, as medidas preventivas e o uso de antibióticos e vacinas

- Estimular os membros da comunidade a conversarem com outras pessoas sobre seus medos.
- Fornecer medidas gerais de apoio (alimentos, água, abrigo).

J: *Intervenções voltadas a apoiar e enfrentar ajudam a comunidade a administrar sentimentos de medo, desamparo e perda de controle, reações normais em situações críticas.*

J: *O tratamento da contaminação antes e depois da exposição diminuirá os sintomas e reduzirá a mortalidade. O sucesso da resposta tem relação com a capacidade de, efetivamente, descontaminar os indivíduos, proteger os profissionais de saúde, providenciar comunicação, transporte eficiente e tratamento competente (Agency for Toxic Substances and Disease Registry [ATSDR], 2014).*

Intervenções específicas

Prevenção

- Identificar os fatores de risco na comunidade e elaborar programas para prevenir a ocorrência de desastres.

Prontidão

- Planejar a comunicação, a evacuação, o resgate e o atendimento às vítimas.
- Agendar treinamentos para o atendimento de múltiplas vítimas e prontidão para desastres.

Reação

- Identificar contaminantes no ambiente.
- Educar a comunidade sobre o contaminante do ambiente.
- Colaborar com outras agências (secretaria de saúde local, setores médicos de emergência, agências estaduais e federais).
- Resgatar, triar, estabilizar, transportar e tratar membros afetados da comunidade.

Recuperação

- Os serviços de saúde mental devem auxiliar a recuperação psicológica e enfatizar princípios de uma sensação de segurança, calma, de ser capaz de solucionar os problemas, de conexão a apoio social e de esperança.

Procedimento de descontaminação

- A descontaminação primária de pessoas expostas é específica do agente.
- Remover as roupas contaminadas.
- Usar grandes quantidades de água e sabão ou hipocloreto de sódio diluído (0,5%).
- Descontaminação secundária (das roupas ou de equipamento das pessoas expostas) – usar proteção física apropriada.

    J: *Os procedimentos de descontaminação previnem a exposição de outros membros da comunidade e profissionais de saúde.*

- Empregar precauções adequadas de isolamento: universais, aéreas, por gotículas e de contato.

    J: *As precauções evitam a contaminação cruzada por agente.*

Risco de contaminação: Comunidade❖

Definição da NANDA-I
Suscetibilidade à exposição a contaminantes ambientais que pode comprometer a saúde.

Fatores de risco
Ver Fatores relacionados em *Contaminação: Comunidade*.

Conceitos-chave
Ver Conceitos-chave em *Contaminação: Comunidade*.

Critérios para a investigação focalizada
Investigar os fatores relacionados
Ver Fatores relacionados em *Contaminação: Comunidade*.

Metas
- A comunidade usará sistemas de dados de supervisão em saúde para monitorar a ocorrência de incidentes por contaminação.
- A comunidade participará de exercícios para atendimento de múltiplas vítimas e prontidão para desastres.
- A comunidade permanecerá livre de efeitos à saúde relacionados a contaminantes.

Intervenções

Monitorar a ocorrência de incidentes por contaminação usando dados de supervisão em saúde

  J: *A detecção precoce de contaminação ambiental reduzirá o risco de ocorrência de contaminação real.*

Fornecer informações precisas sobre os riscos envolvidos e as medidas preventivas
- Estimular os membros da comunidade a conversarem com outras pessoas sobre seus medos.

  J: *Intervenções voltadas a apoiar e enfrentar ajudam a comunidade a administrar sentimentos de medo, desamparo e perda de controle, reações normais em situações críticas.*

Identificar os fatores de risco na comunidade e desenvolver programas para prevenir a ocorrência de desastres
- Informar as instituições autorizadas a proteger o ambiente ambiental sobre contaminantes na área.
- Modificar o ambiente para minimizar os riscos.

  J: *A modificação do ambiente reduzirá o risco de ocorrência de contaminação real.*

CONTROLE DEFICIENTE DA SAÚDE DA COMUNIDADE[1]

Definição
Padrão de regulação e integração em processos comunitários de programas para tratamento de doenças e suas sequelas, que é insatisfatório para alcançar as das metas relacionadas à saúde.

Características definidoras
Dificuldade expressa de atender às necessidades de saúde nas comunidades
Aceleração (esperada ou inesperada) da(s) doença(s)
Taxas de morbidade e mortalidade acima do normal

---

[1] Este diagnóstico não consta na NANDA-I 2018-2020, mas foi incluído por sua clareza ou utilidade.

❖ N. de R.T. Este diagnóstico consta na NANDA-I 2018-2020 apenas como *Risco de contaminação*.

Fatores relacionados

Situacionais (ambientais)

Relacionados à indisponibilidade de programas na comunidade para (especificar):

- Prevenção de doenças
- Imunizações
- Prevenção de acidentes
- Cessação do tabagismo
- Abuso de álcool
- Triagem de doenças
- Cuidados dentários
- Segurança contra incêndio
- Abuso de substâncias
- Abuso infantil

Relacionados a problemas de acesso a programas secundários a:

- Comunicação inadequada
- Falta de transporte
- Horários limitados
- Recursos financeiros insuficientes

Relacionados à complexidade das necessidades da população

Relacionados à falta de percepção da disponibilidade

Relacionados a múltiplas necessidades de grupos vulneráveis (especificar):

- Pessoas sem moradia
- Nível abaixo da linha de pobreza
- Adolescentes grávidas
- Indivíduos restritos ao leito

Relacionados à indisponibilidade ou insuficiência de instituições de saúde

Nota da autora

Este diagnóstico descreve uma comunidade que está vivenciando controle insatisfatório de seus problemas de saúde. Pode também descrever uma comunidade com evidências de que uma população esteja com serviços abaixo das necessidades devido à falta de disponibilidade de recursos para atendimento de saúde, acesso ou conhecimento a respeito deles. Os enfermeiros comunitários, utilizando os resultados de investigações na comunidade, podem identificar seus grupos de risco e suas necessidades gerais. Além disso, investigam sistemas de saúde, transporte e assistência social, bem como o acesso a eles.

Metas

Esta comunidade atingirá as seguintes metas:

- Identifica recursos comunitários necessários.
- Promove o uso dos recursos da comunidade para problemas de saúde.

NOC Participação: Decisões sobre cuidados de saúde, Controle de riscos, Detecção de risco

Intervenções

NIC Apoio à tomada de decisão, Orientação quanto ao uso do sistema de saúde, Identificação de risco, Desenvolvimento da saúde comunitária, Identificação de risco

Usar dados da secretaria de saúde (municipal, estadual, federal) para identificar os principais problemas de saúde e os riscos associados, por exemplo:

- Obesidade.
- Doença cardíaca.
- Asma.
- Acidentes automobilísticos.

Justificativa: *Esses dados fornecerão estatísticas exatas (Allender, Rector & Warner, 2010).*

Organizar grupos focais para investigação de necessidades e bens de saúde; incluir grupos de diferentes faixas etárias, grupos étnicos e raciais e moradores com tempos de moradia variados

- Iniciar a conversa com perguntas como as seguintes: (Clark, 2009):
  - Como é viver nessa comunidade?
  - O que poderia melhorar a vida na comunidade?
  - Que espécie de coisas poderiam melhorar a saúde de seus moradores?
  - O que a secretaria de saúde poderia fazer para melhorar a saúde das pessoas da comunidade?
  - O que você ou as pessoas que conhece fazem para melhorar a vida na comunidade?

J: *"Grupos focais especificamente voltados a todos os segmentos da população mostraram ser um mecanismo eficaz para a obtenção de informações relativas à comunidade a respeito das necessidades e dos recursos de saúde"* (Clark, 2009).

Reunir-se com grupos comunitários (unidades de saúde, grupos religiosos, agências governamentais) para revisar os achados dos grupos focais e discutir um planejamento colaborativo

J: *A construção de uma comunidade pode desenvolver novas lideranças e as já existentes, além de fortalecer as organizações comunitárias e a cooperação entre elas (*McLeroy Norton, Kegler, Burdine & Sumaya, 2003).*

Organizar os dados das respostas

- Classificar todas as amostragem.
- Categorizar as respostas provenientes dos grupos selecionados (p. ex., idade, sexo, nível de renda, deficientes).

J: *O custo dos programas de saúde e a limitação dos recursos tornam imperativa a identificação de prioridades (Edelman et al., 2014).*

Analisar os achados

- Quais são os problemas gerais de saúde relatados?
- Quais são as preocupações de saúde de:
  - Idosos.
  - Famílias com filhos de até 20 anos de idade.
  - Famílias de pais solteiros.
  - Respondentes com menos de 45 anos.
  - Pessoas que vivem abaixo do nível de pobreza.
  - Pessoas sem plano de saúde.
  - Adolescentes.
  - Novos imigrantes.

J: *O planejamento de programas de saúde proporciona uma estrutura ordenada com o objetivo de organizar grandes quantidades de dados para o alcance bem-sucedido das metas de saúde da comunidade (*Clemen-Stone et al., 2001).*

Avaliar os recursos da comunidade

- Quais são os recursos disponíveis para os problemas de saúde identificados?
- Há utilização dos serviços ou problemas de acesso a eles?
- De que forma a população fica sabendo dos serviços?
- Identificar os problemas para os quais não há recursos disponíveis na comunidade.

J: *A avaliação dos recursos disponíveis é necessária para combinar as atividades planejadas e determinar se é preciso financiamento para mais recursos (Edelman et al., 2014).*

Não existindo serviços, buscar desenvolver programas

Examinar e avaliar programas similares de outras comunidades

- Informações básicas.
- Finalidade e metas.
- Serviços disponíveis.
- Recursos financeiros.
- Custos para os participantes.
- Possibilidades de acesso aos serviços.

Reunir-se com as pessoas adequadas para discutir os achados (levantamentos, visitas aos locais); tratar de

- Presença do apoio da comunidade.
- Especialistas e tecnologia disponíveis na comunidade.
- Apoio financeiro.

Identificar as fontes de assistência apropriadas na comunidade

- Departamentos em hospitais.
- Secretarias de saúde.
- Organizações religiosas.
- Câmara de comércio.
- Profissionais de saúde.

- Indústrias.
- Fundações privadas.
- Agências de assistência pública.
- Associações profissionais.

Colaborar com as universidades para a elaboração de um plano de subsídios

J: *Os subsídios são uma realidade nas realizações da saúde pública (Allender et al., 2010).*

Planejar o programa (ver Disposição para enfrentamento melhorado da comunidade referente a intervenções de planejamento comunitário)

Se houver serviços, mas forem subutilizados, investigar (Bamberger et al., 2000)

Barreiras sistêmicas

- Horários de funcionamento (inconvenientes).
- Localização dos serviços (acesso, estética, distância).
- Eficiência e atmosfera.
- Custos.
- Sistemas complicados de marcação de consultas.
- Ambiente pouco amigável.

Barreiras pessoais

- Desconfiança.
- Prioridades de vida competitivas.
- Sentimento de impotência.
- Falta de escolaridade.
- Carência de recursos (p. ex., telefone, transporte, cuidado de crianças, recursos financeiros).
- Agenda imprevisível de trabalho.
- Idioma diferente do local.

J: *A menos que sejam identificadas e eliminadas as barreiras para acessar os serviços de saúde, eles continuarão subutilizados (Bamberger et al., 2000).*

Avaliar o acesso da população vulnerável ao atendimento de saúde e ao conhecimento dos fatores de risco

- Famílias rurais, idosos.
- Trabalhadores imigrantes.
- Novos imigrantes.
- Pessoas sem moradia.
- Pessoas que vivem abaixo do nível de pobreza.

J: *O acesso ao atendimento de saúde é uma questão tanto de justiça social quanto de distribuição (Allender et al., 2010).*

Priorizar a garantia de que as necessidades básicas de alimento, abrigo, roupas e segurança sejam atendidas antes da tentativa de tratar necessidades de saúde superiores

J: *As necessidades fisiológicas devem ser atendidas antes que a pessoa possa se concentrar no atendimento de necessidades superiores de bem-estar pessoal (*Maslow, 1971).*

Dar informações sobre a prevenção de doenças, a promoção da saúde e os serviços de saúde a populações vulneráveis (p. ex., unidades básicas de saúde)

- Garantir que o material de leitura esteja adequado ao grupo-alvo (p. ex., nível de leitura, linguagem, desenhos ou gravuras).
- Usar cartazes e folhetos.
- Selecionar os locais comumente utilizados pela população-alvo:
  - Mercados, lojas de conveniência.
  - Centros de atendimento-dia.
  - Atividades escolares.
  - Serviços religiosos.
  - Lavanderias.
  - Feiras na comunidade.
  - Reuniões.
  - Eventos esportivos.

J: *As populações vulneráveis (pobres, sem plano de saúde, minorias étnicas) informam ausência de fonte estabelecida de atendimento, não ocorrência de visitas ambulatoriais nos 12 meses anteriores e condição de saúde regular ou ruim (Agency for Healhcare Research and Quality, 2014). Os grupos vulneráveis aguardam mais tempo para a obtenção de consultas médicas e percebem a comunicação com seus médicos como aquém do desejado (Agency for Healthcare Research and Quality, 2014). Eles apresentam taxas de mortalidade prematura mais altas, maior morbidade, baixa condição funcional e baixa qualidade de vida (Agency for Healthcare Research and Quality, 2014).*

DISPOSIÇÃO PARA ENFRENTAMENTO MELHORADO DA COMUNIDADE

Definição da NANDA-I

Padrão de atividades da comunidade para adaptação e resolução de problemas para atender às demandas ou necessidades da comunidade e que pode ser fortalecido.

Características definidoras*

Expressa desejo de melhorar
- Disponibilidade de programas recreacionais na comunidade
- Disponibilidade de programas de relaxamento na comunidade
- Comunicação entre membros da comunidade
- Comunicação entre agregados e a comunidade maior
- Planejamento comunitário para estressores previsíveis
- Recursos da comunidade para controle de estressores
- Responsabilidade da comunidade pelo controle do estresse
- Solução de problemas para tópico identificado

Busca de apoio social
Uso de uma ampla gama de estratégias voltadas à emoção
Uso de uma ampla gama de estratégias voltadas a problemas
Uso de recursos espirituais

Fatores relacionados

Não aplicáveis.

Nota da autora

Este diagnóstico pode ser utilizado para descrever uma comunidade que queira melhorar algum padrão já eficaz de enfrentamento. Para que uma comunidade receba assistência a fim de atingir um nível superior de funcionamento, suas necessidades básicas de alimento, abrigo, segurança, um ambiente limpo e uma rede de apoio devem ser priorizadas. Quando atendidas, os programas podem se concentrar em um funcionamento superior, como bem-estar e autorrealização. Podem ser criados programas comunitários após um levantamento da comunidade e em razão de alguma solicitação desta. Eles podem ter o foco na melhoria da promoção da saúde, com tópicos associados a uma nutrição ideal, controle do peso, programas regulares de exercício, controle construtivo do estresse, apoio social, responsabilidades de papel e preparo para eventos do ciclo de vida e seu enfrentamento, sejam eles aposentadoria, paternidade/maternidade ou gravidez.

Metas

A comunidade (especificar tipo, p. ex., cidade, bairro) oferecerá programas para melhorar (especificar o tipo de foco, p. ex., nutrição), conforme evidenciado pelos seguintes indicadores:
- Identifica necessidades de promoção da saúde (especificar, p. ex., redução diária de alimentos com alto teor de gordura, aumento do consumo de frutas e verduras).
- Tem acesso a recursos necessários (especificar, p. ex., especialistas, nutricionistas, universitários).
- Desenvolve programas (especificar, p. ex., feira da saúde, lanchonetes escolares, materiais impressos), com base em um levantamento das necessidades.
- Implementa políticas de saúde (p. ex., associação de diabéticos que criam protocolos para refeições saudáveis).

NOC Competência da comunidade, Estado de saúde da comunidade, Controle de riscos comunitário

Intervenções

NIC Desenvolvimento de programa de saúde, Identificação de risco, Desenvolvimento da saúde comunitária, Proteção contra riscos ambientais

Incentivar grupos focais a discutirem programas de assistência a moradores com enfrentamento positivo das tarefas do desenvolvimento

- Providenciar grupos focais de acordo com as faixas etárias, incluindo grupos diversos.

    Justificativa: *As investigações com grupos focais são vantajosas devido à sua eficácia e baixo custo (Allender, Rector & Warner, 2014).*

Planejar programas voltados a determinada população

Adolescentes (13-18 anos)
- Planejamento profissional.
- Controle do estresse.
- Abuso de substâncias.
- Tópicos associados à atividade sexual.

Jovens adultos (18-35 anos)
- Escolha profissional.
- Relacionamentos construtivos.
- Equilíbrio da própria vida.
- Questões parentais.

Adultos de meia-idade (35-65 anos)
- Saída dos filhos de casa.
- Questões parentais.
- Relacionamentos recíprocos.
- Envelhecimento dos pais.
- Tempo qualificado de lazer.

Idosos (65 anos ou mais)
- Questões de aposentadoria.
- Equilíbrio da própria vida.
- Perdas antecipadas.
- Mito e realidade do envelhecimento.
- Opções de exercício (em casa, centro específico).

Todas as idades
- Planejamento cívico.
- Atendimento às necessidades de todos os membros da comunidade.
- Intervenções em crises.
- Pesar.
- Envolvimento na comunidade.

    J: *Os eventos do ciclo de vida são tarefas de desenvolvimento previsíveis para jovens adultos, adultos na meia-idade e idosos (ver Conceitos-Chave quanto a especificidades). Os programas na comunidade podem ser planejados para ajudar as pessoas a se adaptarem, com sucesso, aos eventos do ciclo de vida (*Clemen-Stone et al., 2001; Edelman, Kudzma & Mandle, 2014).*

Discutir programas que promovam bem-estar de alto nível

- Nutrição ideal.
- Controle de peso.
- Programas de exercício relevantes à idade.
- Programas de socialização.
- Solução eficaz de problemas.
- Prevenção de lesões.
- Qualidade ambiental.

Definir as necessidades-alvo de promoção da saúde

- Analisar os levantamentos feitos na comunidade.
- Priorizar necessidades:
  - Organizar as reações dos grupos focais.
  - Probabilidade de sucesso.
  - Proporção custo-benefício (p. ex., recursos disponíveis).
  - Potencial de elaboração de políticas.

Selecionar um programa de promoção da saúde

- Identificar a população-alvo (p. ex., toda a comunidade, idosos, adolescentes).
- Delinear um cronograma para os estágios de planejamento e implementação.

J: *Os grupos focais podem identificar levantamentos dos residentes relativos a necessidades de saúde e promover seu envolvimento nos programas da comunidade (Allender et al., 2014).*

Reunir-se com grupos comunitárias (unidades de saúde, grupos religiosos, agências governamentais) para revisar os achados dos grupos focais e discutir programação colaborativa

J: *A construção de uma comunidade pode desenvolver novas lideranças e as já existentes, além de fortalecer as organizações comunitárias e a cooperação entre elas.*

Planejar o programa

- Desenvolver objetivos detalhados e prazos de avaliação do programa a ser usado.
  - Conteúdo.
  - Tempo necessário.
  - Método de ensino ideal para o grupo-alvo.
  - Recursos auxiliares de ensino (p. ex., material com letras grandes).
- Estabelecer os recursos necessários e suas fontes.
  - Espaço.
  - Transporte disponível.
  - Melhor dia da semana.
  - Melhor momento no ano.
  - Suprimentos, equipamento audiovisual.
  - Recursos financeiros (orçados, doações).
- Divulgar o programa.
  - Mídia (p. ex., jornal, televisão, rádio).
  - Cartazes (lojas de alimentos, estação de trem).
  - Folhetos (distribuição via escolas para chegar até as casas).
  - Propaganda oral (organizações religiosas, clubes na comunidade, escolas).
  - Palestrante convidado (clubes da comunidade, escolas).

J: *O enfermeiro comunitário, como defensor e elemento de conexão na comunidade, coopera com outros profissionais e instituições, combinando recursos com as necessidades identificadas na comunidade para o sucesso dos programas (Edelman et al., 2014).*

Oferecer o programa e avaliar se foram atingidas as metas desejadas

- Número de participantes.
- *Feedback* negativo.
- Objetivos atingidos.
- Gastos reais *versus* gastos orçados.
- Estatísticas (p. ex., acidentes com bicicleta).
- Avaliação dos participantes.
- Planejamento adequado.
- Revisões para futuros planejamentos.
- Responsabilidade compartilhada.

J: *As avaliações determinarão se o programa foi total ou parcialmente eficaz ou se foi ineficaz no alcance de seus objetivos (Edelman et al., 2014).*

Determinar os pontos fortes, as limitações do programa e planejar uma nova metodologia, se necessário

J: *Os programas de promoção da saúde nas comunidades devem demonstrar eficácia para obter seu apoio contínuo e financeiro (Edelman et al., 2014).*

ENFRENTAMENTO INEFICAZ DA COMUNIDADE

Definição da NANDA-I
Padrão de atividades comunitárias de adaptação e resolução de problemas que é insatisfatório para atender às demandas ou necessidades da comunidade.

Características definidoras*
A comunidade não satisfaz às próprias expectativas
Déficit na participação da comunidade
Conflitos excessivos na comunidade
Relatos de impotência da comunidade
Relatos de vulnerabilidade da comunidade
Altas taxas de doenças
Aumento de problemas sociais (p. ex., homicídio, vandalismo, incêndio criminoso, terrorismo, infanticídio, abuso, divórcio, desemprego, pobreza, militância, doença mental)
Estressores percebidos como excessivos

Fatores de risco
Presença de fatores de risco (ver Fatores relacionados)

Fatores relacionados

Situacionais
Relacionados a sistemas comunitários ineficazes ou inexistentes (p. ex., falta de serviços de saúde de emergência, sistema de transporte, sistema de planejamento para desastres)[2]

Relacionados à falta de conhecimento de recursos

Relacionados a padrões inadequados de comunicação

Relacionados à coesão inadequada da comunidade

Relacionados a recursos inadequados para a solução de problemas

Relacionados a desastres[2] *naturais secundários a:*

Enchentes
Furacões
Terremotos
Epidemias
Avalanches

Relacionados a efeitos traumáticos de:[2]
Acidente com avião
Desastre industrial
Grande incêndio
Desastre ambiental
Terremoto

Relacionados à ameaça à segurança da comunidade (p. ex., assassinato, estupro, rapto, roubo)[2]

Relacionados a aumento repentino do desemprego na comunidade

Maturacionais
Relacionados a recursos inadequados para:
Crianças
Pais que trabalham
Adolescentes
Idosos

---

[2] Representam os fatores de risco para *Risco de enfrentamento ineficaz da comunidade*. Ver Nota da autora para maiores esclarecimentos.

Nota da autora

Enfrentamento ineficaz da comunidade é um diagnóstico de uma comunidade que não possui um sistema construtivo preparado para enfrentar eventos ou mudanças que venham a ocorrer. As intervenções concentram-se em melhorar o diálogo, o planejamento e a identificação dos recursos da comunidade.

Quando uma comunidade passa por algum desastre natural (p. ex., furacão, enchente), uma ameaça à segurança (p. ex., assassinato, violência, estupro) ou algum desastre causado pelo homem (p. ex., acidente de avião, incêndio de grandes porporções), o foco deve estar em estratégias de prevenção. O diagnóstico *Risco de enfrentamento ineficaz da comunidade* é mais apropriado quando a comunidade foi vítima de algum desastre ou crime violento.

Metas

A comunidade participará na solução eficaz de problemas, conforme evidenciado pelos seguintes indicadores:

- Identifica o problema.
- Acessa informações para melhorar o enfrentamento.
- Usa canais de comunicação para ter acesso à assistência.

NOC Competência da comunidade, Estado de saúde da comunidade, Controle de riscos comunitário

Intervenções

NIC Desenvolvimento da saúde comunitária, Proteção contra riscos ambientais, Desenvolvimento de programa, Identificação de risco

Investigar os fatores causadores ou contribuintes

- Ver Fatores relacionados.

Proporcionar oportunidades aos membros da comunidade (p. ex., escolas, igrejas, sinagogas, prefeitura) para reunião e discussão da situação

- Demonstrar aceitação de raiva, retraimento ou negação dos membros da comunidade.
- Corrigir informações erradas, conforme a necessidade.
- Desestimular processo de culpabilização.

Justificativa: *Alguns comportamentos ou crenças (p. ex., ansiedade, medo, conflito de valores) podem interferir na solução dos problemas, devendo ser investigados nas discussões (*Clemen-Stone et al., 2001).*

Providenciar uma comunicação eficiente (Allender, Rector & Warner, 2014)

- Permitir perguntas e dar atenção a elas.
- Transmitir os fatos.
- Transmitir seriedade.
- Ser claro, simples e repetitivo.
- Apresentar soluções e sugestões.
- Abordar as necessidades reais e percebidas.

J: *Para que a comunicação realmente leve à ação, deve ter crédito, ser atual, clara, transmitir autoridade e prever a probabilidade de eventos futuros (Allender et al., 2014).*

Promover a competência da comunidade nos enfrentamentos

- Concentrar-se nas metas da comunidade, e não nas dos indivíduos.
- Envolver os subgrupos nas discussões e no planejamento dos grupos.
- Garantir acesso a recursos para todos os membros (p. ex., horários flexíveis para pessoas que trabalham).
- Criar um método para desacordos formais.
- Avaliar o impacto de cada decisão em todos os membros da comunidade.

J: *Para que uma comunidade enfrente uma situação com eficiência, deve funcionar de modo coletivo, e não individual (Allender at el., 2014).*

Estabelecer um centro de informações comunitário na biblioteca local para acesso a informações e apoio (p. ex., telefone, internet)

J: *"A biblioteca pública tem os recursos e os conhecimentos para a abordagem da necessidade de informações rápidas, confiáveis e relevantes, em qualquer conflito ou crise, sem custos".*

Identificar os recursos cooperativos que possam ser acessados em secretarias de saúde, organizações religiosas, serviços de cunho social e instituições de saúde

> **J:** *A colaboração entre organizações aproveita os aspectos positivos de todos e aumenta a participação da comunidade.*

Usar o centro de informações da comunidade (p. ex., biblioteca local) para informar os moradores sobre as atividades contínuas e o progresso

> **J:** *Canais abertos de comunicação podem reduzir a especulação, a raiva e a apatia (Allender et al., 2014).*

SAÚDE DEFICIENTE DA COMUNIDADE

Definição da NANDA-I*

Presença de um ou mais problemas de saúde ou fatores que impedem o bem-estar ou aumentam o risco de problemas de saúde vivenciados por um grupo.

Características definidoras*

Incidência de riscos relativos à hospitalização vivida por membros da comunidade ou populações
Incidência de riscos relacionados a estados fisiológicos vivenciados por membros da comunidade ou populações
Incidência de riscos relacionados a estados psicológicos vivenciados por membros da comunidade ou populações
Incidência de problemas de saúde vivenciados por membros da comunidade ou populações
Ausência de programa disponível para reforçar o bem-estar de membros da comunidade ou populações[3]
Ausência de programa disponível para prevenção de um ou mais problemas de saúde para membros da comunidade ou populações[3]
Ausência de programa disponível para reduzir um ou mais de um problema de saúde de membros da comunidade ou populações[3]
Ausência de programa disponível para eliminar um ou mais de um problema de saúde de membros da comunidade ou populações[3]

Fatores relacionados*

Falta de acesso a serviços de saúde adequados
Falta de especialistas na comunidade
Recursos limitados
Programa com custo inadequado
Programa com apoio comunitário inadequado
Programa com satisfação inadequada dos consumidores
Programa com avaliação inadequada
Programa com dados inadequados de resultados
Programa que aborda parcialmente o problema de saúde

Nota da autora

Este diagnóstico de enfermagem da NANDA-I descreve uma comunidade com problemas de saúde que precisam de investigação e elaboração de programas. Os programas devem ser acessíveis, baratos, disponíveis e realistas para que sejam alcançados os melhores resultados.

Tal diagnóstico, ainda que diferente de *Controle deficiente da saúde*, partilha o mesmo foco de investigação e elaboração de programas da comunidade. Ver Conceitos-chave e Levantamento de dados na comunidade no início da Seção 3, Diagnósticos de enfermagem da comunidade.

---

[3] Estas quatro características definidoras não definem saúde da comunidade; em vez disso, são fatores relacionados que contribuem para *Saúde deficiente da comunidade*.

914　PARTE 2 • SEÇÃO 3 • Diagnósticos de enfermagem da comunidade

Metas

Ver *Controle deficiente da saúde da comunidade.*

NOC Ver *Controle deficiente da saúde da comunidade.*

Intervenções

Ver *Controle deficiente da saúde da comunidade.*

NIC Ver *Controle deficiente da saúde da comunidade.*

Seção 4
Diagnósticos de enfermagem de promoção da saúde

Esta seção do livro organiza todos os diagnósticos de promoção da saúde/bem-estar para as pessoas. *Disposição para controle da saúde melhorado* é um diagnóstico de enfermagem amplo que pode ser útil quando determinado diagnóstico de bem-estar não trata do tópico de saúde buscado.

Um diagnóstico de promoção da saúde é "um julgamento clínico relacionado à motivação e ao desejo de aumentar o bem-estar e de colocar em prática o potencial de saúde humano". Promover a saúde pode se dar em uma pessoa, grupo familiar ou comunidade" (Herdman & Kamitsura, 2014). Um diagnóstico de enfermagem de promoção da saúde que seja válido tem duas exigências: (1) a pessoa tem um desejo de aumentar o bem-estar em determinada área e (2) a pessoa, no momento, está funcionando com eficiência em determinada área.

Diagnósticos de enfermagem de promoção da saúde são enunciados com uma só parte, sem fatores relacionados. As metas fixadas pela pessoa ou pelo grupo direcionam suas ações para melhorar sua saúde.

Ainda ocorre confusão sobre a utilidade clínica desse tipo de diagnóstico. Esta autora acredita que alguns desses diagnósticos possam ser fortalecidos e clinicamente úteis, como *Disposição para paternidade ou maternidade melhorada* ou *Disposição para enfrentamento melhorado da comunidade*, ao passo que outros, como *Disposição para poder melhorado*, *Disposição para eliminação urinária melhorada* e outros diagnósticos similares são questionáveis quanto à utilidade clínica. Em cada diagnóstico, as Notas da Autora esclarecerão sua utilidade clínica diagnóstica.

De uma perspectiva clínica, os dados que representam os pontos positivos podem ser importantes para conhecimento dos enfermeiros. Os pontos fortes podem ajudar esses profissionais a selecionarem as intervenções de redução ou prevenção de um problema em outro padrão de saúde. A investigação dos pontos fortes é assunto do Capítulo 6. Se os enfermeiros desejarem caracterizar a intensidade, ela deverá ser documentada no formulário de investigação ou no plano de cuidados. Se o paciente desejar assistência na promoção de um nível superior de funcionamento, *Disposição para (especificar) melhorado* será útil em alguns lugares, por exemplo, escolas, centros comunitários, instalações para vida assistida de idosos. Os profissionais interessados podem utilizar esses diagnósticos de promoção da saúde e do bem-estar e estão convidados a partilhar seu trabalho com a NANDA e esta autora.

Conceitos-chave

- O Projeto Healthy People 2020 tem duas principais metas (http://healthypeople.gov/):
  - Aumentar a qualidade e os anos de vida saudável.
  - Eliminar as disparidades de saúde.
- A promoção da saúde trata de estratégias que auxiliem as pessoas a viver no mais alto nível possível de bem-estar (Edelman, Kudzma & Mandle, 2014).
- Todas as pessoas podem ser auxiliadas a ter um estilo de vida mais saudável, quando motivadas e informadas. Se um indivíduo apresentar deficiências no estilo de vida, outros diagnósticos de enfermagem serão mais eficientes, como *Comportamento de saúde propenso a risco* ou *Nutrição desequilibrada*.
- Alguns indivíduos fazem escolhas saudáveis com regularidade. Eles podem querer aumentar o poder dessas escolhas para ficarem ainda mais saudáveis em uma ou mais áreas, como processo decisório ou alimentação.
- O enfermeiro é o defensor de estilos de vida e comportamentos pessoais mais saudáveis. Ver Anexo C: Estratégias para promover a participação de indivíduos/famílias para melhores resultados na saúde.
- O enfermeiro deve cuidar para não julgar as práticas de saúde gerais da pessoa/família como barreiras para aumentar o bem-estar em determinada área. Por exemplo, uma mulher pode ser fumante e também consumir uma dieta equilibrada, com pouca gordura e colesterol; se for seu desejo, poderá melhorar a alimentação já nutritiva. O tabagismo pode ser tratado em *Comportamento de saúde propenso a risco*.

Promoção da saúde/investigação do bem-estar (Carpenito-Moyet, 2007; Edelman, Kudzma & Mandle, 2014; *Gordon, 2002)

Dados subjetivos

Padrão de percepção da saúde-controle da saúde

Solicitar ao indivíduo que faça uma marcação na categoria que costuma praticar e duas marcações nas que pratica diariamente (*Breslow & Hron, 2004):

- Três refeições diárias, em horários regulares, e ausência de lanches intermediários.
- Café da manhã diário.
- Exercícios moderados, 2 a 3 vezes por semana.
- De 7 a 8 horas de sono, nem mais, nem menos.
- Não fumante.
- Peso moderado.
- Não consumidor de álcool ou consumidor moderado.

Qual é a percepção do indivíduo em relação à sua saúde geral?

- Que práticas pessoais o mantêm saudável?
- Que fontes o indivíduo acessa para manter ou melhorar seu estilo saudável de vida?
- Como ele poderia ficar mais saudável?

Padrão nutricional-metabólico

- Qual é o índice de massa corporal (IMC) da pessoa?
- Ingestão diária habitual de líquidos – Que tipo? Quanto?
- Suplementos (vitaminas, tipos de lanche).
- Ingestão diária de grãos integrais ou pães enriquecidos, legumes, cereais, massas ou arroz.
- Três porções diárias de frutas/suco de frutas.
- Ingestão diária ilimitada de alimentos crus ou 5 a 8 porções de verduras cozidas e sem amido, diariamente.
- Derivados do leite magros ou com pouca gordura.
- Carnes vermelhas e de frango, sem gordura e sem pele.
- Ingestão de cafeína.
- Nenhum alimento/lanches fritos.
- Nenhuma bebida açucarada, ou quantidade limitada (menos do que duas) (p. ex., refrigerantes, chá gelado, sucos).
- Você vê alguma relação entre estresse e tensão, perturbações emocionais e seus hábitos alimentares?

Padrão de eliminação

- Padrão de eliminação intestinal? (Descrever)
  - Frequência (a cada 2 a 3 dias), característica (macias, volumosas).
- Padrão de eliminação urinária? (Descrever)
  - Característica (âmbar, amarelada, cor de palha).

Padrão de atividade-exercício

- Padrão de exercício? (Tipo, frequência)
- Atividades de lazer? (Frequência)
- Nível de energia? (Alto, moderado, adequado, baixo)
- Há barreiras aos exercícios?
- Quais seriam as cinco coisas que você faz como lazer?
- Que coisas você faz que o fazem sentir-se bem?

Padrão de sono-repouso

- Satisfeito e descansado?
- Média de horas de sono por noite.
- Períodos de relaxamento? (Com que frequência? Por quanto tempo?)

Padrão cognitivo-perceptivo

- Satisfeito com:
  - Processo decisório?
  - Memória?
  - Capacidade para aprender?
- Descrever, em poucas palavras, seus antecedentes educacionais.

Padrão de autopercepção-autoconceito
- Descrever como se sente em relação a:
  - Si mesmo?
  - Seu corpo? Mudanças?
- Tem problemas para expressar raiva, tristeza, felicidade, amor e/ou sexualidade?
- Quais são seus principais recursos ou qualidades pessoais?
- Quais são seus pontos fracos ou aspectos negativos?
- Em sua vida no momento, qual é sua atividade mais importante?
- Quantos anos mais você espera viver e como acha que será sua morte?
- Como imagina seu futuro?
- O que gostaria de realizar no futuro? Há mudanças que você precisa fazer para conseguir isso?

Listar eventos, crises, transições e/ou mudanças mais importantes (positivos/negativos) em sua vida
- Usar o tempo necessário para refletir sobre como isso afeta você. Colocar um asterisco diante de uma ou duas coisas especialmente importantes.

Padrão de papéis-relacionamento
- Satisfeito com o trabalho? Precisa de mudança?
- Satisfeito com as responsabilidades dos papéis?
- Descrever suas relações com a família-parceiro.
- Descrever suas amizades (íntimas, casuais).
- Listar as pessoas mais importantes de sua vida no momento e os motivos dessa importância.

Padrão de sexualidade-reprodução
- O sexo é um aspecto importante em sua vida?
- Atualmente, você tem atividade sexual?
- O que gostaria de mudar em relação à vida sexual atual?

Padrão de enfrentamento-tolerância ao estresse
- Listar as fontes mais regulares de estresse em sua vida. Como pode deixá-las menos estressantes?
- Como costuma reagir a situações estressantes (com rancor, retraimento, descontando nos outros, adoecendo, bebendo, comendo)?
- Que situações o acalmam ou relaxam?
- Que situações o deixam ansioso ou aborrecido? O que pode fazer para que se sinta melhor?

Padrão de valores-crenças
- Escrever 10 coisas que mais valoriza na vida.
- Você se descreveria como uma pessoa religiosa ou espiritualizada?
- De que forma suas crenças o auxiliam?

DISPOSIÇÃO PARA AMAMENTAÇÃO MELHORADA*

Definição da NANDA-I
Padrão de oferecimento de leite das mamas a um lactente ou uma criança que pode ser melhorado.

Características definidoras

Maiores (devem estar presentes)
Capacidade materna de posicionar o bebê junto ao seio para promover uma resposta bem-sucedida de pegada do mamilo
Bebê satisfeito após a mamada
Sucção/deglutição regulares e sustentadas junto ao seio
Padrões de peso do bebê adequados à idade
Padrões eficientes de comunicação entre a mãe e o bebê* (indicadores do bebê, interpretação e reação maternas)

Menores (podem estar presentes)

Sinais ou sintomas presentes de liberação de ocitocina* (reflexo de descida ou de ejeção do leite)
Padrões de eliminação do bebê adequados à idade*
Desejo do bebê de ser amamentado*
Verbalização da mãe revelando satisfação com o aleitamento

Conceitos-chave

Ver *Amamentação ineficaz*.

Critérios para a investigação focalizada

Ver *Amamentação ineficaz*.

Meta

A mãe informará aumento da confiança e da satisfação com a amamentação, conforme evidenciado por este indicador:

- Identifica duas novas estratégias (especificar) para melhorar a amamentação.

NOC Conhecimento: Amamentação

Intervenções

- Consultar a internet em busca de páginas com recursos e informações sobre aleitamento materno.
- Ver *Amamentação ineficaz* quanto a intervenções para melhorar a amamentação.

DISPOSIÇÃO PARA AUTOCONCEITO MELHORADO

Definição da NANDA-I

Padrão de percepções ou ideias sobre si mesmo que pode ser melhorado.

Características definidoras*

Expressa desejo de melhorar o autoconceito
Expressa satisfação com pensamentos sobre si mesmo, sentimento de valorização, desempenho do papel, imagem corporal e identidade pessoal
Ações coerentes com sentimentos e pensamentos expressos
Expressa confiança nas capacidades
Aceita pontos fortes e limitações

Conceitos-chave

Ver *Identidade pessoal perturbada* a respeito de princípios relativos ao autoconceito.

Critérios para a investigação focalizada

Ver Promoção da saúde/investigação do bem-estar, em Padrão de autopercepção-autoconceito.

Meta

O indivíduo informará melhora do autoconceito em (especificar a situação), conforme evidenciado por este indicador:

- Identifica duas novas estratégias (especificar) para melhorar o autoconceito.

NOC Qualidade de vida, Autoestima, Enfrentamento

Intervenções

- Ver *Identidade pessoal perturbada* quanto a intervenções para melhorar o autoconceito.

NIC Instilação de esperança, Esclarecimento de valores, Melhora do enfrentamento

DISPOSIÇÃO PARA AUTOCONTROLE DA SAÚDE MELHORADO*

Características definidoras*

Expressa desejo de controlar a doença (p. ex., tratamento e prevenção de sequelas)
Opções da vida diária adequadas ao alcance das metas (p. ex., de tratamento ou prevenção)
Expressa pouca dificuldade com os regimes prescritos
Descreve redução de fatores de risco
Nenhuma aceleração inesperada dos sintomas da doença

Nota da autora

Este diagnóstico pode ser usado para focalizar uma mudança pessoal ou no estilo de vida, em uma área específica, que seja eficiente e possa ser melhorada para aumento do controle de alguma doença.

Conceitos-chave

Ver *Controle ineficaz da saúde*.

Critérios para a investigação focalizada

Dados subjetivos e objetivos

Investigar as características definidoras

A pessoa está informada sobre:
- A doença/condição (gravidade, suscetibilidade a complicações, prognóstico, capacidade de curá-la ou de controlar a progressão)
- Exames diagnósticos/tratamento
- Medidas preventivas

Há um padrão de adesão a comportamentos ou regime de saúde recomendado
Expressa desejo de aumentar a capacidade de controlar a condição (progressão, sequelas)
Relata que os sintomas da condição estão estáveis ou diminuíram

Meta

O indivíduo expressará desejo de passar para um nível superior de bem-estar no controle de uma doença em relação à condição (especificar) (p. ex., nutrição, tomada de decisão), conforme evidenciado por este indicador:

- Identifica duas novas estratégias (especificar) para melhorar o controle de uma doença/condição.

NOC Comportamento de adesão, Crenças de saúde, Comportamentos de promoção da saúde, Bem-estar pessoal, Conhecimento: especificar

Intervenções

As intervenções a seguir são adequadas a qualquer diagnóstico de enfermagem de promoção da saúde/bem-estar, com foco em mudanças e escolhas de estilo de vida, por exemplo, *Disposição para nutrição melhorada*, *Paternidade/maternidade*, *Sono*, *Amamentação*, *Enfrentamento familiar* e *Processos familiares*. Essas áreas de promoção do bem-estar e da saúde podem ser encontradas, com facilidade, em livros de autoajuda e na internet. Algumas intervenções para diagnósticos de promoção da saúde, como *Disposição para pesar melhorado*, *Disposição para melhora do enfrentamento* ou *Disposição para tomada de decisão melhorada*, podem ser encontradas na Parte 2, Seção 1, em diagnósticos de enfermagem individuais. Por exemplo, em *Conflito de decisão* há intervenções que podem promover uma melhor tomada de decisão, mesmo para alguém que já tome boas decisões.

NIC Educação em saúde, Identificação de risco, Classificação dos valores, Modificação do comportamento, Melhora do enfrentamento, Conhecimento: Recursos de saúde

---

*N. de R.T. Este diagnóstico não consta na NANDA-I 2018-2020.

Realizar investigação de um ou todos os padrões funcionais de saúde, conforme desejo individual

Justificativa: *Essa investigação estruturada oportuniza à pessoa o foco nos segmentos de seu comportamento de saúde e/ou estilo de vida para julgamento de sua satisfação ou desejo de melhorar.*

Renovar dados com a pessoa ou o grupo

- A pessoa/o grupo informa saúde boa ou excelente?
- A pessoa quer aprender algum comportamento para maximizar a saúde, em determinado padrão?

J: *Diariamente, os indivíduos decidem o que irão comer, se farão ou não exercícios e outras escolhas no modo de vida (*Bodenheimer, MacGregor & Sharifi, 2005).*

Ver o Anexo C: Estratégias para promover a participação de indivíduos/famílias para melhores resultados na saúde para intervenções que promovem conhecimentos de saúde e envolvimento

Encorajar a escolha de apenas um foco de bem-estar por vez (p. ex., exercício, redução da ingesta de carboidratos, aumento da ingesta de água)

J: *Abordar múltiplas mudanças comportamentais de uma só vez demanda tempo, o que pode desestimular a mudança (*Bodenheimer et al., 2005).*

Consultar recursos educativos sobre determinado foco (impressos, *sites* na internet)

- Exemplos de bancos de dados genéricos/websites incluem:
  - www.seekwellness.com/wellness/
  - www.cdc.gov—Centers for Disease Control and Prevention
  - www.agingblueprint.org—foco no bom envelhecimento
  - www.nhlbi.nih.gov – US Department of Health and Human Services
  - www.ahrq.gov – US Preventive Services Task Force
  - www.health.gov – tópicos variados de saúde
  - www.nih.gov – National Institutes of Health
  - www.fda.gov – Food and Drug Administration
  - www.mbmi.org – Mind-Body Medical Institute
  - www.ahha.org – American Holistic Health Association

J: *Ferramentas de autocontrole para pessoas autônomas ou bastante motivadas incluem tecnologias auxiliares, como vias inteligentes, educação on-line e grupos de apoio, além de livros de autoajuda utilizados de forma independente (Edelman, Kudzma & Mandle, 2014).*

Aconselhar a pessoa a fazer contato com o enfermeiro para discutir a consequência da revisão dos recursos, por telefone ou e-mail

J: *Indivíduos autônomos e motivados podem ter apoio por telefone ou e-mail, eficientes e custo-efetivos para eles (*Piette, 2005).*

Trocar ideias sobre as estratégias ou alterações comportamentais almejadas; orientar a pessoa a registrar metas realistas e prazos altamente específicos; evitar recomendações do tipo "fazer mais exercícios" ou "comer menos"

- Por exemplo: meta – reduzirei minha ingestão diária de carboidratos.
- Indicadores – reduzir a ingestão de biscoitos de cinco para dois ao dia.
- Trocar as massas por massas multigrãos.
- Reduzir a ingestão de batatas em 50% e substituir os 50% por vegetais.

J: *Para aumentar a autoeficácia, a pessoa deve obter sucesso. O sucesso fica mais previsível quando metas e indicadores são concretos e atingíveis (*Bodenheimer et al., 2005). Recomendações vagas são subjetivas e não funcionam (Waryasz & McDermott, 2010).*

Na atenção primária, perguntar à pessoa se você pode fazer contato com ela a intervalos marcados (mensalmente, de 4 a 6 meses, em um ano); telefonar ou enviar-lhe e-mail para discutir o progresso

J: *Todos os tipos de pessoas, motivadas ou não, podem se beneficiar do apoio de um profissional da saúde.*

Dizer à pessoa que esse processo pode ser repetido, sempre que desejar, com outros padrões funcionais de saúde

J: *O bem-estar melhorado pode ser uma viagem contínua e eterna, com o indivíduo como navegador e o profissional da saúde como agente de viagem.*

DISPOSIÇÃO PARA BEM-ESTAR ESPIRITUAL MELHORADO

Definição da NANDA-I

Padrão de experimentar e integrar significado e objetivo à vida por meio de uma conexão consigo mesmo, com os outros, a arte, a música, a literatura, a natureza e/ou um poder maior que si mesmo que pode ser melhorado.

Características definidoras (*Carson, 1998)

Força interna que alimenta:
 Sensação de percepção
 Paz interior
 Fonte sagrada
 Força que une
 Relações verdadeiras
Motivação e compromisso intangíveis voltados a valores últimos de amor, significado, esperança, beleza e verdade
Confiança em relações com e no transcendental que embasam um sentido e esperança nas experiências de vida e no amor nos próprios relacionamentos
Encontra sentido e propósito na existência

Conceitos-chave

- Crescer na espiritualidade é um processo dinâmico em que a pessoa fica cada vez mais consciente do sentido, da finalidade e dos valores de vida (*Carson, 1999). O crescimento espiritual é um processo em duas direções: horizontal e vertical. O processo horizontal aumenta a percepção pessoal dos valores transcendentes inerentes a todas as relações e atividades da vida (Carson, 1999). O vertical movimenta a pessoa para uma relação mais íntima com um ser superior, conforme concepção pessoal. Carson explica ser possível desenvolver espiritualidade por meio do processo horizontal, e não vertical. Por exemplo, uma pessoa pode definir sua espiritualidade em termos de relacionamento, da arte ou da música, sem uma relação com um ser superior, exatamente como um indivíduo consegue concentrar sua espiritualidade em um ser maior, podendo não a expressar por outras vias.
- A fé é necessária para o crescimento espiritual, em especial para uma relação com um ser superior. A esperança é também fundamental para o desenvolvimento espiritual, sendo parte do processo horizontal e vertical (*Carson, 1999).
- Pesquisas sugerem que pessoas HIV-positivas, espiritualmente bem, e que acham sentido e finalidade na vida, são também mais fortes (*Carson & Green, 1992).
- Independentemente da religião ou da falta de crença de uma pessoa em alguma coisa, o processo de crescimento espiritual é o mesmo. Os fundamentos religiosos que orientam o crescimento são diferentes. Quando as pessoas estão unidas no nível espiritual, encontram-se no nível do coração. Nesse nível, todos são um só. Quando as experiências são reformuladas em um dogma religioso, tem início a discordância (*Carson, 1999).
- A espiritualidade tem importância especial para cuidadores de vítimas de doenças crônicas. Pessoas com mais idade, com sólidas conexões espirituais, adaptam-se melhor a perdas associadas ao envelhecimento que aquelas que não informam essas conexões (Underwood, 2012).

Critérios para a investigação focalizada

Ver Promoção da saúde/investigação do bem-estar, em Padrão de valores-crenças.

Metas

O indivíduo manifestará aumento da harmonia e integralidade espirituais, conforme evidenciado pelos seguintes indicadores:

- Mantém a relação anterior com um ser superior.
- Mantém as práticas espirituais que não prejudicam a saúde.

NOC Esperança, Bem-estar espiritual

Intervenções

- Consultar a internet a respeito de recursos e informações sobre saúde espiritual.

NIC Facilitação do crescimento espiritual, Apoio espiritual, Esperança

DISPOSIÇÃO PARA COMPORTAMENTO ORGANIZADO MELHORADO DO LACTENTE

Definição da NANDA-I
Padrão de modulação integrado dos sistemas de funcionamento fisiológico e neurocomportamental que pode ser melhorado.

Características definidoras (Blackburn & Vandenberg, 1993)
Sistema autonômico
- Cor e respiração reguladas
- Sinais viscerais reduzidos (p. ex., músculo liso)
- Redução de tremores, espasmos
- Funcionamento digestivo, tolerância alimentar

Sistema motor
- Postura e tônus suaves e bem modulados
- Movimentos suaves em sincronia com:
    - Abraçar mãos/pés
    - Busca de sucção
    - Pegada
    - Ato de segurar a mão
    - Atividade mão à boca
    - Contração

Sistema de estado
- Variação bem diferenciada de estados
- Estados de sono claros e consistentes
- Estado de alerta, com olhos brilhantes e focados, com intenção ou expressões faciais animadas
- Rosto tipo "Ooh" ativo de autocalma/consolo
- Sorriso de atenção
- Murmúrio

Nota da autora
Este diagnóstico descreve um bebê que reage ao ambiente com indicadores de estado autonômicos e motores estáveis e previsíveis. O foco das intervenções é a promoção do desenvolvimento estável e contínuo e a redução de estímulos ambientais excessivos que possam estressar o bebê. Visto que se trata de um diagnóstico de bem-estar, o uso de fatores relacionados não é necessário. O enfermeiro pode escrever o enunciado diagnóstico como *Disposição para comportamento organizado melhorado do lactente*, conforme evidências de capacidade de regulação dos sistemas autonômico, motor e de estado em relação a estímulos ambientais.

Conceitos-chave
Ver *Comportamento desorganizado do lactente*.

Critérios para a investigação focalizada
Dados objetivos

Ver Características definidoras.

Interações recíprocas
- Contato visual
- Comportamento de exploração
- Olhar recíproco
- Consolo fácil
- Tentativas de alcançar
- Atenção a estímulos sociais

Metas

O bebê continuará o crescimento e o desenvolvimento adequados à idade e não terá estímulos ambientais em excesso. Os pais demonstrarão uma forma de lidar com o bebê que promova a estabilidade, conforme evidenciado pelos seguintes indicadores:

- Descreve as necessidades de desenvolvimento do bebê.
- Descreve os primeiros sinais de estresse por exaustão.
- Demonstra:
  - Toque gentil e suave.
  - Tom de voz, murmúrios melódicos.
  - Olhar recíproco.
  - Movimentos ritmados.
  - Reconhecimento de todas as vocalizações do bebê.
  - Reconhecimento da qualidade calmante das ações.

NOC Adaptação do recém-nascido, Estado neurológico, Organização do bebê pré-termo, Sono, Nível de conforto, Vínculo pais-bebê

Intervenções

NIC Controle do ambiente: Monitoração de conforto neurológico, Melhora do sono, Cuidados com o recém-nascido, Orientações aos pais: Posicionamento do recém-nascido, Controle da dor

Explicar aos pais os efeitos do excesso de estresse ambiental para o bebê

Fornecer uma lista de sinais de estresse do bebê; ver lista de sinais em *Comportamento desorganizado do lactente*

Ensinar os pais a interromperem estímulos se o bebê mostrar sinais de estresse

> **Justificativa:** *Bebês prematuros devem se adaptar ao ambiente extrauterino com sistemas corporais ainda não desenvolvidos (*Vandenberg, 1990). Esses bebês são capazes de tolerar apenas uma atividade por vez (*Blackburn, 1993).*

Modelar intervenções para o desenvolvimento

- Intervir somente quando o bebê estiver alerta (se possível, mostrar exemplos aos pais de estado de alerta e não alerta).
- Começar com um estímulo de cada vez (toque, voz).
- Fornecer intervenção por período breve.
- Aumentar as intervenções, conforme as indicações do bebê.
- Proporcionar intervenções frequentes e curtas em vez de espaçadas e prolongadas.
- Estímulos (visuais, auditivos, vestibulares, táteis, olfativos, gustativos).
- Períodos de alerta.
- Exigências de sono.

> **J:** *Os pais precisam compreender que têm de controlar o tipo, a quantidade, a intensidade e o momento dos estímulos. Indicadores comportamentais do bebê devem orientar essas decisões (Lawhon, 2002).*

Explicar, ensaiar e observar os pais envolvidos em intervenções para o desenvolvimento

Visuais

- Contato visual.
- Experiências face a face.
- Cores bastante contrastantes; formas geométricas (p. ex., formas em preto e branco em móbile de papel); até 4 semanas, móbiles simples com quatro pratos de papel de tamanho pequeno, com listras, quadrados, pontos pretos e um centro escuro simples, pendurados 25 a 30 cm dos olhos do bebê.

Auditivas

- Usar vocalizações com tonalidades altas.
- Tocar música clássica com suavidade.
- Usar uma variedade de inflexões de voz.
- Evitar conversas em tom muito alto.

- Chamar o bebê pelo nome.
- Evitar padrões monótonos de discurso.

Vestibulares (movimento)
- Embalar o bebê em uma cadeira.
- Colocar o bebê em uma bolsa de transporte e dançar.
- Fechar o punho do bebê em torno de um brinquedo macio.
- Lentamente, trocar a posição durante o manuseio.
- Providenciar apoio para a cabeça.

Táteis
- Usar toque firme e delicado como primeira abordagem.
- Usar contato tipo pele com pele em sala com temperatura aquecida.
- Oferecer texturas alternativas (p. ex., pele de ovelha, veludo, cetim).
- Evitar toques fortes no bebê se as respostas forem desorganizadas.

Olfativas
- Usar perfume suave.

Gustativas
- Permitir a sucção não nutritiva (p. ex., chupeta, mão na boca).

J: *Cuidados individualizados para o desenvolvimento podem melhorar os resultados nesse campo, aumentar o peso, melhorar o sono e a função motora, a tolerância à dor e a alimentação. Os pais são auxiliados a entenderem as necessidades do bebê, o que melhorará o vínculo e reduzirá os medos (Pillitteri, 2014).*

Promover adaptação e estabilidade nas atividades de cuidado (Blackburn & Vandenberg, 1993; *Merenstein & Gardner, 1998).

Ao acordar
- Entrar devagar no quarto.
- Acender a luz e abrir lentamente as cortinas.
- Evitar acordar o bebê se ele ainda estiver dormindo.

Ao trocar
- Manter o quarto aquecido.
- Delicadamente, trocar de posição; conter os membros durante os movimentos.
- Parar a troca se o bebê estiver irritado.

Ao alimentar
- Combinar os momentos para alimentar com estados de alerta.
- Segurar bem próximo o bebê e, se necessário, enrolá-lo em cobertor.

Ao dar banho
- A exposição do tórax e abdome pode ser estressante. Cobrir as partes do corpo que não estão sendo lavadas.
- Agir devagar; permitir descanso.
- Oferecer a chupeta ou deixar que coloque a mão na boca.
- Eliminar ruído desnecessário.
- Usar voz suave e calmante.

J: *Para minimizar estresse e conservar energia, os padrões de cuidados de rotina devem ser respeitados (Blackburn & Vandenberg, 1993).*

Explicar a necessidade de reduzir os estímulos ambientais ao levar o bebê para fora de casa
- Proteger os olhos contra a luz.
- Envolver o bebê, permitindo que suas mãos sejam levadas à boca. Proteger contra ruídos altos.

J: *Para minimizar o estresse e conservar energia, os padrões de cuidados de rotina devem ser respeitados (Blackburn & Vandenberg, 1993).*

Elogiar os pais quanto aos padrões interativos; indicar as reações de envolvimento da criança

J: *A confiança dos pais pode ser aumentada, reforçando, assim, o vínculo e o comportamento carinhoso em casa (Pillitteri, 2014).*

Iniciar as orientações para a saúde e os encaminhamentos, se necessário

- Explicar que as intervenções para o desenvolvimento mudarão com a maturidade. Ver *Atraso no crescimento e no desenvolvimento* a respeito de necessidades de desenvolvimento específicas da idade.
- Dar aos pais os recursos assistenciais em casa (p. ex., recursos comunitários).
- Sugerir páginas na internet em que possam ser encontrados recursos e informações sobre recém-nascido pré-termo.

J: *Famílias de bebê pré-termo precisam de apoio e orientação antecipada contínuos para melhorar a transição da unidade de terapia intensiva neonatal para casa (Pillitteri, 2014).*

DISPOSIÇÃO PARA COMUNICAÇÃO MELHORADA

Definição da NANDA-I
Padrão de troca de informações e ideias com outros e que pode ser melhorado.

Características definidoras*
Consegue falar e/ou redigir no idioma
Expressa sentimentos
Expressa satisfação com a capacidade de partilhar ideias com os outros
Expressa satisfação com a capacidade de partilhar informações com os outros
Expressa desejo de melhorar a comunicação
Formula expressões
Forma frases
Forma palavras
Interpreta indicações não verbais de forma adequada
Usa adequadamente indicadores não verbais

Nota da autora
Este diagnóstico representa uma pessoa com boas habilidades de comunicação. As intervenções para melhorar essas habilidades podem ser encontradas na Parte 2, Seção 1, em *Comunicação prejudicada* e *Comunicação verbal prejudicada*.

DISPOSIÇÃO PARA CONFORTO MELHORADO

Definição da NANDA-I
Padrão de conforto, alívio e transcendência nas dimensões física, psicoespiritual, ambiental e/ou social e que pode ser melhorado.

Características definidoras*
Expressa desejo de melhorar o conforto
Expressa desejo de melhorar a sensação de contentamento
Expressa desejo de melhorar o relaxamento
Expressa desejo de encontrar solução para as queixas

Nota da autora
Este diagnóstico é muito genérico; assim, não orienta intervenções específicas. Abrange a dimensão física, psicológica, espiritual, ambiental e social. Teria maior utilidade clínica se focalizasse determinada dimensão, como *Disposição para bem-estar espiritual melhorado*.

DISPOSIÇÃO PARA CONHECIMENTO MELHORADO (ESPECIFICAR)

Definição

Padrão de informações cognitivas ou de aquisição de informações relativas a um tópico específico, que pode ser melhorado.

Características definidoras*

Expressão de interesse por aprender
Explicação do conhecimento sobre o tópico
Comportamentos coerentes com o conhecimento expresso
Descrição de experiências anteriores relativas ao tópico

Nota da autora

Disposição para conhecimento melhorado é muito amplo. Todos os diagnósticos de enfermagem – com foco no problema, de risco e de promoção da saúde – pretendem melhorar o conhecimento. Uma vez identificada a área de melhora do conhecimento, ver o diagnóstico específico, por exemplo, *Disposição para nutrição melhorada, Pesar, Risco de paternidade ou maternidade prejudicada, Comportamento de saúde propenso a risco* ou *Controle ineficaz da saúde. Disposição para conhecimento melhorado* não é necessário, uma vez que carece da razão do conhecimento desejado ou necessário.

DISPOSIÇÃO PARA CONTROLE DA SAÚDE MELHORADO

Definição

Padrão de regulação e integração à vida diária de um regime terapêutico para o tratamento de doenças e suas sequelas que pode ser melhorado.

Características definidoras

Expressa desejo de melhorar
    Opções de vida diária para o alcance de metas
    Controle de doenças
    Controle de regimes prescritos
    Controle de fatores de risco
    Controle de sintomas
    Estado de imunização/vacinação

Conceitos-chave

Ver *Controle ineficaz da saúde* quanto a princípios de controle da saúde.

Critérios para a investigação focalizada

Ver Promoção da saúde/investigação do bem-estar, em Padrão de percepção-controle da saúde.

Meta

O indivíduo informará aumento da esperança, conforme evidenciado por este indicador:

- Identifica duas novas estratégias (especificar) para controlar sua condição.

NOC Ver *Controle ineficaz da saúde*.

Intervenções

- Ver *Controle ineficaz da saúde* quanto a intervenções para promover melhor controle da condição.

    NIC Ver *Controle ineficaz da saúde*.

DISPOSIÇÃO PARA ELIMINAÇÃO URINÁRIA MELHORADA❖

Definição da NANDA-I
Padrão de funções urinárias para satisfazer às necessidades de eliminação e que pode ser reforçado.

Características definidoras*
Expressa desejo de melhorar a eliminação urinária
Urina cor de palha, sem odor
Densidade específica nos limites normais
Quantidade de urina eliminada dentro dos limites normais para a idade e outros fatores
Posicionamento para o esvaziamento da bexiga
Ingestão de líquidos adequada às necessidades diárias

Conceitos-chave
Ver Promoção da saúde/investigação do bem-estar, em Padrão de eliminação.

Critérios para a investigação focalizada
Ver *Eliminação urinária prejudicada*.

Metas
O indivíduo informará aumento no equilíbrio da eliminação urinária, conforme evidenciado por este indicador:

- Identifica duas novas estratégias (especificar) para melhorar a eliminação urinária.

    NOC Equilíbrio hídrico, Hidratação, Equilíbrio eletrolítico

Intervenções
Consultar páginas na internet em que possam ser encontrados recursos e informações sobre equilíbrio hídrico.

NIC Educação: Líquidos/eletrólitos

DISPOSIÇÃO PARA ENFRENTAMENTO MELHORADO

Definição da NANDA-I
Padrão de avaliação válida de estressores, com esforços cognitivos e/ou comportamentais, para controlar as demandas relativas ao bem-estar, que pode ser melhorado.

Características definidoras*
Reconhece o poder
Tem consciência de possíveis mudanças ambientais
Define os estressores como passíveis de controle
Busca conhecimentos de novas estratégias
Busca apoio social

❖ N. de R.T. Este diagnóstico não consta na NANDA-I 2018-2020.

Usa uma ampla gama de estratégias voltadas à emoção
Usa uma ampla gama de estratégias voltadas a problemas
Usa recursos espirituais

Conceitos-chave

Ver *Sobrecarga de estresse* a respeito de princípios de enfrentamento eficaz.

Critérios para a investigação focalizada

Ver Promoção da saúde/investigação do bem-estar, em Padrão de autopercepção-autoconceito.

Meta

A pessoa informará aumento da satisfação com o enfrentamento de estressores, conforme evidenciado por este indicador:

- Identifica duas novas estratégias (especificar) para melhorar o enfrentamento de estressores.

NOC Aceitação: Estado de saúde, Autopercepção, Enfrentamento, Habilidades de interação social

Intervenções

NIC Melhora do enfrentamento, Orientação antecipada, Melhora da autoeficácia

Quando a ansiedade diminuir o enfrentamento eficaz do indivíduo, orientá-lo a fazer:

- Respiração abdominal de relaxamento.
- Respiração abdominal, com imagens de um cenário de paz (p. ex., oceano, montanhas, floresta).
- Imaginar a sensação da areia quente sob seus pés, do sol em seu rosto, do som da água.

Justificativa: *Técnicas de relaxamento proporcionam a oportunidade de recompor-se antes de reagir.*

Explicar o reenquadramento (Halter, 2014)

- Reinvestigar a situação; perguntar-se:
  - Que elemento positivo posso tirar da situação?
  - O que aprendi?
  - O que faria diferente na próxima vez?
  - O que estaria acontecendo a seu (patrão, parceiro, irmão, amigo) que o levou a dizer ou fazer aquilo?
  - Ele está estressado ou com algum problema?

J: *O reenquadramento oportuniza a análise e a consideração das razões para comportamentos, bem como opções alternativas.*

Reconhecer os indicadores de redução do estresse na vida (Halter, 2014)

- Exercitar-se com regularidade, pelo menos três vezes na semana.
- Reduzir a ingestão de cafeína.
- Envolver-se em trabalho significativo e satisfatório.
- Não permitir que o trabalho domine sua vida.
- Proteger sua liberdade pessoal.
- Escolher os amigos; unir-se a pessoas gentis.
- Viver com quem escolheu e amar essa pessoa.
- Estruturar seu tempo como lhe convier.
- Estabelecer suas próprias metas.

J: *Os estressores da vida aumentam quando outros decidem como você deve viver.*

- Consultar páginas na internet a respeito de recursos e informações sobre técnicas de redução do estresse.

DISPOSIÇÃO PARA EQUILÍBRIO DE LÍQUIDOS MELHORADO*

Definição da NANDA-I

Padrão de equilíbrio entre o volume de líquidos e a composição química dos líquidos corporais e que pode ser reforçado.

Características definidoras

Expressa desejo de melhorar o equilíbrio hídrico
    Peso estável
    Mucosas hidratadas
    Ingestão de alimentos e líquidos adequada às necessidades diárias
    Urina cor de palha, com gravidade específica nos limites normais
    Bom turgor tissular
    Ausência de sede excessiva
    Débito urinário adequado à ingestão
    Sem evidências de edema ou desidratação

Nota da autora

Se a pessoa apresentar um padrão de equilíbrio entre o volume de líquidos e a composição química dos líquidos corporais suficiente para o atendimento às necessidades físicas, como isso pode ser melhorado? Não seria mais útil se concentrar na educação, conforme o diagnóstico *Risco de volume de líquidos desequilibrado*?

Conceitos-chave

Ver *Nutrição desequilibrada* e *Volume de líquidos deficiente* a respeito dos conceitos-chave sobre nutrição equilibrada e volume de líquidos.

Meta

O indivíduo informará aumento da satisfação com o equilíbrio hídrico, conforme evidenciado por este indicador:

- Identifica duas novas estratégias (especificar) para aumentar o equilíbrio hídrico.

NOC Equilíbrio hídrico, Hidratação, Equilíbrio eletrolítico

Intervenções

- Ver Intervenções para *Volume de líquidos deficiente*.
- Consultar páginas na internet a respeito de recursos e informações sobre nutrição.

NIC Controle hidreletrolítico

DISPOSIÇÃO PARA ESPERANÇA MELHORADA

Definição da NANDA-I

Padrão de expectativas e desejos para mobilizar energia em benefício próprio que pode ser melhorado.

Características definidoras*

Expressa desejo de aumentar a coerência das expectativas com os desejos
Expressa desejo de aumentar a capacidade de estabelecimento de metas passíveis de alcance
Expressa desejo de melhorar a solução de problemas para o alcance das metas
Expressa desejo de reforçar a crença nas possibilidades

---

*N. de R.T. Este diagnóstico não consta na NANDA-I 2018-2020.

Expressa desejo de aumentar a espiritualidade e o senso de sentido da vida
Expressa desejo de melhorar a conexão com os outros
Expressa desejo de aumentar a esperança

Conceitos-chave

Ver *Desesperança* quanto a princípios da esperança.

Critérios para a investigação focalizada

Ver Promoção da saúde/investigação do bem-estar, em Padrão de autopercepção-autoconceito.

Meta

O indivíduo informará aumento da esperança, conforme evidenciado pelo seguinte indicador:

- Identifica duas novas estratégias (especificar) para melhorar a esperança.

NOC Ver *Desesperança*.

Intervenções

- Ver *Desesperança* quanto a intervenções para promover esperança.

NIC Ver *Desesperança*.

DISPOSIÇÃO PARA MELHORA DO AUTOCUIDADO

Definição da NANDA-I

Padrão de realização de atividades para si mesmo para atingir as metas relativas à saúde que pode ser melhorado.

Características definidoras*

Expressa desejo de fortalecer a independência para manter a vida
Expressa desejo de fortalecer a independência para manter a saúde
Expressa desejo de fortalecer o conhecimento de estratégias de autocuidado
Expressa desejo de fortalecer a responsabilidade pelo autocuidado
Expressa desejo de aumentar o autocuidado

Nota da autora

Este diagnóstico concentra-se mais em melhorar as atividades de autocuidado. Ver *Déficit no autocuidado* a respeito de intervenções para melhorá-lo.

DISPOSIÇÃO PARA NUTRIÇÃO MELHORADA

Definição da NANDA-I

Padrão de ingestão de nutrientes que pode ser melhorado.

Características definidoras*

Expressa desejo de melhorar a nutrição
Alimenta-se em horário regular
Consome alimentos e líquidos adequados
Expressa conhecimentos sobre alimentos saudáveis e escolhas saudáveis de líquidos

Atende a um padrão adequado de ingestão (p. ex., pirâmide dos alimentos ou orientações da associação de diabéticos)
Prepara e armazena em segurança alimentos e líquidos
Demonstra atitude voltada à comida e à bebida coerente com as metas de saúde

Conceitos-chave

Ver *Nutrição desequilibrada* a respeito de princípios de uma alimentação equilibrada.

Critérios para a investigação focalizada

Ver Promoção da saúde/investigação do bem-estar, em Padrão nutricional-metabólico.

Meta

A pessoa/grupo informará aumento no equilíbrio nutricional, conforme evidenciado por este indicador:

- Identifica duas novas estratégias (especificar) para melhorar a nutrição.

NOC Estado nutricional, Ensino da nutrição

Intervenções

- Consultar páginas na internet a respeito de recursos e informações sobre nutrição:
  - www.myplate.gov.
  - www.health.gov/dietaryguidelines.
  - www.lifestyleadvantage.org.

DISPOSIÇÃO PARA PODER MELHORADO

Definição da NANDA-I

Padrão de participação intencional na mudança para o bem-estar que pode ser melhorado.

Características definidoras*

Expressa prontidão para aumentar a percepção de possíveis mudanças a serem feitas
Expressa prontidão para aumentar a liberdade de realizar as ações para as mudanças
Expressa prontidão para melhorar a identificação das opções que possam ser implementadas para as mudanças
Expressa prontidão para aumentar o envolvimento na criação de mudanças
Expressa prontidão para aumentar os conhecimentos de como participar das mudanças
Expressa prontidão para aumentar a participação nas escolhas da vida diária e da saúde
Expressa prontidão para aumentar o poder

Conceitos-chave

Ver *Sentimento de impotência* a respeito de princípios de poder e centro de controle.

Critérios para a investigação focalizada

Ver *Sentimento de impotência*.

Meta

A pessoa/grupo informará aumento do poder, conforme evidenciado por este indicador:

- Identifica duas novas estratégias (especificar) para aumentar o poder.

NOC Crenças de saúde: Percepção de controle, Participação: Decisões sobre cuidados de saúde

Intervenções

- Ver *Sentimento de impotência* para aumentar o poder.

NIC Apoio à tomada de decisão, Facilitação da autorresponsabilidade, Ensino: Indivíduo

DISPOSIÇÃO PARA PROCESSO DE CRIAÇÃO DE FILHOS MELHORADO❖

Definição da NANDA-I

Padrão de preparação e manutenção da gestação, processo de nascimento e cuidados do recém-nascido saudáveis para assegurar o bem-estar que pode ser melhorado.

Características definidoras*

Durante a gestação

Relato de estilo de vida apropriado para o pré-natal (p. ex., dieta, eliminação, sono, movimentos corporais, exercício, higiene pessoal)
Relato de preparação física adequada
Relato de controle de sintomas desagradáveis durante a gravidez
Demonstração de respeito pelo bebê que ainda não nasceu
Relato de plano realista para o nascimento
Preparação e busca dos itens necessários aos cuidados do recém-nascido
Busca dos conhecimentos necessários (p. ex., parto e nascimento, cuidados do recém-nascido)
Relato de disponibilidade de sistemas de apoio
Visitas de saúde regulares no pré-natal

Durante o trabalho de parto e o nascimento

Relato de estilo de vida (p. ex., dieta, sono, movimentos corporais, higiene pessoal) apropriado para o estágio do trabalho de parto
Reações adequadas ao começo do trabalho de parto
Comportamento proativo no trabalho de parto e no nascimento
Uso de técnicas de relaxamento adequadas ao estágio do trabalho de parto
Demonstração de comportamento de vínculo com o bebê recém-nascido
Uso adequado dos sistemas de apoio

Após o nascimento

Demonstração de técnicas adequadas para alimentar o bebê
Demonstração de cuidados adequados das mamas
Demonstração de comportamento de vínculo com o bebê
Demonstração de técnicas básicas de cuidados do bebê
Fornecimento de um ambiente seguro ao bebê
Relato de estilo de vida apropriado para o pós-parto (p. ex., dieta, eliminação, sono, movimentos corporais, exercício, higiene pessoal)
Uso adequado dos sistemas de apoio

Nota da autora

Este diagnóstico de enfermagem da NANDA-I representa o cuidado abrangente, necessário para promover uma gravidez saudável, o processo de nascimento e pós-parto, a melhora dos relacionamentos (mãe, pai, bebê e irmãos) e um cuidado excelente para o recém-nascido. Esse cuidado está além do alcance possível nesta obra. Consultar texto sobre saúde materno-infantil a respeito das intervenções específicas para esse diagnóstico.

❖ N. de R.T. Este diagnóstico consta na NANDA-I 2018-2020 como *Disposição para processo perinatológico melhorado*.

DISPOSIÇÃO PARA RELACIONAMENTO MELHORADO

Definição da NANDA-I
Padrão de parceria mútua para atender às necessidades recíprocas que pode ser melhorado.

Características definidoras*
Expressa desejo de melhorar a comunicação entre os parceiros
Expressa satisfação com o partilhamento de informações e ideias entre os parceiros
Expressa satisfação com o atendimento das necessidades físicas e emocionais pelo parceiro
Demonstra respeito mútuo entre os parceiros
Alcança metas de desenvolvimento adequadas ao estágio de vida familiar
Demonstra autonomia bem equilibrada e colaboração entre os parceiros
Demonstra apoio mútuo nas atividades cotidianas entre os parceiros; os parceiros identificam-se como pessoas-chave
Demonstra compreensão quanto as deficiências do parceiro (físicas, sociais)
Expressa satisfação com a relação complementar entre os parceiros

Meta
O indivíduo informará aumento da satisfação com a parceria, conforme evidenciado por este indicador:

- Identifica duas novas estratégias (especificar) para aumentar a parceria.

Intervenções
Ensinar a (*Murray, Zentner & Yakimo, 2009)

- Conversar diariamente sobre os sentimentos.
- Provocar sentimentos no parceiro.
- Investigar situação de conversas "e se...".

Justificativa: *Partilhar sentimentos com regularidade oportuniza a solução de pequenos problemas antes que aumentem.*

Variar as responsabilidades familiares, a agenda, as tarefas e os papéis

J: *Isso pode preparar a família para adaptações em períodos de crise.*

Envolver o parceiro em discussões de problemas individuais, confirmar soluções ou pedir-lhe a opinião sobre algum problema

J: *Esse compartilhamento promove respeito mútuo.*

Estabelecer um sistema de apoio capaz de auxiliar quando necessário; fornecer tal apoio a outras famílias e pessoas com necessidade

J: *O apoio externo é necessário durante as crises.*

Em períodos de muito estresse ou crises, partilhar sentimentos de culpa, raiva ou desamparo

J: *Discutir os sentimentos acerca da situação esclarece que o estresse está associado a ela, e não ao parceiro.*

Envolver-se, juntos, nas atividades, como parceiros e família

J: *Comportamentos de isolamento podem aumentar medos e raiva.*

Procurar páginas na internet sobre recursos para enfrentamento de situações familiares difíceis (p. ex., morte de familiar, familiar doente)

DISPOSIÇÃO PARA RELIGIOSIDADE MELHORADA

Definição da NANDA-I
Padrão de confiança em crenças religiosas e/ou participação em rituais de alguma fé religiosa que pode ser melhorado.

Características definidoras

Expressa desejo de fortalecer os padrões de crença religiosa
- Conforto ou religião no passado
- Questiona padrões prejudiciais de crença
- Rejeita padrões prejudiciais
- Solicita ajuda para ampliar as opções religiosas
- Solicita ajuda para aumentar a participação em crenças religiosas ofertadas
- Solicita perdão
- Solicita reconciliação
- Solicita encontro com líderes/facilitadores religiosos
- Solicita materiais e/ou experiências religiosos

Nota da autora

Este diagnóstico representa uma variedade de focos. Pedir perdão pode ter relação com um diagnóstico de enfermagem com foco no problema, como *Pesar*, *Enfrentamento ineficaz* ou *Enfrentamento familiar comprometido*. Há necessidade de mais investigação quanto a intervenções. Ver *Religiosidade prejudicada*, na Parte 2, Seção 1, para outras informações.

DISPOSIÇÃO PARA RESILIÊNCIA MELHORADA

Definição da NANDA-I

Padrão de capacidade de se recuperar de situações adversas ou alteradas percebidas, por meio de um processo dinâmico de adaptação, que pode ser melhorado.

Características definidoras*

- Acessa recursos
- Usa de maneira eficaz estratégias de manejo de conflitos
- Expressa desejo de aumentar a resiliência
- Identifica sistemas de apoio
- Envolve-se em atividades
- Está vivendo uma crise
- Estabelece metas
- Usa habilidades eficientes de comunicação
- Verbaliza autocontrole
- Demonstra aparência positiva
- Reforça habilidades pessoais de enfrentamento
- Identifica recursos disponíveis
- Aumenta relações positivas com os outros
- Faz progresso em direção às metas
- Mantém um ambiente seguro
- Assume responsabilidades por atos
- Verbaliza sensação aumentada de controle

Fatores relacionados

Estatísticas que aumentem as possibilidades de má adaptação
- Uso de drogas
- Gênero
- Paternidade/maternidade inconsistentes
- Baixo nível de inteligência
- Baixo grau de escolaridade materna
- Família grande
- Grupo de minorias
- Doença mental dos pais
- Controle insatisfatório de impulsos
- Pobreza
- Transtornos psicológicos
- Condição
- Violência

Fatores de vulnerabilidade abrangendo índices que exacerbem os reflexos negativos do risco

Nota da autora

Este diagnóstico da NANDA-I focaliza o conceito de resiliência. Resiliência é uma força que possibilita à pessoa perseverar e vencer dificuldades. Diante de uma crise ou um problema, pessoas resilientes reagem de forma construtiva, com soluções ou adaptação eficaz. Resiliência não é um diagnóstico de enfermagem. É uma característica vital e importante que pode ser alimentada e ensinada às crianças como auxílio em seu enfrentamento de eventos problemáticos da vida.

As características definidoras arroladas descrevem enfrentamento fortalecido ou eficaz. De modo diferente, os fatores relacionados são fatores que contribuem para o enfrentamento ineficaz.

Esta autora recomenda:

- Usar *Risco de enfrentamento ineficaz* relacionado aos fatores relacionados listados anteriormente para ajudar a pessoa a prevenir enfrentamento ineficaz.
- Usar *Enfrentamento ineficaz* relacionado aos fatores relacionados já descritos, se existirem as características definidoras de *Enfrentamento ineficaz*. (Ver Seção 2, em *Enfrentamento ineficaz*, sobre características definidoras específicas.)
- Ver às intervenções de promoção da resiliência em crianças e adultos. (Ver Índice, em Resiliência, quanto a páginas específicas.)

DISPOSIÇÃO PARA SONO MELHORADO

Definição da NANDA-I

Padrão de suspensão natural e periódica da consciência relativa para propiciar o descanso, sustentando um estilo de vida desejável que pode ser melhorado.

Características definidoras*

A quantidade de sono está coerente com as necessidades de desenvolvimento
Relata estar descansado após o sono
Expressa desejo de melhorar o sono
Segue rotinas de sono que promovem hábitos de dormir
Usa medicamentos indutores do sono ocasionalmente

Conceitos-chave

Ver Promoção da saúde/investigação do bem-estar, em Padrão de sono-repouso.

Critérios para a investigação focalizada

Ver *Padrão de sono prejudicado*.

Meta

O indivíduo informará um padrão de sono satisfatório, conforme evidenciado por este indicador:

- Identifica duas novas estratégias (especificar) para melhorar o sono.

Intervenções

- Ver *Padrão de sono prejudicado* quanto a estratégias para promover o sono.

DISPOSIÇÃO PARA TOMADA DE DECISÃO EMANCIPADA MELHORADA

Definição

Processo de escolha de uma decisão de cuidados de saúde que inclui conhecimento pessoal e/ou consideração de normas sociais que pode ser melhorado.

Características definidoras

Expressa desejo de melhorar a capacidade de escolher opções de cuidados de saúde que mais se compatibilizem com o estilo de vida atual
Expressa desejo de melhorar a capacidade de implementar a opção de cuidado de saúde
Expressa desejo de melhorar a capacidade de compreender todas as opções disponíveis de cuidados de saúde

Expressa desejo de melhorar a capacidade de verbalizar a própria opinião sem constrangimento
Expressa desejo de melhorar o conforto para expressar opções de cuidados de saúde na presença de outras pessoas
Expressa desejo de aumentar a confiança no processo decisório
Expressa desejo de melhorar a confiança para discutir francamente as opções de cuidados de saúde
Expressa desejo de melhorar o processo decisório
Expressa desejo de aumentar a privacidade para discutir opções de cuidados de saúde

Conceitos-chave

Uma pessoa está pronta para tomar uma decisão emancipada quando reconhece as normas sociais colocadas nas opções de atendimento de saúde e usa seus conhecimentos pessoais em um ambiente flexível para chegar a uma opção de atendimento de saúde.

Critérios para a investigação focalizada

Ver *Tomada de decisão emancipada prejudicada*.

Metas

O indivíduo relatará a tomada de uma decisão emancipada sobre assunto de tratamento de saúde, conforme evidenciado pelos seguintes indicadores:

- Está satisfeito com a decisão.
- Usou conhecimentos pessoais como auxílio para chegar à decisão.
- Conseguiu chegar à decisão em ambiente flexível, sem forças opressoras de outras pessoas.
- A opção escolhida é a que mais se adapta ao estilo de vida do indivíduo.
- Não se sente inibido ao contar aos outros a opção escolhida.
- Satisfeito com a opção escolhida.
- Leva adiante a opção escolhida.

NOC Ver *Tomada de decisão emancipada prejudicada*.

Intervenções

- Ver *Tomada de decisão emancipada prejudicada*.

NIC Ver *Tomada de decisão emancipada prejudicada*.

DISPOSIÇÃO PARA TOMADA DE DECISÃO MELHORADA

Definição da NANDA-I

Padrão de escolha de um curso de ação para atingir metas de saúde de curto e longo prazos que pode ser melhorado.

Características definidoras*

Expressa desejo de melhorar o processo decisório
Expressa desejo de melhorar a coerência das decisões com os valores e metas pessoais e socioculturais
Expressa desejo de melhorar a análise de risco-benefício das decisões
Expressa desejo de melhorar a compreensão das escolhas e seu significado
Expressa desejo de aumentar o uso de evidências confiáveis para decidir

Conceitos-chave

Ver *Conflito de decisão* quanto a princípios de uma tomada de decisão eficaz.

Critérios para a investigação focalizada

Ver Promoção da saúde/investigação do bem-estar, em Padrão cognitivo-perceptivo.

Meta

A pessoa/grupo informará aumento da satisfação com a decisão, conforme evidenciado por este indicador:
- Identifica duas estratégias novas (especificar) para melhorar o processo decisório.

NOC Apoio à tomada de decisão, Processamento de informações

Intervenções

- Ver Intervenções em *Conflito de decisão*.
- Consultar páginas na internet quanto a recursos e informações sobre processo decisório.

NIC Apoio à tomada de decisão, Estabelecimento de metas mútuas

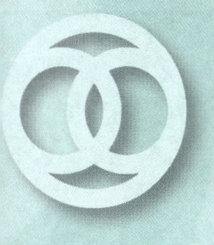

PARTE 3

Manual de problemas colaborativos

INTRODUÇÃO

Este Manual de problemas colaborativos apresenta 53 problemas específicos agrupados sob nove categorias genéricas. Antes, esses problemas eram chamados de *Complicações potenciais: (especificar)* ou *CP (especificar)*. A terminologia dos problemas colaborativos foi revisada na 13ª edição. Esses problemas foram selecionados devido à sua alta incidência ou morbidade. As informações sobre cada problema colaborativo genérico são apresentadas sob os seguintes subtítulos:

- Definição.
- Nota da autora: discussão do problema para esclarecer seu uso clínico.
- Critérios significativos de investigação diagnóstica/laboratorial: achados laboratoriais úteis durante o monitoramento.

As discussões dos problemas colaborativos específicos incluem:

- Definição.
- Populações de alto risco.
- Resultados colaborativos: um enunciado que especifica a responsabilidade do enfermeiro quanto a monitoramento, diante de instabilidade fisiológica e fornecimento de intervenções (de enfermagem e médicas) para manter ou recuperar a estabilidade. Foram acrescentados indicadores de estabilidade fisiológica para avaliação da condição do indivíduo.
- Intervenções e justificativas: elas, especificamente, direcionam a equipe de enfermagem para:
  - Monitorar o surgimento ou as primeiras mudanças na condição.
  - Iniciar intervenções prescritas pelo médico ou enfermeiro, conforme indicado.
  - Iniciar, conforme indicado, as intervenções prescritas pelo enfermeiro.
  - Avaliar a eficácia dessas intervenções.

Alertas clínicos

Os alertas clínicos encontram-se na parte das intervenções para informar o estudante de enfermagem ou o enfermeiro de que deve agir imediatamente em razão de algum evento grave ou uma alteração na condição fisiológica do paciente. Por exemplo, *Notificar a equipe de resposta rápida*.

Justificativa

Um enunciado com justificativa, escrito com um **J** em itálico, explica por que um sinal ou sintoma está presente ou oferece a explicação científica dos motivos pelos quais a intervenção produz a resposta desejada.

Dicas da Carpenito

Essa característica especial do texto traz mais informações que desafiam o leitor a considerar outras opções ou a dar ênfase à gravidade de um evento.

Não esquecer que, para muitos problemas colaborativos na Parte 3, os diagnósticos de enfermagem associados podem também ser considerados como presentes. Por exemplo, um indivíduo com diabete melito receberia atendimento sob o problema colaborativo *RC de Hipo/Hiperglicemia* junto com o diagnóstico de enfermagem *Risco de manutenção ineficaz da saúde relacionada a conhecimento insuficiente de (especificar)*; um indivíduo com cálculos renais seria incluído no problema colaborativo *RC de Cálculos renais*, além do diagnóstico de enfermagem *Risco de autocontrole ineficaz da saúde relacionado a conhecimento insuficiente de prevenção de recorrência, restrições alimentares e exigências hídricas*.

RISCO DE COMPLICAÇÕES DE DISFUNÇÃO CARDÍACA/VASCULAR

Risco de Complicações de Disfunção cardíaca/vascular
Risco de Complicações de Arritmia
Risco de Complicações de Débito cardíaco diminuído
Risco de Complicações de Edema pulmonar
Risco de Complicações de Hipertensão intra-abdominal
Risco de Complicações de Hipovolemia
Risco de Complicações de Sangramento
Risco de Complicações de Síndrome compartimental
Risco de Complicações de Trombose venosa profunda

Definição

Descreve um indivíduo que apresenta, ou está em alto risco de apresentar, várias disfunções cardíacas e/ou vasculares.

Nota da autora

O enfermeiro pode usar este problema colaborativo genérico para descrever uma pessoa com risco de vários tipos de problemas cardiovasculares. Por exemplo, todos os indivíduos em unidade de tratamento intensivo são vulneráveis a complicações cardiovasculares, mas o uso de *Risco de Complicações de Disfunção cardíaca/vascular* direcionará os enfermeiros a monitorarem a condição cardiovascular em relação a vários problemas com base nos achados da investigação focalizada. As intervenções de enfermagem para esse indivíduo focalizariam a detecção de funcionamento anormal e o oferecimento de uma resposta ou intervenções adequadas.

No caso de indivíduo com uma complicação cardiovascular específica, o enfermeiro acrescenta o problema colaborativo aplicável à lista de problemas da pessoa, junto com as intervenções de enfermagem específicas para esse problema. Por exemplo, um padrão de cuidados para um paciente após infarto do miocárdio pode conter o problema colaborativo *RC de Disfunção cardíaca/vascular*, direcionando os enfermeiros a monitorarem a condição cardiovascular. Se esse indivíduo posteriormente tiver uma arritmia, o enfermeiro acrescentará *RC de Arritmia* à lista de problemas, junto com informações específicas de controle de enfermagem (p. ex., *RC de Arritmia relacionada a infarto do miocárdio*). Quando os fatores de risco ou a etiologia não apresentarem relação direta com o diagnóstico médico primário, os enfermeiros devem ainda acrescentá-los, se conhecidos (p. ex., *RC de Hipo/Hiperglicemia relacionada a diabete melito* em indivíduo que sofreu infarto do miocárdio).

Critérios significativos de investigação diagnóstica/laboratorial

- Abordagem diagnóstica de trombose venosa profunda:
    - D-dímero – é uma substância no sangue que costuma estar aumentada em pessoas com trombose venosa profunda ou embolia pulmonar.
    - Ultrassonografia compressiva – usa ondas sonoras para gerar imagens das estruturas internas da perna.
    - Venografia por contraste.
    - Ressonância magnética (RM) – avalia o risco de doença cardiovascular (Labs on Line, 2014).
- Perfil lipídico (LDL, HDL, colesterol, triglicerídeos).
- Proteína C-reativa de alta sensibilidade (PCR) – detecta baixas concentrações da proteína C-reativa, um marcador de inflamação associado à aterosclerose, entre outras condições.
- Lipoproteína (a) – exame lipídico adicional que pode ser usado para identificar nível elevado de lipoproteínas (a), uma modificação do LDL que aumenta o risco de aterosclerose.
- Biomarcadores cardíacos (Labs on Line, 2014):
    - Troponina – elevada em poucas horas após dano cardíaco, permanecendo elevada por até duas semanas.
    - CK-MB (creatina-quinase/banda miocárdica) – elevada quando há dano às células do músculo cardíaco.
    - BNP ou NT-proBNP (peptídeo natural) – liberado pelo organismo como uma reação natural insuficiência cardíaca; níveis aumentados de BNP, embora não constituam um diagnóstico de infarto do miocárdio, indicam risco aumentado de complicações cardíacas em pessoas com síndrome coronariana aguda).
- Potássio sérico (oscila com a terapia diurética, reposição parenteral de líquidos).
- Cálcio, magnésio, fosfato séricos.
- Contagem de leucócitos (aumentada na infecção).

- Velocidade de hemossedimentação (aumentada na inflamação, lesão tissular).
- Valores da gasometria arterial (SaO_2 reduzido indica hipoxemia; pH elevado, alcalose; pH reduzido, acidose).
- Testes de coagulação (elevados com terapia anticoagulante e/ou trombolítica ou coagulopatias).
- Hemoglobina e hematócrito (elevados com policitemia, baixos com anemia).
- Eletrocardiograma, com ou sem teste de estresse.
- Medida do fluxo por ultrassom com Doppler.
- Cateterismo cardíaco.
- Ultrassonografia intravascular (UIV).
- Estudos eletrofisiológicos.
- Tomografia computadorizada (TC), TC ultrarrápida.
- RM.
- Eletrocardiograma com média de sinais.
- Ecocardiograma, com ou sem teste de estresse.
- Fonocardiograma.
- Eletrocardiograma com exercício (físico ou químico) (ECG).
- Imagem por perfusão.
- Imagem de infarto.
- Angiocardiograma.
- Monitoração com Holter.
- Monitor inflável com alça.

Risco de Complicações de Arritmia

Definição

Descreve um indivíduo que apresenta, ou está em alto risco de apresentar, um distúrbio do sistema condutor cardíaco que resulte em frequência cardíaca anormal, ritmo cardíaco anormal ou uma combinação dos dois.

Populações de alto risco

- Doença arterial coronariana (DAC) tipo A:
  - Angina.
  - Infarto do miocárdio (síndrome coronariana aguda [SCA]).
  - Insuficiência cardíaca congestiva.
- Hipoglicemia significativa (Chow et al., 2014):
- Hipotermia acidental.
  - Hipotermia leve, levando a taquicardia.
  - Hipotermia moderada, levando a fibrilação atrial, bradicardia juncional.
  - Hipotermia grave, levando a bradicardia, arritmias ventriculares (inclusive fibrilação ventricular e assistolia) (Zafren & Mechem, 2014).
- Sepse.
- Pressão intracraniana aumentada.
- Desequilíbrio eletrolítico (cálcio, potássio, magnésio, fósforo).
- Doença cardíaca aterosclerótica.
- Efeitos coleterais de medicamentos (p. ex., aminofilina, dopamina, estimulantes, digoxina, betabloqueadores, bloqueadores dos canais de cálcio, dobutamina, lidocaína, procainamida, quinidina, diuréticos, antiarrítmicos classe 1C, anticonvulsivantes, como fenitoína, antidepressivos tricíclicos e alguns agentes usados para tratamento da dor neuropática e imunomoduladores) (Heist & Ruskin, 2010).
- DPOC.
- Miocardiopatia, doença cardíaca valvular.
- Anemia.
- Pós-operatório de cirurgia cardíaca.
- Pós-operatório de qualquer grande anestesia.
- Trauma.
- Apneia do sono.
- Hipóxia.

Resultados colaborativos

O indivíduo será monitorado quanto aos sinais e sintomas iniciais de arritmias e débito cardíaco diminuído e receberá intervenções colaborativas, quando indicadas, para restaurar a estabilidade fisiológica.

Indicadores de estabilidade fisiológica

- Ritmo sinusal normal.
- Ver também Indicadores de estabilidade fisiológica em *Débito cardíaco diminuído*.

Intervenções e justificativas

Monitorar o aparecimento de sinais e sintomas de arritmia

- Frequência e ritmo anormais.
- Palpitações, dor no peito, síncope, fadiga.
- SaO_2 diminuída.
- Hipotensão.
- Mudança no nível de consciência.

J: *O tecido isquêmico é instável eletricamente, causando arritmias. Algumas condições cardíacas congênitas, fibrose ou tecido cicatricial do sistema de condução, doença inflamatória, cirurgia cardíaca, infecção, câncer, desequilíbrios eletrolíticos e medicamentos também podem causar distúrbios da condução cardíaca.*

Monitorar os padrões e alterações no ECG, como

- SCA (elevação do segmento ST, prolongamento da onda Q, inversão da onda T).

J: *Essas alterações do ECG podem não se fazer presentes de imediato. A primeira que é vista clinicamente costuma ser a elevação do segmento ST, indicativa de lesão do miocárdio nos tecidos subjacentes aos eletrodos. As alterações no ECG relativas a infarto incluem elevação de ST (indicando lesão), prolongamento das ondas Q (indicando necrose) e inversão das ondas T (indicando isquemia e evolução do infarto). Esses sinais de isquemia podem ser isolados nas derivações do ECG que se sobrepõem ao miocárdio envolvido, indicando isquemia localizada. Quando presentes em muitas derivações do ECG, suspeita-se de uma isquemia mais disseminada (Grossman & Porth, 2014).*

> **ALERTA CLÍNICO** Se o primeiro ECG for normal ou inconclusivo, devem ser obtidos novos registros quando a pessoa apresentar sintomas. Devem ser comparados aos registros obtidos em um estado assintomático. O ECG padrão em repouso não reflete, de forma adequada, a natureza dinâmica de uma trombose coronariana e isquemia miocárdica. Quase dois terços de todos os episódios isquêmicos, na fase instável, são clinicamente silenciosos, sendo por isso improvável a sua detecção por ECG convencional. Portanto, a monitoração contínua, assistida por computador, do segmento ST com 12 derivações é uma ferramenta diagnóstica valiosa.

Informar ao médico, enfermeiro especialista ou médico-assistente sobre qualquer elevação do segmento ST e outras alterações graves no ECG

> **ALERTA CLÍNICO** A SCA com elevação de ST costuma refletir uma oclusão coronariana total aguda. A maioria dessas pessoas acabará desenvolvendo um infarto do miocárdio com elevação de ST (STEMI). O objetivo terapêutico é obter uma nova perfusão rápida, completa e prolongada por angioplastia primária ou terapia fibrinolítica.

- Arritmias do nó sinusal (taquicardia sinusal, bradicardia sinusal, bloqueio sinusal, pausa ou parada sinusal, doença do nó sinusal).

J: *As alterações na função do nó sinoatrial levam a mudanças na frequência ou no ritmo dos batimentos cardíacos (Grossman e Porth, 2014).*

- Arritmias de origem atrial (contrações atriais prematuras [CAP], taquicardia atrial multifocal/focal, *flutter* atrial, fibrilação atrial, taquicardia supraventricular paroxística).

J: *CAPs e taquicardia podem ser causadas por estresse, cafeína, tabaco, álcool, isquemia cardíaca, toxicidade por digitálicos, hipocalemia, hipomagnesemia e hipóxia. Raras vezes ocorre* flutter *atrial em pessoas sadias, sendo comumente encontrado em crianças e adultos jovens submetidos a cirurgia por à doença cardíaca congênita complexa (Grossman & Porth, 2014).*

- Arritmias juncionais (bradicardia, taquicardia não paroxística, juncional).

- Arritmias ventriculares (contrações ventriculares prematuras, taquicardia ventricular, *flutter* ventricular, fibrilação ventricular).

    J: *As arritmias ventriculares são consideradas mais graves que as atriais, visto que a ação de bombeamento cardíaco pode ficar prejudicada, causando redução do débito cardíaco (Grossman & Porth, 2014).*

- Distúrbios da condução atrioventricular (bloqueio AV de primeiro, segundo e terceiro grau).

    J: *O bloqueio cardíaco é causado pela condução anormal dos impulsos. Pode ser normal, fisiológico (tônus vagal) ou patológico. As causas podem incluir tecido cicatricial, alguns fármacos, desequilíbrios eletrolíticos, infarto agudo do miocárdio, doenças inflamatórias ou cirurgia cardíaca (Grossman & Porth, 2014).*

Iniciar os protocolos adequados, dependendo do tipo de arritmia

- Administrar oxigênio suplementar.

    J: *Isso aumenta os níveis de oxigênio circulante e reduz a carga de trabalho do coração.*

- Monitorar a saturação de oxigênio (SaO_2), com oximetria de pulso e gasometria arterial, se necessário.
- Monitorar os níveis séricos de eletrólitos (p. ex., sódio, potássio, cálcio, magnésio).

    J: *Níveis elevados ou baixos de eletrólitos podem exacerbar uma arritmia.*

Risco de Complicações de Débito cardíaco diminuído

Definição

Descreve um indivíduo que apresenta, ou está em risco de apresentar, suprimento sanguíneo inadequado relativo às necessidades dos tecidos e órgãos devido a bombeamento insuficiente de sangue pelo coração.

O débito cardíaco diminuído é um fenômeno que não se limita a pessoas ou ambientes com foco específico em cuidados cardiovasculares. Não é prevalente apenas em unidades de atendimento cardíaco, mas, também, em unidades pós-anestésicas e de cuidados não cardíacos, entre pessoas com problemas não cardiogênicos. Uma redução significativa no débito cardíaco é uma situação de risco à vida, demonstrando a necessidade de desenvolvimento de um diagnóstico de enfermagem de risco para intervenções precoces (Pereira de Melo et al., 2011).

Populações de alto risco

- Síndrome coronariana aguda.
- Insuficiência cardíaca congestiva.
- Choque cardiogênico.
- Hipertensão.
- Doença cardíaca valvular.
- Miocardiopatia.
- Tamponamento cardíaco.
- Hipotermia.
- Anafilaxia.
- Miocardiopatia dilatada.
- Síndrome do choque tóxico estreptocócico.
- Diarreia grave.
- Síndrome da resposta inflamatória sistêmica (SRIS).
- Coarctação da aorta.
- Doença pulmonar obstrutiva crônica (DPOC).
- Feocromocitoma.
- Insuficiência renal crônica.
- Síndrome da angústia respiratória do adulto.
- Hipotensão/hipovolemia (p. ex., por sangramento ou queimaduras graves, pós-operatório)
- Bradicardia.
- Taquicardia.

Resultados colaborativos

O indivíduo será monitorado quanto aos sinais e sintomas iniciais de débito cardíaco diminuído e receberá intervenções colaborativas, quando indicadas, para restaurar a estabilidade fisiológica.

Indicadores de estabilidade fisiológica

- Calmo, alerta e orientado.
- Saturação de oxigênio > 95%.
- Ritmo sinusal normal.
- Ausência de dor no peito.
- Ausência de arritmias com risco de morte.
- Pele quente e seca.
- Cor normal da pele (adequada à raça).
- Pulso: ritmo regular, frequência de 60 a 100 bpm.
- Respirações: 16 a 20 respirações/min.
- Pressão arterial > 90/60, < 140/90 mmHg, PAM > 70 ou PVC > 11.
- Débito urinário > 0,5 mL/kg/h.

Intervenções e justificativas

Monitorar o aparecimento de sinais e sintomas de débito/índice cardíaco diminuído

- Frequência de pulso aumentada, diminuída e/ou irregular.
- Aumento da frequência respiratória.
- Pressão arterial diminuída, pressão arterial aumentada.
- Sons cardíacos anormais.
- Sons pulmonares anormais (crepitações, estertores).
- Débito urinário diminuído (< 5 mL/kg/h).
- Alteração no nível de consciência.
- Pele fria, úmida, cianótica, moteada.
- Tempo de enchimento capilar retardado.
- Distensão de veias do pescoço.
- Pulsos periféricos fracos.
- Pressões anormais da artéria pulmonar.
- Pressões anormais da artéria renal.
- Saturação do oxigênio venoso misto diminuída.
- Alterações no eletrocardiograma (ECG).
- Arritmias.
- SaO_2 diminuída.
- $ScvO_2$ diminuído.

J: Débito/índice cardíacos diminuídos levam à oxigenação sanguínea insuficiente para suprir as necessidades metabólicas dos tecidos. A redução do volume circulante pode resultar em hipoperfusão dos rins e redução da perfusão tissular, com uma resposta compensatória de circulação diminuída para as extremidades e pulso aumentado, bem como frequência respiratória elevada (Grossman & Porth, 2014). Mudanças no estado mental podem resultar de hipoperfusão cerebral. Vasoconstrição e congestão venosa, em áreas pendentes (p. ex., membros), produzem mudanças na pele e nos pulsos.

Monitorar atentamente o volume de urina, de hora em hora

J: O volume sanguíneo diminuído reduz o sangue aos rins, o que diminui a taxa de filtração glomerular (TFG), ocasionando uma redução do débito urinário. Quando o fluxo de sangue aos rins é inferior e 20 a 25% do normal, ocorre dano isquêmico (Grossman & Porth, 2014). O débito urinário diminuído é um sinal inicial de sangramento/hipovolemia.

Iniciar os protocolos adequados ou as prescrições com validade, dependendo da etiologia subjacente do problema que afeta a função ventricular

J: O controle do enfermeiro é diferente, com base na etiologia (p. ex., medidas para ajudar a aumentar a pré-carga para hipovolemia e reduzir a pré-carga para contratibilidade ventricular inadequada).

Posicionar o paciente com as pernas elevadas, a menos que haja prejuízo na função ventricular

J: Essa posição pode ajudar a aumentar a pré-carga e reforçar o débito cardíaco.

Ajudar o paciente com medidas de conservação da força, como repouso antes e depois das atividades (p. ex., refeições, banhos)

J: O repouso adequado reduz o consumo de oxigênio e diminui o risco de hipóxia.

Em paciente com função ventricular prejudicada, administrar com cautela líquidos EV. Certificar-se de incluir todos os líquidos adicionais EV (p. ex., antibióticos) no cálculo de volume/hora. Consultar o farmacêutico para concentração de EV e medicamentos, quando necessário

J: O indivíduo com funcionamento inadequado dos ventrículos pode não tolerar o aumento dos volumes de sangue.

Quando o débito cardíaco diminuído for consequência de hipovolemia, choque séptico ou arritmia, ver o problema colaborativo específico, nesta parte

Risco de Complicações de Edema pulmonar

Definição

Edema pulmonar cardiogênico (EPC) é definido como um edema pulmonar devido ao aumento da pressão hidrostática capilar, secundário à pressão venosa pulmonar aumentada. O EPC reflete o acúmulo de líquido, com um baixo conteúdo proteico, no interstício e nos alvéolos pulmonares, em consequência de disfunção cardíaca, comumente insuficiência cardíaca.

Edema pulmonar sem relação com o coração (não cardiogênico)

O edema pulmonar não causado por pressões aumentadas no coração é chamado de edema pulmonar não cardiogênico (Givertz, 2015).

- **Edema pulmonar de alta altitude.** Não está totalmente entendida a causa exata; parece surgir em consequência de pressão aumentada devido à constrição dos capilares pulmonares.
- **Condições do sistema nervoso.** Um tipo de edema pulmonar, o edema pulmonar neurogênico, pode ocorrer após algumas condições do sistema nervoso ou certos procedimentos – como após lesão encefálica, convulsão, ou hemorragia subaracnóidea – ou após cirurgia do cérebro.

Populações de alto risco

Um edema pulmonar pode ser ocasionado por causas relacionadas ou não ao coração.

Causas cardíacas

Trata-se de uma condição que costuma ocorrer quando o ventrículo esquerdo doente, comprometido ou com excesso de trabalho, ou as válvulas cardíacas, não conseguem bombear de forma suficiente para o exterior o sangue recebido pela artéria pulmonar. A pressão aumentada atinge o átrio esquerdo e, depois, as veias pulmonares, causando acúmulo de líquido nos pulmões (Givertz, 2015).

- Hipertensão (não tratada ou não controlada).
- Arritmias.
- Infarto do miocárdio.
- Síndrome cardíaca aguda.
- Angina.
- Insuficiência cardíaca congestiva.
- Miocardiopatia.
- Falha do marca-passo, derivações e/ou gerador.
- Doença arterial coronariana.
- Doença da válvula cardíaca mitral ou aórtica.
- Defeitos cardíacos congênitos.

Causas não cardíacas

Nessa condição, pode have vazamento de líquido dos capilares para os sacos aéreos dos pulmões, uma vez que os próprios capilares ficam mais permeáveis ou vazam, mesmo sem acúmulo de pressão apoiada pelo coração.

A integridade alveolar fica comprometida em consequência de reação inflamatória subjacente, levando a alvéolos que vazam e que podem se encher de líquido oriundo dos vasos sanguíneos (Givertz, 2015).

- Síndrome da angústia respiratória aguda.
- Diabete melito (hiperglicemia episódica grave, causa subjacente de DAC)
- Inalação de toxinas (amônia e cloro).
- *Overdose* de drogas (fisiopatologia desconhecida, p. ex., heroína, cocaína, metadona, ácido acetilsalicílico; Givertz, 2015).
- Inalação de fumaça.
- Trauma/cirurgia neurológica.
- Sobrecarga de volume (na presença de função cardíaca comprometida).
- Insuficiência renal (a incapacidade de excretar líquido do corpo pode causar acúmulo hídrico nos vasos sanguíneos).
- Embolia pulmonar ("a embolia pulmonar pode ser causa de edema pulmonar em razão de lesão às circulações sistêmica pulmonar e pleural adjacente, elevando pressões hidrostáticas em veias pulmonares e/ou sistêmicas, e possivelmente baixando a pressão pleural devido a atelectasias"; Givertz, 2015).
- Pneumotórax (pode ocorrer edema pulmonar com a rápida expansão do pulmão pós-colapso).
- Infecções virais (edema pulmonar não cardiogênico rapidamente progressivo associado a hipotensão profunda e uma elevada taxa de fatalidade com, p. ex., infecção por hantavírus, febre hemorrágica da dengue, infecção pelo coronavírus, gripe A H1N1; Givertz, 2015).
- Quase afogamento.
- Altitudes elevadas (um grau anormalmente elevado de vasoconstrição pulmonar hipóxica em determinada altitude parece subjazer à patogênese desse distúrbio; Givertz, 2015).
- Hipotermia (quando a temperatura central atinge 32°C, o metabolismo, a ventilação e o débito cardíaco começam a declinar, ocasionando débito cardíaco diminuído, que pode levar a edema pulmonar, oligúria, arreflexia, coma, hipotensão, bradicardia, arritmias ventriculares [inclusive fibrilação ventricular] e assistolia) (Mechem & Zafren, 2014).
- Toxinas na circulação (p. ex., veneno de cobra, alfa-naftil tioureia [veneno de rato inalado]).
- SRIS.
- A sepse causa débito cardíaco diminuído, baixa pressão vascular periférica e alta resistência vascular pulmonar devido à vasoconstrição, provocando o aumento da congestão pulmonar.

Resultados colaborativos

O indivíduo será monitorado quanto aos sinais e sintomas iniciais de edema pulmonar e receberá intervenções colaborativas, quando indicadas, para restaurar a estabilidade fisiológica.

Indicadores de estabilidade fisiológica

- Alerta, calmo e orientado.
- Respirações simétricas fáceis e ritmadas.
- Pele quente e seca.
- Sons respiratórios completos em todos os lobos.
- Ausência de crepitação e sibilância.
- Cor normal (para a raça).
- Ver *RC de Débito cardíaco diminuído* para mais indicadores.

Intervenções e justificativas

Tratar a experiência avassaladora e assustadora de falta de ar repentina e crítica

J: *Os indivíduos informam falta de ar em termos das sensações associadas a episódios ruins de falta de ar, como sofrimento, ansiedade, pânico e medo de morrer (Gysels & Higginson, 2011; Schneidman, Reinke, Donesky & Carrieri-Kohlman, 2014).*

- Confirmar o quão assustado ele deve estar.
- Tranquilizar o indivíduo e não deixá-lo sozinho.

J: *Essas estratégias tentam reduzir a ansiedade/o medo.*

Elevar a cabeceira da cama, ou usar mais travesseiros sob a cabeça e os ombros

J: *Essa posição reduzirá a resistência à inspiração.*

Se possível, aumentar o fluxo de ar em torno da pessoa, por exemplo, com ventilador, abrindo a janela

J: *O aumento do ar mais frio circulante pode reduzir a falta de ar.*

Monitorar o aparecimento de sinais e sintomas de edema pulmonar

- Tosse seca e rouca quando deitado.
- Confusão, sonolência e desorientação podem ocorrer em pessoas idosas.
- Tontura, desmaio, fadiga ou fraqueza.
- Acúmulo de líquido, principalmente nas pernas, nos tornozelos e nos pés.
- Aumento da urina à noite (o edema periférico durante o dia volta à circulação, quando as pernas são elevadas, resultando em noctúria).
- Náusea, inchaço abdominal, sensibilidade ou dor (podem ser consequência de acúmulo de líquido no organismo e de sangue no fígado).
- Aumento de peso (o acúmulo de líquido aumenta o peso).
- Perda de peso (a náusea causa perda de apetite).
- Respiração rápida, pele azulada e sensações de inquietação, ansiedade e sufocação.
- Falta de ar e congestão pulmonar.

J: *Os sintomas são causados pela congestão nos pulmões decorrente de acúmulo de líquido.*

- Cansaço fácil.
- Crepitações e espasmos das vias aéreas semelhantes à asma.
- Distensão da veia jugular (DVJ).
    - Tosse persistente.
    - Tosse com secreção, com catarro espumante.
    - Cianose.
    - Diaforese.

J: *O bombeamento prejudicado do ventrículo esquerdo acompanhado de débito cardíaco diminuído e a pressão arterial pulmonar aumentada produzem edema pulmonar. Pode ocorrer sobrecarga circulatória em razão do tamanho reduzido do leito vascular-pulmonar. A hipóxia causa aumento da permeabilidade capilar que, por sua vez, faz o líquido entrar no tecido pulmonar. A pressão venosa e pulmonar deixa os pulmões congestionados de líquido, afetando a troca de oxigênio, que é considerado edema pulmonar (Grossman & Porth, 2014).*

Pesar diariamente o indivíduo

- Garantir a exatidão, pesando todos os dias à mesma hora, na mesma balança e com o indivíduo usando a mesma quantidade de roupas.

J: *Pesagens diárias e ingestão e eliminação rígidas são essenciais para a determinação dos efeitos do tratamento e para a detecção precoce de retenção de líquido ou piora da condição.*

Monitorar atentamente e de hora em hora o débito urinário

J: *O volume sanguíneo diminuído reduz o sangue aos rins, o que diminui a taxa de filtração glomerular (TFG), ocasionando uma redução do débito urinário. Quando o fluxo sanguíneo aos rins é inferior a 20 a 25% do normal, ocorre dano isquêmico (Grossman & Porth, 2014). O débito urinário diminuído é um sinal inicial de sangramento/hipovolemia.*

Monitorar com oximetria de pulso

J: *Isso propicia o monitoramento contínuo da saturação de oxigênio.*

Fazer o necessário para manter uma hidratação adequada, ao mesmo tempo em que evita seu excesso

J: *Uma hidratação adequada ajuda a liquefazer as secreções pulmonares; se excessiva, pode aumentar a pré-carga e piorar o edema pulmonar.*

Com cuidado, administrar líquidos endovenosos (EV)

- Consultar o médico ou enfermeiro se a velocidade prescrita mais a ingestão oral ultrapassar 2 a 2,5 L/24 horas. Certificar-se de incluir os líquidos adicionais EV (p. ex., antibióticos) no cálculo de volume/hora. A ingestão de líquidos orais também deve ser monitorada e, quando indicado, provavelmente restrita.

J: *A falha em ajustar líquidos EV e orais com cautela pode causar sobrecarga circulatória, com piora da condição.*

Quando indicado, administrar oxigênio conforme prescrição

J: *A hipóxia produz aumento da pressão capilar, levando os líquidos a entrarem no tecido pulmonar e desencadearem sinais e sintomas de edema pulmonar.*

Iniciar os tratamentos adequados, conforme o protocolo, que podem incluir:

- Diuréticos.

  J: *Para reduzir a pré-carga.*

- Vasodilatadores.

  J: *Para reduzir a pré-carga e a pós-carga.*

- Agentes inotrópicos positivos (p. ex., digitálicos).

  J: *Para melhorar as contrações ventriculares.*

- Morfina.

  J: *Para reduzir a ansiedade, a pré-carga e a pós-carga, bem como as demandas metabólicas.*

Risco de Complicações de Hipertensão intra-abdominal

Definição

Descreve um indivíduo que apresenta, ou está em alto risco de apresentar, elevação patológica, prolongada ou repetida, da pressão intra-abdominal (PIA) de 12 mmHg ou mais (WSACS, 2013). Síndrome compartimental abdominal refere-se a uma disfunção orgânica causada por hipertensão intra-abdominal (Gestring, 2015).

Populações de alto risco

(Gestring, 2015; Lee, 2012)

- As causas de hipertensão intra-abdominal primária (i.e., aguda) incluem:
  - Trauma penetrante.
  - Hemorragia intraperitoneal.
  - Pancreatite.
  - Forças compressivas externas, como destroços de colisão com veículo automotivo ou após explosão de grande estrutura.
  - Fratura pélvica.
  - Ruptura de aneurisma aórtico abdominal.
  - Úlcera péptica perfurada.
- Pode ocorrer hipertensão intra-abdominal secundária em pessoas sem lesão intra-abdominal, quando líquido se acumula em volumes suficientes para ocasionar hipertensão intra-abdominal. As causas incluem:
  - Reanimação com grandes volumes: a literatura mostra risco significativamente aumentado com infusões superiores a 3 L, por exemplo, trauma.
  - Áreas grandes de queimaduras de muita espessura (> 30% da área de superfície corporal total).
  - Trauma penetrante ou cego, sem lesão identificável.
  - Cirurgia abdominal.
  - Fechamento fascial por curativo ou primário, que aumenta a incidência.
  - Sepse.
  - Transplante de fígado.
- As causas de hipertensão intra-abdominal crônica incluem:
  - Diálise peritoneal.
  - Obesidade mórbida.
  - Cirrose.
  - Abuso crônico de álcool.
  - Pancreatite.
  - Síndrome de Meigs.
  - Massa intra-abdominal.
  - Ascite maciça.
  - Distensão intestinal.

Resultados colaborativos

O indivíduo será monitorado quanto aos sinais e sintomas iniciais de hipertensão intra-abdominal e receberá intervenções colaborativas, quando indicadas, para restaurar a estabilidade fisiológica.

Indicadores de estabilidade fisiológica

- Pressão intra-abdominal de 0 a 5 mmHg.
- Sem aumento da cintura abdominal.
- Débito urinário > 0,5 mL/kg/h.
- Ausência de melena.

Intervenções e justificativas

Monitorar a ocorrência de hipertensão intra-abdominal

J: *A disfunção orgânica com hipertensão intra-abdominal é consequência dos efeitos da hipertensão intra-abdominal sobre múltiplos sistemas de órgãos.*

- Aumento da cintura abdominal.

J: *O efeito da hipertensão no sistema GI leva à diminuição da perfusão, que resulta em isquemia, acidose, vazamento capilar, edema intestinal e liberação da flora GI no sistema linfático e vascular (Lee, 2012).*

- Crepitações, estertores, frequência respiratória aumentada, cianose.
- Excursão respiratória limitada.

J: *Com a distensão abdominal, o diafragma é empurrado para cima, impedindo a expansão pulmonar completa e aumentando a pressão intratorácica (Lee, 2012).*

- Débito urinário reduzido.

J: *O aumento da distensão abdominal comprime o parênquima renal, diminuindo a perfusão renal (Lee, 2012).*

- Aparência pálida, síncope, cefaleia, confusão.

J: *A pressão intratorácica aumentada causa pressão nas costas sobre as veias jugulares, impedindo a drenagem de líquido cerebrospinal, aumentando a pressão intracraniana (Lee, 2012).*

- A hipertensão intra-abdominal (HIA) que aumenta até 20 mmHg ou além, associada a uma nova disfunção ou falência orgânica, é a síndrome compartimental abdominal. Essa síndrome tem uma taxa de mortalidade superior a 50%. O tratamento médico concentra-se na tentativa de reduzir a pressão intra-abdominal, com drenagem mecânica e diuréticos. Quando esses métodos não funcionam, deve ser realizada uma laparotomia descompressiva (Lee, 2012).

No manejo correto de pessoas com hipertensão intra-abdominal, os enfermeiros devem fazer medidas da pressão intra-abdominal

O padrão-ouro da medida indireta é a medida via cateter urinário da bexiga

J: *Avaliações manuais do abdome e medidas seriadas da cintura abdominal não são tão sensíveis quanto medidas diretas e indiretas da pressão intra-abdominal (Lee, 2012).*

Monitorar a pressão intra-abdominal em pacientes de alto risco que

- Estão entubados, com pressões de pico e platô elevadas.
- Apresentam hemorragia GI ou pancreatite, que não reagem a líquidos EV, derivados do sangue e pressores.
- Apresentam queimaduras graves ou sepse, e não reagem a líquidos EV e pressores.
- Apresentam leituras de Swann-Ganz contraditórias, quando comparadas à condição clínica.

Instituir intervenções para prevenir ou reduzir a distensão abdominal

J: *A prevenção de uma síndrome compartimental abdominal funciona muito melhor que o seu tratamento.*

Evitar constipação e impactações fecais

J: *Essas condições aumentarão a distensão abdominal.*

Manter desobstruída a sonda nasogástrica e monitorar o aumento de resíduos nas alimentações enterais

J: *O aumento de resíduos nas alimentações ou líquidos GI retidos provocará ainda mais distensão.*

Garantir que as pessoas estão se alimentando; evitar alimentos que produzam gases

J: *Esses gases podem agravar ainda mais uma distensão abdominal.*

Evitar posição de pronação e elevação da cabeceira da cama além de 20°

J: *A posição de pronação e elevações acima de 20° aumentarão a pressão intra-abdominal.*

Remover cobertas pesadas, curativos abdominais que comprimam

J: *Qualquer pressão externa sobre o abdome aumentará a pressão (deve ser evitada como prevenção).*

Controlar rigorosamente o equilíbrio hídrico para manter o paciente em estado negativo ou igual

J: *A administração excessiva de líquidos aumentará a hipertensão abdominal. Deve ser dada atenção criteriosa à quantidade de líquido que está sendo administrado, e os indivíduos devem ser monitorados atentamente em relação a sinais e sintomas iniciais de síndrome compartimental aguda (Gestring, 2015).*

> **ALERTA CLÍNICO** Um experimento designou, aleatoriamente, 71 pacientes com pancreatite aguda grave para expansão rápida de líquidos ou expansão controlada de líquidos. O grupo da expansão rápida recebeu volumes bastante maiores de cristaloides (4.028 vs. 2.472 mL) e coloides (1.336 vs. 970 mL) no dia da admissão institucional, sem diferença após quatro dias. A incidência de síndrome compartimental abdominal foi mais alta no grupo da expansão rápida (72 vs. 38%) (Gestring, 2015).

Risco de Complicações de Hipovolemia

Definição

Descreve um indivíduo que apresenta, ou está em alto risco de apresentar, oxigenação celular inadequada e incapacidade de excretar produtos metabolizados, secundários a volume diminuído de líquidos (p. ex., resultante de sangramento, perda de plasma, vômito ou diarreia prolongados).

Choque hipovolêmico refere-se a uma perda rápida de líquidos que resulta em falência de múltiplos órgãos devido a volume circulante inadequado e subsequente perfusão inadequada. Mais comumente causado por perda rápida de sangue em razão de uma condição clínica ou cirúrgica. Ver *Risco de Complicações de Sangramento*, se indicado.

Populações de alto risco
(Grossman & Porth, 2014)

- Estado transoperatório.
- Estado pós-operatório.
- Pós-procedimento de canulação de qualquer vaso arterial, em especial daqueles com risco de sangramento retroperitoneal devido à canulação de vaso femoral.
- Choque anafilático.
- Trauma.
- Hemorragia (p. ex., externa [laceração, ferimento por arma de fogo], ou interna [gastrintestinal, sítio cirúrgico]).
- Cetoacidose diabética ou estado de hiperglicemia hiperosmolar.
- Perdas excessivas de líquidos GI (vômito, diarreia, aspiração gastrintestinal, drenagem de fístula GI).
- Perdas renais excessivas (terapia com diuréticos, diurese osmótica relacionada à hiperglicemia).
- Perdas excessivas através da pele (febre, exposição a ambiente quente, perda de pele devido a queimaduras, feridas).
- Lactentes, crianças, idosos.
- Pancreatite aguda.
- Grandes queimaduras.
- Coagulação intravascular disseminada (CIVD).
- Diabete insípido.
- Ascite.
- Peritonite.
- Obstrução intestinal.
- Síndrome da resposta inflamatória sistêmica/sepse.
- Hiponatremia.

Resultados colaborativos

O indivíduo será monitorado quanto aos sinais e sintomas iniciais de hipovolemia e receberá intervenções colaborativas, quando indicadas, para restaurar a estabilidade fisiológica.

Indicadores de estabilidade fisiológica

Ver *Risco de Complicações de Débito cardíaco diminuído*.

Intervenções e justificativas

Monitorar o estado hídrico de hora em hora, se indicado; avaliar

- Ingestão (parenteral e oral).
- Débitos e outras perdas (urina, secreções e vômitos), sonda nasogástrica.

J: *O volume sanguíneo diminuído reduz o sangue aos rins, o que diminui a taxa de filtração glomerular (TFG), ocasionando uma redução do débito urinário. Quando o fluxo sanguíneo aos rins é inferior a 20 a 25% do normal, ocorre dano isquêmico (Grossman & Porth, 2014). O débito urinário diminuído é um sinal inicial de sangramento/hipovolemia.*

Monitorar o sítio cirúrgico quanto a sangramento, deiscência e evisceração

J: *A monitoração criteriosa possibilita a detecção precoce de complicações.*

Ensinar o paciente a apoiar a ferida cirúrgica com travesseiro ao tossir, espirrar ou vomitar

J: *O apoio reduz a tensão sobre a sutura, igualando a pressão em toda a ferida.*

Monitorar o aparecimento de sinais e sintomas de choque

- Frequência aumentada de pulsos, com pressão arterial normal ou levemente diminuída, pressão de pulsos estreitada, redução na pressão média ou arterial média (PAM).
- Débito urinário < 5 mL/kg/h (sinal precose).
- Inquietação, agitação, nível de consciência diminuído.
- Aumento da frequência respiratória, sede.
- Pulsos periféricos diminuídos.
- Pele fria, pálida, úmida ou cianótica.
- Redução da saturação de oxigênio (SaO_2, SvO_2); pressões da artéria pulmonar, pressão atrial direita, pressão em cunha/oclusão, débito/índice cardíaco.
- Hemoglobina/hematócrito reduzidos débito/índice cardíacos diminuídos.
- Pressão venosa central diminuída.

J: *A resposta compensatória a volume circulatório diminuído visa aumentar o fornecimento de oxigênio por meio de frequência cardíaca e respiratória aumentadas e redução da circulação periférica (manifestados por pulsos periféricos diminuídos e pele fria). A redução do oxigênio para o cérebro altera o estado mental. A menor circulação para os rins leva a débito urinário reduzido. Os valores da hemoglobina e do hematócrito declinam quando o sangramento é significativo (Grossman & Porth, 2014).*

Ocorrendo choque, colocar o indivíduo em posição supina, a menos que contraindicado (p. ex., trauma encefálico)

J: *Essa posição aumenta o retorno do sangue (pré-carga) ao coração.*

Inserir acesso venoso; usar cateter de grosso calibre diante de antecipação de reposição de grande volume de líquido ou sangue. Iniciar os protocolos adequados para choque (p. ex., terapia vasopressora). Ver *Risco de Complicações de Acidose* ou *Risco de Complicações de Alcalose*, se indicado, para mais informações

J: *Os protocolos buscam aumentar a resistência periférica e elevar a pressão arterial.*

Colaborar com o médico, seu assistente ou o enfermeiro de prática avançada na reposição das perdas hídricas a uma velocidade suficiente para manter o débito urinário acima de 0,5 mL/kg/h (p. ex., solução salina ou solução de Ringer lactato)

J: *Essa medida promove perfusão tissular renal ideal.*

Limitar os movimentos e a atividade do paciente

J: *Isso ajuda a diminuir as demandas de oxigênio dos tecidos.*

Promover tranquilidade, oferecer explicações simples e apoio emocional para ajudar a reduzir a ansiedade

J: *Um nível elevado de ansiedade aumenta as demandas metabólicas de oxigênio.*

Administrar oxigênio, conforme prescrito

J: *Isso aumentará o oxigênio circulante disponível para uso pelos tecidos.*

Risco de Complicações de Sangramento

Definição

Descreve um indivíduo que apresenta, ou está em alto risco de apresentar, redução do volume sanguíneo.

Populações de alto risco

- Estado transoperatório.
- Estado pós-operatório.

Canulação pós-procedimento de qualquer vaso arterial, mas principalmente daqueles com risco de sangramento retroperitoneal devido à canulação de vaso femoral.

- Choque anafilático.
- Trauma
- História de doença ou disfunção sanguínea.
- Uso de anticoagulante, incluindo o uso sem receita médica de ácido acetilsalicílico ou anti-inflamatórios não esteroides.
- Uso crônico de esteroides.
- Uso de paracetamol, com disfunção hepática associada.
- Anemia.
- Doença hepática.
- Coagulação intravascular disseminada (CIVD).
- Rompimento de varizes esofágicas.
- Aneurismas dissecantes.
- Trauma gestacional.
- Complicações relacionadas à gestação (placenta prévia, gestação molar, descolamento da placenta).
- Terapia trombolítica.

Resultados colaborativos

O indivíduo será monitorado quanto aos sinais e sintomas iniciais de sangramento e receberá intervenções colaborativas, quando indicadas, para restaurar a estabilidade fisiológica.

Indicadores de estabilidade fisiológica

- Alerta, orientado e calmo.
- Débito urinário > 0,5 mL/kg/h.
- Neutrófilos 60 a 70%.
- Eritrócitos:
    - Homens: 4,6 a 5,9 milhões/mm^3.
    - Mulheres: 4,2 a 5,4 milhões/mm^3.
- Contagem de plaquetas: 150.000 a 400.000/mm^3.
- Ausência de petéquias ou púrpura.
- Ausência de sangramento gengival ou nasal.
- Menstruações regulares.
- Ausência de cefaleia.
- Visão clara.
- Coordenação, simetria facial e força muscular intactas.
- Ausência de esplenomegalia.
- Identificar fatores de risco que possam ser reduzidos.
- Informar precocemente sinais e sintomas de infecção.
- Saturação de oxigênio > 95%.
- Ritmo sinusal normal.
- Ausência de dor no peito.
- Ausência de arritmias com risco de morte.
- Pele quente e seca, cor habitual (adequada à raça).
- Pulso: ritmo regular, frequência de 60 a 100 bpm.
- Respirações: 16 a 20 respirações/min.

- Pressão arterial > 90/60, < 140/90 mmHg, PAM > 70, ou PVC > 11.
- pH sérico 7,35 a 7,45.
- PCO_2 sérico 35 a 45 mmHg.
- Metas de SaO_2 > 95% para pessoas sem história de doença pulmonar.
- Sons respiratórios sem evidências de sons novos e anormais (estertores).
- Ausência de veias do pescoço ingurgitadas.

Intervenções e justificativas

Atentar para indicação de oferecimento de medidas de prevenção de trombose.

Monitorar o estado hídrico; avaliar:

- Ingestão (parenteral e oral).
- Débitos e outras perdas (urina, drenagem e vômito), sonda nasogástrica.
- Aumentar a monitoração de débito urinário para de hora em hora.

Justificativa: *O volume sanguíneo diminuído reduz o sangue aos rins, o que diminui a taxa de filtração glomerular (TFG), ocasionando uma redução do débito urinário. Quando o fluxo sanguíneo aos rins é inferior a 20 a 25% do normal, ocorre dano isquêmico (Grossman & Porth, 2014). O débito urinário diminuído é um sinal inicial de sangramento/hipovolemia.*

Monitorar o aparecimento de sinais e sintomas de sangramento, dependendo do local

- Sistema tegumentar:
  - Petéquias.
  - Equimoses.
  - Hematomas.
  - Secreção em locais de punção venosa.
  - Manchas cianóticas nos braços/nas pernas.
- Aumento de sangramento em ferida cirúrgica.
- Olhos e ouvidos:
  - Perturbações visuais.
  - Edema periorbital.
  - Hemorragia subconjuntival.
  - Dor de ouvido.
- Nariz, boca e garganta:
  - Petéquias.
  - Epistaxe.
  - Gengivas sensíveis ou sangrantes.
- Sistema cardiopulmonar:
  - Crepitação e sibilância.
  - Estridor e dispneia.
  - Taquipneia e cianose.
  - Hemoptise.
- Sistema gastrintestinal:
  - Dor.
  - Raias de sangue em fezes/vômito.
  - Sangramento ao redor do reto.
  - Sangue oculto nas fezes.
  - Fezes escuras.
- Sistema geniturinário:
  - Aumento das menstruações.
  - Débito urinário reduzido.
- Sistema musculoesquelético:
  - Dor nas articulações.
- Sistema nervoso central:
  - Alterações no estado mental.
  - Vertigem.
  - Convulsões.
  - Inquietação.

Monitorar o aparecimento de sinais e sintomas de choque

- Frequência aumentada de pulsos, com pressão arterial normal ou levemente diminuída, pressão de pulsos estreitada, redução na pressão média ou arterial média (PAM).
- Débito urinário < 5 mL/kg/h.
- Inquietação, agitação, nível de consciência diminuído.
- Aumento da frequência respiratória, sede.
- Pulsos periféricos diminuídos.
- Pele fria, pálida, úmida ou cianótica.
- Redução da saturação de oxigênio (SaO_2, SvO_2); pressões da artéria pulmonar, pressão atrial direita, pressão em cunha/oclusão, débito/índice cardíaco.
- Hemoglobina/hematócrito reduzidos.
- Pressão venosa central diminuída.
- Enchimento capilar > 3 segundos (indicativo de perfusão tissular insatisfatória).

J: *A resposta compensatória a volume circulatório diminuído visa aumentar o fornecimento de oxigênio por meio de frequência cardíaca e respiratória aumentadas e redução da circulação periférica (manifestados por pulsos periféricos diminuídos e pele fria). A redução do oxigênio para o cérebro altera o estado mental. A menor circulação para os rins leva a débito urinário reduzido. Os valores da hemoglobina e do hematócrito declinam quando o sangramento é significativo (Grossman & Porth, 2014).*

Ocorrendo choque, colocar o indivíduo em posição supina, a menos que contraindicado (p. ex., trauma encefálico)

J: *Essa posição aumenta o retorno do sangue (pré-carga) ao coração.*

Inserir acesso venoso; usar cateter de grosso calibre diante de antecipação de reposição de grande volume de líquidos ou sangue. Iniciar os protocolos adequados para choque (p. ex., terapia vasopressora). Ver *Risco de Complicações de Acidose* ou *Risco de Complicações de Alcalose*, se indicado, para mais informações

J: *Os protocolos buscam aumentar a resistência periférica e elevar a pressão arterial.*

Fazer contato com médico ou enfermeiro com dados da investigação capazes de indicar sangramento, e repor as perdas hídricas a uma velocidade suficiente para manter o débito urinário acima de 0,5 mL/kg/h (p. ex., solução salina ou solução de Ringer lactato)

J: *Essa medida promove perfusão tissular renal ideal.*

Monitorar o sítio cirúrgico quanto a sangramento, deiscência e evisceração

J: *A monitoração criteriosa possibilita a detecção precoce de complicações.*

Ensinar o paciente a apoiar a ferida cirúrgica com travesseiro ao tossir, espirrar ou vomitar

J: *O apoio reduz a tensão sobre a sutura, igualando a pressão em toda a ferida.*

Se em terapia anticoagulante ou trombolítica, monitorar:

- Contusões, sangramentos nasais.
- Sangramento das gengivas.
- Hematúria.
- Cefaleias intensas.
- Fezes avermelhadas ou escuras.

J: *Um tempo prolongado de coagulação por uso de terapia anticoagulante pode causar sangramento espontâneo em qualquer local do organismo. A hematúria é um sinal precoce comum.*

Monitorar se há sinais de sangramento dos dispositivos de acesso venoso (p. ex., acesso venoso, dispositivos de acesso venoso de longa duração)

- Hematoma no local.
- Sangramento no local.

J: *Pode ocorrer sangramento várias horas após a inserção, depois que a pressão sanguínea volta ao normal e coloca mais pressão em coágulo recém-formado no local da inserção. Pode também surgir mais tarde secundário à erosão vascular, em razão de infecção.*

Monitorar se há sangramento durante a gravidez e no pós-parto

Limitar os movimentos e a atividade do paciente

J: *Isso ajuda a diminuir as demandas de oxigênio dos tecidos.*

Promover tranquilidade, oferecer explicações simples e apoio emocional para ajudar a reduzir a ansiedade

J: *Um nível elevado de ansiedade aumenta as demandas metabólicas de oxigênio.*

Administrar oxigênio, conforme prescrito

J: *O volume sanguíneo diminuído causa redução dos níveis de oxigênio circulante.*

Risco de Complicações de Síndrome compartimental

Definição

Descreve um indivíduo com pressão aumentada em um espaço limitado, como o envelope das fáscias, o que compromete a circulação e a função, normalmente no antebraço ou na perna. A síndrome compartimental aguda é uma emergência cirúrgica. A síndrome compartimental também pode ocorrer no abdome, quando há uma elevação prolongada ou repetida de 12 mmHg ou mais (Stracciolini & Hammerberg, 2014). Ver *Risco de Complicações de Hipertensão intra-abdominal*.

Populações de alto risco

Um pré-requisito para o aparecimento de pressão compartimental aumentada é uma estrutura fascial que impeça uma expansão adequada do volume tissular para compensar um aumento de líquidos.

Fatores internos

- Fraturas.
- Cirurgia musculoesquelética.
- Lesões (por esmagamento, elétricas, vasculares).
- Reação alérgica (picada de cobra, insetos).
- Edema excessivo.
- Lesões térmicas.
- Obstrução vascular.
- Sangramento intramuscular.
- Exercício muito intenso, particularmente movimentos excêntricos (extensão sob pressão).
- Esteroides anabolizantes.

Fatores externos

- Extravasamento de líquidos EV.
- Procedimento de canulação de vaso por motivos diagnósticos ou intervencionistas:
  - Aparelhos gessados.
  - Uso prolongado de torniquete.
  - Curativos compressivos.
  - Fechamento compressivo de defeitos nas fáscias.
  - Posicionamento durante cirurgia.
  - Deitado sobre membro por períodos prolongados.
- Abuso de drogas (injeção em artéria; Stracciolini & Hammerberg, 2014).

Resultados colaborativos

O indivíduo será monitorado quanto aos sinais e sintomas iniciais de síndrome compartimental e receberá intervenções colaborativas, quando indicadas, para restaurar a estabilidade fisiológica.

Indicadores de estabilidade fisiológica

- Pulsos podálicos 2+, iguais.
- Enchimento capilar < 3 segundos.
- Extremidades quentes.
- Ausência de queixas de parestesia (dormência), formigamento.
- Edema mínimo.
- Capacidade de movimentar os dedos dos pés e das mãos.

Intervenções e justificativas

Explicar ao indivíduo/família a razão das perguntas e dos exames específicos

J: *O diagnóstica de alterações na função neurovascular em indivíduos com trauma é difícil; logo, pode ser útil a cooperação das pessoas envolvidas.*

Investigar sinais específicos de síndrome compartimental (Shadgan et al., 2010; Stracciolini & Hammerberg, 2014)

- Queixas de formigamento e ardência > dormência.

    J: *Os déficits sensoriais costumam anteceder os déficits motores, manifestando-se distalmente ao compartimento envolvido.*

- A dor é desproporcional à lesão e não melhora com narcóticos.
- Dor com alongamento passivo dos músculos no compartimento afetado ou hiperextensão dos dedos (dos pés ou das mãos) (achado inicial).

    J: *O alongamento passivo dos músculos reduz o compartimento muscular, aumentando a dor. A dor em resposta ao alongamento passivo dos músculos no compartimento afetado é amplamente descrita como um sinal precoce de síndrome compartimental aguda (SCA) (Stracciolini & Hammerberg, 2014).*

- Dor profunda, nova e persistente em braço ou perna.
- Dor que lembra eletricidade no membro.

    J: *A dor e a parestesia indicam compressão de nervos e aumento da pressão no compartimento muscular.*

- Aumenta com a elevação da extremidade.

    J: *Isso aumenta a pressão no compartimento.*

- O compartimento ou membro envolvido parecerá tenso e quente à palpação.
- A pele está retesada e brilhante.
- Sinais/sintomas tardios:
    - Pulso diminuído ou ausente.
    - Palidez, pele fria.
    - Tom da pele pálido, acinzentado ou esbranquiçado.

    J: *A oclusão arterial causa esses sinais tardios.*

- Enchimento capilar prolongado (> 3 segundos).

    J: *O retardo no enchimento capilar ou pele pálida, moteada ou cianótica indicam fluxo sanguíneo obstruído nos capilares.*

- Cuidar com a fraqueza ao movimentar o membro afetado.
- Evolui para incapacidade de movimentar articulações ou dedos das mãos e dos pés.
- Ausência de pulso.

    J: *A perfusão arterial diminuída resulta em ausência de pulso.*

Examinar os achados laboratoriais de síndrome compartimental

- Contagem de leucócitos e velocidade de hemossedimentação elevadas.

    J: *Esses aumentos resultam da resposta inflamatória grave.*

- pH sérico diminuído.

    J: *Isso reflete dano tissular com acidose.*

- Temperatura corporal elevada.

    J: *Isso se deve à necrose tissular.*

- Potássio sérico aumentado.

    J: *O dano celular libera potássio.*

Investigar a função neurovascular no mínimo a cada hora, nas primeiras 24 horas

J: *Um atraso no diagnóstico é o determinante mais importante de um resultado para o indivíduo insatisfatório.*

Orientar o paciente a informar sensações incomuns, novas ou diferentes (p. ex., formigamento, dormência e/ou redução da capacidade de movimentar os dedos dos pés ou das mãos)

J: *A detecção precoce do comprometimento pode evitar uma situação mais grave.*

Quando o indivíduo está inconsciente ou muito sedado e for incapaz de queixar-se ou relator sensações, há necessidade de avaliação intensiva

J: *Pode ocorrer lesão nervosa permanente após 12 a 24 horas da compressão nervosa.*

Se os analgésicos forem inefetivos, considerar síndrome compartimental

J: *Os opioides não funcionam para dor neurovascular (Pasero & McCaffery, 2011).*

Se ocorrerem sinais de síndrome compartimental

- Interromper a elevação excessiva e as aplicações de gelo.
- Manter a parte do corpo afetada abaixo do nível do coração.

J: *Isso melhorará o fluxo sanguíneo ao compartimento.*

- Remover curativos e talas restritivas.

J: *Elevação e dispositivos externos impedirão a perfusão.*

Iniciar oxigênio nasal

J: *Isso melhorará a oxigenação do tecido comprometido.*

> **ALERTA CLÍNICO** Informar imediatamente o médico ou enfermeiro sobre a necessidade da avaliação de alterações neurovasculares observadas ou relatadas pelo indivíduo (Stracciolini & Hammerberg, 2014).

J: *Uma avaliação médica imediata determinará as intervenções específicas necessárias (p. ex., medida das pressões compartimentais, cirurgia de emergência [fasciotomia], retirada de aparelho gessado, talas). A medida das pressões compartimentais pode ser feita com manômetro manual (p. ex., dispositivo Stryker), um sistema simples de manômetro com agulha, ou com a técnica do cateter em fenda.*

Monitorar e documentar as pressões compartimentais conforme o protocolo. Informar imediatamente aumento de pressão

J: *"A pressão normal de um compartimento tissular situa-se entre 0 e 8 mmHg. Os achados clínicos associados a uma síndrome compartimental aguda em geral se correlacionam com o grau em que a pressão tissular no compartimento afetado se aproxima das pressões arteriais sistêmicas. O fluxo sanguíneo capilar fica comprometido quando a pressão tissular aumenta para algo em torno de 25 a 30 mmHg da pressão arterial média" (Stracciolini & Hammerberg, 2014).*

> **ALERTA CLÍNICO** Muitos cirurgiões envolvidos em atendimento de trauma usam um limiar baseado na diferença entre pressões arteriais sistêmicas e pressões compartimentais para a confirmação da presença da síndrome compartimental aguda. Esses autores concordam com tal abordagem e sugerem que uma diferença entre a pressão arterial diastólica e a pressão compartimental (pressão delta) de 30 mmHg ou menos seja usada como limiar para o diagnóstico dessa síndrome. A pressão delta é encontrada subtraindo-se a pressão compartimental da pressão diastólica. Muitos médicos utilizam a pressão delta de 30 mmHg para determinar a necessidade de uma fasciotomia, enquanto outros usam uma diferença de 20 mmHg (Stracciolini & Hammerberg, 2014).

Manter hidratação cuidadosa com um mínimo de 0,5 mL/kg[1]

J: *A necrose muscular, ou rabdomiólise, pode levar ao acúmulo de mioglobina nos rins, ocasionando insuficiência renal aguda em até 50% das pessoas com rabdomiólise (Mabvuure, Malahias, Hindocha, Khan & Juma, 2012).*

J: *Oito litros de líquido podem extravasar em um membro, ocasionando hipovolemia, função renal diminuída e choque.*

---

[1] Continuar a monitorar a condição cardiovascular e renal: pulso, respiração, pressão arterial e débito urinário.

Risco de Complicações de Trombose venosa profunda

Definição

Descreve um indivíduo com formação de coágulo venoso devido a estase sanguínea, lesão em parede de vaso ou coagulação alterada e/ou em alto risco de experimentar obstrução de uma ou mais de uma artéria pulmonar causada por de coágulo sanguíneo, ar ou embolia gordurosa.

Populações de alto risco

(Barbar et al., 2010; Lip & Hull, 2014)

- Câncer ativo (3).
- História de trombose venosa profunda (TVP) ou embolia pulmonar (3).
- Mobilidade reduzida > 72 horas (3).
- Condição trombofílica conhecida (3) (p. ex., policitemia, discrasias sanguíneas).
- Altos níveis do fator VIII em brancos (Payne, Miller, Hooper, Lally & Austin, 2014).
- Altos níveis do fator VIII e fator de von Willebrand em negros (Payne et al., 2014).
- Trauma/cirurgia recente (2).
- Mais de 70 anos de idade (1).
- Obesidade com IMC > 30 (1).
- Síndrome coronariana aguda ou AVE isquêmico (1).
- Infecção e/ou problema reumatológico agudo (1).
- Terapia hormonal atual (1).
- Insuficiência cardíaca/respiratória (1).
- Idade (o risco aumenta continuamente a partir dos 40 anos).
- Fraturas (sobretudo de quadril, pelve e pernas).
- Irritação química venosa.
- Todas as grandes cirurgias que envolvam anestesia geral e imobilidade (mais de 30 minutos) no curso operatório (pré-operatório, perioperatório e pós-operatório combinados), principalmente cirurgias que envolvam abdome, pelve e extremidades inferiores.
- Cirurgia ortopédica (quadril/joelho), urológica ou ginecológica.
- História de insuficiência venosa.
- Veias varicosas.
- Doença intestinal inflamatória.
- Gravidez.
- Cirurgia de mais de 30 minutos (2).
- Mais de 40 anos de idade.
- Disfunção valvular.
- Lúpus eritematoso sistêmico.
- Cateteres venosos centrais.
- Síndrome nefrótica.

Esses fatores de risco foram identificados na investigação Pádua de Previsão de riscos para eventos trombolíticos venosos. Um escore ≥ 4 indica a uma pessoa com alto risco (Barbar et al., 2010).

- Embolia gasosa.
  - Inserção ou remoção de acesso central, trocas de cateteres de acesso venoso central, manipulação ou desconexão.
- Embolia gordurosa (Eriksson, Schultz, Cohle & Post, 2011).
  - Fraturas – as fraturas fechadas produzem mais êmbolos do que as abertas. Ossos longos, pelve e costelas causam mais êmbolos. O esterno e a clavícula produzem menos. Fraturas múltiplas produzem mais êmbolos.
  - Procedimentos ortopédicos – mais comumente, hastes intramedulares de ossos longos, prótese de quadril ou joelho (6).
  - Lesão massiva de tecidos moles.
  - A reanimação cardiopulmonar (RCP) está associada a uma alta incidência de embolia gordurosa pulmonar (EGP), independentemente da causa da morte (Eriksson, 2011).
  - Queimaduras graves.
  - Biópsia da medula óssea.

- Situações não traumáticas ocasionalmente provocam embolia gordurosa. Isso inclui condições associadas a:
  - Lipoaspiração.
  - Fígado gorduroso.
  - Terapia prolongada com corticosteroides.
  - Pancreatite aguda.
  - Osteomielite.
  - Condições causadoras de infartos ósseos, em especial anemia falciforme.

Dicas da Carpenito

Em mais de 90% dos casos de embolia pulmonar, a trombose origina-se nas veias profundas das pernas. A TVP é uma condição que incomoda, ainda perturbadora, mas em geral evitável, que leva a complicações prolongadas, como síndrome pós-flebite e úlceras crônicas na perna em uma grande proporção de pessoas que têm trombose venosa proximal. A embolia pulmonar continua sendo a causa mais comum de morte em hospitais e passível de prevenção (Lip & Hull, 2014).

- A incidência de síndrome da embolia gordurosa (SEG) varia de 1 a 29%. A embolia gordurosa ocorre em todos os indivíduos com fraturas de ossos longos, mas apenas alguns pacientes desenvolvem disfunção sistêmica, em especial a tríade de disfunção de pele, cérebro e pulmões, conhecida como SEG (Eriksson, 2011).

Resultados colaborativos

O indivíduo será monitorado quanto aos sinais e sintomas iniciais de (a) trombose venosa profunda e (b) embolia pulmonar e receberá intervenções colaborativas, quando indicadas, para restaurar a estabilidade fisiológica.

Indicadores de estabilidade fisiológica

- Ausência de dor nas pernas (a).
- Ausência de edema nas pernas (a).
- Nenhuma mudança na temperatura ou na cor da pele (a, b).
- Ausência de dispneia aguda, inquietação, estado de consciência diminuído ou ansiedade (b).
- Ausência de dor aguda e lancinante no tórax (b).
- Pulso: ritmo regular, frequência de 60 a 100 bpm (b).
- Respirações: 16 a 20 respirações/min (b).
- Pressão arterial > 90/60, < 140/90 mmHg, PAM > 70 ou PVC > 11.
- Sons respiratórios sem evidências de sons novos e anormais (estertores, crepitações) (b).
- Ausência de veias do pescoço distendidas (b).

Intervenções e justificativas

Examinar para prevenir e instituir profilaxia, conforme protocolo

Consultar médico ou enfermeiro especialista quanto à terapia com heparina de baixa dose/anticoagulante, em caso de indivíduo de alto risco (ver Terapia anticoagulante em *Risco de Complicações de Efeitos adversos da terapia medicamentosa*)

J: *A terapia com heparina reduz a adesão plaquetária, diminuindo o risco de embolia. Na presença de trombose, os objetivos de tratamento incluem a prevenção da progressão do coágulo existente e a prevenção da formação de novos coágulos sanguíneos.*

Monitorar o aparecimento ou condição de trombose venosa, observando

- Pulsos periféricos ausentes ou diminuídos.

  J: *A circulação insuficiente causa dor e redução dos pulsos periféricos.*

- Calor e eritema incomuns, ou esfriamento e cianose, aumento do edema na perna.

  J: *O calor e o eritema incomuns indicam inflamação; o esfriamento e a cianose, obstrução vascular.*

- Dor crescente nas pernas.

  J: *A dor nas pernas resulta de hipóxia tissular.*

- Frequência cardíaca rápida e/ou sensação de perda de consciência.
- Nova dor no peito, com dificuldade respiratória.

  J: *Esses achados podem indicar mobilização de trombos nos pulmões (embolia pulmonar).*

ALERTA CLÍNICO Permanecer com o paciente e chamar a equipe de resposta rápida.

- Usar dispositivos compressores infláveis em pessoas de alto risco.
- Continuar o uso de meias elásticas de compressão gradual, se prescritas.

    J: *Esses dispositivos aplicam pressão suave para melhorar a circulação e ajudar a evitar coágulos. Devem ser usados antes de uma cirurgia e antes da terapia anticoagulante (Lip & Hull, 2014).*

Todas as pessoas devem ser investigadas quanto ao risco de tromboembolismo venoso (TEV) na internação hospitalar (Institute for Clinical System Improvement [ICSI], 2008; Partnership for Patient Care, 2007)

   J: *Em todas as pessoas, a decisão de anticoagular deve ser individualizada, e os benefícios da prevenção de TEV devem ser cuidadosamente pesados em relação ao risco de sangramento.*

Avaliar se há contraindicações à anticoagulação (Lip & Hull, 2014)
- Contraindicações absolutas:
  - Sangramento ativo, diátese hemorrágica grave.
  - Contagem plaquetária < 50.000/μL.
  - Cirurgia/procedimento recente, eletivo ou emergencial.
  - Trauma significativo.
  - História de hemorragia intracraniana.
- Contraindicações relativas:
  - Sangramento recorrente devido a múltiplas telangiectasias gastrintestinais.
  - Tumores intracranianos ou de medula.
  - Contagem plaquetária < 150,000/μL.
  - Grande aneurisma aórtico abdominal, com hipertensão grave e dissecção aórtica estável concomitantes.
- Contraindicações relativas adicionais em idosos (p. ex., > 65 anos):
  - Inclui uma história de múltiplas quedas e a presença de mais de um fator que eleva o risco de hemorragia.

    J: *"Esses pacientes apresentam alto risco de hemorragia, ou têm alto risco de um resultado catastrófico caso ocorra sangramento. Assim, a decisão de anticoagular nessa população deve ser ainda mais cautelosa para permitir uma análise cuidadosa da prevenção de TEV em relação ao risco de hemorragia" (Lip & Hull, 2014).*

Monitorar o aparecimento de sinais e sintomas de embolia pulmonar
- Dor torácica aguda e penetrante.
- Dispneia, inquietação, cianose, nível de consciência diminuído ou ansiedade.
- Saturação diminuída de oxigênio (SaO_2, SvO_2).
- Taquicardia.
- Taquipneia (Shaughnessy, 2007).
- Distensão de veia do pescoço.
- Hipotensão.
- Dilatação aguda ventricular direita sem doença parenquimatosa (conforme radiografia torácica).
- Confusão.
- Arritmias cardíacas (podem ser letais).
- Febre baixa.
- Tosse produtiva, com catarro sanguinolento.
- Dor por atrito pleural ou novo sopro (Shaughnessy, 2007).
- Crepitantes.

    J: *A oclusão de artérias pulmonares impede o fluxo sanguíneo até o pulmão distal, produzindo um estado hipóxico.*

Se ocorrerem essas manifestações, iniciar rapidamente os protocolos para choque
- Instalar um acesso EV (para administrar medicamentos e líquidos).
- Administrar terapia de reposição de líquidos, conforme protocolo.
- Inserir sonda urinária (Foley) de demora (para monitorar o volume circulatório por meio do débito urinário).
- Iniciar monitoração eletrocardiográfica e hemodinâmica invasiva (para detectar arritmias e orientar a terapia).
- Iniciar protocolos da unidade.
- Ver *RC de hipovolêmia* para intervenções adicionais.
- Preparar para angiografia e/ou exames pulmonares por perfusão (para confirmar o diagnóstico e detectar a extensão da atelectasia).

    J: *Uma vez que costuma ocorrer morte por embolia pulmonar maciça nas primeiras duas horas após o seu aparecimento, é fundamental a rápida intervenção.*

Iniciar oxigenoterapia; monitorar a saturação de oxigênio

J: *Tal medida aumenta rapidamente os níveis do oxigênio circulante.*

Monitorar os resultados dos níveis séricos de eletrólitos, valores da gasometria arterial, ureia e hemograma completo

J: *Esses exames laboratoriais ajudam a determinar o estado de perfusão e volume. A monitoração de D-dímeros e radiografia torácica ajuda no diagnóstico (Shaughnessy, 2007).*

- Avaliar o estado hídrico com base na densidade específica da urina, na ingestão/eliminação, nos pesos e na osmolalidade sérica. Fazer o possível para assegurar uma hidratação adequada.

    J: *A viscosidade e a coagulabilidade sanguíneas aumentadas e o débito cardíaco diminuído podem contribuir para a formação de trombo.*

- Encorajar o paciente a fazer exercícios isotônicos para as pernas, flexionando os joelhos e tornozelos de hora em hora.

    J: *Esses exercícios promovem o retorno venoso.*

- Deambular, assim que possível, com pelo menos 5 minutos de caminhada a cada hora acordado. Evitar sentar-se por longo tempo na cadeira com as pernas pendentes.

    J: *Andar contrai os músculos das pernas, estimula o bombeamento venoso e reduz a estase (ICSI, 2008).*

- Elevar a extremidade afetada acima do nível do coração.

    J: *Essa posição pode ajudar a diminuir o edema intersticial, promovendo o retorno venoso.*

- Desestimular o tabagismo.

    J: *A nicotina pode causar vasospasmo.*

Dicas da Carpenito

Em 2002, O National Quality Forum criou e endossou uma lista de Eventos Graves Passíveis de Notificação (SREs, do inglês Serious Reportable Events), atualizada em 2006. Há 28 eventos rotulados como SREs, também conhecidos como eventos "nunca". "Os 28 eventos da lista são, em grande parte, erros e eventos graves e passíveis de prevenção que preocupam o público e profissionais de saúde, demandando de investigação e sendo alvo de relatório público obrigatório" (National Quality Forum, 2011). Um dos 28 eventos inclui morte ou incapacidade grave do paciente associada à embolia gasosa intravascular que ocorre enquanto o indivíduo recebe cuidados em instituição de saúde.

Para a prevenção de embolia gasosa (Weinhouse, 2016)

Explicar ao paciente o que vai acontecer e o motivo da importância de seguir instruções específicas

J: *O posicionamento durante a retirada de acesso central é uma intervenção essencial para a prevenção de embolia gasosa.*

Higienizar as mãos e colocar luvas limpas. Retirar com cuidado o curativo e descartá-lo com suas luvas. Repetir a higienização das mãos e colocar luvas esterilizadas

Investigar o local de inserção do cateter quanto a evidências de complicações, como eritema, edema ou secreção. Informar ao médico se houver qualquer um desses sinais; ele pode solicitar uma cultura. Limpar o local conforme o protocolo da instituição, de preferência com clorexidina

- Jamais usar tesouras nas proximidades do dispositivo de acesso venoso, já que isso pode resultar em corte acidental do cateter.
- Remover o dispositivo que fixa o cateter.

Antes de inserir ou trocar cateter venoso central, colocar o paciente na posição supina ou de Trendelenburg e orientá-lo a fazer a manobra de Valsalva durante o procedimento. Orientá-lo a inspirar profundamente e a segurar a respiração, como se estivesse fazendo um esforço evacuatório. Pedir que a pessoa demonstre a manobra. Remover o cateter quando a pessoa faz o esforço.[2]

Se o paciente não for capaz de colaborar com o procedimento, realizá-lo durante o período da pressão positiva do ciclo respiratório (Luettel, 2011; *Lynn-McHale Wiegand & Carlson, 2005)

- Respiração espontânea – durante a expiração.
- Ventilação mecânica – durante a inspiração.

    J: *Essas manobras aumentam a pressão intratorácica e ajudam a evitar a entrada de ar no cateter.*

---

[2] Seguir protocolo para a retirada de cateter de acesso central.

Retirado o cateter, pedir que a pessoa respire normalmente. Aplicar pressão com gaze esterilizada até a interrupção da hemorragia (O'Dowd & Kelle, 2015)

Aplicar curativo estéril oclusivo em relação ao ar sobre o local da inserção para evitar embolia gasosa tardia

Avaliar o comprimento e a integridade do cateter venoso central e examinar, visualmente, sua extremidade quanto à lisura. Remover as luvas e higienizar as mãos (O'Dowd & Kelle, 2015)

- Orientar o paciente a permanecer em posição supina durante 30 minutos após a retirada (O'Dowd & Kelle, 2015).

Documentar data e horário da retirada do cateter venoso central, registrando o comprimento e a integridade, investigação local, a reação do paciente e as intervenções de enfermagem (O'Dowd & Kelle, 2015)

Não puxar com força se encontrar resistência durante a remoção de cateter desse tipo (O'Dowd & Kelle, 2015)

Não removê-lo quando a pessoa estiver inspirando (O'Dowd & Kelle, 2015)

Aplicar somente curativo que oclua o ar; caso contrário ocorrerá aumento do risco de embolia gasosa tardia (O'Dowd & Kelle, 2015)

> **J:** *Essas medidas ajudam a evitar a entrada de ar e a infecção no local da inserção.*

Monitorar o aparecimento de sinais e sintomas de embolia gasosa durante as trocas de curativo e de cateter endovenoso e depois de qualquer abertura acidental de conexões EV

- Som de sucção ao inserir.
- Dispneia.
- Taquipneia.
- Sibilos.
- Dor na região subesternal do peito.
- Ansiedade.

> **J:** *A embolia gasosa pode ocorrer nas trocas de acessos EV, com a separação acidental de acessos e durante a inserção de cateteres, sua remoção e desconexão (p. ex., uma pessoa pode aspirar até 200 mL de ar a partir de uma inspiração profunda, durante desconexão de acesso de subclávia). A entrada de ar no sistema arterial pulmonar pode obstruir o fluxo sanguíneo, causando constrição de brônquios na área pulmonar afetada. Usar conexões do tipo Luer lock para ajudar a evitar desconexão acidental.*

Diante de suspeita de embolia gasosa, chamar a equipe de resposta rápida ou o serviço de emergência e permanecer com a pessoa

Administrar oxigênio a 100%

> **J:** *Isso promove a difusão do nitrogênio, que comprime uma embolia gasosa em cerca de 80% dos casos.*

Colocar a pessoa deitada reta, ou na posição de Trendelenburg, e virá-la para o lado esquerdo

> **J:** *Essa posição desloca o ar da válvula pulmonar e o aprisiona no ventrículo para aspiração radiológica.*

Iniciar protocolos para parada respiratória ou cardíaca quando houver indicação

Para risco de complicações de embolia gordurosa

Dicas da Carpenito

A embolia gordurosa ocorre em todos os indivíduos com fraturas de ossos longos, mas apenas alguns desenvolvem disfunção sistêmica de pele, cérebro e pulmões, conhecida como SEG. Essa síndrome costuma se manifestar dentro de 24 a 72 horas após o evento inicial, embora possa raramente ocorrer já em 12 horas ou em até duas semanas após o evento inicial. Os pacientes afetados desenvolvem uma tríade clássica – hipoxemia, anormalidades neurológicas e exantema com petéquias (Weinhouse, 2016).

Monitorar o aparecimento de sinais e sintomas de embolia gordurosa

> **J:** *A SEG costuma se manifestar dentro de 24 a 72 horas após o evento inicial, embora possa raramente ocorrer já em 12 horas ou em até duas semanas após o evento inicial. Os pacientes afetados desenvolvem uma tríade clássica – hipoxemia, anormalidades neurológicas e exantema com petéquias.*

- Hipoxemia, dispneia e taquipneia são os achados iniciais mais frequentes. Uma síndrome não diferenciável de lesão pulmonar aguda, ou síndrome da angústia respiratória aguda, pode ocorrer. Aproximadamente metade dos pacientes com SEG, causada por fraturas de ossos longos desenvolve hipoxemia grave e necessita de ventilação mecânica.
- O surgimento é, portanto, repentino, com:
    - Falta de ar ± dores torácicas vagas – dependendo da gravidade, pode evoluir para insuficiência respiratória, com taquipneia, aumento da dispneia e hipóxia.
    - Febre – costuma ultrapassar 38,3°C, com frequência de pulso desproporcionalmente elevada.
    - Exantema com petéquias – geralmente sobre a parte superior e anterior do tronco, dos braços e do pescoço, da mucosa oral e das conjuntivas. O exantema pode ser passageiro, desaparecendo após 24 horas.
    - Sintomas do sistema nervoso central, variando de uma cefaleia leve até uma disfunção cerebral significativa (inquietação, desorientação, confusão, convulsões, estupor ou coma).
    - Renal – oligúria, hematúria, anúria.
- Taquipneia de mais de 30 respirações por minuto.
- Início repentino de dor no peito ou dispneia.
- Inquietação, apreensão.
- Confusão.

J: *Sonolência com débito urinário diminuído (oligúria) é um achado quase diagnóstico. Anormalidades neurológicas aparecem na maioria dos pacientes com SEG. Costumam ocorrer após o desenvolvimento de sofrimento respiratório, com os pacientes afetados desenvolvendo um estado de confusão, seguido de alteração no nível de consciência (Weinhouse, 2016).*

- Temperatura elevada, acima de 39,4°C.
- Frequência de pulso aumentada, acima de 140 batimentos por minuto.
- Exantema de pele com petéquias (12 a 96 horas de pós-operatório).

J: *Essas mudanças são consequência de hipoxemia. Os ácidos graxos atacam os eritrócitos e as plaquetas do sangue para formar microagregados, que prejudicam a circulação até de órgãos vitais, como o cérebro. Os glóbulos de gordura que passam pela vasculatura pulmonar causam uma reação química que reduz a complacência pulmonar e a relação ventilação/perfusão, além de aumentar a temperatura corporal. Aparece exantema em consequência da fragilidade capilar. Locais comuns são a conjuntiva, as axilas, o tórax e o pescoço (Weinhouse, 2016).*

Minimizar os movimentos de uma extremidade fraturada durante os três primeiros dias após a lesão

J: *A imobilização minimiza mais trauma tissular e reduz o risco de deslocamento do êmbolo (Weinhouse, 2016).*

Considerar corticosteroides profiláticos diante de fraturas de ossos longos ou pélvicas para evitar a SEG (Weinhouse, 2016)

Garantir uma hidratação adequada

J: *Uma hidratação ideal dilui os ácidos graxos irritantes que estão no sistema (Weinhouse, 2016).*

Monitorar a ingestão e a eliminação, a cor da urina e a densidade específica

J: *Esses dados refletem a condição hídrica.*

RISCO DE COMPLICAÇÕES DE DISFUNÇÃO GASTRINTESTINAL/HEPÁTICA/BILIAR

Risco de Complicações de Disfunção gastrintestinal/hepática/biliar

Risco de Complicações de Disfunção hepática

Risco de Complicações de Hiperbilirrubinemia

Risco de Complicações de Íleo paralítico

Risco de Complicações de Sangramento gastrintestinal (GI)

Definição

Descreve um indivíduo que apresenta, ou está em alto risco de apresentar, comprometimento da função nos sistemas gastrintestinal (GI), hepático ou biliar. (Nota: Esses três sistemas estão agrupados com fins classificatórios. Em uma situação clínica, o enfermeiro deve usar *Risco de Complicações de Disfunção gastrintestinal*, *Risco de Complicações de Disfunção hepática*, *Risco de Complicações de Sangramento GI* ou *Risco de Complicações de Disfunção biliar* para especificar o sistema aplicável.)

Dicas da Carpenito

O enfermeiro pode usar esses problemas colaborativos genéricos para descrever uma pessoa com risco de várias complicações que afetam os sistemas GI, hepático ou biliar. Agindo assim, o foco das intervenções de enfermagem reside no monitoramento das condições GI, hepática ou biliar para detectar e diagnosticar funcionamento anormal. Se ocorrer alguma complicação, o enfermeiro deve acrescentar o problema colaborativo específico que se aplica (p. ex., *Risco de Complicações de Sangramento GI*, *Risco de Complicações de Disfunção hepática*) à lista de problemas, especificando o controle de enfermagem específico adequado.

Na maioria dos casos, junto com esses problemas colaborativos, o enfermeiro trata outras respostas associadas, usando diagnósticos de enfermagem (p. ex., *Conforto prejudicado relacionado a acúmulo de pigmento de bilirrubina e sais biliares*).

Critérios significativos de investigação diagnóstica/laboratorial

- Análise de urina (para detectar níveis baixos de amilase, indicativos de insuficiência pancreática).
- *Helicobacter pylori* sérico (*H. pylori*) (positivo como um fator de risco de doença péptica ulcerosa).
- Albumina sérica (baixa em doença hepática crônica).
- Amilase sérica (elevada em doença do trato biliar).
- Lipase sérica (elevada na pancreatite).
- Cálcio sérico (níveis elevados do cálcio total nos cânceres hepático, de pâncreas e em outros órgãos).
- Amostra de fezes (pode ser analisada quanto a sangue, parasitas, gordura).
- Bilirrubina (elevada em doença hepática, hiperbilirrubinemia do recém-nascido).
- Potássio (reduzido doença hepática com ascite, vômito, diarreia).
- Ureia aumentada na insuficiência hepática).
- Tempo da protrombina (elevado na cirrose, hepatite).
- Hemoglobina, hematócrito (reduzido com sangramento).
- Sódio (reduzido com desidratação).
- Plaquetas (reduzidas em doença hepática ou sangramento hepático).
- Nível sérico de amônia elevado em disfunção hepática.
- Painel de hepatite para diagnóstico primário diferencial de doenças do fígado.
- Radiografia abdominal.
- Ultrassom (para detectar massas, obstruções, cálculos biliares).
- Tomografia computadorizada, ressonância (para avaliar o tecido mole quanto a abscessos, tumores, fontes de sangramento).
- Colonoscopia, enema de bário, sigmoidoscopia.
- Endoscopia, série GI superior, colangiopancreatografia endoscópica retrógrada (CPER) (exame visual do interior do estômago e duodeno, com injeção de contraste radiográfico nos ductos, na árvore biliar e no pâncreas, para visualização radiográfica).
- Enteroscopia auxiliar com balão (exame visual do intestino delgado, usando um instrumento chamado endoscópio com balão, que permite que o alcance ultrapasse bastante o interior do intestino delgado).
- Esofagogastroduodenoscopia (EGD) (para examinar o revestimento do esôfago, estômago e parte inicial do intestino delgado).

Risco de Complicações de Disfunção hepática

Definição

Descreve um indivíduo que apresenta, ou está em alto risco de apresentar, disfunção hepática progressiva.

Populações de alto risco

- Infecções.
    - Hepatite A, B, C, D, E, não A, não B, não C.
    - Vírus do herpes simples (tipos 1 e 2).
    - Vírus Epstein-Barr.
    - Varicela-zóster.
    - Vírus da febre da dengue.
    - Vírus da febre do Vale Rift.

- Drogas/toxinas.
    - Substâncias industriais (cloreto vinil, hidrocarbonos clorinados, fósforo, tetracloreto carbônico).
    - *Amanita phalloides* (cogumelos).
    - Aflatoxina (erva).
    - Medicamentos (isoniazida, rifampicina, halotano, metildopa, tetraciclina, ácido valproico, inibidores da monoaminoxidase, fenitoína, ácido nicotínico, antidepressivos tricíclicos, isoflurano, cetoconazol, cotrimetoprina, sulfassalazina, pirimetamina, octreotida, antivirais).
    - Toxicidade por paracetamol.
    - Cocaína.
    - Álcool.
- Hipoperfusão (choque hepático).
    - Obstruções venosas.
    - Síndrome de Budd-Chiari.
    - Doença venoclusiva.
    - Isquemia.
- Distúrbios metabólicos.
    - Hiperbilirrubinemia.
    - Hereditária (doença de Wilson, hemocromatose).
    - Tirosinemia.
    - Insolação.
    - Galactosemia.
    - Deficiências alimentares.
- Cirurgia.
    - Trauma hepático.
    - Desvio jejunoileal.
    - Hepatectomia parcial.
    - Falha em transplante de fígado.
- Outras.
    - Síndrome de Reye.
    - Fígado gorduroso agudo da gestação.
    - Infiltração maligna maciça.
    - Hepatite autoimune.
    - Incompatibilidade Rh.
    - Ingestão de peixe cru contaminado.
    - Talassemia.

Resultados colaborativos

O indivíduo será monitorado quanto aos sinais e sintomas iniciais de disfunção hepática e receberá intervenções colaborativas, quando indicadas, para restaurar a estabilidade fisiológica.

Indicadores de estabilidade fisiológica

- Tempo de protrombina (TP) 9,5 a 13,8 segundos.
- Tempo de tromboplastina parcial (TTP) 25 a 35 segundos.
- Aminotransferase aspartato (AST) 8 a 48 unidades/L em homens, 6 a 18 unidades/L em mulheres.
- Aminotransferase alanina (ALT) 7 a 55 unidades/L.
- Fosfatase alcalina 45 a 115 unidades/L.
- Barbitúricos séricos 2 a 21 μmol/L.
- Eletrólitos séricos dentro da variação normal.

Intervenções e justificativas

Monitorar o aparecimento de sinais e sintomas de disfunção hepática

- Anorexia, indigestão.

    J: *Os efeitos GI resultam de toxinas na circulação.*

- Icterícia.

    J: *Pele e esclera amareladas são consequência de produção excessiva da bilirrubina.*

- Petéquias, equimoses.

    J: *Essas mudanças de pele refletem prejuízo da síntese dos fatores de coagulação.*

- Fezes cor de argila.

    J: *Podem resultar de bile reduzida nas fezes.*

- Testes de função hepática elevados (p. ex., bilirrubina sérica, transaminase sérica).

    J: *Valores altos indicam dano hepático extenso.*

- Sangramento, tempo prolongado de protrombina.

    J: *Reflete menor produção de fatores da coagulação.*

- Edema, ascite.

    J: *A redução na síntese proteica resulta em hipoalbuminemia e trocas de líquido para o espaço extravascular.*

Com disfunção hepática, monitorar a ocorrência de hemorragia

J: *O fígado tem papel central na hemostasia. A contagem diminuída de plaquetas é consequência de produção prejudicada de novas plaquetas pela medula óssea. A depuração reduzida de plaquetas antigas pelo sistema reticuloendotelial também ocorre. Além disso, a síntese dos fatores da coagulação (II, V, VII, IX e X) fica prejudicada, resultando em sangramento. O local mais frequente é o trato superior GI. Outros locais incluem a nasofaringe, os pulmões, o retroperitônio, os rins, locais de punção intracraniana e de pele (Grossman & Porth, 2014).*

Orientar o indivíduo a relatar qualquer sangramento incomum (p. ex., na boca, após escovação dos dentes)

J: *As mucosas são propensas à lesão em função da alta vascularidade de sua superfície.*

Monitorar a ocorrência de encefalopatia hepática, investigando a orientação, a cognição, os padrões de fala (Goldberg & Chopra, 2015)

- *Grau I*: alterações no comportamento, confusão leve, fala arrastada, distúrbios do sono.
- *Grau II*: letargia, confusão moderada.
- *Grau III*: confusão acentuada (estupor), fala incoerente, dorme, porém acorda se estimulado.
- *Grau IV*: coma, sem resposta à dor.

J: *A falência hepática profunda resulta em acúmulo de amônia e outros metabólitos tóxicos no sangue. A permeabilidade da barreira sangue-cérebro aumenta, e tanto toxinas quanto proteínas do plasma vazam a partir dos capilares para o espaço extracelular, causando edema cerebral (Goldberg & Chopra, 2015).*

Criar um ambiente silencioso

- Explicar o motivo aos familiares.
- Colocar uma placa para lembrar e equipe de funcionários, por exemplo, "Manter um ambiente silencioso".
- Reduzir estímulos auditivos, por exemplo, alarmes, voz alta.
- Reduzir iluminação exagerada.

J: *Estímulos podem contribuir para aumento da pressão intracraniana e devem ser minimizados (Goldberg & Chopra, 2015).*

Monitorar o aparecimento de sinais e sintomas de (ver o índice em cada eletrólito a respeito dos sinais e sintomas específicos)

- Hipoglicemia.

    J: *A hipoglicemia é causada por perda de reservas de glicogênio no fígado devido a células danificadas e menores concentrações séricas de glicose, insulina e hormônios do crescimento.*

- Hipocalemia.

    J: *Perdas de potássio ocorrem em decorrência de vômitos, aspiração nasogástrica, diuréticos ou perdas renais excessivas.*

- Hipofosfatemia.

    J: *A perda de íons de potássio causa perda proporcional de íons de magnésio. A perda aumentada de fosfato, trocas transcelulares e a redução da ingestão de fosfato contribuem para a hipofosfatemia.*

- Distúrbios acidobásicos.

    J: *A necrose hepatocelular pode resultar em acúmulo de ânions orgânicos, causando em acidose metabólica. Pessoas com ascite costumam ter alcalose metabólica em decorrência de níveis aumentados de bicarbonato, que são consequência de aumento da troca de sódio/hidrogênio no túbulo distal.*

Investigar o aparecimento de efeitos secundários dos medicamentos. Evitar administrar narcóticos, sedativos e tranquilizantes e expor o indivíduo a derivados da amônia

J: *A disfunção hepática resulta em redução do metabolismo de alguns medicamentos (p. ex., opiáceos, sedativos, tranquilizantes), aumentando o risco de toxicidade devido a níveis elevados de fármacos no sangue. Os derivados da amônia devem ser evitados em razão do nível de amônia sérica já elevado no indivíduo.*

Monitorar a ocorrência de sinais e sintomas de insuficiência renal (ver Risco de Complicações de *Insuficiência/Falência renal* para mais informações)

J: *O fluxo sanguíneo hepático obstruído resulta em menos sangue aos rins, prejudicando a filtração glomerular e causando retenção de líquido e menor débito urinário.*

Orientar o indivíduo e a família a informarem sinais e sintomas de complicações, como

- Aumento da cintura abdominal.

    J: *O aumento da cintura abdominal pode indicar piora da hipertensão portal.*

- Perda ou ganho de peso rápidos.

    J: *A perda de peso indica balanço negativo de nitrogênio; o aumento aponta para retenção de líquido.*

- Sangramento.

    J: *Sangramento incomum indica tempo de protrombina e fatores de coagulação reduzidos.*

- Tremores.

    J: *Tremores podem ser consequência de prejuízo na neurotransmissão devido à falha do fígado em eliminar as enzimas que agem como falsos neurotransmissores.*

- Aumento de confusão e/ou sonolência.

    J: *Os prejuízos cognitivos pioram à medida que aumenta a hipóxia, causada por elevações ininterruptas dos níveis de amônia sérica, resultado do prejuízo da capacidade hepática para converter amônia em ureia.*

Risco de Complicações de Hiperbilirrubinemia

Definição
(Blackburn, 2013)

Descreve um recém-nascido que apresenta, ou está em alto risco de apresentar, uma concentração anormalmente elevada (considerada a idade do bebê em horas) do pigmento biliar da bilirrubina no sangue. A hiperbilirrubinemia afeta, pelo menos, 60% de todos os recém-nascidos a termo e acima de 80% dos bebês pré-termo. Costuma ser benigna e autolimitada, e a maioria dos bebês não apresenta problemas.

Ocorre hiperbilirrubinemia grave quando a concentração e as taxas de acúmulo de bilirrubina aumentaram, ou estão aumentando, para níveis em que há risco significativo de neurotoxicidade e sequelas neurológicas. Embora raros, a encefalopatia e o *kernicterus* por bilirrubina continuam a ocorrer, estando os bebês pré-termo tardio e amamentados sob maior risco.

Não há um nível específico de bilirrubina que possa ser considerado seguro ou perigoso. Fatores múltiplos, incluindo idade pós-natal, idade gestacional, comorbidades e outros, influenciam quão bem cada bebê consegue metabolizar e excretar a bilirrubina que produz (Association of Women's Health, Obstetric and Neonatal Nurses [AWHONN], 2006; Blackburn, 2013).

Critérios significativos de investigação diagnóstica/laboratorial
(American Academy of Pediatrics [AAP], 2004)

- Tipagem ABO e Rh(D) maternos no pré-natal.
- Tipo sanguíneo e Rh(D) e exame direto de anticorpos (Coombs) do sangue, quando a mãe tiver sangue tipo O.
- Níveis medidos de bilirrubina transcutânea.
- Níveis de bilirrubina sérica total e bilirrubina direta.
- Bilirrubina indireta.
- Albumina sérica.

- Avaliação diagnóstica para sepse perinatal.
  - Análise e culturas de urina.
  - Contagem total de células sanguíneas, com diferencial, e esfregaço para morfologia de eritrócitos.
  - Contagem de reticulócitos.
  - Cultura do sangue.
  - Punção lombar.
- Deficiência glicose-6-fosfato desidrogenase (G6PD) (se sugerida por origem étnica ou geográfica, ou pela reação insatisfatória à fototerapia).

Populações de alto risco

(AAP, 2004; AWHONN, 2006; Blackburn, 2013; Smith & Carley, 2014)

Recém-nascidos

- Peso ao nascer < 1.500 g.
- Parto pré-termo.
- Idade gestacional entre 35 e 38 semanas.
- Incompatibilidades de grupo sanguíneo (ABO ou Rh).
- Sexo masculino.
- Hipotermia.
- Hipóxia, acidose, asfixia.
- Hipoglicemia.
- Hematoma ou hemólise extravascular (cefaloematoma, hemorragia intracraniana, deglutição de sangue).
- Hipoalbuminemia.
- Sepse.
- Meningite.
- Atraso no clampeamento do cordão umbilical.
- Policitemia (hematócrito > 65%).
- Atraso na eliminação do mecônio.
- Filho anterior com icterícia e fototerapia.
- Bebê de grupo étnico originário do sul e leste asiáticos, costas africanas, região mediterrânea, partes do Oriente Médio e nativos norte-americanos.
- Distúrbios congênitos dos eritrócitos, por exemplo, deficiência de G6PD.
- Condições congênitas causadoras de obstrução hepática (atresia biliar, fibrose cística).
- Obstrução intestinal.
- Hipotireoidismo congênito.
- Alimentação insatisfatória.
- Aleitamento materno exclusivo, sobretudo se ele não está ocorrendo bem e há perda excessiva de peso.
- Erros inatos do metabolismo.

Maternos

- Bebê macrossômico de mãe diabética.
- Medicamentos que afetam a aglutinação da albumina, por exemplo, bupivacaína, sulfonamidas, salicilatos, ibuprofeno.
- Parto a fórceps ou vácuo.
- De grupo étnico originário do sul e leste asiáticos, costas africanas, região mediterrânea, partes do Oriente Médio e nativos norte-americanos.
- Hipertensão gestacional.
- História familiar de icterícia do recém-nascido.
- História familiar de icterícia, doença hepática, anemia ou esplenectomia.

Resultados colaborativos

O recém-nascido será monitorado quanto aos sinais e sintomas iniciais de hiperbilirrubinemia e receberá intervenções colaborativas, quando indicadas, para restaurar a estabilidade fisiológica.

Indicadores de estabilidade fisiológica

Nível de bilirrubina sérica total interpretado conforme a idade do recém-nascido em horas, usando o nomograma de bilirrubina específico à hora (AAP, 2004) (Figura 3.1)

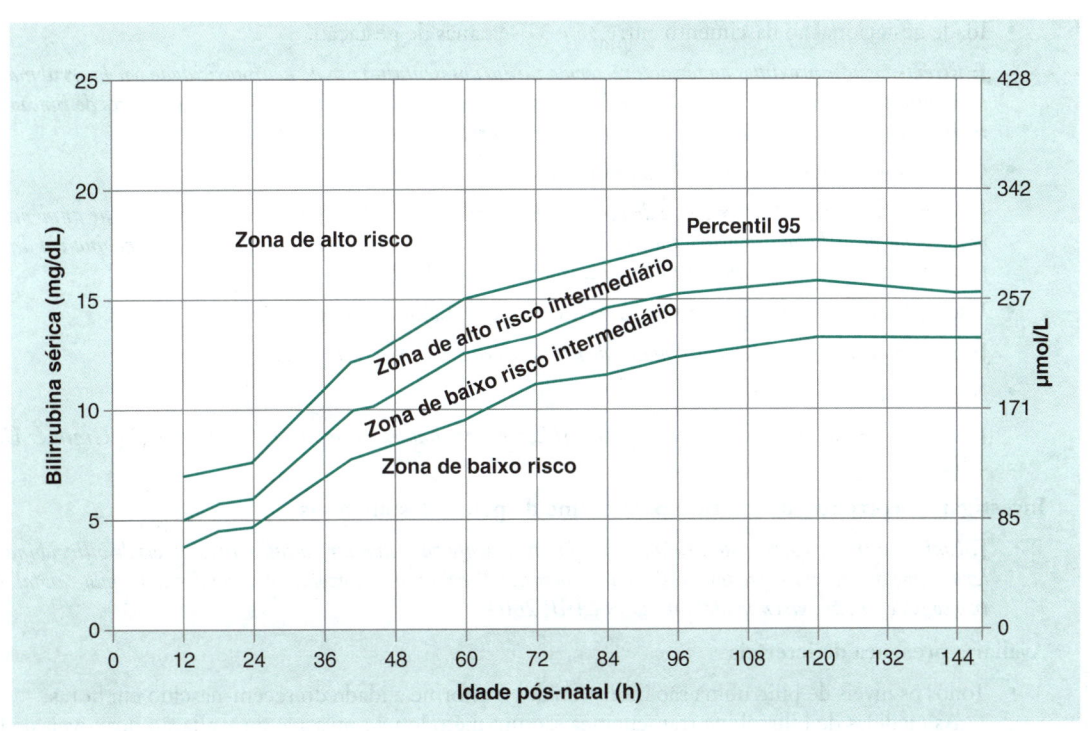

FIGURA 3.1 Nomograma para designação do risco de desenvolvimento de hiperbilirrubinemia (*Bhutani, Johnson & Sivievri, 1999).

Intervenções e justificativas
(AAP, 2004; AWHONN, 2006; McGrath & Hardy, 2011; Smith & Carley, 2014)

Investigar história materna de

- Tipo sanguíneo e Rh, exame de titulação positiva de anticorpos (Coombs).

    J: *O tipo sanguíneo da mãe pode ocasionar hemólise intravascular mediante reação antígeno-anticorpo. Bebês com incompatibilidades ABO ou Rh podem desenvolver hiperbilirrubinemia grave nas primeiras 24 horas após o nascimento. Hemólise aumentada é consequência de anticorpos maternos que reagem a antígenos fetais e neonatais (AWHONN, 2006; McGrath & Hardy, 2011).*

- Diabete melito.

    J: *Bebês nascidos de mulheres com diabete apresentam maior risco, em especial se o recém-nascido é macrossômico. O recém-nascido pode ter massa aumentada de glóbulos vermelhos nucleados ao nascer, o que pode levar à fragmentação de uma grande quantidade de glóbulos vermelhos nucleados envelhecidos, resultando em quantidades excessivas de bilirrubina no recém-nascido (AAP, 2004; McGrath & Hardy, 2011).*

- Etnia materna e paterna.

    J: *Grupos étnicos originários do sul e leste asiáticos, nas costas africanas, região mediterrânea e partes do Oriente Médio têm taxas mais altas de hiperbilirrubinemia (AWHONN, 2006).*

- Fármacos que a mãe usou nos últimos três meses de gestação, como sulfonamidas, salicílicos, ibuprofeno.

    J: *Esses fármacos interferem na aglutinação da bilirrubina à albumina em neonatos (McGrath & Hardy, 2011).*

- História de irmãos com hiperbilirrubinemia.

    J: *Bebês com irmãos que tiveram icterícia estão em risco, provavelmente porque partilham polimorfismos genéticos que influenciam o metabolismo da bilirrubina (AWHONN, 2006).*

Investigar história de trabalho de parto e nascimento quanto a

- Complicações perinatais.

    J: *Bebês com sepse e asfixia perinatais são mais vulneráveis à toxicidade da bilirrubina e à suscetibilidade neuronal em concentrações mais baixas de bilirrubina (AWHONN, 2006).*

- Idade gestacional ao nascimento entre 35 e 37 semanas de gestação.

    J: *Recém-nascidos próximos ao termo/pré-termo tardio apresentam risco de neurotoxicidade por bilirrubina e hiperbilirrubinemia grave (AAP, 2004). Níveis altos de bilirrubina são, basicamente, resultantes de função hepática imatura e capacidade diminuída de conjugação da bilirrubina (Smith & Carley, 2014).*

- Clampeamento tardio do cordão umbilical.

    J: *Permite que quantidade excessiva de sangue seja transfundida da placenta para o neonato, o que aumenta a quantidade de glóbulos vermelhos nucleados que podem levar a quantidades excessivas de bilirrubina em decorrência de fragmentação dos glóbulos mais velhos (McGrath & Hardy, 2011).*

- Uso de bupivacaína (ocitocina sintética) durante o trabalho de parto.

    J: *Está associado a uma incidência maior de icterícia neonatal (McGrath & Hardy, 2011).*

- Nascimento via cesariana.

    J: *O uso de fórceps ou extrator a vácuo pode resultar em equimoses e hemólise extravascular (McGrath & Hardy, 2011).*

Investigar a ocorrência de icterícia pelo exame da pele e das mucosas

J: *Embora a investigação visual isoladamente seja insuficiente para avaliar ou calcular os níveis de bilirrubina, os levantamentos devem ser feitos a cada 8 a 12 horas. A icterícia visível evolui em uma direção céfalo-caudal, da face ao tronco e, depois, às extremidades inferiores (AAP, 2004).*

Avaliar a presença de icterícia

- Todos os níveis de bilirrubina são interpretados conforme a idade do recém-nascido em horas:
    - As medidas de bilirrubina transcutânea são um método não invasivo de avaliação dos níveis de bilirrubina e podem ser usadas como instrumentos de triagem quando o nível da bilirrubina for menor que 15 mg/dL.

    J: *Têm utilidade em bebês pré-termo, nos que recebem fototerapia e naqueles com valores de bilirrubina sérica total > 15 mg/dL.*

- A medida de bilirrubina transcutânea é o exame diagnóstico mais acurado para medir os níveis de bilirrubina, bilirrubina total e direta, além de calcular os valores indiretos (Blackburn, 2013).

Investigar se há equimoses, abrasões ou petéquias

J: *Bebês com equimose e aqueles com hematoma encefálico têm mais probabilidade de apresentar hiperbilirrubinemia em razão de aumento da fragmentação dos glóbulos vermelhos nucleados (AWHONN, 2006).*

Monitorar a ocorrência de eliminação inicial de mecônio

J: *O mecônio contém grandes quantidades de bilirrubina. O atraso na eliminação de mecônio aumenta a quantidade de bilirrubina no intestino delgado a ser desconjugada, com potencial de entrar novamente na circulação, via circulação entero-hepática (Blackburn, 2013; Smith & Carley, 2014).*

Prevenir estresse pelo frio

J: *A hipotermia estimula a liberação de ácidos graxos livres que competem por locais aglutinadores de albumina (McGrath & Hardy, 2011).*

Garantir hidratação e ingestão calórica adequadas, estimulando o aleitamento materno apropriado e reduzindo a probabilidade de sinais posteriores de hiperbilirrubinemia significativa

J: *A ingestão calórica insatisfatória e/ou desidratação associada à amamentação inadequada podem contribuir para o aparecimento de hiperbilirrubinemia (AAP, 2004).*

Distinguir icterícia fisiológica de icterícia patológica

- *Icterícia fisiológica*: processo normal nos primeiros dias após o nascimento em razão de adaptação fisiológica.
    - O aumento no nível da bilirrubina aparece, inicialmente, após 24 horas de idade em neonatos a termo e após 48 horas em neonatos pré-termo.
    - Atinge o pico no dia 3 ou 4 e volta a um nível normal ao término do dia 7 em neonatos a termo.
    - Alcança o pico no dia 5 ou 6 e volta a um nível normal no final do dia 9 ou 10 em neonatos pré-termo.
    - O padrão para bebês amamentados é um pouco diferente: o nível de pico ocorre frequentemente no dia 4, com o declínio podendo ser mais lento.

- *Icterícia patológica*: associada a fatores patológicos, como incompatibilidade Rh ou ABO. Nível elevado de bilirrubina.
  - Aparece nas primeiras 24 horas de vida.
  - Persiste além da idade de retorno a um nível normal em neonatos a termo e pré-termo.
  - Não pode ser usado nível sérico específico para o diagnóstico (Blackburn, 2013; McGrath & Hardy, 2011).

Monitorar a ocorrência de hiperbilirrubinemia grave

- A hiperbilirrubinemia grave pode resultar em encefalopatia aguda por bilirrubina (EAB). Uma EAB descreve as características clínicas agudas de toxicidade por bilirrubina e inclui um amplo contínuo de sinais neurológicos, que variam de alterações comportamentais sutis a convulsões. A EAB pode evoluir para *kernicterus* (a forma crônica de encefalopatia por bilirrubina) ou morte.

  J: *A hiperbilirrubinemia grave e a resultante toxicidade por bilirrubina podem induzir lesão em partes específicas do cérebro do neonato: os gânglios da base, os núcleos do tronco encefálico e partes da ponte, do tronco encefálico e do cerebelo. Pode surgir um espectro de déficits (AWHONN, 2006).*

- Os sinais iniciais de EAB incluem:
  - Icterícia exagerada.
  - Alterações no nível de consciência (letargia).
  - Hipotonia, e mais tarde hipertonia.
  - Movimentos anormais (opistótono, flexão da cabeça para trás).
  - Alimentação insatisfatória.
  - Choro com tom elevado e agudo.
- Iniciar a fototerapia, conforme o protocolo, quando indicada.

  J: *A meta da fototerapia é reduzir o nível de bilirrubina não conjugada. A fototerapia consegue isso por meio de absorção de luz pela molécula da bilirrubina.*

- Fotoconversão de bilirrubina por reação fotoquímica, com restruturação da molécula em um isômero.
- Excreção de bilirrubina pela urina e bile, ultrapassando o processo de conjugação (Smith & Carley, 2014).
- A eficácia da fototerapia depende de vários fatores:
  - O espectro de luz aplicado pela unidade de fototerapia, que é determinado pelo tipo de fonte de luz e pela variação do comprimento da onda.
  - A intensidade da luz.
  - A área da superfície do bebê exposta à fototerapia (AAP, 2011).
- Explicar o procedimento de fototerapia aos pais. Tranquilizá-los, informando sobre a ausência de relatos de efeitos colaterais graves a longo prazo (Smith & Carley, 2014).

Monitorar a ocorrência de efeitos colaterais de curto prazo da fototerapia (Szucs & Rosenman, 2013; AWHONN, 2006)

- A perda aumentada e insensível de água através da pele, resultante de taxa metabólica elevada, é causada pelas luzes da fototerapia, por hipertermia e aumento do conteúdo de água nas fezes (McGrath & Hardy, 2011).
- Fezes líquidas e soltas, com potencial de perda de nutrientes, são um efeito colateral inevitável da fototerapia e podem, ainda, acarretar maior perda insensível de água e desidratação.

  J: *Pode haver relação com o aumento do fluxo da bile, que estimula a atividade gastrintestinal (Blackburn, 2013).*

- Exantemas na pele – um exantema macular generalizado costuma aparecer, desaparecendo espontaneamente quando a fototerapia é interrompida (Smith & Carley, 2014).

  J: *A lesão aos mastócitos com a liberação de histamina pode causar; eritema decorrente de luz violeta (Blackburn, 2013).*

- Hipertermia ou hipotermia: a hipertermia eleva a taxa metabólica do recém-nascido e pode resultar em taquicardia e aumento da perda insensível de água e desidratação (Smith & Carley, 2014). A hipotermia estimula a liberação de ácidos graxos livres, que competem por locais de aglutinação de albumina (McGrath & Hardy, 2011).
- Interação mãe-bebê diminuída em razão da separação do recém-nascido de seus pais.
- Falta de recepção sensorial visual decorrente do uso de tapa-olhos.
- Pode haver alteração na organização da condição e na organização neurocomportamental; pode surgir interferência na interação pais-bebê, resultando em aumento do estresse dos pais (Blackburn, 2013).
- Lesão térmica por dispositivos usados no ambiente com alta umidade, sendo que o oxigênio deve atender a padrões de segurança contra riscos de incêndio (AAP, 2011).

- Perigos elétricos por dispositivos usados no ambiente com alta umidade, sendo que o oxigênio deve atender a padrões de segurança elétrica (AAP, 2011).
- O foco do atendimento de enfermagem é prevenir ou minimizar os efeitos colaterais.

Cuidados com a pele

- Expor o máximo possível da superfície da pele. O recém-nascido é colocado nu sob a luz da fototerapia e reposicionado a cada duas horas para garantir exposição adequada de todas as áreas à luz (Smith & Carley, 2014).
- Há necessidade de um cuidado meticuloso da pele para evitar danos cutâneos, resultantes de fezes quase líquidas (Smith & Carley, 2014).
- Loções, bálsamos e unguentos são evitados, pois podem aumentar o risco de queimaduras (AWHONN, 2006).
- Hidratação:
  - Ingestão, débito urinário e densidade específica da urina são medidos com exatidão e documentados.
  - A suplementação com leite materno retirado da mãe, ou com fórmula, costuma melhorar a hidratação e o débito urinário, e o aumento da motilidade gastrintestinal pode inibir a circulação entero-hepática de bilirrubina. Oferecer suplementação de água ou água com dextrose não reduz os níveis de bilirrubina em bebês ictéricos, saudáveis e amamentados. Não há indicação de suplementação de rotina durante a fototerapia (AAP, 2004).

  J: *Uma vez que os subprodutos da bilirrubina decorrentes da fototerapia são excretados na urina, a manutenção de uma hidratação apropriada e de um bom débito urinário pode melhorar a eficácia da fototerapia (AWHONN, 2006).*

Cuidados com os olhos

- Proteger os olhos do bebê contra dano potencial à retina durante o tratamento fototerápico usando máscara opaca para evitar a exposição à luz. O tapa-olhos deve ter tamanho adequado e estar posicionado de modo a cobrir totalmente os olhos, mas deve evitar qualquer oclusão das narinas. As pálpebras do bebê são fechadas antes da aplicação da máscara.

  J: *Pode ocorrer lesão da córnea devido ao uso de tapa-olhos que exerçam pressão excessiva sobre os olhos, ou que estejam muito frouxos, de modo a permitir a sua abertura por baixo do dispositivo (Smith & Carley, 2014).*

- Os tapa-olhos devem ser removidos durante as alimentações ou, no mínimo, a cada 4 horas, para observação de ocorrência de secreção e promoção da estimulação social e desenvolvimento da visão (Smith & Carley, 2014).

Termorregulação

- Manter a homeostasia térmica enquanto o recém-nascido está em fototerapia usando um mecanismo de servo-controle, como uma incubadora ou um aquecedor com radiação.

  J: *A hipotermia estimula a liberação de ácidos graxos livres, que competem por locais de aglutinação de albumina. A hipertermia eleva a taxa metabólica do recém-nascido (McGrath & Hardy, 2011).*

- Monitorar a temperatura axilar, no mínimo, a cada 2 a 4 horas, para avaliar a presença de hipertermia e hipotermia (Smith & Carley, 2014).

Separação mãe-bebê

- Se a mãe recebeu alta, os pais podem precisar de muito apoio emocional durante a separação temporária do filho. Agendar os horários de alimentação do bebê para o momento das visitas dos pais lhes dá mais tempo com o recém-nascido.
- Os pais precisam de informações exatas e úteis sobre a condição do filho recém-nascido.
- A mãe que amamenta deve receber aconselhamento individualizado sobre lactação, sempre que possível. Deve haver orientação sobre retirada e armazenamento do leite materno, bem como sobre aluguel de bomba elétrica mamária (AWHONN, 2006).

Monitorar a melhora ou progressão clínica de icterícia, incluindo sinais de encefalopatia inicial pela bilirrubina

- Alterações nos padrões de sono.
- Deterioração do padrão alimentar.
- Incapacidade de ser consolado ao chorar.

Proporcionar apoio à família

- Fornecer aos pais informações escritas e orais sobre a icterícia do recém-nascido (Smith & Carley, 2014).
- Preparar os pais para a fototerapia feita em casa, quando indicada.

- Fazer um levantamento sistemático de todos os recém-nascidos antes da alta quanto ao risco de hiperbilirrubinemia grave (AAP, 2004; Smith & Carley 2014).
- Ensinar os sinais de alerta de neurotoxicidade (oferecer instruções por escrito):
  - Icterícia exagerada.
  - Alterações no nível de consciência (letargia).
  - Hipotonia, mais tarde hipertonia.
  - Movimentos anormais (opistótono, flexão da cabeça para trás).
  - Alimentação insatisfatória.
  - Choro com tom elevado e agudo.

Oferecer acompanhamento adequado com base no horário da alta e levantamento de riscos (Smith & Carley, 2014)

- Fazer o acompanhamento de todos os recém-nascidos em 48 horas após a alta, por médico ou profissional de saúde treinado e com experiência no cuidado de recém-nascidos, para oferecimento de investigação física de acompanhamento (McGrath & Hardy, 2011).
- Fornecer apoio contínuo à lactação para garantir a adequação da ingestão no caso de bebês aleitados (McGrath & Hardy, 2011).
- Agendar visitas diárias de enfermeiro domiciliar, quando indicadas.

Risco de Complicações de Íleo paralítico

Os estágios de insuficiência hepática impactarão o funcionamento do indivíduo e da família. Quando indicado nesta parte, ver Diagnósticos de enfermagem individuais, na Parte 2, como *Fadiga, Risco de lesão, Confusão, Risco de úlcera por pressão, Enfrentamento familiar comprometido*.

Definição

Descreve um indivíduo que apresenta, ou está em alto risco de apresentar, obstrução intestinal neurogênica ou funcional.

Populações de alto risco

- Bactérias ou vírus causadores de infecções intestinais (gastrenterite).
- Trombose ou embolia nos vasos mesentéricos.
- Toda cirurgia grande com uso de anestesia geral e limitação posterior da mobilidade, bem como cirurgia menor do abdome.
- Estado pós-operatório (cirurgia intestinal, retroperitoneal ou da medula espinal).
- Doença renal ou pulmonar.
- Uso de alguns medicamentos, em particular, narcóticos.
- Fornecimento reduzido de sangue aos intestinos (isquemia mesentérica).
- Estado pós-choque.
- Hipovolemia.
- Infecções intra-abdominais, como apendicite.
- Desequilíbrios químicos, eletrolíticos, minerais (p. ex., hipocalemia).
- Pós-trauma (p. ex., lesão na medula espinal).
- Uremia.
- Lesão na medula espinal.
- Causas mecânicas de obstrução intestinal podem incluir (Bordeianou & Yeh, 2015):
  - Aderências ou tecido cicatricial que se forma após uma cirurgia.
  - Corpos estranhos que bloqueiam os intestinos.
  - Cálculos biliares (raro).
  - Hérnias.
  - Impactação fecal.
  - Intussuscepção (penetração de um segmento do intestino dentro de outro).
  - Tumores que bloqueiam os intestinos.
  - Vólvulo (torção intestinal).

Resultados colaborativos

O indivíduo será monitorado quanto aos sinais e sintomas iniciais de íleo paralítico e receberá intervenções colaborativas, quando indicadas, para restaurar a estabilidade fisiológica.

Indicadores de estabilidade fisiológica

- Presença de sons intestinais.
- Ausência de náusea e vômitos.
- Ausência de distensão abdominal.
- Ausência de alterações na função intestinal.
- Evidência de gases.

Intervenções e justificativas

Auscultar cada um dos quatro quadrantes abdominais para avaliar a função específica do intestino grosso (colo) e delgado

- O quadrante superior direito contém a margem inferior do fígado, a vesícula, parte do intestino grosso e algumas alças do delgado.
- O quadrante inferior direito contém o apêndice, a conexão entre o intestino grosso e delgado e alças intestinais.
- O quadrante superior esquerdo contém a margem inferior do baço, parte do pâncreas, parte do estômago e duodeno.
- O quadrante inferior esquerdo contém alças intestinais e o colo descendente.

Justificativa: *Conhecer as estruturas sob o estetoscópio ajudará a determinar a natureza dos sons intestinais. A função do intestino grosso (colo) pode ser auscultada nos aspectos mais exteriores (distais) de cada quadrante. A função do intestino delgado pode ser auscultada no aspecto interno de cada quadrante (Figura 3.2).*

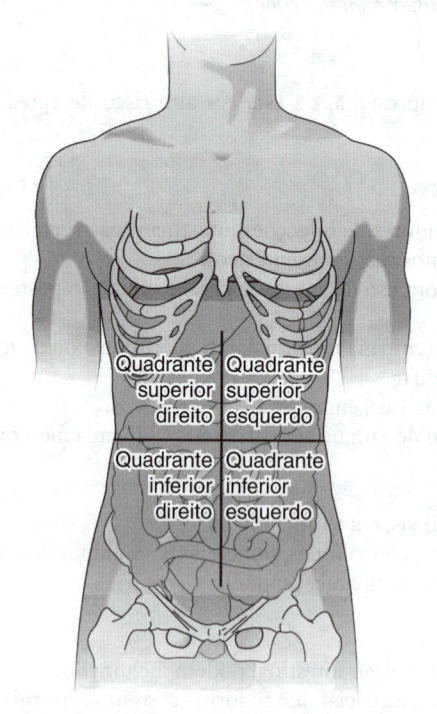

FIGURA 3.2 Diagrama da localização dos intestinos delgado e grosso, nos quadrantes, para auscultação.

No indivíduo em pós-operatório, monitorar a função intestinal

- Os sons intestinais no intestino delgado podem retornar em 24 a 48 horas após cirurgia.
- Os sons intestinais no intestino grosso podem retornar em 3 a 5 dias após cirurgia.
- Flatos e defecação recomeçam no segundo ou terceiro dia após cirurgia.

J: *A função intestinal normal começa no colo proximal ou direito e evolui para o colo distal ou esquerdo. Comumente, o intestino delgado recupera seu funcionamento em horas, ao passo que podem ser necessários de 3 a 5 dias para o colo* *retomar seu funcionamento. Sons intestinais devem ser auscultados para ajudar a distinguir íleo paralítico de íleo mecânico. A ausência contínua de sons intestinais sugere íleo paralítico enquanto sons intestinais hiperativos podem indicar íleo mecânico (McCutcheon, 2013).*

Monitorar o aparecimento de sinais e sintomas de íleo paralítico (McCutcheon, 2013)
- Dor abdominal leve e inchaço abdominal.
- Náusea, vômitos, apetite reduzido.
- Abdome distendido e timpânico.
- Constipação, obstipação.
- Sons intestinais ausentes ou hipoativos.
- Eliminação de gases ou fezes.

J: *A manipulação intraoperatória de órgãos abdominais e os efeitos depressivos de narcóticos e anestésicos no peristaltismo reduzem a motilidade intestinal. O íleo fisiológico pós-operatório que costuma aparecer após uma cirurgia tem um curso benigno e autolimitado. No entanto, quando esse íleo é prolongado, leva a aumento do desconforto e deve ser diferenciado de outras complicações potenciais, por exemplo, obstrução intestinal, abscesso intra-abdominal (McCutcheon, 2013).*

Diferenciar íleo paralítico de obstrução intestinal mecânica

> **ALERTA CLÍNICO** É útil observar que quase todas as pessoas com obstrução intestinal pós-operatória precoce têm um retorno inicial da função intestinal e da ingestão oral, o que costuma ser seguido de náusea, vômitos, dor e distensão abdominais, ao passo que os pacientes com íleo não têm retorno da função intestinal (Bordeianou & Yeh, 2015).

- Distensão abdominal, vômitos, obstipação – podem estar presentes em ambos.
- Sons intestinais: Íleo paralítico – comumente quietos ou ausentes.
  - Obstrução intestinal – pode haver tons altos ou podem estar ausentes.
- Dor: Íleo paralítico – leve e difusa.
  - Obstrução intestinal – moderada a grave, com cólicas.
- Febre, taquicardia: Íleo paralítico – ausentes.
  - Obstrução intestinal – devem aumentar a suspeita.

J: *Sensibilidade localizada, febre, taquicardia e sinais peritoneais sugerem isquemia ou perfuração intestinal, indicativos da necessidade de intervenção cirúrgica de emergência.*

> **ALERTA CLÍNICO** Informar o médico/enfermeiro sobre novo surgimento ou aumento de sinais e sintomas de íleo paralítico. Quando a obstrução bloquear o fornecimento de sangue ao intestino, pode ocorrer infecção e morte de tecido (gangrena). A duração do bloqueio e sua causa são fatores de risco de morte tissular. Hérnias, vólvulo e intussuscepção acarretam risco maior de gangrena (Bordeianou & Yeh, 2015).

No corpo de suspeita de obstrução intestinal, há indicação de radiografia simples do abdome ou tomografia computadorizada com contraste

J: *A obstrução do intestino delgado pode ser diagnosticada com radiografia quando o intestino delgado mais proximal está dilatado e o mais distal, não. O estômago também pode estar dilatado. Todavia, persistindo suspeita de obstrução do intestino delgado ou outro diagnóstico, sugere-se uma tomografia computadorizada (TC) do abdome (Bordeianou & Yeh, 2015).*

Restringir líquidos até estarem presentes sons intestinais. Quando indicado, iniciar apenas com pequenas quantidades de líquidos claros
- Monitorar a resposta do indivíduo ao reinício da ingestão de líquidos e alimentos e registrar a natureza e a quantidade de êmese ou fezes.

J: *O indivíduo não tolerará líquidos até que os sons intestinais sejam retomados.*

Risco de Complicações de Sangramento gastrintestinal (GI)

Definição
Descreve um indivíduo que apresenta, ou está em alto risco de apresentar, sangramento GI.

> ### Dicas da Carpenito
> As três modalidades não cirúrgicas usadas no diagnóstico de sangramento na porção gastrintestinal inferior incluem a colonoscopia, a cintilografia com radionuclídeos e a angiografia. Além da colonoscopia, procedimentos endoscópicos como esofagogastroduodenoscopia (EGD), endoscopia com cápsula sem fio, enteroscopia por *push* e enteroscopia com duplo balão são usados, dependendo da circunstância clínica. A sequência de uso das várias modalidades depende de fatores como velocidade de sangramento condição hemodinâmica do indivíduo e incapacidade de localizar o sangramento, na primeira modalidade.

Populações de alto risco

Sangramento gastrintestinal superior

- Outras causas.
  - Idosos.
  - Uso diário de ácido acetilsalicílico ou anti-inflamatórios não esteroides.
  - Terapia antiplaquetária e coterapia com inibidores da bomba de prótons (IBP).
  - Inibidores seletivos da recaptação da serotonina, ou inibidor específico da recaptação da serotonina.
  - Ventilação mecânica prolongada > 48 horas.
  - Estresse recente (p. ex., trauma, sepse).
  - Deficiência plaquetária.
  - Coagulopatia.
  - Choque, hipotensão.
  - Cirurgia de grande porte (> 3 horas).
  - Traumatismo encefálico.
  - Doença vascular grave.
  - Distúrbios dos sistemas GI, hepático e biliar.
  - Transfusão de 5 unidades (ou mais) de sangue.
  - Queimaduras (> 35% do corpo).
  - Hematobilia, ou sangramento com origem na árvore biliar.
  - *Hemosuccus pancreaticus*, ou sangramento com origem no ducto pancreático.
  - Síndrome grave da artéria mesentérica superior.
- Causas esofágicas.
  - Varizes esofágicas.
  - Esofagite.
  - Câncer de esôfago.
  - Úlcera esofágica.
  - Laceração de Mallory-Weiss.
- Causas gástricas.
  - Úlcera gástrica.
  - Câncer gástrico.
  - Gastrite.
  - Varizes gástricas.
  - Ectasia vascular antral gástrica.
  - Lesões de Dieulafoy.
- Causas duodenais.
  - Úlcera duodenal.
  - Malformação vascular.
  - Terapia antitrombolítica.

Sangramento gastrintestinal inferior em adultos/porcentagem

- Doença diverticular (60%).
  - Diverticulose/diverticulite do intestino delgado.
  - Diverticulose/diverticulite do colo.
- Doença intestinal inflamatória (13%).
  - Doença de Crohn do intestino delgado, colo, ou ambos.
  - Colite ulcerativa.
  - Gastrenterite e colite não infecciosas.
- Doenças anorretais benignas (11%).
  - Hemorroidas.
  - Fissura anal.
  - *Fistula-in-ano*.

- Neoplasia (9%).
  - Neoplasia maligna do intestino delgado.
  - Neoplasia maligna do colo, reto e ânus.
- Coagulopatia (4%).
  - Malformações arteriovenosas (MAVs) (3%).

Resultados colaborativos

O indivíduo será monitorado quanto aos sinais e sintomas iniciais de sangramento GI e receberá intervenções colaborativas, quando indicadas, para restaurar a estabilidade fisiológica.

Indicadores de estabilidade fisiológica

- Exame negativo para sangue oculto nas fezes.
- Calmo, orientado.
- Estabilidade hemodinâmica (pressão arterial, pulso, débito urinário).
- Ver *Risco de Complicações de Hipovolemia*.

Intervenções e justificativas

Iniciar a profilaxia do protocolo de úlceras por estresse para pessoas em ventilação mecânica, por exemplo, IBP oral, ou antagonista do receptor de histamina 2 (bloqueador H$_2$) endovenoso, ou IBP endovenoso (Weinhouse, 2016)

J: *Pesquisadores relatam uma incidência de 46,7% de sangramento GI em indivíduos em ventilação mecânica (Chu et al., 2010, p. 34). Doentes críticos têm uma redução na camada protetora da mucosa estomacal, uma hipersecreção de ácido em razão de estimulação excessiva de gastrina e uma perfusão inadequada para o estômago, secundária a choque, infecção ou trauma (Weinhouse, 2016).*

> **ALERTA CLÍNICO** A falência respiratória aguda que exige ventilação mecânica durante mais de 48 horas parece ser um dos dois fatores de risco mais fortes e independentes de sangramento GI clinicamente importante em UTIs (Chu et al., 2010).

Monitorar o surgimento de complicações associadas a ventilação mecânica, como úlcera por estresse e hipomotilidade GI

- Diarreia.
- Sons intestinais diminuídos.
- Aumento de resíduos gástricos.
- Constipação.
- Íleo.

J: *A ventilação mecânica, com aumento da pressão positiva no final da expiração (PEEP), aumenta a pressão intratorácica. Isso diminui a perfusão ao trato GI.*

Monitorar o surgimento de sinais e sintomas de sangramento GI superior agudo

- Hematêmese (vômito com sangue).
- Melena (fezes escuras).
- Disfasia, dispepsia.
- Dor epigástrica.
- Azia.
- Dor abdominal difusa.
- Perda de peso.
- Pré-síncope, síncope.

J: *As manifestações clínicas dependem da quantidade e da duração do sangramento GI. A detecção precoce possibilita intervenção rápida para minimizar complicações.*

Monitorar o surgimento de sangramento gastrintestinal inferior (GI)

- Fezes marrons.
- Sangue vermelho vivo.

J: *O sangramento gastrintestinal inferior varia de hematoquezia comum (sangue nas fezes) à hemorragia maciça com choque, e responde por até 24% de todos os casos de sangramento GI. Trata-se de condição associada a morbidade e* *mortalidade significativas (10-20%). Este tipo de sangramento é uma das indicações gastrintestinais mais comuns de internação hospitalar, em especial em idosos. A diverticulite responde por até 50% dos casos, seguida de colite isquêmica e lesões anorretais.*

Monitorar o aparecimento de sangue oculto nos aspirados gástricos e nos movimentos intestinais

J: *Um indivíduo pode perder 100 mL de sangue nas fezes, podendo apresentar fezes de aparência normal. O exame para pesquisa de sangue nas fezes oculto é mais exato.*

- Examinar aspirado nasogástrico com *Gastroccult*.

    J: *A sensibilidade do exame Hemoccult é reduzida pelo ambiente ácido, e o exame Gastroccult é mais preciso.*

- Examinar as fezes para sangue oculto, com exame de sangue oculto nas fezes.

    J: *O exame Gastroccult não é recomendado para uso em amostras de fezes.*

> **ALERTA CLÍNICO** O sangramento gastrintestinal inferior abundante é uma condição de risco à vida; embora se manifeste como fezes marrons ou com sangue vermelho vivo com origem retal, indivíduos com sangramento gastrintestinal superior abundante podem ainda apresentar achados similares. Independentemente do nível de sangramento, um dos elementos mais importantes do controle de indivíduos com sangramento gastrintestinal superior ou inferior abundante é a restauração da estabilidade hemodinâmica.

Instituir protocolos de reposição de volume (p. ex., dois cateteres endovenosos de calibre grande e infusões isotônicas de cristaloides)

J: *A hipotensão ortostática (i.e., pressão arterial com queda > 10 mmHg) costuma indicar perda de sangue de mais de 1.000 mL.*

Preparar-se para a transfusão conforme prescrição do médico ou do enfermeiro, de acordo com o protocolo

J: *A meta é aumentar o volume de sangue e tratar ou prevenir choque hipovolêmico.*

Monitorar hemoglobina, hematócrito, contagem de eritrócitos, plaquetas, tempo da protrombina, tempo parcial da tromboplastina, tipagem sanguínea e cruzamento, bem como valores da ureia

J: *Esses valores refletem a eficácia da terapia.*

- Ocorrendo hipovolemia, ver *RC de Hipovolemia* para mais informações e intervenções específicas.

RISCO DE COMPLICAÇÕES DE DISFUNÇÃO METABÓLICA/ IMUNOLÓGICA/HEMATOPOIÉTICA

Risco de Complicações de Disfunção metabólica/imunológica/hematopoiética

Risco de Complicações de Acidose metabólica ou respiratória

Risco de Complicações de Alcalose metabólica ou respiratória

Risco de Complicações de Balanço negativo de nitrogênio

Risco de Complicações de Crise vaso-oclusiva/falciforme

Risco de Complicações de Desequilíbrios eletrolíticos

Risco de Complicações de Hipo/Hiperglicemia

Risco de Complicações de Infecções oportunistas

Risco de Complicações de Reação alérgica

Risco de Complicações de Síndrome da resposta inflamatória sistêmica (SRIS)/Sepse

Risco de Complicações de Trombocitopenia

Definição

Descreve um indivíduo que apresenta, ou está em alto risco de apresentar, várias disfunções endócrinas, imunes ou metabólicas.

Nota da autora

O enfermeiro pode usar esse problema colaborativo genérico para descrever uma pessoa com risco de vários tipos de problemas do sistema metabólico ou imune. Por exemplo, no caso de indivíduo com disfunção da hipófise, com risco de vários problemas metabólicos, o uso de *Risco de Complicações de Disfunção metabólica* direciona os enfermeiros a monitorarem a função do sistema endócrino quanto a problemas específicos, com base nos achados da investigação focalizada. Sob esse problema colaborativo, as intervenções de enfermagem estariam concentradas na monitoração do estado metabólico para a detecção e o diagnóstico de funcionamento anormal.

Se o indivíduo apresentar alguma complicação específica, o enfermeiro acrescentará o problema colaborativo específico apropriado, além das informações de controle de enfermagem, à lista de problemas do paciente. No caso de um indivíduo com diabete melito, o profissional acrescentaria o enunciado diagnóstico *RC de Hipo/Hiperglicemia*. No caso de um paciente em quimioterapia, o enfermeiro usaria *RC de Imunodeficiência*, um problema colaborativo que abrange leucopenia, trombocitopenia e eritrocitopenia. Quando a trombocitopenia for um problema isolado, terá de existir um enunciado diagnóstico separado (i.e., *RC de Trombocitopenia*).

No caso de um indivíduo com uma condição ou em tratamento que resulte em imunossupressão (p. ex., síndrome da imunodeficiência adquirida [Aids], doença enxerto *versus* hospedeiro, terapia imunossupressora), o problema colaborativo *RC de Imunossupressão* seria adequado. Quando as condições afetam, ou poderiam afetar, a coagulação (p. ex., insuficiência renal crônica, abuso de álcool, terapia anticoagulante), um problema colaborativo como *RC de Hemólise* ou *RC de Eritrocitopenia* é indicado. Se os fatores de risco ou a etiologia não apresentarem relação direta com o diagnóstico médico primário, eles poderão ser adicionados (p. ex., *RC de Imunossupressão* relacionado à terapia crônica com corticosteroides em paciente que sofreu infarto do miocárdio).

Critérios significativos de investigação diagnóstica/laboratorial

- Amilase sérica (elevada na pancreatite aguda; reduzida na crônica).
- Albumina sérica (reduzida na desnutrição).
- Contagem linfocítica (reduzida na desnutrição).
- Cálcio sérico (elevado no hiperparatireoidismo, em alguns tipos de câncer e na pancreatite aguda; reduzido no hipoparatireoidismo).
- pH do sangue (elevado na alcalose; reduzido na acidose).
- Glicose sérica (elevada no diabete melito e na insuficiência pancreática; reduzida em tumores nas células das ilhotas pancreáticas).
- Cistatina C para rastrear e monitorar disfunção renal em pessoas com doença renal conhecida ou suspeitada.
- Hormônio antidiurético (HAD) sérico (níveis elevados indicam síndrome da secreção inadequada do HAD; níveis reduzidos indicam diabete insípido central).
- Densidade específica da urina (reflete a capacidade renal de concentrar e diluir a urina).
- Osmolaridade sérica (representa concentrações de partículas no sangue).
- Osmolaridade urinária (mede a concentração de urina – aumentada na doença de Addison, na síndrome da secreção inadequada do HAD, na desidratação, na doença renal; reduzida no diabete insípido, na bebida psicogênica de água).
- Hemoglobina glicosilada (HbA1c) sérica (reflete os níveis médios de glicose para os 2 a 3 meses precedentes).
- Cetona urinária, glicose urinária (presente no diabete melito).
- Corpos cetônicos na urina (presentes no diabete não controlado).
- Plaquetas (elevadas na policitemia e na leucemia granulocítica crônica; diminuídas na anemia e na leucemia aguda).
- Imunoglobulinas (elevados em doença autoimune).
- Testes da coagulação (elevados na trombocitopenia, púrpura e hemofilia).
- Tempo da protrombina (elevado na terapia anticoagulante, cirrose e hepatite).
- Contagem de eritrócitos (reduzida na anemia, na leucemia e na insuficiência renal).
- TC, RM do órgão-alvo.
- Aspirado da medula óssea com patologia diagnóstica.
- Retirada de líquido da medula óssea, com análise, cultura e sensibilidade apropriadas.

Risco de Complicações de Acidose metabólica ou respiratória

Definição

Acidose metabólica pode ser definida como um processo patológico, que, se não encontrar oposição, resulta em uma redução da concentração sérica de bicarbonato (a normal é 24 mEq/L, com uma variação normal de 22 a 28 mEq/L) e um pH arterial baixo (o normal é 7,4, com uma variação normal de 7,35 a 7,45). Acidemia (em oposição à acidose) é definida como pH arterial baixo (< 7,35), que pode resultar de uma acidose metabólica, acidose respiratória, ou ambas.

> **Dicas da Carpenito**
> Diagnóstico diferencial (Emmett, 2013)
>
> - A acidose metabólica caracteriza-se por HCO_3 sérico baixo e pH arterial baixo; o *anion gap* sérico pode estar aumentado ou normal.
> - A alcalose metabólica caracteriza-se por um HCO_3 sérico aumentado e um pH arterial elevado.
> - A acidose respiratória caracteriza-se por um PCO_2 arterial elevado e um pH arterial baixo.
> - A alcalose respiratória caracteriza-se por PCO_2 arterial baixo e pH arterial elevado.
> - "Distúrbios acidobásicos mistos" têm um pH arterial normal na presença de alterações substanciais no HCO_3 sérico e PCO_2 arterial, comumente indicando um problema acidobásico misto (que pode incluir uma alcalose respiratória iatrogênica aguda quando o desconforto da punção arterial causar hiperventilação do paciente).

Populações de alto risco

Para acidose respiratória

Acidose respiratória aguda é consequência de depressão do centro respiratório central por um ou outro entre os seguintes:

- Doença do SNC ou depressão respiratória induzida por fármaco.
- Incapacidade de ventilar adequadamente em razão de uma doença ou paralisia neuromuscular (p. ex., miastenia grave, esclerose lateral amiotrófica, síndrome de Guillain-Barré, distrofia muscular).
- Obstrução de via aérea, comumente relacionada a asma ou doença pulmonar obstrutiva crônica (DPOC).
- Pneumotórax.

Acidose respiratória crônica pode ser secundária a muitos distúrbios, inclusive DPOC. A hipoventilação na DPOC envolve múltiplos mecanismos, inclusive:

- Reação diminuída a hipóxia e hipercapnia.
- Descompasso aumentado entre ventilação-perfusão, levando à ventilação de espaço morto.
- Função diafragmática diminuída em razão de fadiga e hiperinsuflação.
- Síndrome hiperventilatória da obesidade, esclerose lateral amiotrófica e defeitos ventilatórios restritivos graves são observados na fibrose intersticial e em deformidades esquelético-torácicas.

Para acidose metabólica

Aumento da produção de ácidos com aumento do *anion gap*

- Acidose láctica.
- Cetoacidose.
    - Diabete melito.
    - Inanição.
    - Associada ao álcool.
- Ingestões.
    - Metanol.
    - Glicoetileno.
    - Ácido acetilsalicílico.
- Tolueno (quando no início ou se houver prejuízo da função renal).
- Glicodietileno.
- Glicopropileno.
- Acidose D-láctica.
- Ácido piroglutâmico (oxoprolina 5).

Perda de bicarbonato ou de precursores do bicarbonato com *anion gap* normal

- Diarreia ou outras perdas intestinais (p. ex., drenagem via sonda).
- Acidose tubular renal tipo 2 (proximal) (RTA, do inglês *renal tubular acidosis*).
- Pós-tratamento da cetoacidose.
- Inibidores da anidrase carbônica.
- Desvio de ureter (p. ex., alça ileal).

Excreção reduzida de ácido renal com aumento do *anion gap*
- Doença renal crônica.

Excreção reduzida de ácido renal com *anion gap* normal
- Doença renal crônica e disfunção tubular (embora com preservação relativa da taxa de filtração glomerular).
- Acidose tubular renal distal (dRTA), ou acidose tubular renal tipo 1 (RTA).
- Acidose renal tubular tipo 4 (hipoaldosteronismo).

Resultados colaborativos

O indivíduo será monitorado quanto aos sinais e sintomas iniciais de acidose metabólica ou respiratória e receberá intervenções colaborativas, quando indicadas, para restaurar a estabilidade fisiológica.

Indicadores de estabilidade fisiológica

- Ver *RC de Desequilíbrios eletrolíticos* quanto a indicadores.
- Ureia 20 a 40 mg/dL.
- Creatinina 0,2 a 0,8 mg/dL.
- Fosfato alcalino 30 a 150 UI/mL.
- Pré-albumina sérica 1 a 3 g/dL.
- Ausência de cãibras musculares.

Intervenções e justificativas

Para acidose metabólica

Monitorar o aparecimento de sinais e sintomas de acidose metabólica

- Respirações rápidas e pouco profundas.
- Cefaleia, letargia, coma.
- Náusea e vômitos.
- Bicarbonato do plasma e pH do sangue arterial baixos.
- Mudanças de comportamento, sonolência.
- Potássio sérico aumentado.
- Cloreto sérico aumentado.
- PCO_2 < 35 a 40 mmHg.
- HCO_3 diminuído.

J: *A acidose metabólica é o resultado da incapacidade renal de excretar íons de hidrogênio, fosfatos, sulfatos e corpos cetônicos. A perda de bicarbonato ocorre quando o rim reduz sua reabsorção. Hipercalemia, hiperfosfatemia e níveis reduzidos de bicarbonato agravam a acidose metabólica. O excesso de corpos cetônicos causa cefaleias, náusea, vômitos e dor abdominal. A elevação da frequência e profundidade respiratórias ocorre para aumentar a excreção de CO_2 e reduzir a acidose. Essa condição afeta o SNC e pode aumentar a irritabilidade neuromuscular devido à troca de hidrogênio e potássio nas células.*

Para indivíduo com acidose metabólica

- Iniciar reposição de líquidos EV conforme prescrito, dependendo da etiologia subjacente.

  J: *A desidratação pode ser consequência de perdas de líquidos gástricos e urinários.*

- Se a etiologia for diabete melito, ver *RC de Hipo/Hiperglicemia* quanto a intervenções.
- Investigar o aparecimento de sinais e sintomas de hipocalcemia, hipocalemia e alcalose à medida que a acidose for corrigida.

  J: *A correção rápida da acidose pode causar excreção rápida de cálcio e potássio, bem como alcalose de rebote.*

- Corrigir, conforme prescrições médicas, todos os desequilíbrios eletrolíticos. Ver *RC de Desequilíbrios eletrolíticos* quanto a intervenções específicas para cada tipo de desequilíbrio eletrolítico.
- Monitorar valores de gasometria arterial e do pH da urina.

  J: *Esses valores ajudam a avaliar a eficácia da terapia.*

Para acidose respiratória

Monitorar o aparecimento de sinais e sintomas de acidose respiratória (as manifestações variam, dependendo da gravidade do problema e da taxa de desenvolvimento de a hipercapnia)

- Precose:
    - Ansiedade, queixas de dispneia.
    - Sono perturbado, hipersonolência durante o dia.
    - Redução da frequência respiratória.
- Tardios, com o aumento da pressão arterial parcial do dióxido de carbono ($PaCO_2$):
    - Aumento da ansiedade.
    - Taquicardia, arritmias, pulsos oscilantes.
    - Aumento do esforço respiratório.
    - Diaforese.
    - Náusea e/ou vômitos.
    - Alterações neurológicas (visão borrada, diminuição de reflexos, redução do nível de consciência, inquietação, cefaleias).
    - Diagnóstico (PCO aumentado, PO_2, normal ou reduzido, cálcio sérico aumentado, cloreto de sódio reduzido).

J: *A acidose respiratória pode ocorrer quando um sistema respiratório prejudicado não consegue remover CO_2, ou quando os mecanismos compensatórios que estimulam o aumento dos esforços cardíaco e respiratório para remover CO_2 em excesso estão sobretaxados. A elevação da $PaCO_2$ é o principal critério (Grossman & Porth, 2014).*

Para indivíduo com acidose respiratória

- Melhorar a ventilação, posicionando o indivíduo com a cabeceira da cama elevada.

    J: *Isso promove a descida diafragmática.*

- Orientar respiração profunda com expiração prolongada.

    J: *Isso aumentará a expiração de CO_2.*

- Auxiliar na expectoração de muco, seguida de aspiração, se necessária.

    J: *Isso melhorará a ventilação-perfusão.*

Promover uma hidratação ideal

J: *Isso ajuda a liquefazer as secreções e evita tampões de muco.*

Limitar o uso de sedativos e tranquilizantes

J: *Ambos podem causar depressão respiratória.*

Ver Acidose metabólica anteriormente nesta seção e iniciar as cinco primeiras intervenções para correção da acidose metabólica

Risco de Complicações de Alcalose metabólica ou respiratória[3]

Definição

Descreve um indivíduo que apresenta, ou está em alto risco de apresentar, um desequilíbrio acidobásico devido a bicarbonato em excesso ou perda de íons de hidrogênio.

Populações de alto risco

Para alcalose respiratória (Byrd, 2014)

Causas relacionadas ao SNC:

- Dor.
- Síndrome hiperventilatória.

---

[3] Quando indicado, o enfermeiro deve especificar o diagnóstico como *Risco de Complicações de Acidose metabólica* ou *Risco de Complicações de Acidose respiratória*.

- Ansiedade, transtornos do pânico, psicose.
- AVE.
- Meningite.
- Encefalite.
- Tumor, trauma.

Causas relacionadas à hipóxia:

- Altitude elevada.
- *Shunt* da direita para a esquerda.
- Anemia grave.
- Insuficiência cardíaca.
- Edema pulmonar.
- Embolia pulmonar.
- Doença pulmonar intersticial.
- Asma.
- Enfisema.
- Bronquite crônica.

Causas relacionadas a fármacos:

- Progesterona.
- Toxicidade por metilxantina.
- Toxicidade por salicilato.
- Catecolaminas.
- Nicotina.

Causas endócrinas incluem:

- Gravidez.
- Hipertireoidismo.

Causas variadas incluem:

- Sepse.
- Anemia grave.
- Insuficiência hepática.
- Ventilação mecânica.
- Exaustão pelo calor.
- Fase de recuperação da acidose metabólica.
- Insuficiência cardíaca congestiva.

Para alcalose metabólica (Emmett, 2014)

Ácidos aumentados em decorrência de cetoacidose, perda excessiva de hidrogênio renal por:

- Diabete não controlado.
- Inanição ou jejum.
- Abuso de álcool.
- Acidose láctica.
- Ingestão de toxinas, como glicoetileno (anticongelamento) ou cianeto.
- Alguns medicamentos e outras substâncias, como quantidades demasiadas de ácido acetilsalicílico, ferro, diuréticos de alça ou tiazídicos, ou paraldeídos.

Perda de HCO_3 (bicarbonato); perda de hidrogênio gastrintestinal:

- Vômitos prolongados.
- Diarreia.
- Sondas gástricas ou ileostomias.
- Acidose tubular renal tipo 2 (proximal).

Menor excreção de ácidos da troca intracelular de hidrogênio:

- Hipocalemia.
- Insuficiência renal ou acidose tubular renal tipo 1 (distal).

Menor produção de HCO₃ (bicarbonato):

- Insuficiência renal, hepática ou pancreática.
- Administração de álcalis:
  - Administração de grandes quantidades de sais de citrato (p. ex., múltiplas transfusões de sangue).
  - Uso de sais de citrato como anticoagulante na hemodiálise.
  - *Crack* e cocaína de base livre, quando a função renal está muito comprometida.

Resultados colaborativos

O indivíduo será monitorado quanto aos sinais e sintomas iniciais de alcalose metabólica ou respiratória e receberá intervenções colaborativas, quando indicadas, para restaurar a estabilidade fisiológica.

Indicadores

Ver *RC de Acidose metabólica ou respiratória* quanto a indicadores.

Intervenções e justificativas

Para alcalose metabólica

Monitorar o aparecimento de sinais e sintomas de alcalose metabólica

- Fraqueza, mialgia, poliúria e arritmias cardíacas.
- Ocorre hipoventilação pela inibição do centro respiratório na medula. Sintomas de hipocalcemia (p. ex., movimentos bruscos, formigamento perioral, espasmos musculares) podem estar presentes.
- Formigamento dos dedos das mãos, tonturas, tremores.
- Hipoventilação.
- Poliúria, polidipsia.
- Movimentos bruscos.
- Hipoventilação.
- Arritmias cardíacas.

    J: *Os sintomas de alcalose metabólica não são específicos. A hipocalemia costuma estar presente, o que pode ocasionar fraqueza, mialgia, poliúria e arritmias cardíacas. Ocorre hipoventilação devido à inibição do centro respiratório na medula. A hipocalcemia causa queixas de movimentos bruscos, formigamento perioral e espasmos musculares (Emmeritt, 2014).*

Para indivíduo com alcalose metabólica

- Iniciar a prescrição de líquidos parenterais.

    J: *Para corrigir déficits de sódio, água e cloreto.*

- Monitorar cuidadosamente a administração de cloreto de amônia, se prescrito.

    J: *O cloreto de amônia aumenta os íons de hidrogênio circulantes, resultando em pH reduzido. O tratamento pode causar diminuição muito rápida no pH e hemólise de eritrócitos.*

- Avaliar as funções hepática e renal antes de administrar cloreto de amônia.

    J: *As funções renal ou hepática prejudicadas não se adaptam a aumento da hemólise.*

- Administrar sedativos e tranquilizantes com cuidado, se prescritos.

    J: *Ambos deprimem a função respiratória.*

- Monitorar a gasometria arterial, o pH da urina, os níveis de eletrólitos séricos e a ureia.

    J: *Esses valores ajudam a avaliar a resposta ao tratamento e a detectar a acidose metabólica de rebote, que resulta de correção rápida demais.*

Para alcalose respiratória

Monitorar o aparecimento de alcalose respiratória

- Precoce
  - Parestesias.
  - Entorpecimento, formigamento ao redor da boca.
  - Formigamento dos dedos das mãos, tontura.

    J: *Uma redução no cálcio ionizado causa os primeiros sintomas.*

- Tardia
  - Dor ou pressão no peito.
  - Dispneia.
  - Tetania, confusão mental.
  - Convulsões.
  - Cloreto sérico, potássio sérico e cálcio sérico diminuídos.

  J: *O surgimento agudo de hipocapnia (redução na $PaCO_2$) reduz o fluxo sanguíneo ao cérebro e pode ocasionar sintomas neurológicos.*

> **ALERTA CLÍNICO** "O tratamento da alcalose respiratória é, basicamente, voltado à correção do distúrbio subjacente. Raramente, a alcalose respiratória constitui, em si mesma, uma ameaça à vida. Assim, o tratamento de emergência não costuma ser indicado, a menos que o nível do pH esteja acima de 7,5" (Bryd, 2014).

Para indivíduo hiperventilando com alcalose respiratória
- Tranquilizar.

> **ALERTA CLÍNICO** "Em indivíduos que apresentam hiperventilação, uma abordagem sistemática para descartar causas orgânicas com risco à vida deve ser usada antes da análise de distúrbios menos graves" (Bryd, 2014).

- Determinar a causa da hiperventilação.

  J: *Etiologias diferentes exigem intervenções diferentes (p. ex., ansiedade vs. ventilação mecânica incorreta).*
- Acalmar a pessoa ansiosa, mantendo contato visual e permanecendo com ela.

  J: *A ansiedade aumenta a frequência respiratória e a retenção de CO_2.*
- Orientar a pessoa a respirar lentamente com você e a respirar novamente em saco de papel.

  J: *Isso aumenta a retenção de CO_2.*
- De maneira alternativa, fazer a pessoa ansiosa respirar em um saco de papel e repetir o procedimento respiratório a partir do saco de papel.

  J: *Isso aumenta a $PaCO_2$ à medida que a pessoa repete o procedimento respiratório, aproveitando o próprio CO_2 expirado.*
- Se a ansiedade for a causa, ver os diagnósticos de enfermagem *Ansiedade* e *Padrão respiratório ineficaz*, na Parte 2, a respeito de outras intervenções.

Estimular a investigação do tratamento quanto a estresse subjacente
- Consultar o médico ou o enfermeiro quanto ao uso de sedação, se necessário.

  J: *A sedação pode ajudar a reduzir a frequência respiratória e a ansiedade.*
- Monitorar a gasometria arterial e os níveis de eletrólitos (p. ex., potássio, cálcio).

  J: *A monitoração desses valores ajuda a avaliar a resposta do indivíduo ao tratamento.*
- Se necessário, ver *RC de Desequilíbrios eletrolíticos* para a controle específico do desequilíbrio de eletrólitos.

Risco de Complicações de Balanço negativo de nitrogênio

Definição
Descreve um indivíduo que apresenta, ou está em risco de apresentar, catabolismo quando mais nitrogênio é excretado por fragmentação dos tecidos do que a quantidade reposta pela ingestão.

Populações de alto risco
- Desnutrição grave.
- Estado de NPO prolongado.
- Idoso com doença crônica.
- Diabete não controlado.

- Distúrbios digestivos.
- Uso prolongado de terapia com solução de glicose ou salina EV.
- Reposição enteral inadequada.
- Catabolismo excessivo (p. ex., devido a câncer, infecção, queimaduras, cirurgia, estresse excessivo).
- Anorexia nervosa, bulimia.
- Doença crítica.
- Quimioterapia.
- Sepse.

Indicadores de estabilidade fisiológica

- Temperatura de 36,6 a 37,5°C.
- Leucograma 4.300 a 10.800 mm^3.
- Ausência de edema nas extremidades.
- Pré-albumina sérica 20 a 50 g/dL.
- Albumina sérica 3,5 a 5 g/dL.

Intervenções e justificativas

ALERTA CLÍNICO "Após vários problemas (choque, trauma, queimaduras, sepse, pancreatite, etc.), os pacientes desenvolvem uma resposta inflamatória sistêmica, que é provavelmente benéfica, com resolução à medida que o indivíduo se recupera. Quando, porém, a resposta inflamatória sistêmica é exagerada, ou permanente, distúrbios graves podem ocorrer no metabolismo das proteínas. O hipermetabolismo e o catabolismo resultantes podem causar desnutrição proteica aguda, com prejuízo na função imune e disfunção subclínica em múltiplos órgãos, inclusive insuficiência renal aguda" (Beretta, Rocchetti & Braga, 2010).

Estabelecer um peso ideal para o indivíduo, compatível com sua altura

J: *Isso estabelece as metas iniciais.*

Quando possível, pesar diariamente o indivíduo, à mesma hora, usando a mesma quantidade de roupas, com a mesma balança e roupa de cama

J: *A monitoração do peso ajuda a detectar catabolismo em excesso.*

Agendar consulta com nutricionista, para que se consiga uma fonte ideal de nutrientes

J: *"As diretrizes atuais sobre intervenção alimentar em pacientes críticos recomendam o uso de nutrição enteral em todos os pacientes de UTI que não terão uma dieta oral completa nos próximos três dias. A nutrição enteral (NE) deve começar nas primeiras 24 horas, usando fórmula-padrão com elevado teor proteico" (Beretta et al., 2010). O início precoce de apoio nutricional enteral voltado a uma meta melhora a cicatrização de feridas, reduz a permanência em UTIs e hospitais e pode melhorar a sobrevida após doença ou lesão grave (Singer et al., 2009).*

Monitorar o aparecimento de sinais de balanço negativo de nitrogênio

- Perda de peso.
- Balanço abaixo de zero do nitrogênio na urina de 24 horas.

J: *O metabolismo prejudicado dos carboidratos causa aumento do metabolismo de gorduras e proteína, que – em especial com acidose metabólica – pode levar a balanço negativo de nitrogênio e perda de peso. Períodos prolongados de balanço negativo de energia diminuem a massa corporal em razão de perdas de gordura e massa muscular esquelética. Reduções na massa muscular esquelética estão associadas a uma miríade de consequências negativas, incluindo taxa metabólica basal suprimida, rotatividade reduzida de proteínas, desempenho físico diminuído e aumento do risco de lesão. Diminuições na massa muscular esquelética em resposta a balanço negativo de energia decorrem de taxas desequilibradas de síntese e degradação proteica nos músculos.*

Monitorar o surgimento de sinais e sintomas de hipoalbuminemia, que pode ter início rápido ou insidioso

- Depressão emocional, fadiga.

J: *Esses são efeitos resultantes do fornecimento reduzido de energia.*

- Desgaste muscular.

J: *É consequência de proteína insuficiente para o reparo tissular.*

- Feridas que cicatrizam insatisfatoriamente.

  J: *Resulta de disponibilidade insuficiente de proteínas para o reparo dos tecidos.*

- Edema.

  J: *O edema decorre de uma troca de líquidos do plasma para o interstício por pressão osmótica vascular insuficiente.*

Monitorar os dados laboratoriais

- Pré-albumina e transferrina séricas.

  J: *Esses valores avaliam a proteína visceral. A pré-albumina é um precursor da albumina e uma medida muito mais sensível da proteína visceral.*

- Ureia.

  J: *Esse valor mede a capacidade de depuração renal.*

- Nitrogênio urinário de 24 horas.

  J: *Pelo fato de o glomérulo reabsorver 99% do que é filtrado, a medida do nitrogênio urinário, um produto da degradação do metabolismo das proteínas, proporciona dados para o cálculo do balanço de nitrogênio.*

- Eletrólitos, osmolalidade.

  J: *Esses valores ajudam a investigar a função renal.*

- Contagem total de linfócitos.

  J: *Há necessidade de proteína para a produção de linfócitos.*

- Continuamente, reavaliar as necessidades de energia/proteínas do indivíduo. Consultar um nutricionista para uma avaliação (p. ex., teste de calorimetria indireta, medidas antropométricas).

  J: *O aumento da ingestão alimentar proteica e, talvez, de leucina para mais do que a porção recomendada parece poupar a massa muscular (Carbone, McClung & Pasiakos, 2012).*

- Administrar soluções parenterais totais, emulsões de gordura intralipídicas e/ou fórmulas enterais prescritas pelo médico, assistente ou enfermeiro, e em conformidade com procedimentos e protocolos adequados.

  J: *Essas exigências calóricas aumentadas do paciente para o reparo tissular não podem ser atendidas com terapia EV de rotina. Consultar Carpenito-Moyet (2014) quanto a cuidados relacionados a terapia parenteral total.*

Em relação a intervenções de enfermagem específicas para aumento da ingestão oral de nutrientes

- Ver diagnóstico de enfermagem *Nutrição desequilibrada* (ver Parte 2).

Risco de Complicações de Crise vaso-oclusiva/falciforme

Definição

Descreve um indivíduo com anemia falciforme apresentando oclusão vascular pelas células falciformes, o que danifica células e tecido e causa anemia hemolítica, esplenomegalia maciça e choque hipovolêmico, síndrome da dor torácica aguda e acidentes vasculares encefálicos (Tabela 3.1).

Tabela 3.1 COMPARAÇÃO DE ERITRÓCITOS NORMAIS COM CÉLULAS FALCIFORMES

	Eritrócitos	Células falciformes
Forma	De disco	De foice ou crescente
Características	Lisos	Rígidas e pegajosas
Circulação	Movimentam-se com facilidade	Bloqueiam o fluxo sanguíneo
Ciclo de vida	120 dias	10-20 dias
Produção de eritrócitos	Ideal para as necessidades tissulares	Insuficiente para as necessidades tissulares

Populações de alto risco

Portadores de anemia falciforme com fatores precipitantes, como segue:

- Altitude elevada (2.100 m acima do nível do mar).
- Aeronave despressurizada.
- Desidratação (p. ex., diaforese, diarreia, vômitos).
- Atividade física exagerada.
- Temperaturas frias (p. ex., líquidos gelados).
- Infecção (p. ex., respiratória, urinária, vaginal), parvovírus.
- Ingestão de álcool.
- Tabagismo.

Resultados colaborativos

O indivíduo será monitorado quanto aos sinais e sintomas iniciais de crise vaso-clusiva e receberá intervenções colaborativas, quando indicadas, para restaurar a estabilidade fisiológica.

Indicadores de estabilidade fisiológica

- Pressão arterial < 130/80.
- Claro e orientado.
- Pulso 60 a 100 bpm.
- Respirações: 16 a 20 respirações/min.
- Pulsos periféricos, iguais e cheios, enchimento capilar < 3 segundos.
- Controle da dor para um nível preestabelecido e aceitável.
- Saturação de oxigênio > 95%.
- Dor óssea, abdominal ou torácica mínimas ou ausentes.
- Fadiga ou cefaleia mínimas ou ausentes.
- Débito urinário > 5 mL/kg/h.

Intervenções e justificativas

Monitorar o aparecimento de sinais e sintomas de anemia

- Letargia.
- Fraqueza.
- Fadiga.
- Palidez aumentada.
- Dispneia ao esforço.

J: *Conforme mostrado na Tabela 3.1, o breve ciclo de vida das células falciformes (hemoglobina S) compromete a capacidade da medula óssea de produzir os eritrócitos necessários para o atendimento das necessidades tissulares. Anemia é comum com célula falciforme (Vishinsky, 2014). Pelo fato de a anemia ser comum na maioria dessas pessoas e as hemoglobinas baixas serem relativamente toleradas, as mudanças devem ser descritas em referência aos dados básicos da pessoa ou aos sintomas agudos (Field, Vichinsky & DeBaun, 2011).*

Monitorar os dados laboratoriais, incluindo hemograma com contagem de reticulócitos

J: *A elevação de reticulócitos (nível normal em torno de 1%) representa eritropoiese ativa. A falta de elevação com anemia pode representar um problema.*

Avaliar a dor

J: *A dor aguda é o primeiro sintoma da doença em mais de 25% dos indivíduos. É o sintoma mais frequente após a idade de 2 anos. A frequência da dor tem o pico entre as idades de 19 e 39; a dor mais frequente está associada a uma taxa maior de mortalidade (Vishinsky, 2014).*

Pedir que o indivíduo classifique sua dor usando escalas adequadas à idade

J: *A gravidade da dor pode variar de trivial a esmagadora. Cerca de um terço dos indivíduos tiveram dor aguda ou crônica em aproximadamente 95% do tempo.*

> **ALERTA CLÍNICO** A literatura informa:
>
> - Oitenta e seis por cento dos médicos em hospitais-escola não acreditam que autorrelatos sejam o indicador mais confiável de dor entre indivíduos com anemia falciforme (Labbé, Herbert & Haynes, 2005).
> - Em um levantamento com enfermeiros que tratam de pessoas com anemia falciforme, 63% acharam que a adicção predominava e 30% relutaram em dar doses elevadas de morfina. Cerca de 33% acharam que uma barreira comum ao manejo da dor na anemia falciforme era a relutância do médico em prescrever opioides (33%), e a crença de que a maioria dos indivíduos com anemia falciforme estavam adictas aos fármacos (32%) (*Pack-Mabien, Labbe, Herbert & Haynes, 2001).
> - O percentual de adultos com anemia falciforme que evidenciam comportamento consistente com abuso de substância é similar ao encontrado na população em geral. Grandes centros acadêmicos em Cincinnati, Filadélfia, e em Londres calculam que o percentual de adultos com anemia falciforme que abusam de opioides vai de 0 a 9%. Comparativamente, em comunidades similares, a prevalência de abuso de substâncias na população em geral é de 6 a 9%.
> - Pacientes com anemia falciforme, usuários da dose eficaz (DE), foram vistos como mais gravemente doentes, com mais dor e sofrimento e com baixa qualidade de vida, na comparação com os usuários de baixa dose (Aisiku et al., 2009).
> - Shapiro, Benjamin, Payne e Heidrich (*1997), em uma pesquisa, descobriram que 53% dos médicos de unidade de emergência e 23% dos hematologistas achavam que mais de 20% dos pacientes eram adictos.

Investigar suas próprias percepções de indivíduos com anemia falciforme e com queixas de dor

J: *Muitos profissionais de saúde percebem que indivíduos com anemia falciforme estão adictos a opioides e evidenciam comportamento de busca do fármaco.*

- Qual é a diferença entre adicção, dependência e tolerância?
- Levar em conta que a anemia falciforme é hereditária, crônica e, com frequência, incurável.
- Reconhecer as diferenças de antecedentes socioculturais entre indivíduos e profissionais de saúde.
- De que forma seu atendimento se alteraria caso você considerasse tratar a dor da anemia falciforme como a dor de um câncer?
- Quando os indivíduos buscam alívio para a dor na sala de emergência, seria pelo fato de inexistir em casa algum plano confiável para controle da dor?

Dicas da Carpenito

Há mais de 20 anos, trabalho como enfermeira especialista em saúde da família em uma comunidade com altos índices de crimes, muitos associados a abuso de drogas. Semanalmente, avalio solicitações de opioides. Essas solicitações são confiáveis? É possível usar outro medicamento? Avalio, criteriosamente, a situação (p. ex., exame clínico, sondagem de drogas na urina, prescrições anteriores) para decidir. Sei que várias vezes prescrevi a substância controlada e depois descobri que fui enganada. No entanto, sei que nunca deixei de prescrever para alguém que precisava do fármaco. Prefiro viver com esse segundo resultado.

Implementar o plano de controle da dor aguda

- Fixar um horário para os opioides parenterais, com doses de resgate (DeBaun & Vishinsky, 2014; Solomon, 2010).

  J: *A terapia para dor, durante os primeiros 2 a 3 dias de hospitalização, deve ser rigorosa. Deve ser administrada analgesia parenteral com horários fixos (comumente, de 2 em 2 horas), e não conforme a "necessidade".*

- Envolver-se em levantamentos contínuos de dados da intensidade da dor e titulação da dose de opioide para chegar ao alívio da dor. A dor deve ser avaliada a cada 30 a 60 minutos, e a dose de opioide deve ser titulada com injeção de resgate igual a 25 a 50% da dose inicial. Diante da necessidade de três ou mais doses de resgate em 24 horas ou menos para obtenção do alívio da dor, a dose inicial deve ser aumentada em 25 a 50%, e o processo deve ser repetido, até que seja obtido o alívio adequado da dor.
- Sedação e sinais vitais devem ser monitorados, conforme antes descrito.

Explicar o seguinte (DeBaun & Vichinsky, 2014)

- A adicção, diferentemente da tolerância e dependência física, é um problema psicológico.
- A tolerância refere-se a exigências de aumento da dose em razão de alterações no metabolismo da droga.
- A dependência física, caracterizada por sintomas de abstinência, é uma ocorrência normal após 7 dias de exposição a opioide.

  J: *A confusão entre tais termos pode aumentar os receios nos indivíduos e famílias, bem como as reações tendenciosas dos profissionais de saúde.*

Controlar a dor em usuários frequentes, conforme instituições de atendimento (pacientes difíceis ou "problemáticos")

> **J:** *"Todo adulto com anemia falciforme deve ter um plano estabelecido para a dor, adaptado às suas necessidades. Esse plano deve orientar o indivíduo sobre como controlar de forma apropriada a dor leve, moderada e grave, com um limiar predefinido para o uso de opioides, além do momento de contato com os profissionais de saúde" (DeBaun & Vichinsky, 2014).*

- Considerar as razões prováveis:
  - Em tratamento como pacientes ambulatoriais.
  - Ganho secundário (problemas sociais, financeiros ou psicológicos).
  - Conveniência do setor de emergências.
  - Busca da droga.
- Fazer um contrato de controle da dor.

> **J:** *Contratos de tratamento criados para estabelecer limites constituem, possivelmente, o melhor método para lidar com esses indivíduos e suas famílias.*

- Envolver o indivíduo e a família/sistema de apoio, de modo a incluir técnicas de modificação de comportamento para melhorar o enfrentamento de uma síndrome de dor crônica e esclarecer expectativas de tratamento da dor no setor de emergência e durante as hospitalizações.
- Estimular o envolvimento em programas de anemia falciforme e outros programas comunitários.
- Um profissional de saúde primária ou especialista assume a principal responsabilidade pela continuidade do atendimento da pessoa no hospital e fora dele. Apenas esse profissional deve redigir as prescrições de opioides para o controle da dor e somente uma farmácia deve ser usada para aviar as prescrições, garantindo uma investigação precisa de uso do opioide pelo indivíduo. Parte do contrato inclui sondagens aleatórias de drogas na urina e as consequências de falha em obedecer ao contrato.

Oferecer medidas de conforto

- Repouso no leito.
- Líquidos e alimentos com alto teor de ácido fólico.
- Compressas mornas em áreas doloridas.
- Ver o diagnóstico de enfermagem *Dor aguda* (ver Parte 2, Seção 1) quanto a intervenções para controle da dor associada à crise falciforme.

Monitorar o aparecimento de sinais e sintomas de síndrome torácica aguda (Field & DeBaun, 2014)

- Temperatura ≥ 38,5°C.
- > 2% de redução no SpO_2 (saturação de O_2) a partir de um valor documentado de condição estável sobre o ar-ambiente ($FiO_2 = 0,21$).
- $PaO_2 < 60$ mmHg.
- Taquipneia (conforme o normal adaptado à idade).
- Retrações intercostais, batimento de asas do nariz ou uso de músculos acessórios da respiração.
- Dor aguda no peito.
- Tosse.
- Sibilos.
- Estertores.

> **J:** *A síndrome torácica aguda é uma das principais causas de morte em pacientes com anemia falciforme. A vaso-oclusão na microvasculatura pulmonar é a base da fisiopatologia da síndrome torácica aguda. As etiologias dessa síndrome desencadeiam vaso-oclusão (p. ex., infecção, asma, hipoventilação), ou são consequência de vaso-oclusão (p. ex., embolia da medula óssea e gordurosa). Essas etiologias podem ocorrer juntas; logo que iniciada uma vaso-oclusão intrapulmonar, ela se propaga por hipóxia, inflamação e acidose. A síndrome torácica aguda com vaso-oclusão intrapulmonar e falência respiratória ocorre em razão de embolia gordurosa.*

ALERTA CLÍNICO Acessar a equipe de resposta rápida em caso de aparecimento repentino dos sintomas.

Obter raio X de tórax

> **J:** *Evidências radiográficas de consolidação: um novo infiltrado pulmonar segmentos na radiografia (envolvendo, pelo menos, um segmento completo), com sinais/sintomas de surgimento agudo, confirma síndrome torácica aguda (Field & DeBaun, 2014).*

Monitorar o aparecimento de sinais e sintomas de infecção

- Febre.
- Dor.
- Calafrios.
- Leucócitos aumentados.

   J: *A infecção bacteriana é uma causa importante de morbidade e mortalidade. A função esplênica diminuída (asplenia) é consequência de anemia falciforme. A perda da capacidade esplênica de filtrar e destruir vários organismos infecciosos aumenta o risco de infecção (Grossman & Porth, 2014).*

Monitorar a ocorrência de alterações na função neurológica

- Distúrbios da fala.
- Cefaleia repentina.
- Dormência, formigamento.

   J: *O infarto cerebral e a hemorragia intracraniana são complicações da anemia falciforme. A oclusão de artérias que levam nutrientes a importantes artérias cerebrais causa dano progressivo às paredes e eventual oclusão do vaso principal. A hemorragia intracerebral pode ser secundária à necrose hipóxica das paredes dos vasos (Vichinsky, 2014).*

Monitorar o aparecimento de crise de sequestro esplênico

- Início repentino de lassidão.
- Palidez demasiada, falta de energia.
- Pulso rápido.
- Respirações superficiais.
- Pressão arterial baixa.

   J: *O aumento da obstrução do sangue que vem do baço, acompanhado de crise falciforme rápida, pode causar acúmulo repentino de sangue no interior do baço. Isso causa hipovolemia e hipóxia intravasculares, progredindo para choque (Vichinsky, 2014).*

Orientar o paciente a informar

- Qualquer doença aguda.
- Dor intensa em articulações ou ossos.
- Dor no peito.
- Dor abdominal.
- Cefaleias, tontura.
- Desconforto gástrico.
- Priapismo.
- Vômitos recorrentes.

   J: *Esses sintomas podem indicar vaso-oclusão em locais variados, em consequência da crise falciforme. Algumas doenças podem predispor o indivíduo à desidratação (Vichinsky, 2014).*

Iniciar terapia conforme prescrição médica ou de enfermeiro especialista (p. ex., agentes anticrise falciforme, analgésicos, transfusões)

- Providenciar:
  - Repouso no leito.
  - Líquidos e alimentos com alto teor de ácido fólico.
  - Compressas mornas em áreas doloridas.
  - Ver o diagnóstico de enfermagem *Dor aguda* (ver Parte 2, Seção 1) quanto a intervenções para controle da dor associada à crise falciforme.

Risco de Complicações de Desequilíbrios eletrolíticos[4]

Risco de Complicações de Hipocalemia
Risco de Complicações de Hipercalemia
Risco de Complicações de Hiponatremia
Risco de Complicações de Hipernatremia
Risco de Complicações de Hipocalcemia
Risco de Complicações de Hipercalcemia
Risco de Complicações de Hipofosfatemia
Risco de Complicações de Hiperfosfatemia
Risco de Complicações de Hipomagnesemia
Risco de Complicações de Hipermagnesemia
Risco de Complicações de Hipocloremia
Risco de Complicações de Hipercloremia

Definição

Descreve um indivíduo que apresenta, ou está em alto risco de apresentar, déficit ou excesso de um ou mais eletrólitos.

Populações de alto risco

(Grossman & Porth, 2014)

Para hipocalemia

Ingestão inadequada

- Ingestão reduzida de potássio.
- Incapacidade para se alimentar.
- Solução parenteral sem potássio.
- Dieta rigorosa.

Perdas renais excessivas

- Terapia diurética.
- Fase diurética de insuficiência renal.
- Níveis aumentados de mineralocorticoides (uso de esteroides, hiperaldosteronismo).
- Perdas gastrintestinais excessivas.
- Aspiração nasogástrica excessiva.
- Vômitos.
- Diarreia.
- Drenagem de fístula gastrintestinal.
- Mau uso de laxantes.

Troca transcompartimental

- Alcalose metabólica ou respiratória.
- Administração de insulina para tratar cetoacidose diabética.
- Administração de agonista beta-adrenérgico (p. ex., albuterol).

Outros

- Ingestão excessiva de alcaçuz.
- Uso de estrogênio.
- Má absorção.
- Depleção de sal.
- Depleção grave de magnésio.

---

[4]No caso de pessoa que apresenta, ou está em alto risco de apresentar, déficit ou excesso de apenas um eletrólito, o enunciado diagnóstico deve especificar o problema (p. ex., *Risco de Complicações de Hipocalemia relacionado à terapia diurética*).

Para hipercalemia

Ingestão excessiva
- Infusão excessiva ou rápida de líquidos parenterais com potássio.
- Tratamento com suplementos orais de potássio.
- Ingestão excessiva de alimentos ricos em potássio.

Liberação de compartimento intracelular
- Dano celular (p. ex., devido a queimaduras, trauma, cirurgia).
- Excesso de exercício.
- Convulsões.
- Acidose.

Eliminação renal inadequada
- Insuficiência renal.
- Insuficiência suprarrenal.
- Uso de diurético poupador de potássio.
- Inibidores da enzima conversora da angiotensina (ECA) ou bloqueadores do receptor da angiotensina (BRA).

Para hiponatremia

Hipernatremia hipotônica (troca de água a partir de líquidos intracelulares para líquidos extracelulares)
- Fórmula para bebês muito diluída.
- Soluções parenterais sem sódio.
- Vômitos, diarreia.
- Diaforese excessiva (transpiração).
- Irrigação com soluções não salinas (sondas GI, enemas, irrigações pós-operatórias da próstata).
- Uso de diuréticos potentes.
- Aspiração gástrica.
- Queimaduras.
- Drenagem excessiva de ferida.

Euvolêmica (soro reduzido com líquidos extracelulares normais)
- Níveis aumentados de hormônio antidiurético.
- Trauma, estresse, dor.
- Síndrome da secreção inadequada do hormônio antidiurético (consequência de distúrbios do sistema nervoso central [SNC], grandes traumas, malignidades ou distúrbios endócrinos).
- Medicamentos que aumentam o hormônio antidiurético (p. ex., vasopressina e seus análogos, tiazida e diuréticos tiazídicos, clorpropamida, carbamazepina, antipsicóticos, antidepressivos, anti-inflamatórios não esteroides, barbitúricos, desipramina, morfina, nicotina, amitriptilina) (Pillai, Unnikrishnan & Pavithran, 2011).
- Uso de diuréticos.
- Deficiência de glicocorticoides.
- Hipotireoidismo.
- Polidipsia psicogênica.
- Exercícios de resistência.
- Abuso de MDMA (metilenodioximetanfetamina, ou "ecstasy").

Hipovolêmica (sódio sérico diminuído com maior volume de líquido extracelular [LEC])
- Insuficiência renal sem nefrose.
- Insuficiência cardíaca descompensada.
- Doença hepática avançada.
- Hiponatremia hipertônica (troca osmótica de água do compartimento LIC para o LEC).

Para hipernatremia

Perdas excessivas de água
- Diarreia líquida.
- Alimentação hipertônica via sonda.
- Perda grave e insensível de líquido (p. ex., por hiperventilação ou transpiração).
- Ingestão excessiva de sódio (oral, EV, medicamentos).
- Diabete insípido.

Ingestão reduzida de água
- Idosos, lactentes.
- Indivíduo inconsciente ou incapaz de manifestar sede.
- Indisponibilidade de água.
- Trauma oral ou incapacidade para deglutir.
- Sensação de sede prejudicada.

Ingestão excessiva de sódio
- Ingestão rápida ou excessiva de sódio (oral, EV, medicamentos).
- Quase afogamento em água salgada.

Para hipocalcemia

Capacidade prejudicada para mobilizar cálcio dos ossos
- Hipoparatireoidismo.
- Resistência à ação do hormônio da paratireoide.
- Hipermagnesemia.

Ingestão ou absorção diminuída
- Má absorção.
- Deficiência de vitamina D.
- Fracasso em ativar.
- Doença hepática.
- Doença renal.
- Medicamentos que prejudicam a ativação de vitamina D, por exemplo, antiepilépticos, antineoplásicos, antibióticos (clotrimazol, rifampicina), anti-inflamatórios (dexametasona), anti-hipertensivos (nifedipina, espironolactona), fármacos antirretrovirais (ritonavir, saquinavir), fármacos endócrinos (acetato de ciproterona), ervas medicinais (Kava kava), hiperforina (erva-de-são-joão) (Grober & Kister, 2012).

Perdas renais anormais
- Insuficiência renal e aumento de fósforo.

Aglutinação proteica ou quelação aumentadas
- pH aumentado.
- Aumento de ácidos graxos.
- Transfusão rápida de sangue citratado.

Sequestro aumentado
- Pancreatite aguda.

Para hipercalcemia

Absorção intestinal aumentada
- Ingestão excessiva de vitamina D.
- Síndrome alcalino-láctea.
- Ingestão excessiva de cálcio (alimentar, antiácidos contendo cálcio).

Reabsorção óssea aumentada
- Tumores que secretam hormônio da paratireoide (p. ex., pulmão, rim).
- Cânceres (doença de Hodgkin, mieloma, leucemia, doença óssea neoplásica).
- Imobilização prolongada.
- Fraturas múltiplas.

Eliminação reduzida
- Diuréticos tiazídicos.
- Terapia com lítio.

Para hipofosfatemia

Absorção intestinal diminuída
- Antiácidos (alumínio e cálcio).
- Esteatorreia e diarreia crônica.

- Falta de vitamina D.
- Pós-paratireoidectomia.

Reabsorção óssea aumentada
- Alcalose.
- Hipoparatireoidismo.
- Cetoacidose diabética.
- Déficit na absorção tubular renal (perda de fósforo).

Excreção urinária aumentada
- Deficiência de vitamina D ou resistência a ela.
- Perda primária de fosfato renal.
- Hiperparatireoidismo primário e secundário.
- Diuréticos tiazídicos.

Desnutrição e trocas intracelulares
- Alcoolismo.
- Hiperalimentação parenteral total.
- Recuperação de desnutrição.
- Administração de insulina durante tratamento de cetoacidose diabética.

Para hiperfosfatemia

Sobrecarga aguda de fosfato
- Laxantes e enemas contendo fósforo.
- Fosfato EV ou via oral em excesso.

Troca de intracelular para extracelular
- Grande trauma.
- Insolação.
- Convulsões.
- Rabdomiólise.
- Síndrome da lise tumoral.
- Deficiência de potássio.

Eliminação prejudicada
- Insuficiência renal.
- Hipoparatireoidismo.

Para hipomagnesemia (Yu, 2013)

Ingestão ou absorção prejudicadas
- Desnutrição.
- Má absorção.
- Alcoolismo.
- Cirurgia do intestino delgado.
- Terapia EV prolongada sem magnésio.
- Ingestão elevada de cálcio sem quantidades concomitantes de magnésio.

Perdas aumentadas
- Perdas gastrintestinais (uso crônico de inibidores da bomba de próton; p. ex., omeprazol por mais de 1 ano).
- Perdas renais.
  - Expansão volumétrica.
  - Álcool.
  - Diabete melito sem controle.
  - Hipomagnesemia familiar.
  - Doença renal perdedora de magnésio.
- Outros.
  - Absorção aumentada de magnésio em razão de renovação óssea, após paratireoidectomia, tireoidectomia ou correção de acidose metabólica grave, "síndrome dos ossos famintos".

Para hipermagnesemia

Ingestão excessiva
- Uso excessivo de antiácidos orais com magnésio, laxantes.
- Administração endovenosa de magnésio para tratar pré-eclâmpsia.

Excreção diminuída
- Doença renal.
  - Glomerulonefrite.
  - Doença renal túbulo-intersticial.
- Insuficiência renal aguda.

Para hipocloremia
- Perda de líquidos GI (p. ex., por vômitos, diarreia, aspiração).
- Perda hídrica através da pele (p. ex., queimaduras, diaforese, febre alta).
- Alcalose metabólica.
- Acidose diabética.
- Uso prolongado de dextrose EV.
- Fibrose cística.
- Fármacos como androgênios, corticosteroides, estrogênios e alguns diuréticos.

Para hipercloremia
- Condições GI ou autoimunes subjacentes.
- Perda de reservas de bicarbonato por diarreia ou desgaste tubular renal.
- Insuficiência renal, cetoacidose, acidose láctica e ingestão de algumas toxinas.
- Síndrome de Cushing.
- Hiperventilação.
- Eclâmpsia.
- Anemia.
- Descompensação cardíaca.

Resultados colaborativos

O indivíduo será monitorado quanto aos sinais e sintomas iniciais de desequilíbrios eletrolíticos e receberá intervenções colaborativas, quando indicadas, para restaurar a estabilidade fisiológica.

Indicadores de estabilidade fisiológica com alertas de valores críticos[5] (Mayo, 2014; Stanford Medicine, 2009; Williamson & Snyder, 2014)

- Sódio sérico ou plasmático: 135 a 145 mmol/L; níveis de alerta: < 120 mmol/L e ≥ 160 mmol/L.
- Potássio sérico: 3,6 a 5,4 mmol/L (plasma, 3,6 a 5 mmol/L); níveis de alerta: < 3 mmol/L e ≥ 6,0 mmol/L.
- Cloreto sérico ou plasmático: 98 a 108 mmol/L.
- Bicarbonato sérico ou plasmático: 18 a 24 mmol/L (como dióxido de carbono total, 22 a 26 mmol/L); níveis de alerta: < 10 mmol/L e ≥ 40 mmol/L.
- Cálcio sérico: 8,5 a 10,5 mg/dL (2 a 2,5 mmol/L); níveis de alerta: < 6,5 mg/dL e ≥ 13 mg/dL.
- Cálcio ionizado: 1 a 1,3 mmol/L.
- Fosfato sérico: 125 a 300 mg/dL.
- Magnésio sérico: 1,8 a 3 mg/dL (1,2 a 2 mEq/L ou 0,5 a 1 mmol/L); níveis de alerta ≤ 1,0 mg/dL e ≥ 9 mg/dL.
- Osmolalidade (calculada): 280 a 300 mOsm/kg; níveis de alerta ≤ 190 mOsm/kg e ≥ 39 mOsm/kg.

Intervenções e justificativas

Identificar o(s) desequilíbrio(s) eletrolítico(s) a que o paciente está vulnerável e intervir como segue (ver Populações de alto risco no desequilíbrio específico)

---

[5] Os valores críticos são definidos como valores fora da variação normal até um grau capaz de constituir um risco imediato à saúde do indivíduo ou demandar ação imediata (Stanford Medicine, 2009).

Risco de Complicações de Hipo/Hipercalemia

Monitorar o aparecimento de sinais e sintomas de hipercalemia

- Potássio sérico > 6 mmol/L (mEq/L).
  - Fraqueza ou paralisia flácida.
  - Irritabilidade muscular.
  - Parestesias.
  - Náusea, cólica abdominal ou diarreia.
  - Oligúria.
  - Alerações no eletrocardiograma (ECG) (deJong, 2014):
    - Ondas P alargadas e de baixa amplitude em razão de desaceleração da condução.
    - Intervalo PR prolongado.
    - Bradicardia.
    - Complexo QRS:
      - Alargamento do QRS.
      - Fusão do QRS-T.
      - Perda do segmento ST.
      - Ondas T altas em tenda.
      - Em concentrações > 7,5 mmol/L, pode ocorrer fibrilação atrial e ventricular.

> **ALERTA CLÍNICO** Alterações precoces no ECG precisam ser informadas ao médico, assistente ou enfermeiro. Chamar a equipe de resposta rápida quando houver alterações críticas no ECG.

J: *A hipercalemia pode ser consequência da capacidade reduzida dos rins em excretar potássio ou da ingestão excessiva de potássio. A acidose aumenta a liberação do potássio das células. Oscilações no nível de potássio afetam a transmissão neuromuscular, produzindo arritmias cardíacas e reduzindo a ação da musculatura GI lisa. Há aumento na irritabilidade cardíaca, e a monitoração cardíaca pode mostrar as primeiras mudanças como batimentos ventriculares prematuros (Grossman & Porth, 2014).*

Para indivíduo com hipercalemia

- Limitar alimentos ricos em potássio, líquidos e soluções EV com potássio.

  J: *Níveis elevados de potássio demandam uma redução da ingestão desse mineral.*

- Fazer exercícios de amplitude de movimentos nas extremidades.

  J: *Os exercícios de amplitude de movimentos melhoram o tônus muscular e reduzem as cãibras.*

- Conforme prescrição ou protocolos, administrar medicação para reduzir os níveis de potássio sérico, como cálcio EV.

  J: *Para bloquear os efeitos no músculo cardíaco temporariamente.*

- Oferecer bicarbonato de sódio, glicose e insulina.

  J: *Para forçar o retorno do potássio às células.*

- Administrar resinas de troca de cátions (p. ex., Kayexalato, hemodiálise).

  J: *Para forçar a excreção de potássio.*

Monitorar o aparecimento de sinais e sintomas de hipocalemia

- Potássio sérico < 3 mmol/L (mEq/L).
- Náusea, vômitos, anorexia.
- Fraqueza ou paralisia flácida.
- Reflexos tendinosos profundos reduzidos ou ausentes.
- Hipoventilação, mudança na consciência.
- Poliúria.
- Hipotensão.
- Íleo paralítico.
- Alterações no ECG (deJong, 2014):
  - Depressão do ST e achatamento da onda T.
  - Ondas T negativas.
  - Pode estar visível uma onda U.

J: *A ocorre hipocalemia é o resultado de a perdas associadas a vômitos, diarreia, terapia diurética ou ingestão insuficiente de potássio. A hipocalemia prejudica a transmissão neuromuscular e reduz a eficiência dos músculos respiratórios. Os rins são menos sensíveis ao hormônio antidiurético, excretando, assim, grandes quantidades de urina diluída. A ação dos músculos lisos do sistema GI também fica reduzida. Níveis de potássio anormalmente baixos também prejudicam a condução elétrica cardíaca (Grossman & Porth, 2014).*

Para indivíduo com hipocalemia

- Estimular o aumento da ingestão de alimentos ricos em potássio.

    J: *O aumento na ingestão dietética de potássio ajuda a garantir a reposição desse elemento.*

Se instituída reposição parenteral de potássio (sempre diluído), não ultrapassar 10 mEq/h em adultos. Monitorar os níveis do potássio sérico durante a reposição

   J: *A infusão rápida pode causar arritmias cardíacas.*

- Monitorar a ocorrência de desconforto no local da infusão periférica. Observar o local EV quanto à infiltração.

    J: *O potássio é muito cáustico para os tecidos.*

Risco de Complicações de Hipo/Hipernatremia (Grossman & Porth, 2014)

Monitorar o aparecimento de sinais e sintomas de hiponatremia

- Níveis de sódio sérico abaixo de 135 mEq/L (mmol/L).
- Fraqueza de preensão, cãibras musculares.
- Cefaleia, diarreia.
- Cólicas abdominais.
- Espasmos ou convulsões musculares.
- Anorexia, náusea, vômitos, diarreia.
- Efeitos do SNC variando de letargia a coma.

    J: *A hiponatremia resulta de perdas de sódio por vômitos, diarreia ou terapia diurética, ingestão excessiva de líquidos ou ingestão insuficiente de sódio na alimentação. O edema celular, causado por osmose, produz edema cerebral, fraqueza e cãibras musculares.*

Para indivíduo com hiponatremia, iniciar soluções EV de cloreto de sódio e interromper a terapia diurética, conforme prescrito

   J: *Essas intervenções evitam mais perdas de sódio.*

Monitorar o aparecimento de sinais e sintomas de hipernatremia com sobrecarga hídrica (Grossman & Porth, 2013)

- Níveis de sódio sérico > 145 mEq/L (mmol/L).
- Hematócrito e ureia aumentados.
- Osmolalidade sérica elevada.
- Sede, débito urinário diminuído, densidade específica da urina elevada.
- Efeitos no SNC variando de reflexos diminuídos, cefaleia, agitação a convulsões, coma.
- Taquicardia.
- Pressão arterial diminuída.

    J: *A hipernatremia é o resultado de ingestão excessiva de sódio ou débito aumentado de aldosterona. A água é retirada das células, levando à desidratação celular e produzindo sintomas no SNC. A sede é uma resposta compensatória para diluir o sódio.*

Para indivíduo com hipernatremia

- Iniciar a reposição de líquidos em resposta a níveis de osmolalidade sérica, conforme prescrito.

    J: *A redução rápida da osmolalidade sérica pode causar edema cerebral e convulsões.*

- Monitorar a ocorrência de alterações sensoriais, reflexos diminuídos, convulsões.

    J: *O excesso de sódio causa edema cerebral.*

- Monitorar a ingestão e a eliminação.

    J: *Isso avalia o equilíbrio hídrico.*

Risco de Complicações de Hipo/Hipercalcemia

Monitorar o aparecimento de sinais e sintomas de hipocalcemia

- Cálcio sérico < 6,5 mg/dL.
- Estado mental alterado.
- Dormência ou formigamento nos dedos das mãos e dos pés.
- Cãibras musculares.
- Convulsões.
- Alterações no ECG (deJong, 2014):
  - Estreitamento do complexo QRS.
  - Intervalo PR reduzido.
  - Inversão e achatamento da onda T.
  - Prolongamento do intervalo QT.
  - Onda U saliente.
  - ST prolongado e ST deprimido.
- Sinal de Chvostek ou de Trousseau relativo à excitabilidade neuromuscular (batidas leves no rosto, no ponto localizado a 0,5 a 1 cm abaixo do processo zigomático do osso temporal, 2 cm anteriores ao lobo auricular, causam um espasmo da face, do lábio ou do nariz, indicando tetania decorrente de hipocalcemia).
- Tetania (espasmos das mãos e dos pés, cãibras, espasmo da caixa vocal [laringe]).

   J: *A hipocalcemia pode resultar da incapacidade renal de metabolização de vitamina D (necessária à absorção do cálcio).*
   A retenção do fósforo causa uma queda recíproca no nível de cálcio sérico. O nível baixo de cálcio sérico produz excitabilidade neuronal aumentada, resultando em espasmos musculares, tetania (cardíaca, facial, das extremidades) e irritabilidade do SNC (convulsões). Causa, ainda, hiperatividade muscular, conforme evidenciada pelas alterações no ECG.

Para indivíduo com hipocalcemia, seguir protocolos (Goltzman, 2014)

- Em pessoas com sintomas mais leves de irritabilidade neuromuscular (parestesias) e concentrações corrigidas de cálcio superiores a 7,5 mg/dL, pode ser iniciada suplementação oral de cálcio.
- Cálcio endovenoso para indivíduos sintomáticos (espasmo carpopodálico, tetania, convulsões), com intervalo QT prolongado, e para pacientes assintomáticos com uma redução grave no cálcio corrigido para ≤ 7,5 mg/dL (1,9 mmol/L).

Investigar se há hiperfosfatemia ou hipomagnesemia

   J: *A hiperfosfatemia inibe a absorção de cálcio; na hipomagnesemia, os rins excretam cálcio para a retenção de magnésio (Goltzman, 2014).*

Monitorar a ocorrência de alterações no ECG: intervalo QT prolongado, arritmias irritáveis e defeitos de condução atrioventricular

   J: *Desequilíbrios de cálcio podem causar hiperatividade do músculo cardíaco.*

Monitorar o aparecimento de sinais e sintomas de hipercalcemia

- Cálcio sérico ≥ 13 mg/dL.
- Estado mental alterado.
- Anorexia, náusea, vômitos, constipação.
- Dormência ou formigamento nos dedos das mãos e dos pés.
- Cãibras musculares, hipotoxicidade.
- Dor profunda nos ossos.
- Bloqueios atrioventriculares (ECG).

   J: *Um nível insuficiente de cálcio reduz a excitabilidade neuromuscular, resultando em diminuição do tônus muscular, dormência, anorexia e letargia mental.*

Para indivíduo com hipercalcemia

- Iniciar terapia EV com solução salina normal e diuréticos de alça, conforme prescrito; evitar diuréticos tiazídicos.

   J: *Os líquidos EV diluem o cálcio sérico. Os diuréticos de alça intensificam a excreção de cálcio; os diuréticos tiazídicos inibem a excreção de cálcio.*

- Conforme prescrito, administrar preparados com fósforo e mitramicina (contraindicados em indivíduos com insuficiência renal).

    J: *Aumentam o depósito de cálcio nos ossos.*

- Monitorar o aparecimento de cálculos renais (ver *RC de Cálculos renais*).

Risco de Complicações de Hipo/Hiperfosfatemia

Monitorar o aparecimento de sinais e sintomas de hipofosfatemia

- Fraqueza e dor musculares.
- Sangramento.

Função deprimida dos leucócitos

- Confusão.
- Anorexia.

    J: *A deficiência de fósforo prejudica os recursos energéticos das células e a distribuição de oxigênio aos tecidos, além de causar menor agregação plaquetária.*

Para indivíduo com hipofosfatemia, conforme prescrição médica, repor lentamente as reservas de fósforo via suplementos orais e interromper os aglutinadores de fosfato

J: *Isso ajuda a prevenir precipitação com cálcio.*

Monitorar o aparecimento de sinais e sintomas de hiperfosfatemia

- Tetania.
- Dormência ou formigamento nos dedos das mãos e dos pés.
- Calcificação dos tecidos moles.
- Sinais de Chvostek e Trousseau.
- Pele áspera e seca.

    J: *A hiperfosfatemia pode ser o resultado da redução da capacidade renal de excretar fósforo. O fósforo elevado não causa sintomas em si e por si só, mas contribui para tetania e outros sintomas neuromusculares, a curto prazo, e para calcificação de tecidos moles, a longo prazo.*

Para indivíduo com hiperfosfatemia, administrar antiácidos aglutinadores de fósforo, suplementos de cálcio ou vitamina D e limitar alimentos ricos em fósforo

J: *Os suplementos são necessários para superar a deficiência de vitamina D e compensar uma dieta com baixo nível de cálcio. O fosfato elevado reduz o cálcio, o que aumenta o hormônio da paratireoide (HPT). Esse hormônio é ineficaz para remover fosfatos devido a insuficiência renal, mas causa reabsorção de cálcio dos ossos e redução da reabsorção tubular de fosfato.*

Risco de Complicações de Hipo/Hipermagnesemia

Monitorar o aparecimento de hipomagnesemia

- Magnésio sérico ≤ 1.
- Disfagia, náusea, anorexia.
- Fraqueza muscular.
- Tiques faciais.
- Movimentos atetoides (movimentos de contorção lentos e involuntários).
- Arritmias cardíacas, ondas T planas ou invertidas, intervalos QT prolongados, taquicardia, segmento ST deprimido. Torsades, um tipo específico de arritmia ventricular, está associado à hipomagnesemia.
- Confusão.

    J: *O déficit de magnésio causa mudanças e hiperexcitabilidade neuromusculares.*

Para indivíduo com hipomagnesemia, iniciar a reposição de sulfato de magnésio (dietética em caso de deficiência leve; via parenteral, quando grave), conforme prescrição médica

Iniciar precauções contra convulsões

J: *Isso protege contra lesão.*

Monitorar o aparecimento de hipermagnesemia

- Magnésio sérico ≥ 9.
- Pressão arterial diminuída, bradicardia, respirações diminuídas.
- Rubor.
- Letargia, fraqueza muscular.
- Ondas T em pico.

J: *O excesso de magnésio causa depressão da função neuromuscular central e periférica, produzindo vasodilatação (Grossman & Porth, 2014).*

Risco de Complicações de Hipo/Hipercloremia

Dicas da Carpenito

O valor do cloreto sérico, tal como o do sódio sérico, é uma medida de *concentração* (p. ex., a quantidade de cloreto/litro de água do plasma). Portanto, a concentração de cloreto sérico pode ser aumentada além da variação normal – hipercloremia –, seja pela adição de cloreto em excesso no compartimento do líquido extracelular (LEC), seja por perda de água desse compartimento, e vice-versa. A concentração de cloreto sérico pode ser reduzida aquém da variação normal – hipocloremia –, pela perda de cloreto do LEC ou acréscimo de água a esse compartimento. Isso significa que não se pode avaliar as reservas totais de cloreto do organismo a partir da concentração de cloreto sérico. Parâmetros clínicos devem ser usados, junto dos valores do cloreto sérico, para avaliar a importância de uma hipocloremia ou hipercloremia.

Intervenções e justificativas

Monitorar atentamente os eletrólitos dos indivíduos que vomitam

J: *Vômitos graves podem levar à perda mais desproporcional de cloreto, em comparação com o sódio, já que o conteúdo de cloreto gástrico é maior que 100 mEq/L, e o conteúdo de sódio gástrico é relativamente baixo (20 a 30 mEq/L). Em indivíduos com vômito em jatos ou aspiração nasogástrica, a concentração sérica de sódio pode estar apenas levemente deprimida (130 mEq/L), ao passo que a concentração de cloreto sérico costuma estar bastante reduzida (80 a 90 mEq/L) (Grossman & Porth, 2014).*

Monitorar o aparecimento de hipocloremia

- Hiperirritabilidade.
- Respirações lentas.
- Pressão arterial diminuída.

J: *Ocorre hipocloremia com alcalose metabólica, resultando em perda de cálcio e potássio, que produz os sintomas.*

Para indivíduo com hipocloremia, ver *Risco de Complicações de Alcalose metabólica* a respeito das intervenções

Monitorar o aparecimento de hipercloremia

- Com aparecimento agudo ou níveis elevados – cefaleia, falta de energia, náusea e vômitos.
- Fraqueza.
- Letargia.
- Respiração profunda e rápida.
- Taquicardia persistente.

J: *A acidose metabólica causa perda de íons de cloro.*

Para indivíduo com hipercloremia

- Ver *Risco de Complicações de Acidose metabólica* quanto às intervenções.

Risco de Complicações de Hipo/Hiperglicemia

Definição

Descreve um indivíduo que apresenta, ou está em alto risco de apresentar, nível de glicemia muito baixo ou elevado muito em relação à função metabólica.[6]

---

[6] Se a pessoa não tiver qualquer um dos dois riscos, o diagnóstico deverá especificar o problema (p. ex., *RC de Hiperglicemia relacionado à terapia com corticosteroide*).

Nota da autora

Em 2006, a NANDA aprovou o diagnóstico de enfermagem *Risco de glicemia instável*. Esta autora define tal condição como um problema colaborativo. O enfermeiro pode optar pela terminologia de sua preferência. O estudante deve consultar o professor a respeito da orientação.

Populações de alto risco

- Diabete melito.
- Nutrição parenteral.
- Síndrome da resposta inflamatória sistêmica/sepse.
- Alimentação enteral.
- Medicamentos.
- Hiperglicemia – terapia com corticosteroide, resposta aguda a estimulantes como anfetamina, alguns medicamentos psicotrópicos, como olanzapina e duloxetina.
- Hipoglicemia – uso crônico de estimulantes.
- Hipoglicemia.
  - Ingestão excessiva de álcool.
  - Tumor pancreático – insulinoma.
  - Falta (deficiência) de um hormônio, como cortisol ou hormônio da tireoide.
  - Insuficiência grave do coração, rim ou fígado, ou infecção generalizada.
  - Alguns tipos de cirurgia para perda de peso.
- Pancreatite (hiperglicemia), câncer de pâncreas.
- Doença de Addison (hipoglicemia).
- Hiperfunção da glândula suprarrenal.
- Doença hepática (hipoglicemia).

Dicas da Carpenito

Mais de 29 milhões de pessoas, ou 9,3% da população norte-americana, têm diabete – 21 milhões de pessoas; diagnosticadas e 8,1 milhões não diagnosticadas (27,8% das pessoas com diabete não estão diagnosticadas) (National Diabetes Statistics Report, 2014).

Resultados colaborativos

O indivíduo será monitorado quanto aos sinais e sintomas iniciais de hiperglicemia e/ou hipoglicemia e receberá intervenções colaborativas, quando indicadas, para restaurar a estabilidade fisiológica.

Indicadores de estabilidade fisiológica

- pH 7,35 a 7,45 e HCO_3 18 a 22 mmol/L.
- Glicose em jejum 70 a 130 mg/dL
- Ausência de cetonas na urina.
- Sódio sérico 135 a 145 mmol/L
- Osmolalidade sérica > 295 mOsm/kg.
- PA > 130/80, claro, orientado.
- Pulso (60-100 bpm).
- Respirações: 16 a 20 respirações/min.
- Pulsos periféricos iguais e cheios, enchimento capilar < 3 segundos.
- Pele quente e seca.
- Ausência de alterações visuais.
- Presença de sons intestinais.
- Leucócitos 4.000 a 10.800 mm.
- Urina negativa para proteínas.
- Creatinina 0,8 a 1,3 mg/dL.
- Ureia 10 a 50 mg/dL.

Intervenções e justificativas

Muitos laboratórios e instituições exigem a repetição do exame ou um segundo método de validação para tratamento de "valores laboratoriais críticos". As organizações os definem e exigem mesmo para exames realizados no local dos cuidados (Point of Care – POC) quanto a valores da glicemia.

Monitorar o surgimento de sinais e sintomas de cetoacidose diabética com diabete tipo 1

- Doença/infecção recente.
- Glicemia > 300 mg/dL.
- Mal-estar e fraqueza generalizada.
- Cetonas moderadas/grandes.
- Desidratação.
- Anorexia, náusea, vômitos, dor abdominal.
- Respirações de Kussmaul (superficiais, rápidas).
- Odor da respiração frutado e cetônico.
- pH < 7,30 e HCO_3 < 15 mEq.
- Redução do sódio, potássio e fosfato.

Justificativa: *Quando a insulina não está disponível, os níveis de glicemia sobem e o corpo metaboliza gordura, produzindo energia; o subproduto desse metabolismo da gordura são as cetonas. O excesso de corpos cetônicos resulta em cetoacidose e em queda no pH e nos níveis de bicarbonato sérico. Essa acidose causa cefaleia, náusea, vômitos e dor abdominal. O aumento da frequência respiratória ajuda a excreção de CO_2, em uma tentativa de reduzir a acidose. Níveis altos de glicose inibem a reabsorção de água no glomérulo renal, levando a uma diurese osmótica, com perda de água, sódio, potássio e fosfato, acarretando desidratação e desequilíbrio eletrolítico graves (Grossman & Porth, 2014).*

Monitorar o aparecimento de sinais e sintomas de condição hiperosmolar hiperglicêmica tipo 2

- Glicemia > 600 mg/dL.
- pH > 7,30 e HCO_3 > 15 mEq/L.
- Desidratação grave.
- Osmolalidade sérica > 320 mOsm/kg.
- Hipotensão, taquicardia.
- Sensório alterado, letargia.
- Náusea, vômitos.
- Cetonas negativas na urina ou < 2+.

J: *O estado hiperglicêmico hiperosmolar é marcado por desidratação e hiperglicemia profundas, sem cetoacidose. A depuração renal diminuída e a utilização da glicose resultam em uma diérese osmótica e troca osmótica de líquido para o espaço intravascular, resultando em desidratação intracelular e perda de eletrólitos. Prejuízo cerebral decorre dessa desidratação intracelular (Grossman & Porth, 2014).*

Monitorar o aparecimento de sinais e sintomas de hipoglicemia

- Nível de glicemia < 70 mg/dL.
- Pele pálida, úmida e fria.
- Taquicardia, diaforese.
- Nervosismo/movimentos bruscos, irritabilidade.
- Confusão.
- Sonolência.
- Falta de percepção da hipoglicemia.

> **ALERTA CLÍNICO** Define-se hipoglicemia como qualquer nível de glicemia < 70 mg/dL, podendo ser causada por insulina em demasia, pouca comida, ou atividade física exagerada. Os sintomas de hipoglicemia têm relação com estimulação do sistema simpático e disfunção cerebral, relacionados a níveis diminuídos de glicose. Ativação simpática suprarrenal e liberação de epinefrina acarretam diaforese, pele fria, taquicardia, ansiedade e movimentos bruscos e repentinos. A redução na glicose do cérebro resultará em confusão, dificuldade de concentração, prejuízos focais e, quando grave, pode causar convulsões e, por fim, coma e morte (Hamdy, 2012).
> O tratamento da hipoglicemia é uma emergência.

J: *Não perceber uma hipoglicemia é um defeito no sistema de defesa do organismo que prejudica a capacidade de experienciar sintomas de alerta comumente associados à hipoglicemia. O indivíduo pode, rapidamente, evoluir do estado de alerta para a inconsciência.*

Instituir a "regra dos 15", visando ao alcance de uma glicemia > 100 mg/dL

- Se o indivíduo está alerta e cooperativo, dar 15 g de carboidrato por via oral e monitorar durante 15 minutos; repetir o teste de glicemia – se acima de 100 mg/dL, oferecer lanche leve se não houver tempo para uma refeição. Se não estiver acima de 70 mg/dL, repetir o tratamento com 15 g de carboidrato – monitorar e novamente conferir a glicemia em 15 minutos, podendo repetir até o alcance da meta.

- Indivíduo não alerta: chamar ajuda – com acesso EV, dar dextrose 24 g (1 amp D50); sem dextrose, dar 1 mg de glucagon IM, monitorar durante 15 minutos e repetir o teste de glicose; repetir o tratamento em 15 a 30 minutos, dependendo da reação.
- Se a hipoglicemia é grave (glicemia < 40), recorrente ou causada por sulfonilureia, ou insulina de ação prolongada, seguir tratamento D50, com gotejamento D5 ou D10.
- O acompanhamento ininterrupto é obrigatório até a condição do indivíduo estabilizar. A causa de hipoglicemia deve sempre ser investigada (Inzucchi et al., 2012).

Continuar monitorando a condição de hidratação a cada 30 minutos; investigar umidade e turgor da pele, débito urinário e densidade específica, bem como ingestão de líquidos

J: Levantamentos precisos são necessários durante o estágio agudo (primeiras 10-12 horas) para evitar hidratação excessiva ou abaixo do necessário.

Continuar monitorando os níveis de glicemia, conforme o protocolo

J: Uma monitoração criteriosa possibilita a detecção precoce de hipoglicemia induzida por medicamento ou manutenção da hiperglicemia.

Monitorar os níveis de potássio, sódio e fosfato séricos

J: A acidose causa hipercalemia e hiponatremia. A terapia com insulina promove o retorno do fosfato e do potássio às células, causando hipocalemia e hipofosfatemia.

Monitorar de hora em hora a condição neurológica

J: Níveis oscilantes de glicose, acidose e trocas de líquido podem afetar a função neurológica.

Cuidadosamente, proteger a pele do indivíduo contra invasão de microrganismos, lesão e forças de cisalhamento; reposicionar a cada 1 a 2 horas

J: A desidratação e a hipóxia tissular aumentam a vulnerabilidade da pele a lesões.

Não permitir que um indivíduo em recuperação beba grandes quantidades de água

- Dar ao indivíduo consciente lascas de gelo para aliviar a sede.

J: A ingestão excessiva de líquidos pode causar distensão abdominal e vômitos.

Monitorar a função cardíaca e o estado circulatório; avaliar:

- Frequência, ritmo (cardíacos, respiratórios).
- Cor da pele.
- Tempo de enchimento capilar, pressão venosa central.
- Pulsos periféricos.
- Potássio sérico.

J: A desidratação grave pode causar débito cardíaco reduzido e vasoconstrição compensatória. Podem ocorrer arritmias cardíacas por desequilíbrios de potássio.

Seguir os protocolos para cetoacidose, quando indicado

Investigar as causas de cetoacidose ou hipoglicemia e ensinar prevenção e controle precoce, usando o diagnóstico de enfermagem *Manutenção ineficaz da saúde relacionado a conhecimento insuficiente de (especificar)* **(ver Parte 2)**

Risco de Complicações de Infecções oportunistas

Definição

Descreve um indivíduo com sistema imune comprometido que apresenta, ou está em alto risco de apresentar, uma condição e/ou infecção causada por um organismo (bactéria, protozoário, fungo, vírus).

Populações de alto risco

- Terapia imunossupressora (quimioterapia, antivirais).
- Terapia antibiótica (interrupção do equilíbrio fisiológico de microrganismos).
- Malignidade (relativa a HPV, sarcoidose).

- Sepse.
- Aids.
- Deficiências nutricionais.
- Danos à pele (queimaduras, úlceras por pressão extensas).
- Infecções recorrentes.
- Leucopenia.
- Trauma.
- Grandes úlceras por pressão.
- Gravidez.
- Radioterapia (ossos longos, crânio, esterno).
- Idoso com doença crônica.
- Dependência de drogas/álcool.

Resultados colaborativos

O indivíduo será monitorado quanto aos sinais e sintomas iniciais de infecções oportunistas e receberá intervenções colaborativas, quando indicadas, para restaurar a estabilidade fisiológica.

Indicadores de estabilidade fisiológica

- Temperatura de 36,6 a 37,5°C.
- Respirações: 16 a 20 respirações/min.
- Ausência de tosse.
- Alerta, orientado.
- Ausência de convulsões e cefaleia.
- Fezes regulares e formadas.
- Ausência de lesões de herpes ou herpes-zóster.
- Ausência de queixas de deglutição.
- Ausência de mudanças na visão.
- Ausência de perda de peso.
- Ausência de novas lesões, por exemplo, na boca.
- Ausência de linfadenopatia.

Intervenções e justificativas

Monitorar hemograma completo, diferencial para série branca (neutrófilos, linfócitos) e contagem absoluta de neutrófilos (série branca e neutrófilos)

J: *Esses valores ajudam a avaliar a resposta ao tratamento.*

Monitorar o aparecimento de sinais e sintomas de infecção primária ou secundária

- Leve aumento da temperatura.
- Calafrios.
- Disfagia.
- Sons respiratórios adventícios.
- Urina turva ou com odor desagradável.
- Queixas de frequência, urgência urinária ou disúria.
- Leucograma e bactérias na urina.
- Vermelhidão, mudança na temperatura da pele, edema ou secreção incomum em qualquer área com integridade da pele rompida, incluindo locais de punção anteriores ou atuais.
- Irritação ou ulceração da mucosa oral.
- Queixas de dor no períneo ou no reto e qualquer secreção incomum na vagina ou no reto.
- Aumento de dor, vermelhidão e sangramento em hemorroidas.
- Lesões de pele doloridas e com prurido (herpes-zóster), sobretudo nas áreas cervical ou torácica.
- Mudança na contagem do hemograma, sobretudo aumento de neutrófilos imaturos.

J: *Em indivíduo com neutropenia grave, respostas inflamatórias usuais podem diminuir ou não ocorrer.*

Obter amostras para cultura (p. ex., urina, vagina, reto, boca, escarro, fezes, sangue, lesões de pele, acessos endovenosos), conforme prescrição

J: *Os exames determinam o tipo de organismo causador e orientam o tratamento.*

Monitorar o aparecimento de sinais e sintomas de sepse

J: *Organismos gram-positivos e gram-negativos podem invadir feridas abertas, causando septicemia. O indivíduo debilitado corre mais risco. A sepse produz grande vasodilatação, resultando em hipovolemia e, posteriormente, hipóxia tissular. A hipóxia leva à redução da função renal e do débito cardíaco, desencadeando uma resposta compensatória de aumento das respirações e da frequência cardíaca, em uma tentativa de corrigir a hipóxia e a acidose. Bactérias na urina ou no sangue indicam infecção (Neviere, 2015).*

Explicar o vírus do papiloma humano (HPV) e os riscos de câncer

- A diferença entre baixo e alto risco de HPV.
- Alguns tipos de HPV, em geral HPV 6 e HPV 11, causam verrugas genitais. As verrugas estão raramente associadas a cânceres cervicais. São consideradas como HPV de "baixo risco".

J: *Há mais de 100 tipos de HPV. Cerca de 30 tipos ou mais são capazes de causar infecções genitais. Na maioria das vezes, o HPV desaparece por si só em dois anos e não causa problemas de saúde. Acredita-se que o sistema imune combata o HPV de forma natural. Somente quando alguns tipos de HPV não desaparecem é que podem ocorrer tais cânceres.*

- Alguns tipos são classificados como "de alto risco", uma vez que levam a alterações anormais das células e podem causar câncer genital: cervical, como alguns cânceres vaginais, vulvares, penianos e câncer orofaríngeo.

J: *HPVs de alto risco causam praticamente todos os cânceres cervicais. Causam também a maior parte dos cânceres anais, e as cepas mais comuns e de alto risco de HPV incluem os tipos 16 a 18, causadores de cerca de 70% de todos os cânceres cervicais.*

> **Alerta clínico** National Cancer Institute (2012):
> - Câncer cervical: o tipo mais comum de câncer por HPV. Mais de 99% dos casos de câncer cervical têm como causa o HPV.
> - Câncer da vulva: cerca de 69% dos casos têm ligação com o HPV.
> - Câncer vaginal: cerca de 75% dos casos têm ligação com o HPV.
> - Câncer peniano: cerca de 63% dos casos têm ligação com o HPV.
> - Câncer anal: cerca de 91% dos casos têm ligação com o HPV.
> - Cânceres orofaríngeos (na porção posterior da garganta, incluindo a base da língua e as amígdalas): cerca de 72% dos casos estão associados ao HPV. (Nota: muitos desses cânceres podem ter relação com o uso de tabaco e álcool.)

Ensinar medidas capazes de prevenir ou oferecer uma detecção precoce

- Vacinação com Gardasil ou Cervarix, entre 11 e 26 anos de idade (série de três vacinas).
- Sondagem de câncer cervical com exame de HPV e exame Pap nas mulheres com 30 anos ou mais.
- Nos homens, monitorar anormalidades penianas, escrotais ou em torno do ânus, buscando avaliação médica se encontrar verrugas, bolhas, ferimentos, úlceras, manchas brancas ou outras áreas anormais no pênis – mesmo que não haja dor.
- Evitar fumar, ter múltiplos parceiros.
- O risco de câncer cervical é aumentado com múltiplas gestações e uso prolongado de anticoncepcionais orais.

Monitorar o aparecimento de sinais e sintomas de infecções oportunistas por protozoários (Centers for Disease Control and Prevention [CDC], 2014)

- Pneumonia por *Pneumocystis carinii*: tosse seca e não produtiva, febre baixa, dispneia de gradual a intensa.
- Encefalite por *Toxoplasma gondii*: cefaleia, letargia, convulsões.
- Enterite por *Cryptosporidium*: diarreia líquida, náusea, cólicas abdominais, indisposição.

J: *Indivíduos com imunodeficiência apresentam risco de doenças secundárias por infecções oportunistas; infecções por protozoários são as mais comuns e graves.*

Monitorar o aparecimento de sinais e sintomas de condições infecciosas virais oportunistas (CDC, 2014)

- Herpes simples oral, genital: bolhas, dor interna.
- Abscessos perirretais: sangramento, secreção retal.
- Retinite pelo citomegalovírus, colite, pneumonite, encefalite ou outra doença orgânica.
- Leucoencefalopatia multifocal progressiva: cefaleia, estado mental reduzido.
- Varicela-zóster, disseminada (herpes-zóster).
- *Streptococcus pneumoniae* (pneumococo): perda de controle muscular, problemas da fala, cegueira, estado mental alterado.

- O HPV sem sinais e sintomas pode evoluir para lesões, câncer de cérvice, pênis, ânus, orofaringe.
- O sarcoma de Kaposi (herpes vírus 8 humano, HHV 8) pode ocorrer em qualquer lugar, com manchas rosadas/violeta na pele, linfomas pulmonares, em nódulos linfáticos, intestinos.

Monitorar o aparecimento de sinais e sintomas de infecções oportunistas por fungo (CDC, 2014)
- Estomatite e esofagite por *Candida albicans*: exsudato, queixas de gosto incomum na boca.
- Meningite por *Cryptococcus neoformans*: febre, cefaleias, visão turva, rigidez da nuca, confusão.
- *Pneumocystis carinii*: dificuldade respiratória, febre alta, tosse seca.

Monitorar o aparecimento de sinais e sintomas de infecções bacterianas oportunistas, que costumam afetar o sistema pulmonar
- *Mycobacterium avium* (intracelular disseminado).
- *Mycobacterium tuberculosis* (extrapulmonar e pulmonar).
- Salmonela: diarreia, náusea, vômitos.

Ensinar aos indivíduos e às pessoas próximas como as infecções específicas são adquiridas e estratégias preventivas (CDC, 2014)
- Vacinas contra pneumonia (Pneumovax, Prevnar 13).
- Vacina Zostavax, se indicada.

    J: *Esta é administrada após os 65 anos de idade, a menos que o indivíduo seja imunocomprometido.*

- Lavagem das mãos criteriosa.
- Salientar a necessidade de informar imediatamente os sintomas.

    J: *O tratamento precoce de manifestações adversas em geral pode prevenir complicações graves (p. ex., septicemia) e, ainda, aumenta a probabilidade de uma resposta favorável ao tratamento.*

- Explicar a necessidade de equilibrar atividade e repouso e consumir alimentos nutritivos.

    J: *Repouso e dieta nutritiva fornecem energia para a cicatrização e a melhora do sistema de defesas do organismo.*

- Promover o manuseio seguro dos alimentos, por exemplo, manter frios os alimentos frios e quentes, os quentes. Evitar excesso de cozimento, manusear alimentos crus adequadamente no preparo e evitar a contaminação cruzada.

    J: *A salmonela entra no organismo pela ingestão de alimento ou água contaminada.*

- Explicar a importância da adesão ao tratamento medicamentoso (profilaxia e antiviral).
- Explicar ser aceitável esperar que profissionais de saúde façam a higiene das mãos antes do atendimento.
- Ver *Risco de infecção*, na Parte 2, para mais medidas preventivas.

Risco de Complicações de Reação alérgica

Definição
Descreve um indivíduo que apresenta, ou está um alto risco de apresentar, hipersensibilidade e liberação de mediadores a substâncias específicas (antígenos) e anafilaxia. Anafilaxia idiopática é uma síndrome bem descrita de anafilaxia sem qualquer desencadeador externo reconhecido. Essa anafilaxia é uma das causas mais comuns de anafilaxia, responsável por cerca de um terço dos casos, em uma pesquisa retrospectiva (Greenberger, Lessard, Chen & Farruggia, 2008).

Populações de alto risco
- História de alergias.
- Asma.
- Imunoterapia.
- Angioedema hereditário.
- A anafilaxia idiopática é mais comum nas mulheres (65%) (Greenberger, Lessard, Chen & Farruggia, 2008).
- Indivíduos expostos a antígenos de alto risco:
    - Picadas de insetos (p. ex., abelha, vespa, formiga).
    - Mordidas/picadas de animais (p. ex., arraia, cobra, mãe d'água).
    - Meio de contraste radiológico com iodo (p. ex., o usado na arteriografia, na pielografia endovenosa).

- Transfusão de sangue e seus derivados.
- Indivíduos de alto risco expostos a:
  - Medicamentos de alto risco (p. ex., ácido acetilsalicílico, antibióticos, opiáceos, anestésicos locais, insulina animal, quimopapaína).
  - Alimentos de alto risco (p. ex., amendoim, chocolate, ovos, frutos do mar, crustáceos, morangos, leite)
  - Químicos (p. ex., ceras de assoalho, tintas, sabões, perfume, forrações novas).

Resultados colaborativos

O indivíduo será monitorado quanto aos sinais e sintomas iniciais de reação alérgica e receberá intervenções colaborativas, quando indicadas, para restaurar a estabilidade fisiológica.

Indicadores de estabilidade fisiológica

- Calma, alerta e orientado.
- Ausência de queixas de urticária ou prurido.
- Ausência de queixas de compressão na garganta.
- Ausência de queixas de falta de ar ou sibilos.

Intervenções e justificativas

Revisar o perfil alérgico antes de administrar qualquer medicamento

Com atenção, investigar dados da história de reações alérgicas (p. ex., exantemas, dificuldade respiratória)

J: *Identificar um indivíduo de alto risco possibilita precauções para evitar anafilaxia.*

Sondar o indivíduo/família a respeito de angioedema hereditário

J: *"O angioedema hereditário é um distúrbio raro, caracterizado por episódios recorrentes de angioedema bem demarcado, sem urticária, que costuma afetar a pele ou a mucosa do trato respiratório superior e gastrintestinal. Embora o edema tenha solução espontânea, entre 2 e 4 dias, na ausência de tratamento, o edema de laringe pode causar asfixia fatal, e a dor dos ataques gastrintestinais pode ser incapacitante" (Atkinson, Cicardi & Zuraw, 2014).*

> **ALERTA CLÍNICO** É fundamental determinar que uma reação alérgica seja angioedema hereditário, já que o tratamento precisa ter como alvo específico essa condição. C1INH derivado do plasma é a melhor terapia de primeira linha pesquisada para episódios agudos de angioedema em pacientes com angioedema hereditário (Atkinson et al., 2014).

Investigar se há sensibilidades/alergias a

- Alimentos.

J: *Os alergênios alimentares mais comuns são leite, ovos, amendoim, nozes e castanhas, peixes, crustáceos, soja e trigo, que respondem por mais de 90% de todas as alergias alimentares. Alimentos normalmente confundidos em anafilaxia idiopática incluem a mostarda e outros temperos (Auckland Allergy Clinic, 2012).*

> **ALERTA CLÍNICO** "Infelizmente, cerca de 20 a 30% dos indivíduos relatam ter uma alergia alimentar, embora cálculos confiáveis da prevalência dessa alergia se situem entre 3 e 4%." As alergias alimentares são a causa mais comum de anafilaxia e ocorrem em 1 a 2% da população. Os sintomas costumam iniciar em 5 a 30 minutos após a ingestão, ocasionalmente, após 1 a 2 horas; raramente mais tarde. Avaliar possível diagnóstico alternativo se os sintomas começaram muitas horas após a ingestão, ou se o indivíduo já ingeriu o alimento suspeito sem qualquer reação (Auckland Allergy Clinic, 2012).

- Medicamentos/drogas são outras causas comuns de anafilaxia.
- É importante focar em substâncias/suplementos/preparados com ervas (pólen de abelha, equináceas) e outras fórmulas sem prescrição médica (principalmente ácido acetilsalicílico e anti-inflamatórios não esteroides) ao obter a história.

Quando o indivíduo tem história de reação alérgica, informar ao médico ou enfermeiro

J: *Exames da pele podem confirmar hipersensibilidade.*

Monitorar o aparecimento de sinais e sintomas de reação alérgica localizada

- Vergões, erupções fortes e repentinas (devido à liberação de histamina).
- Prurido.

- Edema não traumático (perioral, periorbital).

    J: *A reação antígeno-anticorpo causa vasodilatação, com acúmulo de sangue (edema), liberação de histamina (vergões, prurido) e redução da perfusão aos tecidos, seguida de vasoconstrição vascular e circulatória. Os pacientes podem ter febre, calafrios, rigidez, eritema e diaforese (transpiração), pois a temperatura tem sua regulação prejudicada pelas citocinas circulantes.*

> **ALERTA CLÍNICO** Ao primeiro sinal de hipersensibilidade, iniciar imediatamente o protocolo de emergência para anafilaxia e comunicar-se com a equipe de resposta rápida assim que possível, avisando o médico ou o enfermeiro.

   J: *A progressão de urticária e prurido para sintomas que colocam a vida em risco, como chiados, perda de consciência, e edema de laringe, pode ocorrer em 10 minutos a poucas horas a partir do aparecimento.*

Monitorar o aparecimento de reação alérgica sistêmica e anafilaxia

- Tonturas, rubor da pele, angioedema e leve hipotensão (resultantes da vasodilatação induzida pela histamina).
- Compressão da garganta ou do palato, sibilos, rouquidão, dispneia e compressão do peito (decorrente da contração dos músculos lisos pela liberação de prostaglandina).
- Pulso irregular e aumentado e pressão arterial diminuída (pela liberação de leucotrieno, que comprime as vias aéreas e os vasos coronarianos).
- Nível reduzido de consciência, sofrimento respiratório e choque (resultantes de hipotensão grave, insuficiência respiratória e hipóxia tissular).
- Quando uma reação alérgica é suspeitada por infusão, interromper a infusão, mas manter o acesso EV.

Seguir o protocolo

- Estabelecer acesso EV, administrar epinefrina EV ou endotraqueal.

    J: *O estabelecimento de acesso venoso antes da vasoconstrição é o ideal para uma administração rápida de medicamentos; a epinefrina produz vasoconstrição periférica, que eleva a pressão arterial e age como um agonista β para promover relaxamento da musculatura lisa dos brônquios e reforçar a atividade cardíaca inotrópica e cronotrópica (Garzon, Kempker & Piel, 2011).*

- Administrar oxigênio; estabelecer uma via aérea desobstruída, se indicado. Ter aspiração disponível. Pode haver necessidade de entubação orofaríngea.

    J: *O edema de laringe interfere na respiração.*

- Administrar outros medicamentos, conforme prescrição, que podem incluir:
    - Corticosteroides.

    J: *Eles inibem a resposta de enzimas e da série branca do sangue para reduzir a broncoconstrição.*

    - Aminofilina.

    J: *A aminofilina produz broncodilatação.*

    - Vasopressores.

    J: *Os vasopressores contra-atacam a hipotensão profunda.*

    - Difenidramina.

    J: *A difenidramina previne reação antígeno-anticorpo adicional.*

    - Anti-histamínicos H_1 e epinefrina.

    J: *Os anti-histamínicos H_1 e a epinefrina são mediadores GI.*

Continuar a monitorar para avaliar a reação à terapia

   J: *Em poucos minutos, essas reações podem evoluir para hipotensão grave, redução do nível de consciência e sofrimento respiratório (Garzon et al., 2011).*

- Sinais vitais.
- Nível de consciência.
- Sons pulmonares, fluxos de pico.
- Função cardíaca.
- Ingestão e eliminação.
- Valores de gasometria.

J: *A monitoração criteriosa é essencial para detectar complicações de choque e identificar a necessidade de intervenções adicionais.*

Para indivíduos com história de risco de anafilaxia

- Conversar com o indivíduo e a família sobre medidas preventivas de anafilaxia:
  - Salientar a necessidade de ter um *kit* para anafilaxia, contendo epinefrina injetável e anti-histamínicos orais para uso em uma reação alérgica de risco à vida, além de procurar tratamento de emergência.
  - Fazer o indivíduo e um membro da família praticarem com autoinjetor não ativo de demonstração.
  - Avisar que uma reação grave pode exigir duas injeções.

J: *A demonstração de autoinjeção explica a força necessária para ativar o autoinjetor e o som alto que se dá com a ejeção da agulha, o que é especialmente útil, já que muitos pacientes não se dão conta da força necessária para ativar esse autoinjetor, desconhecendo e ficando surpresos com o som da ejeção da agulha (Garzon et al., 2011).*

Risco de Complicações de Síndrome da resposta inflamatória sistêmica (SRIS)/Sepse

Definição de Risco de Complicações de Síndrome da resposta inflamatória sistêmica (SRIS)

Descreve um indivíduo que apresenta, ou está em alto risco de apresentar, uma condição com risco à vida relacionada a inflamação sistêmica desregulada, disfunção orgânica e falência orgânica, em resposta a processos infecciosos (sepse) e problemas não infecciosos, como distúrbio autoimune, pancreatite, vasculite, tromboembolismo. Os microrganismos podem ou não estar presentes na corrente sanguínea. A SRIS substituiu o termo *síndrome séptica*. Sepse é um fator contribuinte de SRIS (Neviere, 2015).

Definição de Risco de Complicações de Sepse

Descreve um indivíduo que apresenta, ou está em risco de apresentar, uma perda de volume circulatório (hipovolemia) e perfusão prejudicada, causadas por um agente infeccioso (bacteriano, viral), resultando em perfusão tissular comprometida e disfunção celular (Neviere, 2015).

Populações de alto risco

Indivíduos com

- Infecção bacteriana (urinária, respiratória, feridas).
- Infecção viral.
- Complicação de cirurgia (GI, torácica).
- *Overdose* de drogas.
- Queimaduras, traumas múltiplos.
- Imunossupressão, Aids.
- Vias invasivas (sonda urinária, tubo endotraqueal, cateter venoso central, arterial).
- Úlcera por pressão.
- Feridas extensas de lenta cicatrização.
- Imunocomprometimento (transplantes, câncer, quimioterapia, Aids, cirrose, pancreatite).
- Diabete melito.
- Extremos de idade (< 1 ano e > 65 anos).

Resultados colaborativos

O indivíduo será monitorado quanto aos sinais e sintomas iniciais de choque séptico e receberá intervenções colaborativas, quando indicadas, para restaurar a estabilidade fisiológica.

Indicadores de estabilidade fisiológica (Neviere, 2015)

- Alerta.
- Ausência de edema.
- Temperatura de 36,6 a 37,5 °C.
- Pulso: 60 a 100 bpm.
- Enchimento capilar < 2 segundos.

- Débito urinário > 0,5 mL/kg/h.
- Densidade específica da urina 1,005 a 1,030.
- Contagem de leucócitos superior a 4.000 células/mm³ ou inferior a 12.000 células/mm³.
- Menos de 10% de neutrófilos imaturos (bastões).
- Proteína C ativada (PCA) de 65 a 135 UI/dL.
- Plaquetas de 150.000 a 400.000.
- Tempo da protrombina de 11 a 13,5 segundos.
- RNI (INR, International Normalized Ratio) de 1,5 a 2,5.
- Tempo de protrombina parcial (TPT) de 30 a 45 segundos.
- Potássio sérico 3,5 a 5 mEq/L.
- Sódio sérico 135 a 145 mEq/L.
- Nível de glicemia (em jejum) < 100 mg/dL.
- Níveis séricos de lactato de 1,0 a 2,5 mmol/L.
- Proteína reativa-C plasmática – < 0,8 mg/L.
- Procalcitonina do plasma: o valor normal.

Intervenções e justificativas

Monitorar a ocorrência de choque séptico e síndrome da resposta inflamatória sistêmica (Halloran, 2009; Neviere, 2015)

- Débito urinário < 0,5 mL/kg/h.

    J: *O débito urinário diminui quando o sódio entra nas células, o que atrai água para o interior das células. A circulação diminuída para os rins reduz sua capacidade de remover as toxinas resultantes do metabolismo anaeróbico (Grossman & Porth, 2014).*

- Temperatura corporal superior a 38°C ou inferior a 36°C.
- Frequência cardíaca > 90 bpm.

    J: *A frequência cardíaca elevada reduz o fluxo sanguíneo para o cérebro, o coração e os rins.*

- Isso estimula barorreceptores e libera catecolaminas, aumentando a frequência cardíaca/débito cardíaco e elevando ainda mais a vasoconstrição.
- Hipercalemia.

    J: *O potássio entra nas células com o sódio, prejudicando a função das células nervosas, cardiovasculares e musculares.*

- Pressão arterial diminuída.

    J: *A movimentação de água para o interior das células causa hipovolemia.*

- Frequência respiratória superior a 20 por minuto.

    J: *O metabolismo anaeróbico reduz o oxigênio circulante. O organismo tenta aumentar a oxigenação, aumentando a frequência respiratória.*

- Hiperglicemia.

    J: *O fígado e os rins produzem mais glicose em resposta à liberação de epinefrina, norepinefrina, cortisol e glucagon. O metabolismo anaeróbico reduz os efeitos da insulina. A resistência à insulina contribui para a falência de múltiplos órgãos, infecções nosocomiais e lesão renal (Ball et al., 2007).*

- Contagem de leucócitos superior a 12.000 por microlitro, ou inferior a 4.000 por microlitro, ou presença de 10% de neutrófilos imaturos.

    J: *O aumento dos leucócitos indica um processo infeccioso.*

- Proteína C-reativa (PCR) do plasma mais de dois desvios-padrão acima do valor normal.
- Procalcitonina do plasma mais de dois desvios-padrão acima do valor normal.

    J: *A PCR fica aumentada por doença inflamatória, bem como por infecção, não sendo, portanto, um bom indicador de infecção em pacientes com SRIS grave. O nível do PCT é útil para diagnóstico de sepse e como um indicador de gravidade de falência de órgãos em pacientes com SRIS (Kibel, Adams & Barlow, 2011).*

Garantir que seja feita cultura do sangue antes de iniciar qualquer antibiótico. Fazer cultura de todos os locais com suspeita de infecção (p. ex., urina, escarro, vias invasivas)

   J: *"Resultados insatisfatórios estão associados a terapia antimicrobiana inadequada ou inapropriada (i.e., tratamento com antibióticos em relação aos quais o patógeno mostrou-se, mais tarde, resistente* in vitro*). Estão também associados a atrasos para iniciar a da terapia antimicrobiana, mesmo pequenas (p. ex., uma hora)" (Schmidt & Mandel, 2012).*

> **Alerta clínico** A cultura de sangue obtida após o início da terapia antibiótica pode não ser precisa. Uma pesquisa com indivíduos com choque séptico demonstrou que o momento de início da terapia antibiótica adequada era o preditor mais forte de mortalidade (Schmidt & Mandel, 2012).

Investigar o estado hídrico

- Monitorar a pressão venosa central e seguir o protocolo para reposição hídrica. A terapia precoce guiada por metas (EGDT, do inglês *early goal directed therapy*), com reposição de líquidos, melhora o débito cardíaco, a perfusão tissular e a distribuição de oxigênio, bem como a morbidade e a mortalidade.

    J: *A sepse causa vasodilatação e vazamento capilar, levando à hipovolemia.*

Monitorar a pressão arterial

- Administrar líquidos de reposição e vasopressores (sobretudo norepinefrina) para manter a pressão arterial média (PAM) > 65.

    J: *Na EGDT, manter a PAM > 65 melhora a perfusão tissular e os resultados (Neviere, 2015).*

Levantar dados quanto à evidência de perfusão tissular adequada: frequência cardíaca, respirações, débito urinário, estado mental, $ScvO_2/SvO_2$

Monitorar idosos em relação a mudanças no estado mental, fraqueza e mal-estar, normotermia ou hipotermia e anorexia

J: *Esses indivíduos não exibem os sinais típicos de infecção. Achados comuns que se apresentam – febre, calafrios, taquipneia, taquicardia e leucocitose – com frequência estão ausentes em idosos com infecção significativa (Neviere, 2015).*

Risco de Complicações de Trombocitopenia

Definição

Descreve um indivíduo que apresenta, ou que está em alto risco de apresentar, plaquetas circulantes insuficientes (menos de 150.000). Essa redução pode ser causada por diminuição da produção plaquetária, mudança na distribuição plaquetária, destruição de plaquetas ou diluição vascular.

Populações de alto risco

(Gauer & Braun, 2012)

- Redução da produção plaquetária.
- Falência da medula óssea (p. ex., anemia aplásica, hemoglobinúria noturna paroxística, síndrome de Shwachman-Diamond).
- Supressão da medula óssea (p. ex., por medicamento, quimioterapia, radioterapia).
- Abuso crônico de álcool.
- Macrotrombocitopenias congênitas (p. ex., síndrome de Alport, síndrome de Bernard-Soulier, anemia de Fanconi, pseudodoença de von Willebrand ou tipo plaquetária, síndrome de Wiskott-Aldrich).
- Infecção (p. ex., citomegalovírus, vírus Epstein-Barr, vírus da hepatite C, HIV, caxumba, parvovírus B19, riquétsias, rubéola, vírus da varicela-zóster).
- Síndrome mielodisplásica.
- Infiltração neoplásica da medula.
- Deficiências nutricionais (vitamina B_{12} e folato).
- Consumo plaquetário aumentado.
- Destruição aloimune (p. ex., pós-transfusão, neonatal, pós-transplante).
- Síndromes autoimunes (p. ex., síndrome antifosfolipídica, lúpus eritematoso sistêmico, sarcoidose).
- Coagulação intravascular disseminada/sepse grave.
- Trombocitopenia induzida por fármacos (p. ex., sulfa, ácido acetilsalicílico, interferon, anticonvulsivantes, digoxina).
- Trombocitopenia induzida por heparina.
- Púrpura trombocitopênica imunológica.
- Destruição mecânica (p. ex., válvula aórtica, válvula mecânica, *bypass* extracorpóreo).
- Pré-eclâmpsia/síndrome HELLP.
- Púrpura trombocitopênica trombótica/síndrome hemolítico-urêmica.

- Sequestro/outro.
- Trombocitopenia de diluição (p. ex., hemorragia, infusão excessiva de cristaloides).
- Trombocitopenia gestacional incidental (leve, incidência de 5%).
- Hiperesplenismo (p. ex., trombocitopenia distributiva).
- Doença hepática (p. ex, cirrose, fibrose, hipertensão portal).
- Pseudotrombocitopenia.
- Embolia pulmonar.
- Hipertensão pulmonar.

Resultados colaborativos

O indivíduo será monitorado quanto aos sinais e sintomas iniciais de trombocitopenia e receberá intervenções colaborativas, quando indicadas, para restaurar a estabilidade fisiológica.

Indicadores de estabilidade fisiológica

- Contagem de plaquetas > 150.000/mm^3.

Intervenções e justificativas

> **ALERTA CLÍNICO** A trombocitopenia pode ser associada a uma gama de condições, com riscos associados que podem variar de ameaçadores à vida a nenhum risco (George & Arnold, 2014).

O conceito de uma contagem plaquetária "segura" é impreciso, carece de recomendações baseadas em evidências e depende do distúrbio e do indivíduo (ainda que com o mesmo distúrbio) (George & Arnold, 2014). O que segue pode ser usado como diretriz, embora não substitua a avaliação clínica com base em cada indivíduo e fatores da doença:

- O sangramento cirúrgico costuma ser uma preocupação, com contagens de plaquetas < 50.000 por microlitro (< 100.000 por microlitro para alguns procedimentos de alto risco, como neurocirurgia ou cirurgia cardíaca ou ortopédica importante).
- O sangramento espontâneo grave é mais provável com contagem plaquetária < 10.000 por microlitro.

Monitorar hemograma completo, hemoglobina, testes de coagulação e contagem plaquetária

J: *Esses valores ajudam a avaliar a resposta ao tratamento e o risco de sangramento. Uma contagem de plaquetas < 20.000/mm^3 indica alto risco de sangramento intracraniano.*

Investigar a presença de outros fatores capazes de diminuir a contagem plaquetária, além da causa primária

- Função hepática/esplênica anormal.
- Infecção, febre.
- Uso de anticoagulante.
- Uso de álcool.
- Uso de ácido acetilsalicílico.
- Administração de várias unidades de líquidos sem plaquetas (p. ex., papa de eritrócitos).

J: *A investigação pode identificar fatores passíveis de controle.*

Monitorar o aparecimento de sinais e sintomas de sangramento espontâneo ou excessivo

- Petéquias, equimoses, hematomas espontâneos.
- Sangramento nasal ou gengival.
- Sangramento prolongado por procedimentos invasivos, como punção venosa ou aspiração de medula óssea.
- Hematêmese ou êmese que lembre borra de café.
- Hemoptise.
- Hematúria.
- Sangramento vaginal incomum.
- Sangramento retal.
- Fezes escuras e com tom de alcatrão.
- Muito sangue nas fezes.

J: *A monitoração constante é necessária para garantir a detecção precoce de sangramento.*

Investigar se há sinais sistêmicos de sangramento e hipovolemia

- Pulso aumentado, respirações aumentadas, pressão arterial diminuída.
- Alterações na condição neurológica (p. ex., mudanças sutis no estado mental, visão turva, cefaleia, desorientação).

    J: *Alterações nos níveis de oxigênio na circulação produzem mudanças na função cardíaca, vascular e neurológica.*

Se houver suspeita de hemorragia, ver *Risco de Complicações de Choque hipovolêmico* quanto a intervenções específicas

Antecipar a transfusão de plaquetas

Aplicar pressão direta por 5 a 10 minutos; depois, um curativo compessivo a todos os locais de punção venosa. Monitorar com atenção durante 24 horas

    J: *Essas medidas promovem a coagulação e reduzem a perda sanguínea.*

Tratar a náusea de maneira intensiva para prevenir vômito

    J: *Vômitos intensos podem causar sangramento GI.*

Utilizando o diagnóstico de enfermagem *Risco de lesão* (ver Parte 2), implementar intervenções e orientação de enfermagem para reduzir o risco de trauma

Ensinar ao indivíduo/família sinais/sintomas a serem informados ao profissional de saúde primária ou especialista

- Sangramentos nasais frequentes.
- Sangramentos gengivais após escovação dos dentes.
- Períodos longos de sangramento após corte ou arranhão de pequena monta.
- Facilidade para contusões.

RISCO DE COMPLICAÇÕES DE DISFUNÇÃO MUSCULOESQUELÉTICA

Risco de Complicações de Disfunção musculoesquelética
Risco de Complicações de Deslocamento da articulação
Risco de Complicações de Fraturas patológicas

Definição

Descreve um indivíduo que apresenta, ou está em alto risco de apresentar, vários problemas musculoesqueléticos.

Dicas da Carpenito

O enfermeiro pode usar este problema colaborativo genérico para descrever pessoas com risco de vários tipos de problemas musculoesqueléticos (p. ex., todos os indivíduos com traumas múltiplos). Esse problema colaborativo concentra-se no controle, pela enfermagem, de investigação da condição musculoesquelética para detectar e diagnosticar anormalidades.

No caso de pessoa que evidencia problema musculoesquelético específico, o enfermeiro acrescenta o problema colaborativo aplicável (p. ex., *RC de Fraturas patológicas*) à lista de problemas. Quando os fatores de risco ou a etiologia não tiverem relação direta com os diagnósticos médicos primários, o enfermeiro acrescenta essa informação ao enunciado diagnóstico (p. ex., *RC de Fraturas patológicas relacionado à osteoporose*).

Uma vez que os problemas musculoesqueléticos costumam afetar o funcionamento diário, o enfermeiro deve investigar os padrões funcionais do paciente em busca de evidências de prejuízo. Os achados podem ter implicações importantes – por exemplo, a perna engessada que impede a mulher de ficar em sua posição preferida para dormir e prejudica sua capacidade de fazer os serviços domésticos. Após identificar um problema desse tipo, o enfermeiro deve usar diagnósticos de enfermagem para tratar as respostas específicas de um funcionamento alterado real ou potencial.

Critérios significativos de investigação diagnóstica/laboratorial

- Laboratoriais:
    - Cálcio sérico (reduzido na osteoporose).
    - Fósforo sérico (reduzido na osteoporose).

- Velocidade de sedimentação (aumentada em distúrbios inflamatórios).
- Diagnósticos:
  - Radiografia.
  - Cintilografia óssea (usa um material radioativo para avaliar o tecido ósseo, como fraturas, tumores, áreas inflamadas (artrite).
  - Densitometria óssea – DEXA, DXA (mede e calcula a densidade relativa daquele osso, sobretudo para o diagnóstico de osteopenia ou osteoporose).
  - Tomografia computadorizada (TC) (examina os ossos quanto a detalhes e destruição cortical).
  - Ressonância magnética.
  - Artrografia (múltiplas radiografias de uma articulação usando um fluoroscópio para o exame de ligamentos, cartilagem, tendões ou cápsula articular, p. ex., quadril, ombro).
  - Discografia (usa injeção de meio de contraste em um ou mais de um dos discos da coluna para determinar a origem de uma dor nas costas).

Risco de Complicações de Deslocamento da articulação

Definição

Descreve um indivíduo que apresenta, ou está em alto risco de apresentar, deslocamento da posição de um osso em uma articulação.

Populações de alto risco

- Artroplastia total do quadril.
- Artroplastia total do joelho.
- Quadril, joelho e ombro fraturados.

Bebês e crianças

- Trauma ao nascer (p. ex., nascimento de nádegas, primogênito/primeiro a nascer).
- Esportes.
- Paralisia cerebral (quadril).

Resultados colaborativos

O indivíduo será monitorado quanto aos sinais e sintomas iniciais de fraturas patológicas e receberá intervenções colaborativas, quando indicadas, para restaurar a estabilidade fisiológica.

Indicadores de estabilidade fisiológica

- Quadril em abdução ou posição neutra.
- Extremidade afetada alinhada.

Intervenções e justificativas

Manter o posicionamento correto (Martin, Thornhill & Katz, 2015)

- *Quadril*: manter o quadril em abdução, rotação neutra ou leve rotação externa.
- *Quadril*: evitar flexão do quadril acima de 60°.
- *Joelho*: levemente elevado em relação ao quadril; evitar uso de dobra da cama na altura dos joelhos ou colocar travesseiros sob os joelhos (para prevenir contratura por flexão). Colocar os travesseiros sob a panturrilha.

  J: *Posições específicas são usadas para prevenir o deslocamento de prótese.*

Investigar a presença de sinais de deslocamento de articulação (quadril, joelho)

- Quadril:
  - Dor aguda na virilha em quadril operado.
  - Encurtamento da perna com rotação externa.
- Quadril, joelho, ombro:
  - "Som de estalo" ouvido pela pessoa.
  - Abaulamento no local da cirurgia.
  - Incapacidade de movimentação.
  - Dor ao movimentar-se.

J: *Até a cicatrização dos músculos circundantes e da cápsula da articulação, pode ocorrer deslocamento articular se a posição ultrapassar os limites da prótese, como na flexão ou hiperextensão do joelho, ou abdução do quadril > 45°.*

O indivíduo pode ser virado para qualquer lado, a menos que haja contraindicação. Sempre manter um travesseiro de abdução ao virar; limitar o uso da posição de Fowler

J: *Quando mantido o posicionamento correto, incluindo o travesseiro de abdução, o indivíduo pode ser virado com segurança para o lado da cirurgia ou o outro. Essa medida promove a circulação e reduz o potencial de formação de úlcera por pressão em consequência da imobilidade. A posição de Fowler prolongada pode deslocar a prótese.*

Monitorar a ocorrência de deslocamento/subluxação articular

J: *A artroplastia total de ombro traz alto risco de deslocamento/subluxação articular porque o ombro é capaz de se movimentar em três planos (flexão/extensão, abdução/adução, rotação interna/externa).*

Instruir sobre as precauções necessárias em casa para a prevenção de deslocamento articular

Após artroplastia de quadril

- Dirigir automóvel somente quando liberado pelo cirurgião em consulta.
- Ao entrar no carro e sair dele, é importante manter a perna reta e lateralizada.
- Deve-se cuidar para não ocorrer inclinação para a frente ao sentar-se em cadeira ou sair dela.
- Manter as pernas e os joelhos separados e evitar flexão excessiva da articulação do quadril.
- Usar cadeiras com braços para ajudar a sentar-se e levantar-se.
- Haverá necessidade de assento mais alto no vaso sanitário durante, pelo menos, seis semanas após a cirurgia.
- É possível tomar banho de chuveiro ou de esponja em casa. Pode ser útil uma cadeira sob a ducha.
- Ao vestir-se, usar dispositivos sugeridos pelo terapeuta ocupacional (calçadeira de meias e sapatos com cabo longo, dispositivo para alcançar objetos) por um mínimo de seis semanas. Tais dispositivos são úteis para vestir-se e ajudarão a manter as precauções relativas aos quadris.

Após artroplastia de ombro

- Manter tala ou tala imobilizadora em uso até orientação contrária.
- Minimizar ou prevenir edema.
- Elevar o braço.
- Fazer exercícios em outras articulações do braço.
- Evitar movimentos cansativos ou repentinos do braço.
- Não levantar, empurrar ou puxar até receber instruções para isso (p. ex., não tentar se erguer na cama ou da cadeira com o braço que recebeu a prótese).
- Dirigir automóvel somente quando liberado pelo cirurgião em consulta.

Risco de Complicações de Fraturas patológicas

Definição

Uma fratura patológica ocorre quando um osso quebra sem trauma suficiente em área enfraquecida por outro processo de doença. As causas de ossos enfraquecidos incluem tumores (câncer metastático), infecção e alguns distúrbios ósseos herdados (osteoporose, doença de Paget).

Dicas da Carpenito

Fraturas patológicas podem ser causadas por qualquer tipo de tumor ósseo, embora a grande maioria dessas fraturas em idosos seja secundária a carcinomas metastáticos. Mielomas múltiplos também são comuns em idosos, com elevada incidência de fraturas patológicas.

Populações de alto risco

- Tumores:
  - Primário.
  - Benigno (fibroxantoma).
  - Secundário (metastásico) (mais comum) (p. ex., displasia fibrosa, osteossarcoma, histiocitoma fibroso maligno, sarcoma de Ewing, fibrossarcoma).

- Distúrbios metabólicos:
  - Osteoporose (mais comum).
  - Doença de Paget.
  - Hiperparatireoidismo (tumores de Brown).
  - Insuficiência renal.
- Síndrome de Cushing.
- Desnutrição.
- Terapia corticosteroide prolongada.
- Osteogênese imperfeita.
- Imobilidade prolongada.
- Osteonecrose radioativa (sarcoma de Ewing, doença de Lyme).
- Riquétsias.
- Osteomalacia.
- Mieloma múltiplo.
- Leucemia linfática.
- Cisto ósseo unicameral.
- Infecção.

Resultados colaborativos

O indivíduo será monitorado quanto aos sinais e sintomas iniciais de fraturas patológicas e receberá intervenções colaborativas, quando indicadas, para restaurar a estabilidade fisiológica.

Indicadores de estabilidade fisiológica

- Nenhum novo aparecimento de dor.
- Nenhuma alteração na amplitude de movimentos.

Intervenções e jutificativas

Em indivíduos com câncer, identificar aqueles com alto risco de fraturas patológicas. Local primário com % de frequência de metástase óssea (Balach & Peabody, 2011)

- Mamas 50 a 85.
- Rins 30 a 50.
- Tireoide 40.
- Pulmão 30 a 50.
- Melanoma 30 a 40.
- Próstata 50 a 70.
- Bexiga 12 a 25.
- Doença de Hodgkin 50 a 70.

Justificativa: *A maior parte das metástases ósseas tem origem em cânceres de mama, pulmão e próstata, seguidos da tireoide e dos rins. Os locais mais comuns de disseminação esquelética incluem a coluna, a pelve, as costelas, o crânio, a porção superior dos braços e os ossos longos das pernas. Esses locais correspondem a áreas da medula óssea que demonstram níveis elevados de produção de eritrócitos, as células responsáveis pelo transporte do oxigênio aos tecidos no organismo (Balach & Peabody, 2011; Monczewski, 2013).*

Monitorar o aparecimento de sinais e sintomas de fraturas patológicas

- Dor nos quadris (61% de todas as fraturas patológicas ocorrem no fêmur).
- Dor na coluna torácica ou lombar que costuma se apresentar quando a pessoa senta ou se coloca de pé.
- Dor localizada contínua e sem alívio (nas costas, no pescoço ou nas extremidades).
- Deformação óssea visível.
- Crepitação ao movimentar-se.
- Perda de movimentos ou uso.
- Edema localizado em tecidos moles.
- Descoloração/hematomas da pele.

J: *A detecção de fraturas patológicas permite a intervenção imediata para evitar ou minimizar mais complicações.*

Diante de suspeita de fratura, manter o alinhamento correto e imobilizar o local com travesseiros ou tala; informar rapidamente o médico ou o enfermeiro especialista[7]

J: *No momento oportuno, intervenções adequadas podem evitar ou minimizar danos aos tecidos moles.*

J: *Em indivíduos com tumores que destroem > 50% do diâmetro ósseo ou com lesões > 2,5 cm, pode haver necessidade de fixação interna profilática devido a aumento do risco de fratura.*

Na radioterapia pós-operatória subsequente a uma cirurgia, o indivíduo será encaminhado à radioterapia no departamento oncológico para (O'Donnell, 2012)[8]

- Reduzir a dor.
- Retardar a progressão.
- Tratar a carga tumoral remanescente não removida na cirurgia.

J: *A radiação isoladamente pode propiciar alívio completo da dor em 50% dos indivíduos e alívio parcial em 35%.*

Em indivíduos com osteoporose, ensinar-lhes os sinais e sintomas de fratura de vértebras, quadril e punho, como

- Dor na região lombar, na nuca ou no punho.
- Sensibilidade localizada.
- Dor que se irradia para o abdome ou os flancos.
- Espasmo de músculos paravertebrais.

J: *A osteoporose progressiva afeta com mais rapidez os ossos com quantidades elevadas de tecido trabecular (p. ex., quadril, vértebras, punho).*

RISCO DE COMPLICAÇÕES DE DISFUNÇÃO NEUROLÓGICA/SENSORIAL

Risco de Complicações de Disfunção neurológica/sensorial

Risco de Complicações de Abstinência de álcool

Risco de Complicações de Convulsões

Risco de Complicações de Pressão intracraniana aumentada

Definição

Descreve um indivíduo que apresenta, ou está em alto risco de apresentar, várias disfunções neurológicas ou sensoriais.

Dicas da Carpenito

O enfermeiro pode usar este problema colaborativo genérico para descrever uma pessoa com risco de vários tipos de problemas neurológicos ou sensoriais (p. ex., indivíduo em recuperação de cirurgia craniana ou que sofreu traumas múltiplos). Para essa pessoa, usar *Risco de Complicações de Disfunção neurológica/sensorial* direciona o enfermeiro a monitorar a função neurológica e sensorial, com base em achados da investigação focalizada. Se ocorrer alguma complicação, o enfermeiro deve adicionar o problema colaborativo específico que se aplica (p. ex., *Risco de Complicações de Pressão intracraniana aumentada*) à lista de problemas do indivíduo para descrever o controle de enfermagem da complicação. Quando os fatores de risco ou a etiologia não apresentarem relação direta com o diagnóstico médico primário ou o tratamento, o enfermeiro poderá acrescentar essa informação ao enunciado diagnóstico. Por exemplo, para indivíduo com um distúrbio convulsivo, internado para cirurgia abdominal, o enfermeiro pode acrescentar *RC de Convulsões relacionado à epilepsia* à lista de problemas.

Critérios significativos de investigação diagnóstica/laboratorial

Líquido cerebrospinal

Apresentação enevoada (indicativa de uma infecção)
- Proteína (aumentada na meningite).
- Contagem de leucócitos (aumentada na meningite).

---

[7] No caso de algumas pessoas com fraturas patológicas, indica-se fixação cirúrgica.
[8] Em pessoas com fratura, pode haver indicação de radioterapia.

- Albumina (elevada em tumores cerebrais).
- Glicose (reduzida na meningite bacteriana).

Sangue

- Contagem de leucócitos (elevada em infecção bacteriana, reduzida em infecção viral).
- Creatinafosfoquinase (CPK).
- Cortisol.
- Desidrogenase láctica.
- pCO_2.
- Amônia.
- Enolase específica dos neurônios.
- Nível de álcool.
- Cálcio da glicose.
- Níveis de mercúrio e chumbo, quando indicados.

Radiológico/de imagem

- Radiografias de crânio e coluna.
- Tomografia computadorizada (TC).
- Ressonância magnética.
- Angiograma do cérebro.
- Tomografia por emissão de pósitrons (TEP) (mede os processos fisiológico e bioquímico no sistema nervoso; pode detectar tumores, doenças vasculares e transtornos do comportamento, como demência ou esquizofrenia).
- Mielograma.

Outros

- Doppler.
- Punção lombar.
- Eletrencefalograma (EEG).
- Monitoração contínua, junto ao leito, do fluxo sanguíneo ao cérebro.

Risco de Complicações de Abstinência de álcool

Definição

Descreve um indivíduo que apresenta, ou está em alto risco de apresentar, complicações da abstinência do álcool (p. ex., *delirium tremens*, hiperatividade autonômica, convulsões, alucinação alcoólica e hipertensão).

Dicas da Carpenito

Há cerca de 8 milhões de pessoas dependentes de álcool nos Estados Unidos. Aproximadamente 500 mil episódios de abstinência grave ocorrem anualmente, suficientes para exigir tratamento farmacológico (Hoffman & Weinhouse, 2015).

O *delirium tremens* está associado a uma taxa de mortalidade de até 5%. A morte resulta, normalmente, de arritmia, doenças complicadoras, como pneumonia, ou falha na identificação de um problema subjacente que levou à cessação do uso de álcool, como pancreatite, hepatite, ou lesão ou infecção do sistema nervoso central. Ter muita idade, doença pulmonar preexistente, temperatura corporal central superior a 40°C ou doença hepática coexistente estão associados a um risco maior de mortalidade (Hoffman & Weinhouse, 2015).

Populações de alto risco

(Hoffman & Weinhouse, 2015)

- História de uso continuado do álcool.
- História prévia de *delirium tremens*.
- Idade superior a 30 anos.
- Presença de uma doença concomitante.
- Abstinência significativa do álcool na presença de um nível alto de etanol.
- Período maior (mais de 2 dias) entre a última bebida e o aparecimento da abstinência.

Resultados colaborativos

O indivíduo será monitorado quanto aos sinais e sintomas iniciais de abstinência do álcool e receberá intervenções colaborativas, quando indicadas, para restaurar a estabilidade fisiológica.

Indicadores de estabilidade fisiológica

- Ausência de atividade convulsiva.
- Calmo, orientado.
- Temperatura entre 36,6 e 37,5°C.
- Pulso 60 a 100 bpm.
- Pressão arterial > 90/60, < 140/90 mmHg.
- Ausência de relatos de alucinações.
- Ausência de tremores.

Intervenções e justificativas

Com cuidado, tentar determinar se o indivíduo abusa de álcool

- Consultar a família sobre sua percepção do consumo de álcool. Explicar por que há necessidade de informações exatas.

    Justificativa: *É essencial identificar pessoas de alto risco para que possam ser evitados sintomas potencialmente fatais de abstinência.*

Diante da confirmação de abuso de álcool, obter a história de abstinências anteriores

- *Delirium tremens*.
- Convulsões.

Manter o acesso venoso em funcionamento contínuo

J: *Isso pode ser necessário para repor líquidos e dextrose, administrar bólus de tiamina, benzodiazepínico e sulfato de magnésio. Clordiazepóxido e diazepam não devem ser administrados IM devido à imprevisibilidade de absorção.*

Monitorar os sinais vitais pelo menos a cada duas horas

J: *Indivíduos em abstinência apresentam frequência cardíaca, respirações e febre altas. Aqueles com* delirium tremens *podem ter febre baixa. Uma temperatura retal acima de 37,7°C indica possível infecção.*

Observar o aparecimento de sintomas menores de abstinência (Hoffman & Weinhouse, 2015)

- Insônia.
- Tremor.
- Ansiedade leve.
- Indisposição gastrintestinal, anorexia.
- Cefaleia.
- Diaforese.
- Palpitações.

J: *Sintomas leves de abstinência resultam de hiperatividade do SNC. Ocorre abstinência entre 6 e 96 horas após parar de beber. Ela pode ocorrer em pessoas consideradas "bebedores sociais" (177 mL de álcool diariamente, durante 3 a 4 semanas). Os padrões da abstinência podem parecer os dos episódios anteriores. Padrões convulsivos diferentes dos ocorridos em episódios anteriores podem indicar outra patologia subjacente (Hoffman & Weinhouse, 2015).*

Se suspeitado abuso de álcool, e/ou pequenos sintomas de abstinência forem investigados, informar ao médico ou enfermeiro para início de terapia com benzodiazepínicos, com a dose determinada pelos achados da investigação

J: *As exigências de benzodiazepínicos na abstinência de álcool são muito variáveis e específicas do indivíduo. Horários fixos podem causar sedação excessiva ou abaixo do esperado.*

Obter uma história completa dos fármacos prescritos e não prescritos consumidos

J: *A abstinência de benzodiazepínico ou barbitúrico pode simular a de álcool e complicar o quadro (Hoffman & Weinhouse, 2015).*

Observar o aparecimento dos efeitos desejados da terapia com benzodiazepínicos

- Alívio dos sintomas de abstinência.
- Sono tranquilo, mas a pessoa pode ser acordada.

   J: *Benzodiazepínicos de longa ação são os fármacos de escolha no controle da abstinência, a não ser em pessoas com disfunção hepática. Neste caso, o lorazepam com meia-vida mais curta e a ausência de metabólitos ativos com oxazepam podem prevenir os efeitos prolongados se ocorrer sedação excessiva.*

Monitorar a ocorrência de convulsões por abstinência

- Ver também *Risco de Complicações de Convulsões*.

   J: *Podem ocorrer convulsões por abstinência entre 6 e 96 horas após parar de beber. Elas costumam ser do tipo grande mal e não focais, durar minutos ou menos e ocorrer de forma isolada ou em grupos de 2 a 6.*

Monitorar a ocorrência de estado epiléptico e intervir imediatamente. Seguir o protocolo institucional para emergências

   J: *O estado epiléptico coloca a vida em risco se não controlado de imediato com diazepam EV. Monitorar e determinar o surgimento de alucinose alcoólica. As alucinações costumam ser visuais, ainda que possam ocorrer fenômenos táteis e auditivos. A pessoa sente que as alucinações não são reais e tem consciência do que a cerca.*

   J: *A alucinose alcoólica é o mesmo que* delirium tremens. *"Alucinose alcoólica refere-se a alucinações que se desenvolvem em 12 a 24 horas da abstinência e que se resolvem em 24 a 48 horas (que constitui o momento mais precoce de aparecimento costumeiro do* delirium tremens*). Diferentemente do* delirium tremens*, a alucinose alcoólica não está associada com turvação global dos sentidos, mas com alucinações específicas, e os sinais vitais costumam estar normais"* (Hoffman & Weinhouse, 2015).

Monitorar a ocorrência de *delirium tremens*

- Componente de *delirium* (alucinações vívidas, confusão, desorientação extrema e níveis oscilantes de consciência).

Estimulação hiperadrenérgica extrema (taquicardia, hipertensão ou hipotensão, tremor extremo, agitação, diaforese e febre)

   J: *O* delirium tremens *aparece do terceiro ao quinto dias após cessar a bebida e pode persistir por até sete dias* (Hoffman & Weinhouse, 2015).

Monitorar a condição hídrica e eletrolítica

   J: *Uma abstinência alcoólica significativa pode ter um impacto grave sobre a condição hídrica e eletrolítica* (Hoffman & Weinhouse, 2015).

- Hipovolemia.

   J: *Resulta de hipertermia, vômito e taquipneia.*

- Hipocalemia.

   J: *Resulta de perdas renais e extrarrenais.*

- Hipomagnesemia.

   J: *A etiologia é desconhecida, mas pode predispor a arritmia e convulsões.*

- Hipofosfatemia.

   J: *Pode decorrer de desnutrição; se grave, pode contribuir para sangramento.*

ALERTA CLÍNICO Antes do atendimento, orientar os auxiliares da equipe e estudantes para relatarem o que segue ao enfermeiro que cuida do paciente:

- Insônia.
- Tremores observados.
- Ansiedade leve.
- Queixas de indisposição gastrintestinal, apetite diminuído.
- Cefaleia.
- Diaforese.

Risco de Complicações de Convulsões

Definição

Descreve um indivíduo que apresesenta, ou está em alto risco de apresentar, episódios paroxísticos de contração muscular involuntária (tônus) e relaxamento (clônus).

> **Dicas da Carpenito**
> O abuso de álcool é uma das causas mais comuns de convulsões em adolescentes e adultos. As convulsões, quase sempre tônico-clônicas generalizadas, ocorrem em cerca de 10% dos adultos durante uma abstinência. Ocorrem múltiplas convulsões em cerca de 60% dessas pessoas. A primeira convulsão ocorre entre 7 horas e 2 dias após a última bebida, e o tempo entre a primeira e a última convulsões costuma ser de 6 horas ou menos (Hoffman & Weinhouse, 2015). Menos de metade dos casos de epilepsia têm uma causa identificável (Schachter, 2015).

Populações de alto risco

> **Dicas da Carpenito**
> "Menos de metade dos casos de epilepsia têm uma causa identificável" (Schachter, 2015).
> "É possível que a epilepsia, na maioria desses indivíduos, seja determinada geneticamente" (Schachter, 2015). Algumas convulsões são provocadas e, por isso, podem ocorrer no cenário de desequilíbrio metabólico, abstinência de drogas ou álcool e distúrbios neurológicos agudos, como AVE ou encefalite. Esses pacientes não são vistos como portadores de epilepsia, pois se acredita que essas convulsões não tornarão a acontecer na ausência da provocação (Fisher et al., 2014).

- História familiar de distúrbio convulsivo.
- Malformações cerebrais congênitas.
- Erros do inatos metabolismo.
- Lesões do córtex cerebral.
- Lesão encefálica.
- Distúrbio infeccioso (p. ex., meningite).
- Distúrbio circulatório cerebral (p. ex., paralisia cerebral, AVE).
- Tumor cerebral.
- *Overdose* ou abstinência de álcool; ver *Risco de Complicações de Abstinência de álcool*.
- *Overdose* de drogas (p. ex., cocaína).
- Pós-AVE.
- Abstinência repentina de alguns fármacos ansiolíticos ou antidepressivos, como benzodiazepínicos, barbitúricos e antidepressivos tricíclicos.
- Medicamentos (*overdose*, abstinência abrupta), como teofilina, meperidina, antidepressivos tricíclicos, fenotiazinas, lidocaína, quinolonas, penicilinas, inibidores seletivos da recaptação da serotonina, isoniazida, anti-histamínicos, ciclosporina, interferons, lítio.
- Desequilíbrios eletrolíticos (p. ex., hipocalcemia, deficiência de piridoxina).
- Hipoglicemia como uma complicação do diabete melito.
- Febre alta.
- Eclâmpsia.
- Anormalidades metabólicas (p. ex., renal, hepática, eletrolítica).
- Doença de Alzheimer ou outra doença cerebral degenerativa em pessoas idosas.
- Envenenamento (p. ex., mercúrio, monóxido de carbono).

Resultados colaborativos

O indivíduo será monitorado quanto aos sinais e sintomas iniciais de atividade convulsiva e receberá intervenções colaborativas, quando indicadas, para restaurar a estabilidade fisiológica.

Indicadores de estabilidade fisiológica

- Ausência de atividade convulsiva.

> **Alerta clínico** "Convulsões e epilepsia não são a mesma coisa. Uma convulsão epiléptica é uma ocorrência transitória de sinais e/ou sintomas em razão de atividade neuronal excessiva ou sincrônica anormal no cérebro. A epilepsia é uma doença caracterizada por uma predisposição resistente a gerar convulsões epilépticas e pelas consequências neurobiológicas, cognitivas, psicológicas e sociais dessa condição. Traduzindo: a convulsão é um evento e a epilepsia é uma doença que envolve convulsões não provocadas e recorrentes" (Fisher et al., 2014).

Intervenções e justificativas

Determinar se o indivíduo sente uma aura antes do início de atividade convulsiva. Em caso positivo, solicitar que ele informe, de imediato, a equipe de enfermagem e, se estiver de pé, que sente ou deite

J: *Isso pode evitar lesões por queda ou batida de cabeça em objetos.*

Ocorrendo atividade convulsiva, observar ou obter detalhes das testemunhas e documentar o que segue (Hickey, 2014)

J: *Uma descrição abrangente e precisa da convulsão pode auxiliar o médico/assistente/enfermeiro no controle anticonvulsivo apropriado de uma convulsão (Hickey, 2014).*

Comportamento anterior à convulsão

- Local de início da convulsão.
- Progressão e sequência da atividade.

J: *O local de início e a ordem de progressão são importantes para o diagnóstico das causas.*

- Tipo de movimentos: clônicos (descontrole), tônicos (enrijecimento).
- Contorção, virada de cabeça, distonia (espasmos musculares e torção de membros).
- Partes do corpo envolvidas (simétrica, unilateral, bilateral).
- Alterações no tamanho ou na posição das pupilas (abertas, girando, desviando-se).
- Alterações na pele (cor, temperatura, transpiração).
- Incontinência urinária ou intestinal.
- Duração.
- Inconsciência (duração).
- Comportamento após a convulsão.
- Fraqueza, paralisia após a convulsão.
- Sono após a convulsão (período pós-ictal).

J: *A progressão da atividade convulsiva pode ajudar a identificar seu foco anatômico.*

> **ALERTA CLÍNICO** Uma elevada proporção (25%) de novas convulsões ocorre em pessoas com mais de 65 anos de idade, e quase 25% de todas as pessoas com epilepsia são idosas (Lawn et al., 2013). As causas e as manifestações clínicas das convulsões e da epilepsia diferem nessa faixa etária e influenciam o método diagnóstico (Boggs, 2015). Lawn e colaboradores descobriram que idosos com convulsões de aparecimento recente tinham etiologias sintomáticas remotas, como lesão encefálica, lesões epileptogênicas ou anormalidades focais no EEG, e que a idade não era um fator independente.

Em idosos, investigar se há convulsões parciais ou focais (Boggs, 2015)

- Pode haver ou não perda da consciência.
- Sensações estranhas, fixação do olhar.
- Pequenas alterações comportamentais, lapsos de memória.
- Perda de tempo inexplicável.
- Confusão transitória.
- Movimentos musculares repentinos e descontrolados em um braço ou perna.
- Mastigação ou outros movimentos da boca ou da língua, ou puxar as roupas ou atrapalhar-se com elas sem motivo.
- Um olhar sem fixação, sem percepção aparente do que cerca a pessoa.
- Sensação repentina de medo, alegria ou rancor que surge sem motivo.
- Repetição de frase ou palavra.
- Uma alteração na visão ou uma alucinação (ver alguma coisa que não é real).
- Uma sensação de odor ou gosto, normalmente desagradável, que não tem origem em um objeto ou alimento real.
- Perda repentina de equilíbrio ou tontura.
- Após uma convulsão, a pessoa pode ficar desorientada por alguns minutos.

J: *Alterações associadas à idade no cérebro produzem convulsões que se apresentam de modo diferente nos idosos. Apenas 25% dos idosos com epilepsia apresentam convulsões tônico-clônicas (Boggs, 2015).*

Proporcionar privacidade durante e após a atividade convulsiva

J: *A privacidade resguarda o indivíduo de sentimentos de vergonha.*

Durante a atividade convulsiva, agir para garantir ventilação adequada (p. ex., afrouxar as roupas). Não tentar forçar via aérea ou colocar abaixador de língua quando os dentes estão cerrados

J: Movimentos clônico-tônicos fortes podem causar oclusão de via aérea. A inserção forçada na via aérea pode causar lesão.

Durante a atividade convulsiva, com delicadeza, orientar os movimentos para evitar lesão. Não tentar restringi-los

J: A imobilização física pode resultar em lesão musculoesquelética.

Se a pessoa estiver sentada quando ocorrer a atividade convulsiva, levá-la ao chão, se necessário, e colocar algo macio sob sua cabeça

J: Essas medidas ajudam a prevenir lesões.

Terminada a atividade convulsiva, posicionar o indivíduo de lado

J: Essa posição ajuda a evitar a aspiração de secreções.

Deixar a pessoa dormir após a atividade convulsiva; reorientá-la ao acordar

J: A pessoa pode ter amnésia; a reorientação a ajuda a recuperar o senso de controle e pode auxiliar na redução da ansiedade.

> **ALERTA CLÍNICO** "Estado epiléptico é uma condição resultante do fracasso dos mecanismos responsáveis pelo término da convulsão ou pelo início dos mecanismos, que leva a convulsões anormalmente prolongadas (após momento no tempo t1). É uma condição que pode ter consequências a longo prazo (após momento no tempo t2), incluindo morte neuronal, lesão neuronal e alteração das redes de neurônios, dependendo do tipo e da duração das convulsões" (Trinka et al., 2015).

Chamar rapidamente a equipe de resposta rápida se a convulsão se mantiver por mais de 2 minutos consecutivos, ou se o indivíduo apresentar duas ou mais convulsões generalizadas, sem uma total recuperação de consciência entre elas

- Iniciar protocolo:
  - Estabelecer via aérea.
  - Aspirar, se necessário.
  - Administrar oxigênio via cateter nasal.
  - Manter um acesso venoso.

J: O estado epiléptico é uma emergência médica com taxa de mortalidade de 10%. A respiração prejudicada pode causar hipóxia sistêmica e cerebral. A administração EV de anticonvulsivantes de ação rápida (p. ex., diazepam) é indicada (Hickey, 2014).

Manter a cama na posição baixa, com as laterais erguidas, forrando-as com cobertores

J: Essas medidas previnem lesão por queda ou trauma.

Se adequado, perguntar ao indivíduo, quando estável, a respeito de

- Quaisquer sensações estranhas, odores, movimentos que precedem uma convulsão, horário do dia, relatos de fadiga e confusão.

> **ALERTA CLÍNICO** Antes do atendimento, orientar os aulixiares da equipe e estudantes para relatarem o que segue ao enfermeiro que cuida do paciente:
>
> - Quaisquer sinais de atividade convulsiva.
> - Sem resposta de forma intermitente, olhares sem fixação.

Risco de Complicações de Pressão intracraniana aumentada

Definição

Descreve um indivíduo que apresenta, ou está em alto risco de apresentar, pressão aumentada (> 20 mmHg) exercida pelo líquido cerebrospinal (LCS) nos ventrículos do cérebro ou no espaço subaracnóideo.

Populações de alto risco
(Rangel-Castillo, Gopinath & Robertson, 2008; Smith & Amin-Hanjani, 2013)

Intracraniana (primária)
- Tumor cerebral.
- Edema cerebral (como na encefalopatia isquêmica hipóxica aguda, grande infarto cerebral, lesão encefálica traumática grave).
- Hemorragia intracerebral não traumática (rompimento de aneurisma e hemorragia subaracnóidea, hemorragia cerebral hipertensiva, hemorragia intraventricular).
- Acidente vascular encefálico (AVE) isquêmico.
- Hidrocefalia.
- Hipertensão intracraniana idiopática ou benigna.
- Hipertensão intracraniana idiopática (pseudotumor no cérebro).
- Outro (p. ex., pneumocefalia, abscessos, cistos).
- Meningite, encefalite.
- Estado epiléptico.

Extracraniana (secundária)
- Obstrução de via aérea.
- Hipóxia ou hipercarbia (hipoventilação).
- Hipertensão (dor/tosse) ou hipotensão (hipovolemia/sedação).
- Postura (rotação da cabeça).
- Obstrução de fluxo venoso de saída (p. ex., trombose venosa sinusal, compressão de veia jugular, cirurgia do pescoço).
- Hiperpirexia.
- Convulsões.
- Drogas e metabólica (p. ex., tetraciclina, rofecoxibe, sódio divalproex, intoxicação por chumbo).
- Alta altitude.
- Falência hepática (lesão maciça [hematoma], edema).
- Volume de sangue cerebral aumentado (vasodilatação).
- Absorção menor de LCS (p. ex., adesões de granulação aracnoide após meningite bacteriana).
- Maior produção de LCS (p. ex., papiloma do plexo coroide).

Resultados colaborativos

O indivíduo será monitorado quanto aos sinais e sintomas iniciais de aumento da pressão intracraniana (PIC) e receberá intervenções colaborativas, quando indicadas, para restaurar a estabilidade fisiológica.

Indicadores de estabilidade fisiológica
- PIC do adulto 5 a 15 mmHg (7,5 a 20 cmH$_2$O).
- Dispositivo de monitoração da PIC (p. ex., ventriculostomia).
- Pupilas isocóricas; fotorreagentes e acomodação.
- Movimentos extraoculares intactos.
- Pulso 60 a 100 bpm.
- Respirações: 16 a 20 respirações/min.
- Pressão arterial > 90/60, < 140/90 mmHg.
- Pressão de pulso estável (diferença entre leituras diastólicas e sistólicas).
- Ausência de náusea e vômitos.

Se consciente:
- Alerta, orientado, calmo ou ausência de mudanças no estado cognitivo habitual.
- Discurso adequado.
- Cefaleia leve a ausente.

Intervenções gerais e jutificativas

Manter o monitoramento da PIC conforme o protocolo
- Se usar dispositivo para monitorar a PIC (p. ex., ventriculostomia), consultar o manual de procedimentos quanto às orientações.

J: *Usa-se a ventriculostomia para monitorar a PIC e como acesso para drenagem do LCS, reduzindo a PIC.*

Monitorar o sistema quanto a funcionamento adequado pelo menos a cada 2 a 4 horas, e sempre que houver mudança na PIC, no exame neurológico e na eliminação do LCS

J: *O funcionamento do sistema de monitoração deve ser avaliado diante de suspeita de mau funcionamento.*

Imediatamente informar PIC aumentada

J: *"Valores de PIC superiores a 20 a 25 mmHg exigem tratamento na maioria das circunstâncias. Valores sustentados de PIC superiores a 40 mmHg indicam hipertensão intracraniana grave e com ameaça à vida" (Rangel-Castillo et al., 2008).*

Diferenciar pressão de perfusão cerebral (PPC) e PIC aumentada

J: *O prejuízo da perfusão cerebral resulta em redução do fluxo sanguíneo ao cérebro e aumento na PIC. A PPC pode ser prejudicada por um aumento na PIC, uma redução na pressão arterial ou uma combinação de ambos os fatores. Com autorregulação normal, o cérebro consegue manter um fluxo sanguíneo normal para ele (FSC). Após lesão, a capacidade do cérebro para pressionar a autorregulação pode estar ausente ou diminuída (Rangel-Castillo et al., 2008).*

Manter a oxigenação e a ventilação para conservar PaO_2 > 100, $PaCO_2$ 30 a 35

J: *Isso aumentará a oxigenação do tecido cerebral.*

Monitorar o aparecimento de sinais e sintomas de PIC
Investigar o seguinte (Escala de Coma de Glasgow) (Hickey, 2014):

- Melhor resposta de abertura ocular: espontaneamente, a estímulos auditivos, a estímulos dolorosos ou ausência de reação.
- Melhor resposta motora: obedece a comandos verbais, localiza dor, flexão-recolhimento, flexão-descorticação, extensão-descerebração, ou ausência de reação.
- Melhor resposta verbal: orientado para pessoa, lugar e tempo; conversa confusa, discurso inadequado; sons incompreensíveis, ou ausência de reação.

J: *Deficiências de suprimento de sangue ao cérebro que resultam de hemorragia, hematoma, edema cerebral, trombo ou embolia comprometem o tecido cerebral. Essas respostas avaliam a capacidade do indivíduo para integrar comandos a movimentos conscientes e involuntários. O enfermeiro pode investigar a função cortical mediante avaliação da abertura dos olhos e da resposta motora. A ausência de resposta pode indicar dano ao mesencéfalo.*

Investigar a ocorrência de mudanças nos sinais vitais

- Mudanças no pulso: frequência desacelerante para 60 bpm, ou menos, ou frequência em aumento para 100 bpm ou mais.

  J: *A bradicardia é um sinal posterior de isquemia do tronco encefálico. A taquicardia pode indicar isquemia hipotalâmica e descarga simpática.*

- Irregularidades respiratórias: frequência desacelerando, com períodos maiores de apneia.

  J: *Os padrões respiratórios variam, dependendo do local do prejuízo. A respiração de Cheyne-Stokes (um aumento gradativo seguido de uma redução gradativa, e depois um período de apneia) indica dano ao hemisfério cerebral, ao mesencéfalo e à ponte superior. Ocorre hiperventilação neurogênica central com lesões no mesencéfalo e na ponte superior. A respiração atáxica (irregular, com sequência aleatória de respirações profundas e pouco profundas) indica disfunção na ponte. Hipoventilação e apneia ocorrem com lesões na medula (Hickey, 2014).*

- Pressão arterial em elevação e/ou pressão de pulsos ampliada.
- Bradicardia, pressão arterial sistólica aumentada e pressão de pulso aumentada.

  J: *Esses são sinais tardios (conhecidos como resposta de Cushing) de isquemia do tronco encefálico que leva à herniação cerebral (Hickey, 2014).*

Investigar respostas pupilares

J: *Mudanças indicam pressão nos nervos oculomotor ou óptico.*

- Investigar as pupilas, com luz focalizada forte para avaliar tamanho, configuração e resposta à luz. Comparar ambos os olhos quanto a similaridades e diferenças.

  J: *O nervo oculomotor (nervo craniano III), no tronco encefálico, regula as respostas pupilares.*

- Avaliar o olhar fixo para determinar se está conjugado (emparelhado, trabalhando em conjunto) ou se os movimentos dos olhos estão anormais.

    J: *A movimentos conjugados dos olhos são regulados a partir de setores do córtex e do tronco encefálico.*

- Avaliar a capacidade dos olhos de aduzir e abduzir.

    J: *O nervo craniano VI, ou nervo abducente, regula a abdução ou a adução dos olhos. O nervo craniano IV, ou nervo troclear, também regula o movimento dos olhos.*

- Observar quaisquer outros sinais e sintomas:
    - Vômitos.

    J: *Os vômitos ocorreem por pressão na medula, que estimula o centro do vômito no cérebro.*

    - Cefaleia: constante, aumentando em intensidade ou agravada pelo movimento.
    - Esforço.

    J: *A compressão do tecido neural aumenta a PIC e causa dor.*

    - Mudanças sutis (p. ex., letargia, inquietação, respiração forçada, movimentos sem propósito, alterações no estado mental).

    J: *Esses podem ser os primeiros sinais indicativos de alterações na pressão craniana.*

Elevar a cabeceira da cama 20 a 30°, a não ser que haja contraindicação (p. ex., hipovolemia)

J: *Uma leve elevação da cabeceira da cama até 30° melhora o fluxo de saída venoso da jugular, reduz a congestão cerebrovascular e baixa a PIC. Em indivíduos hipovolêmicos, isso pode estar associado a uma queda na pressão arterial e a uma queda geral na PPC. Inicialmente, deve-se cuidar para excluir uma hipovolemia. A posição depende muito do tipo de cirurgia realizada e do método usado, devendo sempre ser esclarecida antes do reposicionamento (Hickey, 2014).*

Manter o equilíbrio negativo de líquidos

- Com cuidado, monitorar a condição hídrica; avaliar a ingestão e a eliminação de líquidos, a osmolalidade sérica e a densidade específica e a osmolalidade da urina.

    J: *Reduções significativas do volume intravascular normal podem influenciar, de forma adversa, a PIC e/ou a perfusão cerebral. Um volume intravascular aumentado elevará a pressão craniana; já um volume diminuído reduzirá o débito cardíaco e a perfusão tissular cerebral (Hickey, 2014).*

Monitorar terapia líquida endovenosa (EV) (soluções salina hipertônica, manitol); com cautela, administrar líquidos EV com bomba infusora

J: *Uma administração cautelosa de líquidos EV é necessária para prevenir hidratação excessiva, que aumenta a PIC, bem como desidratação, que reduz a perfusão tissular cerebral.*

Monitorar a ocorrência de diabete insípido (Hickey, 2014)

- Mais de 200 mL/hora de débito urinário durante duas horas consecutivas.

    J: *O edema cerebral pode danificar a glândula hipófise ou o hipotálamo, onde é produzido o hormônio antidiurético (HAD). Isso resulta em HAD diminuído e no aparecimento de diabete insípido central em pessoas com lesão cerebral traumática (Hickey, 2014).*

Pode ocorrer desidratação de forma rápida e mais comprometimento da perfusão vascular cerebral. Há necessidade de ação imediata

Monitorar a temperatura. Conforme indicado, iniciar antipiréticos e manter térmicas de resfriamento, conforme prescrição/protocolos da instituição

J: *A febre aumenta a taxa metabólica em torno de 10 a 13%, por grau Celsius, sendo um vasodilatador potente. A dilatação dos vasos cerebrais induzida por febre pode aumentar o FSC e elevar a PIC. Deve ser evitada a febre, uma vez que ela aumenta a PIC, sendo um elemento preditor independente de resultado insatisfatório após lesão encefálica grave (Rangel-Castillo et al., 2008).*

Para indivíduos com lesão encefálica pós-traumática, consultar o médico ou o enfermeiro em relação à profilaxia contra convulsão (fenitoína)

J: *O risco de convulsões após trauma tem relação com a gravidade da lesão cerebral; ocorrem convulsões em 15 a 20% dos indivíduos com lesão encefálica grave. As convulsões aumentam a taxa metabólica do cérebro e a PIC. Profilaxia convulsivante é recomendada durante os sete primeiros dias após lesão cerebral grave (Rangel-Castillo et al., 2008).*

Evitar estas situações ou manobras capazes de aumentar a PIC (Hickey, 2014; Smith & Amin-Hanjani, 2013)
- Massagem na carótida.

    J: *A massagem na carótida desacelera a frequência cardíaca e reduz a circulação sistêmica, que é acompanhada de aumento repentino na circulação.*

- Flexão do pescoço ou rotação extrema do pescoço; quando entubado o paciente, não usar elemento de fixação que envolva a região.

    J: *Isso inibe a drenagem venosa da jugular, o que aumenta a congestão cerebrovascular e a PIC.*

- Estimulação anal digital, ato de segurar a respiração, esforçar-se.

    J: *Tais situações podem iniciar a manobra de Valsalva, que prejudica o retorno venoso, uma vez que comprime as veias jugulares, aumentando, assim, a PIC.*

- Flexão extrema dos quadris e joelhos.

    J: *A flexão aumenta a pressão intratorácica, que inibe a drenagem venosa jugular, aumentando a congestão cerebrovascular e, assim, a PIC.*

- Mudanças rápidas de posição.

Ensinar o paciente a expirar durante as trocas de posição

J: *Isso ajuda a prevenir a manobra de Valsalva.*

Consultar o médico ou o enfermeiro especialista sobre emolientes fecais, se necessário

J: *Esses emolientes evitam a constipação e o esforço ao defecar, o que pode desencadear a manobra de Valsalva.*

Manter um ambiente silencioso, calmo e com leve iluminação. Agendar diariamente vários períodos prolongados de repouso ininterrupto. Agrupar os procedimentos e as atividades necessários para minimizar interrupções

J: *Essas medidas promovem descanso e reduzem estímulos, o que pode ajudar a diminuir a PIC.*

Evitar realização sequencial de atividades que aumentem a PIC (p. ex., tosse, aspiração, reposicionamento, banho)

J: *Há pesquisas confirmando que essas atividades em sequência podem causar um aumento cumulativo da PIC (Hickey, 2014).*

Limitar o tempo de aspiração para 10 segundos de cada vez; hiperoxigenar o indivíduo antes e depois de aspirar

J: *Tais medidas ajudam a prevenir hipercapnia, a qual pode aumentar a vasodilatação cerebral e elevar a PIC, além de evitar hipóxia, que pode aumentar a isquemia cerebral.*

Consultar o médico ou o enfermeiro especialista sobre administração de lidocaína profilática antes de aspirar

J: *Essa medida pode ajudar a evitar hipertensão intracraniana aguda.*

> **ALERTA CLÍNICO** Antes do atendimento, orientar os auxiliares da equipe e estudantes para relatarem o que segue ao enfermeiro que cuida do paciente:
>
> - Mudanças na orientação.
> - Queixas de cefaleias novas ou piora de cefaleias.
> - Respostas lentas (fala, movimentos).
> - Vômitos.

RISCO DE COMPLICAÇÕES DE DISFUNÇÃO RENAL/URINÁRIA

Risco de Complicações de Disfunção renal/urinária
Risco de Complicações de Cálculos renais
Risco de Complicações de Insuficiência/Falência renal
Risco de Complicações de Retenção urinária aguda

Definição

Descreve um indivíduo que apresenta, ou está em alto risco de apresentar, várias disfunções renais ou do trato urinário.

Dicas da Carpenito

O enfermeiro pode utilizar este problema colaborativo genérico para descrever uma pessoa com risco de vários tipos de problemas renais ou urinários. Para tal indivíduo (p. ex., em unidade de tratamento intensivo, vulnerável a vários problemas renais/urinários), o uso de *Risco de Complicações de Disfunção renal/urinária* direciona o enfermeiro a monitorar a função renal e urinária, com base na investigação focalizada, para detectar e diagnosticar funcionamento anormal. O controle de enfermagem de uma complicação renal ou urinária específica é realizado sob o problema colaborativo aplicável à complicação específica. Por exemplo, um padrão de cuidados para um indivíduo que se recupera de uma cirurgia de *bypass* coronariano pode conter o problema colaborativo *Risco de Complicações de Disfunção renal/urinária*, direcionando o enfermeiro a monitorar o estado renal e urinário. Se surgir retenção urinária nesse indivíduo, o enfermeiro adicionará *Risco de Complicações de Retenção urinária* à lista de problemas, junto das intervenções de enfermagem específicas para o controle desse problema. Se os fatores de risco ou a etiologia não estiverem diretamente relacionados ao diagnóstico médico primário, o enfermeiro ainda os especificará no enunciado diagnóstico (p. ex., *RC de Insuficiência renal* relacionada à insuficiência renal crônica, em indivíduo que sofreu infarto do miocárdio).

Não esquecer que o enfermeiro deve diferenciar os problemas na função vesical que podem ser tratados basicamente como diagnósticos de enfermagem (p. ex., incontinência, retenção urinária crônica) dos que podem ser controlados com intervenções prescritas por enfermeiros e por médicos (p. ex., retenção urinária aguda).

Critérios significativos de investigação diagnóstica/laboratorial

(Methven, MacGregor, Traynor, O'Reilly & Deighan, 2010)

- Química sérica.
- Albumina, pré-albumina e soro (baixos na doença renal).
- Amilase (elevada na insuficiência renal).
- Ureia (elevada na insuficiência renal aguda ou crônica).
- Cálcio (reduzido na acidose urêmica).
- Cloreto (elevado na acidose tubular renal).
- Creatinina (elevada na doença renal).
- Magnésio (reduzido na nefrite crônica).
- pH, excesso de base, bicarbonato (reduzidos na acidose metabólica, elevados na alcalose metabólica).
- Fósforo (elevado na doença glomerular crônica, reduzido na acidose tubular renal).
- Potássio (elevado na insuficiência renal, reduzido na terapia diurética crônica, acidose tubular renal).
- Proteínas (totais, albumina, globulina) (reduzidas na síndrome nefrótica).
- Sódio (elevado na nefrite, reduzido na insuficiência renal crônica).
- Ácido úrico (elevado na insuficiência renal crônica).
- Hemograma completo.
- Hemoglobina (reduzida em distúrbios renais crônicos).
- MCHC (do inglês *mean corpuscular hemoglobin concentration* [concentração de hemoglobina corpuscular média]) normal ou reduzida na anemia por deficiência de ferro.
- MCV (do inglês, *mean corpuscular volume* [volume corpuscular médio]) normal ou reduzido na anemia por deficiência de ferro.
- Contagem de leucócitos (elevada na infecção aguda).
- Urina.
- Sangue.
  - Aguda – presente em cistite hemorrágica, cálculos renais, tumores na bexiga.
  - Crônica – dano glomerular.
- Contagem de leucócitos (elevada na infecção, obstrução). Obter amostra limpa.
- Creatinina (elevada na glomerulonefrite aguda/crônica, nefrite, reduzida na degeneração avançada dos rins).

- pH (diminuído na acidose metabólica, aumentado na alcalose metabólica).
- Densidade específica da urina (elevada na desidratação e reduzida na hidratação excessiva, na doença tubular renal).
- Mioglobina – presente em lesão muscular (medicamentos, trauma).
- Proporção proteína-creatinina (> 200 mg/g é positiva), ou proporção albumina-creatinina (> 30 mg/g é positiva). Obter amostra urinária aleatória.
- Sódio e osmolaridade da urina (o nível depende do tipo de lesão renal – aguda/crônica e local da lesão renal – pré-renal ou intrarrenal).
- Cultura e sensibilidade – positiva em infecção.
- Depuração de creatinina urinária em 24 horas – usada em situações clínicas instáveis para confirmar a depuração.
- Exames por imagem:
  - Tomografia computadorizada helicoidal sem contraste ou ultrassonografia.
  - Ultrassom renal – tamanho normal do rim de 9 a 10 cm.
  - Ressonância magnética para avaliar massa ou cisto.
  - Radiografia dos rins, dos ureteres, da bexiga – avaliação do tamanho geral e obstruções.
  - Biópsia renal – os diagnósticos especificam a doença renal para determinação das opções de tratamento.
  - Angiografia renal – avalia ocorrência de estenose.

Risco de Complicações de Cálculos renais

Definição

Descreve um indivíduo que apresenta, ou está em alto risco de desenvolver, uma concentração sólida de sais minerais no trato urinário.

Populações de alto risco

(Curhan, Aronson & Preminger, 2014)

- Leva à formação de cálculos de ácido úrico, já que uma urina ácida é vista em perda de bicarbonato (28, 31-35). Além da urina ácida, pacientes com gota e outros defeitos metabólicos podem ter redução da excreção de ácido úrico, ainda que costumem ser chamados de "subexcretores de ácido úrico".
- Os sintomas clássicos de nefrolitíase são incomuns. O diagnóstico é sugerido em paciente com infecções recorrentes do trato urinário, dor leve nos flancos ou hematúria, com um pH urinário persistentemente alcalino (> 7), comumente com múltiplos cristais de fosfato de amônia e magnésio, na sedimentação urinária.
- História de cálculos renais.
- História familiar de cálculos renais.
- Infecção urinária.
- Estase urinária, obstrução.
- Imobilidade.
- Hipercalcemia (alimentar).
- Aumento da absorção entérica de oxalato (p. ex., procedimentos de *bypass* gástrico, cirurgia bariátrica, síndrome do intestino curto).
- Medicamentos capazes de cristalizar na urina, como indinavir, aciclovir, sulfadiazina e triantereno.
- Uma baixa ingestão de líquidos está associada a aumento do risco de cálculos.
- Uma urina persistentemente ácida promove a precipitação de ácido úrico (p. ex., estados diarreicos crônicos, depleção volumétrica levam a uma urina ácida concentrada, ou com outros defeitos metabólicos, incluindo gota, diabete, resistência à insulina e obesidade).
- Cálculos de estruvita formam-se com infecção do trato urinário superior em razão de um organismo produtor de urease, como *Proteus* ou *Klebsiella*.
- Condições causadoras de hipercalcemia.
  - Hiperparatireoidismo.
  - Acidose tubular renal (redução do bicarbonato sérico).
  - Doença mieloproliferativa (leucemia, policitemia vera, mielomas múltiplos).
  - Excreção excessiva de ácido úrico.
  - Doença intestinal inflamatória.
  - Gota.
  - Desidratação.

Resultados colaborativos

O indivíduo será monitorado quanto aos sinais e sintomas iniciais de cálculos renais e receberá intervenções colaborativas, quando indicadas, para restaurar a estabilidade fisiológica.

Indicadores de estabilidade fisiológica

- Temperatura de 36,6 a 37,5°C.
- Débito urinário > 1.500 mL/24horas.
- Densidade específica da urina 1.005 a 1.030.
- Ureia 10 a 50 mg/dL.
- Urina transparente.
- Ausência de dor nos flancos.

Intervenções e justificativas

Monitorar o aparecimento de sinais e sintomas de cálculos

- Débito urinário aumentado ou diminuído.
- Sedimento na urina.
- Dor nos flancos ou na região lombar.
- Hematúria (com nefrolitíase sintomática e também frequentemente presente em indivíduos assintomáticos).
- Dor e distensão abdominais, náusea, vômitos, diarreia.
- Dor ou sensibilidade nos flancos, testículo ou lábio ipsilateral.
- Disúria e urgência (quando o cálculo está localizado no ureter distal).

J: *A obstrução na porção superior do ureter ou pélvico-renal leva a dor e sensibilidade nos flancos, ao passo que a obstrução no ureter inferior causa dor capaz de se irradiar ao testículo ou lábio ipsilateral (o mesmo lado do cálculo). Reflexos renointestinais estimulantes de cálculos podem causar sintomas gastrintestinais (Curhan et al., 2014). Cálculos no trato urinário podem causar obstrução, infecção e edema, manifestados por dor nos flancos/lombar, hematúria e disúria. Cálculos na pelve renal podem aumentar a produção de urina.*

Enviar urina para cultura e sensibilidade

- Enviar amostra de urina 24 horas para análise de cálcio, oxalato, fósforo e ácido úrico. Podem ser solicitados potássio, citrato, amônia, sulfato e magnésio urinários. Químicas séricas correspondentes (p. ex., bicarbonato e cálcio serão enviados simultaneamente ao laboratório).

Preparar a pessoa para raio X de rins, bexiga e ureter, urografia excretora, ressonância magnética (se grávida), ultrassom renal, tomografia computadorizada helicoidal sem contraste ou ultrassonografia, se indicado

J: *Há necessidade dos exames para determinar o tipo de cálculo e infecção (Zisman, Worcester & Coe, 2012).*

Filtrar a urina para obter uma amostra do cálculo; enviar amostras ao laboratório para análise

J: *Obter uma amostra do cálculo confirma a sua formação e possibilita uma análise de seus constituintes.*

Se o paciente tiver queixas de dor, consultar o médico ou o enfermeiro especialista a respeito de terapia mais potente (p. ex., narcóticos, antiespasmódicos)

J: *Os cálculos podem produzir dor intensa decorrente de espasmos e proximidade com o plexo nervoso.*

Acompanhar a dor, documentando localização, qualquer irradiação, duração e intensidade (usar uma escala de avaliação de 0 a 10)

J: *Essa medida ajuda a avaliar a movimentação dos cálculos.*

Orientar o indivíduo a aumentar a ingestão de líquidos se não houver contraindicação

J: *Uma ingestão maior de líquidos promove o aumento da micção, que pode facilitar a passagem dos cálculos e a eliminação de bactérias e sangue do trato urinário.*

Monitorar o aparecimento de sinais e sintomas de pielonefrite

- Febre, calafrios.
- Dor no ângulo costovertebral (dor nas costas constante e sem muita intensidade, abaixo da décima segunda costela).
- Leucocitose.

- Bactérias, sangue e pus na urina.
- Disúria, frequência.

   J: *A estase urinária ou irritação tissular pelos cálculos pode causar infecções do trato urinário. Os sinais e sintomas refletem vários mecanismos. As bactérias podem agir como pirogênios, elevando o termostato hipotalâmico por meio da produção de pirogênios endógenos, que podem ser mediados pelas prostaglandinas. Podem ocorrer calafrios quando o ponto de ajuste da temperatura do hipotálamo mudar rapidamente. A dor no ângulo costovertebral é consequência de distensão da cápsula renal. A leucocitose reflete o aumento de leucócitos para combater infecções por intermédio da fagocitose. Bactérias e pus na urina indicam infecção do trato urinário. As bactérias podem irritar o tecido da bexiga, causando espasmos e frequência (Grossman & Porth, 2014).*

Monitorar os sinais e sintomas iniciais de insuficiência renal
- Ver *Risco de Complicações de Insuficiência/Falência renal.*

Explicar a importância de seguir as instruções para os cuidados atuais e para prevenção ou minimização de risco de futura formação de cálculos
- Fornecer materiais informativos.

Risco de Complicações de Insuficiência/Falência renal

Definição

A insuficiência renal é um sinal precose de disfunção renal que pode decorrer de uma redução no fluxo sanguíneo aos rins causada por doença da artéria renal. O funcionamento renal adequado pode ser interrompido, porém, quando as artérias que fornecem sangue aos rins se estreitam, condição chamada de estenose arterial renal. Alguns pacientes com insuficiência renal podem não apresentar sintomas, ou têm apenas sintomas leves. Outros desenvolvem pressão arterial perigosamente elevada, disfunção renal, ou falência renal que requer diálise (Kovesdy, Kopple & Kalantar-Zadeh, 2015).

Os estágios da falência renal (Kovesdy et al., 2015)

Estágio 1
Taxa de filtração glomerular (TFG) > 90+
Função renal normal, porém os achados urinários ou anormalidades estruturais, ou traço genético, indicam doença renal. Observação, controle da pressão arterial.

Estágio 2
TFG > 60 a 89
Função renal levemente diminuída e outros achados (como no estágio 1) indicam doença renal. Observação, controle da pressão arterial e de fatores de risco.

Estágio 3A
TFG > 45 a 59

Estágio 3B
TFG > 30 a 44
Função renal moderadamente reduzida. Observação, controle da presssão arterial e de fatores de risco.

Estágio 4
TFG > 15 a 29
Função renal gravemente reduzida. Planejamento para falência renal terminal.

Estágio 5
TFG < 15 ou em diálise
Falência renal muito grave ou em estágio final (algumas vezes, chamada de falência renal estabelecida)

Populações de alto risco
(Grossman & Porth, 2014; Kovesdy et al., 2015)
- Idosos.

- Sexo.
- História familiar.
- Raça ou etnia.
- Fatores genéticos.
- Hiperlipidemia (elevação de gorduras no sangue).
- Hipertensão (pressão arterial elevada).
- Tabagismo.
- Diabete.
- Obesidade.
- Pessoas de alto risco.
    - Idosos.
    - Pacientes pós-cirúrgicos.
    - Trauma significativo.
    - Doença renal crônica subjacente.
- Necrose tubular renal por causas isquêmicas.
    - Uso excessivo de diuréticos.
    - Embolia pulmonar.
    - Queimaduras.
    - Trombose intrarrenal.
    - Rabdomiólise.
    - Infecções renais.
    - Estenose/trombose da artéria renal.
    - Peritonite.
    - Sepse.
    - Hipovolemia.
    - Hipotensão.
    - Insuficiência cardíaca congestiva.
    - Infarto agudo do miocárdio.
    - Aneurisma.
    - Reparo de aneurisma.
- Necrose tubular renal por toxicidade.
- Anti-inflamatórios não esteroides.
    - Gota (hiperuricemia).
    - Hipercalcemia.
    - Algumas drogas de rua (p. ex., PCP).
    - Infecção gram-negativa.
    - Meio de contraste radiológico.
    - Antibióticos aminoglicosídeos.
    - Agentes antineoplásicos.
    - Metano, tetracloreto de carbono.
    - Veneno de cobra, cogumelo venenoso.
    - Analgésicos do tipo fenacetina.
    - Metais pesados.
    - Inseticidas, fungicidas.
    - Diabete melito.
    - Hipertensão maligna.
    - Hemólise (p. ex., devido a reação a transfusão).

Resultados colaborativos

O indivíduo será monitorado quanto aos sinais e sintomas iniciais de insuficiência renal, com uma meta de prevenir ou minimizar dano crônico. Receberá intervenções colaborativas, quanto indicadas, para restaurar e/ou manter a estabilidade fisiológica.

Indicadores de estabilidade fisiológica

- Pressão arterial inferior a 120/80.
- Densidade específica da urina 1.005 a 1.030.
- Débito urinário > 0,5 mL/hora.
- Sódio da urina 40 a 220 mEq/L/24 horas (varia conforme ingestão alimentar, medicamentos).

- Ureia 20 a 40 mg/dL.
- Potássio sérico 3,8 a 5 mEq/L.
- Sódio sérico 135 a 145 mEq/L.
- Fósforo sérico 2,5 a 4,5 mg/dL.
- Liberação da creatinina sérica 100 a 150 mL/min (varia conforme idade, gênero e raça).
- Taxa de filtração glomerular 90 a 120 mL/min.

Intervenções e justificativas

Monitorar a ocorrência de hematúria e proteinúria (The Renal Association, 2013)

Hematúria visível (macroscópica) (comumente encaminhada logo à urologia ou nefrologia diante de suspeita de patologia renal aguda)

Hematúria invisível (microscópica), sem proteinúria, TFG > 60 mL/min/1,73 m²

- Idade > 40, em geral encaminhar à urologia (a idade recomendada pode variar localmente).
- Idade < 40, ou > 40, com investigações urológicas negativas, encaminhar à nefrologia.

Hematúria microscópica, com proporção proteína/creatinina > 50 mg/mmol

- Encaminhar à nefrologia quando as investigações urológicas forem negativas.
- Encaminhar à nefrologia.

> **ALERTA CLÍNICO** A TFG é comumente fundamentada no nível de creatinina sérica, idade, sexo e raça. Para pessoas afro-caribenhas, a TFG mostrou-se 21% mais alta com qualquer creatinina.
> A maioria dos relatos laboratoriais indica uma variação normal para pessoas brancas e negras (The Renal Association, 2013).

Monitorar o aparecimento dos primeiros sinais e sintomas de insuficiência renal

TFG acima de 90

- Densidade específica da urina elevada e sustentada; níveis elevados de sódio urinário.
- Eliminação urinária insuficiente e sustentada (< 30 mL/h), pressão arterial alta.
- Ureia, creatinina, potássio, fósforo séricos elevados; bicarbonato reduzido (CO_2), depuração da creatinina diminuída.
- Edema pendente (periorbital, podálico, pré-tibial, sacral).
- Noctúria.
- Letargia.
- Prurido.
- Náusea/vômitos.

J: *A hipovolemia e a hipotensão ativam o sistema renina-angiotensina, o que causa vasoconstrição periférica e reduz a taxa de filtração glomerular (fluxo sanguíneo). O resultado é aumento da reabsorção de sódio e água, com redução do débito urinário. A ureia também é reabsorvida. Se esse mecanismo adaptativo for inadequado, surge lesão renal aguda em decorrência de isquemia. O débito urinário continua baixo ou reduzido e a pressão arterial é elevada (Fazia, Lin & Staros, 2012). A excreção reduzida de ureia e creatinina na urina eleva os níveis de ureia e creatinina. O edema pendente é consequência de aumento da pressão hidrostática do plasma, de retenção de sal e água e/ou redução da pressão osmótica coloidal devido a perdas de proteína do plasma (Grossman & Porth, 2014).*

Informar o médico ou enfermeiro sobre as alterações na condição ou os resultados laboratoriais, que refletem piora da insuficiência/falência renal

Pesar o indivíduo diariamente pelo menos

- Garantir achados precisos, pesando todos os dias à mesma hora, na mesma balança e estando o indivíduo com a mesma quantidade de roupas.

J: *A pesagem diária e o registro da ingestão e eliminação ajudam a avaliar o equilíbrio hídrico e a orientar as recomendações para ingestão de líquidos.*

Manter registros detalhados da ingestão e eliminação de líquidos

Explicar as metas de controle hídrico ao indivíduo e à família

J: *A compreensão do indivíduo e da família pode reforçar a cooperação.*

Distribuir igualmente a ingestão diária de líquidos durante todo o dia e à noite

- Pode haver necessidade de combinar a ingestão de líquidos com a perda a cada 8 horas ou mesmo de hora em hora se o indivíduo apresentar desequilíbrio crítico.

  J: *Manter um equilíbrio hídrico constante, sem grandes oscilações, é essencial. Permitir que as toxinas se acumulem devido a uma hidratação insatisfatória pode causar complicações, como náusea e mudanças sensoriais.*

Estimular o indivíduo a expressar sentimentos; oferecer *feedback* positivo

J: *Restrições de líquidos e alimentos podem ser muito frustrantes. O apoio emocional pode ajudar a reduzir a ansiedade e a melhorar a adesão ao regime de tratamento.*

Consultar um nutricionista sobre o plano de líquidos e alimentos

J: *Considerações importantes no controle hídrico, que exigem atenção de especialista, incluem o conteúdo hídrico de alimentos não líquidos, a quantidade apropriada e tipo adequado de líquidos, preferências líquidas e conteúdo de sódio.*

Administrar medicamentos orais durante as refeições, sempre que possível

- Se os medicamentos precisarem ser administrados entre as refeições, oferecê-los com a menor quantidade de líquido necessária.

  J: *Isso evita o uso desnecessário de partes das porções de líquidos permitidas.*

Evitar, sempre que possível, infusão EV contínua de líquidos

- Diluir todos os fármacos EV na menor quantidade de líquido segura para essa administração.
- Usar pequenas bolsas EV e um controlador ou bomba de infusão EV, se possível, para prevenir infusão acidental de um grande volume de líquido.

  J: *Uma infusão extremamente exata de líquidos é necessária para evitar sobrecarga hídrica.*

Monitorar o aparecimento de sinais e sintomas de acidose metabólica

- Respirações rápidas e pouco profundas.
- Cefaleias.
- Náusea e vômitos.
- Baixo pH do plasma.
- Mudanças comportamentais, sonolência, letargia.

  J: *A acidose é o resultado da incapacidade renal de excretar íons de hidrogênio, fosfatos, sulfatos e corpos cetônicos. A perda de bicarbonato ocorre quando o rim reduz sua reabsorção. Hipercalemia, hiperfosfatemia e níveis reduzidos de bicarbonato agravam a acidose metabólica. O excesso de corpos cetônicos causa cefaleias, náusea, vômitos e dor abdominal. A elevação da frequência e profundidade respiratórias ocorre para aumentar a excreção de CO_2 e reduzir a acidose. Essa condição afeta o SNC e pode aumentar a irritabilidade neuromuscular devido à troca de hidrogênio e potássio nas células (Grossman & Porth, 2014).*

No caso de indivíduo com acidose metabólica, garantir uma ingestão calórica adequada, ao mesmo tempo em que limita a de gordura e proteína

- Consultar um nutricionista a respeito da dieta adequada.

  J: *Limitar gorduras e proteínas ajuda a evitar o acúmulo de derivados ácidos.*

Investigar o aparecimento de sinais e sintomas de hipocalcemia, hipocalemia e alcalose à medida que a acidose for corrigida

J: *A correção rápida da acidose pode causar excreção rápida de cálcio e potássio, bem como alcalose de rebote.*

Pode haver necessidade de diálise para corrigir a acidose metabólica

J: *O bicarbonato no dialisado tem uma concentração maior do que no soro. O bicarbonato é administrado durante a diálise para ajudar a corrigir a acidose. Soluções de bicarbonato podem ser ajustadas para atender às necessidades individuais (The Renal Association, 2013).*

Informar o médico ou enfermeiro a respeito da acidose metabólica

Monitorar o aparecimento de sinais e sintomas de hipernatremia com sobrecarga hídrica

- Muita sede.
- Efeitos no SNC que vão de agitação até convulsão.

J: *Ocorre hipernatremia em razão de ingestão excessiva de sódio ou débito aumentado de aldosterona. A água é retirada das células, levando à desidratação celular e produzindo sintomas no SNC. A sede é uma reação compensatória que visa à diluição de sódio.*

Manter as restrições de sódio prescritas

J: *A hipernatremia deve ser corrigida lentamente para minimizar a deterioração do SNC.*

Monitorar a ocorrência de desequilíbrios eletrolíticos

- Potássio.
- Cálcio.
- Fósforo.
- Sódio.
- Magnésio.

J: *Ver Risco de Complicações de Desequilíbrios eletrolíticos quanto a sinais e sintomas específicos e intervenções. A disfunção renal pode causar hipercalemia, hipernatremia, hipocalcemia, hipermagnesemia ou hiperfosfatemia. A terapia diurética pode causar hipocalemia ou hiponatremia.*

Monitorar o surgimento de sangramento gastrintestinal (GI)

J: *A contagem plaquetária insatisfatória e a fragilidade capilar associadas a níveis séricos elevados de dejetos nitrogenados podem agravar o sangramento. A heparinização necessária durante a diálise, nos casos de úlcera gástrica, também pode precipitar sangramento gastrintestinal.*

- Ver *Risco de Complicações de Sangramento GI para intervenções específicas.*

Monitorar a ocorrência de manifestações de anemia

- Dispneia.
- Fadiga.
- Taquicardia, palpitações.
- Intolerância ao frio.
- Palidez do leito ungueal e mucosas.
- Níveis baixos de hemoglobina e hematócrito.
- Facilidade para hematomas.

J: *A insuficiência renal crônica resulta em redução da produção de eritrócitos devido à produção diminuída de eritropoietina e menor tempo de sobrevida em razão de toxinas urêmicas elevadas.*

Orientar o paciente a usar escova de dentes macia e a evitar assoar o nariz com força, bem como evitar constipação e esportes de contato

J: *Prevenir trauma reduz o risco de sangramento e infecção.*

Demonstrar o método de pressão para controle do sangramento, se ocorrer

J: *A aplicação de pressão direta e constante em local de sangramento pode ajudar a prevenir perda excessiva de sangue.*

Monitorar possíveis manifestações de hipoalbuminemia (Deegens & Wetzels, 2011)

- Nível de albumina sérica < 3,5 g/dL; proteinúria (> 150 mg/24 horas).
- Formação de edema: podálico, facial, sacral.
- Hipovolemia (mais comum em níveis muito baixos, como < 1 m/dL, de albumina sérica).
- Níveis menores de hematócrito e hemoglobina no estágio avançado da doença.
- Hiperlipidemia.

J: *Ver Risco de Complicações de Balanço negativo de nitrogênio para mais informações e intervenções. Quando vaza albumina na urina devido a mudanças na barreira eletrostática glomerular ou diálise peritoneal, o fígado reage, aumentando a produção de proteínas do plasma. Quando a perda é grande, o fígado não consegue compensar, ocorrendo hipoalbuminemia.*

Monitorar o aparecimento de hipervolemia

- Diariamente, avaliar:
  - Peso.
  - Registros da ingestão e eliminação de líquidos.
  - Estertores pulmonares.
  - Circunferência das partes edemaciadas.
  - Dados laboratoriais: hematócrito, sódio sérico e proteína do plasma na albumina sérica específica.

  J: *À medida que a taxa de filtração glomerular se reduz e a massa de néfrons em funcionamento continua a diminuir, os rins perdem a capacidade de concentrar a urina e de excretar sódio e água, resultando em hipervolemia.*

Monitorar o aparecimento de sinais e sintomas de insuficiência cardíaca congestiva e débito cardíaco diminuído

- Aumento gradual da frequência cardíaca.
- Dispneia que aumenta.
- Sons e estertores respiratórios diminuídos.
- Pressão arterial sistólica baixa.
- Presença ou aumento das bulhas cardíacas B_3 e B_4.
- Ritmo de galope.
- Edema periférico.
- Veias do pescoço ingurgitadas.

  J: *A insuficiência cardíaca congestiva pode resultar de débito cardíaco aumentado, hipervolemia, arritmias e hipertensão, reduzindo a capacidade do ventrículo esquerdo de ejetar sangue, com subsequente débito cardíaco diminuído e aumento da congestão vascular pulmonar.*

Estimular a adesão a restrições hídricas rígidas: 800 a 1.000 mL/24 horas, ou débito urinário em 24 horas mais 500 mL

  J: *As restrições de líquidos baseiam-se no débito urinário. No indivíduo anúrico, a restrição costuma ser de 800 mL/dia, o que responde por perdas insensíveis pelo metabolismo, pelo trato gastrintestinal, pela transpiração e pela respiração.*

Colaborar com o médico, o enfermeiro especialista ou o nutricionista no planejamento de uma dieta adequada. Estimular a adesão a uma dieta com pouco sódio (2 a 4 g/dia)

  J: *As restrições de sódio devem ser ajustadas com base na excreção urinária de sódio.*

Se iniciada hemodiálise ou diálise peritoneal, seguir os protocolos da instituição

Risco de Complicações de Retenção urinária aguda

Definição

Descreve um indivíduo que apresenta, ou está em alto risco de apresentar, acúmulo anormal agudo de urina na bexiga e incapacidade de urinar devido a uma situação temporária (p. ex., estado pós-operatório) ou a uma condição reversível com cirurgia (p. ex., prostatectomia) ou a medicamentos.

Populações de alto risco
(Barrisford & Steele, 2014; Selius & Subedi, 2008)

Uma retenção urinária aguda costuma ser secundária a uma obstrução, mas também pode estar relacionada com trauma, medicamento, doença neurológica, infecção e, ocasionalmente, questões psicológicas.

- Estado pós-operatório (p. ex., cirurgia na área do períneo, baixo abdome).
- Estado pós-parto.
- Massas benignas (p. ex., fibroides).
- Tumores malignos da pelve, uretra ou vagina.
- Edema vulvar pós-parto.
- Ansiedade.
- Aumento da próstata, prostatite, câncer de próstata.
- Efeitos colaterais de medicamentos (p. ex., atropina, antidepressivos, anti-histamínicos).
- Estado pós-arteriograma.

- Obstrução de saída da bexiga (infecção, tumor, cálculos/pedra, constipação, constrição da uretra, abscesso perianal).
  - Prejuízo da capacidade de contração do destrusor (lesões na medula, doenças neurológicas progressivas, neuropatia diabética, acidentes vasculares encefálicos).
  - Malignidade – neoplasia da bexiga, outros tumores causadores de compressão da medula espinal.
  - Outras infecções – herpes genital, varicela-zóster, corpos estranhos infectados.

Resultados colaborativos

O indivíduo será monitorado quanto aos sinais e sintomas iniciais de retenção urinária aguda e receberá intervenções colaborativas para restaurar a estabilidade fisiológica.

Indicadores de estabilidade fisiológica

- Débito urinário < 1.500 mL/24 horas.
- Capaz de verbalizar enchimento da bexiga.
- Ausência de queixas de pressão no baixo abdome.

Intervenções e justificativas

Monitorar o paciente em pós-operatório quanto à retenção urinária

Justificativa: *Trauma do músculo destrusor e lesão aos nervos pélvicos durante a cirurgia podem inibir a função vesical. Ansiedade e dor podem causar espasmos dos esfíncteres reflexos. Edema do colo vesical pode também causar retenção. Sedativos e narcóticos podem afetar o SNC e a eficácia dos músculos lisos (Grossman & Porth, 2014; Urinary Retention, 2012).*

Monitorar a ocorrência de retenção urinária, palpando e percutindo a região suprapúbica em busca de sinais de distensão da bexiga (distensão em excesso, etc.)

- Orientar o indivíduo a informar desconforto vesical ou incapacidade de urinar.

J: *Esses problemas podem ser os primeiros sinais de retenção urinária.*

Se o indivíduo não urinar em 8 a 10 horas após cirurgia, ou apresentar queixas de desconforto vesical, fazer o seguinte

- Aquecer um urinol.
- Incentivar o paciente a sair da cama para usar o banheiro, quando possível.
- Orientar o homem a colocar-se em pé para urinar, quando possível. Se incapaz disso, ajudá-lo a sentar-se na lateral da cama.
- Abrir a torneira de uma pia à medida que ele tenta urinar.
- Derramar água morna sobre o períneo do paciente.

J: *Essas medidas ajudam a promover o relaxamento do esfíncter urinário e facilitam o ato da micção.*

Depois da primeira eliminação urinária após uma cirurgia, continuar a monitorar e estimular o indivíduo a urinar novamente em 1 hora

J: *A primeira micção não costuma esvaziar por completo a bexiga.*

Se o paciente não for capaz de urinar após 10 horas, seguir os protocolos de sondagem de alívio, conforme prescrição médica ou de enfermeiro especialista

- Levar em conta possível exame da bexiga para determinar se a quantidade de urina precisa de sondagem vesical.

J: *A sondagem de alívio é preferível à de demora, porque traz menos risco de infecção do trato urinário resultante de patógenos ascendentes. O exame da bexiga não constitui risco de infecção.*

Se a pessoa estiver urinando quantidades pequenas, usar sondagem de alívio; se o volume residual pós-micção for > 200 mL, deixar a sonda de demora. Avisar o médico ou o enfermeiro especialista

RISCO DE COMPLICAÇÕES DE DISFUNÇÃO RESPIRATÓRIA

Risco de Complicações de Disfunção respiratória
Risco de Complicações de Atelectasia, pneumonia
Risco de Complicações de Hipoxemia

Definição

Descreve um indivíduo que apresenta, ou está em alto risco de apresentar, muitos problemas respiratórios.

Dicas da Carpenito

O enfermeiro utiliza o problema colaborativo genérico *Risco de Complicações de Disfunção respiratória* para descrever uma pessoa com risco de vários tipos de problemas respiratórios e identificar o foco da enfermagem – monitorar o estado respiratório para detectar e diagnosticar funcionamento anormal. O controle de enfermagem de uma complicação respiratória específica é, assim, descrito sob o problema colaborativo apropriado para aquela complicação. Por exemplo, um enfermeiro que utiliza *Risco de Complicações de Disfunção respiratória* para um indivíduo que desenvolve, depois, hipoxemia, acrescentaria *Risco de Complicações de Hipoxemia* à lista de problemas desse indivíduo. Se os fatores de risco ou a etiologia não apresentarem relação direta com o diagnóstico médico primário, o enfermeiro adicionaria essa informação ao enunciado diagnóstico (p. ex., *Risco de Complicações de Hipoxemia* relacionado à DPOC em indivíduo com doença pulmonar obstrutiva crônica [DPOC] que apresenta problemas respiratórios após cirurgia gástrica).

No caso de uma pessoa vulnerável a problemas respiratórios devido a imobilidade ou excesso de secreções retidas, o enfermeiro aplica o diagnóstico de enfermagem *Risco de função respiratória ineficaz* relacionado à imobilidade, em vez de *Risco de Complicações de Disfunção respiratória*.

Critérios significativos de investigação diagnóstica/laboratorial

- pH do sangue (elevado na alcalose, reduzido na acidose).
- Valores da gasometria arterial:
  - pH (elevado na alcalinemia, reduzido na acidemia) (mais comumente chamados de alcalose e/ou acidose).
  - PCO_2 (elevado na doença pulmonar, reduzido na hiperventilação).
  - PO_2 (reduzido na doença pulmonar).
  - Conteúdo de CO_2 (elevado na DPOC, reduzido na hiperventilação).
- Esfregaço e cultura de escarro.
- Raio X do tórax.
- Angiografia pulmonar.
- Broncoscopia.
- Toracocentese.
- Testes de função pulmonar.
- Exames de ventilação/perfusão.
- Oximetria de pulso.
- Monitoração do CO_2 no final da expiração ($ETCO_2$).

Risco de Complicações de Atelectasia, pneumonia

Definição

Descreve um indivíduo que apresenta funcionamento respiratório prejudicado devido a colapso total ou parcial de um pulmão ou lobo de um pulmão, podendo resultar em pneumonia.[9]

Populações de alto risco

- Ventilação mecânica.
- Edema pulmonar.
- Deglutição prejudicada (risco aumentado de aspiração).

---

[9] O enfermeiro deve usar o diagnóstico de enfermagem *Risco de função respiratória ineficaz* para pessoas com alto risco de atelectasia e pneumonia, concentrando-se na prevenção. O problema colaborativo *RC de Atelectasia, pneumonia* aplica-se apenas quando ocorrer a condição.

- Respiração pouco profunda (em razão de dor abdominal ou fratura de costela).
- Condição pós-operatória (em especial, cirurgia abdominal ou torácica).
- Imobilização.
- Diminuição do nível de consciência.
- Dieta por sonda nasogástrica.
- Doença pulmonar crônica (DPOC, bronquiectasia, fibrose cística).
- Doença cardíaca, hepática ou renal crônicas.
- Diabete melito.
- Alcoolismo.
- Câncer.
- Asplenia.
- Condições de imunossupressão ou uso de medicamentos imunossupressores (nos três meses anteriores).
- Debilidade.
- Produção diminuída de surfactante.
- Compressão do tecido pulmonar (p. ex., em razão de câncer, distensão abdominal, obesidade, pneumotórax).
- Obstrução de via aérea.
- Capacidade prejudicada de tossir (p. ex., reflexo de tosse insatisfatório, fraco demais, ou presença de dor decorrente de cirurgia ou acidente recente), ou de tossir com vigor.

Presença de comorbidades, como doença cardíaca, pulmonar, hepática ou renal crônicas, diabete melito, alcoolismo, malignidades, asplenia, condições imunossupressoras ou uso de fármacos imunossupressores, ou ainda uso de antimicrobianos nos três meses anteriores (situação em que deve ser escolhida uma alternativa de classe diferente).

Dicas da Carpenito

Uma pneumonia pode ser classificada como adquirida na comunidade ou no hospital. O escore a seguir ajuda a determinar as pessoas que devem ser tratadas em casa ou hospitalizadas.

O CURB-65 usa cinco variáveis prognósticas (Lim et al., 2003):

- **Confusão** (com base em um exame mental específico ou desorientação para pessoa, lugar ou tempo).
- **U**reia > 40 mg/dL.
- **R**espiração: frequência respiratória ≥ 30 respirações/min.
- Pressão arterial (***B**lood pressure*): sistólica < 90 mmHg ou diastólica ≤ 60 mmHg.
- Idade > ≥ **65** anos.

"Os autores (Lim et al., 2003) do CURB-65 original sugerem que os pacientes com escore do CURB-65 de 0 a 1, que constituíram 45% do grupo original e 61% do grupo posterior, apresentavam baixo risco e poderiam ser tratados como pacientes ambulatoriais. Aqueles com escore 2 deveriam ser hospitalizados, e os pacientes com escore 3 ou mais, investigados para cuidados em unidade de tratamento intensivo (UTI), em especial com escore de 4 ou 5" (Bartlett, 2014).

Resultados colaborativos

Na seção a seguir, ( ) indica *monitorar atentamente os indivíduos com mais de 65 anos de idade*.

O indivíduo será monitorado quanto aos sinais e sintomas iniciais de atelectasia e/ou pneumonia e receberá intervenções colaborativas, quando indicadas, para restaurar a estabilidade fisiológica.

Indicadores de estabilidade fisiológica

- Alerta, calmo e orientado (dados básicos da pessoa).
- Frequência respiratória de 16 a 20 respirações/min.
- Respirações fáceis e ritmadas.
- Temperatura de 36,6 a 37,5°C.
- Sem mudança na cor habitual da pele.
- Oximetria de pulso > 95%.

Intervenções e justificativas

Avaliar o risco de mortalidade do indivíduo usando a escala CURB-65 (Bartlett, 2014; Lim et al., 2003)

- É dado um ponto pela presença de cada um dos seguintes (Lim et al., 2003):
  - **C**onfusão – estado mental alterado.
  - **U**remia – nível de ureia superior a 40 mg/dL.
  - **R**espiração: frequência respiratória – 30 respirações ou mais por minuto.
  - Pressão arterial (***B**lood pressure*) – sistólica inferior a 90 mmHg ou diastólica inferior a 60 mmHg.
  - Mais de **65** anos de idade.

Orientações atuais sugerem que as pessoas podem ser tratadas como pacientes ambulatoriais, ou podem precisar ser hospitalizadas, conforme seu escore CURB-65:

- Escore de 0 a 1 – tratamento como paciente ambulatorial.
- Escore de 2 – internação em unidade médica.
- Escore de 3 ou mais – internação em uma UTI.

Garantir que seja feita cultura sanguínea antes de iniciar qualquer antibiótico

- Fazer cultura de todos os locais com suspeita de infecção (urina, escarro, acessos invasivos).

    Justificativa: *Resultados insatisfatórios estão associados a terapia antimicrobiana inadequada ou inapropriada (i.e., tratamento com antibióticos em relação aos quais o patógeno mostrou-se, mais tarde, resistente in vitro). Estão também associados a atrasos para iniciar a terapia antimicrobiana, mesmo pequenos (p. ex., uma hora) (Schmidt & Mandel, 2012).*

> **ALERTA CLÍNICO** A cultura de sangue obtida após o início da terapia antibiótica pode não ser precisa. Uma pesquisa com indivíduos com choque séptico demonstrou que o momento de início da terapia antibiótica adequada era o preditor mais forte de mortalidade (Schmidt & Mandel, 2012).

Monitorar o aparecimento de sinais e sintomas de pneumonia, atelectasia

- Frequência respiratória aumentada > 24 respirações/min (taquipneia) (frequência de 45 a 70%).
- Febre (frequência de 80%) e calafrios (50%) (repentinos ou insidiosos).*
- Tosse produtiva com escarro mucopurulento.*
- Sons respiratórios diminuídos ou ausentes.
- Estertores ou crepitações (frequência de 30%).*
- Dor pleurítica no peito (frequência de 30%).
- Dispneia evidente.*

    J: *As bactérias podem agir como pirogênios, elevando o termostato hipotalâmico por meio da produção de pirogênios endógenos, que podem ser mediados pelas prostaglandinas. Podem ocorrer calafrios quando o ponto de ajuste da temperatura do hipotálamo mudar rapidamente. A febre alta aumenta as necessidades metabólicas e o consumo de oxigênio. O sistema respiratório prejudicado não consegue compensar, resultando em hipóxia tissular (Grossman & Porth, 2014). Nos idosos, a taquipneia com > 26 respirações/min é um dos primeiros sinais de pneumonia e costuma ocorrer entre 3 e 4 dias antes de um diagnóstico confirmado.*

- Letargia, alteração no estado mental.

    J: *Delirium ou mudanças no estado mental costumam ser encontradas na pneumonia de indivíduos idosos. O menor fluxo sanguíneo para o cérebro, o coração e os rins estimula barorreceptores, e a liberação de catecolaminas aumenta a frequência cardíaca/débito cardíaco, aumentando a vasoconstrição (Grossman & Porth, 2014).*

- Sintomas gastrintestinais (p. ex., náusea, vômitos, diarreia).

Monitorar exames laboratoriais e outros exames diagnósticos

- Leucócitos.

    J: *"A principal anormalidade em exame de sangue é a leucocitose (normalmente, entre 15.000 e 30.000 por mm³), com um desvio para a esquerda. Pode ocorrer leucopenia, o que costuma sugerir um prognóstico ruim" (Bartlett, 2014).*

- Raio X do tórax.

    J: *"A presença de um infiltrado em radiografia simples de tórax é considerada o padrão-ouro para o diagnóstico de pneumonia, quando sustentada por aspectos clínicos e microbiológicos" (Bartlett, 2014).*

    J: *Inflamação traqueobrônquica, função prejudicada da membrana alveolocapilar, edema, febre e aumento da produção de escarro perturbam a função respiratória e comprometem a capacidade do sangue de transportar oxigênio. A complacência reduzida da parede torácica nos idosos influencia a qualidade do esforço respiratório. Nessa população, a taquipneia (> 26 respirações/min) é um sinal inicial de pneumonia, comumente ocorrendo 3 a 4 dias antes de um diagnóstico confirmado. Delirium, ou mudanças no estado mental costumam ser encontradas na pneumonia de indivíduos idosos (Grossman & Porth, 2014).*

Avaliar a eficácia dos supressores da tosse e dos expectorantes

J: *A tosse seca e dolorosa interfere no sono e afeta a energia. Entretanto, supressores da tosse devem ser usados com cautela, visto que uma supressão total do reflexo da tosse pode levar à atelectasia, impedindo a movimentação de secreções traqueobrônquicas.*

Monitorar o aparecimento de sinais e sintomas de choque séptico

J: Infecções bacterianas são a causa mais comum de sepse. A infecção pode começar em qualquer local por onde entram bactérias ou outros agentes infecciosos no organismo. A sepse pode ser causada por laceração da pele, apendicite, pneumonia ou infecções do trato urinário (Grossman & Porth, 2014).

- Temperatura corporal alterada (> 38 ou < 36°C).
- Hipotensão (140/90, < 90/60 mmHg; PAM < 70; PVC < 11).
- Diminuição do nível de consciência.
- Pulso fraco e rápido.
- Respirações rápidas e pouco profundas ou CO_2 < 32.

J: Saturação de oxigênio diminuída, conforme mostrado na oximetria de pulso.

- Pele fria e pegajosa.
- Oligúria (débito urinário < 0,5 mL/kg/h).

J: O choque séptico é uma síndrome da resposta inflamatória sistêmica (SRIS) associada à infecção por microrganismos, resultando em anormalidades de hipotensão e perfusão, apesar da reanimação com líquidos ou de vasopressores.

> **ALERTA CLÍNICO** Há necessidade de ação imediata; chamar a equipe de resposta rápida.

- Ver *Risco de Complicações de Síndrome da resposta inflamatória sistêmica (SRIS)/Sepse*.
- Avaliar se a pessoa fez a vacina da gripe e, se indicado, fazer as vacinas Pneumovax e Prevnar. Se a pessoa está estável, as vacinas podem ser administradas no hospital, de acordo com protocolos.

J: Isso aumentou a possibilidade de vacinações.

Risco de Complicações de Hipoxemia

Definição

Descreve um indivíduo que apresenta, ou está em alto risco de apresentar, saturação insuficiente do oxigênio do plasma (PO_2 inferior ao normal para a idade) devido a hipoventilação alveolar, *shunt* pulmonar ou desequilíbrio na ventilação-perfusão.

Populações de alto risco

- Doença pulmonar obstrutiva crônica.
- Asma.
- Lesão pulmonar aguda.
- Sepse.
- Pneumotórax.
- Derrame pleural.
- Pneumonia.
- Atelectasia.
- Edema pulmonar.
- Síndrome da angústia respiratória do adulto.
- Depressão do sistema nervoso central.
- Distúrbios da medula ou da coluna vertebral.
- Síndrome de Guillain-Barré.
- Miastenia grave.
- Distrofia muscular.
- Obesidade.
- Movimento comprometido da parede torácica (p. ex., trauma).
- *Overdose* de drogas.
- Traumatismo encefálico.
- Quase afogamento.
- Traumas múltiplos
- Anemia e/ou hipovolemia.
- Embolia pulmonar.

Resultados colaborativos

O indivíduo será monitorado quanto aos sinais e sintomas iniciais de hipoxemia e receberá intervenções colaborativas, quando indicadas, para restaurar a estabilidade fisiológica.

Indicadores de estabilidade fisiológica

- pH sérico: 7,35 a 7,45.
- $PaCO_2$: 35 a 45.
- PaO_2: 80 a 100.
- Pulso: ritmo regular, frequência de 60 a 100 bpm.
- Respirações: 16 a 20 respirações/min.
- Pressão arterial: < 140/90, > 90/60 mmHg (PAM > 70; PVC > 11).
- Débito urinário > 30 mL/h (uso de um volume-padrão baseado no peso, p. ex., > 0,5 mL/kg/h).

Intervenções e justificativas

Monitorar o aparecimento de sinais de desequilíbrio acidobásico

- Análise de gasometria arterial: pH < 7,35, $PaCO_2$ > 48 mmHg.

  J: *A análise da gasometria arterial auxilia a avaliar a troca de gases nos pulmões. Na DPOC leve a moderada, o paciente pode apresentar nível normal de $PaCO_2$ à medida que os quimiorreceptores na medula reagem ao aumento da $PaCO_2$, aumentando a ventilação. Na DPOC grave, o paciente não consegue sustentar a ventilação aumentada, e o valor de $PaCO_2$ aumenta lentamente (Grossman & Porth, 2014).*

- Pulso aumentado e irregular e frequência respiratória elevada no início, seguida de frequência reduzida.

  J: *Surge acidose respiratória em consequência de retenção excessiva de CO_2. O paciente com acidose respiratória por doença crônica, no começo, tem frequência cardíaca e respirações aumentadas, em uma tentativa de compensar a oxigenação diminuída. Depois de um tempo, ele respira mais devagar e com expiração prolongada. Finalmente, o centro respiratório pode parar de reagir aos níveis elevados de CO_2, e a respiração pode parar repentinamente (Grossman & Porth, 2014).*

- Mudanças no estado mental (sonolência, irritabilidade, ansiedade).

  J: *Essas alterações resultam de hipóxia do tecido cerebral.*

- Débito urinário diminuído (< 0,5 mL/h), pele fria, pálida ou cianótica.

  J: *A resposta compensatória à redução do oxigênio circulante visa aumentar o oxigênio no sangue por meio do aumento das frequências cardíaca e respiratória, além de reduzir a circulação aos rins e extremidades (marcada por pulsos diminuídos e mudanças na pele) (Grossman & Porth, 2014).*

Administrar oxigênio a baixo fluxo (2 L/min), conforme a necessidade, por cateter nasal; quando indicado, aumentar gradualmente para manter a oximetria de pulso entre 90 e 92%

J: *A oxigenoterapia aumenta os níveis do oxigênio circulante. O uso de cateter, e não de máscara, pode ajudar a reduzir os medos de sufocação do indivíduo.*

Limitar o fluxo de O_2 a 1 a 2 L/min em pacientes com DPOC

J: *Concentrações elevadas de oxigênio reduzem o impulso respiratório, ocasionando hipoventilação com aumento de dióxido de carbono ($PaCO_2$).*

Avaliar os efeitos do posicionamento na oxigenação, usando como guia os valores da gasometria arterial

- Trocar a posição do paciente a cada duas horas, evitando posicionamentos que comprometam a oxigenação.

  J: *Essa medida promove a ventilação ideal.*

Garantir uma hidratação adequada

- Ensinar o paciente a evitar bebidas que desidratem (p. ex., bebidas com cafeína, suco de *grapefruit*).

  J: *Uma hidratação ideal ajuda a liquefazer as secreções. Evitar produtos lácteos.*

Assegurar uma nutrição adequada

- Ensinar o paciente a fazer refeições frequentes e pequenas.

  J: *Refeições frequentes e pequenas serão mais confortáveis, possibilitando maior ingestão alimentar. Os pacientes costumam ter falta de ar e fadiga quando se alimentam.*

Monitorar o aparecimento de sinais de insuficiência cardíaca do lado direito

- Pressão diastólica elevada.
- Veias do pescoço ingurgitadas.
- Edema.
- Pressão venosa central elevada.

J: *As causas da insuficiência cardíaca do lado direito são condições que impedem o fluxo sanguíneo aos pulmões. O coração precisa trabalhar com mais intensidade para bombear oxigênio por todo o corpo. A combinação da hipoxemia arterial com a acidose respiratória age localmente como um forte vasoconstritor dos vasos pulmonares. Isso provoca hipertensão arterial pulmonar, aumento da pressão sistólica ventricular direita e, por fim, hipertrofia e falência ventricular direita (Grossman & Porth, 2014).*

- Ver o diagnóstico de enfermagem *Intolerância à atividade*, na Seção 1, sobre técnicas específicas de adaptação para ensinar o paciente com insuficiência pulmonar crônica.

RISCO DE COMPLICAÇÕES DE EFEITOS ADVERSOS DA TERAPIA MEDICAMENTOSA[10]

Risco de Complicações de Efeitos adversos da terapia medicamentosa

Risco de Complicações de Efeitos adversos da terapia ansiolítica

Risco de Complicações de Efeitos adversos da terapia antiarrítmica

Risco de Complicações de Efeitos adversos da terapia anticoagulante

Risco de Complicações de Efeitos adversos da terapia anticonvulsivante

Risco de Complicações de Efeitos adversos da terapia antidepressiva

Risco de Complicações de Efeitos adversos da terapia anti-hipertensiva

Risco de Complicações de Efeitos adversos da terapia antineoplásica

Risco de Complicações de Efeitos adversos da terapia antipsicótica

Risco de Complicações de Efeitos adversos da terapia com adrenocorticosteroides

Risco de Complicações de Efeitos adversos da terapia com bloqueadores do canal de cálcio

Risco de Complicações de Efeitos adversos da terapia com inibidores da enzima conversora da angiotensina e com bloqueador do receptor de angiotensina

Risco de Complicações de Efeitos adversos da terapia com β-bloqueadores adrenérgicos

Risco de Complicações de Efeitos adversos da terapia diurética

Definição

Descreve um indivíduo que apresenta, ou está em alto risco de apresentar, efeitos ou reações potencialmente graves relacionados à terapia medicamentosa.

Nota da autora

O enfermeiro pode usar estes problemas colaborativos para descrever um indivíduo que apresenta, ou está em alto risco de apresentar, efeitos adversos graves da terapia medicamentosa. Diferentemente dos efeitos secundários, que são incômodos e desagradáveis mas raras vezes graves, os efeitos adversos são reações potencialmente graves, incomuns e inesperadas. Reações adversas a fármacos são reações tóxicas induzidas por substâncias. Exemplos de efeitos adversos incluem arritmias, úlceras gástricas, discrasias sanguíneas e reações anafiláticas. Exemplos de efeitos secundários incluem sonolência, boca seca, náusea e fraqueza. Esses efeitos, em geral, podem ser controlados mediante troca da dose, da forma, da via de administração ou da dieta, ou por uso de medidas preventivas, se o medicamento for mantido. Já os efeitos adversos costumam exigir a interrupção do medicamento. No plano de cuidados, não haverá um problema colaborativo para cada medicamento que o indivíduo utiliza. Rotineiramente, os enfermeiros ensinam os efeitos secundários dos medicamentos aos indivíduos e os monitoram como parte do

---

[10] Esta parte do livro pretende oferecer uma visão geral da responsabilidade dos enfermeiros para com os efeitos adversos das terapias medicamentosas. O leitor pode encontrar informações completas sobre cada fármaco em textos ou manuais de farmacologia.

padrão de cuidados de cada indivíduo. Esses problemas colaborativos são indicados para indivíduos com alto risco de efeitos ou reações adversas devido à duração da terapia, à alta previsibilidade de sua ocorrência, à gravidade potencial quando ocorrem e a uma história anterior de reação adversa. Os estudantes podem acrescentar esses problemas colaborativos aos planos de cuidados.

Populações de alto risco

- Terapia farmacológica prolongada.
- História de hipersensibilidade.
- História de reações adversas.
- Doses únicas ou diárias elevadas.
- Mudanças nas doses diárias.
- Medicamentos recentemente prescritos.
- Múltiplas terapias farmacológicas.
- Incapacidades físicas.
- Instabilidade mental.
- Insuficiência hepática.
- Insuficiência renal.
- Doença ou condição que aumente o risco de reação adversa específica (p. ex., história de úlcera gástrica).

Risco de Complicações de Efeitos adversos da terapia ansiolítica

Populações com alto risco de efeitos adversos

- Crianças.
- Idosos.
- Função hepática ou renal prejudicada.
- Psicose.
- Depressão.
- Gravidez ou aleitamento materno.
- Fraqueza muscular grave.
- Reservas pulmonares limitadas.

Resultados colaborativos

O indivíduo será monitorado quanto aos sinais e sintomas iniciais dos efeitos adversos da terapia ansiolítica e receberá intervenções colaborativas, quando indicadas, para restaurar a estabilidade fisiológica.

Indicadores

O indivíduo/família é capaz de informar sinais e sintomas que necessitem de relato imediato:

- Dispneia.
- Capacidade de julgamento prejudicada.
- Excitação paradoxal.
- Tremores.
- Fala arrastada.
- Confusão.

Intervenções e justificativas

(Arcangelo & Peterson, 2016)

Consultar também livro de farmacologia quanto a informações específicas sobre cada medicamento

Investigar se há contraindicações à terapia ansiolítica

- Hipersensibilidade.
- Consciência prejudicada.
- Função respiratória comprometida.
- Choque.
- Porfiria.
- História de abuso de drogas ou álcool (para benzodiazepínicos).
- Distúrbios neurológicos não diagnosticados.

- Glaucoma, íleo paralítico, hipertrofia prostática (para benzodiazepínicos).
- Gravidez ou aleitamento materno.
- Uso de álcool.
- Dor intensa e sem controle.
- Glaucoma de ângulo fechado.
- Depressão do sistema nervoso central.

Explicar os possíveis efeitos adversos

- Sistêmicos:
  - Hipersensibilidade (prurido, exantema, hipotensão).
  - Perda de cabelos.
  - Dependência de drogas.
  - Distúrbios do sono.
  - Sonolência.
  - Boca seca.
  - Visão turva.
  - Libido alterada.
  - Mudança no apetite.
  - Mudança de peso.
- Cardiovasculares:
  - Frequência cardíaca e pressão arterial reduzidas.
  - Taquicardia, bradicardia transitórias.
  - Edema.
- Sistema nervoso central:
  - Capacidade de julgamento prejudicada.
  - Excitação paradoxal.
  - Sonolência excessiva.
  - Tremores.
  - Tontura.
  - Fala arrastada.
  - Confusão.
  - Disfagia.
  - Cefaleia.
  - Ataxia.
  - Amnésia.
- Respiratórios:
  - Depressão respiratória.
- Hematológicos:
  - Leucopenia.
- Oftalmológicos:
  - Visão turva.
- Urogenitais:
  - Retenção de urina.
- Hepáticos:
  - Icterícia.

Monitorar o surgimento de efeitos adversos e reduzir sua gravidade

- Monitorar a existência de história de dependência a drogas.
- Avaliar o estado mental do indivíduo antes de administrar o fármaco. Consultar o médico ou o enfermeiro especialista se o indivíduo mostrar confusão ou sonolência excessiva.
- Avaliar o risco de lesão do indivíduo; ver *Risco de Lesão* para mais informações.
- Monitorar o aparecimento de sinais de *overdose* (p. ex., fala arrastada, sonolência contínua, depressão respiratória, confusão).
- Monitorar o aparecimento de sinais de tolerância (p. ex., aumento da ansiedade, estado de alerta).

Ensinar ao indivíduo e à família formas de prevenir ou reduzir a gravidade dos efeitos adversos

- Orientar o indivíduo a jamais interromper repentinamente o medicamento após uso prolongado.

  J: *A cessação repentina pode causar vômitos, tremores e convulsões.*

- Ensinar à família ou às pessoas próximas os sinais de *overdose* (p. ex., fala arrastada, sonolência contínua, depressão respiratória, confusão).
- Lembrar ao indivíduo e aos familiares que o álcool e outros sedativos potencializam a ação do medicamento.
- Orientar o indivíduo a evitar dirigir e realizar outras atividades perigosas, quando sonolento.
- Conversar sobre a possibilidade de tolerância e dependência de fármacos com uso prolongado.

Orientar o indivíduo e os familiares a informarem os seguintes sinais ou sintomas

- Fala arrastada.
- Sonhos vívidos.
- Sonolência contínua.
- Euforia.
- Confusão.
- Alucinações.
- Insuficiência respiratória.
- Dor de garganta.
- Hostilidade, raiva.
- Febre.
- Espasmos musculares.
- Aftas.

Risco de Complicações de Efeitos adversos da terapia antiarrítmica

Populações com alto risco de efeitos adversos

- Hipertensão.
- Diabete melito.
- Crianças.
- Idosos.
- Função hepática prejudicada.
- Função renal prejudicada.
- Cardiomegalia.
- Patologia pulmonar.
- Tireotoxicose.
- Doença vascular periférica.
- Anormalidades de condução atrioventricular.
- Insuficiência cardíaca congestiva.
- Hipotensão.
- Intoxicação por digitálico.
- Desequilíbrio de potássio.

Resultados colaborativos

O indivíduo será monitorado quanto aos sinais e sintomas iniciais dos efeitos adversos da terapia antiarrítmica e receberá intervenções colaborativas, quando indicadas, para restaurar a estabilidade fisiológica.

Indicadores

O indivíduo/família é capaz de identificar sinais e sintomas que necessitem de relato imediato:

- Palpitações.
- Tontura.
- Apreensão.

Intervenções e justificativas
(Arcangelo & Peterson, 2016)

Consultar também livro de farmacologia quanto a informações específicas sobre cada medicamento

Investigar se há contraindicações à terapia antiarrítmica

- Hipersensibilidade.
- Fibrilação ventricular (digoxina).
- Púrpura trombocitopênica.
- Miastenia grave.
- Insuficiências cardíaca, renal ou hepática.
- Bloqueio cardíaco (diltiazem, metoprolol, propranolol).
- Taquicardia ventricular (digoxina).

Explicar os possíveis efeitos adversos

- Sistêmicos:
  - Hipersensibilidade (erupções de pele, dificuldade respiratória, efeitos secundários intensificados).
  - Reação que lembra lúpus.
- Cardiovasculares:
  - Piora ou nova arritmia.
  - Hipotensão.
  - Cardiotoxicidade (complexo QRS ampliado > 25%, extrassístoles ventriculares, ondas P ausentes).
- Sistema nervoso central:
  - Tontura.
  - Apreensão.
- Hematológicos.
  - Agranulocitose.

Monitorar o surgimento de efeitos adversos e reduzir sua gravidade

- Estabelecer investigação dos parâmetros basais de pressão arterial, frequências cardíaca e respiratória, pulsos periféricos, sons pulmonares e ingestão e eliminação.

  J: *Esses dados basais facilitam a avaliação de reações adversas à farmacoterapia.*

- Informar qualquer desequilíbrio eletrolítico ou acidobásico, ou problemas de oxigenação.

  J: *Ocorre agravamento de arritmias por essas condições.*

- Suspender a dose e consultar o médico ou o enfermeiro especialista se o indivíduo apresentar queda significativa na pressão arterial, bradicardia, piora de arritmia ou nova arritmia após receber o medicamento.

  J: *Esses sinais podem indicar uma reação adversa.*

- Durante a administração parenteral, ter fármacos de emergência (p. ex., vasopressores, glicosídeos cardíacos, diuréticos) disponíveis e equipamento de reanimação nas proximidades; usar bomba de infusão com microgotas para assegurar a regulação atenta da velocidade do fluxo EV.

Ensinar ao indivíduo e à família formas de prevenir ou reduzir a gravidade dos efeitos adversos

- Ressaltar a importância do acompanhamento contínuo com o médico primário e/ou cardiologista.
- Salientar a necessidade de tomar o medicamento no horário e evitar "duplicar" as doses.

  J: *Uma agenda regular evita níveis tóxicos no sangue.*

- Orientar a ingerir os medicamentos com alimentos.

  J: *Isso pode ajudar a minimizar o desconforto gastrintestinal.*

- Ensinar a monitorar diariamente o pulso e a pressão arterial.

  J: *A monitoração criteriosa pode detectar sinais precoces de efeitos adversos.*

- Solicitar ao indivíduo que consulte um farmacêutico antes de tomar qualquer fármaco sem prescrição médica.

  J: *Interações possíveis de fármacos podem alterar a estabilidade cardíaca.*

Orientar o indivíduo e os familiares a informarem os seguintes sinais e sintomas

- Tontura, desmaio.
- Palpitações.
- Distúrbios visuais.
- Alucinações.
- Confusão.
- Cefaleia.
- Aumento de peso entre 450 e 900 gramas.
- Frio e dormência nas extremidades.

Risco de Complicações de Efeitos adversos da terapia anticoagulante

Populações com alto risco de efeitos adversos

- Diabete melito.
- Hipotireoidismo.
- Sangramento gastrintestinal.
- Predisposição a sangramento.
- Hiperlipidemia.
- Mulheres idosas.
- Função cognitiva comprometida.
- História de não adesão (p. ex., falta a consultas, não realização de exames de monitoramento).
- Deficiência de vitamina K.
- Debilidade.
- Insuficiência cardíaca congestiva.
- Crianças.
- Hepatite ou disfunção renal leve.
- Tuberculose.
- Gravidez.
- Pós-parto imediato.

Resultados colaborativos

O indivíduo será monitorado quanto aos sinais e sintomas iniciais dos efeitos adversos da terapia anticoagulante e receberá intervenções colaborativas, quando indicadas, para restaurar a estabilidade fisiológica.

Indicadores

O indivíduo/família é capaz de informar sinais e sintomas que necessitem de relato imediato:

- Hipersensibilidade.
- Fezes escuras com cor de alcatrão.
- Dor no peito.
- Edema.
- Tontura.

Intervenções e justificativas
(Arcangelo & Peterson, 2016)

Consultar também livro de farmacologia quanto a informações específicas sobre cada medicamento

Investigar se há contraindicações à terapia anticoagulante

- História de hipersensibilidade.
- Feridas.
- Presença de sangramento ativo.
- Discrasias sanguíneas.
- Cirurgia antecipada ou recente.
- Úlceras gastrintestinais.
- Endocardite bacteriana subaguda.

- Pericardite.
- Hipertensão grave.
- Função renal prejudicada.
- Função hepática prejudicada.
- Acidente vascular encefálico hemorrágico.
- Uso de fármacos que afetem a formação de plaquetas (p. ex., salicilatos, dipiridamol, anti-inflamatórios não esteroides).
- Presença de sondas e drenos.
- Eclâmpsia.
- Predisposição a hemorragias.
- Ameaça de aborto.
- Deficiência de ácido ascórbico.
- Punção lombar.
- Anestesia local.
- Gravidez (Coumadin).
- Instalações laboratoriais inadequadas.
- Risco de má adesão.

Explicar os possíveis efeitos adversos

- Sistêmicos:
  - Hipersensibilidade (febre, calafrios, rinorreia, cefaleia, náusea, vômitos, erupção cutânea, prurido, lacerações).
  - Sangramento, hemorragia.
    - Fadiga/indisposição/letargia.
    - Alopecia.
    - Erupção cutânea.
    - Febre.
    - Intolerância ao frio.
    - Anemia.
- Gastrintestinais:
  - Vômitos.
  - Diarreia.
  - Fezes escuras com cor de alcatrão.
  - Cólicas abdominais.
  - Hepatite.
  - Flatulência/abdome distendido.
- Cardiovasculares:
  - Hipertensão.
  - Dor no peito.
  - Edema.
  - Vasculite.
- Renais:
  - Função renal prejudicada.
- Neurológicos:
  - Tontura.
  - Parestesias.

Monitorar o surgimento de efeitos adversos e reduzir sua gravidade

- Para varfarina (Coumadin) e heparina, monitorar os resultados dos exames laboratoriais do tempo de tromboplastina parcial ativada (TTPA) para terapia heparinizante e do tempo de protrombina (TP) e razão internacional normalizada (INR) para terapia oral. Informar os valores acima dos almejados para a variação terapêutica.

    Justificativa: *A variação terapêutica para TTPA quanto à terapia heparinizante é de 1,5 a 2,5 vezes a normal. Para dalteparina (Fragmin) e enoxaparina (Lovenox), não há necessidade de monitorar o TTPA. A variação terapêutica do TP é um valor de INR de 2 a 3.*

- Para dabigatran (Paradoxa), fondaparinux (Arixtra), apixaban (Eliquis), clopidogrel (Plavix) e rivaroxaban (Xarelto), não há necessidade de monitorar TP/INR.
- Monitorar o aparecimento de sinais de sangramento (p. ex., gengivas que sangram, contusões na pele, fezes escuras, hematúria, epistaxe).

- Para o indivíduo em terapia heparinizante, ter disponível sulfato de protamina durante a administração. Para varfarina, o antídoto é a vitamina K.

    J: *O sulfato de protamina é o antídoto para reverter os efeitos da heparina.*

- Monitorar com cuidado os indivíduos idosos.

    J: *Eles são mais sensíveis aos efeitos dos anticoagulantes.*

- Consultar um farmacêutico sobre medicamentos capazes de potencializar (p. ex., antibióticos, cimetidina, salicilatos, fenitoína, paracetamol, antifúngicos, anti-inflamatórios não esteroides, bismuto) ou inibir (p. ex., barbitúricos, dicloxacilina, carbamazepina, nafcilina, agentes aglutinadores do ácido biliar, griseofulvinas) a ação anticoagulante.
- Monitorar o aparecimento de sinais e sintomas de trombocitopenia induzida pela heparina (febre, fraqueza, dificuldade para falar, convulsões, amarelecimento da pele/dos olhos, urina escura ou com sangue, petéquias).

    J: *Anticorpos voltados contra a membrana plaquetária são produzidos na presença de heparina, causando aumento do consumo de plaquetas.*

- Reduzir hematomas e sangramento em locais de injeção.
- Usar agulhas de pequeno calibre.
- Não massagear os locais.
- Fazer rotação de locais.
- Usar a via subcutânea.
- Aplicar pressão firme durante 1 a 2 minutos.

    J: *Essas técnicas reduzem o trauma aos tecidos e evitam áreas altamente vascularizadas (p. ex., músculos).*

- Orientar o indivíduo a evitar o uso de lâminas de barbear, ou usar barbeador elétrico.
- Orientar as mulheres a evitar gravidez durante a terapia.

    J: *A varfarina é tóxica para o feto.*

Ensinar ao indivíduo e à família formas de prevenir ou reduzir a gravidade dos efeitos adversos

- Instruí-los a monitorar o aparecimento de sinais de sangramento e a informá-los.
- Dizer-lhes para informar médicos, dentistas e outros profissionais de saúde sobre a terapia anticoagulante antes de procedimentos invasivos.

    J: *Pode haver necessidade de precauções para prevenir sangramento.*

- Orientá-los a fazer contato com o médico ou o enfermeiro especialista imediatamente após o início de febre ou exantema.

    J: *Ambos podem indicar infecção ou reação alérgica.*

- Dizer aos indivíduos e familiares que há necessidade de 2 a 10 dias até que os níveis do TP voltem ao normal após interrupção da varfarina (Coumadin).
- Explicar que alguns medicamentos podem inibir ou potencializar o efeito anticoagulante e orientar que consultem um farmacêutico antes de tomarem qualquer fármaco prescrito ou sem receita médica (p. ex., ácido acetilsalicílico, antibióticos, ibuprofeno, diuréticos).
- Ensinar pacientes tomando Coumadin a evitar, ou a aprender como incorporar, alimentos com muita vitamina K quando desejado, incluindo folhas de rabanete, aspargos, brócolis, rúcula, repolho, bife de fígado, alface e chá verde.

    J: *A vitamina K diminui a ação anticoagulante. Se desejado, planejar o consumo de alimentos ricos em potássio em porções diárias consistentes. A manutenção de uma porção diária consistente estabelecerá a dose de Coumadin para conservar a INR dentro de uma variação que permita uma anticoagulação eficaz. Outros anticoagulantes não têm restrições alimentares.*

- Orientar o indivíduo a evitar álcool, que potencializará os efeitos dos anticoagulantes se existir doença hepática.
- Orientar o indivíduo a usar identificação com Alerta Médico.
- Ressaltar a importância de cuidados rotineiros de acompanhamento e da monitoração regular dos níveis sanguíneos.
- Orientar o indivíduo e seus familiares a informarem o seguinte:
    - Sangramento.
    - Fezes escuras.
    - Febre.
    - Calafrios.

- Dor de garganta, dificuldade para falar.
- Prurido.
- Urina escura.
- Amarelecimento da pele ou dos olhos.
- Feridas na boca.
- Cefaleia forte.
- Novo exantema.
- Dor abdominal persistente.
- Episódio de desmaio.

Risco de Complicações de Efeitos adversos da terapia anticonvulsivante

Populações com alto risco de efeitos adversos

- Insuficiência hepática.
- Insuficiência renal.
- Problemas de coagulação.
- Hipertireoidismo.
- Diabete melito.
- Idosos.
- Prejuízos cognitivos.
- Debilidade.
- Disfunção cardíaca.
- Glaucoma.
- Insuficiência miocárdica.
- Uso de inibidor da monoaminoxidase (MAO) em 14 dias.

Resultados colaborativos

O indivíduo será monitorado quanto aos sinais e sintomas iniciais dos efeitos adversos da terapia anticonvulsivante e receberá intervenções colaborativas, quando indicadas, para restaurar a estabilidade fisiológica.

Indicadores

O indivíduo/família é capaz de identificar sinais e sintomas que necessitem de relato imediato:

- Possibilidade de suicídio.
- Depressão.
- Alterações de personalidade.
- Tremores.
- Ataxia.
- Deficiência cognitiva.
- Convulsões.
- Retenção urinária.

Intervenções e justificativas

(Arcangelo & Peterson, 2016)

Consultar também livro de farmacologia quanto a informações específicas sobre cada medicamento

Investigar se há contraindicações à terapia anticonvulsivante

- Hipersensibilidade.
- Depressão da medula óssea.
- Bloqueio cardíaco, bradicardia sinusial (Dilantin).
- Gravidez.
- Insuficiência hepática (Depakote).
- Discrasias sanguíneas.
- Obstrução respiratória.

Explicar os possíveis efeitos adversos

- Sistêmicos:
    - Hipersensibilidade.
    - Reações do tipo lúpus (efeitos secundários excessivos, exantemas).
    - Deficiência de folato.
    - SIHAD.
    - Hiponatremia.
    - Fadiga/fraqueza.
    - Possibilidade de suicídio.
- Sistema nervoso central:
    - Depressão.
    - Alterações de personalidade.
    - Irritabilidade.
    - Tremores.
    - Ataxia.
    - Deficiência cognitiva.
    - Visão turva.
    - Nistagmo.
    - Tontura.
    - Convulsões de abstinência.
- Cardiovasculares:
    - Bloqueio atrioventricular.
- Hematológicos:
    - Leucopenia.
    - Anemias.
    - Trombocitopenia.
    - Agranulocitose.
    - Supressão da medula óssea.
- Gastrintestinais:
    - Hiperplasia gengival (com hidantoína).
    - Pancreatite.
- Hepáticos:
    - Hepatite.
    - Enzimas hepáticas elevadas.
- Urogenitais:
    - Albuminúria.
    - Impotência.
    - Retenção urinária.
    - Cálculos renais.

Monitorar o surgimento de efeitos adversos e reduzir sua gravidade

- Documentar os parâmetros iniciais sobre convulsões: tipo, frequência, horário habitual, presença de aura, fatores precipitantes.
- Administrar medicação a intervalos regulares.

    J: *A administração regular ajuda a evitar níveis oscilantes dos fármacos séricos.*

- Manter fluxograma dos níveis séricos dos fármacos, informar níveis fora da variação terapêutica.

    J: *Podem ocorrer convulsões com níveis mais baixos; toxicidade pode ocorrer com níveis mais altos.*

- Monitorar testes hepáticos e hemograma.

    J: *Esses testes podem detectar discrasias sanguíneas e disfunção hepática.*

- Monitorar a ocorrência de dor de garganta, fadiga persistente, febre e infecções.

    J: *Esses sinais e sintomas podem indicar discrasias sanguíneas.*

- Verificar os sinais vitais antes e depois de administrar fármacos parenterais.

    J: *Os sinais vitais demonstram o efeito do fármaco na função cardíaca.*

- Ao administrar o fármaco EV, monitorar sinais vitais com atenção e aplicá-lo lentamente.

    J: *A monitoração atenta pode possibilitar a pronta detecção de bradicardia, hipotensão e depressão respiratória.*

Ensinar ao indivíduo e à família formas de prevenir ou reduzir a gravidade dos efeitos adversos

- Enfatizar a não alteração da dose ou a interrupção repentina do medicamento.

    J: *A troca do tratamento pode precipitar convulsões fortes.*

- Salientar a importância de tomar a medicação no horário, durante 24 horas, se necessário.

    J: *A administração regular ajuda a manter os níveis terapêuticos do fármaco.*

- Orientar para consultar um farmacêutico antes de usar qualquer medicamento (p. ex., ácido acetilsalicílico, contraceptivos orais, ácido fólico).

    J: *Alguns medicamentos reduzem os efeitos dos anticonvulsivantes.*

- Ressaltar a importância de manter uma dieta adequada; incentivar consulta ao médico ou enfermeiro especialista para determinar a necessidade de suplementos.

    J: *Alguns anticonvulsivantes interferem na absorção de vitaminas e minerais.*

- Informar a necessidade de avaliações odontológicas regulares.

    J: *A terapia prolongada com fenitoína (Dilantin) pode causar hiperplasia gengival.*

- Evitar azóis, inibidores da MAO, inibidores da protease, paracetamol, ginkgo biloba e antibióticos macrolídeos enquanto usar a medicação.
- Os medicamentos capazes de reduzir o efeito dos utilizados incluem cimetidina, varfarina e tramadol. *Grapefruit* pode interferir na absorção do medicamento.

Orientar o indivíduo e os familiares a informarem os seguintes sinais e sintomas

- Hipersensibilidade.
- Possibilidade de suicídio.
- Depressão.
- Alterações de personalidade.
- Irritabilidade.
- Tremores.
- Ataxia.
- Prejuízo cognitivo.
- Visão turva.
- Tontura.
- Retenção urinária.
- Hiperplasia gengival.
- Dor abdominal.
- Amarelamento da esclera.
- Cálculos renais.

Risco de Complicações de Efeitos adversos da terapia antidepressiva

Populações com alto risco de efeitos adversos

- Pressão ocular aumentada.
- Função renal prejudicada.
- Função hepática prejudicada.
- Retenção urinária.
- Diabete melito.
- Distúrbio convulsivante.
- Hipertireoidismo.
- Doença de Parkinson.
- Gravidez ou aleitamento materno.
- Eletroconvulsoterapia.

- Doença cardiovascular.
- Esquizofrenia, psicose.
- Idosos.
- Pessoas com menos de 25 anos.
- Usuários de diuréticos.

Resultados colaborativos

O indivíduo será monitorado quanto aos sinais e sintomas iniciais dos efeitos adversos da terapia antidepressiva e receberá intervenções colaborativas, quando indicadas, para restaurar a estabilidade fisiológica.

Indicadores

O indivíduo/família é capaz de identificar sinais e sintomas que necessitem de relato imediato:

- Ideação suicida.
- Delírios.
- Convulsões.
- Sintomas extrapiramidais.
- Confusão.
- Mania.
- Alucinações.
- Taquicardia.

Intervenções e justificativas

(Arcangelo & Peterson, 2016)

Consultar também livro de farmacologia quanto a informações específicas sobre cada medicamento

Investigar se há contraindicações à terapia antidepressiva

- Hipersensibilidade.
- Glaucoma de ângulo fechado.
- Fase aguda de recuperação após infarto do miocárdio.
- Lesão renal grave.
- Lesão hepática grave.
- Hipertrofia prostática.
- Doença vascular encefálica.
- Doença cardiovascular.
- Esquizofrenia (para inibidores da MAO).
- Administração de anestesia nas últimas 1 a 2 semanas (para inibidores da MAO).
- Hipertensão (para inibidores da MAO).
- Uso concomitante de inibidores da MAO e tricíclicos.
- Distúrbio convulsivo (para tricíclicos).
- Ingestão de alimentos com tiramina (para inibidores da MAO).
- Uso concomitante de inibidores da MAO, simpatomiméticos, narcóticos, sedativos, hipnóticos, barbitúricos, fenotiazinas, álcool, drogas de rua e anti-hipertensivos.

Explicar os possíveis efeitos adversos

- Sistêmicos:
  - Hipersensibilidade (exantema, petéquias, urticária, fotossensibilidade).
  - Diaforese.
  - Hiponatremia.
  - Ideação suicida.
  - Boca seca.
  - Suor.
  - Anorexia.
  - Aumento de peso.
- Sistema nervoso central:
  - Pesadelos.
  - Tremores.
  - Ataxia.

- Delírios.
- Convulsões.
- Agitação.
- Parestesias.
- Hipomania.
- Sintomas extrapiramidais.
- Confusão.
- Mania.
- Alucinações.
- Cardiovasculares:
  - Hipotensão ortostática (inibidores da MAO).
  - Taquicardia.
  - Crise hipertensiva (inibidores da MAO).
  - Arritmias (inibidores da MAO).
- Hematológicos:
  - Discrasias sanguéneas.
  - Supressão da medula óssea.
- Gastrintestinais:
  - Íleo paralítico.
  - Vômitos.
  - Diarreia/constipação.
- Hepáticos:
  - Hepatotoxicidade.
- Urogenitais:
  - Retenção urinária.
  - Impotência.
  - Hipertrofia prostática.
  - Noctúria.
  - Insuficiência renal aguda.
  - Priapismo (inibidores da MAO).
  - Disfunção ejaculatória.
- Endócrinos:
  - Níveis alterados de glicemia.
  - SIHAD.

Monitorar o surgimento de efeitos adversos e reduzir sua gravidade

- Consultar um farmacêutico sobre interações potenciais com outros fármacos do indivíduo.

  J: *Os inibidores da MAO causam várias interações adversas.*

- Documentar pulso, ritmo cardíaco e pressão arterial basais.

  J: *Os antidepressivos podem afetar seriamente a função cardíaca; a investigação dos parâmetros basais possibilita um monitoramento preciso durante a farmacoterapia.*

- Garantir que sejam feitos exames basais de sangue, rins e fígado.

  J: *Os parâmetros iniciais ou basais possibilitam monitorar a ocorrência de mudanças.*

- Registrar sinais e sintomas de depressão antes de iniciar a terapia.

  J: *Essa informação facilita a avaliação da resposta do paciente à terapia.*

- Monitorar peso, ingestão e eliminação e investigar se há edema.

  J: *Alguns antidepressivos podem causar retenção de líquidos e anorexia.*

Ensinar ao indivíduo e à família formas de prevenir ou reduzir a gravidade dos efeitos adversos

- Salientar que o álcool potencializa os efeitos dos medicamentos.
- Orientar o indivíduo a consultar o farmacêutico antes de usar qualquer medicamento sem prescrição médica.

  J: *Muitos fármacos interagem com os antidepressivos.*

- Alertar o indivíduo a não adaptar a dose ou interromper o medicamento sem consultar um médico ou enfermeiro. A interrupção repentina de alguns medicamentos antidepressivos pode causar convulsões.
- No caso de indivíduo que toma inibidor da MAO, enfatizar a importância de evitar alguns alimentos com tiramina, como abacate, banana, feijão, passa de uva, figo, queijo envelhecido, creme azedo, vinho tinto, xerez (vinho), cerveja, fermento, iogurte, arenque em conserva, fígado de galinha, carne maturada, salsicha fermentada, chocolate, cafeína, leite de soja, alcaçuz.

    J: *Tais alimentos têm um efeito pressor, podendo causar uma reação hipertensiva.*

- Orientar o indivíduo a continuar a evitar alimentos e medicamentos perigosos durante várias semanas após parar de tomar o medicamento.

    J: *A regeneração das enzimas MAO é um processo que leva várias semanas.*

- Recomendar aos familiares que observem o aparecimento de sinais de hipomania, depressão aumentada ou sintomas exagerados no indivíduo, e que os relatem.
- Explicar que os inibidores da MAO devem ser interrompidos uma semana antes da administração de anestesia.

    J: *Esses inibidores podem ter interações sérias com anestésicos e narcóticos.*

- Para depleção eletrolítica relacionada à diaforese, associada a inibidores seletivos da recaptação de serotonina, orientar para:
    - Evitar cafeína.
    - Evitar atividades em temperaturas elevadas.
    - Quando correr risco de desidratação, beber líquidos suficientes para manter a cor clara da urina (sem cor), a menos que haja contraindicação.

Orientar o indivíduo a informar os seguintes sinais e sintomas

- Reação hipertensiva (cefaleia, rigidez de nuca, palpitações, transpiração, náusea, fotofobia).
- Distúrbios visuais.
- Pele ou olhos amarelados.
- Erupção cutânea.
- Dor abdominal.
- Prurido.
- Problemas urinários.
- Convulsões.
- Alterações no estado mental (p. ex., aumento da depressão, ideação suicida).

Risco de Complicações de Efeitos adversos da terapia anti-hipertensiva

- Efeitos adversos da terapia com β-bloqueadores adrenérgicos.
- Efeitos adversos da terapia com bloqueadores do canal de cálcio.
- Efeitos adversos da terapia com inibidor da enzima conversora da angiotensina e com bloqueador do receptor de angiotensina.
- Efeitos adversos da terapia diurética.

Nota da autora

Os medicamentos anti-hipertensivos são classificados em oito grupos: agentes adrenérgicos centrais, bloqueadores ganglionares, depletores de catecolaminas que agem perifericamente, bloqueadores do canal de cálcio, β-bloqueadores adrenérgicos, relaxantes dos músculos lisos vasculares, enzimas conversoras da angiotensina e diuréticos. Pelo fato de seus locais de ação serem bastante diferentes, não é útil apresentar um problema colaborativo genérico de *RC de Efeitos adversos da terapia anti-hipertensiva*. Diferentemente, abordamos três classificações: β-bloqueadores adrenérgicos, bloqueadores do canal de cálcio e enzimas conversoras da angiotensina. Informações sobre outras classificações podem ser obtidas em livro-texto de farmacologia.

Risco de Complicações de Efeitos adversos da terapia antineoplásica

Populações com alto risco de efeitos adversos

- Debilidade.
- Depressão da medula óssea.
- Infiltração renal maligna.
- Infiltração maligna da medula óssea.
- Disfunção hepática.
- Insuficiência renal.
- Idosos.
- Crianças.

Resultados colaborativos

O indivíduo será monitorado quanto aos sinais e sintomas iniciais dos efeitos adversos da terapia antineoplásica e receberá intervenções colaborativas, quando indicadas, para restaurar a estabilidade fisiológica.

Indicadores

O indivíduo/família é capaz de identificar sinais e sintomas que necessitem de relato imediato:

- Erupção cutânea.
- Febre.
- Confusão.
- Cefaleias.
- Dor, edema no local EV.
- Fraqueza.
- Tontura.
- Sangramento.

Intervenções e justificativas

(Arcangelo & Peterson, 2016)

Consultar também livro de farmacologia quanto a informações específicas sobre cada medicamento

Investigar se há contraindicações à terapia antineoplásica

- Hipersensibilidade ao fármaco.
- Radioterapia nas últimas quatro semanas.
- Depressão grave da medula óssea.
- Amamentação.
- Primeiro trimestre da gestação.

Explicar os possíveis efeitos adversos

- Sistêmicos:
  - Hipersensibilidade (prurido, exantema, calafrios, febre, dificuldade para respirar, anafilaxia).
  - Imunossupressão.
  - Alopecia.
  - Febre.
  - Erupção cutânea.
  - Infecção.
  - Trombocitopenia.
  - Síndrome da secreção inapropriada do hormônio antidiurético (SIHAD).
- Cardiovasculares:
  - Insuficiência cardíaca congestiva.
  - Arritmias.
- Respiratórios:
  - Fibrose pulmonar.

- Sistema nervoso central:
  - Confusão.
  - Cefaleias.
  - Fraqueza.
  - Depressão.
  - Tontura.
  - Neurotoxicidade.
- Hematológicos:
  - Leucopenia.
  - Sangramento.
  - Trombocitopenia.
  - Agranulocitose.
  - Anemia.
  - Hiperuricemia.
  - Desequilíbrios eletrolíticos.
- Gastrintestinais:
  - Diarreia.
  - Anorexia.
  - Vômitos.
  - Mucosite.
  - Enterite.
  - Úlceras intestinais.
  - Úlcera paralítica.
- Hepáticos:
  - Hepatotoxicidade.
- Urogenitais/reprodutivos:
  - Insuficiência renal.
  - Amenorreia.
  - Esterilidade.
  - Contagem reduzida de esperma.
  - Cistite hemorrágica.
  - Cálculos renais.

Agir para reduzir o extravasamento de medicamentos vesicantes (agentes causadores de necrose grave se extravasarem dos vasos sanguíneos para os tecidos)

- Ver *Risco de trauma vascular relacionado à infusão de medicamentos vesicantes* para intervenções específicas.

Monitorar o surgimento de efeitos adversos e reduzir sua gravidade

- Documentar os parâmetros iniciais dos sinais vitais, do ritmo cardíaco e do peso. Monitorar diariamente.

  J: *Isso facilita investigações subsequentes de reações adversas.*

- Garantir que sejam realizados exames iniciais de eletrólitos, química do sangue, medula óssea e funções renal e hepática antes da administração da primeira dose.

  J: *Isso possibilita a monitoração de reações adversas.*

- Garantir uma hidratação adequada, pelo menos 2 L/dia.

  J: *Uma boa hidratação pode ajudar a prevenir danos renais por destruição rápida de células.*

- Monitorar o surgimento dos primeiros sinais de infecção.

  J: *A supressão da medula óssea aumenta o risco de infecção.*

- Monitorar a ocorrência de desequilíbrios de sódio, potássio, magnésio, fosfato e cálcio.

  J: *Desequilíbrios eletrolíticos costumam ser precipitados por lesão renal, vômitos e diarreia.*

- Monitorar a ocorrência de insuficiência renal: débito urinário insuficiente, densidade específica elevada, níveis elevados de sódio urinário.

  J: *Alguns antineoplásicos têm efeitos tóxicos nos glomérulos e túbulos renais.*

- Monitorar o aparecimento de cálculos renais: dor nos flancos, náusea, vômitos, dor abdominal; ver *RC de Cálculos renais*, se indicado.

    J: *A lise rápida de células tumorais pode produzir hiperuricemia.*

- Monitorar a ocorrência de neurotoxicidade: parestesia, distúrbio na marcha, desorientação, confusão, queda do pé ou do punho, distúrbios na atividade motora fina.

    J: *Alguns antineoplásicos prejudicam a condução neural.*

Ensinar ao indivíduo e à família formas de prevenir ou reduzir a gravidade dos efeitos adversos

- Salientar a importância das investigações e dos exames laboratoriais de acompanhamento.

    J: *Isso pode ajudar a detectar os efeitos adversos precocemente.*

- Orientar para evitar multidões e pessoas com doenças infecciosas.

    J: *Um indivíduo em terapia antineoplásica está muito suscetível a doenças infecciosas.*

- Ensinar a monitorar diariamente o peso, a ingestão e a eliminação.

    J: *A monitoração regular pode detectar os efeitos adversos precocemente.*

- Orientar a pessoa a consultar o médico antes de usar fármacos sem prescrição.

    J: *Podem ocorrer sérias interações farmacológicas.*

- Aconselhar para evitar vacinas com vírus vivo (p. ex., varicela, vacina da gripe, etc.)

    J: *Um sistema imune comprometido aumenta o risco de surgimento de uma doença.*

- Ver os diagnósticos de enfermagem apropriados em busca de respostas selecionadas (p. ex., *Nutrição desequilibrada*, *Mucosa oral prejudicada*).

Orientar o indivíduo e os familiares a informarem os seguintes sinais e sintomas

- Febre (> 37,7°C).
- Calafrios, transpiração.
- Diarreia.
- Tosse intensa.
- Dor de garganta.
- Sangramento incomum.
- Ardência ao urinar.
- Cãibras musculares.
- Sintomas como de gripe.
- Dor, edema no local EV.
- Dor abdominal.
- Confusão, tontura.
- Débito urinário reduzido.

Risco de Complicações de Efeitos adversos da terapia antipsicótica

Populações com alto risco de efeitos adversos

- Glaucoma.
- Hipertrofia prostática.
- Idosos.
- Demência.
- Epilepsia.
- Diabete melito.
- Hipertensão grave.
- Úlceras.
- Doença cardiovascular.
- Distúrbios respiratórios crônicos.
- Insuficiência hepática.
- Gravidez ou aleitamento materno.
- Exposição a calor extremo, inseticidas com fósforo ou pesticidas.

Resultados colaborativos

O indivíduo será monitorado quanto aos sinais e sintomas iniciais dos efeitos adversos da terapia antipsicótica e receberá intervenções colaborativas, quando indicadas, para restaurar a estabilidade fisiológica.

Indicadores

O indivíduo/família é capaz de identificar sinais e sintomas que necessitem de relato imediato:

- Mudanças no estado mental.
- Palpitações.
- Hipotensão ortostática.
- Distonia.
- Dispneia.

Intervenções e justificativas

(Arcangelo & Peterson, 2016)

Consultar também livro de farmacologia quanto a informações específicas sobre cada medicamento

Investigar se há contraindicações à terapia antipsicótica

- Supressão da medula óssea.
- Discrasias sanguíneas.
- Doença de Parkinson.
- Insuficiência hepática.
- Insuficiência renal.
- Arteriosclerose cerebral.
- Doença arterial coronariana.
- Colapso circulatório.
- Insuficiência mitral.
- Hipotensão grave.
- Alcoolismo, abuso de drogas.
- Dano ao cérebro subcortical.
- Estados comatosos.

Explicar os possíveis efeitos adversos

- Sistêmicos:
  - Hipersensibilidade (erupções de pele, dor abdominal, icterícia, discrasias sanguíneas).
  - Fotossensibilidade.
  - Febre.
  - Mudança de peso.
- Cardiovasculares:
  - Hipertensão.
  - Hipotensão ortostática.
  - Palpitações.
  - Prolongamento do QT.
- Sistema nervoso central:
  - Extrapiramidais (distonia aguda, acatisia, pseudoparkinsonismo).
  - Hiper-reflexia.
  - Discinesia tardia.
  - Edema cerebral.
  - Síndrome neuroléptica maligna.
  - Distúrbios do sono.
  - Sonhos bizarros
  - Ansiedade.
  - Sonolência.
- Gastrintestinais:
  - Constipação.
  - Íleo paralítico.
  - Fecaloma.

- Hematológicos:
  - Agranulocitose.
  - Trombocitopenia.
  - Leucopenia.
  - Púrpura.
  - Leucocitose.
  - Pancitopenia.
  - Anemias.
- Oftalmológicos:
  - Ptose.
  - Opacidades do cristalino.
  - Retinopatia pigmentar.
- Respiratórios:
  - Laringospasmo.
  - Dispneia.
  - Broncospasmo.
- Urogenitais:
  - Retenção urinária.
  - Incontinência.
  - Enurese.
  - Impotência.
- Endócrinos:
  - Ginecomastia.
  - Glicosúria.
  - Libido alterada.
  - Hiperglicemia.
  - Amenorreia.
  - Galactorreia.

Monitorar o surgimento de efeitos adversos e reduzir sua gravidade

- Documentar a investigação dos parâmetros basais da pressão arterial (sentado, em pé e deitado), pulsos e temperatura.

  J: *A investigação dos parâmetros basais facilita a monitoração de reações adversas.*

- Garantir que exames basais das funções da medula óssea, renal e hepática sejam feitos antes da administração da primeira dose.

  J: *Os resultados desses exames possibilitam monitorar mudanças.*

- Após a administração parenteral, manter o indivíduo deitado e monitorar a pressão arterial.

  J: *Essas medidas ajudam a reduzir os efeitos hipotensivos.*

- Monitorar a pressão arterial durante o tratamento inicial.

  J: *Essa monitoração detecta os efeitos precoces de hipotensão.*

- *Investigar os funcionamentos intestinal e vesical.*

  J: *Efeitos anticolinérgicos e antiadrenérgicos reduzem a estimulação sensorial para os intestinos e a bexiga.*

- Observar a ocorrência de movimentos sutis e semelhantes a vermes ocorridos na língua.

  J: *A detecção precoce de discinesia tardia possibilita a intervenção imediata e uma possível reversão do quadro.*

- Monitorar a ocorrência de reações distônicas agudas, espasmos cervicais, rolar dos olhos, disfagia, convulsões.

  J: *A detecção precoce desses sinais pode indicar a necessidade de redução da dose.*

- Garantir uma hidratação ótima; avaliar com regularidade a densidade específica da urina.

  J: *A desidratação aumenta a suscetibilidade a reações distônicas.*

- Monitorar o aparecimento de sinais e sintomas de discrasias sanguíneas: número diminuído de leucócitos, plaquetas e eritrócitos; dor de garganta, febre; indisposição.

  J: *Os medicamentos antipsicóticos podem causar supressão da medula óssea.*

- Monitorar o peso.

    J: *Os medicamentos antipsicóticos podem causar hipotireoidismo, em geral marcado por aumento do peso.*

- Monitorar ocorrência de síndrome neuroléptica maligna.

    J: *Essa síndrome é um efeito adverso potencialmente perigoso da terapia com antipsicóticos.*

Ensinar ao indivíduo e à família formas de prevenir ou reduzir a gravidade dos efeitos adversos

- Orientar para consultar um farmacêutico antes de usar qualquer fármaco não prescrito pelo médico.

    J: *Podem ocorrer graves interações entre fármacos com vários medicamentos administrados sem prescrição médica.*

- Salientar a necessidade de continuar o tratamento medicamentoso, conforme prescrição, bem como nunca interromper repentinamente a administração dos fármacos.

    J: *A cessação repentina pode causar vômitos, tremores e comportamento psicótico.*

- Alertar o indivíduo para proteger-se contra exposição ao sol, utilizando roupas, chapéu, óculos de sol e protetor solar.

    J: *A fotossensibilidade é um efeito secundário comum da terapia antipsicótica.*

- Alertar para não usar álcool, barbitúricos ou sedativos.

    J: *Seus efeitos são potencializados quando combinados com medicamentos antipsicóticos.*

Orientar o indivíduo e os familiares a informarem os seguintes sinais e sintomas

- Retenção urinária.
- Mudanças no estado mental.
- Movimentos sutis e semelhantes a vermes da língua.
- Distúrbios visuais.
- Espasmos cervicais.
- Febre.
- Disfagia.
- Dor de garganta.
- Rolar dos olhos.
- Sinais de infecção.
- Enrugamento dos lábios e mastigação involuntárias.
- Tremores.
- Movimentos ofegantes.
- Dor abdominal.

Risco de Complicações de Efeitos adversos da terapia com adrenocorticosteroides

Populações com alto risco de efeitos adversos

- Aids.
- Tromboflebite.
- Insuficiência cardíaca congestiva.
- Diabete melito.
- Hipotireoidismo.
- Glaucoma.
- Osteoporose.
- Miastenia grave.
- Úlceras que sangram.
- Distúrbios convulsivos ou doença mental.
- Idosos.
- Gravidez ou aleitamento materno.
- Estresse grave, trauma ou doença por infecção fúngica sistêmica.

Resultados colaborativos

O indivíduo será monitorado quanto aos sinais e sintomas iniciais dos efeitos adversos da terapia com adrenocorticosteroides e receberá intervenções colaborativas, quando indicadas, para restaurar a estabilidade fisiológica.

Indicadores

O indivíduo/família é capaz de identificar sinais e sintomas que necessitem de relato imediato:

- Cicatrização tardia de feridas.
- Alucinações.
- Oscilações de humor.
- Psicose.
- Sangramento.

Intervenções e justificativas

(Arcangelo & Peterson, 2016)

Consultar também livro de farmacologia quanto a informações específicas sobre cada medicamento

Investigar se há contraindicações à terapia com esteroides

- História de:
  - Hipertensão.
  - Hipersensibilidade.
  - Doença ulcerosa péptica ativa.
  - Tuberculose ativa.
  - Infecção fúngica ativa.
  - Herpes.
  - Doença cardíaca.

Explicar os possíveis efeitos adversos

- Sistêmicos:
  - Hipersensibilidade (exantema, urticária, hipotensão, sofrimento respiratório, anafilaxia).
  - Aumento da suscetibilidade a infecções.
  - Insuficiência suprarrenal aguda (reação a interrupção repentina após duas semanas de terapia).
  - Hipocalemia.
  - Cicatrização tardia de feridas.
  - Hipertrigliceridemia.
  - Acne.
  - Insônia.
  - Equimose.
  - Hiperglicemia.
  - Mudança no apetite.
- Sistema nervoso central:
  - Alucinações.
  - Cefaleias.
  - Oscilações de humor.
  - Depressão.
  - Psicose.
  - Papiledema.
  - Ansiedade.
- Oftalmológicos:
  - Glaucoma.
  - Catarata.
- Cardiovasculares:
  - Tromboflebite.
  - Hipertensão.
  - Embolia.
  - Edema.
  - Arritmias.

- Gastrintestinais:
  - Sangramento.
  - Pancreatite (especialmente em crianças).
  - Úlceras.
  - Náusea/vômitos.
  - Dispepsia.
- Musculoesqueléticos:
  - Osteoporose.
  - Retardo no crescimento de crianças.
  - Desgaste muscular.
  - Nuca/corcunda de búfalo.

Monitorar o surgimento de efeitos adversos

- Estabelecer dados investigativos básicos.
  - Peso.
  - Potássio sérico.
  - Hemograma completo.
  - Glicemia.
  - Sódio sérico.
  - Pressão arterial.
- Monitorar:
  - Peso.
  - Hemograma.
  - Pressão arterial.
  - Potássio sérico.
  - Glicemia.
  - Sódio sérico.
  - Fezes para guáiaco.
- Informar mudanças nos dados monitorados.

Ensinar ao indivíduo e à família formas de prevenir ou reduzir a gravidade dos efeitos adversos

- Orientar a ingerir o medicamento com alimentos ou leite.

  J: *Isso reduz o desconforto gástrico.*

- Solicitar pesagem diária, no mesmo horário e com as mesmas roupas.

  J: *O aumento do peso pode indicar retenção de líquidos.*

- Orientar para evitar pessoas com infecção.

  J: *O sistema imune comprometido do indivíduo aumenta sua vulnerabilidade a infecções.*

- Solicitar que consulte um médico, enfermeiro especialista ou farmacêutico antes de usar qualquer medicamento sem prescrição médica.

  J: *Podem ocorrer sérias interações farmacológicas.*

- Orientar para que informe médicos, enfermeiro especialista dentista e outros profissionais de saúde sobre a terapia antes de qualquer procedimento invasivo.

  J: *Devem ser tomadas precauções para prevenir sangramento.*

- Orientar para fazer contato com o médico ou o enfermeiro especialista quando aparecerem sinais de infecção.
- Ensinar a tomar os medicamentos pela manhã.

  J: *Isso pode ajudar a reduzir a supressão suprarrenal e diminuir a insônia.*

- Orientar o indivíduo a usar identificação com Alerta Médico.

  J: *O indivíduo pode precisar de mais medicamentos em uma emergência.*

- Alertar para jamais interromper a medicação sem consultar o médico ou enfermeiro especialista sobre os efeitos secundários.

  J: *O medicamento precisa ser retirado (desmamado) porque a função suprarrenal precisa de tempo de retorno gradativo.*

- Limitar a ingestão de sódio para 6 g/dia.

    J: *O excesso de sódio aumenta a retenção de líquido.*

- Discutir os possíveis problemas de aumento de peso e retenção de líquido (ver *Nutrição desequilibrada* e *Volume de líquidos excessivo* para mais informações).
- Explicar possíveis mudanças na aparência induzidas pelos fármacos (p. ex., face tipo lua cheia, hirsutismo, distribuição anormal da gordura).
- Explicar os possíveis efeitos no humor e nas emoções (p. ex., euforia, oscilações do humor, hiperatividade).
- Estimular o indivíduo a estabelecer um sistema para prevenir a omissão ou duplicação das doses (p. ex., folha para marcação, recipientes com a dose diária ou colocação do fármaco junto à escova de dentes).
- Explicar o risco de hiperglicemia.

    J: *Os esteroides interferem no metabolismo da glicose.*

Orientar o indivíduo e os familiares a informarem os seguintes sinais e sintomas

- Dor gástrica.
- Cor escura das fezes.
- Aumento anormal do peso.
- Vômitos.
- Dor de garganta, febre.
- Insuficiência suprarrenal (fadiga, anorexia, palpitações, náusea, vômitos, diarreia, perda de peso, oscilações de humor).
- Irregularidades menstruais.
- Mudança na visão, dor nos olhos.
- Cefaleia persistente e intensa.
- Dor e cãibras nas pernas.
- Sede, fome, micção excessivas.
- Diarreia.
- Mudança no estado mental.
- Tontura.
- Palpitações.
- Fadiga, fraqueza.

Risco de Complicações de Efeitos adversos da terapia com bloqueadores do canal de cálcio

Populações com alto risco de efeitos adversos

- Insuficiência renal.
- Insuficiência hepática.
- Hipotensão.
- Função ventricular esquerda diminuída.
- Gravidez ou aleitamento materno.
- Terapia com digitálico.
- Terapia com β-bloqueador adrenérgico.
- Insuficiência cardíaca congestiva.
- Funções hepática/renal prejudicadas.

Resultados colaborativos

O indivíduo será monitorado quanto aos sinais e sintomas iniciais dos efeitos adversos da terapia com bloqueador do canal do cálcio e receberá intervenções colaborativas, quando indicadas, para restaurar a estabilidade fisiológica.

Indicadores

O indivíduo/família é capaz de identificar sinais e sintomas que necessitem de relato imediato:

- Hipotensão.
- Confusão.
- Dor no peito.

Intervenções e justificativas
(Arcangelo & Peterson, 2016)

Consultar também livro de farmacologia quanto a informações específicas sobre cada medicamento

Investigar se há contraindicações à terapia com bloqueadores do canal de cálcio

- Disfunção grave do ventrículo esquerdo.
- Síndrome do nó sinusal.
- Bloqueio cardíaco de segundo ou terceiro graus.
- Choque cardiogênico.
- Infarto agudo do miocárdio (com diltiazem).
- Uso EV de verapamil e β-bloqueadores adrenérgicos.
- Hipotensão sintomática.
- Insuficiência cardíaca congestiva avançada.

Explicar os possíveis efeitos adversos

- Sistêmicos:
  - Hipersensibilidade (exantema, prurido, hipotensão extrema).
  - Perda de cabelos.
  - Transpiração, calafrios.
- Sistema nervoso central:
  - Tremores.
  - Insônia.
  - Confusão.
  - Cefaleia.
  - Mudanças de humor.
- Cardiovasculares:
  - Palpitações.
  - Insuficiência cardíaca.
  - Infarto do miocárdio.
  - Bradicardia.
  - Hipotensão.
  - Bloqueio cardíaco de terceiro grau (com verapamil).
  - Arritmias.
  - Edema periférico.
- Gastrintestinais:
  - Diarreia.
  - Cólicas.
  - Constipação.
  - Dispepsia.
- Hepáticos:
  - Enzimas hepáticas elevadas.
- Respiratórios:
  - Dispneia.
  - Edema pulmonar.
  - Sibilos.
- Musculoesqueléticos:
  - Cãibra muscular.
  - Inflamação.
  - Rigidez articular.
- Urogenitais:
  - Impotência.
  - Irregularidades menstruais.

Monitorar o surgimento de efeitos adversos e reduzir sua gravidade

- Estabelecer uma investigação dos parâmetros basais de pulsos, pressão arterial, ritmo cardíaco e campos pulmonares.

  J: *Dados basais facilitam a detecção de reações adversas.*

- Garantir que sejam realizados exames basais da função hepática antes de iniciar a farmacoterapia.

    J: *Os bloqueadores do canal de cálcio podem causar elevação das enzimas hepáticas.*

- Com cuidado, monitorar a pressão arterial e a frequência cardíaca durante os estágios iniciais da terapia.

    J: *Bradicardia e hipotensão podem ocorrer.*

- Monitorar a ocorrência de insuficiência cardíaca congestiva.

    J: *O débito cardíaco diminuído pode comprometer a função cardíaca.*

- Estabelecer com o médico os parâmetros (pressão arterial, pulso) para a suspensão da medicação.

    J: *Hipotensão e bradicardia podem reduzir o débito cardíaco.*

- Monitorar a ingestão e a eliminação, assim como peso, e investigar a ocorrência de edema.

    J: *O débito cardíaco diminuído pode causar acúmulo de líquido.*

Ensinar ao indivíduo e à família formas de prevenir ou reduzir a gravidade dos efeitos adversos

- Ver *RC de Efeitos adversos da terapia com β-bloqueadores adrenérgicos* quanto a intervenções específicas.

Orientar o indivíduo e os familiares a informarem os seguintes sinais e sintomas

- Aumento de peso entre 450 e 900 gramas.
- Edema.
- Dificuldade para respirar.
- Pressão de pulsos ou do sangue acima ou abaixo dos parâmetros preestabelecidos.
- Distúrbios do sono.
- Mudanças mentais.

Orientar para não parar ou esquecer doses do medicamento

J: *Pode ocorrer hipertensão por abstinência.*

Orientar para não mastigar, dividir ou esmagar o medicamento

J: *Os medicamentos serão absorvidos rápido demais.*

Risco de Complicações de Efeitos adversos da terapia com inibidores da enzima conversora da angiotensina e com bloqueador do receptor de angiotensina

Populações com alto risco de efeitos adversos

- Disfunção renal grave.
- Síndrome sistêmica semelhante a lúpus.
- Contagem reduzida de leucócitos.
- Estenose valvular.
- Diabete melito.
- Gravidez ou aleitamento materno.
- Insuficiência cardíaca congestiva.
- Depleção volumétrica.
- Hiponatremia.
- Hipercalemia.
- Doença autoimune (para captopril).
- Doença coronariana (para captopril).
- Doença vascular encefálica (para captopril).
- Terapia medicamentosa que cause leucopenia ou agranulocitose.
- Doença vascular do colágeno (para enalapril).

Resultados colaborativos

O indivíduo será monitorado quanto aos sinais e sintomas iniciais dos efeitos adversos da terapia com inibidores da enzima conversora da angiotensina e com bloqueador do receptor da angiotensina, recebendo então intervenções colaborativas, quando indicadas, para restaurar a estabilidade fisiológica.

Indicadores

O indivíduo/família é capaz de identificar sinais e sintomas que necessitem de relato imediato:

- Desmaio.
- Taquicardia.
- Dor no peito.
- Sangramento gastrintestinal.

Intervenções e justificativas

(Arcangelo & Peterson, 2016)

Consultar também livro de farmacologia quanto a informações específicas sobre cada medicamento

Investigar se há contraindicações à terapia com inibidores da enzima conversora da angiotensina

- História de efeitos adversos.
- Estenose renal (bilateral, unilateral).
- Hipersensibilidade anterior.
- Gravidez.

Explicar os possíveis efeitos adversos

- Sistêmicos:
  - Hipersensibilidade (urticária, exantema; angiedema de face, garganta e extremidades; dificuldade respiratória; estridor).
  - Fotossensibilidade.
  - Alopecia.
- Sistema nervoso central:
  - Vertigem.
  - Insônia.
  - Desmaio.
  - Cefaleia.
- Cardiovasculares:
  - Taquicardia.
  - *Angina pectoris*.
  - Insuficiência cardíaca congestiva.
  - Dor no peito.
  - Hipotensão.
  - Palpitações.
  - Pericardite.
  - Rubor.
  - Doença de Raynaud.
- Gastrintestinais:
  - Perda do paladar.
  - Diarreia.
  - Vômitos.
  - Úlcera péptica.
  - Anorexia.
- Hematológicos:
  - Neutropenia.
  - Eosinofilia.
  - Agranulocitose.
  - Hipercalemia.
  - Anemia hemolítica.
- Musculoesqueléticos:
  - Dor em articulações.
- Urogenitais:
  - Proteinúria.
  - Frequência urinária.
  - Poliúria.
  - Insuficiência renal.

- Oligúria.
- Ureia/creatinina elevadas.
• Respiratórios:
  - Tosse.
  - Sintomas de infecção do trato respiratório superior.

Monitorar o surgimento de efeitos adversos e reduzir sua gravidade

• Estabelecer uma investigação dos parâmetros basais de pulsos, pressão arterial (deitado, sentado, em pé), ritmo cardíaco e campos pulmonares.

J: Dados de investigações basais são vitais para avaliar a resposta à terapia e identificar reações adversas.

• Garantir que exames iniciais e basais de eletrólitos, sangue e função hepática e renal sejam realizados.

J: A medicação pode causar elevação de enzimas hepáticas e hipocalemia.

• Repetir ureia/creatinina e eletrólitos em 4 a 6 semanas; depois, periodicamente.
• Com cuidado, monitorar a pressão arterial e a frequência cardíaca durante os estágios iniciais da terapia.

J: Bradicardia e hipotensão podem ocorrer.

• Monitorar a ocorrência de insuficiência cardíaca congestiva.

J: O débito cardíaco diminuído pode comprometer a função cardíaca.

• Estabelecer com o médico ou o enfermeiro especialista os parâmetros (pressão arterial, pulso) para a suspensão da medicação.

J: Hipotensão e bradicardia podem reduzir o débito cardíaco.

• Monitorar a ingestão e a eliminação, assim como peso, e investigar a ocorrência de edema.

J: O débito cardíaco diminuído pode causar acúmulo de líquido.

Ensinar ao indivíduo e à família formas de prevenir ou reduzir a gravidade dos efeitos adversos

• Ver *RC de Efeitos adversos da terapia com β-bloqueadores adrenérgicos*.
• Ressaltar a importância de exames laboratoriais de acompanhamento.

J: Anormalidades significativas na contagem de proteínas urinárias e do sangue podem ocorrer.

Orientar o indivíduo e os familiares a informarem os seguintes sinais e sintomas

- Aumento de peso entre 450 e 900 gramas.
- Edema.
- Dificuldade para respirar.
- Tosse persistente.
- Pressão de pulsos ou do sangue acima ou abaixo dos parâmetros preestabelecidos.
- Urina escura.
- Micção difícil.
- Distúrbios visuais.
- Dor de garganta.
- Febre.
- Distúrbios do sono.
- Perda de memória.
- Mudanças mentais.
- Mudanças comportamentais.

Risco de Complicações de Efeitos adversos da terapia com β-bloqueadores adrenérgicos

Populações com alto risco de efeitos adversos

- Diabete melito.
- Doença hepática grave.

- Gravidez ou aleitamento materno.
- Bronquite crônica, enfisema:
  - Asma/broncospasmo.
- Bradicardia.
- Insuficiência cardíaca de segundo ou terceiro grau.
- Feocromocitoma.
- Insuficiência vascular periférica.
- Rinite alérgica.
- Insuficiência renal.
- Insuficiência hepática.
- Miastenia grave.

Resultados colaborativos

O indivíduo será monitorado quanto aos sinais e sintomas iniciais dos efeitos adversos da terapia com β-bloqueador adrenérgico e receberá intervenções colaborativas, quando indicadas, para restaurar a estabilidade fisiológica.

Indicadores

O indivíduo/família é capaz de identificar sinais e sintomas que necessitem de relato imediato:

- Dificuldade para respirar.
- Urina escura.
- Micção difícil.
- Mudanças mentais.
- Mudanças comportamentais.

Intervenções e justificativas

(Arcangelo & Peterson, 2016)

Consultar também livro de farmacologia quanto a informações específicas sobre cada medicamento

Investigar se há contraindicações à terapia com β-bloqueadores adrenérgicos

- Hipersensibilidade.
- Bradicardia sinusal.
- Bloqueio cardíaco de segundo ou terceiro graus.
- Intervalo PR maior que 0,24 segundos no eletrocardiograma (ECG).
- Insuficiência cardíaca (exceto carvedilol, metoprolol).
- Choque cardiogênico.
- Terapia com inibidor da MAO ou antidepressivo tricíclico.
- Asma (para β-bloqueadores adrenérgicos não seletivos).
- Diabete.
- Hiperlipidemia.
- Insuficiência arterial periférica.
- Gravidez – primeiro trimestre.

Explicar os possíveis efeitos adversos

- Sistêmicos:
  - Hipersensibilidade (exantemas, prurido).
  - Aumento dos triglicerídeos.
  - Redução de lipoproteínas de alta densidade (HDL).
  - Sensação de frio.
  - Letargia.
  - Dor nas pernas.
- Sistema nervoso central:
  - Depressão.
  - Perda de memória.
  - Parestesias.
  - Sonhos bizarros.
  - Insônia.
  - Alucinações.

- Mudanças comportamentais.
- Catatonia.
- Vertigem.
- Cardiovasculares:
  - Bradicardia.
  - Acidente vascular encefálico.
  - Edema.
  - Taquicardia.
  - Hipotensão.
  - Insuficiência arterial periférica.
  - Arritmia.
  - Insuficiência cardíaca congestiva.
  - Fenômeno de Raynaud.
- Hematológicos:
  - Agranulocitose.
  - Trombocitopenia.
  - Eosinofilia.
- Gastrintestinais:
  - Diarreia.
  - Vômitos.
  - Colite isquêmica.
  - Dor gástrica.
- Hepáticos:
  - Hepatomegalia.
- Respiratórios:
  - Broncospasmo.
  - Dispneia.
  - Estertores.
- Endócrinos:
  - Hipoglicemia ou hiperglicemia.
- Urogenitais:
  - Dificuldade para urinar.
  - Ureia e transaminase sérica elevadas.
- Oftalmológicos:
  - Visão turva.

Monitorar o surgimento de efeitos adversos e reduzir sua gravidade

- Estabelecer uma investigação dos parâmetros basais de pulsos, pressão arterial (deitado, sentado, em pé), campos pulmonares e pulsos periféricos.

  J: *A investigação dos dados basais facilita a monitoração de reações adversas.*

- Garantir que exames basais renais, hepáticos, da glicose e do sangue sejam realizados antes de iniciar a farmacoterapia.

  J: *Os resultados desses exames possibilitam monitorar as mudanças.*

- Estabelecer com o médico os parâmetros (pressão arterial, pulso) para solicitar a suspensão da medicação.

  J: *Hipotensão e bradicardia podem reduzir o débito cardíaco.*

- Monitorar ingestão, eliminação e peso e investigar aparecimento de edema.

  J: *O débito cardíaco diminuído pode causar acúmulo de líquido.*

- Monitorar a ocorrência de insuficiência cardíaca congestiva.

  J: *Os β-bloqueadores adrenérgicos podem comprometer a função cardíaca.*

- Monitorar a ocorrência de hipoglicemia em indivíduo com diabete.

  J: *Os β-bloqueadores adrenérgicos interferem na conversão de glicogênio em glicose, ocupando os locais dos receptores β-adrenérgicos.*

Ensinar ao indivíduo formas de prevenir ou reduzir a gravidade dos efeitos adversos

- Salientar a importância de continuar o tratamento medicamentoso conforme prescrito e alertá-lo a jamais interromper repentinamente o fármaco.

  J: *A interrupção repentina pode precipitar arritmias ou angina.*

- Enfatizar a necessidade de monitorar pulso e pressão arterial todos os dias. Explicar os valores do pulso e da pressão arterial que indicam a necessidade de suspender o medicamento.
- Orientar a verificação diária do peso, à mesma hora, com as mesmas roupas. Pedir ao indivíduo que informe aumento de peso de 450 gramas ou mais.

  J: *O aumento de peso pode indicar retenção de líquidos decorrente de débito cardíaco diminuído.*

- Orientar para uma redução lenta, pois uma abstinência em pessoa com doença coronariana pode causar exacerbação da angina, infarto do miocárdio ou arritmia.
- Explicar a necessidade de proteger mãos e pés contra exposição prolongada ao frio.

  J: *Os β-bloqueadores adrenérgicos reduzem a circulação na pele e nas extremidades.*

- Orientar para consultar o médico antes de fazer exercícios.

  J: *O medicamento impede a resposta de adaptação do corpo ao estresse.*

- Ressaltar a importância de exames laboratoriais de acompanhamento.

  J: *Anormalidades importantes em exames da função hepática ou renal e no hemograma podem ser encontradas.*

Orientar o indivíduo e os familiares a informarem os seguintes sinais e sintomas

- Aumento de peso entre 450 e 900 gramas.
- Edema.
- Dificuldade para respirar.
- Pressão de pulsos ou do sangue acima ou abaixo dos parâmetros preestabelecidos.
- Urina escura.
- Micção difícil.
- Distúrbios visuais.
- Dor de garganta.
- Febre.
- Distúrbios do sono.
- Perda de memória.
- Mudanças mentais.
- Mudanças comportamentais.

Risco de Complicações de Efeitos adversos da terapia diurética

Populações com alto risco de efeitos adversos

- Diabete melito.
- Infarto agudo do miocárdio.
- Arritmias.
- Função hepática prejudicada.
- História de gota.
- História de pancreatite.
- Idosos.
- Lúpus eritematoso sistêmico.
- Alergia a sulfa (com a maioria dos diuréticos, exceto espironolactona e triantereno).

Resultados colaborativos

O indivíduo será monitorado quanto aos sinais e sintomas iniciais dos efeitos adversos da terapia diurética e receberá intervenções colaborativas, quando indicadas, para restaurar a estabilidade fisiológica.

Indicadores

O indivíduo/família é capaz de identificar sinais e sintomas que necessitem de relato imediato:

- Edema.
- Respiração ofegante.
- Distúrbios visuais e auditivos.
- Pressão arterial abaixo dos parâmetros estabelecidos.
- Urina escura.

Intervenções e justificativas
(Arcangelo & Peterson, 2016)

Consultar livro de farmacologia quanto a informações específicas sobre cada medicamento

Investigar se há contraindicações à terapia diurética

- História de efeitos adversos.
- Alergia a sulfa.
- Anúria.
- Desequilíbrio eletrolítico.
- Coma hepático.

Explicar os possíveis efeitos adversos

- Sistêmicos:
  - Hipocalemia.
  - Desequilíbrio eletrolítico.
  - Alcalose metabólica.
  - Desidratação.
  - Ototoxicidade/zumbido.
  - Visão turva.
  - Hiperuricemia.
  - Hipocalcemia.
  - Hiperglicemia.
  - Hipomagnesemia.
  - Leucopenia.
  - Cãibras musculares.
  - Anorexia.
  - Exantema.
  - Prurido.
  - Zumbido.
- Sistema nervoso central:
  - Parestesias.
  - Fotossensibilidade.
- Cardiovasculares:
  - Hipovolemia.
  - Anemia.
  - Vasculite.
  - Hipotensão ortostática.
- Gastrintestinais:
  - Cólicas abdominais.
  - Diarreia.
  - Náusea/vômitos.
  - Icterícia colestática.
  - Pancreatite.
- Hematológicos:
  - Trombose.
  - Trombocitopenia.
  - Leucopenia.
- Urogenitais:
  - Nefrite intersticial.
  - Frequência urinária.

Monitorar o surgimento de efeitos adversos e reduzir sua gravidade

- Identificar um parâmetro basal/inicial para pressão de pulso e sangue (deitado, sentado, em pé).
- Monitorar os resultados laboratoriais, sobretudo eletrólitos.
- Estabelecer com o médico os parâmetros (pressão arterial) para a suspensão da medicação.
- Monitorar a ingestão e a eliminação, e pesar diariamente.

Ensinar ao indivíduo e à família formas de prevenir ou reduzir a gravidade dos eventos adversos

- Salientar a importância dos exames laboratoriais de acompanhamento.
- Orientar o indivíduo a mudar de posição devagar.

Orientar o indivíduo e os familiares a informarem os seguintes sinais e sintomas

- Aumento de peso entre 450 e 900 gramas.
- Edema.
- Respiração ofegante.
- Distúrbios visuais e auditivos.
- Pressão arterial abaixo dos parâmetros estabelecidos.
- Urina escura.
- Cãibras musculares.
- Aumento da letargia.
- Dor abdominal.

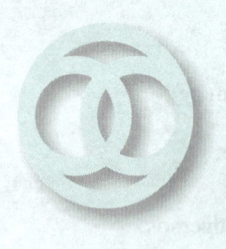

Apêndice A
Diagnósticos de enfermagem agrupados por padrão funcional de saúde[1]

1. Percepção da saúde – controle da saúde

[2]Campo de energia perturbado
Comportamento de saúde propenso a risco
Contaminação: Comunidade
　Contaminação: Comunidade,✤ risco de
Controle da saúde familiar, ineficaz
Controle da saúde, ineficaz
[2]Controle da saúde, da comunidade, deficiente
Controle da saúde melhorado, disposição para
[2]Crescimento e desenvolvimento, atraso no
　Desenvolvimento atrasado, risco de
　[2]Insuficiência da capacidade para melhorar, do adulto
[2]Envolvimento comprometido
　[2]Envolvimento comprometido, risco de
Falta de adesão
Lesão, risco de
　Aspiração, risco de
　Envenenamento, risco de
　[3]Lesão do trato urinário, risco de
　Lesão por posicionamento perioperatório, risco de
　Lesão térmica, risco de
　Quedas, risco de
　Sufocação, risco de
　Trauma, risco de
Manutenção da saúde, ineficaz
[3]Obesidade
　[3]Sobrepeso
　[3]Sobrepeso, risco de
Saúde da comunidade, deficiente
[3]Síndrome do idoso frágil
　[3]Síndrome do idoso frágil, risco de
Recuperação cirúrgica retardada
　[2]Recuperação cirúrgica retardada, risco de

2. Nutricional – metabólico

Amamentação ineficaz
Amamentação interrompida
Amamentação melhorada, disposição para
Capacidade adaptativa intracraniana diminuída
Desequilíbrio eletrolítico, risco de
Equilíbrio de líquidos melhorado, disposição para
Função hepática prejudicada, risco de
Glicemia instável, risco de
Icterícia neonatal
　Icterícia neonatal, risco de
Infecção, risco de
Leite materno insuficiente
Nutrição desequilibrada
　Deglutição prejudicada
　Dentição prejudicada
　Padrão ineficaz de alimentação do lactente
Nutrição melhorada, disposição para
Proteção ineficaz
　Integridade da pele prejudicada
　Integridade da pele prejudicada, risco de
　Integridade tissular prejudicada
　Integridade tissular prejudicada, risco de
　[3]Lesão na córnea, risco de
　Mucosa oral prejudicada
　[3]Mucosa oral prejudicada, risco de
　Olho seco, risco de
　[3]Úlcera por pressão, risco de
Reação adversa a meio de contraste com iodo, risco de
Resposta alérgica
　ao látex
　Resposta alérgica
　ao látex, risco de
Resposta alérgica, risco de
Temperatura corporal, risco de desequilíbrio na
　Hipertermia
　Hipotermia
　Termorregulação ineficaz
[2]Transmissão de infecção, risco de
Volume de líquidos deficiente
Volume de líquidos desequilibrado, risco de
Volume de líquidos excessivo

3. Eliminação

[3]Constipação funcional crônica
　Constipação
　percebida
Diarreia
Eliminação urinária melhorada, disposição para
Eliminação urinária prejudicada
　[2]Enurese maturacional
　[2]Incontinência urinária contínua
　Incontinência urinária de esforço
　Incontinência urinária funcional
　Incontinência urinária reflexa
　Incontinência urinária de urgência
　Incontinência urinária por transbordamento
Incontinência intestinal
Motilidade gastrintestinal disfuncional
　Motilidade gastrintestinal disfuncional, risco de

4. Atividade – exercício

Atividade de recreação deficiente
Autocuidado, disposição para melhora do
Capacidade adaptativa intracraniana diminuída
Choque, risco de
Comportamento desorganizado do lactente
　Comportamento desorganizado do lactente, risco de
Comportamento organizado melhorado do lactente, disposição para
Débito cardíaco diminuído
Estilo de vida sedentário
Função hepática prejudicada, risco de
[2]Função respiratória ineficaz, risco de
　Desobstrução ineficaz de vias aéreas
　Padrão respiratório ineficaz
　Resposta disfuncional ao desmame ventilatório
　[2]Resposta disfuncional ao desmame ventilatório, risco de
　Troca de gases prejudicada
　Ventilação espontânea prejudicada

---

[1] Os Padrões Funcionais de Saúde foram identificados em Gordon, M. (1994). *Nursing diagnosis:* Process and application. New York: McGraw-Hill, com pequenas alterações feitas pela autora.
[2] Estes diagnósticos não constam na NANDA-I 2018-2020, mas foram incluídos por sua clareza ou utilidade.
[3] Indica os novos diagnósticos de enfermagem, pela NANDA-I 2018-2020.
✤ N. de R.T. O título do diagnóstico na NANDA-I 2018-2020 é *Risco de contaminação*, não contemplando a palavra "comunidade", mas foi mantido aqui conforme o original.

Intolerância à atividade
Manutenção do lar prejudicada
Mobilidade física prejudicada
    Capacidade de transferência prejudicada
    Deambulação prejudicada
    ³Levantar-se prejudicado
    Mobilidade com cadeira de rodas prejudicada
    Mobilidade no leito prejudicada
    ³Sentar-se prejudicado
Perambulação
Perfusão tissular ineficaz
    Disfunção neurovascular periférica, risco de
    Perfusão renal ineficaz, risco de
    Perfusão tissular cardíaca diminuída, risco de
    Perfusão tissular cerebral ineficaz, risco de
    Perfusão tissular gastrintestinal ineficaz, risco de
    Perfusão tissular periférica ineficaz
    Perfusão tissular periférica ineficaz, risco de
Planejamento de atividade ineficaz
    Planejamento de atividade ineficaz, risco de
Sangramento, risco de
Síndrome da morte súbita do lactente, risco de
Síndrome do desuso, risco de
²Síndrome do déficit no autocuidado
    ²Déficit no autocuidado instrumental
    Déficit no autocuidado para alimentação
    Déficit no autocuidado para banho
    Déficit no autocuidado para higiene íntima
    Déficit no autocuidado para vestir-se
Trauma vascular, risco de

5. Sono – repouso

Padrão de sono prejudicado
    Insônia
    Privação de sono
Sono melhorado, disposição para

6. Cognitivo – perceptivo

Aspiração, risco de
Conflito de decisão
    ³Tomada de decisão emancipada prejudicada
    ³Tomada de decisão emancipada prejudicada, risco de
Conforto melhorado, disposição para
Conforto prejudicado
    Dor aguda
    ³Dor no trabalho de parto
    Náusea
    ³Síndrome de dor crônica
Confusão aguda
Confusão crônica
Conhecimento deficiente
Conhecimento melhorado (especificar), disposição para
Disreflexia autonômica
    Disreflexia autonômica, risco de
Memória prejudicada
Negligência unilateral
Síndrome da interpretação ambiental prejudicada
³Tomada de decisão emancipada melhorada, disposição para

7. Autopercepção

Ansiedade
    Ansiedade relacionada à morte
Autoconceito melhorado, disposição para
    ²Autoconceito, distúrbios do
    Autoestima crônica, baixa
    ²Autoestima distúrbio na
    Autoestima situacional, baixa
    Baixa autoestima crônica, risco de
    Baixa autoestima situacional, risco de
    Imagem corporal, distúrbio na
    Identidade pessoal perturbada
    Identidade pessoal pertubada, risco de
Autonegligência
³Controle emocional instável
Desesperança
Dignidade humana comprometida, risco de
Esperança melhorada, disposição para
Fadiga
Medo
Poder melhorado, disposição para
Sentimento de impotência
    Sentimento de impotência, risco de

8. Papéis – relacionamento

Comunicação melhorada, disposição para
²Comunicação prejudicada
    Comunicação verbal prejudicada
Conflito no papel de pai/mãe
Desempenho de papel ineficaz
Interação social prejudicada
Isolamento social
Paternidade ou maternidade melhorada, disposição para
Paternidade ou maternidade prejudicada
    Vículo prejudicado, risco de
Pesar
    ²Pesar antecipado
    Pesar complicado
Processo de criação de filhos ineficaz
    Processo de criação de filhos ineficaz, risco de
Processos familiares disfuncionais
Processos familiares interrompidos
Processos familiares melhorados, disposição para
Relacionamento ineficaz
    Relacionamento ineficaz, risco de
Relacionamento melhorado, disposição para
Solidão, risco de
Tristeza crônica

9. Sexualidade – reprodução

Padrão de sexualidade ineficaz
    Disfunção sexual
Processo de criação de filhos melhorado, disposição para

10. Enfrentamento – tolerância ao estresse

²Autolesão, risco de
    Automutilação
    Automutilação, risco de
    Suicídio, risco de
Enfrentamento melhorado da comunidade, disposição para
Enfrentamento familiar comprometido
Enfrentamento familiar incapacitado
Enfrentamento familiar melhorado, disposição para
    Síndrome pós-trauma, risco de
Enfrentamento ineficaz
    Vínculo prejudicado, risco de
    Controle emocional instável
    Enfrentamento defensivo
    Enfrentamento melhorado, disposição para
    Negação ineficaz
    ³Regulação do humor prejudicada
Enfrentamento ineficaz da comunidade
Estresse por mudança (síndrome)
    Estresse por mudança (síndrome), risco de
Resiliência comprometida, risco de
Resiliência melhorada, disposição para
Resiliência individual prejudicada
Síndrome pós-trauma
    Síndrome pós-trauma, risco de
    Síndrome do trauma de estupro
Síndrome pós-trauma
Sobrecarga de estresse
Tensão do papel de cuidador
    Tensão do papel de cuidador, risco de
Violência direcionada a outros, risco de
Violência direcionada a si mesmo, risco de

11. Valores – crenças

Bem-estar espiritual melhorado, disposição para
Religiosidade melhorada, disposição para
Sofrimento espiritual
    Religiosidade prejudicada
    Religiosidade prejudicada, risco de
    Sofrimento espiritual, risco de
Sofrimento moral
    ²Sofrimento moral, risco de

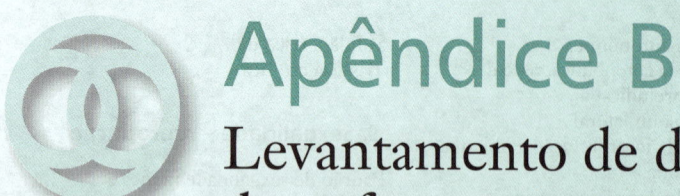

Apêndice B
Levantamento de dados iniciais de enfermagem na admissão

Nota/folha de admissão da enfermagem

Data _____ Hora de chegada _____ Pessoa para contato _____ Telefone _____
ORIGEM: _____ Domicílio sozinho _____ Domicílio com parente _____ Instituição de cuidados prolongados
_____ Sem-teto _____ Domicílio com _____ (Especificar)
_____ Setor de emergências _____ Outro _____
MODO DE CHEGADA: _____ Cadeira de rodas _____ Ambulância _____ Maca
MOTIVO DA HOSPITALIZAÇÃO: _____
_____
INTERNAÇÃO HOSPITALAR ANTERIOR: Data _____ Motivo _____
_____
HISTÓRIA MÉDICA: _____
_____

MEDICAÇÃO (Prescrição/sem prescrição)	*DOSAGEM*	*ÚLTIMA DOSE*	*FREQUÊNCIA*

Padrão funcional de saúde – percepção da saúde
USO DE: Tabaco: _____ Nenhum _____ Abandonou (Data) _____ Cachimbo _____ Charuto _____ 1 maço/dia
_____ 1-2 maços/dia _____ > 2 maços/dia História de maços/ano _____
Álcool: _____ Data da bebida mais recente ___ Quantidade/tipo
_____ Número de dias no mês quando álcool é consumido ___ Em recuperação
Outras drogas: ____ Não ____ Sim Tipo _____ Uso _____ História _____
Alergias (fármacos/drogas, comida, esparadrapo, tinturas): _____ Reação _____
_____

Padrão de atividade-exercício
CAPACIDADE DE AUTOCUIDADO: 0 = Independente   1 = Equipamento auxiliar   2 = Assistência de outros
3 = Assistência de pessoa e equipamento   4 = Dependente/Incapaz

	0	1	2	3	4
Comer/Beber					
Tomar banho					
Vestir-se/Arrumar-se					
Realizar higiene íntima					
Mover-se no leito					
Transferir-se					
Deambular					
Subir escadas					
Fazer compras					
Cozinhar					
Fazer manutenção do lar					

EQUIPAMENTOS AUXILIARES: _____ Nenhum _____ Muletas _____ Cadeira sanitária _____ Andador
_____ Bengala _____ Tala/Aparelho _____ Cadeira de rodas _____ Outro
CÓDIGO: (1) Não aplicável (2) Incapaz de adquirir (3) Não é prioridade no momento
(4) Outro (especificar em anotações)

Lado 1

Padrão nutricional-metabólico
Dieta especial/suplementos: _____
Orientação alimentar anterior: _____ Sim _____ Não
Apetite: _____ Normal _____ Aumentado _____ Diminuído _____ Paladar diminuído
_____ Náusea _____ Vômitos
Oscilações do peso nos últimos 6 meses: _____ Nenhuma _____ kg. Aumento/Redução
Dificuldades para deglutir: _____ Nenhuma _____ Sólidos _____ Líquidos
Dentaduras: _____ Superior (_____ Parcial _____ Total) _____ Inferior (_____ Parcial _____ Total)
Com pessoa _____ Sim _____ Não
História de problemas de pele/Cicatrização: _____ Nenhuma _____ Cicatrização anormal _____ Exantema
_____ Ressecamento _____ Transpiração excessiva

Padrão de eliminação
Hábitos intestinais: _____ # Movimentos intestinais q __/dia __ Data da última evacuação____ Nos limites normais
_____ Constipação _____ Diarreia _____ Incontinência
_____ Ostomia: Tipo _____ Dispositivo _____ Autocuidado _____ Sim _____ Não
Hábitos urinários: _____ Limites normais _____ Frequência _____ Disúria _____ Nictúria _____ Urgência
_____ Hematúria _____ Retenção
Incontinência: _____ Não _____ Sim _____ Total _____ Diurna _____ Noturna
_____ Ocasional _____ Dificuldade de retardar a micção _____ De esforço
_____ Dificuldade de chegar ao vaso sanitário _____ Dificuldade para perceber indicadores
Equipamentos auxiliares _____ Cateterismo intermitente _____ Sonda de demora
_____ Cateter externo _____ Fraldas para incontinência

Padrão de sono-repouso
Hábitos: _____ horas/noite _____ Soneca da manhã _____ Soneca da tarde
Sente-se descansado após o sono _____ Sim _____ Não
Problemas: _____ Nenhum _____ Desperta cedo _____ Dificuldade para adormecer _____ Pesadelos
_____ Desperta com frequência _____ Razão

Padrão de cognitivo-perceptivo
Estado mental: _____ Alerta _____ Afasia de compreensão _____ Relato insatisfatório
_____ Orientado _____ Confuso _____ Agressivo _____ Irresponsivo
Fala: _____ Normal _____ Arrastada _____ Incompreensível _____ Afasia de expressão
Idioma falado: _____ Português _____ Espanhol _____ Outro _____ Intérprete _____
Capacidade de ler: _____ Sim _____ Não
Capacidade de comunicar-se: _____ Sim _____ Não _____ Verbalmente _____ Por escrito
Capacidade de compreensão: _____ Sim _____ Não _____
Nível de ansiedade: _____ Apropriado _____ Leve _____ Moderado _____ Grave _____ Pânico
Habilidades de interação: _____ Apropriadas _____ Outro _____
Audição: _____ Nos limites normais _____ Prejudicada (_ Direito _ Esquerdo) _____ Surdo (_ Direito _ Esquerdo)
_____ Aparelho auditivo _____ Número _____ Com a pessoa no momento
Visão: _____ Nos limites normais _____ Óculos _____ Lente de contato
_____ Prejudicada _____ Direito _____ Esquerdo
_____ Cego _____ Direito _____ Esquerdo
_____ Prótese _____ Direito _____ Esquerdo
Vertigem: _____ Sim _____ Não _____ Memória preservada _____ Sim _____ Não
Desconforto/Dor: _____ Nenhum _____ Aguda _____ Crônica _____ Descrição _____

Início _____ Duração _____ (Classificação 0 – sem dor a 10 – pior dor)
Controle da dor: Medicamentos, outras terapias _____

Padrão de enfrentamento-tolerância ao estresse/Autopercepção/Autoconceito
Preocupações principais quanto à hospitalização ou à doença (financeiras, autocuidado):
_____
Perda/mudança importante no ano anterior: ____ Não ____ Sim Especificar _____
_____
Medo de violência: ____ Sim ____ Não ____ De quem ____
Percepção de futuro: _____ (Classificação 1 – insatisfatório a 10 – muito otimista)
_____

CÓDIGO: (1) Não aplicável (2) Incapaz de adquirir (3) Não prioritário no momento
(4) Outro (especificar em anotações)

Padrão de sexualidade-reprodução
Período menstrual mais recente (DUM): _____ Pós-menopausa _____ Grávida _____
Um ou mais filhos (Para) _____ Controle de natalidade _____
Problemas menstruais/Hormonais: _____ Sim _____ Não _____
Exame Papanicolau mais recente: _____ História de Papanicolau anormal _____
Autoexame das mamas/Testículos mensal: _____ Sim _____ Sem mamografia anterior: _____
Preocupações sexuais: _____

Padrão de papéis-relacionamento
Situação conjugal: _____ Mora com _____
Profissão: _____
Condição empregatícia: _____ Empregado _____ Afastado por curto prazo
 _____ Afastado por longo prazo _____ Desempregado
Sistema de apoio: _____ Cônjuge/Parceiro _____ Vizinhos/Amigos _____ Nenhum
 _____ Familiares na mesma moradia _____ Familiares em outro endereço
 _____ Outro _____
Preocupações da família relativas à hospitalização: _____

Padrão de valores-crenças
Religião: _____
Restrições religiosas: _____ Não _____ Sim (Especificar) _____
Solicita visita do capelão neste momento: _____ Sim _____ Não

EXAME FÍSICO (Objetivo)
1. DADOS CLÍNICOS
Idade _____ Altura _____ Peso _____ IMC _____ Temperatura _____
Pulso: _____ Forte _____ Fraco _____ Regular _____ Irregular _____
Pressão arterial: Braço direito _____ Braço esquerdo _____ Sentado _____ Deitado _____

2. RESPIRATÓRIO/CIRCULATÓRIO
Frequência: _____
Qualidade: _____ Nos limites normais _____ Superficial _____ Rápido
 _____ Com dificuldade _____ Outro _____
Tosse _____ Não _____ Sim
Descrever _____
Auscultação:
 Lobos superiores dir _____ Nos limites normais _____ Diminuídos _____ Ausentes _____ Sons anormais _____
 Lobos superiores esq _____ Nos limites normais _____ Diminuídos _____ Ausentes _____ Sons anormais _____
 Lobos inferiores dir _____ Nos limites normais _____ Diminuídos _____ Ausentes _____ Sons anormais _____
 Lobos inferiores esq _____ Nos limites normais _____ Diminuídos _____ Ausentes _____ Sons anormais _____
 Pulso podálico direito: _____ Forte _____ Fraco _____ Ausente
 Pulso podálico esquerdo: _____ Forte _____ Fraco _____ Ausente

3. METABÓLICO/TEGUMENTAR
PELE: Tirar fotos conforme protocolo de lesões, ferimentos
 Cor: _____ Nos limites normais _____ Pálida _____ Cianótica
 _____ Acinzentada _____ Ictérica _____ Outro _____
 Temperatura _____ Nos limites normais _____ Quente _____ Fria
 Edema _____ Ausente _____ Sim/Descrição/Localização _____
 Lesões: _____ Nenhuma _____ Sim/Descrição/Localização _____
 Hematomas: _____ Nenhum _____ Sim/Descrição/Localização _____
 Hiperemiada: _____ Não _____ Sim/Descrição/Localização _____
 Prurido _____ Não _____ Sim/Descrição/Localização _____
BOCA:
 Gengivas: _____ Nos limites normais _____ Placas esbranquiçadas _____ Lesões _____ Outro _____
 Dentes: _____ Nos limites normais _____ Outro _____
ABDOME:
 Ruídos intestinais: _____ Presentes _____ Ausentes

4. NEUROSSENSORIAL

Pupilas: _____ Isocóricas _____ Anisocóricas _____
Fotorreagente:
  Esquerda: _____ Sim _____ Não/Especificar _____
  Direita: _____ Sim _____ Não/Especificar _____
Olhos: _____ Nítidos _____ Com secreção _____ Avermelhados _____ Outro _____

5. MUSCULOESQUELÉTICO

Amplitude de movimentos _____ Total _____ Outro _____
Equilíbrio e marcha: _____ Firme _____ Não firme
Preensão nas mãos: _____ Igual _____ Forte _____ Fraqueza/Paralisia (_____ Direita _____ Esquerda)
Força nas pernas: _____ Igual _____ Forte _____ Fraqueza/Paralisia (_____ Direita _____ Esquerda)

6. OUTRAS OBSERVAÇÕES IMPORTANTES PARA PLANEJAMENTO PROVISÓRIO

Mora: Sozinho _____ Com _____ Sem endereço conhecido _____
Destino pretendido após a alta: _____ Casa _____ Indeterminado _____ Outro _____
Uso prévio de recursos da comunidade:
  _____ Atendimento domiciliar/Albergues _____ Atendimento-dia para adultos
  _____ Grupos religiosos _____ Outro _____
  _____ Serviço de refeições _____ Serviço em casa/Auxiliar de saúde em casa
  _____ Grupo de apoio da comunidade
Transporte após a alta:
  _____ Carro _____ Ambulância _____ Ônibus/Táxi
  _____ Incapaz de determinar no momento
Antecipação de assistência financeira após a alta?: _____ Não _____ Sim _____
Antecipação de problemas com autocuidado após a alta?: _____ Não _____ Sim _____
Equipamentos auxiliares necessários após a alta?: _____ Não _____ Sim _____
Encaminhamentos: (Data dos registros)
Coordenador para alta _____ Saúde domiciliar _____
Assistência social _____
Outros comentários: _____

ASSINATURA/CARGO _____ Data _____

Lado 4

Apêndice C
Estratégias para promover a participação de indivíduos/famílias para melhores resultados na saúde

Tipos de instrução
O método "teach-back"
Ajuda na ativação para que indivíduos/famílias façam escolhas mais saudáveis
Reconciliação medicamentosa e barreiras à adesão

Tipos de instrução

Analfabetismo funcional é quando uma pessoa que tem habilidades mínimas de leitura e escrita não tem a capacidade de aprendizado em saúde para controlar as necessidades e exigências da vida diária em muitas ocupações.

Instrução em saúde é a capacidade de obter, processar e compreender informações e serviços básicos de saúde para:

- Tomar decisões de saúde apropriadas (*Ratzan, 2001).
- Seguir orientações de tratamentos e medicamentos (*White & Dillow, 2005).
- Assinar um consentimento informado.
- Marcar consultas.

Dicas da Carpenito

Pessoas analfabetas (incapazes de ler ou escrever) são mais fáceis de identificar do que analfabetos funcionais.
Não pressuponha que um indivíduo possa ler e compreender a literatura de saúde mesmo se estiver traduzida.

*Justificativa: A National Assessment of Adult Literacy (NAAL) (*2003) relatou que 9 de cada 10 adultos falantes do inglês nos Estados Unidos não tinham instrução em saúde (Kutner, Greenberg, Jiny & Paulson, 2006). Um grande estudo sobre o escopo da instrução em saúde, em dois hospitais públicos (*Williams et al., 1995), descobriu o seguinte:*

- *Metade dos pacientes falantes do inglês não conseguiam ler e compreender o material de educação básica em saúde.*
- *60% não conseguiam compreender um formulário de consentimento rotineiro.*
- *26% não conseguiam compreender o cartão de marcação de consultas.*
- *42% não compreendiam as orientações relativas à posologia de seus medicamentos.*

Avaliar os sinais de baixa instrução

- Faltas constantes a consultas agendadas.
- Formulários de registro incompletos.
- Não adesão aos medicamentos.
- Incapacidade de citar o nome dos medicamentos, explicar sua finalidade ou descrever a dose.
- Identificação dos comprimidos pela aparência, e não pela leitura do rótulo.
- Incapacidade de fornecer uma história coerente e sequencial.
- Poucos questionamentos.
- Falta de seguimento em exames ou encaminhamentos.

Estratégias para melhorar a compreensão

J: Pesquisas mostram que as pessoas lembram e compreendem menos da metade do que os profissionais de saúde explicam a elas (Williams et al., 1995; Roter, Rune & Comings, 1998). Testar o nível de compreensão geral não assegura a compreensão no cenário clínico (Weiss, 2007).

- Para que ocorra a compreensão, o enfermeiro deve aceitar que há tempo limitado e que o uso desse tempo é potencializado por:
  - Usar cada de contato para ensinar algo.

- Proporcionar um encontro tranquilo.
- Usar contato visual.
- Não ter pressa – dividir a orientação em partes menores.
- Limitar conteúdo – focar em dois ou três conceitos.
- Usar linguagem simples.
- Envolver a pessoa/família na conversa.
- Usar material gráfico.
- Explicar o que você está fazendo para a pessoa/família e os motivos.
- Solicitar que a pessoa diga o que aprendeu. Solicitar que use as próprias palavras.

Dicas da Carpenito

Os profissionais de saúde devem calar-se em relação ao que pensam que uma pessoa ou família deva saber. O objetivo é encontrar a informação que o indivíduo quer saber; caso contrário, até mesmo as melhores técnicas de ensino "cairão em ouvidos surdos". "Fazer uma sugestão para a perda de 10 quilos, iniciar a academia e usar regularmente a medicação para hipertensão para uma pessoa com pouca compreensão de que tem uma doença crônica, que saiba da natureza daquela doença ou, ainda, que deve participar no manejo do seu cuidado, pode ter poucas chances de obter os resultados desejados" (Hibbard & Greene, 2013).

O método "teach-back" (DeWalt, Callahan, Hawk et al., 2010)

- Esse método (fonte: www.teachbacktraining.org/) inclui o seguinte:
  - Uma maneira de certificar-se de que você – o profissional de saúde – explicou, claramente, a informação. Não é um teste ou questionário para indivíduos ou famílias.
  - Solicitar que o indivíduo (ou familiar) explique – *em suas próprias palavras* – o que deve saber ou fazer de forma cuidadosa.
  - Uma forma de verificar a compreensão e, se necessário, explicar e verificar novamente.

Usar o método "teach-back"

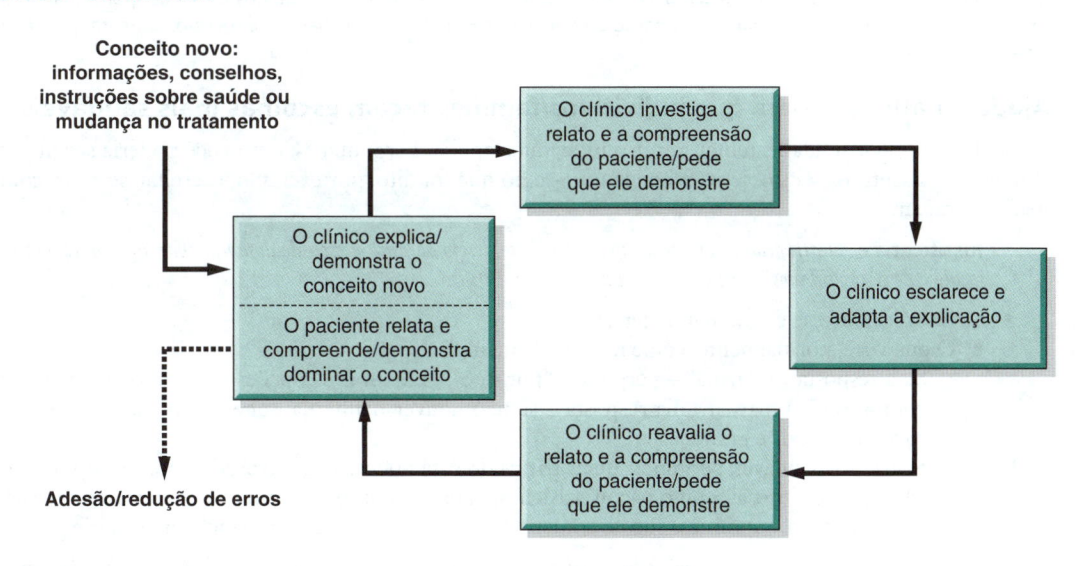

- Explicar/demonstrar.
  - Explicar um conceito (p. ex., medicamento, condição, quando procurar um o profissional).
  - Demonstrar um procedimento (p. ex., troca de curativo, uso de inalador).
- Investigar.
  - Quero ter certeza se lhe expliquei _____ claramente, pode me dizer _____.
  - Diga-me o que lhe falei.
  - Mostre-me como _____.
  - Evitar perguntar "Está entendendo?"
- Esclarecer.
  - Acrescentar mais explicações se não estiver convencido de que a pessoa compreendeu ou é capaz de fazer a atividade.
  - Se a pessoa não conseguir relatar a informação, não repetir a mesma explicação; explicar de forma diferente.

Dicas da Carpenito

Tenha cuidado para que a pessoa/família não pense que você os está testando. Afirme a importância de que você os ajude a compreender que esse método auxilia o profissional a ensinar e também a diagnosticar as necessidades de educação.

- Perguntas do tipo "teach-back" (exemplos):
    - Quando você deve procurar o profissional de saúde?
    - Como sabe que a sua incisão está cicatrizando?
    - Que alimentos deve evitar?
    - Com que frequência deve testar sua glicemia?
    - O que deve fazer em caso de hipoglicemia?
    - Quae ganho de peso deve ser relatado ao profissional de saúde?
    - Qual é o seu tipo de inalador?
    - Há algo que lhe foi explicado e que não compreendeu?
    - O que deve levar na consulta?
    - Há algo que deseja perguntar?

Dicas da Carpenito

Use todas as oportuniddes para explicar um tratamento, um medicamento, a condição e/ou restrições. Concentre-se em "coisas a saber" e "coisas a fazer".

- Por exemplo, ao trocar um curativo
    - Explicar e pedir ao indivíduo/família para refazer o curativo.
    - Mostrar que a ferida está cicatrizando e o que seriam indícios de infecção.

Dicas da Carpenito

Quando a pessoa/família não compreende o que foi dito ou demonstrado, a maneira de ensinar deve ser revista de modo a melhorar a compreensão. O método "teach-back" tem o potencial de melhorar os resultados de saúde, pois, quando feito corretamente, força o enfermeiro a limitar a informação ao que deve ser conhecido. A chance de sucesso aumenta quando a pessoa não está sobrecarregada.

Ajuda na ativação para que indivíduos/famílias façam escolhas mais saudáveis

Quando tiver oportunidade, tentar ativar o indivíduo/família. Perguntar "Como você poderia ser mais saudável?". Em vez de discutir os seus objetivos, concentrar-se no que foi dito, por exemplo, exercitar-se mais, comer melhor, parar de fumar.

Justificativa: *"A ativação refere-se à capacidade e ao desejo de uma pessoa de desempenhar um papel no manejo de sua saúde e de seus cuidados" (Hibbard & Cunningham 2008).*

- Se houver interesse em mudar a dieta:
    - O que você, normalmente, come no café da manhã?
        - Se a resposta for "nada" – perguntar "por quê"?. Explorar as opções – o que poderia comer se estiver com pressa? Aguardar uma resposta – se não houver nenhuma, sugerir a possibilidade de comer uma barra de cereais e granola.
        - Se não for saudável, perguntar quais partes do café poderiam ser trocadas, por exemplo, reservar comidas mais gordurosas, como bacon/salsichas, para os finais de semana, ou comer uma torrada em vez de duas ou, ainda, suprimir o suco e comer um pedaço de fruta em um lanche mais tarde.

    J: *Um café da manhã estimula cedo o metabolismo do corpo e pode reduzir a alimentação excessiva durante o dia.*

- O que jantou na noite anterior?
    - 10 asas de frango e um refrigerante grande.
    - Você acha que comer 1 ou 2 pedaços de frango é melhor que 10 asas? Eles têm menos gordura e mais carne que as asas.
    - Mostrar o diagrama do *MyPlate* em www.choosemyplate.gov/. Perguntar o que podem acrescentar em seu prato a cada seção.

    J: *Pedir que a pessoa selecione os alimentos de cada tipo de grupo alimentar ajudará a ensinar a pessoa/família sobre o que é amido, p. ex., milho, ervilhas, fontes (não vegetais) de proteína, etc.*

    - Quais vegetais o indivíduo poderia incluir nessa refeição? Cenouras, feijões verdes, salada.

> **Dicas da Carpenito**
> Tenha cópias de materiais educativos para leitura que possam ser facilmente acessados (p. ex., foto do *Choose MyPlate*).

- Como poderia comer de forma mais saudável?
    - Reforçar que não há alimentos ruins, mas, sim, quantidades ruins. Sim, há alimentos/bebidas mais saudáveis. Quais são eles? Frango assado, por exemplo.
    - O que bebe durante o dia? Poderia beber água ou bebidas dietéticas em vez de refrigerantes ou bebidas adoçadas? "O corpo deve queimar as calorias para processar a água ingerida e, como a água não tem calorias, queima outras calorias da alimentação."
    - Quando você come fora, acha que come demais? Se sim, que tal pedir uma embalagem para levar antes de começar a comer? Compartilhe uma sobremesa.
- Quais três mudanças pode fazer para comer melhor?

J: *Ser simples de modo que o indivíduo considere factível.*

- Se houver interesse em exercitar-se mais, focar no fato de ele movimentar-se mais.

J: *A palavra "exercitar-se" lembra a imagem de sessões de 30 a 60 minutos em uma academia.*

- Como vai para o trabalho? Escola?
    - Se for dirigindo, estacionar mais longe do prédio, loja, etc.
    - Se usar trem ou ônibus, descer 1 ou 2 quadras ou paradas antes da parada habitual.
    - Usar as escadas. Se subir escadas for um problema, tentar apenas descê-las.
    - Levar o cachorro para passear.
    - Programar uma caminhada com alguém para companhia e para aumentar o comprometimento.
- Se houver interesse em parar de fumar:
- Marcar uma data.
- Ser realista, pois recaídas ocorrem.
- Imprimir algo para a pessoa levar.
    - Vá em 5 passos para deixar de fumar em http://smokefree.gov/steps-on-quit-day para a maioria dos indivíduos.
    - Vá em www.helpguide.org/articles/addiction/how-to-quit-smoking.htm para indivíduos com maior instrução.✦

J: *"Há necessidade de estratégias para garantir que indivíduos/famílias recebam apoio para a participação, no nível desejado, em vez de ensinar o que 'nós' achamos que precisam"* (Frosch & Elwyn, 2014).

- Se o indivíduo não oferecer as opções mais saudáveis que poderia escolher, focar em uma ou duas consequências de suas escolhas não saudáveis da seguinte forma:
- Se a perda de peso for útil:
    - Suas pernas incham durante o dia e retornam ao normal ao acordar?
        - Seu peso está comprimindo os vasos em suas pernas impedindo que o líquido retorne para o restante do corpo. Em algum momento, o edema não desaparecerá durante o sono. Isso é permanente! Observe os pés das pessoas com excesso de peso; muitas usam chinelos como calçados.
    - O que poderia fazer se perdesse 10 kg e por que não poderia fazê-lo agora?
        - Segure 5 quilos de açúcar. Isso é pesado; imagine como suas articulações e seu coração gostariam de ter 5 quilos a menos de carga. Imagine 2 pacotes de açúcar como 2 quilos de açúcar. Concentre-se na perda de cerca de 1,5 quilo por vez como objetivo.
- Se a pessoa fumar:
    - Qual é seu custo mensal com o cigarro?
    - Se houver infecção respiratória ou doença pulmonar crônica, reconhecer que o tabagismo continuará causando deterioração. Perguntar se já apresentaram problemas respiratórios. Explorar, delicadamente, o quanto isso foi assustador. O tabagismo continuado causará a progressão das dificuldades respiratórias, sem haver tratamentos que ofereçam a cura.
    - Você tem cãibras nas pernas ao caminhar? Se for o caso, explicar que o tabagismo muda os vasos sanguíneos, reduzindo o fluxo sanguíneo ao caminhar. Por fim, a dor impedirá a pessoa de caminhar.
    - O tabagismo interfere na circulação, de modo que o corpo não cicatriza bem após uma lesão ou cirurgia. Os tabagistas também desenvolvem úlceras nas pernas, as quais nunca cicatrizam.
- Se uma pessoa relatar que não toma os medicamentos conforme a prescrição, explorar o porquê. Ver Reconciliação medicamentosa e barreiras à adesão, mais adiante, nesta seção. Se a razão for "Eu acho que não preciso",

---

✦ N. de R.T. No Brasil, acessar www2.inca.gov.br/wps/wcm/connect/acoes_programas/site/home/nobrasil/programa-nacional-controle--tabagismo para mais detalhes sobre os programas de controle do tabagismo.

perguntar: "Você conhece alguém com diabete melito, cardiopatia, que tenha tido um AVE ou com insuficiência renal?". Se for o caso, "Fale-me sobre isso".
- A pessoa acha que o resultado ruim poderia ter sido evitado?

    J: *Algumas pessoas relatam que o "diabete (ou cardiopatia, AVE ou insuficiência renal) é de família". As discussões podem concentrar-se no que fazer para evitar ou reduzir a chance de isso acontecer.*

- Informação personalizada (em papel ou eletrônica) que:
    - Determine o objetivo terapêutico da pessoa.
    - Sirva para identificar a adesão e as soluções.

    J: *"Iniciando com objetivos apropriados que estejam de acordo com o nível de ativação da pessoa e trabalhando para aumentar a ativação em etapas, a pessoa pode experimentar pequenos sucessos e aumentar, de forma sustentada, a confiança e as habilidades para um autocontrole efetivo" (Hibbard & Greene, 2013).*

    J: *O potencial para que os indivíduos contribuam para sua segurança, falando sobre suas preocupações, depende muito da qualidade das interações com profissionais e desses relacionamentos (Entwistle et al., 2010).*

- Elogiar a honestidade sobre problemas com o comprometimento e pelo compartilhamento das razões. Por exemplo (Sofaer & Schumann, 2013, p. 19):
    - "Estou feliz que você tenha dito que interrompeu o anti-inflamatório porque fazia seu estômago doer. Agora, entendo a razão de suas mãos ainda doerem. Vamos conversar sobre formas de conseguir algum alívio."
    - "É bom que você tenha avisado que interrompeu os comprimidos para a pressão arterial. Isso explica sua cefaleia e a elevação da pressão hoje. Vamos discutir o que você sentiu com esses comprimidos."

    J: *Indivíduos/famílias "só terão sucesso em tomar maior responsabilidade por suas decisões e ações relacionadas aos cuidados de saúde se forem bem estimulados nesse processo, consistentemente protegidos de tomar decisões muito negativas ao longo do caminho e mantidos em segurança" (Sofaer & Schumann, 2013, p. 19).*

- Sugerir que a automonitoração é útil para determinar as influências positivas e negativas sobre a adesão.
    - Registros diários.
    - Gráficos.
    - Diário da evolução ou dos sintomas, valores clínicos (p. ex., pressão arterial) ou ingestão alimentar.

    J: *"Envolver o indivíduo/família no processo decisório coloca alguma responsabilidade sobre ele para garantir o funcionamento do plano, promovendo a participação no tratamento/plano" (Sofaer & Schumann, 2013).*

> **ALERTA CLÍNICO** Muitas pessoas que estão prontas para participar acreditam que participarão por sua conta e risco e que os médicos e outros profissionais reagirão, de maneira negativa, se fizerem perguntas, discordarem, sugerirem uma abordagem alternativa, pedirem uma segunda opinião, questionarem a decisão da seguradora ou indicarem insatisfação (Frosch, May, Rendle, Tietbohl & Elwyn, 2012; Sofaer & Schumann, 2013).

Reconciliação medicamentosa e barreiras à adesão (Carpenito, 2014)

Erros relacionados aos medicamentos ocorrem em 46% das vezes durante transições, admissões, transferências ou altas de uma unidade/hospital. Quase 60% das pessoas têm, no mínimo, uma discrepância na história medicamentosa realizada na admissão. "O erro mais comum (46,4%) foi a omissão de um medicamento regularmente usado. A maioria (61,4%) das discrepâncias foi julgada como não tendo potencial para causar danos graves. Todavia, 38,6% das discrepâncias tiveram potencial para causar deterioração clínica ou desconforto moderado a grave" (Cornish et al., 2005, p. 424).

A reconciliação medicamentosa, na admissão em uma instituição de saúde, costuma abranger o seguinte:

- Nomear os medicamentos (prescritos pelo médico, autoprescritos).
- Dose prescrita.
- Frequência (uma, duas ou três vezes ao dia, conforme a necessidade).

Uma lista dos medicamentos prescritos por um profissional não representa um processo de reconciliação medicamentosa. Um familiar recentemente levou um parente mais velho para a emergência com dor torácica. Uma lista impressa com seus medicamentos foi entregue ao enfermeiro da emergência. Não houve nenhuma discussão sobre os medicamentos.

Infelizmente, um dos anti-hipertensivos tomados regularmente não entrou na prescrição eletrônica. Como sua pressão arterial estava elevada na internação e persistiu assim, outro anti-hipertensivo foi prescrito. Após dois dias, outro medicamento foi acrescentado com bons resultados.

O primeiro medicamento acrescentado era a medicação que o paciente já usava antes da internação. Assim, fundamentalmente, nenhuma medicação foi acrescentada como resultado do erro. Ele ficou três dias desnecessários no hospital com custos elevados para o sistema de saúde e teria sido muito melhor se tivesse ficado em casa, comendo sua própria comida e tendo uma boa noite de sono em sua própria cama.

Conforme a Joint Commission (p. 1), a reconciliação medicamentosa é o processo de comparação das prescrições de uma pessoa com todos os medicamentos que ela está tomando. Esse processo é feito para evitar erros como omissões, duplicações, erros de dosagem ou interações medicamentosas. Isso deve ser feito em cada transição de cuidados em que novos fármacos são prescritos ou quando as prescrições existentes são refeitas. As transições de cuidados incluem mudanças de ambiente, serviço, profissional ou nível de cuidados. O processo compreende cinco etapas: (1) desenvolver uma lista dos medicamentos atuais; (2) desenvolver uma lista dos medicamentos a serem prescritos; (3) comparar os medicamentos nas duas listas; (4) tomar decisões clínicas baseadas na comparação; e (5) comunicar a nova lista aos cuidadores apropriados do paciente.

É fundamental, para a obtenção de uma lista de medicamentos, a realização de perguntas de avaliação adicionais, as quais são os elementos definidores reconciliação de medicamentosa: "*versus* uma lista de medicamentos relatada como sendo de uso atual."

Para cada medicamento relatado, perguntar ao indivíduo/familiar as seguintes questões (DeWalt et al., 2010):

- Por que está tomando cada um dos medicamentos?
- Está tomando a medicação conforme a prescrição? Especificar quantas vezes ao dia.
- Está deixando de tomar alguma dose? Fica às vezes sem medicamentos?
- Com que frequência toma a medicação para dor prescrita "conforme necessário"?
- Parou de tomar algum desses medicamentos?
- Qual o custo de seus medicamentos?
- Está tomando remédios de outra pessoa?

Preparar o indivíduo para tomar corretamente os medicamentos em casa, bem como orientar a família sobre o uso adequado

- Explicar os medicamentos sem receita que não devem ser usados.
- Usar todos os medicamentos, como antibióticos, até o fim.
- Não tomar nenhum medicamento existente em casa a menos que seja aprovado pelo profissional da atenção primária.
- Pedir para levar todos os medicamentos na próxima consulta da atenção primária (p. ex., prescritos, sem receita, vitaminas, fitoterápicos).
- Conforme indicado:
  - Criar uma lista de cada medicamento, o motivo do uso, o horário a ser tomado, se o uso é com ou sem alimentos.
  - Criar um cartão de comprimidos, com colunas e imagens do comprimido.
  - Pedir para o indivíduo ou familiar preencher uma caixa de medicamentos semanal, com divisórias para uso duas ou três vezes ao dia.
  - Alertar que, se os comprimidos parecerem diferentes, deve-se verificar com a farmácia.
- Lembrar, como enfermeiro:
  - Criar o hábito de usar cada contato para ensinar algo.
  - Quanto mais isso é feito, mais efetivo se torna.
  - Quanto melhor você fica, melhor será para as pessoas cuidadas por você.

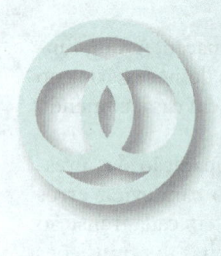

Apêndice D
Ferramentas de avaliação de alto risco para condições adquiridas no hospital e que podem ser prevenidas

Esta edição identificou a importância da prevenção de oito condições apontadas pelos Centers for Medicare and Medicaid Services.

Esses oito eventos ou condições são os seguintes:

- Úlceras por pressão em estágios 3 e 4.
- Quedas e trauma.
- Infecção no sítio cirúrgico após cirurgia bariátrica para obesidade, determinados procedimentos ortopédicos e cirurgia de revascularização miocárdica (mediastinite).
- Infecção relacionada ao cateter vascular.
- Infecção do trato urinário relacionada ao cateter.
- Administração de sangue incompatível.
- Embolia gasosa.
- Corpo estranho não intencional retido após cirurgia.

Com o uso de diretrizes baseadas em evidências, pode-se acessar o seguinte:

- Diagnósticos de enfermagem que representam a prevenção de infecção, quedas, úlceras por pressão e atraso na alta hospitalar.
- Problemas colaborativos que identificam pessoas de alto risco para embolia gasosa, trombose venosa profunda e sepse.
- Condição médica, cuidados pós-operatórios e plano terapêutico, especificamente, identificam eventos adversos associados a diagnósticos ou situações clínicas (ver Parte 3, Problemas colaborativos).
- Ferramentas padronizadas de avaliação de risco para quedas, infecção e úlceras por pressão incorporadas em cada plano de cuidados. Ver a seguir essas ferramentas.

Para que as ferramentas de avaliação identifiquem pessoas de alto risco para uma ou mais dessas condições, ver:

- Infecção – Risco de infecção.
- Risco de recuperação cirúrgica retardada.
- Risco de Complicações de Trombose venosa profunda.
- Risco de Complicações de Sepse.

Ferramentas padronizadas de avaliação de risco para quedas, infecção e úlceras por pressão

Risco elevado para quedas

Avaliação do risco de quedas

Avaliar os seguintes fatores de risco. Registrar entre parênteses o número de verificações no escore de avaliação de quedas como Risco elevado para quedas (escore) ou acrescentar os fatores de risco; por exemplo, como Risco elevado para quedas relacionado à instabilidade, à hipotensão postural e ao equipamento endovenoso.

Avaliar todas as pessoas quanto a fatores de risco para quedas, usando a ferramenta de avaliação na instituição. Representa uma ferramenta de avaliação:

Variáveis – escore

História de quedas
  Não (escore 0)
  Sim (escore 25)

Diagnóstico secundário
  Não (escore 0)
  Sim (escore 15)

Auxílio ambulatorial
  Repouso no leito/assistência de enfermagem (escore 0)
  Muletas/bengala/andador (escore 15)
  Mobília (escore 30)

Acesso endovenoso
  Não (escore 0)
  Sim (escore 20)

Marcha
  Normal/repouso no leito/imobilidade (escore 0)
  Fraca (escore 10)
  Prejudicada (escore 20)

Estado mental
  Conhece os próprios limites (escore 0)
  Superestima ou esquece os limites (escore 15)

Escore total _____

Nível de risco na Escala de Quedas de Morse (EQM) – escore para intervenções

Nenhum risco
  0-24 Bom – Cuidados básicos de enfermagem

Risco baixo a moderado
  25-45 Implementar intervenções padronizadas para prevenção de quedas

Risco alto
  46+ Implementar intervenções para prevenção de quedas de alto risco
  Escala de Quedas de Morse (*Morse, 1997). Usada com permissão.

Timed up and go (Podsiadlo & Richardson, 1991)

Para pessoas independentes e que caminham, mas estão frágeis, fatigadas e/ou com possível comprometimento da deambulação, avaliar a capacidade da pessoa no teste *Timed up and go* (TUG):

- Pedir que a pessoa use seu calçado habitual e utilize qualquer dispositivo que faça uso normalmente.
- Pedir que a pessoa sente na cadeira recostada e com os braços nos apoios laterais.
- Pedir que a pessoa levante de uma cadeira-padrão e caminhe uma distância de 3 metros.
- Pedir que a pessoa vire, caminhe de volta e sente novamente.
- A cronometragem começa quando a pessoa começa a levantar da cadeira e termina quando retorna à cadeira e senta.

A pessoa deve fazer um teste prévio para praticar e, depois, três tentativas reais, se necessário. Faz-se uma média dos tempos das três tentativas.

Resultados preditivos

Classificação de segundos
  < 10   Mobilidade livre
  10-19   Em grande parte independente
  20-29   Mobilidade variável
  > 29   Mobilidade prejudicada

Fatores de risco para infecção do sítio cirúrgico

O risco de infecção do sítio cirúrgico é influenciado pela quantidade e virulência do microrganismo e pela capacidade de resistência do indivíduo (Pear, 2007).

Avaliar os seguintes fatores de risco. Registrar entre parênteses o número de fatores de risco, como Risco aumentado de infecção do sítio cirúrgico (1-10) ou acrescentar os fatores de risco; por exemplo, como Risco aumentado de infecção do sítio cirúrgico relacionado à obesidade, a diabete melito e ao tabagismo.

  Infecção-colonização por microrganismos (1)
  Infecção preexistente em outro local do corpo (1)
  Ferida pré-operatória contaminada ou suja (p. ex., pós-trauma) (1)

Esteroides glicocorticoides (2)
Tabagismo (3)
Desnutrição (4)
Obesidade (5)
Hiperglicemia perioperatória (6)
Diabete melito (7)
Resposta imune alterada (8)
Alcoolismo crônico/intoxicação alcoólica aguda (9)

1. A colonização pré-operatória das narinas com *Staphylococcus aureus* observada em 30% da maioria das populações saudáveis e, especialmente, com *S. aureus* resistente à meticilina (MRSA), predispõe a maior risco de infecção no sítio cirúrgico (Price et al., 2008).
2. Os glicocorticoides sistêmicos, os quais são, frequentemente, usados como anti-inflamatórios, são bem conhecidos por inibirem a cicatrização da ferida, por meio de efeitos anti-inflamatórios globais e supressão das respostas celulares na ferida, incluindo a proliferação de fibroblastos e a síntese de colágeno. Os esteroides sistêmicos fazem as feridas cicatrizarem com tecido de granulação incompleto e contração reduzida da ferida (Franz et al., 2007).
3. O tabagismo tem efeito transitório sobre o microambiente do tecido e um efeito prolongado sobre as funções celulares inflamatórias e de reparação, levando a um atraso da cicatrização e a complicações. Parar de fumar quatro semanas antes da cirurgia restaura a oxigenação tecidual e o metabolismo rapidamente (Sørensen, 2012).
4. Descobriu-se que indivíduos desnutridos têm resposta imune menos competente contra infecções e menores reservas nutricionais, o que piora a cicatrização da ferida (Speaar, 2008).
5. Um indivíduo obeso pode experimentar comprometimento na cicatrização da ferida devido a um suprimento sanguíneo ruim para o tecido adiposo. Além disso, os antibióticos não são bem absorvidos pelo tecido adiposo. Apesar da ingesta excessiva de alimentos, muitos indivíduos obesos têm desnutrição proteica, o que piora ainda mais a cicatrização (Cheadle, 2006).
6. Há dois mecanismos primários pelos quais os indivíduos com hiperglicemia perioperatória aguda têm risco aumentado de infecção no sítio cirúrgico. O primeiro mecanismo é a redução da circulação vascular, reduzindo a perfusão tecidual e prejudicando as funções em nível celular. Um estudo clínico de Akbari e colaboradores (1998) observou que, quando indivíduos saudáveis e não diabéticos ingeriam uma carga de glicose, a vasodilatação dependente do endotélio na micro e na macrocirculação era prejudicada, de modo semelhante, como aquela vista em pacientes diabéticos. O segundo mecanismo afetado é a atividade reduzida das funções da imunidade celular de quimiotaxia, fagocitose e eliminação de patógenos pelas células polimorfonucleares, bem como de monócitos/macrófagos, o que foi demonstrado que ocorre no estado hiperglicêmico agudo.
7. Acredita-se que os resultados pós-operatórios adversos relacionados a diabete ocorram devido a complicações preexistentes pela hiperglicemia crônica, o que inclui doença vascular aterosclerótica, bem como neuropatia periférica e autonômica (Geerlings et al., 1999).
8. A supressão do sistema imune por doença, medicamentos ou idade pode retardar a cicatrização da ferida (Cheadle, 2006).
9. A exposição crônica ao álcool prejudica a cicatrização de feridas e aumenta a suscetibilidade do hospedeiro a infecções. As feridas por trauma, na presença de exposição alcoólica aguda, têm maior taxa de infecção pós-lesão devido ao menor recrutamento de neutrófilos e menor função fagocítica (Guo & DiPietro, 2010).

ESCALA DE BRADEN PARA PREVISÃO DE RISCO DE ÚLCERA POR PRESSÃO

Nome do paciente _____ Nome do avaliador _____ Data da avaliação _____

PERCEPÇÃO SENSORIAL Capacidade de responder de forma significativa ao desconforto relacionado à pressão

1. Completamente limitada
Ausência de resposta (não geme, retira ou agarra) ao estímulo doloroso, devido à diminuição do nível de consciência ou sedação OU capacidade limitada de sentir dor na maior parte do corpo.

2. Muito limitada
Responde apenas a estímulos dolorosos. Não consegue comunicar desconforto, exceto gemendo ou ficando inquieto OU tem déficit sensorial que limita a capacidade de sentir dor ou desconforto em metade do corpo.

3. Pouco limitada
Responde a comandos verbais, mas não consegue sempre comunicar desconforto ou a necessidade de ser mudado de posição OU tem algum déficit sensorial que limita a capacidade de sentir dor ou desconforto em uma ou duas extremidades.

4. Sem limitação
Responde a comandos verbais. Não tem déficit sensorial que limite a capacidade de sentir ou referir verbalmente dor ou desconforto.

UMIDADE Grau a que a pele é exposta à umidade

1. Constantemente úmida
A pele é mantida úmida, quase constantemente, por sudorese, urina, etc. O paciente está molhado em todas as trocas ou mudanças de posição.

2. Muito úmida
A pele está geralmente, mas nem sempre, úmida. A roupa de cama deve ser trocada, pelo menos, uma vez por turno.

3. Ocasionalmente úmida
A pele está úmida, necessitando, ocasionalmente, de uma troca extra de roupas de cama por dia.

4. Raramente úmida
A pele costuma estar seca; a roupa de cama necessita das trocas com intervalos de rotina.

ATIVIDADE Grau de atividade física

1. Acamado
Restrito ao leito.

2. Cadeirante
Capacidade de caminhar muito limitada ou inexistente. Não consegue sustentar o próprio peso e/ou deve ser auxiliado para a cadeira ou cadeira de rodas.

3. Caminha ocasionalmente
Caminha, ocasionalmente, durante o dia, mas em distâncias curtas, com ou sem assistência. Passa a maior parte do turno na cama ou cadeira.

4. Caminha frequentemente
Caminha fora do quarto, pelo menos, duas vezes ao dia e, dentro do quarto, pelo menos, uma vez a cada duas horas durante o dia.

MOBILIDADE Capacidade de mudar e controlar a posição do corpo

1. Completamente imóvel
Não faz nem mudanças pequenas na posição do corpo ou extremidade sem auxílio.

2. Muito limitada
Faz pequenas mudanças ocasionais na posição do corpo ou extremidade, mas é incapaz de fazer mudanças frequentes ou significativas de forma independente.

3. Discretamente limitada
Faz mudanças frequentes, embora discretas, na posição do corpo ou extremidade de forma independente.

4. Sem limitação
Faz mudanças importantes e frequentes na posição sem assistência.

NUTRIÇÃO Padrão habitual de ingesta alimentar

1. Muito ruim
Nunca come uma refeição completa. Raramente come mais de um terço de qualquer comida oferecida. Come duas porções ou menos de proteínas (carne ou laticínios) ao dia. Toma pouco líquido. Não toma suplemento dietético líquido OU está em NPO e/ou é mantido com líquidos claros ou soluções endovenosas por mais de cinco dias.

2. Provavelmente inadequada
Raramente come uma refeição completa e, geralmente, come apenas cerca de metade de qualquer comida oferecida. A ingesta de proteínas inclui apenas três porções de carne ou laticínios ao dia. Ocasionalmente, toma um suplemento dietético OU recebe menos que a quantidade ideal de dieta líquida ou por sonda.

3. Adequada
Come mais da metade da maioria das refeições. Come um total de quatro porções de proteínas (carnes, laticínios) ao dia. Ocasionalmente, recusa uma refeição, mas costuma tomar um suplemento quando oferecido OU recebe dieta por sonda ou regimes de NPT que, provavelmente, satisfazem as necessidades nutricionais.

4. Excelente
Come a maior parte de todas as refeições. Nunca recusa uma refeição. Costuma comer um total de quatro ou mais porções de carne e laticínios. Ocasionalmente, come entre as refeições. Não necessita de suplementação.

FRICÇÃO E CISALHAMENTO

1. Problema
Necessita de assistência moderada a máxima para a movimentação. Erguimento completo sem deslizar contra os lençóis é impossível. Frequentemente, desliza para baixo na cama ou cadeira, necessitando de reposicionamento constante com assistência máxima. Apresenta espasticidade, contratura ou agitação, levando à fricção quase constante.

2. Problema potencial
Move-se livremente ou necessita de assistência mínima. Durante a movimentação, provavelmente, desliza de algum modo contra lençóis, cadeira, contenção ou outros dispositivos. Mantém posicionamento relativamente bom na cadeira ou cama, na maior parte do tempo, mas, algumas vezes, desliza para baixo.

3. Sem problema aparente
Move-se na cama e na cadeira de forma independente e tem força muscular suficiente para levantar-se durante a movimentação de forma completa. Mantém boa posição corporal na cama ou cadeira.

Escore total _____

Escore: a Escala de Braden é a soma de seis subescalas pontuadas de 1-3 ou 4, para escores totais que variam de 6-23. Um escore menor na Escala de Braden indica menor nível de funcionamento e, assim, um maior nível de risco para o desenvolvimento de úlcera por pressão. Um escore de 19 ou mais, por exemplo, indicaria que o paciente tem risco baixo, sem necessidade de tratamento nesse momento. A avaliação pode, também, ser usada para avaliar a evolução de um determinado tratamento.

© Copyright Barbara Braden and Nancy Bergstrom, 1988 Todos os direitos reservados

Bibliografia

Notas da autora

Publicações clássicas estão identificadas com um asterisco preto.
Citações na categoria Geral são utilizadas ao longo de todo o livro.

GERAL

American Nurses Association. (2012). *ANA social policy statement*. Washington, DC: Author.

American Psychiatric Association. (2014). *DSMV: Diagnostic and statistical manual of mental disorders* (4th ed., text revision). Washington, DC: Author.

Alfaro-Lefevre, R. (2014). *Applying nursing process: The foundation for clinical reasoning* (8th ed.). Philadelphia: Wolters Kluwer.

Andrews, M., & Boyle, J. (2012). *Transcultural concepts in nursing* (8th ed.). Philadelphia: Lippincott Williams & Wilkins.

Arcangelo, V. P., & Peterson, A. (2016). *Pharmacotherapeutics for advanced practice* (4th ed.). Philadelphia: Wolters Kluwer.

Barnsteiner, J., Disch, J., & Walton, M. K. (2014). *Person and family-centered care*. Indianapolis, IN: Sigma Theta Tau International.

Boyd, M. A. (2012). *Psychiatric nursing: Contemporary practice* (5th ed.). Philadelphia: Lippincott Williams & Wilkins.

Carpenito, L. J. (1986). *Nursing diagnosis: Application to clinical practice*. Philadelphia: Lippincott Williams & Wilkins.

Carpenito, L. J. (1989). *Nursing diagnosis: Application to clinical practice* (3rd ed.). Philadelphia: Lippincott Williams & Wilkins.

Carpenito, L. J. (1995). *Nurse practitioner and physician discipline specific expertise in primary care*. Unpublished manuscript.

Carpenito, L. J. (1999). *Nursing diagnosis: Application to clinical practice* (5th ed.). Philadelphia: Lippincott Williams & Wilkins.

Carpenito-Moyet, L. J. (2007). *Understanding the nursing process: Concept mapping and care planning for students*. Philadelphia: Lippincott Williams & Wilkins.

Carpenito-Moyet, L. J. (2010a). Teaching nursing diagnosis to increase utilization after graduation. *International Journal of Nursing Terminologies and Classifications, 21*(10), 124–133.

Carpenito-Moyet, L. J. (2014). *Nursing care plans/Transitional patient & family centered care* (6th ed.). Philadelphia: Wolters Kluwer.

Carpenito-Moyet, L. J. (2016). *Handbook of nursing diagnoses* (15th ed.). Philadelphia: Wolters Kluwer.

Centers for Disease Control and Prevention (CDC). (2015a). *Vaccines & immunizations*. Retrieved from www.cdc.gov/vaccines/

CDC. (2015b). *Sexually transmitted diseases* (STDS). Retrived from www.cdc.gov/std/

*Clemen-Stone, E., Eigasti, D. G., & McGuire, S. L. (2001). *Comprehensive family and community health nursing* (6th ed.). St. Louis, MO: Mosby-Year Book.

Coulter, A. (2012). Patient engagement—What works? *Ambulatory Care Manage, 35*(2), 80–89.

*Cunningham, R. S., & Huhmann, M. B. (2011). Nutritional disturbances. In C. H. Yarbro, D. Wujcik, & B. H. Gobel (Eds.), *Cancer nursing: Principles and practice* (7th ed.). Boston: Jones and Bartlett.

DeWalt, D. A., Callahan, L., Hawk, V. H,. Broucksou, K. A., & Hink, A. (2010). *Health literacy universal precautions tool kit* (Prepared by North Carolina Network Consortium, The Cecil G. Sheps Center for Health Services Research, The University of North Carolina at Chapel Hill, under Contract No. HHSA290200710014.) AHRQ Publication No. 10-0046-EF). Rockville, MD: Agency for Healthcare Research and Quality. Retrieved from www.ahrq.gov/professionals/quality-patient-safety/quality-resources/tools/literacy-toolkit/healthliteracytoolkit.pdf

Dudek, S. (2014). *Nutrition essentials for nursing practice* (7th ed.). Philadelphia: Wolters Kluwer.

Edelman, C. L., & Mandle, C. L. (2010). *Health promotion throughout the life span* (7th ed.). St. Louis, MO: Mosby-Year Book.

Giger, J. (2013). *Transcultural nursing: Assessment and intervention* (6th ed.). St. Louis, MO: Mosby-Year Book.

*Gordon, M. (1982). Historical perspective: The National Group for Classification of Nursing Diagnoses. In M. J. Kim & D. A. Moritz (Eds.), *Classification of nursing diagnoses: Proceedings of the fourth national conference*. New York: McGraw-Hill.

Grossman, S., & Porth, C. A. (2014). *Porth's pathophysiology: Concepts of altered health states* (9th ed.). Philadelphia: Wolters Kluwer.

Halter, M. J. (2014). *Varcarolis' foundations of psychiatric mental health nursing* (7th ed.). Philadelphia: W. B. Saunders.

Herdman, H., & Kamitsuru, S. (Eds.). (2014). *Nursing diagnoses/definitions and classification 2015–2017*. Ames, IA: Wiley Blackwell.

Hibbard, J. H., & Greene, J. (2013). What the evidence shows about patient activation: better health outcomes and care experiences; fewer data on costs. *Health Affairs, 32*(2), 207–214.

Hickey, J. (2014). *The clinical practice of neurological and neurosurgical nursing* (5th ed.). Philadelphia: Wolters Kluwer.

Hockenberry, M. J., & Wilson, D. (2015). *Wong's essentials of pediatric nursing* (10th ed.). New York: Elsevier.

Jenny, J. (1987). Knowledge deficit: Not a nursing diagnosis image. *The Journal of Nursing Scholarship, 19*(4), 184–185.

Joint Commission. (2010). *Achieving effective communication, cultural competence, and patient-family-centered care: A roadmap for hospitals*. Oakbrook Terrace, IL: Author.

Labs on Line. (2014). Retrieved from https://labtestsonline.org/

Lutz, C., Mazur, R., & Litch, N. (2015). *Nutrition and diet therapy*. Philadelphia: F.A. Davis.

Lutz, C., & Przytulski, K. (2011). *Nutrition and diet therapy* (5th ed.). Philadelphia: FA Davis.

Miller, C. (2015). *Nursing for wellness in older adults* (7th ed.). Philadelphia: Wolters Kluwer.

Morse, J. M. (1997). *Preventing patient falls*. Thousand Oaks: Sage Broda.

*Murray, R. B., Zentner, J. P., & Yakimo, R. (2009). *Health promotion strategies through the life span* (8th ed.). Upper Saddle River, NJ: Pearson Prentice Hall.

*National Association of Adult Literacy. (2003). *Health literacy of America's adults: Results of the National Assessment of Adult Literacy (NAAL)*. Retrieved from https://nces.ed.gov/naal/

*Norris, J., & Kunes-Connell, M. (1987). Self-esteem disturbance: A clinical validation study. In A. McLane (Ed.), *Classification of nursing diagnoses: Proceedings of the seventh NANDA national conference*. St. Louis, MO: C. V. Mosby.

*North American Nursing Diagnosis Association. (2002). *Nursing diagnosis: Definitions and classification 2001–2002*. Philadelphia: Author.

Pasero, C., Paice, J., & McCaffery, M. (2010). Basic mechanisms underlying the causes and effects of pain. In M. McCaffery & C. Pasero (Eds.), *Clinical pain manual* (pp. 15–34). New York: Mosby.

Pillitteri, A. (2014). *Maternal and child health nursing* (7th ed.). Philadelphia: Wolters Kluwer.

Procter, N., Hamer, H., McGarry, D., Wilson, R., & Froggatt, T. (2014). *Mental health: A person-centered approach*. Sydney: Cambridge Press.

*Ratzan, S. C. (2001). Health literacy: Communication for the public good. *Health Promotion International*, *16*(2), 207–214.

Soussignan, R., Jiang, T., Rigaud, D., Royet, J., & Schaal, B. (2010). Subliminal fear priming potentiates negative facial reactions to food pictures in women with anorexia nervosa. *Psychological Medicine*, *40*(3), 503–514. Retrieved from ProQuest Health and Medical Complete (Document ID: 1961359321).

Underwood, P. W. (2012). Social support. In V. H. Rice (Ed.), *Handbooks of stress, coping and health* (2nd ed.). Thousand Oaks, CA: SAGE Publications.

Varcarolis, E. M. (2011). *Manual of psychiatric nursing care planning* (4th ed.). St. Louis, MO: Saunders.

Varcarolis, E. M., & Halter, M. J. (2010). *Foundations of psychiatric mental health nursing* (6th ed.). Philadelphia: W. B. Saunders.

Weiss, B. D. (2007). *Health literacy and patient safety: Help patients understand*. Retrieved from http://med.fsu.edu/userFiles/file/ahec_health_clinicians_manual.pdf. American Medical Association.

*White, S., & Dillow, S. (2005). Key concepts and features of the 2003 National Assessment of adult literacy. National Center for Education Statistics. Retrieved from http://nces.ed.gov/NAAL/PDF/2006471.PDF.

Yarbro, C., Wujcik, D., & Gobel, B. (2013). *Cancer nursing: Principles and practice* (17th ed.). Boston: Jones & Bartlett.

PARTE 1: O FOCO DA ENFERMAGEM

Agency for Healthcare Research and Quality. (2010). *2009 national healthcare quality report*. AHRQ Publication No. 10-0003. Rockville, MD. Retrieved August 2010, from www.ahrq.gov/qual/nhqr09/nhqr09.pdf

*Bulechek, G., & McCloskey, J. C. (1985). *Nursing interventions: Treatments for nursing diagnoses*. Philadelphia: J. P. Lippincott.

*Bulechek, G., & McCloskey, J. (1989). Nursing interventions: Treatments for nursing diagnoses. In R. M. Carroll-Johnson (Ed.), Classification of nursing diagnoses: Proceedings of the eighth national conference. Philadelphia: J. B. Lippincott.

Buerhaus, P. I., Staiger, D. O., & Auerbach, D. I. (2009). The future of the nursing workforce in the United States: Data, trends and implications. Boston, MA: Jones & Bartlett Publishers.

*Carlson-Catalano, J. (1998). Nursing diagnoses and interventions for post-Acute-phase battered women. *International Journal of Nursing Terminologies and Classifications*, *9*(3), 101–110.

Carpenito-Moyet, L. J. (2016). *Handbook of Nursing Diagnoses* (15th ed.). Philadelphia: Wolters Kluwer.

Carpenito-Moyet, L. J. (2017). *Nursing Care Plans: Transitional and Family Centered Care Plans* (7th ed.). Philadelphia: Wolters Kluwer.

Centers for Medical and Medicaid Services (CMS). (2008). *Roadmap for implementing value driven healthcare in the traditional medicare fee for service program*. Retrieved July 25, 2013 from www.cms.gov/QualityInitiativesGenInfo/downloads/VBPRoadmap_QEA_1_16_508.pdf

*Cornish, P. L., Knowles, S. R., Marchesano, R., Tam, V., Shadowitz, S., Juurlink, D. N., & Etchells, E. E. (2005). Unintended medication discrepancies at the time of hospital admission. *Archives of Internal Medicine*, *165*(4), 424–429.

Edelman, C. L., Kudzma, E. C., & Mandle, C. L. (2014). *Health promotion throughout the life span* (8th ed.). St. Louis: CV Mosby.

*Henderson, U., & Nite, G. (1960). *Principles and practice of nursing* (5th ed.). New York: Macmillan.

Leonardi, B. C., Faller, M., Siroky, K. (2011). *Preventing never events/evidence-based practice* (White Paper). San Diego, CA: AMN Healthcare. Retrieved July 24, 2013, from http://amnhealthcare.com/uploadedFiles/MainSite/Content/Healthcare_Industry_Insights/Healthcare_News/Never_Events_white_paper_06.16.11.pdf

*McCourt, A. (1991). Syndromes in nursing. In Carroll-Johnson RM (Ed.), *Classification of nursing diagnoses: Proceedings of the ninth NANDA national conference*. Philadelphia: J.B. Lippincott.

National Conference of NANDA International in Miami (November, 2008).

North American Nursing Diagnosis Association. (2009). *Nursing diagnoses: Definitions and Classifications 2009–2010*. Ames, IA: Wiley-Blackwell.

North American Nursing Diagnosis Association. (2012). *Nursing diagnoses: Definitions and Classifications 2012–2014*. Ames, IA: Wiley-Blackwell.

Shreve, J., Van Den Bos, J., Gray, T., Halford, M., Rustagi, K., & Ziemkiewicz, E. (2010). *The economic measurement of medical errors*. Sponsored & Published by Society of Actuaries' Health Section and Sponsored by Milliman, Inc. Retrieved from www.soa.org/files/pdf/research-econ-measurement.pdf

*Wallace, D., & Ivey, J. (1989). The bifocal clinical nursing model: Descriptions and application to patients receiving thrombolytic or anticoagulant therapy. *Journal of Cardiovascular Nursing, 4*(1), 33–45.

PARTE 2, SEÇÃO 1: DIAGNÓSTICOS DE ENFERMAGEM INDIVIDUALIZADOS

Amamentação ineficaz

American Academy of Pediatrics (AAP). (2009). *Breastfeeding and the use of human milk*. Retrieved from www2.aap.org/breastfeeding/files/pdf/Breastfeeding2012ExecSum.pdf

American Academy of Pediatrics. (2012). Policy statement: Breastfeeding and the use of human milk. *Pediatrics, 129*(3), 827–841.

Amir, L. H., & The Academy of Breastfeeding Medicine Protocol Committee. (2014). ABM clinical protocol #4: Mastitis. *Breastfeeding Medicine, 9*(5), 293–243.

Association of Women's Health, Obstetric and Neonatal Nurses (AWHONN). (2015). *Breastfeeding*. Retrieved from http://onlinelibrary.wiley.com/enhanced/doi/10.1111/1552-6909.12530/

AZDHS. (2012). *Arizona baby steps to breastfeeding success*. Retrieved from www.azdhs.gov/phs/gobreastmilk/BFAzBabySteps.htm

BFAR. (2010). *Breastfeeding after breast and nipple surgeries*. Retrieved from http://bfar.org

Evans, A., Marinelli, K. A., Taylor, J. S., & The Academy of Breastfeeding Medicine. (2014). ABM clinical protocol #2: Guidelines for hospital discharge of the breastfeeding term newborn an mother " The going home protocol" (revised 2014). *Breastfeeding Medicine, 9*(1), 3–8.

Hale, T. W. (2012). *Medications and mother's milk* (15th ed.). Amarillo, TX: Hale Publications.

Lawrence, R. A., & Lawrence, R. M. (2010). *Breastfeeding – A guide for the medical professional* (7th ed.). Philadelphia: Elsevier Health Services.

Riordian, J., & Wombach, K. (2009). *Breastfeeding and human lactation* (5th ed.). Sudbury, MA: Jones & Bartlett.

*Walker, M. (2006). *Breastfeeding management for the clinician: Using the evidence*. Boston: Jones and Bartlett.

Walker, M. (2013). *Breastfeeding management for the clinician: Using the evidence* (3rd ed.). Sudbury, WA: Jones & Bartlett.

Ansiedade

Alici, Y., & Levin, T. T. (2010). Anxiety disorders. In *Psychooncology* (2nd ed.). New York: Oxford University Press.

Berger, A. M., Shuster, J. L., & Von Roenn, J. (Eds.). (2013). *Principles and practice of palliative care and supportive oncology* (4th ed.). Philadelphia: Wolters Kluwer.

*Blanchard, C. M., Courneya, K. S., & Laing, D. (2001). Effects of acute exercise on state anxiety in breast cancer survivors. *Oncology Nursing Forum, 28*(10), 1617–1621.

Blay, S. L., & Marinho, V. (2012). Anxiety disorders in old age. *Current Opinion in Psychiatry, 25*(6), 462–467. doi:10.1097/YCO.0b013e3283578cdd

*Brant, J. M. (1998). The art of palliative care: Living with hope, dying with dignity. *Oncology Nursing Forum, 25*(6), 995–1004.

Campbell, T. C. (2008). Communication and palliative care in head and neck cancer. In P. M. Harari, N. P. Connor, & C. Grau, (Eds.), *Functional preservation and quality of life in head and neck radiotherapy* (pp. 299–306). New York: Springer.

Centers for Disease Control and Prevention. (2013). *Adult participation in aerobic and muscle-strengthening physical activities*. Morbidity and Mortality Weekly Report. Retrieved from www.cdc.gov/mmwr/preview/mmwrhtml/mm6217a2.htm

*Clover, A., Browne, J., MsErwin, F., & Vanderberg, B. (2001). Patient approaches to clinical conversations in palliative care. *Journal of Advanced Nursing, 48*(4), 33–41.

Coombs-Lee, B. (2008). Washington "Death with Dignity Act", Initiative 1000. Retrieved from http://endoflifewa.org/wp-content/uploads/2012/11/DOH-FAQ.pdf

*Courts, N. F., Barba, B. E., & Tesh, A. (2001). Family caregivers attitudes towards aging, caregiving, and nursing home placement. *Journal of Gerontological Nursing, 27*(8), 44–52.

*Grainger, R. (1990). Anxiety interrupters. *American Journal of Nursing, 90*(2), 14–15.

*Grealish, L., Lomasney, A., & Whiteman, B. (2000). Foot massage. A nursing intervention to modify the distressing symptoms of pain and nausea in patients hospitalized with cancer. *Cancer Nursing, 23*, 237–243.

*Hunt, B., & Rosenthal, D. (2000). Rehabilitation counselors' experiences with client death and death anxiety. *Journal of Rehabilitation, 66*(4), 44–50.

*Jones, P. E., & Jakob, D. F. (1984). Anxiety revisited from a practice perspective. In M. J. Kim, G. K. McFarland, & A. M. McLane (Eds.), *Classification of nursing diagnoses: Proceedings of the fifth national conference*. St. Louis, MO: C. V. Mosby.

*Lehrner, J., Marwinski, G., Lehr, S., Johren, P., & Deecke, L. (2005). Ambient odors of orange and lavender reduce anxiety and improve mood in a dental office. *Physiology & Behavior, 86*(1–2), 92–95.

*Lugina, H. I., Christensson, K., Massawe, S., Nystrom, L., & Lindmark, G. (2001). Change in maternal concerns during the 6 weeks postpartum period: A study of primiparous mothers in Dar es Salaam, Tanzania. *Journal of Midwifery and Women's Health, 46*(4), 248–257.

*Lyon, B. L. (2002). Cognitive self-care skills: A model for managing stressful lifestyles. *Nursing Clinics of North America, 37*(2), 285–294.

*Matzo, M., & Sherman, D. W. (2001). Palliative care: Quality care at the end of life. New York: Springer.

*May, R. (1977). *The meaning of anxiety*. New York: W. W. Norton.

*Maynard, C. K. (2004). Assess and manage somatization. *Holistic Nursing Practice, 18*(2), 54–60.

McCann, C. M., Beddoe, E., McCormick, K., Huggard, P., Kedge, S., Adamson, C., & Huggard, J. (2013). Resilience in the health professions: A review of recent literature. *International Journal of Wellbeing, 3*(1), 60–81. doi:10.5502/ijw.v3i1.4

*McCreight, B. S. (2004). A grief ignored: Narratives of pregnancy loss from a male perspective. *Sociology of Health and Illness, 26*(3), 326–350.

*Mok, E., & Woo, C. P. (2004). The effects of slow-stroke back massage on anxiety and shoulder pain in elderly stroke patients. *Complementary Therapy Nurse Midwifery, 10*(4), 209–216.

Peters, L., Cant, R., & Payne, S. (2013). How death anxiety impacts nurses' caring for patients at the end of life: A review of literature. *Open Nursing Journal, 7*, 14–21.

*Singer, L. T., Salvator, A., Guo, S., Collin, M., Lilien, L., & Baley, J. (1999). Maternal psychological distress and parenting stress after the birth of a very low-birth-weight infant. *JAMA, 281*(9), 799–805.

*Stephenson, N. L., Weinrich, S. P., & Tavakoli, A. S. (2000). The effects of foot reflexology on anxiety and pain in patients with breast and lung cancer. *Oncology Nursing Forum, 27*, 67–72.

*Tarsitano, B. P. (1992). Structured preoperative teaching. In G. Bulechek & J. McCloskey (Eds.), *Nursing interventions: Essential nursing interventions*. Philadelphia: W. B. Saunders.

*Taylor-Loughran, A., O'Brien, M., LaChapelle, R., & Rangel, S. (1989). Defining characteristics of the nursing diagnoses fear and anxiety: A validation study. *Applied Nursing Research, 2*, 178–186.

*Tusaie, K., & Dyer, J. (2004). Resilience: A historical review of construct. *Holistic Nursing Practice, 18*(1), 3–8.

Varcarolis, N., Carson, V. B., & Shoemaker, N. (2005). *Foundations of psychiatric mental health nursing: A clinical approach* (4th ed.). Philadelphia: Saunders.

Videbeck, S. L. (2014). *Psychiatric-mental health nursing* (6th ed.). Philadelphia: Wolters Kluwer.

Volker, D. L., & Wu, H. (2011). *Death anxiety* reduction as the result of exposure to a *death* and dying symposium. *Omega: Journal of Death and Dying, 14*, 323–328.

*Whitley, G. (1994). Concept analysis in nursing diagnosis research. In R. Carroll-Johnson & M. Paquette (Eds.), *Classification of nursing diagnosis: Proceedings of the tenth conference*. Philadelphia: J. B. Lippincott.

*Wong, H. L. C., Lopez-Nahas, V., & Molassiotis, A. (2001). Effects of music therapy on anxiety in ventilator dependent patients. *Heart Lung Journal of Acute Critical Care, 30*(5), 376–387.

Yakimo, R. (2008). Mental health promotion of the young and middle-aged adult. In M. A. Boyd (Ed.), *Psychiatric nursing: Contemporary perspectives* (4th ed.). Philadelphia: Lippincott.

*Yilmaz, E., Ozcan, S., Basar, M., Basar, H., Batislam, E., & Ferhat, M. (2003). Music decreases anxiety and provides sedation in extracorporeal shock wave lithotripsy. *Urology, 61*(2), 282–286.

Yochim, B. P., Mueller, A. E., June, A., & Segal, D. L. (2011). Psychometric properties of the geriatric anxiety scale: Comparison to the beck anxiety inventory and geriatric anxiety inventory. *Clinical Gerontologist, 34*, 21–33.

*Yokom, C. J. (1984). The differentiation of fear and anxiety. In M. J. Kim, G. K. McFarland, & A. M. McLane (Eds.), *Classification of nursing diagnoses: Proceedings of the fifth national conference*. St. Louis, MO: C. V. Mosby.

Yun, K., Watanabe, K., & Shimojo, S. (2012). Interpersonal body and neural synchronization as a marker of implicit social interaction. *Scientific Reports, 2*, 959.

Ansiedade relacionada à morte

Ball, J., Bindler, R., & Cowen, K. (2015). *Principles of pediatric nursing: Caring for children* (6th ed.). Upper Saddle River, NJ: Pearson.

*Brant, J. M. (1998). The art of palliative care: Living with hope, dying with dignity. *Oncology Nursing Forum, 25*(6), 995–1004.

Braun, M., Gordon, D., & Uziely, B. (2010). Associations between oncology nurses' attitudes toward death and caring for dying patients. *Oncology Nursing Forum, 37*(1), E43–E49.

Campbell, T. C. (2008). Communication and palliative care in head and neck cancer. In P. M. Harari, N. P. Connor, & C. Grau (Eds.), *Functional preservation and quality of life in head and neck radiotherapy* (pp. 299–306). New York: Springer.

*Clover, A., Browne, J., MsErwin, F., Vanderberg, B. (2001). Patient approaches to clinical conversations in palliative care. *Journal of Advanced Nursing, 48*(4), 33–41.

Corwin, M. J., & McClain, M. (2014). Sudden unexpected infant death including SIDS: Initial management. In *UpToDate*.

Hockenberry, M. J., Wilson, D., & Winkelstein, M. L. (2013). *Wong's nursing care of infants and children*. New York: Elsevier.

Irwin, S., & Hirst, J. (2014). Overview of anxiety in palliative care. In *UpToDate*. Retrieved from www.uptodate.com/contents/overview-of-anxiety-in-palliative-care

*Matzo, M., & Sherman, D. W. (2001). *Palliative care: Quality care at the end of life*. New York: Springer.

*Nelson, K. A., Walsh, D., Behrens, C., Zhukovsky, D. S., Lipnickey, V., & Brady, D. (2000). The dying cancer patient. *Seminars in Oncology, 27*(1), 84–89.

*Singer, L. T., Salvator, A., Guo, S., Collin, M., Lilien, L., & Baley, J. (1999). Maternal psychological distress and parenting stress after the birth of a very low-birth-weight infant. *JAMA, 281*(9), 799–805.

Volker, D. L., & Wu, H. (2011). *Death anxiety* reduction as the result of exposure to a *death* and dying symposium. *Omega: Journal of Death and Dying, 14*, 323–328.

*Yakimo, R. (2008). Mental health promotion of the young and middle-aged adult. In M.A. Boyd (Ed.), *Psychiatric nursing: Contemporary perspectives* (4th ed.). Philadelphia: Lippincott Wilkins & Williams.

Yun, K., Watanabe, K., & Shimojo, S. (2012). Interpersonal body and neural synchronization as a marker of implicit social interaction. *Scientific Reports, 2*, 959.

Atividade de recreação deficiente

*Barba, B. E., Tesh, A. S., & Courts, N. F. (2002). Promoting thriving in nursing homes. *The Eden Alternative Journal of Gerontological Nursing, 28*(3), 7.

*Rantz, M. (1991). Diversional activity deficit. In M. Maas, K. Buckwalter, & M. Hardy (Eds.), *Nursing diagnoses and interventions for the elderly*. Redwood City, CA: Addison-Wesley Nursing.

Atraso no crescimento e desenvolvimento
Insuficiência da capacidade do adulto para melhorar

Agarwal, K. (2014). Failure to thrive in elderly adults: Management. In *UpToDate*. Retrieved from www.uptodate.com/contents/failure-to-thrive-in-elderly-adults-management

Cornwell, B., Laumann, E., & Schumm, L. P. (2008). The social connectedness of older adults: A national profile. *American Sociological Review, 73*(2), 185–203.

*Gosline, M. B. (2003). Client participation to enhance socialization for frail elders. *Geriatric Nursing, 24*(5), 286–289.

Gregory, C., & Singh, A. (2014). Household food security in the United States in 2013. In Economic Research Report No. 173 (p. 44). Retrieved from www.ers.usda.gov/publications/err-economic-research-report/err173.aspx

*Haight, B. K. (2002). Thriving: A life span theory. *Journal of Gerontological Nursing, 28*(3), 14–22.

Jonas-Simpson, C., McMahon, E., Watson, J., & Andrews, L. (2010). Nurses' experiences of caring for families whose babies were born still or died shortly after birth. *International Journal for Human Caring*, 14(4), 14–21.

*Kimball, M. J., & Williams-Burgess, C. (1995). Failure to thrive: The silent epidemic of the elderly. *Archives of Psychiatric Nursing*, 9(2), 99–105.

*Newbern, V. B., & Krowchuk, H. V. (1994). Failure to thrive in elderly people: A conceptual analysis. *Journal of Advanced Nursing*, 19(5), 840–849.

*Robertson, R.G., & Montagini, M. (2004). Adult failure to thrive. *American Family Physician*, 70(2), 343–350.

*Sarkisian, C. A., & Lachs, M. S. (1996). "Failure to thrive" in older adults. *Annals of Internal Medicine*, 124, 1072.

*Tusaie, K., & Dyer, J. (2004). Resilience: A historical review of construct. *Holistic Nursing Practice*, 18(1), 3–8.

Tuso, P., & Beattle, S. (2015). Nutrition reconciliation and nutrition prophylaxis: Toward total health. *The Permanente Journal*, 19(2), 80–86.

*Wagnil, G., & Young H. M. (1990). Resilience among older women. *Image: Journal of Nursing Scholarship*, 22, 252–255.

Campo de energia perturbado

Note: Os pioneiros nesta área de toque terapêutico estão representados nas citações com um asterisco preto.

Aghabati, N., Mohammadi, E., & Pour Esmaiel, Z. (2010). The effect of therapeutic touch on pain and fatigue of cancer patients undergoing chemotherapy. *Evidence-Based Complementary and Alternative Medicine*, 7(3), 375–381.

Anderson, J. G., & Taylor, A. G. (2011). Effects of healing touch in clinical practice. *Journal of Holistic Nursing*, 29(3), 221–228.

*Bradley, D. B. (1987). Energy fields: Implications for nurses. *Journal of Holistic Nursing*, 5(1), 32–35.

Bulbroook, J. A., & Mentgen, M. J. (2009). *Healing touch: Level 1.* Carrboro, NC: North Carolina Center for Healing Touch.

*Denison, B. (2004). Touch the pain away. *Holistic Nursing Practice*, 18(3), 142–151.

*Gronowicz, G., McCarthy, M. B., & Jhaveri, A. (2006). Therapeutic Touch inhibits bone formation of human osteosarcoma cells in vitro. In *Transactions of the North American Conference on complementary and integrative*, Edmonton, Canada.

Hart, J. (2008). Complementary therapies for chronic pain management. *Alternative & Complementary Therapies*, 14(2), 64–68.

*Heidt, P. R. (1990). Openness: A qualitative analysis of nurses' and patients' experiences of therapeutic touch. *Image: The Journal of Nursing Scholarship*, 22(3), 180–186.

*Kiernan, J. (2002). The experience of therapeutic touch in the lives of five postpartum women. *MCN: The American Journal of Maternal/Child Nursing*, 27(1), 47–53.

*Krieger, D. (1987). *Living the therapeutic touch: Healing as a lifestyle.* New York: Dodd, Mead.

*Krieger, D. (1997). *Therapeutic touch: Inner workbook*, Santa Fe: Bear & Company.

*Macrae, J. (1988). *Therapeutic touch: A practical guide.* New York: Knopf.

*Meehan, T. C. (1991). Therapeutic touch. In G. Bulechek & J. McCloskey (Eds.), *Nursing interventions: Essential nursing treatments.* Philadelphia: W. B. Saunders.

*Meehan, T. C. (1998). Therapeutic touch as nursing intervention. *Journal of Advanced Nursing*, 28(1), 117–125.

Mentgen, M. J. (2007). Path of healership: The importance of self care for the healer. *Energy Magazine*, Issue 14.

Monroe, C. M. (2009). The effects of therapeutic touch on pain. *Journal of Holistic Nursing*, 27(2), 85–92.

*Movaffaghi, Z., Hasanpoor, M., Farsi, M., Hooshmand, P., & Abrishami, F. (2006). Effects of therapeutic touch on blood hemoglobin and hematocrit. *Journal of Holistic Nursing*, 24(1), 41–48.

*Quinn, J. F. (1989). Therapeutic touch as energy exchange: Replication and extension. *Nursing Science Quarterly*, 2(2), 79–87.

*Quinn, J., & Strelkauskas, A. (1993). Psychoimmunologic effects of therapeutic touch on practitioners and recently bereaved recipients: A pilot study. *Advances in Nursing Science*, 15(4), 13–26.

*Turner, J. G., Clark, A. J., Gauthier, D. K., & Williams, M. (1998). The effect of therapeutic touch on pain and anxiety in burn patients. *Journal of Advanced Nursing*, 28(1), 10–20.

*Umbreit, A. W. (2000). Healing touch: Applications in the acute care setting. *ACCN Clinical Issues of Advanced Practice in Acute Critical Care*, 11(1), 105–119.

Van Aken, R., & Taylor, B. (2010). Emerging from depression: The experiential process of healing touch explored through grounded theory and case study. *Complementary therapies in clinical practice*, 16(3), 132–137. doi:10.1016/j.ctcp.2009.11.001

*Wardell, D. W., & Weymouth, K. F. (2004). Review of studies of healing touch. *Journal of Nursing Scholarship*, 36(2), 147–154.

Wicking, K. (2012). A randomized controlled trial of effects of energy based complimentary therapies of healing touch on functional health status of community-dwelling single older woman (Dissertation). James Cook University. Retrieved from http://researchonline.jcu.edu.au/38394/1/38394- wicking-2012-thesis.pdf

Woods, D. L., Craven, R. F., & Whitney, J. (2005). The effect of therapeutic touch on behavioral symptoms of persons with dementia. *Alternative therapies in health and medicine*, 11(1), 66.

Comportamento de saúde propenso a risco

*Bodenheimer, T., MacGregor, K., & Sharifi, C. (2005). *Helping patients manage their chronic conditions.* Retrieved from www.chef.org/publications

Centers for Disease Control and Prevention (CDC). (2014). Youth risk behavior surveillance—United States, 2013. *MMWR: Surveillance Summaries*, 63(Suppl 4), 1–168.

*Cutilli, C. C. (2005). Health literacy? What you need to know. *Orthopaedic Nursing*, 24(3), 227–231.

*Kalichman, S. C., Cain, D., Fuhrel, A., Eaton, L., Di Fonzo, K., & Ertl, T. (2005). Assessing medication adherence self-efficacy among low-literacy patients: Development of a pictographic visual analogue scale. *Health Education Research*, 20(1), 24–35.

*Murphy, P. W., Davis, T. C., Long, S. W., Jackson, R. H., & Decker, B. C. (1993). Rapid estimate of adult literacy in medicine (REALM): A quick reading test for patients. *Journal of Reading*, 124–130.

*Piette, J. D. (2005). *Using telephone support to manage chronic disease.* Oakland, CA: California Healthcare Foundation.

Retrieved from www.chef.org/topics/chronicdisease/index.cfm

*Rollnick, S., Mason, P., & Butler, C. (2000). *Health behavior change: A guide for practitioners.* Edinburgh: Churchill Livingstone.

Tyler, D. O., & Horner, S. D. (2008). Family-centered collaborative negotiation: A model for facilitating behavior change in primary care. *Journal of the American Academy of Nurse Practitioners, 20*(4), 194–203.

Comportamento desorganizado do lactente

*Aita, M. & Snider, L. (2003). The art of developmental care in NICU: A concept analysis. *Journal of Advanced Nursing, 41*(3), 223.

*Als, H. (1986). A synactive model of neonatal behavioral organization: Framework for the assessment of neurobehavioral development in the premature infant and for the support of infants and parents in the neonatal intensive care environment. *Physical and Occupational Therapy in Pediatrics, 6*, 3–53.

*Als, H., Gilkerson, L., Duffy, F. H., McAnulty, G. B., Buehler, D. M., Vandenberg, K., ... Jones, K. J. (2003). A three-center, randomized, controlled trial of individualized developmental care for very low birth weight preterm infants: Medical, neurodevelopmental, parenting, and caregiving effects. *Journal of Developmental and Behavioral Pediatrics, 24*(6), 399–408.

*American Academy of Pediatrics (AAP), Committee on Environmental Health. (1997). Noise: A hazard for the fetus and newborn. *Pediatrics, 100*(4), 724–727.

*American Academy of Pediatrics (AAP) Committee on Fetus and Newborn, American Academy of Pediatrics Section on Surgery, Canadian Paediatric Society Fetus and Newborn Committee. (2006). Prevention and management of pain in the neonate: An update. *Pediatrics, 118*(5), 2231–2241.

Askin, D., & Wilson, D. (2007). The high risk newborn and family. In M. J. Hockenberry & D. Wilson (Eds.), *Wong's nursing care of infants and children* (8th ed.). St. Louis: Mosby Elsevier.

*Blackburn, S. (1993). Assessment and management of neurologic dysfunction. In C. Kenner, A. Brueggemeyer, & L. Gunderson (Eds.), *Comprehensive neonatal nursing.* Philadelphia: W. B. Saunders.

Blackburn, S. T. (Eds.). (2007). *Maternal, fetal, & neonatal physiology: A clinical perspective* (pp. 560–591). St. Louis, MO: Saunders.

*Blackburn, S., & Vandenberg, K. (1993). Assessment and management of neonatal neurobehavioral development. In C. Kenner, A. Brueggemeyer, & L. Gunderson (Eds.), *Comprehensive neonatal nursing.* Philadelphia: W. B. Saunders.

Blackburn, S., & Ditzenberger, G. (2007). Neurologic system. In C. Kenner & J. W. Lott (Eds.), *Comprehensive neonatal care: An interdisciplinary approach* (4th ed.), pp. 267–299. St. Louis: Saunders Elsevier.

*Bozzette, M. (1993). Observations of pain behavior in the NICU: An exploratory study. *Journal of Perinatal and Neonatal Nursing, 7*(1), 76–87.

*Harrison, L., Olivet, L., Cunningham, K., Bodin, M. B., & Hicks, C. (1996). Effects of gentle human touch on preterm infants: pilot study results. *Neonatal Network, 15*(2), 35–42.

Holditch-Davis, D., & Blackburn, S. (2007). Neurobehavioral development. In C. Kenner & J. W. Lott (Eds.), *Comprehensive neonatal care: An interdisciplinary approach* (4th ed., pp. 448–479). St. Louis: Saunders Elsevier.

Kenner, C., & McGrath, J.M. (Eds.) (2010). Developmental care of newborns and infants, *The Neonatal Intensive Care Unit Environment* (pp.63–74). Glenview, IL: NANN.

*Merenstein, G. B., & Gardner, S. L. (1998). *Handbook of neonatal intensive care* (4th ed.). St. Louis: Mosby-Year Book.

*Merenstein, G. B. & Gardner, S. L. (Eds.). (2002). The neonate and the environment: Impact on development. In *Handbook of neonatal intensive care* (pp. 219–282). St. Louis, MO: Mosby.

Padrón, E., Carlson, E. A., Sroufe, L. A. (2014). Frightened versus not frightened disorganized infant attachment: Newborn characteristics and maternal caregiving. *American Journal of Orthopsychiatry, 84*(2), 201–208.

*Thomas, K. A. (1989). How the NICU environment sounds to a preterm infant. *MCN: American Journal of Maternal-Child Nursing, 14*, 249–251.

*Vandenberg, K. (1990). The management of oral nippling in the sick neonate, the disorganized feeder. *Neonatal Network, 9*(1), 9–16.

VandenBerg, K. (2007). State systems development in high-risk newborns in the neonatal intensive care unit: Identification and management of sleep, alertness, and crying. *Journal Perinatal & Neonatal Nursing, 21*(2), 130–139.

*Williamson, P. S., & Williamson, M. L. (1983). Physiologic stress reduction by local anesthetic during newborn circumcision. *Pediatrics, 7*, 36–40.

*Yecco, G. J. (1993). Neurobehavioral development and developmental support of premature infants. *Journal of Perinatal and Neonatal Nursing, 7*(1), 56–65.

*American Medical Association Ad Hoc Committee on Health Literacy for the Council on Scientific Affairs. (1999). Health literacy: Report of the concil on scientific affairs. Journal of the American Medical Association, 281, 552–557.

American Speech Language Hearing Association. (2014). Retrieved from www.asha.org/

*Bauman, R. A., & Gell, G. (2000). The reality of picture archiving and communication systems (PACS): A survey. *Journal Digit Imaging, 13*(4), 157–169.

Centers for Disease Prevention and Control. (2015). *Cerebrovascular disease or stroke.* Retrieved from www.cdc.gov/nchs/fastats/stroke.htm

Clark, D. (2015). Aphasia: Prognosis and treatment. In *UpToDate.* Retrieved from www.uptodate.com/contents/aphasia-prognosis-and-treatment

Davidson, B., Worrall, L., & Hickson, L. (2008). Exploring the interactional dimension of social communication: A collective case study of older people with aphasia. *Aphasiology, 22*(3), 235–257.

DeWalt, D. A., Callahan, L., Hawk, V. H,. Brouecksou, K. A., & Hink, A. (2010). Health literacy universal precautions tool kit. Rockville, MD: Agency for Healthcare Research and Quality. Retrieved from www.ahrq.gov/professionals/quality-patient-safety/quality-resources/tools/literacy-toolkit/healthliteracytoolkit.pdf

Grossbach, I., Stranberg, S., & Chlan, L. (2011). Promoting effective communication for patients receiving mechanical ventilation. *Critical Care Nurse, 31*(3), 46–60.

Houle, L. (2010). Language barriers in health care (Unpublished Paper). Retrieved from http://digitalcommons.uri.edu/srhonorsprog/175/

Institute of Medicine (IOM). (2011). *Innovations in health literacy research: Workshop summary*. Washington DC: The National Academies Press.

Joint Committee on Infant Hearing. (2007). Year 2007 Position Statement: Principles and Guidelines for Early Hearing Detection and Intervention Programs. *Pediatrics*, *120*(4), 898–921.

Khalaila, R., Zbidat, W., Anwar, K., Bayya, A., Linton, D. M., & Sviri, S. (2011). Communication difficulties and psychoemotional distress in patients receiving mechanical ventilation. *American Journal of Critical Care*, *20*(6), 470–479.

*Kutner, M., Greenberg, E., Jin, Y., & Paulsen, C. (2006). *The health literacy of America's adults: Results from the 2003 National Assessment of Adult Literacy*. U.S. Dept. of Education. Washington, DC: National Center for Education Statistics. Retrieved from http://nces.ed.gov/pubs2006/2006483.pdf

Magee, W., & Baker, M. (2009). The use of music therapy in neuro-rehabilitation of people with acquired brain injury. *British Journal of Neuroscience Nursing*, *5*(4), 151–156. Retrieved from CINAHL Plus with Full Text database.

McGilton, K. S., Sorin-Peters, R., Sidani, S., Boscart, V., Fox, M., & Rochon, E. (2012). Patient-centred communication intervention study to evaluate nurse-patient interactions in complex continuing care. *BMC Geriatrics*, *12*(1), 61.

National Institute on Deafness and Other Communication Disorders. (2013). American sign language. Retrieved from www.nidcd.nih.gov/health/hearing/pages/asl.aspx

Office of Student Disabilities Services, University of Chicago. (2014). *Teaching students with disabilities resources for instructors 2014–2015*. Chicago, IL: Author. Retrieved from https://disabilities.uchicago.edu/sites/disabilities.uchicago.edu/files/uploads/docs/Teaching%20Students%20with%20Disabilities%20201415.pdf

*Ratzan, S. C. (2001). Health literacy: communication for the public good. *Health Promotion International*, *16*(2), 207–214.

Roland, P. S., Smith, T. L., Schwartz, S. R., Rosenfeld, R. M., Ballachanda, B., Earll, J. M., ... Krouse, H. J. (2008). Clinical practice guideline: Cerumen impaction. *Otolaryngology—Head and Neck Surgery*, *139*(3 Suppl, 1), S1–S21.

Schyve, P. M. (2007). Language differences as a barrier to quality and safety in health care: the Joint Commission perspective. *Journal of General Internal Medicine*, *22*(2), 360–361.

Singleton, K., & Krause, E. (2009). Understanding cultural and linguistic barriers to health literacy. *The Online Journal of Issues in Nursing*, *14*(3). Retrieved from www.nursingworld.org/MainMenuCategories/ANAMarketplace/ANAPeriodicals/OJIN/TableofContents/Vol142009/No3Sept09/Cultural-and-Linguistic-Barriers-.html

Speros, C. (2005). Health literacy: concept analysis. *Journal of Advanced Nursing*, *50*(6), 633–640.

*Storbeck, C., & Calvert-Evers, J. (2008). Towards integrated practices in early detection of and intervention for deaf and hard of hearing children. *American Annals of the Deaf*, *153*(3), 314–321. Retrieved from CINAHL Plus with Full Text database.

Stroke Association. (2012). Retrieved from www.stroke.org/we-can-help/healthcare-professionals/improve-your-skills/post-stroke-programs

Summers, D., Leonard, A., Wentworth, D., Saver, J. L., Simpson, J., Spilker, J. A., ... American Heart Association Council on Cardiovascular Nursing and the Stroke Council. (2009). Comprehensive overview of nursing and interdisciplinary care of the acute ischemic stroke patient: A scientific statement from the American Heart Association. *Stroke*, *40*(8), 2911–2944.

*Williams, M. V., Parker, R. M., Baker, D. W., Parikh, N. S., Pitkin, K., Coates, W. C., & Nurss, J. R. (1995). Inadequate functional health literacy among patients at two public hospitals. *JAMA*, *274*(21), 1677–1682.

White, S. (2008). *Assessing the nation's health literacy: Key concepts and findings of the National Assessment of Adult Literacy (NAAL)*. Chicago, IL: American Medical Association Foundation.

*White, S., & Dillow, S. (2005). Key concepts and features of the 2003 National Assessment of Adult Literacy. National Center for Education Statistics. Retrieved from http://nces.ed.gov/NAAL/PDF/2006471.PDF

Conflito de decisão

Cicirelli, V. G., MacLean, A. P., Cox, L. S. (2000). Hastening death: A comparison of two end-of-life decisions. *Death Studies*, *24*(5), 401–419.

Danis, M., Southerland, L. I., Garrett, J. M., Smith, J. L., Hielema, F., Pickard, C. G., ... Patrick, D. L. (1991). A prospective study of advance directives for life-sustaining care. *New England Journal of Medicine*, *324*(13), 882–888.

*Jezewski, M. A., Scherer, Y., Miller, C., & Battista, E. (1993). Consenting to DNR: Critical care nurses' interactions with patients and family members. *American Journal of Critical Care*, *2*(4), 302–309.

*Sims, S. L., Boland, D. L., & O'Neill, C. A. (1992). Decision making in home health care. *Western Journal of Nursing Research*, *14*, 186–200.

*Soholt, D. (1990). *A life experience: Making a health care treatment decision* (Unpublished master's thesis). South Dakota State University, Brookings, SD.

Thompson, C., Aitken, L., Doran, D., & Dowding, D. (2013). An agenda for clinical decision making and judgement in nursing research and education. *International Journal of Nursing Studies*, *50*(12), 1720–1726.

Tomada de decisão emancipada prejudicada

Allen, K. A. (2014). Parental decision-making for medically complex infants and children: An integrated literature review. *International Journal of Nursing Studies*, *51*(9), 1289–1304.

Boykins, D. (2014). Core communication competencies in patient-centered care. *Association of Black Nursing Faculty*, *25*(2), 40–45.

Brown, E., Patel, R., Kaur, J. & Coad, J. (2013). The interface between South Asian culture and palliative care for children, young people, and families—A discussion paper. *Issues in Comprehensive Pediatric Nursing*, *36*(1/2), 120–143.

Carling-Rowland, A., Black, S., McDonald, L., & Kagan, A. (2014). Increasing access to fair capacity evaluation for discharge decision-making for people with aphasia: A randomised controlled trial. *Aphasiology*, *28*(6), 750–765.

*Clark, H. D., O'Connor, A. M., Graham, I. D., & Wells, G. A. (2003). What factors are associated with a woman's decision to take hormone replacement therapy? Evaluated

in the context of a decision aid. *Health Expectations, 6*(2), 110–117.

Delany, C. & Galvin, J. (2014). Ethics and shared decision-making in paediatric occupational therapy practice. *Developmental Neurorehabilitation, 17*(5), 347–354.

Ernst, J., Berger, S., Weißflog, G., Schröder, C., Körner, A., Niederwieser, D., ... Singer, S. (2013). Patient participation in the medical decision-making process in haemato-oncology—A qualitative study. *European Journal of Cancer Care, 22*(5), 684–690.

Goldberg, H. B., & Shorten, A. (2014). Patient and provider perceptions of decision making about use of epidural analgesia during childbirth: A thematic analysis. *The Journal of Perinatal Education, 23*(3), 142–150.

Hain, D. J. & Sandy, D. (2014). Partners in care: Patient empowerment through shared decision-making. *Nephrology Nursing Journal, 40*(2), 153–157.

Hamaker, M. E., Schiphorst, A. H., ten Bokkel Huinink, D., Schaar, C., & van Munster, B. C. (2014). The effect of a geriatric evaluation on treatment decisions for older cancer patients—A systematic review. *Acra Oncologica, 53*(3), 289–296.

Hardin, S. (2012). Geriatric care. Hearing loss in older critical care patients: Participation in decision making. *Critical Care Nurse, 32*(6), 43–50.

Harris, A. L. (2014). "I got caught up in the game": Generational influences on contraceptive decision making in African–American women. *Journal of the American Association of Nurse Practitioners, 25*, 156–165.

Hatfield, L. A. & Pearce, M. M. (2014). Factors influencing parents' decision to donate their healthy infant's DNA for minimal-risk genetic research. *Journal of Nursing Scholarship, 46*(6), 398–407.

Hershberger, P. E., Finnegan, L. Pierce, P. F., & Scoccia, B. (2013). The decision-making process of young adult women with cancer who considered fertility cryopreservation. *Journal of Obstetric, Gynecologic, and Neonatal Nursing (JOGNN), 42*(1), 59–69.

Holland, D. E., Conlon, P. M., Rohlik, G. M., Gillard, K. L., Tomlinson, A. L., Raadt, D. M., ... Rhudy, L. M. (2014). Developing and testing a discharge planning decision support tool for hospitalized pediatric patients. *Journal for Specialists in Pediatric Nursing, 19*(2), 149–161.

Jacobson, C. H., Zlatnik, M. G., Kennedy, H. P., & Lyndon, A. (2013). Nurses' perspectives on the intersection of safety and informed decision making in maternity care. *Journal of Obstetric, Gynecologic, and Neonatal Nursing (JOGNN), 42*(5), 577–587.

James, J. P., Taft, A., Amir, L. H., & Agius, P. (2014). Does intimate partner violence impact on women's initiation and duration of breastfeeding? *Breastfeeding Review, 22*(2), 11–19.

Légaré, F., Moumjid-Ferdjaoui, N., Drolet, R., Stacey, D., Härter, M., Bastian, H., ... Desroches, S. (2013). Core competencies for shared decision making training programs: Insights from an international, interdisciplinary working group. *Journal of Continuing Education in Health Professions, 33*(4), 267–273.

Lessa, H. F., Tyrrell, M. A. R., Alves, V. H., & Rodrigues, D. P. (2014). Social relations and the option for planned home birth: An institutional ethnographic study. *Online Brazilian Journal of Nursing, 13*(2), 235–245.

Lewis, K. B., Starzomski, R., & Young, L. (2014). A relational approach to implantable cardioverter-defibrillator generator replacement: An integrative review of the role of nursing in shared decision-making. *Canadian Journal of Cardiovascular Nursing, 24*(3). 6–14.

Lilley, M., Christian, S., Hume, S., Scott, P., Montgomery, M., Semple, L., ... Somerville, M. J. (2010). Newborn screening for cystic fibrosis in Alberta: Two years of experience. *Paediatrics & Child Health, 15*(9), 590.

Mahon, M. (2010). Advanced care decision making: Asking the right people the right questions. *Journal of Psychosocial Nursing & Mental Health Services, 48*(7), 13–19.

Müllersdorf, M., Zander, V., & Eriksson, H. (2011). The magnitude of reciprocity in chronic pain management: Experiences of dispersed ethnic populations of Muslim women. *Scandinavian Journal of Caring Sciences, 25*(4), 637–645.

National Health Service. (2010). *Liberating the NHS: No decision about me, without me*. Retrieved from www.gov.uk/government/uploads/system/uploads/attachment_data/file/216980/Liberating-the-NHS-No-decision-about-me-without-me-Government-

Rivera-Spoljaric, K., Halley, M., & Wilson, S. R. (2014). Shared clinician-patient decision-making about treatment of pediatric asthma: What do we know and how can we use it? *Current Opinion in Allergy & Clinical Immunology, 14*(2), 161–167.

Scaffidi, R. M., Posmontier, B., Bloch, B. R., & Wittmann-Price, R. A. (2014). The relationship between personal knowledge and decision self-efficacy in choosing trial of labor after cesarean. *Journal of Midwifery & Women's Health, 59*(3), 246–253.

Silva, G. P. S., de Jesus, M. C. P., Merighi, M. A. B., Domingos, S. R., & Oliveria, D. M. (2014). The experience of women regarding cesarean section from the perspective of social phenomenology. *Online Brazilian Journal of Nursing, 13*(1), 5–14.

*Sims, S. L., Boland, D. L., & O'Neill, C. A. (1992). Decision making in home health care. *Western Journal of Nursing Research, 14*, 186–200.

*Soholt, D. (1990). *A life experience: Making a health care treatment decision* (Unpublished master's thesis). South Dakota State University, Brookings, SD.

Stepanuk, K. M., Fisher, K. M., Wittmann-Price, R. A., Posmontier, B., & Bhattacharya, A. (2013). Women's decision-making regarding medication use in pregnancy for anxiety and/or depression. *Journal of Advanced Nursing*, (11), 2470–2480.

Suhonen, R., Papastavrou, E., Efstathiou, G., Lemonidou, C., Kalafati, M., da Luz, M. D. A., ... Kanan, N. (2011). Nurses' perceptions of individualized care: an international comparison. *Journal of advanced nursing, 67*(9), 1895–1907.

Szeto, M.O.P., O'Sullivan, M. J., Body, R. A., & Parrott, J. S. (2014). Registered dietitians' roles in decision-making processes for PEG placement in the elderly. *Canadian Journal of Dietary Practice & Research, 75*(2), 78–83.

Thompson, C., Aitken, L., Doran, D., & Dowding, D. (2013). An agenda for clinical decision making and judgement in nursing research and education. *Nursing Studies, 50*(12), 1720–1726.

*Wittmann-Price, R. A. (2004). Emancipation in decision-making in women's health care. *Journal of Advanced Nursing, 47*, 437–445.

*Wittmann-Price, R. A. (2006). Exploring the subconcepts of the Wittmann-Price theory of emancipated decision-making in women's health care. *Journal of Nursing Scholarship. 38*(4), 377–382.

Wittmann-Price, R. A. & Bhattacharya, A. (2008). Reexploring the subconcepts of the Wittmann-Price theory of emancipated decision-making in women's healthcare. *Advances in Nursing Science, 31*(3), 225–236.

Wittmann-Price, R. A. & Fisher, K. M. (2009). Patient decision aids: Tools for patients and professionals. *American Journal of Nursing, 109*(12), 60–64.

Wittmann-Price, R. A. & Price, S. W. (2014). Development and revision of the Wittmann-Price Emancipated Decision-making Scale. *Journal of Nursing Measurement, 22*(3), 361–367.

Wittmann-Price, R. A., Fliszar, R., Bhattacharya, A. (2011). Elective cesarean births: Are women making emancipated decisions? *Applied Nursing Research, 24*, 147–152.

Conforto prejudicado

American Psychiatric Association. (2014). *DSMV: Diagnostic and statistical manual of mental disorders* (4th ed., text revision). Washington, DC: Author.

American Society of Addiction Medicine. (2015). *Definition of addiction*. Retrieved from www.asam.org/for-the-public/definition-of-addiction

American Speech-Language-Hearing Association (ASH). (2014). *Augmentative and alternative communication*. Retrieved from www.asha.org/slp/clinical/

Arcangelo, V. P., & Peterson, A. (2016). *Pharmacotherapeutics for advanced practice* (4th ed.). Philadelphia: Wolters Kluwer.

Archie, P., Bruera, E., & Cohen, L. (2013). Music-based interventions in palliative cancer care: A review of quantitative studies and neurobiological literature. *Supportive Care in Cancer, 21*(9), 2609–2624.

*Apfel, C. C., Läärä, E., Koivuranta, M., Greim, C. A., & Roewer, N. (1999). A simplified risk score for predicting postoperative nausea and vomiting conclusions from cross-validations between two centers. *The Journal of the American Society of Anesthesiologists, 91*(3), 693–700.

Ball, J., Bindler, R., & Cowen, K. (2015). *Principles of pediatric nursing: Caring for Children* (6th ed.). Upper Saddle River, NJ: Pearson.

Barsky, A. J. (2014). Assessing somatic symptoms in clinical practice. *JAMA Internal Medicine, 174*(3), 407.

Beebe, L. H., & Wyatt, T. H. (2009). Guided imagery and music: Using the Bonny method to evoke emotion and access the unconscious. *Journal of Psychosocial Nursing and Mental Health Services, 47*(1), 29–33.

Bell, K., & Salmon, A. (2009). Pain, physical dependence and pseudoaddiction: Redefining addiction for 'nice' people? *International Journal of Drug Policy, 20*(2), 170–178.

Bermas, B. (2014). Rheumatoid arthritis and pregnancy. In *UpToDate*. Retrieved from www.uptodate.com/contents/rheumatoid-arthritis-and-pregnancy

Bernhofer, E., & Sorrell, J. M. (2014). Nurses managing patients' pain may experience moral distress. *Clinical Nursing Research*. doi:10.54773814533124.

Boyd, M. A. (2012). *Psychiatric nursing: Contemporary practice* (5th ed.). Philadelphia: Lippincott Williams & Wilkins.

Brown, S. T., Kirkpatrick, M. K., Swanson, M. S., & McKenzie, I. L. (2011). Pain experience of the elderly. *Pain Management Nursing, 12*(4), 190–196.

Campbell, C., & Edwards, R. (2012). Ethnic differences in pain and pain management. *Pain Management, 2*(3), 219–230.

*Chang, J. T., Morton, S. C., Rubenstein, L. Z., Mojica, W. A., Maglione, M., Suttorp, M. J., ... & Shekelle, P. G. (2004). Interventions for the prevention of falls in older adults: systematic review and meta-analysis of randomised clinical trials. *BMJ, 328*(7441), 680.

D'Arcy, Y. (2008). Pain in older adults. *Nurse Practitioner, 38*(3), 19–25.

Deandrea, S., Lucenteforte, E., Bravi, F., Foschi, R., La Vecchia, C., & Negri, E. (2010). Risk factors for falls in community-dwelling older people: A systematic review and meta-analysis. *Epidemiology, 21*(5), 658–668.

Denny, D. L., & Guido, G. W. (2012). Undertreatment of pain in older adults: An application of beneficence. *Nursing Ethics, 19*(6), 800–809.

*Dickson, B. E., Hay Smith, E. J. C., & Dean, S. G. (2009). Demonised diagnosis: The influence of stigma on interdisciplinary rehabilitation of somatoform disorder. *New Zealand Journal of Physiotherapy, 37*(3), 115–121.

Doran, K., & Halm, M. A. (2010). Integrating acupressure to alleviate postoperative nausea and vomiting. *American Journal of Critical Care, 19*(6), 553–556.

*Ezzo, J., Streitberger, K., & Schneider, A. (2006). Cochrane systematic reviews examine P6 acupuncture-point stimulation for nausea and vomiting. *Journal of Alternative and Complementary Medicine, 12*(5), 489–495.

*Ferrell, B. R. (1995). The impact of pain on quality of life. *Nursing Clinics of North America, 30*, 609–624.

Forouhari, S., Ghaemi, S. Z., Roshandel, A., Moshfegh, Z., Rostambeigy, P., & Mohaghegh, Z. (2014). The effect of acupressure on nausea and vomiting during pregnancy. *Researcher, 6*(6).

*Fuchs-Lacelle, S., & Hadjistavropoulos, T. (2004). Development and preliminary validation of the pain assessment for seniors with limited ability to communicate (PACSLAC). *Pain Management Nursing, 5*(10), 37–49.

Galicia-Castillo, M. C., Weiner, D. K. (2014). Treatment of persistent pain in older adults. In *UpToDate*. Retrieved from www.uptodate.com/contents/treatment-of-persistent-pain-in-older-adults

Greco, M. T., Roberto, A., Corli, O., Deandrea, S., Bandieri, E., Cavuto, S., & Apolone, G. (2014). Quality of cancer pain management: An update of a systematic review of undertreatment of patients with cancer. *Journal of Clinical Oncology, 32*(36):4149–4154.

*Green, C. R. (2002). The unequal burden of pain: Confronting racial and ethnic disparities in pain. *Pain Medicine, 4*(3), 277–294.

Greenberg, D. B. (2015). Somatization: Treatment and prognosis. In *UpToDate*. Retrieved from www.uptodate.com/contents/somatization-treatment-and-prognosis

Grossman, S., & Porth, C. A. (2014). *Porth's pathophysiology: Concepts of altered health states* (9th ed.). Philadelphia: Wolters Kluwer.

Halter, M. J. (2014). *Varcarolis' foundations of psychiatric mental health nursing* (7th ed.). Philadelphia: W. B. Saunders.

*Hayes, B. J., Craig, K. D., & Wing, P. C. (2002). Diagnostic judgment: Chronic pain syndrome, pain disorder, and malingering. *British Columbia Medical Journal, 44*(6), 312–316. Retrieved from www.bcmj.org/article/diagnostic-judgment-chronic-pain-syndrome-pain-disorder-and-malingering

Hockenberry, M. J., & Wilson, D. (2015). *Wong's essentials of pediatric nursing* (10th ed.). New York: Elsevier.

Humphreys, J., Cooper, B. A., & Miaskowski, C. (2010). Differences in depression, posttraumatic stress disorder, and lifetime trauma exposure in formerly abused women with mild versus moderate to severe chronic pain. *Journal of Interpersonal Violence, 25*(12), 2316–2338.

Institute of Medicine. (2011). *Relieving pain in America: A blueprint for transforming prevention, care, education, and research*. Washington, DC: National Academies Press.

Jiyeon, L., & Heeyoung, O. H. (2013). Ginger as an antiemetic modality for chemotherapy-induced nausea and vomiting: A systematic review and meta-analysis. *Oncology Nursing Forum, 40*(2), 163–170.

Jungquist, C. R., Karan, S., Perlis, & M. L. (2011). Risk factors for opioid-induced excessive respiratory depression. *Pain Management, 12*(3), 180–187.

*Johnson, R. E., Fudala, P. J., & Payne, R. (2005). Buprenorphine: considerations for pain management. *Journal of pain and symptom management, 29*(3), 297–326.

*King, T., & Murphy, P. (2009). Evidence-based approaches to managing nausea and vomiting in early pregnancy. *Journal of Midwifery & Women's Health, 54*(6), 430–444.

Kyle, T., & Carman, S. (2013). *Essentials of pediatric nursing* (2nd ed.). Philadelphia, PA: Wolters Kluwer; Lippincott Williams & Wilkins.

*Lacroix, R., Eason, E., & Melzack, R. (2000). Nausea and vomiting during pregnancy: A prospective study of its frequency, intensity, and patterns of change. *American Journal of Obstetrics and Gynecology, 182*(4), 931–937.

*Lovering, S. (2006). Cultural attitudes and beliefs about pain. *Journal of Transcultural Nursing, 17*(4), 389–395.

*Ludwig-Beymer, P. (1989). Transcultural aspects of pain. In M. Andrews & J. Boyle (Eds.), *Transcultural concepts in nursing*. Glenview, IL: Scott, Foresman.

McCaffery, M., & Beebe, A. (1989). *Pain: Clinical manual for nursing practice*. St. Louis: CV Mosby.

*McCaffrey, M., & Portenoy, R. (1999). Acetaminophen and nonsteroidal anti-inflammatory drugs (NSAIDs). In M. McCaffrey & Pasero, C. (Eds.), *Pain: Clinical manual* (2nd ed., pp. 129–160). New York: Mosby.

*McGuire, D., Sheidler, V., & Polomano, R. C. (2000). Pain. In S. Groenwald, M. Frogge, M. Goodman, & C. Yarbo (Eds.), *Cancer nursing: Principles and practice* (5th ed.). Boston: Jones and Bartlett.

McMenamin, E. (2011). Pain management principles. *Current Problems in Cancer, 35*(6), 317–323.

Miller, C. (2015). *Nursing for wellness in older adults* (7th ed.). Philadelphia: Wolters Kluwer.

Mosset, J. M. (2011). Defining racial and ethnic disparities in pain management. *Clinical Orthopedics and Related Research, 469*(7), 1859–1870.

Myers-Glower, M. (2013). Preventing complications in patients receiving opioids. *American Nurse Today, 8*(12).

Narayan, M. C. (2010). Culture's effects on pain assessment and management. *The American Journal of Nursing, 110*(4), 38–47. Accessed at www.nursingcenter.com/lnc/cearticle?tid=998868#sthash.VV2KzGeo.dpuf

National Cancer Institute. (2011). *Pain for health professionals*. Retrieved from www.cancer.gov/about-cancer/treatment/side-effects/pain/pain-hp-pdq

National Institute of Drug Abuse. (2007). *The neurobiology of drug addiction*. Bethesda, MD: Author. Retrieved from www.drugabuse.gov/publications/teaching-packets/neurobiology-drug-addiction/section-iii-action-heroin-morphine/8-definition-dependence

*Paice, J. A., Noskin, G. A., & Vanagunas, A. (2005). Efficacy and safety of scheduled dosing opioid analgesics: A quality improvement study. *Journal of Pain, 6*, 639–643.

Pasero, C. (2010). Pain care around-the-clock (ATC) dosing of analgesics. *Journal of PeriAnesthesia Nursing, 25*(1), 36–39.

Pasero, C., & McCaffery, M. (2011). *Pain assessment and pharmacologic management*. St. Louis: Mosby.

Pillitteri, A. (2014). *Maternal and child health nursing* (7th ed.). Philadelphia: Wolters Kluwer.

Portenoy, R. K., Mehta, Z., & Ahmed, E. (2015). Cancer pain management with opioids: Prevention and management of side effects. In: J. Abrahm (Ed.), *UpToDate*. Retrieved from www.uptodate.com

*Price, D. D. (1999). *Psychological mechanisms of pain and analgesia*. Seattle, WA: IASP Press.

Procter, N., Hamer, H., McGarry, D., Wilson, R.I., Frogget, T. (2014). *Mental health: A person-centered approach*. Sydney: Cambridge.

Rosenquist, E. (2015). Evaluation of chronic pain in adults. In *UpToDate*. Retrieved from www.uptodate.com/contents/evaluation-of-chronic-pain-in-adults?source=see_link&sectionName=Older+adults&anchor=H15544523#H15544523

Sauls, D. J. (2004). Adolescents' perception of support during labor. *The Journal of Perinatal Education, 13*(4), 36–42.

*Savage, S., Covington, E. C., Heit, H. A., Hunt, J., Joranson, D., & Schnoll, S. H. (2001). *Definitions related to the use of opioids for the treatment of pain:* A consensus document from the American Academy of Pain Medicine, the American Pain Society, and the American Society of Addiction Medicine. Glenview, IL: Author.

*Sherman, P.W., & Flaxman, S. M. (2002). Nausea and vomiting of pregnancy in an evolutionary perspective. *American Journal of Obstetrics and Gynecology, 186*(5) 190–197.

Simkin, P., & Bolding, A. (2004). Update on nonpharmacologic approaches to relieve labor pain and prevent suffering. *Journal of Midwifery & Women's Health, 49*(6), 489–504.

Singh, M. (2014). Chronic pain syndrome treatment & management. In *Medscape*. Retrieved from http://emedicine.medscape.com/article/310834-treatment

Sloan Kettering Center. (2012). Pain management. Retrieved from www.mskcc.org/cancer-care/treatments/symptom-management/palliative-care

*Sloman, R. (1995). Relaxation and relief of cancer pain. *Nursing Clinics of North America, 30*, 697–709.

Stevens, B. J., Abbott, L. K., Yamada, J., Harrison, D., Stinson, J., Taddio, A., ... Finley, G. A. (2011). Epidemiology and management of painful procedures in children in Canadian hospitals. *Canadian Medical Association Journal, 183*(7), E403–E410.

*Streitberger, K., Witte, S., Mansmann, U., Knauer, C., Krämer, J., Scharf, H. P., & Victor, N. (2004). Efficacy and safety of acupuncture for chronic pain caused by gonarthrosis: a study protocol of an ongoing multi-centre randomised controlled clinical trial [ISRCTN27450856]. *BMC Complementary and Alternative Medicine, 4*(1), 1.

Tiran, D. (2012). Ginger to reduce nausea and vomiting during pregnancy: evidence of effectiveness is not the same as proof of safety. *Complementary Therapies in Clinical Practice, 18*(1), 22–25.

*Voda, A. M. & Randall, M. P. (1982). Nausea and vomiting of pregnancy: "Morning sickness". In: C. M. Norris (Ed.), *Concept clarification in nursing* (pp. 133–165). Aspen Systems.

*Von Korff, M., & Simon, G. (1996). The relationship between pain and depression comorbidity of mood. *The British Journal of Psychiatry, 168*(30), 101–108.

Walter-Nicole, E., Annequin, D., Biran, V., Mitanchez, D., & Tourniaire, B. (2010). Pain management in newborns: From prevention to treatment. *Pediatric Drugs, 12*(6), 353–365.

*Weber, S. E. (1996). Cultural aspects of pain in childbearing women. *Journal of Obstetric, Gynecologic, and Neonatal Nursing, 25*(1), 67–72.

*Weisberg, J. N., & Boatwright, B. A. (2007). Mood, anxiety and personality traits and states in chronic pain. *Pain, 133*(1–3), 1–2.

World Health Organization. (2015). *Dependence syndrome*. Geneva: Author. Retrieved from www.who.int/substance_abuse/terminology/definition1/en

*Zborowski, M. (1952). Cultural components in response to pain. *Journal of Social Issues, 8*, 16–30.

Zeidan, F., Grant, J. A., Brown, C. A., McHaffie, J. G., & Coghill, R. C. (2012). Mindfulness meditation-related pain relief: evidence for unique brain mechanisms in the regulation of pain. *Neuroscience letters, 520*(2), 165–173.

Dor no trabalho de parto

*Association of Women's Health, Obstetric and Neonatal Nurses (AWHONN). (2008a). *Nursing care and management of the second stage of labor: Evidence-Based Clinical Practice Guideline* (2nd ed.). Washington, DC: Author.

*Association of Women's Health, Obstetric and Neonatal Nurses (AWHONN). (2008b). *Nursing care of the woman receiving regional analgesia/anesthesia in labor: Evidence-based clinical practice guideline* (2nd ed.). Washington, DC: Author.

Association of Women's Health, Obstetric and Neonatal Nurses (AWHONN). (2011). *Nursing support of laboring women*. Position Statement. Washington, DC: Author.

Blackburn, S. T. (2013). *Maternal, fetal & neonatal physiology: A clinical perspective* (3rd ed., pp. 512–515). St. Louis: Saunders Elsevier.

Burke, C. (2014). Pain in labor: Nonpharmacologic and pharmacologic management. In K. R. Simpson & P. Creehan (Eds.), *AWHONN's perinatal nursing* (4th ed., pp. 493–529). Philadelphia: Wolters Kluwer.

Mattson, S. (2011). Ethnocultural considerations in the childbearing period. In S. Mattson & J. E. Smith (Eds), *Core Curriculum for maternal-newborn nursing* (4th ed., pp. 61–79). St. Louis: Saunders Elsevier.

*Montgomery, K. S. (2002). Nursing care for pregnant adolescents. *Journal of Obstetric, Gynecologic and Neonatal Nursing, 32*(2), 49–257.

Simkin, P., & Ancheta, R. (2011). *The labor progress book: Early interventions to prevent and treat dystocia* (3rd ed.). New York: Wiley-Blackwell.

United States Department of Health & Human Services Office of Adolescent Health. (2014). *Trends in teen pregnancy and childbearing*. Retrieved from www.hhs.gov/ash/oah/adolescent-health-topics/reproductive-health/teen-pregnancy/trends.html

Confusão (aguda e crônica)

Ahlskog, J. E., Geda, Y. E., Graff-Radford, N. R., & Petersen, R. C. (2011). Physical exercise as a preventive or disease-modifying treatment of dementia and brain aging. *Mayo Clinic Proceedings, 86*(9), 876–884.

Aine, C. J., Sanfratello, L., Adair, J. C., Knoefel, J. E., Caprihan, A., & Stephen, J. M. (2011). Development and decline of memory functions in normal, pathological and healthy successful aging. *Brain Topography, 24*(3/4), 323–339.

Alzheimer's Association. (2015a). Alzheimer's disease facts and figures—Includes a special report on disclosing a diagnosis of Alzheimer's Disease. *Alzheimer's & Dementia, 11*(3), 332.

Alzheimer's Association. (2015b). Practical information/statistics. Retrieved from www.alz.org/aaic/

American Geriatrics Society. (2015a). *Clinical practice guideline for postoperative delirium in older adults*. Retrieved from http://geriatricscareonline.org/ProductAbstract/american-geriatrics-society-clinical-practice-guideline-for-postoperative-delirium-in-older-adults/CL018

American Geriatrics Society. (2015b). *Alzheimer's disease*. Retrieved from www.americangeriatrics.org/

Andreessen, L., Wilde, M. H., & Herendeen, P. (2012). Preventing catheter-associated urinary tract infections in acute care: The bundle approach. *Journal of Nursing Care Quality, 27*(3), 209–217.

*Bamford, C., Lamont, S., Eccles, M., Robinson, L., May, C., & Bond, J. (2004). Disclosing a diagnosis of dementia: A systematic review. *International Journal of Geriatric Psychiatry, 19*(2), 151–169.

*Bliwise, D. L., & Lee, K. A. (1993). Development of an Agitated Behavior Rating Scale for discrete temporal observations. *Journal of Nursing Measurement, 1*(2), 115–124.

Bradford, A., Kunik, M. E., Schulz, P., Williams, S. P., & Singh, H. (2009). Missed and delayed diagnosis of dementia in primary care: prevalence and contributing factors. *Alzheimer Disease and Associated Disorders, 23*(4), 306–314.

Caljouw, M. A., den Elzen, W. P., Cools, H. J., & Gussekloo, J. (2011). Predictive factors of urinary tract infections among the oldest old in the general population. A population-based prospective follow-up study. *BMC Medicine, 9*(1), 57.

*Carpenter, B., & Dave, J. (2004). Disclosing a dementia diagnosis: A review of opinion and practice, and a proposed research agenda. *The Gerontologist, 44*(2), 149–158.

Center for Medicare and Medicaid Services. (2012). *Advancing excellence in America's nursing homes*. Retrieved from www.nhqualitycampaign.org

Chatterton, W., Baker, F., & Morgan, K. (2010). The singer or the singing: Who sings individually to persons with dementia and what are the effects? *American Journal of Alzheimer's Disease and Other Dementias, 25*(8), 641–649.

Clair, A., & Tomaino, C. (2015). *Music*. New York: Alzheimer's Foundation of America. Retrieved from www.alzfdn.org/EducationandCare/musictherapy.html

Clegg, A., Siddiqi, N., Heaven, A., Young, J., & Holt, R. (2014). Interventions for preventing delirium in older people in institutional long-term care. *Cochrane Database Systematic Review, 1*.

Cohen-Mansfield, J., Marx, M. S., Freedman, L. S., Murad, H., Thein, K., & Dakheel-Ali, M. (2012). What affects pleasure in persons with advanced stage dementia? *Journal of Psychiatric Research, 46*(3), 402–406.

*Dennis, H. (1984). Remotivation therapy groups. In I. M. Burnside (Ed.), *Working with the elderly group: Process and techniques* (2nd ed.). Monterey, CA: Jones & Bartlett.

Deschodt, M., Braes, T., Flamaing, J., Detroyer, E., Broos, P., Haentjens, P., ... Milisen, K. (2012). Preventing delirium in older adults with recent hip fracture through multidisciplinary geriatric consultation. *Journal of the American Geriatrics Society, 60*(4), 733–739.

Farlow, M. R. (2015). *Clinical features and diagnosis of dementia with Lewy bodies*. Retrieved from www.uptodate.com/contents/clinical-features-and-diagnosis-of-dementia-with-lewy-bodies

Francis, J., & Young, B. (2014). Diagnosis of delirium and confusional states. In *UpToDate*. Retrieved from www.uptodate.com/contents/diagnosis-of-delirium-and-confusional-states

*Foreman, M. D., Mion, L. C., Tyrostad, L., & Flitcher, K. (1999). Standard of practice protocol: Acute confusion/delirium. *Geriatric Nursing, 20*(3), 147–152.

*Gerdner, L. (1999). Individualized music intervention protocol. *Journal of Gerontological Nursing, 25*(10), 10–16.

Gibson, A. K., & Anderson, K. A. (2011). Difficult diagnoses: Family caregivers' experiences during and following the diagnostic process for dementia. *American journal of Alzheimer's Disease and Other Dementias, 26*(3):212–217.

Godfrey, M., Smith, J., Green, J., Cheater, F., Inouye, S. K., & Young, J. B. (2013). Developing and implementing an integrated delirium prevention system of care: A theory driven, participatory research study. *BMC Health Services Research, 13*(1), 1.

*Haffmans, P. M., Sival, R. C., Lucius, S. A., Cats, Q., & van Gelder, L. (2001). Bright light therapy and melatonin in motor restless behaviour in dementia: A placebo-controlled study. *International Journal of Geriatric Psychiatry, 16*(1), 106–110.

*Hall, G. R. (1991). Altered thought processes: Dementia. In M. Maas, K. Buckwalter, & M. Hardy (Eds.), *Nursing diagnoses and interventions for the elderly*. Menlo Park, CA: Addison-Wesley.

*Hall, G. R. (1994). Caring for people with Alzheimer's disease using the conceptual model of progressively lowered stress threshold in the clinical setting. *Nursing Clinics of North America, 29*, 129–141.

*Hall, G. R., & Buckwalter, K. C. (1987). Progressively lowered stress threshold: A conceptual model for care of adults with Alzheimer's disease. *Archives of Psychiatric Nursing, 1*, 399–406.

Harvard School of Public Health. (2011). *Value of knowing—Research*. Luxembourg: Alzheimer Europe. Retrieved from www.alzheimer-europe.org/Research/Value-of-knowing

Hattori, H., Hattori, C., Hokao, C., Mizushima, K., & Mase, T. (2011). Controlled study on the cognitive and psychological effect of coloring and drawing in mild Alzheimer's disease patients. *Geriatrics & Gerontology International, 11*(4), 431–437.

Hulme, C., Wright, J., Crocker, T., Oluboyede, Y., & House, A. (2010). Non-pharmacological approaches for dementia that informal carers might try or access: A systematic review. *International Journal of Geriatric Psychiatry, 25*(7), 756–763.

Higgins, P. (2010). Doll therapy in dementia care remains a controversial intervention but it may well provide people with sensory stimulation and purposeful activity. *Nursing Times*. Retrieved from www.nursingtimes.net/using-dolls-to-enhance-the-wellbeing-of-people-with-dementia/5020017.fullarticle

Inouye, S. K., Westendorp, R. G., & Saczynski, J. S. (2014). Delirium in elderly people. *The Lancet, 383*(9920), 911–922.

Khachiyants, N., Trinkle, D., Son, S. J., & Kim, K. Y. (2011). Sundown syndrome in persons with dementia: An update. *Psychiatry investigation, 8*(4), 275–287.

Lecouturier, J., Bamford, C., Hughes, J. C., Francis, J. J., Foy, R., Johnston, M., & Eccles, M. P. (2008). Appropriate disclosure of a diagnosis of dementia: Identifying the key behaviours of 'best practice'. *BMC Health Services Research, 8*(1), 95.

Lykkeslet, E., Gjengedal, E., Skrondal, T., & Storjord, M. B. (2014). Sensory stimulation—A way of creating mutual relations in dementia care. *International journal of qualitative studies on health and well-being, 9*. Retrieved from www.ncbi.nlm.nih.gov/pmc/articles/PMC4090364/

Meddings, J., Rogers, M. A., Krein, S. L., Fakih, M. G., Olmsted, R. N., & Saint, S. (2013). *Reducing unnecessary urinary catheter use and other strategies to prevent catheter-associated urinary tract infection: Brief update review*. Retrieved from www.ncbi.nlm.nih.gov/books/NBK133354/#_NBK133354_pubdet_

Mitchell, G. (2014). Use of doll therapy for people with dementia: an overview. *Nursing Older People, 26*(4), 24–26.

Pezzati, R., Molteni, V., Bani, M., Settanta, C., Di Maggio, M. G., Villa, I., ... & Ardito, R. B. (2014). Can doll therapy preserve or promote attachment in people with cognitive, behavioral, and emotional problems? A pilot study in institutionalized patients with dementia. *Frontiers in Psychology, 21*(5), 342.

Pinner, G., & Bouman, W. P. (2002). To tell or not to tell: On disclosing the diagnosis of dementia. *International Psychogeriatrics, 14*(02), 127–137.

*Rasin, J. (1990). Confusion. *Nursing Clinics of North America, 25*, 909–918.

*Roberts, B. L. (2001). Managing delirium in adult intensive care patients. *Critical Care Nurse, 21*(1), 48–55.

Rompaey, B., Elseviers, M. M., Van Drom, W., Fromont, V., & Jorens, P. G. (2012). The effect of earplugs during the night on the onset of delirium and sleep perception: A randomized controlled trial in intensive care patients. *Critical Care, 16*(3), R73.

Scherder, E. J., Bogen, T., Eggermont, L. H., Hamers, J. P., & Swaab, D. F. (2010). The more physical inactivity, the more agitation in dementia. *International Psychogeriatrics, 22*(08), 1203–1208.

Simmons-Stern, N. R., Budson, A. E., & Ally, B. A. (2010). Music as a memory enhancer in patients with Alzheimer's disease. *Neuropsychologia, 48*(10), 3164–3167.

Stotts, M., & Dyer, J., (2013). *Handbook of remotivation therapy.* New York: Routledge Press.

Wollen, K. A. (2010). Alzheimer's disease: the pros and cons of pharmaceutical, nutritional, botanical, and stimulatory therapies, with a discussion of treatment strategies from the perspective of patients and practitioners. *Alternative Medicine Review, 15*(3), 223–244.

Constipação funcional crônica

Erichsén, E., Milberg, A., Jaarsma, T., & Friedrichsen, M. (2015). Constipation in specialized palliative care: Prevalence, definition, and patient-perceived symptom distress. *Journal of Palliative Medicine, 18*(7), 585–592.

McCay, S. L., Fravel, M., & Scanlon, C. (2012). Evidence-based practice guideline: Management of constipation. *Journal of Gerontological Nursing, 38*(7), 9–15.

*Shua-Haim, J., Sabo, M., & Ross, J. (1999). Constipation in the elderly: A practical approach. *Clinical Geriatrics, 7*(12), 91–99.

Wald, A. (2015). Patient information: Constipation in adults (Beyond the Basics). In *UpToDate*. Retrieved from www.uptodate.com/contents/constipation-in-adults-beyond-the-basics#H1

*Wisten, A., & Messner, T. (2005). Fruit and fibre (Pajala porridge) in the prevention of constipation. *Scandinavian Journal of Caring Sciences, 19*(1), 71–76.

Desesperança

Bayat, M., Erdem, E., & Kuzucu, E. G. (2008). Depression, anxiety, hopelessness, and social support levels of parents of children with cancer. *Journal of Pediatric Oncology Nursing, 25*(5), 247–253.

*Benzein, E. G., & Berg, A. C. (2005). The level of a relation between hope, hopelessness, and fatigue in patients and family members in palliative care. *Palliative Medicine, 19*(3), 234–240.

Brothers, B.M. & Anderson, B.L. (2009). Hopelessness as a predictor of depressive symptoms for breast cancer patients coping with recurrence. *Psycho-Oncology, 18*, 267–275. doi: 10.1002/pon.1394

*Engel, G. (1989). A life setting conducive to illness: The giving up-given up complex. *Annals of Internal Medicine, 69*, 293–300.

Govender, R. D., & Schlebusch, L. (2012). Hopelessness, depression and suicidal ideation in HIV-positive persons. *South African Journal of Psychiatry, 18*(1), 16–21.

*Herth, K. (1993). Hope in the family caregiver of terminally ill people. *Journal of Advanced Nursing, 18*, 538–547.

*Hinds, P., Martin, J., & Vogel, R. (1987). Nursing strategies to influence adolescent hopefulness during oncologic illness. *Journal of the Association of Pediatric Oncology Nurses, 4*(1/2), 14–23.

*Jennings, P. (1997). The aging spirit. Faith and hope—therapeutic tools for case managers. *Aging Today, 18*(2), 17.

*Korner, I. N. (1970). Hope as a method of coping. *Journal of Consultation and Clinical Psychology, 34*, 134–139.

*Kübler-Ross, E. (1975). *Death: The final stage of growth.* Englewood Cliffs, NJ: Prentice-Hall.

*Leininger, M. (1978). *Transcultural nursing: Concepts, theories, and practices.* New York: Wiley.

*Lin, H. R., & Bauer-Wu, S.M. (2003). Psychospiritual well-being in patients with advanced cancer: An integrative review of the literature. *Journal of Advanced Nursing, 44*(1), 69–80.

Liu, R. T., & Mustanski, B. (2012). Suicidal ideation and self-harm in lesbian, gay, bisexual, and transgender youth. *American Journal of Preventive Medicine, 42*(3), 221–228. doi:10.1016/j.amepre.2011.10.023

Mair, C., Kaplan, G. A., & Everson-Rose, S. A. (2012). Are there hopeless neighborhoods? An exploration of environmental associations between individual-level feelings of hopelessness and neighborhood characteristics. *Health & Place, 18*(2), 434–439. doi:10.1016/j.healthplace.2011.12.012

Mihaljević, S., Aukst-Margetić, B., Vuksan-Ćusa, B., Koić, E., & Milošević, M. (2012). Hopelessness, suicidality and religious coping in Croatian war veterans with PTSD. *Psychiatria Danubina, 24*(3), 292–297.

*Miller, J. F. (1989). Hope inspiring strategies of the critically ill. *Applied Nursing Research, 2*(1), 23–29.

*Notewotney, M. L. (1989). Assessment of hope in patients with cancer: Development of an instrument. *Oncology Nursing Forum, 16*, 57–61.

Öztunj, G., Yeşil, P., Paydaş, S., & Erdoğan, S. (2013). Social support and hopelessness in patients with breast cancer. *Asian Pacific Journal of Cancer Prevention, 14*(1), 571–578. doi:10.7314/APJCP.2013.14.1.571

*Parse, R. R. (1990). Parse's research methodology within an illustration of the lived experience of hope. *Nursing Science Quarterly, 3*(3), 9–17.

Polanco-Roman, L., & Miranda, R. (2013). Culturally related stress, hopelessness, and vulnerability to depressive symptoms and suicidal ideation in emerging adulthood. *Behavior Therapy, 44*(1), 75–87.doi:10.1016/j.beth.2012.07.002

Robinson, J. D., Hoover, D. R., Venetis, M. K., Kearney, T. J., & Street, R. L. (2012). Consultations between patients with breast cancer and surgeons: A pathway from patient-centered communication to reduced hopelessness. *Journal of Clinical Oncology*. doi:10.1200/JCO.2012.44.2699

Sar, A. H., & Sayar, B. (2013). Relationship between hopelessness and submissive behaviours and humor styles of university students. *International Journal of Human Sciences, 9*(2), 1702–1718.

Sirey, J. A., Bruce, M. L., & Alexopoulos, G. S. (2014). The Treatment Initiation Program: An intervention to improve depression outcomes in older adults. *American Journal of Psychiatry*. doi:10.1176/appi.ajp.162.1.184

*Stotland, E. (1969). *The psychology of hope.* San Francisco: Jossey-Bass.

*Watson, J. (1979). *Nursing: The philosophy and science of caring.* Boston: Little, Brown.

Ye, S. C., & Yeh, H. F. (2007). Using complementary therapy with a hemodialysis patient with colon cancer and a sense of hopelessness. *Hu Li Za Zhi (Chinese), 54*(5): 93–98.

Diarreia

Clay, P. G., & Crutchley, R. D. (2014). Noninfectious diarrhea in HIV seropositive individuals: a review of prevalence rates, etiology, and management in the era of combination antiretroviral therapy. *Infectious Diseases and Therapy, 3*(2), 103–122.

Elseviers, M. M., Van Camp, Y., Nayaert, S., Duré, K., Annemans, L., Tanghe, A., & Vermeersch, S. (2015). Prevalence and management of antibiotic associated diarrhea in general hospitals. *BMC Infectious Diseases, 15*(1), 129. Retrieved from www.biomedcentral.com/1471-2334/15/129

Food and Drug Administration. (2014). While you're pregnant—What is foodborne illness? Retrieved from www.fda.gov/Food/ResourcesForYou/HealthEducators/ucm083316.htm

*Goodgame, R. (2006). A Bayesian approach to acute infectious diarrhea in adults. *Gastroenterology Clinics, 35*(2), 249–273.

MacArthur, R. (2014). Understanding noninfectious diarrhea in HIV-infected individuals. *GI Digest*. Retrieved from www.salix.com/healthcare-professionals-resources/gi-digest-newsletter/gi-digest-archive/id/432/understanding-noninfectious-diarrhea-in-hiv-infected-individuals

*Ravry, M. J. (1980). Dietic food diarrhea. *JAMA, 244*(3), 270.

Siegal, K., Schrimshaw, E. W., Brown-Bradley, C. J., & Lekas, H. M. (2010). Sources of emotional distress associated with diarrhea among late middle-age and older HIV-infected adults. *Journal of Pain and Symptom Management, 40*(3), 353–369.

Spies, L. (2009). Diarrhea A to Z: America to Zimbabwe. *Journal of the American Academy of Nurse Practitioners, 21*(6), 307–313.

*Tramarin, A., Parise, N., Campostrini, S., Yin, D. D., Postma, M. J., Lyu, R., ... Palladio Study Group. (2004). Association between diarrhea and quality of life in HIV-infected patients receiving highly active antiretroviral therapy. *Quality of Life Research, 13*(1), 243–250.

Wanke, C. A. (2016a). Epidemiology and causes of acute diarrhea in resource-rich countries. In *UpToDate*. Retrieved from www.uptodate.com/contents/epidemiology-and-causes-of-acute-diarrhea-in-resource-rich-countries

Wanke, C. A. (2016b). Acute diarrhea in adults (beyond the basics). In *UpToDate*. Retrieved from www.uptodate.com/contents/acute-diarrhea-in-adults-beyond-the-basics

Weller, P. (2015). Patient information: General travel advice (beyond the basics). In *UpToDate*. Retrieved from www.uptodate.com/contents/general-travel-advice-beyond-the-basics?source=see_link

Disreflexia autonômica

Andrade, L. T. D., Araújo, E. G. D., Andrade, K. D. R. P., Souza, D. R. P. D., Garcia, T. R., & Chianca, T. C. M. (2013). Autonomic dysreflexia and nursing interventions for patients with spinal cord injury. *Revista da Escola de Enfermagem da USP, 47*(1), 93–100.

Bhambhani, Y., Mactavish, J., Warren, S., Thompson, W. R., Webborn, A., Bressan, E., ... & Van De Vliet, P. (2010). Boosting in athletes with high-level spinal cord injury: knowledge, incidence and attitudes of athletes in paralympic sport. *Disability and Rehabilitation, 32*(26), 2172–2190.

*McClain, W., Shields, C., & Sixsmith, D. (1999). Autonomic dysreflexia presenting as a severe headache. *American Journal of Emergency Medicine, 17*(3), 238–240.

Somali, B. K. (2009). Autonomic dysreflexia: A medical emergency with spinal cord injury. *International Journal of Clinical Practice, 63*(3), 350–352. doi:10.1111/j.1742-1241.2008.01844.x

Stephenson, R. (2014). Autonomic dysreflexia in spinal cord injury. *Medscape*. Retrieved from http://emedicine.medscape.com/article/322809-overview

*Teasell, R., Arnold, J., & Delaney, G. (1996). Sympathetic nervous system dysfunction in high level spinal cord injuries. *Physical Medicine and Rehabilitation, 10*(1), 37–55.

Distúrbio do autoconceito

*Atherton, R., & Robertson, N. (2006). Psychological adjustment to lower limb amputation amongst prosthesis users. *Disability and Rehabilitation, 28*(9), 1201–1209.

Boyd, M. A. (2012). *Psychiatric nursing: Contemporary practice* (5th ed.). Philadelphia: Lippincott Williams & Wilkins.

*Camp-Sorrell, D. (2007). Chemotherapy: Toxicity management. In C. Yarbro, M. H. Frogge, M. Goodman, & S. Groenwald, *Career nursing* (6th ed.). Boston: Jones and Bartlett.

Candela, F., Zucchetti, G., Magistro, D., Ortega, E., & Rabaglietti, E. (2014). Real and perceived physical functioning in Italian elderly population: associations with BADL and IADL. *Advances in Aging Research, 3*(05), 349.

Froggart, T., & Liersch-Sumkis, S. (2014). Assessment of mental health and mental illness. In N. Proctor, H. Hamer, D. McGarry, R. I. Wilson, & T. Froggat (Eds.), *Mental Health: A person—centered approach*. Sydney: Cambridge.

Halter, M. J. (2014). *Varcolaris Foundations of psychiatric mental health nursing* (7th ed.). Philadelphia: W. B. Saunders.

Hockenberry, M. J., & Wilson, D. (2015). *Wong's essentials of pediatric nursing* (10th ed.). New York: Elsevier.

Holzer, L. A., Sevelda, F., Fraberger, G., Bluder, O., Kickinger, W., & Holzer, G. (2014). Body image and self-esteem in lower-limb amputees. *PLoS One, 9*(3): e92943. Retrieved from www.ncbi.nlm.nih.gov/pmc/articles/PMC3963966/

*Johnson, B. S. (1995). *Child, adolescent and family psychiatric nursing*. Philadelphia: J. B. Lippincott.

*Leuner, J., Coler, M., & Norris, J. (1994). Self-esteem. In M. Rantz & P. LeMone (Eds.), *Classification of nursing diagnosis: Proceedings of the eleventh conference*. Glendale, CA: CINAHL.

Lobato, E. P. (2013). Self-esteem and ageing. In *Cordoba Translation*. Retrieved from www.healthyolderpersons.org/news/self-esteem-and-ageing

Martin, B. (2013). Challenging negative self-talk. In *Psych Central*. Retrieved on August 26, 2015, from psychcentral.com/lib/challenging-negative-self-talk/

McCormack, J. (2007). Recover and strengths based practice. In Scottish Recovery Network (ed.), *SRN Discussion series, Report No .6*. Glasgow: Glasgow Association for Mental Health.

Mohr, D. C., Spring, B., Freedland, K. E., Beckner, V., Arean, P., Hollon, S. D., ... Kaplan, R. (2009). The selection and design of control conditions for randomized controlled trials of psychological interventions. *Psychotherapy and psychosomatics, 78*(5), 275–284.

Mulla, N. M. (2010). Healthy personalities. *Homeopathic Journal, 3*(12), Retrieved from www.homeorizon.com/homeopathic-articles/healthy-living/healthy-personalities

*Murray, M. F. (2000). Coping with change: Self-talk. *Hospital Practice, 31*(5), 118–120.

*Norris, J., & Kunes-Connell, M. (1985). Self-esteem disturbance. *Nursing Clinics of North America, 20*, 745–761.

*Pierce, J., & Wardle, J. (1997). Cause and effect beliefs and self-esteem of overweight children. *Journal of Child Psychology and Psychiatry and Allied Disciplines, 38*(6), 645–650.

Pillitteri, A. (2014). *Maternal and child health nursing* (7th ed.). Philadelphia: Wolters Kluwer.

*Winkelstein, M. L. (1989). Fostering positive self-concept in the schoolage child. *Pediatric Nursing, 15,* 229–233.

Eliminação urinária prejudicada

The American College of Obstetricians and Gynecologists. (2014). *Evaluation of uncomplicated stress urinary incontinence in women before surgical treatment.* Committee Opinion No. 603. Obstetrics and Gynecology; 123:1403–7. Retrieved from www.acog.org/Resources-And-Publications/Committee-Opinions/Committee-on-Gynecologic-Practice/Evaluation-of-Uncomplicated-Stress-Urinary-Incontinence-in-Women-Before-Surgical-Treatment

*Ball, J., & Bindler, R. (2008). *Pediatric nursing: Caring for children* (4th ed.). Upper Saddle River, NJ: Pearson Prentice Hall.

Beeckman, D., Bliss, D. Z., Doughty, D., Fader, M., Gray, M., Junkin, J., ... Selekof, J. (2012). Incontinence associated dermatitis; A comprehensive review and update. *Journal of Wound, Ostomy and Continence Nursing, 39,* 61–74.

Beeckman, D., Verhaeghe, S., Defloor, T., Schoonhoven, L, & Vanderwee K. (2011). A 3-in-1 perineal care washcloth impregnated with dimethicone 3% versus water and pH neutral soap to prevent and treat incontinence-associated dermatitis: A randomized, controlled clinical trial. *Journal of Wound Ostomy and Continence Nursing, 38*(6), 627–634.

Buckley, B. S., & Lapitan, M. C. M. (2010). Prevalence of urinary incontinence in men, women, and children—current evidence: Findings of the Fourth International Consultation on Incontinence. *Urology, 76*(2), 265–270.

*Carpenter, R. O. (1999). Disorders of elimination. In J. McMillan, C. D. DeAngelis, R. Feigin, & J. B. Warshaw (Eds.), *Oski's pediatrics: Principles and practice* (3rd ed.). Philadelphia: Lippincott Williams & Wilkins.

Chatham, N., & Carls, C. (2012). How to manage incontinence-associated dermatitis. *Wound Care Advisor,* 1, 7–10. Retrieved June 27, 2015, from http://woundcareadvisor.com/wp-content/uploads/2012/05/WCA_M-J-2012_Dermatitis.pdf

Choi, H., Palmer M., & Parker, J. (2007). Meta-analyses of pelvic floor muscle training: Randomized controlled trials in incontinent women. *Nursing Research, 56,* 226–234.

Coyne, K., Sexton, C., Irwin, D., Kopp, Z., Kelleher, C., & Milsom, I. (2008). The impact of overactive bladder, incontinence and other lower urinary tract symptoms on quality of life, work productivity, sexuality and emotional well-being in men and women: Results from the EPIC study. *British Journal of Urology International, 101*(11), 1388–1395.

*Dallosso, H., McGrother, C., Matthews, R., & Donaldson, M. (2003). The association of diet and other lifestyle factors with overactive bladder and stress incontinence: A longitudinal study in women. *British Journal of Urology International, 92,* 69–77.

Davis, N. J., Vaughan, C. P., Johnson, T. M., Goode, P. S., Burgio, K. L., Redden, D. T., & Markland, A. D. (2013). Caffeine intake and its association with urinary incontinence in United States men: Results from National Health and Nutrition Examination Surveys 2005–2006 and 2007–2008. *The Journal of Urology, 189*(6), 2170–2174.

DeMaagd, G. A., & Davenport, T. C. (2012). Management of urinary incontinence. *Pharmacy & Therapeutics, 37*(6), 345–361, 361B–361H.

Derrer, D. (2014). Diet, drugs and urinary incontinence. WebMD. Retrieved from www.webmd.com/urinary-incontinence-oab/urinary-incontinence-diet-medications-chart?page=2

Devore, E., Minassian V., & Grodstein, F. (2013). Factors associated with persistent urinary incontinence. *American Journal of Obstetrics and Gynecology,* 209, 1–6.

Dumoulin, C., Hay-Smith, E., & Mac Habee-Segui, G. (2014). Pelvic floor muscle training versus no treatment, or inactive control treatments, for urinary incontinence in women. *Cochrane Database System Review,* 5, CD005654.

DuBeau, C. E. (2014). Treatment and prevention of urinary incontinence in women. In *UpToDate.* Retrieved from www.uptodate.com/home

DuBeau, C. (2015). Epidemiology, risk factors, and pathogenesis of urinary incontinence in women. In *UpToDate.* Retrieved from www.uptodate.com/contents/epidemiology-risk-factors-and-pathogenesis-of-urinary-incontinence-in-women

Ganio, M. S., Armstrong, L. E., Casa, D. J., McDermott, B. P., Lee, E. C., Yamamoto, L. M., ... Chevillotte, E. (2011). Mild dehydration impairs cognitive performance and mood of men. *British Journal of Nutrition, 106*(10), 1535–1543. Retrieved June 27, 2015, from http://journals.cambridge.org/action/displayAbstract?fromPage=online&aid=8425835&fileId=S0007114511002005

Gleason, J. L., Richter, H. E., Redden, D. T., Goode, P. S., Burgio, K. L., & Markland, A. D. (2013). Caffeine and urinary incontinence in US women. *International Urogynecology Journal, 24*(2), 295–302.

Gorina, Y., Schappert, S., Bercovitz, A., Elgaddal, N., & Kramarow, E. (2014). Prevalence of incontinence among older americans. *Vital & Health Statistics, 3*(36), 1–33.

Gray, M., Bliss D., Doughty, D., Ermer-Seltun, J., Kennedy-Evans, K., & Palmer M. (2007). Incontinence-associated dermatitis: A consensus. *Journal of Wound Ostomy Continence Nursing, 34*(1), 45–54.

Griebling, T. L. (2009). Urinary incontinence in the elderly. *Clinics in Geriatric Medicine, 25*(3), 445–457.

Hickey, J. (2014). *The clinical practice of neurological and neurosurgical nursing* (7th ed.). Philadelphia: Lippincott Williams & Wilkins.

Holroyd-Leduc, J., Tannenbaum, C., Thorpe, K., & Straus, S. (2008). What type of urinary incontinence does this woman have? *Journal of the American Medical Association, 299,* 1446–1456.

Irwin, D, Kopp, Z., Agatep, B., Milsom, I., & Abrams, P. (2011). Worldwide prevalence estimates of lower urinary tract symptoms, overactive bladder, urinary incontinence and bladder outlet obstruction. *BJU International, 108,* 1132–1138.

Jackson, S., Boyko, E., Scholes, D., Abraham, L., Gupta, K., & Fihn, S. (2004). Predictors of urinary tract infection after menopause: A prospective study. *American Journal of Medicine,* 117, 903–911.

Junkin, J., & Selekof, J. (2007). Prevalence of incontinence and associated skin injury in the acute care inpatient. *Journal of Wound Ostomy Continence Nursing, 34*(3), 260–269.

*Kelleher, R. (1997). Daytime and nighttime wetting in children: A review of management. *Journal of the Society of Pediatric Nurses, 2*(2), 73–82.

Khandelwal, C., & Kistler, C. (2013). Diagnosis of urinary incontinence. *American Family Physician*, 87, 543–550.

Lawrence, J. M., Lukacz, E. S., Nager, C. W., Hsu, J. W. Y., & Luber, K. M. (2008). Prevalence and co-occurrence of pelvic floor disorders in community-dwelling women. *Obstetrics & Gynecology*, 111(3), 678–685.

Long, M., Reed, L., Dynning, K., & Ying, J. (2012). Incontinence-associated dermatitis in a long-term acute care facility. *Journal of Wound Ostomy Continence Nursing*, 39, 318–327.

Lukacz, E. (2015). Treatment of urinary incontinence in women. In *UpToDate*. Retrieved from www.uptodate.com/contents/treatment-of-urinary-incontinence-in-women

Mayo Clinic. (2012). Kegel exercises: A how-to guide for women. In *Healthy lifestyle/women's health*. Retrieved from www.mayoclinic.org/healthy-lifestyle/womens-health/in-depth/kegel-exercises/art-20045283?pg=1

Medina-Bombardo, D., & Jover-Palmer, A. (2011). Does clinical examination aid in the diagnosis of urinary tract infections in women? A systematic review and meta-analysis. *BMC Family Practice*, 12, 111 Retrieved June 27, 2015, from www.ncbi.nlm.nih.gov/pmc/articles/PMC3140406/

Miller, J., Guo, Y., & Rodseth, S. (2011). Cluster analysis of intake, output, and voiding habits collected from diary data. *Nursing Research*, 60(2), 115–123. Retrieved June 27, 2015, from www.ncbi.nlm.nih.gov/pmc/articles/PMC3140406/

*Morant, C. A. (2005). ACOG guidelines on urinary incontinence in women. *American Family Physician*, 72(1), 175–178.

National Clinical Guideline Centre. (2010). *Nocturnal enuresis: the management of bedwetting in children and young people*. London, UK: National Institute for Health and Clinical Excellence (NICE) (Clinical Guideline No. 111). Retrieved from www.guideline.gov/content.aspx?id=25680

Newman, D., & Willson, M. (2011). Review of intermittent catheterization and current best practices. *Urological Nursing*, 31, 12–29.

*Nygaard, I. E., Thompson, F. L., Svengalis, S. L., & Albright, J. P. (1994). Urinary incontinence in elite nulliparous athletes. *Obstetrics & Gynecology*, 84(2), 183–187.

*Peterson, J. (2008). Minimize urinary incontinence: Maximize physical activity in women. *Urological Nursing*, 28:351–356.

Pierce, H., Perry, L., Gallagher, R., & Chiarelli, P. (2015). Pelvic floor health: A concept analysis. *Journal of Advanced Nursing*, 71(5), 991–1004.

Rittig, S., Kamperis, K., Siggaard, C., Hagstroem, S., & Djurhuus, J. C. (2010). Age related nocturnal urine volume and maximum voided volume in healthy children: Reappraisal of International Children's Continence Society definitions. *The Journal of Urology*, 183(4), 1561–1567.

Rittig, N., Hagstroem, S., Mahler, B., Kamperis, K., Siggaard, C., Mikkelsen, M. M., ... & Rittig, S. (2013). Outcome of a standardized approach to childhood urinary symptoms—Long-term follow-up of 720 patients. *Neurourology and urodynamics*, 33(5), 475–481.

Sampselle, C., & DeLancey, J. (1998). Anatomy of female continence. *Journal of Wound, Ostomy and Continence Nursing*, 25(3), 63–74.

*Smith, D. B. (2004). Female pelvic floor health: a developmental review. *Journal of Wound Ostomy & Continence Nursing*, 31(3), 130–137.

Testa, A. (2015). Understanding urinary incontinence in adults. *Society of Urologic Nurses and Associates*, 35, 82–86.

Townsennd, M., Curhan, G., Resnick, N., & Grodstein, F. (2010). The inidence of urinary incontinence across Asian, black and white women in the United States. *American Journal of Obstetrics and Gyenecology*, 202, 378 e1–378e7.

*Townsend, M., Danforth, K., Curhan, G., Resnick, N., & Grodstein, F. (2007). Body mass index, weight gain, and incident urinary incontinence in middle-aged women. *Obstetrics and Gynecology*, 110, 346–353.

Tu, N. D., & Baskin, L. S. (2014). Nocturnal enuresis in children: Management. In *UpToDate*. Retrieved from www.uptodate.com/contents/nocturnal-enuresis-in-children-management?source=see_link

Tu, N. D., Baskin, L. S., & Amhym, A. M. (2014). Nocturnal enuresis in children: Etiology and evaluation. In *UpToDate*. Retrieved from www.uptodate.com/contents/nocturnal-enuresis-in-children-etiology-and-evaluation

University of Texas at Austin, School of Nursing. (2010). *Family nurse practitioner program. recommendations for the management of urge urinary incontinence in women* (p. 9). Austin, TX: University of Texas at Austin, School of Nursing. Retrieved from www.guideline.gov/content.aspx?id=16322

Wilkinson, J., & Van Leuven, K. (2007). *Fundamentals of nursing: Theory, concepts & applications*. Philadelphia: F. A. Davis Company.

Wilson, P., Berghmans, B., Hagen, S., Hay-Smith, J., Moore, K., Nygaard, I., ... Wyman, J. (2005) Adult conservative management in incontinence. In: *Incontinence Volume 2: Management*. Paris: International Continence Society Health Publication.

Wolin, K., Luly, J., Sutcliffe, S., Andriole, G., & Kibel, A. (2010). Risk of urinary incontinence following prostatectomy: The role of physical activity and obesity. *The Journal of Urology*. 183, 629–633 Retrieved June 27, 2015, from www.ncbi.nlm.nih.gov/pmc/articles/PMC3034651/

Wood, L., & Anger, J. (2014). Urinary incontinence in women. *British Medical Journal*. 349, g4531. Retrieved June 27, 2015, from www.ncbi.nlm.nih.gov/pubmed/25225003

*Yap, P., & Tan, D. (2006). Urinary incontinence in dementia: A practical approach. *Australian Family Physician*, 35(4), 237.

Zaccardi, J. E., Wilson, L., & Mokrzycki, M. L. (2010). The effect of pelvic floor re-education on comfort in women having surgery for stress urinary incontinence. *Urologic nursing*, 30(2), 137–146, 148.

Enfrentamento ineficaz

*The ADHD Molecular Genetics Network. (2002). Report from the third international meeting of the attention-deficit hyperactivity disorder molecular genetics network. *American Journal of Medical Genetics*, 114, 272–277.

Ahmed, A., & Simmons, Z. (2013). Pseudobulbar affect: Prevalence and management. *Therapeutics and Clinical Risk Management*, 9, 483.

American Academy of Pediatrics. (2015). *Attention-deficit/hyperactivity disorder (ADHD)*. Retrieved from www.cdc.gov/ncbddd/adhd/guidelines.html

*Bodenheimer, T., MacGregor, K., & Shariffi, C. (2005). Helping patients manage their chronic conditions. Retrieved from www.chef.org/publications

Centers for Disease Control and Prevention. (2010). Attitudes toward mental illness. *Morbidity and Mortality Weekly Report*, 59(20), 619–625. Retrieved from www.cdc.gov/mmwr/preview/mmwrhtml/mm5920a3.htm

Clark, M. S., Jansen, K. L., & Cloy, J. A. (2012). Treatment of childhood and adolescent depression. *American Family Physician, 86*(5), 442–448.

Conwell, Y., Van Orden, K., & Caine, E. D. (2011). Suicide in older adults. *The Psychiatric Clinics of North America, 34*(2), 451–468.

*Cramer, P. (1998). Coping and defense mechanisms: What's the difference? *Journal of Personality, 66*(6), 919–946.

Fahim, C., He, Y., Yoon, U., Chen, J., Evans, A., & Perusse, D. (2011). Neuroanatomy of childhood disruptive behavior disorders. *Aggressive Behavior, 37*(4), 326–337.

*Finkelman, A. W. (2000). Self-management for psychiatric patient at home. *Home Care Provider, 5*(6), 95–101.

*Flaskerud, J. H. (1984). A comparison of perceptions of problematic behavior by six minority groups and mental health professionals. *Nursing Research, 33*, 190–197.

*Folkman, S., Lazaraus, R. S., Pimley, S., & Novacek, J. (1987). Age differences in stress and coping processes. *Psychology and Aging, 2*(2), 171–184.

Garcia, C. (2010). Conceptualization and measurement of coping during adolescence: A review of the literature. *Journal of Nursing Scholarship, 42*(2): 166–185. Retrieved from www.ncbi.nlm.nih.gov/pmc/articles/PMC2904627

Galor, S., & Hentschel, U. (2012). Problem-solving tendencies, coping styles, and self-efficacy among Israeli veterans diagnosed with PTSD and depression. *Journal of Loss and Trauma, 17*(6), 522–535.

Giger, J., (2013). *Transcultural nursing: Assessment and intervention* (6th ed.). St. Louis: Mosby-Year Book.

Grant, J. E. (2011). *Gambling and the brain: Why neuroscience research is vital to gambling research.* Beverly, MA: National Center for Responsible Gaming. Retrieved from www.ncrg.org/sites/default/files/uploads/docs/monographs/ncrgmonograph6final.pdf

Hayward, R. D., & Krause, N. (2013). Trajectories of late-life change in god-mediated control. *The Journals of Gerontology Series B: Psychological Sciences and Social Sciences, 68*(1), 49–58.

Hayward, M., & Strauss, C. (2013). Group person-based cognitive therapy for distressing psychosis. In E. M. J. Morris, L. C. Johns & J. E. Oliver (Eds.), *Acceptance and commitment therapy and mindfulness for psychosis* (pp. 240–255): Hoboken, NJ: Wiley.

*Lazarus, R. (1985). The costs and benefits of denial. In A. Monat & R. Lazarus (Eds.), *Stress and coping: An anthology* (2nd ed.). New York: Columbia.

*Lazarus, R., & Folkman, S. (1984). *Stress, appraisal and coping.* New York: Springer.

Lee, J., & Harley, V. R. (2012). The male fight-flight response: A result of SRY regulation of catecholamines? *Bioessays, 34*(6): 454–457.

Mitchell, J., Trangle, M., Degnan, B., Gabert, T., Haight, B., Kessler, D., ... Vincent, S. (2013). *Adult depression in primary care.* Bloomington, MN: Institute for Clinical Systems Improvement.

National Institute on Drug Abuse. (2010). *Drug, brains and behavior: The science of addiction.* Retrieved from www.drugabuse.gov/sites/default/files/sciofaddiction.pdf

*Potenza, M. N. (2006). Should addictive disorders include non-substance-related conditions? *Addiction, 101*(1), 142–151.

*Prochasaska, J., DiClemente, C. C., & Norcross, J. C. (1982). In search of how people change. *American Psychology, 47*(8), 1102–1104.

Procter, N., Hamer, H., McGarry, D., Wilson, R.I., Frogget, T. (2014). *Mental health: A person-centered approach.* Sydney: Cambridge.

*Selye, H. (1974). *Stress without distress.* Philadelphia: J. B. Lippincott.

Stawski, R. S., Mogle, J. A., & Sliwinski, M. J. (2013). Daily stressors and self-reported changes in memory in old age: The mediating effects of daily negative affect and cognitive interference. *Aging Mental Health, 17*(2), 168–172. Retrieved from www.ncbi.nlm.nih.gov/pmc/articles/PMC3652656

Uren, S. A., & Graham, T. M. (2013). Subjective experiences of coping among caregivers in palliative care. *Online journal of issues in nursing, 18*(1), 88. Retrieved from www.nursingworld.org/MainMenuCategories/ANAMarketplace/ANAPeriodicals/OJIN/TableofContents/Vol-18-2013/No2-May-2013/Articles-Previous-Topics/Subjective-Experiences-of-Coping-Among-Caregivers-in-Palliative-Care

World Health Organization. (2014). *Mental health: A state of well-being.* Retrieved from www.who.int/features/factfiles/mental_health/en/

Abuso de substâncias

*Bodenheimer, T., MacGregor, K., & Shariffi, C. (2005). *Helping patients manage their chronic conditions.* Retrieved from www.chef.org/publications

*Ewing, J. A. (1984). Detecting alcoholism: The CAGE questionnaire. *Journal of the American Medical Association, 252*, 1905–1907.

*Kappas-Larson, P., & Lathrop, L. (1993). Early detection and intervention for hazardous ethanol use. *Nurse Practitioner, 18*(7), 50–55.

Controle emocional instável

Ahmed, A., & Simmons, Z. (2013). Pseudobulbar affect: Prevalence and management. *Therapeutic Clinical Risk Management, 9*, 483–489.

Beauchaine, T., Gatze-Kopp, L., & Mead, H. (2007). Polyvagal theory and developmental psychopathology: Emotion dysregulation and conduct problems from preschool to adolescence. *Biological Psychology, 74*, 174–184.

Colamonico, J., Formella, A., & Bradley, W. (2012). Pseudobulbar affect: Burden of illness in the USA. *Advances in Therapy, 29*(9), 775–798.

Enfrentamento defensivo

*Bodenheimer, T., MacGregor, K., & Shariffi, C. (2005). *Helping patients manage their chronic conditions.* Retrieved from www.chef.org/publications

*Ewing, J. A. (1984). Detecting alcoholism: The CAGE questionnaire. *Journal of the American Medical Association, 252*, 1905–1907.

*Kappas-Larson, P., & Lathrop, L. (1993). Early detection and intervention for hazardous ethanol use. *Nurse Practitioner, 18*(7), 50–55.

Mohr, W. K. (2010). Restraints and the code of ethics: An uneasy fit. *Archives of Psychiatric Nursing, 24*(1), 3–14.

Envolvimento comprometido

Beverley, M. (2014). Connect patient engagement and cultural competence to drive health management. *Engaging Patients.*

Retrieved from www.engagingpatients.org/patient-centered-care-2/connect-patient-engagement-cultural-competence-drive-health-management/

*Cornish, P. L., Knowles, S. R., Marchesano, R., Tam, V., Shadowitz, S., Juurlink, D. N., & Etchells, E. E. (2005). Unintended medication discrepancies at the time of hospital admission. *Archives of Internal Medicine, 165*(4), 424–429.

Entwistle, V. A., McCaughan, D., Watt, I. S., Birks, Y., Hall, J., Peat, M., ... Wright, J. (2010). Speaking up about safety concerns: multi-setting qualitative study of patients' views and experiences. *Quality and Safety in Health Care, 19*(6), e33–e33.

Frosch, D. L., & Elwyn, G. (2014). Don't blame patients, engage them: Transforming health systems to address health literacy. *Journal of Health Communication, 19*(Suppl 2), 10–14.

Frosch, D. L., May, S. G., Rendle, K. A., Tietbohl, C., & Elwyn, G. (2012). Authoritarian physicians and patients' fear of being labeled 'difficult' among key obstacles to shared decision making. *Health Affairs, 31*(5), 1030–1038.

Gallup Poll. (2015). *Honesty/ethics in professions*. Retrieved from www.gallup.com/poll/1654/honesty-ethics-profession.aspx

Gruman, J. (2011). Engagement does not mean compliance. *Center for Advancing Health*. Retrieved from www.cfah.org/blog/2011/engagement-does-not-mean-compliance.

Gruman, J., Holmes-Rovner, M., French, M. E., Jeffress, D., Sofaer, S., Shaller, D., Prager, D. C. (2010). From patient education to patient engagement: Implications for the field of patient education. *Patient Education and Counseling, 78*(3), 350–356. doi:10.1016/j.pec.2010.02.002

*Hibbard, J. H., Stockard, J., Mahoney, E. R., Tusler, M. (2004). Development of the patient activation measure (PAM): Conceptualizing and measuring activation in patients and consumers. *Health Services Research, 39*, 1005–1026.

*Hibbard, J. H., & Cunningham, P. J. (2008). *How engaged are consumers in their health and health care, and why does it matter? Findings from HSC No. 8: Providing insights that contribute to better health policy*. Washington, DC: HSC

Hibbard, J. H., & Greene, J. (2013). What the evidence shows about patient activation: Better health outcomes and care experiences; fewer data on costs. *Health Affairs, 32*(2), 207–214.

Holmes Rovner, M., French, M., Sofaer, S., Shaller, D., Prager, D., & Kanouse, D. (2010). *A new definition of patient engagement: What is engagement and why is it important?* Washington, DC: Center for Advancing Health.

The Joint Commission. (2015). *National patient safety*. Hospital Accreditation Program Retrieved from www.jointcommission.org/topics/hai_standards_and_npsgs.aspx

*Martin, L. R., Williams, S. L., Haskard, K. B., & DiMatteo, M. R. (2005). The challenge of patient adherence. *Therapeutic Clinical Risk Management, 1*(3), 189–199. Retrieved from www.ncbi.nlm.nih.gov/pmc/articles/PMC1661624/

Martin, L. R., Haskard-Zolnierek, K. B., & DiMatteo, M. R. (2010). Health behavior change and treatment adherence evidence-based guidelines for improving healthcare. New York: Oxford University Press.

Merriam-Webster. (2015). Compliance. *Merriam-Webster*. Retrieved from www.merriam-webster.com/thesaurus/compliance

Millenson, M. L., & Macri, J. (2012). *Will the Affordable Care Act move patient-centeredness to center stage?* Retrieved from www.rwjf.org/content/dam/farm/reports/reports/2012/rwjf72412

Pelzang, R. (2010). Time to learn: Understanding patient-centered care. *British Journal of Nursing, 19*(14), 912–917.

Robinson, J. H., Callister, L. C., Berry, J. A., & Dearing, K. A. (2008). Patient-centered care and adherence: definitions and applications to improve outcomes. *Journal of American Academy of Nurse Practioners, 20*, 600–607.

Sofaer, S., & Schumann, M. J. (2013). *Fostering successful patient and family engagement*. This White Paper was prepared for the Nursing Alliance for Quality Care with grant support from the Agency for Healthcare Research and Quality (AHRQ); Approved. Retrieved from www.naqc.org/WhitePaper-PatientEngagement

U.S. Congress. (2010). Patient Protection and Affordable Care Act, H.R. 3590. Public Law 111–148. 111th Cong.

Wong, J. D., Bajear, J. M., Wong, G. G., Alibhai, S. M., Huh, J. H., Cesta, A., ... & Fernandes, O. A. (2008). Medication reconciliation at hospital discharge: evaluating discrepancies. *Annals of Pharmacotherapy, 42*(10), 1373–1379.

Estilo de vida sedentário

*Allison, M., & Keller, C. (1997). Physical activity in the elderly: Benefits and intervention strategies. *Nursing Practice, 22*(8), 53–54.

Haskell, W. L., Lee, I. M., & Pate, R. R. (2007). Physical activity and public health: Updated recommendation for adults. *The American College of Sports Medicine and the American Heart Association Circulation, 116*(9), 1081–1093.

Lacharité-Lemieux, M., Brunelle, J. P., & Dionne, I. J. (2015). Adherence to exercise and affective responses: Comparison between outdoor and indoor training. *Menopause, 22*(7), 731–740.

*Lee, K. A. (2001). Sleep and fatigue. *Annual Review of Nursing Research, 19*, 249–273.

Liu, C. J., & Latham, N. K. (2009). *Progressive resistance strength training for improving physical function in older adults*. Cochrane Database Systematics Review, 8(3), CD002759. doi:10.1002/14651858.CD002759.pub2

McMahon, S., & Fleury, J. (2012, January). Wellness in older adults: A concept analysis. *Nursing forum, 47*(1), 39–51.

*Moore, S. M., & Charvat, J. M. (2002). Using the CHANGE intervention to enhance long-term exercise. *Nursing Clinics of North America, 37*(2), 273–283.

*Nies, M. A., & Chruscial, H. L. (2002). Neighborhood and physical activity outcomes in women: Regional comparisons. *Nursing Clinics of North America, 37*(2), 295–301.

*Resnick, B., Orwig, D., & Magaziner, J. (2002). The effect of social support on exercise behavior in older adults. *Clinical Nursing Research, 11*(1), 52.

*Schoenfelder, D. P. (2000). A fall prevention program for elderly individuals: Exercise in long-term care settings. *Journal of gerontological nursing, 26*(3), 43

*Taggart, H. M. (2002). Effects of Tai Chi exercise on balance, functional mobility, and fear of falling among older women. *Applied Nursing Research, 15*(4), 235–242.

Thompson, P. (2014). *ACSM's guidelines for exercise testing and prescription*. American College of Sports Medicine. Philadelphia: Wolters Kluwer.

*Young, H. M., & Cochrane, B. B. (2004). Healthy aging for older women. *Nursing Clinics of North America, 39*(1), 131–143.

Fadiga

Bardwell, W. A., & Ancoli-Israel, S. (2008). Breast cancer and fatigue. *Sleep Medicine Clinics, 3*(1), 61-71. Retrieved from www.ncbi.nlm.nih.gov/pmc/articles/PMC2390812/

Corwin, E. J., & Arbour, M. (2007). Postpartum fatigue and evidence-based interventions. *The American Journal of Maternal/Child Nursing, 32*(4), 215-220.

Gambert, S. R. (2013). Why do i always feel tired? Evaluating older patients reporting fatigue. *Consultant, 53*(11), 785-789.

*Gardner, D. L. (1991). Fatigue in postpartum women. *Applied Nursing Research, 4*(2), 57-62.

*Greenberg, D. B., Sawicka, J., Eisenthal, S., & Ross, D. (1992). Fatigue syndrome due to localized radiation. *Journal of Pain and Symptom Management, 7*(1), 38-45.

Haas, M. L. (2011). Radiation therapy: Toxicities and management. In C. H. Yarbro, M. H. Frogge, M. Goodman, & S. L. Groenwald (Eds.), *Cancer nursing/principles and practice* (7th ed.). Boston: Jones & Bartlett.

Hutnik, N., Smith, P., & Koch, T. (2012). What does it feel like to be 100? Socio-emotional aspects of well-being in the stories of 16 centenarians living in the United Kingdom. *Aging Mental Health, 16*(7), 811-818.

Jong, E., Oudhoffc, L. A., & Epskamp, C. (2010). Predictors and treatment strategies of HIV-related fatigue in the combined antiretroviral therapy era. *AIDS, 24*(19), 1387-1405.

*Longino, C. F., & Kart, C. S. (1982). Explicating activity theory: A formal replication. *Journal of Gerontology, 37*, 713-722.

*Nail, L., & Winningham, M. (1997). Fatigue. In S. Groenwald, M. Frogge, M. Goodman, & C. Yarbo (Eds.), *Cancer nursing: Principles and practice* (4th ed.). Boston: Jones and Bartlett.

*Rhoten, D. (1982). Fatigue and the postsurgical patient. In C. Norris (Ed.), *Concept clarification in nursing*. Rockville, MD: Aspen Systems.

*Tilden, V. P., & Weinert, C. (1987). Social support and the chronically ill individual. *Nursing Clinics of North America, 22*, 613-620.

Falta de adesão

Ver *Envolvimento comprometido*.

Incontinência intestinal

*Bliss, D. Z., Savik, K., Jung, H. J. G., Whitebird, R., & Lowry, A. (2011). Symptoms associated with dietary fiber supplementation over time in individuals with fecal incontinence. *Nursing Research, 60*(3, Suppl), S58.

*Demata, E. U. (2000). Faecal incontinence. *Journal of Wound Care and Enterostomal Therapy, 19*(4), 6-11.

Markland, D., & Tobin, V. J. (2010). Need support and behavioural regulations for exercise among exercise referral scheme clients: The mediating role of psychological need satisfaction. *Psychology of Sport and Exercise, 11*(2), 91-99.

Shah, B. J., Chokhavatia, S., & Rose, S. (2012). Fecal incontinence in the elderly: FAQ. *The American Journal of Gastroenterology, 107*(11), 1635-1646.

Interação social prejudicada

*Blumer, H. (1969). *Symbolic interactionism*. Englewood Cliffs, NJ: Prentice-Hall.

Corrigan, P. W., Larson, J. E., Hautamaki, J., Matthews, A., Kuwabara, S., Rafacz, J., ... O'Shaughnessy, J. (2009). What lessons do coming out as gay men or lesbians have for people stigmatized by mental illness? *Community Mental Health Journal, 45*(5), 366-374.

Hasson-Ohayon, I., Or, S. E. B., Vahab, K., Amiaz, R., Weiser, M., & Roe, D. (2012). Insight into mental illness and self-stigma: The mediating role of shame proneness. *Psychiatry Research, 200*(2), 802-806.

Johnson, B. S. (1995). *Child, adolescent and family psychiatric nursing*. Philadelphia: J. B. Lippincott.

*Maroni, J. (1989). Impaired social interactions. In G. McFarland, & E. McFarlane (Eds.), *Nursing diagnosis and interventions*. St. Louis: C. V. Mosby.

*McFarland, G., Wasli, E., & Gerety, E. (1996). *Nursing diagnoses and process in psychiatric mental health nursing* (5th ed.). Philadelphia: J. B. Lippincott.

Miller, C. (2015). *Nursing for wellness in older adults* (7th ed.). Philadelphia: Wolters Kluwer.

Mashiach-Eizenberg, M., Hasson-Ohayon, I., Yanos, P. T., Lysaker, P. H., & Roe, D. (2013). Internalized stigma and quality of life among persons with severe mental illness: The mediating roles of self-esteem and hope. *Psychiatry research, 208*(1), 15-20.

Stuart, G. W., & Sundeen, S. (2002). *Principles and practice of psychiatric nursing* (6th ed.). St. Louis: Mosby-Year Book.

Intolerância à atividade

*Balfour, I. C. (1991). Pediatric cardiac rehabilitation. *American Journal of Diseases of Children, 145*, 627-630.

Bauldoff, G. S. (2015). When breathing is a burden: How to help patients with COPD. *American Nurse Today, 10*(2).

*Bauldoff, G., Hoffman, L., Sciurba, F., & Zullo, T. (1996). Home based upper arm exercises training for patients with chronic obstructive pulmonary disease. *Heart and Lung, 25*(4), 288-294.

*Breslin, E. H. (1992). Dyspnea-limited response in chronic obstructive pulmonary disease: Reduced unsupported arm activities. *Rehabilitation Nursing, 17*, 12-20.

Centers for Disease Control and Prevention. (2014). *Smoking and COPD*. Atlanta, GA: Author. Retrieved from www.cdc.gov/tobacco/campaign/tips/diseases/copd.html

*Cohen, J., Gorenberg, B., & Schroeder, B. (2000). A study of functional status among elders at two academic nursing centers. *Home Care Provider, 5*(3), 108-112.

COPD Foundation. (2015). *Breathing techniques*. Washington, DC: Author. Retrieved from www.copdfoundation.org/What-is-COPD/Living-with-COPD/Breathing-Techniques.aspx

*Day, M. J. (1984). 40 years of development in diagnostic imaging. *Physics in Medicine and Biology, 29*(2), 121-125.

*Fleg, J. L. (1986). Alterations in cardiovascular structure and function with advancing age. *American Journal of Cardiology, 5*(7), 33C-44C.

*Garrett, K., Lauer, K., & Christopher, B. A. (2004). The effects of obesity on the cardiopulmonary system: Implications for critical care nursing. *Progress in Cardiovascular Nursing, 19*(4), 155-161.

*Haskell, W. L., Lee, I. M., Pate, R. R., Powell, K. E., Blair, S. N., Franklin, B. A., ... Bauman, A. (2007). Physical activity and public health: Updated recommendation for adults from the American College of Sports Medicine and the American Heart Association. *Circulation, 116*(9), 1081.

Hogan, C. L., Mata, J., & Castensen, L. L. (2013). Exercise holds immediate benefits for affect and cognition in younger and older adults. *Psychology of Aging, 28*(2), 587–594.

La Gerche, A., Robberecht, C., & Kuiperi, C. (2010). Lower than expected desmosomal gene mutation prevalence in endurance athletes with complex ventricular arrhythmias of right ventricular origin. *Heart, 96*(16), 1268–1274.

Longmuir, P. E., Brothers, J. A., de Ferranti, S. D., Hayman, L. L., Van Hare, G. F., Matherne, G. P., ...American Heart Association Atherosclerosis, Hypertension and Obesity in Youth Committee of the Council on Cardiovascular Disease in the Young. (2013). Promotion of physical activity for children and adults with congenital heart disease: A scientific statement from the American Heart Association. *Circulation, 127*, 2147–2159.

McAfee, T., Davis, K. C., Alexander, R. L., Jr., Pechacek, T. F., & Bunnell, R. (2013). Effect of the first federally funded U.S. antismoking national media campaign. *The Lancet, 9909*, 1857–2038. Retrieved from www.thelancet.com/pdfs/journals/lancet/PIIS0140-6736(13)61686-4.pdf

National Institute of Health and Care Excellence. (2010). *Prevention of cardiovascular disease*. NICE Public Health Guidance 23. Retrieved from www.nice.org.uk/

O'Keefe, J. H., Patil, H. R., Lavie, C. J., Magalski, A., Vogel, R. A., & McCullough, P. A. (2012). Potential adverse cardiovascular effects from excessive endurance exercise. *Mayo Clinical Proceedings, 87*(6), 587–595.

*Punzal, P. A., Ries, A. L., Kaplan, R. M., & Prewitt, L. M. (1991). Maximum intensity exercise training in patients with chronic obstructive pulmonary disease. *Chest, 100*, 618–623.

Reilly, J., & Kelly, J. (2011). Long-term impact of overweight and obesity in childhood and adolescence on morbidity and premature mortality in adulthood: Systematic review. *International Journal of Obesity, 35*, 891–898.

*Sciamanna, C. N., Hoch, J. S., Duke, G. C., Fogle, M. N., & Ford, D. E. (2000). Comparison of five measures of motivation to quit smoking among a sample of hospitalized smokers. *Journal of General Internal Medicine, 15*(1), 16–23.

*Scott, L. D., Setter-Kline, K., & Britton, A. S. (2004). The effects of nursing interventions to enhance mental health and quality of life among individuals with heart failure. *Applied Nursing Research, 17*(4), 248–256.

*Stiller, K. (2007). Safety issues that should be considered when mobilizing critically ill patients. *Critical Care Clinics, 23*(1), 35–53.

Zomorodi, M., Darla Topley, D., & McAnaw, M. (2012). Developing a mobility protocol for early mobilization of patients in a surgical/trauma ICU critical research and practice. Critical *Care Research and Practice, 2012*. Retrieved from www.hindawi.com/journals/ccrp/2012/964547/

Manutenção ineficaz da saúde

American Lung Association. (2015). *Why kids start*. Chicago, IL: Author. Retrieved from www.lung.org/stop-smoking/about-smoking/preventing-smoking/why-kids-start.html?referrer=https://www.google.com/

Andrews, M., & Boyle, J. (2012). *Transcultural concepts in nursing* (8th ed.). Philadelphia: Lippincott Williams & Wilkins.

Andrews, J. O., Heath, J., Barone, C. P., & Tingen, M. S. (2008). Time to quit? New strategies for tobacco-dependent patients. *The Nurse Practitioner, 33*(11), 34–42.

Bagaitkar, J., Demuth, D. R., & Scott, D. A. (2008). Tobacco use increases susceptibility to bacterial infection. *Tobacco induced diseases, 4*(1), 1–10.

Bjartveit, K., & Tverdal, A. (2005). Health consequences of smoking 1–4 cigarettes per day. *Tobacco control, 14*(5), 315–320.

Bohaty, K., Rocole, H., Wehling, K., & Waltman, N. (2008). Testing the effectiveness of an educational intervention to increase dietary intake of calcium and vitamin D in young adult women. *Journal of the American Academy of Nurse Practitioners, 20*(2), 93–99.

*Cahill, L., Gorski, L., & Le, K. (2003). Enhanced human memory consolidation with post-learning stress: Interaction with the degree of arousal at encoding. *Learning & Memory, 10*(4), 270–274.

Centers of Disease Control and Prevention. (2016). Smoking and tobacco use. Retrieved from www.cdc.gov/tobacco/basic_information/index.htm

Cleveland Clinic. (2014). Smoking cessation. Retrieved from https://my.clevelandclinic.org/health/treatments_and_procedures/hic_Quitting_Smoking

Cosman, F., De Beur, S. J., LeBoff, M. S., Lewiecki, E. M., Tanner, B., Randall, S., & Lindsay, R. (2014). Clinician's guide to prevention and treatment of osteoporosis. *Osteoporosis International, 25*(10), 2359–2381.

*Cutilli, C. C. (2005). Do your patients understand? Determining your patients' health literacy skills. Orthopaedic Nursing, 24(5), 372–377; quiz 378–379.

DeWalt, D. A., Callahan, L. F., Hawk, V. H., Broucksou, K. A., Hink, A, Rudd, R., & Brach, C. (2010). *Health literacy universal precautions tool kit*. Retrieved from www.ahrq.gov/professionals/quality-patient-safety/quality-resources/tools/literacy-toolkit/index.html

Di Leonardi, B. C., Faller, M., & Siroky, K. (2011). *Preventing never events: Evidence based nurse staffing*. San Diego, CA: AMA Healthcare. Retrieved from www.amnhealthcare.com/uploadedFiles/MainSite/Content/Healthcare_Industry_Insights/Industry_Research/Never_Events_white_paper_06.16.11.pdf

Edelman, C. L., & Mandle, C. L. (2010). *Health promotion throughout the life span* (7th ed.). St. Louis, MO: Mosby-Year Book.

Federal Interagency Forum on Aging-Related Statistics.(2012) Older Americans 2012: Key indicators of well-being. *Federal Interagency Forum on Aging-Related Statistics*. Washington, DC: U.S. Government Printing Office. Retrieved from www.agingstats/gov/Main_Site/Data/2012_Documents/Health_status.aspx

Healthy People 2020. (2010). Retrieved from HealthyPeople.gov/2020topoicsobjectives

HHS Poverty Guidelines. (2011). Retrieved from www.ASPE.hhs.gov/poverty

Joint Commmission. (2010). Achieving effective communication, cultural competence, and patient-family-centered care: A roadmap for hospitals. Oakbrook Terrace, IL: The Joint Commission.

Hicks, M., McDermott, L. L., Rouhana, N., Schmidt, M., Seymour, M. W., & Sullivan, T. (2008). Nurses' body size and public confidence in ability to provide health education. *Journal of Nursing Scholarship, 40*(4), 349–354.

Hockenberry, M. J., & Wilson, D. (2015). *Wong's essentials of pediatric nursing* (10th ed.). New York: Elsevier.

Institute of Medicine. (2009). *Secondhand smoke exposure and cardiovascular effects: Making sense of the evidence*. Retrieved from www.nationalacademies.org/hmd/Reports/2009/Secondhand-Smoke-Exposure-and-Cardiovascular-Effects-Making-Sense-of-the-Evidence.aspx#sthash.pRh3mmNS.dpuf

Institute of Medicine. (2010). *Updates vitamin D recommendations*. Retrieved from http://nof.org/news/79

Kiefer, R. A. (2008). An integrative review of the concept of well-being. *Holistic Nursing Practice*, 22(5), 244–252.

Leon, L. (2002). Smoking cessation—Developing a workable program. *Nursing Spectrum*, 9(18), 12–13.

Mayo Foundation for Medical Education and Research. (2013). *Nicotine dependence*. Mayo Clinic.

Mischel, W., & Shoda, Y. (1995). A cognitive-affective system theory of personality: reconceptualizing situations, dispositions, dynamics, and invariance in Personality structure. Psychological Review, 102(2), 246–268.

*McLaughlin, L., & Braun, K. (1998). Asian and Pacific Islander cultural values: Considerations for health care decision making. *Health and Social Work*, 23(2), 116–126.

McMahon, S., & Fleury, J. (2012). Wellness in older adults: A concept analysis. *Nursing Forum*, 47(1), 39–51.

Miller, C. (2015). *Nursing for wellness in older adults* (7th ed.). Philadelphia: Wolters Kluwer.

*Moore, S. M., & Charvat, J. M. (2002). Using the CHANGE intervention to enhance long-term exercise. *Nursing Clinics of North America*, 37(2), 273–283.

Morbidity and Mortality Weekly Reports (MMWR). (2016). Retrieved from www.cdc.gov/tobacco/data_statistics/mmwrs/

National Cancer Institute. (2015). *Report offers comprehensive look at global smokeless tobacco use*. Retrieved from www.cancer.gov/news-events/cancer-currents-blog/2015/smokeless-tobacco-report

NIH. (2014). Vitamin D: Moving toward evidence-based decision making in primary care. Retrieved from https://ods.od.nih.gov/Research/VitaminDConference2014.aspx

Nguyen, K., Marshall, L. T., Hu, S., & Neff, L. (2015). State-specific prevalence of current cigarette smoking and smokeless tobacco use among adults aged ≥18 years—United States, 2011–2013. *Morbidity and Mortality Weekly Report*, 64(19), 532–536.

Parker, R., & Ratzan, S. C. (2010). Health literacy: A second decade of distinction for Americans. *Journal of Health Communication*, 15(Suppl 2), 20–33.

Pender, N., Murdaugh, C., & Parsons, M. A. (2011). Health promotion in nursing practice (6th ed.). New York. Pearson

Progress Update. (2014). *Healthy people 2020 leading health indicators: Progress update*. Retrieved from www.healthypeople.gov/sites/default/files/LHI-ProgressReport-ExecSum_0.pdf

*Ridner, S. H. (2004). Psychological distress: Concept analysis. *Journal of Advanced Nursing*, 45(5), 536–545.

Shahab, L. (2012). *Smoking and bone health*. National Centre for Smoking Cessation and Training (NCSCT). Retrieved from www.ncst.co.uk/usr/pub/smoking_and_bone_health.pdf

*Sheahan, S. L., & Latimer, M. (1995). Correlates of smoking, stress, and depression among women. *Health Values: The Journal of Health Behavior, Education & Promotion*, 19, 29–36.

Stead, L. F., Lancaster, T., & Perera, R. (2006). Telephone counselling for smoking cessation. *The Cochrane Library*, 19(3).

U.S. Bureau of Census. (2011). Census Bureau Releases 2011 American Community Survey estimates. Retrieved from www.census.gov/newsroom/releases/archives/american_community_survey_acs/cb12-175.html

*U.S. Department of Health and Human Services. (2000). *Healthy people 2010*. Washington, DC: U.S. Government Printing Office.

U.S. Department of Health and Human Services. (2015). *Tobacco use and pregnancy*. Washington, DC: U.S. Government Printing Office. Retrieved from http://betobaccofree.hhs.gov/health-effects/pregnancy/

Controle ineficaz da saúde

*Bodenheimer, T., MacGregor, K., & Sharifi, C. (2005). *Helping patients manage their chronic conditions*. Retrieved from www.chef.org/publications

Centers for Medicare and Medicaid Services (CMS). (2008). *Roadmap for implementing value driven healthcare in the traditional medicare fee-for-service-program*. Retrieved from www.cms.gov/Medicare/Quality-Initiatives-Patient-Assessment-Instruments/QualityInitiativesGenInfo/downloads/QualityMeasures

*Cutilli, C. C. (2005). Do your patients understand? Determining your patients' health literacy skills. *Orthopaedic Nursing*, 24(5), 372–377; quiz 378–379.

Di Leonardi, B.C., Faller, M., & Siroky, K. (2011). Preventing never events: Evidence based nurse staffing. *AMA Healthcare*. Retrieved at www.amnhealthcare.com/uploadedFiles/MainSite/Content/Healthcare_Industry_Insights/Industry_Research/Never_Events_white_paper_06.16.11.pdf

Federal Interagency Forum on Age-Related Statistics. (2012). *Older Americans 2012: Key indicators of well-being*. Retrieved from AgingStats.Gov

Iuga, A. O., & McGuire, M. J. (2014). Adherence and health care costs. *Risk Management and Healthcare Policy*, 7, 35.

*Kalichman, S. C., Cain, D., Fuhel, A., Eaton, L., Di Fonzo, K., & Ertl, T. (2005). Assessing medication adherence self-efficacy among low-literacy patients: Development of a pictographic visual analogue scale. *Health Education Research*, 20(1), 24–35.

*Kutner, M., Greenberg, E., Jin, Y., & Paulsen, C. (2006). *The Health Literacy of America's Adults: Results from the 2003 National Assessment of Adult Literacy*. U.S. Dept. of Education. Washington, DC. National Center for Education Statistics. Retrieved from http://nces.ed.gov/pubs2006/2006483.pdf

Lee, P. G., Cigolle, C., & Blaum, C. (2009). The co-occurrence of chronic diseases and geriatric syndromes: The health retirement study. *Journal of the American Geriatrics Society*. 57(3), 511–516.

Parker, R., & Ratzan, S. C. (2010). Health literacy: A second decade of distinction for Americans. *Journal of Health Communication*, 15(S2), 20–33.

Pelikan, M., Röthlin, F., Ganahl, K., Slonska, Z., Doyle, G., Fullam, J., & Kondilis, B. (2015). *Health literacy in Europe: Comparative results of the European Health Literacy Survey (HLS-EU)*. Oxford: Oxford University Press. Retrieved from http://eurpub.oxfordjournals.org/content/early/2015/04/04/eurpub.ckv043

*Rollnick, S., Mason, P., & Butler, C. (2000). *Health behavior change: A guide for practitioners*. Edinburgh: Churchill Livingstone.

*Roter, D. L., Rune, R. E., & Comings, J. (1998). Patient literacy: A barrier to quality of care. *Journal General Internal Medicine*, 13(12), 850–851.

Sørensen, K., Van den Broucke, S., Fullam, J., Doyle, G., Pelikan, J., Slonska, Z., & Brand, H. (2012). Health literacy and public health: A systematic review and integration of definitions and models. *BMC Public Health*, 12(1), 80.

Speros, C. (2009). More than words: Promoting health literacy in older adults. *The Online Journal of Issues in Nursing*, 14(3). Retrieved from www.nursingworld.org/MainMenuCategories/ANAMarketplace/ANAPeriodicals/OJIN/TableofContents/Vol142009/No3Sept09/Health-Literacy-in-Older-Adults.html

*Williams, M. V., Parker, R. M., Baker, D. W., Parikh, N. S., Pitkin, K., Coates, W. C., & Nurss, J. R. (1995). Inadequate functional health literacy among patients at two public hospitals. *JAMA*, 274(21), 1677–1682.

Medo

American Psychiatric Association. (2014). *DSMV: Diagnostic and statistical manual of mental disorders* (4th ed., text revision). Washington, DC: Author.

*Broome, M. E., Bates, T. A., Lillis, P. P., & McGahee, T. W. (1990). Children's medical fears, coping behaviors, and pain perceptions during a lumbar puncture. *Oncology Nursing Forum*, 17, 361–367.

*Cesarone, D. (1991). Fear. In M. Maas, K. Buckwalter, & M. Hardy (Eds.), *Nursing diagnoses and interventions for the elderly*. Redwood City, CA: Addison-Wesley Nursing.

*Crossley, M. L. (2003). 'Let me explain': Narrative emplotment and one patient's experience of oral cancer. *Social Science & Medicine*, 56(3), 439–448.

Kim, S., & So, W.Y. (2013). Prevalence and correlates of fear falling in korean community-dwelling elderly subjects. *Experimental Gerontology*, 48(11), 1323–1328.

Lach, H., & Pasons, J. (2013). Impact of fear of falling in long term care: An integrative review. *Journal of the American Medical Directors Association*, 14(8), 573–577.

Memória prejudicada

*Maier-Lorentz, M. (2000). Effective nursing interventions for the management of Alzheimer's disease. *Journal of Neuroscience Nursing*, 32(3), 153–157.

Mobilidade física prejudicada

*Addams, S., & Clough, J. A. (1998). Modalities for mobilization. In A. B. Mahler, S. Salmond, & T. Pellino (Eds.), *Orthopedic nursing*. Philadelphia: W. B. Saunders.

Adler, J., & Malone, D. (2012). Early mobilization in the intensive care unit: A systematic review. *Cardiopulmonary Physical Therapy Journal*, 23(1), 5. Accessed at www.ncbi.nlm.nih.gov/pmc/articles/PMC3286494/table/T3/

American Association of Critical Care Nurses. (2012). *Early progressive mobility protocol*. ACCNPearl. Retrieved from www.aacn.org/wd/practice/docs/tool%20kits/early-progressive-mobility-protocol.pdf

American Hospital Association, & USDHHS. (2014). Health Research & Educational Trust, American Hospital Association, partnership for patients ventilator associated events (VAE) change package: Preventing harm from VAE 2014 Update. Retrieved from www.hret-hen.org/index.php?option=com_content&view=article&id=10&Itemid=134

*Convertino, V. A., Previc, F. H., Ludwig, D. A., & Engelken, E. J. (1997). Effects of vestibular and oculomotor stimulation on responsiveness of the carotid-cardiac baroreflex. *American Journal of Physiology-Regulatory, Integrative and Comparative Physiology*, 273(2), R615–R622.

De Jonghe, B., Bastuji-Garin, S., Durand, M. C., Malissin, I., Rodrigues, P., Cerf, C., ... Sharshar, T. (2007). Respiratory weakness is associated with limb weakness and delayed weaning in critical illness. *Critical Care Medicine*, 35(9), 2007–2015.

Gillis, A., MacDonald, B., & MacIssac, A. (2008). Nurses' knowledge, attitudes, and confidence regarding preventing and treating deconditioning in older adults. *The Journal of Continuing Education in Nursing*, 39(12), 547–554.

Halsstead, J., & Stoten, S. (2010). *Orthopedic nursing: Caring for patients with musculoskeletal disorders*. Brockton, MA: Western Schools.

Hopkins, R. O., & Spuhler, V. J. (2009). Strategies for promoting early activity in critically ill mechanically ventilated patients. *AACN Advanced Critical Care*, 20(3), 277–289.

*Killey, B., & Watt, E. (2006). The effect of extra walking on the mobility, independence and exercise self-efficacy of elderly hospital in-patients: A pilot study. *Contemporary Nurse*, 22(1), 120–133.

King, L. (2012). Developing a progressive mobility activity protocol. *Orthopaedic Nursing*, 31(5), 253–262.

Miller, C. (2015). *Nursing for wellness in older adults* (7th ed.). Philadelphia: Wolters Kluwer.

Rantanen, T. (2013). Promoting mobility in older people. *Journal of Preventive Medicine and Public Health*, 46(Suppl 1), S50–S54. Retrieved from www.ncbi.nlm.nih.gov/pmc/articles/PMC3567319/

Timmerman, R. A. (2007). A mobility protocol for critically ill adults. *Dimensions of Critical Care Nursing*, 26(5), 175–179. Retrieved from www0.sun.ac.za/Physiotherapy_ICU_algorithm/Documentation/Rehabilitation/References/Timmerman_2007.pdf

Vollman, K. M. (2012). Hemodynamic instability: Is it really a barrier to turning critically ill patients? *Critical care nurse*, 32(1), 70–75.

Winkelman, C., & Peereboom, K. (2010). Staff-perceived barriers and facilitators. *Critical Care Nurse*, 30(2), S13–S16.

Zomorodi, M., Topley, D., & McAnaw, M. (2012). Developing a mobility protocol for early mobilization of patients in a surgical/trauma ICU. *Critical Care Research and Practice*. Article ID 964547. doi:10.1155/2012/964547

Negligência unilateral

*Bailey, M. J., Riddoch, M. J., & Crome, P. (2002). Treatment of visual neglect in elderly patients with stroke: A single-subject series using either a scanning and cueing strategy or a left-limb activation strategy. *Physical Therapy*, 82(8), 782–797.

*Barrett, A. M. (2014). Spatial neglect. In *Medscape*. Retrieved from http://emedicine.medscape.com/article/1136474-overview

Becker, E., & Kamath, H. O. (2010). Neuroimaging of eye position reveals spatial neglect. *Brain*, 133, 909–914. Retrieved from http://brain.oxfordjournals.org/content/133/3/909

*Berger, M. F., Pross, R. D., Ilg, U. J., & Karnath, H. O. (2006). Deviation of eyes and head in acute cerebral stroke. *BMC Neurology, 6*(23), 1–8.

Chan, D., & Man, D. (2013). Unilateral neglect in stroke: A comparative study. *Topics in Geriatric Rehabilitation, 29*(2), 126–134.

Davis, J. (2013). *One-side neglect: Improving awareness to speed recovery.* Dallas, TX: American Heart Association/American Strokes Association.

Ferreira, H. P., Leite Lopes, M. A., Luiz, R. R., Cardoso, L., & André, C. (2011). Is visual scanning better than mental practice in hemispatial neglect? Results from a pilot study. *Topics in Stroke Rehabilitation, 18*(2), 155–161.

Hibbard, J. H., & Greene, J. (2013). What the evidence shows about patient activation: Better health outcomes and care experiences; fewer data on costs. *Health affairs, 32*(2), 207–214.

Jehkonen, M., Ahonen, J. P., Dastidar, P., Koivisto, A. M., Laippala, P., Vilkki, J., & Molnar, G. (2000). Visual neglect as a predictor of functional outcome one year after stroke. *Acta Neurologica Scandinavica, 101*(3), 195–201.

Mizuno, K., Tsuji, T., Takebavashi, T., Fujiwara, T., Hase, K., & Liu, M. (2011). Prism adaptation therapy enhances rehabilitation of stroke patients with unilateral spatial neglect: A randomized, controlled trial. *Neurorehabilitation Nueral Repair, 25*(8), 711–720. doi:10.3389/fnhum.2013.00137

Newport, R., & Schenk, T. (2012). Prisms and neglect: What have we learned? *Neuropsychologia, 50*(6), 1080–1091.

*Plummer, P., Morris, M. E., & Dunai, J. (2003). Assessment of unilateral neglect. *Physics Therapy, 83*, 732–740.

Priftis, K., Passarini, L., Pilosio, C., Meneghello, F., & Pitteri, M. (2013). Visual scanning training, limb activation treatment, and prism adaptation for rehabilitation left neglect: Who is the winner? *Frontiers in Human Neuroscience, 7*, 360.

Riestra, A. R., & Barrett, A. M. (2013). Rehabilitation of spatial neglect. *Handbook of Clinical Neurology, 110*, 347–355. Retrieved from www.ncbi.nlm.nih/gov/entrez/eutils/elink.fcgi?dbfrom=pubmed&retmode=ref&cmd=prlinks&id=23312654

*Sireteanu, R., Goertz, R., Bachert, U., & Wander, T. (2006). Children with developmental dyslexia show a left visual "Minineglect." *Vision Research,. 45*(25/26), 3075–3082.

Yang, N. Y., Zhou, D. R., Li-Tsang, C., & Fong, K. (2013). Rehabilitation interventions for unilateral neglect after stroke: A systematic review from 1997 through 2012. *Frontiers in Human Neuroscience, 7*, 187.

Nutrição desequilibrada

American Association for Clinical Chemistry. (2013). Malnutrition. *Labs Tests on Line*. Retrieved from https://labtestsonline.org/understanding/conditions/malnutrition/start/2/

American Nurses Association (2013). Artificial feeding ethics. Retrieved from www.nursingworld.org/codeofethics

American Pediatric Association (APA). (2008). Vitamin D supplementation. *Pediatrics, 122*(4):908–910. Retrieved from http://pediatrics.aappublications.org/content/122/5/1142.short

American Academy Of Pediatrics (APA); Meek, J. Y., & Yu, W. (2011). The American Academy of Pediatrics new mother's guide to breastfeeding [Paperback]. Media, PA: APArition.

Andrews, M., & Boyle, J. (2012). *Transcultural concepts in nursing* (8th ed.). Philadelphia: Lippincott Williams & Wilkins.

Association of Women's Health, Obstetrics, and Neonatal Nurses (AWHONN). (2007). Breastfeeding support: prenatal care through the first year (1st ed.). Washington, DC: Author.

Beier, J., Landes, S., Mohammad, M., & McClain, C. (2014). Nutrition in liver disorders and the role of alcohol. In M. E. Shils, M. Shike, A. Catherine Ross, B. Caballero, & R. J. Cousins (Eds.), *Modern nutrition in health and disease*. Philadelphia: Wolters Kluwer.

*Bowman, S. A., Gortmaker, S. L., Ebbeling, C. B., Pereira, M. A., & Ludwig, D. S. (2004). Effects of fast-food consumption on energy intake and diet quality among children in a national household survey. *Pediatrics, 113*(1), 112–118.

Chang, C. Y., Cheng, T. J., Lin, C. Y., Chen, J. Y., Lu, T. H., & Kawachi, I. (2013). Reporting of aspiration pneumonia or choking as a cause of death in patients who died with stroke. *Stroke, 44*(4), 1182–1185.

*Chima, C. (2004). *The nutrition care process: Driving effective intervention and outcomes*. Retrieved from www3.uakron.edu/.../Screening%20Nutrition%20Ca

Coleman-Jensen, A., Gregory, C., & Singh, A. (2013). Household food security in the United States. Washington, DC: U.S. Department of Agriculture/Economic Research Service.

Demory-Luce, D., & Moti, K. (2014). Fast food for children and adolescents. In *UpToDate*. Retrieved from www.uptodate.com/contents/fast-food-for-children-and-adolescents

Dudek, S. (2014). *Nutrition essentials for nursing practice* (7th ed.). Philadelphia: Wolters Kluwer.

Fass, R. (2014). Overview of dysphagia in adults. In *UpToDate*. Retrieved from www.uptodate.com/contents/overview-of-dysphagia-in-adults

Goldstein, J. E., Roque, H., & Ruvel, J. (2015). Nutrition in pregnancy. In *UpToDate*. Retrieved from www.uptodate.com/contents/nutrition-in-pregnancy

Gröber, U., & Kisters, K., (2007). Influence of drugs on vitamin D and calcium metabolism. *Dermatoendocrinology, 4*(2), 158–166

*Hammond, K. A. (2011). Assessment: Dietary and clinical data. In L. Kathleen Mahan, J. L Raymond, & S. Escott-Stump (Eds.), Krause's food & the nutrition care process (13th ed.). St. Louis: Elsevier.

Hickey, J. (2014). *The clinical practice of neurological and neurosurgical nursing* (5th ed.). Philadelphia: Wolters Kluwer.

Hockenberry, M. J., & Wilson, D. (2015). *Wong's essentials of pediatric nursing* (10th ed.). New York: Elsevier.

Humbert, I. A., & Robbins, J. (2008). Dysphagia in the elderly. *Physical Medicine and Rehabilitation Clinics of North America, 19*(4), 853–866.

*Hunter, J. H. & Cason, K. L. (2006). Nutrient density clemson university cooperative extension service. Retrieved from www.clemson.edu/extension/hgic/food/nutrition/nutrition/dietary_guide/hgic40 62.html

*Institute of Medicine. (2009). Weight gain during pregnancy: Reexamining the guidelines. Retrieved from www.nap.edu

Janssen, H. C., Samson, M. M., & Verhaar, H. J. (2002). Vitamin D deficiency, muscle function, and falls in elderly people. *The American Journal of Clinical Nutrition, 75*(4), 611–615.

MacFie, J., Woodcock, N. P., Palmer, M. D., Walker, A., Townsend, S., & Mitchell, C. J. (2000). Oral dietary supplements in pre-and postoperative surgical patients:

A prospective and randomized clinical trial. *Nutrition, 16*(9), 723–728.

*Mahan, L. K., & Arlin, M. T. (1996). *Food, nutrition, and diet therapy* (9th ed.). Philadelphia: W. B. Saunders.

Miller, C. (2015). *Nursing for wellness in older adults* (7th ed.). Philadelphia: Wolters Kluwer.

National Research Council. (1989). *Recommended dietary allowances*. Retrieved from www.nap.edu/read/1349/chapter/1

Ogden, C. L., Carroll, M. D., Kit, B. K., & Flegal, K. M. (2014). Prevalence of childhood and adult obesity in the United States, 2011–2012. *JAMA, 311*(8), 806–814.

*Park, Y., Neckerman, K. M., Quinn, J., Weiss, C., & Rundle, A. (2008). Significance of place of birth and place of residence and their relationship to BMI among immigrant groups in New York City. *International Journal of Behavioral Nutrition and Physical Activity, 5*(19), 1–35.

Pillitteri, A. (2014). *Maternal and child health nursing* (7th ed.). Philadelphia: Wolters Kluwer.

Posthauer, M. E., Collins, N., Dorner, B., & Sloan, C. (2013). Nutritional strategies for frail older adults. *National Center for Biotechnology Information, 26*(3), 128–140; quiz 141–142.

*Roy, P. (2011). *Lactose intolerance*. Retrieved from http://emedicine.medscape.com/article/187249-overview/a0199

Smith-Hammond, C. A., & Goldstein, L. B. (2006). Cough and aspiration of food and liquids due to oral-pharyngeal dysphagia: ACCP evidence-based clinical practice guidelines. *CHEST Journal, 129*(1, Suppl), 154S–168S.

Sura, L., Madhavan, A., Carnaby, G., & Crary M. A. (2012). Dysphagia in the elderly: management and nutritional considerations. *Clinical Interventions in Aging, 7*, 287–298.

Tanner, D., & Culbertson, W. (2014). Avoiding negative dysphagia outcomes. *Online Journal of Issues in Nursing* 19(3). Retrieved from www.nursingworld.org/MainMenuCategories/ANAMarketplace/ANAPeriodicals/OJIN/TableofContents/Vol-19-2014/No2-May-2014/Articles-Previous-Topics/Avoiding-Negative-Dysphagia-Outcomes.html

Tisdale, M. J. (2003). Pathogenesis of cancer cachexia. *Journal Support Oncology*, 21, 159–168.

U.S. Department of Agriculture; & U.S. Department of Health and Human Services. (2010). *Dietary guidelines for Americans* (7th ed.). Washington, DC: U.S. Government Printing Office, The U.S. Departments of Agriculture (USDA).

U.S. Department of Agriculture. (2011). *Food groups*. Retrieved at www.choosemyplate.gov/food-groups/.

U.S. Department of Agriculture. (2016). *Choose my plate*. Retrieved from www.choosemyplate.gov/MyPlate

World Health Organization (WHO) (2012) Infant and young child feeding. Retrieved from www.who.int/mediacentre/factsheets/fs342/en/

Deglutição prejudicada

*Emick-Herring, B., & Wood, P. (1990). A team approach to neurologically based swallowing disorders. *Rehabilitation Nursing*, 15, 126–132.

Obesidade e Sobrepeso

*Barner, C., Wylie-Rosett, J., & Gans, K. (2001). WAVE: a pocket guide for a brief nutrition dialogue in primary care. *The Diabetes Educator, 27*(3), 352–362.

Barlow, S. E. (2007). Expert Committee Recommendations regarding the prevention, assessment, and treatment of child and adolescent overweight and obesity: Summary report. *Pediatrics, 120*(Suppl 4), S164–S192.

*Buiten, C., & Metzger, B. (2000). Childhood obesity and risk of cardiovascular disease: A review of the science. *Pediatric Nursing, 26*(1), 13–18.

Dennis, K. (2004). Weight management in women. *Nursing Clinics of North America, 39*(14), 231–241.

Dudek, S. G. (2014). *Nutrition essentials for nursing practice* (7th ed.). Philadelphia: Wolters Kluwer.

Gans, K. M., Ross, E., Barner, C. W., Wylie-Rosett, J., McMurray, J., & Eaton, C. (2003). REAP and WAVE: New tools to rapidly assess/discuss nutrition with patients. *The Journal of nutrition, 133*(2), 556S–562S.

Harsha, G.A., & Bray, G. A. (2008). Controversies in hypertension weight loss and blood pressure control (Pro). *Hypertension, 51*, 1420–1425

Hockenberry, M. J., & Wilson, D. (2015). *Wong's essentials of pediatric nursing* (10th ed.). New York: Elsevier.

Hibbard, J. H., & Cunningham, P. J. (2008). How engaged are consumers in their health and health care, and why does it matter? Findings from HSC No. 8: Providing insights that contribute to better health policy. Washington, DC: HSC.

*Hunter, J. H., & Cason, K. L. (2006). *Nutrient density*. Clemson University Cooperative Extension Service. Retrieved at www.clemson.edu/extension/hgic/food/nutrition/nutrition/dietary_guide/hgic40 62.html

Institute of Medicine. (2009). *Weight gain during pregnancy: Reexamining the guidelines*. Retrieved from www.nap.edu

*Martin, L. R., Williams, S. L., Haskard, K. B. & DiMatteo, M. R. (2005). The challenge of patient adherence. *Therapeutic Clininal Risk Management, 1*(3), 189–199.

Martin, L. R., Haskard Zolnierek, K. B., & DiMatteo, M. R. (2010). *Health behavior change and treatment adherence: Evidence-based guidelines for improving healthcare*. New York: Oxford University.

*Myers, S., & Vargas, Z. (2000). Parental perceptions of the preschool obese child. *Pediatric Nursing, 26*(1), 23.

National Center for Health Statistics. (2011). *Health, United States, 2011: With special features on socioeconomic status and health*. Hyattsville, MD: U.S. Department of Health and Human Services.

*Nead, K. G., Halterman, J. S., Kaczorowski, J. M., Auinger, P., & Weitzman, M. (2004). Overweight children and adolescents: A risk group for iron deficiency. *Pediatrics, 114*(1), 104–108.

Ogden, C. L., Carroll, M. D., Kit, B. K., & Flegal, K. M. (2014). Prevalence of childhood and adult obesity in the United States 2011–2012. *JAMA, 311*(8), 806–814.

Pelzang, R. (2010). Time to learn: understanding patient-centered care. *British Journal of Nursing, 19*(14), 912–917.

Pillitteri, A. (2014). *Maternal and child health nursing* (7th ed.). Philadelphia: Wolters Kluwer.

Reedy, J., & Krebs-Smith, S. M. (2010). Dietary sources of energy, solid fats, and added sugars among children and adolescents in the United States. *Journal of the American Dietetic Association, 110*, 1477–1484. Retrieved from www.nccor.org/downloads/jada2010.pdf

U.S. Department of Agriculture; & U.S. Department of Health and Human Services. (2010). *Dietary guidelines for Americans* (7th ed.). Washington, DC: U.S. Government

Printing Office, The U.S. Departments of Agriculture (USDA).

*Wiereng, M. E., & Oldham, K. K. (2002). Weight control: A lifestyle-modification model for improving health. *Nursing Clinics of North America, 37*(2), 303–311.

Padrão de sexualidade ineficaz

*Annon, J. S. (1976). The PLISST model: A proposed conceptual scheme for the behavioral treatment of sexual problems. *Journal of Sex Education and Therapy, 2,* 211–215.

Bauer, M., Fetherstonhaugh, D., Tarzia, L., Nay, R., & Beattie, E. (2014). Supporting residents' expression of sexuality: The initial construction of a sexuality assessment tool for residential aged care facilities *BMC Geriatrics, 14,* 82. Retrieved from www.biomedcentral.com/1471-2318/14/82

Centers for Disease Prevention and Control. (2015). *Sexually trtansmitted diseases* (STDS). Retrieved from www.cdc.gov/std/

*Gilbert, E., & Harmon, J. (1998). *Manual of high risk pregnancy and delivery* (2nd ed.). St. Louis: Mosby-Year Book.

Ginsburg, K. R. (2015). *Talking to your child about sex.* Retrieved from www.healthychildren.org/English/ages-stages/grade-school/puberty/Pages/Talking-to-Your-Child-About-Sex.aspx.

*Gray, J. (1995). *Mars and Venus in the bedroom: A guide to lasting romance and passion.* New York: HarperCollins.

Hockenberry, M. J., & Wilson, D. (2015). *Wong's essentials of pediatric nursing* (10th ed.). New York: Elsevier.

Katsufrakis, P. J., & Nusbaum, M. R. (2011). Chapter 12. Adolescent sexuality. In J. E. South-Paul, S. C. Matheny, &. E. L. Lewis (Eds.), *Current diagnosis and treatment in family medicine* (3rd ed.). New York: Lange Medical Books, McGraw-Hill.

Kazer, M. W. (2012a). Issues regarding sexuality. In: M. Boltz, E. Capezuti, T. Fulmer, & D. Zwicker (Eds.), *Evidence-based geriatric nursing protocols for best practice* (4th ed., pp. 500–515). New York: Springer.

Kazer, M. W. (2012b). *Sexuality assessment for older adults best practices in nursing care to older adults.* Retrieved from http://consultgerirn.org/uploads/File/trythis/try_this_10.pdf

*Lindau, S. T., Schumm, L. P., Laumann, E. O., Levinson, W., O'Muircheartaigh, C. A., & Waite, L. J. (2007). A study of sexuality and health among older adults in the United States. *The New England Journal of Medicine, 357,* 762–744. Evidence Level IV: Non-experimental Study.

Miller, C. (2015). *Nursing for wellness in older adults* (7th ed.). Philadelphia: Wolters Kluwer.

*Polomeno, V. (1999). Sex and babies: Pregnant couples' postnatal sexual concerns. *Journal of Prenatal Education, 8*(4), 9–18.

Smith, M. (1993). Pediatric sexuality: Promoting normal sexual development in children. *Nurse Practitioner, 18,* 37–44.

*Wilmoth, M. C. (1994). Strategies for becoming comfortable with sexual assessment. *Oncology Nursing News, 12*(2), 6–7.

Padrão de sono prejudicado

Arthritis Foundation. (2012). *Sleep problems with arthritis.* Retrieved from www.arthritis.org/living-with-arthritis/co-morbidities/sleep-insomnia/

Bartick, M. C., Thai, X., Schmidt, T., Altaye, A., & Solet, J. M. (2010). Decrease in as-needed sedative use by limiting nighttime sleep disruptions from hospital staff. *Journal of Hospital Medicine, 5*(3), E20–E24.

Blissit, P. (2001). Sleep, memory, and learning. *Journal of Neurosurgical Nursing, 33*(4), 208–215.

Boyd, J. (2004). Daytime consequences of sleep apnea in REM and NREM sleep. *The New School Psychology Bulletin, 2*(1), 45–49.

Chasens, E. R., & Umlauf, M. G. (2012). Nursing standard practice protocol: Excessive sleepiness. Retrieved from http://consultgerirn.org/topics/sleep/want_to_know_more

Cirelli, C., & Tononi, G. (2015). Sleep and synaptic homeostasis. *Sleep, 38*(1), 161–162.

Cole, C., & Richards, K. (2007). Sleep disruption in older adults: Harmful and by no means inevitable, it should be assessed for and treated. *The American Journal of Nursing, 107*(5), 40–49.

Colten, H. E., & Altevogt, B. M. (Eds.). (2006). *Sleep Disorders and sleep deprivation: An Unmet Public Health Problem.* Washington, DC: Institute of Medicine of the National Academies, The National Academies Press. Retrieved from www.nap.edu

Faraklas, I., Holt, B., Tran, S., Lin, H., Saffle, J., & Cochran, A. (2013). Impact of a nursing-driven sleep hygiene protocol on sleep quality. *Journal of Burn Care & Research, 34*(2), 249–254.

Hammer, B. (1991). Sleep pattern disturbance. In M. Maas, K. Buckwalter, & M. Hardy (Eds.), *Nursing diagnoses and interventions for the elderly.* Redwood City, CA: Addison-Wesley Nursing.

Hickey, J. (2014). *The clinical practice of neurological and neurosurgical nursing* (5th ed.). Philadelphia: Wolters Kluwer.

Hayashi, Y., & Endo, S. (1982). All-night sleep polygraphic recordings of healthy aged persons: REM and slow-wave sleep. *Sleep, 5,* 277–283.

Landis, C., & Moe, K. (2004). Sleep and menopause. *Nursing Clinics of North America, 39*(1), 97–115.

LaReau, R., Benson, L., Watcharotone, K., & Manguba, G. (2008). Examining the feasibility of implementing specific nursing interventions to promote sleep in hospitalized elderly patients. *Geriatric Nursing, 29*(3), 197–206.

Larkin, V., & Butler, M. (2000). The implications of rest and sleep following childbirth. *British Journal of Midwifery, 8*(7), 438–442.

Miller, C. (2015). *Nursing for wellness in older adults* (7th ed.). Philadelphia: Wolters Kluwer.

National Sleep Foundation. (2015). *Sleep disorders problems.* Retrieved from https://sleepfoundation.org/sleep-disorders-problems

Perambulação

Alzheimer's Association. (2015). *Wandering and getting lost.* Retrieved from www.alz.org/care/alzheimers-dementia-wandering.asp

*Cohen-Mansfield, J. (1998). The effects of an enhanced environment on nursing home residents who pace. *Gerontologist, 38*(2), 199–208.

*Lai, C. K., & Arthur, D. G. (2003). Wandering behaviour in people with dementia. *Journal of Advanced Nursing, 44*(2), 173–182.

Lester, P., Garite, A., & Kohen, I. (2012). Wandering and elopement in nursing homes. *Annuals of Long Term Care, 20*(3), 32–36.

*Logsdon, R. G., McCurry, T. L., Gibbons, L. E., Kukuli, W. A., & Larson, E. B. (1998). Wandering: A significant problem among community-residing individuals with Alzheimer's disease. *Journal of Gerontological Behavioral, Psychological, and Social Science*, 53B(5), 294–299.

Perfusão tissular ineficaz
Grossman, S., & Porth, C. A. (2014). *Porth's pathophysiology: Concepts of altered health states* (9th ed.). Philadelphia: Wolters Kluwer.
*Miller, C. (2015). *Nursing for wellness in older adults* (7th ed.). Philadelphia: Wolters Kluwer.

Pesar
Ball, J., Bindler, R., & Cowen, K. (2015). *Principles of pediatric nursing: Caring for children* (6th ed.). Upper Saddle River, NJ: Pearson.
*Bateman, A. L. (1999). Understanding the process of grieving and loss: A critical social thinking perspective. *Journal of American Psychiatric Nurses Association*, 5(5), 139–149.
Block, S. (2013). Grief and bereavement. In *UptoDate*. Retrieved from www.uptodate.com
Bonanno, G. A., & Lilienfeld, S. O. (2008). Let's be realistic: When grief counseling is effective and when it's not. *Professional Psychology: Research and Practice*, 39(3), 377–378.
*Caserta, M. S., Lund, D. A., & Dimond, M. F. (1985). Assessing interviewer effects in a longitudinal study of bereaved elderly adults. *Journal of Gerontology*, 40, 637–640.
Conwell, Y. (2014). Suicide later in life: Challenges and priorities for prevention. *American Journal of Preventive Medicine*, 47(3), S244–S250.
*Cotton, S., Puchalski, C. M., Sherman, S. N., Mrus, J. M., Peterman, A. H., Feinberg, J., ... Tsevat, J. (2006). Spirituality and religion in patients with HIV/AIDS. *Journal of General Internal Medicine*, 21(Suppl 5), S5–S13.
*Gibson, L. (2003). *Complicated grief: A review of current issues*. White River Junction, VT: Research Education in Disaster Mental Health.
*Hooyman, N. R., & Kramer, B. J. (2006). *Living through loss: Interventions across the life span*. New York: Columbia University Press.
Kain, C. (2016). Teaching tip sheet: Multiple loss and aids-related bereavement. In *American Psychological Asociation*. Retrieved from www.apa.org/pi/aids/resources/education/bereavement.aspx
*Lemming, M. R., & Dickinson, G. E. (2010). *Understanding dying, death, and bereavement* (7th ed.). Belmont, CA: Wadsworth.
*Mallinson, R. K. (1999). The lived experience of AIDS-related multiple losses by HIV-negative gay men. *Journal of the Association of Nurses in AIDS Care*, 10(5), 22–31.
*Mina, C. (1985). A program for helping grieving parents. *Maternal-Child Nursing Journal*, 10, 118–121.
*O'Mallon, M. (2009). Vulnerable populations: Exploring a family perspective of grief. *Journal of Hospice & Palliative Nursing*, 11(2), 91–98.
Purnell, L. D. (2013). *Transcultural health care: A culturally competent approach* (4th ed.). Philadelphia: F. A. Davis
*Rando, T. A. (1984). *Grief, dying, and death: Clinical interventions for caregivers*. Champaign, IL: Research Press.
Smith, M., & Segal, J. (2016). *Coping with grief and loss understanding the grieving process*. Retrieved from www.helpguide.org/articles/grief-loss/coping-with-grief-and-loss.htm
*Vanezis, M., & McGee, A. (1999). Mediating factors in the grieving process of the suddenly bereaved. *British Journal of Nursing*, 8(14), 932–937.
Wright, P. M., & Hogan, N. S. (2008). Grief theories and models: Applications to hospice nursing practice. *Journal of Hospice & Palliative Nursing*, 10(6), 350–355.
Worden, J. W. (2009). *Grief counseling and grief therapy: A handbook for the mental health practitioner* (4th ed.). New York: Springer Publishing.

Proteção ineficaz
Agency for Healthcare Research and Quality. (2011). *Are we ready for this change? Preventing pressure ulcers in hospitals: A toolkit for improving quality of care*. Rockville, MD: Author. Retrieved from www.ahrq.gov/professionals/systems/long-term-care/resources/pressure-ulcers/pressureulcertoolkit/putool1.html
Baumgarten, M., Margolis, D. J., Orwig, D. L., Shardell, M. D., Hawkes, W. G., Langenberg, P., ... Kinosian, B. P. (2009). Pressure ulcers in elderly patients with hip fracture across the continuum of care. *Journal of the American Geriatrics Society*, 57(5), 863–870.
*Bergstrom, N., Allman, R., Alvarez, O., Bennett, M., Carlson, C., Frantz, R., ... Yarkony, G. (1994). *Treatment of pressure ulcers*. Clinical practice guideline (No. 15). Rockville, MD: Agency for Health Care Policy and Research, AHCPR Publication No. 95-0652.
Berlowitz, D. (2015). Clinical staging and management of pressure ulcers. In *UpToDate*. Retrieved from www.uptodate.com/contents/clinical-staging-and-management-of-pressure-ulcers?
Brem, H., Maggi, J., Nierman, D., Rolnitzky, L., Bell, D., Rennert, R., ... Vladeck, B. (2010). High cost of stage IV pressure ulcers. *American Journal of Surgery*, 200(4), 473–477. Retrieved from www.ncbi.nlm.nih.gov/pmc/articles/PMC2950802/
Coleman, S., Gorecki, C., Nelson, E. A., Closs, S. J., Defloor, T., Halfens, R., ... Nixon, J. (2013). Patient risk factors for pressure ulcer development: Systematic review. *International Journal of Nursing Studies*, 50(7), 974–1003. Retrieved from www.ncbi.nlm.nih.gov/pubmed/23375662
Dudek, S. G. (2014). *Nutrition essentials for nursing practice* (7th ed.). Philadelphia: Wolters Kluwer.
Grossman, S., & Porth, C. A. (2014). *Porth's pathophysiology: Concepts of altered health states* (9th ed.). Philadelphia: Wolters Kluwer.
Lin, J. B., Tsubota, K., & Apte, R. S. (2016). *A glimpse at the aging eye. Aging and mechanisms of disease*. Retrieved from www.nature.com/articles/npjamd20163
Ling, S. M., & Mandl, S. (2013). Pressure Ulcers: CMS update and perspectives. Retrieved from www.npuap.org/wp-content/uploads/2012/01/NPUAP2013-LingMandl-FINAL2-25-131.pdf
*Maklebust, J., & Sieggreen, M. (2006). *Pressure ulcers: Guidelines for prevention and nursing management* (3rd ed.). Springhouse, PA: Springhouse.
*Meurman, J. H., Sorvari, R., Pelttari, A., Rytömaa, I., Franssila, S., & Kroon, L. (1996). Hospital mouth-cleaning aids may cause dental erosion, *Special Care in Dentistry*, 16(6), 247–250.
The National Pressure Ulcer Advisory Panel, European Pressure Ulcer Advisory Panel. (2014). *Clinical practice guideline*.

Retrieved from www.npuap.org/resources/educational-and-clinical-resources/prevention-and-treatment-of-pressure-ulcers-clinical-practice-guideline/

Pillitteri, A. (2014). *Maternal and child health nursing* (7th ed.). Philadelphia: Wolters Kluwer.

*Rosen, J., Mittal, V., Degenholtz, H., Castle, N., Mulsant, B. H., Hulland, S., ... Rubin, F. (2006). Ability, incentives, and management feedback: organizational change to reduce pressure ulcers in a nursing home. *Journal of the American Medical Directors Association*, 7(3), 141–146.

Rosenberg, J. B., & Eisen, L. A. (2008). Eye care in the intensive care unit: narrative review and meta-analysis. *Critical care medicine*, 36(12), 3151–3155.

Weber, J. R., & Kelley, J. H. (2014). *Health assessment in nursing* (5th ed.). Philadelphia: Lippincott Wiliams and Wilkins.

*Wound Ostomy Continence Nursing (WOCN). (2003). *Guideline for prevention and management of pressure ulcers*. Glenview, IL: Author.

Mucosa oral prejudicada

American Dental Association. (2014). *Learn more about flossing and interdental cleaners*. Retrieved February 2, 2015, from www.ada.org/en/science-research/ada-seal-of-acceptance/product-category-information/floss-and-other-interdental-cleaners

Carlotto, A., Hogsett, V. L., Maiorini, E. M., Razulis, J. G., & Sonis, S. T. (2013). The economic burden of toxicities associated with cancer treatment: Review of the literature and analysis of nausea, vomiting, diarrhea, oral mucositis and fatigue. *Pharmacoeconomics*, 31, 753–766. doi:10.1007/540273-013-0081-2

Chan, E. Y., Lee, Y. K., Poh, T. H., & Prabhakaran, L. (2011). Translating evidence into nursing practice: Oral hygiene for care dependent adults. *International Journal of Evidenced-Based Healthcare*, 9, 172–183.

Clocheret, K., Dekeyser, C., Carels, C., & Willems, G. (2014). Idiopathic gingival hyperplasia and orthodontic treatment: A case report. *Journal of Orthodontics*, 30(1), 13–19.

*Cutler, C. J., & Davis, N. (2005). Improving oral care in patients receiving mechanical ventilation. *American Journal of Care*, 14(5), 389–394.

Eilers, J., Harris, D., Henry, K., & Johnson, L. A. (2014). Evidence-based interventions for cancer treatment-related mucositis: Putting evidence into practice. *Clinical Journal of Oncology Nursing*, 18, 80–96.

Fieder, L. I., Mitchell, P., Bridges, E. (2010). Oral care practices for orally intubated critically ill adults. *American Journal of Critical Care*, 19(2), 175–183.

Fields, L. (2008). Oral care intervention to reduce incidence of ventilator-associated pneumonia in the neurological intensive care unit. *American Association of Neuroscience Nurses*, 40(5), 291–298.

Freifeld, A. G., Bow, E. J., Sepkowitz, K. A., Boeckh, M. J., Ito, J. I., Mullen, C. A., ... Wingard, J. R. (2011). Clinical practice guideline for the use of antimicrobial agents in neutropenic patients with cancer: 2010 update by the Infectious Diseases Society of America. *Clinical Infectious Diseases*, 52(4), e56–e93. doi:10.1093/cid/cir073

Gibson, R. J., Keefe, D. M., Lalla, R.V., Bateman, E., Blijlevens, N., Fijlstra, M., ... Bowen, J. M. (2013). Systemic review of agents for the management of gastrointestinal mucositis in cancer patients. *Supportive Care in Cancer*, 21, 313–326. doi:10-1007/s00520-012-1644z

Goss, L. K., Coty, M. B., & Myers, J. A. (2011). A review of documented oral care practices in an intensive care unit. *Clinical Nursing Research*, 20(2), 181–196. doi: 10.1177/1054773810392368

National Cancer Institute. (2014). *Oral complications of chemotherapy and head/neck radiation*. Retrieved January 31, 2015, from www.cancer.gov/cancertopics/pdq/supportivecare/oralcomplications/HealthProfessional/page5

National Comprehensive Cancer Network. (2008). *Oral mucositis is often underrecognized and undertreated*. Retrieved from www.nccn.org/professionals/meetings/13thannual/highlights

Needleman, I., Hyun-Ryu, J., Brealey, D., Sachdev, M., Moskal-Fitzpatrick, D., Bercades, G., ... Suvan, J. (2012). The impact of hospitalization on dental plaque accumulation: An observational study. *Journal of clinical periodontology*, 39(11), 1011–1016.

Oncology Nursing Society. (2007). Mucositis: What interventions are effective for managing oral mucositis in people receiving treatment for cancer, ONS PEP Cards.

Perry, S. E., Hockenberry, M. J., Lowdermilk, D. L., & Wilson, D. (2014). *Maternal child nursing care* (5th ed.). St. Louis, MO: Elsevier.

Quinn, B., Baker, D. L., Cohen, S., Stewart, J. L., Lima, C. A., & Parise, C. (2014). Basic nursing care to prevent nonventilator hospital-acquired pneumonia. *Journal of Nursing Scholarship*, 46 (1), 11–17.

Shi, Z., Xie, H., Wang, P., Zhang, Q., Wu, Y., Chen, E., ... Furness, S. (2013). Oral hygiene care for critically ill patients to prevent ventilator-associated pneumonia. *Cochrane Database Systematic Review*, 8, doi:10.1002/14651858.CD008367.pub2

Risco de integridade tissular prejudicada/Úlcera por pressão

Armstrong, A., & Meyr, D. (2014). Clinical assessment of wounds. In *UpToDate*. Retrieved from www.uptodate.com/contents/clinical-assessment-of-wounds

*Bennett, M. A. (1995). Report of the task force on the implications for darkly pigmented intact skin in the prediction and prevention of pressure ulcers. *Advances in Skin & Wound Care*, 8(6), 34–35.

Berlowitz, D. (2015). Clinical staging and management of pressure ulcers. In *UpToDate*. Retrieved from www.uptodate.com/contents/clinical-staging-and-management-of-pressure-ulcers?

Clark, M. (2010). Skin assessment in dark pigmented skin: A challenge in pressure ulcer prevention. *Nursing Times*, 106(30), 16–17.

de Souza, D. M. S. T., & de Gouveia Santos, V. L. C. (2010). Incidence of pressure ulcers in the institutionalized elderly. *Journal of Wound Ostomy & Continence Nursing*, 37(3), 272–276.

Doley, J. (2010). Nutrition management of pressure ulcers. *Nutrition in clinical practice*, 25(1), 50–60.

Dorner, B., Posthauer, M. E., & Thomas, D. (2009). The role of nutrition in pressure ulcer prevention and treatment: National Pressure Ulcer Advisory Panel white paper. *Advances in Skin & Wound Care*, 22(5), 212–221.

*Fore, J. (2006). A review of skin and the effects of aging on skin structure and function. *Ostomy Wound Manage, 52*(9), 24–35.

Guo, S., & DiPietro, L. A. (2010). Factors affecting wound healing. *Journal of dental research, 89*(3), 219–229.

*Maklebust, J., & Sieggreen, M. (2006). *Pressure ulcers: Guidelines for prevention and nursing management* (3rd ed.). Springhouse, PA: Springhouse.

National Pressure Ulcer Advisory Panel, European Pressure Ulcer Advisory Panel. (2014). *Clinical practice guideline*. Retrieved from www.npuap.org/resources/educational-and-clinical-resources/prevention-and-treatment-of-pressure-ulcers-clinical-practice-guideline/

Peterson, M. J., Gravenstein, N., Schwab, W. K., van Oostrom, J. H., & Caruso, L. J. (2013). Patient repositioning and pressure ulcer risk—monitoring interface pressures of at-risk patients. *Journal of Rehabilitation Research and Development, 50*(4), 477–488.

Risco de lesão na córnea/Risco de olho seco

Azfar, M. F., Khan, M. F., & Alzeer, A. H. (2013). Protocolized eye care prevents corneal complications in ventilated patients in a medical intensive care unit. *Saudi Journal of Anaesthesia, 7*(1), 33–36.

*Ezra, D. G., Lewis, G., Healy, M., & Coombes, A. (2005). Preventing exposure keratopathy in the critically ill: A prospective study comparing eye care regimes. *The British Journal of Ophthalmology, 89*(8), 1068–1069.

*Joyce, N. (2002). *Eye care for the intensive care patients. A systematic review* (No. 21). Adelaide: The Joanna Briggs Institute for Evidence Based Nursing and Midwifery.

Lawrence, S. L., & Morris, C. (2008). Ophthalmic Pearls: Lagophthalmos evaluation and treatment. In *EyeNet*. Retrieved from www.aao.org/eyenet/article/lagophthalmos-evaluation-treatment?april-2008

Leadingham, C. (2014). *Maintaining the vision in the intensive care unit* (Doctoral dissertation). Retrieved from http://corescholar.libraries.wright.edu/nursing_dnp/1

Mayo Clinic. (2010). *Red eye*. Retrieved from www.mayoclinic.org/symptoms/red-eye/basics/definition/sym-20050748

*Mercieca, F., Suresh, P., Morton, A., & Tullo, A. (1999). Ocular surface disease in intensive care unit patients. *Eye, 13*, 231–236.

Rosenberg, J. B., & Eisen, L. A. (2008). Eye care in the intensive care unit: Narrative review and meta-analysis. *Critical Care Medicine, 36*, 3151–3155.

Yanoff, M., & Duker, J. (2009). *Ophthalmology*. New York: Elsevier.

Resposta alérgica ao látex

American Association of Nurse Anesthetists. (2014). Latex allergy management (Guidelines). Retrieved from www.aana.com/resources2/professionalpractice/Pages/Latex-Allergy-Protocol.aspx

American Latex Allergy Association. (2010). Statistics. Retrieved from http://latexallergyresources.org/statisticsLatex allergy response

DeJong, N. W., Patiwael, J. A., de Groot, H., Burdorf, A., & Gerth van Wijk, R. (2011). Natural rubber latex allergy among healthcare workers: Significant reduction of sensitization and clinical relevant latex allergy after introduction of powder-free latex gloves. *Journal of Allergy and Clinical Immunology, 127*(2), AB70.

*Kleinbeck, S., English, L., Sherley, M. A., & Howes, J. (1998). A criterion-referenced measure of latex allergy knowledge. *Association of Perioperative Registered Nurses Journal, 68*(3), 384–392.

*Reddy, S. (1998). Latex allergy. *American Family Physician, 57*(1), 93–100.

Risco de autolesão

American Foundation for Suicide Prevention. (2015). *Facts and figures*. Retrieved from www.afsp.org/understanding-suicide/facts-and-figures

Boyd, M. A. (2012). *Psychiatric nursing: Contemporary practice* (5th ed.). Philadelphia: Lippincott Williams & Wilkins.

*Carscadden, J. S. (1993a). *On the cutting edge: A guide for working with people who self injure*. London, Ontario: London Psychiatric Hospital.

*Carscadden, J. S. (1997). *Beyond the cutting edge: A survival kit for families of self-injurers*. London, Ontario: London Psychiatric Hospital.

*Carscadden, J. S. (1998). *Premise for practice (relationship management team)*. London, Ontario: London Psychiatric Hospital.

Centers for Disease Control and Prevention (CDC). (2012). *Suicide Facts*. Retrieved from www.cdc.gov/violenceprevention/pdf/Suicide-DataSheet-a.pdf

CDC. (2014). *National suicide statistics*. Retrieved from www.cdc.gov/violenceprevention/suicide/riskprotectivefactors.html

Fowler, J. C. (2012). Suicide risk assessment in clinical practice: Pragmatic guidelines for imperfect assessment. *Psychotherapy, 49*(1), 81–90.

*Mallinson, R. K. (1999). The lived experiences of AIDS-related multiple losses by HIV-negative gay men. *Journal of the Association of Nurses in AIDS Care, 10*(5), 22–31.

Morbidity and Mortality Weekly Report (MMWR). (2013). Suicide among adults aged 35–64 years—United States, 1999–2010. Retrieved from www.cdc.gov/mmwr/preview/mmwrhtml/mm6217a1.htm

Saewyc, E. M., Skay, C. L., Hynds, P., Pettingell, S., Bearinger L. H., Resnick, M. D., Reis, E. (2007). Suicidal ideation and attempts among adolescents in North American school-based surveys: Are bisexual youth at increasing risk? *Journal of LGBT Health Research, 3*(2), 25–36.

Tofthagen, R., Talsethand, A. G., & Fagerström, L. (2014). Mental health nurses' experiences of caring for patients suffering from self-harm. *Nursing Research and Practice*. doi:10.1155/2014/905741

*U.S. Public Health Service. (1999). *The surgeon general's call to action to prevent suicide*. Washington, DC: U.S. Department of Health and Human Services.

*Wheatley, M. & Austin-Payne, H. (2009). Nursing staff knowledge and attitudes towards deliberate self-harm in adults and adolescents in an inpatient setsing. *Behavioural and Cognitive Psychotherapy, 37*(3), 293–309.

*Ystgaard, M. (2003). Deliberate self-harm among young people. New research results and consequences for preventive work. *Suicidologi, 8*(2), 7–10.

Risco de desequilíbrio na temperatura corporal

Daabiss, M. (2011). Physical status classification. *Indian J Anaesthesia, 55*(2), 111–115. American Society of Anesthesiologists (ASA)(2014) Physical Status (PS) Classification System. Retrieved from www.asahq.org/resources/clinical-

*DeFabio, D. C. (2000). Fluid and nutrient maintenance before, during, and after exercise. *Journal of Sports Chiropractic and Rehabilitation, 14*(2), 21–24, 42–43.

*Edwards, S. L. (1999). Hypothermia. *Professional Nurse, 14*(4), 253.

*Fallis, W. M. (2000). Oral measurement of temperature in orally intubated critical care patients: State-of-the-science review. *American Journal of Critical Care,* 9(5): 334–343.

*Giuliano, K. K., Giuliano, A. J., Scott, S. S., & MacLachlan, E. (2000). Temperature measurement in critically ill adults: A comparison of tympanic and oral methods. *American Journal of Critical Care, 9*(4), 254.

Güneş, Ü. Y., Zaybak, A., & Tamsel, S. (2008). Examining the reliability of the method used for the determination of ventrogluteal. *Cumhuriyet University School of Nursing Journal, 12*(2), 1–8.

*Güneş, U. & Zaybak, A. (2008). Does the body temperature change in older people? *Journal of Clinical Nursing, 17*(17), 2284–2287.

Moran, D. S., & Mendal, L. (2002). Core temperature measurement. *Sports Medicine, 32*(14), 879–885.

National Institutes of Health. (2010). *Hypothermia: A Cold Weather Hazard.* Retrieved from www.nia.nih.gov/health/publication/hypothermia

*Nicoll, L. H. (2002). Heat in motion: Evaluating and managing temperature. *Nursing, 32,* S12.

Noe, R. S., Jin, J. O., & Wolkin, A. F. (2012). Exposure to natural cold and heat: hypothermia and hyperthermia Medicare claims, United States, 2004–2005. *American Journal of Public Health, 102*(4), e11–e18.

*Smith, L. S. (2004). Temperature measurement in critical care adults: A comparison of thermometry and measurement routes. *Biological Research for Nursing, 6*(2), 117–125.

Smitz, S., Van de Winckel, A., & Smitz M. F. (2009). Reliability of infrared ear thermometry in the prediction of rectal temperature in older inpatients. *Journal of Clinical Nursing, 18*(3), 451–456.

Waalen, J., & Buxbaum, J. N. (2011). Is older colder or colder older? The association of age with body temperature in 18,630 individuals. *The Journals of Gerontology Series A: Biological Sciences and Medical Sciences, 66*(5), 487–492.

Termorregulação ineficaz

*Varda, K. E., & Behnke, R. S. (2000). The effect of timing of initial bath on newborn temperature. *Journal of Obstetric, Gynecologic, and Neonatal Nursing, 29*(1), 27–32.

Risco de dignidade humana comprometida

*Angus, D. C., Barnato, A. E., Linde-Zwirble, W. T., Weissfeld, L. A., Watson, R. S., Rickert, T., ... Robert Wood Johnson Foundation ICU End-Of-Life Peer Group. (2004). Use of intensive care at the end of life in the United States: an epidemiologic study. *Critical Care Medicine, 32*(3), 638–643.

*American Medical Association. (2001). *The principles of medical ethics.* Retrieved 23 March, 2016 from www.ama-assn.org/ama/pub/physician-resources/medical-ethics/code-medical-ethics/principles-medical-ethics.page.

American Nurses Association. (2012). *ANA social policy statement.* Washington, DC: Author.

Ditillo, B. A. (2002). Should there be a choice for cardiopulmonary resuscitation when death is expected? Revisiting an old idea whose time is yet to come. *Journal of Palliative Medicine, 5*(1), 107–116.

*Elpern, E., Covert, B., & Kleinpell, R. (2005). Moral distress of staff nurses in a medical intensive care unit. *American Journal of Critical Care, 14*(6), 523–530.

European Commission. (2016). EU charter of fundamental rights. Retrieved from http://fra.europa.eu/en/charterpedia/article/1-human-dignity

*Haddock, J. (1994). Towards further clarification of the concept "dignity." *Journal of Advanced Nursing, 24*(5), 924–931.

*Halcomb, E., Daly, J., Jackson, D., & Davidson, P. (2004). An insight into Australian Nurses' experience of withdrawal/withholding of treatment in the ICU. *Intensive & Critical Care Nursing, 20*(4), 214–222.

Hamric, A. B., Borchers, C. T., & Epstein, E. G. (2012). Development and testing of an instrument to measure moral distress in healthcare professionals. *AJOB Primary Research, 3*(2), 1–9.

LaSala, C. A., & Bjarnason, D. (2010). Creating workplace environments that support moral courage. *The Online Journal of Issues in Nursing,* 15(3), 1–11.

*Mairis, E. (1994). Concept clarification of professional practice—Dignity. *Journal of Advanced Nursing, 19*(5), 947–953.

*Reed, P., Smith, P., Fletcher, M., & Bradding, A. (2003). Promoting the dignity of the child in hospital. *Nursing Ethics, 10*(1), 67–78.

*Söderberg, S., Lundman, B., & Norberg, A. (1999). Struggling for dignity: The meaning of women's experiences of living with fibromyalgia. *Qualitative Health Research, 9*(5), 575–587.

*Walsh, K., & Kowanko, I. (2002). Nurses' and patients' perceptions of dignity. *International Journal of Nursing Practice, 8*(3), 143–151.

*Zomorodi, M., & Lynn, M. R. (2010). Instrument development measuring critical care nurses' attitudes and behaviors with end-of-life care. *Nursing Research, 59*(4), 234–240.

*Zuzelo, P. R. (2007). Exploring the moral distress of registered nurses. *Nursing Ethics, 14*(3), 344–359.

Risco de função respiratória ineficaz

*Chan, L. (1998). Effectiveness of a music therapy intervention on relaxation and anxiety for patients receiving ventilation assistance. *Heart and Lung, 27*(3), 169–176.

Chen, C. J., Lin, C. J., Tzeng, Y. L., Hsu, L. N. (2009). Successful mechanical ventilation weaning experiences at respiratory care centers. *Journal of Nursing Research, 17*(2), 93–101.

Dudek, S. G. (2014). *Nutrition essentials for nursing practice* (7th ed.). Philadelphia: Wolters Kluwer.

Engström, Å., Nyström, N., Sundelin, G., Rattray, J. (2013). People's experiences of being mechanically ventilated in an ICU: A qualitative study. *Intensive and Critical Care Nursing, 29*(2), 88–95.

Epstien, S. (2015). Weaning from mechanical ventilation: Readiness testing. In *UpToDate.* Retrieved from www.uptodate.com/contents/weaning-from-mechanical-ventilation-readiness-testing

Halm, M. A., & Krisko-Hagel, K. (2008). Instilling normal saline with suctioning: Beneficial technique or potentially harmful sacred cow? *American Journal of Critical Care, 17*(5), 469–472.

Grossman, S., & Porth, C. A. (2014). *Porth's pathophysiology: Concepts of altered health states* (9th ed.). Philadelphia: Wolters Kluwer.

*Henneman, E. A. (2001). Liberating patients from mechanical ventilation, a team approach. *Critical Care Nursing, 21*(3), 25.

Hockenberry, M. J., & Wilson, D. (2015). *Wong's essentials of pediatric nursing* (10th ed.). New York: Elsevier.

*Huckabay, L., & Daderian, A. (1989). Effect of choices on breathing exercises post open heart surgery. *Dimensions of Critical Care Nursing, 9*, 190–201.

Institute for Healthcare Improvement. (2008). Implement the ventilator bundle: Elevation of the head of the bed. Retrieved from www.ihi.org/IHI/Topics/CriticalCare/IntensiveCare/Changes/IndividualChanges/Elevationoftheheadofthebed.htm

*Jenny, J., & Logan, J. (1991). Analyzing expert nursing practice to develop a new nursing diagnosis: Dysfunctional ventilatory weaning response. In R. M. Carroll-Johnson (Ed.), *Classification of nursing diagnoses: Proceedings of the ninth conference*. Philadelphia: J. B. Lippincott.

*Jenny, J., & Logan, J. (1994). Promoting ventilator independence. *Dimensions of Critical Care Nursing, 13*, 29–37.

*Jenny, J., & Logan, J. (1998). Caring and comfort metaphors used by critical care patients. *Image, 30*(2), 197–208.

*Krieger, B. P., Ershowsky, P. F., Becker, D. A., & Gazeroglu. H. B. (1989). Evaluation of conventional criteria for predicting successful weaning from mechanical ventilatory support in elderly patients. *Critical Care Medicine, 17*:858.

*Logan, J., & Jenny, J. (1990). Deriving a new nursing diagnosis through qualitative research: Dysfunctional ventilatory weaning response. *Nursing Diagnosis, 1*(1), 37–43.

*Logan, J., & Jenny, J. (1991). Interventions for the nursing diagnosis: Dysfunctional Ventilatory Weaning Response: A qualitative study. In R. M. Carroll-Johnson (Ed.), *Classification of nursing diagnosis: Proceedings of the ninth conference*. Philadelphia: J. B. Lippincott.

*MacIntyre, N. R., Cook, D. J., Ely, E. W. Jr., Epstein, S. K., Fink, J. B., Heffner, J. E., ... American College of Chest Physicians; American Association for Respiratory Care; American College of Critical Care Medicine. (2001). Evidence-based guidelines for weaning and discontinuing ventilatory support: A collective task force facilitated by the American College of Chest Physicians; the American Association for Respiratory Care; and the American College of Critical Care Medicine. *Chest, 120*, 375S.

*Marini, J. J. (1991). Editorials. *New England Journal of Medicine, 324*, 1496–1498.

*Meade, M., Guyatt, G., Cook, D., Griffith, L., Sinuff, T., Kergl, C., ... Epstein, S. (2001). Predicting success in weaning from mechanical ventilation. *Chest Journal, 120*(6_suppl), 400S–424S.

Miller, C. (2015). *Nursing for wellness in older adults* (7th ed.). Philadelphia: Wolters Kluwer.

*Munro, C. L., & Grap, M. J. (2004). Oral health and care in the intensive care unit: State of the science. *American Journal of Critical Care, 13*(1), 25–34.

Nance-Floyd, B. (2011). Tracheostomy care: An evidence-based guide to suctioning and dressing changes. *American Nurses Today, 6*(7), 14–16.

*Rose, L., Nelson, S., Johnston, L., & Presneill, J. J. (2007). Decisions made by critical care nurses during mechanical ventilation and weaning in an Australian intensive care unit. *American Journal of Critical Care, 16*(5), 434–443.

*Rose, R., Dainty, K. N., Jordan, J., & Blackwood. (2014). Weaning from mechanical ventilation: A scoping review of qualitative studies. *American Journal of Critical Care, 23*(5), e54–e70.

Schwartzstein, R. M., & Richards, J. (2014). *Hyperventilation syndrome*. Retrieved from www.uptodate.com/contents/hyperventilation-syndrome

Sedwick, M. B., Lance-Smith, M., Reeder, S. J., & Nardi, J. (2012). Using evidence-based practice to prevent ventilator-associated pneumonia. *Critical Care Nurse, 32*(4), 41–51.

Sharma, S., Sarin, J., & Bala, G. K. (2014). Effectiveness of endotracheal suctioning protocol, In terms of knowledge and practices of nursing personnel. *Nursing and Midwifery Research Journal, 10*(2), 47–60.

WebMD. (2012). *Hyperventilation*. Retrieved from www.webmd.com/a-to-z-guides/hyperventilation-credits

Recursos da internet

Agency for Healthcare Research and Quality, www.ahrq.gov/
Asthma and Allergy Foundation of America, www.aafa.org/
Asthma Management Model, www.nhlbi.nih.gov/health/public/lung/index.htm
Global Initiative for Chronic Obstructive Lung Disease, www.goldcopd.org
Joint Council of Asthma, Allergy, and Immunology, www.jcaai.org/
Quitting Smoking Guidelines, www.surgeongeneral.gov/tobacco/default.htm
QuitNet, www.quitnet.com

Risco de infecção

*Akbar, S. K., Fazle, M., & Onji, M. (1998). Hepatitis B virus (HBV)-transgenic mice as an investigative tool to study immunopathology during HBV infection. *International Journal of Experimental Pathology, 79*(5), 279–291.

American Academy of Otolaryngology. (2014). Ear infection and vaccines: Patient health information. Received 23 March, 2016, from www.entnet.org/content/ear-infection-and-vaccines.

Anderson, D. J., & Sexton, D. J. (2015). Epidemiology of surgical site infection in adults. In *UpToDate*. Retrieved from www.uptodate.com/contents/epidemiology-of-surgical-site-infection-in-adults.

Armstrong, D. G., & Mayr, A. (2014). Wound healing and risk factors for non-healing. In *UpToDate*. Retrieved from www.uptodate.com/contents/wound-healing-and-risk-factors-for-non-healing.

Centers for Disease Control and Prevention (CDC). (2013a). *Guidance for the selection and use of personal protective equipment (PPE) in healthcare settings*. CDC. Retrieved from www.google.com/webhp?sourceid=chrome-instant&ion=1&espv=2&1e=UTF-

CDC. (2013b). *Diagnoses of HIV infection among adults aged 50 years and older in the United States and dependent areas, 2007–2010*. Retrieved from www.cdc.gov/hiv/pdf/statistics_2010_hiv_surveillance_report_vol_18_no_3.pdf

CDC. (2015a). *HIV in the United States: At a glance*. Retrieved from www.cdc.gov/hiv/statistics/basics/ataglance.html

CDC. (2015b). *Reported STDs in the United States 2014 National Data for Chlamydia, Gonorrhea, and Syphilis.* Retrieved from /www.cdc.gov/std/stats14/std-trends-508.pdf)?

CDC. (2015c). *Hand hygiene in healthcare settings.* CDC. Retrieved from www.cdc.gov/handhygiene/.

CDC. (2015d). *Surgical site infection (SSI) event.* Retrieved from www.cdc.gov/nhsn/PDFs/pscManual/9pscSSIcurrent.pdf

CDC. (2015e). *Youth risk behavior surveillance system (YRBSS).* Retrieved from www.cdc.gov/healthyyouth/data/yrbs/index.tm

CDC. (2015f). *Catheter-associated urinary tract infections (CAUTI).* Retrieved from www.cdc.gov/HAI/ca_uti/uti.html

CDC. (2016). *Urinary tract infection (UTI) event for long-term care facilities.* Retrieved from www.cdc.gov/nhsn/pdfs/ltc/ltcf-uti-protocol-current.pdf

Diaz, V., & Newman, J. (2015). Surgical site infection and prevention guidelines: A primer for certified registered nurse anesthetists. *AANA Journal, 83*(1), 63.

Fekete, T. (2015). Catheter-associated urinary tract infection in adults. In *UpToDate.* Retrieved from www.uptodate.com/contents/catheter-associated-urinary-tract-infection-in-adults.

Franz, M. G., Robson, M. C., Steed, D. L., Barbul, A., Brem, H., Cooper, D. M., ... Wiersema-Bryant, L. (2008). Guidelines to aid healing of acute wounds by decreasing impediments of healing. *Wound Repair and Regeneration, 16*(6), 723-748.

*Geerlings, M. I., Deeg, D. J. H., Penninx, B. W. J. H., Schmand, B., Jonker, C., Bouter, L. M., & Van Tilburg, W. (1999). Cognitive reserve and mortality in dementia: the role of cognition, functional ability and depression. *Psychological Medicine, 29*(5), 1219-1226.

Gouin, J. P., & Kiecolt-Glaser, J. K. (2010). The impact of psychological stress on would healing: Methods and mechanisms. *Immunology and Allergy Clinics of North America, 31*(1): 81-93.

Gould, C. V., Umscheid, C. A., Agarwal, R. K., Kuntz, G., Pegues, D. A., & The Healthcare Infection Control Practices Advisory Committee (HICPAC). (2009). *Guideline for prevention of catheter associated urinary tract infections.* Retrieved from www.cdc.gov/hicpac/pdf/CAUTI/CAUTIguideline-2009final.pdf.

Guo, S., & DiPietro, L. A. (2010). Factors affecting wound healing. *Journal of Dental Research, 89*(3), 219-229.

High, K. (2015). Evaluation of infection in the older adult. In *UptoDate.* Retrieved from www.uptodate.com/contents/evaluation-of-infection-in-the-older-adult?source=search_result&search=infection+in+elderly&selectedTitle=1~150

Hockenberry, M. J., Wilson, D., & Winkelstein, M. L. (2013). Wong's nursing care of infants and children. New York: Elsevier.

*Kovach, T. (1990). Nip it in the bud: Controlling wound infection with preoperative shaving. *Today's O.R. Nurse, 9,* 23-26.

Kwon, S., Thompson, R., & Dellinger, P. (2013). Importance of perioperative glycemic control in general surgery. Surgical care and outcomes assessment program. *Annals of Surgery, 257*(1), 8.

Magill, S. S., Edwards, J. R., Bamberg, W., Beldavs, Z. G., Dumyati, G., Kainer, M. A., ... Ray, S. M. (2014). Multistate point-prevalence survey of health care-associated infections. *New England Journal of Medicine, 370*(13),: 1198--1208.

Miller, C. (2015). *Nursing for wellness in older adults* (7th ed.). Philadelphia: Wolters Kluwer.

Newman, D. K. (2015). Using the bladder scan for bladder volume assessment. In *SeekWellness.* Retrieved from www.seekwellness.com/incontinence/using_the_bladderscan.htm.

O'Grady, N. P., Alexander, M., Burns, L. A., Dellinger, P. E., Garland, J., Heard, S. O., ... The Healthcare Infection Control Practices Advisory Committee (HICPAC). (2011). *Guidelines for the prevention of intravascular catheter-related infections.* Atlanta, GA: Centers for Disease Control and Prevention. Retrieved from www.cdc.gov/hicpac/pdf/guidelines/bsi-guidelines-2011.pdf

Pear, S. M. (2007). *Managing infection control: Patients risk factors and best practices for surgical site infection prevention* (pp. 56-63). Tucson, AZ: University of Arizona.

Price, C. S., Williams, A., Philips, G., Dayton, M., Smith, W., & Morgan, S. (2008). Staphylococcus aureus nasal colonization in preoperative orthopaedic outpatients. *Clinical Orthopaedics and Related Research, 466*(11), 2842-2847.

Schaeffer, A. J. (2015). Placement and management of urinary bladder catheters. In: *UpToDate.* Retrieved from www.uptodate.com/contents/placement-and-management-of-urinary-bladder-catheters?source=search_result&search=Placement+and+management+of+urinary+bladder+catheters&selectedTitle=1~150

Sessler, D. I. (2006). Non-pharmacologic prevention of surgical wound infection. *Anesthesiology Clinics of North America, 24*(2), 279-297.

*Siegel, J. D., Rhinehart, E., Jackson, M., Chiarello, L., & The Healthcare Infection Control Practices Advisory Committee. (2007, June). *2007 guideline for isolation precautions: Preventing transmission of infectious agents in healthcare settings.* Retrieved August 12, 2008, from www.cdc.gov/ncidod/dhqp/pdf/isolation2007.pdf

Sørensen, L. T. (2012). Wound healing and infection in surgery: The pathophysiological impact of smoking, smoking cessation, and nicotine replacement therapy: A systematic review. *Annals of Surgery, 255*(6), 1069-1079. Retrieved from http://archsurg.jamanetwork.com/article.aspx?articleid=1151013

Speaar, M. (2008). Wound care management: Risk factors for surgical site infections. *Plastic Surgical Nursing, 28*(4), 201-204.

Tanner, J., Norrie, P., & Melen, K. (2011). Preoperative hair removal to reduce surgical site infection. *Cochrane Database System Review, 9,* 11.

The Joanna Briggs Institute. (2007). Pre-operative hair removal to reduce surgical site infection. *Best Practice, 11*(4). Retrieved from http://connect.jbiconnectplus.org/ViewSourceFile.aspx?0=4347

Risco de lesão

Alcee, D. (2000). The experience of a community hospital in quantifying and reducing patient falls. Journal of Nursing Care Quality, 14(3), 43-53.

American Academy of Orthopedic Surgeons. (2012). *Lawn mower safety.* Retrieved from www.orthoinfo.org/topic.cfm?topic=A00670

American Academy of Orthopedic Surgeons. (2016). *Bicycle safety* Retrieved from http://orthoinfo.aaos.org/topic.cfm?topic=A00711

Annweiler, C., Montero-Odasso, M., Schott, A. M., Berrut, G., Fantino, B., & Beauchet, O. (2010). Fall prevention and vitamin D in the elderly: An overview of the key role of the non-bone effects. *Journal of Neuroengineering and Rehabilitation*, 7(1), 1.

*Baumann, S. L. (1999). Defying gravity and fears: The prevention of falls in community-dwelling older adults. *Clinical Excellence for Nurse Practitioners*, 3(5), 254–261.

Beling, J., & Roller, M. (2009). Multifactorial intervention with balance training as a core component among fall-prone older adults. *Journal of Geriatric Physical Therapy*, 32(3), 125–133.

Centers for Disease Control and Prevention (CDC). (2001). Smoking and tobacco use. Retrieved from www.cdc.gov/tobacco/data_statistics/

CDC. (2012). *Protect the ones you love: Child injuries are preventable. Journal of the American Geriatrics Society*, 60(1), 124–129. doi:10.1111/j.1532.5415.2011.03767.x. Retrieved from www.cdc.gov/safechild/Child_Injury_Data.html

CDC. (2015). Growing stronger: Strength training for older ADULTS. Retrieved from http://www.cdc.gov/physicalactivity/growingstronger/

CDC. (2016). Deaths: Final data for 2013. Retrieved from www.cdc.gov/nchs/data/nvsr/nvsr64/nvsr64_02.pdf

*Clemen-Stone, E., Eigasti, D. G., & McGuire, S. L. (2001). *Comprehensive family and community health nursing* (6th ed.). St. Louis, MO: Mosby-Year Book.

Gray-Miceli, D., Ratcliffe, S. J., & Johnson, J. (2010). Use of a postfall assessment tool to prevent falls. *Western Journal of Nursing Research*, 32(7):932–948.

Grossman, S., & Porth, C. A. (2014). *Porth's pathophysiology: Concepts of altered health states* (9th ed.). Philadelphia: Wolters Kluwer.

Himes, C. L., & Reynolds, S. L. (2012). Effect of obesity on falls, injury, and disability. *Journal of the American Geriatrics Society*, 60(1), 124–129. doi:10.1111/j.1532-5415.2011.03767.x

Hockenberry, M. J., & Wilson, D. (2015). *Wong's essentials of pediatric nursing* (10th ed.). New York: Elsevier.

Jefferis, B. J., Iliffe, S., Kendrick, D., Kerse, N., Trost, S., Lennon, L. T., ... & Whincup, P. H. (2014). How are falls and fear of falling associated with objectively measured physical activity in a cohort of community-dwelling older men? *BMC geriatrics*, 14(1), 114. Retrieved from www.biomedcentral.com/1471-2318/14/114

Kaufmann, H., Freeman, R., & Kaplan, N. M. (2010). Treatment of orthostatic and postprandial hypotension. In *UpToDate*. Retrieved from www.uptodate.com/patients/content/topic.do?topicKey=~tbbgIjyWVqqVE5

Kaufman, H., & Kaplan, N. M. (2015a). Mechanisms, causes, and evaluation of orthostatic hypotension. In *UpToDate*. Retrieved from www.uptodate.com/contents/mechanisms-causes-and-evaluation-of-orthostatic-hypotension.

Kaufman H., & Kaplan, N. M. (2015b). Treatment of orthostatic and postprandial hypotension. In *UpToDate*. Retrieved from www.uptodate.com/contents/treatment-of-orthostatic-and-postprandial-hypotension.

Lancaster, A. D., Ayers, A., Belbot, B., Goldner, V., Kress, L., Stanton, D., ... Sparkman, L. (2007). Preventing falls and eliminating injury at Ascension Health. *Joint Commission Journal on Quality and Patient Safety*, 33(7), 367–375.

Miller, C. (2015). *Nursing for wellness in older adults* (7th ed.). Philadelphia: Wolters Kluwer.

Misra, A. (2014). *Common sports injuries: Incidence and average charges*. Washington, DC: Department of Health and Human Services. Retrieved from http://aspe.hhs.gov/health/reports/2014/SportsInjuries/ib_SportsInjuries.pdf

Morse, J. (2009). *Preventing patient falls: Establishing a fall intervention program* (2nd ed.). New York. Springer Publishing Company.

National Safety Council. (2014). Injury and fatality statistics and trends. Retrieved from www.nsc.org/newsdocuments/2014-press-release-archive/3-25-2014-injury-facts-release.pdf

*Podsiadlo, D., & Richardson, S. (1991). The timed 'Up and Go' test: A test of basic functional mobility for frail elderly persons. *Journal of American Geriatric Society*, 39, 142–148. Retrieved August 2, 2012, from www.fallrventiontaskforce.orgpdf.Timed UpandGoTest.pdf

Perlmuter, L. C., Sarda, G., Casavant, V., & Mosnaim, A. D. (2013). A review of the etiology, asssociated comorbidities, and treatment of orthostatic hypotension. *American journal of therapeutics*, 20(3), 279–291.

*Riefkohl, E. Z., Bieber, H. L., Burlingame, M. B., & Lowenthal, D. T. (2003). Medications and falls in the elderly: A review of the evidence and practical considerations. *Pharmacy&Therapeutics*, 28(11), 724–733.

*Schoenfelder, D. P. (2000). A fall prevention program for elderly individuals. *Journal of Gerontological Nursing*, 26(3), 43–45.

*Shields, B. J., & Smith, G. A. (2006). Success in the prevention of infant walker-related injuries: An analysis of national data, 1990–2001. *Pediatrics*, 117(3), e452–e459.

Osteoporose

*Eastell, R., Boyle, I., Compston, J., Cooper, C., Fogelman, I., Francis, R. M., ... Stevenson, J. C. (1998). Management of male osteoporosis: Report of the UK Consensus Group. *Quarterly Journal of Medicine*, 91(2), 71–92.

*Hansen, L. B., & Vondracek, S. F. (2004). Prevention and treatment of nonpostmenopausal osteoporosis. *American Journal of Health System Pharmacy*, 61(24), 2637–2654.

*Lindsay, R. (1989). Osteoporosis: An updated approach to prevention and management. *Geriatrics*, 44(1), 45–54.

Sommers, M. S., Johnson, S. A., & Berry, T. A. (2007). *Diseases and disorders: A nursing therapeutic manual* (3rd ed.). Philadelphia: F. A. Davis.

*Woodhead, G., & Moss, M. (1998). Osteoporosis: Diagnosis and prevention. *Nursing Practitioner*, 23(11), 18, 23–24, 26–27, 31–32, 34–35.

Recursos da internet

American Society of Aging. *The live well, live long: Health promotion and disease prevention for older adults*. www.cdc.gov/agency.htm

Centers for Disease Control and Prevention, www.cdc.gov/aging.htm.

Mayo Clinic, www.mayo.edu

Risco de aspiração

American Association of Critical Care Nurses. (2011). *Prevention of aspiration*. Aliso Viejo, CA: Author. Retrieved from www.aacn.org/wd/practice/docs/practicealerts/prevention-aspiration-practice-alert.pdf?menu=aboutus

Goldsmith, T., & Cohen, A. K. (2014). Swallowing disorders and aspiration in palliative care: Assessment and strategies for management. In *UpToDate*. Retrieved from www.uptodate.com/contents/swallowing-disorders-and-aspiration-in-palliative-care-assessment-and-strategies-for-management

Risco de lesão por posicionamento perioperatório

Conner, R. L. (2006). Preventing intraoperative positioning injuries. *Nursing Management*, 37(7, Suppl), 9–10. Retrieved from www.nursingcenter.com/journalarticle?Article_ID=-655629

*Martin, J. T. (2000). Positioning aged patients. *Geriatric Anesthesia*, 18, 1.

*Rothrock, J. C. (2003). *Alexander's care of the patient in surgery* (12th ed.). St. Louis: Mosby.

Webster, K. (2012). *Peripheral nerve injuries and positioning for general anesthesia*. London: World Federation of Societies of Anesthesiologists. Retrieved from www.frca.co.uk/Documents/258 Peripheral Nerve Injuries and Positioning for Anaesthesia.pdf

Risco de quedas

Himes, C. L., & Reynolds, S. L. (2014). *NSC releases latest injury and fatality statistics and trends*. Itasca, IL: National Safety Council. Retrieved from www.nsc.org/newsdocument/2014-press-release-archive/3-25-2014-injury-facts-release.pdf

Jefferis, B. J., Iliffe, S., Kendrick, D., Kerse, N., Trost, S., Lennon, L. T., ... Whincup, P. H. (2014). How are falls and fear of falling associated with objectively measured physical activity in a cohort of community-dwelling older men? *BMC geriatrics*, 14(1), 114.

Kaufman, H., & Kaplan, N. M. (2015a). Mechanisms, causes, and evaluation of orthostatic hypotension. In *UpToDate*. Retrieved from www.uptodate.com/contents/mechanisms-causes-and-evaluation-of-orthostatic-hypotension.

Kaufman H., & Kaplan, N. M. (2015b). Treatment of orthostatic and postprandial hypotension. In *UpToDate*. Retrieved from www.uptodate.com/contents/treatment-of-orthostatic-and-postprandial-hypotension.

Lancaster, A. D., Ayers, A., Belbot, B., Goldner, V., Kress, L., Stanton, D., ... Sparkman, L. (2007). Preventing falls and eliminating injury at Ascension Health. *Joint Commission journal on quality and patient safety*, 33(7), 367–375.

Perlmuter, L. C., Sarda, G., Casavant, V., & Mosnaim, A.D. (2013). A review of the etiology associated comorbidities and treatment of orthostatic hypotension. *American Journal of Therapeutics*, 20, 279.

*Shields, B. J., & Smith, G. A. (2006). Success in the prevention of infant walker-related injuries: An analysis of national data. *Pediatrics*, 117(3), e452–459.

Recursos da internet

Centers for Disease Control and Prevention. (2011). Retrieved August 8, 2011 from www.cdc.gov/tobacco/data

Professional Assisted Cessation Therapy (PACT), www.endsmoking.org

Tobacco.org, www.tobacco.org

Risco de reação adversa a meio de contraste com iodo

American College of Radiology Committee on Drugs and Contrast Media. (2013). *ACR manual on contrast media: Version 9*. Reston, VA: American College of Radiology. Retrieved from www.acr.org/quality-%20safety/resources/~/media/37D84428BF1D4E1B9A3A2918DA9E27A3.pdf/

*Maguire, D., Walsh, J. C., & Little, C. L. (2004). The effect of information and behavioral training on endoscopy patient's clinical outcomes. *Patient Education Counsel*, 54(1), 61–65.

Pasternak, J., & Williamson, E. (2012). Clinical pharmacology, uses, and adverse reactions of iodinated contrast agents: A primer for the non-radiologist. *Mayo Clinical Proceedings*, 87(4), 390–402. Retrieved from www.ncbi.nlm.nih.gov/pmc/articles/PMC3538464/

Robbins, J. B., & Pozniak, M. A. (2010). *Contrast media tutorial*. Retrieved from www.radiology.wisc.edu/fileShelf/contrast-Corner/files/ContrastAgentsTutorial.pdf

Siddiqi, N. (2011). Contrast medium reactions. In *Medscape*. Retrieved from http://emedicine.medscape.com/article/422855-overview

Siddiqi, N. (2015). Contrast medium reactions. In *Medscape*. Retrieved from http://emedicine.medscape.com/article/422855-overview

Singh, J., & Daftary, A. (2008). Iodinated contrast media and their adverse reactions. *Journal of Nuclear Medicine Technology*, 36(2), 69–74.

Risco de recuperação cirúrgica retardada

*Akbari, C. M., Saouaf, R., Barnhill, D. F., Newman, P. A., LoGerfo, F. W., & Veves, A. (1998). Endothelium-dependent vasodilatation is impaired in both microcirculation and macrocirculation during acute hyperglycemia. *Journal of Vascular Surgery*, 28(4), 687–694.

Armstrong, D. O., & Meyt, A. J. (2014). Wound healing and risk factors for non-healing. In *UpToDate*. Retrieved from www.uptodate.com/contents/wound-healing-and-risk-factors-for-non-healing

Centers for Disease Prevention and Control. (2015). *Surgical site infection (SSI) event*. Retrieved from www.cdc.gov/nhsn/PDFs/pscManual/9pscSSIcurrent.pdf

*Cheadle, W. G. (2006). Risk factors for surgical site infection. *Surgical Infections*, 7(Suppl 1), S7–S11.

Franz, M. G., Robson, M. C., Steed, D. L., Barbul, A., Brem, H., Cooper, D. M., ... Wiersema-Bryant, L. (2008). Guidelines to aid healing of acute wounds by decreasing impediments of healing. *Wound Repair and Regeneration*, 16(6), 723–748.

*Geerlings, M. I., Deeg, D. J. H., Penninx, B. W. J. H., Schmand, B., Jonker, C., Bouter, L. M., & Van Tilburg, W. (1999). Cognitive reserve and mortality in dementia: the role of cognition, functional ability and depression. *Psychological Medicine*, 29(5), 1219–1226.

Giardina, E. G. (2015). Cardiovascular effects of nicotine. In *UpToDate*. Retrieved from www.uptodate.com/contents/cardiovascular-effects-of-nicotine

Guo, S., & DiPietro, L. A. (2010). Factors affecting wound healing. *Journal of Dental Research*, 89(3), 219–229.

Hart, S. R., Bordes, B., Hart, J., Corsino, D., & Harmon, D. (2011). Unintended perioperative hypothermia. *The Ochsner Journal*, 11(3), 259–270.

Pear, S. M. (2007). *Managing infection control: Patients risk factors and best practices for surgical site infection prevention* (pp. 56–63). Tucson, AZ: University of Arizona.

Price, C. S., Williams, A., Philips, G., Dayton, M., Smith, W., & Morgan, S. (2008). Staphylococcus aureus nasal colonization in preoperative orthopaedic outpatients. *Clinical Orthopaedics and Related Research, 466*(11), 2842–2847.

Sørensen, L. T. (2012). Wound healing and infection in surgery: The pathophysiological impact of smoking, smoking cessation, and nicotine replacement therapy: A systematic review. *Annals of Surgery, 255*(6), 1069–1079. Retrieved from http://archsurg.jamanetwork.com/article.aspx?articleid=1151013

Speaar, M. (2008). Wound care management: Risk factors for surgical site infections. *Plastic Surgical Nursing, 28*(4), 201–204.

Risco de resposta alérgica

Asthma and Allergy Foundation of America. (2011). *Reducing allergens in the home: A room-by-room guide*. Retrieved from msdh.ms.gov/msdhsite/_static/resources/2111.pdf

Burks, W. (2014). Patient information: Food allergy symptoms and diagnosis (beyond the basics). In *UpToDate*. Retrieved from www.uptodate.com/contents/food-allergy-symptoms-and-diagnosis-beyond-the-basics

Mayo Clinic Staff. (2011). *Allergy-proof your house*. Retrieved from www.mayoclinic.com/health/allergy/HQ01514

Porth, C. M., Gaspard, K. J., & Noble, K. A. (2010). *Essentials of pathophysiology: Concepts of altered health states*. Philadelphia: Lippincott Williamson and Wilkins.

Risco de síndrome da morte súbita do lactente

American Academy of Pediatrics. (2000). Task force on infant sleep position and Sudden Infant Death Syndrome: Changing concepts of Sudden Infant Death Syndrome; Implications for infants' sleeping environment and sleep position. *Pediatrics, 105*(3), 650–656.

American Association of Pediatrics. (2011). Task Force on sudden infant death syndrome (SIDS) and other sleep-related infant deaths: Expansion of recommendations for a safe infant sleeping environment. *Pediatrics*; 128, 1030.

Anderson, J. E. (2000). Co-sleeping: Can we ever put the issue to rest? *Contemporary Pediatrics, 17*(6), 98–102, 109–110, 113–114.

Centers for Disease Control and Prevention. (2015). Sudden unexpected infant death and sudden infant death syndrome. Retrieved from www.cdc.gov/sids/data.html

Corwin, M. J. (2015). Sudden infant death syndrome. In *UpToDate*. Retrieved from www.uptodate.com/contents/sudden-infant-death-syndrome-risk-factors-and-risk-reduction-strategies

*Sherratt, S. (1999). The pros & cons of movement monitors. *British Journal of Midwifery, 7*(9), 569–572.

Risco de síndrome do desuso

*Christian, B. J. (1982). Immobilization: Psychosocial aspects. In C. Norris (Ed.), *Concept clarification in nursing*. Rockville, MD: Aspen Publications.

Jiricka, M. K. (2008). Activity tolerance and fatigue pathophysiology: Concepts of altered health states. In: C. M. Porth (Ed.), *Essentials of pathophysiology: Concepts of altered Health States*. Philadelphia: Lippincott Williams & Wilkins.

Kalisch, B. J., Lee, S., Dabney, B. W. (2013). Outcomes of inpatient mobilization: A literature review. *Journal of Clinical Nursing*. Retrieved from www.rgpeo.com/media/61250/jcn%20outcomes.pdf

Lim, R., Lewis, E., Bowles, S., Goenka, N., Joseph, F., & Ewins, D. (2011). *Immobility: A rare cause of hypercalcaemia*. Endocrine Abstracts, 25, 22.

*Maher, A., Salmond, S., & Pellino, T. (2006). *Orthopedic nursing* (3rd ed.). Philadelphia: W. B. Saunders.

*Nigam, Y., Knight, J., Jones, A. (2009). The physiological effects of bed rest and immobility—Part 3. *Nursing Times, 105*(23), 18–22.

*Stuemple, K. J., & Drury, D. G. (2007). The physiological consequences of bed rest. *JEP Online, 10*(3), 32–41. Retrieved from http://cupola.gettysburg.edu/cgi/viewcontent.cgi?article=1029&context=healthfac

*Timmerman, R. A. (2007). A mobility protocol for critically ill adults. *Dimensions of Critical Care Nursing, 26*(5), 175–179.

Zomorodi, M., Topley, D., & McAnaw, M. (2012). Developing a mobility protocol for early mobilization of patients in a surgical/trauma ICU. *Critical Research and Practice, 2012*, 10. Retrieved from www.hindawi.com/journals/ccrp/2012/964547/

Risco de solidão

*Bidwell, R. J., & Deisher, R. W. (1991). Adolescent sexuality: Current issues. *Pediatric Annals, 20*, 293–302.

ElSadr, C. B., Noureddine, S., & Kelley, J. (2009). Concept analysis of loneliness with implications for nursing diagnosis. *International Journal of Nursing Terminologies and Classifications, 20*(1), 25–33.

*Elsen, J., & Blegen, M. (1991). Social isolation. In M. Maas, K. Buckwalter, & M. Hardy (Eds.), *Nursing diagnoses and interventions for the elderly*. Redwood City, CA: Addison-Wesley Nursing.

Hawkley, L. C., & Cacioppo, J. C. (2010). Loneliness matters: A theoretical and empirical review of consequences and mechanisms. *Annals of Behavioral Medicine, 40*, 218–227. Retrieved at http://psychology.uchicago.ecu/people/faculty/cacioppo/abm218.pdf

*Hillestad, E. A. (1984). Toward understanding of loneliness. In *Proceedings of conference on spirituality*. Milwaukee, WI: Marquette University.

Holt-Lunstad, J., Smith, T. B., & Layton, J. B. (2010). Social relationships and mortality risk: A meta-analytic review. *PLoS Medicine, 7*(7), 859.

Holt-Lunstad, J., Smith, T. B., Baker, M., Harris, T., & Stephenson, D. (2015). Loneliness and social isolation as risk factors for mortality: A meta-analytic review. *Perspectives on Psychological Science, 10*(2), 227–237.

*Longino, C. F., & Karl, C. S. (1982). Explicating activity theory: A formal replication. *Journal of Gerontology, 37*, 713–722.

Miller, C. (2015). *Nursing for wellness in older adults* (7th ed.). Philadelphia: Wolters Kluwer.

Osborne, J. W. (2012). Psychological effects of the transition to retirement. *Canadian Journal of Counseling and Psychotherapy, 46*(1), 45–58.

Singh, A., & Misra, N. (2009). Loneliness, depression and sociability in old age. *Industrial Psychiatry Journal, 18*(1), 51–55.

Uchino, B. N. (2006). Social support and health: a review of physiological processes potentially underlying links to disease outcomes. *Journal of Behavioral Medicine, 29*(4):377–387.

Wang, M., & Hesketh, B. (2012). *Achieving well-being in retirement: Recommendations from 20 years' society for industrial and organizational psychology.* Bowling Green, OH: Society for Industrial and Organizational Psychology, Older Work Employment, Retirement.

*Warnick, J. (1993). *Listening with different ears: Counseling people over sixty.* Ft. Bragg CA: QED Press.

Risco de transmissão de infecção

Centers for Disease Control and Prevention. (2015). *HIV in the United States: At a glance.* Retrieved from www.cdc.gov/hiv/statistics/basics/ataglance.html.

Cohen, M. S., Hoffman, I. F., Royce, R. A., Kazembe, P., Dyer, J. R., Daly, C. C., ... Eron, J. J. (1997). Reduction of concentration of HIV-1 in semen after treatment of urethritis: Implications for prevention of sexual transmission of HIV-1. *The Lancet, 349*(9069), 1868–1873.

Grant, R. M., Lama, J. R., Anderson, P. L., McMahan, V., Liu, A. Y., Vargas, L., ... Montoya-Herrera, O. (2010). Preexposure chemoprophylaxis for HIV prevention in men who have sex with men. *New England Journal of Medicine, 363*(27), 2587–2599.

Recursos da internet

Association for Professionals in Infection Control, www.apic.org

Centers for Disease Control and Prevention, www.cdc.gov

National Center for Infectious Disease, www.cdc.gov/ncidod/nicid.htm

Risco de trauma vascular

Al-Benna, S., O'Boyle, C., & Holley, J. (2013). Extravasation injuries in adults. *ISRN Dermatology, 2013,* 8. Retrieved from www.ncbi.nlm.nih.gov/pmc/articles/PMC3664495/

Hayden, B. K., & Goodman, M. (2005).Chemotherapy: principles of administration. In C. H. Yarbro, M. H. Frogge, & M. Goodman (Eds.), *Cancer nursing principles and practice* (6th ed., pp 361–364). Boston: Jones and Bartlett Publishers.

Payne, A. S., & Savares, D. M. (2015). Extravasation injury from chemotherapy and other non-antineoplastic vesicants. In *UpToDate.* Retrieved from www.uptodate.com/contents/extravasation-injury-from-chemotherapy-and-other-non-antineoplastic-v

Risco de violência

Centers for Disease Control and Prevention. (2013). 10 leading causes of death by age group, United States—2013. Retrieved from www.cdc.gov/injury/wisqars/pdf/leading_causes_of_death_by_age_group_2013-a.pdf

Child Trends DataBank. (2015). *Child maltreatment.* Retrieved from www.childtrends.org/?indicators=child-maltreatment

*Del Vecchio, T., & O'Leary, K. D. (2004). The effectiveness of anger treatments for specific anger problems: A meta-analytic review. *Clinical Psychology Review, 24,* 15–34.

*Edari, R., & McManus, P. (1998). Risk and resiliency factors for violence. *Pediatric Clinics of North America, 45*(2), 293–303.

Farrell, S., Harmon, R., & Hastings, S. (1998). Nursing management of acute psychotic episodes. *Nursing Clinics of North America, 33*(1), 187–200.

Gun Violence Archive. (2015). Retrieved from www.gunviolencearchive.org/past-tolls

Kochanek, K. D., Xu, J., Murphy, S. L., Miniño, A. M., & Kung, H. C. (2011). Deaths: Final data for 2009. *National vital statistics reports.* Centers for Disease Control and Prevention, National Center for Health Statistics, National Vital Statistics System, *60*(3), 1–116.

*Norris, M., & Kennedy, C. (1992). How patients perceive the seclusion process. *Journal of Psychosocial Nursing. 23*(6), 7–13.

Roche, M., Diers, D., Duffield, C., & Catling-Paull, C. (2010). Violence toward nurses, the work environment, and patient outcomes. *Journal of Nursing Scholarship, 42*(1), 13–22.

*Veenema, G. (2006). Children's exposure to community violence. *Journal of Nursing Scholarship, 33*(2), 167–173.

*Willis, E., & Strasburger, V. (1998). Media violence. *Pediatric Clinics of North America, 45*(2), 319–331.

Sentimento de impotência

Abad-Corpa, E., Gonzalez-Gil, T., Martínez-Hernández, A., Barderas-Manchado, A. M., De la Cuesta-Benjumea, C., Monistrol-Ruano, O., & Mahtani-Chugani, V. (2012). Caring to achieve the maximum independence possible: A synthesis of qualitative evidence on older adults' adaptation to dependency. *Journal of Clinical Nursing, 21*(21/22), 3153–3169. doi:10.1111/j.1365-2702.2012.04207

Andrews, M., & Boyle, J. (2012). *Transcultural concepts in nursing* (8th ed.). Philadelphia: Lippincott Williams & Wilkins.

*Burkhart, P. V, & Rayens, M. K. (2005). Self-concept and health focus of control: Factors related to children's adherence to recommended asthma regimen. *Pediatric Nursing, 31*(5), 404–409.

*Garrett, P. W., Dickson, H. G., Young, L., & Whelan, A. K. (2008). "The Happy Migrant Effect": Perceptions of negative experiences of healthcare by patients with little or no English: A qualitative study across seven language groups. *Quality and Safety in Health Care, 17*(2), 101–103.

Giger, J. (2013). *Transcultural nursing: Assessment and intervention* (6th ed.). St. Louis, MO: Mosby-Year Book.

Haugan, G., Innstrand, S. T., & Moksnes, U. K. (2013). The effect of nurse-patient interaction on anxiety and depression in cognitively intact nursing home patients. *Journal of Clinical Nursing, 22*(15/16), 2192–2205. doi:10.1111/jocn.12072

Hinton, R., & Earnest, J. (2010). 'I worry so much I think it will kill me': Psychosocial health and the links to the conditions of women's lives in Papau New Guinea. *Health Sociology Review, 19*(1), 5–17.

Hockenberry, M. J., & Wilson, D. (2015). Wong's essentials of pediatric nursing (10th ed.). New York: Elsevier.

*Johansson, K., Salantera, S., & Katajisto, J. (2007). Empowering orthopaedic patients through preadmission education: Results from a clinical study. *Patient Education and Counseling, 66*(1), 84–91.

Meeker, M.A., Waldrop, D. P., Schneider, J., Case, A. A. (2013). Contending with advanced illness: Patient and caregiver perspectives. *Journal of Pain & Symptom Management, 47*(5), 887–895. doi:10.1016/j.jpainsymman.2013.06.009

*Nápoles-Springer, A., Ortíz, C., O'Brien, H., & Díaz-Méndez, M. (2009). Developing a culturally competent peer support intervention for Spanish-speaking Latinas with

breast cancer. *Journal of Immigrant & Minority Health, 11*(4), 268–280. doi:10.1007/s10903-008-9128-4

Orzeck, T., Rokach, A., & Chin, J. (2010). The effects of traumatic and abusive relationships. *Journal of Loss & Trauma, 15*(3), 167–192. doi:10.1080/15325020903375792

*Stang, I., & Mittelmark, M. B. (2008). Learning as an empowerment process in breast cancer self-help groups. *Journal of Clinical Nursing, 18*(14), 2049–2057.

*Stephenson, C. A. (1979). Powerless and chronic illness: Implications for nursing. *Baylor Nursing Educator, 1*(1), 17–23.

*Thomas, S. A., & Gonzalez-Prendes, A. (2009). Powerless, anger, and stress in African American women: Implications for physical and emotional health. *Health Care for Women International, 30*(1/2), 93–113. doi:10.1080/07399330802523709

Síndrome do déficit no autocuidado

Gulic, D. (2013). *Ortho notes: Clinical examination pocket guide (Davis's Notes)* (3rd ed.). Philadelphia: FA Davis.

*Mosher, R. B., & Moore, J. B. (1998). The relationship of self-concept & self-care in children with cancer. *Nursing Science Quarterly, 11*(3), 116–122.

Síndrome do estresse por mudança

*Armer, J. M. (1996). An exploration of factors influencing adjustment among relocating rural elders. *Image, 28*(1), 35–39.

*Barnhouse, A. H., Brugler, C. J., & Harkulich, J. T. (1992). Relocation stress syndrome. *International Journal of Nursing Terminologies and Classifications, 3*(4), 166–168.

Beck, K. D., & Luine, V. N. (2002). Sex differences in behavioral and neurochemical profiles after chronic stress: Role of housing conditions. *Physiology & Behavior, 75*(5), 661–673.

*Beirne, N. F., Patterson, M. N., Galie, M., & Goodman, P. (1995). Effects of a fast-track closing on a nursing facility population. *Health and Social Work, 20*, 117–123.

Buhs, E. S., Ladd, G. W., & Herald, S. L. (2006). Peer exclusion and victimization: Processes that mediate the relation between peer group rejection and children's classroom engagement and achievement?. *Journal of Educational Psychology, 98*(1), 1–13

*Chaboyer, W., Thalib, L., Foster, M., Ball, C., & Richards, B. (2008). Predictors of adverse events in patients after discharge from the intensive care unit. *American Journal of Critical Care, 17*(3), 255–263.

Chrisitie, L. (2014). *Foreclosures hit six-year low in 2013*. Retrieved from http://money.cnn.com/2014/01/16/real_estate/foreclosure-crisis/

*Davies, S., & Nolan, M. (2004). Making the move: Relatives' experiences of the transition to a new home. *Health and Social Care in the Community, 12*(6), 517–523.

Droogh, J. M., Smit, M., Absalom, A. R., Ligtenberg, J. J., & Zijlstra, J. G. (2015). Transferring the critically ill patient: are we there yet?. *Critical Care, 19*, 62.

*Flanagan, V., Slattery, M. J., Chase, N. S., Meade, S. K., & Cronenwett, L. R. (1996). Mothers' perceptions of the quality of their infants' back transfer: Pilot study results. *Neonatal Network, 15*(2), 27–33.

Goldfrad, C., & Rowan, K. (2000). Consequences of discharges from intensive care at night. *The Lancet, 355*(9210), 1138–1142.

Häggström, M., & Bäckström, B. (2014). Organizing safe transitions from intensive care. *Nursing Research and Practice* Article ID 175314

Harris-Kojetin, L., Sengupta, S., Park-Lee, E., & Valverde, R. (2013). Long-term care services in the United States: 2013 overview. *National Centerfor Health Statistics. Vital Health Statistics 3*(37), 1–107.

Hockenberry, M. J., & Wilson, D. (2015). *Wong's essentials of pediatric nursing* (10th ed.). New York: Elsevier.

*Houser, D. (1974). Safer care of MI patient. *Nursing 74, 4*(7), 42–47.

Jacobsen, M. A. (2011). *Reducing relocation stress senior care coalition*. Retrieved from www.seniorcarecoalition.org/articles/reducing-relocation-stress

*Johnson, R. A., & Tripp-Reimer, T. (2001). Relocation among ethnic elders. *Journal of Gerontological Nursing, 27*(6), 22–27.

Kaplan, D. B., Barbara, J., Berkman, B. B. (2013). *Effects of life transitions on the elderly*. Retrieved from www.merckmanuals.com/professional/geriatrics/social-issues-in-the-elderly/effects-of-life-transitions-on-the-elderly

Laupland, K. B., Zahar, J. R., Adrie, C., Minet, C., Vésin, A., Goldgran-Toledano, D., ... & Jamali, S. (2012). Severe hypothermia increases the risk for intensive care unit–acquired infection. *Clinical infectious diseases*, 54:1064–1070.

*Longino, C. F., & Bradley, D. E. (2006). Internal and international migration. In R. H. Binstock & L. K. George (Eds.), *Handbook of aging and social services* (6th ed., pp. 76–93). San Diego: Academic Press.

*Lutgendorf, S. K., Reimer, T. T., Harvey, J. H., Marks, G., Hong, S. Y., Hillis, S. L., & Lubaroff, D. M. (2001). Effects of housing relocation on immunocompetence and psychosocial functioning in older adults. Journal of Gerontology Series A: Biological Sciences and Medical Sciences, 56(2), M97–M105.

*Meacham, C. L., & Brandriet, L. M. (1997). The response of family and residents to long-term care placement. *Clinical Gerontologist, 18*(1), 63–66.

*Mitchell, M. G. (1999). The effects of relocation of elderly. *Perspectives in Gerontological Nursing, 23*(1), 2–7.

*Mitchell, M. L., Courtney, M., & Coyer, F. (2003). Understanding uncertainty and minimizing families' anxiety at the time of transfer from intensive care. *Nursing Health Science, 5*(3), 207–211.

O'Riley, A., Nadorff, M. R., Conwell, Y., & Edelstein, B. (2013). Challenges associated with managing suicide risk in long-term care facilities. *Annals of Long-Term Care, 21*(6), 28–34.

*Priestap, F. A., & Martin, C. M. (2006). Impact of intensive care unit discharge time on patient outcome. *Critical care medicine, 34*(12), 2946–2951.

*Puskar, K. R. (1986). The usefulness of Mahler's phases of the separation-individuation process in providing a theoretical framework for understanding relocation. *Maternal-Child Nursing Journal, 15*(1), 15–22.

*Puskar, K. R. (1990). Relocation support groups for corporate wives. *American Association of Occupational Health Nurses Journal, 38*(1), 25–31.

*Puskar, K. R., & Dvorsak, K. G. (1991). Relocation stress in adolescents: Helping teenagers cope with a moving dilemma. *Pediatric Nursing, 17*, 295–298.

*Puskar, K. R., & Rohay, J. M. (1999). School relocation and stress in teens. *Journal of School Nursing, 15*(1), 16–22.

*Reinardy, J. R. (1995). Relocation to a new environment: Decisional control and the move to a nursing home. *Health and Social Work*, 20(1), 31–38.

*Rodgers, W. L. (1986). Comparisons of two sampling frames for surveys of the oldest old. In R. B. Warnecke, (Ed.), *Health survey research methods*. DHHS Publication No. (PHS)96-1013. Centers for Disease Control, National Center for Health Statistics, Public Health Service, U.S. Department of Health and Human Services.

Singh, S. P., Winsper, C., Wolke, D., & Bryson, A. (2014). School mobility and prospective pathways to psychotic-like symptoms in early adolescence: A prospective birth cohort study. *Journal of the American Academy of Child & Adolescent Psychiatry*, 53(5), 518–527.e1.

Substance Abuse and Mental Health Services Administration. (2011). *Results from the 2011 National Survey on drug use and health: Summary of national findings*. Retrieved from http://archive.samhsa.gov/data/NSDUH/2k11results/nsduhresults2011.pdf

*Wilson, S. A. (1997). The transition to nursing home life: A comparison of planned and unplanned admissions. *Journal of Advanced Nursing*, 26(5), 864–871.

Síndrome do idoso frágil

Ahmed, N., Mandel, R., & Fain, M. (2007). Frailty: An emerging geriatric syndrome. *The American Journal of Medicine*, 120, 748–753. doi:10.1016/j.amjmed.2006.10.018

*Blaum, C. S., Xue, Q. L., Michelon, E., Semba, R. D., & Fried, L. P. (2005). The association between obesity and the frailty syndrome in older women: The Women's Health and Aging Studies. *Journal of the American Geriatrics Society*, 53(6), 927–934.

Byard, R. W. (2015). Frailty syndrome—Medicolegal considerations. *Journal of Forensic and Legal Medicine*, 30, 34–38. doi:10.1016/j.jflm.2014.12.016

Clegg, A., Young, J. Y., LLiffe, S., Rikkert, M. O., & Rockwood, K. (2013). Frailty in elderly people. *Lancet*, 381, 752–762. doi:10.1016/SO140-6736(12)62167-9.

deVries, N. M., Staal, J. B., vanRavensberg, C. D., Hobbelen, J. S. M., Olde Rikkert, M. G. M., & Nijhuis-van der Sanden, M. W. G. (2011). Outcome instruments to measure frailty: A systematic review. *Ageing Research Reviews*, 10, 104–114. doi:10.1016/j.arr.2010.09.001.

Ensrud, K. E., Blackwell, T. L., Cauley, J. A., Cummings, S. R., Barrett-Connor, E., Dam, T. T. L., ... Cawthon, P. M. (2011). Circulating 25-hydroxyvitamin D levels and frailty in older men: The osteoporotic fractures in men study. *Journal of the American Geriatrics Society*, 59(1), 101–106.

*Fried, L. P., Tangen, C. M., Walston, J., Newman, A. B., Hirsch, C., Gottdiener, J., ... McBurnie, M. A. (2001). Frailty in older adults evidence for a phenotype. *The Journals of Gerontology Series A: Biological Sciences and Medical Sciences*, 56(3), M146–M157. Retrieved from www.ncbi.nlm.nih.gov/pubmed/11253156

Janssen, H. C., Samson, M. M., & Verhaar, H. J. (2002). Vitamin D deficiency, muscle function, and falls in elderly people. *The American Journal of Clinical Nutrition*, 75(4), 611–615.

Kennel, K., Drake, M., & Hurley, D. (2010). Vitamin D deficiency in adults: When to test and how to treat. Mayo Clinic Proceedings, 85(8), 752–758. Retrieved from www.mayoclinicproceedings.org/article/S0025-6196(11)60190-0/

Palace, Z. J., & Flood-Sukhdeo, J. (2014). The frailty syndrome. *Today's Geriatric Medicine*, 7(1), 18.

Pijpers, E., Ferreira, I., Stehouwer, C. D., & Kruseman, A. C. N. (2012). The frailty dilemma. Review of the predictive accuracy of major frailty scores. *European Journal of Internal Medicine*, 23(2), 118–123. doi:10.1016/j.ejim.2011.09.003

*Rockwood, K. (2005). Frailty and its definition: A worthy challenge. *Journal of the American Geriatrics Society*, 53(6), 1069–1070.

*Walston, J., Hadley, E. C., Ferrucci, L., Guralnik, J. M., Newman, A. B., Studenski, S. A., ... Fried, L. P. (2006). Research agenda for frailty in older adults: Towards a better understanding of physiology and etiology. *Journal of the American Geriatrics Society*, 54(6), 991–1001.

Xue, Q. L. (2011). The frailty syndrome: Definition and natural history. *Clinics in Geriatric Medicine*, 27(1), 1–15. Retrieved from www.ncbi.nlm.nih.gov/pmc/articles/PMC3028599/

Síndrome pós-trauma e Síndrome do trauma de estupro

Acierno, R., Hernandez, M. A., Amstadter, A. B., Resnick, H. S., Steve, K., Muzzy, W., & Kilpatrick, D. G. (2010). Prevalence and correlates of emotional, physical, sexual, and financial abuse and potential neglect in the United States: The National Elder Mistreatment Study. *American Journal of Public*, 100(2), 292–297.

Bernardy, N., Lund, B., Alexander, B., & Friedman, M. (2013). Increased polysedative use in veterans with posttraumatic stress disorder. Pain Medicine. doi: 10.1111/pme.12321

Boyd, M. A. (2012). Psychiatric nursing: Contemporary practice (5th ed.). Philadelphia: Lippincott Williams & Wilkins.

*Burgess, A. W. (1995). Rape-trauma syndrome: A nursing diagnosis. *Occupational Health Nursing*, 33(8), 405–410.

*Burgess, A. W., Dowdell, R. N., & Prentley, R. (2000). Sexual abuse of nursing home residents. *Journal of Psychosocial Nursing*, 38(6), 10–18.

*Carson V. M., & Smith-DiJulio, K. (2006). Sexual assault. In E. Varcarolis, V. M. Carson, & N. C. Shoemaker (Eds.), *Foundations of psychiatric-mental health nursing* (5th ed.). Philadelphia: W. B. Saunders.

Centers for Disease Control and Prevention. (2013). *Sexually transmitted disease surveillance*. Retrieved from www.cdc.gov/std/stats13/surv2013-print.pdf

Ciechanowski, P. (2014). Posttraumatic stress disorder: epidemiology, pathophysiology, clinical manifestations, course, and diagnosis. In *UpToDate*. Retrieved from www.uptodate.com/contents/posttraumatic-stress-disorder-in-adults-epidemiology-pathophysiology-clinical-manifestations-course-and-diagnosis

Department of Health and Human Services. (2013). *Administration for children and families, administration on children, youth and families, children's bureau child maltreatment*. Retrieved from www.acf.hhs.gov/programs/cb/research-data-technology/statistics-research/child-maltreatment

Dube, S. R., Anda, R. F., Whitfield, C. L., Brown, D. W., Felitti, V. J., Dong, M., & Giles, W. H. (2005). Long-term consequences of childhood sexual abuse by gender of victim. *American Journal of Preventive Medicine*, 28(5), 430–438.

Fourth National Incidence Study of Child Abuse and Neglect (NIS-4). (2010). Retrieved from www.acf.hhs.gov/programs/opre/resource/fourth-national-incidence-study-of-child-abuse-and-neglect-nis-4-report-to-congress

Friedman, M. J. (2016). PTSD history and overview. Retrieved from www.ptsd.va.gov/professional/PTSD-overview/ptsd-overview.asp
*Gabbay, V., Oatis, M. D., Silva, R. R., & Hirsch, G. S. (2004). Epidemiological aspects of PTSD in children and adolescents. In R. R. Silva (ed.), *Posttraumatic stress disorder in children and adolescents: Handbook* (pp. 1–17). New York: Norton.
*Goldstein, M. Z. (2005). *Comprehensive textbook of psychiatry* (Vol. 2, 8th ed., pp. 3828–3834). Philadelphia: Lippincott Williams & Wilkins.
Health Research Funding.org. (2015). *Engrossing PTSD suicide statistics*. Retrieved from http://healthresearchfunding.org/engrossing-ptsd-suicide-statistics/
*Heinrich, L. (1987). Care of the female rape victim. *Nursing Practitioner, 12*(11), 9.
Hockenberry, M. J., & Wilson, D. (2015). Wong's essentials of pediatric nursing (10th ed.). New York: Elsevier.
*Horowitz, M. J. (1986). Stress response syndromes: A review of posttraumatic and adjustment disorders. *Hospital and Community Psychiatry, 37*, 241–248.
*Jacobsen, L. K., Southwick, S. M., & Kosten, T. R. (2001). Substance use disorders in patients with posttraumatic stress disorder: a review of the literature. *American Journal of Psychiatry, 158*(8), 1184–1190.
*Kilpatrick, D. G., Ruggiero, K. J., Acierno, R., Saunders, B. E., Resnick, H. S., & Best, C. L. (2003). Violence and risk of PTSD, major depression, substance abuse/dependence, and comorbidity: results from the National Survey of Adolescents. *Journal of Consulting and clinical Psychology, 71*(4), 692–700.
*Ledray, L. E. (2001). Evidence collection and care of the sexually assault survivor: SANE-SART response. Retrieved from www.vaw.umn.edu/documents/commissioned/2forensicvidence.htlm
Lifespan of Greater Rochester, Inc. (2011). *Under the radar: New York state elder abuse prevalence study*. Retrieved from http://ocfs.ny.gov/main/reports/Under%20the%20Radar%2005%2012%2011%20final%20report.pdf
Masho, S. W., & Anderson, L. (2009). Sexual assault in men: A population-based study of Virginia. *Violence and Victims, 24*(1), 98–110.
*Petter, L. M., & Whitehill, D. L. (1998). Management of female sexual assault. *American Family Physician, 58*(4), 920–926.
*Pfefferbaum, B., Gurwich, R. H., McDonald, N. B., Leftwich, M. J. T., Sconzo, G. M., Messenbaugh, A. K., & Schultz, R. A. (2000). Posttraumatic stress among young children after the death of a friend or acquaintance in a terrorist bombing. *Psychiatric Services, 51*(3), 386–388.
*Rape, Abuse and Incest National Network (RAINN). (2002). RAINN News. Retrieved from www.ncdsv.org/RAINN_NEWS.doc
*RAINN. (2009). Retrieved from www.rainn.org/news/ncvs2009
Stokowski, L. A. (2008). Forensic nursing: Part 2. Inside forensic nursing. In Medscape. Retrieved from www.medscape.com/viewarticle/571555_3
Teaster, P. B., Dugar, T. D., Mendiondo, M. S., Abner, E. L., & Cecil, K. A.(2006). *The 2004 survey of state Adult Protective Services: Abuse of adults 60 years of age and older*. Report to the National Center on Elder Abuse, Administration on Aging, Washington, DC.
U.S. Department of Justice. (2014). *Rape and sexual assault*. Retrieved from www.bjs.gov/index.cfm?ty=tp&tid=317
Woman's Health.org. (2012). *Sexual assault*. Retrieved from www.womenshealth.gov/publications/our-publications/fact-sheet/sexual-assault.html

Sobrecarga de estresse
*Bodenheimer, T., MacGregor, K., & Sharifi, C. (2005). *Helping patients manage their chronic conditions*. Retrieved from www.chef.org/publications
*Cahill, L., Gorski, L., & Le, K. (2003). Enhanced human memory consolidation with post-learning stress: Interaction with the degree of arousal at encoding. *Learning & Memory, 10*(4), 270–274.
Edelman, C. L., Kudzma, E. C., & Mandle, C. L. (2014). *Health promotion throughout the life span* (8th ed.). CV Mosby: St. Louis.
Edelman, C. L., & Mandle, C. L. (2010). *Health promotion throughout the life span* (7th ed.). St. Louis, MO: Mosby-Year Book.
Peaceful Parenting Institute. (2015). *Avoiding stress overload*. Retrieved from www.peacefulparent.com/avoiding-stress-overload/
*Ridner, S. H. (2004). Psychological distress: Concept analysis. *Journal of Advanced Nursing, 45*(5), 536–545.
U.S. Department of Health and Human Service. (2015). *Healthy people 2020*. Retrieved from www.healthypeople.gov/2020/topics-objectives

Sofrimento espiritual
Andrews, M., & Boyle, J. (2012). *Transcultural concepts in nursing* (8th ed.). Philadelphia: Lippincott Williams & Wilkins.
*Burkhart, M. A. (1994). Becoming and connecting: Elements of spirituality for women. *Holistic Nursing Practice, 8*, 12–21.
*Burkhart, L., & Solari-Twadell, A. (2001). Spirituality and religiousness: Differentiating the diagnoses through a review of the nursing diagnosis. *12*(2), 44–54.
*Carson, V. B. (1999). *Mental health nursing: The nurse-patient journey* (2nd ed.). Philadelphia: W. B. Saunders.
*Fowler, J. W. (1995). Stages of faith: The psychology of human development and the quest for meaning. San Francisco: Harper & Row.
*Halstead, H. L. (2004). Spirituality in the elderly. In M. Stanley & P. G. Beare (Eds.), *Gerontological nursing* (3rd ed., pp. 415–425). Philadelphia: F. A. Davis.
*Kelcourse, F. B. (2004). Human development and faith: Lifecycle stages of body, mind, and soul. St. Louis: Chalice Press.
*Kemp, C. (2006). Spiritual care interventions. In B. Ferrell & N. Coyle (Eds.), *Textbook of palliative nursing* (2nd ed., pp. 440–455). New York: Oxford.
*Kendrick, K. D., & Robinson, S. (2000). Spirituality: Its relevance and purpose for clinical nursing in the new millennium. *Journal of Clinical Nursing, 9*(5), 701–705.
*Lipson, J. G., & Dibble, S. L. (2006). *Culture & clinical care*. San Francisco: UCSF Nursing Press.
*Mauk, K. L., & Schmidt, N. A. (2004). Spiritual care in nursing practice. Philadelphia, PA: Lippincott Williams & Wilkins.

*Moberg, D. O. (1984). Subjective measures of spiritual well-being. *Review of Religious Research, 25*, 351–364.

*Nelson-Becker, H. (2004). Spiritul, religious, nonspiritual, nonreligious narratives in marginalized older adults: A typology of coping styles. *Journal of Religion, Spirituality, and Aging, 17*(1/2), 85–99.

Nelson-Becker, H., Nakashima, M., & Canda, E. R. (2008). Research on religions, spirituality, and aging: A social work perspective on the state of the art. *Journal of Religion, Spirituality & Aging, 20*(3), 77.

*O'Brien, M. E. (2010). *Spirituality in nursing: Standing on holy ground* (4th ed.). Boston: Jones and Bartlett.

*Piles, C. L. (1990). Providing spiritual care. *Nurse Educator, 15*(1), 36–41.

Puchalski, C. M., & Ferrell, B. (2010). *Making Health Care Whole: Integrating Spirituality into Patient Care*. West Conshohocken, PA: Templeton Press.

*Thorson, J. E., & Cook, T. C. (1980) *Spiritual well-being of the elderly*. Springfield IL.: Charles C., Thomas Publishers.

*Tinoco, L. (2006). *Providing culturally and linguistically competent health care*. Oakbrook Terrace, IL: Joint Commission Resources.

*Wright, L. M. (2004). *Spirituality, suffering, and illness: Ideas for healing*. Philadelphia: F.A. Davis Co.

Sofrimento moral

*American Association of Critical Care Nurses. (2004). *The 4 A's to rise above moral distress*. AACN Ethics Work Group. Aliso Viejo, CA: AACN.

*American Nurse's Association. (2003). *Nursing's social policy statement* (2nd ed.). Silver Spring, MD: Author.

American Nurse's Association. (2010a). *Just culture*. Retrieved from www.justculture.org/Downloads/ANA_Just_Culture.pdf

American Nurses Association. (2010b). *Nursing: Scope and standards of practice* (2nd ed.). Silver Springs, MD: Author.

American Association of Colleges of Nursing. (2010). *Nursing shortage fact sheet*. Washington, DC: Author. Retrieved from www.aacn.nche.edu/Media/pdf/NrsgShortageFS.pdf

Bamsteiner, J., Disch, J., & Walton, M. L. (2014). *Person and family centered care*. Indianapolis, IN: Sigma Theta Tau International.

Baxter, M. L. (2012). *Being certain: Moral distress in critical care nurses* (Doctoral Dissertation). VCU Scholars Compass. Retrieved from scholarscompass.vcu.edu/cgi/viewcontent.cgi?article=3938&context=etd

*Beckstrand, R. L., Callsiter, L. C., & Kirchhoff, K. T. (2006). Providing a "Good Death": Critical care nurse's suggestions for improving end-of-life care. *American Journal of Critical Care, 15*(1), 38–45.

*Caswell, D., & Cryer, H. G. (1995). Case study: When the nurse and physician don't agree. *Journal of Cardiovascular Nursing, 9*, 30–42.

*Cipriano, P. F. (2006). Retaining our talent. *American Nurse Today, 1*(2), 10.

*Corley, M., Minick, P., Elswick, R., & Jacobs, M. (2005). Nurse moral distress and ethical work environments. *Nursing Ethics, 12*(4), 381–389.

Coverston C. R., & Lassetter, J. (2010). Potential erosion of ethical sentiments: When nurse, patient, and institution collide. *Forum on Public Policy Online, 9*(3). Electronic version.

*Cowin, L. S., & Hengstberger-Sims, C. (2006). New graduate nurse self-concept and retention: A longitudinal survey. *International Journal of Nursing Studies, 43*(1), 59–70.

Edmonson, C. (2015). Strengthening moral courage among nurse leaders. *The Online Journal of Issues in Nursing, 20*(2). Retrieved from www.nursingworld.org/MainMenuCategories/ANAMarketplace/ANAPeriodical s/OJIN/TableofContents/Vol-20-2015/No2-May-2015/Articles-Previous-Topics/Strengthening-Moral-Courage.html

*Elpern, E., Covert, B., & Kleinpell, R. (2005). Moral distress of staff nurses in a medical intensive care unit. *American Journal of Critical Care, 14*(6), 523–530.

Frank, A. (2007). *Practical generosity: The professions and the recovering caregiver*. Washington, DC: U.S. President's Council on Bioethics. Retrieved from http://bioethics.georgetown.edu/pcbe/transcripts/nov07/session1.html.

*Gallagher, A. (2010). Moral distress and moral courage in everyday nursing practice. *The Online Journal of Issues in Nursing, 16*(2), 1–8. Retrieved from www.nursingworld.org/OJIN

Gallup Poll. (2009). *Honesty and ethics poll finds congress' image tarnished*. Retrieved from www.gallup/poll124625/honesty-ethics-pol

Gallup Poll. (2014). *Honesty/ethics in professions*. Washington, DC: Gallup. Retrieved from www.gallup.com/poll/1654/honesty-ethics-professions.aspx

*Gert, B., Culver, C., & Clouser, K. (2006). *Bioethics: A systematic approach* (2nd ed.). New York: Oxford University Press.

*Gordon, E., & Hamric, A. B. (2006). The courage to stand up: The cultural politics of nurses' access to ethics consultation. *Journal of Clinical Ethics, 17*(3), 231–254.

*Gutierrez, K. M. (2005). Critical care nurses' perceptions of and responses to moral distress. *Dimensions of Critical Care Nursing, 24*(5), 229–241.

Hall, M. J., Levant, S., Carold, J., & DeFrances, C. J. (2013). *Trends in inpatient hospital deaths: National hospital discharge survey, 2000–2010*. Atlanta, GA: Centers for Disease Control and Prevention (CDC). Retrieved from www.cdc.gov/nchs/data/databriefs/db118.htm.

Hamric, A. B., Borchers, C. T., & Epstein, E. G. (2012). Development and testing of an instrument to measure moral distress in healthcare professionals. *AJOB Primary Research, 3*(2), 1–9.

*Jameton, A. (1984). *Nursing practice: The ethical issues*. London: Prentice-Hall.

Jones, A., Moss, A. J., & Harris-Kojetin, L. D. (2011). *Use of advance directive in long-term care populations*. National Center for Health Statistics. NCHS Data Brief, No. 54. Atlanta, GA: CDC. Retrieved from www.cdc.gov/nchs/data/databriefs/db54.pdf.

*Jormsri, P., Kunaviktikul, W., Ketefian, S., & Chaowalit, A. (2005). Moral competence in nursing practice. *Nursing Ethics, 12*(6), 582–594.

*Kass-Bartelmes, B. L., Hughes, R., & Rutherford, M. K. (2003). *Advance Care Planning: Preferences for Care at the End of Life*. Rockville, MD: Agency for Healthcare Research and Quality. Research in Action Issue #12. AHRQ Pub No. 03-0018. Retrieved from www.ahrq.gov/research/endliferia/endria.pdf

Kupperschmidt, B., Kientz, E., Ward, J., & Reinholz, B. (2010). A healthy work environment: It begins with you.

The Online Journal of Issues in Nursing, 15(1). doi:10.3912/OJIN.Vol15No1Man03.

*Lachman, V. D. (2010). Strategies necessary for moral courage. *The Online Journal of Issues in Nursing, 15*(3). Retrieved from www.nursingworld.org/MainMenuCategories/EthicsStandards/Courage-and-Distress/Strategies-and-Moral-Courage.html

LaSala, C. A., & Bjarnason, D. (2010). Creating workplace environments that support moral courage. *The Online Journal of Issues in Nursing, 15*(3), 1–11. Retrieved from www.nursingworld.org/OJIN

Lusardi P., Jodka, P., Stambovsky, M., Stadnicki, B., Babb, B., Plouffe, D., ... Montonye, M. (2011). The going home initiative: Getting critical care patients home with hospice. *Critical Care Nurse*, 31(5), 46–57.

MacKusick, C. I., & Minick, P. (2010). Why are nurses leaving? Findings from an initial qualitative study on nursing attrition. *Medsurg Nursing*, 19(6), 335–340.

Mathieu, F. (2012). *The compassion fatigue workbook: Creative tools for transforming compassion fatigue and vicarious traumatization* (Psychosocial Stress Series, 1st ed.). East Sussex: Routledge. Retrieved from http://tandfbis.s3.amazonaws.com/rt-media/pp/common/sample-chapters/9780415897907.pdf

*Murray, J. S. (2010). Moral courage in healthcare: Acting ethically even in the presence of risk. *The Online Journal of Issues in Nursing, 15*(3). Retrieved from www.nursingworld.org/MainMenuCategories/EthicsStandards/Courage-and-Distress/Moral-Courage-and-Risk.html#Gert

*Rodney, P., Varcoe, C., Storch, J., McPherson, G., Mahoney, K., Brown, H., ... Starzomski, R. (2002). Navigating towards a moral horizon: A multisite qualitative study of ethical practice in nursing. *Canadian Journal of Nursing Research, 34*(3), 75–102.

*Scanlon, C., & Fleming, C. (1989). *Ethical issues in caring for the patient with advanced cancer. Nursing Clinics of North America*, 24, 977–986.

*Söderberg, A., Gilje, F., & Norberg, A. (1997). Dignity in situations of ethical difficulty in intensive care. *Intensive and Critical Care Nursing, 13*(3), 135–144.

Stanford Encyclopedia of Philosophy. (2007). *Plato's ethics: An overview*. Stanford: Center for the Study of Language and Information. Retrieved from plato.stanford.edu/entries/plato-ethics/

*Tiedje, L. B. (2000). Moral distress in perinatal nursing. *Journal of Perinatal & Neonatal Nursing, 14*(2), 36–43.

*Wilkinson, J. M. (1988). Moral distress in nursing practice: Experience and effect. *Kansas Nurse, 63*(11), 8.

Zomorodi, M., & Lynn, M. R. (2010). Instrument development measuring critical care nurses' attitudes and behaviors with end-of-life care. *Nursing Research*, 59(4), 234–240.

Zuzelo, P. R. (2007). Exploring the moral distress of registered nurses. *Nursing Ethics*, 14(3), 344–359.

Tensão do papel de cuidador

American Association of Retired Persons (AARP). (2009). *AARP statement to the 53rd session of the United Nations Commission on the status of women*. Retrieved from www.un.org/womenwatch/daw/csw/53sess.htm

AARP. (2014). *About Grandfacts*. Retrieved from www.aarp.org/relationships/friends-family/grandfacts-sheets/

*Clipp, E., & George, L. (1990). Caregiver needs and patterns of social support. *Journal of Gerontology, 45*(3), S102–S111.

Cousino, M., & Hazen, R. (2013). Parenting stress among caregivers of children with chronic illness: A systematic review *Journal of Pediatric Psychology*. Retrieved from www.researchgate.net/publication/248397943_Parenting_Stress_Among_Caregivers_of_Children_With_Chronic_Illness_A_Systematic_Review

*Dilworth-Anderson, P., Williams, I. C., & Gibson, B. E. (2002). Issues of race, ethnicity, and culture in caregiving research: A 20-year review (1980–2000). *The Gerontologist, 42*(2), 237–272.

*Lindgren, C. (1990). Burnout and social support in family caregivers. *Western Journal of Nursing Research*, 12, 469–481.

Luo, Y., LaPierre, T. A., Hughes, M. E., & Waite, L. J. (2012). Grandparents providing care to grandchildren a population-based study of continuity and change. *Journal of Family Issues, 33*(9), 1143–1167.

Namkung, E. H., Greenberg, J. S., & Mailick, M. R. (2016). Well-being of sibling caregivers: Effects of Kinship relationship and race. *The Gerontologist*. Retrieved from http://gerontologist.oxfordjournals.org/content/early/2016/02/15/geront.gnw008.abstract

National Center for Health Statistics. (2015). *Summary of NCHS surveys and data collection systems*. Retrieved from www.cdc.gov/nchs/data/factsheets/factsheet_summary.htm

National Women's Health Information Center. (2011). *Woman's health USA*. Retrievd from www.mchb.hrsa.gov/whusa11/more/downloads/pdf/w11.pdf

*Pearlin, L., Mullan, J., Semple, S., & Skaff, M. (1990). Caregiving and the stress process: An overview of concepts and their measures. *The Gerontologist*, 30, 583–594.

*Shields, C. (1992). Family interaction and caregivers of Alzheimer's disease patients: Correlates of depression. *Family Process, 31*(3), 19–32.

Shim, B., Barroso, J., Gilliss, C. L., Davis, L. L. (2013). Finding meaning in caring for a spouse with dementia. *Applied Nursing Research, 26*(3), 121–126. Accessed at www.ncbi.nlm.nih.gov/pubmed/23827824

Smith, M., & Segal, J. (2015). Caregiving support and help. *Helpguide.org*. Retrieved from www.helpguide.org/articles/caregiving/caregiving-support-and-help.htm

*Smith, G., Smith, M., & Toseland, R. (1991). Problems identified by family caregivers in counseling. *The Gerontologist, 31*(1), 15–22.

*Winslow, B., & Carter, P. (1999). Patterns of burden in wives who care for husbands with dementia. *Nursing Clinics of North America, 34*(2), 275–287.

Yahirun, J. J. (2012). Take me home: Return migration among Germany's older immigrants. *International Migration, 52*(4), 231–254.

Tristeza crônica

*Burke, M. L., Hainsworth, M. A., Eakes, G. G., & Lindgren, C. L. (1992). Current knowledge and research on chronic sorrow: A foundation for inquiry. *Death Studies, 16*(3), 231–245.

*Damrosch, S. P., & Perry, L. A. (1989). Self-reported adjustment, chronic sorrow, and coping of parents of children with down syndrome. *Nursing Research*, 38(1), 25–30.

*Eakes, G. G., Burke, M. L., & Hainsworth, M. A. (1998). Middle-range theory of chronic sorrow. *Image: Journal of Nursing Scholarship, 30,* 179.

*Eakes, G. G. (1995). Chronic sorrow: The lived experience of parents of chronically mentally ill individuals. *Archives of Psychiatric Nursing, 9*(2), 77–84.

*Gamino, L. A., Hogan, N. S., & Sewell, K. W. (2002). Feeling the absence: A content analysis from the Scott and White grief study. *Death Studies, 26*(10), 793.

Gordon, J. (2009). An evidence-based approach for supporting parents experiencing chronic sorrow. *Pediatric Nursing, 35*(2), 115–119.

Hobdell, E. F., Grant, M. L., Valencia, I., Mare, J., Kothare, S. V., Legido, A., & Khurana, D. S. (2007). Chronic sorrow and coping in families of children with epilepsy. *Journal of Neuroscience Nursing, 39*(2), 76–82.

Hockenberry, M. J., & Wilson, D. (2015). *Wong's essentials of pediatric nursing* (10th ed.). New York: Elsevier.

*Kearney, P. M., & Griffin, T. (2001). Between joy and sorrow: Being a parent of a child with developmental disability. *Journal of Advanced Nursing, 34*(5), 582–592.

*Lindgren, C. L., Burke, M. L., Hainsworth, M. A., & Eakes, G. G. (1992). Chronic sorrow: A lifespan concept. *Scholarly Inquiry for Nursing Practice, 24*(6), 27–42.

*Mallow, G. E., & Bechtel, G. (1999). Chronic sorrow: The experience of parents with children who are developmentally disabled. *Journal of Psychosocial Nursing, 37*(7), 31–35.

*Melnyk, B., Feinstein, N., Moldenhouer, Z., & Small, L. (2001). Coping of parents of children who are chronically ill. *Pediatric Nursing, 27*(6), 548–558.

*Monsen, R. B. (1999). Mothers' experiences of living worried when parenting children with spina bifida. *Journal of Pediatric Nursing, 14*(3), 157–163.

Nikfarid, L., Rassouli, M., Borimnejad, L., & Alavimajd, H. (2015). Chronic sorrow in mothers of children with cancer. *Journal of Pediatric Oncology Nursing, 32*(5), 314–319.

*Olshansky, S. (1962). Chronic sorrow: A response to having a mentally defective child. Social Casework, 43, 190–193.

Rassouli, M., & Sajjadi, M. (2014). Palliative care in Iran moving toward the development of palliative care for cancer. *American Journal of Hospice and Palliative Medicine.* doi:10.1177/1049909114561856

Rhode Island Department of Health. (2011). *Resource guide for families of children with autism spectrum.* Retrieved from www.health.ri.gov/publications/guidebooks/2011ForFamiliesOfChildrenWithAutismSpectrumDisorders.pdf

*Roos, S. (2002). *Chronic sorrow: A living loss.* New York: Brunner-Routledge.

*Teel, C. (1991). Chronic sorrow: Analysis of the concept. *Journal of Advanced Nursing, 16*(11), 1311–1319.

Volume de líquidos deficiente e excessivo

American Academy of Pediatrics. (2011). Policy statement—Climatic heat stress and exercising children and adolescents. Council on Sports Medicine and Fitness and Council on School Health. *Pediatrics, 128*(3), e741–e747.

Cooper, K. (2011). Care of the lower extremities in patients with acute decompensated heart failure. *Critical Care Nurse, 31*(4), 21–28.

*Maughan, R. J., Leiper, J., & Shirreffs, S. M. (1997). Factors influencing the restoration of fluid and electrolyte balance after exercise in the heat. *British Journal of Sports Medicine, 31*(3), 175–182.

Zembruski, C. D. (1997). A three-dimensional approach to hydration of elders: Administration, clinical staff, and in-service education. *Geriatric Nursing, 18*(1), 20–26.

PARTE 2, SEÇÃO 2: DIAGNÓSTICOS DE ENFERMAGEM DE FAMÍLIA/DO LAR

Acierno, R., Hernandez, M. A., Amstadter, A. B., Resnick, H. S., Steve, K., Muzzy, W., & Kilpatrick, D. G. (2010). Prevalence and correlates of emotional, physical, sexual, and financial abuse and potential neglect in the United States: The National Elder Mistreatment Study. *American Journal of Public, 100*(2), 292–297.

American Academy of Family Physicians. (2015). *Intimate partner violence.* Retrieved from www.aafp.org/about/policies/all/intimatepartner-violence.html

American Psychological Association. (2015a). *Elder abuse and neglect.* Retrieved from www.apa.org/pi/aging/resources/guides/elder-abuse.aspx

American Psychological Association. (2015b). *Intimate partner violence; facts and resources.* Retrieved from www.apa.org/topics/violence/partner.aspx

Aronson, M. (2015). Patient information: Alcohol use—When is drinking a problem? In *UpToDate.* Retrieved from www.uptodate.com/contents/alcohol-use-when-is-drinking-a-problem-beyond-the-basics

Ball, J., Bindler, R., & Cowen, K. (2015). *Principles of pediatric nursing: Caring for Children* (6th ed.). Upper Saddle River, NJ: Pearson.

Barnsteiner, J., Disch, J., & Walton, M. K. (2014). *Person and family-centered care.* Indianapolis, IN: Sigma Theta Tau International.

Brandl, B., & Raymond, J. A. (2012). Policy implications of recognizing that caregiver stress is not the primary cause of elder abuse. *Journal of the American Society on Aging, 36*(3), 32–39.

Campinha-Bacote, J. (2011). Delivering patient-centered care in the midst of a cultural conflict: The role of cultural competence. *The Online Journal of Issues in Nursing, 16*(2), 5.

*Carson, V. B., & Smith-DiJulio, K. (2006). Family violence. In E. M. Varcarolis, V. M. Carson, & N. C. Shoemaker (Eds.), *Foundations of psychiatric mental health nursing* (5th ed.). Philadelphia: W. B. Saunders.

Centers for Disease Control and Prevention. (2013). *Intimate partner violence during pregnancy.* Atlanta, GA: Author. Retrieved from www.cdc.gov/reproductivehealth/violence/intimatepartnerviolence/sld001.htm

*Collins, R. L. Leonard, K. E. & Searles, J. S. (Eds.). (1990). Alcohol and the family research and clinical perspectives. New York: Guilford Press.

Department of Health and Human Services: Administration for Children & Families. (2013). *Child Maltreatment 2013.* Retrieved from www.acf.hhs.gov/programs/cb/resource/child-maltreatment-2013

Department of Justice. (2014). *Domestic violence.* Retrieved from www.justice.gov/ovw/domestic-violence

Durham, R., & Chapman, L. (2014). *Maternal-newborn nursing* (2nd ed.). Philadelphia, PA: FA Davis.

*Duvall, E. R. (1977). *Marriage and family development.* Philadelphia: Lippincott Williams Wilkins.

Edelman, C., Kudzma, E. C., & Mandle, C. L. (2014). Health promotion throughout the life span (8 ed.). New York: Elsevier.

Gage, J., Everett, K., & Bullock, L. (2006). Integrative review of parenting in nursing research. *Journal of Nursing Scholarship*, 38(1), 56–62. Retrieved from CINAHL Plus with Full Text database.

*Grishman, K., & Estes, N. (1982). Dynamics of alcoholic families. In N. Estes & M. E. Heinemann (Eds.), Alcoholism: Development, consequences and interventions. St. Louis, MO: Mosby-Year Book.

Harris, R. J., Firestone, J. M., & Vega, W. A. (2005). The interaction of country of origin, acculturation, and gender role ideology on wife abuse*. *Social Science Quarterly*, 86(2), 463–483.

Hockenberry, M. J., & Wilson, D. (2015). Wong's essentials of pediatric nursing (10th ed.). New York: Elsevier.

Kaakinen, J. R., Coehlo, D. P., Steele, R., Tabacco, A., Hanson, S. M. H. (2015). *Family health care nursing: Theory, practice, and research* (5th ed.) Philadelphia: FA Davis.

Kalmakis, K. (2010). Cycle of sexual assault and women's alcohol misuse. *Journal of the American Academy of Nurse Practitioners*, 22(12), 661–667.

*Kaufman, K., & Straus, M. (1987). The "drunken Bum "theory of wife beating. *Social Problems*, 34, 213–230.

*Kelly, S. J., Day, N., & Streissguth, A. P. (2000). Effects of prenatal alcohol exposure on social behavior in humans and other species. *Neurotoxicology and teratology*, 22(2), 143–149.

*Lindeman, M., Hawks, J. H., & Bartek, J. K. (1994). The alcoholic family: A nursing diagnosis validation study. *International Journal of Nursing Terminologies and Classifications*, 5(2), 65–73.

Miller, C. (2015). Nursing for wellness in older adults (7th ed.). Philadelphia, PA: Wolters Kluwer.

Montalvo-Liendo, N., Koci, A., McFarlane, J., Nava, A., Gilroy, H., & Maddoux, J. (2013). Abused women US-born compared to non-US-born women: 7-year prospective study. *Hispanic Healthcare International* (in press).

*National Association for Children of Alcoholics. (2001). *Children of alcoholics: A kit for educators*. Kensington, MD: Author. Retrieved from htttp://www.nacoa.org/pdfs/EDkit_web_06.pdf

National Center for Elder Abuse. (2015). *Elder abuse*. Alhambra, CA: Author. Retrieved from www.ncea.aoa.gov/library/data/#problem

The National Coalition for the Homeless. (2015). Retrieved from www.nationalhomeless.org

National Institute of Alcohol Abuse and Addiction. (2013). *Alcohol use disorder*. Bethesda, MD: Author. Retrieved from www.niaaa.nih.gov/alcohol-health/overview-alcohol-consumption/alcohol-use-disorders

National Transitions of Care Coalition. (2009). *Improving transitions of care: Hospital to home*. Retrieved from www.ntocc.org/portals/0/pdf/resources/implementationplan_hospitaltohome.pdf

*Needell, B., & Barth, R. P. (1998). Infants entering foster care compared with other infants using birth status indicators. *Child Abuse & Neglect*, 22(12), 1179–1187.

NIH. (2012). *A family history of alcoholism*. Retrieved from pubs.niaaa.nih.gov/publications/FamilyHistory/famhist.htm

*Ramsey-Klawsnik, H. (2000). Elder abuse offenders: A typology. *Generations*, 24(11), 17–22.

Siqueira, L., Smith, V. C., & Committee on Substance Abuse. (2015). Binge drinking. *Pediatrics*, 136(3), e718–e726.

*Smith-DiJulio, K., & Holzapfel, S. K. (1998). Families in crises: Family violence. In E. M. Varcarolis (Ed.), *Foundations of psychiatric mental health nursing: A clinical approach* (3rd ed). St. Louis: Saunders/Elsevier

*Spencer, N., Wallace, A., Sundrum, R., Bacchus, C., & Logan, S. (2006). Child abuse registration, fetal growth, and preterm birth: A population based study. *Journal of Epidemiology and Community Health*, 60(4), 337–340.

*Starling, B. P., & Martin, A.C. (1990). Adult survivors of parental alcoholism: implications for primary care. *The Nurse Practitioner*, 15(7), 16, 19–20, 22–24.

Tetrault, J. M., & O'Connor, P. G. (2015). *Risky drinking and alcohol use disorder: Epidemiology, pathogenesis, clinical manifestations, course, assessment, and diagnosis*. In *UpToDate*. Retrieved from www.uptodate.com/contents/risky-drinking-and-alcohol-use-disorder-epidemiology-pathogenesis-clinical-manifestations-course-assessment-and-diagnosis

*Ullman, S. E., & Brecklin, L. R. (2003). Sexual assault history and health-related outcomes in a national sample of women. *Psychology of Women Quarterly*, 27(1), 46–57.

Vagianos, A. (2014). 30 shocking domestic violence statistics that remind us it's an epidemic. *The Huffington Post*. Retrieved from www.huffingtonpost.com/2014/10/23/domestic-violence-statistics_n_5959776.html

Varcarolis, E. M. (2011). Manual of psychiatric nursing care planning (4th ed.). St. Louis, MO: Saunders.

*Varcarolis, E. M., Carson, V. B., & Shoemaker, N. C. (2006). Foundations of psychiatric mental health nursing: A clinical approach (5th ed.). St. Louis (MO): Elsevier.

Vespa, J., Lewis, J. M., & Kreider, R. M. (2013). America's families and living arrangements: 2012. In *Current population reports* (pp. 20–570). Washington. DC: U.S. Census Bureau.

Wegscheider-Cruse S., & Cruse, J. (2012). Understanding codependency, updated and expanded: The science behind it and deerfield. Florida: Health Communications.

*Wing D. (1995). Transcending alcoholic denial. *Image*, 27, 121–126.

Conflito no papel de pai/mãe

*Clements, D., Copeland, L., & Loftus, M. (1990). Critical times for families with a chronically ill child. *Pediatric Nursing*, 16(2), 157–161.

*Melnyk, B., Feinstein, N., Moldenhouer, Z., & Small, L. (2001). Coping in parents of children who are chronically ill. *Pediatrics*, 27(6), 548–558.

*Schepp, K. (1991). Factors influencing the coping effort of mothers of hospitalized children. *Nursing Research*, 40, 42–45.

Enfrentamento familiar incapacitado

*Blair, K. (1986). The battered woman: Is she a silent partner? *Nurse Practitioner*, 11(6), 38.

*Browne, K. (1989). The health visitor's role in screening for child abuse. *Health Visitor*, 62(3), 275–277.

*Carlson-Catalano, J. (1998). Nursing diagnoses and interventions for post-acute phase battered women. *Nursing Diagnosis*, 9(3), 101–109.

*Cowen, P. S. (1999). Child neglect: Injuries of omission. *Pediatric Nursing*, 25(4), 401–418.

*Fulmer, T., & Paveza, G. (1998). Neglect in the elderly. *Nursing Clinics of North America, 3*(3), 457–466.

Kaakinen, J. R., Gedaly-Duff, V., Coehlo, D., & Hanson, S. (2010). *Family health care nursing, theory, practice, and research* (4th ed.). Philadelphia: F.A. Davis.

*Sammons, L. (1981). Battered and pregnant. *Maternal-Child Nursing Journal, 6*, 246–250.

*Smith-DiJulio, K., & Holzapfel, S. K. (2006). Families in crises: Family violence. In E. M. Varcarolis, V. M. Carson, & N. C. Shoemaker (Eds.), *Foundations of psychiatric mental health nursing* (5th ed.). Philadelphia: W. B. Saunders.

Paternidade ou maternidade prejudicada

Vínculo pais-bebê

*Goulet, C., Bell, L., & Tribble, D. (1998). A concept analysis of parent–infant attachment. *Journal of Advanced Nursing, 28*(5), 1071–1081.

*Mercer, R., & Ferketich S. (1990). Predictors of parental attachment during early parenthood. *Journal of Advanced Nursing, 15*(3), 268–280.

Risco de manutenção do lar prejudicada

*Green, K. (1998). *Home care survival guide*. Philadelphia: Lippincott.

*Holzapfil, S. (1998). The elderly. In E. Varcarolis (Ed.). *Foundations of psychiatric mental health nursing* (3rd ed.). Philadelphia: W. B. Saunders.

PARTE 2, SEÇÃO 3: DIAGNÓSTICOS DE ENFERMAGEM DA COMUNIDADE

Agency for Healthcare Research and Quality. (2014). *Vulnerable populations*. Retrieved from https://innovations.ahrq.gov/taxonomy-terms/vulnerable-populations

Agency for Toxic Substances and Disease Registry (ATSDR). (2014). *Toxic substances*. Retrieved from www.atsdr.cdc.gov/toxprofiles/index.asp

Allender, J. A., Rector, C., & Warner, K. (2010). *Community health nursing: Promoting and protecting the public* (7th ed.). Philadelphia, PA: Lippincott Williams & Wilkins.

Allender, J. A., Rector, C., & Warner, K. (2014). *Community health nursing* (8th ed.). Philadelphia, PA: Wolters Kluwer.

Boscarino, J. A. (2015). Community disasters, psychological trauma, and crisis intervention. International Journal of Emergency Mental Health, 17(1), 369.

*Bushy, A. (1990). Rural United Sates women: Traditions and transitions affecting health care. *Health Care for Women International, 11*, 503–513.

Clark, L. (2009). Focus group research with children and youth. *Journal for Specialists in Pediatric Nursing*, 14(2), 152–154.

Clark, J. S., & Bujnowski, A. (2014). Nursing and the science of prevention for population health. *Nursing Administration Quarterly, 38*(2), 147–154.

*Clemen-Stone, E., Eigasti, D. G., & McGuire, S. L. (2001). Comprehensive family and community health nursing (6th ed.). St. Louis, MO: Mosby-Year Book.

Edelman, C., Kudzma, E. C., & Mandle, C. L. (2014). *Health promotion throughout the life span* (8th ed.). New York: Elsiever.

Ferguson, C. (2007). Barriers to serving the vulnerable: Thoughts of a former public. Retrieved from http://content.healthaffairs.org/content/26/5/1358.fullOfficial Health Affairs

*Gordon, M. (1994). *Nursing diagnosis: Process and application*. St. Louis, MO: Mosby-Year Book.

Hobfoll, S. E., Watson, P., Bell, C. C., Bryant,R. A., Brymer, M. J., Friedman, M. J. & Ursano, R. J. (2007). Five essential elements of immediate and mid-term mass trauma intervention: Empirical evidence. *Psychiatry: Biological and Interpersonal Issues, 70*(4), 283–315; discussion 316–369. doi:10.1521/psyc.2007.70.4.283

*Kindig, D., & Stoddart, G. (2003). What is population health? *American Journal of Public Health, 93*(3), 380–383.

Loue, S., & Quill, B. E. (Eds.). (2013). *Handbook of rural health*. New York: Springer.

*Maslow, A. (1971). *The farther reaches of human nature*. New York: Penguin/Arkana.

*McLeroy, K. R., Norton, B. L., Kegler, M. C., Burdine, J. N., & Sumaya, C. V. (2003). Community-based interventions. *American Journal of Public Health, 93*(4), 529–533.

Shinkus Clark, J., & Bujnowski, A. (2014). Nursing and the science of prevention for population health. Nursing Administration Quarterly, 38(2), 147–154.

Siegel, J. D., Rhinehart, E., Jackson, M., Chiarello, L., & The Healthcare Infection Control Practices Advisory Committee. (2007, June). *2007 guideline for isolation precautions: Preventing transmission of infectious agents in healthcare settings*. Retrieved August 12, 2008, from www.cdc.gov/ncidod/dhqp/pdf/isolation2007.pdf

*Thornton, J. W., McCally, M., Houlihan, J. (2002). Biomonitoring of industrial pollutants: Health and policy implications of the chemical body burden. *Public Health Report, 117*(4), 315–323.

*Veenema, T. G. (2013). *Disaster nursing and emergency preparedness for chemical, biological, and radiological terrorism and other hazards*. New York: Springer.

Winters, C. A., & Lee, H. (2009). *Rural nursing: Concepts, theory, & practice* (3rd ed.). New York, NY: Springer.

Contaminação: Comunidade

Agency for Toxic Substances and Disease Registry (ATSDR). (2014). *Medical management guidelines*. Retrieved from www.atsdr.cdc.gov/MMG/index.asp

*Children's Environmental Health Network. (2004). *Resource guide on children's environmental health*. Retrieved from www.cehn.org

*Thornton, J. W., McCally, M., & Houlihan, J. (2002). Biomonitoring of industrial pollutants: Health and policy implications of the chemical body burden. *Public Health Reports, 117*, 315–323.

Veenema, T. G. (2003). *Disaster nursing and emergency preparedness for chemical, biological and radiological terrorism and other hazards*. New York: Springer.

Disposição para enfrentamento melhorado da comunidade

Allender, J. A., Rector, C., & Warner, K. (2014). *Community & public health nursing* (8th ed.). Philadelphia, PA: Wolters Kluwer.

*Bushy, A. (1990). Rural determinants in family health: Considerations for community nurse. *Family and Community Health, 12*(4), 89–94.

Edelman, C. L., Kudzma, E. C., & Mandle, C. L. (2014). *Health promotion throughout the Life span* (8th ed.). St. Louis: CV Mosby.

Enfrentamento ineficaz da comunidade
Allender, J. A., Rector, C., & Warner, K. (2014). *Community & public health nursing* (8th ed.). Philadelphia, PA: Wolters Kluwer.

Edelman, C. L., Kudzma, E. C. & Mandle, C. L. (2014). *Health promotion throughout the Life span* (8th ed.). St. Louis: CV Mosby.

PARTE 2, SEÇÃO 4: DIAGNÓSTICOS DE ENFERMAGEM DE PROMOÇÃO DA SAÚDE

*Bodenheimer, T., MacGregor, K., & Sharifi, C. (2005). *Helping patients manage their chronic conditions*. Retrieved January 10, 2007, from www.chef.org/publications

*Blackburn, S. (1993). Assessment and management of neuralgic dysfunction. In C. Kenner, A. Brueggemeyer, & L. Gunderson (Eds.), *Comprehensive neonatal nursing*. Philadelphia: W. B. Saunders.

*Blackburn, S., & Vandenberg, K. (1993). Assessment and management of neonatal neurobehavioral development. In C. Kenner, A. Brueggemeyer, & L. Gunderson (Eds.), *Comprehensive neonatal nursing*. Philadelphia: W. B. Saunders.

*Breslow, D., & Hron, B. G. (2004). Time-extended family interviewing. *Family Process*, 16(1), 97–103 (reprint, March 1977).

*Carson, V. B. (1989). *Spiritual dimensions of nursing practice*. Philadelphia: W. B. Saunders.

*Carson, V. B., Green, H. (1992). Spiritual well-being: A predictor of hardiness in patients with acquired immunodeficiency syndrome. *Journal of Professional Nursing*, 8(4): 209–320.

Edelman, C. L., Kudzma, E. C. & Mandle, C. L. (2014). *Health promotion throughout the Life span* (8th ed.). St. Louis: CV Mosby.

*Gordon, M. (2002). *Manual of nursing diagnosis*. St. Louis: Mosby-Year Book.

*Kalichman, S. C., Cain, D., Fuhrel, A., Eaton, L., Di Fonzo, K., & Ertl, T. (2005). Assessing medication adherence self-efficacy among low-literacy patients: Development of a pictographic visual analogue scale. *Health Education Research*, 20(1), 24–35.

Lawhon, G. (2002). Integrated nursing care: Vital issues important in the humane care of the newborn. *Seminars in Neonatology*, 7, 1441.

Merenstein, G., & Gardner, S. (1998). *Handbook of neonatal intensive care* (4th ed.). St. Louis, MO: Mosby-Year Book.

*Piette, J. D. (2005). *Using telephone support to manage chronic disease*. Oakland, CA: California Healthcare Foundation. Retrieved from www.chef.org/topics/chronicdisease/index.cfm

*Vandenberg, K. (1990). The management of oral nippling in the sick neonate, the disorganized feeder. *Neonatal Network*, 9(1), 9–16.

Varcarolis, E.M. (2011). *Manual of psychiatric nursing care planning* (4th ed.). St. Louis, MO: Saunders.

Varcarolis, E. M., Carson, V. B., & Shoemaker, N. C. (2006). *Foundations of psychiatric mental health nursing: a clinical approach* (5th ed.). St. Louis, MO: Elsevier.

Waryasz, G. R., & McDermott, A. Y. (2010). Exercise prescription and the patient with type 2 diabetes: A *clinical approach to optimizing patient outcomes. Journal of the American Academy of Nurse Practitioners*, 22(4), 217–227.

PARTE 3: MANUAL DE PROBLEMAS COLABORATIVOS

*American Academy of Pediatrics (AAP) Subcommittee on Hyperbilirubinemia. (2004). Clinical practice guidelines: Management of hyperbilirubinemia in the newborn infant 35 weeks or more of gestation. *Pediatrics*, 114(1), 297–316.

American Academy of Pediatrics (AAP) Subcommittee on Fetus & Newborn. (2011). Phototherapy to prevent severe neonatal hyperbilirubinemia in the newborn infant 35 or more weeks of gestation. *Pediatrics*, 128(4), e1046–e1052.

Aisiku, I. P., Smith, W. R., McClish, D. K., Levenson, J. L., Penberthy, L. T., Roseff, S. D., ... & Roberts, J. D. (2009). Comparisons of high versus low emergency department utilizers in sickle cell disease. *Annals of Emergency Medicine*, 53(5), 587–593.

Atkinson, J., Cicardi, J., & Zuraw, B. (2014). Hereditary angioedema: Treatment of acute attacks. In *UpToDate*. Retrieved from www.uptodate.com/contents/hereditary angioedema-treatment-of-acute-attacks

Auckland Allergy Clinic. (2012). Food allergies and intolerance. Retrieved from www.allergyclinic.co.nz/fa_intolerance.aspx

Association of Women's Health, Obstetric & Neonatal Nurses (AWHONN). (2006). *Hyperbilirubinemia: Identification and management in the healthy term and near-term newborn* (2nd ed.). Washington, DC: Author.

Balach, T., & Peabody, T. (2011). *Management of skeletal metastases*. In W. M. Stadler (Ed.), *Renal cancer*. New York, NY: Demos Medical.

Ball, C., deBeer, K., Gomm, A., Hickman, B., & Collins, P. (2007). Achieving tight glycaemic control. *Intensive and Critical Care Nursing*, 23(3), 137–144.

Barbar, S., Noventa, F., Rossetto, V., Ferrari, A., Brandolin, B., Perlati, M., ... Prandoni, P. (2010). A risk assessment model for the identification of hospitalized medical patients at risk for venous thromboembolism: The Padua Prediction Score. *Journal of Thrombosis and Haemostasis*, 8(11), 2450–2457.

Barrisford, G., & Steele, G. S. (2014). Acute urinary retention. In *UpToDate*. Retrieved from www.uptodate.com/contents/acute-urinary-retention

Bartlett, J. (2014). Diagnostic approach to community-acquired pneumonia in adults. In *UpToDate*. Retrieved from www.uptodate.com/contents/diagnostic-approach-to-community-acquired-pneumonia-in-adults

Beretta, L., Rocchetti, S., & Braga, M. (2010). What's new in emergencies, trauma, and shock? Nitrogen balance in critical patients on enteral nutrition. *Journal of Emergencies, Trauma, and Shock*, 3(2), 105–108. Retrieved from www.onlinejets.org/text.asp?2010/3/2/105/62099

*Bhutani, V. K., Johnson, L., & Sivieri, E. M. (1999). Predictive ability of a predischarge hour-specific serum bilirubin for subsequent significant hyperbilirubinemia in healthy term and near-term newborns. *Pediatrics*, 103(1), 6–14.

Blackburn, S. T. (2013). *Maternal, fetal & neonatal physiology: A clinical perspective* (3rd ed., pp. 512–515). St. Louis: Saunders Elsevier.

Boggs, J. G. (2015). Seizures and epilepsy in the elderly patient: Etiology, clinical presentation, and diagnosis. In *UptoDate*. Retrieved from //www.uptodate.com/contents/seizures-and-epilepsy-in-the-elderly-patient-etiology-clinical-presentation-and-diagnosis?source=see_link

Bordeianou, L., & Yeh, D. D. (2015). Epidemiology, clinical features, and diagnosis of mechanical small bowel obstruction in adults. In *UpToDate*. Retrieved from http://www.uptodate.com/contents/epidemiology-clinical-features-and-diagnosis-of-mechanical-small-bowel-obstruction-in-adults

Byrd, R. (2014). *Respiratory alkalosis clinical presentation*. In *Medscape*. Retrieved from http://emedicine.medscape.com/article/301680-clinical#a0218

Carbone, J. W., McClung, J. P., & Pasiakos, S. M. (2012). Skeletal muscle responses to negative energy balance: Effects of dietary protein. *Advances in Nutrition*, 3(2), 119–126. Retrieved from http://advances.nutrition.org/content/3/2/119.full

Centers for Disease Control and Prevention. (2014). *Opportunistic infections*. Atlanta, GA: Author. Retrieved from www.cdc.gov/hiv/living/opportunisticinfections.html

Chow, E., Bernjak, A., Williams, S., Fawdry, R. A., Hibbert, S., Freeman, J., ... Heller, S. R. (2014). Risk of cardiac arrhythmias during hypoglycemia in patients with type 2 diabetes and cardiovascular risk. *Diabetes*, 63(5), 1738–1747.

Chu, Y. F., Jiang, Y., Meng, M., Jiang, J. J., Zhang, J. C., Ren, H. S., & Wang, C. T. (2010). Incidence and risk factors of gastrointestinal bleeding in mechanically ventilated patients. *World J Emergency Medicine*, 1(1), 32–36.

Curhan, G. C., Aronson, M. D., & Preminger, G. M. (2014). Diagnosis and acute management of suspected nephrolithiasis in adults. In *UpToDate*. Retrieved from www.uptodate.com/contents/diagnosis-and-acute-management-of-suspected-nephrolithiasis-in-adults

DeBaun, M. R., & Vichinsky, E. P. (2014). Acute pain management in adults with sickle cell disease. In *UpToDate*. Retrieved from www.uptodate.com/contents/acute-pain-management-in-adults-with-sickle-cell-disease?source=see_link

Deegens, J. K., & Wetzels, J. F. (2011). Nephrotic range proteinuria. In John T. Daugirdas (Ed.), *Handbook of chronic kidney disease management* (pp. 313–332). Philadelphia: Lippincott Williams & Wilkins.

de Jong, J. S. S. G. (2014). *Electrolytes disorders*. In *Ecgpedia*. Creative Commons Attribution Non-Commercial Share Alike. Retrieved from http://en.ecgpedia.org/wiki/Electrolyte_Disorders

Emmett, M. (2013). Approach to the adult with metabolic acidosis. In *UpToDate*. Retrieved from www.uptodate.com/contents/approach-to-the-adult-with-metabolic-acidosis

Eriksson, E. A., Schultz, S. E., Cohle, S. D., & Post, K. W. (2011). Cerebral fat embolism without intracardiac shunt: A novel presentation. *Journal of Emergencies, Trauma, and Shock*, 4(2), 309–312.

Fazia, A., Lin, J., & Staros, E. (2012). *Urine sodium*. Retrieved December 28, 2012, from http://emedicine.medscape.com/article/2088449-overview#showall

Field, J. J., & Debaun, M. R. (2014). Acute chest syndrome in adults with sickle cell disease. In *UpToDate*. Retrieved from www.uptodate.com/contents/acute-chest-syndrome-in-adults-with-sickle-cell-disease

Field, J. J., Vichinsky, E. P., & DeBaun, M. R. (2011). *Overview of the management of sickle cell disease*. Retrieved from www.uptodate.com

Fisher, R. S., Acevedo, C., Arzimanoglou, A., Bogacz, A., Cross, J. H., Elger, C. E., ... Hesdorffer, D. C. (2014). ILAE official report: a practical clinical definition of epilepsy. *Epilepsia*, 55(4), 475–482.

Garzon, D. L., Kempker, T., & Piel, T. (2011). Primary care management of food allergy and food intolerance. *The Nurse Practitioner*, 36(12), 34–40.

Gauer, R., & Braun, M. (2012). Thrombocytopenia. *American Family Physician*, 85(6), 612–622.

George, J., & Arnold, D. (2014). Approach to the adult with unexplained thrombocytopenia. In *UpToDate*. Retrieved from www.uptodate.com/contents/approach-to-the-adult-with-unexplained-thrombocytopenia

Gestring, M. (2015). Abdominal compartment syndrome. In *UpToDate*. Retrieved from http://uptodate.com/contents/abdominal-compartment-syndrome

Givertz, M. (2015). Noncardiogenic pulmonary edema. In *UpToDate*. Retrieved from http://www.uptodate.com/contents/noncardiogenic-pulmonary-edema

Goldberg, E., & Chopra, S. (2015). Acute liver failure in adults: Etiology, clinical manifestations, and diagnosis. In *UpToDate*. Retrieved from http://www.uptodate.com/contents/acute-liver-failure-in-adults-etiology-clinical-manifestations-and-diagnosis

Goltzman, D. (2014). Treatment of hypocalcemia. In *UpToDate*. Retrieved from www.uptodate.com/contents/treatment-of-hypocalcemia

Greenberger, E., Lessard, J., Chen, C., & Farruggia, S. P. (2008). Self-entitled college students: Contributions of personality, parenting, and motivational factors. *Journal of Youth Adolescence*, 37, 1193–1204.

Grober, U., & Kister, K. (2012). Influence of drugs on vitamin D and calcium metabolism. *Dermatoendocrinology*, 4(2), 158–166. Retrieved from www.ncbi.nlm.nih.gov/pmc/articles/PMC3427195/

Grossman, S., & Porth, C. A. (2014). *Porth's pathophysiology: Concepts of altered health states* (9th ed.). Philadelphia: Wolters Kluwer.

Gysels, M. H., & Higginson, I. J. (2011). The lived experience of breathlessness and its implications for care: A qualitative comparison in cancer, COPD, heart failure and MND. *BMC Palliative Care*, 10(15), 1.

Halloran, R. S. (2009). Caring for the patient with inflammatory response, shock, and severe sepsis caring for the patient with inflammatory response, shock, and severe sepsis (Chap. 61). In Osborn, K. (Ed.), *Medical surgical nursing: preparation for practice* (Vol. 1). Upper Saddle River, NJ: Prentice Hall.

Hamdy, O. (2012). *Hypoglycemia*. Retrieved from http://emedicine.medscape.com/article/122122-overview

Heist, E. K., & Ruskin, J. N. (2010). Drug-induced arrhythmia. *Circulation*, 122(14), 1426–1435.

Hoffman, R. S., & Weinhouse, G. L. (2015). Management of moderate and severe alcohol withdrawal syndromes. In *UpToDate*. Retrieved from www.uptodate.com/contents/management-of-moderate-and-severe-alcohol-withdrawal-syndromes

Holodinsky, J. K., Roberts, D. J., Ball, C. G., Blaser, A. R., Starkopf, J., Zygun, D. A., ... Kirkpatrick, A. W. (2013). Risk factors for intra-abdominal hypertension and abdominal compartment syndrome among adult intensive care unit patients: A systematic review and meta-analysis. *Critical Care, 17*(5), R249.

Institute for Clinical System Improvement [ICSI]. (2008). *Health care guideline: Venous thromboembolism prophylaxis* (5th ed.). Bloomington, MN: Author. Retrieved from www.icsi.org

Inzucchi, S., Bergenstal, R., Buse, J., Diamant, M., Ferrannini, E., Nauck, M., ... Mathews, D. (2012). *Position statement of the American Diabetes Association (ADA) and the European Association for the Study of Diabetes (EASD).* Retrieved from http://care.diabetesjournals.org/content/early/2012/04/17/dc12-041.full.pdf+html

Kibel, S., Adams, K., & Barlow, G. (2011). Diagnostic and prognostic biomarkers of sepsis in critical care. *Journal of Antimicrobial Chemotherapy, 66*(Suppl 2), ii33–ii40.

Kovesdy, C. P., Kopple, J. D., & Kalantar-Zadeh, K. (2015). Inflammation in renal insufficiency. In *UpToDate*. Retrieved from http://www.uptodate.com/contents/inflammation-in-renal-insufficiency

Labbé, E., Herbert, D., & Haynes, J. (2005). Physicians' attitudes and practices in sickle cell disease pain management. *Journal of Palliative Care, 21*, 246–251.

Labs on Line. (2014). Retrieved from https://labtestsonline.org/

Lawn, N., Kelly, A., Dunne, J., Lee, J., & Wesseldine, A. (2013). First seizure in the older patient: Clinical features and prognosis. *Epilepsy research, 107*(1), 109–114.

Lee, R. K. (2012). Intra-abdominal hypertension and abdominal compartment syndrome: A comprehensive overview. *Critical Care Nurse, 32*(1), 19–31.

Lim, W. S., Van der Eerden, M. M., Laing, R., Boersma, W. G., Karalus, N., Town, G. I., ... Macfarlane, J. T. (2003). Defining community acquired pneumonia severity on presentation to hospital: An international derivation and validation study. *Thorax, 58*, 377–382.

*Lynn-McHale Wiegand, D. J., & Carlson, K. K. (2005). *AACN procedure manual for critical care*. St. Louis, MO: Elsevier.

Mabvuure, N. T., Malahias, M., Hindocha, S., Khan, W., & Juma, A. (2012). Acute compartment syndrome of the limbs: current concepts and management. *The Open Orthopaedics Journal, 6*(1), 535–543.

Martin, G. M., Thornhill, T. S., & Katz, J. N. (2015). Total knee arthroplasty. In *UpToDate*. Retrieved from http://www.uptodate.com/contents/total-knee-arthroplasty

Mayo. (2014). *DLMP critical values/critical results list summary*. Retrieved from www.mayomedicallaboratories.com/articles/criticalvalues/view.php?name=Critical+Values%2FCritical+Results+List

Methven, S., MacGregor, M. S., Traynor, J. P., O'Reilly, D. S. J., & Deighan, C. J. (2010). Assessing proteinuria in chronic kidney disease: protein–creatinine ratio versus albumin–creatinine ratio. *Nephrology Dialysis Transplantation, 25*, 2991–2996

McCutcheon, T. (2013). The Ileus and Oddities After Colorectal Surgery. *Gastroenterology Nursing, 36*(5), 368–375.

McGrath, J. M., & Hardy, W. (2011). The infant at risk. In S. Mattson & J. E. Smith (Eds.), *Core curriculum for maternal-newborn nursing* (4th ed., pp. 362–414). St. Louis: Saunders.

Monczewski, L. (2013). Managing Bone Metastasis in the Patient With Advanced Cancer. *Orthopaedic Nursing, 32*(4), 209–214.

National Cancer Institute. (2012). *HPV and cancer*. Retrieved from www.cancer.gov/cancertopics/factsheet/Risk/HPV

National Diabetes Statisitcs Report. (2014). Retrieved from http://www.cdc.gov/diabetes/pubs/statsreport14/national-diabetes-report-web.pdf

National Quality Forum. (2011). *Serious reportable events in healthcare—2011 update: A consensus report*. Retrieved from http://www.qualityforum.org/projects/hacs_and_sres.aspx

Neviere, R. (2015). Sepsis and the systemic inflammatory response syndrome: Definitions, epidemiology, and prognosis. In *UpToDate*. Retrieved from www.uptodate.com/contents/sepsis-and-the-systemic-inflammatory-response-syndrome-definitions-epidemiology-and-prognosis

O'Donnell, P. (2012). *Impending fracture & prophylactic fixation ortho bullets*. Retrieved January 26, 2013, from www.orthobullets.com/pathology/8002/impending-fracture-and-prophylactic-fixation

O'Dowd, L. C., & Kelle, M. A. (2015). Air embolism. In *UpToDate*. Retrieved from http://www.uptodate.com/contents/air-embolism

*Pack-Mabien, A., Labbe, E., Herbert, D., & Haynes, J., Jr. (2001). Nurses' attitudes and practices in sickle cell pain management. *Applied Nursing Research, 14*, 187–192.

Pasero, C., & McCaffery, M. (2011). *Pain assessment and pharmacologic management*. St. Louis: Mosby.

Payne, A. B., Miller, C. H., Hooper, W. C., Lally, C., & Austin, H. D. (2014). High factor VIII, von Willebrand factor, and fibrinogen levels and risk of venous thromboembolism in blacks and whites. *Ethnicity & Disease, 24*(2), 169–174.

Pereira de Melo, R., Venícios de Oliveira Lopes, M., Leite de Araujo, T., de Fatima da Silva, L., Aline Arrais Sampaio Santos, F., & Moorhead, S. (2011). Risk for decreased cardiac output: validation of a proposal for nursing diagnosis. *Nursing in Critical Care, 16*(6), 287–294.

Pillai, B. P., Unnikrishnan, A. G., & Pavithran, P. V. (2011). Syndrome of inappropriate antidiuretic hormone secretion: Revisiting a classical endocrine disorder. *Indian Journal of Endocrinology and Metabolism*, S208–S215. Retrieved from www.ncbi.nlm.nih.gov/pmc/articles/PMC3183532/

Rangel-Castillo, L., Gopinath, S., & Robertson, C. S. (2008). Management of intracranial hypertension. *Neurologic Clinics, 26*(2), 521–541.

The Renal Association. (2013). *Clinical practice guidelines*. Retrieved at www.renal.org/information-resources/the-uk-eckd-guide/ckd-stages#sthash.B1UX7gPz.3q8WiJDw.dpbs

Schachter, S. C. (2015). Evaluation of the first seizure in adults. In *UpToDate*. Retrieved from www.uptodate.com/contents/evaluation-of-the-first-seizure-in-adult

Schmidt, A., & Mandel, J. (2012). Management of severe sepsis and septic shock in adults. In *UpToDate*. Retrieved January 19, 2013, from www.uptodate.com/contents/management-of-severe-sepsis-and-septic-shock-in-adults

Schneidman, A., Reinke, L., Donesky, D., & Carrieri-Kohlman, V. (2014). Patient information series. Sudden breathlessness crisis. *American Journal of Respiratory and Critical Care Medicine, 189*(5), P9–P10.

Shadgan, B., Menon, M., Sanders, D., Berry, G., Martin, C., Duffy, P., Stephen, D., O'Brien, P. J. (2010). Current thinking about acute compartment syndrome of the lower extremity. *Canadian Journal of Surgery, 53*(5), 329–334.

*Shapiro, B. S., Benjamin, L. J., Payne, R., Heidrich, G. (1997). Sickle cell-related pain: Perceptions of medical practitioners. *Journal of Pain & Symptom Management, 14*, 168–174.

Shaughnessy, K. (2007). Massive pulmonary embolism. *Critical Care Nurse, 27*(1), 39–51.

Singer, P., Berger, M. M., Van den Berghe, G., Biolo, G., Calder, P., Forbes, A., ... Pichard, C. (2009). ESPEN guidelines on parenteral nutrition: intensive care. *Clinical nutrition, 28*(4), 387–400.

Smith, E. R., & Amin-Hanjani, S. (2013). Evaluation and management of elevated intracranial pressure in adults. In *UpToDate*. Retrieved from www.uptodate.com/contents/evaluation-and-management-of-elevated-intracranial-pressure-in-adults

Smith, J. R. & Carley, A. (2014). Common neonatal complications. In K.R. Simpson & P.A. Creehan (Eds.), *Perinatal Nursing* (4th ed., pp. 662–698). Philadelphia: Lippincott Williams & Wilkins.

Solomon, L. R. (2010). Pain management in adults with sickle cell disease in a medical center emergency department. *Journal of the National Medical Association, 102*(11), 1025.

Stanford Medicine: Pathology & Laboratory Medicine. (2009). *Laboratory Critical/Panic Value List*. Retrieved at www.stanfordlab.com/pages/panicvalues.htm

Stracciolini, A., & Hammerberg, E. M. (2014). Acute compartment syndrome of the extremities. In *UpToDate*. Retrieved from http://www.uptodate.com/contents/acute-compartment-syndrome-of-the-extremities

Szucs, K. A., & Rosenman, M. B. (2013). Family-centered, evidence-based phototherapy delivery. *Pediatrics, 131*(6), e1982–e1985.

Trinka, E., Cock, H., Hesdorffer, D., Rossetti, A. O., Scheffer, I. E., Shinnar, S., ... Lowenstein, D. H. (2015). A definition and classification of status epilepticus–Report of the ILAE Task Force on Classification of Status Epilepticus. *Epilepsia, 56*(10), 1515–1523.

Urinary Retention. (2012,). Retrieved from http://kidney.niddk.nih.gov/kudiseases/pubs/UrinaryRetention/

Volpin, G., Gorski, A., Shtarker, H., & Makhoul, N. (2010). Fat embolism syndrome following injuries and limb fractures. *Harefuah, 149*(5), 304–308.

Weinhouse, G. L. (2016). Fat embolism syndrome. In *UpToDate*. Retrieved from http://www.uptodate.com/contents/fat-embolism-syndrome

Williamson, M. A., & Snyder, L. M. (2014). *Wallach's interpretation of diagnostic tests: Pathways to arriving at a clinical diagnosis (interpretation of diagnostic tests)*. Philadelphia: Wolters Kluwer.

Yu, A. (2013). Causes of Hypomagnesemia. In *UpToDate*. Retrieved at www.uptodate.com/contents/causes-of-hypomagnesemia.

Zafren, K., & Mechem, C. (2014). Accidental hypothermia in adults. In *UpToDate*. Retrieved from http://www.uptodate.com/contents/accidental-hypothermia-in-adults

Zisman, A. L., Worcester, E. M., Coe, F. L. (2011). Evaluation and management of stone disease. In J. T. Daugirdas (Ed.), *Handbook of chronic kidney disease management* (pp. 482–492). Philadelphia, PA: Lippincott Williams & Wilkins.

APÊNDICES

*Cornish, P. L., Knowles, S. R., Marchesano, R., Tam, V., Shadowitz, S., Juurlink, D. N., & Etchells, E. E. (2005). Unintended medication discrepancies at the time of hospital admission. *Archives of Internal Medicine, 165*(4), 424–429.

DeWalt, D. A., Callahan, L., Hawk, V. H,. Broucksou, K. A., & Hink, A. (2010). *Health literacy universal precautions tool kit*. Rockville, MD: Agency for Healthcare Research and Quality. Retrieved from www.ahrq.gov/professionals/quality-patient-safety/quality-resources/tools/literacy-toolkit/healthliteracytoolkit.pdf

Entwistle, V. A., McCaughan, D., Watt, I. S., Birks, Y., Hall, J., Peat, M., ... Wright, J. (2010). Speaking up about safety concerns: multi-setting qualitative study of patients' views and experiences. *Quality and Safety in Halth Care, 19*(6), e33–e33.

Franz, M. G., Robson, M. C., Steed, D. L., Barbul, A., Brem, H., Cooper, D. M., ... Wiersema-Bryant, L. (2008). Guidelines to aid healing of acute wounds by decreasing impediments of healing. *Wound Repair and Regeneration, 16*(6), 723–748.

Frosch, D. L., & Elwyn, G. (2014). Don't blame patients, engage them: transforming health systems to address health literacy. *Journal of Health Communication, 19*(Suppl 2), 10–14.

Frosch, D. L., May, S. G., Rendle, K. A., Tietbohl, C., & Elwyn, G. (2012). Authoritarian physicians and patients' fear of being labeled 'difficult' among key obstacles to shared decision making. *Health Affairs, 31*(5), 1030–1038.

*Hibbard, J. H., & Cunningham, P. J. (2008). How engaged are consumers in their health and health care, and why does it matter? Findings from HSC No. 8: Providing insights that contribute to better health policy. Washington, DC: HSC

*Kutner, M., Greenberg, E., Jin, Y., & Paulsen, C. (2006). *The health literacy of America's adults: Results from the 2003 National Assessment of Adult Literacy*. U.S. Dept. of Education. Washington, DC: National Center for Education Statistics. Retrieved from http://nces.ed.gov/pubs2006/2006483.pdf

Morse, J. M. (1997). *Preventing patient falls*. Thousand Oaks: Sage Broda

*National Association of Adult Literacy. (2003). Health Literacy of America's Adults: Results of the National Assessment of Adult Literacy (NAAL). Retrieved from https://nces.ed.gov/naal/

Pear, S. M. (2007). *Managing infection control: Patients risk factors and best practices for surgical site infection prevention* (pp. 56–63). Tucson, AZ: University of Arizona.

*Podsiadlo, D., & Richardson, S. (1991). The timed 'Up and Go' test: A test of basic functional mobility for frail elderly persons. *Journal of American Geriatric Society, 39*, 142–148. Retrieved August 2, 2012, from www.fallrventiontaskforce.orgpdf.Timed UpandGoTest.pdf

Price, C. S., Williams, A., Philips, G., Dayton, M., Smith, W., & Morgan, S. (2008). *Staphylococcus aureus* nasal colonization in preoperative orthopaedic outpatients. *Clinical Orthopaedics and Related Research, 466*(11), 2842–2847.

*Ratzan, S. C. (2001). Health literacy: Communication for the public good. *Health Promotion International, 16*(2), 207–214.

*Roter, D. L., Rune, R. E., & Comings, J. (1998). Patient literacy: A barrier to quality of care. *Journal General Internal Medicine, 13*(12), 850–851.

Sofaer, S., & Schumann, M. J. (2013). *Fostering successful patient and family engagement*. This White Paper was prepared for the Nursing Alliance for Quality Care with grant support from the Agency for Healthcare Research and Quality (AHRQ); Approved. Retrieved from www.naqc.org/WhitePaper-PatientEngagement

Sørensen, L. T. (2012). Wound healing and infection in surgery: The pathophysiological impact of smoking, smoking cessation, and nicotine replacement therapy: A systematic review. *Annals of Surgery, 255*(6), 1069–1079. Retrieved from http://archsurg.jamanetwork.com/article.aspx?articleid=1151013

Weiss, B. D. (2007). *Health literacy and patient safety: Help patients understand*. American Medical Association. Retrieved from http://med.fsu.edu/userFiles/file/ahec_health_clinicians_manual.pdf

*White, S., & Dillow, S. (2005). Key concepts and features of the 2003 National Assessment of Adult Literacy. National Center for Education Statistics. Retrieved from http://nces.ed.gov/NAAL/PDF/2006471.PDF

*Williams, M. V., Parker, R. M., Baker, D. W., Parikh, N. S., Pitkin, K., Coates, W. C., & Nurss, J. R. (1995). Inadequate functional health literacy among patients at two public hospitals. *JAMA, 274*(21), 1677–1682.

Índice

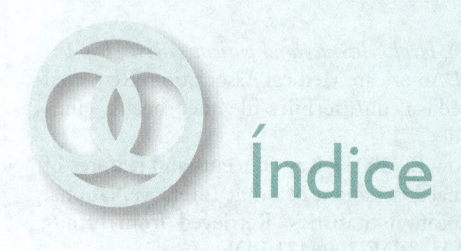

Nota: os números de páginas seguidos por *q*, *f* e *t* indicam quadros, figuras e tabelas, respectivamente. Os diagnósticos de enfermagem são indicados pelas iniciais maiúsculas.

A

AA (Alcoólicos Anônimos), 314
AAP (Academia Americana de Pediatria), 699
Abstinência, em abuso de substâncias, 313
Abstinência, sintomas de, 312
Abstinência de Álcool, Risco de Complicações de, 1019-1021
Abuso, 259
Abuso conjugal, 727, 849-851
Abuso de drogas
   Distúrbio do Autoconceito, 241
   Negação Ineficaz, 313-316
   sintomas de abstinência, 312
Abuso do idoso, 780-781, 852
Abuso doméstico
   definição, 870
   Diagnósticos de Enfermagem da Família/do Lar, 855-856
   Enfrentamento Familiar Incapacitado, Conforme Evidenciado por, 870-873
Abuso sexual, 259
Abuso. *Ver também* Violência Direcionada a Outros, Risco de
   álcool, 295, 311, *474t*, 888-889, 891-892
   definição, 849
   doméstico, 727, 849-851, 870-873, 892
   drogas, 313-316, 241
   idoso, 780-781, 852
   infantil, 856, 867-870
   sexual, 259
   si próprio, 584
Abuso/Negligência Infantil
   Enfrentamento Familiar Incapacitado, Conforme Evidenciado por, 867-870
   suspeita de, 856, 868
Academia Americana de Pediatria (AAP), 699
Ação construtiva, 73
Acidente vascular encefálico (AVE), 405, 220
Acidentes com pedestres, 662-663
Acidose, Risco de Complicações de, 979-982
Acidose metabólica, 618
Acidose respiratória, 943
Açúcar, substitutos do, 231
Acúmulo venoso dependente, 842-843
Acupressão, 190
Acupuntura, 191
ADA (Americans with Disabilities Act) de 1990, 133
Adesão, 314. *Ver também* Falta de Adesão
   definição, 339
Adesivos de alerta, 665
ADH (hormônio antidiurético), 979
Adolescentes
   Autolesão, Risco de, 582
   condições associadas à idade, prevenção das, *377t*
   Conforto Prejudicado, 151
   Controle Ineficaz da Saúde, 379-389
   Desesperança, 222
   Enfrentamento Ineficaz, 290
   Estresse por Mudança (Síndrome do), 325
   Fadiga
   Infecção, Risco de, 639
   Interação Social Prejudicada, 344
   Lesão, Risco de, 668
   Manutenção Ineficaz da Saúde, 366
   Medo, 395
   necessidades nutricionais diárias, *430t*
   Padrão de Sexualidade Ineficaz, 474, 479
   Paternidade ou Maternidade Prejudicada, 881
   Síndrome do Trauma de Estupro, 780
   Tomada de Decisão Emancipada Prejudicada, 141
   Transmissão de Infecção, Risco de, 716-721
   Vínculo, Prejudicado, Risco de, 884
   Violência Direcionada a Outros, Risco de, 729
ADTs (antidepressivos tricíclicos), 162
Adultos
   Desesperança, 222
   Interação Social Prejudicada, 344
   Manutenção Ineficaz da Saúde, 366
   Medo, 396
   necessidades nutricionais diárias, *430-431t*
   Padrão de Sexualidade Ineficaz, 474
   Padrão de Sono Prejudicado, 490
   Síndrome do Trauma de Estupro, 780-781
   Tomada de Decisão Emancipada Prejudicada, 141
Adultos de meia-idade
   Baixa Autoestima, 255
   condições associadas à idade, prevenção das, *378t*
   Distúrbio do Autoconceito, 241
   Enfrentamento Ineficaz, 291
Adultos jovens. *Ver também* Adolescentes
   Condições associadas à idade, prevenção das, *377t*
   Enfrentamento Ineficaz, 290
Adventista do Sétimo-Dia (Igreja Cristã Adventista), crenças religiosas da, *798q*
Afasia
   Comunicação Prejudicada na, 125-131
   Deglutição Prejudicada, 444
Afasia de compreensão, 120
Afasia de expressão, 120
Afogamento, 664
Agência de Proteção Ambiental, 902
Agentes antimotilidade, 232
Agnósticos, crenças, *794t*
Agressão sexual, 259
Aids (síndrome da imunodeficiência adquirida). *Ver* Vírus da imunodeficiência humana (HIV)
AIVDs (atividades instrumentais da vida diária), 877
Albumina, 979
Alcalose, Risco de Complicações de, 982-985
Álcool, abuso de
   Diagnósticos de Enfermagem da Família/do Lar, 888-889, 891-892
   Enfrentamento Ineficaz, 295
   Negação Ineficaz, 311
   sexualidade e, *474t*
Alcoólicos Anônimos (AA), 314

Alimentação enteral, 448
Alimento. *Ver* Nutrição
Alimentos contaminados, 230
Alimentos dietéticos, 231
Alucinações, Confusão Aguda, 195
Alucinógenos, abuso de, efeitos físicos do, 312
Amamentação
  Disposição para, Melhorada, 917-918
  Ineficaz, 62-69
  Interrompida, 69-70
  necessidades nutricionais diárias, *430t*
  vantagens e desvantagens da, 64
Amamentação Interrompida, 69
Amamentação Melhorada, Disposição para, 917-918
Ambiente comunitário, 896
Ambivalência, Pesar Complicado, 530
Ameaça à integridade biológica, 71
Ameaça ao autoconceito, 71-72
American Nurses Association (ANA), 5, 7
American Rehabilitation Act, de 1973, 133
Americanos mexicanos. *Ver* Cultura hispânica/latina
Americans with Disabilities Act (ADA) de 1990, 133
Amigos (Quakers), crenças religiosas, *795q*
Amilase, 979
Amplitude de movimento passiva, 406
Amplitude de movimentos, 358, 403, 844, 406, 997
ANA (American Nurses Association), 5, 7
Anafilaxia, 1008
Analgesia equilibrada (terapia multimodal), 158
Analgesia multimodal, 162
Analgésicos
  Dor Aguda, 162
  Dor Crônica, 171
Anemia, 335, 987
Anestesia
  Função Respiratória Ineficaz, Risco de, 617
  Lesão por Posicionamento Perioperatório, Risco de, 677
Anfetaminas, abusos de, efeitos físicos do, 312
Animais de estimação, terapia com, 88
Anorexia
  Distúrbio na Imagem Corporal, 259
  Nutrição Desequilibrada, 451-453
  Síndrome do Trauma de Estupro, 783
Ansiedade, 70-79
  Ansiedade Relacionada à Morte, 79-85
  Perambulação, 502
  Resposta Disfuncional ao Desmame Ventilatório, 629

Ansiedade crônica, 73
Ansiedade Relacionada à Morte, 79-85
Ansiolíticos, *474t*
Antibióticos, 903
Antidepressivos tricíclicos (ADTs), 162
Antiespasmódicos, *474t*
Anti-histamínicos, *474t*
Antraz (*Bacillus anthracis*), *720t*
Apatia, 223
Aplicações de calor para o controle da dor, 172
Aplicações de frio, 172
Apoio emocional, 827
Apoio positivo incondicional, 123
Apraxia, 444
Área sacral hiperemiada, 702
Arritmia, Risco de Complicações de, 941-943
Artrite, complicações sexuais da, *481t*
Aspectos legais, na Síndrome do Trauma de Estupro, 782
Aspiração
  Deglutição Prejudicada, 443
  Risco de, 670-674
Assistolia, 941
Asteatose, 148
Ateísmo, crenças do, *794q*
Atelectasia, Risco de Complicações de, 1039-1042
Aterosclerose, 509
Atitude positiva, 126, 130
Atividade
  avaliação da resposta fisiológica a, *357t*
  Constipação, 213
  Desesperança, 227
  efeitos na peristalse, 343
  Estilo de Vida Sedentário, 318
  Hipertermia, 601-602
  Manutenção Ineficaz da Saúde, 370
Atividade de Recreação Deficiente, 85-90
Atividade mental, 944
Atividades da vida diária (AVDs), 746
Atividades de reflexão, 83
Atividades instrumentais da vida diária (AIVDs), 877
Atletas, equilíbrio acidobásico nos, 837
Atraso no Crescimento e no Desenvolvimento, 90-95
Atribuições, no enfrentamento, 292
Atrito, definição, 562
Autismo, 261
Autoaceitação, 252
Autoacusação, 252
Autoajuda, grupos de, 716
Autoavaliação negativa, 240
Autocateterismo intermitente limpo, 724
Autoconceito
  Ansiedade, 72
  Disposição para, Melhorado, 918
  Distúrbio do. *Ver* Distúrbio do Autoconceito
  Impotência, Sentimento de, 742

Autoconceito, Distúrbio do, 239-247
Autoconceito Melhorado, Disposição para, 918
Autocontaminação, 904
Autoconversação, 252
Autocuidado, Disposição para Melhora do, 918
Autoestima, 241-242
  Baixa, Crônica, 247-249
  Baixa, Situacional, 250-253
  Distúrbio na, 247-249
  Distúrbio no Autoconceito, 241
  Risco de Baixa, Situacional, 253
  visão geral, 241
Autoestima, Distúrbio na, 247-249
Autoexpressão, métodos alternativos de, 131
Autoideal, 241
Autolesão, 582-587
  Risco de Automutilação, 583
  Risco de, 588-590
Automonitoramento da depressão, 298
Automóveis, risco de lesão por, 661
Automutilação
  estresse e, 582
Automutilação, Risco de, 581-587
Autonegligência
  características definidoras, 99
  fatores relacionados na, 99
Autonegligência, 99
Avaliação
  diagnósticos de enfermagem *versus* problemas colaborativos, 23
  mapas conceituais, 48-49
Avaliação
  diagnósticos de enfermagem *vs.* problemas colaborativos, 26-27
  mapas conceituais, 53
Avaliação física, 29
Avaliações diagnósticas em duas partes, 15, *16q*
Avaliações diagnósticas em três partes, 15, *16q*
AVDs (atividades da vida diária), 746
AVE (acidente vascular encefálico), 405, 220

B

Bacillus anthracis (antraz), *733t*
Bactérias
  anemia falciforme, 987
  Incontinência Urinária Funcional, 284
Baha'i, crenças religiosas da, *794q*
Baixa Autoestima Crônica, 247-249
Baixa Autoestima Situacional, 250-253
  Risco de, 581
Banheiro, riscos no, 661
Barbitúricos, efeitos físicos dos, 312
Barreira Linguística, Comunicação Prejudicada na, 127-129
Batistas, crenças religiosas dos, *794q*

Bebês, 664
　Atividade de Recreação Deficiente, 86
　Baixa Autoestima, 702
　Comunicação Prejudicada, 119
　Condições associadas à idade, prevenção das, *376*
　Conforto Prejudicado, 151
　Deglutição Prejudicada, 440
　Deslocamento da Articulação, Risco de Complicações de, 1015
　Disposição para Comportamento Organizado Melhorado do Lactente, 922-925
　Função Respiratória Ineficaz, Risco de, 619
　Infecção, Risco de, 639
　Lesão, Risco de, 651
　Manutenção do Lar Prejudicada, 877
　Medo, 395
　necessidades nutricionais diárias, *430t*
　Nutrição Desequilibrada, 427
　Vínculo Prejudicado, Risco de, 883-887
　Volume de Líquidos Deficiente, 833
Bem-Estar Espiritual Melhorado, Disposição para, 921
Bexiga, controle da, 94
Bicicletas, risco de lesão por, 663
Bilirrubina, 969
BNP (peptídeo natural), 940
"Boa noite cinderela", drogas, 781
Boca seca
　Ansiedade, 75
　efeitos colaterais dos opioides, 163
Bode expiatório, 889
Bradicardia, 235, 941
Bradipneia, 618
Brazelton, Escala de Investigação Comportamental Neonatal/ Brazelton Neonatal Behavioral Assessment Scale (NBAS), 112
Broncopneumonia, 671
Budismo, crenças religiosas do, *794q*
Bulimia nervosa, 259
Burundanga, 781

C

Cálcio, 979
Cálculos, formação de, 708
Cálculos renais, Risco de Complicações de, 1030-1032
Calônio, 557
Caminhos críticos, 31-32
Campo de Energia Perturbado, 100-103
Câncer
　complicações sexuais do, *482t*
　Conforto Prejudicado, 147
　Fadiga, 333, *334q*
Candida albicans, 1007
Candidíase oral, 541

Canivete, posição (prona modificada), 680, 681
Cansaço, 332
Cansaço agudo, 332
Capacidade de Transferência Prejudicada, 413-414
Capacidade do Adulto para Melhorar, Insuficiência da, 96-99
Capacidade do reservatório prejudicada, 341
Catapora (varicela), *720t*
Cateteres urinários, 205
Cateterização intermitente, 277
Católicos Romanos, crenças religiosas dos, *798q*
Caxumba (parotidite infecciosa), *720t*
Centralização, 102
Centro de controle, 738
Centro de controle externo, 738
Centro de controle interno, 738
Centro Toxicológico, 665
Cetamina, 781
Choque, Risco de, 597
Ciclo coçar-vontade de coçar-coçar, 153
CID (coagulação intravascular disseminada), 952
Cidadãos idosos. *Ver* Idosos
Ciência Cristã, crenças da, *794q*
Cirurgia enterostomal, *483t*
Citrato de sildenafila (Viagra), *474t*
CK (creatina-quinase), 940
Clonidina, 162
Cloreto de amônio, 984
Coagulação intravascular disseminada (CID), 952
Cocaína, abuso de, *474t*
　efeitos físicos do, 312
Colágeno, 557
Colostomia, *483t*
Compartimentalização, 298
Competência da comunidade, 895
Competência social, 345
Complicações Potenciais (CP), 939
Componente de metas/necessidades da comunidade, 896
Componente de pessoas, da comunidade, 896
Componente dos sistemas de serviço, da comunidade, 896
Comportamento concentrado na emoção, 292
Comportamento de Saúde Propenso a Risco, 104-109
Comportamento Desorganizado do Lactente, 110-117
Comportamento focado no problema, 292
Comportamento Organizado Melhorado do Lactente, Disposição para, 922-925
Comportamentos de cuidados, 859
Comportamentos de desistência, 73
Comportamentos desadaptativos, 73, 587

Compressa morna, para febre, 600
Comprometimento neuromuscular, 672, 621
Comunicação
　Disposição para, Melhorada, 925
　métodos alternativos de, 131
　Prejudicada, 191-200
　　Relacionada à Barreira Linguística, 129-131
　　Relacionada a Efeitos de Afasia de Expressão ou de Compreensão, 129-131
　　Relacionada a Efeitos de Perda Auditiva, 132-133
　　Verbal, 125-127
Comunidade, Contaminação, 901-903
Comunidade com um interesse comum, 896
Comunidade de solução, 896
Comunidade geográfica, 896
Comunidades rurais, 897
Condições associadas à idade, prevenção das, *376-378t*
Condução, 599, 608
Confidencialidade, 5-6
Confirmar a presença, 41
Conflito de Decisão, 134-139
Conflito no Papel de Pai/Mãe, 856-858
　Relacionado a Efeitos da Doença e/ou Hospitalização de Filho, 859-860
Conforto
　Disposição para, Melhorado, 925
　domínio, *9t*
　Prejudicado, 146-155
Confucionismo, crenças do, *794q*
Confusão
　Aguda, 191-200
　Crônica, 200-209
　definição, 191
Conhecimento Melhorado, Disposição para, 926
Conjunto diagnóstico, 31, *32q, 43q*
Conjunto prioritário de diagnósticos, 31-33
Constipação Funcional Crônica, 210-217
　critérios para a investigação focalizada, 214
　efeito colateral dos opioides, 163
　erros, nos enunciados, 212
　intervenções para, 214-217
　metas de intervenções para, 214-215
Constipação Percebida, 217
Construção de habilidades, 825
Consumo máximo de oxigênio ($VO_{2máx}$), 355
Contagem de eritrócitos (glóbulos vermelhos), 979
Contagem linfocitária, 979
Contaminação, Comunidade, 901-903
Contar a verdade (*Truth-telling*), 81

Contato com recém-nascidos, 856
Contenção, 734
Contracepção
  doenças sexualmente transmissíveis (DSTs) e, 476
  pílulas contraceptivas de emergência, 784
  Risco de Perfusão Tissular Cardíaca Diminuída, 511
  sexualidade e, *474t*
Contrações peristálticas, 708
Controle da Saúde
  Ineficaz, 379-389
    analfabetismo funcional, 382
    erros nos enunciados diagnósticos, 381-382, 383, 383-389
    instrução em saúde, 382-383
Controle da Saúde Melhorado, Disposição para, 919-920
Controle de Impulsos Ineficaz, 307-309
Controle Deficiente da Saúde da Comunidade, 904-908
Controle Emocional Instável, 304-307
Controle intestinal, 94
Contusões, na Síndrome do Trauma de Estupro, 784
Convecção, 599, 608
Conversação sobre sexo, 490
Convulsões, Risco de Complicações de, 1022-1024
Coqueluche, *720q*
Corpos cetônicos na urina, 979
Corticosteroides, 1009
CP (Complicações Potenciais), 939
Creatina-quinase (CK), 940
Credé, manobra de, 286
Crenças religiosas, *794-800q*
Crescimento
  Atraso no, 90-95
  definição, 92
  efeitos da imobilidade no, *703-704t*
Crescimento psicoespiritual, 83, 228
Crianças
  Atividade de Recreação Deficiente, 709
  com necessidades especiais, 853-854
  Comunicação Prejudicada, 119
  Deglutição Prejudicada, 440
  Desesperança, 222
  Deslocamento da Articulação, Risco de Complicações de, 1015
  efeitos da violência nas, 871
  Eliminação Urinária Prejudicada, 263
  Enfrentamento Ineficaz, 290
  Enurese Maturacional, 268
  Fadiga, 332
  Incontinência Urinária de Urgência, 278
  Infecção, Risco de, 639
  Interação Social Prejudicada, 344
  intervenções em Dor Aguda, 164-168

  Lesão, Risco de, 651, 654
  Manutenção Ineficaz da Saúde, 366
  Mobilidade Física Prejudicada, 404
  Nutrição Desequilibrada, 427
  Padrão de Sono Prejudicado, 490
  Papel de Pai/Mãe, 859-860
  Síndrome do Trauma de Estupro, 780
  Solidão, Risco de, 711
  Violência Direcionada a Outros, Risco de, 729
  Volume de Líquidos Deficiente, 833
Crianças em idade escolar, 397. *Ver também* Crianças; Questões pediátricas
  Atraso no Crescimento e no Desenvolvimento, 90
  Autoestima, 254
  condições associadas à idade, prevenção das, *376-378t*
  Conforto Prejudicado, 151
  Estresse por Mudança (Síndrome do), 838
  Lesão, Risco de, 668
  Medo, 395
  necessidades nutricionais diárias, *430t*
  Padrão de Sexualidade Ineficaz, 479
Crianças pré-escolares, 397. *Ver também* Crianças; Questões pediátricas
  Atraso no Crescimento e no Desenvolvimento, 91
  Baixa Autoestima, 254
  condições associadas à idade, prevenção das, *376t*
  Conforto Prejudicado, 151
  Medo, 395
  necessidades nutricionais diárias, *430t*
Crise, técnicas de controle, 733
Crise Falciforme, Risco de Complicações de, 987-991
Crise Vaso-Oclusiva, Risco de Complicações de, 987-991
Cryptococcus neoformans, meningite por, 1007
Cryptosporidium, 1006
Cuidadores
  Enfrentamento Familiar Incapacitado, 867-870
  indivíduos suicidas, 596
Cuidados Centrados no Processo de Transição do Indivíduo e da Família
  alta *vs.* transição, 55
  barreiras à adesão, 56-58
    ambiente doméstico, 57-58
    barreiras do sistema de apoio, 57
    barreiras pessoais, 57
  indivíduos/família de alto risco, identificação de, 55-56

  infecção durante a hospitalização e condições adquiridas no hospital passíveis de prevenção, 58-59
  planejamento e modelagem do atendimento, 54-55
  reconciliação medicamentosa, 56-58
  risco do indivíduo de lesão, quedas, úlceras por pressão, 58-59
Cuidados Centrados no Processo de Transição do Indivíduo e da Família, 54-59
Cuidados não críticos, locais de, 31
Culpa
  Pesar Antecipado, 527
  Pesar Complicado, 530
  Risco de Padrão de Sexualidade Ineficaz, Relacionado a Mudanças no Pré-Natal e Pós-Parto, 488
Cultos, crenças religiosas dos, *794q*
Cultura afro-americana
  alcoolismo, 888
  comunicação, 121
  Conflito de Decisão, 137
  Enfrentamento Ineficaz, 294
  Infecção, Risco de, 643
  Manutenção Ineficaz da Saúde, 374
  Nutrição Desequilibrada, 433
  teoria humoral de calor/frio, 374
  Violência Direcionada a Outros, Risco de, 728
Cultura Amish, crenças religiosas da, *794q*
Cultura árabe-americana, papel da família na, 848
Cultura armênica, *794q*
Cultura chinesa
  comunicação, 122
  Conforto Prejudicado, 149
  doença mental, 294
  Manutenção Ineficaz da Saúde, 374
  Pesar, 519
Cultura filipina
  comunicação, 122
  fatalismo, 137
Cultura hispânica/latina, 738, 848
  doença mental, 294
  dor, 149
  estrutura familiar, 243
  fatalismo, 137
  homicídio, 729
  obesidade, 374
  sexualidade, 478
  teoria humoral de calor/frio, 374
Cultura islâmica, crenças religiosas da, *798q*
Cultura japonesa
  dor, 149
  estrutura familiar, 848
Cultura latina. *Ver* Cultura hispânica/latina
Cultura vietnamita, 848-849

D

DA. *Ver* Disreflexia Autonômica (DA)

DAC (doença arterial coronariana), 943, 941
Datura, 781
DDC (Diagnosis Development Committee), 9
DEAFNET, 133
Deambulação, 406
Deambulação, Prejudicada, 414-415
Débito Cardíaco Diminuído
  definição, 943
  intervenções e justificativas, 944
  populações de alto risco, 943
  resultados colaborativos, 943
  visão geral, 219
Débito Cardíaco Diminuído
  Risco de Complicações de, 943
  visão geral, 219
Decisões de final de vida
  Ansiedade Relacionada à Morte, 81
  Sofrimento Moral, 809
Decisões de não ressuscitar, 136
Declaração da Política Social, 7
Deficiência imunológica, 645
Déficit de atenção, 298
Déficit no Autocuidado Instrumental, 750-752
  Síndrome do Déficit no Autocuidado, 744
Déficit no Autocuidado para Alimentação, 744, 752, 752-755
  investigação, 749
Déficit no Autocuidado para Banho, 744, 749, 755, 755-757
Déficit no Autocuidado para Higiene Íntima, 749, 757, 757-759
Déficit no Autocuidado para Vestir-se, 744, 749, 751, 759-762
Déficits no Autocuidado, 744-749, 755-757, 759-762
  Alimentação. *Ver* Déficit no Autocuidado para Alimentação
  Banho, 744
  Higiene Íntima. *Ver* Déficit no Autocuidado para Higiene Íntima
  Vestir-se, 744
Deglutição Prejudicada, 440-445
Delirium, 195
Demência, 97, 194
Densidade específica da urina, 979
Dentaduras, 542
Dentição Prejudicada, 440
Dentro dos limites normais, 35
Dependência
  definição, 157
  vs. tolerância às drogas, 160
Dependência de drogas, 157
Depressão
  Confusão Aguda, 193
  Dor Crônica, 168
  geriátrica, 194
  Pesar, 522
  Pesar Antecipado, 526
  Pesar Complicado, 530
Dermatite, 274

Derme, 557
Desempenho de Papel
  distúrbio do, 241
  Ineficaz, 637-638
Desenvolvimento atrasado, Risco de, 96
Desequilíbrio acidobásico, 966
Desequilíbrio na Temperatura Corporal, Risco de, 598-602
Desequilíbrios Eletrolíticos
  antineoplásicos e, 1046
  Risco de Complicações de, 992-1001
  Risco de, 598
Desesperança, 220-228, 727, 849
Desidratação, 601
  diarreia, 230
  Hipertermia, 602-605
  Lesão, Risco de, 667-668
  Temperatura Corporal, Desequilíbrio na, Risco de, 601
  Volume de Líquidos Deficiente, 836-837
Deslocamento, 292
Deslocamento da Articulação, Risco de Complicações de, 1015-1016
Desmame, Resposta ao. *Ver* Resposta Disfuncional ao Desmame Ventilatório
Desmame da ventilação, 629
Desmineralização óssea, 708
Desobstrução Ineficaz de Vias Aéreas, 622-625
Detecção, *vs.* prevenção, 21-22
Diabete melito, *481t*
Diagnosis Development Committee (DDC), 9
Diagnóstico
  definição, 7
  diagnósticos de enfermagem *vs.* problemas colaborativos, 23
Diagnóstico de enfermagem do indivíduo, *12q*
Diagnósticos de enfermagem
  colaboração com outras profissões, 18
  definição de, 7-8
  definidos, 7
  desenvolvimento dos, 7-9
  importância dos, 3
  mapas conceituais, 47-53, 52
    avaliação do, 53
    criação do o plano de cuidados inicial, 50
    diagnósticos de enfermagem, 50-51
    documentação dos cuidados, 52
    fatores de risco, 51-52
    investigação em um mesmo dia, 49-50
    investigação, 48-49
    plano de cuidados inicial concluído, 51
    planos de cuidados, 48-53

  preparação do plano de cuidados, 51
  problemas colaborativos, 50
  revisão, 50-51
  visão geral, 47-48
modelo bifocal de prática clínica, 18-21
  expertise em enfermagem, *19f*
planejamento do cuidado, 28-46
  avaliação, 40-41
  conjunto prioritário de diagnósticos, 31-33
  formatos de coleta de dados, 28-30
  implementação, 38-39
  intervenções de enfermagem, 36-38
  metas, 33-36
  multidisciplinar, 41-42
  prescrições de enfermagem, 38-39
  processo de, 30-38
  sistemas de, 42-46
problemas colaborativos
  diferenciação dos diagnósticos de enfermagem dos, 22-27
  enunciados diagnósticos, 22
  visão geral, 10
questões e controvérsias com, 2-6, 3-4, *5f*
  confidencialidade, 5-6
  enfermeiros anestesistas, 3-4
  enfermeiros especialistas, 3
  enfermeiros obstétricos, 3-4
  ética, 5
  planos de cuidados dos estudantes, 3
  terminologia inconsistente, 2
revisão, *12q*
tipos e componentes dos, 10-17
  diagnósticos de enfermagem com foco no problema, 10-12
  diagnósticos de enfermagem de promoção da saúde, 14-15
  diagnósticos de enfermagem de risco e alto risco, 12-13
  diagnósticos de enfermagem de síndrome, 15
  diagnósticos de enfermagem possíveis, 14
  enunciados diagnósticos, 15-17
Diagnósticos de enfermagem com foco no problema, 10-11
Diagnósticos de enfermagem da comunidade, 895-901
  levantamento de dados na comunidade, 897-898
  padrões funcionais de saúde, 898-901
  visão geral, 895-897
Diagnósticos de Enfermagem da Família/do Lar, 847-894
  abuso conjugal, 849-851
  abuso nas famílias, 849
  crianças com necessidades especiais, 853-854

critérios para a investigação
  focalizada, 854-856
 família alcoolista, 888-888
 paternidade, 854
 vínculo pais-bebê, 854
 visão geral, 847-849
Diagnósticos de enfermagem de alto
  risco, 12-13
Diagnósticos de enfermagem de
  promoção da saúde, 14-15,
  915-917
Diagnósticos de enfermagem de risco,
  12-13, 37-38
Diagnósticos de enfermagem de
  síndrome, 15
Diagnósticos de enfermagem dos
  problemas, 37
Diagnósticos de enfermagem possíveis,
  14, 36
Diagnósticos não prioritários, 33
Diagnósticos prioritários, 31-33
Diarreia, 228-235
Diarreia crônica. *Ver* Diarreia
Dieta. *Ver* Nutrição
Difenidramina, 1009
Difteria, 720t
Dignidade Humana, Comprometida,
  Risco de, 610-616
Dignidade. *Ver* Dignidade Humana
  Comprometida, Risco de
Disartria, 118, 119, 125
Disfunção Biliar. *Ver* Disfunção
  Gastrintestinal/Hepática/Biliar,
  Risco de Complicações de
Disfunção Cardíaca/Vascular, Risco de
  Complicações de, 940-963
 Arritmia, 941-943
 critérios de investigação diagnóstica,
   940-941
 Débito Cardíaco Diminuído,
   943-945
 Edema Pulmonar, 945-948
 Hipertensão Intra-Abdominal,
   948-950
 Hipovolemia, 950-951
 Sangramento, 952-955
 Síndrome Compartimental,
   955-957
 Trombose Venosa Profunda,
   958-963
 visão geral, 940
Disfunção Esquelética. *Ver* Disfunção
  Musculoesquelética, Risco de
  Complicações de
Disfunção Gastrintestinal. *Ver*
  Disfunção Gastrintestinal/
  Hepática/Biliar, Risco de
  Complicações de
Disfunção Gastrintestinal/Hepática/
  Biliar, Risco de Complicações de,
  963-978
 Disfunção Hepática, 964-967
 Hiperbilirrubinemia, 967-973
 Íleo Paralítico, 973-975

Sangramento GI, 975-978
 visão geral, 963-964
Disfunção Hematopoiética, Risco de
  Complicações de. *Ver* Disfunção
  Metabólica/Imunológica/
  Hematopoiética, Risco de
  Complicações de
Disfunção Hepática
 Risco de Complicações de, 964-967
 visão geral, 616
Disfunção Imunológica, Risco de
  Complicações de. *Ver* Disfunção
  Metabólica/Imunológica/
  Hematopoiética, Risco de
  Complicações de
Disfunção Metabólica/Imunológica/
  Hematopoiética, Risco de
  Complicações de, 978-982
 Acidose, 979-982
 Alcalose, 982-985
 Balanço Negativo de Nitrogênio,
   985-987
 Crise Falciforme, 987-991
 Crise Vaso-Oclusiva, 987-991
 Desequilíbrios Eletrolíticos, 985-987
 Hipo/Hiperglicemia, 1001-1004
 Infecções Oportunistas, 1004-1007
 Reação Alérgica, 1007-1010
 Sepse, 1010-1012
 Trombocitopenia, 1010-1012
 visão geral, 978-979
Disfunção Musculoesquelética, Risco
  de Complicações de, 1016-1018
 Deslocamento da Articulação,
   1015-1016
 Fraturas Patológicas, 1016-1018
 visão geral, 1016
Disfunção Neurológica/Sensorial,
  Risco de Complicações de
 Critérios de Investigação
   Diagnóstica/Laboratorial
   1018-1019
 definição, 1018
Disfunção Neurovascular Periférica,
  Risco de, 510
Disfunção Renal/Urinária, Risco de
  Complicações de, 1029-1030
 Risco de Complicações de Cálculos
   Renais, 1030-1032
 Risco de Complicações de
   Insuficiência Renal, 1030-1032
 Risco de Complicações de
   Insuficiência/Falências Renal,
   1032-1037
 Risco de Complicações de Retenção
   Urinária Aguda, 1037-1038
 visão geral, 1029-1030
Disfunção Respiratória, Risco de
  Complicações de, 1039
 Atelectasia, 1039-1042
 Hipoxemia, 943-945
 Pneumonia, 1039-1042
 visão geral, 1039

Disfunção Sensorial, Risco de
  Complicações de. *Ver* Disfunção
  Neurológica/Sensorial, Risco de
  Complicações de
Disfunção sexual, 475, 489-491
Disfunção Urinária, Risco de
  Complicações de. *Ver* Disfunção
  Renal/Urinária, Risco de
  Complicações de
Dispareunia, 489
Dispneia
 Ansiedade, 75
 Função Respiratória Ineficaz, Risco
   de, 619-620
Disposição Comunicação, para
  Melhorada, 925
Disposição para Amamentação,
  Melhorada, 917-918
Disposição para autoconceito,
  Melhorado, 918
Disposição para Autocontrole da Saúde
  Melhorado, 919
Disposição para Bem-Estar Espiritual,
  Melhorado, 921
Disposição para Comportamento
  Organizado, Melhorado do
  Lactente, 922-925
Disposição para Conforto, Melhorado,
  925
Disposição para Conhecimento,
  Melhorado, 926
Disposição para Controle da Saúde,
  Melhorado, 919-920
Disposição para Eliminação Urinária,
  Melhorada, 927
Disposição para Enfrentamento,
  Familiar, Melhorado, 870
Disposição para Enfrentamento,
  Melhorado, 927-928
Disposição para Enfrentamento,
  Melhorado, da Comunidade,
  908-910
Disposição para Equilíbrio de
  Líquidos, Melhorado, 929
Disposição para Esperança, Melhorada,
  929-930
Disposição para Evolvimento,
  Melhorado, 317
Disposição para Nutrição, Melhorada,
  930-931
Disposição para Paternidade ou
  Maternidade Melhorada, 860
Disposição para Poder, Melhorado,
  931
Disposição para Processo de Criação
  de Filhos Melhorado, 932
Disposição para Processos Familiares,
  Melhorados, 870
Disposição para Relacionamento,
  Melhorado, 933
Disposição para Religiosidade,
  Melhorada, 933-934
Disposição para Resiliência,
  Melhorada, 933-934

Disposição para Sono, Melhorado, 935
Disposição para Tomada de Decisão Melhorada, 936-937
Dispositivos de conteção, 705
Disreflexia Autonômica (DA), 235-239
  Risco de, 762-765
Distensão da veia jugular (DVJ), 947
Distensão vesical, 237
Distúrbio na Imagem Corporal, 256-260
Distúrbios autonômicos, 673
Distúrbios cardiovasculares
  complicações sexuais dos, 481t
  Confusão Aguda, 191
  Intolerância à Atividade, 361
Distúrbios do SNC (sistema nervoso central), 192
Distúrbios eletrolíticos, 192.
  Ver também Desequilíbrios Eletrolíticos
Distúrbios endócrinos, 192
Distúrbios metabólicos, 192
Distúrbios respiratórios, 192
Distúrbios vasculares, 147
Documentação dos cuidados, 52
Doença arterial coronariana (DAC), 943, 941
Doença mental, 345
Doença neurovascular, 603
Doença pulmonar obstrutiva crônica (DPOC)
  Intolerância à Atividade, 358-362
  sexualidade e, 481t
Doença terminal, 81
Doença vascular periférica (DVP), 51, 606
Doenças sexualmente transmissíveis (DSTs), 476
Domínio da Autopercepção, 9t
Domínio da Percepção/Cognição, 9t
Domínio da Promoção da Saúde, 9t
Domínio da Sexualidade, 9t
Domínio de Atividade/Repouso, 9t
Domínio de Segurança/Proteção, 9t
Domínio do Crescimento/Desenvolvimento, 9t
Domínio dos Princípios da Vida, 9t
Dor
  Aguda, 155-168
  Conforto Prejudicado, 149
  Crônica, 168, 168-174
  Função Respiratória Ineficaz, Risco de, 618
  intervenções para Comportamento Desorganizado do Lactente, 113
  intervenções para Náusea, 188-189
  Lesão por Posicionamento Perioperatório, Risco de, 678
  limiar, 156
  Nutrição Desequilibrada: Relacionada à Anorexia Secundária a (Especificar), 451-453
  Síndrome do Trauma de Estupro, 784
  Vínculo Prejudicado, Risco de, 884
Dor, experiência de, 156
Dor intermitente, definição, 156
Dor limitada, definição, 156
Dor neuropática, 162
Dor no ângulo costovertebral, 1031
Dor no tecido conectivo, 162
Dor no tecido ósseo, 162
Dor nociceptiva, 162
Dor perceptual, 156
Dor persistente, definição, 156
Dor sensorial, 156
Dor visceral, 147, 162
Dores de cabeça, 784
DPOC. Ver Doença pulmonar obstrutiva crônica (DPOC)
Drenagem linfática, 843
Drogas "boa noite cinderela", 781
DSTs (doenças sexualmente transmissíveis), 476
DVP (doença vascular periférica), 51, 599

E

Edema
  Risco de Lesão por Posicionamento Perioperatório, 678
  Síndrome do Trauma de Estupro, 584
  Volume de Líquidos Excessivo, 842
Edema bilateral, 841
Edema periférico, 841
Edema Pulmonar, Risco de Complicações de, 945-948
Edema unilateral, 841
Efeitos Adversos da Terapia Ansiolítica, Risco de Complicações de, 1045-1047
Efeitos Adversos da Terapia Antiarrítmica, Risco de Complicações de, 1047-1049
Efeitos Adversos da Terapia Anticoagulante
  Risco de Complicações de, 1049-1052
  trombose venosa profunda, 1020
Efeitos Adversos da Terapia Anticonvulsivante
  dor neuropática, 162
  Risco de Complicações de, 1052-1054
Efeitos Adversos da Terapia Antidepressiva
  Risco de Complicações de, 1054-1057
  sexualidade e, 474t
Efeitos Adversos da Terapia Anti-hipertensiva
  Risco de Complicações de, 1057
  sexualidade e, 474t
Efeitos Adversos da Terapia Antineoplásica, Riscos de Complicações de, 1058-1060
Efeitos Adversos da Terapia Antipsicótica, Riscos de Complicações de, 1060-1063
Efeitos Adversos da Terapia com Adrenocorticosteroides, Risco de Complicações de, 1063-1066
Efeitos Adversos da Terapia com Bloqueador do Receptor de Angiotensina, Risco de Complicações de, 1068-1070
Efeitos Adversos da Terapia com Bloqueadores do Canal de Cálcio, Risco de Complicações de, 1066-1068
Efeitos Adversos da Terapia com Bloqueadores β-Adrenérgicos, Risco de Complicações de, 1070-1073
Efeitos Adversos da Terapia com o Inibidores da Enzima Conversora da Angiotensina, Risco de Complicações de, 1068-1070
Efeitos Adversos da Terapia Medicamentosa, Risco de Complicações de, 1044-1075
  populações de alto risco, 1045
  Terapia Ansiolítica, 1045-1047
  Terapia Antiarrítmica, 1047-1049
  Terapia Anticoagulante, 1049-1052
  Terapia Anticonvulsivante, 1052-1054
  Terapia Antidepressiva, 1054-1057
  Terapia Anti-hipertensiva, 1057
  Terapia Antineoplásica, 1058-1060
  Terapia Antipsicótica, 1060-1063
  Terapia com Adrenocorticosteroides, 1063-1066
  Terapia com Bloqueador do Receptor de Angiotensina, 1068-1070
  Terapia com Bloqueadores do Canal de Cálcio, 1066-1068
  Terapia com Inibidores da Enzima Conversora da Angiotensina, 1068-1070
  Terapia Diurética, 1073-1075
  visão geral, 1044
EGDT (terapia precoce guiada por metas), 1012
Elastina, 558
Eletrólitos
  Confusão Aguda, 191
  Diarreia, 232
Eliminação
  Constipação, 215
  domínio, 9t
  Incontinência Intestinal, 343
  Padrão de Sono Prejudicado, 490
  padrão, 899
    diagnósticos de enfermagem da comunidade, 899

síndrome elíptica, 519
visão geral, 29q
Síndrome do Desuso, Risco de, 708
Eliminação intestinal, 212, 212t
Eliminação Urinária
Disposição para Melhorada, 927
Prejudicada, 268-272
Eliminação Urinária Melhorada,
Disposição para, 927
Emoções instáveis, 131
Emolientes fecais, 213, 217, 343
Enchimento capilar, 678
Encoprese, 213
Endorfinas, 172
Enemas, 213, 217, 343
Enfermeiro com *expertise* em cuidados de enfermagem, 19f
Enfermeiro com *expertise* em situações clínicas e problemas colaborativos, 19f
Enfermeiros anestesistas, 3-4, 5f
Enfermeiros assistenciais, 3
Enfermeiros especialistas, 3-4, 5f
Enfermeiros especialistas em abuso sexual (SANE), 781
Enfermeiros obstétricos, 3-4, 5f
Enfrentamento
Ansiedade, 75, 77-78
da Comunidade
Disposição para, Melhorado, 908-910
Ineficaz, 911-913
Defensivo, 307-309
Disposição para, Melhorado, 927-928
Familiar
Comprometido, 870-873
Disposição para, Melhorado, 870
Incapacitado, 865-867
Ineficaz, 289-301
Negação ineficaz, 313
Enfrentamento da Comunidade
Disposição para, Melhorada, 908-910
Ineficaz, 911-913
Enfrentamento Defensivo, 11t, 291
Enfrentamento Familiar
Comprometido, 870-873
Enfrentamento Familiar Incapacitado, 865-867
Relacionado a Estressores Múltiplos Associados a Cuidados de Idosos, 873-876
Enfrentamento Familiar Melhorado, Disposição para, 870
Enfrentamento Melhorado, Disposição para, 927-928
Entrevista motivacional, 105
Enunciados diagnósticos, 15-17
erros a serem evitados nos, 17q
evitando erros nos, 16-17
problemas colaborativos, 22
redação de, 16
uso de "etiologia desconhecida" nos, 16

Enunciados diagnósticos de uma parte, 15, 16q
Enurese, 269
Enurese Maturacional, 268-272
Enurese noturna, 272
Envenenamento
prevenção do, 665-660
Risco de, 665
substâncias em casa, 653t
Envolvimento Comprometido, 317
Envolvimento Comprometido, Risco de, 317
Envolvimento Melhorado, Disposição para, 317
Enzimas proteolíticas, 148
Epiderme, 557
Epiglote, 720t
Equilíbrio de Líquidos Melhorado, Disposição para, 929
Equimoses, 782, 966
Equipamentos de assistência, 706
Equipamentos de audição
Comunicação Prejudicada, 132
Negligência Unilateral, 424
Eritema infeccioso, 720t
Eritrócitos, contagem de (glóbulos vermelhos), 979
Erros nos enunciados diagnósticos, 61
Eructação, na amamentação, 66
Esfíncter, 264, 341
Esfíncter externo, 264
Esfíncter interno, 264
Esfíncter retal prejudicado, 341
Esgotamento, cuidados, 823
Esperança
Bem-Estar Espiritual, Disposição para, Melhorado, 921
definida, 223
Disposição para, Melhorada, 929-930
Esperança Melhorada, Disposição para, 929-930
Espiritualidade, definição, 791
Estágio de alteração comportamental, no alcoolismo, 889
Estágio de dependência, no alcoolismo, 889
Estágio de fé intuitivo-projetiva, 792
Estágio de fé místico-literal, 792
Estágio de fé não diferenciada, 792
Estágio de fé sintético-convencional, 792
Estágio de planejamento de vida, no alcoolismo, 889
Estágios de Desenvolvimento da Fé, 792
Estase urinária
Cálculos Renais, Risco de Complicações de, 1030
Síndrome do Desuso, Risco de, 708
Estilo de Vida Sedentário, 317-321
Estimulação digital, na constipação, 343

Estimulação elétrica nervosa transcutânea (TENS), 168
Estimulação vagal, 237
Estomatite, 541
Estresse
Amamentação Ineficaz, 68
definição, 292
Enfrentamento Defensivo, 308
Manutenção Ineficaz da Saúde, 370
Estresse por Mudança [Síndrome], 321-325
Relacionado as Mudanças Associadas às Transferências entre Instituições de Saúde ou Admissão em Instituições de Cuidados de Longo Prazo, 327-331
Risco de, 325-327
Estupradores de poder, 779
Estupradores de raiva, 779
Estupradores sádicos, 779
Estupro, definição, 779
Estupro cometido por pessoa conhecida, 776-786
Ética, em diagnósticos de enfermagem, 5
Evaporação, 599, 608
Evolução, 52
Exame da área perianal, 214
Exame médico-legal, no estupro, 783
Exame retal, 214
Exames realizados no local de cuidados (Point of Care – POC), 1002
Excluir a presença, 14
Exemplo de Cartão de Comprimidos, 387t
Exercício. *Ver* Atividade
Exercícios isométricos, 363, 406
Exercícios isotônicos para as pernas, 960
Exercícios para o assoalho pélvico, 343
Exercícios que melhoram a autoestima, 252
Expectativa de vida, aumento da, 877
Exposição química, 662

F

Fadiga, 331-338
Confusão Crônica, 210-217
Intolerância à Atividade, 354
Resposta Disfuncional ao Desmame Ventilatório, 629
Fagocitose, 642
Falta de Adesão, 338-339
Família
Enfrentamento
Comprometido, 862-865
Disposição para, Melhorado, 860
Incapacitado, 865-867
Processos, 861-862
Disfuncionais, 887-893
Interrompidos, 893-894
Fase esofágica, 672
processo de deglutição, 441
Fase faríngea, processo de deglutição, 441

1148 Índice

Fase oral, processo de deglutição, 441
Fatalismo, 137, 739
Fatores de risco, cliente, 48, 51-52
Fatores fisiopatológicos, 10
Fatores maturacionais, 11
Fé, 921
Febre de Lassa, 720t
Febres hemorrágicas, 720t
Fibra, 212, 213, 214
Fibrilação atrial, 941
Fixação intestinal, 753
Força muscular, 353
Formatos de coleta de dados, 28-30
Fotossensibilidade, 1063
Fototerapia, 971
Fowler, James, 792
Fowler, posição de, 680, 1016
Fraturas Patológicas, Risco de
    Complicações de, 1016-1017
Fumo passivo (tabagismo passivo), 372
Função Hepática Prejudicada, Risco
    de, 616
Função Respiratória Ineficaz, Risco de,
    616-622

G

Gama-hidroxibutirato (GHB), 781
Gasometria arterial, 941
Generalização excessiva, 252
GHB (gama-hidroxibutirato), 781
Glicemia Instável, Risco de, 638
Glicose, 979
Gram-positivos/negativos, organismos,
    1006
Grupos focais
    Controle Deficiente da Saúde da
        Comunidade, 912
    Disposição para Enfrentamento
        Melhorado da Comunidade,
        908-909

H

Haberman, bico de, 448
Habilidades de interação
    Ansiedade, 75
    Confusão Aguda, 195
Heimlich, manobra de, 665
Hemianopsia homônima, 421
Hemoglobina glicosilada, 979
Hemorroidas, 217
Heparina, terapia com, 959
Herói da família, 889
Herpes-zóster, 720t
Hexitol, 231
Hidratação
    Confusão Aguda, 197
    manutenção durante o exercício, 834
Higiene
    Distúrbio do Autoconceito, 246
    Sentimento de Impotência, 740
Higiene brônquica, para DPOC, 359
Higiene Oral
    desobstrução das vias aéreas, 623

Mucosa Oral Prejudicada, 544
Nutrição Desequilibrada, 436
Risco de Mucosa Oral Prejudicada,
    Relacionado à, Inadequada ou à
    Incapacidade para Realizar, 544-548
Hinduísmo
    crenças religiosas do, 795q
    enfrentamento, 294
Hiperbilirrubinemia, Risco de
    Complicações de, 967-973
Hipercalcemia, 994, 999
Hipercalemia, 993, 997
Hipercloremia, 996, 1001
Hiperfosfatemia, 995, 1000
Hiperglicemia
    Glicemia Instável, Risco de, 638
    plano de tratamento padronizado
        para, 44q
    Risco de Complicações de,
        1001-1004
Hiperlipidemia, 509
Hipermagnesemia, 996, 100-1001
Hipernatremia, 993-994, 998, 1036
Hiperperistaltismo, 230
Hiperpneia, 618
Hipersensibilidade, 1009
    Temperatura Corporal, Risco de
        Desequilíbrio na, 600
Hipertensão Intra-Abdominal, Risco
    de Complicações de, 948-950
Hipertensão paroxística, 235, 236
Hiperventilação, 76, 618, 625
Hipnóticos, 496
Hipo/Hiperglicemia, Risco de
    Complicações de, 1001-1004
Hipocalcemia, 994, 1000
Hipocalemia, 993, 997, 966
Hipocloremia, 996, 1001
Hipofosfatemia, 994-995, 1000, 966
Hipoglicemia
    causas da, 966
    Glicemia Instável, Risco de, 638
    plano de tratamento padronizado
        para, 44q
    Risco de Complicações de,
        1001-1004
Hipomagnesemia, 996, 1001
Hiponatremia, 993, 998
Hipoperfusão, 965
Hipopneia, 618
Hipotensão pós-prandial, 677
Hipotensão postural, 654
Hipotermia, 605-608
    Temperatura Corporal, Risco de
        Desequilíbrio na, 600
Hipoventilação, 618
Hipovolemia, Risco de Complicações
    de, 950-951
Hipoxemia
    Função Respiratória Ineficaz, Risco
        de, 618
    Perfusão Tissular Periférica Ineficaz,
        513

Risco de Complicações de,
    1042-1044
Troca de Gases Prejudicada, Risco
    de Complicações de, 637-638
visão geral, 1042
Hipóxia, 619, 1006
Hipóxia cerebral, 192
Histerectomia, 481t
História dos medicamentos, fontes,
    57t, 384t
HIV. Ver Vírus da imunodeficiência
    humana (HIV)
Hormônio antidiurético (HAD), 979
Hormônios, 474t
Horner, síndrome de, 235

I

Icterícia, 965
Icterícia fisiológica, 970
Icterícia Neonatal, 339-340
Icterícia patológica, 971
Identidade Pessoal
    Perturbada, 260-261
    visão geral, 241
Identidade Pessoal Perturbada,
    260-261
    Risco de, 261
Idosos, 87, 294, 289, 301, 368, 373,
    398, 399, 421-422, 441, 487, 495,
    672, 691, 732, 750, 817, 841, 852
    abuso, 586-587
    Aspiração, Risco de, 456
    Atividade de Recreação Deficiente,
        86
    Automutilação, Risco de, 711
    Baixa Autoestima, 702
    Comunicação Prejudicada, 119
    concentração da medicação, 194t
    condições associadas à idade,
        prevenção das, 379t
    Conflito de Decisão, 136
    Confusão Aguda, 193
    Constipação, 213
    Controle Ineficaz da Saúde, 389
    Deglutição Prejudicada, 548
    Desesperança, 397
    Distúrbio do Autoconceito, 688
    Dor Aguda, 150
    Eliminação Urinária Prejudicada,
        807
    Enfrentamento Familiar
        Incapacitado, 868-869
    Enfrentamento Ineficaz, 291
    Estilo de Vida Sedentário, 482
    Estresse por Mudança (Síndrome
        do), 636
    Fadiga, 334
    Função Respiratória Ineficaz, Risco
        de, 648
    Impotência, Sentimento de 593, 594
    Incontinência Intestinal, 342
    Incontinência Urinária de Esforço,
        820

Incontinência Urinária de Urgência, 826
Incontinência Urinária Funcional, 814
Interação Social Prejudicada, 753
Lesão por Posicionamento Perioperatório, Risco de, 470
Manutenção do Lar Prejudicada, 880
Medo, 396
Memória Prejudicada, 492
Mobilidade Física Prejudicada, 495
Mucosa Oral Prejudicada, 626
necessidades nutricionais diárias, 533t
Negligência Unilateral, 523
Nutrição Desequilibrada, 536
Padrão de Sexualidade Ineficaz, 731
Padrão de Sono Prejudicado, 746
Perambulação, 843
Pesar, 339
prurido, 148
Síndrome do Déficit no Autocuidado, 670
Síndrome do Desuso, Risco de, 702
Síndrome do Trauma de Estupro, 586-587
Sofrimento Espiritual, 768
temperatura corporal, 104
termorregulação, 607-608
Tomada de Decisão Emancipada Prejudicada, 141
Úlcera por Pressão: Relacionada a Efeitos de Pressão, Fricção, Atrito e Maceração, 611
Volume de líquidos Deficiente, 833
Volume de Líquidos Excessivo, 841
Idosos, Ansiedade, 74-75
Igreja Adventista Cristã (Adventistas do Sétimo Dia), crenças religiosas da, 798q
Igreja de Jesus Cristo dos Santos dos Últimos Dias (Mórmons), crenças religiosas da, 798-799q
Igreja Episcopal, crenças religiosas da, 795q
Igreja Ortodoxa Oriental, crenças religiosas da, 795q
Igrejas de Cristo, crenças religiosas das, 794q
Igrejas de Deus, crenças religiosas das, 794q
Igrejas pentecostais, crenças religiosas das, 794q
Íleo Paralítico, Risco de Complicações de, 973-975
Ileostomia, 483t
Iluminação inadequada, 657, 662
Imagem corporal, 241. *Ver também* Distúrbio na Imagem Corporal
IMC (índice de massa corporal), 531t
Imobilidade. *Ver também* Mobilidade
efeitos adversos nos sistemas corporais, 703-704t

efeitos psicossociais da, 704t
Função Respiratória Ineficaz, Risco de, 622
Síndrome do Desuso, Risco de, 708
visão geral, 702
Volume de Líquidos Excessivo, 844
Impactação fecal
Disreflexia Autonômica, 239
Incontinência Intestinal, 343
Impotência, Sentimento de, 737-742
Risco de, 742-743
Impotência peculiar, 738
Imunoglobulinas, 979
Inadequação do detrusor, 286
Incontinência
Integridade da Pele Prejudicada, 569
Intestinal, 340-343
Urinária Contínua, 280-284
Urinária de Esforço, 287-288
Urinária de Urgência, 277-280
Urinária Funcional, 280-284
Urinária por Transbordamento, 280-284
Urinária Reflexa, 287-288
Incontinência de Esforço, definição da, 274
Incontinência estabelecida, 266
Incontinência Intestinal, 340-343
Incontinência transitória, 265
Incontinência Urinária Contínua, 272-274
Incontinência Urinária de Esforço, 274-277
Incontinência Urinária de Urgência, 277-280
Incontinência Urinária Funcional, 280-284
Incontinência Urinária por Transbordamento, 280-284
Incontinência Urinária Reflexa, 287-288
Índice de massa corporal (IMC), 531t
Infecção
Confusão Aguda, 192
Relacionada à Falta de Conhecimento sobre a Redução do Risco de Transmissão do HIV, 721-723
Risco de Complicações de Infecções Oportunistas, 1004-1007
Risco de, 639-631
Transmissão, Risco de, 716-721
Infecção do trato urinário, 643
Infecções congênitas, 642
Infecções de origem alimentar, 232
Infecções fúngicas oportunistas, 1006
Infecções Oportunistas, Risco de Complicações de, 1004-1007
Infecções sexualmente transmissíveis (ISTs), 783
Infecções transmitidas pelo ar, 720-721t
Ingestão de líquidos
Constipação, 215

Diarreia, 232
Incontinência Intestinal, 343
Incontinência Urinária de Urgência, 279
Ingestão diária recomendada, 425
Ingurgitamento mamário, 67
Inibidores da monoaminoxidase (MAO), 1055
Inibidores seletivos da recaptação de serotonina (ISRSs), 162
INR (razão internacional normalizada), 1050
Insônia, 482, 499
Inspiração, 618
Instabilidade do detrusor da bexiga, 278
Instabilidade emocional, 131
Instabilidade vesical, 278
Instituições de Cuidados de Longo Prazo, Estresse por Mudança (Síndrome do) Relacionado a Mudanças Associadas à Admissão em, 327-331
Instrução
Comportamento de Saúde Propenso a Risco, 104
Manutenção Ineficaz da Saúde, 370
Instrução em Saúde, 104
Insuficiência arterial, 506t
Insuficiência cardíaca congestiva, 1037
Insuficiência da Capacidade do Adulto para Melhorar, 781
Insuficiência renal crônica (IRC), 481t
Insuficiência venosa, 506t
Insuficiência/Falência Renal, Risco de Complicações de, 1032-1037
Integridade da Pele Prejudicada, 536-538
Risco de, 538
Integridade Tissular Prejudicada, 537-538
Interação Social Prejudicada, 343-352
Distúrbio na Imagem Corporal, 258
Interpretação de papéis, Interação Social Prejudicada, 349
Intervenções, 15, 24-25
Intervenções de enfermagem, 36-38
Intervenções delegadas (prescritas por médicos), 36
Intervenções e Justificativas
Sinais e Sintomas de Choque, Monitoração dos, 954
Sinais e Sintomas de Sangramento, Monitoração dos, 953-954
Intervenções não farmacológicas, 172
Intervenções prescritas pelo médico (delegadas), 36
Intolerância à Atividade, 352-358
Intolerância à lactose, 434
Investigação do Comportamento do Bebê Pré-termo (APIB), 112
Investigação focalizada, 29-30
Investigação inicial (dados básicos, triagem), 28-30

IRC (insuficiência renal crônica), *481t*
Irritabilidade gastrintestinal, 784
Isolamento
 Pesar, 522
 Pesar Antecipado, 526
 Pesar Complicado, 530
Isolamento Social, 121, 364-365, 711
ISRSs (inibidores seletivos da recaptação de serotonina), 162
ISTs (infecções sexualmente transmissíveis), 783

J

Jargão/termos técnicos, substituição, *385q*
Judaísmo, *797b*

K

Krishna, crenças religiosas de, *797q*

L

Laminectomia, 680
Látex da borracha natural, 577
Laxante, uso de, 211, 289, 343
Leite Materno Insuficiente, 365-366
Leitura da mente, 252
Lesão, Risco de, 651-660
 Relacionada à Vertigem Secundária à Hipotensão Ortostática, 668-670
 Relacionado à Falta de Atenção aos Riscos Ambientais Secundária à Idade Maturacional, 666-668
 Relacionado à Falta de Atenção aos Riscos Ambientais, 660-666
Lesão da medula espinal, *483t*
Lesão do nervo fibular, 681
Lesão do nervo safeno, 681
Lesão na Córnea, Risco de, definição de, 548-551
Lesão por Posicionamento Perioperatório, Risco de, 676-681
Lesão térmica, 618
Lesões do nervo radial, 681
Lesões do nervo ulnar, 681
Lesões LMN, 341
Levantar-se, Prejudicado, 415-416
Lidoderm, adesivos, 162
Linguagem expressiva, 125
Linguagem receptiva, 125
Lista de problemas, no plano de cuidados, 45-46, *46f*
Litotomia, posição de, 680
Lobos parietais, 421
Lubrificantes hidrossolúveis, 489
Luteranos, crenças religiosas dos, *798q*

M

Má absorção, 229
Maceração, definição, 570
Maconha, *474t*
Maconha, abuso de, efeitos físicos do, 312

Magnésio, 1000
Mamilos, doloridos, 67
Manchas mongólicas, 559
Manitol, 231
Manutenção do Lar Prejudicada, 876-879
Manutenção Ineficaz da Saúde, 366-394
MAO (monoaminoxidase), inibidores da, 1055
Mapas conceituais, 47-53
 criação do plano de cuidados inicial, 50
 diagnósticos de enfermagem, 48-53
 documentação dos cuidados, 52
 fatores de risco, 51-52
 investigação em um mesmo dia, 49-50
 investigação, 48-49
 plano de cuidados inicial concluído, 51
 plano de cuidados, 48-53
 preparação do plano de cuidados, 51
 problemas colaborativos, 50, 52
 visão geral, 47-48
Marburg, doença do vírus de, *720t*
Marcha, 414, 706
Massagem, 172
Mastectomia, 241
Mastite, 68
Mecanismos de defesa
 Enfrentamento Ineficaz, 291
 na ansiedade, 73
Mecanismos de enfrentamento adaptativo, 73
Medicamentos Vesicantes, Risco de Trauma Vascular Relacionado à Infusão de, 725-726
Médicos de atendimento primário, *5f*
Medidas não invasivas para o alívio da dor, 172
Medo, 396-400
 Conflito de Decisão, 139
 Confusão Aguda, 193
 Dor Aguda, 160-161
 Pesar Antecipado, 527
 Pesar Complicado, 530
 Risco de Padrão de Sexualidade Ineficaz, Relacionado a Mudanças no Pré-Natal e Pós-Parto, 489
 Síndrome Pós-Trauma, 774-775
 vs. ansiedade, 72
Meias de compressão, 669
Melhora do Autocuidado, Disposição para, 930
Memória de longo prazo, 401
Memória Prejudicada, 400-403
Meningite por *Haemophilus influenzae*, *720t*
Meningococcemia, *720t*
Menonitas, crenças religiosas dos, *798q*
Menopausa, 275
Mentol, preparados com, 171
Metabolismo cerebral, 192

Metas, 33
 diagnósticos de enfermagem *vs.* problemas colaborativos, 24
 estabelecimento, 238
 para diagnósticos de enfermagem, 34-35
 para possíveis diagnósticos de enfermagem, 36
 para problemas colaborativos, 34
 reavaliação, 34
Metodistas, crenças religiosas dos, *798q*
Métodos cutâneos estimuladores, 288
Métodos de comunicação alternativos, 132
Métodos de grupo para deixar de fumar, 392
Microrganismos, 233
Mielinização, estágio de desenvolvimento de, 112
Migração, estágio de desenvolvimento de, 112
Mobilidade, 708
 Com Cadeira de Rodas Prejudicada, 416-417
 Física Prejudicada, 403-412
 Lesão, Risco de, 655
 no Leito Prejudicada, 417
 Síndrome do Desuso, Risco de, 706
Mobilidade com Cadeira de Rodas Prejudicada, 416-417
Mobilidade Física Prejudicada, 403-412
Mobilidade no Leito Prejudicada, 417
Modelo bifocal de prática clínica, 18-21, *19f*
Modelo PLISSIT, 476
Monitoramento, *vs.* prevenção, 25
Monotonia, 709
Monotonia, Atividade de Recreação Deficiente, 88
Morfina tópica, 544
Mórmons, crenças religiosas dos, *798q*
Motilidade Gastrintestinal Disfuncional, 418-419
 Risco de, 418
Motivação intangível, 921
Movimento rápido dos olhos (REM), 493
Mucosa Oral Prejudicada
 Risco de, Relacionado à Higiene Oral Inadequada ou à Incapacidade para Realizar a Higiene Oral, 544-548
Mucosite, 540, 542
Muçulmanos. *Ver* Cultura islâmica, crenças religiosas da
Mulheres grávidas, necessidades nutricionais diárias, *430t*. *Ver também* Questões maternas
Músculo detrusor, 264
Musicoterapia
 Ansiedade, 78

Atividade de Recreação Deficiente, 88
Confusão Crônica, 206
Resposta Disfuncional ao Desmame Ventilatório, 629
Mycobacterium avium, 1007
Mycobacterium tuberculosis, 1007

N

NA (Narcóticos Anônimos), 314
NANDA-I (North American Nursing Diagnosis Association International)
  taxonomia, 8
  visão geral, 7-9
Narcóticos
  Dor Aguda, 167
  Dor Crônica, 174
  sexualidade e, 474t
Narcóticos Anônimos (NA), 314
National Cancer Institute, 541
National Council on Aging, 792
National Group for the Classification of Nursing Diagnosis, 8
National Research Council, 428, 429q
Náusea, 148, 187-191
  Ansiedade, 75
  Conforto Prejudicado, 148
  efeito colateral dos opioides, 164
  Nutrição Desequilibrada: Relacionada à Anorexia Secundária a (Especificar), 451
  Síndrome do Trauma de Estupro, 783
NBAS (Brazelton Neonatal Behavioral Assessment Scale)/Escala de Investigação Comportamental Neonatal Brazelton, 112
Necrose hepatocelular, 966
Negação
  Ansiedade, 77
  estágio, no alcoolismo, 889
  Ineficaz, 309-316
  Pesar, 522
  Pesar Antecipado, 526
Negligência Unilateral, 420-425
Neisseria meningitidis, 720q
Nervo facial (VII), 441
Nervo glossofaríngeo (IX), 441
Nervo hipoglosso (XI), 441
Nervo trigêmeo (V), 441
Nervo vago (X), 441
Nicotina, adesivo transdérmico, 392
NIDCAP (Programa de Cuidados Desenvolvimentais e Investigação Individualizados do Recém-Nascido), 112
Nitrato de amila, 474t
Nitrogênio, Balanço Negativo, Risco de Complicações de, 985-987
NMDA antagonista do receptor de N-metil-D-aspartato, 162
Nonoxinol-9, espermicida, 723

North American Nursing Diagnosis Association International. *Ver* NANDA-I
Notas de evolução, 52
NREM (não movimento rápido dos olhos), 493
Nutrição, 214
  Atraso no Crescimento e no Desenvolvimento, 94
  Confusão Aguda, 191
  Constipação, 214
  Desequilibrada, 426-440
  Desequilibrado:
    Relacionada à Anorexia Secundária a (Especificar), 451-453
    Relacionada a Dificuldade ou Incapacidade de Obter Alimento, 453-455
  Disposição para, Melhorada, 930-931
  Distúrbio do Autoconceito, 246
  domínio, 9t
  Fadiga, 335
  Incontinência Urinária, 63
  Manutenção Ineficaz da Saúde, 370
  Necessidades relacionadas com a idade, 430-431t
  Pesar, 522
  resposta imune, 644
  Volume de Líquidos Excessivo, 843
Nutrição Melhorada, Disposição para, 930-931

O

Obesidade, 456-463
  doença cardiovascular, 456
  Intolerância à Atividade, 364
  Manutenção Ineficaz da Saúde, 398
  Perfusão Tissular Periférica Ineficaz, 509
Obstrução mecânica, 672
Ocitocina, 62, 63
Olho Seco, Risco de, 551-554
Opioides, 164
  abuso, efeitos físicos do, 312
  Dor Aguda, 164
  Dor Crônica, 171
Oração, 790
Organização, estágio de desenvolvimento de, 112
Osmolaridade, 970
Osteoporose, 371
Osteoporose progressiva, 1018
Overdose, sintomas de, 1046

P

Pacientes geriátricos. *Ver* Idosos
Padrão cognitivo-perceptivo, 29q, 900
Padrão de atividade-exercício
  diagnósticos de enfermagem da comunidade, 899-900
  padrões funcionais de saúde, 29t

Padrão de autopercepção--autoconceito, visão geral, 29q
Padrão de enfrentamento-tolerância ao estresse
  diagnósticos de enfermagem da comunidade, 900-901
  visão geral, 9t, 29q
Padrão de movimento, fluxo de energia, 100
Padrão de papéis-relacionamento
  diagnósticos de enfermagem da comunidade, 900
  domínio, 9t
  visão geral, 29q
Padrão de percepção da saúde-controle da saúde
  diagnósticos de enfermagem da comunidade, 898-899
  visão geral, 29q
Padrão de Sexualidade Ineficaz, 472-486
  contracepção e DSTs, 476
  função do enfermeiro na discussão da sexualidade, 475-476
  medicamentos e sexualidade, 476
  Relacionado a Mudanças no Pré-Natal e Pós-Parto, 486-490
Padrão de sexualidade-reprodução
  diagnósticos de enfermagem da comunidade, 901
  visão geral, 29q
Padrão de som, fluxo de energia, 100
Padrão de Sono Prejudicado, 490-499
Padrão de sono-repouso
  diagnósticos de enfermagem da comunidade, 900
  visão geral, 29q
Padrão de sono-repouso, 245
Padrão Ineficaz de Alimentação do Lactente, 446-450
Padrão nutricional-metabólico
  diagnósticos de enfermagem da comunidade, 899
  visão geral, 29q
Padrão Respiratório Ineficaz, 625-628
Padrão visual, fluxo de energia, 100
Padrões da prática, 7
Padrões funcionais de saúde, 15t, 28-29, 29q
Padrões interpessoais, de enfrentamento, 73
Padronização, no planejamento de cuidados, 42-43
Palifermina, 541
Palpitações, 75
PAM (pressão arterial média), 954
Pânico, 73
Papel, conflito no, *Ver* Conflito no Papel de Pai/Mãe
Paralisia, 73
Paralisia flácida, 341
Paresia, 444
Parestesia, 678
Parotidite infecciosa (caxumba), 720t

Paternidade ou Maternidade Melhorada, Disposição para, 860-861
Paternidade/Maternidade comportamento
  Diagnósticos de Enfermagem da Família/do Lar, 855
  suspeita de abuso infantil, 868-869
  Diagnósticos de Enfermagem da Família/do Lar, 854
  Disposição para, Melhorada, 860-861
  estresse, 893
  Prejudicada
    Risco de Vínculo Prejudicado, 883-887
    visão geral, 879-887
Pé caído, 708
Pele, 681, 559
  Conforto Prejudicado, 152
  Desequilíbrio na Temperatura Corporal, Risco de, 605
  Disreflexia Autonômica, 239
  efeitos da imobilidade na, 703-704t
  Lesão por Posicionamento Perioperatório, Risco de, 678
  Termorregulação Ineficaz, 607
  Úlcera por Pressão: Relacionada a Efeitos de Pressão, Fricção, Atrito e Maceração, 559
  Volume de Líquidos Excessivo, 844
Pensamentos nocivos, 78
Peptídeo natural (BNP), 940
Pepto-Bismol (subsalicilato de bismuto), 232
Perambulação, 500-503
Perda Auditiva, Comunicação Prejudicada na, 132-133
Perda da normalidade, 827-828
Perfusão adequada, 618
Perfusão Renal Ineficaz, Risco de, 510-511
Perfusão Tissular
  Ineficaz, 503
  Periférica Ineficaz, 504-509
  Risco de, Cardíaca Diminuída, 511-512
  Risco de, Cerebral Ineficaz, 511-512
  Risco de, Gastrintestinal Ineficaz, 513
Perfusão Tissular Cardíaca Diminuída, Risco de, 511-512
Perfusão Tissular Cerebral Ineficaz, Risco de, 511-512
Perfusão Tissular Gastrintestinal Ineficaz, Risco de, 513
Perfusão Tissular Periférica Ineficaz, 504-509
Perimenopausa, 494
Pesar, 514-531
  Antecipado, 525-527
  Complicado, 528-531
Pessoa conhecida, estupro cometido por, 780
Pessoas significativas, perda de, 71

Peste, pneumônica, 721t
Petéquias, 966
pH sanguíneo, 979
Pílulas anticoncepcionais de emergência, 784
Pisos inseguros, 657
Planejamento da alta hospitalar, 877
Planejamento do cuidado, 28-46
  avaliação, 39-41
  conjunto prioritário de diagnósticos, 31-33
  formatos de coleta de dados, 28-30
  implementação, 38-39
  intervenções de enfermagem, 37-38
  mapas conceituais, 48-53
  metas, 33-36
  multidisciplinaridade, 41-42
  prescrições de enfermagem, 38-39
  processo de, 31
  sistemas de, 42-46
Planejamento do cuidado multidisciplinar, 41-42, 42q
Planos de cuidados dos estudantes, 3
Planos de cuidados padronizados pré-impressos, 30-31, 45
Planos de cuidados POP adicionais, 45
Pneumonia, Risco de Complicações de, 1039-1042
Pneumonia meningocócica, 720t
Pneumonia por *Pneumocystis carinii*, 1007
Poder Melhorado, Disposição para, 931-932
Pontos de pressão venosa, 843
Posição elevada, 508
Posição lateral (de Sims), 680-681
Posição pendente, 511
Pós-menopausa, 494
Potássio, 940
Potencial de fortalecimento, 319
Poua (tratamento popular), 559
Precauções universais
  Infecção, Risco de, 645
  Transmissão de Infecção, Risco de, 721
Preparação antecipada, no enfrentamento, 292
Presbiterianos, crenças religiosas dos, 798q
Prescrições de enfermagem, 38-39
Pressão arterial
  Disreflexia Autonômica, 239
  Intolerância à Atividade, 352
  Lesão, Risco de, 654
  Perfusão Tissular Periférica Ineficaz, 509
Pressão arterial média (PAM), 954
Pressão Intracraniana Aumentada, Risco de Complicações de, 1024-1028
Pressões branquiais, 669
Prevenção
  vs. detecção, 21-22
  vs. monitoramento, 25
Prevenção primária

  abuso doméstico, 870
  definição, 369
  para condições associadas à idade, 376-378t
Prevenção secundária
  abuso doméstico, 870
  definição, 369
  para condições associadas à idade, 376-378t
Prevenção terciária, 369
Principal facilitador, 889
Privação de Sono, 492, 499
Problemas colaborativos, 939
  avaliação dos, 40
  compreensão, 21-22
  diferenciação dos diagnósticos de enfermagem dos, 22-27
  emunciados diagnósticos, 22
  intervenções, 38
  mapas conceituais, 50, 52
  prevenção *vs.* detecção, 21-22
  visão geral, 18, 20
  vs. diagnósticos de enfermagem, 23t
Processo de Criação de Filhos Ineficaz, 533-534
  Disposição para, Melhorado, 932
Processo de Criação de Filhos Melhorado, Disposição para, 932
Processos de pensamento perturbados, 193
Processos Familiares Disfuncionais, 887-893
Processos Familiares Interrompidos, 893-894
Processos Familiares Melhorados, Disposição para, 861-862
Profissionais de enfermagem de clínica geral, 5f
Programa de Cuidados Desenvolvimentais e Investigação Individualizados do Recém-Nascido/Newborn Individualized Developmental Care and Assessment (NIDCAP), 112
Programa de treinamento de continência, 274
Projeção, 292
Prolactina, 63
Promoção da saúde, 791
Prona modificada, posição (canivete), 680, 681
Propósito na existência, 921
Proteção Ineficaz, 535-536
Proteína C-reativa, 940
Protozoários, infecções oportunistas, 1007
Prurido, 148, 149, 151, 159
Pseudoadicção, 157
Psicoses, 259

Q

Quakers (Amigos), crenças religiosas dos, 795q

Qualidade de vida, 821
Quedas, Risco de, 682-688
Queimaduras, 661
Questões culturais
  abuso, 853
  alcoolismo, 853
  Ansiedade, 75
  Comunicação Prejudicada, 121-122
  comunicação, 125
  Conflito de Decisão, 136
  Conforto Prejudicado, 149
  Constipação, 213
  Desesperança, 224-225
  Diagnósticos de Enfermagem da Família/do Lar, 848-849
  Distúbio do Autoconceito, 243
  doença terminal, 81
  Dor, 149
  Enfrentamento Ineficaz, 294
  Estresse por Mudança (Síndrome do), 324
  Impotência, Sentimento de, 737
  Infecção, Risco de, 643
  Manutenção Ineficaz da Saúde, 374
  Nutrição Desequilibrada, 434
  Padrão de Sexualidade Ineficaz, 478
  papel do cuidador, 822
  Síndrome do Déficit no Autocuidado, 749
  Síndrome do Trauma de Estupro, 780
  Sofrimento Espiritual, 793
  Tomada de Decisão Emancipada Prejudicada, 142
  toque, 128
  Úlcera por Pressão: Relacionada a Efeitos de Pressão, Fricção, Atrito e Maceração, 554
Questões maternas, 79, 190-191, 277, 338, 400, 438-439, 498, 524, 845
  abuso, 277
  Ansiedade, 74
  Conforto Prejudicado, 154
  Constipação, 213
  controle da dor, 169
  Dor Aguda, 150
  Fadiga, 334
  Função Respiratória Ineficaz, Risco de, 618
  Imagem Corporal, Distúrbio na, 260
  Incontinência Urinária de Esforço, 275
  Manutenção Ineficaz da Saúde, 373
  Medo, 397
  Mucosa Oral Prejudicada, Risco de, 569
  Náusea, 187
  Nutrição Desequilibrada, 433
  Padrão de Sexualidade Ineficaz, 478
  Padrão de Sono Prejudicado, 494
  Pesar, 518
  Volume de Líquidos Excessivo, 841
Questões pediátricas, 79-80, 89, 124, 127, 217, 247, 234-235, 351-352, 399-400, 438-439, 497-498, 523-524, 663, 709-710, 735-736, 742, 775, 793, 825-826
  abuso, 851-852
  Amamentação Ineficaz, 64
  Ansiedade, 74
  Aspiração, Risco de, 672
  Atividade de Recreação Deficiente, 87
  Baixa Autoestima Situacional, 253
  Comunicação Prejudicada, 121
  Conflito de Decisão, 136
  Conforto Prejudicado, 154
  Constipação, 213
  controle da dor, 164-168
  cuidadores, 821-822
  Desesperança, 224
  Desobstrução Ineficaz de Vias Aéreas, 626
  Diarreia, 230
  Disfunção Metabólica/Imunológica/Hematopoiética, Risco de Complicações de, 992
  Distúrbio do Autoconceito, 242
  Distúrbio na Imagem Corporal, 259-260
  doença terminal, 84
  Dor Aguda, 164-168
  Dor Crônica, 174
  Enfrentamento Ineficaz, 293-294
  Estresse por Mudança (Síndrome do), 323
  Fadiga, 333
  Febre, 600
  Função Respiratória Ineficaz, Risco de, 618
  Impotência, Sentimento de, 737
  Infecção, Risco de, 642
  Interação Social Prejudicada, 345-346
  Lesão, Risco de, 654
  Manutenção do Lar Prejudicada, 877
  Manutenção Ineficaz da Saúde, 372-373
  Medo, 396-397
  Mucosa Oral Prejudicada, Risco de, 546
  Negligência Unilateral, 422
  Nutrição Desequilibrada, 432
  Padrão de Sexualidade Ineficaz, 477-478
  Padrão de Sono Prejudicado, 494
  Pesar, 517-518
  Síndrome do Déficit no Autocuidado, 749
  Síndrome do Desuso, Risco de, 702, 704
  Síndrome do Trauma de Estupro, 780
  Síndrome Pós-Trauma, 772
  Sofrimento Espiritual, 793
  Solidão, Risco de, 711
  Suicídio, 596-597
  tabagismo, 393
  Tomada de Decisão Emancipada Prejudicada, 142
  Transmissão de Infecção, Risco de, 719
  Violência Direcionada a Outros, Risco de, 729
  Volume de Líquidos Deficiente, 837-839
Questões transculturais, Pesar, 519
Quimioterapia
  complicações sexuais da, *483t*
  medicamentos antieméticos, 188
  sexualidade e, *474t*

R

Radiação
  avaliação da, 609
  definição de, 599
Radioterapia, *484t*
Raiva
  ansiedade e, 77
  Pesar Antecipado, 526
  Pesar Complicado, 530
  Pesar, 522
  Síndrome Pós-Trauma, 775
Razão internacional normalizada (INR), 1050
Reação "cuidar e ser amigo", 292
Reação Adversa a Meio de Contraste com Iodo, Risco de, 688-693
Reação Alérgica, Risco de Complicações de, 1007-1010
Reação alérgica sistêmica, 1009
Reação de luta ou fuga, 292
Recém-nascidos. *Ver também* Crianças; Questões maternas; Questões pediátricas
  Infecção, Risco de, 639
  Termorregulação Ineficaz nos, 607
  Transmissão de Infecção, Risco de, 717
Reciprocidade, 337
Recuperação Cirúrgica Retardada, 571-572
Recuperação Cirúrgica Retardada, Risco de
  definição, 571
  erros nos enunciados diagnósticos, 571
  fatores de risco, 571
  intervenções para, 571-572
  investigação focalizada, 573
  metas de intervenções para, 573
Reenfoque do tempo, 227
Reestruturação cognitiva, 227
Reflexo bulbocavernoso, 287
Reflexo de ejeção, 62, 66
Reflexos de micção, descondicionamento, 278
Reforço positivo, 882
Rejeição, Pesar Antecipado, 527
Relacionada a Conhecimento Insuficiente dos Efeitos do Uso

do Tabaco e de Recursos de
    Autoajuda Disponíveis, 389-394
Relacionamento Melhorado,
    Disposição para, 933
Religiosidade
    Disposição para, Melhorada, 933
    Prejudicada, 803-806
    Risco de, 806-807
Religiosidade, definição, 791
Religiosidade Melhorada, Disposição
    para, 933
REM (movimento rápido dos olhos),
    493
Repouso no Leito
    acúmulo de sangue, 669
    Conforto Prejudicado, 152
    Intolerância à Atividade, 353
Resiliência
    Ansiedade, 78
    definição de, 97
    Disposição para, Melhorada,
        934-935
    Individual Prejudicada, 576
    Risco de, Comprometida, 576
Resiliência Comprometida, Risco de,
    576
Resiliência Individual Prejudicada, 576
Resiliência Melhorada, Disposição
    para, 934-935
Resistência, 354
Respiração com lábios franzidos, 359
Resposta Alérgica, Risco de, 693-697
Resposta Alérgica ao Látex, 577-581
    Risco de, 580-581
Resposta Disfuncional ao Desmame
    Ventilatório, 628-635
    Risco de, 635-637
Resposta inflamatória, 641
Respostas físicas ao medo, 396
Respostas fisiológicas ao medo, 396
Ressecção transuretral da próstata
    (RTUP), 482t
Resultados colaborativos
    Indicadores de Estabilidade
        Fisiológica, 952-953
    Intervenções e Justificativas,
        953-955
Retenção Urinária Aguda, Risco de
    Complicações de, 1030-1031
Riscos Ambientais
    Risco de Lesão Relacionado à Falta
        de Atenção aos, 660-666
    análise do acidente, 665
    identificação de situações que
        contribuem para acidentes,
        663-665
    intervenções para, 661-663
    metas de intervenções para, 660
    prevenção de envenenamento, 665
    Secundários à Idade Maturacional,
        666-663
Riscos de incêndio, 657, 661
Riscos elétricos, 657, 662

RTUP (ressecção transuretral da
    próstata), 482t
Rubéola, 721t
Ruídos intestinais, na constipação, 214

S

SANE (enfermeiros especialistas em
    abuso sexual), 781
Sangramento
    Risco de Complicações de, 952-955
        Gastrintestinal (GI), 975-978
    Risco de, 698
Sangramento Gastrintestinal (GI),
    Risco de Complicações de,
    975-978
Sarampo, rubéola, 720t
Sarampo alemão (rubéola), 721t
Saturação insuficiente do oxigênio
    plasmático, 1042
Saúde deficiente da comunidade,
    910-911
SCA (síndrome coronariana aguda),
    943
Sedativos
    efeito colateral de opioides, 163
    Pesar Antecipado, 527
    sexualidade e, 474t
Sensação de impossibilidade, 223
Sentar-se, Prejudicado, 418
Sentimento de impotência situacional,
    738
Sepse
    Infecção, Risco de, 639
    Infecções Oportunistas, Risco de
        Complicações de, 1005
    Risco de Complicações de,
        1010-1012
Sexualidade
    distúrbios que alteram, 481-484t
    drogas e, 474t
    Intolerância à Atividade, 358
SIHAD (síndrome de secreção
    inapropriada do hormônio
    antidiurético), 993
Sims (lateral), posição de, 680-681
Síndrome Compartimental
    Disfunção Neurovascular Periférica,
        Risco de, 510
    Risco de Complicações de, 955-957
Síndrome coronariana aguda (SCA),
    943
Síndrome da imunodeficiência
    adquirida (Aids). Ver Vírus da
    imunodeficiência humana (HIV)
Síndrome da Morte Súbita do
    Lactente. Ver SMSL (Síndrome da
    Morte Súbita do Lactente)
Síndrome da mulher espancada, 15, 851
Síndrome da resposta inflamatória
    sistêmica (SRIS), 1042
Síndrome de secreção inapropriada do
    hormônio antidiurético (SIHAD),
    993

Síndrome do Desuso, Risco de,
    701-710
Síndrome do Idoso Frágil, 762-765
Síndrome do Idoso Frágil, Risco de,
    765-769
Síndrome do intestino irritável, 211
Síndrome do Trauma de Estupro,
    776-786
Síndrome Pós-Trauma, 769-776
    Risco de, 776
Síndrome torácica aguda, 988
Siquismo, crenças do, 799q
Sistema circulatório, efeitos da
    imobilidade no, 703t
Sistema conceitual rogeriano, 101
Sistema de crenças e valores
    diagnósticos de enfermagem da
        comunidade, 901
    visão geral, 29q
Sistema gastrintestinal, efeitos da
    imobilidade no, 703t
Sistema geniturinário
    efeitos da imobilidade no, 703t
    Síndrome do Trauma de Estupro,
        783
Sistema musculoesquelético
    Conforto Prejudicado, 147
    efeitos da imobilidade no, 703t
Sistema nervoso central (SNC),
    distúrbios do, 192
Situações ambientais, 20
Situações fisiopatológicas, 19
SMSL (Síndrome da Morte Súbita do
    Lactente)
    Risco de, 698-701
    tabagismo e, 371
Sobrecarga de Estresse, 786-790
Sobrepeso, 463-465
    Risco de, 465-472
Socialização, 705t
Sofrimento Espiritual, 790-807
    Relacionado ao Conflito Entre
        Crenças Religiosas ou Espirituais
        e o Tratamento de Saúde
        Prescrito, 807-808
    Risco de, 802-803
Sofrimento Moral, 809-815
    Risco de, 815-819
Solidão, 711
Solidão, Risco de, 710-716
Solução de reidratação oral, 232
Somatização, 73
Sondas gastrintestinais
    Confusão Crônica, 205
    Diarreia, 231
    Risco de Aspiração, 673-674
Sono
    Confusão Aguda, 197
    Disposição para, Melhorado, 935
    distúrbios do, 745
    eficácia do, 745
    Intolerância à Atividade, 358
    Pesar, 522

Sono, Padrão de, Prejudicado. *Ver* Padrão de Sono Prejudicado
Sono Melhorado, Disposição para, 935
Sono não movimento rápido dos olhos (NREM), 745
Sorbitol, 231
SRIS (Síndrome da resposta inflamatória sistêmica, 1042
Subsalicilato de bismuto (Pepto-Bismol), 232
Subsistema autônomo/fisiológico, 110
Subsistema autorregulador, 112
Subsistema de atenção-interação, 111
Subsistema motor, 112
Substâncias tóxicas, 657
Sucção não nutritiva, 448
Sudorese, 75
Sufocação, Risco de, 688
Suicídio, 522
    estresse e, 582
    Pesar, 518
    Risco de, 590-597
Sulfato de protamina, 1051
Supinação, posição de, 679, 681
Suporte de avaliação, 824
Supressão da raiva, 292

T

Tabaco sem fumaça. *Ver* Uso do Tabaco
Tabagismo passivo (fumo passivo), 373
Taoísmo, crenças do, *800q*
Taquicardia, 235
Tarefas com apoio do braço, 362
Taxas de mortalidade, declínio das, 877
Taxonomia da NANDA-I, definição da, 8
TC (tomografia computadorizada), 941
Teach-Back, método, *386q*, *386f*
Tecido epitelial, 557
Tecido isquêmico, 942
Técnica da deglutição supraglótica, 444
Técnica disciplinar "Time Out", 882
Técnicas de interrupção de pensamento, 315
Técnicas de relaxamento, 928
    Ansiedade, 77
    controle da dor, 171
    outras técnicas respiratórias, 362-364
Telecomunicação, Dispositivos de (TDD), 133
Temperatura
    avaliação da, 606
    padrão, fluxo de energia, 100
Temperatura, monitoramento contínuo da, 602
Temperatura ambiente, 606
Temperatura axilar, 599
Temperatura Corporal, Desequilíbrio na, Risco de. *Ver* Desequilíbrio na Temperatura Corporal, Risco de
Temperatura oral, de, 599

Temperatura retal, leituras da, 599
Tempo de protrombina (TP), 979, 1050
Tempo de tromboplastina parcial ativada (TTPA), 1050
TENS (estimulação elétrica nervosa transcutânea), 168
Tensão do músculo esquelético, 784
Tensão do Papel de Cuidador, 819-826
Teoria humoral de calor/frio, 374
Terapia de relaxamento, 735
Terapia de reminiscência
    Atividade de Recreação Deficiente, 89
    Confusão Crônica, 208
Terapia Diurética
    Risco de Complicações da, 1073-1075
    sexualidade e, *474t*
Terapia endovenosa, 205
Terapia multimodal (analgesia equilibrada), 158
Terapia precoce guiada por metas (EGDT), 1012
Terapia recreativa, 207
Terapia remotivacional, 207
Termogênese sem tremores, 600
Termômetro de mercúrio, 602
Termômetros timpânicos, 602
Termorregulação Ineficaz
    dispositivos timpânicos, 609
    Relacionada à Transição do Recém-Nascido para o Ambiente Extrauterino, 608-609
    visão geral, 607-609
Testemunhas de Jeová, crenças religiosas das, *800q*
Testes de coagulação, 979
Tolerância às drogas, 157-158, 161
Tomada de Decisão
    Disposição para, Emancipada, 145-146
    Disposição para, Melhorada, 935
    Emancipada Prejudicada, 140-145
    Risco para, Emancipada Prejudicada, 145-146
Tomada de Decisão Emancipada Melhorada, Disposição para, 139-140
Tomografia computadorizada (TC), 941
Toque, diferenças culturais, 128
Toque terapêutico (TT), 101-102
Tosse
    Desobstrução Ineficaz de Vias Aéreas, 623
    Função Respiratória Ineficaz, Risco de, 619-620
Tosse crônica persistente, 624
Toxoplasma gondii, encefalite por, 1006
TP (tempo de protrombina), 979, 1050
Tranquilizantes
    Pesar Antecipado, 527
    sexualidade e, *474t*
Transferências entre Instituições de Saúde, Estresse por Mudança

(Síndrome do) Relacionado a Mudanças Associadas às, 327-331
Transmissão pelo ar, 716
Transmissão por contato, 716
Transmissão por contato direto, 718
Transmissão por gotículas, 718
Transmissão por veículo, 716
Traqueostomia, Comunicação verbal Prejudicada, 126
Tratamento de Saúde Prescrito, 807-808
Tratamento paliativo, 82, 84
Tratamento primário, 24
Tratamento prolongado/de longo prazo, 40-41
Tratamentos populares, 558
Trauma
    Risco de, 688
    Síndrome do Trauma de Estupro, 776-786
    Síndrome Pós-Trauma, 769-786
Trauma Vascular, Risco de, 724-725
    Relacionado à Infusão de Medicamentos Vesicantes, 725-726
Treinamento da resistência limitada pelos sintomas, 359
Treinamento de assertividade, 78
Treinamento sensorial, 208
Trendelenburg, posição de, 679, 681
Trendelenburg reversa, posição de, 680
Tristeza, 322
Tristeza Crônica, 821, 827-832
    cuidadores, 820
Troca de Gases Prejudicada, Risco de Complicações de Hipoxemia, 637
Trombocitopenia, Risco de Complicações de, 1012-1014
Trombose Venosa Profunda, Risco de Complicações de, 958-963
TT (toque terapêutico), 101-102
TTPA (tempo de tromboplastina parcial ativada), 1050
Tuberculose, *721t*
Tubo endotraqueal
    Aspiração, Risco de, 671
    Comunicação Verbal Prejudicada, 125
    Úlcera por Pressão: Relacionadas as Efeitos de Pressão, Fricção, Atrito e Maceração, 556

U

UIV (ultrassonografia intravascular), 941
Úlcera por Pressão, Risco de, 565-571
Úlcera por Pressão: Relacionada a Efeitos de Pressão, Fricção, Atrito e Maceração, 554-564
Úlceras por pressão, 708
Ultrassonografia intravascular (UIV), 941
Universalistas Unitarianos, crenças dos, *800q*
Uso do Tabaco

Intolerância à Atividade, 363-364
Manutenção Ineficaz da Saúde, 370-371
Manutenção Ineficaz da Saúde, Relacionada a Conhecimento Insuficiente dos Efeitos do, 389-394
recusa a abandonar, 367

V

Vacinas, 903
Valsalva, manobra de, 286, 363
Varfarina, 1050
Varicela, *720t*
Vascularização, 558
Vasodilatação, 600, 669
Vasopressores, 1009
Ventilação Espontânea Prejudicada, 637-638
Ventilação mecânica, 629
Verbos mensuráveis, 35
Vertigem, Risco de Lesão Relacionado a, 668-670
Vesicantes, 724
Vetores infecções transmissíveis por, 717
Viagra (citrato de sildenafila), *474t*
Vínculo Prejudicado, Risco de, 883-887
Violência
  agravamento da, *850f*
  definição 582
Violência, Risco de, Direcionada a Outros, 727-736
Violência, Risco de, Direcionada a Si Mesmo, 736
Violência Direcionada a Outros, Risco de, 727-736
Violência Direcionada a si Mesmo
  definição de, 736
  fatores de risco, 736
Vírus da imunodeficiência humana (HIV), 721-723
  Risco de Infecção, 639
  Risco de Transmissão de Infecção, *719q*
Vitamina K, 1051
VO$_{2máx}$ (consumo máximo de oxigênio), 355
Volume de Líquidos
  Deficiente, 832-840
  Excessivo, 840-845
  Risco de, Desequilibrado, 736-737
Volume de Líquidos Desequilibrado, Risco de, 736-737
Vômito
  Conforto Prejudicado, 150
  efeitos colaterais dos opioides, 164
  Nutrição Desequilibrada: Relacionada à Anorexia Secundária a (Especificar), 451

W

Xilocaína, gel, 238
Xintoísmo, crenças do, *800q*

Y

Yin/yang, teoria, 374

Z

Zen, crenças do, *800q*